Stefan Weinschenk (Hrsg.)

Handbuch Neuraltherapie

Diagnostik und Therapie mit Lokalanästhetika

Mit Zugang zum Elsevier-Portal

ELSEVIER URBAN & FISCHER

URBAN & FISCHER München

Zuschriften und Kritik an:
Elsevier GmbH, Urban & Fischer Verlag, Lektorat Komplementäre und Integrative Medizin, Hackerbrücke 6, 80335 München

Wichtiger Hinweis für den Benutzer
Die Erkenntnisse in der Medizin unterliegen einem laufenden Wandel durch Forschung und klinische Erfahrungen. Die Autoren dieses Werkes haben große Sorgfalt darauf verwendet, dass die in diesem Werk gemachten therapeutischen Angaben dem derzeitigen Wissensstand entsprechen. Das entbindet den Nutzer dieses Werkes aber nicht von der Verpflichtung, anhand anderer Werke zu diesem Thema zu überprüfen, ob die dort gemachten Angaben von denen in diesem Buch abweichen, und seine Verordnung in eigener Verantwortung zu treffen.

Bibliografische Information der Deutschen Nationalbibliothek
Die Deutsche Nationalbibliothek verzeichnet diese Publikation in der Deutschen Nationalbibliografie; detaillierte bibliografische Daten sind im Internet über http://dnb.d-nb.de abrufbar.

10 11 12 13 14 5 4 3 2 1

Planung und Lektorat: Christl Kiener, München
Projektmanagement und Redaktion: Petra Münzel-Kaiser, München
Redaktion: Petra Münzel-Kaiser, München; Dr. med. Gabriele Schmid, München
Fotografien: Dr. Stefan Weinschenk, Karlsruhe
Zeichnungen: Susanne Adler, Lübeck
Herstellung: Nicole Kopp, München; Kadja Gericke, Arnstorf
Satz: abavo GmbH, Buchloe; TnQ, Chennai/Indien
Druck und Bindung: L.E.G.O. S.p.A., Lavis (TN)/Italien
Umschlaggestaltung: SpieszDesign, Neu-Ulm

ISBN 978-3-437-58210-3

Aktuelle Informationen finden Sie im Internet unter **www.elsevier.de** und **www.elsevier.com**

Geleitwort Dr. Huneke

Das langjährige Vorstandsmitglied der internationalen Gesellschaft für Neuraltherapie und Lehrbeauftragter seit mehreren Jahren an der Universität Heidelberg im Bereich Naturheilverfahren, Stefan Weinschenk, hat mit seinem Handbuch Neuraltherapie eine Lücke innerhalb der neuraltherapeutischen Literatur geschlossen.
In verschiedenen Untersuchungen wurde festgestellt, dass ca. 60 % der niedergelassenen Ärzte Naturheilverfahren anwenden, davon etwa die Hälfte Neuraltherapie, Tendenz steigend.
Die bisherigen Lehrbücher von Peter Dosch, Hans Barop und Lorenz Fischer bekommen durch diesen Leitfaden eine sinnvolle und neue Ergänzung. Besonders bemerkenswert ist, dass circa 80 Autoren aus verschiedenen Ländern zu verschiedenen Themen in einem Buch vereinigt werden. In mustergültiger Weise wird hierdurch das Ziel der internationalen Gesellschaft, die Förderung der Wissenschaft und Forschung der klassischen Neuraltherapie, die von Ferdinand und Walter Huneke begründet wurde und deren praktische Anwendung als Heilmethode sowie deren Verbreitung gefördert sowie Fortbildung und Erfahrungsaustausch der Mitglieder untereinander im In- und Ausland werden intensiviert.
Die internationale Gesellschaft für Neuraltherapie nach Huneke, 1958 von einigen führenden Neuraltherapeuten begründet, steht unter dem Dach des ZÄN in Freudenstadt und ist darüber hinaus kooperatives Mitglied der Ärztegesellschaft für Erfahrungsheilkunde mit deren großen Kongress, der Medizinischen Woche in Baden-Baden. Die Neuraltherapie ist in über 30 Ländern dieser Erde vertreten.
Die Neuraltherapie erhielt in den vergangenen Jahren eine zunehmende wissenschaftliche Basis. Es gibt ca. 40 Doktorarbeiten über die Neuraltherapie, die auch im Internet gelistet sind.
Stefan Weinschenk arbeitete selbst an einer Studie „Neuraltherapie bei HPV-induzierter Zervix-Dysplasie“ an der Universität Heidelberg, die von unserer Gesellschaft unterstützt wurde. Die Neuraltherapie ist inzwischen an den Universitäten Düsseldorf (Schmerz-Ambulanz), Heidelberg, Morellia in Mexiko, Bogota in Kolumbien, in Bern und in Wien vertreten.
Dieses Werk trägt mit seiner konsequenten wissenschaftlichen Ausrichtung auch dieser Tendenz Rechnung.
Ich wünsche diesem neuen Werk über Neuraltherapie viel Erfolg und den Lesern dadurch einen guten Einstieg in diese segensreiche Therapie.

Dr. med. Holger Huneke
Ehrenpräsident der Internationalen medizinische Gesellschaft für Neuraltherapie nach Huneke – Regulationstherapie e.V.

Geleitwort Prof. Van Aken

Die Neuraltherapie ist ein Verfahren, das sowohl zur Diagnose als auch zur Therapie von Erkrankungen eingesetzt werden kann. Bei dieser Methode werden örtlich wirksame Betäubungsmittel (Lokalanästhetika) injiziert, um Erkrankungen aufzuspüren und Schmerzen zu lindern. Die therapeutischen Effekte dieser Substanzgruppe der Lokalanästhetika wurden bereits vor über 100 Jahren entdeckt, gerieten aber in der operativen Medizin nahezu in Vergessenheit.

Die Neuraltherapie hat sich in der Allgemeinmedizin zum Teil nicht richtig durchsetzen können, weil unter anderem spektakuläre Therapieergebnisse mangels wissenschaftlicher Erklärungen unglaubwürdig blieben.
Basiswissenschaftliche Erklärungen zur Wirksamkeit der Neuraltherapie liegen erst seit Anfang der 1990er Jahre vor. Eine Arbeitsgruppe um Prof. Marcel Durieux MD, PhD aus Charlottesville/Virginia (USA), identifizierte alternative Wirkungen der in der Neuraltherapie eingesetzten Lokalanästhetika. So konnte bereits 1997 ein Effekt der klassischen Lokalanästhetika in Lysophosphatidatsäure-Rezeptoren (LPA) [1, 2] gezeigt werden. Diese Rezeptoren sind maßgeblich an zellulären Prozessen, wie Thrombozytenaggregation, sowie Entzündungsvorgängen und Schmerzentstehung beteiligt [3].
Im weiteren Verlauf wurden andere G-Protein gekoppelte Rezeptoren untersucht (PGE_2, TXA_2, muskarinerge m1/m3-Acetylcholinrezeptoren usw.) [4, 5, 6] - alle modulieren Entzündung, Hyperkoagulation und Hyperalgesie. Es wurde ein intrazellulärer Wirkort an der α-Untereinheit des G_q-Proteins isoliert [7, 8]. Weitere intra- und extrazelluläre Wirkmechanismen wurden bekannt [2, 4, 7, 9-12]. Anfang des Jahres 2000 hat sich die Arbeitsgruppe um Prof. Durieux ligandenkontrollierten exzitatorischen Ionenkanälen (NMDA - Rezeptoren) und deren Beeinflussung durch Lokalanästhetika gewidmet [13].
Die Untersuchungen an Membranrezeptoren und Ionenkanälen zeigten ausgeprägte Wirkungen der Lokalanästhetika. Hierfür sind sehr niedrige Blutplasmaspiegel der Lokalanästhetika erforderlich, die deutlich unterhalb der Konzentration für eine Blockade der Natriumkanäle liegen (die für die lokalanästhetische Wirkung erforderlich sind) [5, 14].
Diese molekularbiologischen Ergebnisse wurden in anderen Modellen überprüft und bestätigt [15-17]. Reviews wurden über die Einflüsse systemisch verabreichter Lokalanästhetika geschrieben [16, 18-21] und klinische Untersuchungen belegen den positiven Effekt nach großen Operationen an Darm und Prostata [20, 22-25].
Die Neuraltherapie bekommt nun einen neuen Stellenwert und demnach dieses Werk. Die wissenschaftlichen Erklärungen liegen vor, die die zum Teil spektakulären Erfolge dieses Verfahrens begründen. Die Autoren legen Wert auf Vollständigkeit. Nach der Vermittlung der allgemeinen Grundlagen beschreiben sie die Anwendung der Neuraltherapie in den verschiedenen Fachgebieten als auch nach Symptomen geordnet. Das vorliegende Buch gibt dem geübten Neuraltherapeuten und dem ungeübten Anwender eine hervorragende theoretische und praktische Basis zur Durchführung einer erfolgreichen Neuraltherapie.
Wir wünschen den Autoren viel Erfolg und sind sicher, dass die Leser dieses Werkes hierdurch in die Lage versetzt werden, Neuraltherapie erfolgreich anzuwenden.

Münster, den 15.12.2009
Univ.-Prof. Dr. med. Dr. h. c. Hugo Van Aken
Klinik und Poliklinik für Anästhesiologie
Universitätsklinikum der Westfälischen Wilhelms Universität
Albert-Schweizer-Straße 33
48149 Münster

1. Nietgen GW, Chan CK, Durieux ME: Inhibition of lysophosphatidate signaling by lidocaine and bupivacaine. Anesthesiology 1997; 86: 1112-9
2. Sullivan LM, Honemann CW, Arledge JA, Durieux ME: Synergistic inhibition of lysophosphatidic acid signaling by charged and uncharged local anesthetics. Anesth.Analg. 1999; 88: 1117-24
3. Marcel E Durieux: Lysophosphatidate Signaling: Cellular Effects and Molecular Mechanisms. New York ; Berlin ; Heidelberg [u.a.], Springer, 1995,
4. Hollmann MW, Herroeder S, Kurz KS, Hoenemann CW, Struemper D, Hahnenkamp K, Durieux ME: Time-dependent inhibition of G protein-coupled receptor signaling by local anesthetics. Anesthesiology 2004; 100: 852-60
5. Honemann CW, Hahnenkamp K, Podranski T, Strumper D, Hollmann MW, Durieux ME: Local anesthetics inhibit thromboxane A2 signaling in Xenopus oocytes and human k562 cells. Anesth.Analg. 2004; 99: 930-7, table
6. Honemann CW, Arledge JA, Podranski T, Aken HV, Durieux M: Volatile and local anesthetics interfere with thromboxane A2 receptors recombinantly expressed in Xenopus oocytes. Adv.Exp. Med.Biol. 1999; 469: 277-83
7. Hollmann MW, McIntire WE, Garrison JC, Durieux ME: Inhibition of mammalian Gq protein function by local anesthetics. Anesthesiology 2002; 97: 1451-7
8. Hollmann MW, Wieczorek KS, Berger A, Durieux ME: Local anesthetic inhibition of G protein-coupled receptor signaling by interference with Galpha(q) protein function. Mol.Pharmacol. 2001; 59: 294-301
9. Benkwitz C, Garrison JC, Linden J, Durieux ME, Hollmann MW: Lidocaine enhances Galphai protein function. Anesthesiology 2003; 99: 1093-101
10. Fischer LG, Bremer M, Coleman EJ, Conrad B, Krumm B, Gross A, Hollmann MW, Mandell G, Durieux ME: Local anesthetics attenuate lysophosphatidic acid-induced priming in human neutrophils. Anesth.Analg. 2001; 92: 1041-7
11. Hollmann MW, Herroeder S, Kurz KS, Hoenemann CW, Struemper D, Hahnenkamp K, Durieux ME: Time-dependent inhibition of G protein-coupled receptor signaling by local anesthetics. Anesthesiology 2004; 100: 852-60
12. Hahnenkamp K, Durieux ME, Van AH, Berning S, Heyse TJ, Honemann CW, Linck B: Modulation of Xenopus laevis Ca-activated Cl currents by protein kinase C and protein phosphatases: implications for studies of anesthetic mechanisms. Anesth.Analg. 2004; 99: 416-22, table
13. Hahnenkamp K, Durieux ME, Hahnenkamp A, Schauerte SK, Hoenemann CW, Vegh V, Theilmeier G, Hollmann MW: Local anaesthetics inhibit signalling of human NMDA receptors recombinantly expressed in Xenopus laevis oocytes: role of protein kinase C. Br.J.Anaesth. 2006; 96: 77-87
14. Honemann CW, Heyse TJ, Mollhoff T, Hahnenkamp K, Berning S, Hinder F, Linck B, Schmitz W, Van AH: The inhibitory effect of bupivacaine on prostaglandin E(2) (EP(1)) receptor functioning: mechanism of action. Anesth.Analg. 2001; 93: 628-34
15. Honemann CW, Lo B, Erera JS, Polanowska-Grabowska R, Gear AR, Durieux M: Local anesthetic effects on TXA2 receptor mediated platelet aggregation using quenched flow aggregometry. Adv.Exp.Med.Biol. 1999; 469: 269-76
16. Lo B, Honemann CW, Kohrs R, Hollmann MW, Polanowska-Grabowska RK, Gear AR, Durieux ME: Local anesthetic actions on thromboxane-induced platelet aggregation. Anesth.Analg. 2001; 93: 1240-5
17. Fischer LG, Honemann CW, Patrie JT, Durieux ME, Rich GF: Ropivacaine attenuates pulmonary vasoconstriction induced by thromboxane A2 analogue in the isolated perfused rat lung. Reg Anesth.Pain Med. 2000; 25: 187-94
18. Hahnenkamp K, Theilmeier G, Van Aken HK, Hoenemann CW: The effects of local anesthetics on perioperative coagulation, inflammation, and microcirculation. Anesth.Analg. 2002; 94: 1441-7
19. Hollmann MW, Durieux ME, Graf BM: Novel local anaesthetics and novel indications for local anaesthetics. Curr.Opin.Anaesthesiol. 2001; 14: 741-9
20. Hollmann MW, Strumper D, Durieux ME: The poor man's epidural: systemic local anesthetics for improving postoperative outcomes. Med.Hypotheses 2004; 63: 386-9
21. Hollmann MW, Durieux ME: Prolonged actions of short-acting drugs: local anesthetics and chronic pain. Reg Anesth.Pain Med. 2000; 25: 337-9
22. Groudine SB, Fisher HA, Kaufman RP, Jr., Patel MK, Wilkins LJ, Mehta SA, Lumb PD: Intravenous lidocaine speeds the return of bowel function, decreases postoperative pain, and shortens hospital stay in patients undergoing radical retropubic prostatectomy. Anesth.Analg. 1998; 86: 235-9
23. Hahnenkamp K, Herroeder S, Hollmann MW: Regional anaesthesia, local anaesthetics and the surgical stress response. Best.Pract.Res.Clin.Anaesthesiol. 2004; 18: 509-27
24. Hollmann MW, Wieczorek KS, Smart M, Durieux ME: Epidural anesthesia prevents hypercoagulation in patients undergoing major orthopedic surgery. Reg Anesth.Pain Med. 2001; 26: 215-22
25. Herroeder S, Pecher S, Schonherr ME, Kaulitz G, Hahnenkamp K, Friess H, Bottiger BW, Bauer H, Dijkgraaf OG, Durieux ME, Hollmann MW: Systemic lidocaine shortens length of hospital stay after colorectal surgery: a double-blinded, randomized, placebo-controlled trial. Ann.Surg. 2007; 246: 192-200

Vorwort

Die empirischen Erfolge der Neuraltherapie sind seit Jahrzehnten evident und werden auch von Gegnern nicht bestritten. Jedoch fehlte bislang die Erklärung für ihre teilweise erstaunlichen Wirkungen.

Die Erkenntnisse zur neurogenen Entzündung, zur Perfusionsänderung über das Vegetative Nervensystem und zur antiinflammatorischen Wirkung der Lokalanästhetika haben zum Verständnis der Methode wesentlich beigetragen. Diese Forschungsergebnisse wurden in verschiedensten anderen Fachgebieten gewonnen und werden erst nach und nach mit der Neuraltherapie in Verbindung gebracht.

Weitgehend unbemerkt von der Fachwelt hat sich die Neuraltherapie in der jüngsten Vergangenheit zu einer seriösen Methode entwickelt, mit einem klaren Ausbildungskatalog und einem von geistigem Ballast gereinigten, schlüssigen theoretischen Konzept.

Dieses Werk trägt dieser Entwicklung Rechnung. Es stellt den state-of-the-art der gesamten Breite der Neuraltherapie als diagnostische und therapeutische Anwendung von Lokalanästhetika dar und umfasst auch wichtige Randgebiete, wie die allgemeinen Erkenntnisse der Herdforschung oder die Bezüge zu anderen verwandten Methoden der Regulationsmedizin. Als praktisches Handwerkzeug dienen der Methodenteil, in dem alle heute gebräuchlichen Injektionstechniken behandelt werden, und der Abschnitt „Indikationen von A-Z“, in dem alle wichtigen neuraltherapeutisch behandelbaren Erkrankungen zur Darstellung kommen.

Mein Dank gilt allen Autoren aus den verschiedenen Fachgebieten für ihre Beiträge, für viele anregende und fruchtbare Diskussionen und ihr Verständnis für notwendige Korrekturen und Kürzungen. Herrn Rolf Lenzen, Cheflektor der Abteilung Komplementärmedizin des Elsevier-Verlags München, gilt mein herzlicher Dank. Er war der Initiator dieses Werkes, hat er doch den Herausgeber unermüdlich ermutigt, es in Angriff zu nehmen. Besonderer Dank gebührt den Lektorinnen des Verlages, Frau Kollegin Christl Kiener und Frau Petra Münzel-Kaiser, die Herausgeber und Autoren engagiert betreut, korrigiert, ermahnt und motiviert haben. Für Geduld und Verständnis für die lange Zeit der Abwesenheit danke ich herzlich meinen drei Kindern und insbesondere meiner Frau, ebenso für ihre kritischen, wohlwollenden Korrekturvorschläge.

Jedes Buch lebt von den Verbesserungsvorschlägen seiner Leser – bitte zögern Sie daher nicht, Lob, Kritik und Ergänzungen Herausgeber und Verlag mitzuteilen.

Neuraltherapie ist ärztliche Kunst und Be-Handlung im ureigensten Sinne. Mögen allen Kollegen in Universität, Klinik und Praxis, die dieses Werk in Gebrauch nehmen, stets eine glückliche Hand in der Betreuung ihrer Patientinnen und Patienten vergönnt sein.

Karlsruhe/Heidelberg, im November 2009

Dr. med. Stefan Weinschenk

Die Autoren

Dr. med. Elmar Ausserer
Prantlweg, 19
39014 Burgstall
Italien

Dr. med. Hans Barop
Friedrich-Legahn-Str. 2
22587 Hamburg

MR Dr. sc. med. Horst Becke
Walther-Rathenau-Str. 106
14974 Ludwigsfelde

Dr. med. Bernd Belles
Am Sauerborn 28
54317 Gusterath

Dr. med. Gerd Belles
Am Sauerborn 28
54317 Gusterath

Dr. med. Herbert Brand †
Simmeringer Hauptstrasse 147/9
1110 Wien
Österreich

Dr. med. Lorenz Brassel
Eggerhaus
3718 Kandersteg
Schweiz

Dr. med. Andreas Budig
Konsulplatz 1
02826 Görlitz

Dr. med. vet. Christiane Demmrich-Wander
Friedensstr. 47
07985 Elsterberg

Dr. med. Georg Dimitriadis
Glasergasse 21
1090 Wien
Österreich

Dr. phil. Barbara Doll
Heilwigstr. 39
20249 Hamburg

Dr. med. Gerd H. Droß
Markstr. 413A
44795 Bochum

Dr. med. Oliver Emrich
Rosenthalstr. 17
67069 Ludwigshafen

Dr. med. Dieter Eschberger
Bonygasse 15/7
1120 Wien
Österreich

Prof. Dr. med. Jochen Fanghänel
Poliklinik für Kieferorthopädie
Zentrum für Zahn-, Mund- und Kieferheilkunde
Ernst-Moritz-Arndt-Universität
Rotgerberstr. 8
17489 Greifswald

Dr. med. Gregor Fischer
Landesklinikum Krems
HNO-Abteilung
Mitterweg 10
3500 Krems
Österreich

Prof. Dr. med. Lorenz Fischer
Schwanengasse 5/7
3011 Bern
Schweiz

Bryan L. Frank
P.O.Box 30415
Edmond OK 73003
USA

Dr. med. Udo Franke
Lindenweg 10
18069 Rostock

Dr. med. Peter A. Fricke
Knooper Weg 48
24103 Kiel

Dr. med. Hans Garten
Nederlinger Str. 35
80638 München

Prof. Dr. med. Tomasz Gedrange
Zentrum für ZMK Uni-Greifswald
Poliklinik für Zahnerhaltung, Parodontologie und Kinderzahnheilkunde
Rotgerberstr. 8
17489 Greifswald

Prof. Dr. rer. medic. Jürgen Giebel
Schillerstr. 72
17489 Greifswald

Dr. med. Jochen M. Gleditsch
Hermann-Roth-Str. 12
82065 Baierbrunn

Dr. med. Kurt Gold-Szklarski
Erdbergstr. 126/1/1-2
1030 Wien
Österreich

Dr. med. Helmut Haala
Rathausmarkt 1d
23617 Stockelsdorf

Prof. Dr. med. Rudolf Hausammann
Spitalstr. 3
3860 Meiringen
Schweiz

Dr. med. Jan Hahn-Godeffroy
Friedrich-Legahn-Straße 2
22587 Hamburg

Dr. med. Günther Hanzl
Wettersteinstr. 1
82335 Berg

Michael Hausmann
Universität Heidelberg
Kirchhoff-Institut für Physik
Im Neuenheimer Feld 227
69120 Heidelberg

Regine Heck
Albtalstr. 12
76137 Karlsruhe

Prof. Dr. med. Gabriella Hegyi
Petőfi utca 79
Budapest 1196
Ungarn

Prof. Dr. med. Hartmut Heine
Billerbeckweg 1–3
75242 Neuhausen

Dr. med. Thomas Heintze
Am Wäldchen 8
35043 Marburg

Dr. med. Susanne Herroeder
Universitäts-Klinik f. Anaesthesiologie
Im Neuenheimer Feld 110
69120 Heidelberg

Dr. Georg Hildenbrand
Universität Heidelberg
Kirchhoff-Institut für Physik
Im Neuenheimer Feld 227
69120 Heidelberg

Prof. Dr. med. Dr. rer. nat. Markus W. Hollmann
Department of Anesthesiology
Academic Medical Centre (AMC)
Meibergdreef 9
Postbus 22660, H1Z-112
1100 DD Amsterdam
Niederlande

Dr. med. Hagen Huneke
Lameystr. 30
68165 Mannheim

Dr. med. Holger Huneke
Erwin-von-Witzleben-Str. 17
40474 Düsseldorf

Maik Huneke
Am Müllerberg 24
32805 Horn-Bad Meinberg

Dr. med. Danilo Jankovic
Lechenicher Weg 10
50354 Hürth

Eugen Judin
Lindemannstr. 5
40237 Düsseldorf

Dr. Helmut Kiene
Institut für angewandte Erkenntnistheorie und medizinische Methodologie e.V.
Zechenweg 6
79111 Freiburg

Dr. med. Gunver Sophia Kienle
Institut für angewandte Erkenntnistheorie und medizinische Methodologie e.V.
Zechenweg 6
79111 Freiburg

Dr. med. Babette Klein
Neuer Jungfernstieg 7
20354 Hamburg

Dr. med. univ. et med. dent. Linda Kluger, OMR
Blaselgasse 3
1180 Wien
Österreich

Hans-Günther Köbel
Heinestr. 2
08141 Reinsdorf

Dr. med. dent. Wolfgang Koch
Bahnhofstr. 38
44623 Herne

Andrea Koglin
Lange Str. 38
17489 Greifswald

Florian Kubitzek
Leopoldstr. 33
80802 München

Dipl.-Med. Torsten Kupke
Cottbuser Str. 29
01129 Dresden

Dr. med. Philip de Kuyper
6 Bis Rue Mar de Lattre de Tassigny
78000 Versailles
Frankreich

Dr. med. Harry Lamers
Kast. Aldengehoorstraat 6
6043 XJ Roermond
Niederlande

Sanitätsrat Dr. med. Hans Langer
John-Schehr-Str. 13/15
01587 Riesa

Dr. med. dent. Johann Lechner
Grünwalder Str. 10a
81547 München

Prim. Dr. med. Helmut Liertzer
Bahnstr. 4
2340 Mödling
Österreich

Dr. Uwe Marx
Massener Str. 1
59423 Unna

Dr. med. dent. Oskar Mastalier
Am Schloßberg 5
83080 Oberaudorf

Dr. med. dent. Rudolf Meierhöfer
Traubengasse 19
91154 Roth

Dr. med. Hüseyin Nazlikul
Tesvikiye cad. No. 166 Kat 3
80200 Nisantasi-Istanbul
Türkei

Dr. Dr. med. Hans Christoph Niesel
Auf der Judenhut 11
67098 Bad Dürkheim

Dr. med. Ralf Oettmeier
Klinik ProLeben
Gartenweg 5
07973 Greiz

Dr. med. Frederic von Orelli
Schmerzklinik Kirschgarten
Hirschgässlein 11–15
4010 Basel
Schweiz

Dr. med. Wolfgang Ortner
Tannenweg 5
2451 Hof am Leithaberge
Österreich

Dr. Gerasimos Papathanasiou
Perikleous str. 11
155 61 Athen
Griechenland

Dr. med. Petja Piehler
Klinik für Innere Medizin
Krankenhaus Wasserburg/Inn
83512 Wasserburg/Inn

Dr. med. Hans C. Peyer
Sonnmattstr. 23 A
3506 Grosshöchstetten
Schweiz

Dr. med. Imke Plischko
Maximilianstr. 47
80538 München

Prof. Dr. rer. nat. Fritz-Albert Popp
International Institute of Biophysics e.V.
Kapellener Str.
41472 Neuss

Dr. med. Uwe Reuter
Klinik ProLeben
Gartenweg 5
07973 Greiz

Iris M. Richthammer
Kaesbachstr. 17
41063 Mönchengladbach

Dr. med. dent. Hans-Jürgen Schindler
Hirschstr. 105
76137 Karlsruhe

Dr. med. Wolfgang Schmitz-Harbauer
Am Eichenkamp 15
47802 Krefeld

Dr. phil. Dipl.-Psych Rainer Schneider
Unterer Mühlenweg 38B
79114 Freiburg

RA Frank A. Stebner
Reitling 3
38228 Salzgitter

Dr. med. Karl Tanzmeister
Heinestraße 36
1020 Wien
Österreich

Dr. med. Dieter Thommen
Dorfmattweg 91E
3110 Münsingen
Schweiz

Dr. N. Susi Troltsch
Bebelallee 130
22297 Hamburg

Dr. med. Susanne Valentin-Katzorke
Grossmünsterplatz 9
8001 Zürich
Schweiz

Dr. Filip Verrue
Hekelgemstraat 162
9320 Begium
Belgien

Prof. Dr. med. Harald Walach
University of Nothampton
School of Social Sciences & Samuel Institute
Boughton Green Rd.
Nothampton NN2 7AL
Großbritannien

Dr. med. Gerhard Walter
Gartenstr. 3
91154 Roth

Dr. med. Rainer Wander
Friedensstrasse 47
07985 Elsterberg

Dr. med. Stefan Weinschenk
Bahnhofplatz 8
76137 Karlsruhe

Dr. med. Michael Wildner
Johann-Paul-Gruber-Weg 6
6170 Zirl
Österreich

Dr. med. Jürgen Wolf
Poststr. 21
40213 Düsseldorf

Prof. Dr. med. Walter Zieglgänsberger
Seidelbaststr. 17
80939 München

PD Dr. med. vet. Andreas Zohmann
Alte Str. 15
6391 Fieberbrunn
Österreich

Ihr +-Plus im Web:
Dieses Kapitel und viele weitere Informationen finden Sie auf der Website des Buches unter www.elsevier.de (Registrierungscode s. Umschlaginnenseite)

1 Einführung

1

1.1 Definitionen

Johann Diederich Hahn-Godeffroy

1.1.1 Begriffsdefinition „Neuraltherapie“

Neuraltherapie ist der diagnostische und therapeutische Einsatz von Lokalanästhetika.

Die therapeutische Wirksamkeit von Lokalanästhetika ist schon seit über hundert Jahren bekannt (Spiess 1902). Hierbei kommen vor allem kurzwirksame Lokalanästhetika (wie Procain und Lidocain) zum Einsatz.

Ziel der Neuraltherapie ist die Behandlung von örtlich begrenzten oder Allgemeinstörungen des Organismus. Die teilweise verblüffenden therapeutischen Effekte beruhen vermutlich im Wesentlichen auf der Einflussnahme auf das vegetative (autonome) Nervensystem.

Neuraltherapeutisch **behandelbare Störungen** sind vor allem:
- Schmerzzustände
- funktionelle Störungen
- vegetative Störungen
- chronische Entzündungen

Historisch wurden folgende Begriffe verwendet:
- „Kleine Neuraltherapie“: Mit diesem Begriff wurde vorrangig Neuraltherapie bezeichnet, die sich auf die Therapie über den „Locus dolendi“ beschränkt und in vielen Praxen und Krankenhausambulanzen täglich angewendet wird.
- „Große Neuraltherapie“: Sie schließt die Therapie über vegetativen Ganglien oder auch das Störfeld ein.
- Triggerpunkttherapie: Sie beschränkt sich überwiegend auf die Behandlung von muskulären Triggerpunkten.
- „Therapeutische Lokalanästhesie“: Dieser Terminus wurde von Gross, einem Schüler Hunekes, 1972 zur Verwissenschaftlichung der Nomenklatur eingeführt anstelle des Begriffs „Neuraltherapie nach Huneke“ [Gross 1972].

Der Begriff **„Neuraltherapie nach Huneke“** diente in den 1950er Jahren zur Abgrenzung der „Neuraltherapie **mit** Impletol“ von anderen damals üblichen Formen (**ohne** Impletol). Damals wurde „Neuraltherapie“ noch wesentlich umfassender verstanden und schloss auch Kurzwelle, Ultraschall, Physiotherapie und Schlaftherapie ein [Huneke 1953]. Die Bezeichnung ist historisch dadurch gekennzeichnet, dass die Störfeldsuche und -behandlung sowie das Sekundenphänomen den entscheidenden Teil der Lehre ausmachen.

1.1.2 Krankheitsbegriff der Regulationsmedizin

Funktionelle Erkrankungen im Sinne der Regulationsmedizin sind solche, die über eine Dekompensation von Regelkreisen infolge anhaltender Irritation vegetativer Strukturen entstanden sind. Hierdurch kann die erforderliche **Homöostase** (der biologisch erforderliche Soll-Wert) nicht mehr erreicht bzw. nicht gehalten werden. Dieser Zustand wird als **Krankheit** definiert.

Eine anhaltende Irritation des Vegetativums entsteht beispielsweise durch chemische, thermische, toxische oder infektiöse Schädigungen. Sie führen zu einer Störung der zellulären Signalverarbeitung, der Nervenfunktion und in der Folge zu

Funktionsstörungen von Regelkreisen. Diese Mechanismen sind in den Kapiteln Herd und Störfeld (▶ 5.5) und Kybernetik (▶ 5.2) ausführlich dargestellt. Derartige Regulationsstörungen sind neuraltherapeutisch gut behandelbar.

1.1.3 Neuraltherapie und Vegetatives Nervensystem

Die Neuraltherapie ist nur mit gründlicher Kenntnis der neuroanatomischen und neurophysiologischen Grundlagen, insbesondere des vegetativen (autonomen) Nervensystems zu verstehen. Sie sprengt in zunächst ungewohnter Weise die Fachgebietsgrenzen. Sie wird gelegentlich als Methode der „Alternativmedizin" angesehen, obwohl sie auf einem sicheren wissenschaftlich begründeten Fundament steht.

Die Fernwirkung eines Störfeldes ist bis heute allerdings noch nicht in allen Einzelheiten aufgeklärt. Von großer Bedeutung für das Verständnis dieser Fernwirkungen ist die Erkenntnis, dass sympathische Afferenzen aus der Peripherie über die Aktivierung spinaler Kerngebiete in anderen Organsystemen efferente Sympathikuswirkungen auslösen können, so genannter **sympathischer Leitungsbogen** [Clara 1959].

1.1.4 Neuraltherapie und Pharmakologie

Für die Auslösung der neurovegetativen Wirkungsmechanismen sind offenbar andere als die anästhetischen Eigenschaften der Lokalanästhetika verantwortlich, z.B. die Sympathikolyse und weitere Effekte, die vor kurzem noch unbekannt waren. So hält die antiinflammatorische Wirkung der Lokalanästhetika wesentlich länger an als die anästhesierende Wirkung über den Natriumionen-Kanal. Die antiinflammatorische Wirkung der Lokalanästhetika wird auf der Zellmembran über einen spezifischen Rezeptor vermittelt (Gq-Protein-Rezeptor-Komplex; ▶ 4.3).

Auch die HMG-CoA-Reduktase-Hemmung durch Procain ist nicht an dessen lokalanästhetische Eigenschaften gebunden [Xu et al 2003].

1.1.5 Typische Vorgehensweise

Die Neuraltherapie erfolgt mit Hilfe diagnostischer, dann therapeutischer Infiltrationen bzw. Injektionen von Lokalanästhetika. Diese Maßnahmen richten sich in Lokalisation und Reihenfolge nach (vgl. ▶ 7.2 Planung und praktische Durchführung sowie ▶ 8 Diagnostik):

- der ausführlichen Anamnese
- dem lokalen und ganzheitlichen Untersuchungsbefund
- den allgemeinen, in den Kursen gelernten Regeln
- den persönlichen Erfahrungen des Arztes

Man unterscheidet heute (vgl. ▶ 6.1 Anwendungsformen):

- Therapie über den Locus dolendi (▶ 10.1)
- Therapie über die Spinalnervensegmente (Segmenttherapie, ▶ 10.3)
- Therapie über die vegetativen Ganglien (Ganglientherapie, ▶ 10.4)
- Störfeldtherapie (▶ 5.5)
- intravasale Therapie (▶ 10.7)

1.1.6 Ätiologisches Denken

Zur Neuraltherapie gehört eine bestimmte Haltung und Denkweise zur Ätiologie von Symptomen: Ein fächerübergreifendes, vernetztes, nicht am Einzelsymptom orientiertes Denken, das die Ursachensuche „von der Haarspitze bis zur Großzehe" zum Inhalt hat und sich nicht mit deskriptiven Begriffen oder „idiopathischer" Genese zufrieden gibt (Hahn-Godeffroy 2004). Dementsprechend sprechen wir im Kapitel ▶ 12 nicht von Diagnosen, sondern Indikationen.

1.2 Geschichte

Oliver Emrich, Iris Richthammer

Voraussetzung für die Applikation von Lokalanästhetika war die Erfindung von Spritze und Nadel. Die Erfindung der Hohlnadel durch Rynd [Rynd 1845] und der Spritze durch Gabriel Pravaz in Frankreich [Pravaz 1853] waren mindestens genauso wichtig für die spätere Neuraltherapie wie die Entdeckung des ersten Lokalanästhetikums, des Cocains.

1.2.1 Entdeckung der Lokalanästhesie

1855 hatte Gaedecke einen Stoff aus Coca-Blättern isoliert [Gunkelmann 1989, Reinarman 1979], den Niemann 1860 **Cocain** nannte. Dieser beschrieb die betäubende Wirkung dieser Substanz auf die Zunge [Niemann 1860], die Bedeutung für den klinischen Einsatz wurde jedoch noch nicht erkannt. Wood injizierte Morphin mit den neuen technischen Applikationsmethoden perineural und in schmerzhafte Zonen. Erst seit 1875 wurde Cocain von französischen Wissenschaftlern (Collins, Fauvel, Saglia) lokal zur Schmerztherapie bei Krebs und Tuberkulose eingesetzt [Fauvel 1884].

Die Empfehlungen, Cocain als Anästhethikum einzusetzen, wurden allerdings ignoriert, bis **C. Koller**, Ophthalmologe an der Universität Wien, auf einem Kongress 1884 über die lokalanästhetische Wirkung von Cocain berichtete [Koller 1884]. Koller hatte persönliche Hinweise von Sigmund Freud, damals Dozent für Neuropathologie an der Universität Wien, umgesetzt und als Anästhesiemethode in die Chirurgie eingebracht. Bereits eine Woche nach diesem Kongress begannen Halstead und Hall in Amerika ebenfalls mit Blockaden an Nervenplexus und Hirnnerven für anästhesiologische Zwecke [Halstead 1885].

In Deutschland führte 1891 der Berliner Chirurg **Carl Ludwig Schleich** verdünnte Cocainlösungen zur Infiltrationsanästhesie ein („Schleichsche Lösungen"). Er beobachtete auch als erster, dass verschiedenste rheumatische Beschwerden nach lokaler Infiltration von Lokalanästhetika nicht nur sofort verschwanden, sondern gelegentlich gar nicht oder nur in sehr verminderter Form wiederkehrten.

Der Frankfurter Hals-Nasen-Ohren-Arzt **G. Spiess** beobachtete nach operativen Eingriffen in seinem Fachgebiet, dass durch „Anwendung von Cocain, Orthoform und anderen Anästheticis" in der Nachbehandlungsperiode „in bisher unbekannter Kürze Heilung eintrat". 1902 veröffentlichte er im Zentralblatt für Innere Medizin die wegweisende Mitteilung „Die Heilwirkung der Anästhetika" [Spiess 1902].

Die erste wissenschaftliche Beschreibung der Wirkung von Cocain in der Schmerztherapie erfolgte durch **J.L. Corning**, der es auch in Form der Periduralanästhesie therapeutisch einsetzte [Corning 1885]. Er kann damit als Erfinder der spinalen und periduralen therapeutischen Blockade gelten. 1886 verfasste er den ersten Übersichtsartikel über die Geschichte, Effekte und Toxikologie von Cocain

[Corning 1886]. 1888 beschrieb er zudem die lokale Injektion von Cocain zur Behandlung von Trigeminusneuralgie und anderen Neuralgien, vielleicht der historisch älteste Bericht über die therapeutische Wirkung der Lokalanästhetika [Corning 1888]. Mit „Pain And Its Neuropathologic Diagnostic And Neurotherapeutic Relations" veröffentlichte er das erste „Schmerzbuch" über die Techniken der Lokalanästhesie zur Schmerzlinderung inklusive der subarachnoidalen Applikation [Corning 1894].

Die Spinalanästhesie führte **A. Bier** in Deutschland ein [Pagel 2005]. Er „cocainisierte" 1898 das Rückenmark zur Operation eines Patienten, der eine andere Form der Anästhesie nicht überlebt hätte [Bier 1899]. Es folgte eine wahre Flut von Berichten zum Thema Lokalanästhesie mit über 800 Publikationen in nur zwei Jahren, die den Beginn des Siegeszugs der anästhesiologischen Wirkung der Lokalanästhetika im Verlauf des 20. Jahrhunderts markieren.

1.2.2 Entdeckung weiterer Lokalanästhetika

Man suchte in der Folgezeit fieberhaft nach neuen, nebenwirkungsärmeren Lokalanästhetika. Cocain ist aufgrund seiner zentralnervösen Wirkungen, insbesondere der Entwicklung von Sucht und Abhängigkeit ein problematisches Medikament. Todesfälle bei Operationen waren an der Tagesordnung, Reanimationsmaßnahmen nicht bekannt. Deshalb wurden zunächst bei Cocain die Konzentrationen niedriger gewählt: Verwendete man in der Anfangszeit noch 20–39%ige Lösungen, so setzte der Pariser Chirurg Reclus 1–3%ige Lösungen mit deutlich weniger kardiovaskulären Nebenwirkungen ein, aber nach wie vor mit hohem Suchtpotenzial [Reclus 1895].

So war die Einführung des **Procains** (Novocain), dessen Synthese 1905 Alfred Einhorn gelang, eine bahnbrechende Entwicklung. Aufgrund der fehlenden halluzinogenen Nebenwirkungen und jeglicher Abhängigkeit wurde nach dem ersten Einsatz des Procains als Spinalanästhethikum durch den Chirurgen Braun aus Zwickau das Cocain schnell verlassen.

In der Folgezeit wurde die Palette der verfügbaren Lokalanästhetika erweitert durch die Entwicklung mittellang und lang wirksamer **amidstrukturierter Lokalanästhetika** (Lidocain, Prilocain, Mepivacain, Bupivacain, Ropivacain u.a.), die jedoch im Gegensatz zum Ester Procain nicht im Gewebe hydrolysiert, sondern in der Leber abgebaut werden (▶ 4.2).

Die anästhesiologischen Injektionstechniken zur schmerzlosen Operation verbreiteten sich schnell, ihre Durchführung wurde standardisiert und fortlaufend wissenschaftlich evaluiert. Nach dem Zweiten Weltkrieg ging in der Anästhesie die Bedeutung der Lokalanästhesie vorübergehend zurück, da moderne, nebenwirkungsarme Inhalationsanästhetika entwickelt wurden (1951 Halothan), die eine gut steuerbare Inhalationsanästhesie ermöglichten.

1.2.3 Entwicklung der Segmenttherapie und „Heilanästhesie"

H. Sellheim, Gynäkologe in Leipzig, führte 1906 als erster die Paravertebralanästhesie als Anästhesiemethode für abdominelle Eingriffe im Unterbauch durch [Sellheim 1934]. Grundlage dafür waren die neurophysiologischen Studien von Head, der schon im Jahr 1893 die sensorische Beziehung innerer Organe zu den Segmenten der Spinalnerven hatte darstellen können [Head 1893]. In Deutschland und Österreich wandten zahlreiche namhafte Wissenschaftler um 1920–25 die **diagnostisch-therapeutische Lokalanästhesie** zur Linderung abdomineller Schmerzen an [Lawen 1922, Brunn/Mandl 1924]. Dieses Wissen um die therapeutische Wirkung der Lokalanästhetika wäre im Rahmen der Erforschung der anästhesierenden Wirkung bei Operationen nahezu verloren gegangen, wenn nicht Lériche und Huneke diese Beobachtungen unabhängig voneinander und möglicherweise ohne Kenntnis ihrer Vorgänger erneuert und ausgebaut hätten.

Ein wichtiger Meilenstein im Verständnis der Lokalanästhesie im Sinne der Neuraltherapie waren die Leistungen des französischen Chirurgen **Rene Lériche**. Schon 1920 nahm er neurochirurgische Eingriffe am Sympathikus vor, experimentierte aber auch mit Injektionen. 1925 berichtete er über die Ausschaltung von Schmerzen mit Procain bei Angina pectoris, Kausalgie und anderen posttraumatischen Reflexdystrophien. Leriche entdeckte damit die Bedeutung des autonomen Nervensystems bei neuropathischen Schmerzsyndromen und die Wirkung der gezielten Ausschaltung des Sympathikus. 1934 beschrieben Lériche und Fontaine dann die Stellatumblockade mit Novocain als das „unblutige Messer des Chirurgen" [Leriche/Fontaine 1934]. 1934 erschien noch eine Abhandlung über „diagnostische, prognostische und therapeutische Blockaden" [Ruth 1934]. An Bedeutung gewann aber die Neuraltherapie und diagnostisch/therapeutische Lokalanästhesie außerhalb der Anästhesiologie vorzugsweise in der Hand von praktischen Ärzten, Orthopäden, HNO- und Zahnärzten.

1.2.4 Entwicklung der Neuraltherapie

Die erste Erwähnung des Ausdrucks **„neurotherapy"** findet sich bei Corning [Corning 1894]. Im deutschsprachigen Raum wurde der Begriff „Neuraltherapie" wahrscheinlich erstmalig 1940 in einer Arbeit von K.F. von Roques benutzt [von Roques 1940]. Ein früher gebräuchliches Synonym der Neuraltherapie war **„Heilanästhesie"**. Dieser Begriff geht auf den oben erwähnten Aufsatz „Die Heilwirkung der Anästhetika" des HNO-Arztes **G. Spiess** zurück.

1925 konnte **Ferdinand Huneke** eine Migräne durch die Instillation von Novocain auslöschen. Er injizierte seiner eigenen Schwester Atophanyl, ein Rheumamittel, das mit Procain vermischt eigentlich zur schmerzarmen i.m.-Verabreichung bestimmt war, versehentlich i.v. Da bei Wiederholung der Therapie mit Atophanyl ohne Procain, das man als i.v.-Präparat für gefährlich hielt, nicht wirkte, nahmen die Brüder Huneke an, dass das Procain die eigentliche Wirksubstanz gewesen sein musste. Ihre Beobachtungen veröffentlichten sie in ihrer Schrift „Unbekannte Fernwirkungen der Lokalanästhesie" [Huneke/Huneke 1928].

Über ähnliche Beobachtungen hatte **Rene Leriche** 1922 berichtet. Leriche sprach vom „effect dans un clin d`oeil", dem Augenblicksphänomen, und formulierte damals als Oberbegriff dieser neuen medizinischen Therapiemöglichkeit bereits den Begriff der **„Neuralmedizin"**.

1940 beschrieb F. Huneke das erste **„Sekundenphänomen"**. Bei einer Patientin, die er zuvor ohne Erfolg lokal und segmental wegen therapieresistenter Schulterbeschwerden behandelt hatte, beobachtete er nach Behandlung einer alten Osteomyelitis-Narbe am Unterschenkel, die sich während der vorherigen Behandlung wieder „gemeldet" hatte, ein sofortiges Verschwinden des Schulterschmerzes. Er erkannte, dass es sich hierbei nicht um einen Zufall gehandelt hatte, und publizierte zusammen mit seinem Bruder Walter dieses Phänomen und seine Interpretation. Ähnliche

Beobachtungen hatte Leriche im Jahre 1934 nach Infiltration von Operationsnarben gemacht, ohne deren Bedeutung zu erkennen. Die Leistung der Brüder Huneke bestand darin, die Bedeutung dieser Entdeckung erkannt und in der Folgezeit konsequent empirisch angewandt zu haben.

Fast 40 Jahre lang beschäftigten sich die beiden Brüder Ferdinand und Walter Huneke als praktische Ärzte mit der therapeutischen Nutzung des Procains. Ihr Engagement, ihre intensive Anwendung von Procain in ihren Praxen, ihre Beobachtungsgabe und ihre detaillierten Kasuistiken führten dazu, dass im Lauf der weiteren Jahrzehnte die therapeutische Nutzung von Procain zur Behandlung von Schmerz-, später auch von anderen funktionellen Erkrankungen systematisiert und zu einem umfassenden Therapiekonzept entwickelt wurde.

An der Medizinischen Klinik der Universität Halle wurde durch **M. Ratschow** und Mitarbeiter in den Jahren 1950/1951 eine Überprüfung der Neuraltherapie an 1011 Fällen durchgeführt [Ratschow et al. 1951]. Die Versuchsanordnung erfolgt strikt nach dem Behandlungsmuster von Huneke, wobei speziell nach dem Sekundenphänomen gesucht wurde. Dabei wurden 441 vollständige Remissionen, 427 wesentliche Besserungen und nur 143 Versager beobachtet. Es wurden 72 Sekundenphänomene nachgewiesen. Diese Zahl reiche aus, so das Resumée von Ratschow, die Richtigkeit und Bedeutung von Hunekes Aussagen zu belegen.

Die weitere Entwicklung der „Neuraltherapie nach Huneke" ist eng verknüpft mit dem Lehrbuch von Peter Dosch [Dosch 1963], der in immer neuen und aktualisierten Auflagen und zahlreichen Therapieberichten die Kernpunkte des Lehrgebäudes aus der empirischen Beobachtung seiner neuraltherapeutischen Praxis heraus beschrieb. Dass die Theorie und Praxis der Neuraltherapie nach Huneke neben der Segmenttherapie wesentlich auf der Störfeldtherapie (▶ 5.5) beruht, hat Dosch in den vielen Auflagen seines Lehrbuches immer wieder betont. Er war es auch, der durch unermüdlichen Einsatz die Methode in Spanien und Südamerika durch Kurse und Vorträge bekannt machte.

Auch Gross berichtete ab 1970 über seine Erfahrungen mit dem Einsatz von Lokalanästhetika [Gross/Nonnenbruch 1971, Gross 1972]. Ähnlich wie Bonica in den USA suchte er Antworten auf das schwere Leiden von Menschen nach Nervenverletzungen und anderen chronischen Schmerzzuständen und fand interdisziplinäre Therapieansätze, in die er die „diagnostisch-therapeutische Lokalanästhesie" [Gross 1978], wie er die Neuraltherapie nannte, eingebettet sah.

Weitere Meilensteine für die Entwicklung der Methode waren schließlich in jüngerer Zeit die Einrichtung des interdisziplinären Lehrstuhls KIKOM für Komplementärmedizin, mit einem Teil-Lehrstuhl die Neuraltherapie unter Dozent Andreas Beck in Bern, und die Lehrbücher von H. Barop und L. Fischer, die den State of the art der 1990er Jahre erstmals auf zeitgemäße Weise definierten [Barop 1996, Fischer 1997]. Seit Beginn des 21. Jahrhunderts mehren sich Berichte aus dem Bereich der Anästhesiologie, die die protektiven Effekte der Lokalanästhetika z.B. während einer Allgemeinnarkose – derzeit noch ohne Bezugnahme auf die Neuraltherapie – neu zu entdecken beginnen.

Zu den Einzelheiten der Geschichte der Neuraltherapie in Deutschland und anderen Ländern ▶ 15.

Tab. 1.1 Zeittafel der Entwicklung der Neuraltherapie (ohne Anspruch auf Vollständigkeit).

Wann	Wer	Wo	Was
1845	F. Rynd	Dublin	Erfindung der Hohlnadel
1853	C.G. Pravaz	Frankreich	Erfindung der Spritze
1860	F. Gaedecke	Deutschland	Reindarstellung des Cocains aus Cocablättern
1885	A. Niemann	Merck, Darmstadt	Cocain-Synthese
1875	Collins et al.	Paris	Cocain zur Schmerztherapie bei Krebs und Tbc
1881	S. Freud, C. Koller	Wien	Beobachtung der Schleimhautanästhesie auf der Zunge durch Cocain
1884	C. Koller	Heidelberg	Entdeckung der lokalanästhetischen Eigenschaften des Cocains am Auge
1884	W.S. Halstead	Baltimore	Lokalanästhesie in den USA
1886	J.L. Corning	USA	Spinal- und Periduralanästhesie
1892	C.L. Schleich	Berlin	„Schleichsche Lösungen" zur „Infiltrationsanästhesie"
1894	J.L. Corning	USA	direkte Einführung von Kokain in den Rückenmarkskanal
1898	A. Bier	Berlin	Spinalanästhesie mit Cocain (Selbstversuch)
1902	G. Spiess	Berlin	Zeitschriftenbeitrag „Die Heilwirkung der Anästhetika“
1905	A. Einhorn	Frankfurt a.M., Höchst	Erstsynthese von Procain im Auftrag von Lucius & Brüning
1906	H. Sellheim	Leipzig	Paravertebralanästhesie
1905	H. Braun	Zwickau	Lehrbuch „Lokalanästhesie“
1910	H. Braun	Zwickau	Adrenalin-Zusatz zu Lokalanästhetika
1914	G. Fischer		Procain-Anwendung in der Zahnmedizin
1922	Fa. Lucius&Brüning	Frankfurt a.M., Höchst	Werbeschrift „Novocain zur Anästhesie und Therapie“, erstes „Lehrbuch“ der Neuraltherapie
1922	R. Leriche	Straßburg	„Augenblicksphänomen“, „Neuralmedizin“
1928	F. Huneke	Düsseldorf	„Unbekannte Fernwirkungen der Lokalanästhetika“
1929	M. Kibler		„Segmenttherapie"
1934	R. Leriche	Straßburg	Verschwinden von Schmerzzuständen nach Infiltration von OP-Narben
1940	F. Huneke, W. Huneke	Düsseldorf	„Sekundenphänomen“
1940	K.R. von Roques	Berlin	Begriff „Neuraltherapie“

Tab. 1.1 Zeittafel der Entwicklung der Neuraltherapie (ohne Anspruch auf Vollständigkeit). *(Forts.)*

Wann	Wer	Wo	Was
1947	C. Lundquist	Stockholm	Synthese von Lidocain
1953	J.J. Bonica	New York	Periduralkatheter
1953	J.G. Travell, D.G. Simons	New York	Trigger Point Manual
1956	Deutsches Ärzteblatt	Hamburg	„50 Jahre Procain" Sonderausgabe
1963	P. Dosch	München	Lehrbuch der Neuraltherapie nach Huneke
1965	R. Melzack & P.D. Wall	London	Gate Control Theory
1970	R. Melzack	San Diego	"Pain Manual"
1970	D. Gross	Frankfurt	therapeutische Lokalanästhesie
1994	Slowcumb	Texas	"trigger point therapy" bei Unterbauchbeschwerden
1995ff	H. Barop, L. Fischer	HH / Bern	Lehrbücher zur „Neuraltherapie nach Huneke"
1995	J. Hahn-Godeffroy	Hamburg	Metaanalyse zur NW-Rate von Procain
1998	A. Beck	Bern	KIKOM – erster Lehrstuhl für Neuraltherapie in der Schweiz
2003	da Silva et al.	Madrid	Demethylierende canceroprotektive Wirkung von Procain
2003	S. Herroeder, M.W. Hollmann	Heidelberg	Molekularbiologischer Nachweis der antiinflammatorischen Wirkung von LA am Gq-Protein

1.3 Der dritte Zugangsweg

Frédéric von Orelli

In der ganzheitlichen (integrativen) Medizin ist das Bemühen, den Menschen als eine leibseelische Einheit zu betrachten und Krankheiten sowohl als Ausdruck der körperlichen Störung wie der seelischen Beeinträchtigung zu verstehen und zu behandeln. Die übliche Aufteilung in seelische und körperliche Krankheiten führt zu einem jeweils einseitigen Betrachten und zu Behandlungen, die dem existenziellen Betroffensein des ganzen Menschen durch Krankheit oder Trauma nicht gerecht werden.

Die in Fachgruppen spezialisierte Medizin geht von den Symptomen aus und trennt in der Regel somatische und psychische Störungen und Therapieansätze strikt. Es werden zuerst die somatischen Mittel diagnostisch und therapeutisch ausschöpft, bei Versagen aller Bemühungen wird der Patienten als „psychisch krank" bezeichnet und dem Psychiater in alleinige Verantwortung übergeben. Eine ausschließlich psychologische Behandlung führt allerdings in vielen Fällen ebenfalls nicht zum Ziel: Die Bemühungen enden ergebnislos nach aufwendigen Untersuchungen und langen psychiatrischen Behandlungen und hinterlassen frustrierte Therapeuten und unzufriedene Patienten.

1.3.1 Die somatische und die psychische Behandlungsebene

Die neuere Hirnforschung erlaubt ein zunehmend differenziertes Verständnis der Zusammenhänge zwischen den Störungen auf der strukturell-chemischen Ebene und der Aktivierungen von Hirnregionen, die sowohl körperliche wie psychische Funktionen kontrollieren. So konnte gezeigt werden, dass die von chronischen Schmerzen aktivierten Hirnregionen in enger Verbindung zu den von Angst und Depressionen aktivierten Regionen stehen [Sprenger et al. 2007]. Das Erfahren einer körperlichen Sinneswahrnehmung ohne eine Beteiligung emotional-psychischer Funktionen ist nicht möglich.

Für psychosomatisch geschulte Ärzte ist es daher wenig überraschend, dass eine Behandlung chronischer Krankheiten nur erfolgreich ist, wenn sie auf dem strukturell-biochemischen und dem psychologischen Weg gleichzeitig erfolgt, bedingen sich doch körperliches und seelisches Leiden gegenseitig; sie können isoliert gar nicht erlebt werden.

Eine solche Denkweise ist auch für chinesische Ärzte selbstverständlich. Ihre Behandlungen wirken sowohl auf dem strukturellen (biochemischen) wie auf dem seelischen Weg auf den Menschen ein. Aber auch in der westlichen Medizin hat das bio-psycho-soziale Krankheitsverständnis in den vergangenen 50 Jahren das Bewusstsein um die Wichtigkeit des Zusammenspiels von somatischen, psychischen und psychosozialen Elementen in der Heilung eines Menschen gefördert. Gute Behandlungsansätze für chronische Krankheiten beinhalten heute neben somatischen auch psychosoziale Maßnahmen.

1.3.2 Die dritte Ebene

Eine Grunderfahrung ärztlichen Handelns findet man bereits in der hippokratischen Weisheit: *„Medicus curat, natura sanat."* (Der Arzt behandelt, die Natur heilt.) Die menschliche Natur sucht grundsätzlich von sich aus eine harmonische Funktion der Gewebe und Organe im Gleichklang mit den psychischen Empfindungen zu bewahren bzw. wieder zu erlangen.

Die verschiedenen Verfahren der Regulationsmedizin versuchen diese bei Hippokrates anklingenden Selbstheilungskräfte bewusst in ihr Behandlungskonzept einzubeziehen, indem sie diese aktiv fördern (Salutogenese). Sie unterscheiden sich von klassischen Therapieverfahren, indem sie weder allein auf der strukturell-biochemischen noch der rein psychologischen Ebene wirken. Sie lassen sich auch nicht durch einen der beiden Zugänge alleine erklären.

Wie ein Computer wird der menschliche Organismus von unzählig vielen „Programmen" gesteuert, um die Homöostase, die biologische Harmonie zu erhalten. Die Programme sind in sämtlichen Zellen, in der interzellulären Matrix und im Nervensystem „gespeichert". Die Einsicht in die einzelnen Programmabläufe, die für den Physiologen erkennbar sind, führt jedoch noch nicht automatisch zu therapeutischen Maßnahmen, die das Ganze im Blick haben: Die Funktion eines Nozizeptors, die Übertragung der Nervenimpulse und deren Verarbeitung im zentralen Nervensystem zu beschreiben und im Ablauf zu verstehen, erlaubt bisher nicht, den tieferen Sinn physiologischer oder pathologischer Abläufe zu erkennen und therapeutische Schlüsse daraus zu ziehen.

Komplementärmedizinische Verfahren wirken ordnend auf diese Programmfunktionen, indem sie die Regulationsfähigkeit, d.h. Adaptationsfähigkeit des Organismus auf Störungen verbessern und Selbstheilungsprozesse positiv beeinflussen.

Zwischen der strukturell-biochemischen und der psychischen Behandlungsebene ist daher aufgrund der Erfahrungen mit regulationsmedizinischen Methoden und ihren Erfolgen eine weitere bioelektrisch-informative Ebene anzunehmen („Software-Ebene"), auf der die Maßnahmen wie Neuraltherapie, Akupunktur, Homöopathie und andere komplementärmedizinische Methoden auf hoch spezifische Weise einwirken (▶ Abb. 1.1).

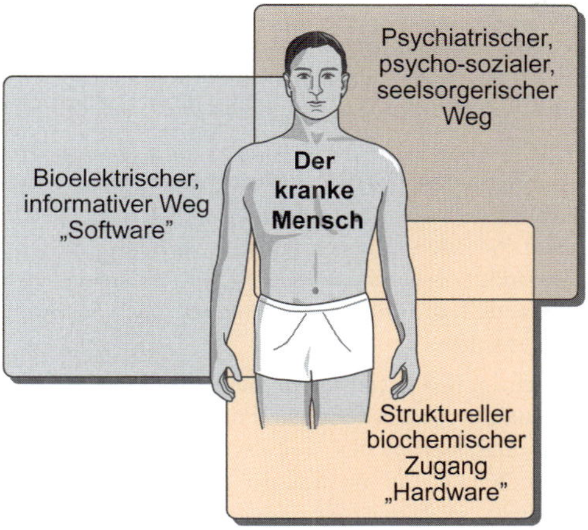

Abb. 1.1 Der dritte Zugangsweg der Neuraltherapie

1.3.3 Behandlungsansätze der Neuraltherapie

Der Neuraltherapie wurde in der Vergangenheit vorgeworfen, sie habe durch die stereotype Behandlung aller Krankheiten mit nur **einem** Mittel (Lokalanästhetikum) eine zu simple Antwort auf die verschiedensten pathophysiologischen Krankheitsentitäten parat, um der Komplexität und Vielzahl der Krankheitserscheinungen des Menschen gerecht werden zu können.

Eine genauere Betrachtung der unterschiedlichen Wirkungsweisen der Neuraltherapie (vgl. ▶ 6.1) zeigt jedoch, dass diese Therapie wie keine andere Methode in der Medizin auf mindestens fünf verschiedenen Wegen ihre Wirkung entfaltet:

- schmerzlindernd als lokales Analgetikum (pharmakologische Wirkung)
- antiphlogistisch über ihre Induktion intrazellulärer antiinflammatorischer Prozesse (vgl. ▶ 4.3)
- regulierend auf pathologische Erregungsmuster (Dämpfung von aktivierten spinalen Leitungsbahnen) in der Peripherie, über den gesetzten Mikroreiz und seine Wirkung auf das sensorische und vegetative Nervensystem
- auf psychische Befindlichkeit und Vigilanz über die zentrale Wirkung am vegetativen Nervensystem (vgl. ▶ 2.1.10 Vegetative Zentren des Gehirns)
- über eine „Programmänderung" am vegetativen Nervensystem und im Grundregulationssystem (interzelluläre Matrix) (▶ 5.3): Hierbei wird lediglich ein „elektrischer Impuls" gesetzt, der den ursprünglichen normalen Funktionsablauf im Sinne eines „reset" wieder herstellen kann, ohne dass messbare strukturelle Veränderungen stattgefunden haben müssen.

Besonders an den drei letztgenannten Effekten wird der „dritte Zugangsweg" neben Soma und Psyche erkennbar, über den die Neuraltherapie energetisch und regulierend an der „Software" des kranken Menschen eingreift.

1.3.4 Wahl des therapeutischen Vorgehens

„*Wer als einziges Werkzeug einen Hammer hat, für den wird jedes Problem zum Nagel.*" Paul Watzlawick

Nicht alles kann mit Neuraltherapie behandelt werden. Je besser man aber ihre verschiedenen Werkzeuge kennt, desto wirksamer kann man sie einsetzen. Je differenzierter die Beurteilung der Störungen ausfällt, desto sicherer kann man die beste Therapieebene wählen.

Eine Krankheit oder Verletzung betrifft immer den ganzen Menschen. Der primäre Behandlungsweg muss sich aber nach dem im Vordergrund stehenden Störungsschwerpunkt richten. So wie die psychischen Seiten einer Krankheit zu würdigen und zu behandeln sind, sollte man erkennen, wo es sich vorwiegend um „Programmstörungen" handelt, die mit einer bioenergetischen Methode wie der Neuraltherapie zu behandeln sind.

Dabei ist es sehr wichtig, den Patienten in diese Überlegungen einzubeziehen. Den besonderen Behandlungsweg zu erklären und mit dem Patienten zusammen zu wählen, erlaubt diesem auch, sich mental und psychisch auf den zu erwartenden Heilungsprozess einzustellen. Damit werden die Kräfte der Selbstheilung mobilisiert (vgl. ▶ 5.8 Plazeboeffekt) trotz der teils schmerzhaften und lästigen Injektionen. Es wird schwierig sein, mit Regulationsmaßnahmen Erfolg zu haben, wenn die Gefühle eines Patienten dem entgegen stehen. Der Behandlungsweg muss letztlich immer vom Patienten gewählt und aktiv beschritten werden. Er muss daher für ihn stimmig sein.

Eine neuraltherapeutische Behandlung hat Wirkungen auf Psyche **und** somatische Strukturen, indem z.B. einerseits Narben weicher werden und sich andererseits die damit verbundenen psychischen Spannungen auflösen. Beispielsweise kann die neuraltherapeutische Narbenbehandlung nach einer emotional belastenden Sectio einer Patientin helfen, selbst ihren Stress abzubauen, wenn wir sie bei der Behandlung darauf ansprechen (vgl. ▶ 6.9 Reaktiviertes Trauma).

Es existiert offenbar eine „Erinnerung im Gewebe", die mit Lokalanästhetika gelöscht werden kann. Die oftmals zu beobachtende psychische Erleichterung nach solchen Injektionen ist ein deutliches Zeichen für die enge Verknüpfung von somatischen und psychischen Inhalten auch und gerade in der Peripherie, vermutlich vermittelt durch das vegetative Nervensystem.

Schließlich können sich die auf den verschiedenen Ebenen durchgeführten Behandlungen sehr gut ergänzen. So sollte im Rahmen der Behandlung einer Wundheilungsstörung nach einer Radiusfraktur (Lokal-, Segmenttherapie) auch eine begleitende vegetative Störung mit wiederholten Stellatuminfiltrationen behandelt werden, um ein chronisches regionales Schmerzsyndrom (CRPS) zu verhindern.

Die Neuraltherapie bietet für jede Form der Störung mehrere Zugangswege (Ebenen) an und ist wie kaum eine andere Therapie in der Lage, gleichzeitig psychische und somatische Effekte auszulösen, die sich in ihrer Wirkung auf die Selbstheilung (Salutogenese) gegenseitig ergänzen und oftmals sogar verstärken. Eine entscheidende Rolle spielt dabei die Beeinflussung des Vegetativen Nervensystems.

1.4 Kritik an der Neuraltherapie

Stefan Weinschenk

1.4.1 Geschichtliche Phasen der Neuraltherapie

Die Neuraltherapie durchlief in ihrer wechselvollen Geschichte verschiedene Phasen (vgl. auch ▶ 1.2 Geschichte). Sie lässt sich *cum grano salis* in sieben Phasen von jeweils 15–20 Jahren einteilen: Die Entdeckerphase mit einer großen Neugier über die verschiedenen Wirkungen von Lokalanästhetika (ca. 1890–1910) wurde im Rahmen des Siegeszuges ihrer betäubenden Wirkung in der Anästhesiologie gefolgt von einem nahezu völligen Vergessen der therapeutischen Wirkung (1910–1925). Der Phase ihrer Neuentdeckung (1925–1940) folgte die Phase zu überschwänglicher Euphorie (1950–1970). Diese rief gleichsam zwingend die Gegner auf den Plan, was in einer Phase starker Kritik mündete (1970–1985), gefolgt von einem fast völligen Verschwinden der Methode (1985–2000). Seit 2000 beobachten wir eine Wiederentdeckung der therapeutischen Effekte, u.a. in der experimentellen Anästhesiologie, und ein Bemühen um eine wissenschaftliche Fundierung und Neubewertung der Wirkungen der Neuraltherapie.

1.4.2 Historische Kritikpunkte

In den 1980er Jahren fassten Oepen und Prokop die damaligen Argumente gegen die therapeutische Anwendung der Lokalanästhetika wie folgt zusammen [Oepen 1986]:

- Die **Grundlagen** und die **Wirkungsweise** (insbesondere des Störfeldmodells und der Wirkung von Lokalanästhetika am Störfeld) seien nicht wissenschaftlich fundiert. Die Forderung nach wissenschaftlich gut geplanten **Studien** werde von den Befürwortern grundsätzlich abgelehnt.
- Die wissenschaftlichen **Erklärungsmodelle** entbehrten naturwissenschaftlicher Sachkenntnis, seien unpräzise und wirr.
- Eine **spezifische Wirkung**, die über den betäubenden Effekt hinaus geht oder einer Injektion von NaCl oder H_2O überlegen sei (vgl. auch [Ernst 1994]), sei nicht oder nicht mit großen Zahlen nachgewiesen, bewege sich also im Bereich des Placeboeffekts.
- Die Anwendung erfolge **unkritisch** und mit zu breiter Indikationsstellung.
- **Nebenwirkungen**, **Risiken** und schwerwiegende **Zwischenfälle** würden nicht wahrgenommen oder heruntergespielt, so dass von den Kritikern eine noch höhere Dunkelziffer von Komplikationen vermutet werde als ohnehin bekannt.
- Die **Herd- und Störfeldlehre** führe zu einer unnötigen und gefährlichen Vermehrung von chirurgischen Eingriffen zur „Herdsanierung" (z.B. Zähne, Tonsillen).
- Die Argumentation der Befürworter erfolge mit unwissenschaftlicher oder emotionaler, verletzender **Rhetorik**.
- Die Methode werde mit anderen kritischen Methoden vermengt oder kombiniert, was die Risiken der Anwendung weiter erhöhe (**Polypragmasie**).

1.4.3 Antworten gestern und heute

Die Antworten auf diese kritischen Einwände waren zu Beginn eher durch eine unwissenschaftliche Haltung oder gar Polemik geprägt, (z.B. [Dosch 1982]).

Inzwischen haben sich durch die Grundlagenforschung, unter anderem im Bereich der molekularen Wirkungsmechanismen von Lokalanästhetika, die Möglichkeiten der Entgegnung deutlich gewandelt. Klinische Daten zu der antiinflammatorischen und immunstimulierenden Wirkung der Lokalanästhetika liegen in großem Umfang vor, wenngleich sie auch nicht aus dem Kernbereich der neuraltherapeutisch tätigen Ärzte gewonnen wurden. Nachfolgend sei zu jedem der aufgeführten Einwände der Sachstand aufgrund der aktuellen Datenlage aufgeführt.

Keine wissenschaftlich erklärbaren Wirkungsmechanismen: Seit 1950 ist durch die Arbeiten von Fleckenstein die anästhesierende Wirkung an spannungsabhängigen Membranporenproteinen (Na^+-Ionen-Kanal) bekannt [Fleckenstein 1950]. Mit diesem Effekt konnten nur ein geringer Teil der klinischen Effekte erklärt werden.

2001 wurde von der Arbeitsgruppe Experimentelle Anästhesiologie um M. Hollmann in Heidelberg mit dem Gq-Proteinkomplex ein zusätzlicher Membranrezeptor für Lokalanästhetika identifiziert, der die seit langem klinisch bekannte antiinflammatorische Wirkung auf einen molekularen intrazellulären Mechanismus zurückführen kann (▶ 4.3). Mit weiteren durch andere Arbeitsgruppen entdeckten molekularen Mechanismen sind die meisten lang anhaltenden therapeutischen Wirkungen der Neuraltherapie erklärbar.

Unpräzise und unwissenschaftliche Erklärungsmodelle: In den 50 Jahren nach Fleckensteins Entdeckungen versuchte man durch theoretische Gedankenmodelle die unbestreitbaren klinischen Effekte zu deuten, was mangels experimenteller Arbeiten aber Spekulation blieb. Modelle wie des „Eigenpotenzials von Procain“ oder des „Zusammenbruchs des Membranpotenzials durch die Injektion“ sind aus der heutigen Diskussion weitgehend verschwunden und haben Raum geschaffen für eine Auseinandersetzung auf der Basis molekularbiologischer Fakten (▶ 5.5.10 Wirkung an der Zellmembran). Die Auseinandersetzung steckt in der Komplementärmedizin jedoch noch in den Anfängen. Eine verbesserte Kommunikation zwischen den einschlägigen, auf diesem Gebiet forschenden Anästhesiologen und klinischen Praktikern der Komplementärmedizin wäre hier außerordentlich fruchtbar und wünschenswert.

Keine spezifische Wirkung: Neben den in diesem Buch ausführlich beschriebenen antiinflammatorischen Wirkungen der Lokalanästhetika wurden folgende klinische Effekte nachgewiesen:

- antibakterielle Wirkung
- antifungale Effekte
- antivirale Wirkung

Die therapeutische Anwendung ist inzwischen in teilweise großen und gut konzipierten Studien, überwiegend aus dem Bereich der Anästhesiologie und Schmerztherapie belegt (Übersicht ▶ 14.3 Studien zur klinischen Wirkung und [Cassuto et al. 2006]). Heute wird von einer Reihe von hochspezifischen pharmakologischen und systemischen Effekten der Lokalanästhetika ausgegangen. Diese werden gegenwärtig in einer Vielzahl laufender Studien geprüft.

Zu breite Indikationsstellung: Die anästhesiologische Arbeitsgruppe von Sinclair in Schweden, sicherlich nicht einer unkritischen Anhängerschaft der Neuraltherapie verdächtig, beschreibt in ihrem Review mindestens vier verschiedene Gruppen von Indikationen [Cassuto et al. 2006]:

- alle Formen chronisch-entzündlicher Erkrankungen
- chronische Schmerzzustände
- Traumatologie: akute Verbrennungen. septischer Schock, Lungenembolie, Herzinfarkt
- antivirale Therapie (z.B. rezidivierender HSV)

Diese Indikationsliste ist bereits erstaundlich, wird aber in der Anästhesiologie und Schmerzforschung sogar durch neue Erkenntnisse laufend erweitert. Sie entspricht zum großen Teil den in diesem Buch beschriebenen Gruppen von Indikationen (▶ 6.2 Indikationen).

Verharmlosung von Nebenwirkungen und Risiken: Jeder Neuraltherapeut erlernt heute zu Beginn seiner Ausbildung einen kritischen Umgang mit Lokalanästhetika, ihren Vorzügen und Grenzen. Auch wenn Lokalanästhetika eine ungewöhnlich hohe therapeutische Breite besitzen, muss der Anwender dennoch mit eventuellen Komplikationen (z.B. Kreislaufschwäche) und ihrem Management vertraut sein. Die diesbezüglichen Kapitel in diesem Buch sind mit entsprechendem Nachdruck formuliert (▶ 6.4 Kontraindikationen, ▶ 6.7 Risiken und Nebenwirkungen, ▶ 6.8 Akutmaßnahmen beim neuraltherapeutischen Zwischenfall).

Unnötige chirurgische Eingriffe aufgrund der Herd- und Störfeldlehre: Der erste Aufschwung der Neuraltherapie in den 1950er Jahren fiel in eine Zeit eines „unkritischen Exodontismus", der auch in anderen Bereichen der Medizin zu beobachten war. Diese falsch verstandene Herdtherapie war nur teilweise der Neuraltherapie anzulasten.

Neuraltherapeutisch tätige Ärzte sind ist in der Tat gut beraten, wenn sie chirurgische Maßnahmen nicht alleine aufgrund eines Herd- oder Störfeldverdachts durchführen, sondern durch bildgebende oder andere Verfahren gründlich absichern lassen (▶ 9.1.5 Regeln für die zahnärztliche Störfeldsanierung, ▶ 9.2 Chirurgische Sanierung eines Körperherdes). Für einen präzisen Herdnachweis im Zahn-Kiefer-Bereich stehen heute u.a. hervorragende bildgebende Möglichkeiten bereit (▶ 8.3.4 DVT).

Unwissenschaftliche, emotionale Argumentation. Eine Verwendung von Begriffen wie „Zauberspritze" [Dosch 1982] sollte in der heutigen wissenschaftlich geführten Auseinandersetzung der Vergangenheit angehören. Insbesondere sollte die Ablehnung von seriösen wissenschaftlichen Studien heute nicht mehr vorgetragen werden. Wenngleich Studien in diesem Bereich kosten- und zeitaufwändig sind, so werden die hierbei zu erwartenden Effekte voraussichtlich gute Argumente nicht gegen, sondern für die Neuraltherapie sein.

Vermengung von Neuraltherapie mit anderen Methoden. Um der Klarheit der Resultate willen wird man in einem wissenschaftlichen Kontext (z.B. in kontrollierten Studien) stets die Neuraltherapie unter Konstanthaltung aller anderen Einflussfaktoren (z.B. sonstigen laufenden Therapien) untersuchen. In der täglichen Praxis spielt dagegen nicht die „Reinheit der Lehre", sondern das Wohl des Patienten die ausschlaggebende Rolle, so dass hier häufig kombinierte Therapien zur Anwendung kommen. Niemand wird jedoch aus Komplikationen, die aus einer Kombination von Therapien entstanden sind, Schlüsse bezüglich der Wirksamkeit oder Gefährlichkeit der einen oder anderen in diesem Fall verwendeten Methode ableiten.

Eine Klärung der Nebenwirkungsrate der Neuraltherapie setzt voraus, dass auch hier immer nur „reine" Fälle betrachtet und diskutiert werden, bei denen ein eindeutiger Zusammenhang zwischen angewandter Therapie und deren Wirkung und Nebenwirkung hergestellt werden konnte.

1.4.4 Zusammenfassende Wertung

Aus heutiger Sicht hat sich eine Reihe von Kritikpunkten als nicht mehr haltbar erwiesen. Dies betrifft vor allem methodologische und molekularbiologischen Grundlagen der Methode. Nach wie vor ist aber eine zu geringe Anzahl gut konzipierter, prospektiver klinischer Studien zu beklagen, die die weit verbreiteten klinischen Anwendung der Neuraltherapie mit einer adäquaten Grundlage untermauern. Hier besteht, verglichen beispielsweise mit der bereits umfangreichen wissenschaftlichen Arbeit auf dem Gebiet der Akupunktur, noch erheblicher Forschungsbedarf.

2 Anatomische Grundlagen

2.1 Anatomie des vegetativen Nervensystems

Jürgen Giebel

Die **Hauptaufgabe** des vegetativen (autonomen) Nervensystems ist die Konstanthaltung des inneren Milieus und die an wechselnde Bedingungen angepasste Regulierung der Organfunktionen. Die Regulation wesentlicher Lebensfunktionen wie Atmung, Verdauung, Stoffwechsel, Sekretion, Wasserhaushalt, Körpertemperatur und Fortpflanzung wird durch das Zusammenspiel von Sympathikus und Parasympathikus ermöglicht.

Es bestehen vielfältige **Verbindungen zum somatischen Nervensystem**. Die zentralen Verbindungen zwischen beiden Systemen im Bereich des Hirnstamms und des Neokortex weisen auf enge Zusammenhänge mit den Sinnesorganen einschließlich des Gleichgewichtsorgans und der Schmerzempfindung hin.

Der nachfolgende Text beschreibt die Morphologie, Struktur und Funktion des autonomen Nervensystems, deren Kenntnis für das Verständnis von Funktionsstörungen und deren Behandlung mittels Neuraltherapie von wesentlicher Bedeutung ist.

2.1.1 Aufbau von Nervenzellen

Nervenzellen besitzen **drei funktionelle Elemente**:
- Dendriten stellen die sensorische Komponente dar, die mechanische, chemische und thermische Reize wahrnehmen.
- Das Perikaryon ist das trophische Zentrum der Nervenzelle. Hier liegen der Zellkern und alle anderen Zellorganellen (Golgi-Apparat, endoplasmatisches Retikulum, Mitochondrien u.a.).
- Das Axon (Neurit) entsteht am Ursprungkegel des Perikaryons und kann bis zu 1 m Länge erreichen. Nervenzellen haben immer nur ein Axon, das aber Kollateralen aufweisen kann. An der Endaufzweigung des Axons (Telodendron) befinden sich die Synapsen.

Anatomisch werden nach Anzahl und Verlauf der Fortsätze verschiedene **Arten von Nervenzellen** unterschieden:
- Multipolare Nervenzellen besitzen viele Dendriten und haben somit häufig eine große rezeptive Oberfläche.
- Bipolare Nervenzellen dagegen haben nur einen Dendriten.
- Pseudounipolare Nervenzellen sind sensorisch und haben scheinbar nur einen Fortsatz, aus dem Dendrit und Axon hervorgehen.

Die sensorischen Zellen des vegetativen Nervensystems sind somit auch pseudounipolar, während sich im Bereich des efferenten Schenkels vor allem multipolare Nervenzellen finden.

2.1.2 Aufbau einer Nervenfaser

Nervenfasern bestehen aus einem **Axon** und den dazugehörigen **Gliazellen** (Hüllzellen). Zu den Zellen, die diese Gliahülle oder Myelinscheide bilden, zählen im peripheren Nervensystem die **Schwann-Zellen** und im Zentralnervernsystem die **Oligodendrozyten**. Diese so genannte Neuroglia (*glia* = gr. „Klebstoff“) ist für die Bildung des Myelins und die Funktion der Nervenfasern essenziell. Gliazellen behalten zeitlebens ihre Teilungsfähigkeit bei.

Gliazellen wirken modulierend auf die Nervenzellen, und sie besitzen Rezeptoren für Schilddrüsen- und Steroidhormone, die sie auch metabolisieren. Außerdem können sie Steroidhormone synthetisieren. Somit verknüpfen Gliazellen die Funktionen des endokrinen Systems mit denen des Nervensystems [Garcia-Segura et al. 1996]. Andererseits könnte die unzureichende Funktion von Schwann-Zellen auch in die Entstehung neuropathischer Schmerzen involviert sein [Compana 2007].

Gliazellen umhüllen mehr oder weniger stark die Axone. Je nach Dicke werden myelinreiche (markreiche) oder myelinarme (markarme) bzw. marklose Nervenfasern unterschieden.

In markreichen Nervenfasern ist die Myelinscheide durch so genannte Ranvier-Schnürringe unterbrochen. Sie dienen der saltatorischen Erregungsleitung. Motorische Nervenfasern (auch viszeromotorische Nervenfasern aus den sympathischen Wurzelzellen, die in den R. communicans albus des Spinalnervs ziehen) sind meist myelinreich und daher schnell leitend, vegetative Fasern (die des Sympathikus nach der Umschaltung in den vegetativen Ganglien sowie parasympathische Fasern) dagegen häufig markarm und langsam leitend. Schmerzfasern (Nozizeptoren) zählen zu den am langsamsten leitenden Fasern. Viszeroafferente Fasern dagegen sind häufig myelinisiert.

Tab. 2.1 Einteilung von Nervenfasern nach Querschnitt und Leitungsgeschwindigkeit (nach Schiebler und Schmidt, 1983).

Fasertyp	Querschnitt	Vorkommen	Leitungsgeschwindigkeit
Markhaltige Nervenfasern			
Aα	10–20 µm	Efferenzen zu extrafusalen Muskelfasern Afferenzen aus Muskelspindeln	60–120 m/s
Aβ	7–15 µm	Afferenzen aus der Haut (Berührungsempfindungen)	40–90 m/s
Aγ	4–8 µm	Efferenzen zu intrafusalen Muskelfasern und Muskelspindeln	30–45 m/s
Aδ	3–5 µm	Afferenzen aus der Haut (Wärme-, Kälte-, Schmerzleitung)	5–25 m/s
B	1–3 µm	Präganglionäre vegetative Nervenfasern Nervenfasern für Schweißdrüsen	3–15 m/s
Marklose Nervenfasern			
C	0,3–1 µm	Postganglionäre vegetative Nervenfasern Schmerzfasern aus der Haut Vasokonstriktoren der Hautblutgefäße	0,5–2 m/s

2.1.3 Aufbau eines peripheren Nervs

Nerven stellen Ansammlungen von Nervenfasern dar, die von Bindegewebe umhüllt sind. Jede Nervenfaser ist von einer Basalmembran und Bindegewebe (Endoneurium) umgeben. Mehrere Nervenfasern werden durch Bindegewebe (Perineurium internum) zu größeren Bündeln (Faszikeln) zusammengefasst. Ein Nerv besteht letztendlich aus mehreren Faszikeln, die durch das Epineurium zusammengehalten werden. Über die bindegewebigen Strukturen erreichen Blutgefäße den Nerv (▶ Abb. 2.1).

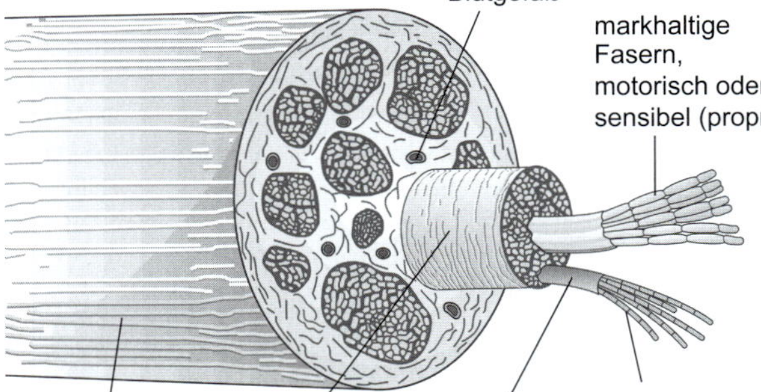

Abb. 2.1 Schematischer Aufbau eines peripheren Nervs.

Bereits seit 1942 ist bekannt, dass Procain eine Verbesserung der perineuralen Perfusion bewirkt [Clara 1942], ein Effekt, der besonders bei Ganglieninfiltrationen von Bedeutung ist (vgl. ▶ 4.1.4 Blockade – Infiltration – Injektion).

2.1.4 Aufbau der Rückenmarknerven (Spinalnerven)

Rückenmarknerven entstehen noch in den Foramina intervertebralia durch Vereinigung der hinteren und vorderen Wurzelfasern (Radix posterior et anterior), die aus einem umschriebenen Rückenmarksegment austreten. Die hintere Wurzel wird auch als sensorische Wurzel bezeichnet, da sie nur afferente Fasern (somatosensibel und viszerosensibel) enthält.

Neuraltherapeutische Bedeutung
Zum regulierenden Einfluss der Neuraltherapie auf die Hinterwurzel ▶ 10.5.8.

In der Hinterwurzel liegt das Spinalganglion (▶ Abb. 2.2). Spinalganglien sind knötchenförmige Verdickungen, in denen die Perikaryen und Fortsätze der pseudounipolaren afferenten Nervenzellen liegen. Es sollen, wenn auch in geringer Zahl, multipolare Nervenzellen vorkommen [Kahle/Frotscher 2001].

Die vordere Wurzel führt efferente (somatomotorische) Fasern zur quergestreiften Muskulatur und viszeromotorische (vegetative) Fasern zu den Grenzstrangganglien.

Der Spinalnerv teilt sich ca. 1 cm jenseits der Foramina intervertebralia in:
- Ramus anterior (stärkster Ast)
- Ramus posterior
- Rami communicantes (griseus et albus)
- Ramus meningeus (N. sinuvertebralis)

Während die **Rami anteriores** der thorakalen Anteile als Nn. thoracici (insgesamt zwölf) zur lateralen und ventralen Rumpfwand ziehen, entstehen Nervengeflechte (Plexus) aus den anterioren zervikalen (C1–C8) und lumbosakralen Anteilen (L1–S5) (Plexus cervicalis, Plexus brachialis, Plexus lumbosacralis).

Der **Ramus posterior** zieht zum Rücken, versorgt die zugehörigen Hautgebiete sowie die autochthonen Rückenmuskeln. Er teilt sich in einen Ramus medialis und einen Ramus lateralis. Der Anteil sympathischer Fasern der Thorakalnerven ist im Ramus dorsalis höher als im Ramus ventralis („es läuft einem kalt über den Rücken"; „es sträuben sich einem die Nackenhaare").

Neuraltherapeutische Bedeutung
Zur neuraltherapeutischen Injektion an die Facettengelenke ▶ 10.6.5.

Der **Ramus communicans albus** führt präganglionäre sympathische Nervenfasern zum Grenzstrangstrangganglion, und über den **Ramus communicans griseus** (vom Grenzstrangganglion) erreichen postganglionäre Fasern des Sympathikus den Spinalnerv und verteilen sich sowohl auf den Ramus anterior als auch den Ramus posterior.

Der **Ramus meningeus** (N. sinuvertebralis) enthält afferente und sympathische Fasern, die durch das Foramen intervertebrale rückläufig in den Wirbelkanal gelangen. Sie innervieren das Periost der Wirbelkörper/des Wirbelkanals, Ligamente der Wirbelsäule und die äußeren Bereiche des Anulus fibrosus der Zwischenwirbelscheiben.

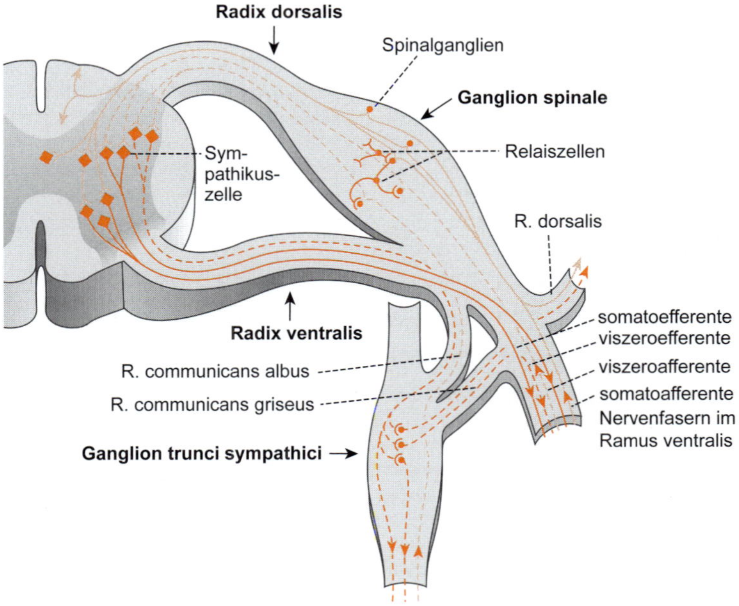

Abb. 2.2 Prinzipieller Aufbau eines Spinalnervs im Thorakalbereich (nach [Fanghänel et al. 2003]).

2.1.5 Ganglien und neuronale Endstrukturen

Ganglien sind Verdickungen in Nerven oder Nervenwurzeln (einige milli- bis zentimetergroß). Sie stellen Ansammlungen der Nervenzellkörper (Perikaryen) dar. Im peripheren Nervensystem werden sensible und vegetative Ganglien unterschieden (▶ Abb. 2.3).

Sensible Ganglien (Spinalganglien ▶ 2.1.4 und sensible Hirnnervenganglien z.B. Ggl. trigeminale und Ggl. geniculi) enthalten die Perikaryen der sensiblen 1. Neurone der afferenten Leitung. An den Perikaryen befinden sich keine Synapsen, so dass die afferente Erregung nicht umgeschaltet wird (▶ Abb. 2.2).

Vegetative Ganglien enthalten die Perikaryen und Dendriten vegetativer Neurone. An den multipolaren Zellen wird das 1. Neuron der efferenten Leitung (präganglionäres Neuron) auf das 2. Neuron (postganglionär) umgeschaltet. Interessanterweise durchlaufen auch sensible, pseudounipolare Nervenfasern die vegetativen Ganglien (▶ Abb. 2.3).

Zu den vegetativen Ganglien zählen:
- die paravertebralen Ganglien des Sympathikusgrenzstrangs
- die prävertebralen Ganglien (z.B. im Plexus coeliacus oder Plexus hypogastricus inferior)
- die intramuralen Ganglien (z.B. in der Wand des Verdauungskanals)
- die vegetativen Ganglien der Hirnnerven (Ggl. ciliare, Ggl. pterygopalatinum, Ggl. oticum, Ggl. submandibulare)

Neuraltherapeutische Bedeutung
Die vegetativen Ganglien stellen wichtige Ansatzpunkte für neuraltherapeutische Interventionen dar (vgl. ▶ 10.4 Infiltration an Ganglien).

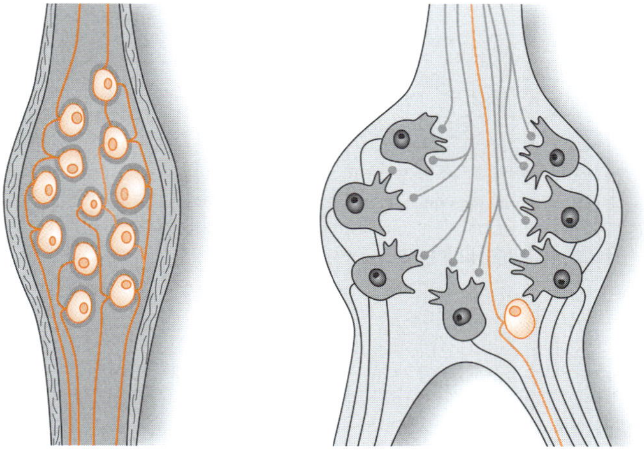

Abb. 2.3 Prinzipieller Aufbau von Ganglien.
Links: Sensibles Ganglion mit Perikaryen pseudounipolarer Nervenzellen im sensiblen Ganglion. Es erfolgt keine Umschaltung.
Rechts: Vegetatives Ganglion mit multipolare Nervenzellen eines vegetativen Ganglions. Beachtenswert ist, dass auch afferente Fasern (farbig) durch das vegetative Ganglion ziehen (nach [Frick et al. 1987]).

Neuronale Endstrukturen: Nervenfasern sind einerseits umhüllt von Kollagenfasern und weiteren Komponenten der extrazellulären Matrix und andererseits eingebunden in das Interstitium. Zusammen mit der kapillaren Endformation, den freien interstitiellen Zellen und der Matrix zählen sie zum Grundregulationssystem (vgl. ▶ 5.3). Hier findet der Informations-, Energie- und Stoffaustausch zwischen Parenchymzellen, Nerven- und Gefäßsystem statt.

Lange Zeit wurde die so genannte **Kontinuitätstheorie** als Erklärung für die Endverzweigungen des vegetativen Nervensystems herangezogen [Kahle/Frotscher 2001]. Hiernach sollten die Endaufzweigungen von intramuralen Plexus ein Netz (Terminalretikulum) bilden, in dem die Fortsätze verschiedener Neurone kontinuierlich ineinander und **in** die innervierten Muskel- und Drüsenzellen übergehen. Es sollte also ein plasmatisches Syncytium vorliegen [Clara 1942]. Allerdings haben elektronenmikroskopische Untersuchungen diese These widerlegt [Kahle/Frotscher 2001]. Auch Pischinger und Heine sprechen bei den Verzweigungen der Nervenfasern in der Matrix nicht von einem terminalen Netzwerk in diesem Sinne [Pischinger 1989] (vgl. ▶ Abb. 5.3.1 System der Grundregulation). Pischinger definierte den Begriff „Terminalretikulum" neu: Er bezeichnete damit das dichte Faserwerk der marklosen Nervenendigungen des vegetativen Nervensystems, die ohne direkten Kontakt zu anderen Zellen frei im Interstitium enden und damit einen Bestandteil des Grundregulationssystems bilden. Auf diese Weise kann das vegetative Nervensystem als „ubiquitäre Synapse" Informationen an die gesamte Grundsubstanz übertragen [Pischinger 1989].

2.1.6 Struktur und Funktion des vegetativen Nervensystems

Das vegetative Nervensystem gliedert sich in:

- (Ortho-)Sympathikus (Pars sympathica)
- Parasympathikus (Pars parasympathica)
- enterisches Nervensystem

Diese Bestandteile unterscheiden sich in Struktur und Funktion erheblich voneinander, sind aber aufs Engste miteinander verflochten (▶ Abb. 2.4). Sympathikus und Parasympathikus enthalten afferente (viszerosensible) und efferente (viszeromotorische und sekretorische) Fasern. Eine Unterscheidung zwischen Sympathikus und Parasympathikus ist für viszeromotorische/sekretorische Fasern möglich. Viszerosensible Fasern dagegen werden nicht in sympathisch oder parasympathisch unterschieden. Sympathische Fasern verlaufen zusammen mit Gefäßen und Spinalnerven. Fasern des Parasympathikus verlaufen u.a. mit dem N. vagus.

Das vegetative Nervensystem innerviert Eingeweide, Drüsen, Blutgefäße und glatte Muskulatur. Es besteht sowohl aus zentralen, als auch peripheren Komponenten. Eine klare Abgrenzung vom ZNS ist nicht möglich, da z.B. das Vegetativum auf somatische Aktivitäten reagiert und eine Reihe von viszeralen Reflexen durch somatische Aktivitäten bedingt ist. Die Verknüpfung beider Systeme wird auch dadurch deutlich, dass eine Reizung des rostralen Hypothalamus eine vermehrte parasympathische Aktivität mit Abnahme des Herzminutenvolumens, Pulsverlangsamung, Vasodilatation, Kontraktion der Harnblase u.a. zur Folge hat. Die Reizung des kaudalen Hypothalamusanteils führt dagegen zur erhöhten Sympathikusaktivität, die durch Erhöhung des Blutdrucks, Pulsbeschleunigung, Anstieg des Blutglukosespiegels u.a. charakterisiert ist.

Vom ZNS unterscheidet sich das vegetative Nervensystem dadurch, dass das 1. Neuron innerhalb und das 2. Neuron außerhalb des ZNS liegt. Die synaptische

Umschaltung erfolgt also in der Peripherie. Während es für den Sympathikus drei Möglichkeiten gibt (paravertebral, prävertebral und intramural), wird der Parasympathikus meist organnah verschaltet (z.B. Ggl. pterygopalatinum, Ggl. ciliare).

Die Ursprungszellen des Vegetativums liegen in den efferenten Kernen der Hirnnerven und in der grauen Substanz der Seitensäule des Rückenmarks. Von hier laufen die präganglionären Nervenfasern der ersten Neurone (meist schwach myelinisiert) zu den peripheren Ganglien (paravertebral und prävertebral), wo sie in synaptischen Kontakt mit den Dendriten der zweiten Neurone treten und auf postganglionär umgeschaltet werden.

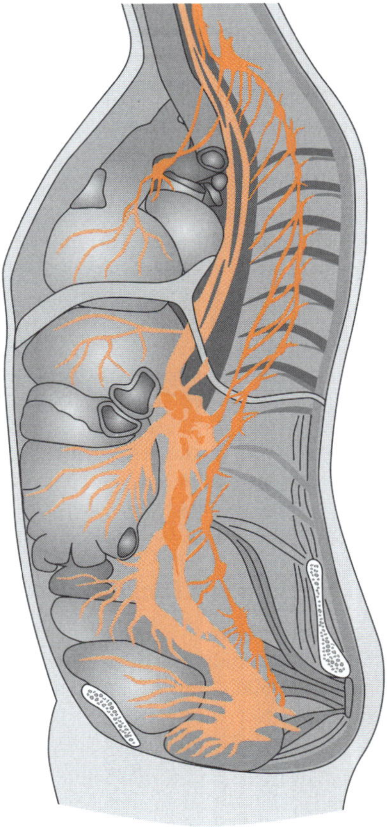

Abb. 2.4 Ausdehnung und komplexe Verflechtung des vegetativen Nervensystems (nach [Kahle/Frotscher 2001]).

Die postganglionären Axone sind meist nicht myelinisiert und versorgen die glatte Muskulatur sowie Drüsenzellen und finden sich ubiqitär in der Nähe vieler anderer Strukturen wie Fettzellen, Mastzellen, interstitiellen Zellen, autonomen Ganglien und motorischen Endplatten. An den peripheren Ganglien kann ein präganglionäres Neuron mit 15–20 postganglionären Neuronen (im sympathischen Ganglion cervicale superius sogar mit über 190 postganglionären Neuronen; Divergenz der Erregungsleitung) in synaptischen Kontakt treten, wodurch sich die weite Verteilung autonomer Effekte und die breite Wirkung von Injektionen an vegetative Ganglien erklärt [Clara 1959].

Die ersten Neurone des Sympathikus liegen im Thorakal- und Lumbalmark (Substantia ntermediolateralis und intermediomedialis [C8], Th1–Th12; L1, L2, [L3]; thorakolumbales System). Die Neurone des Parasympathikus dagegen stammen von bestimmten Hirnnervenkernen sowie aus den sakralen Anteilen (S2–S4) des Rückenmarks. Zwischen Parasympathikus und Sympathikus bestehen axo-axonale Verbindungen. Außerdem können postganglionäre sympathische Fasern mit dem Parasympathikus an vielen anderen Stellen, wie z.B. über den N. jugularis (aus dem Ggl. cervicale superius) zum N. glossopharyngeus und N. vagus in Kontakt treten.

Die Transmitter der verschiedenen Schaltstellen des peripheren vegetativen Nervensystems finden sich in ▶ Tabelle 2.2.

Tab. 2.2 Transmitter innerhalb des vegetativen Nervensystems.

Schaltstelle	Sympathikus	Parasympathikus	Enterisches Nervensystem
(präganglionär) 1. zu 2. Neuron	Acetylcholin	Acetylcholin	Acetylcholin, Noradrenalin
2. Neuron zu Erfolgsorgan (postganglionär)	Adrenalin/Noradrenalin Ausnahmen: Schweißdrüsen (Acetylcholin)	Acetylcholin	NO, VIP, Acetylcholin

Sympathikus

Der Sympathikus ist ausgedehnter als der Parasympathikus. In Sympathikus finden sich sowohl noradrenerge als auch cholinerge (segmentale) Nervenfasern. Bei der Umschaltung von prä- auf postganglionäre Neurone wird Acetylcholin verwendet, während an der Synapse zum Endorgan Noradrenalin als Transmitter vorkommt. Nur die Innervation der Schweißdrüsen ist cholinerg (▶ Tab. 2.2). Neben Noradrenalin kommen an den terminalen Synapsen Ko-Transmitter (z.B. ATP) vor, die bei starker Erregung der Neurone ausgeschüttet werden und modulierend wirken.

Funktion

Die Pars sympathica versorgt die glatte Muskulatur von Gefäßen, Eingeweiden, Sinnesorganen (z.B. Pupillen) und Haarfollikeln, Blase, Mastdarm, Niere, Schweiß-, Tränen-, Speichel- und Verdauungsdrüsen sowie die Herzmuskulatur. Außerdem wird das weiße Fettgewebe durch sympathische Fasern innerviert, die wahrscheinlich den Fettabbau stimulieren. Somit wird durch Sympathikolyse die Lipolyse reduziert [Fliers et al. 2003]. Die Muskulatur der Eingeweide sowie von Blase, Mastdarm und Verdauungsdrüsen wird gehemmt, während alle anderen Erfolgsorgane (Herz, Gehirn, Skelettmuskulatur) verstärkt durchblutet werden.

Die Weite der Gefäße und damit die momentane Organfunktion werden weitgehend vom Sympathikus reguliert, obwohl es Hinweise gibt, dass autonome Nerven auch an der Vasodilatation beteiligt sind (parasympathische Innervation der Geschlechtsorgane und der Hirngefäße). Dennoch gilt für die meisten Gefäße (besonders im Abdominalbereich), dass nur die Erregung des Sympathikus zur Verengung und nur dessen Hemmung zur Erweiterung führt.

Neuraltherapeutische Bedeutung

Die Behandlung des Sympathikus im Abdominalbereich über die mesenterialen Ganglien (Plexus coeliacus) dürfte also in der Regel zur Regulation der Durchblutung der Bauchorgane ausreichen, eine zusätzliche parasympathische Aktivierung ist dazu nicht erforderlich.

Es liegen Untersuchungen vor, die zeigen, dass es einen speziellen sympathischen Weg der Blutdruckkontrolle gibt: Neben regulären Neuronen des Sympathikus sind akzessorische präganglionäre Neurone vorhanden [Mc Allen et al. 2005], die nicht-myelinisierte Fortsätze, und andere physiologische Eigenschaften als die „normalen" Sympathikuswurzelzellen haben. Sie ziehen zu denselben Ganglien und besitzen einen muscarinischen und nicht-muscarinischen Übertragungsweg (Hexamethonium-resistente Übertragung). Die akzessorischen Neurone versorgen das kardiovaskuläre System und auch die Nebenniere, sind aber offensichtlich nicht für andere vom Sympathikus vermittelte Aktionen zuständig. Sie werden von arteriellen Chemorezeptoren aktiviert [Mc Allen et al. 2005].

Neuraltherapeutische Bedeutung
Welche Bedeutung diese Übertragungswege für neuraltherapeutische Behandlungskonzepte (z.B. bei der Hypertonie) haben, ist derzeit noch nicht geklärt (vgl. ▶ 12).

2

1. Neuron

Die Perikaryen des 1. efferenten Neurons liegen im Seitenhorn (Nucleus intermediomedialis, intermediolateralis) des Rückenmarks (▶ Abb. 2.5) in den Segmenten C8, Th1–Th12 und L1, L2 (L3). Offensichtlich können in anderen Bereichen des Rückenmarks ebenfalls sympathische Ursprungszellen vorkommen. So wurden

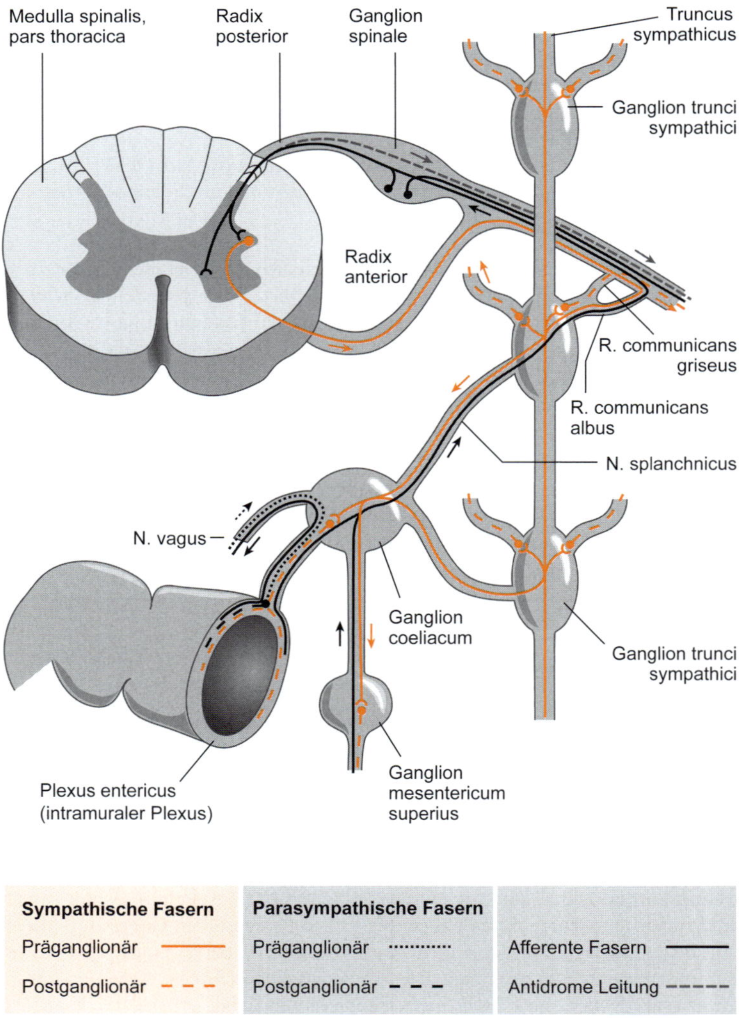

Abb. 2.5 Verschaltungsprinzip afferenter und efferenter Fasern zwischen ZNS und VNS.

präganglionäre Zellen, die Fasern zum N. facialis entsenden, im Funiculus lateralis lokalisiert [Takeuchi et al. 1993]. Außerdem wird die Versorgung verschiedener Organe (z.B. Nebenniere und Darm) von unterschiedlichen präganglionären Neuronen im Rückenmark vorgenommen [Levatte et al., 1998].

Die präganglionären Fasern verlaufen mit der Radix anterior des Spinalnerven und ziehen als Rr. communciantes albi zum Truncus sympathicus. Neue Untersuchungen zeigen, dass die Rr. communicantes im Brustteil sehr variabel sind. Diese Äste sind sogar auf Segmentebene bilateral häufig unterschiedlich. Es können aufsteigende (zum nächst höheren Interkostalnerv), absteigende (zum nächst tieferen Interkostalnerv) oder reguläre Rami communicantes (zum Spinalnerv desselben Segmentes) vorhanden sein [Cho et al. 2005].

Neuraltherapeutische Bedeutung

Die klinische Erfahrung mit der segmentübergreifenden Projektion viszeraler Störungen dürfte auf dem Vorkommen solcher auf- und absteigender Rami communicantes beruhen.

2. Neuron

Die Synapsen für die Umschaltung auf das 2. efferente Neuron liegen meist im Grenzstrang oder in den prävertebralen Ganglien, der Transmitter ist Acetylcholin. Sie können aber auch in Ganglia intermedia in den Rr. communicantes oder in vom Grenzstrang ausgehenden Ästen peripherwärts lokalisiert sein (▶ Abb. 2.6). Die Umschaltung kann dabei in Ganglien des zugehörigen Segments oder in einem Ganglion kranial oder kaudal davon erfolgen, wobei die Ganglien durch Rr. intergang-

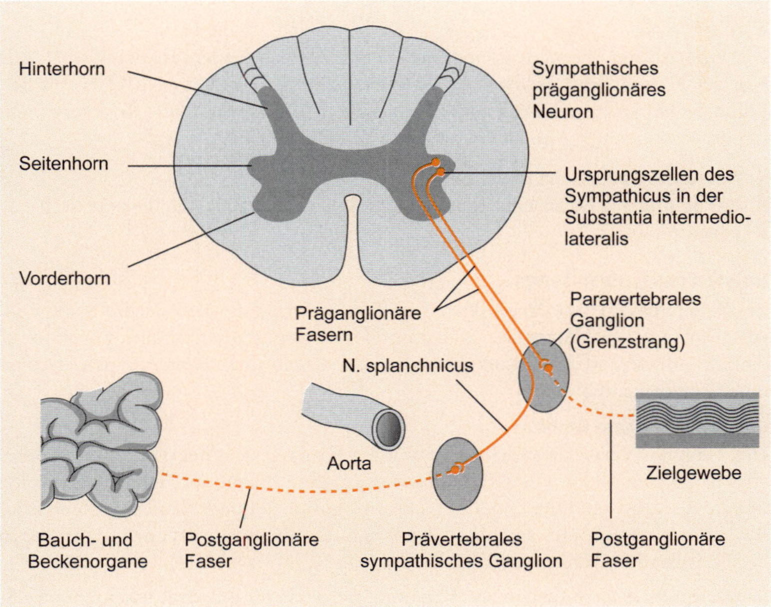

Abb. 2.6 Ursprung sympathischer Fasern im Rückenmark und Verschaltungsmöglichkeit im paravertebralen Grenzstrangganglion, prävertebralen Ganglion (organnahe Plexus) oder direkt im Zielorgan (nach [Squire et al. 2003]).

lionares verbunden sind. Die umgeschalteten Fasern verlaufen über Rr. communicantes grisei (die sich den Spinalnerven anschließen) zu den Erfolgsorganen, zu Ästen des Truncus sympathicus oder in der Adventitia von Gefäßen. Hier ist der Transmitter Noradrenalin. Somit besitzen alle Spinalnerven Rr. grisei, aber nur die Nerven der Segmente (C8), Th1–Th12, L1–L2(3) auch Rr. albi. Dort wo Rr. albi et grisei vorkommen, sind diese aufgrund ihrer engen Nachbarschaft morphologisch schwer voneinander zu unterscheiden.

Anatomische Grundlagen für die Rolle des Sympathikus im Schmerzgeschehen

Sympathische Nervenfasern spielen eine wichtige Rolle bei chronischen Schmerzsyndromen. So laufen afferente (sensorische) Fasern aus der Peripherie zusammen mit motorischen Nervenfasern. Die sympathischen Afferenzen verlaufen zwar in sympathischen Nerven, aber ihre Perikaryen liegen in den Spinalganglien (oder in Ganglien des N. trigeminus). Im Rückenmark erregen sie medial gelegene Interneurone, die ihrerseits afferenten sympathischen Zellen des Seitenhorns (▶ Abb. 2.5) Vorderhornzellen erregen.

Die Störung dieses Regelkreises kann zu chronischen sympathischen Schmerzsyndromen oder Dystrophien führen [Tai/Baraniuk 2002]. Nach Clara können die Perikaryen der sensiblen (afferenten) Fasern auch im Grenzstrangganglion oder organnah liegen [Clara 1959]. Die ins Rückenmark eintretenden Afferenzen werden aber auch an übergeordnete Zentren weitergeleitet, vorwiegend über den Thalamus an die primäre sensorische Rinde des Gyrus postcentralis (weitere Ausführung für die Rolle des Sympathikus im Schmerzgeschehen ▶ 3.2.2 Vegetatives Nervensystem und Neuraltherapie).

Grenzstrang

Der Grenzstrang (Truncus sympathicus) erstreckt sich beiderseits der Wirbelsäule von der Halswirbelsäule bis zum Steißbein und wird gegliedert in Hals-, Brust-, Lumbal- und Sakralteil. Die Ganglien sind durch längs verlaufende Rr. interganglionares verbunden (▶ Abb. 2.5).

> **Neuraltherapeutische Bedeutung**
> Der Grenzstrang ist an mehreren wichtigen Stellen sehr gut neuraltherapeutisch zugänglich.

Halsteil des Grenzstrangs

Er besteht aus den drei Zervikalganglien (Ggl. cervicale superius, medium und inferius). Diese geben Nervenfasern ab zum Plexus caroticus communis, der Äste für die Schilddrüse und den Plexus thyroideus bereitstellt und außerdem mehrere kleinere Ganglien enthält.

Ganglion cervicale superius

Das Ganglion cervicale superius nimmt den Großteil der Innervation des Kopfes vor (Kopfsympathikus). Äste aus diesem Ganglion bilden periarterielle Geflechte um die A. carotis externa und die A. carotis interna. Somit verlaufen die sympathischen Fasern des Kopfes sowohl in der Wand der Blutgefäße als auch in den Ästen des N. trigeminus [Oikawa et al. 2004].

Sympathische Fasern dienen zur Versorgung der Haare (pilomotorisch), Schweißdrüsen, der glatten Muskulatur der Karotiden und ihren Ästen, verschiedener Drüsen (Speichel-, Nasen-, Mund-, Pharynx- Nasen- und Larynxdrüsen) sowie zur Versorgung des M. dilatator pupillae und der glatten Muskeln der Orbita.

Das Ganglion ist regelmäßig vorhanden, 25–30 mm lang, eingewoben in das tiefe Blatt der Halsfaszie (Lamina praevertebralis) und liegt ca. 2 cm unterhalb der Schädelbasis auf Höhe von C2–C4 hinter der A. carotis interna und vor den Querfortsätzen der Halswirbel. Präganglionäre Fasern stammen aus C8, (Th1–)Th6, (Th7). Der Kopfsympathikus entsendet Äste zum N. trigeminus (V), N. glossopharyngeus (IX), N. vagus (X) und N. hypoglossus (XII).

Neuraltherapeutische Bedeutung

Zu Einflussbereich und Technik der neuraltherapeutischen Injektion ▶ 10.4.4.

Äste

- N. jugularis; teilt sich in zwei Äste auf: Ein Ast zieht zum Ganglion superius des N. vagus, der andere zum Ggl. inferius des N. glossopharyngeus.
- Rr. communicantes zu den kranialen Halsnerven (einschließlich N. phrenicus)
- N. caroticus internus zur Adventitia der A. carotis interna; er begleitet die Arterie im ganzen Verlauf und bildet somit den Plexus caroticus internus. Einzelne sympathische Nerven sind Äste zum Ggl. ciliare und der N. petrosus profundus zum Ggl. pterygopalatinum, der die Tränendrüse und die Nasenschleimhaut sympathisch innerviert.
- Rr. viscerales:
  - **N. cardiacus superior** zum Plexus cardiacus und **Rr. pharyngei** zum Pharynx. Sie bilden zusammen mit Ästen aus dem **N. glossopharyngeus** und **N. vagus** den Plexus pharyngeus (in der Submukosa und Muskularis des Pharynx).
  - Rr. laryngei zum N. laryngeus superior

Ganglion cervicale medium

Dieses Ganglion ist inkonstant. Außer dem N. cardiacus medius, der zum Herzen verläuft, sind die meisten Äste sehr kurz. Sie ziehen zum N. laryngeus recurrens, N. phrenicus und den Halsnerven C5 und C6 sowie zur A. carotis communis und A. thyroidea inferior. Weitere Äste ziehen direkt (nicht mit Gefäßen verlaufend) zur Glandula thyroidea (Rr. thyroidei) und zu den Epithelkörperchen (Rr. parathyroidei).

Neuraltherapeutische Bedeutung

Eine eigene Injektionstechnik für das Ganglion cervicale medium existiert nicht, die Beeinflussung erfolgt mit dem Ganglion cervicale superius oder dem Ganglion stellatum.

Ganglion cervicothoracicum (stellatum)

Es handelt sich hierbei um die Verschmelzung des Ganglion cervicale inferius mit dem Ganglion thoracale 1 (in ca. 70% der Fälle). Es liegt oberhalb der Pleurakuppel hinter der A. subclavia und liefert sympathische Fasern für die gesamte obere Extremität. Es ist über den N. vertebralis (efferente prä- und postganglionäre Fasern) an der Versorgung von Hals, Wirbelsäule, Hirnhäuten und Hirngefäßen beteiligt.

Der N. vertebralis tritt zusammen mit der A. vertebralis in das Foramen transversarium des 6. Halswirbels ein (nimmt postganglionäre Fasern aus dem hier liegenden Ganglion vertebrale auf) und breitet sich von dort als Plexus vertebralis entlang der A. vertebralis aus. Weiter entstammen diesem Ganglion Fasern für Herz, Lunge, Schilddrüse und Epithelkörperchen.

Äste

- Rami communicantes grisei zu den Halsnerven (C6–C8)
- Fasern zum N. vagus und N. laryngeus recurrens
- Rr. vasculares zur A. subclavia und deren Äste

Neuraltherapeutische Bedeutung
Zu Einflussbereich und Technik der neuraltherapeutischen Injektion ▶ 10.4.5.

Brustteil des Grenzstrangs

Der Brustteil ist bedeckt von der Pleura costalis und liegt eingewoben in der Fascia endothoracica mit elf bis zwölf Ganglia thoracica vor den Rippenköpfen. Meist ist das Ggl. thoracale I mit dem Ggl. cervicale inferius zum Ganglion cervicothoracicum (stellatum) verschmolzen.

Äste
- Nn. cardiaci thoracici, mit efferenten als auch afferenten Fasern des 2.–4. (5.) Thorakalganglions zum Plexus cardiacus
- postganglionäre Rr. pulmonales vom 2.–4. Thorakalganglion zum Plexus pulmonalis
- N. splanchnicus thoracicus major mit efferenten (prä- und postganglionären) und afferenten Fasern vom 5.–9. Thorakalganglion. Dieser Nerv zieht durch das Zwerchfell zum Plexus coeliacus (Ganglia coeliaca). Im N. splanchnicus major (wie in fast allen vegetativen Nerven) kann gelegentlich ein Ganglion (Ggl. splanchnicum) vorhanden sein. Es handelt sich dabei um Ganglienzellen, die während der Entwicklung nicht die prävertebralen Ganglien erreicht haben.
- N. splanchnicus thoracicus minor vom 9.–11. Thorakalganglion mit efferenten (prä- und postganglionären) und afferenten Fasern zum Plexus coeliacus (Ganglion mesentericum superius). Häufig kann ein R. renalis zum Plexus renalis entsendet werden.
- N. splanchnicus thoracicus imus (inkonstant) vom 12. Thorakalganglion zum Plexus renalis

Neuraltherapeutische Bedeutung
Die mittleren Teile der thorakalen Ganglien sind neuraltherapeutisch nicht zugänglich.

Lumbalteil des Grenzstrangs

Der Lumbalteil besteht meist aus vier Ganglia lumbalia, die auf der vorderen Seitenfläche der Lendenwirbelsäule liegen. Die Grenzstrangganglien stehen durch Rr. communicantes sowohl untereinander als auch mit den prävertebralen Ganglien in Verbindung. Die prävertebralen Ganglien sind ebenfalls untereinander verbunden und bilden auf der ventralen Fläche der Aorta ein schwer entwirrbares Nervengeflecht, Plexus aorticus abdominalis.

Äste
- Nn. splanchnici lumbales mit efferenten (meist postganglionären) und afferenten Fasern zum Plexus aorticus abdominalis und Plexus hypogastricus superior

Neuraltherapeutische Bedeutung
Zu Einflussbereich und Technik der neuraltherapeutischen Injektion ▶ 10.4.7.

Sakralteil des Grenzstrangs

Der Sakralteil besteht aus drei (gelegentlich vier oder fünf) Ganglia sacralia, die Faserverbindungen zu den Ganglien der Gegenseite aufweisen. Aus den zwei oder drei kranialen Ganglien treten zwei oder drei Nn. splanchnici sacrales mit efferenten (meist postganglionären) und afferenten Fasern zum Plexus hypogastricus inferior.

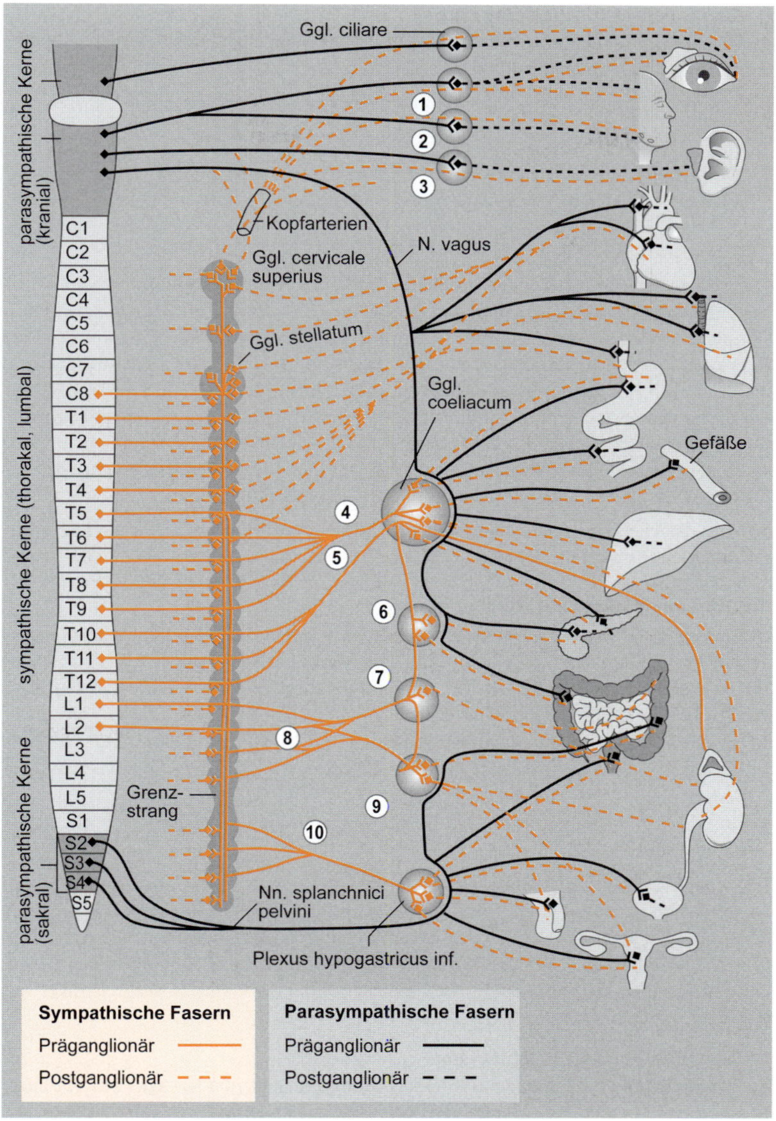

Abb. 2.7 Ursprungsgebiete und Organversorgung von Sympathikus (farbig) und Parasympathikus (schwarz) (Bearbeitung: Elke Doll, Holzminden).
1 Ganglion pterygopalatinum
2 Ganglion submandibulare
3 Ganglion oticum
4 N. splanchnicus major
5 N. splanchnicus minor
6 Ganglion mesentericum superius
7 Ganglion mesentericum inferius
8 Nn. splanchinici lumbales
9 Plexus hypogastricus superius
10 Nn. splanchnici pelvini

Neuraltherapeutische Bedeutung
Eine neuraltherapeutische Behandlung ist indirekt über die Injektion an die Sakralöffnungen (▶ 10.5.11) möglich.

Im Ggl. impar, das vor dem Steißbein liegt, vereinigen sich die beiden Grenzstrangketten.

Neuraltherapeutische Bedeutung
Auch dieses Ganglion kann indirekt über eine spezielle Technik erreicht werden (▶ 8).

Parasympathikus

Der Parasympathikus ist weder einheitlich aufgebaut, noch völlig selbstständig arbeitend. Er besteht aus einem Kopf- und einem Sakralteil. Ein Brustteil des Parasympathikus wurde immer wieder diskutiert. So wurde vermutet, dass aus der Pars intermedia (Nucl. intermedio-medialis) parasympathische Fasern entspringen und in der ganzen Ausdehnung des Rückenmarks vorkommen. Bis heute ist die Existenz dieser Ursprungszellen nicht eindeutig bewiesen. Obwohl eine fehlende parasympathische Versorgung z.B. der Extremitäten nach klinischer Erfahrung schwer vorstellbar ist, wird immer mehr angezweifelt, dass Spinalnerven des Brustkorbes parasympathische efferente Fasern enthalten [Knoche/Addicks 1976].

Sowohl die 1. als auch die 2. Neurone des Parasympathikus benutzen als Transmitter Acetylcholin (vgl. ▶ Tab. 2.2).

Kopfteil des Parasympathikus

Aus den parasympathischen Ursprungkernen im Hirnstamm (Nucl. oculomotorius accessorius, Nucl. salivatorius superior et inferior, Nucl. dorsalis nervi vagi) entspringen präganglionäre Fasern, die mit den Hirnnerven III, VII, IX und X das ZNS verlassen. Am Kopf ziehen sie zum:

- Ganglion ciliare (NIII, zu den Mm. ciliares und M. sphincter pupillae)
- Ganglion submandibulare (NVII, zur Unterzungen- und Unterkieferspeicheldrüse)
- Ganglion pterygopalatinum (NVII, zur Tränendrüse und zu Nasen- und Gaumendrüsen)
- Ganglion oticum (NIX, zur Ohrspeicheldrüse)

Dort werden sie umgeschaltet. Fasern aus dem Nucl. dorsalis nervi vagi lagern sich dem N. vagus an und ziehen zu den organnahen kleinen Ganglien, wo die Umschaltung erfolgt. Der N. vagus versorgt Kehlkopf, Luftröhre, Bronchialsystem, Herz und Intestinaltrakt (bis nahe an die linke Kolonflexur, Cannon-Böhm Punkt; vgl. ▶ Abb. 2.4). Er enthält zu ca. 80% afferente (sensorische) Fasern.

Neuraltherapeutische Bedeutung
Eine indirekte neuraltherapeutische Zugangsmöglichkeit zum N. vagus besteht über das Ggl. stellatum (▶ 10.4.5) und das Ggl. cervicale superius (▶ 10.4.4), in deren unmittelbarer Nähe der Nerv verläuft.

Sakralteil des Parasympathikus

Zum Sakralteil (aus den Segmenten S2–S4) des Parasympathikus zählen die Nn. splanchnici pelvici (präganglionäre Fasern) und die Ganglia pelvica (Umschaltung der Fasern aus den Nn. splanchnici pelvici). Die Ganglien liegen im Plexus hypogastricus inferior, der sich seitlich von Rektum, Samenblase und Prostata (bzw. Uterus und Fornix vaginae) ausdehnt. Über die 2. efferenten Neurone erfolgt die Versorgung vom Kolon (ab Cannon-Böhm-Punkt), Rektum, Harnblase, männliche/weibliche innere/äußere Geschlechtsorgane (▶ Tab. 2.7).

Enterisches Nervensystem

Das enterische Nervensystem reguliert Motilität, Sekretion, Absorptionstätigkeit und die lokale Durchblutung der Schleimhaut des Magen-Darm-Traktes. Die Zellkörper des enterischen Nervensystems liegen in der Wand der Verdauungsorgane (Tunica mucosa, Tela submucosa, Tunica muscularis und Serosa). Die ausgedehntesten Geflechte stellen der Plexus submucosus (Meissner) und der Plexus myentericus (Auerbach) dar. Das wandständige Darmnervensystem des Menschen besteht aus ca. 10^8 Neuronen. Diese unvorstellbar große Anzahl von Nervenzellen entspricht derjenigen des gesamten Rückenmarks, verglichen mit den „nur" 2000 präganglionären Neuronen des N. vagus, die in das Darmnervensystem projizieren.

Im Darmnervensystem lassen sich mindestens zehn verschiedene Typen von Neuronen unterscheiden. Prinzipiell sind afferente und efferente Neurone sowie Interneurone zu differenzieren.

Dendriten afferenter Nervenfasern dienen als Sensoren (z.B. Dehnungs- oder Chemorezeptoren). Die afferenten Neurone können in den Plexus verbleiben, ins Rückenmark über die Spinalganglien oder über paravertebrale/prävertebrale sympathische Ganglien ziehen, oder aber direkt ins Gehirn zu übergeordneten vegetativen Zentren projizieren. Afferente Fasern ziehen auch zu den postganglionären sympathischen Neuronen in den prävertebralen Ganglien.

Einige Motoneurone sind postganglionäre, parasympathische Neurone. Postganglionäre sympathische Neurone (die nicht die Blutgefäße innervieren) wirken direkt auf die glatten Muskelzellen der Sphinkteren und indirekt auf weitere Prozesse in der Darmwand (z.B. zu Lymphfollikeln). Die reflektorische Peristaltik wird besonders durch Interneurone gewährleistet.

Das Zentralnervensystem schließlich registriert das Verhalten im Magen-Darm-Trakt, wobei es eine direkte neuronale Kontrolle besonders am Anfang (Nahrungsaufnahme) und am Ende (Entleerungsfunktion) ausübt [Schmidt/Thews 1995].

2.1.7 Vegetative Zentren des Gehirns

Die vegetativen Funktionen werden von übergeordneten Zentren des Gehirns und verschiedenen Hirnnervenkernen gesteuert. Zu den Zentren zählen der Hypothalamus (Teil des Zwischenhirns) mit der Hypophyse als ein Effektororgan und die Formatio reticularis. Darüber hinaus sind parasympathische Kerne (Nucl. oculomotorius accessorius, Nucl. salivatorius superior et inferior, Nucl. dorsalis nervi vagi, Nucl. tractus solitarius), der Locus caeruleus und das limbische System beteiligt [Squire et al. 2003].

Neuraltherapeutische Bedeutung

Es gibt erste Hinweise, dass sich die vegetativen Zentren des Gehirns über Ganglieninfiltrationen (Ggl. cervicale superius [▶ 10.4.4]) oder Procain-Infusionen (▶ 10.7.2) neuraltherapeutisch regulieren lassen [Hausammann 2007].

2.1.8 Hypothalamus

Der Hypothalamus stellt die zentrale Region für die Steuerung vegetativer Funktionen dar. Er koordiniert das vegetativ-nervöse sowie das endokrin-vaskuläre System. Er ist somit beteiligt an der Regulation des Wärme-, Wasser- und Elektrolythaushalts. Er reguliert darüber hinaus Herz- und Kreislaufaktivität, Atmung, Stoffwechsel, Schlaf-Wach-Rhythmus, Nahrungsaufnahme, Magen-Darm-Tätigkeit, Defäkation, Flüssigkeitsaufnahme, Miktion, Fortpflanzung und Sexualität [Fanghänel et al. 2003].

Anatomisch zählt der Hypothalamus zum Zwischenhirn (Dienzephalon) und besteht aus einer Vielzahl von Kerngruppen. Der Hypothalamus steuert über Liberine (z.B. GnRH = Gonadotropin-Releasing Hormon) und Statine die Abgabe von Hormonen (z.B. FSH und LH) aus der Hypophyse. Einige Hormone werden im Hypothalamus gebildet, aber in der Neurohypophyse gespeichert (Oxytocin, Anti-Diuretisches Hormon, ADH) und von hier in das Blut sezerniert. Der Hypothalamus steht mit vielen Hirnzentren über Faserbahnen in Verbindung.

Afferente Faserbündel stammen u.a. aus dem limbischen System (Corpus amygdaloideum und Hippocampus), der Formatio reticularis und den Riechzentren. Efferenzen des Hypothalamus gelangen zum Thalamus, dem limbischen System und zu den Haubenkernen des Mittelhirns [Schiebler 2005].

Neuraltherapeutische Bedeutung
Eine Beeinflussung der Hypophyse ist über die Injektion an die Rachendachhypophyse (▶ 10.8.1) möglich.

2.1.9 Formatio reticularis

Die Formatio reticularis ist ein phylogenetisch altes System. Es ist ein heterogenes Kerngebiet mit vielfältigen Funktionen, das sich vom Zwischenhirn bis zur Medulla oblongata ausdehnt. Die Formatio reticularis ist mit den meisten Teilen des ZNS verbunden.

Es werden eine absteigende und eine aufsteigende Formation unterschieden. **Absteigende Bahnen** übermitteln

- Impulse des Hypothalamus (über den Fasciculus longitudinalis dorsalis oder den Tractus mamillotegmentalis), die in der Formatio umgeschaltet und zu den präganglionären Neuronen des autonomen Nervensystems weitergeleitet werden
- unwillkürliche Signale vom extrapyramidalmotorischen System (Globus pallidus, Substantia nigra, Nucleus subthalamicus) zur willkürlich innervierten Muskulatur

Die absteigende Formatio erreicht ihre Zielgebiete (motorische Vorderhornzellen oder präganglionäre Zellen des Seitenhorns) dabei über den Tractus reticulospinalis lateralis oder medialis. Über den Tractus reticulospinalis lateralis werden präganglionäre Sympathikuszellen im Rückenmark erreicht, wodurch u.a. die Körpertemperatur reguliert werden kann. Funktion des absteigenden Systems ist das Mitwirken bei motorischen Funktionen und u.a. der Schmerzkontrolle [Schiebler 2005].

Das **aufsteigende System der Formatio** (aszendierendes retikuläres aktivierendes System, **ARAS**) spielt eine wichtige Rolle für den Zustand der Bewusstseinslage (z.B. aufmerksamen Wachzustand oder auch den Schlaf-Wach-Rhythmus). Die Kerngebiete des ARAS erhalten Kollateralen von allen sensiblen Bahnen (Schmerz, Druck, Berührung und Temperatur) sowie von Hör- und Sehbahn. Von diesen Kernen ziehen die Fasern über multisynaptische Neuronenketten zum Thalamus und zum limbischen System. Dieser stellt bekanntermaßen eine Schaltzentrale dar und projiziert die Signale in den Kortex, der den Schlaf-Wach-Rhythmus beeinflusst [Fanghänel et al. 2003].

Neuraltherapeutische Bedeutung

Die klinische Erfahrung bei länger dauernden neuraltherapeutischen Behandlungen zeigt beim Patienten häufig eine verbesserte Vigilanz und Konzentrationsfähigkeit, so dass ein direkter oder indirekter Einfluss der neuraltherapeutischen Behandlung auf das ARAS angenommen werden kann (vgl. ▶ 1.1.3 Der dritte Weg).

2.1.10 Parasympathische Hirnnervenkerne

Der parasympathische **Nucl. oculomotorius accessorius** (Edinger-Westphal) führt präganglionäre Fasern zum Ggl. ciliare. Nach Umschaltung innervieren die postganglionären Fasern den M. sphincter pupillae und den M. ciliaris (Pupillenreflex und Akkomodation).

Der **Nucl. salivatorius superior/inferior** entsendet parasympathisch-sekretorische Fasern zum N. facialis, die zur Versorgung der Glandulae lacrimalis, submandibularis, sublingualis sowie den Drüsen der Nasen- und Gaumenschleimhaut dienen (Umschaltung im Ggl. pterygopalatinum und Ggl. submandibulare). Vom Nucl. salivatorius inferior ziehen parasympathische Fasern mit dem N. glossopharyngeus über das Ggl. oticum (Umschaltung) zur Ohrspeicheldrüse.

Der **Nucl. dorsalis nervi vagi** bildet den parasympathischen Anteil des N. vagus und versorgt Brust- und Bauchorgane (Dünn- und Dickdarm bis zum Cannon-Böhm-Punkt). Außerdem erhält er Afferenzen über den N. glossopharyngeus und den N. vagus.

Der **Nucl. tractus solitarius** besteht aus einem oberen Kerngebiet für Geschmacksrezeptoren von Zunge, Gaumen und Rachen (über Nn. facialis, glossopharyngeus und vagus) und einem unteren Kerngebiet für sensible Afferenzen des N. vagus (aus Herz, Schleimhäuten der Bronchien, Dünn- und Dickdarm). Der Nucl. tractus solitarius erhält aber auch Afferenzen aus dem limbischen System und steht im Zentrum vieler vegetativer Funktionen, da er auch in die Formatio reticularis und den Hypothalamus projiziert und somit deren Aktivität beeinflusst [Squire et al. 2003].

Der **Locus caeruleus** wird von einigen Autoren zur Formatio reticularis gerechnet. Seine noradrenergen Axone projizieren in den gesamten Neokortex, den Hippocampus und das Corpus amygdaloideum sowie das Rückenmark. Der Locus caeruleus wird durch jeden Reiz aus der Peripherie und dem Gehirn erregt und kann somit modulierend auf viele Tätigkeiten einwirken [Schiebler 2005].

Zum **limbischen System** zählen eine Reihe von Strukturen in unterschiedlichen Hirnarealen wie der Hippocampus, das Corpus amygdaloideum, Gyrus cinguli und Gyrus parahippocampalis u.a. Das limbische System ist entscheidend in Emotionen und Affektverhalten involviert. Darüber hinaus spielt der Hippocampus eine große

Rolle bei Lernvorgängen. Besonders Hippocampus und Corpus amygdaloideum stehen mit dem Hypothalamus über Faserbahnen in reziproker Verbindung, wodurch das subjektive Befinden mit vegetativen Vorgängen in Verbindung gebracht wird.

Neuraltherapeutische Bedeutung

Die enge Nachbarschaft des Ncl. tractus solitarius mit den Kernen des Trigeminus könnte eine Erklärung für Häufigkeit sein, mit der sich Störungen im Trigeminusbereich auf die Körperperipherie auswirken („Kopfstörfelder“).

2.1.11 Geflechte des peripheren Nervensystems (Plexus)

Geflechte (lat. *Plexus*, pl.) des vegetativen Nervensystems erhalten Zuflüsse vom Sympathikus **und** Parasympathikus, dienen als Verteilerstationen und Sammelbecken von Nervenfasern und enthalten **vegetative Ganglien**. Sie finden sich:

- im Brustbereich: Plexus aorticus thoracicus
- im Bauchbereich: Plexus aorticus abdominalis
- am Eingang in das kleine Becken (an der Aortenwand und an der Aortengabel): Plexus hypogastricus superior

Der Plexus hypogastricus inferior ist paarig und liegt an der lateralen Beckenwand. Er enthält kleine Ganglien (Ganglia pelvica) und teilt sich auf in kleinere organnahe Plexus (z.B. Plexus prostaticus, Plexus vesicalis etc.; ▶ Abb. 2.7).

Brustteil der vegetativen Geflechte

Der **Plexus aorticus thoracicus** ist mit dem Plexus cardiacus verbunden, bildet ein dichtes Fasergeflecht in der Wand der Brustaorta und besteht vorwiegend aus Sympathikusfasern (1.–5. Thorakalganglion). Afferente Fasern treten in den N. vagus über.

Der **Plexus cardiacus** innerviert die Herzkranzgefäße und steht mit dem Erregungsleitungssystem des Herzens sowie den Herzmuskelzellen in Verbindung.

Bauchteil der vegetativen Geflechte

Als **Plexus coeliacus** wird das ausgedehnte Geflecht vegetativer Nerven bezeichnet, das die Ursprünge von Truncus coeliacus, A. mesenterica superior sowie der Nierenarterien umgibt. Es geht nach kaudal in den Plexus aorticus abdominalis über.

Der Plexus enthält präganglionäre Fasern aus den Brustsegmenten 5–11 über die N. splanchnici majores et minores und folgende sympathische Ganglien:

- Ggl.coeliacum dextrum (hinter V. cava inferior und Pankreaskopf)
- Ggl. coeliacum sinistrum (oberhalb des Pankreaskörpers in der Hinterwand der Bursa omentalis)
- Ggl. mesentericum superius (am Ursprung der A. mesenterica superior)
- Ganglia aorticorenalia (beiderseits auf der Aorta in Höhe der Abgangsstellen der A. renalis)
- Ggl. mesentericum inferius (am Ursprung der A. mesenterica inferior)

Das Ggl. mesentericum inferius wird auch von präganglionären Fasern aus dem Lumbalteil erreicht [Schiebler 2005].

Neuraltherapeutische Bedeutung
Das Ganglion coeliacum und damit der Hauptteil der vegetativen Versorgung des Bauchraums ist einer direkten neuraltherapeutischen Behandlung zugänglich.

Beckenteil der vegetativen Geflechte

Der **Plexus aorticus abdominalis** gliedert sich an der Aufzweigung der Bauchaorta in die beiden Plexus iliaci (mit den Aa. iliacae verlaufend) und den Plexus hypogastricus superior. Dieser befindet sich im kleinen Becken und gibt beiderseits Nn. hypogastrici zum Plexus hypogastricus inferior ab.

Der **Plexus hypogastricus inferior** enthält sowohl parasympathische als auch sympathische Fasern und breitet sich im subperitonealen Bindegewebsraum jeweils seitlich vor dem Rektum und der Harnblase aus.

Der Plexus hypogastricus entsendet organnahe Plexus:
- Plexus rectales medii und inferiores
- Plexus prostaticus.

Neuraltherapeutische Bedeutung
Zu Einflussbereich und Technik der neuraltherapeutischen Injektion ▶ 10.8.6.

- Plexus deferentialis
- Plexus uterovaginalis (Frankenhäuser)

Neuraltherapeutische Bedeutung
Zu Einflussbereich und Technik der neuraltherapeutischen Injektion ▶ 10.4.9 und ▶ 10.4.10.

- Plexus vesicales

Neuraltherapeutische Bedeutung
Zu Einflussbereich und Technik der neuraltherapeutischen Injektion ▶ 10.6.7.

Tab. 2.3 Übersicht über die Innervation durch das vegetative Nervensystem (mod. nach [Bähr/Frotscher 2003]).

Organ	Sympathikus			Parasympathikus		
	Präganglionäres Neuron	Postganglionäres Neuron	Aktion	Präganglionäres Neuron	Postganglionäres Neuron	Aktion
Auge	Th1–Th2	Ggl. cervicale sup.	Mydriasis	Edinger-Westphal- Kern	Ggl. ciliare	Miosis, Akkomodation
Gl. lacrimalis	Th1–Th2	Ggl. cervicale sup.	Vasokonstriktion, Sekretion	Nucleus salivatorius sup.	Ggl. pterygopalatinum	Tränensekretion, wässrige Speichelsekretion, Vasodilatation
Gl. sublingualis, submandibularis	Th1–Th2	Ggl. cervicale sup. Ggl. stellatum	Vasokonstriktion, Sekretion (viskös)	Nucleus salivatorius sup.	Ggl. submandibulare	Speichelsekretion, Vasodilatation
Gl. parotis	Th1–Th2	Ggl. cervicale sup. Ggl. stellatum	Vasokonstriktion, Sekretion	Nucleus salivatorius inferior	Ggl. oticum	Speichelsekretion
Herz	Th1–Th4 (Th5)	Alle 3 Halsganglien, obere thorakale Ganglien T1-T6	Akzeleration, Konstriktion der Koronararterien	Nucleus dorsalis nervi vagi	Plexus cardiacus	Bradykardie, Dilatation der Koronararterien?
Lunge/Bronchen	Th1–Th6	Ggl. cervicale sup, med., inf. und thoracale 1-6	Bronchodilatation; Vasokonstriktion?	Nucleus dorsalis nervi veg.	intramurale Plexus	Sekretion der Bronchialdrüsen, Bronchokonstriktion
Dünndarm, Colon ascendens	Th6–Th10	Ggl. coeliacum, mesentericus sup.	Hemmung der Peristaltik und Sekretion	Nucleus dorsalis nervi vagi	Intramurale Plexus	Peristaltik, Sekretion, Vasodilatation
Pankreas (exokrin)	Th6–Th10	Ggl. coeliacum	Abnahme der Sekretion	Nucleus dorsalis n. vagi	Periarterieller Plexus	Sekretion
Colon desc., Rektum	L1–L2	Ggl. mesentericum inferius, Plexus hypogastricus	Hemmung der Peristaltik und Sekretion	S2-S4	Intramurale Plexus	Peristaltik, Sekretion, Defäkation

Tab. 2.3 **Übersicht über die Innervation durch das vegetative Nervensystem (mod. nach [Bähr/Frotscher 2003]).** *(Forts.)*

Organ	Sympathikus			Parasympathikus		
	Präganglionäres Neuron	Postganglionäres Neuron	Aktion	Präganglionäres Neuron	Postganglionäres Neuron	Aktion
Niere, Harnblase	L1–L2	Ggl. coeliacum, Plexus renalis und hypogastricus	Stimulation des M. sphincter int., Vasokonstriktion	S2–S4	Plexus renalis (Plexus vesicalis)	Relaxation d. M. sphincter int., Kontraktion d. M. detrusor, Vasodilatation
Nebenniere	Th11–L1	Zellen des Nierenmarks	Sekretion von Adrenalin/Noradrenalin	-	-	-
Männliche Genitalorgane	L1–L2, Nn. splanchnici pelvini	Plexus hypogastricus sup./inf. (Plexus pelvinus)	Ejakulation, Vasokonstriktion	S2–S4	Plexus hypogastricus (Plexus pelvinus)	Erektion, Vasodilatation, Sekretion
Weibliche Genitalorgane		Plexus hypogastricus sup./inf. (Plexus uterovaginalis)	Kontraktion der Uterusmuskulatur	S2–S4	Plexus hypogastricus (Plexus pelvinus)	-
Haut von Kopf und Hals	Th2–Th4	Ggl. cervicale sup. et medius	Vasokonstriktion, Schweißsekretion, Piloarektion	-	-	-
Arme	Th3–Th6	Ggl. cervicale inf. und obere thorakale Ganglien	Vasokonstriktion, Schweißsekretion, Piloarektion	-	-	-
Beine	Th10–L2	Untere lumbale und obere sakrale Ganglien	Vasokonstriktion, Schweißsekretion, Piloarektion	-	-	-

2.2 Neuroanatomie des Kiefergelenks und der Zahnregion

Jochen Fanghänel, Tomasz Gedrange

Das Kiefergelenk gehört zu den komplexesten Gelenken und ist das am meisten belastete Gelenk des menschlichen Körpers (50–80 kp!). Der Omnivorenfunktion des menschlichen Gebisses (Allesfresser) trägt es in jeder Hinsicht Rechnung.

Die Zahn-Kiefer-Region gehört zu den am besten neurovegetativ versorgten Gebieten des gesamten Körpers. Aufgrund der enormen Bedeutung des Kiefers als Störfaktor bei vielen verschiedenen Krankheitsbildern ist die Kenntnis dieser Region für jeden Neuraltherapeuten von großer Bedeutung.

2.2.1 Besonderheiten des Kiefergelenks

- Der Gelenkkopf hat keinen festen Drehpunkt, sondern übt eine sagittale Gleitbewegung aus.
- Beide Kiefergelenke müssen immer zusammenwirken.
- Die Kieferknochen ändern im Alter ihre Form und üben indirekt Einfluss auf die Gelenkmechanik aus.
- Die Form und Stellung der Zähne bestimmen die Bewegungen des Gelenks entscheidend mit.
- Überbelastungen der Gelenke durch schlechte Artikulation (Zahnersatz!) haben Verschleiß und Degeneration zur Folge.
- Die Anpassungsvorgänge im Alterungsprozess sowie bei verschiedenen Bisstypen oder Zahnverlusten beeinflussen zwangsläufig die Gelenkflächen und die Bewegungsabläufe.

2.2.2 Topografie

Das Gelenk hat komplizierte Nachbarschaftsbeziehungen:

- Meatus acusticus externus
- Fossa cranialis media
- N. auriculotemporalis
- A. (V.) temporalis superficialis
- Chorda tympani (Fissura petrotympanica)
- A. tympanica anterior
- Parotis

2.2.3 Morphologie

Das mit hyalinem Knorpel überzogene **Caput mandibulae** stellt den Gelenkkopf dar, die Fossa mandibularis mit dem Tuberculum articulare die Gelenkpfanne. Der aus Faserknorpel bestehende **Discus articularis** ist dem Caput zugeordnet und unterteilt das Gelenk in zwei Teilgelenke: ein Scharnier- und ein Gleitgelenk.

Der vordere Discus-Abschnitt hat Verbindung mit der **Capsula articularis,** an ihm inseriert der M. pterygoideus lateralis. Der hintere Discus-Abschnitt hat Verbindung zur Hinterwand der Gelenkpfanne und des Gelenkköpfchens. Das **retroartikuläre Venengeflecht** ist ein hydropneumatisches bzw. plastisches Polster für Lageveränderungen und gleicht Volumenschwankungen aus.

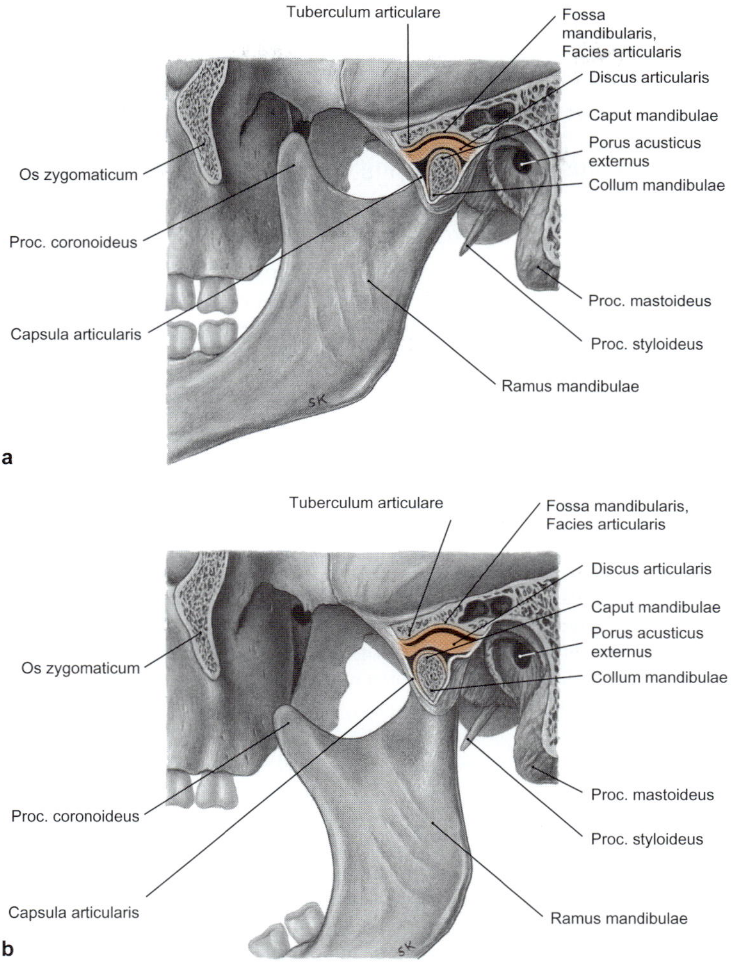

Abb. 2.8 Schnitt durch das Kiefergelenk bei geschlossenem (a) und bei geöffnetem Mund (b) (aus [Sobotta 2006]).

Die zahlreichen Bänder im Gelenkbereich sind Verstärkungs- und Sicherungsbänder. Lediglich das Ligamentum laterale hat unmittelbaren Kontakt mit der Gelenkkapsel und verstärkt sie.

2.2.4 Gefäß- und Nervenversorgung

Die Gefäß- und Nervenversorgung ist sehr komplex:

- Die A. auricularis profunda entspringt der A. maxillaris, die Vv. articulares fließen in die V. retromandibularis.

- Sensible Nervenfasern kommen aus den Nn. auriculotemporalis, massetericus, temporalis profundus posterior sowie facialis.
- Parasympathische Fasern entspringen dem Ggl. oticum (sekretorische Fasern für die Synovia-Produktion).
- Sympathische Nerven erreichen das Gelenk über die Gefäße.

2.2.5 Neuromuskuläre Steuerung des Kaumechanismus

Die Kaumuskulatur gehört zu den Muskeln mit der größten Dichte an Propriorezeptoren.

Das Kiefergelenk ist der zentrale Teil eines biokybernetischen Funktionskreises, des Kausystems. Dieser Funktionskreis umfasst ZNS, Muskulatur, Zähne, Parodontium, Kieferknochen und Kiefergelenk. Das Zusammenwirken der unterschiedlichen Bestandteile dieses Funktionskreises ist in der Lage, komplexe Vorgänge zu gewährleisten:

- Abstimmung der Unterkieferbewegungen
- Abstimmung der Zungenbewegungen
- Einstellung der Kaukraft
- Abgabe von Speichel
- Einleitung des Schluckmechanismus
- Koordinierung o. g. Funktionen

Durch verschiedene **Rezeptoren**, die überall im orofazialen Bereich lokalisiert sind, erfolgt die Reizaufnahme. So findet man z.B. Mechano- und Thermorezeptoren in der Mundschleimhaut oder in den Dentinkanälchen (Odontoblastenfortsätze), Mechanorezeptoren in der Kiefergelenkkapsel (Sehnenspindeln), in den Muskeln (Muskelspindeln) oder Chemorezeptoren in den Geschmacksknospen.

Die Erregungen werden von afferenten Neuronen der Hirnnerven V, VII, IX und X zu ihren Terminalkernen geleitet (▶ Abb. 2.9). Von hier gelangen sie zum Kauzentrum, das in der Brücke vermutet wird, oder zum Thalamus im Zwischenhirn. Der Thalamus erhält auch Erregungen durch psychische Empfindungen, die durch die Sinneszellen des Geruchs-, Geschmacks-, Seh- und Gehörorgans ausgelöst werden. Im Thalamus erfolgt dann die Umschaltung entweder auf die Basalganglien oder auf die somatosensible Hirnrinde. Die Basalganglien gehören zum extrapyramidalmotorischen System (subkortikale Ebene). Von ihnen werden die Erregungen über den Nucleus hinüber zu den Ursprungskernen der Hirnnerven V, VII, IX, X und XII sowie zu den Kernen der Zervikalnerven 1–3 geleitet, die den Kau- und Schluckvorgang steuern. Auch das Kleinhirn wird mit einbezogen, um die Bewegungen zu richten.

Eine Umschaltung der Erregung vom Thalamus in die Hirnrinde (Cortex) führt zum primären somatosensiblen Rindenfeld („Körperfühlsphäre") im Gyrus postcentralis und von diesem zum primären motorischen Rindenfeld im Gyrus praecentralis (kortikale Ebene). Hier beginnt an den Betz-Riesenpyramidenzellen die Pyramidenbahn, die zu den Ursprungskernen der genannten Nerven zieht und die willkürliche Innervation der Muskelgruppen veranlasst. Die endgültige und letzte Feinabstimmung erfolgt schließlich in den verschiedenen Muskelfasern (lokale Ebene).

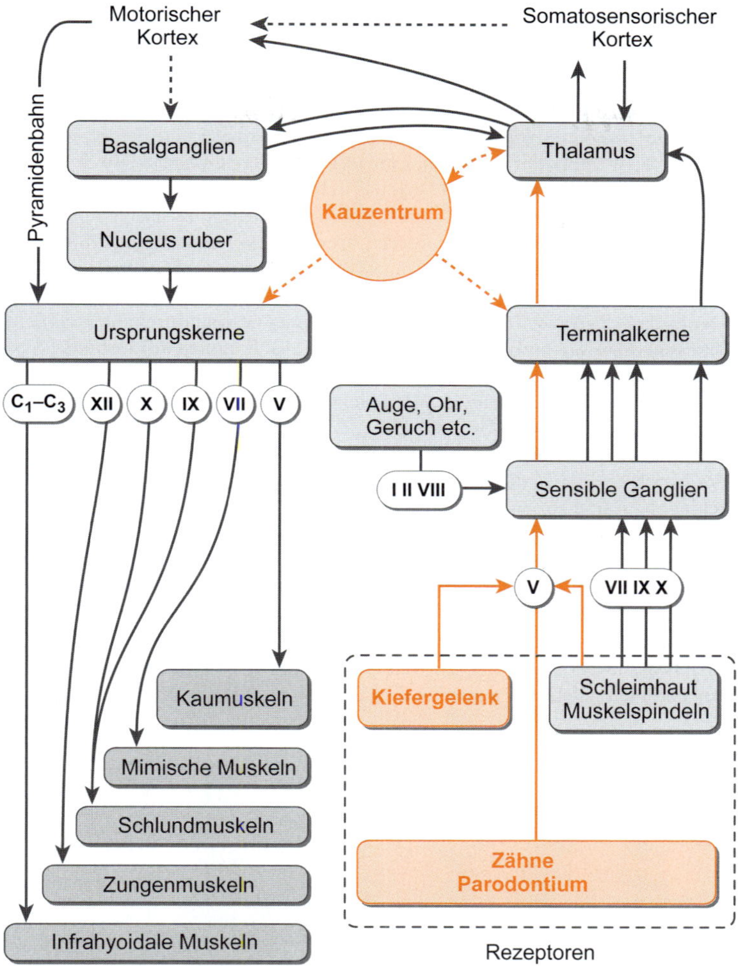

Abb. 2.9 Schema zur neuromuskulären Steuerung des Kaumechanismus (mod. nach [Schumacher 1997]).

2.2.6 Neuroanatomie der Zahnregion

Für die Innervation der Zähne und dazugehörigen Gingiva sind der N. maxillaris (V_2) sowie der N. mandibularis (V_3) verantwortlich. Beide Nerven entspringen zusammen mit dem N. ophthalmicus (V_1) aus dem großen sensiblen Ggl. trigeminale (Ggl. Gasseri). Das Ganglion enthält die Perikaryen der drei Nerven. Es liegt in einer großen Duratasche an der Spitze der Felsenbeinpyramide.

Im Folgenden werden lediglich die beiden Nervenäste beschrieben, die für die Zahnregion relevant sind.

N. maxillaris (V_2)

Er ist ein sensibler Nerv mit abschnittsweise begleitenden vegetativen Fasern und gelangt aus der Schädelhöhle durch das **Foramen rotundum** (in der Ala major des Keilbeins) in die Fossa pteryogopalatina. Im Wesentlichen breitet er sich im Bereich des Oberkiefers und den bedeckenden Weichteilen aus (▶ Abb. 2.10).

- Die Rami alveolares superiores posteriores, zumeist zwei Äste, gehen vom Stamm des N. maxillaris vor dem Eintritt in die Augenhöhle ab. Sie ziehen am Tuber maxillae abwärts und gelangen durch die **Foramina alveolaria** (auf dem Tuber maxillae) zum lateralen dorsalen Teil der Kieferhöhlenschleimhaut und bilden mit dem mittleren und vorderen Ast den Plexus dentalis superior, aus dem sie die drei Molaren und die zugehörige Gingiva versorgen (teilweise auch in Halbkanälen).
- Der Endast des V_2 ist der N. infraorbitalis. Dieser gelangt durch die Fissura orbitalis in den Canalis infraorbitalis und durch das **Foramen infraorbitale** (Vorderfläche der Maxilla) zum Gesicht. Im Kanal gibt er zwei Äste ab. Der R. alveolaris superior medius zieht über den Plexus dentalis superior zu den Prämolaren und zur zugehörigen Gingiva. Die Rami alveolares superiores anteriores gelangen zu den Canini, Incisivi und zur zugehörigen Gingiva. Endverzweigungen des N. infraorbitalis, die Rami labiales superiores, ziehen zur Oberlippenschleimhaut und zur angrenzenden Gingiva.
- Aus der Fossa pterygopalatina ziehen zwei bis drei Rami nasales posteriores superiores mediales zum hinteren Teil der Nasenschleimhaut. Ein längerer Ast von ihm zieht als N. nasopalatinus (Ggl. Scarpae) auf dem Nasenseptum zum **Canalis incisivus** (im Os incisivum) und gelangt in ihm zum vorderen Teil der Gaumenschleimhaut sowie zur Gingiva.
- Ebenfalls aus der Fossa pterygopalatina verläuft der N. palatinus major durch das **Foramen palatinum majus** (in den hinteren zwei Dritteln des Palatum du-

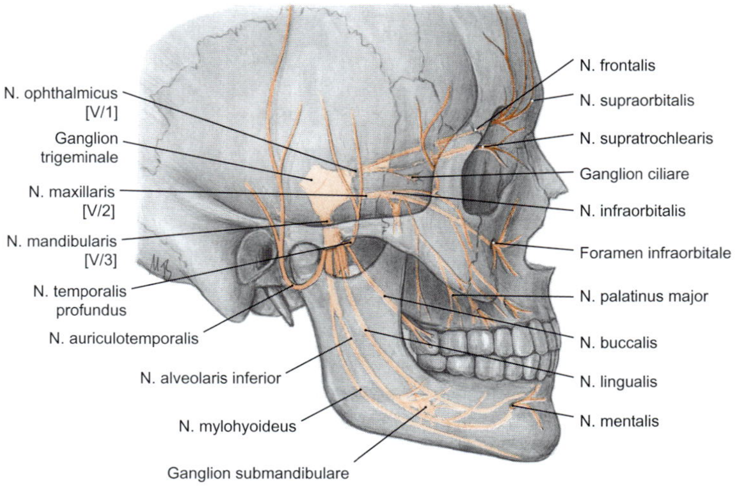

Abb. 2.10 Übersicht über Lage und Aufzweigung des N. maxillaris und N. mandibularis (nach [Sobotta 2006])

rum) zum harten Gaumen als „Gaumenstrahlung" für Schleimhaut, Drüsen und Gingiva. Die Nn. palatini minores ziehen durch die **Canales palatini minores** (in der Nähe des Foramen palatinum majus beidseitig) zur Schleimhaut des weichen Gaumens und zur Gaumenmandel.

Neuraltherapeutische Bedeutung

Die Injektion an den N. maxillaris erfolgt entweder über die Technik der Injektion an das Ganglion pterygopalatinum (▶ 10.4.3) oder retrograd über den Austrittspunkt des N. infraorbitalis (▶ 10.5.1).

N. mandibularis (V_3)

Durch das **Foramen ovale** (in der Ala major des Keilbeins) gelangt er aus der Schädelhöhle zur Außenfläche der Schädelbasis. Er versorgt mit einer Portio minor motorisch alle Kau- und Mundbodenmuskeln, mit einer Portio major sensibel die Schleimhaut der Mundhöhle (mit Ausnahme des Gaumens und des hinteren Teils der Zunge) sowie Haut, Zähne und Gingiva im Unterkieferbereich.

- Der N. alveolaris inferior tritt hinter dem N. lingualis an der Innenfläche des Ramus mandibulae durch das **Foramen mandibulae** in den Canalis mandibulae ein, den er als N. mentalis verlässt. Innerhalb des Kanals wird der Plexus dentalis inferior gebildet. Davon gehen die Rami dentales inferiores zu den Unterkieferzähnen sowie die Rami gingivales inferiores zur entsprechenden Gingiva ab. Der N. mentalis zieht durch das **Foramen mentale** (im vorderen Corpus mandibulae).
- Rami mentales erreichen die Kinnhaut, Rami labiales inferiores die Haut und Schleimhaut der Unterlippe.
- Die akzessorischen Unterkieferkanäle, wie Robinson-Kanal und Serres-Kanal, sind zumeist ohne Nerven.
- Der N. alveolaris inferior wird von einer Arterie und Vene begleitet. Der Gefäßnervenstrang liegt in einer bindegewebigen Hülle. Der Alveolarkanal selbst ist von Corticalis ausgekleidet, so dass er wie eine „Tonröhre" aussieht.

Neuraltherapeutische Bedeutung

Die Injektion an den N. mandibularis erfolgt entweder über die Technik der Injektion an das Ganglion oticum (▶ 10.4.2) oder retrograd über den Austrittspunkt des N. mentalis (▶ 10.5.2).

Parasympathische Fasern

Sie kommen im Gaumenbereich vom Ggl. pterygopalatinum, im Unterkieferbereich aus dem Ggl. submandibulare.

Sympathische Fasern

Sympathische Fasern erreichen den Ober- und Unterkieferbereich über alle Arterien.

Neuraltherapeutische Bedeutung

Die weitreichende Bedeutung des Kiefergelenks wurde bereits in der Einleitung ausgeführt. Zur Diagnostik und Therapie siehe die eigenen Kapitel: Diagnostik: ▶ 8.2.7 Integrative Diagnostik des Kiefergelenks und ▶ 8.2.8 Diagnostik von Myoarthropathien; Therapie ▶ 12 CMD.

3 Neurophysiologische Grundlagen

3.1 Neurophysiologie des Schmerzes

Eine unangenehme Sinnes- und emotionale Erfahrung, die mit einer aktuellen oder potentiellen Gewebeschädigung verbunden ist oder mit Begriffen einer solchen Schädigung beschrieben wird, wird dann als Schmerz bezeichnet, wenn die betroffene Person darunter zu leiden beginnt oder leidet. Guido Gallacchi, Schmerzklinik Kirschgarten, Basel (nach einer Definition der internationalen Schmerzgesellschaft)

3.1.1 Neuronale Plastizität, Schmerzgedächtnis und chronischer Schmerz

Walter Zieglgänsberger

Akuter Schmerz führt als Schutz- und Alarmsignal für den Organismus zu raschen Verhütungs- und Abwehrreaktionen. Demgegenüber lassen chronische Schmerzen keinen physiologischen Nutzen mehr erkennen. Aus akuten Schmerzen können insbesondere bei unzureichender Behandlung quälende chronische Schmerzen entstehen.

Nicht jeder akute Schmerz jedoch wird chronisch. Dies deutet auf Faktoren hin, die einer Chronifizierung entgegenwirken können. Solche **Antichronifizierungsfaktoren** sind bisher noch vergleichsweise unklar und wenig erforscht. Sie stehen vermutlich in engem Zusammenhang mit körpereigenen neuronalen Hemmsystemen (vgl. ▶ 3.1.2 und ▶ 3.1.3 Schmerzmodulation).

Neuronale Plastizität

Die zentralnervöse Schmerzverarbeitung ist ein formbarer Vorgang, der durch die eintreffenden Signale beeinflusst wird sowie nachhaltigen Veränderungen und Umgestaltungen unterworfen ist: Nervenzellen „erinnern" sich an vorangegangene akute schmerzhafte Reize und reagieren entsprechend überschießend auf einen folgenden Reiz. Das bedeutet, dass sich funktionelle Prozesse im Nervensystem infolge von Verletzungen oder anderen pathologischen Ereignissen dauerhaft verändern. Es entsteht gleichsam eine „Schmerzspur", ein somatisches „Schmerzgedächtnis", das auch nach Wegfall der Schmerzursache aktiv bleiben oder reaktiviert werden kann.

Neuere molekularbiologische und zellbiologische Untersuchungen zeigen, dass starke und anhaltende Schmerzreize, die das ungeschützte Nervensystem wiederholt treffen, zu folgenden Veränderungen führen können:

- funktionelle Veränderungen an Synapsen
- Ausbildung neuer neuronaler Verbindungen (*sprouting*)
- Spontan- und Überaktivität von Nervenzellen
- Untergang einzelner Nervenzellen

Nervenzellen im Rückenmark und im Hirnstamm erhöhen die Zahl ihrer elektrischen Entladungen als Antwort auf einen Schmerzreiz und werden schließlich spontan tätig. Mitunter werden so z.B. nach dem Abheilen einer Wunde Signale von dieser Stelle von überaktiven Nervenzellen im Rückenmark zum Gehirn geschickt. Sie signalisieren einen scheinbaren nozizeptiven Reizeinstrom (vgl. ▶ 5.5.8 Mechanismen der Störfeldwirkung).

Mechanismen der Chronifizierung

Häufig wiederkehrende schmerzhafte Reize modifizieren die Signalentstehung und -weiterleitung im peripheren und zentralen Nervensystem. Diese neuroplastischen Veränderungen werden vermittelt über

- Ionenkanäle im Bereich der peripheren Endigungen der Nozizeptoren
- präsynaptische Freisetzungsmechanismen
- postsynaptische membrangebundene Systeme
- Second-messenger-Systeme
- Veränderungen auf der Ebene der Genexpression

Entscheidend beteiligt an den spinalen Mechanismen sind glutamaterge Rezeptoren, insbesondere NMDA-Rezeptoren und Rezeptoren, die durch Substanz P aktiviert werden (vgl. ▶ 3.1.2 Molekulare Mechanismen der Modulation von Schmerz).

Kurz- und langfristige Änderung der Nozizeption

Für die Entstehung und Aufrechterhaltung chronischer Schmerzzustände sind funktionelle und strukturelle Veränderungen in Nervenzellen des peripheren und zentralen Nervensystems verantwortlich. Diese Vorgänge gleichen zellulären Abläufen, wie wir sie bei neuronalen Lernvorgängen beobachten können.

Nozizeptoren sind spezialisierte Nervenzellen im peripheren Nervensystem, deren Endigungen im Gewebe auf intensive chemische, mechanische und thermische Reize reagieren. Die Zellkörper dieser primären Afferenzen (C- und Aδ-Fasern) liegen in den Spinalganglien bzw. im Trigeminuskern. Nozizeptoren reagieren auf akute Schmerzreize mit Aktionspotenzialen, deren Anzahl proportional zur Reizstärke zunimmt. Anhaltende Aktvität in Nozizeptoren löst in Spinalganglienzellen und in den ersten synaptischen Umschaltungen im Hinterhorn des Rückenmarks die Expression von Genen aus (vgl. ▶ 3.1.2 Molekulare Mechanismen der Modulation von Schmerz).

Sinkt in den peripheren Endigungen eines Nozizeptors die Schwelle für das Auslösen von Aktionspotenzialen, spricht man von **primärer Hyperalgesie** (z.B. bei einem Sonnenbrand). Nach einer solchen Sensibilisierung schmerzen bereits leichte taktile Reize.

Eine gesteigerte neuronale Entladungstätigkeit in Nozizeptoren führt zur **sekundären Hyperalgesie**: Multirezeptive Hinterhornneurone im Rückenmark erhöhen ihre Entladungsrate als Antwort auf afferente Reize oder erhöhen ihre Spontanaktivität (Wind-up, s.u.).

Die aus der Peripherie einlaufenden nozizeptiven Signale setzen an der ersten Synapse im Hinterhorn des Rückenmarks Transmittersubstanzen frei, vor allem L-Glutamat und Substanz P. Sie lösen über diese Aktivierung von Rückenmarksneuronen die Weiterleitung der Signale in höher gelegene Hirnstrukturen wie Thalamus und Cortex aus.

Bei einer kurzfristigen Erregbarkeitssteigerung wird die Information vermutlich ohne eine erkennbare Anregung der Genexpression weitergeleitet. Die Aktivierung klingt rasch wieder ab. Kommt es hingegen zu einem anhaltenden, vermehrten, afferenten neuronalen Bombardement, z.B. als Folge einer Entzündung oder einer Nervenverletzung, entsteht durch die Überaktivität in der Peripherie eine aktivitätsabhängige Änderung der Genexpression und über diesen Weg eine nachhaltige Veränderung der neuronalen Erregbarkeit von Nervenzellen, da mehr oder weniger eines Neurotransmitters oder von Ionenkanälen produziert wird. Durch diese aktivitätsabhängige neuroplastische Veränderung der Rückenmarksneurone werden wesentlich mehr Aktionspotenziale in den Thalamus und in andere höhere Hirnstrukturen weitergeleitet.

Während also kurzfristige Veränderungen eher auf raschen Veränderungen der synaptischen Übertragung beruhen, bedarf es bei längerfristigen Veränderungen einer zunehmenden Beteiligung des Genoms, mit einer veränderten Genexpression sowohl in der Peripherie als auch in zentralnervösen nozizeptiven Strukturen:

- Unter dem Einfluss einer Entzündung werden im peripheren nozizeptiven Neuron veränderte Rezeptoren und Ionenkanäle eingebaut.
- Nervenzellen im Spinalganglion erfahren bei Entzündungen in der Peripherie deutliche Veränderungen. Es treten Natriumkanäle mit unterschiedlichen Eigenschaften auf. Einige werden durch metabolische Veränderungen im Gefolge der Entzündung empfindlicher auf Temperaturänderungen. Sie reagieren jetzt auch auf das vorbeiströmende wärmere Blut (pulssynchroner, pochender Schmerz).
- Unter dem Einfluss des sympathischen Nervensystems, das über ein Aussprossen von sympathischen Fasern aus umgebenden Gefäßen erfolgt, steigert sich die Erregbarkeit von Nervenzellen im Spinalganglion.

Wind-up

Als ein frühes Beispiel für neuronale Lernvorgänge ist aus elektrophysiologischen Untersuchungen an multirezeptiven Hinterhornneuronen im Rückenmark das so genannte Wind up schon seit langem bekannt. Dabei lässt sich durch repetitive Stimulation des kutanen rezeptiven Feldes des Neurons ein vorübergehender Anstieg der Erregbarkeit des Neurons induzieren: Eine elektrische Reizung langsam leitender afferenter C-Fasern ruft bei Wiederholung immer mehr Aktionspotenziale hervor, und es kommt zu Entladungen, ohne dass es einer weiteren Reizung bedarf. Auf diese Weise kann ein Patient, der über relativ kurze Zeiträume einem extremen Schmerz ausgesetzt ist und nicht ausreichend behandelt wird, eine Schmerzchronifizierung erleiden.

Nicht adäquat therapierte akute Schmerzen können durch Sensibilisierung als Ausdruck abgelaufener neuroplastischer Veränderungen zu einer sekundären Hyperalgesie führen.

Wechselwirkungen

Aus dem Hirnstamm ziehen deszendierende Bahnen in das Rückenmark und wirken meist hemmend auf multirezeptive Neurone im Hinterhorn (WDR-Neurone). Es zeigte sich, dass einige dieser deszendierenden Bahnsysteme durch tonisch freigesetzte endogene Opioide und Cannabinoide vermittelt werden (vgl. ▶ 4.4 Endocannabinoide).

WDR-Neurone sind multirezeptiv – sie werden durch leichte taktile Hautreize, durch Haarbewegungen und durch Reizung des darunter gelegenen Gewebes mit schmerzhaften Reizen aktiviert. Diese multirezeptiven Neurone integrieren neben sensiblen Informationen aus Hautarealen auch neuronale Signale aus Darmregionen, Muskeln und Gelenken. Durch diese Konvergenz nozizeptiver Information wird verständlich, wie bei einer Schwellensenkung der Hinterhornneurone auch ursprünglich nicht schmerzhafte Gebiete – ohne selbst geschädigt zu sein – schmerzhaft werden können.

Ein eigentlich nicht schmerzsignalisierender Input aus z. B. einem entfernt liegenden Hautareal wird durch die Sensibilisierung zum nozizeptiven Signal. Es kann beispielsweise eine Appendizitis Nervenzellen so stark aktivieren, dass nicht nur im Unterbauch, sondern auch im zugeordneten Hautareal Schmerzen verspürt werden (vgl.▶ 10.3 Head-Zonen, Dermatom).

Die aktivierenden rezeptiven Felder sind meist asymmetrisch von Regionen begrenzt, deren Aktivierung eine Hemmung der Entladungstätigkeit auslöst. Werden diese hemmenden Felder wiederholt gereizt und somit die nozizeptive Aktivität für einen gewissen Zeitraum unterdrückt, dann bilden sich u.U. verschiedene Sensibilisierungsvorgänge wieder zurück.

Schmerzhemmende Systeme

Akute Schmerzreize lösen im Zentralnervensystem vermutlich auf zahlreichen Ebenen Vorgänge aus, die einer Entwicklung von Überaktivität in schmerzrelevanten neuronalen Strukturen (Schmerzmatrix) entgegenwirken. Wir kennen mehrere, meist funktionell hemmende Systeme, die durch akute Schmerzreize aktiviert werden, u.a.

- Endorphinsystem
- GABAerge Interneurone
- monaminerge, deszendierende Bahnsysteme

Es besteht also die Möglichkeit, mit Hilfe dieser inhibitorischen Systeme die Entwicklung neuronaler Überaktivität in schmerzverarbeitenden Systemen zu begrenzen.

Für die Therapie haben diese neuen Erkenntnisse eine eminente praktische Bedeutung: Eines der wichtigsten Ziele der Schmerztherapie ist es, dem Anstoß der Signalkaskade in Nervenzellen des Rückenmarks oder des Hirnstamms durch wiederholte Unterbrechung der Schmerzreize entgegenzuwirken.

Die Neuraltherapie (wie auch andere Verfahren, z. B. transkutane elektrische Nervenstimulation [TENS] oder Akupunktur) beruht vermutlich u.a. auf einer Aktivierung solcher hemmenden Afferenzen.

Neuroplastizität und Herdgeschehen

Die Schmerzwahrnehmung ist keineswegs eine starre Moment-zu-Moment-Analyse afferenter nozizeptiver Signale, sondern ein dynamischer Prozess, in den die Auswirkungen früherer Erfahrungen und Erlebnisse einfließen. Sensorische Reize wirken somit auf neuronale Systeme, die durch vorausgegangene Inputs modifiziert worden sind.

Die Reizinterpretation und der entsprechende Verhaltensoutput werden durch die „Erinnerung“ an die zurückliegenden Ereignisse entscheidend beeinflusst. Insofern dürfte der Modifikation der neuronalen Aktivität und der „Überschreibung“ (Löschung) modulierender und schmerzverstärkender Signale eine entscheidende Funktion in der Schmerztherapie zukommen.

3.1.2 Molekulare Mechanismen der zentralen Modulation von Schmerz

Gerasimos Papathanasiou

Die IASP [International Association for the Study of Pain, Subcommittee on Taxonomy 1979] definiert Schmerz als *„ein unangenehmes Sinnes- und Gefühlserlebnis, welches mit einer aktuellen oder potenziellen Gewebsschädigung verknüpft ist,* *oder mit Begriffen einer solchen Schädigung beschrieben wird"*. Andererseits wissen wir durch psychologische und anthropologische Studien, dass die Schmerzempfindung nicht linear mit dem Ausmaß einer tatsachlichen oder drohenden Gewebsschädigung zusammenhängt [Melzack/Wall 1996]. Die Quantität und Qualität unserer Schmerzempfindung wird vielmehr beeinflusst von vorausgegangenen Schmerzerfahrungen, unserer Fähigkeit, diese abzurufen, und von unserem Vermögen, die möglichen Konsequenzen des aktuellen Schmerzens für uns selbst zu evaluieren [Chapman et al. 2001]. Neben unserer natürlichen Umgebung ist auch das kulturelle Milieu, in dem wir aufwachsen, von Bedeutung für unser Schmerzempfindungspotenzial [Sternbach et al. 1965, Clark et al. 1980, Weber 1996, Sakauye 2005].

Diese Tatsachen fanden ihre Berücksichtigung erstmals bei Melzack und Casey [Melzack et al. 1968], die in Anlehnung an die frühere Gate-Control-Theorie [Melzack et al. 1965] eine **sensorische, affektive und kognitive Komponente des Schmerzes** postulierten (vgl. ▶ 3.1.3 Peiphere und spinale Modulation von Schmerz). Die Schmerzdefinition von Gallacchi (s. Einleitung zu ▶ 3) trägt diesem subjektiven Erleben Rechnung.

Alle drei Schmerzkomponenten sind primär an neuronalen Leistungen gebunden und beinhalten sowohl Gedächtnis-, als auch Lernmechanismen. Diese und die Möglichkeiten, mit Neuraltherapie das Schmerzgedächtnis zu modifizieren, sind Gegenstand der nachfolgenden Ausführungen.

Synaptische Plastizität

Um 1900 war den Neurowissenschaftlern bereits bekannt, dass die Anzahl der Neurone im Gehirn des Erwachsenen im Laufe der Zeit nicht signifikant zunimmt. Gedächtnisleistungen und Lernprozesse konnten also kein Ergebnis neuer Zellproduktion sein.

Der spanische Neuroanatom Ramon y Cajal postulierte bereits 1902, dass Gedächtnis- und Lernleistungen durch Potenzierung der existierenden Verbindungen zwischen den Neuronen zustande kommen. Donald Hebb präzisierte Cajals Vorstellungen mit der Hypothese der Bildung neuer Verbindungen zwischen den Nervenzellen als Grundlage der Potenzierung ihrer Kommunikation [Hebb 1949].

Dieses fundamentale Prinzip neuronaler Plastizität wird als **Hebb-Regel** bezeichnet: *„Wenn ein Axon des Neurons A nahe genug an einem Neuron B liegt, so dass Zelle B wiederholt oder anhaltend von Neuron A erregt wird, so wird die Effizienz von Neuron A für die Erregung von Neuron B durch ein Wachstumsprozess oder eine Stoffwechseländerung in beiden oder in einem der beiden Neurone erhöht"*.

Während die meisten Neurone des Zentralnervensystems bei wiederholter Erregung durch ein anderes Neuron ihre Feuerrate reduzieren oder nicht verändern, haben Hebb-Synapsen die Fähigkeit, bei simultaner Erregung ihre Verbindung zu verstärken [Birbaumer et al. 2005]. Diese Tatsache bildet die neurophysiologische Grundlagen für Lernen und Gedächtnis.

Die synaptische Plastizität ist für die Neuraltherapie interessant, weil das Störfeld als neuroimmunologisch im ZNS verankerte Information verstanden werden kann. Diese Verankerung bzw. Engrammierung ist eine Folge der synaptischen Plastizität.

Langzeitpotenzierung (LTP) und Neuraltherapie

Unterstützung erfuhr die Hebb-Regel durch die Entdeckung des Phänomens der **Langzeitpotenzierung** (Long Term Potentiation, **LTP**) [Bliss/Lomo 1973]. LTP wurde zuerst in der Hippokampusformation bei betäubten Kaninchen beschrieben: Ein einzelner Impuls (elektrische Stimulation) des Tractus perforans ruft ein exzitatorisches postsynaptisches Potenzial (EPSP) im Gyrus dentatus hervor. Bei einer hochfrequenten Salve von Reizen wird dagegen ein größeres EPSP als bei dem Einzelstimulus erzeugt (▶ Abb. 3.1).

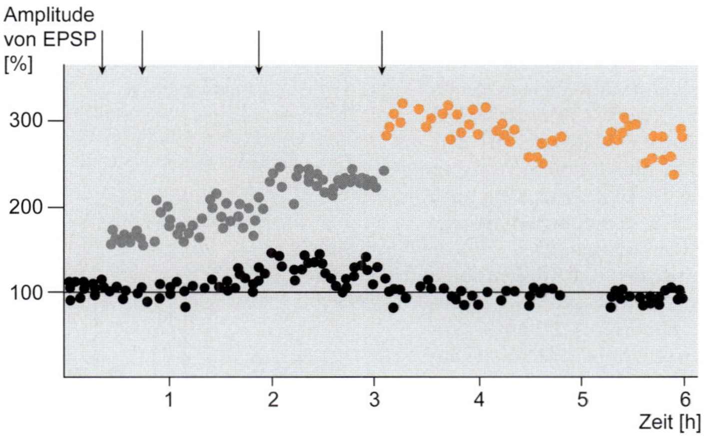

Abb. 3.1 Die Zellen des Tractus perforans werden durch kurze tetanische Stimulation (15 Reize für 10 s, Pfeile: Stimulationszeitpunkte) stimuliert. Jede tetanische Stimulation führt zu einer Erhöhung der Amplitude der EPSPs, die schließlich für mehr als drei Stunden anhielt. Schwarze Punkte: Dieselben Zellen ohne tetanische Stimulation (nach [Bliss/Lomo 1973]).

Bei der Langzeitpotenzierung wird eine kurze, über Minuten bis Stunden anhaltende, von der Proteinsynthese unabhängige Phase (Early LTP) und eine lange, über Tage bis Wochen anhaltende, proteinsyntheseabhängige Phase (Late LTP) unterschieden [Birbaumer et al. 2005, Reymann et al. 2007].

Bei der **Early LTP** spielen NMDA-Rezeptoren eine prominente Rolle. Unter NMDA-Rezeptoren versteht man eine Gruppe der ionotropen Glutamatrezeptoren, also Ionenkanäle in der Zellmembran, die durch die Bindung ihres Liganden Glutamat aktiviert werden. Der Name „NMDA-Rezeptor" rührt daher, dass diese Rezeptoren durch die Bindung des für sie spezifischen Agonisten N-Methyl-D-Aspartat (NMDA) aktiviert werden können.

In der postsynaptischen Membran lokalisiert, steuern die NMDA Rezeptoren den Ionenfluss an der nachgeschalteten Nervenzelle der Synapse, und zwar selektiv nach Art der Ionen. Der NMDA-Rezeptor besitzt verschiedene Bindungsstellen, an die unterschiedliche Liganden andocken und so die Rezeptor-Funktion steuern.

Neben der Bindungsstelle für den eigentlichen Botenstoff Glutamat (der somit als Agonist bezeichnet wird) und einer Bindungsstelle für den Co-Agonisten Glycin zeigt der

NMDA-Rezeptor Bindungsstellen für Stoffe, die die Aktivität verhindern, so genannte Antagonisten. Dabei wird unterschieden in eine Bindungsstelle für kompetitive Antagonisten (z.B. CPP oder APV), Bindungsstellen für Polyamine, Protonen und Zink-Ionen und eine Bindungsstelle für non-kompetitive Antagonisten [Greenstein et al. 2000].

Diese Rezeptoren weisen eine hohe Leitfähigkeit für Ca-Ionen auf, der Ca-Einstrom ist jedoch von einer starken Membrandepolarisation abhängig [Terman/Bonica 2001, Greenstein et al. 2000]. Sie befinden sich neben AMPA-Rezeptoren in der postsynaptischen Zellmembran. Bei einer niederfrequenten Stimulierung aus der Peripherie wirkt das freigesetzte Glutamat aus der präsynaptischen Membran auf die AMPA Rezeptoren, aber nicht auf die **NMDA-Rezeptoren**, die durch ein Mg-Ion blockiert sind.

Bei einer hochfrequenten Stimulation (starke Depolarisation) werden die Mg-Ionen aus dem NMDA-Kanal entfernt, so dass neben Na-Ionen vor allem auch Ca-Ionen in die postsynaptische Zelle einströmen. Der schnelle Anstieg der Ca-Konzentration löst die erste Phase der Langzeitpotenzierung aus. Dadurch aktivieren sich primär die Ca-abhängige Proteinkinase und die **Proteinkinase C** (**PKC**).

Die Aktivierung dieser Kinasen führt über ein Second-messenger System (vermutlich CO und NO, leicht diffundierbare Gase) zu einer weiteren Freisetzung von Glutamat aus der präsynaptischen Membran und zu einer verstärkten Aktivierung von AMPA-Rezeptoren.

Gleichzeitig werden auch neue AMPA-Rezeptoren (die sich im Zytoplasma befinden – keine De-novo-Proteinsynthese) in die postsynaptische Membran transportiert. Dadurch wird die synaptische Effizienz weiter erhöht (▶ Abb. 3.2).

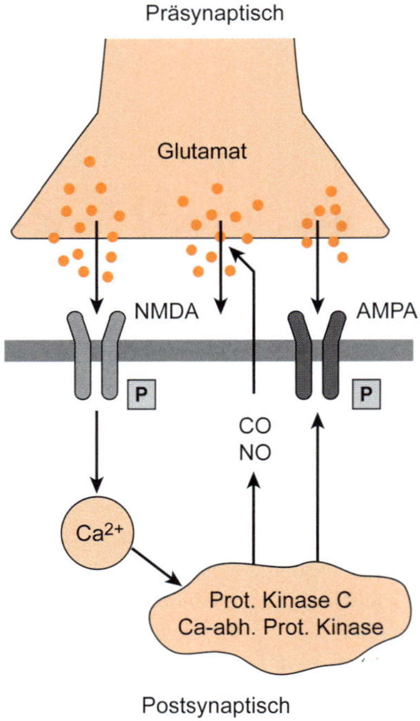

Abb. 3.2 Early LTP, die erste Phase in der Ausbildung eines Schmerzgedächtnisses.

Die **Late LTP** als zweite Phase der Bildung eines Langzeitgedächtnisses setzt die Fähigkeit zur Transkription und Proteinsynthese in der postsynaptischen Zelle voraus. Die aktivierten Kinasen (CaMKII, PKC, PKA, cAMPdPK) aktivieren ihrerseits bestimmte Transkriptionsfaktoren wie z.B. den CREB-1-Faktor (cAMP-response element binding protein-1). erhöht (▶ Abb. 3.3).

Transkriptionsfaktoren sind Kernproteine, die sich an spezielle Nukleotidsequenzen der DNA binden können (Promoter) und als molekulare Schalter für Genaktivierung und Proteinsynthese gelten. Dadurch wird die Synthese von strukturellen Bausteinen für Synapsen, für die Bildung neuer synaptischer Verbindungen und für die Erhöhung der synaptischen Effizienz ermöglicht.

Dabei spielt die Extrazelluläre Signal Regulierte Kinase (**ERK**) eine zentrale Rolle. Diese Kinase gehört zu der Familie der Mitogen-aktivierten Kinasen (MAPK-Familie) und beteiligt sich an die Regulation vieler wichtiger zellulärer Prozesse, wie z.B. Proliferation und Zelldifferenzierung.

Die Hemmung der ERK wirkt inhibierend auf die LTP [English et al. 1997, Impey et al.1998]. Viele Signalwege scheinen auf die ERK zu konvergieren [Lynch 2004]. Vieles spricht dafür, dass die ERK einen **molekularen Schalter zwischen Early LTP and Late LTP** darstellt [Winder et al. 1999, Davis et al. 2000, Kelleher et al. 2004, Xin et al. 2006].

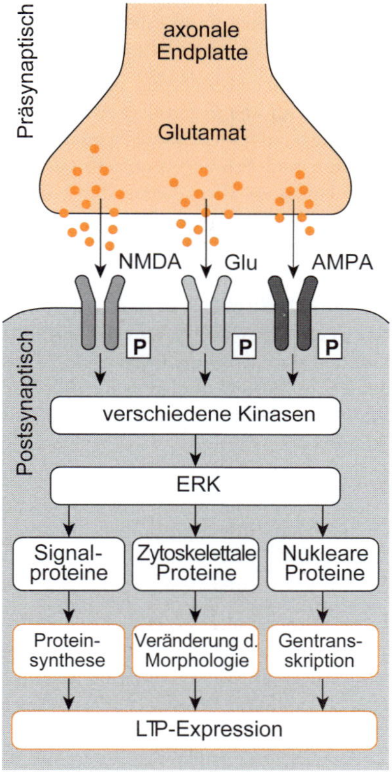

Abb. 3.3 Late LTP, langfristiges Schmerzgedächtnis.

Wirkung der Neuraltherapie auf die LTP

Untersuchungen über die Wirkmechanismen der Lokalanästhetika haben gezeigt, dass Lokalanästhetika in die ERK-Aktivität eingreifen können [Tan et al. 1999, Kansha et al.1999]. Demzufolge ist die neuraltherapeutische Injektion imstande, den Übergang von der Early LTP zur Late LTP zu verhindern und damit die Engrammierung von pathologischen Informationen und die Bildung eines Schmerzgedächtnisses zu unterdrücken. Diese Wirkung betrifft vor allem die systemische (intravenöse Injektion) und die Wirkung auf vegetative Ganglien [Alkhadi et al. 2005].

Zentrale Sensibilisierung

1983 entdeckte man im Rückenmark eine andere Form der synaptischen Plastizität [Woolf 1983], die zentrale Sensibilisierung („central sensitization"). Sie beschreibt eine aktivitätsabhängige Erhöhung der Erregbarkeit nozizeptiver Neurone im Hinterhorn des Rückenmarks. Sie tritt nach einer kurzen nozizeptiven Stimulierung auf und hält länger an als die Stimulierung selbst.

Die zentrale Sensibilisierung ist ein wichtiger Mechanismus für die Entstehung chronischer und neuropathischer Schmerzen [Campbell 2006]. Sie ist nicht nur im Rückenmark zu finden, sondern auch in anderen Teilen des ZNS, die mit Schmerzperzeption und Schmerzverarbeitung zu tun haben. Möglicherweise sind solche Mechanismen in allen Teilen der Neuromatrix zu finden, die für die Qualität „Schmerz" kodieren (▶ Abb. 5.7) [Papathanasiou 2006].

Zwischen den beiden Phänomenen Langzeitpotenzierung und zentrale Sensibilisierung gibt es auf molekularbiologische Ebene eine Reihe von offenkundigen Parallelen [Sandkühler 2000], so dass man von einem gemeinsamen evolutionsbiologischen Ursprung ausgehen muss [Ji et al 2003]:

- Anstieg von intrazellularen Ca^{++}
- Phosphorylierung ähnlicher Rezeptorproteine
- Mobilisierung und Einbau von AMPA-Rezeptoren in der postsynaptischen Membran

Ebenso wie die Konsolidierung von Gedächtnisinhalten im Kortex setzt auch die zentrale Sensibilisierung im Rückenmark eine Aktivierung von Transkriptionsfaktoren und eine Proteinbiosynthese voraus.

Periphere Schmerzmodulation durch Neuraltherapie

Die Neuraltherapie stellt ähnlich wie die Akupunktur ein „Gegenirritationsverfahren" dar, das durch Setzen eines Reizes schmerzinhibitorische Systeme (endogenes anti-nozizeptives System) aktivieren kann (vgl. ▶ Abb. 3.5). Die Injektion stellt zunächst einen akuten Stressreiz dar, der imstande ist durch bestimmte Mechanismen eine Schmerzlinderung zu bringen:

- stressinduzierte Analgesie [Terman et al 1986]
- Aktivierung von so genannten Diffusen Schmerz-inhibierenden Kontroll (-DNIC-)Mechanismen [Villanueva/Le Bars 1995]

Die Aktivierung der deszendierenden schmerzinhibitorischen Systeme hat aber auch eine ganz wichtige Konsequenz: Sie unterdrückt die Induktion der LTP auf Rückenmarksebene, und dämpft oder verhindert damit die Ausbildung eines Schmerzgedächtnisses [Sandkühler et al 1998, Svendsen et al. 1999, Gjerstad et al. 2001, Ryg 2005] (vgl. ▶ 3.1.3 Periphere und spinale Modulation von Schmerz).

Neuraltherapeutische Bedeutung

Die neuraltherapeutische Injektion kann den Übergang von der Early LTP zur Late LTP verhindern. Damit verhindert die Neuraltherapie die Engrammierung von pathologischen Informationen und die Ausbildung eines Schmerzgedächtnisses. Diese Wirkung bezieht sich auf die systemische Wirkung der Neuraltherapie (intravenöse Injektion) und auf die Injektion an vegetative Ganglien.

Durch die Aktivierung der deszendierenden inhibitorische Systeme kann die neuraltherapeutische Injektion auch auf Rückenmarksebene eine Induktion der LTP verhindern und somit auch an dieser Stelle der Ausbildung eines Engramms (Schmerzgedächtnis) entgegenwirken.

3.1.3 Periphere und spinale Modulation von Schmerz

Gerasimos Papathanasiou, Stefan Weinschenk

Neuraltherapie: „breaking the cycle"

Der Organismus verfügt nach der peripheren Nozizeption auf den „nächsten Stationen" über eine Vielzahl peripherer, spinaler und zentraler Mechanismen, die die Schmerzverarbeitung modulieren (aktivieren oder hemmen). Die erste umfassende Theorie zur Schmerzmodulation war die **Gate-control**-Theorie, sie beschrieb die Modulation überwiegend auf spinaler Ebene [Melzack/Wall 1965]. Seither wurden eine Vielzahl von Mechanismen entdeckt, die insbesondere die Entstehung chronischer Schmerzen zu erklären versuchen. Hier sind besonders die Theorie des **Wind-up** (vgl. ▶ 3.1.1) und der **genetischen Modulation der Transmitterfunktion** (vgl. ▶ 3.1.2) zu erwähnen.

Die möglichst frühzeitige periphere Schmerzausschaltung durch die Anwendung von Lokalanästhetika ist eine der effektivsten Maßnahmen, um eine Triggerung plastischer Veränderungen im ZNS zu verhindern. Die Neuraltherapie scheint jedoch auch in eine Vielzahl weiterer Schmerzhemmungsmechanismen einzugreifen. Eine umfassende Theorie von R. Melzack zur Erklärung chronischer Schmerzen, die **Neuromatrix-Theorie** liefert ebenfalls eine Reihe interessanter Erklärungsmodelle für die Wirkung der Neuraltherapie im Schmerzgeschehen [Melzack 1999, 2002].

Wieso hält die schmerzhemmende Wirkung von Lokalanästhetika erheblich länger an als ihr pharmakologischer anästhesierender Effekt, so dass in einzelnen Fällen sogar eine Dauerheilung resultiert? Diese Frage hat Schmerztherapeuten seit langem beschäftigt [Arner et al. 1990]. So erklären die Autoren von „Local Anesthetics and Epidurals" im Standardwerk „Pain": *„... the explanation may lie in „breaking the cycle". The peripheral pain input is blocked and the system can then reset itself"*, also in der Durchbrechung eines Circulus vitiosus [McQuay/Moore 1999]. Der periphere Schmerzinput wird blockiert, und der Organismus kann daraufhin ein „reset" durchführen.

Die Durchbrechung des Circulus vitiosus kann auf allen Ebenen erfolgen: in der Peripherie, auf spinaler, supraspinaler und zentraler Ebene. Diese Mechanismen der Schmerzhemmung auf verschiedenen Ebenen und die Rolle der Neuraltherapie sind nachfolgend dargestellt.

Die periphere Ebene

In der Peripherie beginnt die Nozizeption gewöhnlich mit der Aktivierung der peripheren Endigungen der Aδ- und C-Fasern. Letztere sind bedeutend für die Entstehung chronischer Schmerzzustände. Diese polymodalen Nervenendigungen [Kumazawa 1996]:

- reagieren auf Reize verschiedener Modalitäten.
- weisen eine „dynamic range" von nicht-noxischen bis zu noxischen Schwellenwerten auf.
- können zwischen vielen funktionellen Phänotypen wechseln, je nach Situation in ihrer Mikroumgebung.

Das Auftreten verschiedener funktionellen Phänotypen wird von vielen Faktoren beeinflusst, unter anderem von der Aktivität immunkompetenter Zellen, von Fibroblasten, von vegetativen Axonen und von bestimmten Hormonen.

Die Rolle des Immunsystems in der Schmerzentstehung

Das Immunsystem ist ein interaktives Netzwerk von lymphatischen Organen, Zellen, humoralen Faktoren und Zytokinen. Es befindet sich in enger Wechselwirkung mit dem Nervensystem und dem Endokrinium (neuro-immuno-endokrines System). Die Schmerzentstehung und -entwicklung wird nicht allein von der neuronalen Aktivität bestimmt, sondern ganz wesentlich auch von der neuroimmunologischen Interaktion [Machelska/Stein 2000, Watkins/Maier 2000, Deleo/Yeziaski 2001].

Immunologische Prozesse sind beteiligt an vielen Situationen, in denen es zu einer Schädigung von nervalem Gewebes kommt:

- bei akuten Verletzungen mit Gewebstrauma
- bei infektiösen Prozessen (z.B. Herpes Zoster)
- im Rahmen einer Autoimmunerkrankung (z.B. Guillain-Barré-Syndrom).
- bei sterilen Entzündungen: Auch Zell- und Gewebstrümmer stellen einen starken Immunstimulus dar.

Eine Verletzung oder Entzündung führt zu einer Aktivierung von **peripheren Immunzellen**: Makrophagen, Lymphozyten und Mastzellen. Sie treten in Wechselwirkung mit neuronalen Transmittern wie SP, CGRP, NKA und anderen, die von polymodalen Nervenendigungen freigesetzt werden („Suppe von Entzündungsmediatoren") [Kessler 1992].

Diese Substanzen induzieren eine **Entzündungsreaktion** mit Vasodilatation, die Exsudation von Plasmaproteinen und die Freisetzung weiterer Mediatoren einschließlich Bradykinin, Histamin, Serotonin, NO, NGF, Zytokine und Prostaglandine [Rittner et al. 2005].

Zytokine sind zuständig für schnelle lokale Rückkopplungen zwischen peripheren Zellen und den terminalen Axonen des vegetativen Nervensystems [Heine 2007]. Zytokine werden von vielen Zellen gebildet, Hauptproduktionsort sind die Leukozyten. Sie wirken u.a. autokrin, parakrin und endokrin [Heine 2007]. Zu den Zytokinen gehören außer den Interleukinen auch Interferone, Tumornekrosefaktoren (TNF), Chemokine und funktionell auch der NO und NGF (Nerve Growth Factor). Proinflammatorische Zytokine wie IL 1-β, IL-2, IL-6, Il-8, IFN-γ und IFN-α scheinen eine Hauptrolle bei die Entwicklung von Schmerz und Hyperalgesie zu spielen [Zhang/Huang 2006].

Eine Verletzung hat weiterhin zur Folge, dass große Mengen der immunstimulatorischen **Neuropeptide** SP und NKA freigesetzt werden. Diese wiederum aktivieren T-Zellen, die dadurch zur Produktion von IFN-γ angeregt werden [Lambrecht 2001]. Gleichzeitig stimuliert IL1-β die Freisetzung von SP aus peripheren afferenten Nervenendingungen [Inoue et al. 1999].

Neuraltherapeutische Bedeutung

Einige Nozizeptoren besitzen Rezeptoren für verschiedene Zytokine, wie z.B. TNF-Rezeptoren [Schafers et al. 2003, George et al. 2005] oder IL-1 Rezeptoren [Fukuoka et al. 1994]. Genau hier scheint die neuraltherapeutische Injektion anzusetzen: Lokalanästhetika unterdrücken die Freisetzung verschiedener Zytokine [Sinclair et al. 1993, Takao et al. 1996, Lahav et al. 2002, Cassuto et al. 2006] und erzielen eine antiinflammatorische, aber auch eine längerfristige analgetische Wirkung. Darüber hinaus hemmen Lokalanästhetika auch direkt die neurogene Entzündung [Dux et al. 1996]

Nozizeptorplastizität

Auch auf der Nozizeptorebene in der Peripherie ist „alles in Fluss“: Bei Entzündung oder Verletzung manifestiert sich die Nozizeptorplastizität hauptsächlich wie folgt [Koltzenburg 1995]:

- **Schwellenwertveränderung:** Herabsetzung der Schwelle für noxische Reize = primäre Hyperalgesie, gefolgt von einer Herabsetzung der Schwelle auch für mechanische Reize = sekundäre Hyperalgesie
- **Rezeptorinduktion:** Wenn die Entzündung länger dauert, bilden sich auf der Nozizeptormembran neue Rezeptoren für Schmerzmediatoren, wie z.B. Bradykininrezeptoren.
- **Expansion:** Vergrößerung rezeptiver Felder der Nozizeptoren für mechanische Reize
- **Rezeptor-Rekrutierung:** Neue Rezeptoren, die „sleeping nociceptors“, werden aktiviert, die bisher im normalen Gewebe inaktiv waren. Diese Nozizeptoren haben die besondere Eigenschaft, nach erstmaliger Stimulation durch eine Noxe mittels Spontanaktivität mehrere Stunden lang auch ohne weiteren Input weiter zu feuern.

Aktivierung zentraler Mechanismen: Wenn die nozizeptiven Impulse lange genug bestehen, kann es zu Veränderungen im ZNS kommen [Dubner/Ruda 1992]. Es beginnt ein Kaskadenmechanismus, der vorwiegend über die Depolarisation der AMPA-Rezeptoren und über die Aktivierung der Proteinkinase C zur Aktivierung ansonsten inaktiver NMDA-Rezeptoren der Hinterhornneuronen im Rückenmark führt. Mit diesem „Schlüsselereignis“ beginnt die Initialisierung von länger dauernden plastischen Veränderungen im ZNS [Kumazawa 1998] (vgl. ▶ 3.1.2 Molekulare Mechanismen der zentralen Modulation von Schmerz).

> **Neuraltherapeutische Bedeutung**
> Das gesamte Geschehen lässt sich günstig beeinflussen, indem man durch eine neuraltherapeutische Injektion protrahierende nozizeptive Impulse bereits unmittelbar auf der peripheren Ebene ausschaltet. Dadurch lässt sich sowohl verhindern, dass die Nozizeptorplastizität für Schmerzreize getriggert wird, als auch, dass es zu plastischen Veränderungen im ZNS kommt. Voraussetzung hierfür ist ein möglichst früher Therapiebeginn.

Die spinale Ebene

Gate-Control-Theorie

Dieses Modell zentraler Schmerzmodulation auf Rückenmarksebene wurde von den Schmerzphysiologen R. Melzack und P.D: Wall 1965 veröffentlicht [Melzack/Wall 1965].

Obwohl in den 60er Jahren entstanden, hat die Theorie in ihren Grundsätzen weiterhin Gültigkeit. Die Gate-Control-Theorie führte zu einer Verlagerung der Schmerzforschung von der Peripherie in das ZNS und betonte die Bedeutung zentraler Mechanismen. Die Theorie machte erstmalig deutlich, dass das ZNS kein passives, sondern ein ausgesprochen aktives System darstellt, das imstande ist, eintreffende Informationen zu filtern, zu modulieren und zu selektieren.

Die ▶ Abbildung 3.4 zeigt die ursprüngliche Version der Gate-Control-Theorie.

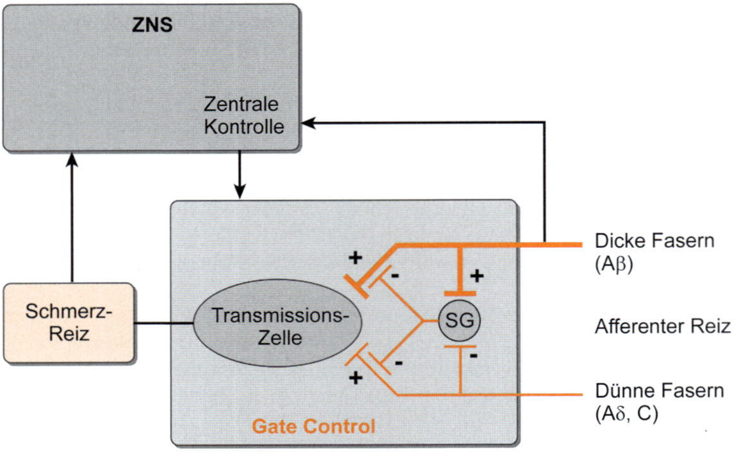

Abb. 3.4 Gate Control-Theorie der zentralen Schmerzmodulation (nach [Melzack/Wall 1965]). Am Eingang des Hinterhorns in der Substantia gelatinosa (SG) sitzen spezielle Modulatorzellen, die eine Torhüter-Funktion für die Weiterleitung von Schmerzreizen ausüben („gate"). Ihre Aktivierung führt zu einer Hemmung afferenter Fasern.

Das erste Postulat der Theorie lautet, dass die Impulsweitergabe von afferenten Fasern aus der Peripherie zu den Transmissionszellen des Rückenmarks von der **relativen Aktivität** der dickkalibrigen, sensorischen (Aβ) zu den dünnkalibrigen Fasern (Aδ, C) beeinflusst wird. Die Aktivität dickkalibriger Fasern schließt das Gate, während die Aktivität von dünnkalibrigen Fasern es öffnet und damit eine ungehemmte Durchleitung der sensorischen Schmerzimpulse nach zentral ermöglicht – das Arbeitsprinzip von TENS-Geräten (▶ Tab. 3.1).

Tab. 3.1 Unterschiedliche Nervenfasern haben unterschiedliche Wirkung im „gate control"-Geschehen.

Fasertyp	Funktion	Wirkung auf Neurone der Substantia gelatinosa	Effekt auf „gate control"	Effekt auf eingehendes Schmerzsignal
dicke Fasern Aβ	sensorisch (Berührung)	aktivierend	geschlossen	**Abschwächung**
dünne Fasern Aδ, C	vegetativ, sensorisch (Schmerz)	hemmend	geöffnet	**Verstärkung**

Das zweite wichtige Postulat der Gate-Control-Theorie besagt: Das Gate wird wesentlich von der „zentralen Kontrolle" beeinflusst, die den Gesamt-Output der Transmissionszellen bestimmt. Es handelt sich hierbei um ein spezialisiertes System von dickkalibrigen Fasern, das fähig ist, bestimmte kognitive Prozesse zu aktivieren, die wiederum über deszendierende Systeme eintreffende sensorische Afferenzen auf spinaler Ebene modulieren bzw. blockieren. Erst wenn der gesamte Output der Transmissionszellen einen kritischen Wert überschreitet, kommt es zu einer Schmerzempfindung.

Diese Faktoren sind in der erweiterten Version der Theorie zusammengefasst [Melzack/Casey 1968], die die drei Komponenten des Schmerzes (sensorisch-diskriminativ, motivational-affektiv und kognitiv) beschreibt.

Neuraltherapeutische Bedeutung

Eine praktische Anwendung dieses Prinzips stellen die TENS-Geräte dar. Wie ist aber die neuraltherapeutische Wirkung am Segment unter dem Blickwinkel der Gate-Control-Theorie zu verstehen? Bei der Injektion werden durch den Stich zunächst die Aβ-, dann die Aδ-Fasern aktiviert, die hier im Vergleich zu den C-Fasern die Rolle der dickkalibrigen Fasern spielen. Da die Aδ-Fasern schneller leiten, aktivieren sie als erste die SG-Zellen und sperren somit das Gate für die Impulse der C-Fasern. Diese reine „mechanische" Wirkung des Stichs erfolgt sowohl durch eine Akupunkturnadel als auch durch eine neuraltherapische Injektion. Bei letzterer kommt jedoch noch die Wirkung des Lokalanästhetikums hinzu.

Durch die pharmakologische Wirkung des Lokalanästhetikums werden zuerst die dünnen C-Fasern, dann die Aδ-Fasern in ihrer Reizleitung blockiert, das Gate wird hierdurch ebenfalls geschlossen und die Schmerzempfindung bleibt aus. Die Ausschaltung dieser Fasern bringt also eine zusätzliche Entlastung der Reizsumme an den Transmissionszellen im Hinterhorn. Beide Wirkungen führen synergistisch zu einer Unterbrechung des Schmerzreizes, die meist deutlich länger als der pharmakologische Effekt des Lokalanästhetikums auf den Na^+-Ionenkanal anhält.

Deszendierende Systeme

Die Wahrnehmung von Schmerz ist ein dynamischer Prozess. Es gibt hoch organisierte neuronale Netzwerke im ZNS, die imstande sind, Schmerz zu modulieren. Einige dieser Netzwerke sind schmerzinhibitorisch, andere sind schmerzexzitatorisch. Dadurch wird erklärbar, dass die Schmerzempfindung nicht immer mit der aktuellen Schmerzintensität korreliert.

Das ZNS reguliert die Schmerzperzeption durch Modifizierung der eintreffenden Schmerzinformation schon auf Rückenmarksebene. Die Verarbeitung der Schmerzsignale passiert lange bevor sie das Bewusstsein erreichen. Mann kann dabei drei Systeme differenzieren: ein analgetisches, ein anti-analgetisches und ein hyperalgetisches System [Maier et al. 1992].

Schmerzinhibitorische neuronale Netzwerke haben sich wahrend der Evolution vermutlich entwickelt, um die Überlebungschancen während einer Flucht oder eines Kampfes zu steigern. Bei einer Fülle von Umweltstressoren (z.B. elektrische Schocks, kaltes Wasser, Kriegssituationen usw) gelingt dem ZNS eine vorübergehende Analgesie.

Die wichtigsten Stationen des inhibitorischen Systems für das Schmerzgeschehen zeigt ▶ Abbildung 3.5. Eine Reihe von supraspinalen Strukturen spielt bei der Schmerzinhibition eine Rolle, wie z.B. der präfrontale Kortex, Teile des limbischen Systems, der Nucleus paraventricularis des Hypothalamus, das Gebiet der periaquäduktalen grauen Substanz in der Pons, die Formatio reticularis in Pons und Medulla. Diese Stationen kommunizieren untereinander und entfalten ihre Wirkung auf spinaler Ebene, speziell auf die Hinterhornneurone der Laminae I-V (präsynaptische Hemmung).

Je nach beteiligtem Neurotransmitter unterscheidet man zwischen serotonergem, noradrenergem und enkephalinergem deszendierendem System.

3

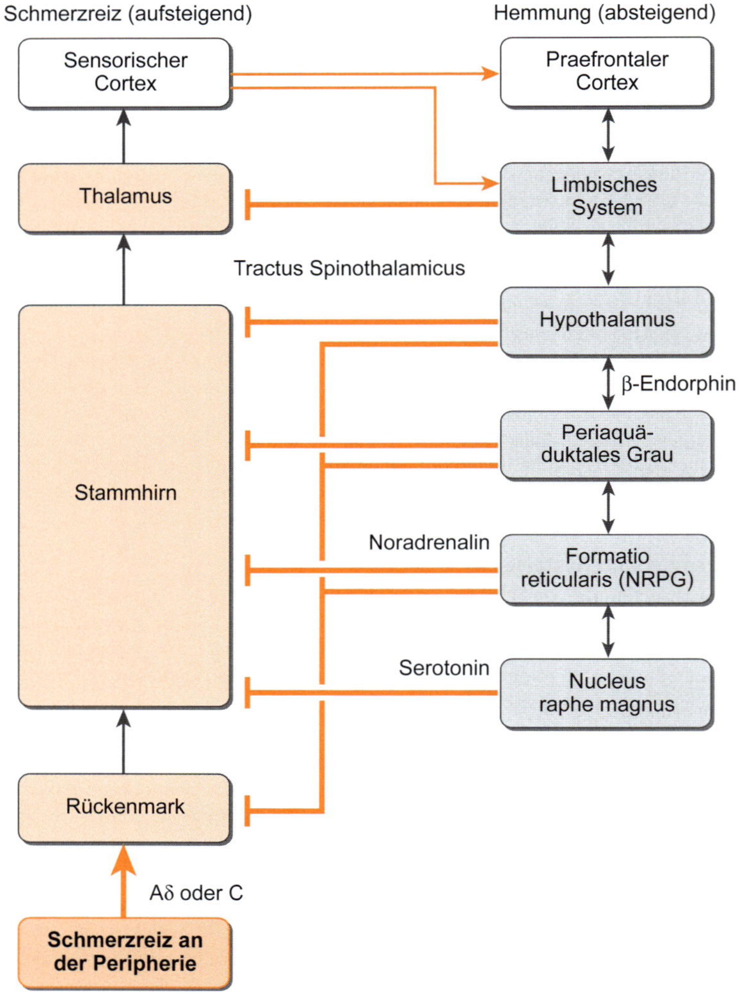

Abb. 3.5 Schmerzinhibition durch deszendierende Hemmsysteme (mod. nach [Cho et al. 2001]).

Diese inhibitorischen Systeme können auch durch direkte elektrische Stimulation oder durch die systemische Verabreichung von Schmerzmitteln wie z.B. Morphin aktiviert werden [Richardson 1995, Sandkuhler 1996, Yaksh 1997].

Eine Sonderform der deszendierenden Hemmung stellen die **kortikospinalen deszendierenden Systeme** dar, die mit der Pyramidenbahn verlaufen [Terman/Bonica 2001]. Man kennt die Pyramidenbahn traditionell als eine motorische Bahn. Die meisten Neuriten haben ihren Ursprung im motorischen Kortex des Gyrus praecentralis. Viele andere Neuriten der Pyramidenbahn entspringen aber außerhalb des motorischen Kortex, vom primären (S I) und sekundären (S II) somatosensorischen

Kortex. Die Stimulation der S-I- und S-II-Areale hemmt im Kortex die Aktivität der WDR-Neuronen im Rückenmark, ein Effekt, der über die Pyramidenbahn vermittelt wird [Hammond 1986].

Das **anti-analgetische System** stellt den Gegenspieler des schmerzinhibitorischen Systems dar. Es ist dafür zuständig, eine Analgesie zu beenden, wenn die auslösenden Bedingungen beendet sind. Die **Bewertung der Reize** spielt dabei eine wesentliche Rolle: Eine Analgesie durch Stressoren, die potenziell gefährlich für den Organismus waren, kann aktiv wieder beendet werden durch Signale, die Sicherheit vermitteln [Wiertelak et al. 1992a], der Schmerz taucht „nach der Entspannung" wieder auf. Das anti-analgetisches System besitzt anatomisch ein eigenes Netzwerk [Watkins et al. 1998] und erzielt seine Wirkung durch Freisetzung bestimmter Neuropeptide im Rückenmark [Wiertelak et al 1992b, Wiertelak et al. 1994].

Neuraltherapeutische Bedeutung

Das schmerzinhibitorische System kann durch eine neuraltherapeutische Intervention aktiviert werden. Die Injektion stellt zunächst einen akuten Stressreiz dar, der imstande ist, durch bestimmte Mechanismen eine Schmerzlinderung zu bringen. Zwei mögliche Wege, die eine deszendierende Hemmung auslösen, sind die stressinduzierte Analgesie [Hayes et al. 1976, Akil et al. 1984] und die Aktivierung von Diffusen Schmerz-inhibierenden Kontroll(-DNIC-)Mechanismen [LeBars 2002].

Die neuraltherapeutische Injektion kann weiterhin die gestörte Motorik des Patienten wieder normalisieren, soweit anatomisch möglich. Ein Patient mit muskuloskelettalen Schmerzen jeglicher Genese ist nach einer Behandlung in der Regel viel beweglicher: Seine dickkalibrigen Fasern der Muskelspindeln (II-Fasern) können wieder maximal feuern und dabei das Gate auf Segmentebene wieder schließen. Gleichzeitig kommt es zu einer Hemmung der Aktivität der Hinterhornneurone durch die gesteigerte Aktivität der Pyramidenbahn.

Die neuraltherapeutische Injektion könnte als akuter Stressreiz die Aktivität auch des anti-analgetischen Systems unterdrücken und zu einer weiteren Steigerung der neuraltherapeutisch induzierten Analgesie beitragen.

Hinterhorn: situationsabhängige Reizverarbeitung

Die Rolle des Hinterhorns beim Schmerzgeschehen besteht in der Modulation von Reaktionen auf bestimmte Reize. Eine Reaktion des somatosensorischen Systems auf einen Reiz läuft nicht stereotyp, sondern hoch dynamisch ab. Ein gegebener Reiz, wie z.B. Berührung kann als angenehm empfunden werden, aber in bestimmten Fällen auch eine intensive Schmerzempfindung auslösen. Das somatosensorische System reagiert abhängig von dem Gesamtzustand, in dem es sich momentan befindet [Doubell et al. 1999]

Es gibt vier funktionelle Modi des Hinterhorns:

Modus I: Physiologische Sensibilität. Der Input entspricht dem Output. Ein Reiz niedriger Intensität wird als harmlos, ein Reiz hoher Intensität wird als schmerzhaft empfunden. Dieser Zustand findet sich bei gesunden Personen und ermöglicht eine klare Unterscheidung zwischen nozizeptiven und nicht-nozizeptiven Reizen.

Modus II: verminderte Sensibilität. Sie beruht auf der Aktivierung segmentaler und supraspinaler Hemmmechanismen. Die Hemmung kann sowohl prä- als auch postsynaptisch erfolgen. Der Output ist im Vergleich zum Input stark vermindert: Selbst ein Reiz hoher Intensität kann keine Schmerzempfindung hervorrufen. Dieser Zustand hat einen hohen Stellenwert für das Überleben im Falle einer ernsten Verletzung, er ermöglicht eine „fight or flight“-Reaktion. Dieser Effekt wird therapeutisch genutzt bei Behandlungen, die die inhibitorischen Schmerzmechanismen aktivieren: TENS, Gegenirritation, Akupunktur, Neuraltherapie, Suggestion, Hypnose, kognitive Therapie usw.

Modus III: gesteigerte Sensibilität. Der Output ist wesentlich vermehrt und verstärkt im Vergleich zum Input. Wenn das System von Modus I in Modus III übergeht, kommt es zur Entwicklung der so genannten zentralen Sensibilisierung („central sensitization“). Diese Situation manifestiert sich durch eine Herabsetzung der Schmerzschwelle der Nozizeptoren, durch die Erhöhung der Aktivität der Hinterhornneuronen, durch Expansion der rezeptiven Felder und durch die Rekrutierung neuer Inputqualitäten.

Hier haben wir die Phänomene der Hyperalgesie und Allodynie, wobei auch harmlose Reize starke Schmerzen hervorrufen können. Dieser Zustand kann temporär bestehen und sich dann wieder auflösen. Wenn er aber lange genug besteht, kann daraus der Modus IV entstehen.

Modus III stellt schmerzphysiologisch den letzten möglichen Zeitpunkt einer kurativen neuraltherapeutischen Intervention dar. Hat sich der Modus IV erst einmal etabliert, kann man peripher mit der Neuraltherapie kaum noch dauerhafte Effekte erzielen.

Modus IV: strukturelle Umorganisation. Eine Situation, die bei neuropathischen Schmerzen vorkommt. Hier gibt es eine Umstrukturierung im Hinterhorn: Aβ-Fasern, die normalerweise in der Lamina III, IV und V enden, also synaptisch aktiv sind, wachsen in Lamina II, die Hauptzone der Substantia gelatinosa hinein, wo normalerweise nur die C-Fasern enden („Aβ-sprouting“). Dieser Zustand zeichnet sich klinisch durch eine permanente Hyperalgesie und Allodynie aus.

Weiterentwicklung der Gate-Control-Theorie: Der Phantomschmerz

Die Gate-Control-Theorie war eine grundlegende Entwicklung zum Verständnis des Schmerzgeschehens, konnte aber nicht alle Fragen beantworten. Einige Jahre später beschrieb Melzack selbst die Grenzen seiner Theorie: starke Schmerzen bei paraplegischen Patienten mit nachgewiesener Durchtrennung des Rückenmarks, die unterhalb der Ebene der Durchtrennung auftraten, z.B. Schmerzen an den Beinen bei einer kompletten Durchtrennung Th5–Th6. Die Schmerzen bestanden auch nach beidseitiger sympathischer Blockade der Region weiter [Melzack/Loeser 1978]. In diesem Fall sollte nach seiner Ansicht der Schmerz unter Ausgrenzung des spinalen Gates durch bestimmte Mechanismen im Gehirn selbst entstehen, weil das Rückenmark unterhalb der Durchtrennungsebene keine Verbindung zum Gehirn aufweist. Die Erforschung der Phantomschmerzen führte damit hin zu zentralen Mechanismen jenseits des Foramen magnum im Gehirn.

Melzacks Überlegungen waren [Melzack 2002]:

- Weil sich die amputierte Extremität so real anfühlt, ist anzunehmen, dass die Eigenwahrnehmung des Körpers über die selben neuralen Prozesse funktioniert, die normalerweise durch periphere Inputs aktiviert und moduliert werden, aber genauso gut auch in Abwesenheit dieser Inputs bestehen. Diese neuralen Prozesse werden ursprünglich genetisch festgelegt, können aber durch Erfahrung erheblich modifiziert werden.
- Phantomschmerzen legen nahe, dass alle Sinnesmodalitäten inklusive Schmerz, die das somatosensorische System ansprechen, in bestimmten neuronalen Netzen im Gehirn liegen. Die periphere Reize triggern ein bestimmtes Muster neu-

ronaler Aktivität, die für eine bestimmte somatosensorische Qualität kodiert ist, aber sie produzieren diese Qualität nicht.

Damit begann die Entdeckung des Phänomens der Neuromatrix.

Die supraspinale Ebene

Neuromatrix und Neurosignaturen

Die Theorie von R. Melzack postuliert, dass es ein genetisch ursprünglich festgelegtes neuronales Netzwerk gibt, das verantwortlich ist für die Integrierung und Empfindung aller somatosensensorischer Qualitäten. Die Schmerzempfindung ist nur eine davon. Schmerz wird demnach eher durch den **Output eines neuronalen Netzwerks** im Gehirn hervorgerufen als durch einen direkten sensorischen Input von Verletzungen, Entzündungen oder anderen pathologischen Zuständen.

Die räumliche Verteilung und die synaptischen Verbindungen dieses Netzwerkes sind genetisch determiniert, können aber durch eintreffende sensorische Informationen (Sinneswahrnehmung) aus der Peripherie modifiziert werden (Lernen). Die Neuromatrix, nicht der somatische sensorische Input von Nozizeptoren, ist vermutlich der wichtigste Mechanismus der neuronalen Schmerzerzeugung überhaupt [Melzack 1999, 2002].

Die Neuromatrix stellt demnach ein ausgedehntes Netzwerk von Neuronen dar, die viele afferente Faktoren integriert. Sie erzeugt daraus schließlich ein charakteristisches Output-Muster neuronaler Aktivität für den gesamten Körper und für die unzähligen somatosensorischen Qualitäten, wie z.B. die Qualität „Schmerz".

Das neuronale Output-Muster, das für eine bestimmte somatosensorische Qualität kodiert, wird **Neurosignatur** genannt. Die Neurosignatur wird in verschiedene Hirnareale projiziert, wo wir sie als eine bestimmte sensorische Qualität empfinden.

Nach Meinung Melzacks beeinflussen folgende Faktoren die Neurosignatur für Schmerz und damit das Schmerzerleben [Melzack 1999, 2002]:

- kulturelle Faktoren
- frühere Erfahrungen
- Persönlichkeitsparameter
- situationsbedingte Parameter
- neuronale Veränderungen im ZNS durch langdauernde und exzessive periphere nozizeptive Stimulation
- die eintreffende viszerale Information
- die deszendierenden Hemmsysteme
- die Aktivität des autonomen Nervensystems
- die tonisch-sensorische Information (Triggerpunkte, Narben)
- die phasisch-sensorische Information (Verletzung, akuter und kurzdauernder Schmerz)

Neuraltherapeutische Bedeutung

Die Neuraltherapie bietet einige Möglichkeiten, die Neurosignatur für Schmerz zum Wohl des Patienten zu beeinflussen:

- Die Neuraltherapie kann plastische neuronale Veränderungen im ZNS (durch periphere nozizeptive Reize) verhindern, wenn man früh genug mit der Therapie beginnt.
- Die Neuraltherapie kann die Einflussfaktoren auf die Neurosignatur wie die viszerale und autonome Aktivität regulieren

- Mit ihrer Hilfe gelingt es, tonische nozizeptive sensorische Inputs zu reduzieren, z.B. durch Infiltration von Triggerpunkten oder Narben. Melzack, der möglicherweise die therapeutische Wirkung der Lokalanästhetika kannte, hat in diesem Zusammenhang mehrfach die Narben besonders erwähnt.
- Unter Umständen können auch phasische sensorische Inputs ausgeschaltet werden, wie das z.B. bei der „pre-emptive anaesthesia" der Fall zu sein scheint.

Zentrale Wirkung des Lokalanästhetikums und Neuromatrix

Melzack stellte zuletzt die Hypothese auf, dass die Injektion eines Lokalanästhetikums in bestimmten Teilen der Neuromatrix die Neurosignatur für Schmerz löschen oder erheblich modifizieren könnte. In der Tat beobachtete er eine sehr gute Analgesie bei Ratten durch Lidocain-Injektion in wichtige Abschnitte der Neuromatrix, wie z.B. am lateralen Hypothalamus [Tasker et al. 1987], am Cingulum-Bereich [Vaccarino/Melzack 1992] am Thalamus [McKenna/Melzack 1994] und am Nucleus dentatus der Hippocampus-Formation [McKenna/Melzack 1992]. Diese Ergebnisse bieten auch eine Erklärung für die therapeutischen Erfolge von intravenösen Injektionen oder Infusionen von Lokalanästhetika, wie sie schon seit Jahrzehnten von Neuraltherapeuten betrieben wird [Koppert et al. 2000, Smith et al. 2002, Wallace et al. 1996, Kalso et al. 1998, Williams/Stark 2003, Matharu et al. 2004].

Die Neuromatrix-Theorie stellt ein theoretisches System dar, bei dem eine genetisch festgelegte Schablone für das Körperbewusstsein nicht nur durch die herkömmlichen sensorischen Einflüsse, sondern auch durch viele andere Einflussfaktoren, wie starke körperliche Beanspruchung oder durch kognitive Gehirnfunktionen verändert wird. Sie bietet hervorragende Ansätze für die Theorie und Praxis der Neuraltherapie.

3.1.4 Reflexmechanismen, Schmerzgedächtnis und Neuraltherapie

Lorenz Fischer

Nozizeptoren (Schmerzrezeptoren) sind dünne, nicht oder nur wenig myelinisierte, plexiforme Endaufzweigungen sensibler Nervenfasern. Sie melden Schaden oder drohenden Schaden [Handwerker 1999].

Eine Reizung von Nozizeptoren kann, muss aber nicht zwangsläufig als Schmerz empfunden werden. Es wird jedoch praktisch immer eine Reflexantwort ausgelöst.

Im Schmerzgeschehen findet sich oft eine positive Rückkopplung in peripher-spinalen und supraspinalen Reflexbögen (analog der Iteration in der Chaostheorie). Deren kurzzeitige Unterbrechung mittels Lokalanästhetika gibt dem schmerzverarbeitenden System die Chance, sich selbst neu zu organisieren. Das ubiquitär vorhandene sympathische Nervensystem spielt hierbei sowohl efferent wie auch afferent eine tragende Rolle.

Die Segmentreflektorik

Eine Reflexantwort kommt über Reflexbahnen zustande (z. B. kuti-viszeral, viszero-kutan, viszero-somatomotorisch usw.). Diese vorwiegend sympathisch vermittelte Reflexantwort äußert sich in Symptomen wie Durchblutungsänderung, Hautturgorerhöhung, Hyperalgesie bestimmter Hautbezirke, einer Erhöhung des Muskeltonus und einer Dysregulation des metamer zugehörigen inneren Organs [Bergsmann/Bergsmann 1992]. Ein Schmerz tritt erst auf, wenn das Bewusstsein zugeschaltet ist [Zieglgänsberger 1986]. Die „Pauschalantwort" auf eintreffende nozizeptive Signale einer beliebigen Struktur des Segments kann mit der Verschaltung nozizeptiver Afferenzen aus der Haut, der Muskulatur oder dem entsprechenden inneren Organ erklärt werden, die auf dieselbe Hinterhornzelle des Rückenmarks konvergieren [Zimmermann 1984]. Es gibt jedoch praktisch keine Vorgänge, die auf das Segment beschränkt bleiben (▶ Abb. 3.6).

Diese Konvergenz verschiedener afferenter Fasern erklärt auch die Zugehörigkeit bestimmter Hautareale zu einem viszeralen Organ (Head-Zonen). Nachdem die Hinterhornzelle nozizeptive Impulse von einer oder mehreren Strukturen empfangen hat, erfolgt die weitere Verschaltung divergent: über das Seitenhorn zum Sympathikus (von diesem wiederum in alle drei Systeme: inneres Organ, Bewegungsapparat und Haut), über das Vorderhorn zur Skelettmuskulatur sowie zum Gehirn [Handwerker 1999; Van der Zypen 1977]. So werden sympathische und somatomotorische Kerne gleichzeitig erregt. Nozizeptive Vorgänge, welche zu Schmerz führen können, sind ohne Mitbeteiligung des Sympathikus nicht möglich (▶ Abb. 3.6).

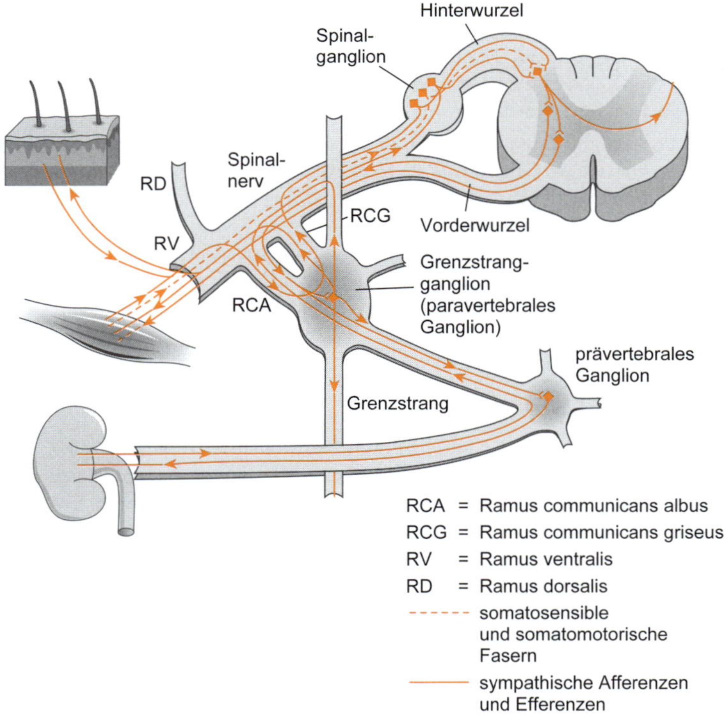

Abb. 3.6 Reflektorische Verschaltung von Haut, Muskulatur und innerem Organ. Schematische und vereinfachte Darstellung.

Bei der Interpretation von Schmerzen oder reflektorischen Veränderungen der Haut und Muskulatur muss berücksichtigt werden, dass die sympathischen Kerne für präganglionäre Neurone sich nur im mittleren Bereich des Rückenmarks (im Seitenhorn) befinden. Von hier aus versorgen sie jedoch den ganzen Körper, auch den Kopf. So weicht vor allem im Bereich des Kopfes und der Extremitäten die sympathische Innervation deutlich von der somatischen ab. Mit anderen Worten: Nozizeptive, afferent-sympathische Signale eines inneren Organs oder des Bewegungsapparats können via Rückenmark (vom Hinterhorn ins Seitenhorn) über sympathische Efferenzen z.B. im Kopfbereich zu Dysregulationen und letztendlich zu Schmerzen führen. In diesem Sinne muss die übliche Segmentvorstellung erweitert [Fischer, 1998, 2007] und gefolgert werden, dass es keine isolierte Segmentreflektorik gibt (vgl. ▶ 2.1.6). Diese suprasegmentalen Zusammenhänge können einige Erklärungen für das Störfeldgeschehen liefern.

Die Rolle des Sympathikus beim Schmerz und bei Entzündungen

Entzündungsvorgänge nach Gewebeschäden werden neurovegetativ verstärkt, indem Fasern des Sympathikus aus ihren Endigungen pro-inflammatorische Neuropeptide (z.B. Substanz P) sezernieren können. Der aktivierte Sympathikus kann auch indirekt über vasomotorische Vorgänge eine Entzündung verursachen [Baron 1998, Ricker 1924, Spiess 1906]. Die Entzündung setzt die Reizschwelle der Nozizeptoren herab und aktiviert gleichzeitig „schlafende" Nozizeptoren in der Umgebung: eine **periphere Sensibilisierung** [Baron 1998].

Zudem können unter pathologischen Bedingungen sympathische Efferenzen in der Peripherie kurzschlussartig auf nozizeptive Afferenzen koppeln: eine **sympathisch-afferente Kopplung** [Baron 1998, Jänig/Koltzenburg 1991, 1992, Jänig/McLachlan 1994, Raja et al. 1999]. Impulse über den efferenten (!) Sympathikus erzeugen jetzt Schmerzen. Die Natur der erwähnten Kopplung ist nicht bekannt. Neben der Kopplung über Transmittersubstanzen ist eine solche indirekt über das vaskuläre System oder über das Mikromilieu denkbar, das heißt über die so genannte Grundsubstanz nach Pischinger und Heine [Heine 2004, Jänig/Koltzenburg 1991, Pischinger 1990], in der die Nozizeptoren eingebettet sind [Baron 1998] (▶ 5.3).

Solche Vorgänge können eine **zentrale Sensibilisierung** nach sich ziehen [Baron 1998, Tölle et al. 1996]: Bei anhaltenden Schmerzen wird das nozizeptive System auf Rückenmarksebene oder im Hirnstamm sensibilisiert (Wind-up, vgl. ▶ 3.1.1). Schmerzen werden dadurch zentral verstärkt. Zudem können nun z.B. dicke, myelinisierte Berührungs-Afferenzen auf Rückenmarks- oder Hirnstammebene auf das zentrale nozizeptive System „schalten" [Baron 1998]. Solche (und andere) Vorgänge in Rückenmark und Gehirn werden als **Neuroplastizität** bezeichnet (vgl. ▶ 3.1.1, 3.1.3). Deshalb ist es möglich, dass Schmerzen in einem solcherart sensibilisierten Segment bereits bei Berührung der Haut entstehen.

Das nozizeptive System ist durch den vermehrten Impulsstrom aus der Peripherie vorbelastet und gibt nun seinerseits im Rückenmark die Impulse unter anderem dem Sympathikus weiter. Dessen Efferenzen koppeln unter pathologischen Bedingungen wie erwähnt in der Peripherie auf die nozizeptiven Afferenzen (sympathisch-afferente Kopplung). Es kann somit nach Traumen oder bei Entzündungen ein **positiver Rückkopplungskreis** (entsprechend dem Modell der Iteration in der Chaostheorie) entstehen, bei dem der Sympathikus Schmerzen immer wieder selbst erzeugt.

Sogar Entzündungsreaktionen können durch den Sympathikus erzeugt und unterhalten werden (s.o.). Die positive Rückkopplung (Iteration) geschieht mehrfach: nozizeptive Afferenzen aus Haut, Bewegungsapparat oder innerem Organ gelangen via Hinterhorn zum Seitenhorn zum sympathischen System, das seine efferenten Impulse (mit nachfolgenden Zirkulationsveränderungen) in alle drei Systeme (Haut, Bewegungsapparat, inneres Organ) schickt (▶ Abb. 3.6). Andererseits erfolgt gleichzeitig über das Vorderhorn eine Muskeltonuserhöhung mit Verstärkung der Zirkulationsstörungen.

Diese Reaktionen können unter pathologischen Bedingungen bereits bei Berührung bestimmter Hautareale ausgelöst werden. Negative Emotionen können vom Gehirn her in diese mehrfachen, **sich gegenseitig verstärkenden positiven Rückkoppelungskreise** eingespeist werden. Zudem kann eine Inhibition der deszendierenden Hemmung erfolgen. Jede zusätzliche Aktivierung des Sympathikus (z. B. Emotionen oder zusätzliche periphere Reizung) kann in den Regelkreis einfließen und zu vermehrten Schmerzen führen (s.u., „Zweitschlag nach Speranski"). Aufgrund dieser positiven Rückkoppelung (Iteration) sind auch bei geringsten zusätzlichen Reizen große Schmerzen möglich. Schon eine thermische Belastung (Kälte, Wärme) führt zu einer physiologischen Mehrbelastung der vegetativen Steuerung (z.B. Vasokonstriktion), die bei der beschriebenen pathologischen Vorbelastung zu Schmerzen und Durchblutungsstörungen (M. Raynaud) führen kann [Baron et al. 2002, Kakuyama et al. 2000].

Wir haben es also mit einer veränderten Informationsverarbeitung, einem **„Schmerzgedächtnis"** auf spinaler und supraspinaler Ebene zu tun. Dieses „Gedächtnis" kann ohne äußere Reize schmerzhafte Impulse generieren (vgl. ▶ 3.1.1 Schmerzgedächtnis). Es ist nun eine eigenständige Schmerzkrankheit entstanden, bei der der Sympathikus die Hauptrolle spielt, indem er nicht-lineare, iterative Prozesse unterhält. Die frühere Vorstellung von starren Leitungsbahnen und fixen Synapsen muss verlassen werden (Neuroplastizität). Bei Nichtkenntnis solcher Zusammenhänge besteht die Gefahr falscher Interpretationen bei der Patientenanamnese.

Es ist denkbar, dass chronische Reizzustände außerhalb jeder segmentalen Zuordnung die Entstehung des erwähnten Schmerz-Reflexbogens begünstigen. Im neuraltherapeutischen Sinne bezeichnen wir diese als **Störfelder**. Es wurde postuliert, dass für die Störfeldwirkung quantenphysikalische Vorgänge in den übersegmentalen Systemen der extrazellulären Matrix und des Sympathikus verantwortlich sind [Fischer 2007]. Diese suprasegmentalen Systeme können in der Peripherie ein nahtloses Kontinuum bilden („Terminalretikulum"; zur Bedeutung des Begriffs ▶ 2.1.5 Anatomie Ganglien) und sollten daher eine entsprechend direkte Kommunikation (▶ 5.5.11 Kommunikation im Organismus) ermöglichen.

Klinik der suprasegmentalen Schmerzsyndrome

Projektionssymptome

Projektionssymptome kommen durch die beschriebene, hauptsächlich sympathisch vermittelte Reflexantwort auf nozizeptive Reize zustande. Sie sind gekennzeichnet durch:

- Erhöhung des Turgors bestimmter Hautareale
- unterschiedlich ausgeprägte Hyperhidrosis
- Durchblutungsveränderungen
- Dysregulation des metamer zugehörigen inneren Organs
- Muskelhartspann
- bei überschwelligen Reizen Spontan-, Berührungs- oder Druckschmerz

Die Muskulatur reagiert nicht als Einzelmuskel mit Hartspann und Schwäche, sondern als eine mehrere Segmente überschreitende kinetische Muskelkette (vgl. ▶ 8.2.6 Diagnostik über Muskelfunktionsketten). Diese dient einer in der Kindheit erlernten Komplexbewegung. Dabei ist die Verschaltung polysegmental. Auf diesen kinetischen Muskelketten beruht die pseudoradikuläre Symptomatik, hier finden wir auch die myofaszialen Trigger-Punkte.

Pseudoradikuläre Syndrome

Pseudoradikuläre Syndrome sind nach Brügger: Schmerz, Schwäche, Hypertonus und Verkürzung der entsprechenden Muskulatur sowie vegetative Symptome (vasomotorische Veränderungen, Hyperhidrosis, Dysästhesien) entlang der kinetischen Kette [Bergsmann/Bergsmann 1992, Brügger 1980, Travell/Simons 1982]. Auch hier scheint der Sympathikus der Hauptvermittler der Symptomatik zu sein [Fischer 2007].

Myofasziale Triggerpunkte

Myofasziale Triggerpunkte liegen ebenfalls in der erwähnten Funktionseinheit der kinetischen Muskelkette. Es sind entweder in Ruhe, bei Bewegung oder nur auf Druck schmerzhafte Stellen in der Muskulatur. Der vom Triggerpunkt projizierte, mitgeteilte Schmerz („referred pain") entspricht der pseudoradikulären Symptomatik [Bergsmann/Bergsmann 1992, Fischer 1998, Travell/Simons 1982] (10.2).

Syndrome des oberen Körperviertels

Bei einem primären oder sekundären (durch Störfelder induzierten) Reizzustand des Ggl. stellatum können Syndrome des oberen Körperviertels entstehen (das Ggl. stellatum versorgt alle Organe des oberen Körperviertels mit sympathischen Fasern): Kopfschmerzen, Hyperhidrosis, Hautturgorerhöhung, Zirkulationsveränderungen, Muskelverspannungen, Herzrhythmusstörungen, Asthma und sogar neuropsychologische Veränderungen [Fischer 2003]. Die Erklärung liegt wiederum im erwähnten Konvergenz-Divergenz-Prinzip im Hinterhorn des Rückenmarks. Die Divergenz im Rückenmark wird zusätzlich verstärkt durch eine Divergenz im Ggl. stellatum selbst [Fischer 2003].

Diese nicht einfache Diagnose kann erhärtet werden mit einer Infiltration (Lokalanästhetika) an das entsprechende Ganglion mit fast schlagartigem Verschwinden der Beschwerden zumindest für die Zeit der Anästhesie, bei Wiederholung häufig Wegbleiben oder massiver Reduktion der Symptome.

Projektionszonen von Störfeldern

(Adler-Langersche Punkte)

Weitere wichtige Projektionszonen finden sich in der Halswirbelsäule, die von chronischen Reizzuständen im Kopf-/Halsbereich (Störfelder), im Zahn-, Kiefer-, Tonsillen- und Nasennebenhöhlen-Bereich ausgehen (vgl. ▶ 8.4.2 Nacken-Reflexpunkte). Bei Vorliegen der erwähnten Projektionssymptomatik muss der Patient noch nicht unbedingt Schmerz empfinden. Kommt es jedoch z.B. zu einem Halswirbelsäulentrauma bei einem solchermaßen vorbelasteten System, wird der posttraumatische Verlauf besonders hartnäckig sein, falls die zugrundeliegenden Belastungsfaktoren nicht saniert werden.

Diese empirisch gefundenen Zusammenhänge können über neurophysiologische Schaltmechanismen erklärt werden: Auch minimale Dauerimpulse im Trigeminus-Bereich gelangen via Nucleus tractus spinalis des N. trigeminus bis ins mittlere

Halsmark, von hier aus bestehen weitere Verschaltungen, u.a. ins motorische System („trigeminospinale Verschaltung") (vgl. ▶ 8.4.2 Nacken-Reflexpunkte).

Projektionszonen innerer Organe

Weitere Projektionszonen ergeben sich bei Erkrankung innerer Organe. Hier gilt als Faustregel, dass innere Organe dreifach reflektieren können:

- in den **Thorakalsegmenten** (Teile der distalen Darm- und Harnwege auch in den Lumbal- und Sakralsegmenten): Vermittlung über die Segmentreflektorik des Sympathikus
- in den **Nacken-Schulter-Segmenten C 3, C 4, C 5:** Vermittlung über vegetative Afferenzen entlang des N. phrenicus.
- im **Trigeminusbereich:** Vermittlung über vagale Afferenzen aus den Eingeweiden, die via Vaguskern Verbindungen zu Kerngebieten des Trigeminus aufweisen

Experimentelle Daten zu Sympathikus und Störfeld

In einer Übersicht von Baron und Jänig finden wir Experimente und Beobachtungen über die Rolle des Sympathikus im Schmerzgeschehen [Baron/Jänig 1998]. Aber auch die bereits in den 20er Jahren durchgeführten Tierexperimente und Versuchsreihen von **Ricker** wurden bisher nie widerlegt und stimmen mit den an Patienten beobachteten Phänomenen überein. Ricker zeigte 1924 mittels ausgedehnter Tierversuche, dass der pathologische Reiz, der zur Entstehung eines zellularpathologischen Befundes notwendig ist, am Sympathikus ansetzt. Zudem kann der Sympathikus pathologische Reize engrammatisch speichern (▶ 5.1 Ricker-Relationspathologie).

Speranski setzte in seinen Tierversuchen entzündliche Reize [Speranski 1954]. Er bezeichnete diese Entzündungsherde als so genannten „Erstschlag" für den Organismus. Dadurch wurden bestimmte nozizeptive und sympathische Systeme vorbelastet. Durch Zusatzreize (**„Zweitschlag"**) konnten die unterschiedlichsten Erkrankungen ausgelöst werden. Speranski konnte tierexperimentell zeigen, dass solche Herde als „Störfelder" über jede segmentale Ordnung hinaus wirken und dass das Nervensystem nur als Ganzheit betrachtet werden kann. Somit darf angenommen werden, dass Störfelder (wie z.B. beherdete Zähne, Narben usw.) im nozizeptiven und sympathischen System an jeder beliebigen Stelle des Organismus zu Sensibilisierungsvorgängen beitragen können. Unzählige Beobachtungen an Patienten bestätigen diese Hypothese.

Der kausale Ansatz der Neuraltherapie

Die Neuraltherapie bietet die Möglichkeit, mittels gezielter Injektionen von Lokalanästhetika in die Autoregulationsmechanismen des Organismus einzugreifen und den Circulus vitiosus der neuronalen Schmerzverstärkung zu unterbrechen. Menge und Wirkdauer des Lokalanästhetikums sind von untergeordneter Bedeutung. Wichtig sind die Injektionen am richtigen Ort. Dann überdauert der therapeutische Effekt die Anästhesiewirkung bei weitem. Die Reaktion (Reizbeantwortung des Organismus auf Stich und Lokalanästhetikum) zeigt verblüffende therapeutische Effekte und liefert oft ausgezeichnete diagnostische und differenzialdiagnostische Hinweise [Hopfer 1991, Huneke 1989] (▶ 8.4.3 Huneke-Test und ▶ 5.6 Phänomene).

Segmenttherapie

Aufgrund der reflektorischen, zum Teil Sympathikus-vermittelten Verschaltung von Haut, Bewegungsapparat und innerem Organ ergeben sich therapeutische Angriffspunkte in den oben erwähnten Projektionszonen mit Hautquaddeln, präperiostalen Depots, Infiltrationen in myofasziale Triggerpunkte, an Sehnenansätze, in den Wirbelsäulenbereich, an Nervenwurzeln, in Arterien sowie an deren periarterielles sympathisches Geflecht, an vegetative Ganglien (z.B. Ggl. stellatum, Ggl. coeliacum) usw. Narben in den Projektionszonen werden ebenfalls unterspritzt. Dies sind verschiedene Möglichkeiten, die erwähnten nicht-linearen, positiven Rückkoppelungen im Schmerzgeschehen zu unterbrechen. Im Idealfall wird ein Teil der genannten Injektionen auf der segmentalen Ebene (Projektionsebene) kombiniert.

Es darf aufgrund der klinischen Erfahrung angenommen werden, dass sich eine sympathisch-afferente Kopplung durch wiederholte Therapie wieder „lösen" kann und sich zentrale neuroplastische Veränderungen zurückbilden (▶ 3.1.1 Neuroplastizität). So organisiert sich das nozizeptive System nach kurzzeitiger, wiederholter und gezielter Unterbrechung und „Löschen" von Engrammen mittels Neuraltherapie wieder selbst zur „physiologischen Mitte".

Durch die Neuraltherapie kann zudem die Hinterhorn-Eingangskontrolle günstig moduliert werden (Gate control [Melzack/Wall 1965]). Mittels Stich und Lokalanästhetikum kann durch Hemmung von dünnen Fasern oder Aktivierung von dicken Fasern eine präsynaptische Inhibition von Schmerzimpulsen erreicht werden (vgl. ▶ 3.1.2 und ▶ 3.1.3).

Oft kann ein suprasegmental beeinflusstes Schmerzgeschehen durch die Störfeldtherapie entscheidend gebessert werden.

Diagnostische Neuraltherapie

Diagnostisch ist die Neuraltherapie auch z.B. bei Gelenkblockierungen, myofaszialen Triggerpunkten mit pseuroradikulärer Symptomatik, Nervenreizungen und im Störfeldgeschehen.

In der Praxis scheint der Anteil des sympathisch-unterhaltenen Schmerzes viel häufiger zu sein als bisher angenommen. **Sympathisch unterhaltene Schmerzen** können bei verschiedenen Schmerzkrankheiten als Symptom vorkommen, wenngleich meist nicht in der extremen Ausprägung wie bei dem „complex regional pain syndrome" (Kausalgie, Morbus Sudeck), sondern klinisch oft mit wenig ausgeprägten Zeichen der sympathischen Beteiligung (vgl. ▶ 3.2.1 Die Arten des Schmerzes).

Wir können den Grad des sympathisch-unterhaltenen Schmerzes mit einem wichtigen diagnostischen Test der Neuraltherapie überprüfen: der Injektion an den sympathischen Grenzstrang (▶ 10.4.7). Bei wiederholter Anwendung gelingt damit oft eine „Entkoppelung" des Circulus vitiosus.

Auch bei schweren Krankheitsbildern wie z.B. der akuten Pankreatitis (▶ 12 Pankreatitis) kann die Neuraltherapie als „logische Therapie" aufgrund der beschriebenen Pathomechanismen indiziert und wirksam sein: Schmerz **und** Entzündung verschwinden sofort nach einer Injektion an das Ggl. coeliacum [Fischer 1995].

Aufgrund der beschriebenen Mechanismen stellt die Neuraltherapie in vielen Fällen ein wichtiges diagnostisches Instrument und eine kausale Therapie funktioneller und Schmerzerkrankungen dar.

3.2 Neurophysiologie des vegetativen Nervensystems

3.2.1 Die Arten des Schmerzes

Frédéric von Orelli

In der Schmerzmedizin sind eine Reihe von Begriffen gebräuchlich, die die unterschiedliche Schmerzwahrnehmung beschreiben (▶ Tab. 3.2).

Tab. 3.2 Deskriptive Begriffe für Schmerz.

Begriff	Beschreibung
Allodynie	Schmerzauslösung durch nicht-noxische, d.h. normalerweise nicht schmerzhafte mechanische, elektrische oder thermische Reizung normaler Haut
Anaesthesia dolorosa	anästhetisch-analgetisches Areal, in dem ein spontaner Schmerz empfunden wird, obwohl die nozizeptiven Bahnen zerstört sind
Analgesie	Aufheben oder Unterdrücken der Schmerzempfindung
Dysästhesie	abnorme spontane oder durch Reize ausgelöste unangenehme Empfindung
Hyperalgesie	übermäßige Empfindlichkeit auf schmerzhafte Reize; Reizschwelle für die Nozizeption erniedrigt
Hyperästhesie	verstärkte Empfindung jedes Reizes
Hyperpathie	mit Verzögerung einsetzende, verstärkte und verlängerte Schmerzantwort auf einen noxischen Reiz bei gleichzeitig erhöhter Reizschwelle (kann zus. mit Hypo-, Hyper- oder Dysästhesie auftreten und wird besonders bei repetitiver Reizung deutlich.)
Kausalgie	brennender Schmerz mit Allodynie und Hyperpathie nach Läsion gemischter Nerven, meist verbunden mit vegetativen Störungen
Neuralgie	paroxysmale Schmerzen im Areal eines sensiblen Nerven
neuropathischer Schmerz	durch Schädigung oder Funktionsstörung von peripheren oder zentralen Anteilen des Nervensystems bedingte Schmerzen (s.u.)
nozizeptiver Schmerz	Durch Reizung von Nozizeptoren ausgelöste Schmerzen (s.u.)
projizierter Schmerz	Schmerzempfindung in einem vom gereizten Gebiet entfernten Areal, die typischerweise bei erfolgreicher Behandlung des Ursprungsreizes verschwindet (häufig bei aktiven Triggerpunkten)
protopathischer Schmerz	Eingeweide- oder Gefäßschmerz
somatoforme Schmerzstörung	Teilbereich „somatoforme Störung“: Eingehende Untersuchungen finden keine organischen Erkrankungen/pathophys. Erklärungen für Schmerzen, die seit mindestens 6 Monaten bestehen.
zentraler Schmerz	durch Störung im ZNS ausgelöster Schmerz, wird meist in einer ganzen Region der Peripherie empfunden

Schmerzen wurden bislang überwiegend in drei Kategorien eingeteilt: nozizeptive, neuropathische und psychogene Schmerzen. Diese Kategorien erfahren eine wesentliche Erweiterung durch die Klassifikation des „vegetativen Schmerzes“.

Nozizeptiver Schmerz

- Häufigste Schmerzart bei akuten Schmerzen.
- Auslösung durch Reizung von Nozizeptoren (Schmerzrezeptoren)
- wird im Bereich der Läsion je nach Qualität, Ausdehnung und Intensität der organischen Veränderung unterschiedlich empfunden
- durch Analgetika gut beeinflussbar
- durch Lokalanästhetika sehr gut blockierbar.
- verschwindet mit Abheilung der Läsion, sofern er nicht durch andere Mechanismen überlagert ist

Neuropathischer Schmerz

- entsteht durch chemische, mechanische oder ischämische Läsion des Neurons
- Die Schmerzempfindung wird in die Peripherie der betreffenden Nervenbahn als Parästhesie, Hyperpathie, Allodynie, Brennen, Schneiden oder Schraubzwingengefühl projiziert.
- hat vermehrte Tendenz zur „Zentralisation". Die lang dauernden und intensiven Impulse an die Schmerzzentren im ZNS führen zu einer autonomen Schmerzempfindung, die unabhängig von der peripheren Störung persistiert.
- reagiert schlecht auf übliche Analgetika, meist nur auf hohe Opiatdosen, die die μ- und κ-Rezeptoren blockieren (z.B. Oxicodon)
- Lokalanästhetika blockieren die neuropathischen Schmerzen, sofern sie proximal der Läsion oder um die Läsion herum appliziert werden und das Schmerzgeschehen noch nicht zentralisiert ist.

Psychogener Schmerz

Hier sind die Definitionen schon viel schwieriger Er wird vor allem als Ausschlussdiagnose formuliert. Psychogene Schmerzen sind wie folgt gekennzeichnet:

- weder läsionsadäquat noch einem Nervengebiet entsprechend
- beziehen verschiedene Organsysteme in das Beschwerdebild mit ein
- schlecht durch Lokalanästhetika blockierbar
- reagieren nur inkonstant oder gar paradox auf Analgetika, eher auf Antidepressiva
- meist mit anderen psychopathologischen Symptomen wie Depressionen, Ängsten, oder Persönlichkeitsstörungen verbunden.

  Die ICD 10 benutzt zur Abgrenzung noch Persönlichkeitsmerkmale wie „anhaltende Forderung nach weitergehenden Abklärungen" oder „uneinsichtiges Verhalten gegenüber Mitteilungen der Ärzte, es sei nichts Pathologisches gefunden worden".

Ältere Definition: „Alle nicht nozizeptiven oder neuropathischen Schmerzen". Durch diese Definition werden vegetative Schmerzen oftmals fälschlicherweise als psychisch klassifiziert.

Die vierte Dimension: vegetativer (autonomer) Schmerz

Die Algodystrophie (M. Sudeck, CRPS) wurde eine Zeitlang als neuropathischer Schmerz eingeordnet. Eine Reihe von Symptomen wie Rötung, Schwellung, Überwärmung, Blaufärbung, Abkühlung, Dystrophie, Dyshidrosis, vermehrtes oder vermindertes Haar- und Nagelwachstum dieses Krankheitsbildes kann jedoch nicht als Schmerz klassifiziert und durch die drei Schmerzformen erklärt werden, sondern ist offensichtlich vegetativer Natur [Baron/Jänig 1998].

Auch eine Reihe von anderen weder nozizeptiven noch neuropathischen Schmerzformen ist mit Sicherheit nicht psychogen. Die bisher übliche dreiteilige Schmerzklassifizierung genügt ebenfalls nicht für das Verstehen vieler therapeutischer Reaktionen bei der Neuraltherapie.

Seit ca. 1996 wird eine vierte Schmerzkategorie diskutiert, die über das vegetative Nervensystem erklärt wird (▶ Tab. 3.3). Vegetativer Schmerz scheint demnach überwiegend durch die sympathische Ausschüttung von Neurotransmittern vermittelt zu werden [Meyer et al. 2005, Omoigui 2007]. Weitere Synonyme für vegetati-

Tab. 3.3 Übersicht über die vier Schmerzarten. In der Praxis finden sich meist kombinierte Schmerzbilder

Schmerzart	Nozizeptiv	Neuropathisch	Psychogen	Vegetativ
Ursachenebene	Strukturell, „Hardware“		Funktionell, „Software“	
Beispiele	• Verletzungen • Entzündungsschmerz • Arthroseschmerz • mechanische Überlastung • Karzinomschmerz	• Ischias • Zosterschmerz • Trigeminus-, Interkostal- u.a. Neuralgien • Meralgie • Phantomschmerz • Polyneuropathie • zentraler Schmerz	• Bauchweh vor Examen • Stresskopfweh • somatoforme Schmerzen bei ungelösten/unbewussten psychischen Konflikten • Schmerzhalluzination • Exazerbation somatischer Schmerzen unter psychischem Stress • Schmerz unter psychosozialem Druck	• Algodystrophie (CRPS) • Kopfschmerz aller Art • atypische Gesichtsschmerzen • Angina pectoris (funktioneller Anteil) • Menstruationsschmerzen • Reizdarmsyndrom • Narbenschmerzen • Burning feet/mouth • Restless legs
Therapie	• kausal • Analgetika, Lokalanästhesie • NSAR, Opiate (Stufenschema)	• evtl. kausal • Analgetika • Antikonvulsiva • Antidepressiva • evtl. Opiate • oft Kombinationen unvermeidbar	• Psychotherapie, psychosoziale Begleitung • möglichst wenige Analgetika, evtl. Antidepresssiva	• vegetative Stabilisation (Ernährung, TCM, Homöopathie u.a.m.) • Störfeldbehandlung, Ganglieninfiltrationen (Neuraltherapie) • ganzheitliche Therapiemethoden
Prognose	• je nach Grundkrankheit und Vorgeschichte	• mäßig gut zu beeinflussen; oft dauernd behandlungsbedürfig	• je jünger, desto besser die Chancen • bei wiederholten Traumen immer schlechter • auch abhängig von Bildungsstand und kulturellem Hintergrund	• ohne Strukturschäden oder Mangelsyndrome (Fe, Zn, Cu, Vitamine) grundsätzlich gut • stark von Erfahrung der Therapeuten abhängig
Zentralisation	+	+++	(+)	+

ven Schmerz sind „neurovaskulärer Schmerz“, sympathisch unterhaltener Schmerz [Meyer et al. 2005] und „sympathisch-afferente Kopplung“ [Jänig 2007].

Kennzeichen von vegetativem (autonomem) Schmerz

- kann, aber muss nicht auf ein Nervenversorgungs- oder Organgebiet beschränkt sein
- ist durch Analgetika und physikalische Therapie kaum, durch chirurgische Eingriffe nicht beeinflussbar (Cave: Sympathektomie)
- häufig vegetative Begleitsymptome wie Müdigkeit, Schlafstörungen, Schwitzen, Herzklopfen, Verdauungsbeschwerden, Schwindel
- meist mehr oder weniger starke psychische Beeinträchtigung durch fehlende strukturelle, verständliche Diagnose (DD: psychogener Schmerz)
- durch lokale Lokalanästhetika und Ganglieninfiltration gut blockierbar (wichtigster differenzialdiagnostischer Hinweis „ex juvantibus“)
- positive Reaktionen nach Störfeldbehandlungen auch nach Jahren des Leidens möglich
- Zunahme der Beschwerden ohne adäquate Therapie

Bewertung und Aussicht

Mit der Einführung der Schmerzklasse „vegetativer Schmerz“ eröffnet sich für die Schmerztherapie eine neue Dimension.

Funktionelle Störungen, die mit Schmerzen einhergehen, sind nicht mehr automatisch als psychisch zu klassifizieren, sondern somatischen Ursprungs auf der „Software-Ebene“, wohingegen nozizeptive und neuropathische Schmerzen auf der „Hardware-Ebene“ zu suchen sind (vgl. ▶ 1.3 Der dritte Zugangsweg)

„Vegetativer Schmerz“ erklärt die Fälle, in denen kein pathologischer organischer Befund erhoben werden kann und keine wesentlichen Hinweise auf psychische Ursachen zu finden sind. Hier kann eine somatische Behandlung auf der „Software-Ebene“ in Form der Neuraltherapie zum Erfolg führen.

3.2.2 Vegetatives Nervensystem und Neuraltherapie

Hans Barop

Neurophysiologie des vegetativen Nervensystems

Das vegetative Nervensystem (VNS) stellt ein ubiquitäres Informationssystem im Organismus dar. Die zwei Anteile **Sympathikus** und **Parasympathikus** gewährleisten in oszillierendem Wechselspiel die Homöostase. In vielen Bereichen wirkt der Sympathikus als „ergotroper Leistungsnerv“ und der Parasympathikus als „trophotroper Erholungsnerv“ (vgl. ▶ 2.1 Anatomie des vegetativen Nervensystems).

Das VNS besitzt im Unterschied zum somatischen Nervensystem eine doppelte Funktion. Zum einen ist es für die Steuerung der spezifischen Organtätigkeit zuständig, zum anderen für eine den unterschiedlichen Belastungen angepasste **Gewebsperfusion** sämtlicher Organe. Eine Einflussnahme auf das vegetative Nervensystem ermöglicht damit einen therapeutischen Zugriff auf praktisch alle Organsysteme und so auf unterschiedlichste Erkrankungen (▶ 6.2 Indikationen der Neuraltherapie).

Zwischen dem VNS und dem somatischen Nervensystem bestehen sehr enge Verbindungen (vgl. ▶ 2.1 Anatomie des vegetativen Nervernsystems), ebenso zwischen **seelischen Vorgängen** und dem Vegetativum. Letztere können sich in Form von psychosomatischen und somatopsychischen Krankheiten äußern. So findet man einerseits vegetative Reaktionen des Organismus bei seelischen Belastungen, die zunächst physiologisch sind, sich aber zu manifesten Krankheitsbildern entwickeln können, und andererseits psychische Alterationen bei lange dauernden vegetativen oder organischen Störungen (z.B. chronischen Schmerzsyndromen).

Neurophysiologische Besonderheiten des VNS

VNS und Schmerzgeschehen

Periphere Reizbarkeit

Eine Besonderheit des Vegetativums ist die **Zunahme der Reizbarkeit** vegetativer Fasern von zentral nach peripher. Der gleiche Reiz entfaltet peripher eine stärkere Wirkung als zentral mit allen Folgen am Gefäß, Blutstrom, dem Interstitium und dem Parenchym.

Engrammierung

Eine besondere Stellung nimmt der Sympathikus im Schmerzgeschehen ein. Zum einen ist er selbst in der Schmerzvermittlung direkt als Afferenz beteiligt, z.B. beim **protopathischen Schmerz**, dem Eingeweide- und Gefäßschmerz (▶ 3.2.1 Die Arten des Schmerzes). Andererseits ist der sympathische Anteil des VNS an der Steuerung der Perfusion aller nozizeptiven Strukturen maßgeblich beteiligt. So reicht offenbar schon eine einzelne pathologische Reizung des Sympathikus aus, um über die daraus resultierende leichte Ischämie eine erhöhte pathologische Reizbarkeit entstehen zu lassen. Auch ohne Weiterbestehen eines kontinuierlichen pathologischen Reizes genügt diese **veränderte Erregbarkeit**, um chronische Erkrankungen entstehen zu lassen. Diese anhaltenden Erhöhung der Reizbarkeit durch einen einzelnen starken oder wiederholte mittelstarke Reize stellt ein wichtiges Erklärungsmodell des chronischen Schmerzes auf Grund peripherer Lernvorgänge im Nervensystem (Engrammierung) dar (▶ Abb. 3.1).

Bereits die Experimente Rickers in den 1920er Jahren belegen, dass im Bereich eines Erstreizes geringer Reizstärke auch nach langer Pause, nachdem alle Folgen dieses Erstreizes abgeklungen sind, eine auffällig erhöhte Reizbarkeit persistiert, die zur pathologischen Reizantwort selbst bei physiologischen Reizen führen kann.

Diese Eigenschaft ist beim somatischen Nervensystem nicht bekannt. Ricker beobachtete damit eine für die Neuraltherapie entscheidende Reaktionsform des Vegetativums: die Engrammierbarkeit.

Neuraltherapie – direkte Wirkung auf das vegetative Nervensystem

Die Fasern des Neurovegetativums bestehen überwiegend aus wenig myelinisierten zentralen und nicht myelinisierten Fasern in der Endformation. Daneben ist die relativ langsame Leitfähigkeit sowie eine zunehmende Reizbarkeit von zentral nach peripher bemerkenswert. Die geringe Myelinisierung macht dieses Nervensystem für Lokalanästhetika leicht zugänglich, da schon sehr geringe Mengen und Konzentrationen unterhalb der für anästhesiologische Zwecke erwünschten sensorischen Lokalanästhesie für die Unterbrechung der vegetativen Reizleitung ausreichen.

Die alleinige Betrachtung des vegetativen Nervensystems ist nur aus didaktischen Gründen möglich. Es bestehen, wie eingangs erwähnt, Verbindungen zu allen übrigen Funktionssystemen einschließlich der innersekretorischen und hormonellen Regulation. Durch Funktionsstörungen des vegetativen Nervensystems werden alle diese Systeme beeinflusst. Daraus ergibt sich die außerordentliche Indikationsbreite der Neuraltherapie, die die besonderen Eigenschaften des vegetativen Nervensystems zu therapeutischen Zwecken nutzt.

Neuraltherapie bei Störungen im Segment

Das Phänomen der veränderbaren Reizbarkeit gibt Einblicke in der Pathogenese vieler chronischer Krankheitsbilder. So ist ein einmaliges Trauma, sei es eine Verletzung oder eine Erkrankung, in der Lage, eine bleibende Änderung der Nervenfunktion regional wie überregional zu erzeugen („periphere Engrammierung"). Dies geschieht in Form einer anhaltenden Senkung der Reizschwelle in diesem Areal, so dass auch ein physiologischer Reiz in dieser Region zur pathologischen Reizung führt und damit eine chronische Erkrankung auslösen oder unterhalten kann (zur zentralen Engrammierung vgl. ▶ 3.1.1 Schmerzgedächtnis, ▶ 3.1.3 Zentrale Modulation).

Neuraltherapie bei Störungen durch Herde/Störfelder

Die besondere Eigenschaft der Engrammierung des VNS erklärt sowohl die Besonderheit chronischer Erkrankungen (erhöhte Reizbarkeit auf geringste Stimuli) als auch die Entstehung einer Störfelderkrankung.

Ein Reizzustand ist in der Lage, auch an völlig anderer Stelle als im primären Verletzungs- oder Erkrankungssegment eine pathologische Reizsituation zu unterhalten. Die experimentellen Daten Rickers liefern wichtige Erklärungsmodelle auch für die Herd- oder Störfelderkrankungen (▶ 5.5 Herd und Störfeldgeschehen).

Bei einem Störfeld unterliegen der primäre Reizort und die zugehörige Erkrankung keiner direkten segmentalen Zuordnung mehr. Die von einem Störfeld ausgehenden segmentübergreifenden Effekte einer pathologischen Reizung werden auf verschiedene Weise in das Zielorgan vermittelt:

- die stark vernetzte, rückkoppelnde Struktur des Vegetativums
- die ubiquitäre Vernetzung der Interzellularsubstanz (Grundregulationssystem)
- den segmentübergreifenden Verlauf des sympathischen Grenzstrangs, der eine das Segment überschreitende Übertragung pathologischer Impulse ermöglicht. Die möglichen Effekte dieser Störung in anderen Segmenten manifestieren sich zum Teil an genetisch bedingten, durch Vorerkrankungen oder ehemalige Verletzungen entstandenen „Schwachstellen" („locus minoris resistentiae"). Dieser Weg führt v.a. zu umgrenzten Schmerzsyndromen, wie z.B. chronischer Gelenkschmerz, Pelvipathie usw.
- Ein Teil der pathologischen Impulse wird spinal nach zentral geleitet, wo Fehlfunktionen von den vegetativen Zentren (▶ 2.1.7 Vegetative Zentren) an den Gesamtorganismus vermittelt werden.
  Dieser Mechanismus spielt vor allem bei Systemerkrankungen eine Rolle, wie z.B. des Herz-Kreislauf-Systems, von Stoffwechselerkrankungen, Kollagenosen oder rheumatischen Erkrankungen.

Die neuraltherapeutischen Erfahrungen mit derartigen Krankheitsbildern, die unter Störfeldbehandlung zum Teil in kurzer Zeit vollständig abklingen, bilden das klinische Korrelat zu diesen Überlegungen (▶ Abb. 3.7).

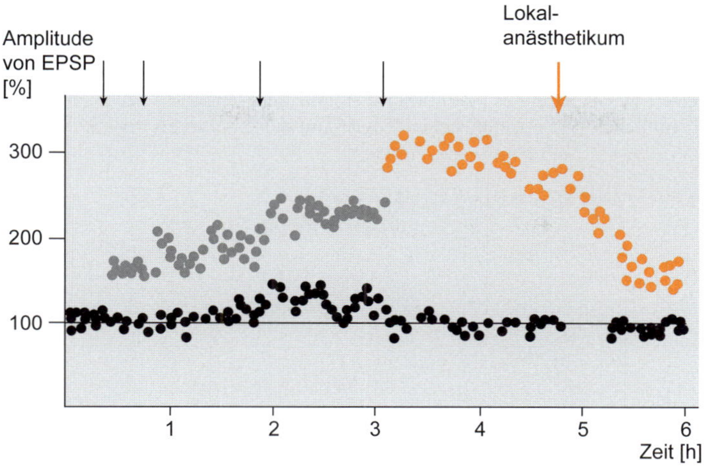

Abb. 3.7 Wiederherstellung der normalen Erregbarkeit vegetativer Fasern durch Neuraltherapie.

VNS als Substrat der Neuraltherapie

Durch Verwendung von Lokalanästhetika kann der pathologische Reizzustand des Vegetativums weit über die reine „Anästhesiezeit" hinaus aufgehoben werden. Die Engrammierbarkeit des Vegetativum ist in therapeutisch nutzbar. Auf diese Weise kann das VNS neu programmiert, d.h. „umtrainiert" werden. Die möglichen Mechanismen, mit denen Lokalanästhetika diese Effekte auslösen, werden in ▶ Kapitel 4 erörtert.

Die Verwendung von Lokalanästhetika mit dem Ziel einer Beeinflussung des vegetativen Nervensystems wirkt sich regulierend auf die vegetativen Funktionen in dem behandelten Gebiet aus. Dieser Vorgang findet sich im Begriff „Regulationsmedizin" wieder, der beinhaltet, dass durch Anregung körpereigener Mechanismen die optimale Regulation aller Funktionsabläufe (Homöostase) wiederhergestellt werden soll.

Die besonderen Eigenschaften des vegetativen Nervensystems, wie

- die ubiquitäre Verteilung
- die engen Verbindungen zum somatischen Nervensystem
- die Doppelfunktion direkter Organversorgung und peripherer Steuerung der Gewebsperfusion
- die Fähigkeit zur Engrammierung in Form der Veränderung der Reizbarkeit/Reizschwelle

erklären dessen gute Erreichbarkeit und Reaktionsfähigkeit auf Lokalanästhetika in Form der Neuraltherapie.

Vermutlich wirken auch andere reflextherapeutische Verfahren wie die Akupunktur über dieses System und normalisieren so die Autoregulation des Organismus (vgl. ▶ 13.1 Akupunktur). Die Neuraltherapie ist darüber hinaus in der Lage, übergeordnete neurale Strukturen (Ganglien) direkt zu beeinflussen, und zum anderen die pathologischen Einflüsse von Beherdungen (Störfelder, Herde) zu beheben.

1925 prognostizierte Hering: *„Die weise Nutzung des vegetativen Nervensystems wird eines Tages einen Großteil der Therapie ausmachen.“*. Bis heute sind jedoch die Kenntnisse über die Funktionsweise und die therapeutische Nutzbarkeit des vegetativen Nervensystems im gesamten Lehrgebäude der Medizin noch stark unterbewertet. Der Beitrag der Neuraltherapie zum Lehrgebäude besteht gerade darin, einen einfachen und ungefährlichen Zugriff auf das VNS zu ermöglichen.

4 Lokalanästhetika

4.1 Warum Lokalanästhetika?

Stefan Weinschenk

4.1.1 Injektion von Lokalanästhetikum, Wasser, NaCl oder „dry needling"?

Die Injektion und ihre Varianten

Zwar empfindet der Mensch seit Jahrtausenden eine invasive ärztliche Maßnahme wirkungsvoller als eine orale oder gar verbale Intervention. Dennoch geht seit der Erfindung der Hohlnadel 1845 und der Spritze 1853 von der Injektion selbst eine große therapeutische Wirkung aus. Es handelt sich hier nicht nur um einen Plazebo-, sondern um einen eigenen iatrogenen therapeutischen Effekt (vgl. ▶ 5.8 Plazebo-Effekt). Um den spezifischen Effekt der Lokalanästhetika von diesem „unspezifischen" therapeutischen Effekt zu unterscheiden, sind große kontrollierte Studien in der neuraltherapeutischen Forschung erforderlich (▶ 14.3 Studien), die jedoch heute erst am Anfang stehen. Nachfolgend sind die Ergebnisse der bisher vorliegenden Literatur dargestellt.

Parallel zur klassischen Neuraltherapie hat sich eine Vielzahl von Stichtechniken zur Behandlung regional gestörter Zonen, mit dem Ziel einer regionalen oder systemischen Induktion eines Heilungsvorgangs entwickelt, z.B.:

- **Injektion von homöopathischen Substanzen** (Formicain, Homöosiniatrie nach Weihe [Schoeler, 1954]) (vgl. ▶ 13.4 Mesotherapie).
- **Injektion von isopathischen Substanzen**, z.B. aus Operationsgewebe (▶ 9.1.5 Regeln) oder von industriell hergestellten Nosoden (z.B. Notakehl®) vor allem im zahnärztlichen Bereich
- Verwendung von Lokalanästhetika unter **anderen Vorstellungen und Zielen**:
  - als Injektionsakupunktur [Gleditsch 2004]
  - als Regionalanästhesie [Jankovic 2005]
- lokale oder systemische Behandlung **ohne jegliche Injektion eines Mittels**:
  - die Akupunktur selbst, in der Triggerpunkttherapie als „dry needling"
  - Störfeldtherapie mittels Laser oder Akupressur [Strittmatter 2005]

Nur selten wurden bislang diese Wirkprinzipien oder Methoden gegeneinander geprüft.

Therapieform

Es spielt zunächst eine entscheidende Rolle, ob die Neuraltherapie als Lokal-, Segment-, Ganglien- oder Störfeldtherapie angewandt werden soll.

Als **lokale Maßnahme** zur Wundheilung setzen sich Lokalanästhetika auch in der Traumatologie zunehmend durch. Hier werden in der Praxis selten andere Mittel angewandt.

Bei der **Triggerpunktbehandlung** als lokale Maßnahme (▶ 10.2) wurden von den Begründern des einschlägigen Standardwerkes [Travell/Simons 2001] in den Anfangsjahren ausschließlich Lokalanästhetika angewandt. In späteren Jahren entwickelten sie dann andere Techniken wie „Spray and Stretch" oder manuelle Techniken, die jedoch nach Ansicht von Travell und Simons geringere Wirksamkeit besitzen [Travell/Simons 2001].

Eine Dissertation aus Basel bestreitet dagegen eine bessere Wirksamkeit bei der Anwendung von Lokalanästhetika bei der Triggerpunktbehandlung im HNO-Bereich. Es konnte kein Vorteil von Lidocain gegenüber NaCl gesehen werden [Gysin 1996]. Allerdings hatte die Untersuchung eine Reihe von methodische Schwächen, so dass die Aussagen nur eingeschränkt verwertbar sind.

Die Wirkung der **Akupunktur als lokale Maßnahme** („dry needling", im Gegensatz zur Injektionsakupunktur) dürfte bei Triggerpunkten ähnlich der Wirkung der Neuraltherapie sein, führt jedoch zu deutlich stärkeren und längeren Schmerzen bei und nach der Behandlung [Travell/Simons 2001].

Die **systemische Wirkung der Akupunktur** dagegen liegt vermutlich auf einer anderen Ebene und lässt sich am ehesten mit der **Segmenttherapie** vergleichen. Sie ist inzwischen zweifelsfrei nachgewiesen: Die Wirkung der Akupunktur bei Schmerzzuständen ist signifikant besser als eine klassische medikamentöse Therapie [Diener et al. 2006]. Prospektive Therapiestudien, die die Wirksamkeit von Akupunktur und Neuraltherapie vergleichen, sind jedoch nicht bekannt.

Bei der **Ganglienblockade** werden zur Behandlung von Schmerzen langwirksame Lokalanästhetika, in der Neuraltherapie kurz wirksame Lokalanästhetika wie Procain angewandt. Das jeweilige Konzept der beiden Interventionen unterscheidet sich grundlegend (▶ 4.1.2 Blockade, Infiltration, Injektion).

Bei der **Störfeldtherapie** im Zahn-Kiefer-Bereich ist die Diskussion um die Knochengängigkeit der verwendeten Lokalanästhetika (Articain vs. Procain) noch nicht beendet. Der Autor verwendet in der Regel ein Gemisch aus beiden. Nach Expertenmeinungen sind ester- und amidstrukturierte Lokalanästhetika im Zahn-Kiefer-Bereich empirisch gleich wirksam, Studien existieren jedoch nicht.

Bei der **Narbenentstörung** handelt es sich um oberflächliche einfache Injektionstechniken, bei denen Therapeuten eine Fülle verschiedener Substanzen injizieren. Vergleichende Untersuchungen existieren bis dato nicht.

Praktische Aspekte und Empfehlungen

Eine Reihe von praktischen Aspekten hat Einfluss auf die Wahl des Mittels.

Aufgrund der überwältigenden Fülle von Daten, die die antiinflammatorischen, immunstimulierenden und wundheilungsfördernden Wirkungen von Lokalanästhetika belegen (Übersicht ▶ 4.3 Alternative Wirkmechanismen), sollte der Verwendung von Lokalanästhetika, möglicherweise gerade von Procain der Vorzug gegeben werden, wenn **chronisch-entzündliche Prozesse** behandelt werden sollen (vgl. ▶ 4.5 Procain oder Lidocain).

Die Injektion von **Wasser** wird von vielen Patienten als deutlich schmerzhafter empfunden als von Lokalanästhetika, deren schmerzbetäubende Wirkung hier als erwünschter Nebeneffekt der Injektion genutzt werden kann. Die Injektion von NaCl ist nahezu gleich schmerzhaft wie die von Lidocain und Chlorprocain. Für viele Therapeuten ist dies einer der vielen Gründe für die Bevorzugung von Lokalanästhetika bei der Injektion. Folgt man dem Prinzip „nil nocere", ist die Anwendung von Wasser zu Injektionen und von anderen gewebsschädigenden oder schmerzhaften Mitteln grundsätzlich abzulehnen.

Bei der **Triggerpunktbehandlung** hat sich Procain als deutlich überlegen erwiesen: Die Injektion von Procain führte zu einer nur Sekunden anhaltenden Schmerzsensation im Gegensatz zu allen anderen verwendeten Substanzen oder der trockenen

Nadelung [Travell/Simons 2001]. Es wird jedoch bei der Triggerpunktbehandlung (noch) nicht von vielen Therapeuten angewandt (▶ 10.2.2 Procain in der Triggerpunkttherapie).

Bei **Lokal- und Segmenttherapie** kann - je nach Indikation - die Verwendung der Substanz eine untergeordnete Rolle spielen. Der Injektion von kurz wirksamen Lokalanästhetika ist bei **Ganglien- und Störfeldtherapie** der Vorzug zu geben.

Bei folgenden Anwendungen ist der Injektion von kurzwirksamen Lokalanästhetika ebenfalls der Vorzug zu geben:

- sehr schmerzhafte Injektionen (intrakutan, Triggerpunkte)
- intravasale Anwendung
- gefährliche Injektionen
- Ganglien- und Störfeldtherapie
- andere nervennahe Injektionen

4.1.2 Blockade – Infiltration – Injektion?

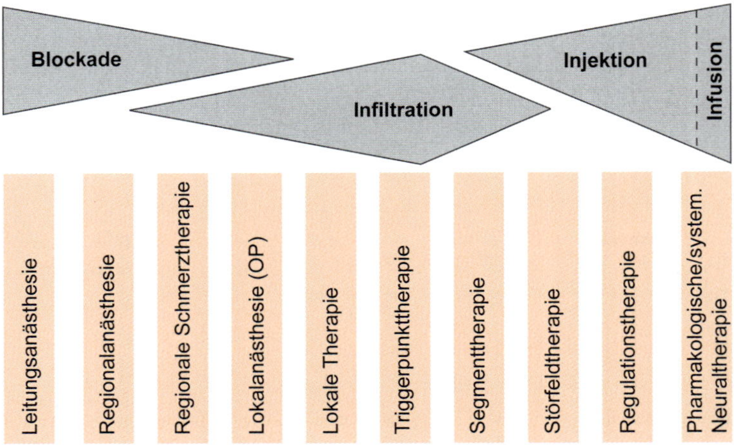

In verschiedenen medizinischen Disziplinen werden Nerven und Ganglien mit Lokalanästhetika behandelt und hierfür jeweils unterschiedliche Begriffe verwendet. Die Zielrichtung des Eingriffs sind teilweise sehr verschieden. Die Begriffe und die dabei gewünschten Effekte sollen nachfolgend voneinander abgegrenzt werden.

Seit der Entdeckung und Weiterentwicklung der Lokalanästhetika zu Beginn des 20. Jahrhunderts hat deren Verwendung eine unterschiedliche Entwicklung bzw. Differenzierung durchgemacht. Es entwickelte sich

- die Disziplin der **Lokalanästhesie** im engeren Sinne zur örtlichen Betäubung von Nerven bei operativen Eingriffen
- der **Regional- und Leitungsanästhesie** zur Schmerzbetäubung mittels Ausschaltung sensibler Nerven
- die **„Heilanästhesie"** mit dem Ziel einer therapeutischen Wirkung des Lokalanästhetikums, aus der schließlich die **Neuraltherapie** hervorging

Die Regionalanästhesie (**Regionalblockade**) gewann zunehmende Bedeutung in der Anästhesie [Jankovic 2003]. Es wurden Lokalanästhetika von Amidtyp mit immer längerer Wirkungsdauer entwickelt (▶ 4.2 Pharmakologie), die wegen ihres Nebenwirkungspotenzials in der Regel unter Kontrolle bildgebender Verfahren appliziert werden.

Für diese Anwendungsbereiche ist der Begriff **„Blockade"** zutreffend, weil es hier auf die möglichst lange Schmerzfreiheit während einer Operation durch Blockade der sensiblen Nervenleitung ankommt.

Gleiches gilt für die **Schmerztherapie** bei chronischen starken Schmerzen, bei der mittels Nervenblockade der afferenten sensiblen Nervenfasern dauerhafte Schmerzfreiheit oder Schmerzarmut erreicht werden soll. Auch hier ist der Begriff **Blockade** der zutreffende [vgl. Jankovic 2003].

Die anästhesiologische Forschung hat im Rahmen der Weiterentwicklung der Regionalanästhesie die therapeutische Wirkung der Lokalanästhesie (früher: „Heilanästhesie") neu entdeckt: Bei zusätzlicher Anwendung einer Regionalanästhesie während einer Allgemeinnarkose, z.B. durch den so genannten „3-in-1-Block", stellte man fest, dass der anschließende Schmerzmittelverbrauch deutlich geringer war als bei alleiniger Allgemeinanästhesie [Jankovic 2003, Hollmann et al. 2000]. Die Mechanismen für diesen positiven Effekt sind noch weitgehend unerforscht. Möglicherweise kommt es auch in Narkose durch die Traumatisierung des Gewebes und lokale Azidose zu einer Bahnung von Schmerzimpulsen aus dem OP-Gebiet, die durch die „Lokalanästhesie" erfolgreich verhindert werden kann. Nichts anderes bedeutet der alte Begriff Heilanästhesie, der eigentlich zutreffender wäre als der häufig benutzte Begriff „therapeutische Lokalanästhesie", jedoch wegen seiner etwas altmodischen Anmutung kaum mehr verwendet wird.

Von **Infiltration** oder **Umflutung** spricht man bei der Neuraltherapie, weil nicht die Blockade der afferenten sensiblen Nervenfasern, sondern die Unterbrechung von autonomen Schmerzmechanismen und die lokale antiinflammatorische Wirkung der Lokalanästhetika die entscheidenden Therapieprinzipien darstellen.

Von manchen Schmerztherapeuten wird gelegentlich die Single-Shot-Methode wegen ihrer kurzen Wirkungsdauer in Frage gestellt. Die **Single-Shot-Injektion** oder **Infiltration** von kurzwirksamen, insbesondere von esterstrukturierten Lokalanästhetika kann jedoch entscheidende Erfolge im Sinne einer lokalen therapeutischen Wirkung vorweisen. Ein weiterer Vorteil der Single-Shot-Technik ist der Wegfall gewebs- oder allgemeintoxischer Effekte, wie sie bei Applikation längerwirksamer Lokalanästhetika in höheren Dosierungen zu beobachten sind.

Der Effekt dieser Technik beruht einerseits auf den in den Kapiteln ▶ 4.3, ▶ 4.5 und ▶ 5.2 dargelegten Wirkmechanismen und auf der verbesserten Gewebsperfusion durch esterstrukturierte Lokalanästhetika (▶ 4.4 und ▶ 4.5). Ein großer Teil dieser therapeutischen Effekte, insbesondere in azidotischem Gewebe, scheint auch mit Lidocain aufzutreten (▶ 4.3). Aus diesem Grunde – erwünschte Verbesserung der lokalen Perfusion – sind vasokonstriktorische Zusätze wie Adrenalin bei therapeutischer Anwendung kontraindiziert.

Die Wirkung an vegetativen Nerven durch die **Regenerationspause** nach der pharmakologischen Ausschaltung vegetativer Fasern scheint ebenfalls von großer Bedeutung für die therapeutischen Effekte der Single-Shot-Injektion zu sein. Die komplex vernetzten vegetativen Schaltvorgänge können sich am Ende des blockierten Zustands im Sinne eines „Reset" neu formieren („Umlernen" des neuronalen Gedächtnisses, vgl. ▶ 3.1.1 Neuronale Plastizität). Eine dauerhafte Blockierung dieser kybernetischen Regelkreise mit langwirksamen Lokalanästhetika oder Dauerkathetern würde dagegen diese Regeneration verhindern.

Nicht zuletzt aus diesen Gründen sprechen wir im engeren neuraltherapeutischen Kontext nicht von Blockade, sondern von Infiltration oder Injektion, um den Gedanken des therapeutischen Effekes („Heilreiz") nicht zu verschleiern.

4.2 Pharmakologie und Toxikologie der Lokalanästhetika

Hans Chr. Niesel

4.2.1 Membranruhepotenzial (MRP)

Die elektrischen Eigenschaften von Membranen führen zu einer Spannungsdifferenz somatischer Zellen zwischen Innen- und Außenseite der Zellmembran.

K^+-Ionen sind im Inneren der Zelle 30–40× höher konzentriert als in der extrazellulären Flüssigkeit. Entsprechend dieses chemischen Gradienten diffundieren sie durch offene Kanäle der Membran („ungated channels") aus dem intrazellulären Raum an die Membranaußenseite. Anionen, wie PO_4^{3-} oder Proteine können ihnen nicht durch die Membran hindurch folgen, bleiben an der Innenseite der Membran zurück und halten K^+-Ionen durch elektrostatische Kräfte an der gegenüberliegenden Außenseite der Membran fest.

Für K^+ baut sich somit diffusionsbedingt ein elektrischer Gradient auf, der dem chemischen entgegengesetzt ist, die K^+-Ionen also von außen nach innen „zieht". Bei einem elektrischen Gradienten von ca. 60–90 mV (Membranruhepotenzial, ▶ Abb. 4.1) halten sich die entgegengesetzten Kräfte schließlich die Waage. Neuronen besitzen ein MRP von -70 mV, Gliazellen, Herz- und Skelettmuskelzellen von -90 mV.

Nerven- und Muskelzellen, aber auch andere Körperzellen besitzen **Na^+-Kanäle**, die im Ruhezustand der Zelle geschlossen sind. Werden sie durch einen Liganden wie z.B. Acetylcholin oder durch einen elektrischen Reiz geöffnet, diffundieren Na^+-Ionen sehr schnell auf die Innenseite der Membran, neutralisieren damit negative Ladungen und senken kurzfristig die Potenzialdifferenz zwischen Innen- und Außenseite der Membran bis auf 0 mV oder sogar +40 mV (Aktionspotenzial, ▶ Abb. 4.1).

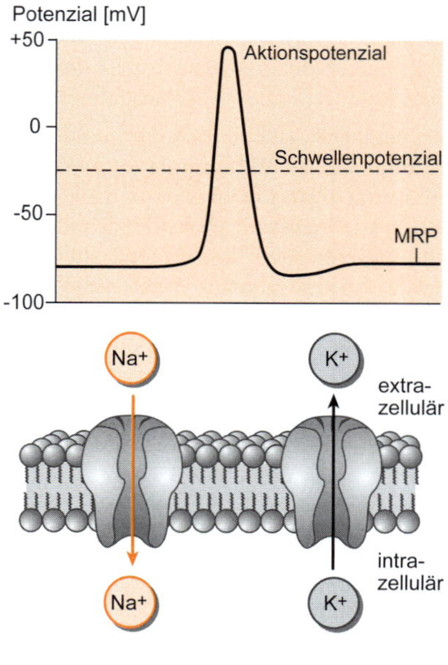

Abb. 4.1 Membranruhepotenzial (MRP) und Aktionspotenzial

4.2.2 Aktionspotenzial und Repolarisation

▶ Abbildung 4.1 zeigt den raschen Einstrom positiver Natriumionen in das Zellinnere, gefolgt von elektrischer Umpolung, bis das so genannte Triggerpotenzial überschritten ist und die überschießende Depolarisation von 0 mV bis +20 mV ausgelöst wird.

Ein ATP-abhängiger und damit Energie verbrauchender Vorgang, die Na^+-K^+-Pumpe, transportiert kontinuierlich Na^+-Ionen im Austausch gegen K^+-Ionen gegen das Konzentrationsgefälle nach außen und stellt damit das transmembranöse Konzentrationsgefälle wieder her.

4.2.3 Wirkung von Lokalanästhetika am Natriumkanal

Seit den Forschungsarbeiten der Arbeitsgruppe von Fleckenstein ist der Wirkungsmechanismus von Lokalanästhetika bekannt [Fleckenstein 1950]. Sie konnte nachweisen, dass Lokalanästhetika sich mit Hilfe ihres lipohilen Molekülanteils in die Na^+-Kanälen „einlagern" und diese blockieren. Dadurch kommt es zu einer Permeabilitätsänderung der Na^+-Kanäle, sie werden für Na^+-Ionen unpassierbar, auch dann, wenn sie durch einen Reiz geöffnet werden [Fleckenstein 1954].

Die Natriumkanäle stellen transmembranöse Proteine dar, deren α–Einheit aus vier so genannten Domänen aufgebaut ist. Jede dieser Domäne besteht wiederum aus sechs Segmenten, die eine α–Helixstruktur aufweisen. Für die Blockade des schnellen Natriumkanals durch Lokalanästhetika ist überwiegend das Segment 6 der Domäne 4 auf der Innenseite des membranständigen Proteinkomplexes zuständig.

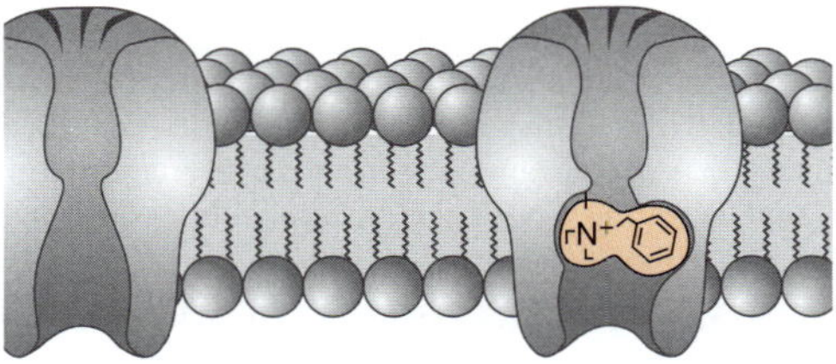

Abb. 4.2 Lokalanästhetikum in einem Na-Kanal (nach [Forth et al. 2004])

Lokalanästhetika interagieren nicht nur mit spannungsgesteuerten schnellen Natriumkanälen, sondern in höheren Konzentrationen auch mit Calcium- und verschiedenen Kaliumkanälen.

4.2.4 Zugang von Lokalanästhetika zum Ionenkanal

Die ungeladene Form des Lokalanästhetikums gelangt durch die Zellmembran von extrazellulär nach intrazellulär an die Innenseite des Natriumkanals. Dort erfolgt entsprechend dem pKa-Wert des betreffenden Anästhetikums eine Überführung der Substanz in den geladenen kationischen Zustand, in Folge derer die Bindung von intrazellulär an den Rezeptor des Ionenkanals erfolgen kann. Die basische, lipophile Form der Lokalanästhetika ist also für die Penetration, die kationische für die Bindung an den Membranrezeptor verantwortlich.

Lokalanästhetika haben eine weitere Möglichkeit, zum intramembranös gelegenen Rezeptor zu gelangen: als geladenes Kation über den geöffneten Ionenkanal. Mit zunehmender Konzentration der Lokalanästhetika nimmt die Wahrscheinlichkeit zu, dass ein Lokalanästhetika-Molekül auf einen bereits geöffneten Kanal trifft und durch diesen in die Zelle gelangt. Höhere Lokalanästhetika-Konzentrationen führen daher zu einer exponenziell verlängerten Wirkung am Nerven.

Mit steigender Lokalanästhetikum-Konzentration am Nerv nehmen die Häufigkeit und das Ausmaß der lokalen Depolarisation ab. Damit wird sowohl die Repolarisationsrate vermindert als auch die Erregungsleitungsgeschwindigkeit bei verlängerter Refraktärperiode verzögert. Ab einer substratspezifischen, charakteristischen Konzentration wird der Schwellenwert der Depolarisation nicht mehr überschritten, so dass es zur vollständigen Blockade der Informationsübertragung kommt. Diese Konzentration wird als minimal inhibierende Konzentration (C_{mac}) bezeichnet.

Ein Na-Ionenkanal kann neben den Zustände geschlossen und geöffnet auch inaktiviert sein („C-type“). Die Interaktion mit dem C-Typ-Rezeptor hilft den so genannten „use dependent block“ zu erklären (vgl. ▶ 5.5.10 Molekularbiologische Erklärung des Störfelds).

4.2.5 Pharmakokinetik von Lokalanästhetika

Proteinbindung

Lokalanästhetika haben je nach molekularem Aufbau eine unterschiedliche Proteinbindungskapazität. Diese beeinflusst die Wirkung der verschiedenen Lokalanästhetika auf mehreren Ebenen:

Bindung am Rezeptorprotein: Der Natriumkanal besteht aus einem Glykoprotein, das wie eine funktionelle Pore in der Zellmembran wirkt. Für die Bindung des Lokalanästhetikums an den Membranrezeptor ist die Proteinbindungsfähigkeit von Bedeutung. Die lange Wirkung, aber auch die Toxizität von Ropivacain und Bupivacain wird durch eine hohe Proteinbindung erklärt.

Bindung im Plasma: Saures α_1-Glykoprotein, ein Akut-Phase-Protein (Plasmaspiegel 550–1400 mg/l), stellt den wichtigsten Interaktionspartner für Lokalanästhetika im Plasma dar.

Transport durch Membranbarrieren: Der ungebundene freie Anteil des Lokalanästhetikums kann die Plazenta und die Blut-Hirn-Schranke passieren.

Lipophilie

Die Fettlöslichkeit erlaubt eine begrenzte Aussage über die lokalanästhetische Potenz eines Lokalanästhetikums und seine systemische Toxizität. Lokalanästhetika wirken auch auf das fettreiche Myelin schnell leitender Axone. Lipophile Lokalanästhetika akkumulieren bevorzugt in dieser fetthaltigen Myelinschicht, so es dass aufgrund dieser Anreicherung auch zu einer motorischen Blockade (über Motoneurone in Aδ-Fasern) kommen kann.

Ein **differenzieller Block** ist gekennzeichnet durch eine unterschiedlich starke Blockade motorischer und sensorischer Eigenschaften durch ein Lokalanästhetikum. Erreicht wird dies durch eine unterschiedliche Affinität der Lokalanästhetika zu den einzelnen Fasern innerhalb eines Nerven. Procain und Ropivacain besitzen z.B. eine geringere Lipophilie als Bupivacain. Hierdurch werden A-Nervenfasern mit Myelin weniger blockiert, so dass diese Lokalanästhetika dünne Fasern rascher blockieren als dicke Nervenfasern.

Daraus ergibt sich die **Reihenfolge der Ausschaltung**: Vasokonstriktion (postganglionäre sympathische Fasern) → Schmerz → Kälte → Wärme → Berührung → Druck → Motorik.

Übergangsphasen der Lokalanästhesie mit schmerzreduzierendem Effekt werden auch als Wedensky-Block beschrieben.

Die erhöhter **Toxizität** lipophiler Lokalanästhetika ist durch ihre Anreicherung in lebenswichtigen Organsystemen erklärbar (s.u., Toxizität).

Ester- und Amidstruktur von Lokalanästhetika

Strukturchemisch lassen sich Lokalanästhetika in Substanzen vom Estertyp (z.B. Procain) oder Säureamidtyp (z.B. Lidocain) unterteilen. ▶ Abbildung 4.3 illustriert die Aufgliederung des Moleküls in drei charakteristische Abschnitte, die für die physikalisch-chemischen Eigenschaften, die Pharmakodynamik (Wirkintensität, Wirkdauer), Pharmakokinetik und systemische Toxizität entscheidend sind:

- der aromatische Rest, der für die lipophilen Eigenschaften der Substanzen verantwortlich ist
- der substituierte Aminostickstoff, dessen Protonisierung das Verhältnis von kationischer zu basischer Form bestimmt
- die Zwischenkette, von deren Länge die Wirkintensität abhängt und die für die Zuteilung (Ester oder Amid) zu einer der beiden Gruppen zuständig ist. Diese Kette bestimmt letztlich den Abbau des Lokalanästhetikums im Gewebe.

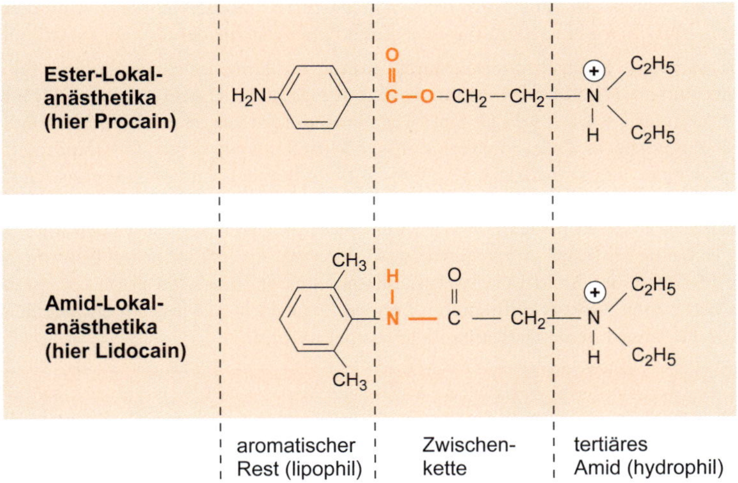

Abb. 4.3 Chemische Grundstruktur der Lokalanästhetika (nach [Graf/Niesel 2003]). Lokalanästhetika stellen amphiphile Substanzen dar. Unter dem jeweiligen Anteil findet sich dessen pharmakokinetische Funktion.

Stereochemie von Lokalanästhetika

Die meisten Lokalanästhetika weisen ein asymmetrisches C-Atom in ihrer chemischen Struktur auf, so dass zwei unterschiedliche optisch aktive Formen möglich sind, die sich wie Bild zu Spiegelbild verhalten.

Stereoisomerie ist keine Bedingung für lokalanästhetische Eigenschaften einer Substanz (vgl. z.B. das anisomere Procain). Bei identischen physikochemischen Eigenschaften unterscheiden sich Stereoisomere bei Reaktionen an Proteinen, die auch stereoaktiv agieren. Große Bedeutung in der Regionalanästhesie hat das reine S(-)-Isomer Ropivacain, ein Pipecoloxylidid mit einer Propylgruppe am tertiären Amid. Bei langer Wirkdauer weist diese Substanz die geringste Kardiotoxizität aller Langzeitlokalanästhetika auf.

Physikochemische Eigenschaften von Lokalanästhetika (▶ Tab. 4.1)

Lokalanästhetika liegen in Lösung in einem chemischen Gleichgewicht zwischen der basischen ungeladenen Formen (B) und der geladenen kationischen Form (BH^+) vor. Bei einem substanzspezifischen pH-Wert, der für jedes Lokalanästhetikum eine charakteristische Größe darstellt, liegen 50% der Substanz als ungeladene Base (B) und 50% als geladenes Kation (BH^+) vor. Dieser pH-Wert wird als **pK_a-Wert des Lokalanästhetikums** bezeichnet, wobei zwischen pH- und pK_a-Wert folgende Beziehung besteht: $pK_a = pH - \log^{(B)}/_{(BH+)}$. Damit beeinflusst der pH-Wert der unmittelbaren Umgebung die Wirksamkeit eines Lokalanästhetikums, indem über den aktuellen pH-Wert das Verhältnis des geladenen zum ungeladenen, hydrophilen Anteil bestimmt wird.

Lokalanästhetika werden wegen der Lagerstabilität überwiegend als **Hydrochloridlösungen** angeboten, deren pH zwischen 4 und 7 liegt. Diese Lösungen sind gut wasserlöslich und gewebsverträglich. Beim physiologischem pH-Wert von 7,4 liegen je nach pK_a-Wert der verwendeten Substanzen etwa 30–40% aller Moleküle als Base vor. Da nur die basische Form der Lokalanästhetika an den Wirkort diffundieren kann, muss zuvor eine Neutralisation durch Puffersysteme des Gewebes stattfinden.

Die wichtigste **Neutralisationsreaktion** verläuft mit Hilfe des extrazellulären Bikarbonatpuffers. Hierfür gilt folgende Reaktionsgleichung: $(LA)H + Cl^- + Na^+HCO_3 \rightarrow LA + NaCl + CO_2, + H_2O$. Ester-Lokalanästhetika zeigen infolge eines höheren pK_a ungünstigere Diffusionsverhältnisse. Mittellang wirkende Lokalanästhetika weisen einen relativ niedrigen pK_a-Wert auf und besitzen damit etwas günstige Diffusionseigenschaften und einen rascheren Wirkungseintritt. Lang wirkende Lokalanästhetika wie Ropivacain werden mit einem pK_a-Wert um 8,0 in den mittleren Bereich eingestuft. Im sauren Gewebs-pH wie etwa im entzündlichen Gewebe liegt die Mehrzahl der Amid-Lokalanästhetikamoleküle in ionisierter Form vor, so dass sie nicht zum Wirkort diffundieren können. Dies erklärt, wieso im entzündlichen Gewebe Amid-Lokalanästhetika nicht so effektiv sind.

Tab. 4.1 Physikochemische Eigenschaften einiger gebräuchlicher Lokalanästhetika.

Lokalanästhetika (Auswahl)	Synthese	Relative Potenz in vitro zu Procain	Molekulargewicht	pK-Wert (25°C)	Verteilungskoeffizient	Plasmabindung %	Wirkdauer (h)
Procain	1905	1	236	9,05	0,6/0,02		0,5
Tetracain	1930	16	264	8,46	80	75	2–4
Lidocain	1948	4	234	7,91	2,9	64	1–2

Tab. 4.1 Physikochemische Eigenschaften einiger gebräuchlicher Lokalanästhetika. *(Forts.)*

Lokalanästhetika (Auswahl)	Synthese	Relative Potenz in vitro zu Procain	Molekulargewicht	pK-Wert (25°C)	Verteilungskoeffizient	Plasmabindung %	Wirkdauer (h)
Chlorprocain	1952	2–4	271	8,97	4,1		0,5–1
Mepivacain	1957	4	246	7,6	0,8	77	1–2,5
Prilocain	1960	4	220	7,9	0,9	56	1–2,5
Bupivacain	1963	16	288	8,16	27,5	96	2–8
Articain	1970	5	284	7,8	0,04	95	1
Ropivacain	1996	14–16	276	8,05	6,7	95	3–6

4.2.6 Abbau und Elimination von Lokalanästhetika

▶ Tabelle 4.2 zeigt die wichtigsten Daten zur Verteilung. Procain ist durch die schnelle Elimination infolge rascher plasmatischer Hydrolyse durch Plasmacholinesterase gekennzeichnet. Bei den üblichen Dosierungen der Neuraltherapie ist eine verlängerte Eliminationshalbwertszeit, die bei genetisch homozygoten Trägern der atypischen Plasmacholinesterase vorkommt, praktisch ohne Bedeutung. Die Eliminationshalbwertszeit von Amid-Lokalanästhetika spiegelt die unterschiedliche hepatische Metabolisierung wider.

Tab. 4.2 Pharmakokinetische Parameter der Lokalanästhetika.

	Procain*	Lidocain	Mepivacain	Prilocain	Bupivacain	Ropivacain
Eliminationshalbwertzeit (min)	ca.40 sec	96	114	93	162	162
Verteilungsvolumen im steady state (L)	-	91	84	261	73	59
Plasma-Clearance (L/min)	ca. 5,6 L/kg/h	0,95	0,78	2,84	0,58	0,73

* = Abbau zu Paraaminobenzoesäure (PABA) und Diethylaminoethanol (DEAE)

4.2.7 Toxizität von Lokalanästhetika

Die Systemtoxizität der Lokalanästhetika ist in ▶ Tabelle 4.3 vereinfacht dargestellt. **Systemtoxische Effekte** sind in erster Linie auf versehentliche intravasale Applikation zu großer Mengen von Lokalanästhetika zurückzuführen, sehr selten auf eine echte Überdosierung in der Peripherie. Wenn es in der Routine zu toxischen Zwischenfällen kommt, ist ein „verbales Monitoring" subjektiver Symptome des Patienten sehr wichtig. Mit einem engen Kontakt zum Patienten können wichtige Prodrome von kardialen oder zentralnervösen Störungen frühzeitig erfasst werden.

Die unmittelbare Gabe von Sauerstoff, Kreislaufstabilisierung und Sedierung vermeiden jeden Dauerschaden.

Obwohl **allergische Reaktionen** nach Anwendung von Lokalanästhetika sehr selten sind, muss immer mit ihnen gerechnet werden. Im Gegensatz zu Intoxikationen können allergische Reaktionen bereits bei sehr kleinen Lokalanästhetikamengen, also dosisunabhängig auftreten. Es besteht keine Kreuzallergie zwischen den verschiedenen Substanzen.

Vasovagale Reaktionen, die insbesondere vor und zu Beginn der Durchführung einer therapeutischen Maßnahme einsetzen, müssen von allergischen Reaktionen abgegrenzt werden (zur Beherrschung dieser Komplikationen ▶ 6.7 Risiken und Nebenwirkungen).

Tab. 4.3 Symptome der systemischen (zerebralen und kardialen) Intoxikation (aus: Auberger/Niesel 1990]).

	Zerebral	Kardial
Prodromi (subjektive Angaben: durch „verbales Monitoring“ zu erfassen)	• metallischer Geschmack • Schwindel • Ohrensausen • Angst	• beschleunigte Herzfrequenz
Symptome (bei höheren Dosierungen)	• Unruhe, Zittern, Verwirrtheit • Muskelzuckungen • Krämpfe • Bewusstlosigkeit • Atemstillstand	• Arrhythmie, Tachykardie • Hypotonie • Bradykardie • Blässe oder Zyanose • Asystolie

4.3 Alternative Wirkmechanismen von Lokalanästhetika

Vorbemerkung des Herausgebers

Fritz Eichholtz, Leiter der Pharmakologischen Instituts in Heidelberg von 1933–1954, forschte über die Pharmakologie der Lokalanästhetika und schrieb 1947: „… *wie ist es möglich, dass pathologische Symptome, die durch Procain ausgelöscht werden, nach Abklingen der Anaesthesie häufig nicht wieder auftreten? Es hat den Anschein, als ob Procain in der Lage wäre, irgendwie in einen Circulus vitiosus des pathologischen Vorganges einzugreifen. Diese Frage hat die Gemüter reichlich beschäftigt und es gibt wohl kaum einen Arzneistoff, der im Laufe der letzten Jahre mit so wenig fundierten Theorien beladen worden ist, wie gerade das Procain.*“

Unter seiner Leitung veröffentlichte im Jahr 1949 Albrecht Fleckenstein seine bahnbrechenden Arbeiten über den Wirkungsmechanismus der Lokalanästhetika am Natrium-Ionenkanal, der die *anästhesierenden* Eigenschaften dieser Substanzgruppe vollständig erklärte. Ihm war der therapeutische Effekt vertraut (▶ Abb. 4.4). Fleckenstein umriss einen Mechanismus an der Gewebszelle, der sich 50 Jahre später als der entscheidende Effekt für die entzündungshemmende Wirkung der Lokalanästhetika herausstellen sollte [Fleckenstein 1950].

Der Siegeszug der Lokalanästhetika in der Anästhesiologie, nicht zuletzt aber auch die von Eichholtz genannten „wenig fundierten Theorien“ über die therapeutische Wirkung führten dazu, dass die Neuraltherapie von der Hochschule in den Bereich

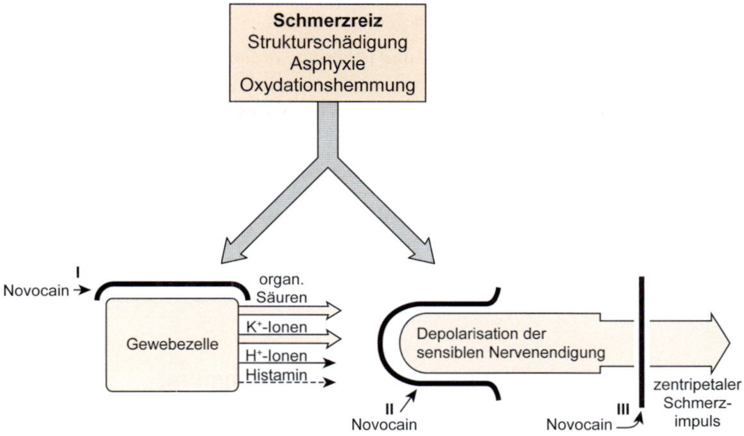

Abb. 4.4 Schema der peripheren Schmerzentstehung und der Lokalanästhesie durch Novocain (aus [Fleckenstein 1950] mit freundlicher Genehmigung des Steinkopff Verlags, Darmstadt). Beachte die „gewebsschützende, entzündungshemmende Wirkung" an der Gewebszelle (links, bezeichnet mit „Novocain I").

der Alternativmedizin abwanderte. Versuche einer Gruppe von Schmerztherapeuten um Gerbershagen und Niesel in den 1980er Jahren, der Methode einen Platz an der Universität zurückzuerobern, schlugen mangels plausibler Erklärungen fehl. Erst ab dem Jahr 2000 konnten Herroeder und Hollmann mit ihren experimentellen Daten das Geheimnis der antiinflammatorischen Wirkung der Lokalanästhetika lüften. Die wesentlichen Ergebnisse dieser Forschung sind nachfolgend zusammengefasst.

Susanne Herroeder, Markus Hollmann

4.3.1 Einleitung

Die Inhibition der Erregungsleitung durch die Blockade spannungsgesteuerter Natriumkanäle ist zweifelsohne der bedeutendste Effekt von Lokalanästhetika und darüber hinaus Hauptmechanismus ihrer antinozizeptiven und antiarrhythmischen Wirkung. Abgesehen davon beeinflussen Lokalanästhetika aber auch andere zelluläre Systeme. Interaktionen mit diesen tragen möglicherweise zu den genannten Effekten bei, können aber auch weitere „alternative" Wirkungen der Lokalanästhetika erklären.

Die Effekte von Lokalanästhetika auf humane polymorphkernige (**neutrophile**) **Granulozyten** (**PMNs**) können hier beispielhaft für einen definitiv Natriumkanal-unabhängigen Effekt angeführt werden, da PMNs keine Natriumkanäle exprimieren.

Interessanterweise zeigen einige dieser „alternativen" Angriffspunkte, wie z.B. die **muskarinergen Rezeptoren** eine deutliche höhere Sensitivität gegenüber Lokalanästhetika als die spannungsgesteuerten Natriumkanäle [Hollmann et al. 2000]. Ob daher nicht die Ionenkanäle, sondern vielleicht sogar diese anderen Rezeptoren den

Hauptangriffspunkt von Lokalanästhetika an der Zellmembran darstellen, muss durch weitere experimentelle Studien geklärt werden.

Diese „alternativen" Effekte der Lokalanästhetika sind mittlerweile durch eine Reihe guter Studien belegt (vgl. ▶ 9.3 Studien). Obwohl viele dieser Effekte in der Praxis seit Jahrzehnten empirisch genutzt werden (Neuraltherapie), hat das wissenschaftliche Interesse an diesen „alternativen" Effekten von Lokalanästhetika erst in den letzten Jahren deutlich zugenommen. Die meisten der nachfolgend besprochenen Wirkungen der Lokalanästhetika sind aber bisher noch nicht in großen multizentrischen Studien untersucht und erfüllen daher nicht die höchsten Kriterien der Evidence-based Medicine. Die „alternativen" Effekte der Lokalanästhetika stellen insgesamt eine interessante Perspektive für viele klinische Anwendungen dar [Cassuto et al. 2006] und könnten wesentlich zum Verständnis der Neuraltherapie beitragen.

4.3.2 Lokalanästhetika und Entzündungshemmung

Einer der interessantesten und am genauesten untersuchten „alternativen" Effekte von Lokalanästhetika betrifft deren antiinflammatorische Wirkung auf der Ebene der Leukozytenaktivität.

Lokalanästhetika greifen hierbei an verschiedenen Punkten in den Ablauf der Entzündungsreaktion ein (▶ Abb. 4.5) [Hollmann/Durieux 2000]:

- Es kommt zu einer Verminderung der Freisetzung von **Entzündungsmediatoren**.
- Lokalanästhetika inhibieren die **Adhäsion der PMN am Endothel**.
- Die durch Lokalanästhetika verminderte Sekretion des **Monocyte-Chemoattractant-Protein-1** (MCP-1) resultiert in einer Inhibition der MCP-1-induzierten Chemotaxis.
- Beides führt zu einer verminderten **PMN-Akkumulation**.

Ein großer Vorteil für den klinischen Einsatz beruht darauf, dass Lokalanästhetika die physiologische **Aktivierung von PMN** nicht beeinflussen, sondern deren Priming sogar inhibieren.

Inhibition des Primings von Leukozyten durch Lokalanästhetika

Priming beschreibt einen Prozess, bei dem es nach einem entzündlichen Reiz zu einer Aktivierung der Neutrophilen und nachfolgend zu einem massiven Anstieg der Produktion freier Radikale kommt (Respiratory Burst). Priming wurde als wesentliche Komponente des durch neutrophile Zellen induzierten Gewebeschadens sowohl in vitro als auch in vivo beschrieben [Condliffe et al. 1998].

Dieses Priming scheint über ein Pertussistoxin(PTX)-insensitives G-Protein (sehr wahrscheinlich $G\alpha q$) vermittelt zu sein, wohingegen die **Neutrophilen-Aktivierung** primär über PTX-sensitive, aber Lokalanästhetika-insensitive G-Proteine vermittelt ist [Hollmann et al. 2001], d.h. durch Lokalanästhetika nicht unterbunden wird.

An isolierten humanen Neutrophilen konnte gezeigt werden, dass Lokalanästhetika in klinisch relevanten Konzentrationen das durch Plättchenaktivierungsfaktor (PAF) oder LPA-induzierte Priming von Neutrophilen inhibieren, deren Aktivierung aber nicht hemmen [Hollmann et al. 2001] (▶ Abb. 4.6). Diese antiinflammatorische Aktivität von Lokalanästhetika kann nicht auf der Blockade von Na-Kanälen beruhen, da die wesentlichen inflammatorischen Zellen wie z.B. Neutrophile keine Na-Kanäle exprimieren.

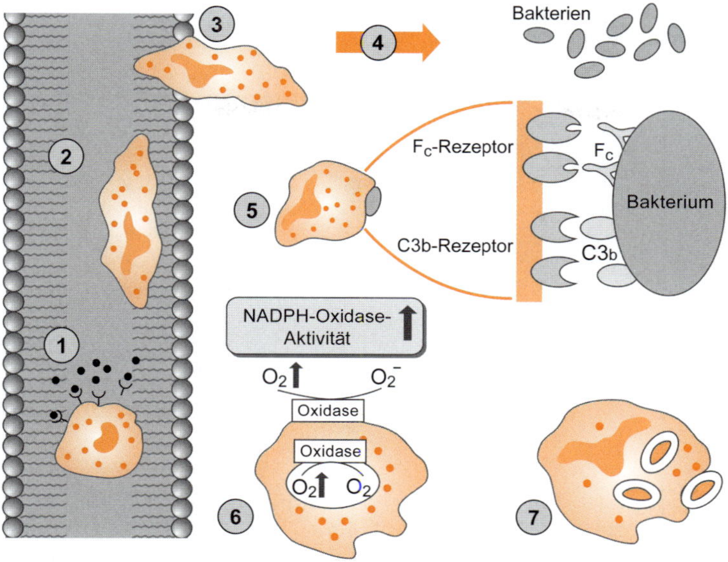

Abb. 4.5 Phasen der inflammatorischen Antwort mit Lokalisation und zellulärem Effekt:
1 (intravasal): Aufnahme von Chemoattractants
2 (intravasal): Margination/Adhäsion
3 (Austritt ins Interstitium): Diapedese
4 (Interstitium): Chemotaxis
5 (im Kontakt mit Erreger): Opsonierung
6 (im Kontakt mit Erreger): Generation von Sauerstoffradikalen
7 (intrazellulär): Phagozytose

Diese Daten lassen die folgenden Schlüsse zu: Lokalanästhetika sind in der Lage, bei Entzündungs- und Reparaturprozessen an Leukozyten deren Produktion von gewebsschädigenden freien Radikalen zu unterbinden, wohingegen die (allgemeine) Aktivierung dieser Zellen nicht gehindert wird. Möglicherweise finden wir hier die Erklärung für die alte Beobachtung [Spiess 1906], dass unter Behandlung mit Lokalanästhetika die Wundheilung erheblich schneller erfolgt.

Gαq-Protein: Zellulärer Mechanismus der antiinflammatorischen Wirkung

Bei der Untersuchung zu Mechanismen, die diesen entzündungshemmenden Effekten von Lokalanästhetika zugrunde liegen, konnten wir zeigen, dass Lokalanästhetika selektiv die Funktion einer bestimmten Untereinheit des membranständigen G-Proteins, das Gαq-Protein, blockieren [Hollmann et al. 2001, 2002, 2004].

Das Gαq-Protein ist an der Innenseite der Zellmembran bei verschiedenen inflammatorischen und hämostaseologischen Signalübertragungswegen entscheidend beteiligt.

4

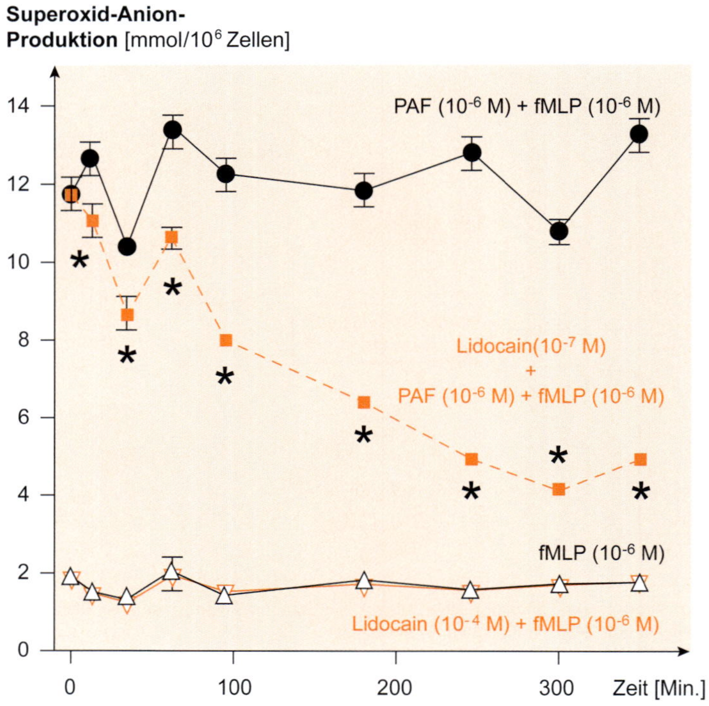

Abb. 4.6 Hemmung des Primings von Leukozyten (PMNs). Die Produktion freier Radikale wird durch fMLP (f-Methionin-Leucin-Phenylalanin) aktiviert und PAF (Plättchen-Aktivierungs-Faktor) geprimt. Das Priming wird durch Lidocain signifikant und zeitabhängig inhibiert.

G-Proteine stellen das Bindeglied („transducer") zwischen dem (nach außen gerichteten) Signal-Rezeptor und dem intrazellulär ausgelösten Effekt dar (▶ Abb. 4.7). M. Rodbell und A. Gilman erhielten 1994 für die Erforschung der G-Proteine den Nobelpreis.

G-Protein-gekoppelte Rezeptoren (kurz GPCR, für englisch „G-protein coupled receptor") sind membranständige Rezeptoren, die Signale über GTP-bindende Proteine (kurz G-Proteine) in das Zellinnere weiterleiten (Signaltransduktion) [Hollmann et al. 2005].

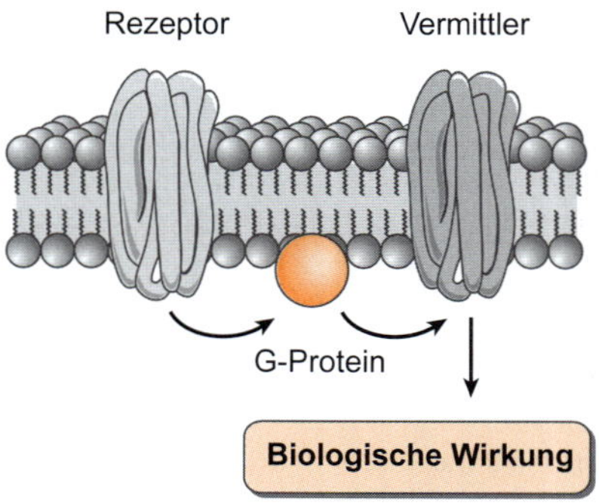

Abb. 4.7 Vermittlerrolle des G-Proteins zwischen Rezeptor und Effektor.

G-Protein-gekoppelte Rezeptoren spielen eine entscheidende Rolle bei Entzündungsprozessen. Sie sind zudem als Zielstrukturen für die Wirkung von Hormonen und Neurotransmittern verantwortlich. Beim Menschen konnten bisher etwa 800 G-Protein gekoppelte Rezeptoren identifiziert werden.

G-Protein gekoppelte Rezeptoren gehören den heptahelikalen Transmembranproteinen an, sie bestehen also aus Untereinheiten mit sieben (gr. *hepta*) die Zellmembran durchspannenden Helixstrukturen (▶ Abb. 4.8). Sie besitzen eine extrazelluläre oder transmembranäre Bindungsdomäne für einen Agonisten.

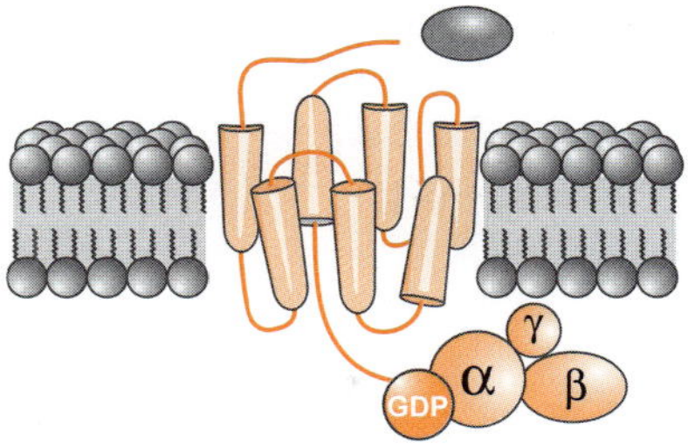

Abb. 4.8 Schematische Darstellung eines G-Protein-gekoppelten Rezeptors (nach [Hollmann et al. 2005]).

Aktivierung des G-Proteins

In der medikamentösen Therapie nehmen G-Protein gekoppelte Rezeptoren eine Schlüsselposition ein: Etwa 40 % aller verschreibungspflichtigen Medikamente wirken auf G-Protein-gekoppelte Rezeptoren ein, neben den Lokalanästhetika auch Betablocker, Neuroleptika, Antihistaminika, Opioide und Sympathomimetika.

Die Aktivierung eines G-Protein-gekoppelten Rezeptors ist ein mehrstufiger Prozess, der die Bindung eines Liganden am Rezeptor, die Konformationsänderung des Rezeptors und die Bindung und Aktivierung des zugehörigen G-Proteins einschließt. Das aktivierte G-Protein ist für die Weiterleitung des ausgelösten Signals an den Effektor und damit in das Zellinnere verantwortlich.

Man unterscheidet Gαs-, Gαi-, Gα12/13- und Gαq-Proteine. Gαs-Proteine haben stimulierende (erregende) Wirkung, Gαi-Proteine inhibierende (hemmende). Die verschiedenen G-Proteintypen besitzen verschiedene Effektoren, unter anderem die Adenylatcyclase, die Phospholipase C und verschiedene Ionenkanäle.

Bei Gαq-gekoppelten Vorgängen spaltet der Effektor Phosphatidylinositolbisphosphat (PIP_2) in Inositoltrisphosphat (IP_3) und Diacylglycerin. Dieses aktiviert die Proteinkinase C, die ein Funktionsprotein phosphoryliert (▶ Abb. 4.9).

Inhibitionsweg von Lokalanästhetika auf das Gαq-Protein

Bei der genaueren Untersuchung der Wirkorte bzw. Wirkmechanismen für Lokalanästhetika an GPCRs fiel auf, dass neben den extrazellulären Lokalanästhetika-Bindungstellen an den Rezeptoren selbst, die Inhibitionskurven für intrazellulär injizierte Lokalanästhetika bei sehr unterschiedlichen Rezeptoren (so z.B. LPA, TXA_2, muskarinerge m1- und m3-Rezeptoren) fast identisch aussahen [Hollmann et al. 2001]. Diese Beobachtung deutete auf einen gemeinsamen intrazellulären Wirkort für Lokalanästhetika in der Signalübertragung dieser GPCRs hin (Übersicht s. [Hollmann et al 2001].

Mittels Blockade einzelner G-Protein-Subtypen unter Verwendung spezifischer Antisense-Oligonukleotide konnte eine selektive Inhibition des all diesen Rezeptoren gemeinsamen Gαq-Proteins gezeigt werden [Hollmann et al. 2001]. Das bedeutet, dass Gαq-vermittelte Signalübertragungswege zumindest partiell durch Lokalanästhetika inhibiert werden.

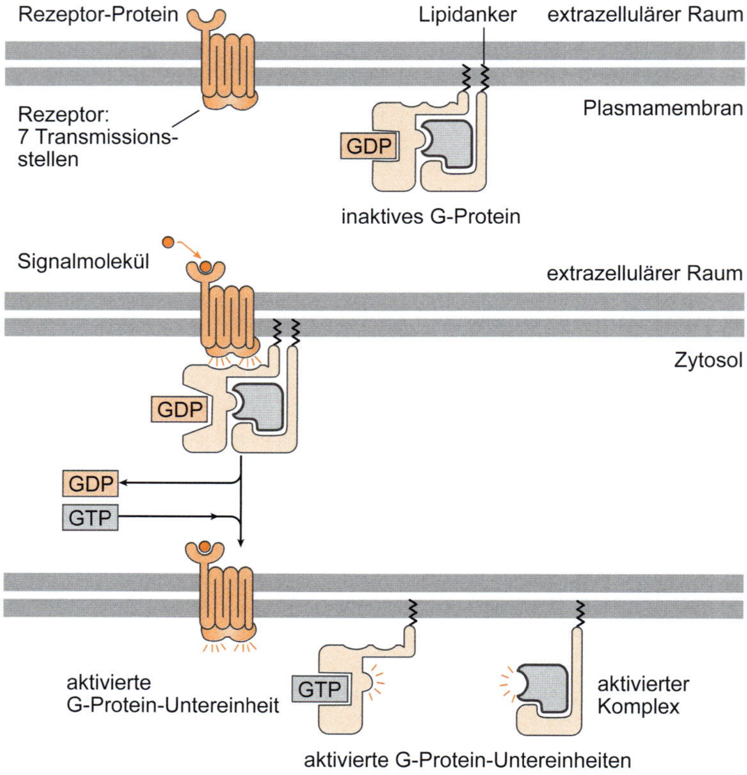

Abb. 4.9 Schematische Darstellung der Aktivierung und Deaktivierung eines G-Protein-gekoppelten Rezeptors (GPCR) der Gαq-Familie.

Synergistische Wirkung von Lokalanästhetika am m1- und m3-Rezeptor

Liegen weitere Bindungsstellen für Lokalanästhetika in dem jeweiligen Signalübertragungsweg vor (z.B. extrazellulär am Rezeptor), kann dies zu synergistischen Interaktionen führen, wie sie für die muskarinergen m1- und m3-Rezeptoren nachgewiesen konnten (▶ Abb. 4.10) [Hollmann et al. 2000a, 2001d].

Zusammenfassende Wertung

Neben der reversiblen Blockade spannungsgesteuerter Natriumkanäle an neuronalen und myokardialen Membranen interagieren Lokalanästhetika mit der Signalübertragung G-Protein-gekoppelter Rezeptoren und scheinen so unter anderem die inflammatorische Antwort zu modulieren. Die genauen Mechansimen, die dieser Interaktion zugrunde liegen, sind jedoch noch weitgehend ungeklärt und Gegenstand aktueller Untersuchungen. Weiteres Ziel der Forschung wird sein, nebenwirkungsärmere und hinsichtlich ihrer antiinflammatorischen Aktivität noch selektivere (d.h. den Natriumkanal möglichst wenig blockierende) Medikamente zu finden.

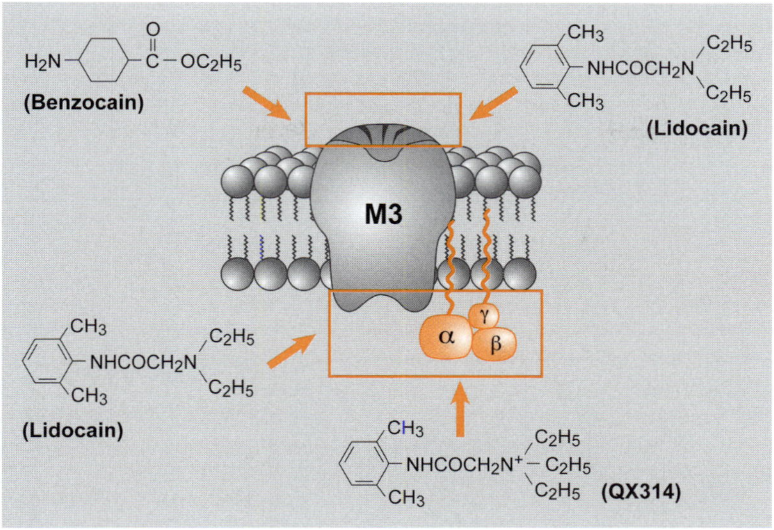

Abb. 4.10 Mögliche Bindungsssstellen für Lokalanästhetika am muskarinergen m3-Rezeptor. Der Hauptwirkungsort scheint extrazellulär am Rezeptor zu liegen. Einen zusätzlichen intrazellulären Angriffsort stellt das Gαq-Protein dar [Hollmann et al. 2001d].

4.4 Pharmakologie der Spaltprodukte von Procain und das Endocannabinoidsystem

Hartmut Heine

4.4.1 Beziehung von Procain zu den Cholinestern

Die Spaltung von Procain durch die ubiquitäre Cholinesterase weist auf eine enge Verwandtschaft von Procain mit den physiologisch vorkommenden Cholinestern hin.

Die beiden Spaltprodukte haben jeweils ein eigenes pharmakologisches Profil, das zur Gesamtwirkung von Procain beiträgt. Diese Wirkung ist spezifisch nur für esterstrukturierte Lokalanästhetika. Amidstrukturierte Lokalanästhetika zeigen aufgrund eines völlig anderen Metabolismus keine dieser Wirkungen.

4.4.2 Wirkungsprofil von p-Aminobenzoesäure

Antihistamine Wirkung von p-ABA am Gefäßendothel

Die bei hydrolytischer Spaltung von Procain gebildete p-ABA ist ein Antihistaminikum und natürlicherweise Bestandteil der Folsäure (▶ Abb. 4.11) [Dosch 1989, Stryer 1988]. Nachweisbare Effekte sind daher eine Kapillarabdichtung und eine Membranstabilisierung, beides wichtige Teilwirkungen der Behandlung mit Procain.

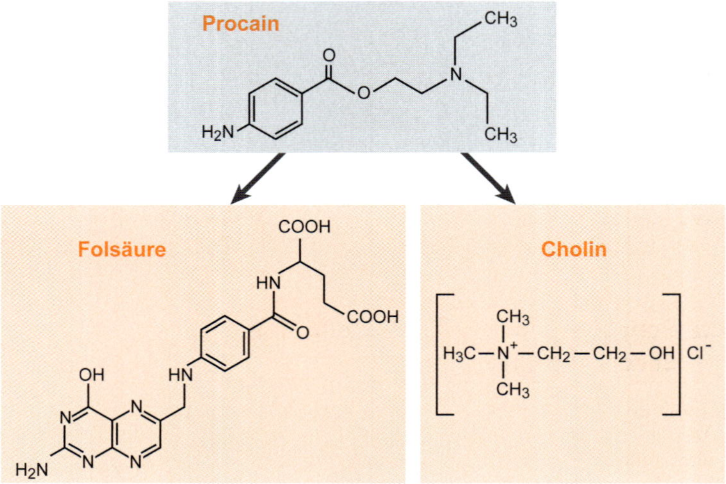

Abb. 4.11 Die Strukturformeln der beiden Procainspaltprodukte, vor ihrer Esterspaltung und ihre Verwandtschaft zu Folsäure und Cholin.

Bindung von Ceramid durch p-ABA

Unter entzündlichen Bedingungen wird aus dem periadventitiellen Fettgewebe von Blutgefäßen durch Katecholamine ein Entzündungsmediator, der Tumornekrosefaktor α (TNF-α) freigesetzt. Im Gefäßendothel und Gefäßwandmyozyten wird dadurch aus Membransphingomyelinen Ceramid freigesetzt. Ceramid hat eine schädigende Wirkung auf Mitochondrien und kann dadurch Zellnekrosen auslösen [Schulze-Osthoff et al. 1992]. Nach Untersuchungen des Autors soll p-ABA in der Lage sein, mit Ceramid eine Esterbildung einzugehen, wodurch dieses unschädlich gemacht wird [Heine 2006a]. p-ABA kommt damit eine eigene entzündungshemmende Wirkung zu.

Die angeblich mögliche Kreuzreaktion bei Vorliegen einer Allergie gegen Paragruppen (z.B. Benzoesäure) ist ein Analogschluss, der nie pharmakologisch belegt wurde. Er diente zur Erklärung der vermeintlich höheren Allergierate, die wiederum auf einer Missinterpretation der klinischen Effekte (Rötung durch bessere Durchblutung der Injektionsstelle) durch Aldrete und Johnson beruht [Aldrete/Johnson 1970].

4.4.3 Wirkungsprofil von Diethylaminoäthanol (DEAE)

DEAE ist strukturell eng verwandt mit Dimethylaminoäthanol (**DMAE**, Deanol), das die Blut-Hirn-Schranke passiert. Es wird seit Jahren in der Therapie von Lern- und Konzentrationsstörungen, bei Müdigkeit und Depression bei Erwachsenen und Kindern eingesetzt [Grünwald/Schmidt 2006]. Aufgrund der ähnlichen Wirkungen der Neuraltherapie muss von einem ähnlichen Stoffwechselweg und vergleichbaren zentralnervösen Wirkungen von DEAE und DMAE ausgegangen werden.

DEAE hat am Gefäßendothel einen **direkten vasodilatierenden Effekt** [Heine 2006a]. Hierdurch kommt es zur Hyperämie und damit zu einer raschen Normalisierung einer gestörten Gewebetrophik.

DEAE bindet langkettige ungesättigte Fettsäuren (UFS), die wichtige **Mediatoren bei Entzündungsprozessen** darstellen, und macht deren inflammatorischen Effekte unwirksam [Heine 2003, Caligniano 1998, Maccarone 2001].

Die entstehenden Komplexe hemmen Fettsäureamid-Hydrolasen (FAAH), Enzyme, die für den Fettsäureabbau verantwortlich sind. Diese Inhibition führt zu einer **Erhöhung des Endocannabinoidsystems** im Gewebe nach Procaingabe, die die schmerz- und entzündungshemmenden Effekte nochmals verstärken (vgl. ▶ Abb. 5.6).

4.4.4 Periphere Schmerzverarbeitung: Das Endocannabinoidsystem

Mit Entdeckung des peripheren antinozizeptiven und antiinflammatorischen Endocannabinoidsystems (EC) in der Grundsubstanz, einer Gruppe langkettiger, ungesättigter amidierter Fettsäuren aus dem Membranstoffwechsel, ist ein tieferer Einblick in die periphere Schmerzverarbeitung möglich geworden [Caliginano 1998, Heine 2003].

Noradrenalin regt neben seinen bekannten Sympathikusfunktionen Makrophagen zu erhöhter Synthese proinflammatorischer Zytokine (u.a. TNF-α, IL-1, IL-6) an, andererseits immunkompetente Zellen zur Synthese schmerzhemmender Endocannabinoide [Heine 2003, Maccarone et al. 2001]. Dabei wird der Parasympathikus aktiviert, der die Synthese dieser proinflammatorischen Zytokine hemmt [Berg 2005, Heine 2003]. Die Endocannabinoid-Moleküle binden auf Schmerzfasern an einen definierten peripheren Endocannabinoid-Rezeptor [Caliginano 1998, Heine 2003].

Auf peripheren nozizeptiven Axonen finden sich außerdem exzitatorische Vanilloid-Rezeptoren (VR) (vgl. ▶ Abb. 5.5). Sie werden von Abbauprodukten des Noradrenalins (Vanilloide) aktiviert, die durch enzymatische Spaltung in der ECM entstehen. Vanilloide können im Überschuss auch Endocanabinoid-Rezeptoren besetzen. Peripher erfolgt also über die Vanilloide in der Matrix eine Kopplung zwischen postganglionären Axonen terminaler Sympathikusfasern und nozizeptiven Axonen.

Aus peptidergen, nozizeptiven Axonen werden Substanz P und weitere Tachykine freigesetzt, die an entsprechende Rezeptoren auf nozizeptiven Fasern binden und schmerzverstärkend wirken. Umgekehrt antagonisiert Substanz P den Sympathikus und regt gewebsständige Abwehrzellen zu einer vermehrten EC-Synthese an [Marx 2006, Pertwee 2001]. Auf diese Weise kommt es zu einer negativen Rückkoppelung und Dämpfung des Schmerzgeschehens bereits in der Peripherie. Erst bei dauerhafter unphysiologischer Belastung wird dieses selbstregulierende System instabil und zuletzt überfordert, es kommt zu einer Schmerzengrammierung peripher und zentral [Zimmermann 1993, Pertwee 2001] (▶ 3.1.3).

Diese periphere Verarbeitung schmerzhafter bzw. inflammatorischer Zustände stellt eine Voraussetzung für eine situationsgerechte zentrale Antwort verbunden mit einer Miss- oder Schmerzempfindung dar [Zimmermann 1993]. Ziel der physiologischen Reizbeantwortung ist die Rückkehr zur Homöostase. Ist dies dem Organismus selbst nicht mehr möglich, muss therapeutisch entweder lokal oder über die dämpfende Beeinflussung der übergeordneten Sympathikuszentren eingegriffen werden [Heine 2006b].

4.4.5 Wirkung der Neuraltherapie auf die periphere Schmerzverarbeitung: Procain und DEAE

Die Kopplung postganglionärer efferenter Sympathikusaxone über die Grundsubstanz an nozizeptive Axone kann zu einem Circulus vitiosus aus afferenten Schmerzfasern, efferenten sympathischen Axonen sowie segmental regulatorischen Komplexen führen mit konsekutiver Schmerzverstärkung [Heine 2003]. Eine Sympathikusdämpfung kann daher, wie es die Praxis der Neuraltherapie zeigt, solche schmerzverstärkende Rückkopplungsmechanismen durchbrechen [Berg 2005].

Dabei spielt Procain und dessen hydrolytische Spaltprodukte Diethylaminoethylat (DEAE) und p-Aminobenzoesäure (mikrozirkulationsfördernd) eine entscheidende Rolle. DEAE bindet langkettige, ungesättigte Fettsäuren, die bei entzündlichen Prozessen durch Phospholipase 2 aus dem Zellmembranstoffwechsel in die Matrix freigesetzt werden. Die daraus entstehenden F-DEAE-Moleküle hemmen die axonständige und für den EC-Abbau verantwortliche Fettsäureamidhydrolase (FAAH) [Caliginano 1998, Heine 2003, Maccarone 2001]. Ein erhöhter lokaler EC-Spiegel nach Procaininjektion konnte nachgewiesen werden [Maccarone 2001].

Da Endocannabinoide außer an ihre spezifischen Rezeptoren auch an Vanillinrezeptoren auf der Membran nozizeptiver Axone binden können (s.o.), kommt es zu einer Herabregulation des Sympathikus und damit zu einer Entzündungshemmung und Schmerzlinderung (vgl. ▶ Abb. 5.6).

Eine weitere mögliche Erklärung wurde vom Autor erstmals 2006 beschrieben [Heine 2006]: Über das Noradrenalin-Abbauprodukt Homovanillinsäure kommt es zu einer direkten Beeinflussung des Sympathikus über das Grundregulationssystem (▶ 5.3). Welche der beschriebenen Mechanismen überwiegend für die klinischen Effekte der Procainspaltprodukte verantwortlich sind, muss die weitere Grundlagenforschung zeigen.

4.4.6 Weitere Wirkungen des Endocannabinoidsystems

Endocannabinoide haben als Botenstoffe wichtige Signalfunktionen in der Verarbeitung von Schmerz, lokomotorische Aktivität, Immunregulation, Schlaf, Essen und geistige Aktivität. Die Erhöhung der peripheren EC-Spiegel könnte diese Reaktionen erklären, wie sie im Verlauf einer erfolgreichen neuraltherapeutischen Behandlung typischerweise resultieren.

Ein wesentlicher Wirkungsmechanismus der Neuraltherapie beruht auf der Modulation des Endocannabinoid(EC)-Systems. Procain aktiviert über sein Spaltprodukt DEAE das periphere, lokale antinozizeptive und antiinflammatorische EC-System durch Erhöhung des lokalen EC-Spiegels. EC binden an EC- und Vanillinrezeptoren auf nozizeptiven Axonen und führen so zu einer Verminderung der Freisetzung schmerzvermittelnder Neurotransmitter im peripheren Gewebe und im Bereich der Hinterhornneurone des Rückenmarks. EC wirken gleichzeitig lokal modulierend auf das Immun- und Mikrozirkulationssystem als Bestandteile des Grundregulationssystems.

4.5 Procain oder Lidocain? Die Verwendung von ester- oder amidstrukturierten Lokalanästhetika

Kurt Gold-Szklarski, Stefan Weinschenk

4.5.1 Geringe Nebenwirkungen von Lokalanästhetika

Im Vergleich zu vielen anderen Medikamenten wie Kortikoiden, NSAR und Antibiotika sind die aufgeführten Nebenwirkungen der Lokalanästhetika denkbar gering und können bei entsprechend lege artis durchgeführter Anwendung sicher beherrscht werden.

Langfristige Nebenwirkungen sind auch nach 100 Jahren nicht bekannt. Bei den angegebenen verwendeten Mengen sind systemische pharmakologische Wirkungen vermutlich zu vernachlässigen (Ausnahme: Infusion, bei der genau diese systemischen Wirkungen erzielt werden sollen).

4.5.2 Welches Mittel in der Neuraltherapie?

Die umfangreiche Diskussion, welches das „beste" Lokalanästhetika sei, begann bereits mit der Synthese der ersten Alternativsubstanzen für Cocain um 1897 (Eucain, Holocain, Stovain, Orthoform u.a.). Mit der Entdeckung von Novocain 1905 schien die Frage für über 40 Jahre geklärt, bis sie mit der Synthese des Lidocains im Jahr 1948 wieder aufbrach. Die Diskussion ist bis heute nicht abgeschlossen.

Welches der verwendeten Lokalanästhetika in der neuraltherapeutischen Anwendung am effektivsten ist, wurde bislang noch nie systematisch untersucht. Möglicherweise werden sich für bestimmte Injektionstechniken auf Dauer die spezifisch besten Lokalanästhetika herauskristallisieren. Es besteht aber allgemeine Übereinkunft, bei der therapeutischen Anwendung von Lokalanästhetika möglichst kurz wirksame und lange bekannte Lokalanästhetika zu verwenden.

Bei Anwendung von Lokalanästhetika in Form der Neuraltherapie wird eine Reihe von neurophysiologischen, pharmakologischen und systemischen Effekten therapeutisch nutzbar gemacht, die wahrscheinlich **allen** Lokalanästhetika gemeinsam sind. Sie sind ausführlich in den vorausgegangenen Kapiteln beschrieben und sollen hier nur durch einige Merkmale ergänzt werden, in denen sich die verschiedenen Lokalanästhetika unterscheiden.

4.5.3 Gemeinsame Effekte von Ester- und Amid-Lokalanästhetika

Antiinflammatorische Wirkung

Die von Hollmann und Mitarbeitern 2003ff beschriebenen, durch G-Protein-Rezeptoren vermittelten **antiinflammatorische Effekte** an der Zellmembran scheinen allen Lokalanästhetika gemeinsam zu sein (vgl. ▶ 4.3). Ebenso sind die Wirkungen auf immunkompetente Zellen und auf Mikroorganismen [Cassuto et al 2006] vermutlich eine gemeinsame Eigenschaft aller Lokalanästhetika. Die klinischen Effekte beim Lungenödem [Konrad 2006], bei interstitieller Zystitis, ulzerierender Proktitis, Arthritis und Herpes simplex wurden für verschiedene Lokalanästhetika nachgewiesen (Übersicht bei [Cassuto 2006]) und können daher eine Bevorzugung weder der einen noch der anderen Substanzgruppe begründen.

Große therapeutische Breite

Die ältesten heute verwendeten Lokalanästhetika Procain und Lidocain zeichnen sich durch die höchste therapeutische Breite aus. Bei Procain mit seiner über 100-jährigen und Lidocain mit über 50-jähriger Anwendung sind die Nebenwirkungsprofile genau bekannt. Beide besitzen keine langfristigen Nebenwirkungen, weder auf Stoffwechsel, Herz-Kreislaufsystem noch auf den Blutdruck oder andere vitale Systeme.

Bei den hohen Mengen in der Anästhesie und den vergleichsweise geringen Mengen, wie sie in der Neuraltherapie angewendet werden, konnten trotz weltweiter Verbreitung in den vergangenen 100 bzw. 50 Jahren weder kanzerogene noch teratogene Effekte beobachtet werden.

Bei den neu synthetisierten langwirksamen Lokalanästhetika (wie Ropivacain und Bupivacain) scheint das Nebenwirkungsprofil etwas ungünstiger zu sein, so dass sie für die Anwendung in der Neuraltherapie derzeit nicht empfohlen werden können, zumal die therapeutische Wirkung von Lokalanästhetika nicht von der Anästhesiedauer abhängt (vgl. ▶ 4.3 Alternative Wirkmechanismen).

Bakteriostatische und/oder bakterizide Wirkung

Lokalanästhetika besitzen antibakterielle Eigenschaften, die sich in vivo nicht nur als bakteriostatische, sondern auch als bakterizide Wirkung zeigen lassen [Schmidt 1970, Weinstein 1975, Konrad 2006]. Eine Ausnahme stellt Ropivacain dar, für das keine antibakterielle Wirkung nachgewiesen werden konnte. Die antimikrobiellen Eigenschaften beruhen möglicherweise auf der Blockade von Ionenkanälen in der Bakterienmembran [Cassuto 2006]. Die Bedeutung dieser Befunde für die Praxis ist derzeit noch unklar. Es darf aber angenommen werden, dass dieser Effekt für die ausgesprochen geringe Infektionsrate bei Injektionen von Lokalanästhetika verantwortlich ist.

Auch im Licht der jüngsten wissenschaftlichen Daten über die antiinflammatorische Wirkung der Lokalanästhetika sollte deshalb die früher in der Chirurgie geübte Zurückhaltung bei der Anwendung von Lokalanästhetika in entzündlich veränderten Gewebe überdacht und ggf. aufgegeben werden.

Geringe allergene Potenz

Alle kurzwirksamen Lokalanästhetika lösen im Gegensatz zu vielen anderen Medikamenten nur sehr selten allergische Komplikationen aus. Eine Allergie vom Soforttyp kann vor Anwendung größerer Mengen durch einen einfachen Intrakutantest ausgeschlossen werden (▶ 10.1.1 Quaddel).

Gleiche Kontraindikationen für beide Lokalanästhetika

Die **Kontraindikationen** und **Vorsichtsmaßnahmen** für die Anwendung von Lokalanästhetika (▶ 6.4 Kontraindikationen und ▶ 10 Einführung Injektionstechniken) gelten für beide Substanzgruppen gleichermaßen und können nicht als Argument für das eine oder andere Lokalanästhetikum dienen.

4.5.4 Praxis der Anwendung

Weltweit werden in der Neuraltherapie am häufigsten Procain und Lidocain eingesetzt. Procain, das älteste der heute noch verwendeten und bis 1948 auch das einzige

Lokalanästhetikum (vgl. ▶ 1.2 Geschichte), war in den 1970er Jahren in die Kritik geraten wegen seiner angeblich erhöhten Allergierate gegenüber anderen Lokalanästhetika, ein Analogschluss, der sich mittlerweile als unzutreffend herausgestellt hat (▶ 4.4 Spaltprodukte).

Offensichtlich bestehen regionale Unterschiede in der Bevorzugung des jeweiligen Lokalanästhetikums, die sich teilweise historisch erklären lassen. So wird in Deutschland und der Schweiz in niedergelassenen Praxen zu 90 % Procain verwendet, zurückführbar auf die Einführung von Impletol® durch Huneke (vgl. ▶ 1.2 Geschichte), wohingegen in der österreichischen Tradition seit F. Hopfer, Ambulanz für Herdforschung Wien, am häufigsten Lidocain eingesetzt wird. Auch in Deutschland scheint in Kliniken und Klinikambulanzen Lidocain häufiger verwendet zu werden als Procain. In Südamerika ist die Verwendung beider Mittel je nach Land unterschiedlich, in den USA wird häufig auch Chlorprocain injiziert, in Frankreich und Russland überwiegend Procain (Novocain).

In vielen Fällen ist es die Gewohnheit oder die Verfügbarkeit, die über die Verwendung des jeweiligen Mittels entscheidet. Jedes der verwendeten Lokalanästhetika hat spezifische Vor- und Nachteile, die einen Einsatz beider Mittel je nach Indikation und Anwendungsumgebung nahelegen.

4.5.5 Procain

Vorzüge

Ob die nachfolgend beschriebenen Besonderheiten von Procain auch für Tetracain und Chlorprocain als esterstrukturierte Lokalanästhetika gelten, ist nur teilweise untersucht. In Mitteleuropa ist Chlorprocain jedoch in der Regel nicht verfügbar. Die Ausführungen betreffen daher in erster Linie das Procain.

Halbwertszeit

- kurze Halbwertszeit und schneller Abbau am Ort der Injektion: Procain wird mit einer Halbwertszeit von 15 min durch die gewebsständige Cholinesterase vollständig hydrolysiert.
- kürzestmögliche neurologische Wirkdauer: Die kurzfristige Unterbrechung der Reizleitung ist wichtig, um eine möglichst frühe Eigenregulation des Organismus zu erreichen. Eine lang anhaltende Blockade der Reizleitung macht neurophysiologisch keinen Sinn, da während der anästhesiologischen Blockade auch die vegetative Regulation am Ort der Injektion unterbrochen ist.

Metaboliten

- Bei der Metabolisierung von Procain fallen außer den zwei biochemisch genau definierten und ungiftigen Abbauprodukten Diäthylaminoäthanol und para-Aminobenzoesäure keine weiteren Stoffwechselprodukte an. Diese beiden Spaltprodukte besitzen eine eigene pharmakologische Wirkung, aber kaum Nebenwirkungen (zur spezifischen Wirkung des Spaltprodukts DEAE am Endocannabinoid-System ▶ 4.4 Spaltprodukte).
- Minimale Belastung des Stoffwechsels durch Ausscheidung nur geringer Mengen von verbleibendem Procain (< 5 %) über Leber oder Niere.

Allergene Potenz

Aldrete und Johnson veröffentlichten 1970 eine Untersuchung über allergische Reaktionen bei Lokalanästhetika, die sie anhand der Hautreaktion nach intrakutaner Injektion bestimmten [Aldrete/Johnson 1970]. Die in dieser Arbeit beschriebenen vermeintlichen allergischen Reaktionen stellten sich als Hautrötungen durch die gefäßdilatative Wirkung von Procain heraus. Diese allen Therapeuten bekannte Hautrötung an der Injektionsstelle wurde von den Autoren in Unkenntnis des hyperämisierenden Effektes als Allergie gedeutet. In Folge dieser (einzigen!) Publikation wurde Procain in vielen Lehrbüchern über drei Jahrzehnte lang als starkes Allergen bezeichnet. Man fand sogar ein theoretisches Erklärungsmodell für diese Behauptung: die so genannte Paragruppenallergie [Mayer 1954].

Die tägliche Erfahrung mit der hohen therapeutischen Breite dieser Substanzen in vielen spezialisierten Schmerzpraxen und eine Metaanalyse der bis dato verfügbaren Literatur [Hahn-Godeffroy 1993] haben diese Auffassungen widerlegt. Die ausgesprochen geringe allergene Potenz von Procain wird von den eigenen Erfahrungen der Autoren und vieler anderer erfahrener Anwender untermauert, die in großen Mengen Procain anwenden und nur äußerst selten (ca. 1:1000 bis 1:10.000) eine echte allergische Reaktion beobachten. Genaue Daten aus aktuellen Anwendungsbeobachtungen fehlen jedoch bislang.

Toxizität

Travell und Simons bezeichnen aufgrund von Untersuchungen von B.G. Covino [Covino 1972] Procain als das Lokalanästhetika mit der geringsten **Myotoxizität** und raten in ihrem Lehrbuch der Triggerpunkttherapie zur Verwendung von 0,5% Procain (vgl. ▶ 10.2 Triggerpunkttherapie). Sie halten Procain und Chlorprocain unter Berufung auf Chernick auch für die Lokalanästhetika mit der geringsten **systemischen Toxizität** [Chernick 1971].

Kortikoidsenkende Wirkung und Immunmodulation

Bei systemischer Gabe von Procain i.v. oder als Infusion konnte die Arbeitsgruppe von Papadopoulos in Washington eine Reduktion erhöhter Glukokortikoidspiegel über eine dosisabhängige Hemmung der HMG-CoA-Reduktase durch Procain nachweisen. Erhöhte Spiegel von Glukokortikoiden finden sich u.a. bei der Altersdepression, M. Alzheimer und AIDS, so dass die Autoren klinische Wirkungen für Procain bei diesen und ähnlichen Erkrankungen erwarten [Xu et al 2003]. In den USA soll derzeit Procain unter dem Namen Anticort™ (Samaritarian Pharmaceuticals) in Phase-II-Studien für die Indikationen Immunmodulation und HIV getestet werden.

Neuroprotektion

Die gleiche Arbeitsgruppe fand in vivo bei systemischer hochdosierter Gabe eine starke neuroprotektive Wirkung von Procain durch Bindung an den Sigma-1-Rezeptor auf der Zellmembran, der ansonsten die Wirkung von Antidepressiva vermittelt. Die Autoren vermuten auch hier eine klinische Einsatzmöglichkeit gegen M. Alzheimer und eventuell gegen Altersdepression [Lecanu et al. 2005]. Ob diese neuroprotektive Wirkung auch anderen Lokalanästhetika eigen ist oder einen spezifischen Effekt von esterstrukturierten Lokalanästhetika darstellt, müssen weitere Untersuchungen zeigen.

DNA-Demethylierung

In einem aufsehenerregenden Experiment konnten Esteller und Mitarbeiter nachweisen, dass Procain in vitro DNA-demethylierende Eigenschaften besitzt [Villar-Garea et al. 2003]. Methylierung der DNA führt zur Deaktivierung von Tumorsuppressorgenen und ist ein wichtiger Schritt in der Kanzerogenese. Dementsprechend vermuten die Autoren mit der procainvermittelten Umkehr dieses frühen Prozesses der Transformation von Tumorzellen einen starken tumorprotektiven Effekt dieser Substanz, der unbedingt weiterer Untersuchungen bedarf.

Nachteile

Schmerzhaftigkeit von Procain-Quaddeln

Dieser Vielzahl von Vorteilen steht als Nachteil möglicherweise eine etwas höhere Schmerzauslösung bei oberflächlicher Injektion gegenüber. Bezüglich der durch die Injektion des Pharmakons ausgelösten Schmerzen konnte jedoch Morris keinen Unterschied zwischen Procain und Lidocain finden [Morris 1987]. Beide gemeinsam sind bei i.c. oder s.c. Injektion noch deutlich weniger schmerzhaft als die Lokalanästhetika Meaverin, Bupivacain und Carbostesin [Morris 1987].

In einem Vergleich von Lidocain mit Bupivacain und Etidocain bei lokaler Anwendung führte Lidocain zu erheblich geringeren lokalen Schmerzen bei der Injektion [Howe/Williams 1994]. Insofern spricht dies weder für die Verwendung von Procain noch von Lidocain.

Die Schmerzhaftigkeit oberflächlicher Quaddeln wird mit Procain von weniger als 10% gesunder Probanden als ausgesprochen unangenehm empfunden [Weinschenk et al. 2010]. Chronische Schmerzpatienten empfinden dagegen in einem höherem Prozentsatz Procain-Quaddeln als schmerzhaft. Chlorprocain könnte hier eventuell günstiger sein [Morris et al. 1987].

Pharmakodynamik

Procain zeigt eine ausgesprochen geringe Penetration in gesundem Gewebe und muss daher unmittelbar und sehr exakt an den Wirkort gebracht werden. Dies kann in bestimmten Situationen ein Nachteil sein.

4.5.6 Lidocain

Vorteile

Geringe Schmerzhaftigkeit der Injektion

In der täglichen Praxis berichten Therapeuten, die überwiegend Lidocain verwenden, dass bei i.c. Anwendung (Quaddelung) auch Lidocain von Patienten als wenig belästigend empfunden wird. Genaue Zahlen sind hierfür nicht bekannt.

Die Induktion der vegetativen Regulation, wie sie in der Neuraltherapie gewünscht ist, scheint auch mit Lidocain (vermutlich auch mit Articain – vgl. die nicht seltenen „akzidentiellen“ Sekundenphänomene bei Zahnärzten) erreichbar zu sein.

Pharmakodynamik

Lidocain hat wie die meisten anderen amidstrukturierten Lokalanästhetika die Eigenschaft, sich rasch im gesunden Gewebe auszubreiten. Verantwortlich für die Penetrationsgeschwindigkeit sind der pK_a-Wert des Lokalanästhetikums bzw. der Gewebs-pH (nur die basische Form kann diffundieren, daher verzögert saures Milieu die Penetration), weiterhin der Grad der Proteinbindung (nur ungebundenes Lokalanästhetika penetriert) und die Lipophilie (Nervengewebe bzw. Myelin sind fetthaltig; ▶ 4.2).

Lidocain wird aus diesen Gründen von einigen Autoren bei folgenden Indikationen bevorzugt [Gold-Szklarski 2008]:

- bei **Wunsch nach größerer Ausbreitung** im Injektionsgebiet, insbesondere wenn das Zielgebiet aus anatomischen oder anderen Gründen (z.B. tiefe muskuläre Triggerpunkte) nicht exakt ermittelt werden kann
- bei **subakuten und chronischen Entzündungsprozessen** und allgemein bei Injektionen in Gewebe mit niedrigem pH, aufgrund der besseren Diffusionskapazität in entzündeten Gewebe
- im Bereich von verletzten **Knochen**, z.B. nach Periostverletzungen (Fixateur externe), wegen der besseren Diffusion in Knochengewebe
- bei **Zahnherden** wegen der höheren Diffusionskapazität im knöchernen Zahnhalteapparat, hier wird ggf. auch Articain (Ultracain®) oder Mepivacain (Meaverin®) verwendet
- bei größeren Narben nach **Sekundärheilung** (Impfnarben, Redonnarben, Bauchnabel) wegen der besseren Verteilung im Narbengewebe

Weitere wichtige Indikationen:

- festgestellte **Unverträglichkeit von Procain**
- bei **Rezidiven** oder **Therapieversagern** nach Procainbehandlung

Manche Autoren bevorzugen Lidocain (vereinzelt auch Mepivacain) außerdem

- bei **Narben**, die in der Nähe von wichtigen Meridianen liegen
- bei narbennahen **neurologischen Defiziten**, wie Peronäuslähmung, Facialislähmung
- bei **neurologischen Auffälligkeiten** an Narben (Hypo- oder Hyperästhesien, Hyperalgesie)

Nachteile

Pharmakokinetik

- Lidocain wird vor allem in der Leber verstoffwechselt. Es entstehen eine Reihe von Metaboliten, u.a. das (gering toxische) 2,6-Xylidin, das wie die anderen Abbauprodukte in hohen Dosen emetische Eigenschaften besitzt.
- Lidocain hat (ebenso wie Mepivacain) aufgrund seines Metabolismus frühere und länger anhaltende systemische Wirkungen am Reizleitungssystem des Herzens und am ZNS als Procain.
- Bei eingeschränkter Leberfunktion führt dieser Stoffwechselweg zu einer verzögerten Elimination, einer längeren Verweildauer im Körper und möglicherweise höheren systemischen Nebenwirkungsrate. Deshalb ist die Anwendung von Amid-Lokalanästhetika bei Lebererkrankungen möglichst zu vermeiden.

Myotoxizität

Amid-Lokalanästhetika haben in höheren Konzentrationen am Ort der Anwendung eine schädigende Wirkung auf quergestreifte Muskulatur. Diese relative Myotoxizität langwirksamer Lokalanästhetika scheint bei der Single-Shot-Injektion, wie sie in der Neuraltherapie angewandt wird, in der Praxis aber keine Rolle zu spielen, da die Muskulatur keinem dauernden Kontakt mit den Lokalanästhetika ausgesetzt ist.

4.5.7 Wahl anderer Lokalanästhetika

Nach anfänglich sehr positiver Einschätzung des Wirkungsprofils der neu synthetisierten langwirksamen Lokalanästhetika (Bupivacain, Ropivacain u.Ä.) mehren sich mittlerweile in der Anästhesiologie Publikationen, die eine kritischere Anwendung der langwirksamen Lokalanästhetika, u.a. wegen ihrer Gewebstoxizität und einer höheren Allergierate empfehlen.

In jüngster Zeit haben jedoch, ermutigt durch die Erfolge der Applied Kinesiology (vgl. ▶ 8.4.8) einige Neuraltherapeuten begonnen, auch andere Lokalanästhetika als Procain und Lidocain nach Testung mittels Applied Kinesiology einzusetzen. Diese und andere Medikamententestverfahren könnten zukünftig das Spektrum der verwendbaren Lokalanästhetika in der Neuraltherapie erweitern. Umfangreiche empirische Daten oder Ergebnisse aus Studien in dieser Anwendung fehlen derzeit noch.

Die Erfahrungen in der Anästhesie zeigen, dass bei der Anwendung der langwirksamen Lokalanästhetika eine striktere Einhaltung der Sicherheitsmaßnahmen erforderlich ist, da z.B. Bupivacain nicht intravasal appliziert werden darf.

Bei der Anwendung von **Mepivacain**, **Bupivacain** und **verwandten länger wirksamen Lokalanästhetika** sollte folgendes beachtet werden:

- Anwendung nur geringer Mengen pro Behandlung bei Leber- oder Nierenschädigung
- Beachtung der Höchstdosen (z.B. Mepivacain 20 ml einer 1%igen Lösung)
- Vermeidung von großflächigen i.m. Injektionen
- zur Anwendung in der Schwangerschaft ▶ 6.6

Bei der Anwendung größerer Mengen von langwirksamen Lokalanästhetika wie Bupivacain oder Carbostesin ist in den deutschsprachigen Ländern das vorherige Legen eines i.v.-Zugangs vorgeschrieben.

Solange mit kurzwirksamen Lokalanästhetika wie Procain und Lidocain sehr gute therapeutische Erfolge erzielt werden können, besteht kein Anlass, in der Neuraltherapie andere Lokalanästhetika als diese zu verwenden.

4.5.8 Verwendung von Zusätzen

Stabilisatoren

Die meisten derzeit verwendeten Lokalanästhetika sind Amide und als solche bereits äußerst stabile Moleküle. Zur Verbesserung der Haltbarkeit werden sie in der Regel als Hydrochloride angeboten. Stabilisierende Zusätze sind daher bei Amid-Lokalanästhetika eigentlich nicht erforderlich.

Lokalanästhetika in Durchstichflaschen zur Mehrfachentnahme werden (im Gegensatz zu Ampullen) üblicherweise mit antimikrobielle Stabilisatoren wie p-Hydroxybenzoesäuremethylester (Xyloneural® -Dstfl.), Methylparaben oder Chlorocresol angeboten.

Stabilisatoren erhöhen die Toxizität und die allergische Potenz der Lokalanästhetika, so dass zumindest für tiefe Injektionen die Verwendung von stabilisatorfreien Ampullen empfohlen wird. Die Verwendung des Stabilisators Benzylalkohol in Durchstechflaschen (Fa. Steigerwald) scheint dagegen wenig problematisch zu sein.

Zusätze zur Vasokonstriktion

Epinephrinhaltige Zubereitungen werden in der Anästhesie zur Verlängerung der analgetischen Wirkung der Lokalanästhetika seit 1902 eingesetzt [Braun 1902]. Diese Vasokonstriktoren erhöhen die Toxizität von Lokalanästhetika erheblich und dürften für einen wesentlichen Anteil der pharmakologischen Zwischenfälle bei Anwendung von Lokalanästhetika in der Regionalanästhesie verantwortlich sein.

Vasokonstriktoren erfordern außerdem die Beimengung eines Antioxidans wie Natriumbisulfit und einen sauren pH der Lösung. Beide Umstände vermindern die Verträglichkeit noch weiter.

Da in der Neuraltherapie offenbar andere Effekte als die anästhesierende Wirkung die Hauptrolle spielen, die ohnehin eine wesentlich längere Wirkung innehaben, gilt: Der Zusatz von Vasokonstriktoren in jeder Form ist absolut kontraindiziert!

Coffein: Impletol®

Ferdinand Huneke versetzte das Procain mit Coffein, um es „verträglicher zu machen". Die Gründe für diese Vermutung sind heute leider nicht mehr nachvollziehbar.

Auf Hunekes Anregung wurde diese Mischung von Fa. Hoechst eigens neu hergestellt und unter dem Namen Impletol® (2% Procain mit 1,42% Coffein) 1928 auf den Markt gebracht. In der späteren DDR hieß Impletol „Procoffin®".

Der öffentlich zugängliche Schriftwechsel zwischen Huneke und Fa. Hoechst lässt an die Möglichkeit denken, dass in erster Linie ein neues Markenprodukt eingeführt werden sollte, weil Novocain® (Procain) 20 Jahre nach seiner Markteinführung 1925 patentfrei geworden war. Zumindest wurde Huneke von Hoechst offenbar vertraglich verpflichtet, die neue Mischung aus Procain und Coffein entsprechend zu bewerben. Hopfer und Hopfer beobachteten dagegen, „die Mischung werde schlechter vertragen", und empfahlen die ausschließliche Verwendung von reinem Procain oder Lidocain ohne Zusätze [Hopfer/Hopfer 1987].

In der modernen Neuraltherapie wird Impletol® nicht mehr verwendet. Ob es spezifische Vorzüge gegenüber reinem Procain hat, wird sich in Mitteleuropa angesichts der strengen Arzneimittelvorschriften in Vergleichsstudien wohl nicht mehr wissenschaftlich beantworten lassen.

4.5.9 Zusammenfassung

▶ Tabelle 4.4 gibt einen Überblick über die wichtigen Unterschiede bei den in der Neuraltherapie üblicherweise verwendeten Lokalanästhetika. Die übrigen pharmakologischen Eigenschaften finden sich in Kapitel ▶ 4.2 Pharmakologie der Lokalanästhetika.

Tab. 4.4 Unterschiede von Lokalanästhetika.

Eigenschaft ausgewählter NT	Procain	Lidocain	Articain
biochemische Struktur	Ester	Amid	Amid
Abbauweg	lokal	Leber	Leber
Diffusion in gesundem Gewebe	++	++	++
Diffusion in entzündetem Gewebe	o	+	+

Tab. 4.4 Unterschiede von Lokalanästhetika. *(Forts.)*

Eigenschaft ausgewählter NT	Procain	Lidocain	Articain
Diffusion in Knochengewebe	(+)	++	+++
Myotoxizität	0	0	?
Neurotoxizität	0	0	++?
Inhibition der Mastzelldegranulation (antiödematöse Wirkung, „Kapillarabdichtung“)	+	+	?
antiinflammatorische Wirkung über den G-Protein-Rezeptor	++	++	?
mittelfristige Gefäßwirkung	Dilatation	Dilatation	Konstriktion
antithrombotischer Effekt	++	++	?
bakteriostatisch/bakterizid	++	+	?
antiinflammatorisch	++	++	+?
immunstimulierend	++	+	?
Maximaldosis pro Sitzung (mg/kg KG)	6-7,5	3	
entspricht ... ml einer ...%igen Lösung bei 70 kg KG	50 ml 1%	20 ml 1%	...
Schmerzhaftigkeit bei intrakutaner Anwendung	+	(+)	++

Nach heutigem Stand ist für die neuraltherapeutische Anwendung in erster Linie die Verwendung der kurzwirksamen Lokalanästhetika Procain und Lidocain zu empfehlen. Hierbei ist in den meisten Fällen eine 1%ige Lösung die adäquate Konzentration. Bei schwierigen, rückenmarks- und kopfnahen Injektionen sollten Lösungen ohne Zusatz von Stabilisatoren angewendet werden. Vasokonstriktoren sind in der Neuraltherapie grundsätzlich kontraindiziert.

Langwirksame Lokalanästhetika, die vereinzelt für die neuraltherapeutische Anwendung erprobt werden, müssen sich erst bewähren, könnten das Spektrum in Zukunft aber vielleicht bereichern. Einzig Bupivacain scheint durch seine Kardiotoxizität mit einem unverhältnismäßig hohen Risiko behaftet zu sein. Ropivacian besitzt keine bakterizide Wirkung. Beide sollten daher in der Neuraltherapie bis zum Beweis des Gegenteils nicht angewendet werden.

Procain ist das am häufigsten verwendete Lokalanästhetikum in der Neuraltherapie. Unterschiede in der Bevorzugung des einen oder anderen der beiden kurzwirksamen Lokalanästhetika ergeben sich in speziellen Situationen. So ist in der Schwangerschaft Procain eindeutig zu bevorzugen, ebenso dort, wo anästhesiologische Effekte so kurz wie möglich bestehen bleiben sollen (kopfnahe Ganglien). Lidocain ist vermutlich überlegen im entzündlichen Milieu und deutlich besser in Bezug auf seine Penetrationsfähigkeit.

Das Nebenwirkungsprofil ist für beide Substanzen ausgesprochen günstig, und die therapeutische Breite ist um ein Vielfaches größer als nahezu alle anderen in der täglichen Praxis verwendeten Pharmaka.

Danksagung

Die Autoren danken Herrn Dr. med. Joh. Diederich Hahn-Godeffroy für kritische Diskussion und wichtige Hinweise bezüglich der Wirkung von Procain.

5 Systemische Wirkmechanismen

5.1 Die Bedeutung der Relationspathologie von Ricker für die Neuraltherapie

Hans Barop

5.1.1 Geschichte

Der Begriff Relationspathologie geht auf Gustav Ricker (1870–1948) zurück, von 1906–1933 Begründer und Leiter des Pathologischen Instituts in Magdeburg. Die von Ricker so genannte Relationspathologie basiert auf der Virchowschen Zellularpathologie und ergänzt diese um die neuronal gesteuerten Abläufe und Zusammenhänge der Zellfunktionen, also einen dynamischen Aspekt der Zellularpathologie. Es war Rickers Anliegen, die untrennbare Verbindung zwischen der Neurophysiologie des vegetativen Nervensystems und den morphologischen Befunden der Zellularpathologie aufzuzeigen.

Die therapeutische Anwendung von Lokalanästhetika in Form der Neuraltherapie war zu Rickers Zeit noch zu wenig bekannt, um seiner Erweiterung der Zellularpathologie in der Neurophysiologie einen festen Platz zu sichern. Rickers Erkenntnisse nutzten jedoch u.a. die Kliniker Gottron und Bohnstett (Dermatologie), Marchesani und Gasteiger (Augenheilkunde), Pette und Döring (Neurologie), Wanke, Schaefer und Grießmann (Chirurgie), Roloff, Amschler und Kalbfleisch (Pulmologie), Nonnenbruch, Sturm und Dittmar (Innere Medizin) sowie Kalbfleisch, Dietrich, Nordmann, Siegmund und Scheid (Pathologie).

Rickers experimentelle Daten sind in ihren wesentlichen Grundzügen unwiderlegt. Die Präzision seiner Experimente mit dem vegetativen Nervensystem ist in dieser Form einmalig. Die Verknüpfung der klassischen Pathologie mit dem Experiment eröffnete neue Dimensionen in Diagnostik und Therapie für die gesamte Medizin.

5.1.2 Definition

Ricker definiert Pathologie als *„Lehre von den Krankheiten, insbesondere ihrer Entstehung und den durch sie hervorgerufenen anatomischen Veränderungen"*. Seine Relationspathologie stellt darüber hinaus die *„Zell- und Gewebsvorgänge in kausale Beziehungen zum Blut- und Nervensystem, von denen die nervalen zeitlich die ersten sind, welche die makro- und mikroskopischen Veränderungen hervorbringen"*. [Ricker 1924].

Die Zelle ist das Substrat, an dem sich die Veränderungen zeigen, die aus einer Reizung des Vegetativums und deren Folgen am Interstitium und dem Gefäßsystem entstehen. Die spezifische Leistung des Reizleitungssystems besteht darin, den Reiz dorthin gelangen zu lassen, wo er durch das Organparenchym in spezifische Zellleistungen umgesetzt werden kann. Die Relation (Name!) zwischen Reiz, Vegetativum, Gefäßsystem, Blut, Interstitium und Organparenchym ist die entscheidende Ergänzung Rickers zur Zellularpathologie. Mit seinen Experimenten konnte er den Weg von Reiz zu Gewebsbefund aufzeigen und beweisen, dass der pathologische Reiz nicht direkt an der Organzelle ansetzt, sondern indirekt über das vegetative Nervensystem, das Gefäßsystem und das Interstitium (vgl. ▶ 5.3 Grundregulationssystem) einwirkt.

Rickers Relationspathologie erfordert eine ganzheitliche funktionelle, kybernetische Denkweise und ermöglicht eine Systematisierung individueller Krankheitsabläufe. Mit diesem naturwissenschaftlichen Konzept gelingt es, bei unterschiedlichsten Erkrankungen deren gemeinsame funktionell-kausale Ätiologie aufzuzeigen.

5.1.3 Die Experimente Rickers

Die Versuchsanordnung Rickers bestand in der langfristigen (teilweise über Tage gehenden) mikroskopischen Beobachtung der Gefäße, insbesondere der kapillaren Endstrombahn, des Interstitiums und des Organparenchyms nach einem künstlich gesetzten Reiz am perivasalen Nervengeflecht. Im Mikroskop konnte Ricker gesetzmäßige Reaktionen am Gefäßsystem, am Blutstrom, am Interstitium und am Organparenchym beobachten, die reproduzierbar zu immer gleichen pathologischen Gewebeveränderungen führten. Diese in Stufen ablaufenden Reaktionen beschrieb Ricker in seiner **Lehre von den Stufengesetzen.**

Die Stufengesetze und therapeutische Konsequenzen

Im Normalzustand besteht im Kapillarbereich ein Wechselspiel zwischen kurzfristig wechselnder **Hyperämie und Ischämie**, zwischen beschleunigtem und verlangsamtem Blutstrom. Dieses Phänomen beruht auf einer wechselnden physiologisch pulsierenden Reizung der Gefäßdilatatoren und -konstriktoren (Oszillation, vgl. ▶ 5.1 Kybernetik), sichtbar im Mikroskop durch einen Wechsel von beschleunigtem und verlangsamten Blutstrom mit Weit- und Engstellung des Kapillarsystems.

Dieser physiologische Zustand ist im Experiment durch unterschiedliche Reize modulierbar. Die Reizung führt zu entsprechenden Reaktionen im Vegetativum, in dem davon abhängigen Gefäßsystem, im Organparenchym und im benachbarten Interstitium. Sie entspricht der Stufe 1 nach Rickers Stufengesetz.

Eine physiologische Belastung wie bei der Muskelarbeit führt als leichteste Form einer vegetativen Reizung zu einer Zunahme der Gefäßdilatation und der Organperfusion, um eine angemessene Reaktion auf die Mehrbelastung zu ermöglichen. Bei anhaltender Belastung erfolgt durch die länger anhaltende Hyperämie eine **Hyperplasie** der Muskulatur (Muskeltraining). Der Reiz, der zum Organwachstum führt, setzt also nicht am Organ selbst an, sondern an der vegetativen Steuerung des Gefäßsystems.

Die **Hypoplasie** ist in Bezug auf den Reizzustand des perivasalen Nervengeflechts nicht einfach das Gegenteil der Hyperplasie. Man beobachtet hier eine reduzierte Gewebeperfusion mit Verlangsamung der Blutflussgeschwindigkeit nicht durch eine verringerte Reizung, sondern durch eine verringerte Reizbarkeit des Vegetativums. Dies kann sowohl regional auftreten, z.B. eine segmentale Innervationsstörung durch Irritation eines Spinalnervs nach Bandscheibenvorfall, als auch generalisiert, z.B. eine verringerte allgemeine Vigilanz bei zentralen Durchblutungsstörungen. Auch die im Greisenalter auftretende Atrophie von Organen dürfte teilweise auf diesem Mechanismus beruhen.

Die Stufen der Rickerschen Lehre und die adäquate Therapie für jede Stufe sind in ▶ Tabelle 5.1 dargestellt.

Tab. 5.1 Die drei Stufen nach Ricker.

	1. Stufe: Fluxion, echte Hyperämie	2. Stufe: Ischämie	3. Stufe: Stase
Durch ...	schwachen Reiz	starken Reiz	perakuten Reiz
• z.B. Wärmereiz	kurz 47 °C	anhaltend 47 °C	› 47 °C
• z.B. NaCl-Lösung	1,5% oder 0,5%	2% oder 0,2%	9%
Gefäß-	-dilatation	-konstriktion	-lähmung
Blutstrom ...	ist beschleunigt	ist verlangsamt	steht still
Gewebe	Hyperämie	Hypoxie	Anoxie
Stoffaustausch:	erhöht	erniedrigt	Stillstand
sinnvolle Therapie	Neuraltherapie	multimodal inkl. Neuraltherapie	akutmedizinische Maßnahmen
nach Reizende	Restitutio ad integrum	teilweise Restitutio möglich	Defektheilung oder Tod

Folgen pathologischer Reize

1. Stufe: Fluxion, echte Hyperämie

Dieser Zustand wird durch leichteste Reize erzeugt und hat eine deutliche Erhöhung der Gewebeperfusion zur Folge. Er ist therapeutisch wertvoll, da sich mit der gezielten regionalen oder der überregionalen Hyperämie zahlreiche Krankheitserscheinungen beschleunigen und anhaltend beseitigen lassen.

Im Gegensatz zu suppressiven oder substituierenden Therapieformen lassen sich mit der Hyperämie auf einfache Weise folgende Effekte therapeutisch erreichen:

- Deckung eines erhöhten Bedarfs an Sauerstoff, Energie oder Bausteinen für den Zellstoffwechsel
- Verbesserung des Abtransports von Stoffwechselprodukten
- Reparaturvorgänge an geschädigtem Gewebe
- beschleunigte Abwicklung eines spezifischen oder auch unspezifischen Entzündungsvorgangs
- Unterbrechung von degenerativen Vorgängen

Auch die Behandlung von Schmerzen, deren Ursache in der pathologischen Reizung von Schmerzfasern besteht, kann therapeutisch durch eine gezielte und gesteuerte Hyperämie erreicht werden aufgrund:

- der Normalisierung des perfusionsabhängigen pH-Wertes des Interstitiums
- der Anhebung der Reizschwelle der Schmerzfasern

Therapieansatz

Eine gezielte regionale Hyperämie kann durch Injektion von Lokalanästhetika durch den gefäßdilatierenden und antiinflammatorischen Effekt der Lokalanästhetika erreicht werden. Erkrankungen im funktionellen Stadium sind die Domäne der Neuraltherapie. Wenn Erkrankungen frühzeitig in dieser Stufe behandelt werden, besteht durch die Anwendung dieser „sanften Methode" die Möglichkeit einer echten Ausheilung mit einer restitutio ad integrum.

Die gute Wirksamkeit ist durch die pharmakologischen Effekte des Lokalanästhetikums und im Falle von esterstrukturierten Lokalanästhetika auch durch das Abbauprodukt Diäthylaminoäthanol (DEAE, ▶ 4.2 und ▶ 4.4) erklärbar. DEAE führt durch Angriff am perivasalen Nervengeflecht zu einer Reizung der Vasodilatatoren mit aktiven Gefäßdilatation und Hyperämie. DEAE ist möglicherweise auch bei der

Behandlung von lokalen Infektionen mit Procain ein wichtiger Wirkungsmechanismus.

2. Stufe: Ischämie

Die physiologische Stufe der Fluxion (Hyperämie) geht bei Applikation stärkerer Reize in die Stufe der Ischämie über. Diese präpathologische Zustand ist gekennzeichnet durch:

- Verengung der Arteriolen und Kapillaren vom Reizort nach peripher durch Erregung der Vasokonstriktoren
- Verlangsamung des Blutstroms im arteriellen, kapillaren und venösen Gefäßabschnitt
- Verschluss der Arteriolen und Kapillaren mit Stillstand des arteriovenösen Blutstroms
- Minderperfusion des zu ernährenden Gewebes bis zur Ischämie
- erhöhten Anfall von Stoffwechselprodukten durch verminderten Abtransport
- Verschlechterung der Versorgung des Organparenchyms
- Absenkung des Gewebe-pH mit Übersäuerung
- in dieser Phase jedoch noch ohne vermehrtem Zell- oder Plasmaaustritt.

Klinisch kommt es zu den bekannten Gewebeveränderungen einer Entzündung wie Ödem, extravasaler Zell- und Faservermehrung sowie Kapillarneubildung. Bleibt dieser Vorgang über längere Zeit bestehen, erfolgt die allmähliche Degeneration des betroffenen Organparenchyms mit Funktionsverlust und Gewebedefekten. Je nach Organ resultieren daraus Schäden, die sich in Laborwertveränderungen, bildgebenden und klinischen Untersuchungsbefunden und in entsprechenden schmerzhaften Beschwerden manifestieren.

Nach Wegfall des ursächlichen Reizes kann jedoch die Ausgangssituation des oszillatorischen Schwingens zwischen kurzer Hyperämie und kurzer Ischämie wieder erreicht werden. Eine restitutio ad integrum ist jedoch nur möglich, soweit noch keine Zell- oder Organdefekte entstanden sind.

Therapieansatz

Die Therapie hat zunächst die Reizunterbrechung zum Ziel, in diesem Fall über die Sympathikolyse, sollte aber gleichzeitig eine parasympathisch vermittelte aktiven Vasodilatation mit dem Effekt der Hyperämie zu erreichen versuchen, die für die Regeneration entscheidend ist und schließlich in einer wieder normalisierten Gewebeperfusion mit physiologischem bedarfsabhängigen Wechsel von Mehr- und Minderdurchblutung münden soll. Meist bedarf es aus dieser Stufe heraus einer längerdauernden perfusionsverbessernden multimodalen Therapie. Die Neuraltherapie mit ihrer unspezifischen, aber umgrenzten und steuerbaren Hyperämie ist ein wichtiger Baustein solcher Therapieansätze. Das klinische Korrelat der Ausheilung ist das zunehmend häufigere Sistieren subjektiver Beschwerden und die Normalisierung von Organ- und Bewegungsfunktionen und von Laborwerten.

3. Stufe: Stase

Eine kurze Hyperämie vor dem Stillstand des Blutstroms nennt Ricker **Prästase**. Hierbei kommt es zu erheblichen Stoffaustauschstörungen zwischen Gefäßsystem und Organparenchym über das Interstitium mit Leukodiapedese aus den Venolen, gefolgt von Ödem und Erythrodiapedese aus den Kapillaren, wie bei einer fortgeschrittenen Entzündung. Die noch verbleibenden erregbaren Vasodilatatoren führen zu einer anfänglichen Gefäßweitstellung, bis auch diese durch den starken Reiz unerregbar werden.

Eine weiter steigende Reizung des perivasalen Sympathikus führt schließlich zu einer Unerregbarkeit der Gefäßkonstriktoren mit nachfolgender Dilatation der Kapillaren. Eine Gewebsnekrose entsteht nach Ricker nicht aus der Ischämie (Gefäß- und Kapillarengstellung, Stufe 2), sondern nur aus der nachfolgenden Stase, bei der am Gefäßsystem folgende Vorgänge zu beobachten sind:

- Die Tätigkeit der Vasokonstriktoren kommt vom Reizort ausgehend nach peripher zum Erliegen, sie sind auch durch Adrenalin nicht mehr erregbar. Es kommt zu einer Weitstellung des arteriellen Schenkels und der Kapillaren vom Reizort nach peripher.
- Fortgesetzte starke Reizung führt schließlich zu einer vom Reizort auch nach proximal weiter fortschreitenden Vasokonstriktion.
- Nach anfänglicher Blutstrombeschleunigung setzt dann eine anhaltende Verlangsamung ein bis zum Stillstand der Blutsäule in weitgestellten Kapillaren.

Klinisch findet man bei Unterbrechung der Perfusion durch Stillstand des Blutstroms im Gefäßsystem Gewebsinfarkte mit Gewebsnekrose.

Therapieansatz

Hält der starke Reiz nur kurzfristig an, ist eine bleibende Defektbildung durch Gewebeinfarkt noch zu vermeiden. Deutliche, meist akute Symptome sind z.B. Angina pectoris (Herzinfarkt), akutes Abdomen (Mesenterialinfarkt) oder zentralnervöse Störungen (TIA). Die Therapie besteht in akutmedizinischen, perfusionsverbessernden Maßnahmen, meist unter intensivmedizinischer Überwachung.

Mischformen

Die reizbedingte pathologische Änderung der Zirkulation läuft in der Praxis nicht streng chronologisch ab. Häufig bleibt ein Zustand zwischen Prästase, Stase und Poststase, ein Circulus vitiosus über längere Zeit bestehen. Diese Situation beschreibt Ricker mit dem Begriff **Peristase**.

Das klinische Bild einer Peristase entspricht z.B. einer starken Entzündung wie einer Sinusitis, Pneumonie, Enteritis, Adnexitis oder Arthritis. Bei diesen Entzündungen, deren Verlauf in Abhängigkeit der Reizstärke und -dauer steht, kann es neben einer erheblichen Ödembildung in anderen Arealen auch zu nekrotischen Gewebeveränderungen kommen, bedingt durch eine passagere Stase:

- Plasmaaustritt: Ödembildung, Erguss bei präformierten Höhlen (Gelenk, Brust-Bauchhöhle)
- Erythrodiapedese: petechiale Blutung bis hämorrhagische Infarzierung
- Leukodiapedese: Grundlage der zellgebundenen immunologischen Reaktion, „Eiterung“

Poststase

Den Zustand nach Stillstand des Blutstroms und Wiederbeginn der Zirkulation nach Abklingen des starken Reizes bezeichnet Ricker als Poststase. Die klinischen Symptome und die entsprechenden mikroskopischen Veränderungen sind Folge der eingetretenen Gewebsschäden. Sie sind in diesem Zustand deutlich ausgeprägter als bei der Prästase.

5.1.4 Neuraltherapie und Relationspathologie

Aufgrund des prinzipiell gleichen Ablaufs all dieser geschilderten Vorgänge (allein durch reizbedingte Änderung der Gefäß- und Kapillarweite und der Blutstromgeschwindigkeit können unterschiedlichste Krankheitsbilder experimentell erzeugt werden) kann auch eine Therapie dieser Erkrankungen in jeder Stufe prinzipiell gleichartig sein. Die Injektion aller Gruppen von Lokalanästhetika führt auf der Stufe 1 und 2 zu einer Sympathikolyse und damit zu einer Unterbrechung der pathologischen Reizung. Die zusätzliche Hyperämie, die zur Regeneration erforderlich ist, erfolgt bei:

- amidstrukturierten Lokalanästhetika durch eine reaktive Hyperämie nach kurzer Vasokonstriktion
- esterstrukturierten Lokalanästhetika durch direkte Reizung des perivasalen Parasympathikus u.a. durch das Abbauprodukt DEAE

Die Applikation des Lokalanästhetikums sollte möglichst nahe an der Reizstelle erfolgen, um den Reiz „vor Ort auszuschalten", mit Hilfe der Hyperämie eine rasche Normalisierung der gesamten Gefäß-, Blut-, Interstitium und Parenchymsituation zu erreichen und die Homöostase in dem gestörten Bezirk wieder herzustellen.

Die Aufhebung eines Reizzustands mittels Lokalanästhetika ist sowohl bei akuten wie auch chronischen Erkrankungen möglich. Entscheidend und mitunter schwierig ist bei allen Anwendungsformen der Neuraltherapie, sowohl über das Segment wie auch bei der Störfeldsuche, den Ort der primären Reizung zu finden, um einen therapeutischen Effekt zu erzielen und kausal behandeln zu können.

Ableitung von Indikationen

Untersucht man die Relationspathologie auf ihre praktisch-klinische Verwertbarkeit, führt sie zu der Fülle von Indikationen für die Neuraltherapie (▶ 6.2, die einzelnen Erkrankungen ▶ 12).

Unter Berücksichtigung der Stufengesetze ergeben sich mehrere große Behandlungsbereiche, die sich nicht an der klassischen Aufteilung der Fachbereiche orientieren. Für viele unterschiedliche funktionelle Erkrankungen ist ein Versuch mit Neuraltherapie – oftmals auch als Primärtherapie – lohnend und geeignet, wobei das grundsätzliche Behandlungskonzept gleich ist, die Behandlungstaktik dagegen für jeden Fall individuell unterschiedlich (▶ 7.4.2 Strategie der Therapieplanung).

Wechselwirkung zwischen Relationspathologie und Neuraltherapie

Die Relationspathologie stellt die wissenschaftliche Grundlage für den empirisch entwickelten therapeutischen Umgang mit Lokalanästhetika, der Neuraltherapie dar. Beide entstanden unabhängig von einander an unterschiedlichen Orten. Die Relationspathologie liefert der Neuraltherapie ihre sichere wissenschaftliche Grundlage, die Neuraltherapie der Relationspathologie Rickers die Bestätigung ihrer klinischen Richtigkeit und der Anwendbarkeit ihrer experimentellen Ergebnisse.

5.2 Zur Bedeutung der Kybernetik für die Neuraltherapie

Günther S. Hanzl

Wesentlicher Bestandteil des kybernetischen Denkens ist die Blickänderung von pathologischen morphologischen Strukturen hin zu Prozessabläufen, insbesondere zur Steuerung dieser Prozesse, also „von der Morphologie zur Kybernetik", zum Denken in funktionellen Zusammenhängen.

5.2.1 Die theoretisch-wissenschaftliche Basis

Unsere Vorstellung vom Wesen der Krankheit beruht auf der von Virchow begründeten Zellularpathologie, d.h. auf Strukturveränderungen von Zellen und Geweben. Diese morphologische, **materielle** Betrachtungsweise entsprach dem damaligen mechanistischen und materialistischen Wissenschafts- und Weltbild. Auch die zunehmende Interessen- und Forschungsverlagerung hin zu biochemischen Strukturveränderungen, also auf qualitative und quantitative Veränderungen auf molekularer Ebene, änderte nichts an der Tatsache, dass die Krankheitsursache nach wie vor im Bereich morphologisch-materieller oder struktureller Gegebenheiten gesucht wurde. Die als logische Konsequenz entwickelten immer feiner auflösenden bildgebenden Verfahren und immer empfindlicheren Labormethoden zur Ursachenerkennung näherten sich jedoch den eigentlichen Ursachen, also der Ätiologie der meisten Krankheiten nicht.

5

Was mit Röntgenbild, Kernspintomogramm, bei mikroskopischen oder bei der Laboruntersuchung zu erkennen ist, ist nicht die Krankheit selbst, sondern deren Folge (▶ 5.1.3). Die Krankheit selbst ist ein gestörter Regelungs- und Steuerungsprozess, wie im Folgenden erörtert wird.

5.2.2 Gesundheit und Krankheit aus kybernetischer Sicht

Präzise Vorstellungen von Gesundheit und Krankheit sind die Voraussetzungen für eine effiziente, ursachenbezogene Therapie. Aus kybernetischer Sicht ist Gesundheit das einwandfreie Funktionieren der autonomen Regelkreisfunktionen des Organismus. Die Kenntnis der „Funktionsweise“ von Gesundheit ist Voraussetzung für das richtige Verstehen von Krankheit.

Gesundheit wird im Allgemeinen als etwas „Normales“, Regelhaftes angesehen, Krankheit aber als unnormal, also vom Regelhaften abweichend. Doch der Ablauf oder die Struktur, die man krankhaft nennt, ist statistisch viel wahrscheinlicher. So ist z.B. die „pathologische“ Form der Zellteilung in bösartigen Tumoren statistisch und aus der Vielzahl alternativer Möglichkeiten gesehen, viel wahrscheinlicher und nahe liegender.

Eine gewisse Analogie besteht in der Situation bei der Anordnung der Kohlenstoffatome zum Diamanten gegenüber der wahrscheinlicheren zum Ruß. Auch im Organismus lässt sich dieser Ausnahmezustand nur durch einem enormen Aufwand an Energie aufrechterhalten. Unter den vielen ebenfalls denkbaren Möglichkeiten sind die Strukturen und Funktionen, die wir „gesund“ nennen, eigentlich nur ermöglicht durch ständigen Energiezufluss, richtiger: durch eine besondere Form der Energie, die man als „Information“ bezeichnet. Das Wort „In-formation“ drückt schon die Eigenschaft oder Fähigkeit aus, etwas in Form zu bringen oder zu erhalten.

Gesundheit ist folglich kein Zustand, sondern ein ständiger dynamischer, energieaufwändiger Prozess, dessen Störung Krankheit genannt wird.

5.2.3 Steuerung und Regelung in der Kybernetik

Kybernetik ist die Lehre von den Steuerungsmechanismen (gr. *kybernetes* = Steuermann).

N. Wiener hat auf die Bedeutung der Kybernetik für biologische Systeme bereits in der Erstbeschreibung der Kybernetik hingewiesen [Wiener 1948]. Die Grundprinzipien der Kybernetik sind am Beispiel eines Steuermanns einfach darzulegen: Seine Aufgabe ist, die durch Außeneinflüsse („Störgrößen“ wie Winde und Strömungen) erfolgenden Abweichungen des Schiffs vom Kurs zu erkennen und durch Steuerung zu korrigieren. Ganz allgemein bedeutet also „Steuern“ oder „Steuerung“ von außen auf ein System einzuwirken, um dieses einem bestimmten Ziel (oder „Soll-Wert“) zuzuführen (▶ Abb. 5.1). Doch bekanntlich ist diese traditionelle Steuermanns-Tätigkeit keineswegs mehr in modernen Schiffen und Flugzeugen erforderlich. Dies übernimmt dort der „Autopilot“, ein Selbst-Steuerungs-Mechanismus. Im Gegensatz zu dem bei der „Steuerung“ erfolgten Eingreifen von außen ist bei dieser Form der so genannten „Regelung“ (= Selbst-Steuerung) die Art und Weise zum Erreichen des vorgegebenen Ziels („Soll-Wert“) im System selbst gespeichert.

5

Das Funktionsprinzip eines Autopiloten ist bei Flugzeug und Schiff identisch ist mit dem Autopiloten in den Lebewesen, also dem natürlichen Selbst-Steuerungs-Mechanismus in lebenden Systemen. Auch die Funktion der „Selbstheilungskräfte“ ist auf dieses Prinzip zurückzuführen.

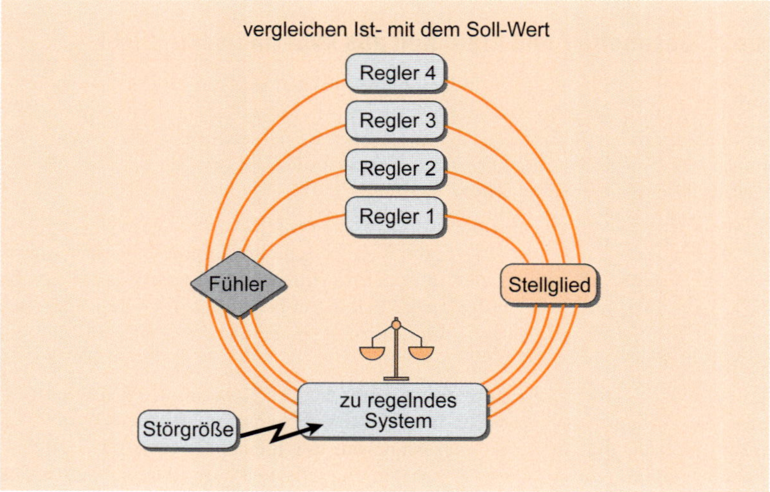

Abb. 5.1 Regelkreis mit negativer Rückkoppelung (nach [Hanzl 2006]).

Grundlage der Regelung: Der Informationstransfer

In ▶ Abbildung 5.1 sind zur Übertragung der Signale und Informationen (vom Fühler zum Regler und vom Regler zum Stellglied) „Kanäle“ eingezeichnet. Dies suggeriert die Existenz von für die Leitung erforderlichen materiellen Strukturen.Doch sind physische Strukturen keineswegs immer erforderlich: Denn neben den beiden geläufigen Formen der Informationsübermittelung (über das Nervensystem, „dem Telefon des Organismus“ [Popp 1983] und über das humorale System der Biomoleküle oder Transmittersubstanzen, „der Brief- oder Paketpost“) existiert noch eine in der Medizin bisher wenig beachtete dritte Form, nämlich die „drahtlose“ Kommunikation über elektromagnetische Feldoszillationen. Diese dritte Form ist nach neueren Erkenntnissen im Organismus, wie in der Technik auch, die eigentlich vorherrschende und entscheidende. Elektromagnetische Signale benötigen keine Leitungen und bestehen nur in typischen Oszillationen des Feldes.

Auch die so genannte „Herd-" oder „Störfeldwirkung" ist über elektromagnetische Störimpulse erklärbar. Somit geht der Wirkungsmechanismus der Neuraltherapie weit über das „Neurale" hinaus: Pathologische Oszillationsmuster werden schon an der Quelle, an ihrem Sender gelöscht.

Nach der kybernetischen Deutung von Gesundheit als fortlaufendem Regelungsprozess liegt es nahe, Krankheit als Regelkreisstörung zu bezeichnen. Doch hier muss zunächst eine Unterscheidung in akute und chronische Erkrankungen vorgenommen werden; denn kybernetisch gesehen besteht ein grundlegender und wesenhafter Unterschied zwischen akuter und chronischer Krankheit, der keineswegs nur in der Zeitdauer der Erkrankung liegt.

Regelung bei akuter Erkrankung

Eine akute Erkrankung kann biokybernetisch als meist sinnvolle und angemessene Antwort des Organismus auf eine Verletzung seiner Integrität angesehen werden.

Eine Erklärung für die gelegentlich lebensbedrohliche Situation bei akuten Erkrankungen liegt in einer **Unverhältnismäßigkeit der Störgröße**. Das Regelsystem ist dann von seiner Dimensionierung her der abnormen Störgröße nicht gewachsen, es bricht unter der extremen Last zusammen. Ähnliches ist aus der Technik bekannt, wenn ein Regelkreis durch eine abnorme Störgröße, beispielsweise in Form plötzlicher Überspannung (z.B. bei Blitzeinschlag) zusammenbricht.

Als therapeutische Intervention erfordern solche abnormen, also unsere Regelkreise (z.B. des Immunsystems) überfordernden Störeinflüsse eine **minimierende Einwirkung auf die Störgrößen** selbst. Das bedeutet, dass beispielsweise bei einer bedrohlichen akuten Infektionskrankheit die Erregermenge durch die Verabreichung von Antibiotika verringert werden muss. Diese Forderung ergibt sich folgerichtig aus dem biokybernetischen Krankheitsmodell.

Dieses ist jedoch nicht nur eine Domäne der Akut- und Intensivmedizin. Auch für die Neuraltherapie scheint in der Anwendung der Störgrößen-Minimierung ein breites Anwendungsfeld zu liegen.

Regelung bei chronischer Erkrankung

Gegen das Konzept der Minimierung von Störgrößen ist nichts einzuwenden, wenn die Regelkreisstörung tatsächlich auf einer Abnormität der Störgröße beruht. Aber dies ist bei chronischen Erkrankungen nicht der Fall. Hier sind die feststellbaren Störgrößen eher klein. Offensichtlich ist hier aus anderen Gründen der sinnvolle Reaktionsablauf nicht mehr gegeben, die Regelfähigkeit selbst ist gestört.

Jeder Regelkreis besteht aus der zu regelnden Größe und dem Regler. Jeder Regelkreis ist ein in sich geschlossener ständiger Kreislauf von Informationen [Vester 1984]. Die Frage nach möglichen Störfaktoren für die Informationsübertragung kann also ganz allgemein und nicht nur auf die Medizin bezogen beantwortet werden: Alles, was die Signale der Information blockiert oder zur Unkenntlichkeit verfälscht, muss zu Regulationsstörungen führen.

5

Chronische Erkrankungen sind aus kybernetische Sicht Störungen der Regelkreisfunktion durch Blockade oder Verfälschung des für die Selbstkorrektur erforderlichen Informationstransfers.

Hierfür kann eine Vielzahl von Faktoren verantwortlich sein. Doch diese vermeintlich unüberschaubare Flut von möglichen Noxen kann man für ein diagnostisches und therapeutisches Vorgehen in der Medizin gut systematisieren und in wenige Gruppen zusammenfassen. Sie sind in ▶ Abbildung 5.2 auf unser Regelkreisschema übertragen.

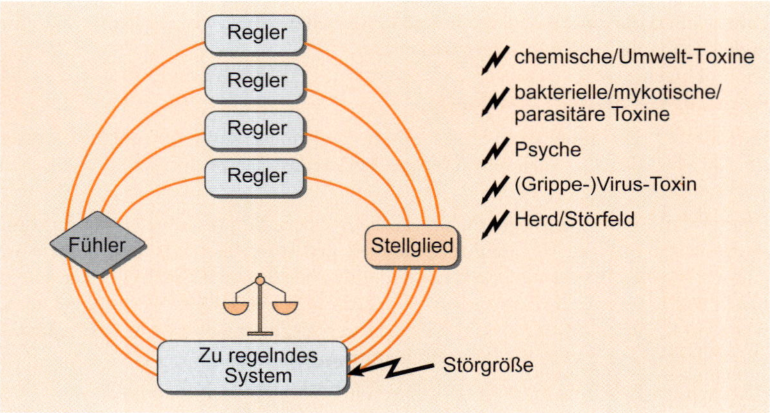

Abb. 5.2 Mögliche Störfaktoren im Organismus (aus [Hanzl 1995]). Die den Informationstransfer blockierenden oder verfälschenden Faktoren haben keine Rangordnung. Der ihnen gemeinsame Effekt ist der Zusammenbruch der Regelfähigkeit des Organismus.

Aus diesem Modell ergibt sich, dass es keine Rangordnung oder Wertigkeit der einzelnen Störfaktoren gibt. Diese sind gleichwertig und austauschbar. Entscheidend ist nur die Tatsache des durch die Störfaktoren bewirkten Zusammenbruchs der Regelfähigkeit.

Die Symptomatik der resultierenden Erkrankung wird nicht durch die **Art** der Störfaktoren bewirkt, sondern durch die **„Zuständigkeit" und die Funktion des betreffenden Regelkreises**. Ist die Informationsübertragung eines Regelkreises unterbrochen, ist es für die Auswirkung zunächst gleichgültig, wodurch die Unterbrechung erfolgte. Jede Blockade oder Verfälschung des Informationstransfers hat eine Funktionsstörung des entsprechenden Systems zur Folge.

In der Häufigkeit der Störfaktoren nehmen Herd/Störfeld-Prozesse eine besondere Rolle ein. Die Herd/Störfeldwirkung lässt sich erklären als störende Überlagerung („destruierende Interferenz") der zur Regelung verwendeten physiologischen elektromagnetischen Signale. Die neuraltherapeutische Ausschaltung derartiger Interferenzen führt zur Wiederherstellung einer normalen Regelkreisfunktion.

Das hier vorgetragene kybernetische Modell allein erklärt noch nicht die Multikausalität chronischer Erkrankungen und die schwer verständliche Tatsache, dass völlig unterschiedliches therapeutisches Vorgehen bei gleicher Symptomatik zum Erfolg führen kann. Beides sowie weitere Fragen sind plausibel zu beantworten mit dem „Modell der prämorbiden Kompensationsfähigkeit von Regelkreisstörungen im Organismus“ [Hanzl, 1990]. Ausführliche Darlegungen dieses Modells siehe [Hanzl 1995, 2006].

Die positive Rückkoppelung

Bei den bisherigen Regelsystemen handelte es sich um Regelkreise mit „negativer Rückkoppelung“. Sie dienen der Konstanterhaltung von erforderlichen Systemzuständen, der Stabilisierung einer vorgegebenen Struktur trotz ständig einwirkender Außeneinflüsse. Aber ausschließliche Stabilisierung bedeutet Erstarrung und ist mit dem Leben unvereinbar [Jantsch 1982].

Lebende Systeme sind gekennzeichnet durch die Fähigkeit der Veränderung, der Fähigkeit des Lernens, der Anpassung, der Evolution. Zur Erklärung dieser Fähigkeiten und Eigenschaften wurde von Maturana und Varela das Modell der „Autopoiese“ geschaffen [Maturana/Varela 1987]. In lebenden Systemen ist demnach auch eine andere, komplementäre Form der Regelung nötig, nämlich die mit „positiver Rückkoppelung“, die der Erstarrung entgegen wirkt und die der Entwicklung neuer Formen dient.

Auch die positive Rückkoppelung ist ein Kreisprozess. Das Ergebnis (Ausgang) eines verarbeitenden Systems wird wieder in den Eingang eingespeist („feedback“). Das Ausgangssignal (**„output“**) wird als Eingangssignal (**„input“**) in das verarbeitende System zurückgeführt (▶ Abb. 5.3). Hierdurch entstehen autokatalytische Verstärkungen und Prozess-Beschleunigungen. Mögliche Folgen positiver Rückkoppelung, die nicht durch negative Rückkoppelung kontrolliert wird, sind katastrophenartige Aufschaukelungen (z.B. das Pfeifen und Dröhnen einer übersteuerten Lautsprecher-Anlage).

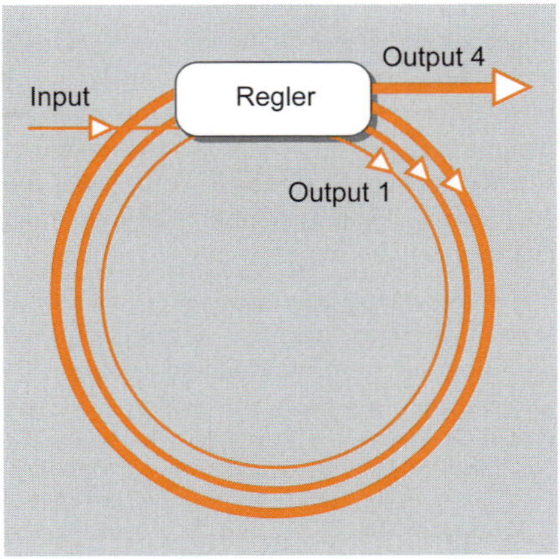

Abb. 5.3 Kreisprozess mit positiver Rückkoppelung (nach [Hanzl 2006]).

Positive Rückkoppelung beschränkt sich nicht nur auf die Funktion der katastrophenartigen Verstärkung. Die Verarbeitung des rückgekoppelten Inputs kann auch in einer minimalen Veränderung bestehen. Dies hat zur Folge, dass bei solchen Systemen – auch wenn die erfolgte Veränderung pro Einzeldurchlauf jeweils nur minimal war – nach einer gewissen Anzahl von Durchlaufzyklen das Ergebnis sich grundlegend vom Ausgangszustand unterscheidet und nicht mehr voraussagbar ist, und gegebenenfalls chaotisch entartet. Die Erkenntnis des Prinzips positiver Rückkoppelung (mathematisch: „Iteration“) war Grundlage und Anfang der Chaosforschung („Der Flügelschlag eines Schmetterlings ...“).

An dieser Stelle sei daran erinnert, dass es lineare Kausalität in der Natur nicht gibt, sondern nur vernetzte oder zirkuläre Ursache-Wirkungs-Beziehungen. Die Linearität war ein gedankliches Konstrukt, um gewisse Wirkungsabläufe berechenbar zu machen. Das Aufgeben des linearen Denkens ist eine der großen Herausforderungen für die moderne Medizin. Ein Aspekt von Kreisprozessen mit positiver Rückkoppelung ist die verblüffende Tatsache, dass die Wirkung wieder zu ihrer eigenen Ursache wird. Die sich hieraus ergebenden Konsequenzen auch für die Medizin mag man wohl erahnen.

Da alle Systeme mit positiver Rückkoppelung zu chaotischer Entartung neigen, Systeme mit negativer Rückkoppelung aber zu Erstarrung, kann nur eine Kombination dieser beiden gegensätzlichen Prinzipien die Funktion lebender Organismen gewährleisten. Voraussetzung hierfür ist die **Regelung positiver und negativer Rückkoppelung** in weiteren übergeordneten Regelkreisen, wobei positive Rückkoppelungen durch negative kontrolliert werden und umgekehrt.

5.2.4 Neuraltherapie als Regulationsmedizin

Die Regulationsmedizin basiert auf der Erkenntnis der prinzipiellen Fähigkeit lebender Systeme zur Selbstorganisation und damit der Möglichkeit der autonomen Korrektur krankhafter Abweichungen (Selbstheilungskräfte). Die Regulation des Organismus bedient sich der Hilfe zweier antagonistischer Prinzipien, die sich gegenseitig kontrollieren: einem selbst-verstärkenden und einem selbst-dämpfenden Prinzip.

Nicht immer ist der Organismus selbsttätig imstande, Störfaktoren zu eliminieren, abnorme Gewebspotenziale auszugleichen oder etwaige Störfeldimpulse abzuschirmen. Gerade bei Störungen des Informationstransfers durch Störimpulse kann die Neuraltherapie von außerordentlicher Wirksamkeit sein. Ihre Wirkung beschränkt sich keineswegs auf anästhesiologische, die Nervenleitung blockierende Effekte. Vielmehr wirkt sie auch durch Beeinflussung pathologischer Gewebspotenziale und elektromagnetische Informationsvorgänge.

Die komplexen Wirkungen der Neuraltherapie lassen sich mit Hilfe dieser theoretischen kybernetischen Modelle gut erklären: Diese Therapie ist in der Lage, sowohl pathologische positive Rückkoppelungen (Wind-up von Nervenleitungsbögen) zu unterbrechen als auch Störgrößen bei chronischen Erkrankungen zu eliminieren (Herd, Störfeld).

5.3 Wirkung der Neuraltherapie am Grundregulationssystem

Hartmut Heine

5.3.1 Definition

Die Bezeichnung „System der Grundregulation“ geht auf die Humoralpathologie des 19. Jahrhunderts zurück und wurde von dem Wiener Anatomen A. Pischinger (1899–1982) eingeführt.

Definition des Grundregulationssystems nach A. Pischinger
Grundregulationssystem ist die funktionelle Einheit von Endstrombahn, Grundsubstanz (extrazelluläre Matrix, ECM), vegetativem Nervensystem, endokrinem System und Immunsystem, das die Zellen des peripheren Gewebes umgibt.

Über den vegetativ-nervösen Anschluss der Matrix an die Spinalnerven in der Peripherie werden so genannte **segmentregulatorische Komplexe** gebildet, deren Dermatome als Head-Zonen bekannt sind.

Matrix als Grundlage

Über die nach außen ragenden Zuckerketten der Membranproteine und -lipide sind alle membranständigen Rezeptormoleküle mit den Makromolekülen der Grundsubstanz (Matrix) verbunden (▶ Abb. 5.4). Auf diesem Weg können Informationen aus dem Extrazellulärraum rasch und selektiv in die Zelle geleitet werden. Die Matrix wirkt gleichzeitig als Speicher für freigesetzte Neurotransmitter, Gewebshormone, Enzyme und Produkte des Membranstoffwechsels.

Die Grundsubstanz ist über die Endstrombahn an das Endokrinium angeschlossen. Zahlreiche freie Nervenendigungen, die in die Matrix reichen, übertragen Informationen über den Zustand des Grundregulationssystems in das ZNS. Dadurch ist eine Synchronisation (Taktung) der Zustände jedes Bereichs der Peripherie möglich [Zimmermann 1993]: Die nicht oder nur wenig myelinisierten Endaufzweigungen nozizeptiver Axone (C- und Aδ-Fasern) stehen in enger Beziehung zu allen faserigen und zellulären Matrix-Komponenten, wobei sich Mastzellen („Wächter der Grundsubstanz") durch eine besondere Sympathikotropie auszeichnen (▶ Abb. 5.4) [Heine 1997].

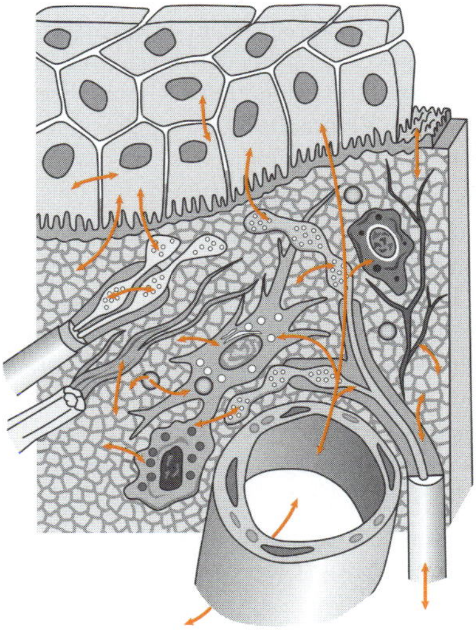

Abb. 5.4 System der Grundregulation: wechselseitige Beziehungen (Pfeile) zwischen Endstrombahn (Kapillaren, Lymphgefäße), Grundsubstanz, terminalen vegetativen Axonen, Bindegewebszellen (Mastzellen, Abwehrzellen, Fibroblasten usw.) und Organparenchymzellen.

5.3.2 Pathophysiologie

Das Grundregulationssystems ist ein generelles Stressverarbeitungssystem mit neuroimmuno-modulatorischen Eigenschaften.

Es bestehen enge Beziehungen zu den vegetativen Zentren im Gehirnstamm, dem limbischen System, Amygdala und Neocortex. Daraus ergeben sich Rückkopplungen zur Hypothalamus-Hypophysen-Nebennierenachse (HPN-Achse) und den Kerngebieten des autonomen sympathischen Nervensystems (Locus coeruleus) und noradrenergen System. Weitere Verbindungen bestehen zum zentralen cholinergen

System, der Hypothalamus-Hypophysen-Gonaden-Achse, der Hypothalamus-Hypophysen-Wachstumshormon-Achse sowie der Prolactin- und Schilddrüsenachse [Berg 2005, Heine 1997]. Daraus folgt, dass es keine somatische Erkrankung ohne psychische Beteiligung und umgekehrt gibt [Berg 2005, Heine 1997].

Stress führt zu einer systemischen inflammatorischen Belastung, die mit der Entwicklung einer latenten Gewebsazidose im Grundregulationssystem verbunden ist.

5.3.3 Neuraltherapie und Grundregulation

Die Neuraltherapie erfolgt einerseits in Form der Lokaltherapie (▶ 10.1 Oberflächliche Injektionen), bei der durch kutane und subkutane Injektion eines Lokalanästhetikums an schmerzhafte Gewebsbezirke (Triggerpunkte, Herde, Narben usw.) über die Verschaltungen zugehöriger segmental-regulatorischer Komplexe eine Dämpfung des Sympathikus und damit Rückführung des Grundregulationssystems zur Homöostase erreicht wird.

Andererseits kann eine Sympathikusregulierung auch durch direkte Infiltration sympathischer Ganglien bzw. des Grenzstrangs erfolgen (▶ 10.3 Segmenttherapie, ▶ 10.4 Ganglientherapie). Die dabei aktivierten zentralen schmerzhemmenden Kernbezirke (u.a. Raphekerne, zentrales Höhlengrau) und ihre absteigenden Bahnen können jedoch erst nach erfolgreicher peripherer Schmerzreduktion in Funktion treten. Dies erklärt, warum eine reine Ganglieninfiltration ohne periphere neuraltherapeutische Infiltrationen der gestörten Bezirke (▶ 5.5 Störfeld) meist nicht ausreichend erfolgreich ist.

Neuraltherapie eignet sich auch bei anderen Regulationskrankheiten ohne Schmerzsymptomatik, die stets mit Stress und damit erhöhter Sympathikusaktivität verbunden sind [Barop 1996, Heine 2003].

5.3.4 Periphere Schmerzverarbeitung: Das Endocannabinoidsystem als Teil des Grundregulationssystems

Mit Entdeckung des peripheren antinozizeptiven und antiinflammatorischen Endocannabinoidsystems (EC) in der Grundsubstanz, einer Gruppe langkettiger, ungesättigter amidierter Fettsäuren aus dem Membranstoffwechsel, ist ein tieferer Einblick in die periphere Schmerzverarbeitung möglich geworden.

Aus peptidergen, nozizeptiven Axonen werden Substanz P und weitere Tachykine freigesetzt, die an entsprechende Rezeptoren auf nozizeptiven Fasern binden und schmerzverstärkend wirken (▶ Abb. 5.5) [Heine 2003]. Umgekehrt antagonisiert Substanz P den Sympathikus und regt gewebsständige Abwehrzellen zu einer vermehrten EC-Synthese an [Zimmermann 1993]. Auf diese Weise kommt es zu einer negativen Rückkoppelung und Dämpfung des Schmerzgeschehens bereits in der Peripherie. Erst bei dauerhafter unphysiologischer Belastung wird dieses selbstregulierende System instabil und zuletzt überfordert, es kommt zu einer Schmerzengrammierung peripher und zentral.

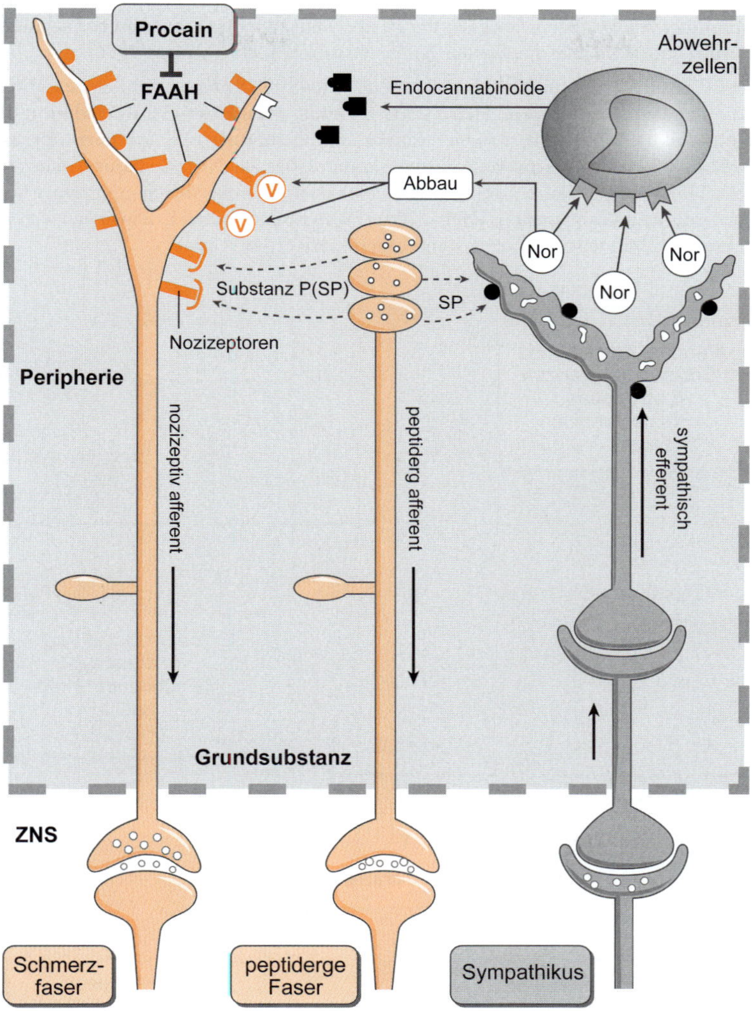

Abb. 5.5 Schmerzmodulation im Grundregulationssystem (mod. nach [Heine 2003]): Kopplung peripherer nozizeptiver, afferenter peptiderger und efferenter Sympathikusaxone über die Grundsubstanz. Noradrenalin (N) aktiviert Abwehrzellen zur Synthese von Endocannabinoiden (EC) und wird andererseits zu Vanilloidderivaten (V) abgebaut. Inhibitorisches EC und exzitatorisches V aktivieren entsprechende Rezeptoren den Nozizeptoren. Aus peptidergen Axonen wird Substanz P (SP) freigesetzt und bindet an entsprechende Rezeptoren auf nozizeptiven Axonen. Zur Hemmung der Endocannabinoidhydrolase durch Procain ▶ Abb. 5.6.

Die Kopplung postganglionärer efferenter Sympathikusaxone über die Grundsubstanz an nozizeptive Axone kann zu einem Circulus vitiosus aus afferenten Schmerzfasern, efferenten sympathischen Axonen sowie segmental regulatorischen Komplexen führen mit konsekutiver Schmerzverstärkung [Heine 2003]. Eine Sympathikusdämpfung kann daher, wie es die Praxis der Neuraltherapie zeigt, solche schmerzverstärkenden Rückkopplungsmechanismen durchbrechen [Barop 1996].

Da EC zusätzlich Vanillinrezeptoren auf der Membran nozizeptiver Axone kompetitiv hemmen [Bracey 2002, Heine 2003], kommt es zu einer Herabregulation des Sympathikus. Dies führt zu einer Entzündungshemmung und Schmerzlinderung (▶ Abb. 5.6). Eine alternative Erklärung lautet: Über das Noradrenalin-Abbauprodukt Homovanillinsäure kommt es zu einer Beeinflussung des Sympathikus über das Grundregulationssystem [Heine 2003]. Welche der beiden Erklärungen sich als richtig erweisen wird, ist Gegenstand gegenwärtiger Forschung.

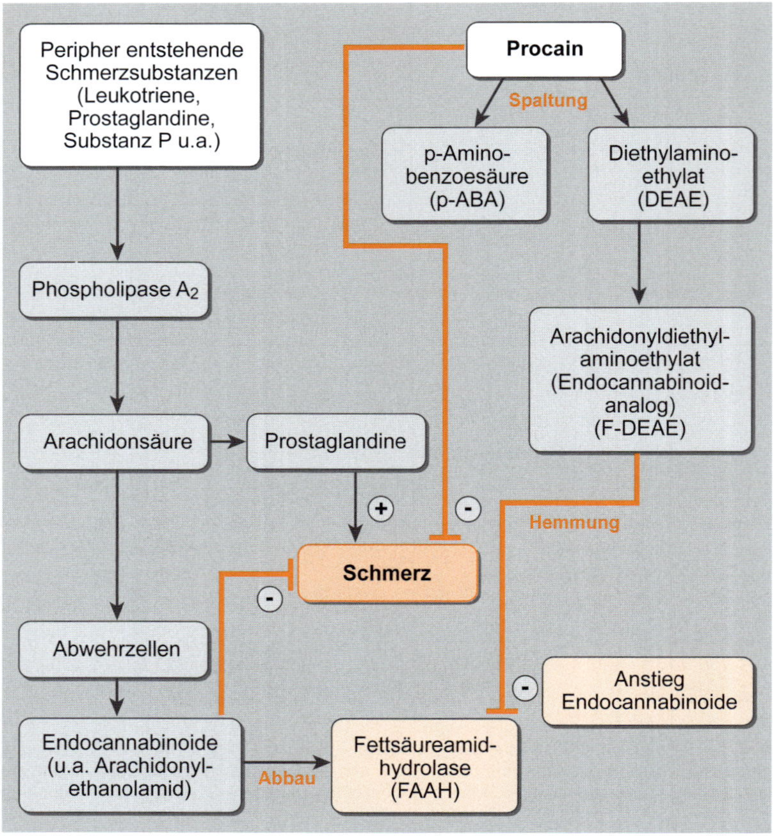

Abb. 5.6 Hypothetischer Wirkmechanismus der Neuraltherapie über das Endocannabinoidsystem in der Grundsubstanz. Das Procainspaltprodukt Diäthylaminoäthylat (DEAE) verbindet sich mit langkettigen, ungesättigten Fettsäuren aus dem Zellmembranstoffwechsel (Arachidonsäurederivate) zu Endocannabinoidanalogen (F-DEAE). F-DEAE hemmt die Fettsäureamidhydrolase (FAAH), wodurch es reaktiv zu einem Anstieg der von Abwehrzellen produzierten Endocannabinoiden (EC) kommt.

Ein wesentlicher Wirkungsmechanismus der Neuraltherapie beruht auf der Modulation des Endocannabinoid(EC)-Systems. Procain aktiviert über sein Spaltprodukt DEAE das periphere, lokale antinozizeptive und antiinflammatorische EC-System durch Erhöhung des lokalen EC-Spiegels (▶ 4.4.4). EC binden an EC- und Vanillinrezeptoren auf nozizeptiven Axonen und führen so zu einer Verminderung der Freisetzung schmerzvermittelnder Neurotransmitter im peripheren Gewebe und im Bereich der Hinterhornneurone des Rückenmarks. Endocannabinoide wirken gleichzeitig lokal modulierend auf das Immun- und Mikrozirkulationssystem als zwei wichtigen Bestandteilen des Grundregulationssystems.

5.4 Bindegewebe, Matrix und Neuraltherapie

Gerasimos Papathanasiou

5

5.4.1 Bindegewebe: Ein peripheres integratives Organ

Dem lockeren Bindegewebe und der Interzellularsubstanz, die lange ein Schattendasein in der Zellforschung fristeten, wurde in jüngster Zeit vermehrt wissenschaftliche Beachtung geschenkt, zusammengefasst unter dem Begriff der Matrixforschung.

Morphologisch besteht Bindegewebe aus Zellen, Fasern und Grundsubstanz. Im Gegensatz zu anderen Gewebearten (z.B. Muskelgewebe oder Nervengewebe), die hauptsächlich aus Zellen bestehen, wird der größte Teil des Bindegewebes aus der **extrazellulären Matrix** (**ECM, Interzellularsubstanz**) gebildet. Darunter verstehen wir die Summe aus Proteinfasern (z.B. Kollagenfasern, elastische Fasern) und Grundsubstanz [Junqueira/Carneiro 2005].

Es gibt immer mehr Hinweise, dass das lockere Bindegewebe und die extrazelluläre Matrix nicht nur dazu dienen, „Lücken im Gewebe zu füllen", sondern dass Fibroblasten sich durch ihre Verbindungen untereinander zu einem funktionierenden eigenen Netzwerk formieren [Langevin 2006]. Dies wird durch die Expression von Connexin-43 an den Zellkontaktpunkten ermöglicht [Langevin 2004].

Das gesamte **lockere Bindegewebe** bildet damit ein komplexes Netzwerk, das überall im Organismus zu finden ist und in der Lage ist, Informationen zu speichern und zu übertragen [Langevin 2001]. Auch das **geformte Bindegewebe** bildet eine funktionelle Einheit mit jedoch stärker ausdifferenzierten Zellen (Epineurium, Perineurium, Perimysium, Periost, Pleura, Peritoneum). Es formt das Milieu um Nerven, Blut- und Lymphgefäße und viele weitere Organe. Es ist daher anzunehmen, dass jede reizbedingte Veränderung des interstitiellen Bindegewebes wichtige biomechanische, vasomotorische und neuromodulatorische Effekte, vermutlich auch an weiter entfernten Orten im Organismus, nach sich zieht.

Diese neuen Erkenntnisse über das Bindegewebe und die Matrix könnten weitere Grundlagen für die molekularen Mechanismen des **Grundregulationssystems** nach Pischinger und Heine liefern (vgl. ▶ 5.3 Grundregulationssystem), die seit Pischinger zu den wichtigsten Modellen für die systemische Wirkung vieler komplementärmedizinischer Methoden, u.a. Akupunktur und der Neuraltherapie gehört.

5.4.2 Mechanotransduktion

Alle lebenden Organismen sind mit mechanischen Reizen konfrontiert: Schwerkraft, muskuläre Kräfte auf Knorpel, Knochen oder Ligamente, mechanischen Kräfte auf die Gefäßendothelien aufgrund der Blutzirkulation. Andere Beispiele betreffen Haut, Herz, Lunge oder Gehör. Der Prozess der Umwandlung physikalischer Reize zu biochemischen Signalen und die Integration dieser Signale zur Formierung zellulärer Reaktionen wird als Mechanotransduktion bezeichnet [Huang et al. 2004].

An der Mechanotransduktion sind viele Einzelmechanismen beteiligt, wie z.B. der gut erforschte ECM-Integrin-Zytoskelett-Mechanismus. Integrine stellen die wichtigsten Mechanorezeptoren dar, die das Zytoskelett mit der extrazellulären Matrix (ECM) verbinden. Die in der ECM durch Zug und Druck ausgelöste Mechano-Signaltransduktion stellt eine Zusammenspiel zwischen Wachstumsfaktoren, Integrinen und ECM-produzierenden Zellen dar [Heine 2007].

Mechanische Kräfte scheinen darüber hinaus eine große Rolle auch bei der Regulation diverser Zellfunktionen zu spielen (Geninduktion, Proteinsynthese, Zellwachstum, Apoptose, Zelldifferenzierung u.a.) [Wang et al. 2006].

5.4.3 Netzwerk Kollagen

Eine wesentliche Eigenschaft von Kollagen ist seine Fähigkeit zur Piezoelektrizität [Athenstedt 1974]. Darunter wird eine unter mechanischer Beanspruchung auftretende elektrische Ladung verstanden. Kollagenmoleküle stellen piezoelektrische Dipole dar, die infolge ihrer helikalen Struktur schwingungsfähig sind. Sie stellen einen möglichen Mechanismus für eine schneller Informationsleitung im Organismus dar (vgl. ▶ 5.5.11 Kommunikation im Organismus].

Das elektromagnetische Feld des Organismus ist möglicherweise vor allem auf dieses bipolar gerichtete, flüssigkristalline Kollagensystem des Bindegewebes zurückzuführen. Es interagiert mit strukturierten Wasserschichten (Wasserzylindern) in der Kollagentripelhelix [Bella et al. 1994], die einen raschen, quasi halbleiterartigen Austausch von Protonen ermöglichen [Ho et al. 1998].

Studien mit Kernspinspektroskopie zeigten, dass mit der Tripelhelix drei verschiedene Aggregatzustände (Phasen) des Wassers verbunden sind [Peto et al. 1990]:

- das interstitielle Wasser, das sehr fest an Kollagen gebunden ist
- das angrenzende Wasser oder „Vicinal-Wasser“
- die freie Wasserphase [Schwabl 1994]

Narkosemittel scheinen u.a. über eine Verdrängung des Vicinal-Wassers von Protein- und Membran-Schnittstellen zu wirken [Tsukamoto et al. 1995]. Ob ein ähnlicher Mechanismus auch bei Lokalanästhetika von Bedeutung ist, müssen entsprechende Untersuchungen noch zeigen.

5.4.4 Peripheres Gedächtnis im Bindegewebe

Die Entdeckung von Glutamat-Signalsystemen in der Peripherie außerhalb des ZNS legt die Annahme nahe, dass es eine Art „peripheres Gedächtnis“ gibt [Skerry et al. 2001]. So wurden auch auf Knochengewebe Glutamat-Rezeptoren nachgewiesen [Patton et al 1998], die damit prinzipiell die **Fähigkeit zu einem Kurz- und Langzeitgedächtnis** besitzen [Turner et al. 2002]. Periphere Glutamat-Rezeptoren wurden auch an Keratinozyten [Genever et al 1999], Melanozyten [Fratti et al. 2000] und Mechanorezeptoren der Haut [Fagan et al. 2001] nachgewiesen.

Der Fibroblast wie auch der Osteoblast stammen aus derselben embryonalen pluripotenten Mesenchymzelle [Junqueira/Carneiro 2005]. Beide Zellen sind mechanischen Belastungen ausgesetzt, und es ist zu erwarten, dass auch NMDA-Rezeptoren an Fibroblasten gefunden werden. Die neuraltherapeutische Injektion ist also möglicherweise imstande, das „periphere Gedächtnis" der Matrix über die nachgewiesene direkte Wirkung der Lokalanästhetika auf NMDA-Rezeptoren zu modulieren [Sugimoto et al. 2003].

5.4.5 Unspezifische Wirkung des Nadelstichs

Langevin publizierte 2001 ein Modell, das die Langzeitwirkung der Akupunktur erklären soll [Langevin 2001]. Der mechanische Reiz durch den Nadelstich und die Manipulation der Nadel führen zu einer Matrixdeformierung um den Fibroblasten. Durch Mechanotransduktion kommt es zu einer Kontraktion des Zytoskeletts, zu einer Aktivierung von ERK-Kinasen und darauffolgend zu Aktivierung von Transkriptionsfaktoren, zu Proteinsynthese und zu Modifikation des extrazellulären Milieus. Langevin postuliert, dass es dadurch auch zu einer Modulierung der Perfusion, der Zytokin-Aktivität und der Wachstumsfaktorenaktivität kommt. Das Resultat wäre eine Langzeitmodulation der sensorischen Information.

Ähnliche Verhältnisse wie bei der Akupunktur findet man bei einer neuraltherapeutischen Injektion. Der Stich durch die Nadel und das Depots des Lokalanästhetikums stellen einen deutlichen mechanischen Reiz dar (Quaddeltherapie). Dieser Reiz führt zu einer mechanischen Deformierung der extrazellularen Matrix mit den beschriebenen Wirkungen (unspezifische Wirkung). Hinzu kommt noch die spezifische Wirkung des Lokalanästhetikums auf die ERK-Aktivität [Tan et al. 1999, Kansha et al. 1999] (▶ 3.1.2).

Diese beide Wirkungen – Einfluss von Lokalanästhetika auf NMDA-Rezeptoren und Matrixdeformierung durch Nadelstich – beeinflussen beim Fibrozyten die Genexpression und die Proteinsynthese und schließlich die Beschaffenheit der Matrix mit erheblichen Auswirkungen auf die Neuromodulation (▶ Abb. 5.7) (vgl. ▶ 3.1.2 Molekulare Mechanismen des Schmerzgedächtnisses).

Langevin ist der Auffassung, dass diese Ereignisse über eine „Welle der Matrixdeformierung" auch in entfernten Regionen eine Wirkung entfalten können. Dies ist kongruent mit der These von Heine [Heine 2007], wonach die extrazelluläre Matrix eine „ubiquitäre Synapse" darstellt.

5.4.6 Astrozyten

Im ZNS übernehmen die Astrozyten die Funktion der Fibrozyten [Heine 2004]. Astrozyten exprimieren ebenfalls Connexin-43. Astrozyten sind zu einer ausgedehnten interzellulären Kommunikation über einen sich ausbreitenden Anstieg des intrazellulären Kalziums befähigt („Kalzium-Welle" [Stout et al. 2002]).

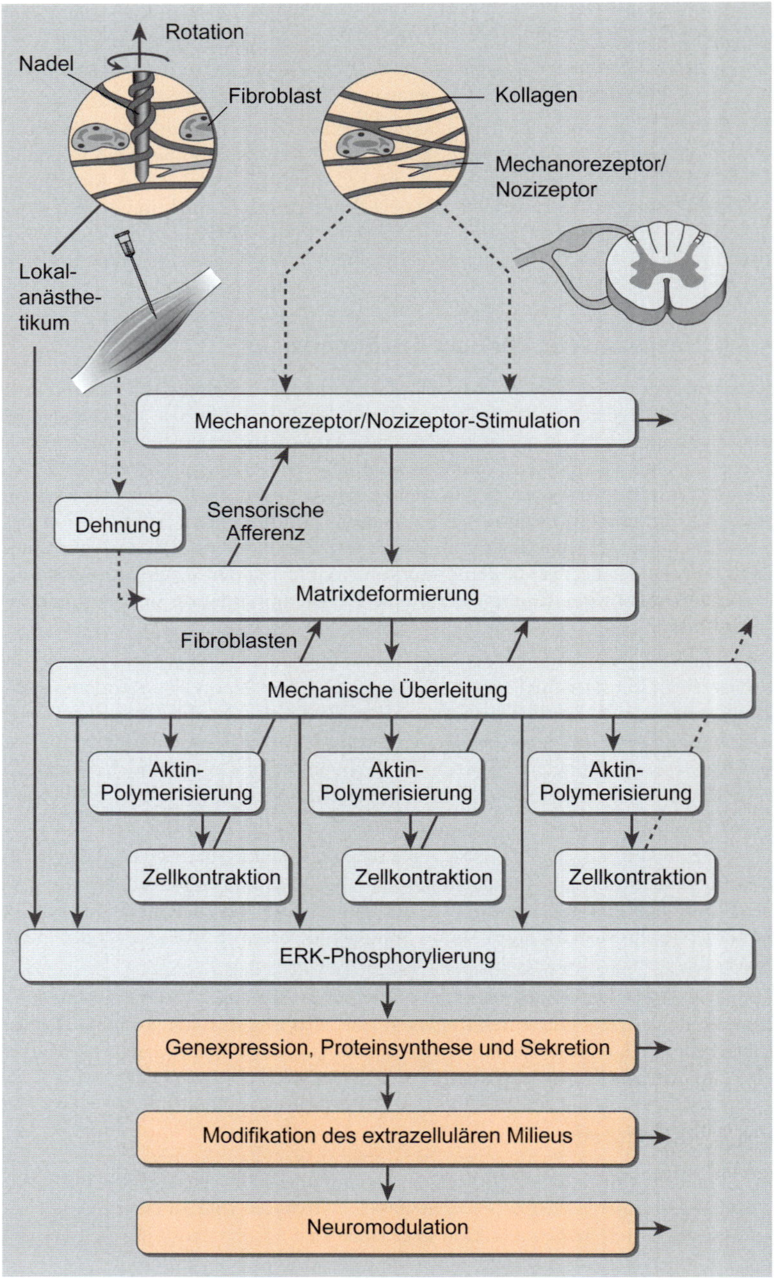
Rotation
Nadel
Fibroblast
Kollagen
Mechanorezeptor/
Nozizeptor
Lokal-
anästhe-
tikum
Mechanorezeptor/Nozizeptor-Stimulation
Dehnung
Sensorische
Afferenz
Matrixdeformierung
Fibroblasten
Mechanische Überleitung
Aktin-
Polymerisierung
Zellkontraktion
Aktin-
Polymerisierung
Zellkontraktion
Aktin-
Polymerisierung
Zellkontraktion
ERK-Phosphorylierung
Genexpression, Proteinsynthese und Sekretion
Modifikation des extrazellulären Milieus
Neuromodulation

Abb. 5.7 Wirkung der neuraltherapeutischen Injektion. Unspezifische Wirkung: Der Stich mit der Nadel und die Deponierung eines Lokalanästhetikums stellen einen mechanischen Reiz im interstitiellen Bindegewebe dar, die über die Matrixdeformierung zu einer Neuromodulation resultiert. Spezifische Wirkung: Sie beruht auf die Modulierung der ERK-Aktivität.

Die Astrozyten modulieren in erheblichem Umfang die Neuronenaktivität [Newman 2003]. Aufgrund dieser Erkenntnisse wurde das klassische Modell der zweiteiligen Synapse (Neuron - Neuron) zunächst durch das Modell der dreiteiligen (Neuron – Neuron – Astrozyt, ▶ Abb. 5.8) [Araque et al. 1999], später der vierteiligen Synapse (Neuron – Neuron – Astrozyt – Mikroglia) abgelöst (▶ Abb. 5.9) [De Leo et al. 2006] (ausführliche Beschreibung dieser molekularen Mechanismen s. [Papathanasiou 2007]).

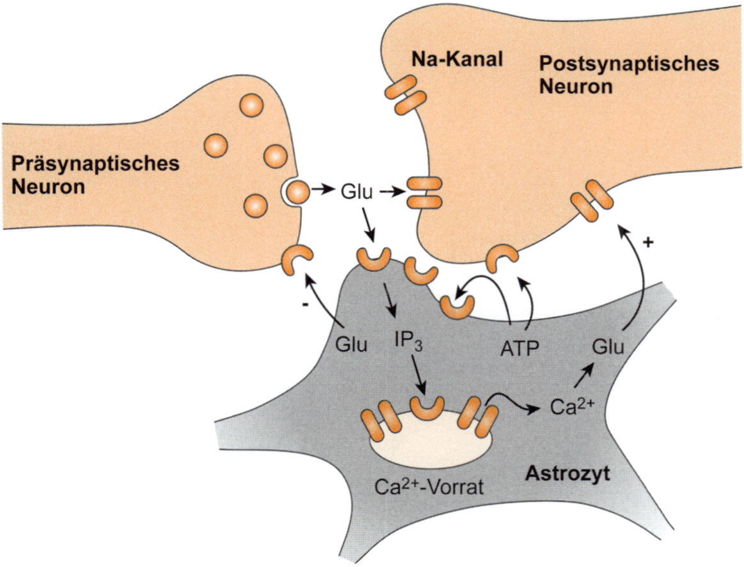

Abb. 5.8 Die dreiteilige Synapse: Modulierung der neuronalen Aktivität durch Astrozyten (vereinfachtes Modell). Ein Signal vom präsynaptischen Neuron aktiviert die Gliarezeptoren, die daraufhin sowohl auf den präsynaptischen Rezeptor regulierend zurückwirken, als auch auf den postsynaptischen Rezeptor eine direkte depolarisierende Wirkung haben. Gleichzeitig bewirken sie eine Inhibierung der Aktivität des postsynaptischen Neurons. Darüber hinaus kann der Astrozyt die Aktivierung an den Nachbar-Astrozyt weitergeben mit der Folge der Modulation entfernt liegender Synapsen.

Die gemeinsame Herkunft und die Kontinuität der extrazellularen Matrix in Peripherie und ZNS legt die Vermutung nahe, dass jeder **neuraltherapeutische Eingriff** in der Peripherie auch eine Matrixreaktion im ZNS hervorruft („Welle der Matrixdeformierung" nach Langevin). Der Therapeut hätte so die Möglichkeit einer direkten Einflussnahme auf die Astrozytenaktivität im Gehirn und damit auf wichtige zentrale Prozesse im Schmerzgedächtnis.

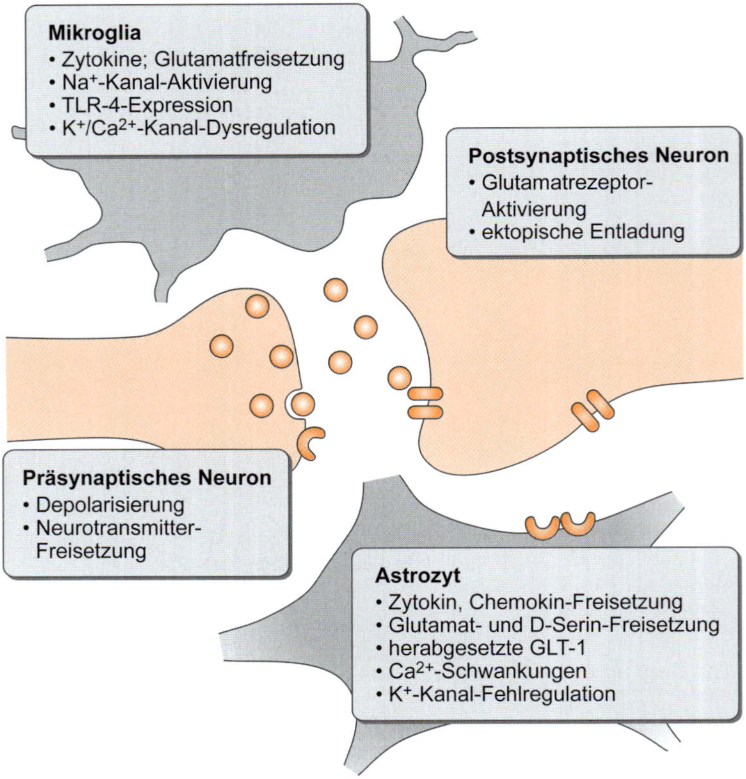

Abb. 5.9 Die vierteilige Synapse (mod. nach [De Leo]). Dieses Modell scheint vorwiegend bei neuropathischen Schmerzen von Bedeutung zu sein.

5.4.7 Zytokine

Die Nozizeption beginnt mit der Aktivierung der polymodalen Nervenendigungen der Aδ- und C-Fasern durch Trauma oder Entzündung (▶ 3.1.2).

Eine mögliche Verletzung oder Entzündung in der Peripherie liefert das Signal für eine Aktivierung der peripheren Immunzellen. Makrophagen, Monozyten, Lymphozyten und Mastzellen produzieren eine chemische „Suppe" von Entzündungsmediatoren. Alle diese Mediatoren vermitteln die Koordination und Kontrolle der

Information, wobei den Zytokinen eine besondere Bedeutung in der Peripherie (Sensibilisierung der Nozizeptoren) und im ZNS zukommt [Papathanasiou 2008].

Eine Unterdrückung der Zytokinproduktion mit Hilfe der **neuraltherapeutischen Injektion** im peripheren Bindegewebe ist nachgewiesen [Sinclair et al. 1993, Takao et al. 1996, Lahav et al. 2002]. Sie ist durch die antiinflammatorische Wirkung von Lokalanästhetika in den zytokinproduzierenden Zellen erklärbar (▶ 4.3 Alternative Wirkungmechanismen von Lokalanästhetika).

5.5 Störfeld und Herdgeschehen

5.5.1 Bedeutung des Störfeldmodells für die Medizin

Oskar Mastalier, Stefan Weinschenk

Bei der Vorstellung von Fernwirkungen pathologisch gestörter Körperareale handelt es sich nicht um ein völlig neues Modell, die Vorstellung davon begann jedoch erst mit der Entwicklung des Therapieansatzes der Neuraltherapie durch Huneke in den 1930er Jahren Früchte zu tragen.

Das Verständnis des Störfeldes führt zu einem Denken in funktionellen und kausalen Zusammenhängen und in vernetzten Strukturen. Inzwischen ist das Störfeld auch in benachbarten Disziplinen wie der Osteopathie ein vertrautes Modell geworden.

Es dürfte nicht schwer fallen vorherzusagen, dass das Störfeldgeschehen in den nächsten Jahren erheblich an Bedeutung gewinnen wird. Die Herdforschung hat durch neue bildgebende und funktionelle Verfahren eine gute Basis für Forschungsansätze erhalten. Auch in der Zahnmedizin zeichnet sich ein zunehmendes Verständnis für chronische bakterielle, toxische oder neurogene Krankheitsursachen ab. Die nachfolgende Übersicht bietet eine rationale Grundlage für Forschung und klinische Praxis im Umgang mit dem früher umstrittenen Störfeld- und Herdgeschehen.

5.5.2 Begriffsdefinitionen

Oskar Mastalier, Stefan Weinschenk

In der Vergangenheit wurden die Begriffe Herd und Störfeld teilweise miteinander vermischt oder aber synonym gebraucht (so z.B. [Schmid 1960, Adler 1977]). Herde und Störfelder treten zwar in vielen Fällen gleichzeitig auf, sind aber nicht identisch. Aus ätiologischer Sichtweise lassen sich diese Begriffe heute klar voneinander abgrenzen.

Herd (Fokus) (engl.: *focal infection*, *focus*):
- morphologisch-anatomisch, biochemisch oder mikrobiologisch nachweisbare, chronische Veränderung von Gewebsstrukturen
- klinisch in der Regel asymptomatisch
- Ein Herd kann, muss aber nicht mit einer klinischen Fern(Störfeld)-Wirkung einhergehen (▶ Abb. 5.10).

Beispiele sind: chronische Entzündung im Bereich von nicht abbaufähigem Material in Narbengewebe; apikale Ostitis mit Freisetzung von Mercaptanen (engl. *NICO*); chronische Hepatitis.

Störfeld (engl. *disturbance field, stoerfield*):
- Ausgangspunkt einer chronischen Irritation mit Fernwirkung (syn. Irritationszentrum)
- Dem Störfeld kann, aber muss nicht ein Herd/Fokus zu Grunde liegen (▶ Abb. 5.10).
- sehr unterschiedliche Ätiologie
- meist gekennzeichnet durch geringe Reizintensität bei langer Wirkungsdauer
- reflektorische Krankheitszeichen (z.B. Nackenreflexpunkte ▶ 8.4.2), Projektionssyndrome, meist diskret, können aber auch fehlen

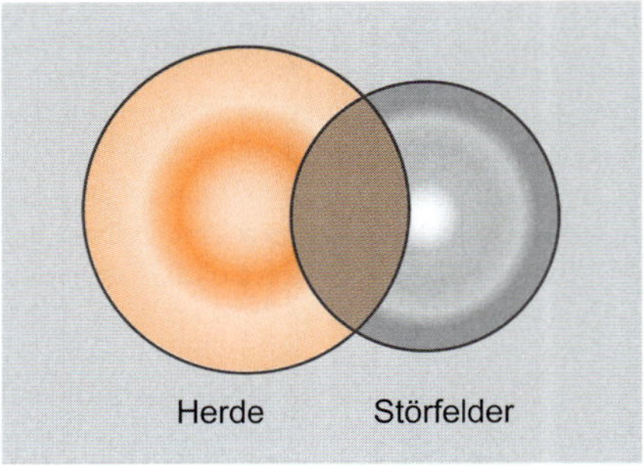

Abb. 5.10 Beziehung von Herd und Störfeld: Herde werden nur teilweise zu Störfeldern.

Chronische Irritation: Die von einem Störfeld ausgehende dauerhafte Störung (syn. Störfeldwirkung).

Chronisches Irritationszentrum: Heute nicht mehr gebräuchlicher Begriff für Störfeld, meist nicht exakt von Herd unterschieden, i.d.R. wird darunter sowohl Herd wie Störfeld subsumiert.

Fokaltoxikose: Älterer Begriff für Herderkrankung, unter der Vorstellung, dass vorwiegend Toxine für die Fernwirkung verantwortlich sind.

NICO: neuralgia inducing cavitating osteonecrosis, angloamerikanischer Begriff für bestimmte Zahnherde (vgl. ▶ 8.3.2), die mit chronischen Gesichtsschmerzen vergesellschaftet sind.

Peripheres Irritationssyndrom, Störfelderkrankung: Die klinischen Zeichen einer anhaltenden pathologischen Erregung durch ein Störfeld.

Die zunächst reversiblen Störungen führen bei längerem Bestehen zu sekundären, morphologisch-anatomisch fassbaren Organveränderungen, die Störfelderkrankung wird klinisch manifest am Zielorgan als chronische Organerkrankung, bei der man im klinischen Alltag meist von unklarer, „idiopathischer" Ätiologie spricht.

5.5.3 Geschichte der Herd- und Störfeldlehre

Oskar Mastalier, Stefan Weinschenk

In nahezu allen Medizinkulturen ist ein tieferes Verständnis für Schwächezonen und deren Fernwirkungen auf den übrigen Organismus zu finden [Strittmatter 2005]:
- China: Schwäche des Qi eines bestimmten Organs oder Funktionskreises
- Indien: Schwäche des Chakra
- Bei Hippokrates und Paracelsus finden sich bereits Denkansätze für die Fernwirkung von chronischen Entzündungen.

In der europäischen Medizin der Neuzeit taucht der Herdgedanke erst wieder zu Beginn des 20. Jahrhunderts auf (ausführliche Darstellung der wechselvollen Geschichte des Störfeldbegriffs s. [Bergsmann/Perger o.J.]). Zu Anfang des 20. Jahrhunderts wird der Herd vorwiegend als bakteriologische Streuquelle verstanden:

1906	Lothar Gürig	erstmalige Beschreibung ursächlicher Zusammenhänge von Tonsillenerkrankungen und Rheumatismus
1909	Paessler	mögliche Herdursache der Zähne auch bei anderen Erkrankungen
1915	Rosenow	spezifische Wirkung des bakteriellen Herdes auf bestimmte Organe
1925	Rössle und Klinge	Herdinduktion von Krankheiten des allergischen Formenkreises
1926	Paessler	Hypothese der Herdinfektion – Bakterienstreuung aus einem abgeschlossenen Herd in den Organismus – sowie der Fernstörungsauslösung durch lymphogene Streuung
1955	Slauck	Theorie der Fokaltoxikose: Fernstörungen entstehen nicht durch Bakterien selbst, sondern durch deren Toxine; Herdursache auch bei chronisch-degenerativen Erkrankungen
1922/1928	Leriche	erstmalige Beobachtung, dass bei Infiltration von Procain in Operationsnarben fernab liegende Schmerzen „im Augenblick" verschwinden
1940	Ferdinand Huneke	Beschreibung des Sekundenphänomens. Huneke widerlegt zunächst die Theorien der Bakteriämie und Toxinstreuung [Huneke 1953] und widerspricht der Auffassung, dass dort, wo keine bakteriell-entzündlichen Prozesse nachweisbar seien, auch kein Störfeld existieren könne.
1952	Walter Huneke	Prägung des Begriffs „Störfeld" [Huneke 1952]. Zuvor sprach Scheid vom „Störungsfeld" [Scheid 1947]. Der Begriff entwickelte sich in den darauffolgenden Jahren zum umstrittenen Reizwort, so dass einige Autoren ihn durch Umschreibungen wie „Irritationszentrum" [Gross 1972] oder „Störherd" [Strittmatter 2005] zu ersetzen versuchten. Keiner dieser Begriffe beschreibt jedoch so treffend den Kern des Geschehens wie der Begriff Störfeld, so dass vereinzelt im angloamerikanischen Sprachraum das Fremdwort „stoerfield" statt unglücklicher wörtlicher Übersetzungen wie „disturbance field" etc. gebraucht wird.
1955	Bischko	*„Therapieversager der Akupunktur beruhen zumeist auf einem Störfeld, welches zunächst ausgeschaltet werden muss."*

In den **1990er Jahren** wird der Störfeldgedanke im angloamerikanischen Sprachraum als NICO (vgl. ▶ 8.3.2 Histopathologie der CKO) wieder entdeckt, ohne den Begriff des Störfeldes zu kennen (umfassende Literatursammlung teilweise sehr eindrucksvoller Kasuistiken von Herderkrankungen mit Störfeldwirkung aus dem Zahn-Kiefer-Bereich s. [Bouquot 1990]). Hier wird der Herdbegriff jedoch wieder als bakteriell-toxische Streuung verstanden.

Die Forschungsgruppe um M. Hollmann, Anästhesie Heidelberg, legt **2003** den Grundstein für die molekularbiologische Erklärung der antiinflammatorischen

Wirkung der Lokalanästhetika und liefert damit wesentliche Impulse für die zukünftige Herd- und Störfeldforschung mittels deren Anwendung.

5.5.4 Die Kritik am Störfeldbegriff

Stefan Weinschenk

Trotz unbestreitbarer klinischer Erfolge ist das Störfeldgeschehen und dessen Therapie in der europäischen Medizin bislang noch umstritten. Dies hat eine Reihe von Gründen:

- Universalität (vgl. ▶ 6.3 Möglichkeiten der Neuraltherapie) und die Unspezifität der Störfeldwirkungen
- im Einzelfall nicht nachweisbare anatomische Zusammenhänge bei einer erfolgreichen Störfeldbehandlung
- Fehlen einer schlüssigen und allgemeinen Nachweismethode für Störfelder
- Auswüchse und Irrwege wie der übertriebene Exodontismus der 1950er Jahre aufgrund eines falsch verstandenen Herdbegriffs
- unscharfe Abgrenzung und häufige Vermengung der Begriffe „Herd" und „Störfeld": Der Herd- und der Störfeldbegriff wurden bislang in der Literatur nicht konsequent getrennt, und synonym gebraucht.

Inzwischen ist jedoch zumindest das Herdgeschehen in der US-amerikanischen Dentologie als *NICO lesion* anerkannt, und auch im europäischen Raum ist die Auswirkung von chronischen Entzündungen auf die Entstehung von Systemerkrankungen wie Tumoren und Herz-Kreislauferkrankungen unbestritten.

5.5.5 Klinische Kennzeichen eines Herdes (Fokus)

Oskar Mastalier

- Ein Herd wirkt als Katalysator oder Variationsfaktor eines pathophysiologischen Vorgangs.
- Der Herd kann, muss aber nicht Fernwirkungen auslösen, d.h. er kann zum Störfeld werden [Kellner 1977].
- In der Regel wird eine Herderkrankung symptomatisch, sobald die Herdbelastung die Kompensationsfähigkeit des Organismus (z.B. nach Zusatzbelastungen) übersteigt. Sie äußert sich oftmals in Form unspezifischer Symptome mit schleichendem oder fluktuierenden Verlauf:
  - diffuse Störung des Allgemeinbefindens
  - unspezifische Laborveränderungen: Linksverschiebung im Blutbild, BSG-Beschleunigung (der Zweistundenwert ist etwa 2½fach höher als der Einstundenwert) oder CRP-Erhöhung
  - selten regionale Lymphdrüsenschwellungen
  - Sensibilisierung gegenüber Toxinen und Allergenen

5.5.6 Klinik des Störfelds

Oskar Mastalier, Stefan Weinschenk

Das Störfeld lässt sich erst dann klinisch-morphologisch fassen, wenn ihm ein Herd zu Grunde liegt. Die Irritation beruht auf einer Übertragung von gestörter Information auf andere Organe oder Organsysteme und kann bei diesen ein morphologisch fassbares Substrat induzieren.

Störfelder sind durch ihre klinischen Wirkungen gekennzeichnet:

- selbst meist klinisch asymptomatisch bzw. morphologisch nicht nachweisbar
- meist reflektorische Krankheitszeichen (z.B. Nackenreflexpunkte ▶ 8.4.2), Projektionssyndrome
- Entwicklung eines peripheren Irritationssyndroms mit:
  - vegetativen Störungen wie z.B. Algodystrophie mit nachfolgenden Gefäßveränderungen und Stoffwechselstörungen im betreffenden Gebiet (vegetatives Nervensystem)
  - Dysästhesien, Dyskinesien, Tonusveränderungen der Muskulatur (ZNS)
  - „vegetative Dystonie", Verstimmungs- und Erschöpfungszustände, Befindlichkeitsstörungen, chronische Müdigkeit, Nervosität, Reizbarkeit, Konzentrationsstörungen (Psyche)

Störfeldkriterien

Universalität: Jede chronische Erkrankung kann störfeldinduziert sein.

Ubiquität: Jede Stelle des Körpers kann zum Störfeld werden. Jede Narbe, jede Entzündung, jede durchgemachte Erkrankung oder Verletzung, jede abaktierelle Gewebsveränderung (z.B. Gelose, Triggerpunkt) kann u.U. an weit entfernter Stelle und erst nach langer Latenz eine Krankheit induzieren und unterhalten. Es gibt jedoch Prädelektionsstellen wie prämorbide Verändungen oder loci minoris resistentiae. Das Störfeldgeschehen selbst findet vermutlich im Mesenchym (Grundregulationssystem, Matrix) statt. Hier kann es nach Heine zu einer Desaggregation der Matrix (Sol-zu-Gel-Änderung) der Interzellularsubstanz (Matrix) kommen [Heine 2004]. Diese lokale Störung kann überall auftreten und labilisiert über die weite Vernetzung der Matrix das gesamte System.

Nicht-Korrelation: Das Ausmaß des Geschehens (Entzündung) bzw. dessen makroskopische Auffälligkeit oder Größe (Narbe) stehen nicht in Relation zur Störfeldpotenz. Eine kleine Stichverletzung kann durch chronische Reizung der sympathischen Afferenzen ebenso Fernsymptome induzieren wie eine große Verbrennungswunde, ein chronischer Entzündungsherd eines großen Organs (Leber) oder des Knochenmarks (Osteomyelitis).

Störfeldnachweis

Der Störfeldnachweis ergibt sich nach Huneke und Dosch ex juvantibus [Huneke 1952, Dosch 1963]:

- Nach Infiltration eines Störfeldes mit Lokalanästhetika sistiert ein entfernt bestehendes Krankheitsgeschehen für mindestens 20 Stunden, nach Infiltration im Zahn-Kiefer-Bereich für mindestens acht Stunden.
- Dieses Phänomen ist reproduzierbar.
- Nach jeder erneuten Infiltration verlängert sich das beschwerdefreie Intervall, idealerweise bis zur vollständigen Symptomfreiheit.

Therapie: Eine störfeldinduzierte Erkrankung kann per definitionem nur durch die „elektrophysiologische" Auslöschung des (vermuteten) übergeordneten Störfelds geheilt werden, eine reine Segmenttherapie im Bereich des erkrankten Körperareals selbst bliebe erfolglos.

Häufigkeit: Chronische Erkrankungen sind häufig störfeldinduziert.

Zeichen einer erfolgreichen Störfeldtherapie

- Beschwerdefreiheit der entfernt liegenden klinischen Symptomatik für mindestens 20 Stunden,
- Reproduzierbarkeit des Erfolgs
- Verlängerung der symptomlosen Intervalle nach jeder neuraltherapeutischen Behandlung

5.5.7 Gemeinsamkeiten und Unterschiede von Herd und Störfeld

Oskar Mastalier, Stefan Weinschenk

Es ist davon auszugehen, dass angesichts der zunehmend sensitiven Herddiagnostik (z.B. ▶ 8.3.4 DVT) eine Reihe von Störfeldern als Herd charakterisiert werden kann. Auf der anderen Seite ist derzeit noch unklar,

- warum manche Herde niemals Störfeldcharakter annehmen.
- welche Charakteristika eines Störfelds zu Fernwirkungen führen.
- auf welchem Weg diese Fernwirkungen vermittelt werden.

Gemeinsamkeiten und Unterschiede von Herd und Störfeld sind in ▶ Tabelle 5.2 zusammengefasst.

Tab. 5.2 Gemeinsamkeiten und Unterschiede von Herd und Störfeld.

	Herd (Fokus)	Störfeld	Kapitel
Grundlage	morphologisch-anatomische Veränderung biochemisch-bakteriologische Störung	neurophysiologische, elektrophysikalische Störung	
Beispiele	chronische Kieferostitis, Osteomyelitis, chronische Hepatitis, Keloidnarbe	klinisch unauffällige Narbe mit Störfeldcharakter	▶ 8.3.2
Lokale Symptome	gelegentlich	nein (nur, wenn gleichzeitig Herd vorhanden)	
Lokale Störung	möglich	selten	
Fern-störung	manchmal	immer	
Nachweis durch bildgebende Verfahren			
Röntgen	ja, abhängig von der Sensitivität der gewählten Methode	nein	▶ 8.3.1
OPG		nein	▶ 8.3.3
MRT		nein (nur wenn gleichzeitig Herd vorhanden)	▶ 8.3.6
Sonografie		nein	▶ 8.3.5
Nachweis durch labortechnische Verfahren			
Labor	unspezifisch: Entzündungsparameter, Stoffwechselparameter	keine Veränderung	

Tab. 5.2 Gemeinsamkeiten und Unterschiede von Herd und Störfeld. *(Forts.)*

	Herd (Fokus)	Störfeld	Kapitel
Toxinnachweis (z.B. TOPAS-Test)	ja	nein (nur wenn gleichzeitig Herd vorhanden)	▶ 8.3.7
Histomorphologie	Entzündung, Mazeration, Osteolyse	keine Korrelation	
Nachweis durch biophysikalische Testverfahren			▶ 8.4.8, ▶ 8.4.9
Thermoregulationsdiagnostik	ja	ja	▶ 8.4.7
Kinesiologie	ja	ja	▶ 8.4.6
Therapie			
Sanierung	chirurgisch (z.B. Endodontie, Narbenexzision)	elektrophysiologisch (z.B. Neuraltherapie)	▶ 9.1.3, ▶ 9.1.5, ▶ 9.2
bei erfolgloser Behandlung	zusätzlich elektrophysiologisch	zusätzlich chirurgisch	▶ 9.1.5

5.5.8 Mechanismen der Störfeldwirkung

Oskar Mastalier, Stefan Weinschenk

Das Störfeld ist u.a. deshalb so schwer fassbar, weil es keine einheitliche klinische Entität darstellt. Eine Reihe völlig verschiedener Mechanismen können einen Störfeldeffekt vermitteln und zu Irritationssyndromen führen. Teilweise überlappen sich die verschiedenen Mechanismen.

Nachfolgend sind die bislang bekannten Mechanismen aufgeführt.

Störfeldwirkung durch Streuung

Die Herdforschung ging in ihrer Anfangszeit v.a. von einer Streuung biochemisch fassbarer Substanzen auf dem Blut- und Lymphbahnen aus. Heute weiß man, dass diese Herdwirkung v.a. bei Zahnherden (Ostitis, Parodontitis) eine wichtige Rolle spielt. Sie ist jedoch im übrigen Körper vermutlich von geringerer Bedeutung als früher angenommen. Nachweisbar sind beispielsweise die Streuung von Bakterien, Viren und Toxinen. Hierbei handelt es sich jedoch definitionsgemäß um klassische Fernwirkungen eines (biochemisch-mikrobiologisch fassbaren) Herdes und nicht eines Störfeldes.

Der neurophysiologische Mechanismus

Fernstörungen werden nach heutiger Auffassung überwiegend durch vegetative Nervenfasern und – im Gegensatz zum Herd – nicht toxisch-humoral vermittelt.

Das in allen Körperstrukturen ubiquitär vorkommende vegetative Nervensystem ist mit der Matrix (Grundsystem), mit deren Struktur aus Proteoglykanen und Strukturproteinen vernetzt (vgl. ▶ 5.4 Matrix). Über dieses ubiquitäre Netzwerk kann ein Störfeld über eine Dauerreizung vegetativer Nervenendigungen jeden anderen Körperbereich mit pathologischen Fehlinformationen wie ein Sender irritierend beeinflussen.

Störfeldwirkung über Muskelfunktionsketten

Störungen bestimmter Organe und Gelenke vor allem im Kopf-Hals-Bereich können sich über Funktionsketten in weit entfernte Organe fortpflanzen (vgl. ▶ 8.2.6 Muskelfunktionsketten). Eine Vielzahl von Daten aus der funktionellen Orthopädie, der Applied Kinesiology, der Osteopathie und Neuroanatomie legen die Vermutung nahe, dass es sich bei Funktionsketten um einen wesentlichen Mechanismus der Störfeldgenese handeln könnte. Weitere Forschung in diesem Bereich erscheint dringend erforderlich.

Beispiele:
- Schulter-Arm-Syndrom bei chronischer Irritation des N. accessorius, ausgelöst durch eine chronische Tonsillitis mit Dauerreizung der unteren HWS (C7)
- abdominale Beschwerden durch ISG-Blockierung, ausgelöst durch chronische Irritation der oberen HWS (C2) aufgrund einer dentogenen HWS-Blockierung

Der kybernetische Mechanismus

Störfeldwirkungen lassen sich zwanglos als Störgröße (Name!) im Sinne der Kybernetik interpretieren (vgl. ▶ 5.4 Matrix). Das Störfeld stellt in diesem Modell eine Dauerirritation wechselnder Intensität mit Wirkung auf verschiedene Regulationssysteme dar, die zunächst die Regulationsfähigkeit, d.h. die Fähigkeit von Regelkreisen auf externe oder interne Reize zu reagieren, vermindert oder blockiert („blockierendes“ Störfeld, ▶ 5.6 Phänomene) und schließlich den Regelkreis selbst belastet oder gravierend stört.

Beispiel:
Störung des Regelkreises „Kniefunktion“ durch eine Zahnerkrankung.

Diese Art der Störfeldwirkung kann am besten als Analogie zu einem elektrischen Stromkreis oder einem Computernetz dargestellt werden (▶ Tab. 5.3).

Tab. 5.3 Analogie zwischen Stromkreis und pathophysiologischem Regelkreis bei funktionellen Beschwerden.

Element/Vorgang	Stromkreis	Physiologischer Regelkreis
Effektor	Glühbirne	Erfolgsorgan, z. B. Knie
Pathogenese	Spannungsschwankungen	chronische Durchblutungsstörung, auch in anderen Organen
resultierende Störung	Flackern der Lampe	Knieschmerz
Dauerfolgen	defekte Glühbirne	Arthrose
Symptombehebung	Austausch der Glühbirne	z.B. Shaving der Knorpelfläche, NSAIA-Dauergabe
Zugrunde liegende Ursache	Wackelkontakt im Schalter	kranker Zahn, chronische Tonsillitis

Tab. 5.3 Analogie zwischen Stromkreis und pathophysiologischem Regelkreis bei funktionellen Beschwerden. *(Forts.)*

Element/Vorgang	Stromkreis	Physiologischer Regelkreis
Ätiologische Therapie 1	Neuverdrahtung	neuraltherapeutische Tonsillenbehandlung
Wirkung der Therapie	Reparatur des schadhaften Kabels oder Schalters	Verbesserung der Trophik (lokal oder im Herd) z.B. durch Lokalanästhetika
Falls erfolglos:		
Übergeordneter Regelkreis 2 (Ätiologie)	zusätzlich schadhaftes Relais (selbst symptomlos)	kranke Zahnwurzel, Kieferostitis (asymptomatisch)
Ätiologische Therapie 2	Reparatur des Relais oder Entfernung, sofern für Funktion nicht erforderlich	endodontische Wurzelsanierung, ggf. Extraktion des Zahns mit Curettage
Erfolgskontrolle	Leuchten der Glühbirne	Verschwinden der Beschwerden

5

Der Begriff „Feld" – das elektrophysikalische Modell

- Der Begriff „Feld" bezeichnet in der Physik den Wirkungsbereich einer elektromagnetisch wirksamen Kraft.
- Die Feldtheorie beschreibt das Stör-Feld (Name!) als Überlagerung des kohärenten, harmonisch geordneten elektromagnetischen Feldes des gesunden Organismus mit pathologischen Informationen einer erkrankten Störquelle.
- Die Theorie der Biophotonen beschreibt die Natur dieses Feldes als eine vom Gewebe ausgehende Emission kohärenter Schwingungen, die ihre Quelle in der makromolekularen DNS-Struktur haben (vgl. ▶ 5.5.11). Im Innern der DNS-Doppelhelix entstehen Lichtwellen, die quantenmechanisch sowohl als Information (Welle) als auch als Materie (Teilchen) weit entfernte Wirkungen auslösen können.

Beispiele:

- unterschiedliche Photonenemission von biologisch angebauten im Gegensatz zu industriell hergestellten Gemüse
- das Experiment von Krasneer und Mitarbeitern 1980 zur materielosen Übertragung von Krankheiten (vgl. ▶ 5.7)

Das quantenmechanische Modell

Bei einer Reihe von Störfeldern könnten auch quantenmechanische Effekte eine Rolle zu spielen, welche die Raum-Zeit-Schranke in einigen Bereichen aufzuheben vermögen (Bohm-Effekt der „verbundenen Elektronen"). Möglicherweise lassen sich einige Sekundenphänomene über solche Quanteneffekte erklären. Allerdings sollten vereinfachende Analogien vermieden werden (vgl. ▶ 5.7 Moderne Physik und Neuraltherapie).

Beispiel: Schlagartige Besserung eines Bauchschmerzes nach Injektion einer (weit entfernten) Narbe in der Schädelkalotte.

Das Modell der positiven Rückkopplung

„Kleinste Ursache – größte Wirkung" ist die Kernaussage der Chaostheorie. Eine noch so kleine Störung des Organismus (unscheinbare Narbe) kann sich bei einem instabilen Zustand durch positive Rückkoppelung zu einem makroskopischen Effekt aufschaukeln (vgl. ▶ 5.2 Kybernetik).

Die Erklärung über Mikrosysteme und Holografie

Ein holografisches Bild enthält in jedem seiner Bestandteile die vollständige Information über das Gesamtbild. Insofern lassen sich in allen Mikrosystemen (Ohrmuschel, Fußsohle) Informationen über Störungen im übrigen System finden. Auf dem gleichen Wege sind Störfeld-Fernwirkungen möglich. Das Modell der Mikrosysteme beinhaltet jedoch keine Erklärungen zur die Natur dieser Zusammenhänge (▶ 13.2 Mikrosysteme)

Beispiel: Piercingnarbe im Ohr im Bereich der Helix führt zu Wirbelsäulenbeschwerden.

Die Wirkung über die Störung der Energieflüsse (Meridianlehre)

Fernwirkungen von Störungen kennt auch die chinesische Medizin: Über Meridiane werden sowohl physiologische Energieflüsse als auch deren Störungen weitergeleitet (▶ 13.1 Akupunktur).

Beispiel: Pfannenstiel-Narbe, die den Nierenmeridian überkreuzt, führt zu Beschwerden im betreffenden Funktionskreis (Genitale).

5.5.9 Pathogenese der Störfelderkrankung

Oskar Mastalier, Stefan Weinschenk

Das chronische Irritationssyndrom (Störfelderkrankung) entwickelt sich in mehreren Phasen. Diese Entwicklung kann sich über lange bis sehr lange Zeiträume, Jahre oder Jahrzehnte abspielen. Auch minimale Dauerreize können erheblichen Störcharakter annehmen, wenn sie über entsprechend lange Zeit einwirken. Die Faktoren Zeit und Stärke stehen der Widerstandskraft des Organismus gegenüber. Eine Formel für die Störfeldwirkung zeigt ▶ Abbildung 5.11.

$$\text{Störfeldeffekt (Störfeldrisiko)} = \frac{\text{Reizstärke} \times (\text{Wirkungsdauer})^2}{\text{Energiereserven}}$$

Abb. 5.11 Formel für die Wahrscheinlichkeit der Entstehung eines Störfeldes. Das Gesamt-Störfeldrisiko korreliert mit der Anzahl möglicher Störfeld-Effekte.

Entstehungsphasen eines Irritationssyndroms

Die Entwicklung einer Störfelderkrankung verläuft typischerweise in unterschiedlichen Phasen.

Phase 1: Regulationsstörung

Die erste Phase einer Störfelderkrankung beinhaltet Auswirkungen auf die Reaktionslage des Organismus noch ohne klinische Symptome.

Unter Regulationsstörung versteht man die Veränderung der Reaktionsweise einzelner oder vieler Regelkreise. Diese Phase äußert sich durch eine verminderte Belastbarkeit gegenüber externen Reizen, wobei jedoch die Ausheilungsphase von Erkrankungen in der Regel noch nicht beeinflusst ist.

Innerhalb dieser Phase unterscheiden wir verschiedene Grade der Auswirkung auf die Regulationsfähigkeit (▶ Tab. 5.4).

Tab. 5.4 Auswirkungsgrad einer Störfelerkrankung auf die Regulationsfähigkeit.

Herd-/Störfeldbelastung	Mögliche Änderung der Regulationsfähigkeit	Körperliche und seelische Symptome
gering: wenige, schwache und/oder kurzdauernde Störfaktoren	normoton, kompensiert	asymptomatisch
langdauernde, mäßige, noch wenige Störfaktoren	überschießend (hypererg)	Befindlichkeitsstörungen, Übererregbarkeit
viele Herde, z.T. starke Beherdung mit zunehmendem Störfeldcharakter	hypo- oder anerg	ausgeprägtere Funktionsstörungen, Erschöpfungszustand, Reizbarkeit
sehr viele Herde mit ausgeprägter Störfeldwirkung über lange Zeit	anerg (Regulationsstarre)	mangelnde Belastbarkeit, Anfälligkeit für Erkrankungen, Krankheitsgefühl

In dieser Phase findet sich die Störfeldwirkung überwiegend in Form eines „stummen Störfelds" (▶ 5.6 Phänomene), die Behandlung eines Störfelds bleibt klinisch weitgehend asymptomatisch.

Beispiele:

- erhöhte Anfälligkeit gegenüber Erkältungskrankheiten, jedoch unauffällige Ausheilung ohne Zurückbleiben von chronischen Störungen
- **Narbenstörfeld:** Hier kann es zu einem minimalen, unter Umständen jahrzehntelang persistierenden Dauerreiz durch eine makroskopisch nicht erfassbare, lokale blande Entzündung kommen, die über lange Zeit örtlich begrenzt bleibt. Die Störung wird innerhalb des Segments, zu dem sie gehört, abgefedert, jedoch werden dadurch bereits alle Regelsysteme unter Vorspannung gesetzt und deren Einschwingverhalten deutlich belastet (vgl. ▶ 5.2 Kybernetik).

Ärztliche Abklärung: Zu diesem Zeitpunkt sucht der Patient gelegentlich wegen Befindlichkeitsstörungen oder Krankheitsgefühl einen Allgemeinarzt auf. Da die herkömmlichen Untersuchungsergebnisse ohne Befund sind, wird der Patient als gesund, als Hypochonder oder als „psychosomatisch" entlassen, die weitere Störfeldabklärung unterbleibt in der Regel. Eine Störfelddiagnostik und -therapie bedarf in dieser Phase eines sehr hohen Aufwandes.

Phase 2: Phase der zentralnervösen Symptome

Als Folge von lange bestehenden Regulationsstörungen kommt es in der Regel zu diffusen psychischen Beschwerden wie Erschöpfung und schnelle Ermüdbarkeit, die in dieser Phase der Störfelderkrankungen häufig einen ersten, noch klinisch sehr unspezifischen Symptomenkomplex darstellen.

Das anatomische Substrat dieser Symptome könnte das unspezifische Reizleitungssystem der Formatio reticularis sein, die an der Verarbeitung afferenter Erregungen für die Großhirnrinde wesentlich beteiligt ist. Wenn sie dauerhaft überbeansprucht wird, kann dies zu entsprechender Störung der Verarbeitung anderer Signale und damit zu den genannten Befindlichkeits- oder Sinnesstörungen führen (▶ 2.1 Anatomie des VNS).

Beispiel: chronische Reizbarkeit und Erschöpfungszustand bei (unterschwelliger) Zahnwurzelerkrankung.

Ärztliche Abklärung: Aufgrund mangelnder Nachweismethoden werden gerade diese vegetativen und psychischen Symptome als psychosomatische Erkrankung missinterpretiert und (oft jahrelang) auf der falschen Ebene behandelt (▶ 6.10.3). In Wirklichkeit handelt es sich um somatopsychische Symptome eines unbekannten (nicht entdeckten) Herdes oder Störfeldes.

Die Wahrscheinlichkeit der Entwicklung einer Störfelderkrankung wurde 1965 von Pischinger in seinem bekannten Fassmodell dargestellt (▶ Abb. 5.12).

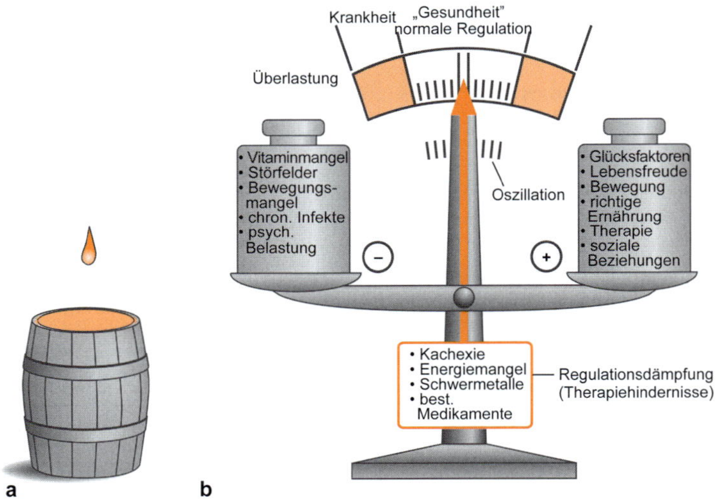

Abb. 5.12 a) Historisches Fassmodell für die Kompensationsfähigkeit des Organismus (mod. nach [Pischinger 1965, Fischer 2007]). Je mehr Faktoren das Fass füllen, desto geringer die Regulationsfähigkeit. Wenn das Fass „überläuft", kommt es zu Krankheitssymptomen. b) Weiterentwicklung des Fassmodells: das Waagenmodell der Gesundheits- und Krankheitsfaktoren.

Phase 3 und Zweitschlag nach Speranski

Die ersten klinisch fassbaren Symptome eines Störfeldes zeigen sich nach Eintritt einer zusätzlichen Noxe bei bestehender Regulationsstörung. Eine Verletzung, ein Unfall, ein psychisches Trauma, eine Operation oder auch nur ein viraler Infekt bringen im Sinne eines so genannten „Zweitschlags" (Speranski) „das Fass zum Überlaufen" oder „die Waage aus dem Lot". Patienten berichten über spezifische Beschwerden, die nach banalen Auslösern aufgetreten seien und in der Regel in keinem angemessenen Zusammenhang mit dem auslösenden Agens stehen. Das Störfeld wird nun symptomatisch und äußert sich durch das Auftreten eines Irritationssyndroms.

Beispiele:

- neu aufgetretene Migräne nach der zweiten Geburt
- die hartnäckigen Schulter-Arm-Beschwerden nach einem harmlosen Windzug
- die Depression nach einer vermeintlich problemlosen Zahnbehandlung

Bislang verborgene bzw. „stumme" Störfelder können auch durch klimatische Provokationen bei Fernreisen manifest werden.

Ärztliche Abklärung: Hier wird häufig die Symptombehandlung an die erste Stelle gesetzt, ein aufmerksames Suchen und „Mitbehandeln" eines eventuellen „Erstschlags" wäre in dieser Phase erfolgversprechend, unterbleibt jedoch: Das zugrunde liegende Störfeld bleibt unerkannt (▶ Abb. 5.13).

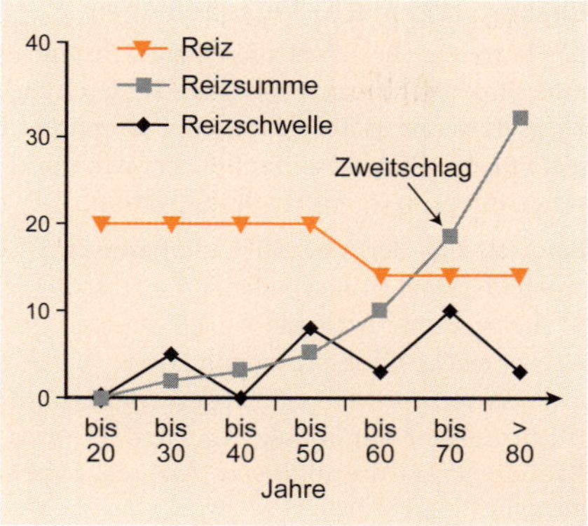

Abb. 5.13 Reizsummierung und Reizschwelle. Erst bei Überschreitung oder Absenkung der Reizschwelle kommt es zu Symptomen.

Phase 4: Manifestation der Störfelderkrankung

Ein peripheres Irritationssyndrom (Störfelderkrankung) manifestiert sich bei einer lange unverändert bestehenden Störfeldwirkung erst spät mit klinisch fassbaren Symptomen. Eine bis dahin örtlich begrenzte Störung kann sich auf den gesamten zugehörigen Quadranten, die gleichseitige Körperhälfte und/oder auf andere fernliegende Organsysteme ausbreiten. Geschieht dies mit einem potenten und mehreren schwachen Störfeldern gleichzeitig, so können schwerwiegende Krankheitsbilder resultieren, die gemeinhin als „idiopathisch" (mit unbekannter Ursache) bezeichnet werden.

Für die Reizausbreitung sind die bekannten Reizleitungswege der segmentalen Gliederung des ZNS (segment-reflektorischer Komplex), segmentüberschreitende Verbindungen und axonale Reflexe verantwortlich.

In dieser Phase der Erkrankung finden sich neben Verstimmungs- und Erschöpfungszuständen erste klinische Zeichen einer funktionellen Organerkrankung, jedoch oft noch ohne morphologischen Befund.

Beispiele:

- unspezifische Gelenkbeschwerden
- leichte Gefäßveränderungen
- leichte Stoffwechselstörungen
- Dystrophie von Organen
- Dysästhesien und Dyskinesien
- Tonusveränderungen der Muskulatur
- chronische Schmerzen (Gelenk-, Bauchbeschwerden) oder andere therapieresistente Beschwerden ohne organischen Befund

Ärztliche Abklärung: Zu diesem Zeitpunkt sucht der Patient meist einen Spezialisten auf und kommt nur eher zufällig zu einem in der Herd- und Störfeldlehre geschulten Therapeuten. Nur bei über längere Zeit therapieresistenten Beschwerdebildern wird der Rat des naturheilkundlichen Arztes gesucht, der jedoch nicht immer über Erfahrungen in der Störfelddiagnostik verfügt.

Phase 5: organische Veränderungen

Bei längerem Bestehen dieser zunächst noch reversiblen Störungen kommt es zu morphologisch nachweisbaren Organveränderungen, die Störfelderkrankung wird klinisch manifest als chronische, idiopathische Organerkrankung unklarer Ätiologie. Für den Patienten manifestiert sich nur die Störfeldwirkung (Fernstörung), aber selten die primäre Störfeldlokalisation.

Beispiele aus der Vielzahl „idiopathischer" chronischer Erkrankungen, bei denen Störfelder eine Rolle spielen:

- rheumatoide Arthritis
- chronische Glomerulonephritis
- Periarteriitis nodosa, Thrombangitis obliterans
- chronisch-entzündliche Augenaffektionen
- allergische Erkrankungen (Asthma, Ekzem)
- Neuralgien
- Autoimmunleiden

Einzelheiten siehe in den jeweils entsprechenden Fachkapiteln (▶ 12).

Ärztliche Abklärung und Therapie: In dieser Phase wird nach erfolgloser oder nebenwirkungsreicher Therapie im günstigen Falle ein in Herd- und Störfelderkrankungen erfahrener Arzt aufgesucht, der eine ätiologisch-funktionelle Diagnose stellt und einen Therapieversuch wagt. Leider sind manchmal bereits irreversible Veränderungen eingetreten, so dass die therapeutischen Möglichkeiten begrenzter sein können als in einer Frühphase der Erkrankung.

Die Patientenerwartungen sind umso höher; Linderungen und Symptomerleichterungen im Sinne einer „palliativen Therapie" sind jedoch durch die Neuraltherapie immer möglich und sollten unter Beachtung der genannten Einschränkungen versucht werden.

5.5.10 Wirkung der Neuraltherapie an der Zellmembran: Die molekularbiologische Erklärung des Störfelds

Stefan Weinschenk

Die bekanntesten pharmakologischen Effekte von Lokalanästhetika sind am Reizleitungssystem von Nerven und glatter und quergestreifter Muskulatur zu beobachten. Über eine inzwischen auf molekularer Ebene definierte Blockade der Na^+-Ionenkanäle lassen sich die anästhesierenden, sympathikolytischen, spasmolytischen, ganglioplegischen und reflexhemmenden Wirkungen dieser Substanzgruppe erklären (vgl. ▶ 4.2 Pharmakologie).

Darüber hinaus zeigen Lokalanästhetika eine Vielfalt anderer Effekte, z.B. antihistaminische, anticholinerge, antiarrhythmische, antiphlogistische, antithrombotische, analgetische, antiemetische, hypnotische, und antikonvulsive Eigenschaften, die M. Hollmann „alternative Effekte" genannt hat (▶ 4.3). Diesen „alternativen" Effekten kommt vor allem beim therapeutischen Einsatz der Lokalanästhetika (Neuraltherapie) besondere Bedeutung zu.

Therapeutische Effekte sind bereits den Entdeckern der Lokalanästhetika bekannt gewesen [Spiess 1902, Spiess 1906, Leriche 1922]. Seit diesen ersten empirischen Beobachtungen wurde intensiv nach Erklärungen für diese Therapieerfolge gesucht.

Zumindest die schmerzhemmende Wirkung von Lokalanästhetika im Bereich spinaler Reflexbögen (Segment) war noch durch diese molekulare Wirkungsweise von Lokalanästhetika an erregbaren Zellen erklärbar. Dagegen blieb die Wirkung bei entzündlichen Erkrankungen und die Wirkung über große Entfernungen (Störfeldbehandlung) unerklärlich.

Therapeutische Wirkung über die Ausschaltung von Reflexbögen?

Eine Injektion von Lokalanästhetika im Bereich von Nervenzellen führt zu verringerter Erregbarkeit und damit zu einer Verringerung pathologischer afferenter Erregungsmuster in neuronalen Reflexbögen. Diese Beobachtung führte zu der über viele Jahrzehnte geäußerten Behauptung, die Neuraltherapie wirke

- vorwiegend oder ausschließlich dämpfend auf neuronal-spinaler Ebene
- vorwiegend bei nozizeptiven und neuropathischen Schmerzen
- also ausschließlich auf neuronal vermittelte Schmerzzustände im Sinne der therapeutischen Lokalanästhesie

Schwieriger stellt sich die Erklärung von Lokalanästhetika-Effekten dar, die über die Zeitdauer der pharmakologisch-anästhetischen Wirkung hinaus anhalten. Diese lassen sich beispielsweise durch den „use dependent block“ erklären:

Therapeutische Wirkung durch „use dependent block“?

Eine zustandsabhängige Wechselwirkung der Lokalanästhetika mit den Na^+-Kanälen erklärt die „use-dependence“ der Lokalanästhetika: Bei jeder Depolarisierung des Membranpotenzials gehen einige Na^+-Kanäle in einen so genannten C-Typ, d.h. einen inaktivierten Zustand über und werden vom Lokalanästhetika in diesem Zustand „festgehalten“, repetitive Depolarisierung (= use) führt demnach zu einer zunehmenden Inaktivierung der Na^+-Kanäle [Fakler 2005]. Dieser Effekt spricht für die Richtigkeit des wiederholten Single-Shot-Vorgehens bei nozizeptiven oder neuropathischen Schmerzen, wie es in der Neuraltherapie üblich ist.

Therapeutische Wirkung auch an Nicht-Nervenzellen?

Die genannten neuronalen Erklärungsmodelle versagen in all jenen Fällen, bei denen es sich nicht um nozizeptive oder neuropathische Schmerzzustände handelt bzw. bei welchen sich keine neuroanatomischen Verbindungen zwischen Störung (Störfeld) und davon abhängiger Erkrankung finden lassen. Empirisch ist die Existenz derartiger Störfelder und ihrer Auslöschung durch Lokalanästhetika offenkundig. Deshalb wurden bereits früh verschiedene Erklärungsmodelle entwickelt.

Therapeutische Wirkung über das Redoxpotenzial von Procain

Redoxsysteme spielen eine wichtige Rolle im Energiehaushalt der Zelle: Sie haben die Aufgabe, z.B. in der mitochondrialen Atmungskette bei der Dehydrierung (Oxidierung) freiwerdende H^+-Ionen aufzunehmen und stufenweise unter Energiefreisetzung wieder abzugeben. Die Cytochromoxidase a/a3 ist nach Ansicht von Warburg der entscheidende Schlüssel für pathologische Zellprozesse („Warburg-Ferment“): Funktionsverlust bei Depolarisierung des Enzyms führt zu einem intrazellulären Energiemangel.

Cytochromoxidase a/a3, aber auch Procain besitzen beide numerisch das gleiche Redoxpotenzial von +/–290 mV. Lamers erklärt deshalb die Heilwirkung von Procain über eine biophysikalische Energieübertragung auf das durch pathologische

Vorgänge depolarisierte Cytochrom mittels Resonanz [Lamers 1986]. Hierbei kommt es zu einer Freisetzung von Energie in Höhe von 2 × 12,43 eV, welche die Repolarisierung der Membran bewirkt. Diese Theorie wird vorwiegend in den Niederlanden untersucht und gelehrt, ist jedoch bislang experimentell noch nicht sicher untermauert.

Hypothese der direkten elektrischen Wirkung von Procain

Diese Hypothese postulierte, dass die Injektion einer Substanz wie Procain mit einem elektrischen Eigenpotenzial von –290 mV über eine direkte elektrische Wirkung (Spannungsausgleich) eine Re- oder Hyperpolarisation der gestörten Nervenzelle bewirke [Dosch 2001]. Diese Hypothese konnte neurophysiologisch jedoch nie belegt werden.

Kurzschluss zwischen Zellen durch den Nadelstich

In einem weiteren Modell vertrat Ferdinand Huneke – Dosch widersprechend – die Auffassung, durch den Nadelstich werde keine Hyperpolarisation bewirkt, sondern das Membranruhepotenzial (MRP) breche im Sinne eines „Kurzschlusses" zwischen den zerstörten Zellen im Störfeld zusammen [Huneke 1953].

Auch diese Hypothese konnte durch experimentellen Daten nicht belegt werden. Gegen diese Auffassung sprechen Messungen des MRP in 1–2 mm Entfernung vom Nadelstich, die dort keine Änderung des MRP nachweisen konnten [Speransky 1950, Dosch 2001].

Therapeutische Wirkung von Lokalanästhetika über Repolarisation

In geschädigten Nerven- und Muskelzellen mit verringertem Membranruhepotenzial (MRP) wurden spontan entstehende irreguläre Reizsalven bereits in den 1940er Jahren nachgewiesen [Wedell 1945]. Dosch sah in dieser Quelle elektrischer Störimpulse die neurophysiologische Grundlage des Störfeldes (Reizquelle). Er vermutete in einer zweiten Hypothese, dass in derart gestörten Arealen das MRP von Neuronen auf bis zu 0 mV abgesunken sei und es daher zu derartigen spontanen Reizsalven kommen könne. Diese Reizquelle könne durch eine Hyperpolarisation, wie sie Lokalanästhetika typischerweise bewirken, verringert oder beseitigt werden (▶ Abb. 5.14) [Dosch 2001].

Mit dieser Auffassung wandte sich Dosch gegen die Verwendung des Begriffs „Nervenblockade" in der Neuraltherapie: Die Stabilisierung des Ruhepotenzials sei gerade das Gegenteil einer Blockade, nämlich eine Regeneration geschädigter Nerven (vgl. ▶ 4.1.2 Blockade).

Für dieses Auffassung spricht die empirische Erfahrung aller Neuraltherapeuten, dass mehrfache Injektionen mit kurz wirksamen Lokalanästhetika besser therapeutisch wirksam sind als lang wirksame Lokalanästhetika oder die länger dauernde Anwendung von Lokalanästhetika mit Katheter-Dauerinfusionen. Diese empirische Erfahrung lässt sich durch die oben aufgeführte „use dependence" auch pharmakologisch untermauern und korrespondiert mit Erkenntnissen der neuen neurobiologischen Schmerzforschung über das Schmerzgedächtnis (vgl. ▶ 3.1.1 Schmerzgedächtnis).

Beide Hypothesen von Dosch setzen eine Beteiligung von erregbaren Zellen im Störfeldgeschehen voraus. Da Störfelder an jeder Stelle des Körpers (auch an nicht erregbaren Zellen) auftreten, blieb das Modell bis in die 1990er Jahre ohne physiologische Grundlage.

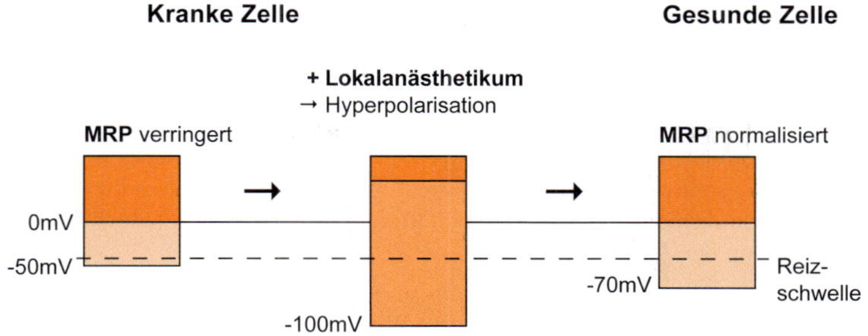

Abb. 5.14 „Heilanästhesie" durch Hyperpolarisation der Zellmembran in krankem Gewebe mit verringertem Membranruhepotenzial (aus [Weinschenk 2007]).

Therapeutische Wirkung von Lokalanästhetika über Stabilisierung des Membranruhepotenzials auch an Nicht-Nervenzellen

Neben erregbaren Nerven- und Muskelzellen besitzt jede andere Körperzelle ein Membranruhepotenzial (MRP) von –15 mV bis –60 mV [Fakler 2007]. Dieses kann durch chronische Schädigung verringert werden. Die Injektion von Lokalanästhetika solle nach Dosch dieses verringerte MRP auch an der Nicht-Nervenzelle wieder erhöhen können [Dosch 2001]. Dosch vermutete den klinisch nachhaltigen Effekt nach Injektion von Lokalanästhetika („Heilanästhesie") in der Verbesserung des Stoffaustauschs an der Membran während der Wirkungszeit der Lokalanästhetika am Na^+-Kanal. Während dieser Zeit könne die Zelle sich regenerieren („elektrobiologische Rehabilitation" von vorgeschädigtem Gewebe).

Die Schwäche dieses Erklärungsmodells blieb, dass außer den oben zitierten spontanen Reizsalven kein physiologisches Korrelat für diese Annahme gefunden wurde: In Nicht-Nervenzellen konnten zu Zeiten von Doschs Hypothese keine spannungsabhängigen Na^+-Kanäle nachgewiesen werden, so dass die Annahme eines „Störfelds durch pathologisch erniedrigtes MRP" und dessen Aufhebung durch Hyperpolarisation hypothetisch blieb.

Erst die Entdeckung von nicht spannungsabhängigen Na-Kanälen (so genannten cholinergen Kanälen, ACh-R) und von weiteren Porenproteinen wie Kalzium- und Kaliumkanäle an allen somatischen Zellen lieferten erste molekularbiologische Belege für die Vermutungen von Dosch. So finden sich außer bei Nerven- und Muskelzellen bei einer Vielzahl unterschiedlicher Zellen, z.B. am Ovar, Hoden, glatter Muskulatur, Zellen des Blut- und Immunsystems (T- und B-Lymphozyten, Mastzellen) sowie an verschiedenen weiteren epithelialen Zellen derartige nikotinische Acetylcholinrezeptoren oder „ligandaktivierte nAchR" (Übersicht bei [Schmidt-Thews 2005]), die durch Lokalanästhetika aktiviert werden können [Hollmann et al. 2000].

Verändertes MRP in gestörtem Gewebe

Ein weiteres Resultat neuerer Forschung ist die Beobachtung, dass es in pathologisch verändertem Gewebe tatsächlich zu einer Erniedrigung (Depolarisierung) des Membranpotenzials und einer Azidierung des Gewebes kommt. Dies führt zu einem verstärkten Öffnung von Kalziumkanälen mit intrazellulärer Anreicherung von Kalzium, das eine Induktion verschiedenster inflammatorischer Signale nach sich zieht (Details bei [Fakler 2007]), beides Faktoren, welche die pathologischen Veränderungen in diesen Gewebsarealen weiter potenzieren.

Die Blockierung dieser Kanäle durch Lokalanästhetika führt nun in der Tat zu einer Repolarisierung des MRP und zu einem verringerten Kalziumeinstrom in die Zelle [Hollmann et al. 2000] – also tatsächlich zu der seinerzeit von Dosch postulierten „elektrobiologischen Rehabilitation"? Wenngleich die Annahme eines verbesserten Stoffaustauschs durch die „geöffneten Poren" von Dosch unzutreffend war, so trifft doch der Grundgedanke einer „Rehabilitation" von Zellen zu – jedoch durch die Repolarisation der Zellmembran.

Die Hypothese von Dosch erscheint nun unter neuem Licht: Die zitierten Daten könnten erklären, warum eine regenerative Wirkung von Lokalanästhetika auch an Nicht-Nervenzellen ohne Na^+-Kanäle eintreten kann. Die klinische Bedeutung dieser Effekte ist derzeit noch nicht in vollem Umfang geklärt. Es gibt jedoch Hinweise, dass Lokalanästhetika in entzündlich veränderten Gewebsarealen durch Blockade der ligandenaktivierten ACh-R besser wirken als in gesundem Gewebe [Hollmann/Durieux 2000], eine Annahme, die durch die klinische Forschung über therapeutische Effekte von Lokalanästhetika bei Entzündungen in den letzten zehn Jahren untermauert wird (z.B. [Nellgard et al. 1996, Cassuto et al 2006]).

Es gibt viele Hinweise, dass dieser Mechanismus eine wesentliche Rolle bei der Behandlung von entzündlichen Veränderungen und damit von Herderkrankungen spielt (zum Unterschied Herd – Störfeld ▶ 5.5.7). Unklar bleibt jedoch, ob sich auch in Störfeldern (mit pathologischer Fernwirkung, aber ohne lokale Symptome oder Befunde) eine Veränderung des Membranpotenzials nachweisen lässt. Sollte dies der Fall sein, wäre zukünftig eine **neurobiochemische Charakterisierung des Störfeldes** als „Zone mit verändertem Membranpotential, aber ohne lokale Entzündungszeichen" möglich. Hierzu ist weitere intensive Forschung erforderlich.

Antiinflammatorische Wirkung von Lokalanästhetika am Störfeld

Die klinisch bekannten antiinflammatorischen Wirkungen von Lokalanästhetika [Hollmann et al. 2000, Cassuto et al. 2006] können durch die oben beschriebenen Erkenntnisse aus der Heidelberger Arbeitsgruppe von Markus Hollmann auch über ligandenaktivierte ACh-Rezeptoren erklärt werden.

Diese Untersuchungen weisen auf einen weiteren, völlig neu entdeckten Angriffspunkt von Lokalanästhetika hin. Sie binden als Ligand an einen bereits anderweitig gut erforschten Rezeptor der Zellmembran, dem Gq-Rezeptor-Protein-Komplex [Hollmann et al. 2001] und setzen dadurch intrazelluläre antiinflammatorische, antithrombotische und immunstimulierende Mechanismen in Gang (vgl. ▶ 4.3 Alternative Wirkmechasmen der Lokalanästhetika). Diese intrazelluläre Signalinduktion liefert eine sehr schlüssige Erklärung für die Wirkung von Lokalanästhetika zumindest bei der lokalen, segmentalen oder Ganglien-Therapie. Wenn sich die o.g. Definition des Störfeldes als „Zone mit verändertem Membranpotenzial" als zutreffend erweist, lässt sich mit Hilfe dieses Effekts auch die Störfeldwirkung von Lokalanästhetika schlüssig erklären.

Molekularer Beweis des Störfeldes?

Zusammenfassend ergibt sich aus den neueren molekularbiologischen Daten eine Reihe von Hinweisen, die für eine therapeutische (regenerative, stabilisierende) Wirkung von Lokalanästhetika in pH-gestörten Gewebszonen oder solchen mit verändertem Membranpotential sprechen (lokale und segmentale Neuraltherapie). Unklar bleibt derzeit noch, ob auch alle Störfelder derartige lokale Gewebsveränderungen wie pH-Verschiebungen oder verringerte Polarisation der Zellen aufweisen.

Ob und welche dieser molekularbiologischen Ansatzpunkte von Lokalanästhetika an unterschiedlichen Rezeptormolekülen – dem ligandenabhängigen ACh-R und dem Gq-Protein-Rezeptor – einen Beweis für die therapeutischen Effekte der Neuraltherapie an pathologisch verändertem Nicht-Nervengewebe oder gar die Existenz des Störfeldes und dessen Aufhebung durch Lokalanästhetika darstellen, müssen weitere Studien zeigen. Die hier vorgestellten Arbeiten bieten jedenfalls eine Reihe vielversprechender Ansätze.

5.5.11 Schnelle Kommunikation im Organismus über Photonen als Erklärungsmodell für das Störfeld

Fritz-Albert Popp

Schon um 1980 wies H.F. Fischer in einer sorgfältigen Studie darauf hin, dass Photonen nicht nur bei fundamentalen biologischen Prozessen wie der Photosynthese und dem Sehvorgang eine wichtige Rolle spielen, sondern besonders auch bei der Nervenreizleitung. Diese Funktion lässt sich biologisch und morphologisch bis zum Beginn der Evolution zurückführen und übernimmt vermutlich bereits lange vor der Ausbildung des Nervensystems die Rolle der Informationsübertragung [Fischer 1979]. Tatsächlich würde die Diffusionsgeschwindigkeit von Molekülen nicht ausreichen, um die hohe Signalgeschwindigkeit der Nervenreizleitung zu erklären. Transmitter- oder Botenstoffe sind aus dieser Sicht lediglich Modulatoren (Leiter, Absorber oder Verstärker) der eigentlichen Signale.

Jede chemische Reaktion kann nur dann stattfinden, wenn mindestens

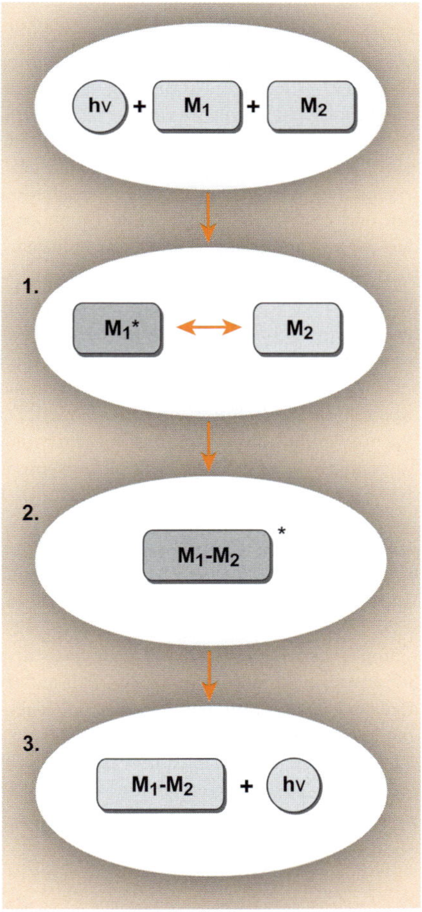

Abb. 5.15 Eine chemische Reaktion zweier Moleküle M_1 und M_2 verläuft immer nach dem gleichen Prinzip:
1. Eines der Moleküle wird mit einem Photon (hv)angeregt.
2. Die beiden Moleküle vereinigen sich zu einem angeregten Molekülkomplex.
3. Das überschüssige Photon wird wieder abgegeben. Der Molekülkomplex zerfällt in eine stabile Verbindung der beiden Moleküle.

einer der molekularen Partner vorher durch mindestens ein Photon elektronisch angeregt worden ist (▶ Abb. 5.15). Das lässt sich durch den Arrhenius-Faktor nachweisen [Lehninger 1975]. Dieser besagt, dass die Reaktionsgeschwindigkeit proportional zur Zahl der verfügbaren Photonen passender Aktivierungsenergie ansteigt. Auch enzymatische Prozesse gehören dazu. Sie erhöhen die Reaktivität, weil sie durch Enzym-Substratbindung die Aktivierungsenergien deutlich erniedrigen und – im Biophotonenmodell – die Verfügbarkeit niederenergetischer passender Photonen stark zu steigern vermögen.

Bedeutung der Biophotonen für den Zellstoffwechsel

Ein Beispiel, das diese empfindliche Steuerung der gesamten Biochemie durch (Bio-) Photonen verdeutlicht, ist die Regulation des Zellstoffwechsels, die im Durchschnitt eine beachtliche Frequenz von ca. 100 000 chemischen Reaktionen pro Sekunde voraussetzt. Wegen des geringen Reaktionsvolumens einer Zelle von nicht mehr als einem Nanokubikzentimeter ist es unmöglich, thermische Photonen vorzufinden, die irgendeine signifikante Reaktionsrate überhaupt erklären könnten. Dagegen besteht eine endliche Wahrscheinlichkeit, Biophotonen anzutreffen, die – ebenso aus Gründen des extrem geringen Reaktionsvolumens – im klassischen Sinne ihre Phaseninformation kaum verlieren können. Sie sind schon deshalb als kohärent anzusehen.

Eigene und davon unabhängige Messungen bestätigten nicht nur einen extrem hohen Kohärenzgrad der Biophotonen, sondern zusätzlich sogar nicht-klassische („gequetschte") Zustände [Popp et al., 2002; Yan et al. 2005]. Man kann heute mit Berechtigung davon ausgehen, dass Biophotonen die gesamte Steuerung der intra- und interzellulären Organisation übernehmen. Dabei sind vermutlich nur wenige Quanten notwendig, um die extrem informationsträchtige Regulation zu übernehmen. So genügt wegen der hohen Reaktionsgeschwindigkeit innerhalb von Nanosekunden ein einziges Photon, um eine Milliarde Reaktionen pro Sekunde zu katalysieren. Der gequetschte Zustand erlaubt es überdies, Biophotonen sowohl wesentlich stärker lokalisiert als auch wesentlich stärker delokalisiert einzusetzen. So kann das klassische Auflösungsvermögen in der Größenordnung des Kehrwerts der Wellenlänge extrem stark überschritten, das Volumen der Wellenfunktion aber ebenso stark über das Zellvolumen hinaus vergrößert werden. Im ersten Fall, der die Beteiligung eines breiten Frequenzbandes erfordert, können Biophotonen submolekulare Strukturen ansteuern, im zweiten Fall nahezu monochromatischer Wellen sind die idealen Voraussetzungen zu supermolekularen, ja auch superzellulären Steuerungen gegeben (plötzliche Richtungsänderung eines Fisch- oder Vogelschwarms). Es lässt sich diese Möglichkeit im Bild von Hohlraumresonatorwellen und Wellenausbreitung in Wellenleitern vorstellen [Popp 2002].

Es gibt inzwischen deutliche Hinweise auf die Richtigkeit dieses Modells der Biophotonen-Regulation.

Bedeutung der Biophotonen für Autoregulation und Selbstheilung

In der Biophotonen-Theorie führt jede Änderung des Biophotonenfeldes zu einer negativen Rückkopplung, die den Idealzustand möglichst niedriger Entropie mit geringster Energiezufuhr auszugleichen versucht. Das Biophotonenfeld als entscheidendes Energie- und Informationsmedium strebt quantenoptisch den Zustand geringster Unschärfe an, wobei sich Orts- und Impulsunschärfe wechselseitig ablösen (▶ Abb. 5.16) [Popp et al. 2006].

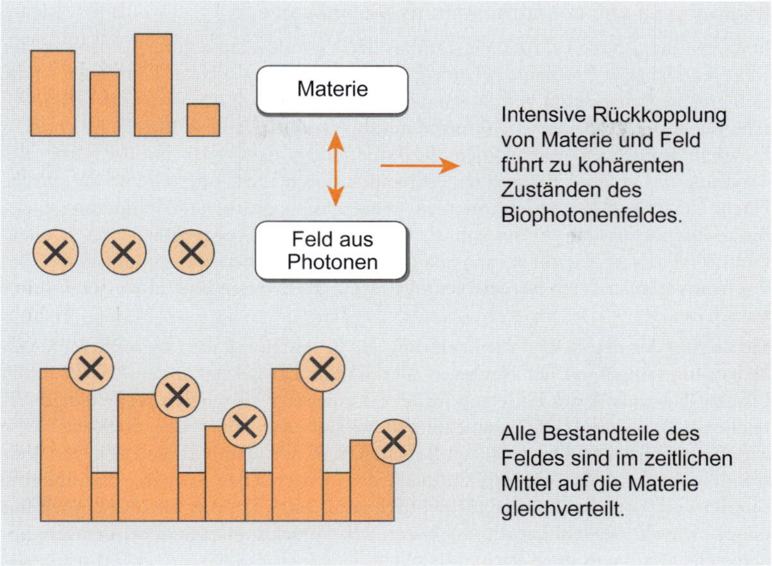

Abb. 5.16 Beziehung von Materie und Feld.

Die thermodynamische Behandlung dieses biologischen Phänomens charakterisiert einen Antagonismus zwischen **absolutem Maximum** der Entropie durch Gleichverteilung der Energie auf alle Moden. Sie wirkt als treibende Kraft der dynamischen Entwicklung. Die Gegenregulation verfolgt das **absolute Minimum** der Entropie durch Modenkopplung (Einschränkung der Freiheitsgrade) und führt zur Optimierung der Kommunikationsfähigkeit des Systems. Die Neuraltherapie greift an dieser Stelle in das System ein. Sie fokussiert die Information in einzelne Kanäle, löst dadurch Blockaden und reduziert die unspezifische Entropie-Dissipation.

Der Mechanismus der Homöostase erfordert die Zufuhr von Energie aus dem Stoffwechsel und ist umgekehrt auf die Verkopplung der Moden zu einem Zustand gleicher Besetzungszahl ausgerichtet. Zwar ist die Energiezufuhr, die selbst bei extrem hoher Zahl von Freiheitsgraden zur Kompensation des Entropiezuwachses nötig ist, erstaunlich gering. Jedoch machen stochastische Störungen, die immer auch einen Anstieg des Biophotonenfeldes auslösen, die ständige Kompensation des Entropieanstiegs erforderlich. Geht man davon aus, dass die Solarkonstante 2 cal/(cm^{2}s) ein natürliches Maß für die maximal mögliche „Spontanheilungsrate“ von Lebewesen darstellt, dann erhält man die erstaunlich hohe maximal mögliche Kompensationsleistung (Reparaturfähigkeit) von 10^{15} Fehlern pro Sekunde und pro Zelle. Das macht verständlich, dass ein Lebewesen durch seinen Grundumsatz (der in der Größenordnung der Solarkonstanten liegt) in der Lage ist, den durch den natürlichen Entropiezuwachs erzwungenen Anstieg der Freiheitsgrade ständig zu kompensieren. Geht man dagegen allein nur von der Existenz der Biophotonen im Organismus aus, so reicht ihre „Reparaturleistung“ wegen der hohen Quantenenergien im Bereich von Elektronenvolt sogar aus, um den Negentropieverlust (Entropiezuwachs) durch das umgebende thermische Wärmebad etwa zehn- bis 100fach auszugleichen.

Biophotonen und neuraltherapeutische Phänomene

In letzter Zeit gelang es, zum Verständnis der Neuraltherapie durch Lösung zweier weiterer wichtiger Probleme beizutragen. Ein bislang unerklärtes Phänomen ist die erfolgreiche Behandlung von Störungen einer Körperseite durch neuraltherapeutische Injektion der Gegenseite (kontralaterale Neuraltherapie ▶ 10.3.2). Es konnten Lichtkanäle nachgewiesen werden, die dafür sorgen, dass beispielsweise bei der Behandlung des rechten Arms eines Probanden durch Licht oder Creme die gleiche Fläche des linken gegenüberliegenden Arms ebenso deutliche Veränderungen der Biophotonenemission anzeigt wie die behandelte Stelle des rechten Arms [Cohen/Popp 2003]. Es ist zu prüfen, wie sich derartige weitreichende Kopplungen mit diesen Testmethoden auch bei der Neuraltherapie nachweisen und damit noch weiter nutzen lassen.

Ein zweiter Aspekt, der für die Erklärung der Fernwirkung der Neuraltherapie von Bedeutung scheint, ist der Nachweis meridianähnlicher Leitbahnen (MÄL) durch Infrarot-Diagnostik mit Hilfe von Infrarot-Kameras in geeigneten Wellenlängenbereichen (z.B. 3–5 µm). Die Erforschung dieses Gebiets ist noch neu, doch zeigen die experimentellen und theoretischen Arbeiten, dass wir damit zu einem neuen Verständnis der Energietransportphänomene des menschlichen Körpers auch über die Biophotonik kommen werden [Schlebusch et al. 2005, Popp et al. 2005]. Auch mit dieser experimentellen Anordnung lassen sich Forschungsansätze bei neuraltherapeutischen Interventionen leicht darstellen.

5.5.12 Die häufigsten Störfelder

Oskar Mastalier

Klassische Häufigkeitsverteilung von Störfeldern

Grundsätzlich können Störfelder an jeder Stelle des Körpers vorkommen. Die bekanntesten, aber keineswegs die häufigsten Störfelder stellen Narben dar. Häufiger finden sich Störfelder im Kopf-Hals-Bereich (nach [Dosch 2001] bis zu 70%, ▶ Abb. 5.17). Es handelt sich mitunter um minimale chronische Entzündungsherde im Zahn-Kiefer-Bereich, an den Tonsillen oder den Nasennebenhöhlen mit erheblichen klinischen Folgen.

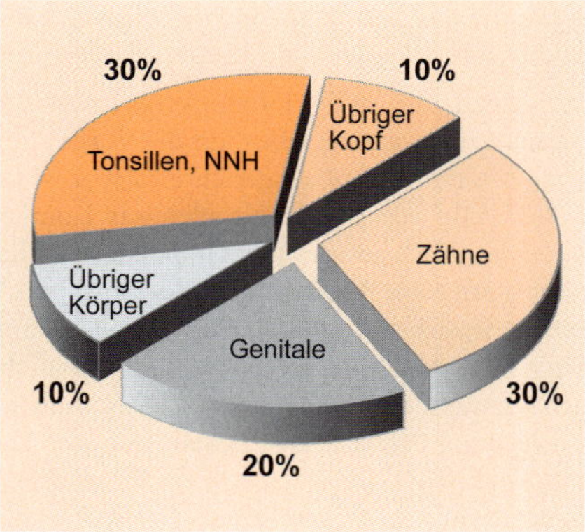

Abb. 5.17 Häufige Störfelder.

▶ Tabelle 5.5 fasst empirische Zusammenhänge zwischen möglichen Störfeldern außerhalb des Zahn-Kiefer-Bereiches und ihren häufigsten Fernstörungen zusammen (Zahnstörfelder s.u.).

Häufige Irritationssyndrome bestimmter Störfelder

Eine Reihe von Störfeldern projizieren sich nach Erfahrungen des Autors überdurchschnittlich häufig in bestimmte Körperareale oder -funktionen. Diese empirischen Daten schließen im Einzelfall eine andere Manifestation keineswegs aus.

Tab. 5.5 Häufige Irritationssyndrome bei bekannten Störfeldern außerhalb des Zahn-Kiefer-Bereichs.

Störfeldlokalisation	Störfeldwirkung
Ohrringlöcher (Lobulus)	Angina pectoris, spastische Hemiphlegie, intermittierendes Hinken, Wadenkrämpfe
Nasennebenhöhlen	Allergie, Rhinitis, Asthma bronchiale, Blepharokonjunktivitis, Ekzem, Asthma, Herzrhythmusstörungen (Extrasystolien)
Parotis	schmerzhafte unilaterale Fußgelenkarthrose
Tonsillen	universelles Störfeld: häufig Niere, Herz, Gelenke; Schulter-Arm-Region, Ellenbogen, Hand; Genitalregion
Schilddrüse	Blutungsstörungen: Hypo-, Hyper-, Dysmenorrhö
Hände, Finger, Füße, Panaritium, eingewachsener Großzehennagel	chronische Kopfschmerzen
Thorakalraum: Trachea	Ohrensausen, Altersschwerhörigkeit
Bronchien, Lunge	verfrühte Presbyopie, Trigeminusneuralgie, Extrasystolie
Leber, Gallenblase, Darm	Extremitäten-, Kopfschmerzen
Nabel	Neurodermitis (nur einer von mehreren Faktoren), Abdomen: funktionelle Störungen besonders nach Infekt (Ruhr, Cholera, Paratyphus), tachykarde Anfälle
weibliche Adnexe, Prostata	Nykturie, Pollakisurie, Gehörstörungen
alte Knochenfrakturen/ Schussbruch	hartnäckige Schlaflosigkeit, chronische Ischialgie, Angina pectoris
Sonderfall toxisches Störfeld Kupferspirale	galvanisch-toxisch; lokale/systemische Entzündungen, Allergien?, chronisches Müdigkeitssyndrom? Fibromyalgie?
Sonderfall toxisches Störfeld Amalgam	Pollinosis, Dermatosis, Darmprobleme, M. Crohn

Herde und Störfelder im Zahn-Kiefer-Bereich

Die Wahrscheinlichkeit, ein Störfeld im Zahn-Mund-Kiefer-Bereich zu finden, ist so hoch, dass ohne suffiziente Zahn-Kiefer-Diagnostik keine wirklich erfolgreiche Neuraltherapie möglich ist. Viele Misserfolge der Neuraltherapie beruhen darauf, dass dieser wichtigen Körperregion in der Therapieplanung zu wenig Beachtung geschenkt wird. Die Zahnherddiagnostik wird in dem vorliegenden Leitfaden wegen ihrer großen Bedeutung in einem eigenen Abschnitt abgehandelt (▶ 8.3).

Wie oben ausgeführt, finden wir bei Menschen in den Industriegesellschaften eine zunehmende Anzahl von Beherdungen im Zahn-Kiefer-Bereich, die jedoch nur teilweise Störfeldcharakter annehmen. Ein Patient mit guter Regulationsfähigkeit kann durchaus ein oder zwei wurzelgefüllte Zähne eine Weile tolerieren, ohne zu erkranken. Komplikationen treten erst bei Zusatzbelastungen oder bei weiterer Reizsummierung mit zunehmendem Lebensalter auf (▶ Abb. 5.13).

Häufige Ursachen für Zahnherde und Störfelder

- **Wurzelfüllungen:** Konventionelle Wurzelfüllungen sind durch eine hohe Rate von abakteriellen oder anaeroben Entzündungen der Wurzelspitze (apikale Ostitis) charakterisiert. Die endodontische Versorgung ist mit Einführung verbesserter Techniken und Materialien deutlich nachhaltiger als noch vor wenigen Jahren (vgl. ▶ 9.1.3 Endodontie). Dennoch bleibt ein Restrisiko einer Störfeldentwicklung durch die Entstehung von Fäulnisprozessen aufgrund von bakterieller Aktivität oder von toxischen Eiweißzerfallsprodukten in den Seitenkanälchen.
- **Füllungsmaterialien:** Alle metallischen Materialien im Mund beinhalten neben ihrer galvanischen Wirkung (▶ Tab. 5.7) das Risiko einer Freisetzung von potenziell toxischen Substanzen (Störfeldeffekt durch Ionenstreuung), insbesondere bei Amalgam. Auch Goldinlays und selbst metallfreie Füllungsmaterialien sollten in Zweifelsfällen (z.B. bei Allergikern) vorher ausgetestet werden (▶ 9.1.2).
- **Chronische Pulpitis** nach Traumen, Teilfraktur, pulpennahe Füllungsversorgung oder zu heißes Beschleifen („Schleiftrauma") kann sich zu einem „sterilen" Herd bzw. Störfeld entwickeln. Pulpazerfallsprodukte sind hochtoxisch und enthalten u.a. Mercaptan und Thioäther, die hämatogen streuen und multiple Fernwirkungen (z.B. Frühgeburten) verursachen.
- **Restostitis nach Zahnextraktion** im Leerkieferbereich, radiologisch meist stumm. Testung mit der Very-Point-Methode (▶ 8.4.4), einer neuraltherapeutischen Testinjektion (▶ 8.4.3) oder anderer Testverfahren wie der Low-Level-Laserdiagnostik [Strittmatter 2005] möglich.
- **Fremdkörpereinschlüsse** wie Wundkegel, Gelatineschwamm, ebenfalls meist radiologisch nicht erkennbar; versprengte Fremdkörper in der Gingiva
- **Wurzelreste** nach unvollständiger Extraktion, versprengte Metalle von Füllungen
- **chronische Kieferostitis (CKO),** osteolytisch oder sklerosierend um sequestrierende Bereiche und Wurzelreste. Die CKO entfaltet nicht nur energetische Fehlinformationen, sondern ist auch über lokale Eiweißzerfallsprodukte toxisch wirksam.
- diffuse chronische **Osteolysen (NICO)**, abakteriell, vermutlich als Folge einer CKO
- **Karies occulta** unter Kronen oder Füllungen
- parodontaler Knochenabbau mit Taschenbildung im Rahmen einer **Parodontitis**
- **Retention** oder Verlagerung von Zähnen, vor allem der Weisheitszähne mit Wirkung auf die Biomechanik des Kiefers, der HWS und der übrigen Körperstatik
- **Früh- und Spätkontakte** von zu ungenau abgeschliffenen Inlays und prothetischen Versorgungen mit ebenfalls biomechanischen Effekten
- **Retromolarraum:** Im Kieferwinkel und im so genannten „9er Bereich" (Zone dorsal der Weisheitszähne) kommen Knochennekrosen vor, die im Extremfall zu einem Freiliegen des N. mandibularis führen können. Daraus können massive neuropathische Störreize entstehen. Testung ist mit der mit der Very-Point-Methode möglich (▶ 8.4.4).

- **Implantatmaterialien:** Metallische Implantate gelten als potenzielle Herde und Störfelder. Vor Implantatversorgung ggf. Testung des verwendeten Materials als Störfeldprophylaxe (vgl. ▶ 9.1.4 Implantate).
- **Kiefergelenksstörungen:** ▶ 8.2.8 Diagnostik von Myoarthropathien im Zahn-Kiefer-Bereich).

Zu weiteren Details dieser Herderkrankungen ▶ 11.20 Zahnheilkunde).

Einzelne Zähne und ihre häufigsten Fernwirkungen

Angeregt durch den Kontakt mit Reinhard Voll (vgl. ▶ 8.4.9) beschäftigte sich der Autor schon früh mit den Auswirkungen odontogener Störfelder auf die Bauch- und Urogenitalregion. Er fand empirisch die in ▶ Tabelle 5.6 aufgelisteten Bezüge zwischen beherdeten Zähnen und Organaffektionen bzw. Erkrankungen. Hierbei fanden sich u.a. folgende Regeln:

- Die Bezüge der Zähne 1–3 und 7–8 sind in Ober- und Unterkiefer meist identisch, bei den Zähnen 4–6 unterscheiden sich die Zuordnungen von Unter- und Oberkiefer zu den Projektionsorganen.
- Es besteht nur eine lose Seitenzuordnung; in ca. 10–20 % findet sich ein **Überkreuzungsphänomen:** Der Herd liegt auf der dem erkrankten Organ gegenüberliegenden Seite.

Auch bei diesen Zusammenhängen ist zu beachten, dass sie nur empirische Häufungen beschreiben. Jeder Zahn kann jedes beliebige Irritationssyndrom generieren!

Tab. 5.6 Zahnstörfelder und zugehörige Irritationssyndrome.

Zahn	Oberkiefer	Unterkiefer	Bemerkungen
1, 2	Sinus frontalis; ISG, Hüfte, Knie; Niere, Blase, Urogenitalsystem	Sinus frontalis; ISG, Hüfte, Knie; Niere, Blase, Urogenitalsystem	vgl. Bezüge zum Nieren-Meridian der Akupunktur (▶ 13.1)
3	Auge, Leber, Galle, Herzmuskel, Knie, Hüfte	Auge, Leber, Galle, Herzmuskel, Knie, Hüfte	vgl. Bezüge zu den Meridianen Herz und Leber (Wandlungsphase Feuer bzw. Holz) (▶ 13.1)
4, 5	Ethmoidalzellen, Sinus maxillaris, Hand (radialis), Dickdarm	Sinus maxillaris, Mamma (Zahn 5), Magen, Knie ventral, ISG	beachte Seitenunterschiede
6, 7	Sinus maxillaris, Thyreoidea, Parathyreoidea; Mamma, Magen, Knie ventral	Sinus ethmoidalis HWS, BWS, LWS, Schulter/Ellbogen; Dickdarm	Beschwerden auch auf der Gegenseite möglich
8	rezidivierende Epikondylitis, Herz, HWS, BWS, LWS; Hand ulnar	rezidivierende Epikondylitis, Herz, HWS, BWS, LWS; Schulter/Ellbogen	Beschwerden auch auf der Gegenseite möglich
9 (Retromolarraum)	HWS, ISG	HWS, ISG	vgl. Bezüge zur Mundakupunktur (▶ 13.2)

Beziehung zwischen Zähnen und Verdauungsorganen

R. Voll vertrat die Ansicht, dass der Dickdarm nicht nur auf der gleichen Seite wie der Herd (Zahnherd rechts – Colon ascendens, Zahnherd links – Colon descendens bis Rectum), sondern auch in jedem seiner Teilabschnitte von ganz bestimmten Zähnen gestört sein kann. Er kam durch EAV-Messungen (▶ 8.4.9) zu den Zusammenhängen, die er in dem weit verbreiteten Zahnschema publizierte (▶ Abb. 8.30).

Es muss jedoch auch hier klar betont werden, dass diese Bezüge nur empirisch gefundene **Häufigkeiten** beschreiben. Im Einzelfall kommt nach der Hunekeschen Regel jeder Zahn als potenzielles Störfeld für ein Irritationssyndrom in Betracht.

Störfeld Waldeyer-Rachenring („Tonsillen“)

Die Tonsillen besitzen bei Kindern und Jugendlichen eine wichtige immunologische Funktion. Sie fungieren vor der vollen Funktionsfähigkeit der thymusgestützten Abwehr als Ausleitungsorgan. Chronische Entzündungen und vorzeitige Entfernung dieser jugendlichen „Abwehrorgane“ können fatale Folgen haben. Im lymphatischen Rachenring stehen Störfeldaktivitäten der Tonsilla palatina wegen ihrer Verbindung mit den Rachen- und Gaumentonsillen sowie des Lymphgewebes des Kehlkopfes und den Nasennebenhöhlen im Vordergrund. Ihre Lage am Schnittpunkt des Respirations- und Digestivtrakts verdeutlicht die besondere Abwehrfunktion gegenüber mechanischen, bakteriellen, thermischen und exogenen Noxen.

Die aktuelle Reaktionsfähigkeit entscheidet darüber, ob sich nach einer banalen Angina tonsillaris ein akuter oder chronischer Verlauf einstellt, der zum Störfeld führen kann. Bekannte **Fernstörungen** wie das tonsillokardiale Syndrom und die Nephritis als direkte, unmittelbar bakteriell und allergisch bedingte Folgeerkrankungen sind möglicherweise nicht allein bakteriell-toxisch, sondern auch störfeldbedingt.

Klinik: Atrophische Tonsillen mit übergreifenden Entzündungsvorgängen auf das peritonsilläre Gewebe, sehr kleine persistierende Tonsillenreste und Restpole nach Tonsillektomien sind störfeldverdächtig (▶ 10.8.3, ▶ 12 Tonsillitis). Tonsillenreste zeigen bei Exazerbation eine livide Verfärbung des sonst unauffälligen Narbengewebes. Als Hinweis auf eine chronische Erkrankung ist das **Giese-Zeichen** (dunkelrote Verfärbung des Gaumenbogens) zu werten. Die klinische Bedeutung des Tonsillenstörfelds und die Diagnostik über das Giese-Zeichen wurde jüngst durch eine Arbeit über Brachialgien bei chronischer Tonsillitis veranschaulicht [Uehleke et al. 2006].

Störfeld Nasennebenhöhlen

Chronische Nebenhöhlenprozesse imponieren häufig durch eine hartnäckige Therapieresistenz bei klinisch nur geringer lokaler Symptomatik der Nebenhöhlen.

Odontogene Genese: Nicht selten werden Kieferhöhlen-Sinusitiden durch Zahnherde im Oberkiefer unterhalten (▶ 12 Sinusitis). Wurzelspitzen devitaler Zähne können klinisch unbemerkt die dünne Lamina des unteren Recessus perforieren und eine so genannte Durchwanderungsostitis im Antrumboden mit chronischer Sinusitis verursachen. Bei sinubronchialem Syndrom sind benachbarte Zahnwurzeln daher auf Beherdungen zu prüfen.

Klinik: Zur Störfelddiagnostik in diesem Bereich eignen sich klinisch die Nackenreflexpunkte (Adler-Langer-Punkte ▶ 8.4.2) und bildgebend die DVT (▶ 8.3.4). Auch die Thermoregulationsdiagnostik (▶ 8.4.7) erweist sich hier als hoch sensitiv.

Lokale Störungen: Chronische Nasennebenhöhlenaffektionen mit Störfeldcharakter können zu chronischen pharyngealen, laryngealen, trachealen und bronchopulmonalen Beschwerden führen. Häufige Symptome sind schleimig-eitriger Schnupfen und chronischer Reizhusten.

Fernstörungen: Zur Symptomatik chronischer Sinusitiden zählen Zephalgien und Neuralgien. Ein Störfeld „Sinusitis maxillaris" findet sich nach Erfahrung des Autors auch überdurchschnittlich häufig bei der Reiter-Erkrankung (Arthritis der Fuß- und Kniegelenke, Urethritis und Konjunktivitis bei Männern). Nach Störfeldausschaltung heilen alle Krankheitssymptome in kurzer Zeit ab.

Eine hohe Korrelation zwischen Sinusitis und Störungen des Darms sowie Störungen des Genitale (chronische Vulvitis, Kolpitis) ist ein weiterer, auch aus anderen Bereichen der Komplementärmedizin (Homöopathie, Akupunktur) bekannter Zusammenhang. Man vermutet eine synchrone Reaktion der Sinus- und Darmmukosa als Ursache. Es bestehen energetische Beziehungen der Kieferhöhle zum Magen, zur Wirbelsäulensegmenten T11–L1 und den oberen Anteilen des Plexus lumbalis.

Störfeld Narbe

Klinik: Ungeachtet der Morphologie einer Narbe (reizlos, hypertroph, Keloid) und ihrer Sensorik (Jucken, Kribbeln, Ziehen, Wetterfühligkeit) kann **jede** Narbe Störfeldcharakter annehmen.

Eine Narbentestung ist v.a. bei größeren Narben sinnvoll, um unnötige großflächige Narbenunterspritzungen zu vermeiden, z.B. mittels Applied Kinesiology (▶ 8.4.8), RAC (▶ 8.4.5) oder aurikulomedizinischer Tests [Strittmatter 2005].

Besondere Beachtung erfordern auch tiefergelegene „innere" Narben, wie z.B. im Kieferknochen, im Röhrenknochen oder im Bauchraum nach Laparoskopie und Laparotomie.

Lokale Störungen: Die „Narbe im Segment" beschreibt als Terminus technicus Erkrankungen, in deren segmentalem Zusammenhang sich störenden Narben befinden, deren Mitbehandlung eine erhebliche Beschleunigung des Heilungsprozesses bewirkt.

Fernstörungen: Eine Narbe kann bei entsprechender Lokalisation den Energiefluss hemmen, so dass z.B. eine distal gelegene Körperregion (z.B. Extremität) die normale „Informationsverbindung" verliert. Narben können aber auch unabhängig von neuroanatomischen oder energetischen Leitbahnen Fernstörungen an jeder beliebigen Stelle des Körpers induzieren.

Das Störfeld Abdomen

In jüngster Zeit hat vor allem durch Publikationen von Barop [2007] und Hausammann [2007] das „Störfeld Abdomen" zunehmende Beachtung gefunden. Die Autoren postulieren eine Häufigkeitszunahme dieses komplexen Störfeldes durch zunehmend fehlerhafte Ernährung (proinflammatorische Kost) in den Industrieländern. Wichtige abdominale Störfelder sind auch Verwachsungen nach Darm- oder Unterleibsoperationen.

5.5.13 Sonderformen von Störfeldern

Oskar Mastalier, Stefan Weinschenk

Zu den besonderen Störfeldern, die sich zunächst nicht mit der Nadel beseitigen lassen, gehören:

- das blockierende Störfeld (▶ 5.6 Phänomene)
- das psychische Störfeld (▶ 6.10.2)
- das Störfeld durch chronische Schwermetallbelastung (▶ 6.10.1)
- das elektromagnetische Störfeld durch endogenen elektrischen Strom nach medizinischen Eingriffen, z.B. metallischen Zahnfüllungen, auch Pathogalvanismus genannt

Der **Pathogalvanismus** kann durch die Irritation der Regelsysteme den Charakter eines odontogenen Störfeldes annehmen. Der Pathogalvanismus zwischen verschiedenen Metallen im Mundbereich – als Mundbatterie bezeichnet – überschreitet bereits oberhalb einer Spannung von 70 mV das Membranruhepotenzial von Nervenzellen. Spannungsdifferenzen zwischen verschiedenen Metallen können je nach Kombination bis zu 3000 mV betragen (▶ Tab. 5.7). Sie stellen ein erhebliches Gesundheitsrisiko dar.

Diagnostik: Mit einem Multi-Messinstrument (Baumärkte) ist eine orientierende Diagnostik von Spannungsdifferenzen der zu messenden Metallfüllungen leicht durchzuführen. Man findet oft erstaunlich hohe Ströme und Spannungen.

Tab. 5.7 Spannungsdifferenzen zwischen häufig verwendeten Metallen im Mundbereich. Angegeben sind die Standard-Redoxpotenziale der im Mund häufig verwendeten metallischen Werkstoffe (Angabe der Spannungen in mV).

Metall	Standardpotenzial	Titan	Nickel	Zinn	Kupfer	Quecksilber	Silber	Palladium	Gold
Standardpotenzial		**-1630**	**-230**	**-140**	**+340**	**+800**	**+800**	**+990**	**+1420**
Aluminium	-1660	30	430	520	2000	2460	2460	2650	3080
Titan	**-1630**	0	1400	1490	1970	2430	2430	2620	3050
Chrom	**-910**	720	680	770	1250	1710	1710	1900	2,330
Zink	**-760**	870	530	620	1000	1560	1560	1750	2180
Eisen	**-440**	1190	210	300	100	1240	1240	1430	1860
Indium	**-340**	1290	110	200	0	460	460	1330	1760
Thallium	**-340**	1290	110	200	0	1140	1140	1330	1760
Kobalt	**-270**	1360	40	130	70	1070	1070	1260	1690
Nickel	**-230**	1400	0	90	110	1030	1030	1220	1650
Zinn	**-140**	1770	90	0	200	940	940	1130	1080
Kupfer	**+340**	1970	570	480	0	460	460	1330	1080
Quecksilber	**+800**	2430	1030	940	460	0	0	190	620
Silber	**+800**	2430	1030	940	460	0	0	1790	620
Palladium	**+990**	2620	760	1130	650	190	190	0	430
Gold	**+1420**	3050	1090	1560	1080	620	620	430	0

5.5.14 Herd- und Störfelddiagnostik

Oskar Mastalier

Die in der klinischen Praxis gebräuchliche klassische „Fokussuche" mit den üblichen Verfahren ist häufig ergebnislos. Sie ist zu wenig sensitiv für die feinen Veränderungen, die durch ein Störfeld unterhalten werden. Labor (BKS, Leukozyten), bildgebende und invasive Verfahren führen meist zu unauffälligen organischen Befunden.

Beziehungen zwischen Störfeld und Erkrankung

Bei der Störfeldsuche ist zu bedenken, dass

- eine chronische Erkrankung durch Summierung verschiedener Störfelder entstehen kann.
- ein einzelnes Störfeld verschiedene Symptome zu generieren in der Lage ist (▶ Abb. 5.18).

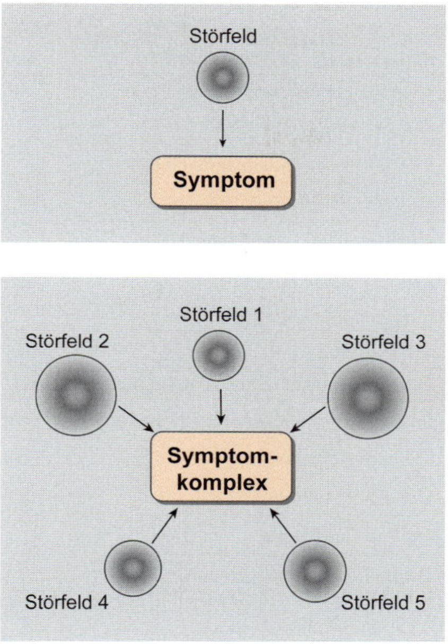

Abb. 5.18 Mono- und multikausale Beziehungen zwischen Erkrankung und Störfeld.

Klinische Störfeldsuche

In der Suche nach potenziellen Störfeldern hat sich folgende Vorgehensweise bewährt:

- **Anamnese:** zeitliche Zusammenhänge mit dem Auftreten der Erkrankung? „Welches war Ihre schwerste Erkrankung?"
- **Wahrscheinlichkeit** gemäß ▶ 5.5.12 Die häufigsten Störfelder
- **Befundung:** räumliche Zusammenhänge vor allem im den Beschwerden zugehörigen Segment und Quadranten
- **Halbseitensymptomatik:** Beschwerden vor allem auf einer Körperseite?

Tests für Herde und Störfelder

Die klinische Labordiagnostik kann nur Parameter für die Reaktionssituation, nicht aber Herd-/Störfeld-spezifische Werte ermitteln. Deshalb wird zum Nachweis die komplementäre Mehrfachdiagnostik eingesetzt. Die Störfeld-Testmethoden der französisch-deutschen Aurikulomedizin bieten dabei gute Evidenz und Aussagefähigkeit.

Die ▶ Tabelle 5.8 dient der Orientierung über die in den jeweiligen Kapiteln beschriebenen Nachweismethoden.

5

Tab. 5.8 Tests für Herde und Störfelder.

Herdnachweis	Bemerkungen	Siehe Kapitel
Bildgebende Verfahren		
Röntgen-Einzelzahn-Aufnahme		▶ 8.3.3
• OPG (Zahnpanoramaaufnahme)		▶ 8.3.3
3D-Ultraschall Cavitat		▶ 8.3.5
digitale Volumentomografie (DVT)		▶ 8.3.4
Kernspintomografie (MRT)		▶ 8.3.6
Biochemische Verfahren		
TOPAS-Test	Nachweis von Zahntoxinen	▶ 8.3.7
Ganzheitliche Methoden zum Störfeldnachweis		
Nackenreflexpunkte (Adler-Langer-Punkte)	Kopf und Hals	▶ 8.4.2
Störfeldtestmethoden	Gesamtkörper	▶ 5.5.14
Very-Point-Methode		▶ 8.4.4
Applied Kinesiology		▶ 8.4.6
Thermoregulationsdiagnostik		▶ 8.4.7
VEGA-Check	nur Kopfherde	▶ 8.4.8
Diagnostische Neuraltherapie	Gleichzeitig Therapie	▶ 8.4.1
Herzfrequenzvariabilität (HRV)	Gleichgewicht im VNS	

Historische Verfahren zum Herdnachweis

In den 1950er Jahren versuchte man, durch systemische Tests die Effekte einer erfolgreichen Störfeldbehandlung nachzuweisen (vgl. [Kellner 1965]). Die gewählten methodischen Ansätze sind aus heutiger Sicht nicht ausreichend für eine wissenschaftliche Verwertbarkeit. Der Vollständigkeit halber seien hier einige dieser unspezifischen Tests erwähnt, die in der heutigen Praxis nur noch eine geringe Rolle spielen:

- **Provokation mit den Spenglersan-Kolloiden D und DX** mit Wirkstoffen der Immunkörper aus Erythrozyten sensibilisierter Tiere als perkutane Einreibung in die Ellenbeuge. Ein deutlicher reaktiver Schmerz wird vom Patienten im verantwortlichen Störfeld/Herdareal kurzfristig, nach Stunden oder Tagen wahrgenommen [Mastalier 1989, Eder 1977].
- **Kataphoretischer Elektrohauttest** („Teratest“, „Mela-Testator“) [Standel 1955] zum bioelektrischen Störfeldnachweis. Der Patient hält eine Kathode in der Hand, mit einem Pinsel als Anode werden störfeldverdächtige Hautareale bepinselt. Es kommt zu reaktiven Hauterythemen in den entsprechenden Projektionsarealen der Störfelder. Nach Erfahrung der Autoren werden durch diesen Test nur entzündlich-chronische, aber nicht degenerative Prozesse erkannt.
- **Jodometrie:** Nach erfolgreicher Behandlung eines Störfeldes sinkt der Jodverbrauchswert des Gesamtorganismus als Maß für die Regeneration des Organismus [Pischinger 1969]. Dieser Test wurde jedoch wegen großer Schwankungen der drei Normwerte (0,60 und 180 min) später wieder verlassen.

- **Elpimed-Hauttest:** Er beruht auf der Jodometrie mit Prüfung der Reaktionslage durch s.c. Applikation von 1 ml Elpimed® nach der ersten Blutabnahme [Perger 1963].
- **Elektrische Leitfähigkeit:** Die Strom- und Widerstandsmessungen leiden ebenfalls unter einer großen Varianz der Normwerte. Einzig in Narben konnten reproduzierbar starke Veränderungen der Leitfähigkeit an nur wenigen Quadratmillimeter großen Narbenarealen nachgewiesen werden, die sich deutlich vom übrigen Narbengewebe und der umgebenden Haut unterschieden [Kellner/Maresch 1971].
- **Aurikulomedizinische Störfeldtestmethoden:** Resonanz zu Testsubstanzen (z.B. Histamin), VAS-Pulsreflex/Reaktion auf elektrische Detektion, Störfeld-Hinweis, Vitamin-Hinweispunkte, frequenzielle LL-Laserdiagnostik mit störfeldaffinen Frequenzen, Ermittlung der Störfeld/Herd-Lokalisation mit der Polarisationsmethode.

5.5.15 Therapie der Herd- und Störfelderkrankung

Oskar Mastalier

Die Störfeldtherapie wird als die „Krönung" der Neuraltherapie bezeichnet. Ein Störfeld gefunden und die von dieser Störung ausgehende Symptomatik „in der Sekunde" zum Verschwinden gebracht zu haben, gehört zu den bewegenden Erfahrungen für Arzt und Patient. Im Zusammenhang mit der **Störfeldausschaltung** kann in einer Reihe von Fällen eine nachfolgende chirurgische **Herdsanierung** erforderlich werden, um einen dauerhaften Effekt zu erzielen (▶ 9.2 Chirurgische Herdsanierung).

Erfolgskriterien einer Störfeldausschaltung bzw. Herdsanierung sind unter anderem:
- klinische Beschwerdefreiheit
- Verlängerung des beschwerdefreien Intervalls mit jeder Behandlung
- vegetative Normalisierung
- psychische Besserung (Befinden, Vigilanz, Leistungsfähigkeit)
- Normalisierung von Laborwerten
- Normalisierung des Befundes röntgenologischer Kontrollbilder
- Verringerung der getesteten Zahl an aktiven Allergenen
- Hormonwertnormalisierung
- Funktionsverbesserung
- Verringerung des Medikamentenverbrauchs

Ein Herd kann nach korrekt durchgeführter chirurgischer Herdsanierung zunächst noch weiter die Eigenschaften eines Störfeldes behalten. Es entspricht daher guter neuraltherapeutischer Praxis zur Störfeldausschaltung oder Störfeldprophylaxe, die neu entstandene Narbe (z.B. nach Zahnextraktion) oder die OP-Stelle mindestens zweimal im Abstand von ein bis zwei Wochen nach OP mit Lokalanästhetika zu infiltrieren (vgl. ▶ 10.1.7 Narbeninfiltration).

5.5.16 Gibt es eine Störfeldprophylaxe?

Oskar Mastalier, Stefan Weinschenk

Viele erfahrene Neuraltherapeuten pflegen zur Verhütung eines neuen Störfeldes Narben nach Operationen ein- bis zweimal zu unterspritzen. Einen wissenschaftlichen Nachweis dieser Hypothese zu führen, ist wie überall in der Prophylaxe schwierig. Unterstützung hat diese Vorgehensweise zu Beginn des 21. Jahrhunderts durch anästhesiologische Forschungsergebnisse erhalten, die eine ausgeprägte prophylaktische Wirkung von Lokalanästhetika-Infusionen während einer Allgemeinnarkose auf die postoperative Rekonvaleszenz belegen (▶ 14.3 Studien).

Ursachenvermeidung

- zahnmedizinische Prophylaxe (z.B. regelmäßige professionelle Zahnreinigung)
- Vorsichtsmaßnahmen bei Zahnbehandlungen (▶ 9.1.5 Regeln für die zahnärztliche chirurgische Herdsanierung)
- gesunde Lebensführung: Ernährung und Bewegung
- Neuraltherapie von frischen Narben nach Operationen im Abstand von zwei und vier Wochen nach OP

Immunstimulation

- Ernährung (antiinflammatorische Kost)
- Nikotinabstinenz
- ggf. spezifische immunstimulierende Maßnahmen (Eigenblut)
- Behandlung von schweren Erschöpfungszuständen **vor** Beginn einer Neuraltherapie

Perioperative Prophylaxe

- grundsätzlich perioperative Lokalanästhesie bei jeder zahnchirurgischen Maßnahme (auch bei einfacher Prothetik, Extraktion usw.) zur Vermeidung einer Bahnung von Schmerzneuronen (Wind up, vgl. ▶ 3.1.1 Schmerzgedächtnis).
- grundsätzlich Anwendung der Lokalanästhesie bei kleineren körperchirurgischen Eingriffen vor Beginn der Schnittführung
- großzügige Indikation zu zusätzlicher Regionalanästhesie bei Allgemeinoperationen im Bauchraum und bei peripheren Eingriffen (z.B. 3-in-1-Block; spart auch Narkosemittel!)
- postoperativ zweimalige Narbenbehandlung mit Neuraltherapie im Abstand von zwei und vier Wochen

5.6 Phänomene in der Neuraltherapie

Imke Plischko

Auf die neuraltherapeutische Behandlung kann ein Patient auf unterschiedliche Weise reagieren. Die verschiedenen Reaktionen sind häufig „Wegweiser" für den aufmerksamen Therapeuten: Bei richtiger Interpretation können sie für die Ursachenforschung und für den weiteren Behandlungsverlauf äußerst nützlich sein.

Die Zusammenhänge zwischen Störfeld und Störfelderkrankung (Beschwerdebild) sind oftmals komplex: Eine Symptomatik kann von einem oder verschiedenen Störfeldern unterhalten werden. Ein Störfeld kann mehrere Symptome an verschiedenen Stellen unterhalten. Eine präzise Dokumentation erleichtert die manchmal schwierige Zuordnung der Phänomene (✚ Dokumentationsblatt zum Download).

Eine Übersicht, welche Phänomene bei welcher Art von Behandlung auftreten können, gibt ▶ Abbildung 5.19.

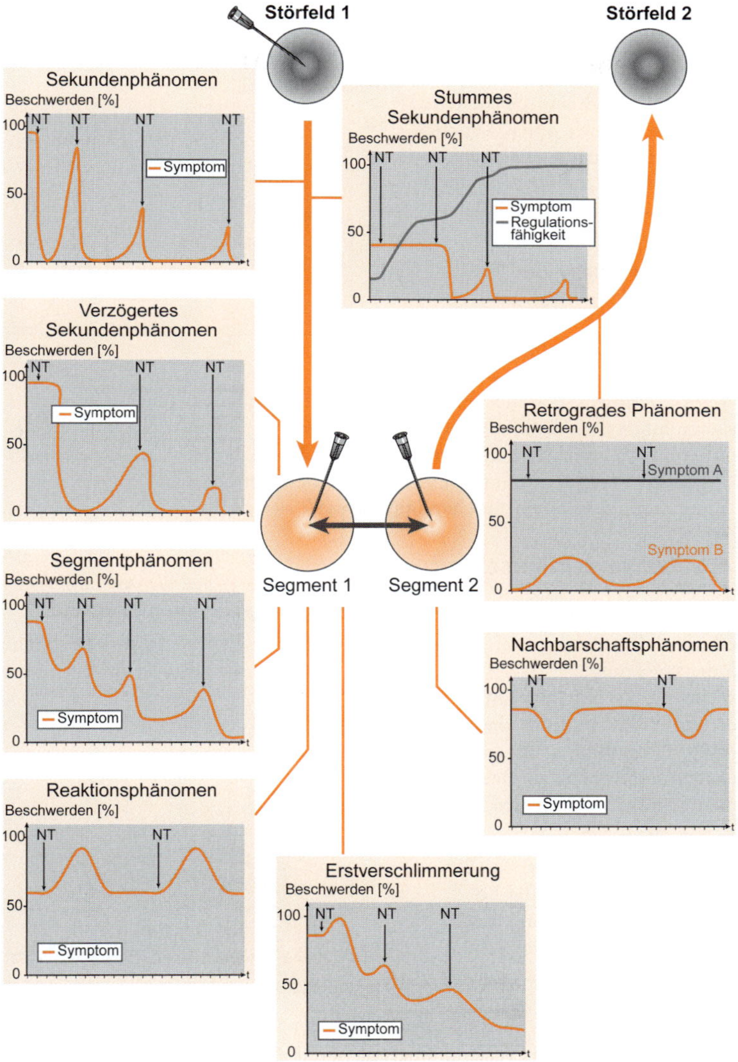

Abb. 5.19 Übersicht der bei Neuraltherapie auftretenden Phänomene.

5.6.1 Segmentphänomen

Synonyme: Segmentreaktion, Heilreaktion

Definition: Die Infiltration eines schmerzhaften Bereichs mit einem Lokalanästhetikum bewirkt eine Besserung der Beschwerdesymptomatik, die Wiederholung der Injektionen im Segment führt zu weiterer Besserung und Verlängerung des beschwerdefreien Intervalls.

Im Unterschied zum (ähnlichen) Sekundenphänomen (▶ 5.6.6) wird die Injektion nicht fernab des schmerzhaften Areals, sondern im gleichen Segment durchgeführt.

Geschichte: Das schon seit über 100 Jahren bekannte Segmentphänomen wurde durch Einzelbeobachtungen von Schleich, Spieß, Leriche und Huneke (Begriff „Heilreaktion") schließlich zum Lehrgebäude der Segmenttherapie („Heilanästhesie") weiter entwickelt.

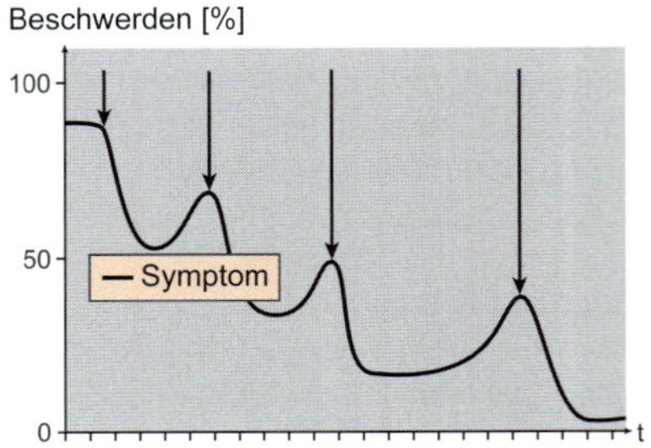

Klinische Bedeutung:

- Mit der Lokal- und Segmenttherapie beginnt jede neuraltherapeutische Behandlung.
- nach Infiltration im erkrankten Bezirk (Segment) deutliche Besserung, weitere Segmenttherapie mit immer längeren Intervallen der Beschwerdefreiheit bis zur Aufhebung der Symptomatik
- Abgrenzung zur Erstverschlimmerung (▶ 5.6.3), bei der erst nach einer vorübergehenden Verschlechterung die gewünschte Besserung eintritt
- Einer erfolglosen Segmentbehandlung schließt sich die Störfeldbehandlung an.

5.6.2 Erstverschlimmerung

Synonyme: Erstverschlechterung, Überregulation, Gegenreaktion (Badtke)

Definition: Vorübergehende Verschlechterung des Beschwerdebildes mit anschließender Besserung.

Geschichte: Auch in der Homöopathie und anderen regulationsmedizinischen Verfahren kennt man die Erstverschlimmerung als eine mögliche Reaktion des Patienten.

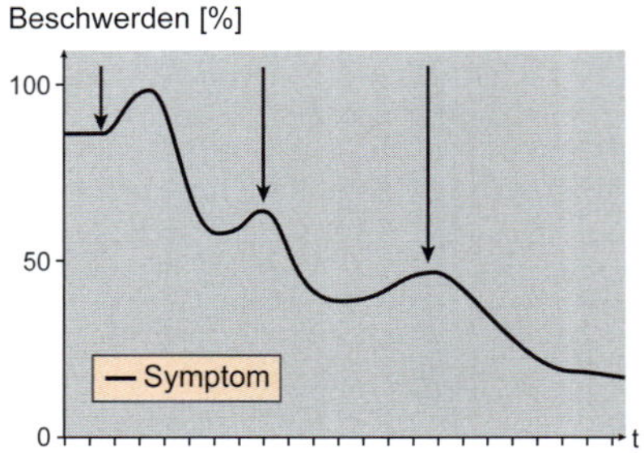

Klinische Bedeutung:

- tritt häufig nach der ersten Behandlung oder nach der Behandlung eines neuen Areals (Ganglion, Segment etc.) auf; wenngleich manchmal unangenehm, so aber prognostisch günstiges Zeichen
- in der Regel kurze Erstverschlimmerung und danach zügige Besserung des Beschwerdebildes.
- nicht mit dem Reaktionsphänomen (▶ 5.6.4) verwechseln, bei dem sich die Beschwerdesymptomatik ebenfalls verschlechtert

5.6.3 Reaktionsphänomen

Definition: Eine Verschlechterung der Beschwerdesymptomatik für ein bis drei Tage nach erfolgter Segmenttherapie und anschließender Rückkehr maximal bis zum Ausgangsniveau der Beschwerden.

Geschichte: Erstbeschreibung durch Hopfer

Klinische Bedeutung:
- Das Reaktionsphänomen weist auf ein der ursprünglichen Erkrankung übergeordnetes Störfeld hin. Deutlicher Störfeldhinweis! Eine weitere Behandlung im Segment bliebe erfolglos.
- Nicht zu verwechseln mit der Erstverschlimmerung (▶ 5.6.3).
- Dem Reaktionsphänomen folgt die gründliche Störfeldsuche.

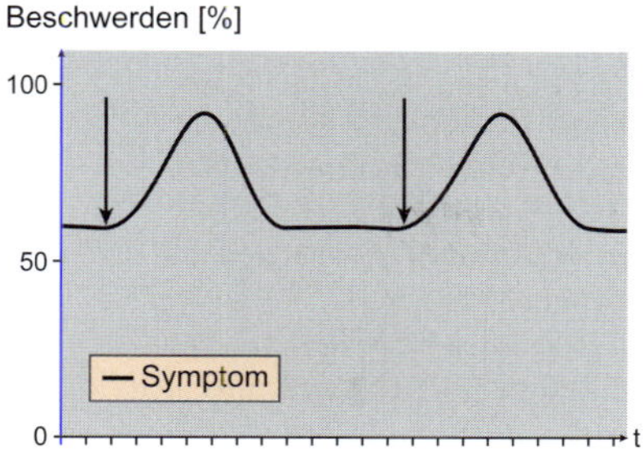

5

5.6.4 Retrogrades Phänomen

Defintion: Nach einer Segmenttherapie neu auftretende, vorher nicht oder vor langer Zeit existierende, u.U. fern abgelegene Beschwerden (Schmerzen oder Funktionsstörungen).

Geschichte: Erstbeschreibung durch Hopfer

Klinische Bedeutung:
- eines der wichtigsten Phänomen in der Neuraltherapie
- Hinweis auf ein für die Erkrankung verantwortliches, bislang nicht erkanntes Störfeld
- Um retrograde Phänomene zu entdecken, bedarf es der Instruktion des Patienten zur genauen Beobachtung nach jeder Behandlung, auch von vermeintlich nebensächlichen Effekten.
- Beobachtungsblatt (Dokumentationsblatt zum Download) verwenden

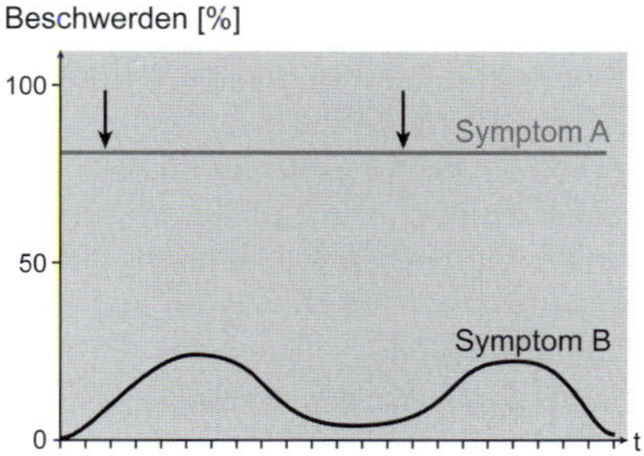

Wenn nach Auftreten eines retrograden Phänomens eine Behandlung des neu erkannten Störfeldes erfolgt ist, aber dennoch keine Besserung der ursprünglichen Symptomatik erfolgt, kann man nicht selten erfolgreich sein, indem man in der nachfolgenden Sitzung die ursprünglich erfolglose Segmenttherapie wiederholt: Die über das retrograde Phänomen erkannte Störung hat als Blockade gewirkt, deren Beseitigung den Weg zur Beschwerdebesserung mit Hilfe der erneuten Segmenttherapie eröffnet (blockierendes Störfeld ▶ 5.6.8).

Eine nach Segmenttherapie auftretende Übelkeit, Aufstoßen oder Beschwerden im Verdauungstrakt sind kein Hinweis auf eine vermeintliche Unverträglichkeit oder gar Allergie auf Procain, sondern eher auf eine noch zu behandelnde Darmstörung.

5.6.5 Sekundenphänomen

Synonyme: Huneke-Phänomen, Augenblicksphänomen (Leriche)

Definition: Der Begriff Sekundenphänomen beschreibt das Verschwinden eines Beschwerdebildes „in der Sekunde“ nach Infiltration des vermuteten Störfeldes.

Kriterien für ein vollständiges Sekundenphänomen:

- Injektion erfolgt in ein Gebiet ohne anatomische Beziehung zum Bereich der Beschwerden.
- Symptomfreiheit von mindestens 20 Stunden (bei Zähnen 8 Stunden)
- Effekt ist reproduzierbar, d.h. die anfängliche Symptomfreiheit von mindestens 20 Stunden (bei Zahnstörfeldern 8 Stunden) verlängert sich nach jeder erneuten Infiltration des Störfeldes, idealerweise bis zur gänzlichen Beschwerdefreiheit.

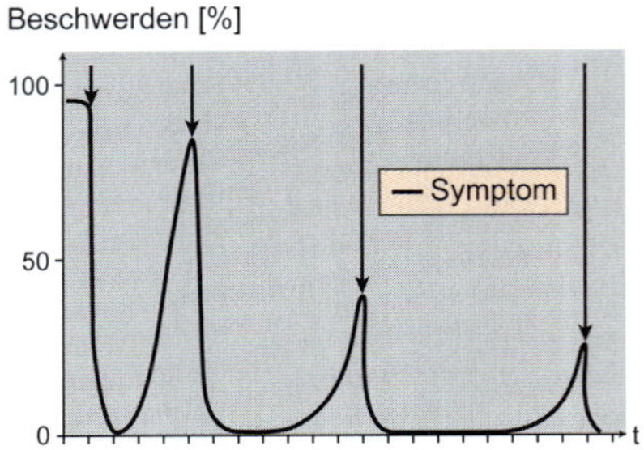

Geschichte: Bereits vor über 100 Jahren war die Fachwelt über die sofort eintretenden Effekte der Lokalanästhetika erstaunt [Spiess 1902]. 1922 und 1934 berichtete Leriche über den „effect dans un clin d`oeil" („Augenblickseffekt"). 1940 beschrieb Ferdinand Huneke das Sekundenphänomen: Bei einer Patientin mit ergebnislos behandelten Schulterschmerzen infiltrierte er eine chronische Osteomyelitiswunde am Unterschenkel mit dem Ergebnis eines sofortigen Sistierens der Schultersymptomatik.

Die vorausgegangenen Beobachtungen, z.B. von Heilungen durch Narbeninfiltration an entfernter Stelle (Leriche), wurden damit durch Ferdinand und Walter Huneke in ihrer klinischen Bedeutung als therapeutisches Prinzip erkannt und weiterentwickelt („nervales Störfeld").

Klinische Bedeutung:

- das beeindruckendste Phänomen in der Neuraltherapie
- Häufigkeit: selten (Ratschow 1954: bei 74 von 1000 Behandlungen)
- Beweis der Störfeldwirkung durch reproduzierbares Sistieren der Beschwerdesymptomatik

Die Brüder Huneke entwickelten in ihrer intensiven Beschäftigung mit diesem Phänomen drei Grundsätze:

- Jede chronische Erkrankung kann störfeldbedingt sein.
- Jede Stelle des Körpers kann zum Störfeld werden, jede Erkrankung oder Verletzung kann ein Störfeld hinterlassen.
- Jede Störfelderkrankung ist nur durch Ausschaltung des Störfeldes heilbar.

5.6.6 Verzögertes Sekundenphänomen

Synonyme: Spätphänomen, Spätreaktion

Definition: Reaktionsweise, bei dem die Besserung des Krankheitsbildes bis zur Beschwerdefreiheit erst Stunden bis Tage später eintritt.

Geschichte: Erstbeschreibung durch Hopfer

Klinische Bedeutung:

- ähnlich wie das Sekundenphänomen (▶ 5.6.6)
- Häufigkeit: vermutlich häufiger als das Sekundenphändomen
- wird leichter übersehen, bedarf daher erheblich größerer Aufmerksamkeit durch Arzt und Patient
- Manchmal bessern sich nur einzelne Symptome eines komplexen Krankheitsbildes.

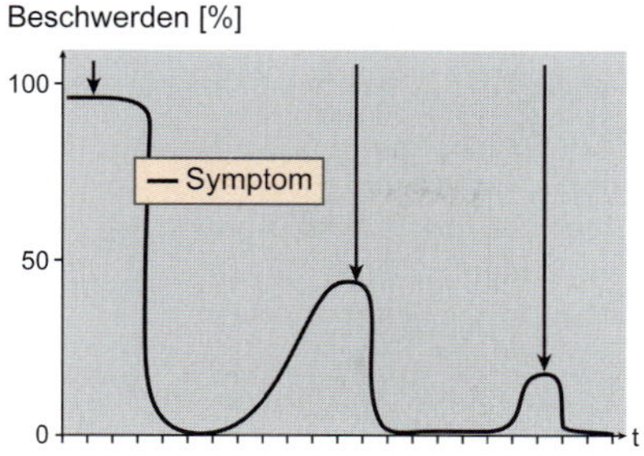

5.6.7 Stummes Sekundenphänomen

Synonyme: stummes Huneke-Phänomen, Störfeld als Blockade (Hopfer), blockierendes Störfeld

Definition: Blockade der Regulationsfähigkeit (Reaktionsfähigkeit) durch ein oder mehrere Störfelder. Durch die Störfeldtherapie wird die Blockade gelöscht, ohne dass zunächst eine klinische Veränderung eintritt; erst die erneute Störfeld- oder Segmenttherapie führt zur Besserung oder Verschwinden der Beschwerden.

Klinische Bedeutung:

- Eine Störfeldbehandlung führt zunächst nicht zu einem erkennbaren Ergebnis, erst im weiteren Therapieverlauf zeigt die eintretende Besserung der Beschwerden rückblickend, dass bei der betreffenden Behandlung Veränderungen der Regulationsfähigkeit ausgelöst worden waren.
- Eine vorausgehende störfeldinduzierte Blockade des Systems wurde aufgehoben, wodurch die Rückkehr zur Segmenttherapie aussichtsreich sein kann.
- Konsequenz: Nach vermeintlich erfolgloser Störfeldexploration Wiederholung; dann ist ein erneuter Versuch der Therapie im Segment erfolgversprechend.

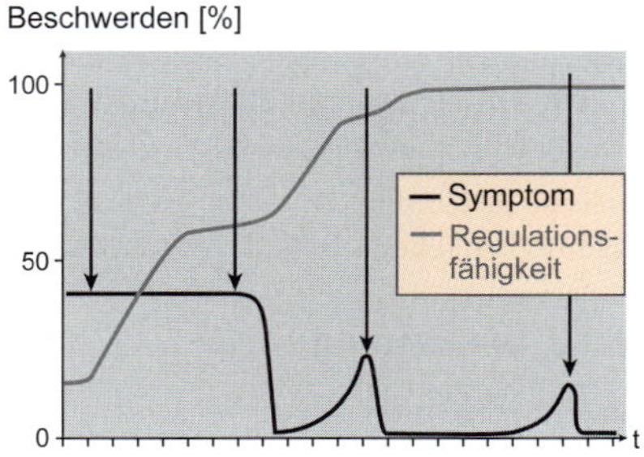

Mehr noch als das retrograde Phänomen (▶ 5.6.5) stellt das stumme Störfeld ein schwierig zu interpretierendes Phänomen dar: War es der falsche Injektionsort oder wurde eine Regulationsblockade (zunächst noch unsichtbar) beseitigt?

5.6.8 Nachbarschaftsphänomen

Definition: Nach Infiltration eines angeschuldigten Störfeldes sistieren die Beschwerden nur kurz und erreichen schon nach Stunden wieder die ursprüngliche Intensität. Erneute Infiltrationen erreichen keine Verlängerung der Symptomlinderung. Der Injektionsort liegt in direkter Nachbarschaft zum eigentlichen Störfeld,

5

das dadurch nur indirekt berührt wird. Eine Symptomlinderung ist daher nur vorübergehend und inkomplett.

Geschichte: Erstbeschreibung durch Hopfer

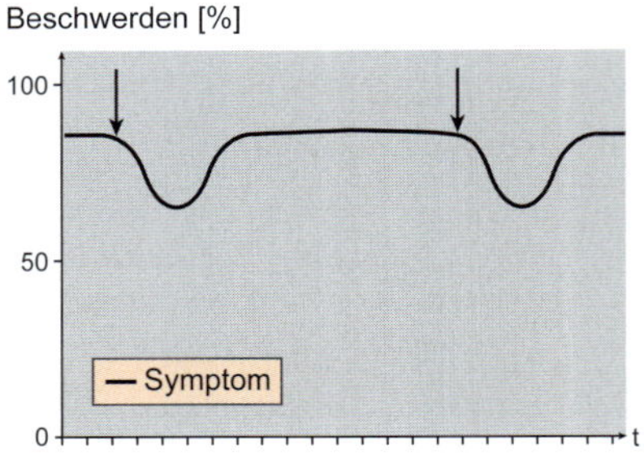

Klinische Bedeutung:

- Beim Nachbarschaftsphänomen (nach Hopfer) dauert die Beschwerdefreiheit nur wenige Stunden, um dann in der Regel wieder auf das Ausgangsniveau zurückzukehren.
- Das Phänomen entspricht einem Sekundenphänomen oder Segmentphänomen mit deutlich verkürzter Wirkungsdauer und -intensität.
- Die Verlängerung des beschwerdefreien Intervalls bei weiteren Injektionen bleibt in der Regel aus.
- Ursache: Die Infiltration erfolgte in unmittelbarer Nachbarschaft des eigentlichen Störfeldes. Beispiel: Injektion in den Weisheitszahnbereich bei Vorliegen eines Tonsillenstörfelds.

5.6.9 Euphorische Reaktion

Synonyme: Lachzwang

Definition: Die vorübergehende euphorische Stimmungslage ohne erkennbaren äußeren Auslöser nach Auffinden und Behandeln eines Störfeldes erklärt man sich durch die Ökonomisierung des vormals belasteten Organismus.

Klinische Bedeutung

- Häufigkeit: eher selten, bei gynäkologischen Störfeldern häufiger zu beobachten

5.6.10 Weinzwang

Synonyme: Heulzwang

Definition: Passagerer Zwang, nach erfolgter Störfeldbehandlung weinen zu müssen. Patienten „können nicht anders“, oftmals für sie unerklärlich.

Klinische Bedeutung:

- „Die Tränen laufen einfach so!“: Patienten können oft keinen Grund hierfür nennen, sind nicht traurig gestimmt.
- Zeichen einer starken vegetativen Reaktion
- Häufigkeit: eher selten, meist bei Injektion im Bereich des gynäkologischer Raums
- Patienten weinen lassen!

Die Reaktion ist abzugrenzen von einer Reaktivierung eines psychischen Traumas (▶ 6.9 Reaktiviertes Trauma), das einer ärztlichen Intervention bedarf.

5.6.11 Flush

Synonyme: „Knallkopf" (Hopfer)

Definition: Flüchtige Perfusionserhöhung und Rötung der Gesichts- und/oder Décolletée-Region.

Klinische Bedeutung:
- vorübergehende Gesichtsrötung als Zeichen einer starken vegetativen Reaktion
- kann als unangenehm empfunden werden → mit Patienten sprechen!

5.7 Moderne Physik, biologische Systeme und komplementäre Medizin

Georg Hildenbrand, Michael Hausmann, Stefan Weinschenk

Das Nichtvorhandensein eines Beweises beweist nicht, dass etwas nicht vorhanden ist." Carl Sagan

Die Erkenntnisse der Physik haben spätestens seit 150 Jahren zunehmenden Einfluss auf das allgemeine wissenschaftliche Denken der jeweiligen Epoche gewonnen. Dies gilt neben der klassischen Elektrodynamik insbesondere für die Physik des 20. und 21. Jahrhunderts mit der Entwicklung der Relativitätstheorie, der Quantenmechanik und der einheitlichen Systemtheorie. Überraschenderweise wurde die Medizin im Gegensatz zu vielen anderen Bereichen wie Verhaltensbiologie oder Wirtschaft von den Erkenntnissen der Physik bislang in ihrem Denken kaum beeinflusst. Bis heute fußt der überwiegende Teil medizinischer Wissenschaft auf Modellen der klassischen Physik, obwohl sehr viele moderne Diagnose- und Therapieansätze ohne die Erkenntnisse der neueren Physik niemals realisierbar gewesen wären.

Erkenntnisse der Komplementär- und insbesondere der Regulationsmedizin haben verblüffende Analogien zu einer Reihe von theoretischen Modellen der modernen Physik. Die Parallelen sind jedoch keineswegs in trivialer Weise zu sehen. Es ist vielmehr wichtig, sich vor oberflächlichen Vergleichen zu hüten, die außer Tautologien keinen Erkenntnisgewinn bringen. Insbesondere ist es nur dann zulässig, derartige komplexe Theorien zur Erklärung der Neuraltherapie heranzuziehen, wenn andere Modelle, wie sie in den vorausgegangenen Kapiteln beschrieben wurden, versagt haben oder sie die Phänomene nur unvollständig beschreiben.

Von den Erkenntnissen der modernen Physik sind ohne Anspruch auf Vollständigkeit nachfolgend einige ausgewählt, die für die Regulationsmedizin lehrreich und fruchtbringend sein können, wenn sie mit Bedacht und unter den oben genannten Einschränkungen angewandt werden. Die Grenzen der physikalischen Aussage sind dabei stets im Auge zu behalten, um die Gefahr der Überinterpretation, der unzulässigen Parallelschlüsse oder kausaler Erklärungsmodelle aufgrund rein analoger Muster und Mechanismen zu vermeiden.

5.7.1 Quantenmechanik

Nachdem sich Ende des 19. Jahrhunderts die klassische Physik, d.h. vor allem die Elektrodynamik als ungeeignet zur vollständigen Beschreibung der Eigenschaften und Zustände kleiner, also atomarer und subatomarer, Systeme erwiesen hatte, wurden von Max Planck, Niels Bohr, Max Born, Werner Heisenberg, Erwin Schrödinger und anderen die grundlegenden Konzepte der Quantenmechanik eingeführt.

Sie erlauben sehr präzise Berechnungen der physikalischen Eigenschaften von Atomen, deren Kerne und Hüllen, von Molekülen und Festkörpern.

Prinzipiell besitzt die Quantenmechanik in der Geschlossenheit ihrer Theorie das Potenzial, auch biologische Systeme vollständig zu berechnen und ihre Zustände in den uns bekannten Zustandsformen zu bestimmen, ebenso wie Eingriffe und deren Effekte auf das jeweilige System mit einzubeziehen. Allerdings bedarf es dafür höchst komplexer Berechnungen, für die mit den heute verfügbaren Rechnerleistungen in der Praxis Grenzen gesetzt sind. Inwieweit es daher prinzipielle Grenzen gibt und ob die Quantenmechanik angesichts der Komplexität dieser biologischen Systeme und ihrer möglichen Zustände nicht sogar zu neuen Theorien führen muss, die die bisherigen beinhalten oder gar ausschließen, ist zur Zeit kaum beurteilbar.

Quanten selbst beschreiben im landläufigen Sinn „Teilchen" oder „Energieportionen", im physikalischen Sinne geht deren Bedeutung aber weiter. Eine **Quantisierung** stellt weit mehr als dies dar, da sie zusätzlich eine Diskretisierung derjenigen Zustände des Systems enthält, die sich in Teilchen und Teilcheneigenschaften darstellen lassen. Im Gegensatz zur klassischen Physik, in der der Zustand eines Systems durch eine Messgröße festgelegt wird und umgekehrt, sind in der Quantenmechanik Zustand und Messgröße (**Observable**) entkoppelt.

Zur Verdeutlichung soll ein Blick auf den Zustand eines quantenmechanischen Systems geworfen werden. Als System sei ein Objekt gewählt und dessen Zustand gekennzeichnet durch Ort, Impuls, Masse, Ladung und eine Reihe anderer Größen. Bei einem alltäglichen Objekt wie einem Ball kann man im Prinzip sowohl seinen Ort und seine Geschwindigkeit bestimmen, als auch ihn wiegen und seine Ladung messen. Bei einem Elementarteilchen stellt sich dies aufgrund der Quantenmechanik anders dar: Bereits die Messung der Position eines solchen Quantenobjekts verändert den Zustand des Systems und führt zwangsläufig zu einer Störung seines Impulses, wodurch es nicht möglich ist, Position und Impuls eines Quantenobjekts gleichzeitig genau zu bestimmen. Ein solcher Effekt, wie hier für die beiden Observablen Ort und Impuls gezeigt, wird durch die **Heisenbergsche Unschärferelation** beschrieben und besteht auch zwischen anderen Observablenpaaren. Er kann prinzipiell nicht, auch nicht durch noch so verbesserte Messverfahren, überwunden werden.

Der Begriff der Observablen gewinnt so eine weitaus allgemeinere Bedeutung. Er beschreibt die möglichen messbaren Eigenschaften eines quantenmechanischen Systems, bei denen nicht nur das System, sondern auch der Messvorgang als solcher in die Gesamtheit der Messung einfließt. Mögliche Ergebnisse der Observablen sind deren **Eigenwerte**. Zustände, in dem man das System bei der Messung findet, nennt man **Eigenzustände** zum Eigenwert einer Observablen. Jeden beliebigen möglichen Zustand eines Systems kann man durch eine Wahrscheinlichkeits-gewichtete Kombination seiner Eigenzustände beschreiben.

Nach den Regeln der Quantenmechanik lassen sich Zustände von **Elementarteilchen** aus den Berechnungen ermitteln, die Übergänge in Systeme mit neuen Elementarteilchen ermöglichen. Auf diese Weise entstand ein ganzer „Zoo" von Elementarteilchen, die man alleine aufgrund der Rechnung vorhersagen konnte, ohne sie in der Realität zunächst zu kennen. Erst dank dieser Vorhersagen war es möglich, diese Elementarteilchen durch Messprozesse von entsprechenden Observablen im Experiment nachzuweisen.

Ergebnisse, die sich aus Rechnungen einer mathematischen Theorie ergeben, können mit experimentellen Beobachtungen kompatibel sein, sind jedoch nicht eineindeutig, d.h. der Umkehrschluss, dass einzig und allein die angewendete Theorie das Ergebnis liefert und andere Theorien nicht, ist nicht zwingend zutreffend. Mathematisch werden durch die Quantenmechanik Zustände und Systeme mit Eigenzuständen eingeführt, die in der atomaren und subatomaren Welt ein geschlossenes Bild eines beliebigen Systems ergeben, mit denen die menschliche Vorstellungskraft aber nichts oder nur wenig anfangen kann.

Umso mehr sollte man die Interpretation des „Gebäudes" dieser Zustände quantenmechanischer Systeme nicht für Systeme aus anderen Bereichen verwenden. Zweifellos interagieren Therapeut und Patient in umfangreicherer Weise, als es Doppelblindstudien jemals abbilden können. Lineare Parameter für therapeutische Effekte im komplementärmedizinischen Bereich wird es daher vermutlich nicht geben können. Diese komplexe Interaktion jedoch mit dem Beobachtereffekt der Quantenphysik erklären zu wollen, ist nicht zulässig, weil es sich um bei ersterer Interaktionen makroskopischer Systeme handelt.

Dies sei an einem weiteren Beispiel verdeutlicht: Bei der **„Quanten-Teleportation"** werden Informationen über Zustandsänderungen zwischen zwei vorher miteinander zu einem System kombinierten Teilchen übertragen; es kommt zu einem Austausch von Zustandsinformationen zwischen den Teilchen mit **Überlichtgeschwindigkeit**, was schon von Niels Bohr in der „Kopenhagener Deutung" postuliert und u.a. von Alain Aspect experimentell nachgewiesen wurde [Aspect et al. 1992].

Der Ausdruck „Teleportation" ist hierbei also ein Versuch, den scheinbar überlichtschnellen Informationsaustausch über Zustandsänderungen zwischen zwei Teilchen eines Systems eine für unseren Geist anschauliche Beschreibung zu geben. In den speziell definierten quantenmechanischen Systemen hat dies auch eine physikalische sinnhafte Bedeutung. Eine Übertragung des Begriffs „Teleportation" oder gar des physikalischen Modells des Teilchensystems und des überschnellen Informationsaustausches auf makroskopische biologische Systeme kann dagegen bestenfalls eine Quelle der Inspiration für mögliche neue Theorien und Erklärungsversuche sein, aber keinesfalls als physikalische Erklärung biologischer Phänomene dienen.

Biophotonen und Quantenmechanik

Trotz dieser Einschränkungen könnten quantenmechanische Phänomene durchaus in biologischen Systemen gefunden werden. Nach Popp tauschen Zellen Informationen über Photonen untereinander aus [Popp 2002]. Auch innerhalb der Zelle findet eine Informationsübertragung durch Biophotonen statt. Als Ursprung dieser Biophotonen wird die DNA-Doppelhelix im Zellkern angesehen, die in ihrem Inneren stehende Wellen kohärenten Lichts erzeugen und speichern kann und dadurch Photonen aussenden soll (vgl. ▶ 5.5.11 Kommunikation im Organismus).

Als Beleg für die Richtigkeit dieser Annahmen werden Strahlungsmessungen von Biophotonenmustern gesunder und kranker Pflanzen oder das **Experiment von Kaznachev et al.** angeführt: Von zwei Bakterienkulturen in benachbarten, aber nicht verbundenen Glasbehältern wird die eine durch Bakteriophagen infiziert und „erkrankt", so dass sie schließlich abstirbt. Die andere Kultur wächst ungestört weiter. Ersetzt man die Grenze zwischen den Behältern durch Quarzglas, das im Gegensatz zu normalem Glas für Photonen im ultravioletten Wellenlängenbereich transparent ist, kommt es auch in der nicht-infizierten Kolonie zu einem Wachstumsstillstand und zum Absterben der Kultur [Kaznachev et al. 1980]. Diese Beobachtung kann nicht durch Austausch von Materie, sondern nur von Information erklärt werden. Die Abhängigkeit des Informationstransports von der Beschaffenheit der Glaswand ist mit dem Austausch von Photonen vereinbar.

Schließlich wäre der Austausch von Biophotonen auch ein Erklärungsmodell für den in der Strahlenmedizin kontrovers diskutierten **Bystander-Effekt**, bei dem ein Informationsaustausch zwischen Zellen, die ionisierender Strahlung ausgesetzt wurden, und Zellen, die diese Strahlung nicht erfuhren, so stattfindet, dass sich auch in den nicht-bestrahlten Zellen typische Strahlenschäden nachweisen lassen.

Man kann, nach den eingangs dargelegten Ausführungen zur Quantenmechanik, eine Reihe von weiterführenden Implikationen aus der Biophotonenforschung als reine Analogieschlüsse zu identifizieren, so z.B. die quantenmechanische Erklärung des Sekundenphänomens und anderer Effekte bei „Spontanheilungen". Das **Grundregulationssystem** (vgl. ▶ 5.3) dagegen könnte eine Reihe von Eigenschaften besitzen, die eine plausible Erklärung für die Informationsübertragung bei einigen Effekten im Organismus abgeben können, ohne dass sie jedoch gleich Prinzipien der Quantenmechanik folgen oder gar kausal durch diese erklärbar sein müssen. Biophotonen stellen demnach eine mögliche Basis zur Erklärung der Informationsverarbeitung in Neuraltherapie und Akupunktur dar. Es ist allerdings noch unklar, ob dieser physikalische Ansatz hinreichend oder gar vollständig die beobachteten Phänomene erklärt.

Die Bedeutung der Inspiration des Geistes durch die Quantenmechanik zu neuen Theorien soll nicht in Abrede gestellt werden, eine genaue Überprüfung der daraus entwickelten Modelle ist jedoch geboten. Dies sei nachfolgend an weiteren Beispielen erläutert.

5.7.2 Nicht-lineare Systeme

Als **lineare Systeme** werden in der Physik Systeme verstanden, die durch mehrere voneinander unabhängige Gleichungen beschrieben werden, so dass es möglich wird, bei hinreichender Datenlage nach wenigen Rechenschritten jeden Parameter für einen beliebigen Zustand des Systems zu ermitteln. Beispiel: Ein System zweier Körper, die sich gemäß dem Gravitationsgesetz, das Körpermasse, Distanz und Anziehungskraft zueinander in Beziehung setzt, umkreisen.

Einen Übergang zu **nicht-linearen Systemen** vollzieht sich bereits, wenn man einen dritten Körper in dieses System einbringt; die Prinzipien der klassischen Physik (Gravitationsgesetz) bleiben weiterhin bestehen, allerdings sind die Zustände des Systems bis auf wenige Sonderfälle nur noch unter numerischer Näherung zu ermitteln, da sich die Körper in ihren wechselnden Positionen mit wechselnden Kräften gegenseitig beeinflussen und auf ihren festen Bahnen stören.

Untersucht man nun, welche Entwicklungen sich aus einem bestimmten Ausgangzustand ergeben, zeigt sich, dass bereits geringste Änderungen der Ausgangsparameter zu völlig anderen Endzuständen führen können. In dem gewählten Beispiel wären solche Endzustände entweder die Kollision der Körper oder die Ausbildung von stabilen Bahnen nach einem Zwischenstadium mit metastabilen Bahnen unbestimmter Dauer. Weil alle Zustände eines solchen Systems in hohem Maße von den Anfangsbedingungen abhängen, die aber nur mit begrenzter Genauigkeit ermittelt werden können, werden diese Zustände, wenngleich prinzipiell durch bekannte Gesetze zu beschreiben, vollständig unvorhersagbar.

Analysiert man in solchen Systemen die Zusammenhänge zwischen räumlichen Anfangsbedingungen und Endzuständen, so stößt man auf überraschende geometrische Muster (**Fraktale**), die aus der Visualisierung algebraischer und topologischer Verfahren her bekannt sind (z.B. die Mandelbrot-Menge).

Im Umkehrschluss die Folgerung zu ziehen, in einem nicht linearen System auftretenden fraktalen Mustern übergeordnete oder präexistente Informationen zu sehen, welche sich im gesamten System überall ausdrücken und manifestieren, wäre eine unwissenschaftliche Spekulation. Ebenso ist die Schlussfolgerung unzulässig, die bekannten **Somatotopien** (Repräsentationen des Gesamtorganismus in einem seiner Teile, wie Ohr oder Hand) seien mit der besonderen Eigenschaft von Fraktalen zu erklären, deren Teile so aussehen können wie das Ganze.

In einem biologischen System besteht aber durchaus die Möglichkeit, dass Zustände, die das System zeitlich durchläuft, zu permanenten materiellen Veränderungen führen. Somit kann ein transitärer Zustand eines komplexen Systems Spuren hinterlassen, die sich im gesamten System oder in Teilen davon wieder finden. Dergestalt entstandene Informationen über frühere Zustände des Systems stellen neben einer räumlichen auch eine zeitliche Korrelation zwischen unterschiedlichen Teilsystemen dar. Auf dieser Basis könnten sich Erklärungen für die Ausbildung eines „Gewebsgedächtnisses", wie in der Neuraltherapie postuliert, finden lassen, die aber zunächst keiner physikalischen Modelle bedürfen.

Die Entwicklung eines solchen komplexen Systems wird am ehesten realisiert durch eine zeitliche Abfolge unterschiedlicher Chromatinorganisation und Genaktivität, die den Rahmen für die Ausbildung von Mikrosystemen darstellen. Ob man bei der Untersuchung dieser Mikrostrukturen dann tatsächlich auf Fraktale stoßen würde, bleibt derzeit noch offen.

Prinzipiell kann man Systeme mit beliebigen wechselwirkenden Objekten, beliebiger Anzahl und beliebigen Zustandsparametern beschreiben. Alle dabei auftretenden Muster stellen andere Beschreibungsformen eines Systems, jedoch keine Erklärungen dar, nach welchen Prinzipien dieses funktioniert.

Die Erkenntnisse und Überlegungen, die unter dem Begriff **„Chaostheorie"** zusammengefasst werden, erlauben einen Einblick in das Verhalten und den Wandel extrem komplexer Systeme, seien es biologische (Wachstumsformen von Pflanzen), ökonomische (Einflüsse einzelner Unternehmensentwicklungen auf die Weltwirtschaft) oder meteorologische (Wetterentwicklung und -vorhersage). Der Begriff „Chaos" beschreibt landläufig aber eher einen schwer überschaubaren oder ordenbaren Zustand, der als Unordnung wahrgenommen wird, obwohl dem System eine sehr komplexe Ordnung zu Grunde liegen kann. Der landläufige Begriff der „Unordnung" und seine Implikation für biologische Systeme ist jedoch nicht nur hier als problematisch anzusehen. Auch in der Thermodynamik sollte dieser Begriff nur mit entsprechender Vorsicht angewendet werden, was im nachfolgenden Abschnitt näher erläutert wird.

5.7.3 Thermodynamik: Aspekte biologischer Systeme

Ein biologisches System, sei es eine Zelle, ein Organ oder ein ganzer Organismus, kann man im physikalischen Sinn als eine thermodynamische Maschine betrachten, die chemische Energie in Arbeit und Wärme umwandelt. Energie kann jedoch niemals erzeugt oder vernichtet werden, sondern es findet stets nur eine Umwandlung von einer Energieform in eine andere statt. Dies wird durch den **ersten Hauptsatz**

der Thermodynamik, den so genannten Energiesatz beschrieben, eine der fundamentalen Säulen der gesamten Physik. Er besagt für ein biologisches System, dass die Änderung der inneren Energie, in diesem Beispiel die chemische Energie, gleich ist der mechanischen Arbeit, die das System verrichtet oder die an ihm verrichtet wird, und der Wärme, die dem System zu- oder abgeführt wird.

Nun kann man aus einem System nur dann Wärmeenergie abführen, wenn es eine höhere Temperatur als seine Umgebung hat, d.h. nicht in einem thermischen Gleichgewicht mit der Umgebung steht. Dies wird mit dem **zweiten Hauptsatz der Thermodynamik** beschrieben, der besagt, dass man ein kühleres System nicht weiter abkühlen kann, um ein wärmeres zu erwärmen. Die Physik bedient sich zur Beschreibung dieses Phänomens des Begriffs der „Entropie". Aus dem zweiten Hauptsatz folgt damit, dass bei einem irreversiblen Prozess die **Entropie** stets zunimmt.

Im Gegensatz zur landläufigen Meinung „Entropie als Maß für Unordnung" wird es dem physikalischen Begriff der Entropie besser gerecht, sie nach Ludwig Boltzmann als ein *„Maß für alle möglichen erreichbaren Mikrozustände eines Gesamtsystems"* zu verstehen, unabhängig von ihrem Ordnungsgrad und der Art, wie dieser Ordnungsgrad bestimmt werden mag.

So betrachtet lässt sich die höhere Ordnung (hier wieder im landläufigen Sinne) einer Zelle gegenüber ihrer Umgebung als einer dieser möglichen Mikrozustände im Gesamtsystem Organismus oder Universum auffassen, der neben den vielen anderen Zuständen eingenommen wird.

Auf ähnliche Weise haben Milliarden von Einzelmolekülen untereinander alle möglichen Zustände eingenommen, bis einer davon als stabile Zelle weiterexistierte, und genauso werden viele Zellen alle möglichen Zustände einnehmen, bis einer davon als stabiler Zustand Organismus (z.B. Baum, Mensch usw.) weiter bestehen bleibt. Der lebende Organismus arbeitet in diesem Sinne nicht gegen die Entropie und nicht gegen das Prinzip der Entropiemaximierung des Gesamtsystems.

Darüber hinaus stellt er aber einen **möglichen** Zustand dar, der für seine Existenz alle anderen Zustände in seiner Umgebung benötigt, was in einem gewissen Sinn der landläufigen Erhaltung der Unordnung in seiner Umgebung gleich kommt. Die Fähigkeit seines Weiterbestehens zeichnet dann gerade den Zustand des Organismus unter all den anderen aus.

Zur Verdeutlichung ein Beispiel: Eine geordnete Biomembran hat in Wasser eine höhere Entropie als eine Gruppe ungeordnete Lipide, weil die benachbarten Wassermoleküle ständig fluktuierende Wasserstoffbrücken bilden und damit einen hohen Beitrag zur Entropie leisten. Vermischt man das Wasser mit Lipidmolekülen, ist die Entropieabnahme des Wassers durch Reduktion der möglichen Wasserstoffbrückenbildung größer als die Entropiezunahme durch die „ungeordneten" Lipidmoleküle im Wasser. Lagern sich die Lipide dagegen zu einer geordneten Membran zusammen, kann das Wasser wieder mehr Wasserstoffbrücken bilden, d.h. mehr mögliche Zustände einnehmen, und die Entropie – entsprechend der Gesamtzahl aller einnehmbarer Zustände – des **Gesamtsystems** steigt. Dieses Beispiel eines typischen biologischen Systems verdeutlicht, dass Entropie allgemein nicht mit dem landläufigen Begriff der Unordnung gleich gesetzt werden kann.

Der Begriff der Entropie lässt sich grundsätzlich über die Thermodynamik hinaus verallgemeinern und auf andere Bereiche wie die Informationstheorie übertragen. Somit ließen sich Informationsübertragungen bzw. Reaktionen in biologischen Systemen im Sinne der Regulationsmedizin mit Hilfe thermodynamischer Prinzipien der Entropiemaximierung beschreiben und Veränderungen oder Regulative auf ein biologisches System in ihrer Wirkung vorhersagen, ohne dass dies mit den Regeln des ersten und zweiten Hauptsatzes in Konflikt kommen würde.

5.7.4 Das Gehirn als Informationsabbild des Ganzen

Eine Basis für regulationsmedizinische Abläufe findet sich mit großer Wahrscheinlichkeit in der **Struktur und Funktion des Nervensystems.** Es ist bereits so komplex strukturiert, dass es eine Vielzahl von Phänomenen der komplementären Medizin erklären kann, noch lange bevor es quantenphysikalischer Erklärungsmodelle bedarf.

In der Organisationsstruktur des Nervensystems der Säugetiere finden sich bereits auf spinaler Ebene Ansätze zur Erklärung somatotoper Organisationsformen (▶ 13.2 Mikrosysteme). Assoziationsbahnen auf zerebraler Ebene zusammen mit den bekannten somatotopen motorischen und sensorischen Repräsentationen der Organe stellen ein anatomisches Korrelat für Wirkungen spezieller Punkte auf entfernt gelegene Bereiche und Organe dar. Neben diesen neuroanatomischen Zusammenhängen (Bahnen) gibt es auch Indizien für die Beteiligung der Aktivitätsmuster des Gehirns selbst bei der Erzeugung solcher Fernwirkungen (▶ 3.1.1 Neuronale Plastizität).

Ein Beispiel für solche Aktivitätsmuster des Gehirns sind Konditionierungsexperimente aus der Immunologie, in denen Versuchstieren intravenös immunreaktive Fragmente von Viren bei gleichzeitiger Gabe von Kampherdämpfen verabreicht wurden. Nach mehreren solchen Konditionierungen ließ sich zeigen, dass allein ein vorher konditionierter Stimulus zu einer Erhöhung der Aktivität von Lymphozyten führte [Aschauer/Kaschka 1990]. Die Schritte, die von der Verarbeitung der sensorischen Information bis hin zur Aktivierung der spezifischen Lymphozyten führen, zeigen, dass es bei der Konsolidierung von Daten im Gehirn Verschaltungen auch zwischen scheinbar getrennten Arealen gibt, die sogar bis in andere Organsysteme reichen. Ausgehend von mehreren Organe überspannenden neurohumoralen Informationswegen kann man Erklärungen von Phänomenen aus Neuraltherapie, Akupunktur und anderen alternativen Verfahren suchen.

In wie weit bei der Verarbeitung von Informationen im Gehirn Vorgänge ablaufen, die wiederum ausschließlich quantenphysikalisch oder mathematisch erklärbar sind, lässt sich derzeit nur spekulieren. Der beschriebene informationstheoretische Ansatz der neurohumoralen Kommunikation stellt dagegen, da sie systemimmanent ist, eine der wichtigsten zukünftigen Grundlagen für das Verständnis der Funktion biologischer Systeme als auch für die Therapie mit komplexen therapeutischen Interventionen dar. Weitere Forschungen auf diesem Gebiet versprechen eine Vielzahl zusätzlicher Erkenntnisse, so dass (quanten-)physikalische Modelle zur Erklärung eher in den Hintergrund treten.

5.7.5 Forschungsansätze innerhalb der Biologie

Auch wenn bis heute die medizinische Wissenschaft im allgemeinen nur wenig von der modernen Physik beeinflusst wurde, könnten Erkenntnisse aus diesen Bereichen der Physik gerade für die Regulationsmedizin lehrreich und nützlich sein. Wie gezeigt, könnten manche Schlussfolgerungen in den Grenzen der physikalischen Modelle möglich sein und ist bei anderen, scheinbar offensichtlichen Analogieschlüssen Vorsicht geboten, da diese nichts erklären oder gar ein falsches Erklärungsmuster suggerieren. Das Beispiel Quantenmechanik ergibt für atomare und subatomare Teilchen ein geschlossenes Bild der Physik, erklärt aber keinesfalls Phänomene makroskopischer Systeme, es sei denn man berücksichtigt unter gewissen Bedingungen mögliche Effekte der Biophotonen. Auch das Erkennen möglicher „geordneter" Muster, wie sie in nicht-linearen Systemen auftreten, als Erklärungsmodelle für Effekte in biologischen Systemen heranzuziehen, würde in die wissenschaftliche Spekulation führen. Und so gehorchen auch biologische Systeme durchaus den Regeln der Thermodynamik. Der in landläufigen Sinn als „Unordnung" missverstandene Begriff der Entropie ist in seiner genauen Bedeutung darzustellen und in den biologischen Kontext einzufügen.

Organisationsstrukturen und Funktionen des Nervensystems und des Gehirns sowie informationstheoretische Ansätze neurohumoraler Kommunikation liefern Denkmodelle aus der Biologie, die bereits selbst eine breite Basis zum Verständnis biologischer Systeme bis hin zur Erklärung der Wirkung neuraltherapeutischer Interventionen darstellen können, ohne dass es quantenphysikalischer Erklärungen bedarf.

5.8 Der Plazebo-Effekt in der Neuraltherapie

Rainer Schneider, Harald Walach

Plazebo-Effekte werden auch heute noch als unliebsame Nebeneffekte von kurzzeitiger Dauer, als Artefakte oder medizinisch unbedeutende – weil unbeständige – Wirkungen betrachtet. Dieses Bild bedarf dringend einer Korrektur, die sich aus der empirischen Forschung, aber auch aus Erkenntnissen der klinischen Testpraxis ergeben. So zeigen sich in Metaanalysen für Schmerzphänomene Plazebo-Effekte, die klinisch relevant und in ihrem Ausmaß sogar mit pharmakologischen Effekten vergleichbar sind (z.B. [Sauro/Greenberg 2005, Vase et al. 2002]).

Plazebo-Effekt missverstanden

Plazebos sind die älteste „Medizin" überhaupt. H. Beecher in USA gebührt das Verdienst, mit der Beschreibung seiner Erfahrungen als Lazarettarzt im Zweiten Weltkrieg die Bedeutung des Plazebo-Effekts in das wissenschaftliche Bewusstsein gerückt zu haben [Beecher 1955].

Ein weiteres historisches Datum stellt die Einführung des Randomized Controlled Trial (RCT) im Jahre 1948 dar. Die randomisierte, plazebokontrollierte Studie hatte zum Ziel, den bis dahin dominierenden subjektiven klinischen Eindruck durch eine wissenschaftliche Beweisführung zu ersetzen. Diese Praxis, Plazebos zur Überprüfung der Wirksamkeit neuer Arzneimittel einzusetzen, gilt bis heute als Goldstandard in klinischen Phase-III-Studien [Biller-Andorno 2004].

Bis in jüngste Zeit wurde dieses Studiendesign fälschlicherweise auf alle anderen klinische Fragestellungen übertragen. Es eignet sich jedoch nur für diese ganz spezielle Studienanordnung bei neuen, noch nicht erprobten Medikamenten, nicht aber für so hochkomplexe Fragestellungen wie z.B. die Wirksamkeit von ärztlichen Interventionen in der Praxis (vgl. ▶ 14.1 Methodologische Grundprinzipien, ▶ 14.2 Fallbericht – Methodik und Bedeutung).

Aber selbst der fest etablierte Standard dieser pharmakologischen Forschungspraxis, der wider besseren Wissens davon ausgeht, die Gabe von Plazebo entfalte keine therapeutisch relevanten Wirkungen, sieht sich wiederholt mit der Zweifelhaftigkeit dieser Annahme konfrontiert. So finden sich in vielen Untersuchungen Nulldifferenzen zwischen Plazebo und Verum. Für Antidepressiva etwa wird in 57 % der von der US-Pharmaindustrie geförderten Studien kein Unterschied zur Plazebo-Behandlung gefunden [Kirsch et al. 2002]. Bei einem Drittel der publizierten Arbeiten gelingt es nicht, eine Überlegenheit gegenüber Plazebo-Behandlungen festzustellen [Thase 1999]. Insofern befinden sich viele klassisch-pharmakologische Therapieansätze in einer keineswegs besseren Datenlage als die meisten naturheilkundlichen Therapien, von denen in der Regel nur wenige kontrollierte Studien existieren.

Mechanismen des Plazebo-Effekts

Patienten reagieren auf Symbole, die sich im komplexen Zusammenspiel mit dem Kontext einer therapeutischen Intervention ergeben. Die dabei jeweils wirksame Bedeutung ist zum Teil idiosynkratisch zu verstehen und konstruiert sich aus persönlichen Erfahrungen und Erwartungen. Insbesondere die Erwartungshaltung wurden von der Plazebo-Forschung als wichtige Determinante von Plazebo-Effekten identifiziert [Schneider 2005].

Erwartungen können klassisch konditioniert sein, also mit den Substanzwirkungen wiederholt gepaarte konditionierte Stimuli, die in Abwesenheit der konditionierten Stimuli (Medikament) die konditionierte Reaktion (Plazebo-Effekt) auslösen. Erwartungen können aber auch ohne direkte Lernerfahrungen mit einer Substanz gebildet werden und an besondere psychologische (Leidensdruck) und situative Faktoren (empathischer Therapeut) gebunden sein.

Gerade Befunde zur Plazebo-Analgesie demonstrieren eindrücklich die Bedeutung des Kontexts und der Erwartung der Patienten. Dabei wird ein ganz spezifisches neuronales Netzwerk aktiviert, welches mit der Rezeptoraktivität endogener Opiatareale interagiert, aber wohl nicht deckungsgleich ist: So kann der Plazebo-Effekt durch Opiat-Antagonisten zum Verschwinden gebracht werden, wenn an die Wirkung der Intervention, z.B. durch konkrete Lernerfahrungen, entsprechende Erwartungen geknüpft sind. Wenn dagegen konkrete Erwartungen nicht bestehen, bleibt auch die hemmende Wirkung der Antagonisten aus [Amanzio/Benedetti 1999].

Wenn Lokalanästhetika gerade derartige neuronale Netzwerke aktivieren und damit therapeutisch nutzbar machen (vgl. ▶ 3.1.1 Neuronale Plastizität), lässt sich der spezifische Effekt vom Kontexteffekt bei der Neuraltherapie praktisch nicht mehr trennen. Die diesbezüglichen Erkenntnisse über den engen Zusammenhang zwischen Lern- und Schmerzgedächtnis sind ausführlich in Kap ▶ 3.1.2 (Zentrale Modulation von Schmerz) diskutiert.

Den Plazebo-Effekt nutzen

Ob nun spezifische oder Kontexteffekte, sollte vom pragmatischen Standpunkt aus weder den Therapeuten noch den Patienten stören, denn es kommt auf das therapeutische Gesamtergebnis an. Dieses ist letztlich immer ein Selbstheilungseffekt, der sich aus vielen, nur begrenzt isolierbaren Elementen zusammensetzt.

Plazebo-Effekte sind therapeutische Effekte der Selbstheilung, ausgelöst von unserer Fähigkeit, Bedeutung und Sinn zu generieren. In diesem Sinne sind Selbstheilungseffekte, die durch den Kontext, den (re-)konstruierten Sinn oder durch die Erwartung an eine Behandlung ausgelöst werden, mit den Effekten der Behandlung untrennbar verbunden. Plazebo-Effekte und pharmakologische Effekte können daher synergistisch genutzt werden. Die Befundlage zu den förderlichen Plazebo-Effekten dürfte keinen Zweifel daran lassen, dass diese klinisch nutzbar sind. Die Frage ist daher

5

nicht ob, sondern vielmehr wie die Bedeutung einer (Neural-)Therapie maximierbar ist.

Die Bedeutung einer Intervention kann in besonderem Maße durch therapeutische Rituale (Setting, Behandlungsformen) erhöht werden. Sie lässt sich auch dadurch maximieren, dass der Patient möglichst viele relevante Selbstbezüge herstellen kann [Schneider 2005]. Je stärker therapeutische Verfahren den Selbst-Zugang fördern und konsistent mit den Konzepten, Bildern und Erfahrungen sind, die Arzt und Patient von sich haben, desto wahrscheinlicher ist es, dass solche Effekte in einem therapeutisch relevanten Sinn auftreten. Daher lässt sich auch bei neuraltherapeutischen Interventionen durch entsprechendes Setting die Wirksamkeit zumindest erheblich steigern.

Dem Therapeuten steht eine Reihe von Möglichkeiten zur Verfügung, Erwartungen zu wecken, Bedeutung zu generieren und so den Plazebo-Effekt zu nutzen [Walach/Jonas 2004]:

- Er sollte sicher auftreten bzgl. der Wirkung der Therapie.
- Er sollte nicht gegen Erwartungen arbeiten, z.B. indem er mögliche Nebeneffekte oder unsichere Heilungseffekte auf unnötig bedrohliche Weise darstellt. Hier kommt dem therapeutischen Setting die ausgesprochen geringe Nebenwirkungsrate der Lokalanästhetika zu Nutze. Inwieweit die (notwendigerweise zu erwähnenden) möglichen Nebenwirkungen bei tiefen Injektionstechniken den Kontexteffekt unterlaufen, sei dahingestellt. Vermutlich kommt es hier wesentlich auf Tonfall, Mimik und Gestik der Aufklärung (bedrohlich – beruhigend) an.
- Negative Erwartungen oder Einstellungen auf Seiten des Patienten sollten ausgeräumt werden, damit nicht mangelnde Compliance die Heilungsprozesse erschweren.
- Eine empathische, umsorgende, auf den Patienten und seine Belange bezogene Interaktion ist in besonderem Maße geeignet, den Behandlungserfolg zu beschleunigen.
- Klare und positive Kommunikation fördert das Vertrauen, die Erwartung und die Hoffnung an den Heilungserfolg.

Das Plazeboproblem bei Studien zur Neuraltherapie

Plazebo-Effekte sind Freunde und Helfer, in der Neuraltherapie genauso wie in jeder anderen Behandlung. Dass sie manchmal die „eigentlichen" Behandlungseffekte geradezu maskieren können, wie in klinischen Studien etwa zur Akupunktur [Linde et al. 2005] oder zur Homöopathie [Walach et al. 1997], lässt erwarten, dass es auch für die Neuraltherapie schwierig sein dürfte, Behandlungseffekte von Kontexteffekten zu isolieren. Es bedarf sehr ausgeklügelter und vermutlich völlig anderer Studiendesigns (vgl. ▶ 9.1 Methodologische Grundprinzipien), um spezifische zentrale oder periphere Effekte der Neuraltherapie nachzuweisen. Möglicherweise ist der spezifische Effekt bei der therapeutischen Anwendung von Lokalanästhetika aufgrund ihres Angriffspunks an zentralen neuronalen Mechanismen aber auch sehr viel stärker als bisher angenommen.

6 Indikationen, Möglichkeiten und Grenzen

Neuraltherapie unterscheidet sich von vielen anderen Therapieformen durch die Möglichkeit des Zugriffs auf ganz verschiedenen Ebenen und durch ihre reflexive Vorgehensweise: Durch therapeutische Intervention auf verschiedenen **Ebenen** kommt es zu spezifischen Reaktionen oder **Phänomenen**, die, korrekt interpretiert, für die weitere Therapie wegweisend sind (vgl. ▶ 5.6 Phänomene). Arzt und Patient bilden hierdurch ein flexibles, „selbstlernendes Therapiesystem", das empirisch den beste Zugang zu chronischen Erkrankungen darstellt.

6.1 Anwendungsformen der Neuraltherapie

Stefan Weinschenk

Neuraltherapie kann über verschiedene Zugangswege appliziert werden. In vielen Lehrbüchern finden wir die Dreiteilung: lokale – segmentale – Störfeldtherapie. Lokalanästhetika können jedoch auch auf weitere Arten therapeutisch genutzt werden, z.B. in Form der Triggerpunktbehandlung als Sonderform der Lokalapplikation, als intravasale oder als topische Anwendung (▶ Tab. 6.1).

Tab. 6.1 Vorrangige Wirkungsmechanismen der verschiedenen Zugangswege. Beachte: Alle Mechanismen wirken mehr oder weniger stark in jedem Bereich mit.

Art der Anwendung	Vorrangiger Wirkungsmechanismus	Beschrieben in Kapitel
lokal und Triggerpunkt	antiinflammatorische Wirkung	▶ 4.3 Alternative Wirkungsmechanismen
segmental	sensomotorische Reflexbögen	▶ 3.1.4 Reflexmechanismen
	kutiviszeraler Reflex	▶ 2.1 Anatomie des vegetativen Nervensystems
Ganglien	durchblutungsfördernde Wirkung, zentrale Regulation	▶ 5.1 Ricker-Relationspathologie
andere Bezugssysteme	Energiebahnen (Meridiane), holografisches Prinzip	▶ 13.1 Akupunktur ▶ 5.7 Moderne Physik
Störfeld	antiinflammatorische Wirkung	▶ 4.3 Alternative Wirkungsmechanismen
	sensomotorische Reflexbögen	▶ 5.5 Störfeld und Herdgeschehen
intravasal	generalisierte pharmakologische Effekte	▶ 4.5 Procain oder Lidocain ?
Intraarteriell	gefäßerweiternd	▶ 4.4 Pharmakologie der Spaltprodukte

6.1.1 Lokale Therapie („Davos-Methode")

Die Therapie über den Locus dolendi wird scherzhaft auch als „Davos-Methode" bezeichnet („da wo's wehtut"). Sie wird vorwiegend im Bereich des Achsenskeletts, im Bereich von Gelenkstrukturen und im Weichteilgewebe angewendet.

Ziel: Das Lokalanästhetikum soll **in** das erkrankte Gewebe gebracht werden.

Wirkungsmechanismus: antiinflammatorisch

6.1.2 Triggerpunktbehandlung

Nach sorgfältiger palpatorischer Erfassung der so genannten Maximalpunkte nach Head werden diese mit Procain infiltriert (▶ 10.2). Diese Punkte, nach Travell auch „myofascial trigger points" genannt, sind oft mit aktiven Akupunkturpunkten identisch.

Wichtig ist bei der neuraltherapeutischen Umflutung dieser druckschmerzhaften Punkte, dass in einer Sitzung möglichst alle Triggerpunkte erfasst werden, da sich sonst von einem einzigen nicht beachteten Punkt aus die gesamte Schmerzsymptomatik erneut aufschaukeln kann.

Ziel: Auflösung von Triggerpunkten und Beseitigung der von ihnen abhängigen Beschwerden („referred pain")

Wirkungsmechanismus: antiinflammatorisch, durchblutungsfördernd

6.1.3 Segmenttherapie

Jede gestörte Region steht über vielfältige Verschaltungen und Bezüge mit anderen Strukturen innerhalb eines Körpersegments in funktioneller Beziehung. Der Segmentbezug ist in der Regel horizontal organisiert und einem Wirbelsegment zugeordnet (▶ Tab. 6.2).

Tab. 6.2 Bestandteile (Bereiche) eines Segments. Alle Bestandteile reagieren gemeinsam und bilden den segment-reflektorischen Komplex (SRK).

Überbegriff (Bereich)	Beispiele
Dermatom	Head-Zonen der Haut (vgl. ▶ Umschlaginnenseite)
Myotom	zugehörige Muskulatur
Sklerotom	Knochen, Bänder, Kapseln, Gelenke, Sehnen der Muskulatur des betreffenden Segments
Neurotom	zugeordnete sensible, motorische und vegetative Nerven
Angiotom	zugeordnete arterielle, venöse und Lymphgefäße
Viszerotom	zugeordnete inneren Organe, z.B. Th4–6: Herz

Diese verschiedenen Bereiche eines Segments reagieren gemeinsam. Bergsmann spricht daher von einem **segmental-regulatorischen Komplex** (**SRK**) [Bergsmann und Bergsmann 1997].

Diese Verschaltung ist die Grundlage dafür, dass sich **Viszerotome** (innere Organe) über eine therapeutische Intervention der zugehörigen **Dermatome** (Haut) mittels Quaddel (oder auch einer Akupunkturnadel) beeinflussen lassen (▶ Kap. 10.3.1, Wander, Grundlagen der Segmenttherapie). Umgekehrt reagieren Dermatome (Head-Zonen) mit typischen Symptomen bei Störungen der inneren Organe (▶ 8.2.4 Diagnostik über hyperalgetische Zonen).

Ziel: Das Lokalanästhetikum soll in die miterkrankten und mitreagierenden Strukturen gebracht werden, um zugehörige Organe reflektorisch zu behandeln.

Wirkungsmechanismus: sensomotorische Reflexbögen

6.1.4 Therapie über Ganglien

In der therapeutischen Nutzung übergeordneter Zentren des vegetativen Nervensystems ist die Neuraltherapie allen sonstigen Verfahren der Segmenttherapie überlegen. Andere Verfahren nutzen überwiegend Dermatome, Myotome oder Sklerotome (Chirotherapie, Manuelle Medizin) oder sind auf die Beeinflussung oberflächlicher Strukturen beschränkt (Akupunktur).

Die Neuraltherapie erreicht mittels ausgefeilter Injektionstechnik die großen vegetativen Kopf- und Körperganglien auch in der Tiefe fast überall direkt: Ggl. coeliacum, Ggl. stellatum, Ggl. cervicale superius, Ggl. pterygopalatinum usw.

Die Ganglientherapie nutzt **vertikal** gegliederte Zusammenhänge. Sie stellt hohe Anforderungen an das technische Geschick des Therapeuten und bedarf regelmäßiger Übung für eine sichere und wirkungsvolle Durchführung (▶ 10.4 Injektion an Ganglien und Plexus).

Ziel: Das Lokalanästhetikum soll an die übergeordneten Strukturen des vegetativen Nervensystems gebracht werden.

Wirkungsmechanismen: kutisviszeraler Reflex, Durchblutungsförderung, Wiederherstellung der physikalischen Regulation

6

6.1.5 Neuraltherapie über andere Bezugssysteme

Neuraltherapie über Bezugssysteme hat eine lange Tradition, insbesondere in der westlichen Akupunktur. Mögliche Ansatzpunkte für eine Injektion von Lokalanästhetika sind:

- **Akupunkturpunkte** als Injektionsakupunktur (▶ 13.1 Akupunktur). Wichtige Akupunkturpunkte, die für eine Injektion (Quaddel) geeinget sind, werden in den Beschreibungen der Injektionstechniken jeweils aufgeführt.
- **Somatotopien**, wie z.B. die Mundakupunktur, bei der ebenfalls Lokalanästhetika eingesetzt werden (▶ 13.2 Mikrosysteme)
- Beeinflussung **hormoneller Regelkreise** über Injektionen an die Rachendachhypophyse, die Schilddrüse oder den Plexus uterovaginalis (vgl. z.B. ▶ 10.8.1 Injektion an die Rachendachhypophyse)

Ziel und Wirkungsmechanismus: Auslösung von Fernwirkungen über Energiebahnen oder über „holografische" Verbindungen (vgl. ▶ 5.7 Moderne Physik)

6.1.6 Störfeldtherapie

Die Störfeldtherapie (▶ 5.5.15) stellt die Besonderheit und die „hohe Schule" der Neuraltherapie dar. Ihre Schwierigkeit besteht in der Regel nicht in der Injektionstechnik, sondern im „gewusst wo". Hier lösen wir uns von der horizontalen (Segment) und vertikalen (Ganglien) Ordnung und sehen den Körper als Ganzes in **holografischer** Sicht (wissenschaftliche Grundlagen der Störfeldwirkung ▶ 5.5).

Störfeldtherapie bedarf genauester Anamnese und Diagnostik. Sie führt in der Regel zum Ziel bei

- zuvor erfolgloser Lokal- oder Segmenttherapie (mit anderen Methoden oder auch mit anderen Ebenen der Neuraltherapie)
- anamnestischen Hinweisen auf zugeordnete Störungen
- langdauernden Schmerzzuständen oder funktionellen Störungen, insbesondere nach erfolglosen Therapieversuchen mit verschiedenen anderen Methoden.

Die Störfeldbehandlung folgt den in Kapitel ▶ 7.2.4 (Strategie der Therapieplanung) aufgeführten Regeln unter Beachtung der auftretenden Phänomene (▶ 5.6).

Ziel: Das Lokalanästhetikum soll in entfernte und das Krankheitsbild mit verursachende Strukturen gebracht werden.

Wirkungsmechanismus: antiinflammatorisch, sensomotorische Reflexbögen

6.1.7 Intravasale Neuraltherapie

Die intravasale Neuraltherapie wird angewandt als intravenöse Injektion, als intraarterielle Injektion und als Infusion von Lokalanästhetika, insbesondere als Procain-Basen-Infusion (▶ 10.7).

Intravenöse Injektion

Wirkungsmechanismus: Die intravenöse Applikation kleiner Mengen reinen Procains wurde seit Huneke und Leriche millionenfach angewendet und erstmals durch Zipf in Köln [Zipf 1953], Eichholz in Heidelberg [Eichholz 1950] und Muschaweck von den Farbwerken Hoechst Frankfurt [Muschaweck et al. 1953] wissenschaftlich erforscht. Sie wird als „Endoanästhesie“ in der Neuraltherapie empirisch genutzt (▶ 10.7.1 i.v.-Injektion). Die jüngste anästhesiologische Forschung hat eine Reihe von therapeutischen Wirkungen bei der Infusion von Lokalanästhetika wieder entdeckt, die die damaligen Aussagen bestätigen und fortführen (Übersicht ▶ 14.3 Studien). Hierzu zählen:

- generalisierte schmerzdämpfende Wirkung
- allgemein entzündungshemmende Wirkung
- immunologische Effekte
- bakteriostatische und virostatische Effekte
- zentralnervöse Effekte
- kanzeroprotektive Effekte

Intraarterielle Injektion

Intraarterielle Injektionen gehören zu den Standardanwendungen der Neuraltherapie (▶ 10.7.3 i.a.-Injektion).

Ziel und Wirkungsmechanismus: Die i.a.-Anwendung scheint vorwiegend über den durchblutungsfördernden Effekt an den von der betreffenden Arterie versorgten Strukturen zu wirken.

Infusion

Die Infusion hat die Wirkungen, wie sie oben unter i.v.-Anwendung beschrieben sind. Eine gängige Anwendung der Lokalanästhetika-Infusion in der Neuraltherapie ist die Infusion der **Procain-Basen-Infusion** (vgl. ▶ 10.7.2).

6.1.8 Topische Neuraltherapie

Lokalanästhetika sind in üblicher Zubereitung nicht haut- und schleimhautgängig. Unter bestimmten Umständen gelingt es dennoch, bei topischer Anwendung eine Wirkung erzeugen. Dies gilt beispielsweise für die orale Anwendung ebenso wie die Applikation als Salbe auf der Haut (▶ 10.10).

6.2 Indikationen

Stefan Weinschenk

6.2.1 Schwere und leichte Erkrankungen

Die Neuraltherapie zeichnet sich durch ein breites Indikationsspektrum aus (vgl. ▶ 6.3 Möglichkeiten).

Häufig findet der Patient mit einem **schweren chronischen Leiden** erst nach vielen frustranen Therapieversuchen zu einem neuraltherapeutisch erfahrenen Kollegen. Es finden sich daher in den neuraltherapeutischen Praxen häufig Patienten mit langjährigen, außerordentlich komplexen Krankheitsbildern, die mit letzter Hoffnung zum Neuraltherapeuten kommen und denen oft genug noch geholfen werden kann. Allerdings erlebt man in Einzelfällen hierbei auch hochdramatische spektakuläre Besserungen nach einem langen Leidensweg (▶ 7.2.4 Strategie der Therapieplanung).

Bei dem intensiven Bemühen um derart schwierige chronische Krankheitsbilder wurde eine weitere Gruppe von Patienten vernachlässigt, die ebenfalls sehr gut, aber insbesondere sehr schnell von der Neuraltherapie profitiert: Patienten mit leichten **Befindlichkeitsstörungen**, diffusen Beschwerden und so genannten psychosomatischen Leiden, für die allzu oft nur das Synonym „Der eingebildete Kranke" verwendet wird. Bei diesen „diffusen", oftmals diagnostisch nicht fassbaren, als funktionell klassifizierten Beschwerdebildern besteht ein erheblicher subjektiver Leidensdruck und eine objektive Einschränkung der beruflichen und sozialen Leistungsfähigkeit. Hier kann mit dem ätiologisch ausgerichteten Ansatz der Neuraltherapie eine echte Prophylaxe und Frühtherapie betrieben und langfristiger Schaden verhütet werden.

Aufgabe der neuraltherapeutischen Fachverbände wird es in den kommenden Jahren sein, der Öffentlichkeit diese wichtige Indikationsgruppe nahezubringen, und dafür zu sorgen, dass der betroffene Patient frühzeitig einem qualifizierten neuraltherapeutisch Arzt zugewiesen wird, der ihn ernst nimmt und sich mit ihm gemeinsam auf eine sorgfältige Ursachensuche begibt.

6.2.2 Indikationsgruppen

Wir unterscheiden folgende Gruppen von Indikationen:

- **Hauptsymptom Schmerz**, z.B. Neuralgien, Kopfschmerzen aller Art, Organschmerzen aller Art, Schmerzen des Bewegungsapparates, Phantomschmerz
- **funktionelle Störungen**, z.B. funktionelle Herzrhythmusstörungen ohne organischen Befund
- Erkrankungen aus dem Bereich **Entzündung**, z.B. bakterielle, virale, unspezifische entzündliche Veränderungen
- Erkrankungen aus dem **Bereich Degeneration**, z.B. Bewegungsapparat, innere Organe, Nervensystem, Gefäßsystem, Haut/Schleimhaut
- **Allergien** (Pollinosis, Asthma bronchiale, Nahrungsmittelunverträglichkeiten)
- **Blockierungen der Regulation** durch Beherdungen, z.B. vegetative Beschwerden, Befindlichkeitsstörungen, Erschöpfungszustand
- akute Notfälle, z.B. Insektenstich, Gallenkolik

6.2.3 Neuraltherapie in der Primärversorgung

Die Neuraltherapie erfüllt in idealer Weise die Anforderungen an eine Primärversorgung von Beschwerden, unabhängig davon, ob sie mit Schmerz als Hauptsymptom einhergehen oder sich in anderer Form (z.B. Befindlichkeitsstörungen) äußern [Gold-Szklarski 2008].

Neuraltherapie ...

- ist schnell und unkompliziert verfügbar.
- benötigt keine aufwändige Diagnostik (nur Anamnese und klinischen Befund).
- behindert nicht die nachfolgende Diagnostik.
- ist sowohl lokal als auch systemisch einsetzbar.
- verfügt über eine große therapeutische Breite (gute Wirkung bei geringen Nebenwirkungen).
- ist kostengünstig.
- greift kausal an der eigentlichen Ursache an.

Der Effekt ist unmittelbar kontrollierbar (z.B. durch Änderung des Palpationsbefundes oder der subjektiven Befindlichkeit).

6

Alle anderen Verfahren, die üblicherweise in der Erstversorgung angewandt werden, kommen diesen Vorzügen nur bedingt nahe, ja begünstigen sogar die Entwicklung chronischer Leiden:

- **NSAR und Kortikoide** als Dauerbehandlung besitzen erhebliche, z.T. fatale Nebenwirkungen (Blutungsneigung, Gewebsatrophie, Immunsuppression).
- Eine zu häufiger Einsatz von **Antibiotika** begünstigt chronisch-rezidivierende Verläufe, u.a. durch Immunsuppression und Resistenzentwicklung,
- Eine zu häufige und vorschnelle **Antipyrese** bei banalen Infekten führt langfristig zur Entwicklung von Immundefizienzen und allergischer Disposition.
- Auch das **Nichtstun** hat Nebenwirkungen: Eine insuffiziente Schmerztherapie („das wird schon wieder") beinhaltet die Gefahr einer Schmerzengrammierung auf zentraler Ebene.

Es gibt viele Hinweise, dass der frühzeitige Einsatz der Neuraltherapie die Entwicklung chronischer Leiden nach banalen Ereignissen und Erkrankungen zuverlässig verhüten kann.

6.2.4 Überlappung von Symptomkomplexen

Naturgemäß finden wir gerade bei chronisch kranken Patienten mit ausgeprägter **Multimorbidität** viele **Überlappungen** zwischen den Krankheitsbildern, z.B. chronisch-degenerative Erkrankungen, Funktionsstörungen und Schmerzzustände. In diesen Fällen ist es unmöglich, nur einzelne Beschwerden neuraltherapeutisch behandeln zu wollen. Gerade hier erweist sich als vorteilhaft, den Menschen als Ganzes und nicht seine einzelnen Krankheiten zu behandeln, indem eine neuraltherapeutische Maßnahme stets auf viele Funktionskreise gleichzeitig Einfluss nimmt.

In diesem Leitfaden ist der Versuch unternommen worden, einzelne Indikationen voneinander abzugrenzen und symptombezogene spezifische Therapievorschläge zu geben (vgl. ▶ 12), auch wenn dies im Einzelfall zu Überschneidungen oder Wiederholungen führen kann.

Die hohe Kunst der Neuraltherapie besteht darin, für die jeweils vorliegenden Beschwerden und Symptome des Patienten ein Gesamt-Therapiekonzept auf den verschiedenenen Therapieebenen (▶ 6.1) zu entwickeln und in der Gesamtschau zudem den leidenden Menschen nicht aus dem Auge zu verlieren.

6.3 Möglichkeiten der Neuraltherapie

Kurt Gold-Szklarski, Wolfgang Ortner

Der Neuraltherapie wird seit ihrer Entdeckung vorgehalten, sie erhebe einen universellen Heilanspruch. Man könne doch nicht alle Krankheiten, über die sich Tausende von Spezialisten weltweit die Köpfe zerbrechen, mit einem einzigen Mittel heilen!

Schon immer wurde an die Medizin ein unerfüllbares Maß an Erwartungen und Hoffnungen gestellt, man erwartete zu allen Zeiten Wunder. Auch Neuraltherapeuten waren gegen diese Fehleinschätzungen nicht gefeit und sind es heute nicht weniger. Je universeller der Anspruch einer Therapieform an sich selbst, umso mehr muss die richtige Einschätzung einer Therapieform und ihre richtige Positionierung erfolgen.

Die Neuraltherapie kann den Therapeuten leicht verführen: Ihre zum Teil unerwartet und schnell auftretende Wirkung, ihre verblüffende Einfachheit, die Massivität ihrer Effekte bei scheinbar unbedeutenden Therapiemaßnahmen (Quaddel) können den Eindruck vermitteln, in ihr endlich das universell einsetzbare therapeutische Agens gefunden zu haben. Umso stärker deprimieren die dann unvermeidlichen Misserfolge, umso massiver setzt die Kritik an dieser Methode ein.

6.3.1 Was ist an der Neuraltherapie universell?

Die Wirkungsweise der Neuraltherapie ist untrennbar verknüpft mit dem Begriff Regulation, eine allen biologischen Systemen gemeinsame Fähigkeit, ohne die ihre Existenz unmöglich wäre. Störungen der Regulation kennen keine Fachgrenzen und -überschreitung [Bergsmann/Perger 1993]. Dies ist ein universeller Aspekt, der bei vielen, insbesondere fachärztlichen Kollegen, Anstoß erregt. Der Anspruch ist jedoch verständlich und berechtigt, betrachtet man den therapeutischen Angriffspunkt der Neuraltherapie: das ubiquitäre vegetative Nervensystem, das alle Funktionen und Organsysteme steuert, und die Extrazelluläre Matrix (▶ 3.2.2 Vegetatives Nervensystem und Neuraltheapie). Umso wichtiger ist es daher die Grenzen dieser Therapieform streng zu beachten.

6.3.2 Vermeidung von Heilserwartungen

Neuraltherapie kann und darf nicht angewendet werden, wo Regulation nicht stattfinden soll oder nicht mehr kann. Erkrankungen oder Situationen, die diese Kriterien erfüllen, sind nicht häufig, müssen aber klar als solche benannt werden.

- Ein Einfluss auf schicksalhafte Verläufe (z.B. bei Tumorerkrankungen im Terminalstadium) darf nicht in Aussicht gestellt werden.
- Anti-Aging-Effekte sind im regulatorischen Rahmen möglich, ein unverhältnismäßiger Erfolg im Sinne eines Jungbrunnens darf jedoch nicht versprochen werden.

6.3.3 Einschätzungen

Einschätzung der Prognose

Zur Beurteilung der Eignung neuraltherapeutischer Behandlung sind folgende Überlegungen anzustellen:

- Kriterien seitens des Patienten:
  - Massivität des Leidensdrucks und damit des Wunsches nach Hilfe (Überforderungsgefahr!)
  - Dauer des Krankheitsverlaufs
  - psychische Konstitution des Patienten, sein Umfeld; besteht sekundärer Krankheitsgewinn?
  - Symptome, die für eine erhaltene Regulationsfähigkeit sprechen (wechselnde Intensität der Beschwerden, Wetterfühligkeit, Reaktion auf Testbehandlung etc.)
- Kriterien seitens des Verlaufs:
  - Veränderung im Bezug auf Häufigkeit des Auftretens von Beschwerden, Verkürzung der beschwerdefreien Zeit etc.
  - Adaptationsphänomene in Sinne einer erhaltenen Regulationsfähigkeit

6

Einschätzung der möglichen Therapieziele

- **Neuraltherapie als kausale Therapie:** bei Störungen vorwiegend auf funktioneller Ebene ohne relevante organmorphologische Veränderungen

oder

- **Neuraltherapie als adjuvante Therapie** oder Erhaltungstherapie: bei bestehenden morphologischen Organveränderungen zur Funktionsverbesserung und Medikamentenreduktion mit Steigerung der Lebensqualität, soweit möglich

Einschätzung der eigenen therapeutischen Möglichkeiten

- Was traue ich mir zurzeit schon zu, was traue ich der Methode zu, wenn ich sie anwende?
- In welchen Fällen fallen mir therapeutische Alternativen ein, welche könnte ich selbst anbieten?
- Wie ist das Verhältnis zwischen Beschwerden und angewandten Maßnahmen?
- In welchen Situationen weiß ich nicht weiter?

In diesen Fällen wird die Indikation zur Neuraltherapie gründlich geprüft und im Zweifel enger gestellt werden als sonst.

6.3.4 Schlussfolgerungen für die Therapie

Für den Therapeuten erhebt sich nicht die Frage, ob herkömmlich oder alternativ, sondern wann welche Therapieform einzusetzen ist. Unter Beachtung der genannten Grenzen ist die Neuraltherapie eine in vielen Bereichen gut einsetzbare Therapieform, die bei etlichen Situationen erstaunliche Erfolge erzielen kann, die anderen Methoden versagt bleiben müssen.

> Universalität kann höchstens das theoretische Denkmodell der Regulation für sich beanspruchen, in der Therapie ist Realismus angebracht.

6.4 Kontraindikationen

Stefan Weinschenk

Nur sehr wenige Situationen verbieten die Anwendung von Lokalanästhetika zur Therapie, in den meisten Fällen ist die Anwendung mit bestimmten Einschränkungen zulässig (▶ Tab. 6.3). Bei anderen schadet die Neuraltherapie nicht, bringt dem Patienten aber auch keinen Nutzen (als **„Nicht-Indikationen"** bezeichnet).

Die Anwendung von Lokalanästhetika zur Therapie zeichnet sich durch eine sehr große **therapeutische Breite** (geringe Nebenwirkungsrate) aus. Die seltenen Nebenwirkungen und Komplikationen zu kennen, ist jedoch eine Grundvoraussetzung an jede seriöse neuraltherapeutische Tätigkeit (▶ 6.7 Risiken und Nebenwirkungen).

Bei einer Reihe von Erkrankungen, die früher als absolute Kontraindikation galten, wie Gerinnungsstörung oder Psychose, kann Neuraltherapie heute unter entsprechenden Vorsichtsmaßnahmen und bei gegebener Indikation von entsprechend erfahrenen und versierten Therapeuten angewandt werden.

Tab. 6.3 Übersicht über Kontra- und Nicht-Indikationen.

Absolut	Relativ	„Nicht-Indikation"
AV-Block III; Vorhofflimmern	Gerinnungsstörung[1]	Mangelkrankheiten
Allergie gegen Lokalanästhetika	Leber- und Niereninsuffizienz	Intoxikationen
Spritzenangst	Psychosen[1]	Infektionskrankheiten[2]
akute chirurgische Indikationen	sekundärer Krankheitsgewinn	Endzustände chronischer Leiden
Rentenbegehren	Koryphäen-Killer-Syndrom	Erbkrankheiten
	Cholinesterasemangel[1], Myasthenia gravis[1]	maligne Tumoren[1]
	Schwangerschaft 1. Trimenon[1]	Regulationsblockade[2]

[1] in Einzelfällen Therapie möglich (▶ Text)
[2] kann auch gerade eine Indikation zur Neuraltherapie sein (▶ Text)

6.4.1 Absolute Kontraindikationen

Allergie gegen Lokalanästhetika: Echte Allergien gegen Lokalanästhetika, insbesondere gegen Procain sind extrem selten: Sie werden nur ca. ein- bis zweimal in zehn Jahren bei einer durchschnittlichen neuraltherapeutischen Tätigkeit beobachtet (vgl. ▶ 4.5 Procain oder Lidocain?). Vor Beginn einer neuraltherapeutischen Behandlung sollte grundsätzlich eine Allergieprüfung durch Intrakutantestung (▶ 10.1.1 Quaddel) durchgeführt werden.

Kardiale Erkrankungen:
- absolute Kontraindikationen:
  - Bradykardien (nicht abgeklärt)
  - AV-Block III°
  - nicht abgeklärte kardiale Rhythmusstörungen bzw. nicht funktionell bedingte Herzrhythmusstörung (organisch bedingt; dagegen sind funktionelle Herzrhythmusstörungen keine Kontraindikation, sondern eine Indikation!)
- relative Kontraindikation: schwere Hypotonie und Orthostaseneigung

Akute chirurgische Indikationen: Um notwendige chirurgische Maßnahmen nicht zu verzögern, verbietet sich die Anwendung der Neuraltherapie bei Vorliegen von Zuständen wie u.a.:

- akutem Abdomen (DD Appendizitis, Perforation, Aortenruptur usw.; aber vgl. ▶ 12 Akutes Abdomen)
- schwersten, akut eingetretenen Kopfschmerzen (DD intrakranielle Blutung)
- (Prä-)Eklampsie

Rentenbegehren: Ein laufendes Rentenverfahren verhindert mit großer Sicherheit jeglichen Therapieerfolg – der Patient würde sich mit einer Besserung schließlich selbst schaden. Aus Erfahrung des Autors stellt daher ein Rentenbegehren eine absolute (!) Kontraindikation dar. Nach Abschluss des Verfahrens ist eine Therapie wieder möglich und erfolgversprechend.

Spritzenangst: Gegenüber Patienten, die über ausgeprägte Abneigung gegen Injektionen oder gar eine Spritzenphobie berichten, sollte eine andere Methode als die Neuraltherapie empfohlen werden. Weder Arzt noch Patient werden mit einer „Methode gegen Widerstand“ erfolgreich sein.

6.4.2 Relative Kontraindikationen

Bei diesen Zuständen stellt die Neuraltherapie nicht die Therapie der ersten Wahl dar. Es gilt:

- Abwägung des Risiko-Nutzen-Verhältnisses im Einzelfall
- Zulässigkeit einer Behandlung mit Neuraltherapie nach entsprechender Aufklärung und ggf. Testung (z.B. bei Cholinesterasemangel)

Blutgerinnungsstörung: Die iatrogene (durch Therapie mit Marcumar und ASS), angeborene (Hämophilie) oder erworbene Gerinnungsstörung (Thrombopenie) stellt für die meisten Injektionen der Neuraltherapie eine absolute Kontraindikation dar.

Es gibt jedoch eine Reihe von Ausnahmen, die dem fortgeschrittenen Therapeuten vorbehalten sind. Eine entsprechende Güterabwägung zusammen mit dem Patienten und eine schriftliche Dokumentation darüber ist geboten (Näheres ▶ 6.5 Antikoagulierter Patient). Die Anwendung von Quaddeln oder oberflächlichen Indikationen kann hier dagegen auch vom weniger erfahrenen Therapeuten nach Aufklärung über mögliche Hämatome durchgeführt werden.

Cholinesterase-Mangel und Myasthenia gravis: Die Indikationsstellung hängt vom Ausmaß der Enzymstörung des Patienten ab. Patienten, die über stunden- oder tagelang anhaltende schwere Erschöpfung, Zerschlagenheitsgefühl oder Daueranästhesie nach Anwendung von Lokalanästhetika berichten, sollten auf einen Cholinesterasemangel untersucht werden. Im positiven Fall Wechsel auf Lidocain. Auch bei gleichzeitiger Gabe von Cholinesterasehemmern muss mit einer erheblichen Verlängerung der Wirkdauer von Procain gerechnet werden.

Bei Myasthenie finden wir eine verlängerte und damit ggf. toxische Wirkung von Lokalanästhetika aufgrund eines (meist autoimmun bedingten) erworbenen Cholinesterase-Mangels (auch bei Pseudomyasthenia carcinomatosa [Lambert-Eaton-Syndrom]). Wechsel auf Lidocain.

Infektionserkrankungen:

- Generalisierte Infektionen bedürfen der primären Abklärung und sind zunächst keine Indikationen für Neuraltherapie.
- Infektionen der Haut und des Unterhautgewebes können jedoch wegen der antiinflammatorischen Wirkung von Lokalanästhetika (▶ 4.3 Alternative Wirkungs-

mechanismen) durchaus Indikationen für die örtliche Anwendung von Lokalanästhetika sein (vgl. ▶ 11.3 Dermatologie).

Schwangerschaft: Von keinem der kurzwirksamen Lokalanästhetika Procain und Lidocain ist ein teratogener Effekt bekannt. Eine Sondersituation stellt dennoch die frühe Schwangerschaft im 1. Trimenon dar. Die Behandlung in den ersten zwölf Wochen der Schwangerschaft ist eher ein juristisches als ein medizinisches Problem (▶ 6.6 Schwangerschaft). Von Injektionen an den Plexus uterovaginalis in der Schwangerschaft ist ebenfalls abzuraten (vgl. ▶ 11.4 Gynäkologie).

Leber- und Niereninsuffizienz. Kontraindikation gegen Anwendung amidstrukturierter Lokalanästhetika.

Psychosen: Psychiatrische Krankheiten sind durch Neuraltherapie nicht heilbar, können sich jedoch in Einzelfällen nach einer Ganglien- oder Störfeldtherapie dramatisch bessern (vgl. ▶ 11.17 Psychiatrie). Hier sind eine entsprechende Erfahrung des Therapeuten, eine raffinierte Anamnese- und Injektionstechnik und die begleitende schulmedizinische Therapie und Absicherung für den Erfolg ausschlaggebend.

6

Leichte psychische Störungen wie depressive Verstimmungen, Erschöpfungszustände und Konzentrationsstörungen bessern sich oftmals deutlich unter neuraltherapeutischer Behandlung. Auch schwere Depressionen sind mittlerweile einer Neuraltherapie zugänglich (▶ 12 Depression).

Sekundärer Krankheitsgewinn: Patienten, die von ihrer „Erkrankung" in irgendeiner Form profitieren – sei es durch vermehrte Aufmerksamkeit – sollten frühzeitig als solche erkannt und eine Behandlung nicht begonnen oder abgebrochen werden.

„Koryphäen-Killer-Syndrom" (KKS): Eine verwandte Situation stellt das „KKS" dar. Es handelt sich um Patienten:

- mit multiplen vorherigen Behandlungen („medical overuse syndrome")
- mit enger Arztbindung an einen anderen Arzt („Mein Arzt sagt aber, Neuraltherapie sei..." oder „Mein Arzt macht die Neuraltherapie aber immer anders.")
- mit „Spritzenabhängigkeit", u.U. neurotisch gefärbte Sucht zur Selbstverletzung
- mit „Therapeutenabhängigkeit", ggf. auch erotisch gefärbt
- mit anderer schwieriger, neurotisch gefärbter Persönlichkeitsstruktur

Erkennt der Therapeut diese Situation, sollte sie entweder offen angesprochen oder – wenn dies nicht möglich oder ratsam ist – der Patient an einen anderen Arzt verwiesen werden.

6.4.3 Nicht-Indikationen

Dies sind solche Krankheitsbilder oder Zustände, die als solche mit Neuraltherapie nicht geheilt werden können. Eine Behandlung schadet nicht per se, sondern allenfalls durch die verzögerte Einleitung der richtigen Therapie.

Mangelkrankheiten: Krankheiten, die z.B. durch einen Vitamin- oder Mineralstoffmangel entstehen, können durch Neuraltherapie nicht positiv beeinflusst werden. Hierzu zählen z.B.:

- Hormonmangelsymptome, z.B. Hypothyreose
- schwerer Vitaminmangel
- schwerer Spurenelementmangelzustand

Intoxikationen: Krankheitserscheinungen durch toxische Substanzen (Schwermetalle, Pestizide) oder Intoxikationen durch Medikamente (z.B. Überdosierung) stellen keine Indikation für die Neuraltherapie dar.

Morphologisch definierte Endzustände chronischer Leiden: Wenngleich der Verlauf einer chronischen Erkrankung (z.B. Rheumatoide Arthritis) durch die Neuraltherapie günstig beeinflusst werden kann, so sind Endzustände (wie z.B. arthritische Fehlstellung von Gelenken) durch Lokalanästhetika nicht mehr zu beeinflussen. Diese Begrenzung der Neuraltherapie ist dem Patienten entsprechend frühzeitig klarzumachen.

Erbkrankheiten: Ähnlich verhält es sich mit vererbten Leiden. Auch wenn im Einzelfall Besserungen von Folgeerkrankungen (z.B. orthopädische Beschwerden) zu beobachten sind, ändert die Neuraltherapie nichts an der Grundkonstitution. Behandlungsversuche könnten falsche Erwartungen wecken und sind daher sehr sorgfältig mit den Betroffenen bzw. deren Angehörigen abzuwägen.

Maligne Tumoren: Bei Malignomen kann die Neuraltherapie zur Schmerztherapie und zur Behebung von Befindlichkeitsstörungen eingesetzt werden (vgl. ▶ 11.12 Onkologie). Der Verlauf der Krebserkrankung wird jedoch durch die Neuraltherapie weder positiv noch negativ beeinflusst.

Regulationsblockade: Unter Regulationsblockade verstehen wir die Unfähigkeit des Organismus, auf einen kleinen Reiz adäquat zu reagieren. Eine Störung der Regulationsfähigkeit kann vorübergehend (nach Chemotherapie) oder dauerhaft (Endzustände chronischer Entzündungen, Tumoren) bestehen. Sie ist zunächst schwierig zu erkennen, äußert sich aber z.B. als fehlendes Ansprechen auf die Neuraltherapie oder als Erschöpfungszustand (TCM: „Qi-Mangel"). Eine subtile vorherige Diagnostik, z.B. durch AK (vgl. ▶ 8.4.6), ist nützlich. Der Nabeltest (vgl. ▶ 10.1.8 Nabelinjektion) ist eine gute und einfache diagnostische Methode, um solche Zustände zu Beginn der Therapie zu erkennen.

Die Neuraltherapie kann aber gerade auch eine Therapie der Regulationsblockade darstellen, wenn es gelingt, das Haupt-Störfeld zu beseitigen (▶ 5.6.7 Stummes Störfeld).

6.5 Neuraltherapie bei Antikoagulation

Helmut Liertzer

Aufgrund der steigenden Lebenerwartung sind Therapeuten zunehmend mit multimorbiden Patienten konfrontiert. Vor allem kardiovaskuläre Erkrankungen ziehen häufig eine Dauerbehandlung mit gerinnungshemmenden Medikamenten nach sich, die Einfluss auf die neuraltherapeutische Behandlung haben.

In dieser Situation gelten Neuraltherapiebehandlungen als relativ kontraindiziert. Unter bestimmten Umständen ist aber eine Behandlung möglich und in vielen Fällen (z.B. bei chronischen Schmerzpatienten) unvermeidlich. Bei Komplikationen muss jedoch mit einer erschwerten Rechtslage gerechnet werden. Sie kann durch entsprechend ausführliche Aufklärung und Einverständnis des informierten Patienten vorher geklärt bzw. vermieden werden.

6.5.1 Gerinnungshemmende Medikamente

Cumarine

- **Indikationen zur Einnahme** (Beispiele): dilatative Myokardiopathie, Vorhofflimmern und dadurch bedingter „langsamer Blutfluss" (venöser Schenkel betroffen)

- **übliche Vorschriften:** Grundsätzlich **keine** intramuskulären Injektionen durchführen! Die Neuraltherapie wäre somit (von Quaddeln abgesehen) kontraindiziert.
- **Neuraltherapie:** Bei der in der üblichen Technik der i.m.-Injektion wird die (schneidende) Nadel tief in das Muskelgewebe vorgeschoben und erst danach injiziert. Die Nadel kann hierdurch Gefäßverletzungen verursachen. Die in der Neuraltherapie angewandte Vorgehensweise unterscheidet sich prinzipiell davon. Sie ist bei strenger Beachtung der Technik wesentlich seltener mit Blutungskomplikationen vergesellschaftet (▶ 6.5.3).

Thrombozytenaggregationshemmer

- **Indikationen zur Einnahme** (Beispiele): arteriosklerotische Wandveränderungen z.B. pAVK, kAVK, KHK (arterieller Schenkel betroffen)
- **übliche Vorschriften:** „verstärkte Blutgungsneigung". Eine Kontraindikation für i.m.-Injektionen wird üblicherweise nicht gesehen.
- **Neuraltherapie:** In der Praxis bluten Patienten unter Therapie mit Thrombozytenaggregationshemmern meist deutlich mehr nach als unter Cumarintherapie! Deshalb immer nach Vorbehandlung mit ASS etc. fragen! Injektionstechnik ▶ 6.5.3; ggf. bei schwierigen Injektionen Therapieplanung: ASS 5–10 Tage zuvor (in Rücksprache mit dem behandelnden Arzt) absetzen, dann Injektion durchführen.

6

6.5.2 Voraussetzungen für eine neuraltherapeutische Behandlung bei Antikoagulation

- Wichtig: Aufklärung und Einverständniserklärung der Patienten. Die besonderen Umstände der gegebenen Indikation sind mit Unterschrift zu dokumentieren!
- genaue anatomische Kenntnisse über die zu behandelnde Region (vor allem die Gefäßtopografie betreffend)
- exakte Untersuchung und Traumatisierung von möglichst wenigen Strukturen
- stets die oberflächlichste und ungefährlichere der für das Krankheitsbild zu Verfügung stehenden Techniken wählen
- Möglichkeit, den Patienten nach der Therapie mindestens 15 min liegen zu lassen, zur:
  - Nachbeobachtung
  - Palpation der behandelten Regionen
- Achtung: Nach dem Aufstehen steigt der Druck in den Gefäßen vor allem der unteren Extremität, somit kann es auch dann noch zu Nachblutungen kommen.

6.5.3 Stichtechnik bei Antikoagulation

- nach Desinfektion **rascher Stich** durch die Kutis
- **unter ständigem Stempeldruck** langsames Vorschieben der Nadel: Durch das ständige Austreten (geringer Mengen!) des Lokalanästhetikums aus der Nadelspitze wird das Gewebe davor „stumpf wegpräpariert", die Gefahr, dass der Nadelschliff Gefäße anschneidet, ist dadurch deutlich minimiert.
- nach Erreichen der Zielstruktur **Aspiration**, 180°-Drehung der Nadel, neuerliche Aspiration: Wenn kein Blut aspiriert wird, Injektion von 1–2 ml Lokalanästhetikum.
- Wichtig: Beim langsamen **Herausziehen** der Nadel ständige Aspiration.

Sollte trotz aller Vorsicht ein Gefäß verletzt worden sein, wird Blut aspiriert. In diesem Fall: Kompression für mindestens 10 min und verlängerte Nachbeobachtungszeit.

6.5.4 Therapieempfehlungen

Antikoagulation stellt zwar ein Hindernis für die Neuraltherapie dar. Keinem Patienten sollte aber aus diesem Grunde eine wirksame und notwendige Therapie (in diesem Fall Neuraltherapie) vorenthalten werden.

Es sei jedoch an dieser Stelle nochmals darauf hingewiesen, dass die Neuraltherapie bei antikoagulierten Patienten rein rechtlich gesehen problematisch ist und strenger Indikationsstellung bedarf. Es unterliegt der Verantwortlichkeit des Therapeuten, die Therapie mit größter Vorsicht wie dargestellt durchzuführen, aber ggf. auch darauf zu verzichten.

+ Download der offiziellen Stellungnahme der Deutschen Gesellschaft für Anästhesie und Intensivmedizin, angewandt auf die Neuraltherapie (www.dgai.de; der Dank gilt Dr. Barbara Apenberg, Hamburg).

6.6 Neuraltherapie in Schwangerschaft und Stillzeit

Stefan Weinschenk

Neuraltherapie in der Schwangerschaft stellt eine interessante Indikation aufgrund ihrer guten Wirksamkeit und ihres geringen Nebenwirkungsprofils dar. Vor einer Anwendung ist jedoch die Frage einer eventuellen Fruchtschädigung zu klären.

In der Schwangerschaft zur Anwendung zugelassen sind beide kurzwirksamen Lokalanästhetika, Procain und Lidocain [Gebromed o.J.].

6.6.1 Procain

Embryotoxizität und Teratogenität

Procain gehört zu den am wenigsten toxischen Medikamenten überhaupt. Bei reproduktionstoxischen Untersuchungen an Mäusen traten keine fetalen Anomalien auf [curasan 2001]. Auch nach über 100-jähriger Anwendung wurden keine Berichte über embryotoxische Effekte (1. Trimenon) oder teratogene Wirkungen (2.–3. Trimenon) publiziert.

Procain passiert die Plazentaschranke nach einer i.v.-Gabe ab einer Plasmakonzentration von 4 mg/kg KG [Pascoe 2008], entsprechend einer Bolusgabe von 30 ml 1%igem Procain i.v. Abgesehen davon, dass bei Schwangeren keine derart großen Mengen i.v. verabreicht werden, werden diese Plasmakonzentrationen selbst bei s.c.- oder i.m.-Anwendung von größeren Mengen als 10–20 ml Procain nicht erreicht.

Die Anwendung von 10–20 ml Procain 1% in der Schwangerschaft darf daher als ungefährlich angesehen werden, die üblichen Kautelen bezüglich Kreislauf und ZNS vorausgesetzt.

Auch gegen eine **präkonzeptionelle** Anwendung (z.B. im Rahmen einer Sterilitätsbehandlung) bestehen keine Bedenken.

Indikationen in der Schwangerschaft

In früheren Lehrbüchern [Dosch 2003, Mink 1975] finden sich eine Vielzahl von Indikationen und Erfahrungsberichten zur Neuraltherapie in der Schwangerschaft, wie Abortus imminens, Hyperemesis, diverse Schmerzzustände (vgl. ▶ 12 Erkrankungen in der Schwangerschaft).

Heute sind wir in der Indikationsstellung im 1. Trimenon zurückhaltender geworden. Das statistische Risiko eines Abortus bis zur 12. Woche liegt je nach Alter der Schwangeren bei 5–12%. Auch wenn Procain nicht fruchtschädigend wirkt, muss daher nach Neuraltherapie im 1. Trimenon statistisch mit der gleichen 5–12%igen Fehlgeburtsrate gerechnet werden. Einen kausalen Zusammenhang zwischen Ereignis und vorausgegangener Therapie nachträglich mit Sicherheit auszuschließen, wird in den seltensten Fällen gelingen.

Der Autor beschränkt daher in seiner eigenen Praxis die Anwendung der Neuraltherapie im 1. Trimenon auf ganz wenige, sorgfältige ausgewählte Indikationen, z.B. Abortus imminens bei habitueller Abortneigung. Andere Neuraltherapeuten haben dagegen gute Erfahrungen mit den o.g Indikationen gemacht, so dass jeder Therapeut für sich entscheiden muss, ob er dieses (forensische) Risiko zu Gunsten seiner Patientin zu tragen bereit ist.

Voraussetzung für eine Anwendung ist in allen Fällen der ausdrückliche Wunsch der Schwangeren, eine sehr ausführliche Aufklärung über das Für und Wider und eine explizite Aufklärung über das obige Abortrisiko in dieser Phase der Schwangerschaft (vgl. ▶ 7.3.3 Aufklärung).

Anwendung sub partu

Wegen einiger Zwischenfällen bei der Parazervikalanästhesie (PCB) sub partu (Bradykardien und tonisch-klonische Krämpfe des Feten) mit mittel- und langwirksamen Lokalanästhetika wie Carbostesin hat die Anwendung der PCB in der Geburtshilfe an Bedeutung verloren. Die gemessenen Plasmaspiegel beim Neugeborenen lagen in diesen Fällen bei denen der Mutter. Ob diese Zwischenfälle nur der Verwendung von langwirksamen Lokalanästhetika oder von eventuellen Zusätzen zuzuschreiben ist, ist nicht bekannt.

Die Anwendung der PCB ist inzwischen durch andere Verfahren der Analgesie (Periduralkatheter) weitgehend ersetzt geworden. Weitere Indikationen zur Neuraltherapie sub partu siehe (vgl. ▶ 11.4 Frauenheilkunde).

Stillzeit

Procain tritt in nicht näher bekannten Konzentrationen in die Muttermilch über [Steigerwald 2006]. Toxische Wirkungen auf den Neugeborenen sind bislang nicht bekannt.

6.6.2 Amid-Lokalanästhetika

Lidocain und andere amidstrukturierte Lokalanästhetika passieren aufgrund ihrer Lipophilität die Plazenta in weit höherem Umfang. Amidstrukturierte Lokalanästhetika sollten daher in der Schwangerschaft wenn möglich zu Gunsten von Procain vermieden werden (Ausnahme: Quaddeln mit geringen Mengen Lidocain). Aufgrund der beschriebenen pharmokinetischen Eigenschaften erscheint Procain als das Mittel der Wahl.

6

Amidstrukturierte Lokalanästhetika sollten aus grundsätzlichen Erwägungen während der weiteren Schwangerschaft nicht im Unterbauchbereich eingesetzt werden.

Pagès und Mitarbeiter berichten über vorübergehende Intoxikationserscheinungenen nach Injektion erheblicher Mengen Lidocains sub partu bei drei Neugeborenen, die jedoch von den Kindern nach intensivmedizinischer Betreuung folgenlos überstanden wurden [Pagès et al. 2008]. Die Plasmaspiegel lagen in allen Fällen gleich hoch wie bei der Mutter, so dass bei Lidocain von einem 100%igen plazentaren Transfer auszugehen ist.

Wir empfehlen aufgrund dieser Datenlage bei der Behandlung von Beschwerden in der Schwangerschaft Procain den Vorzug zu geben. Behandlungen an anderen Injektionsstellen als dem Uterusbereich scheinen jedoch ab dem 3. Monat auch mit Lidocain, falls dies erforderlich ist, vertretbar zu sein.

6

6.7 Risiken, Nebenwirkungen, Komplikationen und deren Management

Petja Piehler, Stefan Weinschenk

Wir unterscheiden in der Neuraltherapie drei Arten von Nebenwirkungen:
- unerwünschte Arzneimittelwirkungen durch den Wirkstoff, also das Lokalanästhetikum
- Komplikationen durch die Art der Anwendung
- Folgereaktionen der angewandten Technik

Neuraltherapie, also die Therapie mit Lokalanästhetika, gehört sowohl in Bezug auf die verwendeten Substanzen als auch in Bezug auf die angewandten Injektionstechniken zu den nebenwirkungsärmsten invasiven Verfahren in der Medizin.

Die therapeutische Anwendung von Lokalanästhetika zeichnet sich durch eine ausgesprochen hohe therapeutische Breite, also geringe Nebenwirkungsrate aus. Dennoch ist Grundvoraussetzung an jegliche seriöse neuraltherapeutische Tätigkeit, die seltenen Nebenwirkungen und Komplikationen zu kennen und mit ihrem Auftreten immer zu rechnen.

Die Angaben zu den geschätzten Häufigkeiten von Nebenwirkungen in diesem Buch (auch im ▶ Kapitel 10 Injektionstechniken) folgen der international üblichen Klassifizierung:
- sehr häufig: > 10%
- häufig: 1–10%
- gelegentlich: 0,1–1%
- selten: 0,01–0,1%
- sehr selten: < 0,01%
- Einzelfälle: wegen der Seltenheit keine Zahlenangabe möglich

Im Kapitel ▶ 4.2 (Pharmakologie) wurde bereits auf toxische Effekte von Lokalanästhetika eingegangen. Nachfolgend finden sich allgemein mögliche Komplikationen von neuraltherapeutischen Injektionen, deren Prophylaxe und Maßnahmen zur Abhilfe. Spezifische Komplikationen einzelner Injektionstechniken finden sich im jeweiligen Kapitel über die betreffende Technik (vgl. ▶ 10 Injektionstechniken).

6.7.1 Unerwünschte Wirkungen durch das verwendete Mittel

Allergische Reaktionen

Kennzeichen: nicht dosisabhängig

Exanthem

Nicht zu verwechseln mit der typischerweise auftretenden Hyperämie nach Anwendung von Procain (s.u.). Exantheme treten unmittelbar nach der Injektion auf und sind großflächig sich ausbreitende und unangenehm juckende Hautausschläge im Rahmen einer Unverträglichkeitsreaktion vom Soforttyp.

Vorkommen: selten

Prophylaxe: Testung vor Beginn der ersten Behandlung (Hautquaddel).

Abhilfe: kann durch Auftragen eines Antiallergikums sofort gelindert werden

Larynx-Ödem

Extreme Form einer Typ-1-Allergie vom Soforttyp

Vorkommen: sehr selten

Abhilfe: telefonische Verständigung des Notarztes, Sofortmaßnahmen der Notfallmedizin, Cortison und/oder Antihistaminikum i.v., notfalls auch Intubation des Patienten (vgl. ▶ 6.8 Akutmaßnahmen).

6

Vegetative Reaktionen, Kreislaufkollaps

Kennzeichen: nicht dosisabhängig

Eine vegetativ bedingte Kreislaufdysregulation gehört zu den häufigsten Folgen einer neuraltherapeutischen Behandlung. Mit ihr ist immer zu rechnen und entsprechend Vorsorge zu treffen, z.B. wenn möglich, Behandlung im Liegen oder im Sitzen mit einer Liege in unmittelbarer Nähe.

Bereits der Schmerzreiz einer (korrekt durchgeführten) Hautquaddel kann zu einer vasovagalen Reaktion führen, etwas häufiger bei Jugendlichen (vgl. ▶ 6.5.4. Sicherheitsempfehlungen).

Folgende vegetativ bedingte Reaktionen sind zu beobachten:

- Schwindel, Wärmegefühl: 50%
- „zittriges Gefühl": 20%
- metallischer Geschmack: 10%
- kurzfristige Konzentrationsschwäche: < 10%
- Sprachstörungen kurzfristig bis zu 10 min: < 1%

Toxisch bedingte Reaktionen

Kennzeichen: dosisabhängig

Herz-Kreislauf-Störungen

Blutdruckabfall, Bradykardie, Arrhythmie

Vorkommen: bei Überdosierung, vor allem bei intravasaler Applikation oder Cholinesterase-Mangel.

Prophylaxe: Höchstdosen beachten, insbesondere bei intravasaler Gabe langsam spritzen

Abhilfe: ABC-Schocktherapie (▶ 6.8 Akutmaßnahmen)

Zentrale Symptome

Benommenheit, Sehstörungen, Muskelkrämpfe, epileptiforme Krämpfe, Bewusstlosigkeit

Vorkommen bei Überdosierung; bei versehentlicher Injektion in ein hirnführendes Gefäß oder in den Liquorraum

Prophylaxe:
- die vom Hersteller angegebenen Maximaldosen nicht überschreiten
- strenge Beachtung der Aspirationsregeln bei Injektionen im Kopf-Hals-Bereich
- bei Injektionen in Hirnnähe nur Procain ohne jede Zusätze verwenden

Abhilfe: i.v.-Zugang, Flüssigkeitsgabe (▶ 6.8 Akutmaßnahmen)

Wechselwirkungen mit anderen Mitteln und Veränderung der Wirkung durch Vorerkrankungen

6

Kennzeichen: nicht dosisabhängig

Die Auswirkungen von bestimmten Medikamenten und Vorerkrankungen ▶ Tabelle 6.4.

Tab. 6.4 Wechselwirkungen von Lokalanästhetika mit anderen Mitteln und Veränderung der Wirkung durch Vorerkrankungen

	Wirkung von Procain u.a. Estern	Wirkung von Lidocain u.a. Amiden	Wirkung des anderen Mittels
Einnahme von			
nicht-depolarisierenden Muskelrelaxanzien	verlängert	gleich	-
Physostigmin	verstärkt	gleich	-
Sufonamiden	gleich	gleich	abgeschwächt
Cholinesterase-Hemmern	verlängert	gleich	-
Vorerkrankung			
Leberinsuffizienz	gleich	verlängert	
Niereninsuffizienz	gleich	verlängert	

Prophylaxe: Beachtung der Anamnese, ggf. Dosisanpassung

Komplikationen durch Zusätze

Kennzeichen: nicht dosisabhängig

Zugesetzte Konservierungsstoffe

Bakteriostatische Zusätze können nach Dosch bei versehentlicher intrathekaler Injektion toxische zerebrale Reizerscheinungen auslösen. Auch andere Nebenwirkungen der Konservierungsstoffe wie allergische Reaktionen sind möglich [Dosch 1989].

Prophylaxe: Injektionen in der Nähe von hirnführenden Gefäßen nur mit Lokalanästhetika aus Ampullen ohne Zusätze. Zusätze auch sonst, wenn möglich, vermeiden.

Cortisonzusatz

- gelegentliche Verwendung als Procain-Cortison-Gemisch bei bestimmten Techniken
- kann mengenabhängig lokale oder systemische Nebenwirkungen auslösen

Prophylaxe: Cortisonzusatz bei therapeutischer Anwendung von Lokalanästhetika vermeiden.

Vasokonstriktoren (Adrenalin)

Hier dosisabhängig Komplikationen durch Gefäßkonstriktion

Prophylaxe: Bei neuraltherapeutischer Anwendung sind vasoaktive Zusätze streng kontraindiziert.

Weitere unerwünschte Arzneimittelwirkungen

Weitere unerwünschte Arzneimittelwirkungen v.a. der amidstrukturierten Lokalanästhetika ▶ 4.2 Pharmakologie

6.7.2 Komplikationen durch die Art der Anwendung

Blutungen

Hämatom

Kleine Hämatome stellen eine typische Folge jeglicher Injektionen dar.

Prophylaxe: Größe und Häufigkeit von Blutungen korrelieren mit dem Durchmesser der Nadel. Es sollte daher stets die dünnstmögliche Nadel verwendet werden (vgl. ▶ 10 Einführung).

Abhilfe: Bei entstandenen Hämatomen bewirkt die Umflutung des Bereichs sowie eine direkte Applikation von kleinen Mengen Procain eine schnellere Resorption und Linderung der hämatombedingten Schmerzsymptomatik, besonders bei den schmerzhaften subperiostalen Hämatomen.

Akute Blutung

Bei jeder iatrogenen Verletzung eines Blutgefäßes kann es zu einer größeren Blutung kommen.

Prophylaxe: Durch geeignete Kompression (mindestens 3 min) kann die Entstehung größerer Hämatome in der Regel verhindert werden.

Abhilfe: bei größeren Blutungen Kreislaufstabilisierung (▶ 6.8 Akutmaßnahmen)

Verletzungen anderer Organe

Im Allgemeinen können die verwendeten atraumatischen Nadeln geringen Kalibers keine relevanten Verletzungen an inneren Organen hervorrufen. Folgende Organe können aber tangiert werden:

Harnblase

Versehentliche Injektion in die Blase ist für den Patienten weder schmerzhaft noch schädlich.

Prophylaxe: konsequente Entleerung der Blase unmittelbar vor der Behandlung bei Injektionen im Bereich des kleinen Beckens

Lunge

Bei korrekter Anwendung der jeweiligen Technik ist ein Pneumothorax eine äußerst seltene Komplikation. Es kommt meist nur zu einer kleinen Verletzung der Pleura (Mantelpneu), die keiner weiteren Behandlung bedarf.

Abhilfe: im Zweifelsfall weitergehende Diagnostik (z.B. Röntgenthoraxaufnahme) und engmaschige Beobachtung (▶ 6.8 Akutmaßnahmen)

Darm

Eine Darmverletzung ist aufgrund der ausgeprägten Mobilität des Organs eine Rarität, vermutlich nur bei Adhäsionen zu erwarten. Bislang sind keine Früh- oder Spätkomplikationen der Injektion von Lokalanästhetika in den Darm beschrieben worden.

Niere

Bei versehntlicher Punktion der Niere kann es zu einer passagere Hämaturie kommen.

Abhilfe: körperliche Ruhe und reichlich Flüssigkeitszufuhr

Nerven

Auch bei korrekt durchgeführter Infiltration an periphere Nerven oder Ganglien kann es zu einer kurzzeitigen motorischen und sensiblen Störung kommen. Stürze oder eine Beeinträchtigung der Fahrtüchtigkeit können die Folge sein.

Prophylaxe: Patienten im Vorfeld aufklären, nach Behandlung grundsätzlich im Wartezimmer sitzen lassen und Beobachten bis zum Abklingen der Symptome.

6.7.3 Komplikationen durch typische Reaktionen und Phänomene

Ziel der therapeutischen Anwendung von Lokalanästhetika ist die Induktion einer Regulationsantwort, die typischerweise zu spezifischen Symptomen und Phänomenen führen kann. Sie stellen keine Komplikation, sondern eine Folge der Reaktion des Organismus auf den gesetzten Reiz dar.

Erstverschlimmerung

Wie bei anderen regulationsmedizinischen Therapien (Homöopathie, Akupunktur) kann es bei der Neuraltherapie zu einer vorübergehenden Verschlimmerung des Beschwerdebildes vor allem nach der ersten Behandlung kommen, die ein bis zwei Tage andauern kann.

Abhilfe: Abwarten und genaue Dokumentation und Interpretation der Symptome, ggf. symptomatische Linderung (z.B. Analgetika). Bei nachfolgender gleichartiger Behandlung ggf. geringere Dosis verwenden.

Zu diesem und anderen Phänomenen nach einer Behandlung (vgl. ▶ 5.6 Phänomene). Bei Blutdruckabfall ▶ 6.8 Akutmaßnahmen.

6.7.4 Sicherheitsempfehlungen

Um methodisch bedingten Gefahren vorzubeugen, haben sich bestimmte Maßnahmen bewährt (▶ Kasten).

Zur Sicherheit

- Beachtung der absoluten und relativen Kontraindikationen, im Zweifel auf Neuraltherapie verzichten
- Keine tiefen Injektionen bei Hämodilution jeglicher Genese (zu Injektionen bei Antikoagulation ▶ 6.5)
- Möglichst kurz wirksame Lokalanästhetika verwenden
- Sichere Beherrschung der Injektionstechniken durch ständiges Üben
- Verwendung von hochwertigem Material von Markenherstellern
- Mit der geringst möglichen Menge des Lokalanästhetika arbeiten: Viel nützt nicht viel, sondern vergrößert nur die Gefahr von Nebenwirkungen.
- Gehirnnähe: oberhalb der Klavikulagrenze ggf. auch mit geringeren Konzentrationen (z.B. 0,5% Procain) arbeiten, Aspirationspflicht.
- Kanülen nach Knochenkontakt verwerfen: Cave: Haken an der Spitze!
- Keine Verwendung von Depot-Lokalanästhetika mit gefäßkonstriktorischen Zusätzen, z.B. Adrenalin
- Nicht **in**, sondern **an** Nerven, Gelenke, Ganglien und Organe (Prostata, Schilddrüse) spritzen
- Bei mangelnder Compliance oder Kooperation des Patienten auf Therapie verzichten
- Im Falle von Komplikationen: exakte und vollständige Dokumentation.

Zu den allgemeinen Regeln für Injektionstechniken (▶ 10 Einführung).

6.8 Akutmaßnahmen beim neuraltherapeutischen Zwischenfall

Dieter Eschberger

Bedrohliche oder lebensbedrohliche Auswirkungen einer neuraltherapeutischen Behandlung sind selten. Trotzdem sollte der Neuraltherapeut ein Mindestmaß an Notfallausrüstung haben und damit auch umgehen können. Je invasiver die in einer Praxis angewandten Techniken sind, desto umfangreicher werden Kenntnisse und Möglichkeiten der Bewältigung von Zwischenfällen sein müssen. Ebenso wird zu berücksichtigen sein, wie schnell in der Regel externe Hilfe über ein Notarzt- oder Rettungssystem erhalten werden kann bzw. wie entfernt das nächstgelegene Krankenhaus ist.

6.8.1 Basisausrüstung

Die **unverzichtbaren Ausrüstungen und Medikamente** sind in der folgenden Zusammenstellung **fett** hervorgehoben:

Geräte und Einrichtung

- Behandlungsliege mit Möglichkeit einer raschen Hochlagerung der Beine (beim Kauf darauf achten); ist diese Vorrichtung nicht vorhanden, genügen auch ein paar zusammengerollte Decken und ausreichende Breite für Seitenlagerung
- **Blutdruckmesser:** gehört in jede Praxis und beruhigt Arzt und Patient
- **Stethoskop:** hilft bei der Diagnostik eines Pneumothorax
- **Infusionszubehör:** gehört in jede Praxis; ebenso: Verweilkanülen samt Pflaster zum Befestigen und eine Möglichkeit eine Infusionsflasche dort, wo man sie braucht, aufzuhängen

6

- **Sauerstoff:** Die Gabe von Sauerstoff in hoher Konzentration (möglichst 100 %) ist eigentlich fast in jedem ernsteren Notfall indiziert.
- Pulsoxymeter: nützliches Gerät zum einfachen Patientenmonitoring, zeigt Puls und Sauerstoffsättigung an
- Blutzuckerbestimmung: Die Geräte sind günstig und nützlich.
- **Defibrillator:** Die modernen Automaten sind benutzerfreundlich, können auch von Laien bedient werden und sind daher eine sinnvolle Investition für jede Praxis.
- Beatmungsbeutel mit O_2-Reservoir und Maske: sehr anzuraten, wenn man im Fall der Fälle nicht Mund zu Mund beatmen will. Für Beatmung mit 100 % O_2 ist ein vergleichsweise billiges Reservoir erforderlich.
- Oropharyngealtuben oder Nasopharyngealtuben: kosten nicht viel, sind leicht zu applizieren und halten die Atemwege offen.

Notfallmedikamente

6

- **Kreislauftropfen** (z.B. Effortil®): bei einfacher Kreislaufschwäche oder Kollaps
- **Nifedipin-Spray** oder -Kapsel (z.B. Buconif®, Adalat®): für Hochdruckkrisen
- **Antihistaminikum** (z.B. Dibondrin®): Ein Antihistaminikum wirkt wesentlich schneller als Cortison und gilt daher derzeit als 1. Wahl bei allergischen Reaktionen.
- **Atropin:** zur Behandlung von Bradykardien z.B. infolge Überdosis von i.v.-Applikation von Lokalanästhetika
- **Benzodiazepin** (z.B. Valium®): zur Behandlung von Krampfanfällen
- Metoclopramid (Paspertin®): bei Übelkeit, Erbrechen
- Cortison (z.B. Fortecortin®): Ergänzung bei allergischen Reaktionen
- Adrenalin (Suprarenin®): zur forcierten Blutdruckanhebung, wenn ein lebensbedrohliches Kreislaufversagen vorliegt, sowie zur pharmakologischen Reanimation
- **Volumenersatz** (z.B. Ringerlösung oder NaCl): Kritische Blutungen sind bei neuraltherapeutischen Anwendungen nicht zu erwarten, Kreislaufversagen infolge vegetativer Überreaktion ist aber möglich.

Fakultative Zusatzausstattung

Bei entsprechender Kenntnis und Ausbildung:

- Glukose 5 %: Auch neuraltherapeutisch behandelte Patienten können Unterzucker haben.
- Absaugvorrichtung (auch für andere Standardsituationen sinnvoll)
- Intubationsmöglichkeit: Laryngoskop, Tubus und die Medikamente, die notwendig sind, damit sich der Patient die Intubation gefallen lässt, gehören in die Hand des Spezialisten. Kann man damit nicht umgehen, ist die Anschaffung sinnlos und Techniken, die solche Notmaßnahmen zur Folge haben können, sind zu unterlassen.
- Medikamente zur Einleitung einer Narkose: nur in Kombination mit Intubationsmöglichkeit sinnvoll und dem Anästhesisten oder Notarzt vorbehalten

Notfallmedizinische Kenntnisse in der Praxis

Mit der Anschaffung von Ausrüstung allein ist es nicht getan:

- Geräte und Medikamente bedürfen der Wartung und Kontrolle.
- Hilfspersonal sollte in der Verwendung von Geräten, wie z.B. automatischen Defibrillatoren, geschult werden.

- Kenntnisse des ABC der Reanimation sollten bei allen Praxismitarbeitern vorhanden sein. Entsprechende Schulungen sind obligatorischer Teil der neuraltherapeutischen Ausbildung (▶ 7.4).

6.8.2 Notfallmaßnahmen beim Zwischenfall

Venöser Zugang

Das Legen eines venösen Zugangs wird in der Anästhesie für Techniken wie Leitungsanästhesie, Ganglienblockaden, Grenzstrangtechniken vor Durchführung der Behandlung gefordert. In der Neuraltherapie können wir aus folgenden Gründen in der Regel auf einen vorherigen i.v.-Zugang verzichten:

- geringe Toxizität und kurze Halbwertszeit der verwendeten Lokalanästhetika
- geringe Mengen von Lokalanästhetika
- einmalige kurze Applikation
- sichere Techniken mittels knöcherner Leitstrukturen
- grundsätzliche Verwendung möglichst dünner Nadeln

Bei ersten Anzeichen eines ernsteren Zwischenfalls sollte aber unverzüglich ein venöser Zugang gelegt werden. Aufkommender Stress beim Team und kollabierte Venen beim Patienten machen dies zu einem späteren Zeitpunkt viel schwerer.

Zwischenfälle in der neuraltherapeutischen Behandlung

Lokalanästhetika sind nicht antagonisierbar, daher erfolgt die Behandlung eines Zwischenfalls symptomatisch:

- Ruhe bewahren
- Maßnahmen gezielt setzen
- Praxispersonal zur Unterstützung herbeiholen
- Beachten einfacher Regeln des Basic Life Support (ABC-Regel)

Ist ein ernsterer Verlauf abzusehen oder zu befürchten:

- rechtzeitig externe Hilfe in Anspruch nehmen
- Transport des Patienten in ein Krankenhaus veranlassen

Ursachen

Zwischenfälle können verursacht werden durch (vgl. ▶ 6.7):

- unerwünschte Medikamentenwirkungen
- fehlgeleitete Nadel
- übermäßige Reaktionen und Phänomene beim Patienten

Diese drei Möglichkeiten und ihre Behandlung werden nachfolgend wegen ihrer Wichtigkeit nochmals beschrieben.

Zwischenfälle aufgrund unerwünschter Medikamentenwirkungen

Langwirkende Lokalanästhetika

Die in der Neuraltherapie verwendeten Lokalanästhetika gelten als sichere Medikamente mit großer therapeutischer Breite. Gefahr besteht bei langwirksamen Präparaten wie Bupivacain (z.B. Carbostesin®), die Rezeptoren über Stunden blockieren. Gelangt ein solches Präparat infolge intravasaler Anwendung an das Herzreizleitungssystem, ist mit einem langdauernden, nicht behebbaren Herzstillstand zu rechnen. Sie sind deshalb zur therapeutischen Anwendung **kontraindiziert**.

Abhilfe: Sofortige Herzdruckmassage und soweit verfügbar Intubation sowie ein rascher Transport des Patienten in eine Klinik mit der Möglichkeit eines extrakorporalen Kreislaufs sind die einzig möglichen Maßnahmen.

Intravenöse Anwendung eines Lokalanästhetikums

Die intravenöse Anwendung eines kurzwirksamen Lokalanästhetikums (Procain, Lidocain etc.) in niedriger Dosierung (1-2 ml) ist normalerweise unkritisch. Bei höherer Dosierung oder entsprechend disponierten Patienten kann selten eine Bradykardie entstehen, die aber ebenfalls bei entsprechender Behandlung nicht bedrohlich ist.

Abhilfe: Bei kreislaufwirksamer Bradykardie mit Abfall des systolischen Drucks hilft Atropin i. v. sowie Volumengabe (NaCl, Ringer-Lösung).

Versehentliche Gabe eines Lokalanästhetikums in ein hirnführendes Gefäß

Die versehentliche intraarterielle Gabe eines Lokalanästhetikums ist bei zum Hirn führenden Gefäßen sehr unangenehm, bei größeren Mengen ist der Patient sofort tief bewusstlos, evtl. mit Stuhl- und Harnabgang.

Bei allen Injektionen im Kopf-Hals-Bereich (z.B. Halsganglien) werden zunächst nur 0,1–0,2 ml Lokalanästhetika appliziert und die Reaktion des Patienten beobachtet. Die Applikation dieser kleinsten Mengen in ein hirnführendes Gefäß ist harmlos; zeigen sich Symptome, kann die Nadel sofort korrigiert oder entfernt werden. Auch wenn etwas größere Mengen in die Aa. carotis oder vertebralis gelangt sind, ist mit nur kurzer Wirkungsdauer von einigen Minuten zu rechnen.

Abhilfe:

- Solange der Patient selbst atmet und der Kreislauf stabil ist, genügt das Offenhalten der Atemwege in Seitenlage. Ein Nasopharyngealtubus sowie ein Pulsoxymeter sind dabei sehr nützlich. Der Patient wird bei länger dauernder Wirkung ggf. zur Beobachtung in die Klinik eingewiesen.
- Sind Kreislauf- oder Atemzentrum mitbetroffen, kann ein akut lebensbedrohlicher Zustand mit Herzkreislaufstillstand entstehen und eine sofortige Reanimation mit möglichst rascher intensivmedizinischer Aufnahme notwendig machen.

Lokalanästhetikum gelangt in den Liquorraum

Die Einbringung eines Lokalanästhetikums in den Liquorraum führt zur teilweisen oder kompletten Lähmung ab dem behandelten Segment.

Abhilfe: Dieser Zustand ist – abhängig von der verwendeten Substanz und Menge meist in kurzer Zeit – reversibel. Abgang von Stuhl und Harn ist möglich. Um ein Aufsteigen des Medikaments entlang des Liquorraums zu vermeiden, sollte der Patient in schräge Rückenlage gebracht und für die nächsten 15 min möglichst nicht bewegt werden. Beine vorerst nicht hochlagern! Ein venöser Zugang ist in jedem Fall zu setzen. Aufgrund der zu erwartenden Kreislaufschwäche ist die Gabe von Volumen (NaCl, Ringer-Lösung) angezeigt. Solange der Patient wach, ansprechbar und druckstabil ist, sind keine weiteren Maßnahmen notwendig.

Nach Abklingen der Symptomatik kann der Patient nach einer weiteren Nachbeobachtungszeit von ca. einer Stunde möglichst in Begleitung nach Hause entlassen werden. Einen Tag lang nicht Auto fahren.

Versehentliche intrathekale Applikation im Zervikal- und oberen Thorakalbereich

Bedrohliche Lähmungen der Atemmuskulatur, des Atemzentrums sowie des Herzkreislaufzentrums können bei intrathekaler Applikation im Zervikal- und oberen Thorakalbereich entstehen, z.B. bei Injektionen an die Facettengelenke oder Spinalnerven der HWS. Erfahrungen mit den Nebenwirkungen intrathekaler Injektionen wurden in den 1950er Jahren mit der zisternalen Injektion nach Reid gemacht (heute obsolet). In diesem Fall hilft nur sofortige Reanimation und möglichst rascher Transport auf eine Intensivstation.

Allergien

Allergien auf kurzwirksame Lokalanästhetika sind extrem selten. Die meisten allergischen Zwischenfälle werden nicht von den Lokalanästhetika selbst, sondern von Zusatzstoffen ausgelöst. Nicht zuletzt aus diesem Grund sind Lokalanästhetika bei den tieferen Injektionen in Ampullen solchen in Durchstichflaschen vorzuziehen, die immer ein Konservierungsmittel beigemischt haben.

Abhilfe: Antihistaminika (Dibondrin®) wirken sofort und sind Cortison überlegen. Kalzium gilt als obsolet und sollte bei bedrohlichen allergischen Reaktionen nicht mehr verwendet werden.

Zur Behandlung des **allergischen Schockzustands** werden Infusionslösungen (NaCl, Ringer-Lösung) und Plasmaexpander verwendet. Antihistaminika (Dibondrin®) werden direkt i. v. sowie über die Infusion gegeben. Die Gabe von Adrenalin (Suprarenin®) kann zur Aufrechterhaltung des Kreislaufs erforderlich sein.

6

Zwischenfälle aufgrund fehlgeleiteter Nadel (mit oder ohne Medikamentenapplikation)

Pneumothorax

Die wichtigste Komplikation ist der Pneumothorax. Charakteristisch sind ein greller Schmerz bei Durchdringung der Pleura und nachfolgende, meist zunehmende Atemnot. Injektion eines Lokalanästhetikums in die Lunge bewirkt einen Hustenanfall. Die Punktion einer Emphysemblase kann den kompletten Kollaps einer Lunge zur Folge haben.

Bei den üblicherweise verwendeten dünnen Nadeln verschließt sich der Stich in der Lunge sofort wieder und das Ausmaß des Schadens bleibt begrenzt.

Die Erstdiagnostik erfolgt durch Auskultation, beweisend ist jedoch erst die Röntgenuntersuchung.

Abhilfe: Eine Therapie ist meist nicht notwendig, die in der Regel nur schmale Luftsichel resorbiert sich selbst. Gabe von Sauerstoff über eine Sauerstoffbrille oder eine locker aufsitzende Maske mildert die Atemnot.

Cave: Keinesfalls darf ohne vorherige Entlastung des Pneus unter Druck beatmet werden, auch nicht über Maske, weil damit ein Spannungspneumothorax provoziert werden kann.

Spannungspneumothorax

Ein Spannungspneumothorax ist akut lebensbedrohend. Neben dem Auskultationsbefund führt die dramatische Kreislaufwirksamkeit zur Verdachtsdiagnose. Eine genaue Abklärung ist nur durch bildgebende Verfahren möglich, dafür reicht aber in aller Regel die Zeit nicht.

Abhilfe: Lebensrettend ist die rasche Entlastung. Eine Bülau-Drainage wird wohl kaum jemand in der Praxis haben und alle Ersatzkonstruktionen sind kompliziert und unzuverlässig. Die einfachste Entlastung erfolgt durch Einbringen mehrerer großvolumiger Nadeln und/oder Viggo-Kanülen (z.B. grün, 1,0 mm oder weiß, 2,0 mm) zwischen die Rippen der betroffenen Seite (bitte nicht verwechseln!) in Höhe 5.–7. ICR in der mittleren Axillarlinie.

Zwischenfälle aufgrund übermäßiger Reaktionen und Phänomene beim Patienten

Blutdruckabfall

Neuraltherapie ist eine sehr wirksame Behandlungsmethode. Selbst beim Setzen von simplen Hautquaddeln sind in seltenen Fällen ausgeprägte vegetative Reaktionen des Patienten möglich, aber nur selten (lebens-)bedrohlich.

Abhilfe: In den meisten Fällen genügt es, den Patienten hinzulegen und die Beine hoch zu lagern. Kreislauftropfen (Effortil® 10–15 gtt) bei niedrigem Blutdruck sowie verbale Unterstützung des Patienten lösen die Situation meist schnell. Messung und Dokumentation von Blutdruck und Puls, evtl. Sauerstoffsättigung helfen bei der Entscheidung der weiteren Vorgehensweise.

Erholt sich der Patient nicht innerhalb weniger Minuten, sollte zügig ein venöser Zugang gelegt werden (das kann später viel schwieriger sein) und eine Infusion mit 500 ml NaCl oder Ringer-Lösung erfolgen. Bei Übelkeit oder auch präventiv, wird Paspertin® und/oder Dibondrin® verabreicht. In schwereren Fällen kann die Gabe von Sauerstoff über eine Maske oder Sauerstoffbrille notwendig sein.

6

Hochdruckkrise

Bei Prädisposition kann eine Hochdruckkrise ausgelöst werden. In diesem Fall hilft die oral Verabreichung von z.B. Adalat® oder Buconif®.

Asthma bronchiale

Patienten mit Asthma bronchiale können infolge von Stress oder als Ausdruck der nach Behandlung besseren (!) Regulationsfähigkeit einen Asthmaanfall erleiden.

Abhilfe: Die zur Behandlung erforderlichen Medikamente, Dosieraerosole etc. führen diese Patienten in der Regel selbst mit. Sollten neuraltherapeutische Überlegungen dem nicht völlig entgegenstehen, wäre die Applikation ggf. schon vor der Behandlung, vor allem bei Patienten, die man noch nicht kennt, zweckmäßig.

Diabetes

Bei Patienten mit Diabetes in der Anamnese muss an die Möglichkeit eines Blutzuckerabfalls gedacht werden. Gewissheit verschafft eine Blutzuckerbestimmung (der Harnzucker ist irreführend!). Möglicherweise hat der Patient ein Gerät bei sich. Kann ein hypoglykämisches Geschehen nicht sicher ausgeschlossen werden, ist die Gabe von 5 % Glukose i. v. oder zumindest eines Stückes Würfelzucker oral angezeigt.

Verhalten nach einem Zwischenfall

Hat sich der Patient nach einem ernsten Zwischenfall erholt, darf er trotzdem nicht sofort aufstehen. Er sollte für einige Zeit (z.B. eine Stunde) nach beobachtet werden. Notfallmedikamente haben eine begrenzte, meist kurze Wirkungsdauer, eine neuerliche Verschlechterung ist möglich. Soweit möglich, sollte der Patient in Begleitung nach Hause gehen und nicht selbst Auto fahren.

Dokumentation

Das auslösende Geschehen, gesetzte Maßnahmen, erhobene Befunde sowie verabreichte Medikamente und deren Dosierung gehören in der Krankengeschichte, auch zur eigenen Absicherung, möglichst genau (mit Zeitangabe) dokumentiert. Wird externe Hilfe benötigt, können diese Angaben im weiteren Verlauf lebensrettend sein.

6.9 Umgang mit dem reaktivierten Trauma

Regine Heck, Stefan Weinschenk

6.9.1 Posttraumatische Belastungsstörungen

Unter posttraumatischer Belastungsstörung (Posttraumatic Stress Disorder, PTBS) versteht man Reaktionen eines Menschen auf extreme, stressreiche Situationen, zu deren Bewältigung seine bisher zur Verfügung stehenden Selbstheilungskräfte nicht ausreichen und in der Folge eine völlige Überforderung bis zum psychischen und/oder physischen Zusammenbruch eintritt (Daten zur Häufigkeit s. [Seidler et al. 2002]).

Ein Trauma bzw. extremer Stress kann viele Ursachen haben [Reddemann/Dehner-Rau 2004]:

- Kriegs- und Gefangenschaftserlebnisse
- sexueller und/oder psychischer Missbrauch vor allem in der Kindheit
- Folter oder andere Formen schwerer Gewalterfahrung
- Verschüttung, Naturkatastrophen
- schwere oder lebensbedrohliche Operationen und Erkrankungen
- traumatische Narkosen (z.B. Locked-in-Syndrom)
- Verlassenheit und Vernachlässigung in der Kindheit

Nicht jeder Mensch erkrankt nach einer Traumatisierung automatisch an PTBS, manchen stehen Bewältigungsmechanismen zur Verfügung, die vor einer PTBS schützen. Andere Patienten scheinen die Traumatisierung verarbeitet zu haben, aber Jahre später bricht die PTBS aus, wenn eine bestimmte Situation, ein aktuelles Ereignis oder eine Therapiemaßnahme an die ursprüngliche Traumatisierung erinnert (vgl. [Levine 1997]).

6.9.2 Dissoziation und dissoziative Identitätsstörung

Die PTBS hat sehr unterschiedliche Erscheinungsbilder: Angst- und Panikstörung, Essstörungen, Suizidimpulse, Selbstverletzung, Schwierigkeiten bei der Regulation von Gefühlen, Dissoziation u.v.m. Alle sind zunächst als ein (mehr oder weniger adäquates) Bewältigungs- und Überlebensmuster des betroffenen Patienten anzuerkennen.

Ein Erscheinungsbild ist besonders hervorzuheben, weil es für Therapeuten nicht leicht zu diagnostizieren, aber für den Verlauf der Therapie von erheblicher Relevanz ist: die **dissoziative Identitätsstörung.** Hierunter versteht man eine innere Fragmentierung in verschiedene Erinnerungs- oder Persönlichkeitsteile, die deutlich voneinander unterschieden sind, über einen je eigenen Willen verfügen und sogar die Kontrolle über den Körper übernehmen können [Huber 2003].

Entstanden sind diese Aufspaltungen in extremen und traumatischen Situationen, wie etwa häufig bei früh erlebter sexueller Gewalt: So spaltet ein Kind, das der sexuellen Gewalt des Vaters ausgeliefert ist, denjenigen Teil von sich ab, der Schmerzen erleidet, einen anderen Teil, der Angst hat, und vielleicht einen dritten Teil, der realisiert, dass es der eigene Vater ist. Dieses Kind wird dann vielleicht nichts mehr spüren, gelangt aber möglicherweise zu der Überzeugung, selbst Schuld an dem Geschehen zu sein, keine Hilfe zu verdienen und dass der Vater ganz recht gehandelt habe.

Diese Aufspaltung in verschiedene Teile diente in der Akutphase dem psychischen und physischen Überleben. Sie ist in einer Traumatherapie als ein möglicher, kreativer Lösungsversuch anzuerkennen [Reddemann/Dehner-Rau 2004]. Aufgabe des Neuraltherapeuten ist es, besonders bei Injektionen in sensiblen Regionen (Kopf/Hals, Zähne, Genitale) auf das Hervortreten eines PTBS zu achten. Bei therapieresistenten Verläufen ist an ein möglicherweise zugrunde liegende PTBS zu denken (vgl. ▶ 6.10.2 Psychisches Störfeld)

6.9.3 Narbenstörfeld und Trauma

Jedes psychische und physische Trauma hinterlässt Narben. Narbengewebe ist sensibel und bedarf der Behutsamkeit und Vorsicht bei der Behandlung. Neben dem ZNS scheint gerade auch peripheres Gewebe die Fähigkeit zur Engrammierung zu besitzen (vgl. ▶ 3.1.1 Schmerzgedächtnis, ▶ 3.2.2 Vegetatives Nervensystem, ▶ 5.4 Matrix).

Das Berühren solcher Narben (sei es durch Psychotherapie, Physiotherapie oder Neuraltherapie) kann emotionale Erinnerungen an frühere Traumata auslösen und zu einer Retraumatisierung und im schlimmsten Falle zu einer Dissoziation führen. Der Patient ist dann nicht in der Lage, die Situation in der Gegenwart von den Erlebnissen in der Vergangenheit zu unterscheiden [Rothschild 2002, Levine 1997]. So sieht sich z.B. der erwachsene Mann bei einer neuraltherapeutischen Behandlung der Tonsillenregion plötzlich wieder als der kleine Junge, der bei seiner Mandeloperation die sehr schmerzhafte Behandlung über sich ergehen lassen und allein und ausgeliefert Tage im Krankenhaus verbringen musste.

6

6.9.4 Der richtige Umgang mit dem aktivierten Trauma

Der behandelnde Arzt sollte stets mit einem derartigen Traumatisierungshintergrund rechnen und den Patienten bei unerwartet starken oder auffälligen Reaktionen unterstützen, die belastenden Erinnerungen von der Situation in der Gegenwart zu trennen. Dies kann geschehen, indem der Arzt ihn darauf aufmerksam macht, dass möglicherweise soeben alte Erinnerungen aufgetaucht sind, die sich so anfühlen, als würden sie sich gerade wiederholen. Eine negierende Haltung („*so schlimm war es doch gar nicht*") oder negative Äußerungen („*das werden Sie nie verkraften*") sind äußerst kontraproduktiv und sollte unter allen Umständen vermieden werden [Seidler et al. 2002].

In akuten Fällen ist es das vordringliche Ziel, den Patienten darin zu unterstützen, aus dem „Dort und Damals" wieder in das „Hier und Heute" zu gelangen. Einige einfache Hilfsmittel hierzu sind:

- die Aufforderung, sich bewusst im Raum zu orten und kleine Bewegungen auszuführen, um das Körpergefühl zurückzugewinnen
- nachzufragen, ob Name und Adresse des Arztes gegenwärtig sind
- sich Jahreszahl und Datum und eventuell auch Name, Alter, Adresse des Patienten nennen lassen

Nach derartigen Dissoziationserfahrungen sollte bei diesem Patienten eine professionelle Traumatherapie eingeleitet werden, sofern der Patient dazu bereit ist [Huber 2003, Levine 1997, Reddemann/Dehner-Rau 2004], ggf. ergänzt durch neurokinesiologische Techniken (vgl. ▶ 8.4.6 Applied Kinesiology).

Die Löschung solcher **peripherer** Erinnerungen gelingt von allen Verfahren am besten mit der Neuraltherapie. Eine weitere Behandlung dieser Region ist daher therapeutisch äußerst sinnvoll. Allerdings sollte mit einer erneuten Neuraltherapie in diesem Bereich gewartet werden, bis der Patient dazu einwilligt. Die zweite und ggf. dritte Behandlung ist dann in aller Regel mit erheblich geringeren Reaktionen verbunden und zeigt die beginnende Löschung der peripheren (und möglicherweise auch der zentralen) Engrammierung.

6.10 Therapiehindernisse und Misserfolge

6.10.1 Schwermetallbelastungen

Hans Garten

Epidemiologische Bedeutung

Schwermetallbelastungen stellen einen bedeutenden systemischen Stressfaktor dar. Dieser ist nach Auffassung des Autors nicht nur als Therapiehindernis – auch für die Neuraltherapie – zu sehen, sondern als eigenständiger Krankheitsfaktor zu behandeln. Seine Beseitigung reduziert die **Summe der Gesamtstressoren** mechanischer, chemischer und emotionaler Art erheblich (im Sinne der „Triad of Health" [Garten 2004, Garten/Weiss 2007]). Auch die Neuraltherapie wird damit wirksamer.

Bei den toxischen Schwermetalleffekten handelt es sich grundsätzlich um toxikologisch quantifizierbare Belastungen mit definierten Grenzwerten. Viele der Symptome, die durch Beseitigung der Schwermetallbelastung behoben werden können, werden jedoch von toxikologischer und arbeitsmedizinischer Seite nicht dokumentiert oder als nicht reproduzierbar negiert. Tatsächlich handelt es sich vielfach um unspezifische, subjektive **Befindlichkeitsstörungen**, die auch nicht streng einem Schwermetall zuzuordnen sind, sondern ebenso bei einer anderen chemisch toxischen oder viralen Belastung auftreten könnten (Immunsuppression, diffuse Schmerzen, Depression, Schwindel u.a.).

Erschwert wird die Situation durch die Schwierigkeiten des labortechnischen Nachweises: Kompartimente, die einer quantitativen Diagnostik nicht zugänglich sind (ZNS, Nervengewebe, Fettgewebe usw.) können als **Reservoir** für toxische Schwermetalle dienen. Eine Palladium-Belastung kann beispielsweise laborchemisch u.U. kaum verifiziert werden, da die Affinität zum Chelatbildner gering ist.

Umso höher sind die diagnostischen Möglichkeiten **kybernetischer Testverfahren** wie der Applied Kinesiology (▶ 8.4.6) [Garten 2004, Garten/Weiss 2007] oder auch der EAV (▶ 8.4.9; z.B. [Leonhart 1977, Thomsen 1985]) einzustufen.

Die Schwermetalle, die in der Praxis am häufigsten zu Belastungen führen, sind Quecksilber, Zinn (aus Amalgam), Palladium, Gold, Blei, seltener Cadmium, Silber (aus Amalgam, aber auch aus Piercings). Da die Bleibelastung auf Grund der geringeren Verwendung verbleiter Kraftstoffe abgenommen hat, spielt heute die Belastung mit Quecksilber und dem im Amalgam vorkommenden Zinn durch die noch immer verbreitete Anwendung von Silberamalgam als Zahnfüllstoff bei Weitem die größte Rolle bei Schwermetallbelastungen.

Schwermetallwirkungen

Schwermetalle und unverträgliche Zahnersatzmaterialien können als lokaler und systemischer Stressfaktor („Störfeld") wirksam werden.

Spezielle Symptome der Metallunverträglichkeiten, die bei toxikologisch unterschwelligen oder nicht nachweisbaren Mengen auftreten können, sind in ihrem Mechanismus nicht vollständig geklärt. Eine Reihe von systemischen Wirkungen sind am ehesten dem homöopathischen Arzneimittelbuch zu entnehmen [Garten/Weiss 2007].

Toxische Wirkungen: Bei quantitativ überschwelliger toxischer Belastung treten Zellschäden, Enzymschäden, genetische Schäden und kanzerogene Wirkungen auf.

Elektromagnetische Wirkung: Die Spannungsdifferenz zwischen Redoxpotenzialen verschiedener Metalle im Mund kann bis zu mehrere Volt betragen (▶ Tab. 5.7).

Unverträglichkeiten: Schmerz- und Entzündungsmediatoren, Zytokine, Neurotransmitter und andere Mediatoren, galvanische Ströme oder unbekannte energetische Mechanismen verursachen physische und/oder psychische Störungen [Garten/Weiss 2007].

Allergien: Die allergischen Reaktionen gegen Metalle und Zahnersatzmaterialien sind vor allem HLA-abhängige Typ-IV-Immunreaktionen. Quecksilber, Nickel, Chrom und Gold haben eine hohe Affinität zu Disulfid(S-S)- oder Sulfhydryl(S-H)-Gruppen, welche die räumliche Struktur von Bau- und Funktionsproteinen gewährleisten [Mayer/Baehr 1999]. Quecksilberbelastung führt zur Bildung von **Autoantikörpern** gegen Organgewebe, aber auch Zellkerne und Organellen wie endoplasmatisches Retikulum und Mitochondrien [Frank/Bieger 2000].

Quecksilber und andere Metalle wirken als Hapten, es kommt nach Hapten-Modifikation zellulärer Antigene zu einer Sensibilisierung nach TH_1-Effektormodus. Hierbei sind durch Korrosion freigesetzte Ionen für die allergische Potenz des Materials entscheidend. Metallionen verändern Körpereiweiße, die dann von Immunzellen wie körperfremd behandelt werden [Augthun et al. 1990, Griem/Gleichmann 1995]. Diese Reaktionen sind von der Menge der Ionenexposition abhängig [Augthun et al. 1990].

Bei Prothesenträgern sind neben den eigentlichen Baumaterialien die **Hilfsstoffe** wie Holzteer, Eugenol, Parabene, Zimtöl, Menthol, Limonen- und Sellerieextrakt sowie Nelkenöl potentielle Allergene und können ebenfalls Unverträglichkeiten auslösen.

Sowohl eine Sensibilisierung im allergologischen Sinne als auch die Auslösung von Unverträglichkeitsreaktionen wird erleichtert durch
- direkten **Schleimhautkontakt** der Zahnersatz-Materialien
- Läsionen der Mundschleimhaut
- Korrosion durch Abweichungen des Speichel-pH vom Neutralwert

Symptome bei Allergien auf zahnmedizinische Materialien

Die Allergiesymptome werden im Folgenden zusammengefasst, da sie relativ unspezifisch sind, was das Material angeht [Molitor/Leonhardt 1993]. Den ersten Hinweis auf Unverträglichkeit von Zahnersatzmaterialien liefert jedoch die Anamnese.

Die Autoren unterscheiden zwischen so genannten **Major-Symptomen**, die sich in der Mundhöhle bemerkbar machen, sowie **Minor-Symptomen**, die als Fernwirkung in Erscheinung treten (▶ Tab. 6.5). Bei Auftreten dieser Symptome sollte die Abklärung einer Schwermetallbelastung erfolgen – am einfachsten durch einen Blick in den Mund auf die Anzahl der Amalgamfüllungen!

Tab. 6.5 Major- und Minor-Symptome bei Allergien auf zahnmedizinische Materialien.

Major-Symptome (lokal)	Minor-Symptome (systemisch)
• ödematöse Zahnfleischveränderungen bzw. rezidivierende Zahnfleischentzündung. • Mundschleimhaut- bzw. Zungenbrennen • Mundwinkelrhagaden • Metallgeschmack • Aphthen im Mundbereich • chronische Mundtrockenheit (Sicca-Syndrom) • Lichen ruber planus • ekzematöse Veränderungen im Gesichtsbereich • Ödembildung im Gesichtsbereich • Kieferknochenabbau • Urtikaria	• rezidivierende Sinusitis maxillaris • Irritation der Atemwege • chronische Rhinitis • Kopfschmerz • Verstärkung chronischer Erkrankungen, besonders Neurodermitis, Psoriasis, Kolitis • chronische Konjunktivitis/Lidödem • Gesichtsschmerz • Veränderung der körperlichen/und oder geistigen Leistungsfähigkeit • Magen/Darm-Beschwerden • Gelenkschmerzen

Die Minor-Symptome ähneln denen von Störfelderkrankungen, eine sorgfältige Differenzialdiagnose mit allen zur Verfügung stehenden Mitteln (Anamnese, Befund, AK usw.) ist daher undabdingbar.

Diagnostik von allergischen Reaktionen auf Schwermetalle

Allergien können durch Hauttests (Epikutantest, Intrakutantest [Garten/Weiss 2007] und Bluttests (Lymphozytentransformationstest, LTT [Bieger 1999]), ggf. Effektorzelltypisierung (EFTYP) erfasst werden [Baehr 2006].

Reaktionen auf Kunststoffe und Wurzelfüllmaterialien können mit Basophilen-Degranulationstest (BDT) oder Leukotrien-Release-Test oder auch CAST [Hipler 1985, De Weck 1997] gemessen werden, Hauttests sind wegen Sensibilisierungsgefahr nicht zu empfehlen [Baehr 2006, Bartram 2006]. Pseudoallergische Belastungen sind durch labortechnische Methoden nicht erfassbar.

Wenn Hauttests verwendet werden, müssen die Spätreaktionen nach Molitor and Leonhardt nicht nur nach 48 Stunden wie allergologisch üblich, sondern auch nach zehn Tagen abgelesen werden [Molitor/Leonhardt 1993].

Unverträglichkeiten durch Metalle können mit den Mitteln der Applied Kinesiology bestimmt werden (▶ 8.4.6). Das potenzierte Metall (in D12, D30 oder höhere Potenz) führt dann zur Normreaktion eines dysreaktiven Muskels. Dies kann auf toxisch quantitative Belastung oder allergische bzw. pseudoallergische Reaktion hindeuten.

Für Quecksilber, Zinn, Cadmium kann ein modifizierter **DMPS-Eliminationstest** nach Daunderer durchgeführt werden [Daunderer 1993]. Dieser erlaubt halbquantitativ die Höhe der toxischen Belastung zu bestimmen. Ein Problem bei diesem Test stellt die unsichere Zugänglichkeit der (intrazellulären und extrazellulären) Kompartimente dar, in denen das Metall gespeichert und dadurch nicht nachweisbar ist.

Bei positivem AK-Test auf Schwermetalle sollte aus forensischen und versicherungstechnischen Gründen ein LTT durchgeführt werden, falls der DMPS-Test negativ ist.

Auch bevor ein Metall entfernt wird, soll nach positivem AK-Test direkt ein LTT, evtl. mit Effektortypisierung durchgeführt werden. Beachte: Edelmetalle haben eine schlechte Affinität zu den Chelatbildnern.

Elimination von Schwermetallen und Neuraltherapie

Die Elimination von Schwermetallbelastungen stellt einen wesentlichen Genesungsfaktor im Rahmen einer neuraltherapeutischen Behandlung dar. Ihre Bedeutung für die Reaktionsfähigkeit des Organismus und damit für die Wirksamkeit der Neuraltherapie kann nicht hoch genug eingeschätzt werden.

Beseitigung der Quellen

- Amalgamfüllungen sollen schonend und vollständig entfernt werden. Ersatz am besten durch nichtmetallische Werkstoffe (vgl. ▶ 9.1.2 Metallfreie Versorgung). Zur Prophylaxe einer kurzfristig erhöhten iatrogenen Exposition wird die Verwendung eines **Kofferdams** beim Ausbohren von Metallfüllungen empfohlen. Die Atemwege des Patienten sollen vom Mundraum abgeschlossen sein, eine suffiziente Absaugung ist unabdingbar (auch für den Behandler). Direkt nach jedem Entfernen ist die Gabe eines Chelatbildners (z.B. DMSA) angezeigt, um eine Verteilung in andere, wenig zugängliche Kompartimente zu verhindern.
- Reduktion der Schwermetallbelastung durch Politur von Füllungen, wenn eine kurzfristige Entfernung nicht möglich ist. Unpolierte Füllungen setzen im Vergleich zu polierten aufgrund ihrer erhöhten Oberfläche eine ca. 100fache Menge an Schwermetallen frei.
- Nach Test (s.o.) kann auch die Beseitigung weiterer metallischer Werkstoffe im Mundbereich, z.B. Goldfüllungen angezeigt sein.

Ausleitungstherapie

Eine Ausleitung macht nur Sinn nach möglichst umfangreicher **Elimination** der Quellen!

- Die Ausschwemmbehandlung muss mit sicher wirksamen Chelatbildnern erfolgen, z.B. **DMSA** oral [Garten/Weiss 2007]. DMSA ist hirnschrankengängig und kann an einem Tag der Woche in der Dosis von 1 mg/kg KG als Infusion und an den drei folgenden Tagen oral gegeben werden (nach vorheriger Testung). Eine anschließende **Substitution** essenzieller zweiwertiger Metalle wie Mg, Zn, Cu an den DMSA-freien Tagen ist zu beachten.
  Alternativ kann mit **DMPS-Infusionen** (4-wöchentlich 100 mg i.v.). ausgeleitet werden, dabei ist jedoch die mangelnde Liquorgängigkeit zu berücksichtigen. Daher hat Daunderer auch das **Schnüffeln** von DMPS empfohlen [Daunderer 1993].
- Die Verwendung von Algen, Bärlauch und Koriander ist nicht sicher wirksam (weitere Ausführungen zur Schmermetallelimination s. [Garten/Weiss 2007]).
- Homöopathische Schwermetallpotenzen führen nicht zu einer vermehrten Ausscheidung. Sie sind nur indiziert, wenn der Patient über Symptome klagt, die dem homöopathischen Arzneimittelbild entsprechen.

Die Ausleitungstherapie kann durch die üblichen neuraltherapeutischen Maßnahmen, insbesondere Störfeldbehandlungen, unterstützt werden. Die Mobilisierung von Depots ist abhängig von Durchblutung und optimaler Funktion von Leber und Niere sowie der zellulären Entgiftungssysteme. Optimal ist eine gleichzeitiges Anwenden von Neuraltherapie und Ausschwemmtherapie, da beide sich in ihrer Wirkung gegenseitig verstärken.

6.10.2 Therapiehindernis seelische Störungen

Vorwort des Herausgebers

Psychosomatische Medizin

Die Existenz seelischer Störfelder wurde oft bestritten. Ohne Zweifel bestehen bei einigen Patienten aber seelische Konflikte, die eine dauerhafte Besserung durch eine ansonsten erfolgreiche Therapie verhindern. Solche Konstellationen stellen mächtige Heilhindernisse (Blockaden) dar, die den Erfolg von rein somatisch-funktionellen Therapieansätzen in Frage stellen.

An dieser Stelle sei an die verschiedenen Krankheitsebenen erinnert (vgl. ▶ 6.10.3 Behandlung auf der falschen Krankheitsebene). Seelische Konflikte finden sich auf der dritten und vierten, gelegentlich auch der fünften Ebene.

Jedem Therapeuten ist die Vielzahl von Interaktionen zwischen Seele und Körper in beiden Richtungen vertraut: Besserungen der körperlichen Befindlichkeit führen zu einer erheblich besseren seelischen Verfassung und umgekehrt. Die Neuraltherapie setzt an einer wichtigen Schnittstelle zwischen Soma und Psyche an, dem vegetativen Nervensystem [Benson et al. 2004] (▶ 1.3).

6

Neuraltherapeutische Bedeutung

Die nachfolgenden beiden Artikel von Peter Fricke (Kiel) und Udo Franke (Rostock) behandeln zwei unterschiedliche Aspekte des gleichen Problems:

- die Notwendigkeit, im Rahmen des Therapiefortschritts auftauchende **Ängste** frühzeitig zu identifizieren und mit einfachen Techniken anzusprechen (Fricke)
- die physische **Repräsentation** solcher Konflikte in den zentralen Anteilen des vegetativen Nervensystems (Franke), die die Grundlage von körperorientierten Techniken wie psychokinesiologischen Verfahren darstellt – einschließlich der Möglichkeit, mittels Neuraltherapie direkt auf derartige Repräsentationsareale im limbischen System Einfluss zu nehmen [Benson et al 2004]

➲ Psychische Therapiehindernisse

Peter A. Fricke

Was ist ein seelisches Störfeld?

Wir verstehen unter „seelischem Störfeld" einen **ungelösten Konflikt** (Klinghardt: „UGS – unbewusste Glaubenssätze"), der den Patienten halb- oder unterbewusst so sehr beansprucht, dass er ihn über körperliche Beschwerden wie über ein Ventil abreagiert. Die Ursache der vordergründig körperlichen Beschwerden liegt folglich nicht auf der körperlichen Ebene und kann auch dort nicht gelöst, mit den dort wirkenden Therapien nicht behandelt werden. Diese Erkenntnis ist die Grundlage der **Psychosomatik**.

Es wird sofort klar, dass die Neuraltherapie hier an ihre Grenzen stößt. Der erfahrene Therapeut, der auch diesen Patienten helfen will, muss die Grundlagen der Psychosomatik kennen und derartige Konstellationen im richtigen Augenblick in Erwägung ziehen.

Konflikte

Konflikte kann man als **Zwickmühlen** im zwischenmenschlichen (interpersonalen) oder individuellen (intrapersonalen) Bereich verstehen. Egal in welche Richtung man sich bewegt, der Schritt führt immer zu einem Problem. Das, was einen Konflikt ausmacht, ist die Tatsache, dass auch eine noch so große Anstrengung, egal in welche Richtung, ihn nicht auflösen kann. Der Organismus kann nur noch um Hilfe schreien in der Form von Beschwerden, z.B. von Schmerzen und Funktionseinschränkungen. Wichtige derartige Konflikte sind z.B. ungelöste Eltern-Kind-Konflikte, die dann in der Partnerschaft, in der Familie oder am Arbeitsplatz neu aufbrechen und fortgesetzt werden.

Da der Konflikt innerhalb der betroffenen Person existiert, kann er auch nicht durch Externalisierung, z.B. durch Schuldzuweisungen an andere gelöst werden. Aber auch Schuldzuweisungen an die eigene Person selbst eliminieren ihn nicht.

Wo finden wir seelische Störfelder?

- in der **Familie.** Hier kommen vor allem der Partner, die Kinder, die Eltern in Betracht, aber auch Großeltern und alle übrige Personen.
- am **Arbeitsplatz,** d.h. Vorgesetze, Kollegen und Mitarbeiter
- in der **eigenen Person:** Es sind sozusagen Stolpersteine im Umgang mit sich selbst. Dazu gehören falsche oder fehlende Ziele, frühere Traumatisierungen, einschränkende Glaubenssätze und Selbstwertzweifel.

Diese Störungen können sich auch vordergründig als Sachzwänge und externe Stressoren äußern, an denen „man nichts ändern kann". Bei näherer Analyse lassen sich hier in vielen Fällen, wie bei anderen psychosomatischen Störungen auch, zugrundeliegende **Ängste** aufdecken.

Grundformen der Angst

Analysiert und hinterfragt man diese Konfliktbereiche, so wird man über die Stufe der Schuldzuweisungen (Partner, Arbeitsplatz, Chef, Kinder, Politik, eigene Person) schließlich auf **Ängste** oder falsche **Zielvorstellungen** für die eigene Zukunft stoßen. Nach Riemann kennen wir die folgenden vier Grundformen der Angst.

Existenzangst

Die Existenzangst bedeutet Angst vor der Vernichtung der eigenen Person. Nach Banis kann sich daraus der „Typ des einsamen Helden" entwickeln [Banis 2002]. Da die menschliche Existenz ist in jedem Fall vergänglich ist, berührt diese elementare Angst letztlich die Frage nach dem Sinn des Lebens.

Fragen für mögliche Lösungsansätze:

- „Was ist für Sie der Sinn des Lebens?"
- „Sind Sie religiös?"
- „Was bedeutet für Sie der Tod?"

Trennungsangst

Die Trennungsangst bedeutet, dass die Person nicht allein leben kann. Ein großer Teil der Partnerschaften wird bewusst oder unbewusst nach diesem Muster als gegenseitige Zweckgemeinschaft geführt. Dieser Zustand erfordert dann ein Nachreifen der eigenen Persönlichkeit, ein Dazulernen, mit einer Erweiterung der bisherigen eigenen Fähigkeiten. Im Extremfall führt das bei Männern zu der Situation des „unter dem Pantoffel stehen", bei Frauen zur „Hörigkeit".

Fragen für mögliche Lösungsansätze:
- „Was müssten Sie noch lernen, damit Sie auch allein leben könnten?"
- „Wenn Sie allein leben würden, was würden Sie dann ändern?"
- „Gibt es etwas Wesentliches, das nur Ihr Partner kann, aber Sie nicht?"
- „Was leisten Sie für andere in Ihrer Umgebung/was bekommen Sie dafür zurück?"

Veränderungsangst
Die Veränderungsangst bedeutet, dass übermäßige Stabilität und Sicherheit angestrebt wird. Die natürliche Dynamik des Lebens, des Berufs und der zwischenmenschlichen Beziehungen verunsichern; es wird versucht, sie zu vermeiden. Nach Banis entsteht daraus der Typ des „nörgelnden Beamten", dem jede neue Verwaltungsvorschrift und ein weiterer Antragssteller zu viel ist.

Fragen für mögliche Lösungsansätze:
- „Was halten Sie von dem Satz: Das Alte geht, weil das bessere Neue kommt und Platz braucht?"
- „Was machen Sie mit alten Kleidungsstücken?"
- „Gibt es etwas, das Sie früher hatten und das Sie aufgegeben haben, um etwas Besseres zu erreichen?"
- „Sind Sie einmal umgezogen und haben Sie davon Vorteile gehabt?"

6

Endgültigkeitsangst
Endgültigkeitsangst bedeutet eine Entscheidungsschwäche. Würde jetzt eine Entscheidung getroffen und sich der Betroffene damit auf eine der möglichen Alternativen festlegen, taucht die Angst auf, dass danach vielleicht eine noch bessere Möglichkeit auftauchen könnte. Diese Angst entsteht, wenn keinerlei Vorstellungen über Lebensziele existieren und führt nach Banis zu einem übertriebenen Freiheitswunsch: sich „bloß nicht festzulegen".

Fragen für mögliche Lösungsansätze:
- „Wenn Sie sich jetzt festlegen, was könnte im schlimmsten Fall passieren?"
- „Wie sähe es aus, wenn es gut ausginge?"
- „Wie soll Ihr Tagesablauf, Ihr Leben ganz konkret in drei Jahren aussehen?"

Seelische Störfelder: Geduldsprobe für Arzt und Patient
Wenn dem Neuraltherapeuten diese einfachen Prinzipien vertraut sind, kann er schon im „normalen" Gespräch erkennen, welche Angstformen, einzeln oder in Kombination, bei dem Patienten eine bedeutende Rolle spielen.

Auch wenn das Aufdecken und Ansprechen von zugrundeliegenden seelischen Störfeldern bereits eine Erleichterung der Beschwerden bewirken kann, so muss ausdrücklich betont werden, dass sich die vollständige Lösung der Konflikte erfahrungsgemäß über Monate bis Jahre erstrecken wird. Auf jeden Fall erfordern seelische Konflikte vom Patienten als auch von „Sekundenphänomen-verwöhnten" Neuraltherapeuten ein erhebliches Maß an Durchhaltewillen, Geduld und Gelassenheit, aber auch erhebliches therapeutisches Beharrungsvermögen, um schließlich zu einer für Arzt und Patient befriedigenden Lösung zu finden.

➲ Seelische Blockaden und ihre Beziehung zum vegetativen Nervensystem

Udo Franke

In diesem Artikel sollen die neurophysiologischen Zusammenhänge von seelischen Blockaden (Konflikten) mit dem vegetativen Nervensystem erörtert werden. Daraus ergibt sich eine Reihe von körperorientierten therapeutischen Ansätzen, die wiederum Ähnlichkeiten und Zusammenhänge mit neuraltherapeutischen Techniken aufweisen.

Der unerlöste seelische Konflikt

Ein unerlöster seelischer Konflikt (USK) entsteht, wenn das Vertraute, das im Leben abläuft, oder das, was fest erwartet wird, plötzlich durch ein als schockierend empfundenes Ereignis unterbrochen wird, während der Körper in einem Zustand verminderter Abwehrkraft ist. Diese Konflikte entstehen auf der mentalen, intuitiven oder spirituellen Ebene. Sie sollen direkt über eine Reizung des limbischen Systems zu einer erheblichen Dysbalance des vegetativen Nervensystems führen.

Einer der wichtigsten Gründe für die Entstehung eines USK besteht darin, dass es dem Patienten zum Zeitpunkt des Traumas nicht möglich war, seine Gefühle auszudrücken. Auch recht banale Ereignisse können lang anhaltende Stressphänomene hinterlassen. Dies ist mit der eineinhalbstündlichen Änderung der Dominanz der Hirnhälften zu erklären (**ultradianer Rhythmus**). In der Zeit, in der die rechte Hirnhälfte dominant ist, besteht eine verstärkte Verwundbarkeit, so dass unspektakuläre Ereignisse durchaus einen USK hinterlassen können. Das Gehirnwellenmuster solcher Konflikte hat eine Frequenz zwischen 0,5–3,9 Hz (Deltawellen) oder zwischen 4–7 Hz (Thetawellen). Gleiche Muster finden wir in Trancezuständen. Die Konflikte können erlebt und ausgeheilt werden, indem das Gehirn in den gleichen Zustand zurückversetzt wird.

Häufige Auslöser unerlöster seelischer Konflikte

Schwere Traumen können schwere Erkrankungen verursachen, wie Malignome, Multiple Sklerose oder Fibromyalgie. Aber auch vermeintlich banale Ereignisse können bei Kindern zu wiederkehrenden schmerzhaften Erinnerungen führen, die das gesamte Leben negativ beeinflussen können (Krankheit, finanzielle Krisen oder Partnerprobleme der Eltern, Sucht und Depressionen).

Folgende Ereignisse in der entsprechenden vulnerablen Phase hinterlassen oft einen USK:

- **vitale Ereignisse:** emotionelle oder physiologische Stresssituationen während der Schwangerschaft, die Geburt selbst (für Mutter und Kind); Abtreibung
- **Krankheiten:** Kinderkrankheiten, Unfälle, Operationen, Krankheit oder Tod einer nahe stehenden Person, Diagnose einer schweren Krankheit
- **Beziehungskonflikte:** empfundenes Verlassenwerden durch die Eltern, Schule, Lehrer, Pubertät, erste sexuelle Beziehung, sexueller, auch ritueller Missbrauch, elterliche Beziehung/Scheidung
- **Beruf und Gesellschaft:** Leistungsdruck, finanzielle Krisen, Gerichtsverfahren, berufliche Stresssituationen, politische Systeme, Krieg, Flucht, Vertreibung

Der Konflikt meldet sich oft erst nach Jahrzehnten und „erklärt" durch das Erscheinen eines Symptoms oder einer Krankheit, dass er jetzt behandlungsreif ist. Wird der zu Grunde liegende USK erkannt und behandelt, verschwindet auch das Symptom.

Hemmende Glaubenssätze

Einschränkende Glaubenssätze des Patienten

Folgende einschränkende Glaubenssätze finden wir im täglichen Leben bei kranken, aber auch bei gesunden Menschen. Der dazu gehörige befreiende Glaubensatz ist jeweils hinzugefügt:

Ich bin hilflos	Ich bin jetzt erwachsen und kann für mich sorgen.
Ich bin nicht liebenswert	Ich werde geliebt.
Ich bin wertlos	Ich bin wertvoll.
Tief in mir ist etwas nicht in Ordnung	Ich akzeptiere mich so, wie ich bin.
Ich bin schwach	Ich bin stark.
Ich bin dumm	Ich kann lernen.
Ich bin ein Versager	Ich kann Erfolg haben.
Ich bin nicht heilbar	Ich kann geheilt werden.
Ich bin hässlich	Ich akzeptiere meinen Körper.

Einschränkende Glaubenssätze des Therapeuten

Besonders für Ärzte und Therapeuten ist es wichtig, sich von negativen Glaubenssätzen zu lösen. Solche können lauten: *„Hier ist nichts mehr zu machen. Es gibt keine Hilfe mehr."* Oder: *„Die Krankheit ist nicht heilbar und führt zum Tod."* Sie sollten Schritt für Schritt durch positive Haltungen ersetzt werden. Allein dieses neue Denken führt zum Aufbau von „Mentalfeldern", über die wir mit unseren Patienten durch Interferenz kommunizieren und somit Heilblockaden leichter lösen können.

So beeinflusst unser Glaubenssystem unser gesamtes Denken und Handeln als Therapeuten sowie der Menschen um uns herum. Glaubensätze, wie *„Es gibt Heilung."* oder *„Ich kann heilen."* sollten unsere tägliche Arbeit bestimmen.

Auch durch Stess in der täglichen Praxis mit der Folge eines erhöhten Sympathikotonus kann es zu Denkblockaden, einem negativen Glaubenssystem und Mentalfeldstörungen kommen, die der Patient unterbewusst wahrnimmt, und somit therapeutisches Handeln stark erschwert oder verunmöglicht wird.

Jeder Arzt oder Therapeut sollte ständig auf dieser Ebene an sich arbeiten, um aus einer stabilen Mitte heraus klug und kreativ behandeln zu können.

Familiensystemische Heilblockaden

Unerlöste Konflikte

Unsere therapeutische Potenz hängt außerdem sehr von unserem eigenen familiären Kontext ab. Wenn wir Vater oder Mutter nicht geachtet haben oder achten, übernehmen wir deren negativen Eigenschaften. Die positiven Kräfte, die wir für unsere innere Mitte und Gesundheit nutzen können, bleiben uns verschlossen. Achten wir dagegen unsere Eltern, übertragen sich deren positiven Elemente auf uns, ohne dass wir die negativen übernehmen müssen.

Die hier dargestellten Zusammenhänge verdeutlichen, dass die Harmonisierung der Ursprungsfamilie (Versöhnung zwischen allen Familienmitgliedern, auch Toten) einen starken positiven parasympathischen Heileffekt auch beim Therapeuten hat.

Unerlöste Konflikte innerhalb der Familie des Patienten bleiben auf mysteriöse Weise lebendig und hinterlassen ihre Spuren über viele Generationen. Wenn man den Primärkonflikt im Stammbaum des Patienten aufdeckt (wie z.B. Selbstmord oder Unfalltod eines Familienmitglieds, sexueller Missbrauch, Kriegserlebnisse oder Veränderung der Rangordnung) und bearbeitet, kommt es oft zu einer wesentlichen Besserung oder auch Ausheilung eines Symptoms. Der stärkste Beitrag zur

Heilung von familiären Krisensituationen kommt aus der systemischen Familientherapie von Bert Hellinger [Hellinger 2001].

Verstrickende Bindungen

Verstrickende Bindungen führen sehr oft zu schweren Dysregulationen im autonomen Nervensystem (sympathischer Reizzustand) und sind damit Krankheitsauslöser oder wirken blockierend auf die parasympathische Heilphase.

Folgende Dynamiken wurden beschrieben, die verstrickenden Bindungen hervorrufen.

- Nachfolge: *„Ich folge dir in dein Schicksal- Krankheit, Tod, Tragödien."*
- Übernahme: *„Lieber ich als du."* oder *„Ich trage es für dich."*
- Identifikation: *„Ich bin wie du."*
- Schuld und Sühne: *„Ich bin bereit für meine eigene Schuld oder bewusste Familienschuld zu leiden."*
- unterbrochene Hinbewegung: *„Mama/Papa, du warst nicht da!"*

6

Diese verstrickenden Bindungen können über Jahrzehnte bestehen und anhaltende seelische Konflikte und Krankheiten auslösen. Das Erkennen dieser Dynamik sowie die korrekte Aufarbeitung des Problems führen oft zum Heilerfolg.

Neurophysiologie der Emotionen

An der Steuerung emotionaler Verhaltensweisen, die mit neurovegetativen, motorischen Reaktionen und entsprechenden subjektiven Empfindungen einhergehen, sind maßgebend der Hypothalamus und das limbische System beteiligt. Bei den so genannten **primären Emotionen** (Wut, Furcht, Trauer Freude) handelt es sich um kulturkreisabhängige, angeborene Reaktionsmuster. **Gefühle** ergeben sich als eine Mischung dieser Emotionen. **Stimmungen** sind länger andauernde Reaktionstendenzen, die das Auftreten bestimmter Emotionen wahrscheinlicher machen. Diese Tatsache erweist sich klinisch folgenschwer bei der Entwicklung chronischer Krankheiten verbunden mit Schmerzen oder Depressionen. Die Hirnregionen, die für die Entstehung von Emotionen zuständig sind, befinden sich zwischen den neokortikalen Hirnrindenregionen und den phylogenetisch sehr alten Strukturen des Hirnstammes. Zu ihnen gehören u.a. die Amygdala (Angst, Furcht), das mesolimbische System und das septohippokampale System.

Die Rolle des sympathischen Nervensystems als physiologisches Substrat der Emotionen wurde erstmal in den 1930er Jahren von dem Physiologen Cannon in den USA dargestellt. Für ein umfassendes Verständnis der Zusammenhänge zwischen Emotionen und Nervensystem rückt Porges den parasympathischen Teil des vegetativen Nervensystems in den Vordergrund [Porges 1995].

Die **polyvagale Theorie** ordnet dem Parasympathikus, speziell dem N. vagus, eine entscheidende Rolle bei der Entstehung und Vermittlung der Emotionen zu.

Der N. vagus gilt als Hauptnerv des parasympathischen Systems. Der vorwiegend autonome arbeitende Teil des N. vagus ist zuständig für die Darmmotilität, die sekretorische Funktion der Speicheldrüsen, für den Herzrhythmus, für die Produktion der Salzsäure im Magen sowie zahlreiche andere Funktionen. Myelinisierte Äste des Vagusnerves dagegen innervieren aber auch die Stimmbänder, die Schluckmuskulatur und einen großen Teil der mimischen Muskulatur. Stimme, Schlucken und Mimik unterlegen zu einem Teil unserem Willen und sind damit nicht vollständig autonom. Diese Funktionen werden beim Ausdruck von Emotionen aber nur teilweise von unserm Willen gesteuert. Porges nennt diesen Teil des

N. vagus den „smart vagus", der sich somit funktionell vom unbewussten Teil des N. vagus abgrenzt.

Der Vagus entspringt aus zwei Kerngebieten im Hirnstamm:

- Nucleus posterior N. vagi (**dorsal vagal complex**): Er verlangsamt den Herzrhythmus, ist verantwortlich für die Bronchokonstriktion und aktiviert die Verdauung.
- Der Nucleus ambiguus (**ventral vagal complex**) verlangsamt und/oder beschleunigt den Herzrhythmus, verengt und/oder erweitert die Bronchien, verändert die Tonlage der Stimme und wirkt auf die Mimik.

Der „smart vagus" hat seinen Ursprung im Nucleus ambiguus. Hier findet eine Vernetzung von Bewusstsein und Unterbewusstsein statt. Sie ist besonders für den mimischen und sprachlichen Ausdruck von Emotionen wichtig als Grundlage für Kommunikation, Kultur, Kunst, Partnerschaft und Zusammenleben.

Physiologische Wirkung von Konflikten im ZNS

Durch Reizung des „smart vagus" kommt es zur Aussendung von Neurotransmittern, die dafür verantwortlich sind, wie wir uns fühlen. Ist ein ungelöster seelischen Konflikt aktiv, wird die Reizweiterleitung im Hippokampus unterbrochen. Damit kann der Konflikt nicht zum präfrontalen Kortex (Bewusstsein) gelangen, um verarbeitet zu werden. Es entsteht ein synaptischer „Kurzschluss" in den Corpora amygdaloidea, die die Konfliktenergie in das autonome Nervensystem weiterleitet und an einem locus minoris resistentiae in der Peripherie (den entsprechenden Organen) eine sympathische Reizüberflutung mit Krankheitssymptomen erzeugen kann.

Mit Hilfe der bereits erwähnten psychokinesiologischen Entkopplungstechniken können die Kurzschlüsse in den Corpora amygdaloidea aufgehoben und die physiologischen Verbindungen zum Cortex (über den Hippokampus) hergestellt werden, die zur Lösung des USKs führen.

Möglicherweise kommt zukünftig der Neuraltherapie hier ebenfalls eine wichtige Rolle über die Beeinflussung zentraler Regionen von Erinnerung und Emotionen zu.

Der Injektion an das Ganglion cerviale superius (vgl. ▶ 10.4.4) als wesentliches vegetatives Steuerungszentrum für intrakranielle Transmitter könnte hier zusammen mit psychokinesiologischen Techniken ein bedeutsames Element in einem multimodalen Therapiekonzept eines zentralnervösen „reset" darstellen.

6.10.3 Therapiehindernis „Behandlung auf der falschen Therapie-Ebene"

Frédéric von Orelli

Die fünf Ebenen

Nach D. Klinghardt können wir therapeutisch auf fünf verschiedenen Ebenen tätig werden, die er „fünf Körper" genannt hat (▶ Tab. 6.6). Das Modell fußt auf der indischen Chakra-Lehre und erlaubt eine Zuordnung verschiedener medizinischer Maßnahmen zu ihrem „Wirk-Ort".

Tab. 6.6 Die fünf Therapieebenen nach D. Klinghardt.

Ebene		Krankheitsbilder	Lösung
5	seelischer Körper	Sinnverlust, Trennung von Gott	Gebet, Ich-Du-Beziehung, Meditation, spirituelles Heilen
4	Traumkörper	Psychosen, Neurosen	Tiefenpsychologie, Hypnose, Hellingers Systemtherapie
3	mentaler Körper, Ratio	Regulationsstörungen, Verhaltensstörungen, Psychosomatische Beschwerden	Kognitive Verhaltenstherapie; Autogenes Training, Psychokinesiologie, Homöopathie, Anthroposophie, Bachblütentherapie
2	elektrischer Körper	vegetative Störungen: „Software Probleme“	Akupunktur, Neuraltherapie, Magnetfeldtherapie, Säure-Basen-Ausgleich; Feldenkrais-, Alexandertechnik
1	strukturell-biochemischer Körper	Strukturelle und biochemische Störungen: “Hardware Probleme“	Lokale und segmentale Neuraltherapie, Pharmakotherapie, Phytotherapie, TCM, Krankengymnastik, manuelle Medizin Chirurgie, Radiotherapie

Wahl der richtigen Ebene

Wann immer möglich sollte auf derjenigen Ebene behandelt werden, auf der die betreffende Störung primär entstanden ist. So kann die angemessene Behandlung mit entsprechend geringem Aufwand sehr gezielt und damit effizient durchgeführt werden.

Je höher die angesprochene und zu behandelnde Ebene, desto mehr ist der Therapeut mit seiner ganzen Person energetisch eingebunden und beansprucht, da die Beziehung immer persönlicher und umfassend-ganzheitlicher wird. Er muss sich selbst durch eine entsprechende Lebensweise und durch Verhaltenstechniken schützen, um nicht seine eigene Energie im Übermaß an seine Patienten zu vergeben und dadurch selbst in Gefahr zu geraten, krank zu werden.

Erkennen der falschen Ebene

Für den Neuraltherapeuten bedeutet das, mit äußerster Sorgfalt anamnestisch und mit allen diagnostischen Möglichkeiten, ggf. auch ergänzenden Methoden zunächst einfache strukturelle Störungen (z.B. Triggerpunkte) ausfindig zu machen und diese zu behandeln.

Die Ganglientherapie und die Suche nach Störfeldern und ihre Behandlung betrifft die zweite Ebene. Dabei hat der Therapeut stets auf Hinweise zu achten, ob weitere Ebenen ursächlich beteiligt sind, die den Erfolg einer – auch technisch perfekten – Neuraltherapie leicht zunichte machen können.

Eine Behandlung auf einer zu niedrigen Ebene führt häufig zu erfolglosen, frustranen Behandlungsversuchen, eine zu hoch gewählte Ebene bedeutet dagegen für den Therapeuten ein Übermaß an Energieverlust und – bei zu vielen Fehlern dieser Art – die Gefahr eines Burnout-Geschehens.

Behandlung auf mehreren Ebenen?

In der Regel ist es nicht sinnvoll, mit verschiedenen Methoden auf einer einzigen Ebene zu arbeiten. Dagegen bewährt es sich sehr, bei Patienten mit komplexen Störungen in verschiedenen Ebenen gleichzeitig aktiv zu sein. Der Patient erkennt dabei aufgrund der beobachteten Veränderungen, dass sein Problem nicht rein organischer Natur ist, sondern z.B. auch eine mentale oder psychische Ebene besitzt, die unter Umständen ebenfalls einer Behandlung bedürfen. Er wird deshalb die „vertikalen Zusammenhänge" verstehen lernen und wesentlich motivierter im Gesamttherapiekonzept mitarbeiten. Er wird nach Erkenntnis der „höheren Ursachen" bei Bedarf auch einen psychotherapeutischen Ansatz akzeptieren können.

Für den Therapeuten wiederum bedeutet es eine Entlastung, im Team mit anderen Therapeuten in die gleiche Richtung arbeiten zu können. Voraussetzung ist, dass alle verstehen, welches ihre jeweilige Aufgabe ist, und wissen, auf welcher Ebene ihr spezifischer Einsatz gefordert ist.

Gerade bei komplexen funktionellen Krankheitsbildern sind Therapeuten-Netzwerke oder fachübergreifende Praxen bzw. Kliniken eine gute Möglichkeit, interdisziplinäre Ansätze in gemeinsamer Kooperation zum Wohle des individuellen Patienten zu realisieren.

6.10.4 Misserfolge in der Neuraltherapie

Lorenz Brassel

Die Neuraltherapie kann zwar in unglaublich vielen Situationen hilfreich eingesetzt werden, es gibt aber nie eine Erfolgsgarantie. Bei unbefriedigenden Verläufen können beispielsweise die in Kapitel ▶ 6.10.1 bis .3 dargestellten Heilhindernisse vorliegen, die es zu erkennen und zu beseitigen gilt. Es kann aber auch schnell die Frage auftauchen, ob es sich um einen „schwierigen" Patienten handelt. Oft haben wir Hinweise, die diesen Verdacht zu nähren scheinen.

In dieser Situation, wo wir nach Ursachen für den Misserfolg suchen, lohnt es sich, die Fragestellung zu erweitern, und sich zu überlegen:

- schwieriger Arzt?
- schwieriger Patient?
- schwierige Interaktion zwischen Arzt und Patient?
- andere Hindernisse?

Ursache „schwieriger Arzt"?

Bevor wir den Patienten als „schwierig" apostrophieren, sollten wir zuerst vor der eigenen Türe kehren. Stichworte dazu sind:

Erfolgssucht, Omnipotenz-Gefühl

Aufgrund früherer eigener oder von anderen berichteter erfolgreicher Fälle kann sich ein Gefühl von Allmacht einschleichen. Eine dadurch ausgelöste „Jagd nach Sekundenphänomenen" kann ein Hindernis für eine differenzierte und damit erfolgreiche Neuraltherapie werden. Die eigene Motivation und Befindlichkeit sollte jedenfalls reflektiert werden. Stehen wir unter dem Druck der glorreichen Neuraltherapie-Pioniere, die scheinbar ihre vertrackten Fälle durch siegreiche Entdeckung und Vernichtung der verborgensten Störfelder heilen konnten?

Narzisstische Kränkung

Durch den Ablauf der Neuraltherapie exponiert sich der Arzt weitaus stärker als via Pillenverschreibung. Durch die Möglichkeit von Komplikationen (wie bei jeder invasiven Methode) setzt er sich außerdem einem gewissen Haftungsrisiko aus. Daraus erwächst eine „Notwendigkeit des Erfolgs" und eines Nicht-akzeptieren-Könnens von Misserfolgen. Wir haben sozusagen eine moralische Verpflichtung: „Wenn's schon weh tut, muss es auch was bringen." Damit setzen wir uns selbst unter Druck.

„Beißhemmung" oder zu aggressives Vorgehen

Eine zu zögerliche Haltung auf Seiten des Arztes (*„nur nicht wehtun"*) oder das Gegenteil, ein zu aggressives Vorgehen: Zu wenig oder zu viel Injektionspunkte pro Sitzung, zu kurzes oder zu langes Behandlungsintervall? Es ist oft nicht einfach, das richtige Maß und Timing der neuraltherapeutischen Intervention zu finden. Unsere Aufgabe in dieser sehr individuellen Medizin ist es, die Aufnahmefähigkeit der jeweiligen Menschen und ihrer Regulationssysteme zu erkennen und angemessen therapeutisch zu beantworten.

Übersehen anderer Erkrankungen

Haben wir in der Anamnese oder bei der Untersuchung etwas Entscheidendes übersehen? Eine unvollständige konventionelle Abklärung, insbesondere auf Malignome, rächt sich schnell. Vertrauen in die Neuraltherapie bedeutet auch Misstrauischwerden gegenüber dem eigenen Handeln bei unbefriedigendem Verlauf. Teilerfolge in Form von vorübergehender oder teilweiser Schmerzabnahme sind auch bei Tumorschmerzen zu beobachten. Diese vermeintliche Besserung kann aber zu einer erheblichen Diagnose-Verzögerung des zugrundeliegenden Leidens führen.

Ursache „schwieriger Patient"?

Haben wir den begründeten Verdacht, dass das Hindernis tatsächlich auf der Ebene des Patienten liegt, sollten wir anstatt den Patienten anzuschuldigen uns selbst hinterfragen, ob wir die Situation dieses Menschen ausreichend gut verstanden haben.

Sekundärer Krankheitsgewinn, Symptom als Ventil

Ein Krankheitsgeschehen respektive dessen ausbleibende Heilung können auch als Notsignal oder Hilferuf eines psychosozial überforderten Menschen angesehen werden. Ohne Entwicklung von Krankheitssymptomen könnte er sich gar keine Hilfe erhoffen oder organisieren. Die Erkrankung erlaubt also eine Art prekäres neues Gleichgewicht, auch eine neue Einordnung in das gesellschaftliche bzw. in das persönliche Umfeld (Familie!), eine Legitimierung der Existenz. Die Identität als Erwerbsunfähiger, nicht voll belastbar und schonungsbedürftig, ermöglicht eine gewisse Schutzfunktion. Destabilisierung dieses Zustandes macht Angst. Der Patient „verteidigt sein Störfeld" und seine Symptome. Ihm seine Symptome wegzunehmen, ist erst möglich, wenn genügend Aussicht auf sonstige Absicherung im Falle seines Gesundwerdens vorhanden ist; vorher wäre es fast schon unmoralisch.

Rentenbegehren

„Rentenneurose" ist eine stark vereinfachte, diffamierende Bezeichnung einer hochkomplexen Situation. Die hier dargelegten Interpretationen und Zusammenhänge sind den Patienten kaum je bewusst, und noch weniger steckt eine böse Absicht dahinter. Es handelt sich hierbei um somatoforme Störungen, bei denen ein Krankheitssymptom als Ausdruck oder als Eckpfeiler einer „stabilen Dysregulation“ dient. Das Problem kann in diesen Fällen nicht auf einer rein somatischen Ebene gelöst werden (also z.B. mit Neuraltherapie, insbesondere wenn die Neuraltherapie auf eine „mechanistische“ Art eingesetzt wird) (▶ 6.10.3).

Angst

Chronische Schmerzen können auch zu einer Spritzenphobie führen; der Patient fürchtet sich dann vor jedem zusätzlichen, auch dem kleinsten Schmerz, also auch vor unserer Injektionsnadel.

Nozebo-Effekte

Wenn beim Patienten ein innerer Widerstand gegen die Neuraltherapie vorhanden ist, besteht die Gefahr eines „negativen Plazeboeffekts“. Der Misserfolg wird dann als eine Art Strafe für den Arzt angesehen, der einem Böses angetan hat.

Schwierige Interaktion zwischen Arzt und Patient?

Der ideale Patient

Am liebsten sehen wir den intelligenten, aufgeklärten Patienten mit bereits vorhandener positiver Neuraltherapie-Erfahrung, schulmedizinisch vollständig abgeklärt und erfolglos behandelt, aktiv beim Prozess mitdenkend.

Im realen Leben behandeln wir aber viel häufiger Leute mit sehr unklaren Vorstellungen über unsere Therapie und mit magisch überhöhten Heilserwartungen. Eine Injektion ist per se eine starke „Placebo-Handlung“. Es handelt sich um eine noch wenig erforschte Einwirkung auf das zentrale Nervensystem, die auch in der konventionellen Medizin häufig eingesetzt wird (vgl. ▶ 5.8 Plazebo-Effekt; ▶ 5.4 Matrix).

Wesentlich ist, dass der Neuraltherapeut seine Überlegungen dem Patienten in einfachen Worten und Bildern mitteilt, damit dieser sein therapeutischer „Komplize“ wird. Das Erfassen eines Menschen mit seiner ganzen psycho-somatischen Problematik geht aber weit über die verbale Kommunikation hinaus. Das Erahnen der zugrunde liegenden Störung braucht oft mehr als nur rein rationales Vorgehen; vielmehr eine empathische „nonverbale Gleichschaltung“ von Arzt und Patient (vgl. ▶ 8.4.1 Die Rolle der Intuition).

Andere Hindernisse?

Wenn etwas nicht klappt, stehen wir in Gefahr, dafür externe Schuldige zu suchen. Ältere Neuraltherapeuten beklagen manchmal, dass die Wirkung der Neuraltherapie in früheren Zeiten besser und durchschlagender gewesen sei. Das tönt nach Nostalgie, zeigt aber zumindest, dass Neuraltherapeuten ihre Methode durchaus kritisch einzuschätzen wissen. Wenn für mangelnde therapeutische Resultate Erklärungen gesucht werden, könnten folgende Faktoren eine Rolle spielen:

Die Dynamik der medizinischen Entwicklung

Die Entwicklung der Menschen und ihrer Krankheiten geht rasant weiter. Die konventionelle Medizin hat heute für viele Krankheitsbilder kompetentere Antworten als zu Zeiten der Pioniere der Neuraltherapie. Ein Teil der Indikationen für die Neuraltherapie ist hierdurch entfallen, dafür kommen eine Vielzahl neuer Indikationen dazu, die wir lernen müssen, als solche zu erkennen und Therapiekonzepte dafür zu entwickeln. Als Beispiel seien nur die „neuen" Krankheiten Fibromyalgie, Endometriose, HPV-Infektionen der Zervix genannt.

Umwelt

Toxine und Fremdsubstanzen wirken überall in der Ökosphäre auf uns ein: medikamentöse Einflüsse, „Verschlackung" des Grundregulationssystems, elektromagnetische Felder und geopathische Einflüsse. Viele Patienten geraten dadurch in eine nicht mehr regulationsfähige Situation. In dieser Situation kann es sinnvoller sein, zunächst Abstand von der Neuraltherapie zu nehmen und mit anderen Methoden die Regulationssperre zu lösen (Fastenkuren, Ernährungsumstellung, Darmsanierung, Procain-Basen-Infusionen, Homöopathie, Psychotherapie, Entlastung von sozialen Stressoren etc.), bevor die Neuraltherapie wieder aufgenommen und dann erfolgreich sein wird.

Grenzen der Methode

Das Autonomwerden von ursprünglich funktionellen Erkrankungen kann zu Situationen führen, bei denen die Neuraltherapie allein nicht mehr weiterhilft, z.B. bei allergischen oder autoimmunen Entgleisungen. Hier kann die Neuraltherapie nur als Teil eines ganzheitlichen Therapiekonzepts erfolgreich eingesetzt werden (z.B. Asthma, Colitis ulcerosa, M. Crohn, chronische Polyarthritis). Bei vielen Krankheiten kann man von der Neuraltherapie keinen oder nur geringen Einfluss auf das pathogenetische Grundgeschehen erwarten, sehr wohl aber auf Begleitsymptome wie Schmerz, Verspannung, Entzündung (z.B. Malignome, degenerative Prozesse, multiple Sklerose).

Lebensumstände

Ein wichtiges Hindernis auf dem Weg zur erfolgreichen Therapie kann eine inadäquate Einbettung der Neuraltherapie in den Lebensalltag des Patienten sein: Am besten wirkt Neuraltherapie, wenn der Patient nach der Behandlung etwas liegen kann und keine belastenden Tätigkeiten am selben Tag auf seinem Programm hat. Was sich häufig rächt, ist die Mehraktivität und Mehrbelastung von Patienten mit erfolgreicher Neuraltherapie aufgrund der neu gewonnenen Lebensenergie: Die günstige Wirkung wird dadurch gleich wieder „aufgefressen". Es ist oft besser, den Patienten anzuweisen, seinen Tätigkeitsumfang vorerst auf der Stufe vor der Neuraltherapie zu belassen.

Resumee und Konsequenzen

Das Problem „schwieriger Patient" führt uns auf eine Gratwanderung zwischen der Gefahr des Über-Engagements mit verkrampftem „Erzwingenwollen" einerseits oder aber Abweisung und Distanzierung vom Patienten andererseits. Beides macht blind für die reale Situation und die richtigen therapeutischen Schritte. Misserfolge können und sollten zu Nachdenklichkeit und Bescheidenheit führen; aus ihnen lernen man oft mehr als aus den Erfolgen.

7 Organisation und -ausstattung

7.1 Ausstattung und Organisation in Praxis und Klinik

7.1.1 Materialien in der Neuraltherapie

Imke Plischko

Der Neuraltherapeut sollte eine Reihe von speziellen Materialien vorrätig haben. Einige sind mit dem üblichen Praxisbedarf zu beziehen, andere nur von Spezialfirmen lieferbar (Lieferadressen Download der Lieferadressen).

Medikamente

Substanz	Menge	Konzentration	Bemerkungen
Procain ohne Zusätze	2 ml, 5 ml, 50 ml, 100 ml	1 %	vorzugsweise in 5-ml-Glasampullen
	5 ml	0,5 %	Triggerpunkttherapie, rückenmarksnahe Injektionen
Procain pur in Zylinderampullen ohne Zusatz „DS" (= ohne Adrenalin)	1,7 ml	1 %	handelsüblich in der Schweiz; Bezugsquellen in Deutschland und Österreich Download der Lieferadressen
Lidocain	5 ml	0,5 %	Indikationen ▶ 4.5 Procain oder Lidocain?
		1 %	nur bei Allergie gegen Procain
Articain in Zylinderampullen oder Brechampullen	1,7 ml, 5 ml	1 %	Zahninjektion (Sonderfälle)

Anmerkungen:
- Zusätze von Adrenalin auf alle Fälle vermeiden!
- Ob Procain-Entnahmeflaschen mit Zusatz von Konservierungsstoffen verwendet werden, muss im Einzelfall entschieden werden.
- Vorteil der Glasampullen: gute Übersicht über Injektionsmenge, keine Beimengung von Konservierungsstoffen
- Plastikampullen: Beimischung von Weichmachern?

Spritzen

Inhalt	Aussehen	Anschluss	Verwendung	Kommentar
2 ml	farblos	Luer	bei diffizilen Injektionen	
5 ml	farblos	Luer		Standardspritze „für alle Gelegenheiten“
	grüner Stempel	Luer-Schraublock	bei hohem Druck	intraoral; bei sehr derben Narben
10 ml	farblos	Luer	bei Injektion größerer Mengen Lokalanästhetika mit niedrigem Druck	z.B. großflächige, weiche Narben
Karpulenspritze 1,7 ml		Spezialnadel	Zahn-Kiefer-Bereich	auch für sehr derbe Narben; Injektionen im Gesicht und an der Hand

Es empfiehlt sich, immer die gleiche Spritzengröße und -marke zu verwenden, am ehesten 5 ml, diese liegt am besten in der Hand. So kann der jeweilige Gewebswiderstand gut beurteilt werden.

Karpulenspritze für Dentalkanülen

Die Investition in eine gut in der Hand liegende Karpulenspritze lohnt sich alleine schon für die vielen Injektionen im Mundbereich, z.B. für die intraligamentäre Injektion (▶ 10.9 Injektionen an Zähne). Ein gefährliches Abspringen der Kanüle im Mund wird hierdurch verhindert.

Karpulenspritzen eignen sich wegen des z.T. hohen aufzuwendenden Drucks auch hervorragend für die Narbenunterspritzung.

Klebeetiketten

Wer viel Neuraltherapie betreibt, wird dankbar sein, wenn die Spritzen vor der Behandlung von der Praxisassistentin bereits aufgezogen und vorbereitet sind. Diese müssen dann beschriftet werden, am besten mit wasserfestem Schreiber oder mit vorbereiteten Etiketten.

Kanülen

Kanülengröße	Verwendung	Kommentar
0,40 × 20 mm	Quaddeln, oberflächliche Injektionen; Ggl. stellatum	Standardnadel
0,40 × 40 mm	oberflächliche Injektionen, Triggerpunkte, Ggl. pterygopalatinum, Sakralkanal, Gelenke, größere Narben	Standardnadel
0,45 × 50 mm	Triggerpunktbehandlung	

0,60 × 60 mm	tiefere Injektionen, Muskeln, Gelenke; Ggl. pterygopalatinum und oticum, Frankenhäuser-Plexus abdominal bei schlanken Patientinnen	Standardnadel für tiefere Injektionen
0,80 × 80 mm	tiefe Injektionen, insbesondere Ganglien (gynäkologischer Raum, Ggl. coeliacum, lumbaler Grenzstrang etc.)	
0,90 × 120 mm	tiefe Injektionen (Ggl. coeliacum, lumbaler Grenzstrang)	bei korpulenten Patienten
0,30 × 25/30 mm	Injektion im Zahn-Kiefer-Bereich	Dentalkanüle für Karpulenspritze
1,0 × 180 mm	nur Nervus pudendus, in Führungshülse (Woelm-Besteck)	▶ 10.5.12; Bezug Download der Lieferadressen

Umrechungsfaktor Gauge – mm

Gauge	mm	Konusfarbe
20 G	0,90 mm	gelb
21 G	0,80 mm	smaragdgrün
22 G	0,70 mm	schwarz
23 G	**0,60 mm**	**blau**
24 G	0,55 mm	lila
25 G	**0,50 mm**	**orange**
26 G	0,45 mm	braun
27 G	**0,40 mm**	**grau**
28 G	0,36 mm	grün
29 G	0,33 mm	orangerot
30 G	**0,30 mm**	**gelb**
31 G	0,28 mm	violett
33 G	0,26 mm	rot

Weitere Materialien

Material	Beschreibung	Bemerkung
Hautdesinfektionsmittel	Sprühflasche, nachfüllbar	Praxisbedarf
Stabtaschenlampe	mit Halterung für Mundspatel	
Standard-Notfallkoffer		sollte in keiner Praxis fehlen
Stauschlauch		

Mundspatel	aus Holz oder Kunststoff, je nach Halterung der Stabtaschenlampe	Praxisbedarf
Kältespray	zur Vitalitätstestung von Zähnen mit Wattebausch	fakultativ
Handschuhe	bei intraoralen Injektionen, für Prostata- und gynäkologische Injektionen	Praxisbedarf

7.1.2 Praxisorganisation und -ausstattung

Hagen Huneke

Unterschiedliche Praxisstrukturen

Rein neuraltherapeutische Praxen in Deutschland sind hoch spezialisiert und selten. Sie stellen allenfalls einige Prozent derer, die das neuraltherapeutische Verfahren anwenden. Insbesondere in der kassenärztlichen Praxis und Schmerzambulanz ist die Neuraltherapie nur eines von mehreren Verfahren, das der Arzt beherrscht und seinen Patienten anbietet. Es bedarf in allen Fällen einer guten Organisation.

Im Folgenden wird der Ablauf in einer überwiegend neuraltherapeutisch ausgerichteten Praxis und Schmerzambulanz beschrieben. Diese Grundstruktur kann und soll an den jeweils individuellen Praxisablauf angepasst werden und wird sich mit zunehmender Erfahrung auch wandeln.

Praxisorganisation

Notwendigkeit einer Bestellpraxis

Das neuraltherapeutische Verfahren ist zeitintensiv und fordert daher eine gute Organisation in der Durchführung, ohne die letztendlich keine guten Resultate erzielt werden:

- Ein unter Zeitdruck stehender Arzt wird kaum eine ausreichende Anamnese und Befunderhebung erstellen (vgl. ▶ Kap. Diagnostik) und nicht genug Ohr für die versteckten Hinweise auf die Ursachen der Erkrankung (z.B. eventuelles Störfeld) entwickeln.
- Eine hastig durchgeführte Neuraltherapie ist riskant für den Patienten, da die Fehlerquote des Therapeuten steigt.

Deshalb Patienten nur nach Voranmeldung behandeln, ggf. eine gesonderte Sprechstunde einrichten, frei von der üblichen Hektik der Kassensprechstunde. Zu Beginn genügt hierzu ein Nachmittag, bei Ausweitung der Tätigkeit wird man entsprechend mehr Zeit einplanen. Diese Zeit ist nicht verloren – keine Maßnahme ist besser für das Praxisimage als zufriedene Patienten.

Terminplanung

- genügend Zeit einplanen: Bei neuen Patienten sollte man mindestens 30 min einkalkulieren, bei schwierigen Fällen mit langer Vorgeschichte reichen selbst die oft nicht aus. Für Folgebehandlungen genügen in der Regel 15–20 min.
- Wie häufig eine neuraltherapeutische Behandlung durchgeführt werden muss, hängt vom Einzelfall und vom Erfolg ab. Grundsätzlich gibt es keine feste Anzahl von Behandlungssitzungen. Zum Therapiebeginn haben sich Intervalle von ein bis zwei Sitzungen pro Woche bewährt, die bei entsprechendem Erfolg ver-

längert werden, bis das Behandlungsziel erreicht ist (vgl. ▶ 7.2.4 Strategie der Therapieplanung).
- Bei Beschwerdefreiheit nicht prophylaktisch weiter therapieren, nur im Fall erneut auftretender Beschwerden (vgl. ▶ 7.2.4 Strategie der Therapieplanung).

Räumlichkeiten

- Es empfehlen sich mindestens zwei helle und geräumige **Behandlungsräume**:
  - je eine **Liege** (möglichst mit beweglichem Kopfteil) und einem Behandlungsstuhl mit **Kopfstütze**
  - gynäkologischer oder urologischer **Behandlungsstuhl** beim Einsatz der entsprechenden Injektionstechniken, ersatzweise zwei Beinhalter für Steinschnittlage zum Anschrauben an eine Behandlungsliege. Diese sind hilfreich, aber nicht zwingend notwendig.
  - **Röntgenbetrachtungsschirm** für Zahnaufnahmen (OPG)
- idealerweise zusätzliche Möglichkeit von **Ruhekabinen**, in denen der Patient noch etwas liegen kann
- Das **Wartezimmer** sollte so gelegen sein, dass der Patient nach der Therapie die Praxis nicht verlassen kann, ohne nochmals von den Helferinnen gesehen (und auf Verkehrstauglichkeit kontrolliert worden) zu sein.
- Es empfiehlt sich die Behandlungszimmer auf **geopathische Belastungen** austesten zu lassen. An eine geopathische Störung sollte man z.B. denken, wenn auffällig häufige Nebenwirkungen (z.B. Kreislaufstörungen) immer nur in demselben Behandlungsraum auftreten. Es reicht in der Regel, die Behandlungsliege umzustellen, um Abhilfe zu schaffen. Wichtig ist, an diese Möglichkeit zu denken.

Personal

Ohne geeignetes und besonders geschultes medizinisches Personal funktioniert eine neuraltherapeutische Praxis nicht. Gerade die Besonderheiten der Methode müssen dem Personal bekannt sein. Ebenso wie an den Arzt höhere Anforderungen als in einer „normalen“ Praxis gestellt werden, sollte auch das Personal über überdurchschnittliche Qualifikation verfügen. Durchschnitt genügt nicht (vgl. ▶ 7.4 Qualitätsmanagement).

- **Schulung:** Mitarbeiterinnen sollten regelmäßig an externen Schulungen (Praxisorganisation, Menschenführung, Verhalten am Telefon) und internen Fortbildungen (Neuraltherapie, Konfliktstrategien) teilnehmen.
- Die **Qualitäten**, die eine gute Mitarbeiterin ausmachen, sollten gerade in einer naturheilkundlichen Praxis bei Einstellung des Personals Beachtung finden: Freundlichkeit, menschliche Reife, Stressbelastbarkeit, Organisationstalent.
- **Überzeugungsarbeit:** Auch das Personal muss von der Sinnhaftigkeit dieser Methode überzeugt sein. Sonst bleibt die Therapie nebulös und auch für Patienten wenig transparent.
- **Eigene Erfahrungen mit der Methode:** Sehr vorteilhaft ist es, wenn neben dem Arzt auch die Helferinnen eigene Erfahrungen mit der Neuraltherapie haben, um noch einfühlsamer mit dem Patienten umgehen zu können. Neuraltherapie ist nicht immer angenehm, manchmal sogar schmerzhaft und beängstigend für den Patienten. Erleichternd ist, wenn die Mitarbeiterinnen bereits vor und nach jeder Behandlung verständnisvoll auf die Ängste, Befürchtungen und Nebenwirkungen der Patienten eingehen (Empathie).

- Auch der **Neuraltherapeut selbst** ist angehalten, regelmäßig an Fort- und Weiterbildungen teilzunehmen. Nur so ist gewährleistet, auf Dauer Erfolge zu erzielen und Risiken und Nebenwirkungen zu minimieren.

Patientenliteratur

- Bei der Erstvorstellung eines Patienten umfassende **Aufklärung** über
  - Besonderheiten der Methode (Aufklärungspflicht)
  - Nebenwirkungen (vgl. ▶ 6.7)
  - Die verschiedenen Phänomene, die dem Patienten schon vor Therapiebeginn bekannt sein sollten (bessere Compliance; ▶ 5.6).
  - Aufklärung schriftlich oder zumindest in der Krankenakte dokumentiert und gegengezeichnet (▶ 7.3.2).
- Aushändigung einer **Informationsbroschüre**, die den Patienten umfassend über die Behandlungsmethode aufklärt. Ein Vordruck für eine eigene Informationsbroschüre steht zum Download bereit.

Diagnostische Hilfsmittel

- Basisausstattung wie EKG, Lungenfunktionsmessung, Sonografie, Laboruntersuchungen etc. auch für Neuraltherapie sinnvoll
- Thermografie, Kinesiologie (vgl. ▶ 8.4.6) u.Ä. Testverfahren, sofern sie vom Therapeuten sicher beherrscht werden und dem Patienten und dem Fortgang der Diagnostik dienen

Therapeutische Hilfsmittel

Die Materialien und kleinen Instrumente sind in ▶ Kapitel 7.1.2 (Praxisausstattung) ausführlich dargestellt. Darüber hinaus lohnt es sich bei umfangreicherer neuraltherapeutischer Tätigkeit, folgende Punkte zu beachten:

- Tiefe und schwierige Injektionen sollten möglichst von ausgebildeten Neuraltherapeuten (▶ 7.2.3 Dreistufenkonzept) durchgeführt werden, um die Risiken zu minimieren.
- Oberflächliche Behandlungen sind auch dem Anfänger unter Beachtung der entsprechenden Kautelen erlaubt und angeraten.
- Auch für den erfahrenen Therapeuten hat sich das Vorliegen der Lehrbücher und Atlanten der Neuraltherapie in der Praxis bewährt, um bei evtl. auftretenden Unsicherheiten jederzeit nachschlagen zu können.
- Ein Skelett in Lebensgröße oder zumindest ein Wirbelsäulenmodell hilft sehr bei der Orientierung über die exakte Injektionsstelle.

Management von Risiken und Nebenwirkungen (vgl. ▶ 6.7)

- Dosierungsrichtlinien und exakter Einsatz der Injektionsnadel sind unbedingt einzuhalten.
- Grundsätzlich Testung auf Allergie: Procain hat eine äußerst geringe Allergierate (vgl. ▶ 4.5 Procain oder Lidocain?). Jedoch immer zu Beginn der Behandlung **Allergietestung** durch eine Hautquaddel (ersatzweise durch Einträufeln von einem Tropfen Procain in den Bindehautsack – schmerzhaft!) durchführen. Im Zweifel sollten weitere Lokalanästhetika getestet werden, bei denen man ähnlich verfährt.

- Die häufigsten unerwünschten Folgen einer neuraltherapeutischen Behandlung bestehen in passageren und harmlosen **Kreislaufstörungen**, die sich direkt nach der Behandlung als Schwindel bzw. Gangunsicherheit äußern.
- Diesem meist nur wenige Minuten anhaltendem **Unwohlsein** kann entgegengewirkt werden, indem die Behandlung nach Möglichkeit im **Liegen** durchgeführt wird und dem Patienten anschließend noch einige Minuten zur Erholung eingeräumt werden, bevor er aufsteht.
- Einige Injektionen (z.B. Injektionen am Rücken) sind nur im **Sitzen** üblich oder möglich. Hier ist organisatorisch für den Fall einer eventuellen plötzlichen Kreislaufschwäche eine Liege in erreichbarer Nähe vorzuhalten. Die Injektion ist dann abzubrechen und der Patient sofort auf die Liege zu bringen.
  Am besten führt man derartige Injektionen direkt an der Liege durch: Der Patient sitzt vornüber gebeugt vor der Liege und stützt sich mit den Unterarmen auf ihr auf.
- Der Einsatz eines **Fingerpulsoxymeters** hat sich sehr bewährt, da er Kreislaufdysregulationen aufzeigt, bevor der Patient sie überhaupt wahrnimmt. Er ist jedoch in der Neuraltherapie nicht vorgeschrieben.
- Als wichtigstes Therapeutikum bietet sich im Bedarfsfall die kurzfristige Gabe von **Sauerstoff** über eine Atemmaske an. Die Sauerstoffflasche sollte möglichst auf einem fahrbaren Untersatz in der Praxis jederzeit einsatzfähig sein (vermittelt Professionalität). Die Kombination von Pulsoxymeter und Sauerstoff evtl. in Schocklage führt dazu, dass Kreislaufprobleme und verängstigte Patienten eine Seltenheit sind.
- Der Einsatz von Kreislauf-stabilisierenden Pharmaka ist in der Regel nicht notwendig. In jeder neuraltherapeutischen Praxis sollten aber im **Notfallkoffer** die dort beschriebenen Mittel (vgl. ▶ 6.8 Akutmaßnahmen) vorhanden sein.
- **EKG:** Ganz selten auftretende Tachykardien und Herzrhythmusstörungen nach dem Einsatz von Lokalanästhetika sollten mit einem EKG überwacht werden. Hierzu bietet sich z.B. der Cardiac Pen, ein Mini EKG, in kaum mehr als Füllergröße an, das dem Patienten ohne Verkabelung direkt auf die Brust über der Herzregion angelegt werden kann, ohne dass der Eindruck von drohender Gefahr vermittelt wird.
- **Kurzfristige Nervenlähmungen**, wenn entsprechende Strukturen getroffen werden: Der Patient ist in der Praxis unter Kontrolle zu halten, bis die Anästhesie abgeklungen ist. Um den Praxisablauf nicht unnötig zu stören und Behandlungszimmer zu blockieren, ist das Vorhandensein von Ruheliegen in entsprechenden Kabinen mit Überwachungsmöglichkeiten durch das medizinisch geschulte Personal empfehlenswert.
- **Blutungen** nach Injektionsbehandlungen: Normalerweise sistieren diese sehr schnell. In Ausnahmefällen kann der Einsatz von Hämostatika wie Trillium® oder hämostatischer Watte wie Clauden® angebracht sein.
  In den Fällen, in denen trotz entsprechender Anamnese dem Behandler die Einnahme von Marcumar o.Ä. verschwiegen wurde, sollte jede neuraltherapeutische Praxis entsprechende Antagonisten wie Vitamin K1 (z.B. Konakion®) vorrätig haben.

Weitere Hinweise zum Umgang mit Kontraindikationen und Nebenwirkungen ▶ 6.7 Risiken, Nebenwirkungen, ▶ 6.8 Akutmaßnahmen.

Zusätzliche Sicherheitsmaßnahmen

In der Anästhesie wird beim Einsatz von bestimmten Lokalanästhetika das prophylaktische Anlegen eines **venösen Zugangs** gefordert, um im Bedarfsfall schneller Kreislauf stabilisierende Maßnahmen einleiten zu können. Dieser hat sich beim Einsatz der üblichen Mengen kurzwirksamer Lokalanästhetika in der niedergelassenen Praxis weder bewährt noch durchgesetzt. Trotzdem sollten außer dem Arzt auch die Helferinnen in der Lage sein, im Bedarfsfall einen solchen Zugang legen zu können. Entsprechende Ausstattung ist vorzuhalten und regelmäßig zu kontrollieren (vgl. ▶ 7.1.1 Basisausstattung).

Ob ein **Defibrillator** in die Praxis gehört, ist eine grundsätzliche Frage an das jewilige Praxisprofil. Da man inzwischen halbautomatische, sehr einfach auch vom Laien zu bedienende Geräte an Flughäfen und Bahnhöfen installiert, sollte jeder Arzt darüber nachdenken, ob er seinen Patienten einen solchen Sicherheitsservice nicht auch anbieten kann. Auch hier besteht jedoch keine Vorschrift zur Anschaffung.

Einsatz der EDV

Mittlerweile ist der Einsatz der EDV in der Arztpraxis unverzichtbar geworden. Ca. zehn große und 200 kleine Programmhersteller bieten Arztsoftwareprogramme an. Eine spezielle Arztsoftware für Neuraltherapie ist derzeit jedoch noch nicht bekannt.

Folgende Funktionen sollte eine gute Software bieten:

- Terminplanung
- Dokumentation: Für die Neuraltherapie-spezifische Dokumentation können die im Download zur Verfügung stehenden Unterlagen verwendet werden.
- Abrechnung (Abrechnung von IGeL-Leistungen bei gesetzlich versicherten Patienten muss in der Software möglich sein!)
- automatische Arztbriefe
- Marketing: Erstellung von Praxisbroschüren über Standardsoftware (z.B. Word)
- Möglichkeit zu Literaturrecherchen großer Datenbanken wie Medline und Embase

Die neuraltherapeutische Reisetasche

Hans C. Peyer

Ausstattung

Sie alle reisen gerne, die Ziele mögen sich dem rasanten Tempo der heutigen Zeit entsprechend geändert haben; konnte in vergangener Zeit der „Käfer" mit Reisegepäck randvoll bepackt werden inklusive Hausapotheke, Verbandkasten und Medikamentensortiment, so sind für zeitgemäße Flugreisen nur mehr geringe Gepäckgrößen möglich – was liegt denn näher, als unser neuraltherapeutisches Handwerkzeug als alleinigen medizinischen Begleiter mitzuführen. Prof. Hopfer pflegte dieses stets in seiner Brusttasche dabei zu haben.

Drei Beispiele für den Einsatz der neuraltherapeutischen Reisetasche

Internistische Erkrankung

Unsere Skiferien führen uns in die Walliser Berge, wo unser damals zehnjähriger Sohn am dritten Tag in hochfebrilem Zustand und mit kloßiger Sprache sein Frühstück verweigert. Ein Blick in den Rachen bestätigt meine Vermutung: klassische Angina tonsillaris mit glasigen Gaumenmandeln, Eiterpfröpfen und begleitender Lymphadenopathie. Den heutzutage fast nicht mehr wegzudenkenden Streptokokken-Schnelltest führe ich selbstverständlich nicht mit, doch habe ich ja mein kleines Lederetui dabei. Und alles geht sehr schnell – der Kleine merkt kaum, wie ihm geschieht: Mund auf, Teelöffel auf die Zunge, und behende ein Procain-Depot von 1 ml bds. im Bereich des oberen Tonsillenpols gesetzt. Dem nun zwangsläufig folgenden, aufbegehrenden Weinen des Kindes wird ein jähes Ende gesetzt durch je drei Quaddeln bds. entlang der ventralen zervikalen Lymphabflüsse. Und siehe da: Innerhalb von 24 Stunden ist der Knabe afebril und sitzt schon frühmorgens auf seinem Schlitten, um in der Bäckerei die Frühstückshörnchen besorgen zu gehen.

Schmerzzustände

Unsere nächsten Ferien führen uns nach Korsika. Wir residieren in einfachen Bungalows in einer typischen Feriensiedlung. Bald heißt es: Ein leidgeplagter Tourist krümme sich vor Schmerzen in seinem Bungalow. Hier in Kürze die Anamnese: Beginn der Nierenkoliken vor vier Tagen, Hausbesuch durch den korsischen Dorfarzt, der die Einweisung ins Spital veranlasst. Blaulichtfahrt ins 80 km entfernte Spital der Hafenstadt Bastia, wo die Diagnose einer Ureterkolik, verursacht durch ein Konkrement, per Ultraschall gestellt wird. Infusionstherapie während 48 Stunden ohne Konkrementabgang. Daraufhin Entlassung zurück ins Camp mit Paracetamol-Reserve.

Ich treffe auf einen äußerst bleichen Mann mittleren Alters, der stöhnend und schweißgebadet in gekrümmter Stellung auf der Couch liegt, umgeben von seiner ebenso bekümmerten Familie. Es mag Zufall sein oder nicht, jedenfalls scheint mein neuraltherapeutisches Reisegepäck im blauen Köfferchen eine derartige Situation geradezu erwartet zu haben. Trotz Stöhnen und Ächzen lasse ich den Patienten nach erster Injektion intra- und paravenös kubital auf einem Stuhl mit nach vorne gekehrter Lehne hocken, so dass er sich mit den Armen bequem abstützen kann. Und nun kommt die lange Nadel an die Reihe: Nach Setzen einer Quaddel 1 Querfinger unterhalb des Dornfortsatzes des ersten Lumbalwirbels, 5 cm paravertebral, schiebe ich die Nadel ca. 20 Grad medianwärts und 20 Grad kranialwärts unter leichtem Stempeldruck vor bis die Nadelspitze nach Bereich des Übergangs von der lateralen zur ventralen Fläche des Wirbelkörpers erreicht. Hier setze ich nach zweimaliger Aspiration 5 ml Procain 1%.

Zur Vervollständigung dieser bei Nierenkoliken bestens bewährten Injektion an das Ganglion coeliacum setze ich beim anschließend auf dem Rücken liegenden Patienten einige Quaddeln im Bereich des Ureterverlaufes und über der Blase. Erstmals atmet der Patient erleichtert auf und blickt mir ungläubig entgegen: Seine anhaltenden Schmerzen sind gewichen, er kann sogar schmerzlos an den Bettrand sitzen! Zwölf Stunden später wiederhole ich dieselben Injektionen, tags darauf tritt der dankbare Tourist zusammen mit seiner Familie im Auto die Rückreise in die Schweiz an, bei vollständiger Beschwerdefreiheit.

Allergische Sofortreaktion

Mein letzter Fall führt uns nochmals zurück ins Wallis, wo ich vor 20 Jahren als Studienabgänger zum ersten Mal mit Neuraltherapie konfrontiert worden bin, ohne zuvor darüber gehört zu haben. Im Rahmen eines militärischen Dienstes genossen wir im Spätherbst auf der Terrasse eines ortstypischen Lokals die Aussicht bei einem Glas Heida-Gletscherwein, als unvermittelt ein junger Adjutant voller Schrecken erblasste und mit stockender Stimme nach sofortiger Hilfe und zu bestellendem Ambulanzwagen verlangte. Was war geschehen: Eine Wespe hatte sich in seiner Hose verfangen und ihn in den Unterschenkel gestochen. Und er war ein Hymenopterenallergiker erster Güte!

Doch der Vorsitzende der medizinischen Kommission für Stellungspflichtige (noch heute Vorstandsmitglied der schweizerischen Ärztegesellschaft für Neuraltherapie) wusste Rat: Unter dem Sitz seines Autos verstaut warteten Procain, Spritze und Nadel auf ihren Einsatz. Unter verbaler Beruhigung des Gestochenen führte er die sofortige Injektion im Unterschenkel an die Einstichstelle des Insekts und kubital intravenös durch und setzte sodann völlig ruhig und gelassen sein Weinglas an die Lippen, um sich am erfrischenden Tropfen gütlich zu tun. Gebannt harrten wir alle der Dinge, die da kommen sollten – doch zum Erstaunen des völlig perplexen Adjutanten und zum Erstaunen meinerseits geschah überhaupt nichts: keine Spur von allergischer Reaktion, kein Schockzustand. Mit Hilfe der Neuraltherapie war die bekannte Allergie vom Soforttyp, ausgelöst durch Wespengift, vollumfänglich gebannt worden.

Resümee

Eine flotte Verfügbarkeit der neuraltherapischen Reisetasche hinterlässt als platzsparender und jederzeit einsatzbereiter Reisebegleiter dankbare und zufriedene Touristen.

7.1.3 Klinikorganisation und -ausstattung

Thomas M. Heintze

7

Die Kliniktätigkeit bietet dem neuraltherapeutischen Anfänger eine Reihe von Vorteilen. Dem gegenüber stehen Nachteile – Verwaltungsvorgaben, Personalfluktuation, Zuständigkeitsfragen, Interaktion mit kritischen Kollegen. Diese stellen wiederum eher den Fortgeschrittenen vor eine Reihe von Herausforderungen. Für beide Gruppen seien nachfolgend einige nützliche Hinweise gegeben.

Ausstattung

Jeder Klinikarzt, der Neuraltherapie betreibt, braucht die in ▶ Kapitel 7.1.1 aufgeführten Instrumente und Medikamente. An besonderer Ausstattung für die Klinik haben sich bewährt:

- ein speziell eingerichtetes Zimmer für die Anamnese, Untersuchung und Therapie oder zumindest ein gesonderter Raum zur Behandlung des Patienten unter Ausschluss anderer „Zuschauer"
- eine eigene Untersuchungsliege für die Neuraltherapie
- ein bis zwei Hocker oder Stühle
- direkt in Reichweite: Schrank oder Rollcontainer mit Lokalanästhetika, 5-ml-Spritzen und den hier am häufigsten verwendeten Kanülen, möglichst auch Dentalkanülen und Besteck
- in der Nähe: Notfallkoffer mit Ausstattung für Herz-Lungen-Wiederbelebung
- Desinfektionsmittel für Injektionen
- Pflaster

Im übrigen sei auf die Ausführungen in ▶ Kapitel 7.1.1 verwiesen, die sinngemäß auch für die Klinikambulanz gelten. Die Besonderheiten der Neuraltherapie bei der stationären Behandlung sind nachfolgend aufgeführt.

Organisation

Assistenz

Wer viel Neuraltherapie betreibt, kann sich vor Beginn und während eines Arbeitstags von den Krankenschwestern bzw. Arzthelferinnen schon einige Ampullen mit 1% Procain in 5-ml-Spritzen aufziehen lassen. (▶ 7.11 Materialien)

Bevorratung

Wichtig ist, genügend Procain 1% sowie 5-ml-Spritzen und Kanülen vorrätig zu halten. Hier muss festgelegt sein, wer wann was bestellt. Bestellbögen werden anfangs vom verantwortlichen Arzt abgezeichnet, bis das Bestellwesen sicher und zuverlässig läuft. Eine gewisse Standardisierung, wo was in den einzelnen Arztzimmern steht, kann hilfreich sein.

Schulung: Lernen vom Erfahrenen

Wie kaum anderswo bietet die Kliniksituation eine hervorragende Möglichkeit, die Neuraltherapie zu erlernen. Das Lernen vom erfahrenen Kollegen, das Wechselspiel zwischen Sehen und Tun, die Diskussion unter Kollegen, Fallkonferenzen und die organisatorische Ausstattung (Material, Bibliothek) insbesondere einer naturheilkundlich ausgerichteten Klinik bieten dem Anfänger günstige Voraussetzungen.

In den ersten zwei bis vier Wochen im Klinikalltag sollte der Anfänger immer beim erfahrenen Neuraltherapeuten sein, außer wenn die Patienten mit „ihrem" Arzt unter vier Augen sprechen wollen. So bekommt der in Neuraltherapie noch unerfahrene Arzt den Einstieg in diese erfolgreiche Methode und erlebt die Wirkung.

Parallel zum Alltag in Klinik und Praxis erhält der Anfänger gezielt Literatur, z.B. Neuraltherapielehrbücher und -atlanten, ggf. Videokassetten, und er sollte Kurse besuchen. In der Zeit zwischen zwei Konsultationen ist die Möglichkeit zum Nachfragen gegeben. Eine der Neuraltherapie angemessene Anamnese und Untersuchung, insbesondere Palpation mit Fingerspitzengefühl, ist besonders wichtig, ebenso wie die Rückmeldung durch den Erfahrenen und vom Patienten zur Wirkung der Neuraltherapie.

Hinweise auf geeignete Injektionstechniken geben die Einstufungen in Schwierigkeitsgrade (▶ 10).

Nach gezielter Untersuchung, z.B. Palpation der druckschmerzhaften Muskel-Triggerpunkte kann der Anfänger unter Anleitung die erste Neuraltherapie durchführen. Erst Quaddeln in betroffenen Segmenten, an Gelenke, Narbenunterspritzung usw. Später kommen dann tiefe Injektionen z.B. an die ISG bzw. an Nervenplexus dazu.

Insbesondere was die Störfelder angeht, ist bei der Neuraltherapie der Dialog zwischen Schüler und Lehrer sehr bedeutsam. Der Lehrer sollte den Schüler zum Fragen ermuntern und bei schwierigen Injektionen bzw. Patienten soweit möglich direkt helfen. Ziel ist, „elegant zu behandeln", also mit wenig Aufwand viel zu erreichen.

Aufklärung

Die Patienten werden mündlich und schriftlich über die Neuraltherapie aufgeklärt (▶ 7.3.3). Hierzu gehört die Erklärung der Wirkung der Neuraltherapie.

Inwieweit klinikeigene, spezielle Aufklärungsbögen verwendet werden müssen, ist fallweise zu entscheiden. Ansonsten können die zum ✚ Download bereit gehaltenen Bögen angepasst und verwendet werden.

Besonderheiten der Kliniksituation und ihr Einfluss auf die neuraltherapeutische Behandlung

- Die Kliniksituation ist durch häufige, intensive Arztkontakte in relativ kurzer Zeitspanne gekennzeichnet. Sie ermöglicht dem Arzt weit besser als in der Praxis, eine direkte Kontrolle des Erfolgs seiner therapeutischen Intervention.

- Beim Setting ist trotz hektischen Klinikalltags auf genügend Zeit und Ruhe für die Arztgespräche zu achten. So kann die Reaktion des Patienten auf die Therapie gut eingeschätzt und die weitere Behandlung dem Verlauf optimal angepasst werden.
- Das Patientenwohl sollte auch in der Klinik Primat haben vor der Ökonomie.
- Die andere Kostenstruktur der Krankenhäuser beinhaltet die Möglichkeit, auch schwierige (teure) neuraltherapeutische Behandlungen relativ unabhängig von Kostenzwängen durchzuführen.
  Bei gesetzlich versicherten Patienten ist die Neuraltherapie im Pflegesatz bzw. in der DRG-Pauschale enthalten. Privatpatienten erhalten eine Abrechnung nach GOÄ, die sich z.B. am Hufeland-Leistungsverzeichnis der Besonderen Therapierichtungen orientiert [Hufeland-Verzeichnis].
- Das Ärzte- und Schwesternteam, insbesondere aber auch die Klinik- und Abteilungsleitung müssen über die Neuraltherapie:
  - grundsätzlich informiert werden.
  - wohlwollend gestimmt sein.
  - ständig auf dem Laufenden gehalten werden.
    Dies gilt insbesondere für schwierige Injektionen oder Verläufe. Die gelegentliche Vorstellung von interessanten oder besonders erfolgreichen Fällen in den Teambesprechungen ist hierfür sehr nützlich.
- Der interkollegiale Austausch zum Wohl des Patienten sollte regelmäßig, am besten täglich in der Morgenbesprechung erfolgen.
- Für die Dauer des stationären Aufenthalts sollte der Patient möglichst **einen** ärztlichen Ansprechpartner haben, d.h. so wenig Personalfluktuation wie möglich. Bei Bedarf wird der neuraltherapeutisch erfahrene Arzt hinzugezogen.
- Beim Wechsel der Assistenzärzte sollte die Einarbeitung wie oben ausgeführt unter dem Motto „Schulung: Lernen vom Erfahrenen" erfolgen.
- Gemäß Qualitätsmanagement (vgl. ▶ 7.4) ist bei zertifizierten Kliniken eine Stellenbeschreibung für den neuraltherapeutisch tätigen Arzt und eine Arbeitsanweisung für Neuraltherapie (standardisiertes Vorgehen soweit wie möglich), im Handbuch der Klinik erforderlich.

7.1.4 Patientenlagerung und Monitoring

Helmut Liertzer

Lagerung

Üblicherweise entspricht die Patientenlagerung für die Untersuchung auch jener für die Therapie. Wenn möglich, ist die Behandlung im Liegen zu bevorzugen. Eine mechanisch oder elektrisch höhenverstellbare, nicht zu harte Liege mit nach unten und oben verstellbarem Kopfteil und Nasenschlitz hat große Vorteile für alle Injektionen. Sie sollte nicht an der Wand stehen, damit die zu behandelnde Region sowohl für die Untersuchung als auch für die Therapie gut zugänglich ist.

Behandlung im Liegen

Bequeme Lage, entspannte Muskulatur, Knierolle

Injektionen im Liegen (Beispiele):

- Kopfinjektionen, Kopfganglien
- ventraler Thorax, Bauchraum
- untere Extremität

Behandlung im Sitzen

Gerade für ältere und/oder behinderte Menschen ist oftmals das Besteigen der Liege schwer möglich. Hier sollten individuelle, unkomplizierte Lösungen für die jeweilige Injektion ohne Liege gefunden werden.

Bei Behandlung im Sitzen sollte eine Fixierung der zu behandelnden Region möglich sein (Kopfstütze, „HNO-Stuhl"), um reflexartige Ausweichbewegungen des Patienten zu verhindern. Bei Behandlung im Sitzen ist zu beachten, dass eine Liege in der Nähe steht (nach Injektion hinlegen) und das Abstützen der Hand für eine sichere Nadelführung möglich ist.

Injektionen im Sitzen (Beispiele):

- HWS, obere Extremität, mit Abstützen der Arme
- Ganglion stellatum (wenn nicht im Liegen möglich)
- oberflächliche Injektionen BWS und LWS
- Facettengelenke und Rückenganglien
- Kniegelenk
- Ellenbogen, Unterarm, Hand- und Fingergelenke (mit aufgelegtem Arm)

7

Überwachung nach der Therapie

Ein **apparatives Monitoring** (O_2-Partialdruck, EKG) wie in der Anästhesie üblich, ist für neuraltherapeutische Injektionen nicht erforderlich. In manchen Ländern ist eine technische Überwachung für einzelne Injektionen durch die Gebührenordnung gefordert, um die Leistung abrechnen zu können, und sollte aus diesen Gründen dann auch erfolgen.

Nachuntersuchung und -beobachtung

Die **Nachpalpation der behandelten Strukturen** dient vor allem der Therapiekontrolle, aber auch zum Ausschluss einer Blutung (vgl. ▶ 6.7 Komplikationen).

Kopf-Hals-Region: Besonders bei Störfeldinjektionen im Kopf-Hals-Bereich ist eine vorherige und nachfolgende Untersuchung der Nackenreflexpunkte (Adler-Langer-Punkte, vgl. ▶ 8.4.2) erforderlich, um die Störfeldausschaltung nachweisen zu können und ggf. weitere Injektionen an anderer Stelle durchzuführen.

In kritischen Fällen den **Blutdruck** des Patienten nochmals überprüfen, bevor er die Praxis/Klinik verlässt.

Therapie-Effekt beobachten

- Die Besserung tritt bei Neuraltherapie erfreulicherweise oft gleich nach der Behandlung ein. In der anstrengenden Therapiesituation bemerkt der Patient aber nicht gleich die Besserung. Hier hilft ein kurzes Auf- und Abgehen, ein Lockern der Gelenke oder der behandelten Strukturen, bis der „Aha"-Effekt eintritt.
- Bei unangenehmen Symptomen: Nachbeobachtung, bis diese verschwunden sind.
- Manchmal ist der Effekt auch erst auf dem Nachhauseweg oder am nächsten Tag spürbar. Der Patient sollte die beobachteten Effekte dokumentieren (+ Dokumentationsbogen zum Download).

Fahrtauglichkeit sicher stellen

Aus juristischer Sicht gilt ein neuraltherapeutisch behandelter Patient für die Dauer der Wirksamkeit des verwendeten Lokalanästhetika als nicht fahrtauglich (Lidocain: ca. 45 min, Procain ca. 15 min). Darauf ist der Patient nicht nur hinzuweisen, sondern es ist über die Praxisorganisation (vgl. ▶ 7.4 Qualitätsmanagement) sicherzustellen, dass er sich so lange im Wartezimmer aufhält.

7.2 Planung und praktische Durchführung

7.2.1 Das Arzt-Patienten-Verhältnis in der Neuraltherapie

Stefan Weinschenk

Besonderheiten in der Neuraltherapie

Situation des Patienten

Patienten, die einen neuraltherapeutisch tätigen Arzt aufsuchen, kommen in der Regel zu diesem Arzt:

- aufgrund einer besonderen Empfehlung eines erfolgreich behandelten Mitpatienten
- mit schwierigen oder unklaren Krankheitsbildern
- nach einer langen Patientenkarriere mit einem langen Leidensweg („Koryphäen-Killer-Syndrom")
- mit einem sehr hohen Vertrauensvorschuss
- mit einer Reihe von besonderen Voraussetzungen, wenn sie sich dieser Methode zu unterziehen bereit sind:
  - der Bereitschaft sich stechen zu lassen und Angst vor eventuellen Schmerzen bei der Injektion zu überwinden
  - der Einschätzung, eine Spritze sei wirksamer als eine orale Therapie

Dementsprechend hoch sind die Erwartungen an die Therapie und an den Therapeuten.

Wünsche und Erwartungen des Patienten

Der Patient schätzt die „Naturheilverfahren" als sanft und wirksam ein. Er hört von anderen Patienten, die dadurch geheilt wurden. Der Patient ist deshalb auch bereit, Kosten (Eigenleistung) und Umstände (Anfahrtsweg, Wartezeiten) in Kauf zu nehmen. Dafür erwartet er eine Gegenleistung: Erfolg, Heilung, Zuwendung, Empathie und Zeit. Manchmal spielen auch andere Erwartungen als Linderung oder Heilung eine Rolle:

- Ein sekundärer Krankheitsgewinn: Der Patient will nicht in erster Linie Heilung, sondern Zuwendung.
- Das Ziel eine Arbeitsunfähigkeitsbescheinigung zu erhalten, ist in der Neuraltherapie eher selten, weil der Patient einen zu hohen „Preis" dafür zahlen müsste (Kosten, Injektionsschmerz).
- Der Patient will nur eine Bestätigung, dass „nichts Schlimmes hinter der Erkrankung" steckt.

Risiko der Enttäuschung des Patienten

Eine solche Situation beinhaltet naturgemäß große Chancen, aber auch das Risiko der Frustration auf beiden Seiten. Es ist wichtig offen anzusprechen, dass Schmerzen bei der Behandlung auftreten können. Die Angst vor der Nadel wird gleich zu Beginn verbalisiert mit einer einfühlsamen Frage wie: *„Sie haben sicher auch Angst vor Schmerzen bei der Injektion?"*, was vom Patienten mitunter meist erleichtert bejaht wird. Sollten sich hier größere Widerstände zeigen, muss genau nachgefragt werden, ob eine Spritzenphobie besteht (▶ 6.4 Kontraindikationen).

Durststrecken im Verlauf der Arzt-Patienten-Zusammenarbeit gehören auch bei dieser so erfolgreichen Therapie dazu. Eine eventuelle Enttäuschung bei mangelndem Heilerfolg muss gemeinsam mit dem Patienten getragen werden.

Hoher Anspruch an den Therapeuten

Als Neuraltherapeut sollte man sich dieser besonderen Situation bewusst sein. Sie stellt an das ärztliche Können und die Konzentration höchste Anforderungen.

Der Anspruch des Patienten geht in der Regel weit über die ihm bereits zur Genüge bekannte „Rezeptblock-Medizin" hinaus. Vom Therapeuten wird eine ganze Reihe hervorragender ärztlicher und menschlicher Eigenschaften gefordert:

- Empathie
- ganzheitliches Denken
- Authentizität
- Vorbild (Lebensführung, Verhalten, Haltungen)
- diagnostischer Spürsinn
- Sensibilität
- Fähigkeit zur Patientenführung
- Fähigkeit zur Planung, strategisches Denken
- umfangreiches Fachwissen
- Gesprächstechnik
- technisches Können
- Selbstreflexion
- transzendente Verankerung, Demut, Dankbarkeit

Diese Eigenschaften werden auch dem Begabten nicht in die Wiege gelegt. Sie entwickeln sich in einem ständigen lebenslangen Lernprozess. Das Wichtigste ist, dem Patienten Sympathie, Achtung und eine offene, vorurteilsfreie Haltung mit einer guten Portion Empathie entgegenzubringen. Alles andere wird sich aus dieser „tender loving care" entwickeln.

Erwartungen des Therapeuten an sich selbst

Vorausgegangene Erfahrungen, aber auch Berichte von Kollegen und die Geschichte der Neuraltherapie mit ihrem besonderen Selbstanspruch „zu heilen" (am besten gleich mit Sekundenphänomen!) erzeugen einen erheblichen Erfolgsdruck, der nicht selten in einen besonderen Heilungsanspruch an sich selbst mündet.

Indem man sich den besonderen Leistungsdruck klar macht, hat man schon halb gewonnen: Die Bewusstmachung hilft, sich seiner eigenen Grenzen klar zu werden: Auch die Neuraltherapie vermag nicht alles zu retten.

Risiko der Enttäuschung des Therapeuten

Da sich die Neuraltherapie am Anfang als sehr einfach erweist und Erfolge sich schnell einstellen (▶ 7.2.2 Das Glück des Anfängers), besteht eine gewisse Gefahr, dass der Therapeut leichtsinnig wird und beispielsweise angesichts geringer Nebenwirkungen den Patienten zunehmend mangelhaft aufklärt: Hier ist von Anfang an Disziplin und Nüchternheit gefragt.

Vom Fortgeschrittenen verlangt die Neuraltherapie ein hohes Maß an Können und Erfahrung. Schwierige Injektionen mit schwer zu lernender Technik erfordern ständige Übung. Wegen der zunehmenden Komplexität der Krankheitsbilder, mit denen der Therapeut konfrontiert wird, steigt auch die Schwierigkeit der Neuraltherapie stetig an. Je größer die Erwartungen, desto größer auch die Gefahr des Versagens – so mancher engagierte Eleve dieser Methode hat deshalb frühzeitig die Segel gestrichen und sich anderen, vermeintlich leichteren und „harmloseren" Verfahren mit geringerem Heilungsanspruch zugewandt.

„Die drei Aufgaben des Arztes sind (im Idealfall) den Patienten zu heilen, wenn dies nicht möglich ist, sein Leiden zu lindern, und wenn auch dies nicht mehr ausreicht, ihn unter Wahrung seiner Würde in seinem Leiden zur Seite zu stehen, sowie zwischen den dreien unterscheiden zu lernen." [Gedeon 1997]

Hier sei auf die tröstlichen Ausführungen in den Kapiteln ▶ 7.2.2 (Das Glück des Anfängers) und ▶ 6.10.4 (Misserfolge) hingewiesen, die in solchen Krisenzeiten die eigene Entwicklung zum reifen und gelassenen Therapeuten begleiten helfen.

Klageanfälligkeit

Jede Injektion stellt eine invasive Maßnahme dar und erfüllt ohne gültiges Einverständnis den Tatbestand der Körperverletzung. Ohne Zweifel ist die Bedeutung der forensischen Seite in der Neuraltherapie höher als bei anderen Verfahren wie der Homöopathie.

Selten sind es wirkliche Behandlungsfehler, die Anlass zur Klage geben. Klagen drohen eher dann, wenn der Arzt die Erfolgsaussichten zu hoch einschätzt und enttäuschte Erwartungen des Patienten zu einem Motiv für Entschädigungsforderungen werden. Mitunter führt auch eine (unausgesprochene) Projektion anderer Problemkonstellationen auf den Therapeuten oder einzelne seiner Maßnahmen zum Konflikt.

Ein Anspruch wird in den meisten Fällen dann erfolgreich durchgesetzt, wenn dem Therapeuten ein Aufklärungsdefizit nachgewiesen werden kann, führt dies doch zur Beweislastumkehr (▶ 7.3.1 Forensische Aspekte).

Die wirkungsvollste Prophylaxe gegen Schadensersatzansprüche besteht in:
- sorgfältiger Aufklärung und gültiger Einverständniserklärung
- gutem und vertrauensvollem Kontakt zum Patienten
- Vorsicht und Selbstschutz, d.h. ein Gespür für „gefährliche" Patienten.

Maßnahmen zum Schutz von Arzt und Patient

Hoher Aufklärungsbedarf

Die Neuraltherapie erfordert hohe Motivation und Bereitschaft zur Mitarbeit des Patienten. Die voraussichtlichen Kosten werden offen angesprochen. Hoher Aufklärungsbedarf ergibt sich bei Unkenntnis des Patienten über die Art der Therapie, das Wie und Warum.

Es muss deutlich gemacht werden, dass die Neuraltherapie über ein eigenes Lehrgebäude der Ätiologie und Pathogenese verfügt, das die üblichen Vorstellungen von Fachgebietsgrenzen sprengt. Daher ist viel Geduld bei der Aufklärung über die Art und Wirkungsweise erforderlich.

Offenheit und Ehrlichkeit als Basis

Arzt und Patient sollten auf gleicher Augenhöhe kommunizieren (auch im Praxissetting verankern, z.B. Stuhl- und Tischanordnung).

Der Therapeut lernt Gefühle wahrzunehmen und anzuerkennen: *„Wie wirkt der Patient auf mich?"* Er sollte die Grenzen der Therapie ansprechen und falls erforderlich die Therapie auch einmal abbrechen oder eine Überweisung zu anderen Ärzten oder andere Therapien vorschlagen.

Die Sprache ist klar, einfach und „nicht-medizinisch". Vorsicht vor Begriffen wie „negativer Befund" oder vor Fremdwörtern! Auch medizinisch vorgebildete Personen stehen in der besonderen Situation im Arztzimmer unter Stress und behalten nur die Hälfte von dem, was der Arzt meint weitergegeben zu haben.

Schriftliche Informationen, Zusammenfassungen, weitere Hausaufgaben und Terminvereinbarungen werden daher zweckmäßigerweise in Form eines Laufzettels dem Patienten mitgegeben. In der Regel sollte beim Erstkontakt noch keine Therapie begonnen werden, damit der Patient genügend Zeit zum Überdenken der vorgeschlagenen Maßnahmen erhält. Dies schützt beide Seiten vor zu großer Hast und falsch gestellten Indikationen.

Stufenweiser Aufbau der Therapie

Ein wichtiges Ziel ist es, jeden Patienten neu von Grund auf zu „erkennen". Hierbei ist kein schematisches Vorgehen möglich. Bei der Therapie ist eine gute Patientenführung erforderlich: Man muss mit „Durststrecken" rechnen und diese lernen durchzustehen. Je nach Krankheitsbild muss eine unterschiedlich lange Therapieplanung mit dem Patienten erörtert werden:

- Eine kurzfristige Therapie dient der Linderung aktueller Beschwerden.
- Mittelfristig sind im Rahmen der Ordnungstherapie eine Umstellung der Lebensweise zu planen und anzustreben, falls erforderlich.
- Eine langfristige Begleitung nach der Therapiephase dient der Stabilisierung des erreichten Erfolgs und der neu geordneten Lebensführung.

Kennzeichen eines gelungenen Arzt-Patienten-Kontakts

Kennzeichen für das Gelingen

Zu einer gelungenen Arzt-Patienten-Begegnung trägt bei, dass

- die Therapieschritte klar sind.
- Ätiologie und Pathogenese erklärt werden.
- die Diagnosen „einleuchtend" sind.
- der Patient das Gefühl hat, der Arzt steht auf seiner Seite.

Hat der Therapeut nach der Begegnung das Gefühl, erschöpft und ausgelaugt zu sein, so ist dies kein Kriterium für eine gelungene oder nicht gelungene Therapie. Dieser Effekt tritt auch bei besonders einschneidenden und erfolgreichen therapeutischen Momenten auf. Meist kommt es danach zu besonderen Fortschritten im Therapieverlauf.

Gefahren

Bei einer längerfristigen Arzt-Patienten-Bindung kann es seitens des Patienten zur „Abhängigkeit von der Nadel" (oder vom Therapeuten) kommen. Diese Gefahr ist besonders gegeben bei

- therapieresistentem Beschwerdebild
- insuffizienter Therapie (z.B. mangelndem Können, Wissen oder mangelnder Motivation)
- falscher Indikationsstellung

Therapieabbruch

Zum Abbruch der Therapie seitens des **Patienten** kommt es unter anderem bei fehlendem Erfolg oder bei zu hohen Kosten. Erscheint der Patient nicht zur Therapie, müssen Nachforschungen angestellt werden. Auch systematische Stichproben (Recall-System) sind nützlich, um die Gründe des Wegbleibens zu klären.

Zu einem Therapieabbruch seitens des **Arztes** können beitragen:
- fehlender Erfolg
- Missverhältnis zwischen Aufwand und Nutzen
- unkooperative Patienten (Termine, Rechnung, Lebensänderung)
- das Gefühl, dass die Beziehung oder Kooperation nicht mehr stimmt (Misstrauen, Übertragung, Überlagerung durch andere Emotionen oder Effekte)

Auch der Therapeut hat das Recht und manchmal die Pflicht, eine unfruchtbare Arzt-Patienten-Beziehung zu beenden.

Kommunikation mit Dritten

Neben dem Patienten selbst gibt es eine Vielzahl von weiteren „Mitspielern“:
- Angehörige
- Freunde und Kollegen des Patienten
- Mitpatienten
- ärztliche Kollegen in Kliniken und Praxen
- sonstige Gesundheitsdienstleister (Apotheke, Physiotherapeuten)

Man sollte sich nicht scheuen, mit Kollegen, die den Patienten gleichzeitig behandeln, Kontakt aufzunehmen. Arztbriefe, Behandlungs- und Konsiliarberichte mit Erklärung der Zusammenhänge fördern die Zusammenarbeit. In Hinsicht auf diese interkollegiale Kommunikation ist die Schweiz als vorbildlich hervorzuheben. Eine undogmatische, nicht belehrende, klare, aber durchaus auch selbstbewusste Information über die Funktionszusammenhänge und die neuraltherapeutische Vorgehensweise helfen bei den mitbehandelnden Kollegen Vorurteile abzubauen, Verständnis zu wecken und Kooperationspartner zum Nutzen des Patienten zu gewinnen. Solche Partner tragen durch ihre Ermutigung und Mitarbeit wesentlich zu einer gelungenen Arzt-Patienten-Beziehung und damit zum therapeutischen Erfolg bei, der letztlich die Messlatte für alle Bemühungen darstellt.

7.2.2 Das Glück des Anfängers: Der Einstieg in die Neuraltherapie

Imke Plischko

Schon mit den einfachsten Injektionen kann man als Neuraltherapeut zu Beginn seiner Karriere erstaunliche und für Arzt und Patient beglückende Ergebnisse erzielen. Meist handelt es sich dabei um symptomorientierte Behandlungen mittels lokaler Quaddeltherapie, Triggerpunktbehandlungen, Narbenunterspritzungen oder den ersten segmental orientierten Injektionen.

Wir treffen hier wieder auf das bekannte **Pareto-Prinzip**: Mit 20% der Injektionstechniken erreichen wir 80% der Erfolge!

Die Phase der berechtigten Unsicherheit

Besonders bei den genannten, für den Einsteiger gut geeigneten Techniken ist die Gefahr von **Komplikationen** erfreulich gering. Dies gereicht einerseits der Sicherheit des Patienten zum Vorteil, andererseits kann der Anfänger ohne Angst vor großen Zwischenfällen seine Technik verfeinern und sich neuraltherapeutisch weiter entwickeln. Besondere Beachtung sollte gerade in dieser Phase den Kontraindikationen (▶ 6.4) und Nebenwirkungen (▶ 6.7) geschenkt werden.

Bedeutung der Anamnese

Was für jede ärztliche Behandlung gilt, hat gerade in der Neuraltherapie besondere Gültigkeit: Je genauer man den Patienten befragt und zuhört, desto mehr „Hinweisschilder" auf Störungen erhält man. Für Anfänger wie Fortgeschrittene hilfreich sind die folgenden Strategien:

- Oftmals berichtet ein Patient schon im ersten Satz über die dem Beschwerdebild zugrunde liegende Störung!
- Eine nützliche, nicht selten auf ein Störfeld direkt hinweisende Frage lautet: *„Was war das schlimmste Ereignis in Ihrem Leben?"*
- Auch die Frage *„Was glauben Sie selbst: Woher kommt ihre Erkrankung?"* fördert oft erstaunliche Zusammenhänge zu Tage.

Weitere Hinweise ▶ 8.1 Anamnese.

Bedeutung der Untersuchung

Das zu behandelnde Gebiet wird genauestens untersucht (▶ 8.2 Körperliche Untersuchung). Es finden sich hier nicht selten Trophikveränderungen, Hyperästhesien, Hyperalgesien, Parästhesien, Turgorveränderungen usw., die wegweisend für die Behandlung und prognostisch bedeutsam für den Erfolg sind.

7

Einfache Techniken für die ersten Erfolge

Die anfängliche lokaltherapeutische Behandlung erfolgt in der Regel nach dem „Davos-Prinzip"(▶ 6.1.1), bei dem das zu behandelnde Referenzgebiet der Haut eingangs mit Hilfe von Quaddeln segmentreflektorisch behandelt wird. Schmerzhafte Strukturen, wie Muskelansätze, Periost, und Triggerpunkte werden direkt infiltriert.

- Dankbare Patienten kann man sich mit einfachen Injektionen an die Kopfschwarte verschaffen, mit denen man viele diffuse **Zephalgien** und so manche Migräne (vgl. ▶ 12 Kopfschmerz) behandeln kann.
- Akute **Lumboischialgien** (vgl. ▶ 12 Lumbago) sind oftmals mit wenigen Quaddeln auf Höhe der betreffenden Dornfortsätze und paravertebral zu lindern, manchmal wegen der verblüffenden Schnelligkeit „ein kleines Wunder" für den Patienten – und für den neuraltherapeutischen Einsteiger!
- Ebenso kann die Quaddeltherapie im **Nacken-Schulter-Bereich** (Dornfortsätze, paravertebral, entlang des M. trapezius) innerhalb weniger Minuten zur Symptomfreiheit führen.
- Entzündlich oder degenerativ veränderte, **schmerzende Gelenke** sind mit einer Quaddelserie über dem Gelenkspalt manchmal erstaunlich gut zu bessern.
- Zu jeder neuraltherapeutischen Behandlung gehört in dieser Phase die **intravenöse** Injektion!

Solange die Wiederholung einer erfolgreichen Behandlung zu einer weiteren Verminderung der Symptomatik und zur Verlängerung des beschwerdefreien Intervalls führt, braucht das Behandlungsschema nicht geändert zu werden (auch wenn es auf den ersten Blick trivial erscheint).

Die Phase der unberechtigten Sicherheit

Mit wachsender Begeisterung für diese Therapieform wagt sich der mutige Eleve nun auch an schwierigere Injektionen, vielleicht auch an Ganglientechniken heran. Die schnelle Befundbesserung und der dankbare Patient sind dabei gute Motivationen für den weiteren Weg.

Unvermeidlich bleiben nach der ersten Begeisterung jedoch auch die ersten **Rückschläge** (▶ 6.10.4 Misserfolge) nicht aus, die zur erneuten Unsicherheit führen.

Die Phase der unberechtigten Unsicherheit

Diese Phase ist gekennzeichnet durch vermeintliche Rückschläge: Der Fortschritt der Kenntnisse und Erfolge, der bislang mit Siebenmeilenstiefeln durchschritten wurde, kommt durch unerwartete Hindernisse jäh zum Stillstand. Diese Phase ist auf dem Weg zum erfolgreichen Neuraltherapeuten die schwierigste: Hier springen die meisten Lernenden entmutigt wieder ab und wenden sich anderen, vermeintlich besser wirksamen Methoden zu (aber auch bei diesen folgt die gleiche Phase irgendwann unweigerlich!).

Man sehnt sich nach den Anfängen zurück, als alles noch so gut funktionierte. Eine nützliche Maßnahme gegen Frustration ist gerade jetzt der Besuch eines guten Kurses, z.B. eines Ganglienkurses zusammen mit anderen fortgeschrittenen Kollegen.

Regeln für diese Phase

- Lassen Sie sich in dieser Phase nicht von Rückschlägen entmutigen, sondern denken Sie an die vielen dankbaren Patienten, denen Sie schon geholfen haben, und lassen Sie sich von ihnen motivieren, weitere Fortschritte zu machen.
- Schalten Sie einen Gang zurück, verwenden Sie wieder einfachere Injektionstechniken.
- Beachten Sie stets die Kontraindikationen, und verzichten Sie im Zweifelsfall auch auf die eine oder andere schwierige Injektion.
- *„Gib die Behandlung erst auf, wenn Du alles versucht hast!“* [Peter Dosch]. Das bedeutet oftmals anstrengende, aber auch spannende Detektivarbeit, die Sie gemeinsam mit dem Patienten leisten sollten.

Beispiele für Behandlungen in dieser Phase

Wenn es erforderlich ist, sollte man jetzt die Komplexität von Injektionen wieder „zurückzuschrauben“ und sich auch wieder einfacherer Injektionen mit oft weit reichenden Auswirkungen erinnern. So bergen z.B. **Narben** häufig Störfeldpotenzial in sich, d.h. sie unterhalten eine fernab gelegenen Beschwerdesymptomatik (vgl. ▶ 5.5 Herd und Störfeldgeschehen). Eine Infiltration von Narben im erkrankten Segment kann daher verloren gegangenen Erfolge bald wieder zurück bringen (vgl. ▶ 10.1.7). An folgende Narben ist zu denken: Nabel („die erste Narbe des Menschen“), Impfnarben, Tonsillektomienarben, Sectionarben etc.

Erfreulicher Nebeneffekt von Narbenbehandlungen sind deutlich sichtbare kosmetische Erfolge: Vormals keloidales oder erythematöses Narbengewebe kann sich durch Neuraltherapie ästhetisch und funktional erheblich bessern.

Diese Phase der unberechtigten Unsicherheit lässt sich mit erneut gewonnenen Erfolgen überwinden. Nun wagt sich der Therapeut auch wieder an einfache Ganglien- oder Störfeldinjektionen und bezieht auch Injektionen außerhalb des ursprünglich behandelten Segments in die Behandlung mit ein, um eine vollständige Besserung der Beschwerdesymptomatik des Patienten zu erreichen. So kann z.B. bei der Behandlung von Unterleibsbeschwerden neben der Injektion in den Plexus uterovaginalis auch eine Infiltration der Schilddrüse und der Tonsilla pharyngea notwendig sein, um die vollständige Linderung der Beschwerden zu erreichen.

Die Phase der berechtigten Sicherheit

Der fortgeschrittene Therapeut wird sich nach Überwindung von vorübergehenden „Krisen“ immer mehr für diese Methode begeistern, denn er hat mit der Neuraltherapie eine kostengünstige und nebenwirkungsarme Therapieform an der Hand, mit der er zunehmend erfolgreich auch komplexe Beschwerden seiner Patienten lindern kann. Im ständigen Wechsel zwischen Lernen und Handeln reift eine routinierte Sicherheit heran, die sich auch durch gelegentliche Rückschläge nicht aus der Ruhe bringen lässt. Auch schwierige Entscheidungen, z.B. operative Eingriffe im Zahn-Kiefer-Bereich wegen Herderkrankungen (▶ 9.1.5 Regeln für die chirurgische Herdsanierung), kann er aufgrund der gewonnenen Sicherheit in Diagnostik und Therapie souverän mit dem Patienten und mit Kollegen erörtern und dem Patienten auch über Durstphasen hinweg zur Seite stehen.

Der Fortgeschrittene zeichnet sich durch ein wesentliches Prinzip seines Handelns aus: „*Viel wissen, um wenig zu tun.*" Er ist sich bewusst, dass er ein Neuraltherapeuten-Leben lang die Grenzen seines Könnens immer weiter hinaus treiben kann, aber dennoch niemals ausgelernt haben wird.

7.2.3 Dreistufenkonzept: Anfänger – Fortgeschrittener – Spezialist

Wolfgang Ortner, Kurt Gold-Szklarski

7

Äußere Umstände der Therapie

Neuraltherapeutische Behandlungen bieten eine Fülle von möglichen und zielführenden Zugangswegen zu akuten und chronischen Erkrankungen. Dieser Beitrag legt seinen Fokus auf strategische Richtlinien für das individuelle Vorgehen: Diese sind vor allem für den Anfänger dringend nötig. Maßvolles therapeutisches Vorgehen scheitert aber nicht selten an den äußeren Umständen: Einerseits besteht Zeit- oder Erfolgsdruck durch Ungeduld, Termindruck oder drohenden Arbeitsplatzverlust der Patienten, andererseits belasten Leistungsdruck, Zeitmangel, Gefahr des Prestigeverlusts und der Wunsch zu helfen den Therapeuten in seiner Entscheidungsfreiheit.

Der Beitrag sollte als Hilfestellung bei der Therapieplanung gesehen werden. Wenn es gelingt, den diagnostischen und therapeutischen Ablauf flüssig und rhythmisch zu gestalten, wird man bemerken, dass alle beteiligten Personen (Therapeut, Patient, Assistenten) in eine Synergie versetzt werden, die eine hohe Wahrscheinlichkeit bietet, nachhaltige Wirkungen zu erzielen.

Am Anfang steht die Diagnostik

Beim Anfänger wie beim Spezialisten steht am Anfang die Diagnostik. Anamnese, Inspektion und Palpation sollten jeder therapeutischen Maßnahme vorangehen (vgl. ▶ 8 Diagnostik). Selbstverständlich werden sich mit zunehmender Erfahrung die Reihenfolge und die Blickschärfe verändern, aber jede Gruppe hat auch mit spezifischen Problemen zu kämpfen:

Während der **Anfänger** zumeist Schwierigkeiten mit der Gesamtschau und mit dem Erstellen eines Therapieplans hat, kann dem **Experten** ein Fehler durch Unachtsamkeit („Betriebsblindheit") unterlaufen, oder er kann beim Versuch, seinem Ruf gerecht zu werden, unter Druck geraten und dann Fehlentscheidungen (zu großzügige Indikationsstellung) treffen. So gesehen hat vielleicht sogar der **fortgeschrittene Therapeut** die besten Chancen, denn er verbindet die Vorsicht des Anfängers mit der Erfahrenheit des Spezialisten, noch ohne dessen Gefährdung durch Selbstüberschätzung zu unterliegen.

Therapeutisches Vorgehen

Hat man die individuelle Situation des Patienten diagnostisch erfasst, bieten sich in jeder Stufe probate Zugangswege für ein therapeutisches Vorgehen (▶ Abb. 7.1).

Anfänger

Anfänger sind gut beraten, die ersten Behandlungen auf segmentaler Ebene mit möglichst geringer Invasivität durchzuführen. Eine Quaddeltherapie (vgl. ▶ 10.1.1 Quaddel) ist, von der Schmerzbelästigung abgesehen, praktisch zu 100 % unschädlich und nebenwirkungsfrei und verfügt über eine hohe Wirksamkeit. Gleiches gilt für die Behandlung über die Triggerpunktinfiltration (vgl. ▶ 10.2). Infiltrationstechniken an Bändern und gut zugänglichen ossären Strukturen sind ebenso einfach wie sicher durchzuführen und ergänzen das segmenttherapeutische Repertoire.

Die Wahl der im Einzelfall anzuwendenden Technik richtet sich hier nach dem Patienten:

- Sehr schmerzempfindliche Patienten schätzen die Quaddel nicht und sind eher mit Periosttechniken zu behandeln, die bei exakter Durchführung weniger Schmerzen verursachen.
- Heftige Triggeraktivität wird eher zur Triggerinfiltration führen.
- Bei Einnahme von Gerinnungshemmern sollte aus Sicherheitsgründen oberflächlichen Techniken der Vorzug gegeben werden.

Jeder Therapeut entwickelt mit der Zeit seine persönlichen Präferenzen: Was man gerne tut, gelingt meist besser.

Die segmentale Behandlung wird entweder zur Besserung führen, in diesem Fall empfiehlt sich eine mehrmalige Wiederholung der durchgeführten Maßnahmen. Oder es kommt zur Verschlechterung bzw. zum Symptomrezidiv. In diesem Fall wird sich die Notwendigkeit zur Störfeld- oder Ganglientherapie ergeben. Mit zunehmender Erfahrung wird der Anfänger seine Scheu vor den hierzu notwendigen Techniken abbauen. Aus dem Wechselspiel zwischen eigener praktischer Anwendung, Dialog mit erfahrenen Kollegen und Kursbesuch ergeben sich die schnellsten Fortschritte an Kenntnis und Fertigkeiten.

Fortgeschrittener

Der Fortgeschrittene kann bei geeigneter Symptomatik, seiner Erfahrung folgend, auch primär mit Störfeldtechniken beginnen. In einer Reihe von Fällen tendiert man fast automatisch zu dieser Reihenfolge. Meist begründet sie sich aus Vorerfahrungen, die erfolgreich verlaufen sind (vgl. ▶ 8.4.1 Die Rolle der Intuition), und aus anamnestischen und palpatorischen Hinweisen auf ein dominantes Störfeld.

Führt die alleinige Störfeldbehandlung nicht zum Ziel, so sollte gleichzeitig der segment-reflektorische Komplex mitbehandelt werden. Ist dies immer noch nicht ausreichend, dann ist die Suche nach weiteren interagierenden Störfeldern angezeigt. Der Fortgeschrittene hat schon die Grenzen der Methode erfahren und hat sich zusätzliche begleitende Methoden oder Kenntnisse in einer anderen reflextherapeutischen Technik angeeignet.

Experte

Die schwierigste Situation bietet sich dem Experten: Ihm werden oft aussichtslose Fälle vorgestellt. Gleichzeitig hat er aber die größte Auswahl an diagnostischen und therapeutischen Zugangswegen zur Verfügung, er besitzt in der Regel die Fähigkeit und apparative Ausstattung für alle invasiven Techniken. Die Verbreiterung seiner Kenntnisse in benachbarten Disziplinen ist ein guter Schutz gegen Betriebsblindheit und monomanes Betreiben der Neuraltherapie. Seine Therapieentscheidungen werden immer individueller und sind schwer vorzuskizzieren:

Er kann sich in einigen Fällen primär der Ganglienblockaden bedienen, um massive vegetative Umstimmung im abhängigen Areal zu erzielen. Dieser Weg ist beispielsweise beim Phantomschmerz (▶ 10.3.2 Kontralaterale Neuraltherapie), der Sudeck-Atrophie, der Claudicatio intermittens etc. indiziert.

In anderen Fällen wird er primär mit einer Störfeldsuche und -behandlung beginnen; z.B. bei vorausgegangener erfolgloser segmentaler Behandlung oder neu festgestellten Störfeldhinweisen. Gerade dem Experten ist das Problem der Therapieversager bekannt. So muss bei Nichtansprechen an regulationsbehindernde Belastungen, z.B. durch Schwermetalle (vgl. ▶ 6.10.1 Therapiehindernis Schwermetalle), Vitamin- oder Spurenelementmangel oder Impfbelastungen gedacht werden. Diese können nicht rein neuraltherapeutisch behandelt werden. Der Experte verwendet hierzu adjuvante Untersuchungen (vgl. ▶ 8.4 Störfeldsuche), um in solchen Situationen nicht zur Aufgabe gezwungen zu werden.

Es kennzeichnet den erfahrenen Spezialisten, wenn er die jeweils sicherste und zielführendste Technik auswählt. Ein möglichst kompliziertes Vorgehen ist dabei nicht gemeint, auch der Spezialist greift zur Quaddel, wenn diese Erfolg verspricht!

Zuletzt erlaubt seine Souveränität dem Experten, seine Grenzen zu erkennen und diese dem Patienten glaubhaft mitzuteilen. Wenn er eine Therapie ablehnt, hat er dies in seiner Funktion als Experte getan. Je weiter fortgeschritten er ist, umso klarer sieht er die Indikation oder Nicht-Indikation bei einem Krankheitsbild.

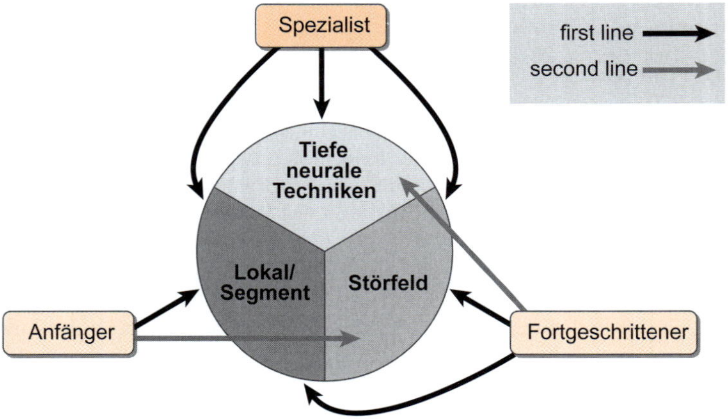

Abb. 7.1 Drei-Stufen-Konzept der Neuraltherapie: dem Ausbildungs- und Erfahrungsstand angepasstes therapeutisches Arsenal.

Die persönliche Entwicklung

Der Weg vom Anfänger zum Experten ist kein linearer: Immer wieder wechseln unglaubliche Erfolgserlebnisse mit deprimierenden Resultaten, woraus sich beim Therapeuten automatisch der Drang nach mehr Wissen und mehr Fertigkeiten einstellt. Er wird im Lauf der Zeit den Begriff „Heilung" durch die Bezeichnung „Remission" ersetzen, weil er gelernt hat, dass bei einem Teil seiner Patienten die Neuraltherapie lediglich adjuvant zur Besserung der Lebensqualität beitragen kann und Heilung nur in einem geringen Prozentsatz der Fälle möglich ist. Er wird also mit der Zeit realistischer und zweckmäßiger in seiner Vorgangsweise.

Eines lernt er aber in jedem Fall kennen: den Genuss, den es bereitet, bei einem zunächst frustran erscheinenden Krankheitsverlauf seinem Patienten Lebensfreude und Lebensqualität wiederzuschenken. Dies gelingt zum Glück erfreulich oft, und so wird die Neuraltherapie zu einer Bereicherung für Patient und Therapeut

Anmerkung des Herausgebers

In Deutschland wurde ein Dreistufenkonzept nach dem Vorbild der DEGUM (Deutsche Gesellschaft für Ultraschall in der Medizin [DEGUM 2005]) vorgeschlagen [Weinschenk 2000]. Die Einteilung der Qualität in die Stufen 1 bis 3 bezieht sich auf die für jede Stufe exakt definierte Untersucher- und Gerätequalität, bei Ausbildern und Kursleitern zusätzlich auch auf die didaktische und wissenschaftliche Qualifizierung.

Zertifikatsinhaber (Stufe 1) sollen in diesem Modell die breite Basis der neuraltherapeutischen Diagnostik und Therapie der Bevölkerung in der Fläche gewährleisten, Stufe 2 entspricht regionalen Referenzzentren, an die die therapieresistenten Fälle überwiesen werden. Wenige überregionale Zentren der Stufe 3 fungieren als Ausbildungs- und Forschungszentren mit entsprechender personeller und apparativer Ausstattung, die auf höchstem Qualitätsniveau meist auf Zuweisung auch schwierigste Fälle neuraltherapeutisch behandeln. Die Diskussion über dieses Konzept ist derzeit noch nicht abgeschlossen.

7.2.4 Taktik und Strategie der Therapieplanung

Stefan Weinschenk

Bei umfangreicheren neuraltherapeutischen Behandlungen, die über das Setzen von Quaddeln im Rahmen der üblichen Sprechstunde hinausgehen, stellen sich Fragen nach einem gezielten Aufbau der gesamten Therapie (▶ Abb. 7.2). Dabei sind definiert:

- **Taktik:** Technik der Vorgehensweise bei einer einzelnen oder wenigen zusammenhängenden Behandlungen
- **Strategie:** Technik der Vorgehensweise über den gesamten Behandlungszyklus (Therapieplan)

7

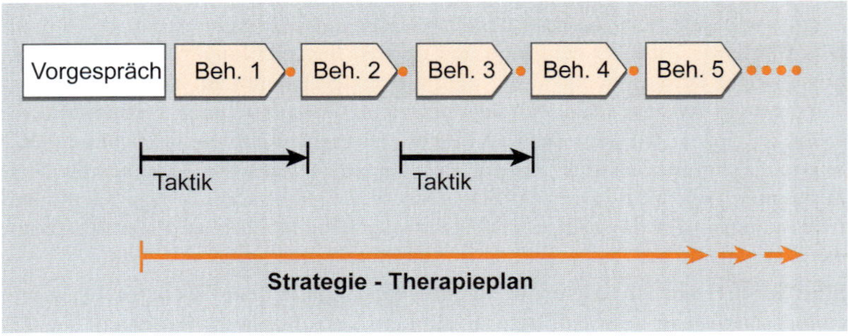

Abb. 7.2 Taktik bzw. Strategie einer neuraltherapeutischen Behandlung.

Jeder Therapeut hat seine individuellen Vorlieben bezüglich Frequenz, Intensität, Umfang und Ablauf der Therapiesitzungen. Die nachfolgende Unterscheidung in Phasen erfolgt aus didaktischen Gründen. Oft verschmelzen einzelne Phasen miteinander. Die Einteilung hilft (nicht nur) dem Anfänger, ein klares Konzept zu entwickeln, sondern auch zu wissen, wo man gerade steht. Sie ermöglicht, unterschiedliche Verläufe kritisch zu analysieren.

Eine „Strategie" wird bei akuten Behandlungen nicht erforderlich sein. Die nachfolgenden Ausführungen gelten vor allem für komplexe Krankheitsbilder mit bis dahin lang dauernden chronischen Verläufen.

Allgemeine Regeln

(vgl. ▶ 7.2.1 Arzt-Patient-Verhältnis)

- **„pacing instead of leading":** Geleiten statt Führen. Der Patient bestimmt Tempo und Ausmaß der Therapie.
- **„Salus aegroti suprema lex":** in allen Entscheidungen ist das Wohl des Patienten die Richtschnur des Handelns.
- **Salutogenese:** Alle Schritte müssen geeignet sein, die Selbstheilungskräfte des Patienten zu fördern.

Taktik – Vorgehensweise bei einer Behandlung

Vorbereitung der einzelnen Therapiesitzung

- Raum (Liege, Spritzen, Kanülen, Lokalanästhetikum, Sauberkeit): Arztzeit ist kostbar, diese Schritte sollten delegiert werden.
- Therapeut (energetisch, fachlich): Nicht von einem Patienten zum nächsten hetzen, zumindest die Akte des letzten Patienten vollständig abschließen und kurz innehalten.
- Unterlagen bereitlegen (lassen)

Beginn der Therapie

- Begrüßung mit Händedruck und Augenkontakt!
- Bonding: Herstellen der emotionalen Beziehung, Empathie zeigen, Vertrauen schaffen
- Anamnese/Zwischenanamnese
- Diagnostik, Befunderhebung
- Ist die Indikation zur Neuraltherapie bzw. zur Fortsetzung gegeben?

- Gibt es andere Therapieoptionen?
- Behandlungsprotokoll anlegen bzw. fortsetzen (Behandlungsprotokoll zum Download)
- Therapieziel mit Patient erörtern, Injektionen besprechen und ggf. erläutern; wenn möglich und vom Patienten gewünscht, auch Begründung für die jeweilige Injektion; Einverständnis für die Maßnahme erwirken
- regelmäßig Erläutern der Zusammenhänge (z.B. segmentreflektorischer Komplex, Störfeldgeschehen)

Die Behandlung selbst: Grundsätzliches Vorgehen

- Führung und Anleitung des Patienten
- vertrauensvolle Atmosphäre schaffen: „Bonding"
- Reihenfolge der Injektionen: Aus praktischen Erwägungen haben sich folgende Vorgehensweisen bewährt (vgl. ▶ 7.4 Patientenlagerung):
  - erst dorsal, dann ventral
  - erst Kopf/Hals, dann Bauch
  - erst vaginal, dann abdominal
- Dokumentationstätigkeit, während der Patient noch auf der Liege liegt, z.B. um das Abklingen eventuell aufgetretener Kreislaufbeschwerden abzuwarten (Beobachtung)
- während und nach Therapie Flüssigkeit, ggf. auch Kaffee oder Tee anbieten

Abschluss der Therapiesitzung

- Dank für das entgegengebrachte Vertrauen
- über eventuelle Erstverschlimmerung u.ä. Phänomene aufklären
- Ermutigung, Ausblick
- Vorschlag für weitere Behandlungstermine: wann, wie oft
- gute Wünsche für Genesung mitgeben
- Verabschiedung mit Händedruck und einem Lächeln

Nachbeobachtung

Nach Beendigung des Arztkontakts ist es Aufgabe der Arzthelferin, den Patienten so lange unter Überwachung zu halten, bis er stabil und sicher die Praxis verlassen kann. (besonders bei sehr jungen und bei älteren Patienten wichtig)

Dies erfordert:

- informierte Mitarbeiter!
- Beobachtung durch Arzthelferin/Schwester
- Vereinbarung neuer Termine (schriftlich)
- Entlassung aus dem Wartezimmer bzw. der Ambulanz erst, wenn Kreislauf stabil
- Telefonnummer mitgeben für unerwartete Reaktionen oder Zwischenfälle

Strategie – Vorgehen über mehrere Behandlungen

Vorbereitungsphase (einschließlich 1. Behandlung)

Ziele:

- ▶ Taktik: Vertrauen herstellen, Therapieprinzip erklären
- Kennenlernen der Konstitution des Patienten
- Therapieplan erstellen
- medizinische und wirtschaftliche Aufklärung, Einverständnis

Umfang: ein bis zwei Sitzungen.

Vorgehen:
- Diagnose, Befund (vgl. ▶ 8 Diagnostik)
- Indikationsstellung zur NT (vgl. ▶ 6.2 Indikationen)
- andere oder bessere Therapieoptionen verfügbar?
- Aufklärung (vgl. ▶ 7.3.3 Aufklärung)
- Informationsmaterial aushändigen (Informationsmaterialien zum Download)
- Einverständnis durchsprechen und unterschreiben lassen (Einverständniserklärung zum Download)
- Festlegung der Therapieziele. Was ist erreichbar, was nicht?

Abschluss dieser Phase:
- Behandlungsprotokoll anlegen (vgl. ▶ 7.3.2 Dokumentation)
- Therapieplan entwerfen (ggf. auch schriftlich)
- Testbehandlung, z.B. Nabeltest (vgl. ▶ 10.1.8 Nabelinjektion)
- Terminvereinbarungen für die ersten drei bis fünf Termine

1. Behandlungsphase (2.–5. Behandlung)

Ziele:
- Vertrauen in die weitere Entwicklung schaffen
- Befund und Indikation regelmäßig klären
- Kennenlernen der Reaktionsweise des Patienten
- Reaktionen richtig interpretieren
- dem Patienten Phänomene transparent machen.

Umfang: 2–5 Behandlungstermine

Abstände: 3–7(10) Tage

Vorgehen: bei jeder Behandlung Vorgehen gemäß ▶ Taktik; genaue Interpretation der eingetretenen Effekte:
- Welche Phänomene sind aufgetreten? Interpretation?
- Sind Nebenwirkungen aufgetreten?
- Besserung?
- Ein gelegentlicher „Durchhänger" nach Anfangserfolgen ist normal!
- Wiederholung der gleichen Therapie, wenn sie erfolgreich war, sonst: neue Untersuchung, Überlegungen mit dem Patienten zu anderen oder zusätzlichen Injektionen

Abschluss der 1. Phase:
- Am Ende des ersten Behandlungszyklus Bilanz: Welche Ziele erreicht, welche nicht? Erste Erfolge eingetreten? Neue Ziele? Fortsetzung?
- bei Therapieresistenz überlegen:
  - Neuraltherapie = falscher Therapieansatz?
  - zusätzliche Therapie erforderlich? (Chirotherapie, Ausleitung, Immuntherapie, Psychotherapie?)
  - Therapiepause erforderlich? Größere Abstände?
- Patient mit weiterer Fortsetzung der Therapie einverstanden?
- weitere Diagnostik, weitere Therapie erforderlich?
- bei ausbleibendem Behandlungserfolg:
  - Zusatzdiagnostik (z.B. ▶ 8.4.6 Applied Kinesiology, ▶ 8.4.7 Thermoregulationsdiagnostik) und -therapien sinnvoll/indiziert?
  - Störfelder oder andere Störungen übersehen?
  - Therapiewechsel indiziert?

- im Erfolgsfall: weitere oder neue Behandlungsziele?
  Ordnungstherapie: Änderung der Lebensweise eingeleitet?

2. Behandlungsphase (6.–10. Behandlung)

Ziele:
- Stabilisierung des Erreichten
- Erkennen der „Idee der Erkrankung", des Grundproblems
- Erkennen von ungelösten seelischen Konflikten oder Problemen auf anderen Ebenen (vgl. ▶ 6.10.3 Behandlung auf der falschen Therapieebene)
- Ordnungstherapie: Nachdem die ersten Beschwerden gelindert sind, ist der Patient offen oder überhaupt erst in der Lage, notwendige Änderungen seiner Haltung, Einstellung, Lebensführung und psychische Konflikte anzugehen.

Umfang: je nach Konstitution und erreichter Ergebnisse auch umfangreichere Behandlungen möglich; Einbeziehung anderer Therapien (z.B. Ernährung, Substitution, Ausleitung)

Abstände: 2–4 Wochen

Vorgehen: bei Hinweisen auf multiple Störfelder: Hier ist eine sehr diffizile diagnostische Neuraltherapie angezeigt.

3. Behandlungsphase (ab 11. Behandlung)

In der Regel wird man nur dann, wenn in der vergangenen Phase eine weitere Verbesserung zu erzielen war, die Neuraltherapie über die zehnte Sitzung hinaus fortsetzen. **Ausnahmen:**
- ausgesprochen schwierige oder lange bestehende Krankheitsbilder (fortgeschrittener M. Sudeck, Rheumatoide Arthritis, schwere Schmerzzustände)
- Dauertherapie erforderlich (MS)

Beachte: Abhängigkeit des Patienten vom Therapeuten oder von der Spritze vermeiden

Abschlussphase

Ziele:
- gemeinsame Bewertung des Erreichten
- Therapieerfolge feiern!
- Misserfolge gemeinsam analysieren
- Konsequenzen für Fortsetzung, Änderung oder Abbruch der Therapie

Nachbehandlung

Sinnvoll ist eine Wiedervorstellung des Patienten, auch wenn er beschwerdefrei ist:
- Auffrischungsbehandlung ¼ bis ½ Jahr nach Abschluss der Therapie
- Qualitätsmanagement (vgl. ▶ 7.4) durch Feedback: Bestellung nach einem halben bis einem Jahr, Bilanz, ggf. weiteres Vorgehen, Lebensänderung erfolgt?
- dann halbjährliche bis jährliche Wiedereinbestellung zur Kontrolle und Stabilisierung des Erreichten; ggf. Auffrischungsbehandlung

Man vergesse nicht, Patienten, die früher erfolgreich von Ihnen behandelt wurden, bei neu aufgetretenen Beschwerden in anderen Bereichen wieder auf die Neuraltherapie anzusprechen! Man scheut sich gelegentlich vor einer solchen Empfehlung wegen der vermeintlichen Monotonie der Therapie bei unterschiedlichen Krankheitsbildern. Akupunkteure scheuen sich jedoch auch nicht, Patienten bei neuen Erkrankungen wieder mit Akupunktur zu behandeln! Wer einmal gut auf die Neuraltherapie reagiert hat, wird auch bei anderen Erkrankungen von dieser Therapie profitieren.

7.3 Rechtsfragen und Dokumentation

7.3.1 Forensische Aspekte der Neuraltherapie – Arzthaftung

Frank A. Stebner

Haftpflichtrisiken sind neuraltherapeutisch tätige Ärzte im besonderen Maße dann ausgesetzt, wenn schwierige Injektionen vorgenommen werden. Ärzte sehen sich auch mit Ansprüchen von Patienten konfrontiert, wenn die Behandlung nicht den erwarteten Erfolg hatte oder unerwünschte Wirkungen (Nebenwirkungen) auftreten. Eine Haftungsprophylaxe ist ebenso erforderlich wie das richtige Verhalten nach der Geltendmachung von Ansprüchen.

Der Beitrag zeigt die Grundzüge des zivilen Haftungsrechts dazu.

Untergeordnete Bedeutung der Haftung im ärztlichen Alltag

Das Thema Arzthaftung, insbesondere Prozesse gegen Ärzte, erhalten in der Presse oft einen ungerechtfertigten Stellenwert. Die Folge ist eine Verunsicherung vieler Ärzte. Tatsächlich werden bei den Gutachterkommissionen für ärztliche Haftpflichtfragen nur zwischen 25 und 35% der Beschwerden als begründet festgestellt (Westfalen-Lippe ca. 25%; norddeutsche Schlichtungsstelle bis 35%; Deutsches Ärzteblatt 2005, A117). 93% der an die DBV-Winterthur-Versicherung herangetragenen Schadensfälle werden außergerichtlich und somit im Einvernehmen aller Beteiligten erledigt; in den verbleibenden 7% gerichtlichen Auseinandersetzungen obsiegen die Patienten mit etwa 58% (absolut 4,6%) [Weidinger 2004].

Pflichtverletzung als zentrale Basis von Patientenansprüchen

Die Haftung für Fehler unmittelbar durch den behandelnden Arzt oder aber auch durch seine Helferinnen kann sich auf den Dienstvertrag (vertragliche Ansprüche) oder auf die so genannten unerlaubte Handlung (Ansprüche aus deliktischer Haftung) stützen.

Begibt sich der Patient in ärztliche Behandlung, so begründet dies einen so genannten Behandlungsvertrag, ohne dass es hierfür der Schriftform bedarf. Es handelt sich hier um einen Dienstleistungsvertrag nach § 611 ff. BGB. Das heißt, der Arzt schuldet grundsätzlich keinen bestimmten Behandlungserfolg, was aufgrund der Natur der Sache auch kaum möglich wäre. Er schuldet jedoch eine sorgfältige und ordentliche Behandlung „nach den Regeln der ärztlichen Kunst“, wie sie dem gegenwärtigen wissenschaftlichen Erkenntnisstand entspricht.

Neben der vertraglichen Haftung kommt auch eine Haftung aus unerlaubter Handlung (§§ 823 ff. BGB) in Betracht. Seit der Schuldrechtsreform im Januar 2002 ist er § 280 BGB (vertragliche Haftung) die zentrale Grundlage für Ansprüche auf Schadensersatz und Schmerzensgeld. Der Arzt verletzt eine Pflicht im Sinne des § 280 Abs. 1 Satz 1 BGB, wenn er die geschuldete Leistung nicht, verzögert oder schlecht erbringt.

Die Haftung ist als Rechtsfolge auf Schadensersatz und Schmerzensgeld gerichtet. Eine Haftung kommt dann in Betracht, wenn die Aufklärungspflicht und/oder die Behandlungspflicht verletzt wurde. Will ein Patient Ansprüche geltend machen, muss er die Verletzung des medizinischen Standards als Behandlungsfehler, den eingetretenen Schaden und die Ursächlichkeit des Fehlers für den Schaden darlegen. Wird ein Behandlungsfehler (Pflichtverletzung) festgestellt, greift die Beweislastumkehr des § 280 Abs. 1 Satz 2 BGB, wonach der Arzt mit dem Beweis belastet ist, ordnungsgemäß gehandelt zu haben.

Ärztliche Dokumentation

Der Umfang der ärztlichen Dokumentationspflicht bestimmt sich weitgehend nach den Dokumentationszwecken: Therapiesicherung, Beweissicherung und Rechenschaftslegung über die erbrachten medizinischen Leistungen. Es genügen regelmäßig Stichworte, so dass ein nachbehandelnder Arzt daraus die für die weitere medizinische Behandlung erforderlichen Informationen erhält. Dabei sollte die Dokumentation fortlaufend und zeitnah erfolgen [Doms 2005]. Ein geeignetes Mittel zur Dokumentation besonderer Zustände ist die Fotografie, z.B. mit einer Digitalkamera. Ärzten kann empfohlen werden, derartige moderne Techniken intensiv zu nutzen.

Eine Haftung kann sich auch auf eine fehlerhafte (unzureichende) Dokumentation stützen, sofern der Patient die Auskünfte gegeben hat. Pflicht des Patienten ist es, wahrheitsgemäß und umfassend (auf Fragen des Arztes) zu berichten und alle notwendigen Informationen zu liefern. Es empfiehlt sich daher, auch dann zu dokumentieren, wenn der Patient Fragen z.B. nach etwaige, nicht bei normaler körperlicher Untersuchung feststellbaren anatomischen Abnormitäten verneint, denn sollten diese tatsächlich vorliegen, können durch die Neuraltherapie unvorhergesehene Verletzungen die Folge sein.

Allgemeine ärztliche Aufklärungspflicht

Nach ständiger Rechtsprechung erfüllt der ärztliche Heileingriff den Tatbestand der Körperverletzung nach § 223 StGB. Erst dann, wenn der Patient in die Behandlung einwilligt, wird die rechtswidrige Körperverletzung zur legalen Heilbehandlung. Die Einwilligung ist jedoch nur dann wirksam, wenn vor Beginn der Behandlung umfassend aufgeklärt wurde.

Die Aufklärung sollte folgende Punkte beinhalten:

- Indikation
- Therapie
- Risiken der Therapie
- Behandlungsalternativen
- evtl. selbst zu tragende Kosten, z.B. bei Unwirtschaftlichkeit, Wunschbehandlung

Die Aufklärungspflicht umfasst auch die Erklärung der Diagnose, der zur Verfügung stehenden verschiedenen Heilmaßnahmen, auch konventioneller Therapiemethoden, ihrer Vorteile, sowie Nutzen, Risiken und Nachwirkungen der verschiedenen Behandlungen (vgl. ▶ 7.3.3 Aufklärung). Erst nach der erfolgten Aufklärung kann der Patient sich frei für oder gegen die Neuraltherapie entscheiden. Kann die Behandlung schwerwiegende Folgen haben, muss dem Patienten eine unter Umständen mehrtägige Bedenkzeit eingeräumt werden.

Aufklärung über unterschiedliche Behandlungsmöglichkeiten

Die therapeutische Störfeldsuche als Methode, die nicht der so genannten Schulmedizin zugeordnet wird, bedarf einer besonderen Aufklärung. Von der Rechtsprechung sind Regelungen zur Abweichung von einer bestehenden Standardmethode formuliert. Das OLG Koblenz unterstreicht in seinem Urteil vom 28.06.1995 (AZ: 7 U 520/94), dass dann, wenn eine schulmedizinisch erprobte und als erfolgversprechend eingestufte Behandlungsmethode zur Verfügung stehe, diese vom Arzt grundsätzlich angewandt werden müsse. Es sei für jeden Einzelfall zu prüfen, ob der Arzt sich klassischer schulmedizinischer Diagnose- und Behandlungsmethoden bedienen müsse. Erkenne er bzw. hätte er erkennen müssen, dass eine alternative Heilmethode nicht ausreichend ist, müsse er, wenn für die Erkrankung ein erprobtes Diagnose- und Behandlungsverfahren der Schulmedizin zur Verfügung steht, dieses auch grundsätzlich anwenden. Einem Haftungsrisiko könne der Therapeut in solchen Fällen lediglich durch eine besonders intensive Aufklärung entgehen. Andererseits stellte der BGH bereits 1991 (Urteil vom 29.01.1991, AZ: VI ZR 206/90) klar, dass die Anwendung nicht allgemein anerkannter Therapieformen und sogar so genannte paramedizinischer Behandlungsformen rechtlich grundsätzlich erlaubt sind. Entscheidend für die Rechtmäßigkeit einer derartigen Behandlung sei, dass der Patient wirksam innerhalb der durch § 138 BGB (Sittenwidrigkeit) gezogenen Grenzen eigenverantwortlich entscheiden kann, ob er in die Behandlung einwilligt.

Die Aufklärung über bestehende unterschiedliche Behandlungsmöglichkeiten dient dem Selbstbestimmungsrecht des Patienten und ist daher Voraussetzung einer rechtmäßigen Behandlung (BGH, Urteil vom 15.03.2005, AZ: VI ZR 313/03). Bei der Wahl der Therapie ist dem Arzt ein weites Ermessen eingeräumt. Die ärztliche Entscheidung ist nur dahin zu prüfen, ob die gewählte Therapie dem Stand der naturwissenschaftlichen Erkenntnisse und fachärztlichen Erfahrungen entspricht, ob sie zur Erreichung des Behandlungsziels geeignet und erforderlich ist, und regelmäßig auch, ob sie sich in der fachärztlichen Praxis bewährt hat (OLG Naumburg, Urteil vom 06.06.2005, AZ: 1 U 7/05).

Patientenwünsche

Ärzte haften auch dann für Behandlungsfehler, wenn sie von ihren Patienten ausdrücklich zur Anwendung einer falschen Methode gedrängt worden sind (OLG Karlsruhe, PatR 1/2002, 24). Ist eine Behandlungsmethode noch nicht wissenschaftlich anerkannt, hat der Arzt darauf hinzuweisen, dass sich die Methode noch in der Erprobungsphase befindet und unbekannte Risiken nicht auszuschließen sind (OLG Oldenburg, VersR 1997, 491). Ein Behandlungsfehler kann allerdings vorliegen, wenn eine Methode, die nicht gewirkt hat, kritiklos erneut eingesetzt wird. Ist eine Behandlung kontraindiziert, darf sie auch nicht auf nachhaltigen Wunsch des Patienten vorgenommen werden (OLG Düsseldorf, VersR 2002, 611; OLG Köln, VersR 2000, 492).

In den Urteilsgründen der bereits erwähnten Entscheidung des OLG Karlsruhe wird festgestellt: *„Angesichts des kaum zu erwartenden Nutzens, aber größerer Gefährdung des Patienten, durfte der beklagte Arzt die wissenschaftlich nicht anerkannte Methode auch dann nicht nochmals anwenden, wenn der Kläger dies ausdrücklich wünschte.“* Mit Rücksicht auf den Wissens- und Informationsvorsprung des Arztes gegenüber dem medizinischen Laien ist ein Mitverschulden des Patienten regelmäßig nicht anzunehmen (hierzu BGH, VersR 1997, 450).

Umfang der Aufklärung

Der Umfang der Aufklärungspflicht wird durch die Fähigkeit des Patienten bestimmt, Auswirkung und Tragweite der Behandlung zu verstehen. Über Risiken und Nebenwirkungen ist am Maßstab eines durchschnittlich verständigen Patienten aufzuklären. Es kommt darauf an, was dieser fiktive Patient an Art und Umfang der Aufklärung erwarten würde. Unterlässt der Arzt eine umfassende Aufklärung, ist die Einwilligung unwirksam. Auch ohne Sorgfaltspflichtverletzung liegt dann bereits ein Behandlungsfehler vor. Schadensersatz- und Schmerzensgeldforderungen können jedoch nur erfolgreich geltend gemacht werden, wenn die unerwünschte Folge der Behandlung ursächlich auf eine unterlassene oder unzureichende Aufklärung zurückzuführen ist.

Wirtschaftliche Aufklärung

Neben der Aufklärung über die geplante Therapie sind die Patienten auch über Kostenfragen aufzuklären. Im Rahmen dieser wirtschaftlichen Aufklärung muss der Patient über alle möglichen vermögenswerten Folgen der Behandlung informiert werden. Hierzu gehört auch die Aufklärung, dass die Kostenerstattung verschiedener neuraltherapeutischer Methoden, insbesondere Störfeldsuche und -therapie, durch private Krankenversicherungen und Beihilfefestsetzungsstellen nicht gewährleistet ist (vgl. ▶ 7.3.3 Aufklärung).

Risikoaufklärung persönlich durch den Arzt und Schriftform

Aufklärungsgespräche müssen Ärzte immer persönlich führen. Es genügt nicht, das Gespräch durch eine Arzthelferin vornehmen zu lassen oder ganz darauf zu verzichten und vorformulierte Aufklärungsbögen auszuhändigen. Nach der Rechtsprechung muss der Arzt individuell auf jeden Patienten eingehen und bei der Aufklärung persönliche Eigenschaften, medizinischen Hintergrund und Lebensumstände berücksichtigen. Eine Aufklärung anhand von Formularen zur Neuraltherapie oder Patientenbroschüren zur Neuraltherapie können dagegen sinnvoll sein, belegen sie doch im Ernstfall die Inhalte des Aufklärungsgespräches. Die persönliche und mündliche Aufklärung durch den Arzt ist jedoch unersetzbar. Eine Aufklärung ist auch ohne schriftliche Bestätigung des Patienten grundsätzlich wirksam. Bei Eingriffen mit hoher Komplikationsdichte oder bei besonderen Umständen des Behandlungsfalls empfiehlt sich jedoch eine schriftliche Bestätigung der erfolgten Aufklärung durch den Patienten. Aus juristischer Sicht ist eine solche Bestätigung jedoch nur dann sinnvoll, wenn die Inhalte der erfolgten Aufklärung darin auch enthalten sind.

Einhaltung erforderlicher Pflichten

Pflicht zur bestmöglichen Therapie

Ordnungsgemäße Aufklärung und rechtmäßige Einwilligung des Patienten vorausgesetzt, haben Ärzte Therapiefreiheit. Nach der Rechtsprechung des BGH (Urteil vom 29.01.1991, AZ: IV ZR 2006/90) jedoch sind Ärzte verpflichtet, sich eine ausreichende Sachkunde über die angewendete Behandlungsweise einschließlich ihrer Risiken anzueignen und auf dem neuesten Stand der Wissenschaft zu halten. Die Grenzen der Therapiefreiheit umfassen das Einhalten medizinischer Mindeststandards, die Beachtung gesetzlicher Vorschriften und arztrechtlicher Rechtsprechung sowie die Berücksichtigung des Wirtschaftlichkeitsgebots. Letzteres gilt insbesondere für den Vertragsarzt.

Die Haftung des Arztes beschränkt sich nicht lediglich auf die Behandlung, sondern beginnt bereits, wenn sich der Patient in seinen Verantwortungsbereich begibt. Hierzu gehört z.B. ein gefahrloser Zugang zur Praxis und zum Behandlungszimmer.

Bei einem Behandlungsfehler kann der Patient nur dann Ansprüche stellen, wenn der Arzt oder seine Helferinnen schuldhaft gehandelt haben. Regelmäßig wird der

Vorwurf fahrlässiges Verhalten sein, wenn ärztliche Pflichten missachtet wurden. Dabei ist von einem ordentlich ausgebildeten, durchschnittlich sorgfältigen Arzt als Maßstab auszugehen.

Pflicht zur Überwachung sedierter Patienten bei ambulanter Behandlung

Im Urteil vom 08.04.2003 hatte der BGH (NJW 2003, 2309) den Fall zu entscheiden, in dem der Patient für eine Magenspiegelung mit Buscopan®, Dormicom® und Anexate® versorgt worden. Vor dem Eingriff war er darüber aufgeklärt worden, dass er danach kein Kraftfahrzeug führen dürfe. Ohne vorher entlassen worden zu sein, entfernte sich der Patient, fuhr mit seinem Kraftfahrzeug weg und erlitt einen tödlichen Unfall.

Der BGH stellt fest, der Beklagte (hier ein Krankenhaus) habe sicherstellen müssen, dass der Patient sich nach der durchgeführten Magenspiegelung vor seiner Entlassung nicht unbemerkt entfernen und sich dadurch der Gefahr einer Selbstschädigung aussetzen konnte. Dies resultiere aus der Verkehrssicherungspflicht, wonach derjenige, der Gefahrenquellen schaffe oder verstärke, auch die notwendigen Vorkehrungen zum Schutz des Gefährdeten, hier des Patienten, treffen müsse. Der Patient sei „home ready", nicht jedoch „street ready" gewesen. Den Hinweis, dass er erst nach einer offiziellen Entlassung weggehen durfte, konnte er wegen der möglichen anterograden Amnesie vergessen haben. Weiter stellt der BGH fest: *„Die dem Beklagten aufgrund der ihm bekannten und von ihm geschaffenen gefahrerhöhenden Umstände obliegende Fürsorgepflicht hätte es deshalb erfordert, den Patienten in einem Raum unterzubringen, in dem er unter ständiger Überwachung stand und ggf. daran gehindert werden konnte, das Krankenhaus eigenmächtig zu verlassen. Im Betracht kam insoweit ein Vorzimmer oder ein besonderes Wartezimmer, wobei sich die Organisation im Einzelnen nach den Möglichkeiten vor Ort richten durfte. Für den hier zu beurteilenden Sachverhalt kommt es im Ergebnis nur darauf an, dass jedenfalls die tatsächlich erfolgte Unterbringung auf dem Flur ohne die Möglichkeit einer ständigen Beobachtung nicht ausreichte, um den Patienten daran zu hindern, sich ggf. unbemerkt zu entfernen und die Gefahr eines selbstgefährdenden Verhaltens auszuschließen."*

Nach dieser Rechtsprechung muss der Arzt nach neuraltherapeutischer Behandlung entscheiden, ob der Patient die Praxis sofort verlassen kann oder für eine ärztlich festgelegte Wartezeit in der Praxis unter Kontrolle verbleiben muss.

Nachweis des Kausalzusammenhangs zwischen Pflichtverletzung und Schaden

Der Nachweis des Kausalzusammenhangs zwischen Pflichtverletzung und Schaden obliegt grundsätzlich dem Geschädigten. Auch im Arzthaftungsrecht muss der Patient nicht nur den objektiven Behandlungsfehler, sondern auch dessen zumindest Mit-Ursächlichkeit für den Schaden darlegen und beweisen. Ausnahmen bestehen nur bei Feststellung von groben Behandlungsfehlern, die geeignet waren, die tatsächlich eingetretene Schädigung des Patienten zu verursachen.

Beweiserleichterungen

Die Rechtsprechung hat Beweiserleichterungen zu Gunsten der Patienten entwickelt. So wird bei Aufklärungsfehlern davon ausgegangen, dass das, was in der Behandlungsdokumentation nicht vermerkt sei, auch nicht stattgefunden habe (OLG Karlsruhe, Urteil vom 08.10.1997, AZ: 7 U 61/96). Bei dem Vorwurf von groben

Behandlungsfehlern muss der Arzt beweisen, dass der beim Patienten eingetretene Schaden nicht ursächlich auf dem Behandlungsfehler beruht (BGH NJW 1998, 1782). Insofern kommt es also zu einer Beweislastumkehr. Wann ärztliches Verhalten als grober Behandlungsfehler einzustufen ist, wird vor Gericht mit Hilfe von Sachverständigen geklärt.

Verjährung

Die Verjährung für alle Schadensersatz- und Schmerzensgeldansprüche beträgt nach § 195 BGB drei Jahre. Nach § 199 BGB beginnt die regelmäßige Verjährungsfrist mit dem Ende des Jahres, in dem der Anspruch entstanden ist und der Patient von den anspruchsbegründenden Umständen und der Person des Schuldners (Arztes) Kenntnis erlangt oder ohne grobe Fahrlässigkeit erlangen müsste. Die grob fahrlässige Unkenntnis wird der Kenntnis gleichgestellt. Ohne Rücksicht auf Entstehung, Kenntnis oder grob fahrlässige Unkenntnis verjähren Ansprüche jedoch spätestens nach 30 Jahren von dem auslösenden Ereignis an, auch wenn der Schaden erst später auftritt oder erkennbar wird.

Die Verjährung ist gehemmt, wenn Arzt und Patient über den Anspruch oder dessen Umstände verhandeln oder wenn die Ansprüche bei Gericht geltend gemacht werden (§ 204 BGB). Rechtsfolge der Verjährungshemmung ist, dass der Zeitraum, während dessen die Verjährung gehemmt ist, in die Verjährungsfrist nicht eingerechnet wird (§ 209 BGB).

7.3.2 Dokumentation

Stefan Weinschenk

Die zuverlässige Dokumentation dient dem Schutz vor forensischen Konsequenzen und ist ein probates Mittel, um die Wirksamkeit der eigenen Therapie auch nach langer Zeit rückwirkend zu überprüfen.

Der Arzt dokumentiert mit seiner exakten Aufzeichnung:

- Interesse am Patienten
- Seriosität
- Exaktheit seines Arbeitens
- Souveränität
- Wissenschaftlichkeit seines Handelns

Für die neuraltherapeutische Behandlungsweise erweist sich sowohl die handschriftliche Dokumentation auf Karteikarten als auch die übliche Textdokumentation in der Praxis-EDV als ungünstig, da die durchgeführten Injektionen und ein Therapieerfolg oder -misserfolg zwischen sonstigen Befunden und Dokumentationen „untergehen". Am Ende des Erstgesprächs mit Anamnese und Untersuchung sollte eine Arbeitsdiagnose und die Abschätzung des voraussichtlichen Therapieerfolgs stehen, auch sie wird in der Krankenakte festgehalten.

Ziele der Dokumentation

Nachweis von Aufklärung und Einverständnis

Eine umfassende Aufklärung ist aus juristischer Sicht heute unabdingbar für die Einwilligung des Patienten (vgl. ▶ 7.3.1 Forensische Aspekte). Medizinprozesse knüpfen häufig an der mangelhaften Aufklärung an und werden regelhaft dann auch vom Kläger (Patienten) gewonnen.

Die fachlich-inhaltliche Aufklärung ist wesentliche Grundlage einer forensisch gültigen Einverständniserklärung. Hierzu dienen (Formulare zum Download):

- Einverständniserklärungsformular
- Formular wirtschaftliche Aufklärung
- Informationsschrift über Neuraltherapie (Patienteninformation)

Dokumentation der Diagnostik

Eine einfache und übersichtliche Dokumentation des erhobenen körperlichen Befundes ist besonders bei der Erstuntersuchung von großer Hilfe. Die handelsüblichen Praxis-EDV-Programme sind bereits teilweise in der Lage, bildhafte Befunde zu speichern. Wenn die Dokumentation dadurch genauso schnell wie mit Bleistift und Papier möglich ist, sollte diese EDV-gestützte Dokumentation genutzt werden.

Für die handschriftliche Aufzeichnung helfen einfache Strichgrafiken oder vorgefertigte Stempel oder Aufkleber (▶ Abb. 7.3). Die standardisierte Dokumentation in der Diagnostik verhindert, wichtige oder gar wegweisende Befunde zu übersehen. Es stehen zum Download zur Verfügung:

- Formular zur Befundung des Zahnstatus (Klinik, OPG, DVT) (Beurteilung ▶ 2.4)
- Formular für die Dokumentation der Adler-Langer-Druckpunkte (▶ Tab. 8.10). Hierzu sind entsprechende Stempel verfügbar, mit denen eine Dokumentation des Therapieerfolgs unmittelbar nach jeder Intervention leicht dokumentierbar ist.

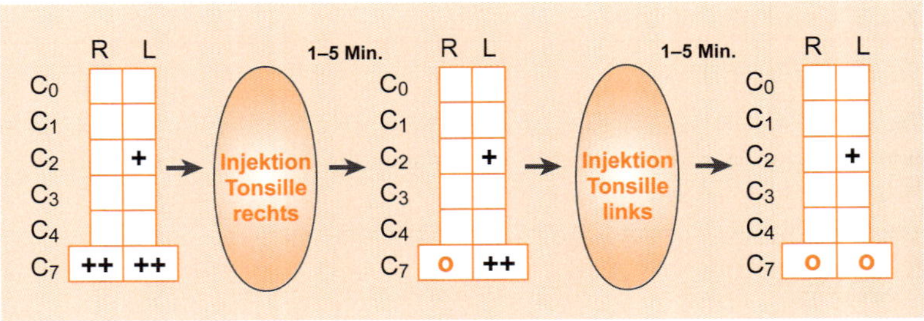

Abb. 7.3 Stempel, Aufkleber, Beschriftungen für die neuraltherapeutische Dokumentation an der Halswirbelsäule (Nackenreflexpunkte, ▶ 8.4.2).

Therapieeffekte nach der Behandlung

Ein wesentliches Moment neuraltherapeutischer Behandlungsweise besteht in der Auswertung der Phänomene nach Setzen eines Reizes (Injektion). Zu deren semiquantitativer Erfassung mittels VAS findet sich ein **Beobachtungsblatt** für Patienten (Beobachtungsblatt zum Download). Der Patient wird hierdurch auf die Beobachtung seiner Symptome gelenkt und lernt die Reaktionsweise seines Körpers zu verstehen. Schwächere, aber nicht weniger wichtige Reaktionen auf die Therapie können nicht so leicht übersehen oder vergessen werden wie bei einem retrospektiven mündlichen Bericht, zumal wenn längere Pausen bis zur nächsten Behandlung entstehen.

Dokumentation des Therapieverlaufs

Jedem Neuraltherapeuten ist die Schwierigkeit der Dokumentation neuraltherapeutischer Injektionen bekannt. Diese sind in Textform nur mit entsprechendem

Schreibaufwand zu dokumentieren und verbergen sich in der Karteikarte oft zwischen Befunden, Medikamenten und anderen Maßnahmen.

Ein spezielles Formblatt, in em alle therapeutischen Maßnahmen und Effekte übersichtlich erfasst werden (Formblatt zum Download). Die Vorteile sind:

- Das Formular kann mit üblichen Druckern mit den Patientendaten versehen werden.
- Wesentliche anamnestische Eckdaten können übersichtlich dargestellt werden.
- Es findet sich Platz für eine Kurzbefundung des OPG.
- Zu jedem Behandlungsdatum kann der Befund der Nackenreflex-Druckpunkte (Adler-Langer-Druckpunkte) dokumentiert werden (vgl. ▶ 8.4.2).
- Bis zu sieben Therapieziele/Indikationen/Erkrankungen können als Ziele bzw. Aufgaben im oberen Teil erfasst werden.
- In der gleichen Reihenfolge werden am Schluss des Formblatts die Effekte bezogen auf die oben aufgelisteten Beschwerden mit Kürzeln oder Zeichen dokumentiert.
- Therapieeffekte können nach der VAS-Skala (▶ Abb. 8.1) eingetragen werden.
- Verbesserungen, Erstverschlechterungen oder länger dauernde Verschlimmerungen, Reaktionsphänomene und retrograde Phänomene lassen sich übersichtlich erkennen.
- Sonstige parallel durchgeführte Maßnahmen werden dokumentiert (Akupunktur, manuelle Therapie, Diagnostik, Thermografie, Sauerstoff- oder Immuntherapie).
- In der linken Spalte sind die am meisten verwendeten Injektionen aufgeführt. Die Auflistung der möglichen Injektionsstellen erfolgt von kranial nach kaudal. Die Behandlung wichtiger Kardinalpunkte, Ganglien und häufiger Störfelder werden dadurch nicht übersehen.
- Freie Zeilen bieten genügend für weitere eigene Injektionsorte, insbesondere in der Rubrik „Narben".
- Die durchgeführte Injektion (R – L) lässt sich durch Häkchen leicht darstellen. Die Seitendarstellung erfolgt wie üblich in der Aufsicht auf den Patienten.
- Auch Jahre später ist noch eine exakte Rekonstruktion der durchgeführten Therapie und ihrer Wirksamkeit möglich.
- Die zugehörigen Abrechnungsziffern können in der Spalte „Zi." von jedem Arzt selbst eingetragen werden und sind somit stets übersichtlich verfügbar.
- Das Formblatt kann als Tabelle für eine EDV-gestützte Dokumentation im Praxisrechner verfügbar gemacht werden.

Fotodokumentation

„Ein Bild sagt mehr als tausend Worte" – dies gilt besonders für die Regulationsmedizin, die überwiegend intuitiv empirisch über die rechte Gehirnhälfte in Bildern arbeitet. Besonders vorteilhaft ist eine Fotodokumentation von besonderen Befunden mittels Digitalkamera in der Praxis-EDV. Videosequenzen oder Einzelaufnahmen können in einigen Praxisprogrammen über einen Video-Grabber digital erfasst und der Patientenakte direkt zugeordnet werden.

Wissenschaftliche Dokumentation

Mit Hilfe vollständiger Dokumentationen ist eine spätere wissenschaftliche Aufarbeitung von Kasuistiken möglich, die als Grundlage für Publikationen über Fall-Kontroll-Studien oder Fallsammlungen dienen kann. Sie ermöglichen klare Beurteilungskriterien für die Wirksamkeit einer Therapie (Vordrucke zum Download). Eine gut auszuwertende Dokumentation ist auch für den eigenen kritischen Erkenntnisgewinn und für Feedback im Rahmen des Qualitätsmanagements (vgl. ▶ 7.4) unabdingbare Voraussetzung.

7.3.3 Aufklärungsformulare zur Patienteneinwilligung für die Neuraltherapie

Stefan Weinschenk

Die Rechtsprechung in Deutschland schreibt ein gültiges Einverständnis auch bei komplementärmedizinischen Verfahren vor. Eine Einverständnis ist nur gültig auf der Basis einer angemessenen Aufklärung („informed consent"). Das vom Autor 2007 für die Neuraltherapie vorgestellte Aufklärungsformular enthält alle wesentlichen Bestandteile einer gültigen Aufklärung und Einverständniserklärung und kann als Basis für ein individuelles Aufklärungsgespräch verwendet werden (+ Aufklärungsformular zum Download) [Weinschenk 2007].

Umfang der Aufklärung in der Neuraltherapie

Ein Patient muss, um ein gültiges Einverständnis geben zu können, in jedem Fall Wesen, Bedeutung und Tragweite der Neuraltherapie in Grundzügen so verstanden haben, dass ihm eine Abwägung des Für und Wider möglich ist [BGH].

Die stattgehabte Erörterung der Vorteile, Wirkungsweise, Risiken und Nebenwirkungen sind mit einem entsprechenden Formblatt dokumentierbar. Der **„informed consent"** wird damit rechtsgültig dokumentiert.

Das Aufklärungsformular Neuraltherapie beinhaltet daher Informationen über:
- die festgestellte Diagnose
- Indikation für die Neuraltherapie, Grundzüge der regulationsmedizinischen Vorgehensweise
- Wirkungsweise der Neuraltherapie, Wirkungen und Nebenwirkungen von Lokalanästhetika
- spezifische Nebenwirkungen der angewandten Technik (Injektionen)
- individuelle Risiken und Besonderheiten des Patienten, die Einfluss auf Art und Umfang der Anwendung haben (z.B. Marcumar)

Eine solche **schriftliche Dokumentation** ist dringend zu empfehlen. Die bloße Überreichung eines Merkblatts oder auch einer Aufklärungsbroschüre [BGH] ist nicht ausreichend. Auch das hier vorgestellte Formular ersetzt nicht das mündliche Aufklärungsgespräch. Es enthält jedoch ausreichend Platz für handschriftliche, individuelle Anmerkungen und Ergänzungen, welche die stattgehabte **individuelle Erörterung** dokumentieren. Mögliche Eintragungen sind:
- Liste aller Beschwerden, Symptome und Diagnosen
- Bestätigung des Erhalts einer gesonderten Informationsbroschüre [BGH]
- spezielle individuelle Risiken des Patienten (z.B. Antikoagulanzientherapie)

Die Auflistung aller Beschwerden des Patienten hat zudem den Vorteil einer Kontrolle von Heilungsverläufen bezogen auf jedes einzelne Symptom im Verlauf der Therapie.

Jeder Arzt, der komplementärmedizinische Verfahren anwendet, ist verpflichtet, den Patienten aufzuklären, dass es sich bei der anzuwendenden Methode um ein komplementärmedizinisches Verfahren handelt und ob und welche schulmedizinisch etablierten Verfahren als **Alternativen** zur Verfügung stehen.

Da die Neuraltherapie in Teilen keine von der Schulmedizin allgemein anerkannte Methode darstellt, ist der Arzt verpflichtet, dem Patienten die in Frage kommenden Alternativen der Schulmedizin zu nennen und ihm dadurch eine vernünftige Nutzen-Risiko-Abwägung zu ermöglichen. Das Formular enthält daher auch einen entsprechenden Passus zur Aufklärung über mögliche Behandlungsalternativen.

Wirtschaftliche Aufklärung

Eine wirtschaftliche Aufklärungspflicht des Arztes ist immer dann anzunehmen, wenn der Arzt weiß, dass die vorgesehene Behandlung vom Kostenträger des Patienten voraussichtlich nicht erstattet wird (Formular zur wirtschaftlichen Aufklärung). Dies ist bei der Neuraltherapie mit Störfeldbehandlung regelmäßig der Fall [Stebner 2005]. Die Aufklärung über die voraussichtlichen Kosten nach GOÄ sollte unter Verwendung eines gesonderten Formulars erfolgen. Gerade im Bereich der gesetzlichen Krankenkassen ist im Übrigen die Schriftform zwingend vorgeschrieben.

Für die Rechtsgültigkeit sind auch hier bestimmte Kriterien einzuhalten. Die Einwilligungserklärung sollte nicht auf den Briefkopf des Arztes geschrieben, sondern mit einem Praxisstempel versehen werden. Für den Fall einer Abrechnung über eine ärztliche Verrechnungsstelle werden die Vorschriften des Bundesdatenschutzgesetzes (BDSG) über die Weitergabe personenbezogener Daten durch einen entsprechenden Vermerk ausreichend erfüllt.

Danksagung und Haftungsausschluss

Folgenden Personen haben zur Weiterentwicklung des Aufklärungsbogens (zum Download bereitgestellt) beigetragen: Dr. Holger Huneke (Ehrenpräsident der IGNH e.V.), Dr. Jürgen Rehder, Prof. Dr. Lorenz Fischer, Dr. Hagen Huneke, Dr. Imke Plischko, Dr. Uta Rehder (alle Vorstand IGNH e.V), Dr. Barbara Doll, Dr. Jan Hahn-Godeffroy, Dr. Hans Barop (alle wissenschaftl. Beirat der IGNH e.V), Dipl. med. Torsten Kupke (DGfAN e.V) sowie Stefan Kühn, Fachanwalt für Medizinrecht, Karlsruhe. Ihnen sei an dieser Stelle herzlich gedankt.

Trotz größter Sorgfalt bei der Entwicklung der Formulare und der ständigen Weiterentwicklung in der täglichen Praxis kann der Autor **keine Haftung** für eventuelle Fehler oder Unvollständigkeiten des Formulartexts übernehmen. Entscheidend für eine gute, patientenorientierte und ehrliche Aufklärung ist das individuelle und dokumentierte Aufklärungsgespräch.

Der Aufklärungsbogen erleichtert Neuraltherapeuten die Aufklärung über die Neuraltherapie. Er führt zu einer größeren Rechtssicherheit von Neuraltherapeuten und Patienten. Jeder Arzt ist aufgefordert, den Bogen für sich anzupassen und ggf. gemäß der aktuellen Rechtslage weiterzuentwickeln (unter der Angabe „modifiziert nach Weinschenk: Leitfaden Neuraltherapie. Elsevier 2010").

7.4 Qualitätsmanagement in der Neuraltherapie

Stefan Weinschenk

7.4.1 Rechtslage in Deutschland

Seit dem 01.01.2004 sind niedergelassene Vertragsärzte gesetzlich verpflichtet, ein Qualitätsmanagement(QM)-System in ihrer Praxis einzurichten und kontinuierlich weiterzuentwickeln (§135a, Abs. 1–2 SGB V).

In Kliniken gilt seit 2000 gemäß §135a SGB V: *„Zugelassene Krankenhäuser, stationäre Vorsorgeeinrichtungen und stationäre Rehabilitationseinrichtungen sind nach Maßgabe der §§ 137 und 137d verpflichtet, einrichtungsintern ein Qualitätsmanagement einzuführen und weiterzuentwickeln."*

7.4.2 Qualitätsmanagement in der Neuraltherapiepraxis

Qualitätspolitik im vertragsärztlichen Bereich hat weiterhin große Akzeptanzprobleme und wird das Image des Kontrollinstruments nur schwer los. Aber: Die Entscheidung ein QM-System noch lange hinauszuzögern, wäre fatal. Man sollte ein effektives QM-System nicht als Gängelung verstehen, sondern als Chance für sich und die Praxis.

Gerade in der Neuraltherapiepraxis ist QM unabdingbar. Gründe hierfür sind:
- Die Neuraltherapie ist eine weitgehend unbekannte Therapieform.
- Es existieren keine großen klinischen Studien über die Erfolgsrate. So steht man unter Rechtfertigungsdruck.
- Es besteht ein hoher Anspruch an die Neuraltherapie (vgl. ▶ 7.2.1 Arzt-Patient-Beziehung).
- Die Neuraltherapie ist eine invasive Maßnahme.

7.4.3 Was ist Qualitätsmanagement?

Qualitätsmanagement ist die Philosophie der kontinuierlichen Verbesserung und des menschenfreundlichen Umgangs mit Fehlern.

Das Kaizen-Prinzip (jap. *kai* = ständig, *zen* = gut, in diesem Zusammenhang: „besser") gilt als Grundlage jedes Qualitätsmanagements. Es beinhaltet fünf Kernsätze, die Sprengstoff enthalten:
- Qualität hat Vorrang.
- Der Patient kommt zuerst.
- Der Mitarbeiter steht im Mittelpunkt.
- Probleme sind Schätze.
- Die Prozesse müssen sicher sein.

Kernprinzip (aus DIN EN ISO 9001:2000)

PDCA-Zyklus:
- Planen
- Lenken
- Sichern
- Verbessern

Oder mit anderen Worten:
- Ziele definieren
- Abläufe planen
- Anforderungen zur Umsetzung formulieren
- Erfüllung dieser Anforderungen kontrollieren

Ziele des Qualitätsmanagements

Durch das Qualitätsmanagement sollen Struktur-, Prozess- und Ergebnisqualität verbessert werden. Für die **Durchführung** eines effizienten QM-Systems genügen fünf Maßnahmen:

- Bereitschaft zum Kaizen – „KVP“ (kontinuierlicher Verbesserungsprozess)
- Fehlermanagement
- schriftliches QM-Handbuch
- Beschwerdemanagement
- Teambesprechungen

Häufige Fehler

- Ziele sind nicht vorher definiert.
- Das System wird übergestülpt.
- Die Geschäftsleitung steht nicht hinter dem QM.
- Es wird zu viel dokumentiert.
- Das Handbuch wird von der Geschäftsleitung oder der QM-Beauftragten geschrieben.
- Potemkinsche Dörfer: Es wird nur dokumentiert, an der Verbesserung der Qualität und der Prozesse besteht kein Interesse.
- Das QM wird komplett an einen externen Berater übergeben.

7.4.4 Qualitätsmanagement in der täglichen Praxis

In der Neuraltherapiepraxis

Strukturqualität: Verbesserung der Strukturen, z.B. Notfallkoffer, Terminbuch, Wartezeiten

Prozessqualität: Die Erfassung ist gerade bei invasiven Methoden wie der Neuraltherapie wichtig:
- Fehleranalyse (Welche Injektion beherrsche ich nicht ausreichend? Schulungsbedarf ermitteln)
- Nebenwirkungsrate
- Prozessfestlegung für besondere Situationen (Notfalltraining; was tun wenn?)

Ergebnisqualität:
- Welchen Patienten konnte geholfen werden?
- Wie wurde dem Patienten geholfen?
- War die Indikation richtig gestellt?

Hilfsmittel:
- Fragebögen zum Ergebnis jeder Behandlung (+ Fragebogen zum Download)
- Recall-System bei Wegbleiben des Patienten während laufender Therapie (je nach Praxis-Software unterschiedlich realisierbar, z.B. zu Beginn der Behandlung bereits eingeben: „Recall nach 6 Monaten“)
- Nachfragebögen nach ein, zwei, … Jahren (+ Nachfragebogen zum Download)

Der Methode überhaupt

- Auch in den Neuraltherapie-Gesellschaften und -Geschäftsstellen sinnvoll (Vorreiter DGfAN: DIN EN ISO 9001:2000 zertifiziert)
- Für Forschungsvorhaben anwendbar (in abgewandelter Form: Ergebnisqualität)

In der Neuraltherapieausbildung

Die nachfolgenden Ausführungen können nur Anregungen darstellen. Sie sind von jedem Kursleiter auf die örtlichen Gegebenheiten anzupassen.

Prozessqualität: z.B. Teilnehmerzufriedenheit (Kurse, Vorträge, Kongresse), ermittelt durch (Pflicht-)Fragebögen

Ergebnisqualität: z.B. Recall vier Wochen nach Kursende: Was wurde von den Teilnehmern an praktischen Fähigkeiten umgesetzt?

7.4.5 Qualitätsmanagement-Systeme

Eine Übersicht zeigt ▶ Tabelle 7.1. Alle etablierten Systeme sind gekennzeichnet durch

- (unterschiedlich) hohen Verwaltungsaufwand
- (unterschiedlich) hohen Grad an neu zu lernender Terminologie
- Produktion von viel Papier
- hohe Wirksamkeit
- hohe Kosten (entgegen anderslautender Behauptungen der Anbieter und der Politik)

Tab. 7.1 Übersicht über gängige QM-Systeme.

Name	Einführung	Haupt-Anwender	Kennzeichen	Kosten Einführung	Laufende Kosten p.a.	Eignung für die NT	Prognose
DIN EN ISO 9001 :2000	1987, updates 1994 und 2000	Industrie, Handwerk, Dienstleistung	umfangreiche Anforderungen und Terminologie	20–40.000 €	5–25.000 € (Personal)	vorwiegend in großen Praxen und in der Klinik	weltweiter Standard, vermutlich das am meisten verbreitete System
EFQM (efqm .org)	1995	große Betriebe mit Wettbewerbscharakter	europa-/weltweiter Wettbewerb: EQA European Quality Award	10–20.000 € zusätzlich, wenn zuvor schon anderes System eingeführt wurde	› 10.000 € zusätzlich zu den Kosten des vorhandenem QM-Systems	nur für fortgeschrittene QM-Anwender	sehr anspruchsvoll, als Standard nur theoretisch geeignet
JCAHO (jcaho .org)	1999	weltweit agierende Zertifizierungsgesellschaft	Kliniken, v.a. USA	› 40.000 $	unbekannt	derzeit noch nicht auf deutsche Verhältnisse angepasst	Durchsetzung möglicherweise aufgrund wirtschaftlicher Macht der JC-Gesellschaft

Tab. 7.1 Übersicht über gängige QM-Systeme. *(Forts)*

Name	Einführung	Haupt-Anwender	Kennzeichen	Kosten Einführung	Laufende Kosten p.a.	Eignung für die NT	Prognose
KPQM	2001	Arztpraxen in Westfalen-Lippe	von KV entwickelt, speziell für Arztpraxen	unbekannt, eher gering	unbekannt, eher gering	fraglich, nur regional	fraglich
KTQ (ktq.de, dgn.de)	2002	Kliniken	wird jetzt auch in Arztpraxen angeboten	› 50.000 €	› 50.000 € (Personal)	nur wenn ohnehin vorhanden (Klinik)	in Kliniken Standard (neben DIN ISO)
MAK	2004	Arztpraxen in Baden-Württemberg	KV und LÄK Baden-Württemberg	unbekannt	unbekannt	nur Kassenpraxen in Baden-Württemberg	unklar (regional)
Pro-Cum-Cert	2002	Kliniken kirchlicher Träger		› 50.000 €	› 50.000 € (Personal)	nur wenn ohnehin vorhanden (Klinik)	in Kliniken Standard (neben DIN ISO und KTQ)
QEP	2002	Arztpraxen	spezifisch für Praxen durch KBV entwickelt	unbekannt	unbekannt	nur auf Kassenpraxen bezogen	nicht sehr verbreitet; fragliche Prognose
„Qualitätspraxis QP“	2000		individuell	2–5000 €	2–5000 €	gut, wenn Vorkenntnisse in QM vorhanden, ggf. Einführungskurs	könnte sich in kleinen und mittleren Praxen durchsetzen

7

Welches Qualitätsmanagement-System soll ich wählen?

- Es existiert ein großer Markt mit einer Vielzahl verwirrender Angebote.
- Das einfachste System ist für kleine Praxen häufig das Beste. Aber Vorsicht vor nur regional eingeführten Systemen!
- Checkliste für Arztpraxen mit Punktescore für das geeignete System: http://www.swisspep.ch/pdf/Visotool_Benchmark_v1.1.pdf
- Einführung nicht überstürzen, Angebote in Ruhe prüfen, selbst denken. Die hier dargelegten Ausführungen umzusetzen ist oftmals schon ausreichend!
- Kosten und Folgekosten genau erfragen. Hier beginnt bereits QM!

8 Diagnostik

8

8.1 Anamnese

8.1.1 Allgemeine Anamnese

Gerd Droß

In einer naturheilkundlich ausgerichteten Praxis kommt der Anamnese eine besondere Bedeutung zu. Sie ist die beste Gelegenheit, den Patienten gründlich kennen zu lernen. Der Arzt kann als aufmerksamer Zuhörer an dieser Schlüsselstelle den Grundstock für ein langjähriges vertrauensvolles Verhältnis zu diesem Menschen legen. Dieser möchte als Individuum wahr- und wichtig genommen werden. Keiner – auch wir selbst nicht – möchte sich in einer durch Krankheit bedrohlichen Situation als Teil einer Masse erleben.

Die meisten schlechten Erfahrungen mit Ärzten beruhen auf einer zu knappen und oberflächlichen Anamnese. Dagegen können sich die Pfade für eine weiterführende Diagnostik und Therapie aus einer gründlichen Anamnese wie von selbst ergeben.

Zeitumfang, Gesprächsführung

Wichtig ist insbesondere, den Patienten ausreden zu lassen. Dazu benötigt jeder Therapeut, sei er noch so erfahren und geschickt, ein ausreichendes Zeitpolster. Das sollten nach Erfahrungen des Autors bei einem Erstkontakt mindestens 20–30 Minuten sein. Unter Zeitdruck können leicht Irrwege in der Diagnostik und Therapie eingeschlagen werden.

Vorsicht ist geboten mit gezielten, suggestiven Fragen. Oft will man eine zu früh gefasste Verdachtsdiagnose nur bestätigt haben. Andererseits verhindert eine gute Gesprächsführung, dass ein chronisch Kranker in ein endloses Lamentieren über seine Leiden verfällt. Hilfreich ist hier oft die Aufforderung: „*Wegen welcher Beschwerden sind Sie heute konkret zu mir gekommen?*“

Aussagen wie „*Sie sind meine letzte Rettung.*“ sind mit großer Vorsicht zu behandeln. Dieser „besondere Fall“ signalisiert, dass er unendlich viel Zuwendung und Zeit einfordert. Dies kann man unter dem Aspekt des Krankheitsgewinns einordnen. In diesen Fällen ist die Einhaltung einer klaren Struktur der Anamnese (▶ Formalisierte Anamneseerhebung) besonders wichtig. Eventuell kann auch eine Portionierung der Anamnese, also ein Verschieben bestimmter Aspekte auf den nächsten Termin erforderlich sein.

Formalisierte und freie Anamneseerhebung

Als hilfreich kann sich ein Fragebogen zur Anamnese erweisen. Dieser bietet eine schriftliche Grundlage für weitergehende Fragen und ärztliche Aufzeichnungen. Er kann jedoch das ausführliche, persönliche Gespräch mit dem Patienten und eventuell auch mit seinen Angehörigen in keiner Weise ersetzen. Das Gespräch sollte der inneren Dynamik des Kranken folgen, hierzu muss sich der Therapeut Zeit nehmen. Mitunter kann ein Fragebogen dann auch hinderlich sein und sollten beiseite gelegt werden.

Grundsätzlich ist es sinnvoll, die Anamnese in eine aktuelle, eine allgemeine und eine vegetative Vorgeschichte aufzuteilen.

Die aktuelle Anamnese geht besonders auf die Symptome ein, die den Arztbesuch ausgelöst haben. Wenn der Kranke über seine Beschwerden spricht, hat es sich bewährt, die Kernaussage noch einmal zu wiederholen. Wenn er z.B. beschreibt, dass sein rechtes Bein beim Aufstehen von einem Stuhl oder aus dem Bett hinten schmerzt, sollte man als Zuhörer diesen Sachverhalt noch einmal wiederholen. Das gibt dem Betroffenen das Gefühl, mit seiner Schilderung richtig verstanden worden zu sein bzw. die Gelegenheit die Aussage ggf. zu korrigieren. Wichtig ist auch die Aufforderung, die Angaben weiter zu präzisieren.

Als Orientierungshilfe bietet sich das Vorgehen nach dem Fragemuster *„wo, wie, wann und wodurch"* an. So gibt die Lokalisation eines Schmerzes mögliche Hinweise z.B. auf die Projektion eines Triggerpunkts, eine Ausstrahlung über eine Head-Zone, eine radikuläre oder auch pseudoradikuläre Ursache und die Störung einer Muskelfunktionskette.

Jeder Patient hat seinen eigenen Schmerz, den er sehr genau beschreiben kann. Für ihn ist es wichtig, dass der Arzt später noch weiß, dass er ein Stechen und nicht etwa ein Brennen verspürt. Auch hier ist es nützlich, die Aussage noch einmal sofort zu wiederholen und die Qualität der Beschwerden aufzuzeichnen.

Für die Einordnung der Schmerzzustände hat sich insbesondere die visuelle Analogskala von 1 bis 10 bewährt (▶ Abb. 8.1). Auch für die Therapiekontrolle ist diese von unschätzbarem Wert. Zur Erfassung der psychosozialen Beeinträchtigung eignet sich der Beschwerdefragebogen (✚ Beschwerdefragebogen zum Download).

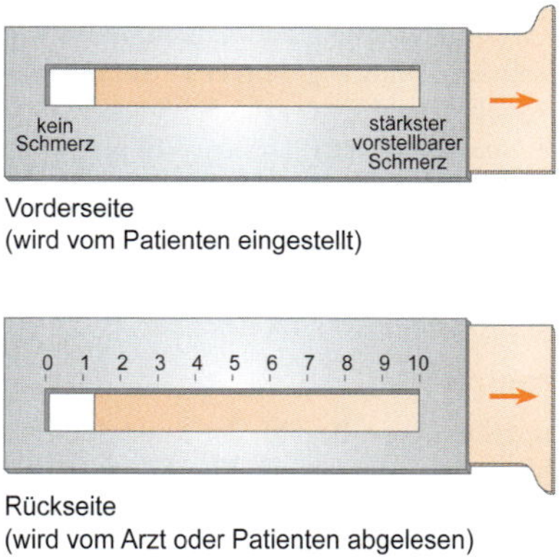

Abb. 8.1 Visuelle Analogskala.

Bereits während der Anamnese beginnt die Erstellung von Differenzialdiagnosen beim Untersucher Gestalt anzunehmen: Ein Dauerschmerz ist anders zu bewerten als ein nur zeitweilig auftretender Schmerz, ein Schwindel als Dauerzustand ist anders einzuordnen als wenn er nur in bestimmten Situationen oder bei gewissen Körperhaltungen auftritt.

Viele Patienten haben ein gutes Gespür für die Auslöser von Beschwerden. Sätze wie *„Nach dem Tod meiner Mutter hat alles angefangen."* sind durchaus ernst zu nehmen und sollten daran denken lassen, dass eine starke psychische Komponente mit im Geschehen ist. Genauso wichtig ist auch die oft gehörte Aussage, dass die Beschwerde bei Wetterwechsel oder bei bestimmten Wetterlagen wie z.B. Regen schlimmer wird. Hiermit bekommt man schon erste Hinweise auf die Natur und Auslöser der Erkrankung.

Die allgemeine Anamnese erfragt Angaben zu allen durchgemachten (Kinder-) Krankheiten, Operationen und Verletzungen:

- Ein wichtiger Störfeldhinweis sind Beschwerden auf stets der gleichen Körperseite.
- Wichtig sind Berichte über gehäufte Infektionen bestimmter Organbereiche oder rezidivierende Erkrankungen. So können frühkindliche Nasenpolypen oder

mehrmals durchgemachte Mittelohrentzündungen erste Hinweise auf eine Nahrungsmittelallergie sein.
- Langwierige Krankheitsverläufe spiegeln oftmals eine eingeschränkte Immunsituation wieder.
- Auch die Angabe, dass schon längere Zeit keine fieberhafte Erkrankung mehr aufgetreten sei, ist wichtig: Sie kann auf eine mangelhafte Regulation des Organismus hinweisen. Daraus lässt sich der mögliche Erfolg oder Misserfolg einer Regulationstherapie im Voraus abschätzen.
- Einen guten Hinweis auf mögliche Störfelder gibt die Antwort auf die Frage:„*Welche Erkrankung oder Situation war die schwerste in Ihrem Leben?*" Hier sollte sehr genau zugehört und dokumentiert werden, da diese Antwort oft zum Schlüssel- oder Kernproblem des Patienten führt.

Die vegetative Anamnese beinhaltet unter anderem Fragen nach:
- Miktionshäufigkeit, auch während der Nacht (Nykturie)
- Art und Häufigkeit der Defäkation (Neigung zu Obstipation, Diarrhö, wechselnder Stuhlgang, Hinweise auf Dysbiose)
- Qualität und Dauer des Schlafes (Einschlaf-, Wachphasen in der Nacht)
- Essgewohnheiten (Diäten, Vollwertkost, Ballaststoffe, Fleischkonsum, Fastfood)
- Schweißneigung, besonders nachts, Ausdünstungen
- körperlicher Belastung (Sport, Beruf, Hobby)
- Einschätzung der Ausdauer oder schnellen Erschöpfbarkeit

Empathie

Empathie ist ein Begriff, der Ende der 1960er Jahre eingeführt wurde und das Einfühlungsvermögen eines Therapeuten bezeichnet, sich kognitiv und emotional in den Patienten hinein zu versetzen. So kann er dessen Gefühle und Wünsche, besonders die nach Heilung teilen. Dieser in einer Arzt-Patienten-Beziehung wiederholt auftauchende Berührungspunkt hat entscheidenden Einfluss auf die Heilungsaussichten. Das Gefühl, verstanden zu werden, fördert das Vertrauen in die Heilkunst des Arztes und regt entscheidend die Selbstheilungskräfte an (vgl. ▶ 5.8 Plazebo-Effekt).

Nichts lähmt einen Patienten so, wie das Gefühl, allein gelassen zu sein mit Schmerzen und dem Elend einer Erkrankung. Auch die Fürsorge von Angehörigen und Pflegepersonal ist hier wenig hilfreich. Der Endpunkt ist die Selbstaufgabe und die Bereitschaft zu sterben. Im Gegensatz dazu kann der Arzt mit seiner Empathie eine Initialzündung für eine neue Hoffnung sein. Der Wille, wieder gesund zu werden, ist die wichtigste Unterstützung unserer Therapie.

8.1.2 Besonderheiten der neuraltherapeutischen Anamnese

Gerd Droß

Hindernis Spritze

Das größte Hindernis für eine neuraltherapeutische Behandlung ist die Notwendigkeit der Verabreichung von Injektionen. Kein Mensch lässt sich gerne stechen, es sei denn, er sieht den Sinn und die Notwendigkeit dieser Maßnahmen ein und der Leidensdruck ist groß. Natürlich kann der Therapeut versuchen, den Patienten mit Erläuterungen, Erklärungen und bildhaften Vergleichen von den geplanten Therapien zu überzeugen. Aber ein Herunterspielen der Stiche nach dem Motto *„Das ist gar nicht so schlimm."* führt eher zum Gegenteil.

Nichts ist dagegen für den Kranken motivierender als eine eingehende neuraltherapeutisch ausgerichtete Anamnese. Dabei lernt er automatisch Begriffe wie Störfeld, Erst- und Zweitschlag, Regulationsblockaden, Erstverschlimmerung und Heilungskrise kennen. Phänomene wie eine besondere Belastung einer Körperseite (*„Bei mir finden sich alle Krankheiten immer links."*) finden eine nachvollziehbare Erklärung. Das Verständnis für die Notwendigkeit von Injektionen wird dadurch geweckt und vertieft.

Spezieller Anamnesebogen

Ein Fragebogen mit speziellen Fragen zum Herdgeschehen hat sich sehr bewährt (+ Fragebogen zum Download), sollte der freien Anamnese aber nicht im Wege stehen (vgl. ▶ 7.1.1). Für die Neuraltherapie spielt die Angabe des Lebensalters bei Operationen, Verletzungen und durchgemachten schwerwiegenden Erkrankungen eine besondere Rolle. Grundsätzlich kann jede Verletzung oder Entzündung eines Gewebes ein Störfeld hinterlassen. Ebenso ist der zeitliche Ablauf bei der Entstehung der Störfelder wichtig, oft kann man sie während einer Therapieserie retrograd zurückverfolgen („Zwiebelschalenprinzip"). Zunächst werden alle erinnerlichen und in Frage kommenden Ereignisse (möglicherweise auch von Kopf bis Fuß) aufgeschrieben und anschließend in einer entsprechenden Auflistung chronologisch geordnet. Man erhält damit eine Zeittafel und kann das erste Auftreten bzw. die Verschlimmerung der aktuellen Beschwerden damit in Beziehung setzen.

Erfassung von Kontraindikationen

Wichtig ist bei einer geplanten neuraltherapeutischen Behandlung die Frage nach Einnahme gerinnungshemmender Medikamente oder einer angeborenen Gerinnungsstörung. Viele ältere Menschen nehmen Acetylsalicylsäure in niedriger Dosierung ein (meist 100 mg/Tag). Die Blutungszeit ist dadurch deutlich verlängert. Tiefe Injektionen bergen dann die Gefahr größerer Blutungen. Im Zweifelsfall sollte man sich nur auf oberflächliche Behandlungen beschränken. Dies gilt auch für mit Marcumar® behandelten Patienten. Erst ab einem Quick-Wert über 60 % ist die Blutungsgefahr geringer. Letztlich muss der Therapeut zusammen mit dem Patienten entscheiden, welches Risiko jeweils notwendig ist (vgl. ▶ 6.5 Antikoagulierter Patient).

Ebenso müssen eventuell bestehende Allergien, insbesondere auf Lokalanästhetika, erfragt werden.

Gemeinsame Ursachensuche

Der Patient beginnt gemeinsam mit dem Therapeuten, nach möglichen Ursachen zu suchen. Anhand der tabellarischen Aufstellung kann er die Entwicklung eines Krankheitsbildes durch zunehmende Belastungen der Regulationsfähigkeit nachvollziehen. (▶ Abb. 5.13, S.149). So kann die Tonsillektomie mit 16 Jahren noch relativ folgenlos geblieben sein, während die zusätzliche Appendektomie mit 18 Jahren bereits die Entwicklung chronischer Rückenschmerzen ausgelöst hat. In einem solchen Fall wäre die alleinige Injektion entweder an die Tonsillektomie-Narben oder in die Appendektomie-Narbe nicht ausreichend, sondern es müssen beide Störfelder ausgeschaltet werden (vgl. ▶ 7.2.4 Taktik und Strategie der Therapieplanung).

Dies versteht ein Patient, der an der Anamnese aktiv mitgearbeitet hat, am besten. Er hat dann auch ein Verständnis dafür entwickelt, dass man diese Maßnahme unter Umständen mehrere Male wiederholen muss. Einmal richtig angeleitet, wird er bei den folgenden Konsultationen über seine (möglichst schriftlich fixierten) Reaktionen auf die jeweiligen Behandlungen berichten und sie richtig einzuordnen lernen (Reaktionsbogen zum Download).

Erst- und Zweitschlag

Die prämorbide Belastungssituation (Erstschlag)

Wichtig ist, ob sich schon früher bei psychischen oder physischen Belastungen eine Körperregion durch Beschwerden bemerkbar gemacht hat. Auffällig kann z.B. ein wiederholt schmerzhafter Appendix, eine triefende Nase oder ein vermehrter Harndrang in Stresssituationen sein. Vielfach wird über eine zunehmende Wetterfühligkeit im Laufe der Jahre berichtet.

Oft resümiert der Patient, dass er sich nach einer Erkrankung, z.B. einem heftigen grippalen Infekt, einer Hepatitis, einem Magen-Darm-Infekt oder einer Zystopyelitis, nicht mehr richtig erholt hat und Leistungsknick, Konzentrationsschwäche, Schlafstörungen, häufige Kopfschmerzen, eine verstopfte Nase oder chronischer Husten aufgetreten sind. Diese Hinweise sind wichtige Zeichen einer unterschwelligen Belastung.

8

Zweitschlag

Bei der Frage nach dem Beginn der akuten Beschwerden sollte man besonders intensiv nach einem zeitnahen, vorausgegangenen Ereignis, einer durchgemachten Erkrankung oder Operation fragen. Oft erzählen die Patienten spontan, dass die heftigen Beschwerden im Anschluss an eine Operation, Zahnbehandlung, Organentzündung, Geburt, Trauma oder Ähnlichem aufgetreten seien. Dies alles sind Hinweise auf einen so genannten Zweitschlag nach Speranski bei schon vorher bestehenden Störfeldern, die das „Maß voll gemacht" und die Kompensationsfähigkeit des Neurovegetativums überfordert haben (▶ Abb. 5.13, S.149).

Vorbehandlung

Die meisten Patienten mit chronischen Beschwerden haben zuvor schon andere Therapeuten aufgesucht. Interessant ist dann, welche Vorbehandlungen stattgefunden haben – nicht nur, um frustranen Versuche mit derselben Therapie zu vermeiden, sondern um auch aus der Art der Reaktionen Rückschlüsse ziehen zu können. Sind zuvor nach lokaler Behandlung eines Kreuzschmerzes mit Injektionen, Wärme, Massagen, Manipulationen etc. eine vorübergehende Verschlechterung oder anderer Beschwerden aufgetreten, sind dies deutliche Hinweise auf ein Störfeldgeschehen. Dann haben weitere lokale Behandlungen keinen Sinn, es müssen die relevanten Störfelder aufgesucht und ausgeschaltet werden (vgl. ▶ 5.5.15).

Von ebenso großem Interesse ist die Einnahme von Medikamenten. So blockieren viele Mittel die Regulation und können die Ergebnisse der Neuraltherapie, die u.a. über das Wieder-in-Gang-Setzen einer normalen Regulation wirkt, manchmal beeinträchtigen. Dazu gehören insbesondere

- Kortikoide
- NSRA
- Immunsuppressiva
- Zytostatika

- Beta-Blocker
- Antiallergika
- bestimmte Psychopharmaka
- Antibiotika

Da man diese Mittel nicht einfach gefahrlos absetzen kann, sollte nach Meinung des Autors zunächst die Therapie begonnen und im weiteren Verlauf eine schrittweise Reduktion der eingenommenen Dauermedikamente versucht werden. Es ist oft erstaunlich, dass eine Regulationstherapie auch so funktionieren kann. Selbst ein vorbehandeltes Asthma bronchiale mit hohen Dosen Cortison ist noch neuraltherapeutisch behandelbar, und der Cortisonbedarf sinkt im Verlauf der Therapie.

Zähne

Ausgehend von der Erfahrung, dass 70 % der Störfelder im Kopf liegen und hier wiederum die Zähne eine führende Rolle spielen, ist deren Vorgeschichte besonders interessant. Aussagen wie *„Das war schon immer mein Problem."* oder *„Damit bin ich ständig in Behandlung."* sollten aufhorchen lassen. Aber auch wenn „alle Zähne durchsaniert" worden sind, ist erhöhte Wachsamkeit angebracht. Keinesfalls darf man sich auf die Aussage des Zahnarztes verlassen, dass alle Zähne in Ordnung und ohne Herde seien (▶ 8.4 Spezielle Störfeldsuche).

Der Patient lernt im Lauf einer Behandlung, welche große Bedeutung diese umschriebene Region für den Gesamtorganismus hat. So beginnt er, Zahnfleischbluten oder einen ständigen Druck im Kiefer als Ausdruck eines gesamten Krankheitsgeschehens zu erkennen.

8

Zwischenanamnese

Nach jeder Therapie wird der Patient aufgefordert, über die nachfolgenden Tage. Verbesserungen, Verschlechterungen und besondere Vorkommnisse aufzuschreiben.

Auch hierzu hat sich ein formalisiertes Patientenblatt sehr bewährt (✚ Beschwerdefragebogen zum Download).

Lokale Rötungen nach Injektionen sind physiologische Folge der Vasodilatation. Eine allgemeine Abgeschlagenheit und Müdigkeit, manchmal auch Schwindel für ein bis drei Tage – besonders nach der ersten Behandlung – sind deutliche Zeichen einer verstärkten Regulationstätigkeit.

Wenn nach den Therapiesitzungen andere Narben jucken, Halsschmerzen, Niesanfälle oder Diarrhöen auftreten, melden sich auf diese Weise weitere Störfelder. Der informierte und mitsuchende Patient kann diese Meldungen richtig zuordnen.

Oft entwickeln Patienten nach mehrmaliger Behandlung einen regelrechten Spürsinn für Störfelder bei sich selbst. Manche alten Narben oder überstandenen Erkrankungen, also potenzielle Störfelder, die bei der ersten Anamneseerhebung vergessen worden waren, können so im weiteren Verlauf doch noch aufgedeckt werden.

8.1.3 Chronifizierung von Schmerz: Die Chronizitäts-Skala

Stefan Weinschenk

Ein wichtiges Grundprinzip der ärztlichen Tätigkeit besteht im *„Nil nocere"*, der Vermeidung von Schäden durch die medizinische Behandlung. Im Bereich der Schmerztherapie betrifft dies:

- die Vermeidung von Nebenwirkungen der angewandten Medikamente – eine Forderung, die bei der Anwendung von Lokalanästhetika wegen ihrer hohen therapeutischen Breite in optimaler Weise gewährleistet ist.
- den Schutz des Patienten vor unnötigen Interventionen mit schwerwiegenden Nebenwirkungen, eine der vornehmsten Aufgaben des Neuraltherapeuten (z.B. Vermeidung von operativen Eingriffen)
- die Verhinderung des Fortschreitens der Erkrankung (z.B. aus einer funktionellen in eine organische Erkrankung)
- die Vermeidung einer weiteren Chronifizierung

Gefahren ärztlicher Intervention bei Schmerzpatienten

Auch die Anwendung einer so nebenwirkungsarmen Methode wie der Neuraltherapie birgt allgemeine Risiken, die auf einer anderen Ebene liegen als die pharmakologischen Nebenwirkungen [Wengle 1985]:

- Verhinderung einer adäquaten Krankheitsbewältigung
- Fixierung des Patienten auf ein linear-kausales Erklärungsmodell
- Verhinderung von Übernahme von Selbstverantwortung durch eine direktive Arzt-Patient-Beziehung
- Verordnung von inadäquater Schonung
- iatrogene Schädigung durch invasive Eingriffe
- inadäquates Krankheitsverständnis, Übertragung von „Akutschmerzmodellen" auf chronische Schmerzen
- dadurch inadäquate Therapie
- Frustration bei Arzt und Patient durch falsche Erwartungen

Chronifizierungsscore nach Gerbershagen

Um das Ausmaß der Chronifizierung einer bestimmten Symptomatik eines Patienten zu Beginn und im Verlauf zu erfassen, wurde von Gerbershagen ein Score entwickelt, der für alle Arten von Erkrankungen anwendbar ist. Der ermittelte Score ist linear, reicht von 0 bis 12 und ergibt eine Einstufung der Chronizität in drei Stufen. Er ermöglicht eine Verlaufskontrolle der Erkrankung und der Therapieerfolge Formular zum Chronifizierungsscore nach Gerbershagen).

Die Entwicklung einer Chronifizierung muss auch bei erfolgreichen Therapien stets im Auge behalten werden. Dies gelingt leichter, wenn das Ausmaß der Chronizität einer Erkrankung von Zeit zu Zeit quantifiziert wird. Der hier abgebildete Score eignet sich darüber hinaus gut für wissenschaftliche Untersuchungen der Wirkung der Neuraltherapie.

Vermeidung und Aufhebung der Chronifizierung

Möglichkeiten, eine Chronifizierung einer Symptomatik zu vermeiden, sind:

- gründliche Information und Aufklärung
- Kooperation und Abstimmung mit den mitbehandelnden Kollegen (auch um die Vorgehensweise der Neuraltherapie transparenter zu machen)
- Konsensvereinbarung mit dem Patienten bei der Behandlung chronischer Schmerzen: realistische Ziele, Compliance
- Förderung der Eigeninitiative bei der Schmerzkontrolle (Coping = Bewältigungsstrategien)
- Überschreibung des Schmerzgedächtnisses durch die neue Erfahrung kurzfristiger Beschwerdefreiheit

- Schaffung von (immer längeren) schmerzfreien Perioden (Single-Shot-Technik der Neuraltherapie!)
- Einüben anderer und neuer, emotional positiv besetzter Muster, z.B. neue Bewegungs- und Ernährungsmuster
- positive Erwartungshaltung durch Erörterung und Setzen neuer Lebensziele („*Was werden Sie tun, wenn Sie nicht mehr diese Schmerzen haben?*")
- schrittweise Reduktion des Medikamentenverbrauchs

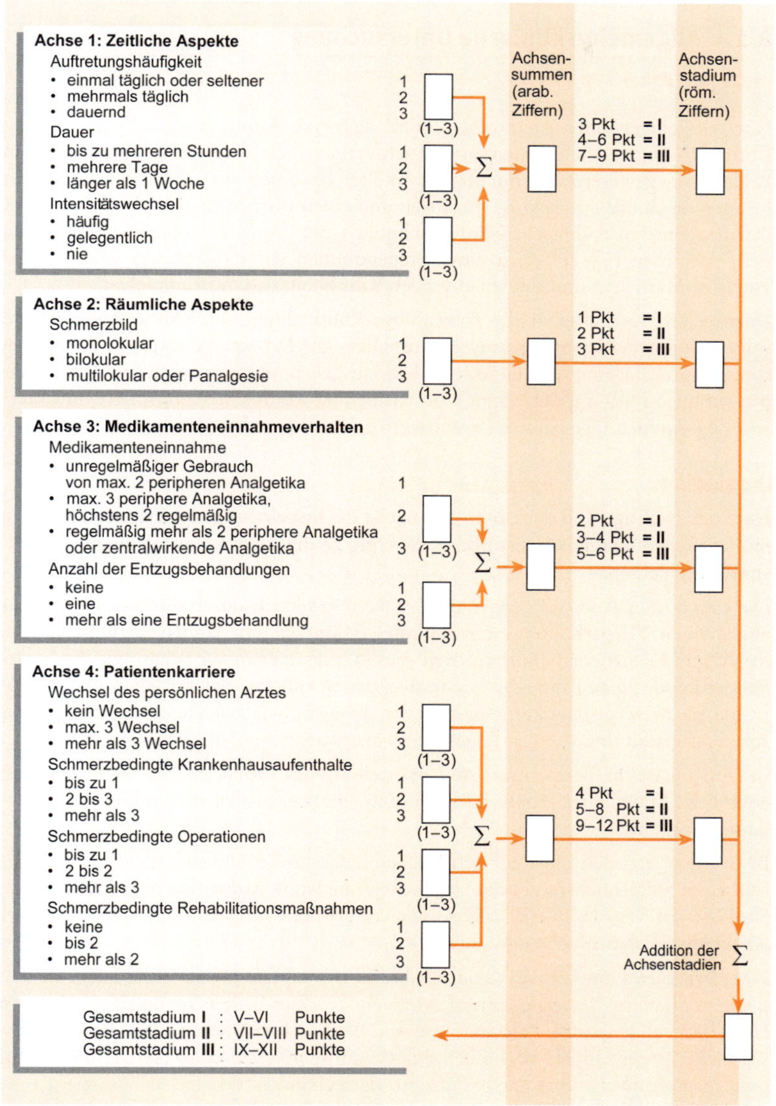

Abb. 8.2 Schmerzscore modifiziert nach Gerbershagen.

Die neuraltherapeutische Vorgehensweise ist per se bereits gut geeignet, einen Teil der eingangs genannten Risiken zu vermeiden. Hammes und Mitarbeiter konnten nachweisen, dass eine Schmerztherapie mit Akupunktur besonders bei chronifizierten Patienten (Grad 3 nach Gerbershagen) erfolgreich ist [Hammes et al. 2001]. Gleiches dürfte für die Neuraltherapie gelten.

8.2 Körperliche Untersuchung

8.2.1 Allgemeine klinische Untersuchung

Gerd Droß

Nach der eingehenden Anamnese schließt sich eine ebenso gründliche körperliche Untersuchung an. Viele Patienten sind schon mehrfach bei anderen Therapeuten in Behandlung gewesen, aber nur selten von oben bis unten untersucht worden. Meist bringen sie eine Vielzahl von Diagnosen und einen wahren Berg an Unterlagen mit den Ergebnissen technischer Untersuchungen mit. Auch in solchen Fällen sollte man versuchen sich selbst, so unvoreingenommen wie möglich, ein genaues Bild von dem Menschen und seinem aktuellen Krankheitszustand zu machen.

Dazu gehört unabdingbar die vollständige **Entkleidung**. Die Rahmenbedingungen sollten stimmen. Neben einer vertrauensvollen, geschützten **Atmosphäre** (keine Störungen durch Telefon oder Herein- und Hinausgehen) und einer wohligen **Raumtemperatur** auch im Winter erscheint eine warme und wohnliche Atmosphäre im Untersuchungszimmer angenehmer als eine steril und kalt gestaltete Umgebung.

Inspektion

Der erste wichtige Teil der Untersuchung ist die Inspektion des stehenden Patienten mit kritischem diagnostischem Blick. Wichtig ist die Wahrnehmung des **Gesamtzustands** der Person.

Die ersten Eindrücke aus der Anamnese werden vertieft durch die Betrachtung der **allgemeinen Körperhaltung**. Ein schlaffes Männlein mit traurigem Gesichtsausdruck und hängenden Schultern trägt sein Inneres ebenso zur Schau wie die ängstlich wirkende junge Dame mit hochgezogenen Schultern oder der lebenslustige aufrechte Sportlertyp. Jetzt kann man bereits abwägen, wie viel Therapie diesem Menschen zugetraut und wie viel Eigeninitiative erwartet werden kann.

Interessant ist die Betrachtung und Beurteilung des **Profils** und der Bauchhaltung nach F.X. Mayr. Hier erhält man erste Informationen über die Funktion der Verdauungsorgane.

Beim orientierenden Blick auf den **Rücken** fallen grobe Abweichungen wie ein einseitiger Schulterhochstand oder ein Beckenschiefstand sofort ins Auge. Eine starke Skoliose der Wirbelsäule ist ebenso wie ein grober Symmetrieunterschied z.B. der Rückenmuskulatur leicht erkennbar.

Die **Haut** bietet eine große Variationsbreite von auffallend blass bis hochrot, von depigmentiert bis sonnengebräunt, von sehr trocken bis nass-schweißig oder von faltig bis prall gespannt. Pusteln, Furunkel, Warzen und Narben geben weitere Hinweise. Periphere Ödeme oder eine Lippenzyanose können schon erste Hinweise auf eine kardiale oder pulmonale Insuffizienz darstellen.

Es bedarf aller Sinne, um einen Gesamteindruck zu erhalten.

Untersuchungsgang

Nach der Inspektion findet eine gründliche, körperliche Untersuchung von Kopf, Thorax, Bauch und Extremitäten statt, also von oben nach unten. Nicht vergessen werden sollte die Messung des **Blutdrucks** sowie die Dokumentation von **Größe und Gewicht**. Diese Werte können auch vorab schon durch die Arzthelferin erfasst werden.

Durch **Auskultation** und **Perkussion** von Herz und Lunge lässt sich auch die Belastungsfähigkeit für eine neuraltherapeutische Intervention abschätzen. Komplettiert wird die Untersuchung gegebenenfalls durch das Abtasten der peripheren **Pulse**. Manchmal sind **technische Untersuchungen** wie EKG, Lungenfunktion und Pulsoxymetrie notwendig. Sie sind in einer allgemeinärztlich ausgerichteten Praxis schnell durchführbar.

Ähnliches gilt für die **Abdomen-Sonographie**, wenn bei der Untersuchung des Bauchraums oder der Nierenlager Unstimmigkeiten festgestellt wurden.

Man sollte sich uneingeschränkt der verfügbaren technischen Möglichkeiten bedienen wie Labor, bildgebender Verfahren, invasiver Untersuchungen sowie der Mithilfe der entsprechenden Fachkollegen, um zu einer umfassenden und ganzheitlichen Diagnose zu kommen. Dies gilt in besonderem Maße, wenn nur der kleinste Verdacht auf eine ernste und schwerwiegende Erkrankung vorliegt. Auf keinen Fall darf man eine erforderliche weitergehenden Abklärung aufschieben und „schon einmal" mit einer Therapie beginnen.

8

Keine Therapie ohne vollständige Diagnose.

Haut und Schleimhäute

Je nachdem, mit welchen Beschwerden der Patient kommt, kann man jetzt beginnen, nach Funktionsstörungen zu forschen, die damit im Zusammenhang stehen. Bei einer Erkrankung der inneren Organe kann besonders die segmental zugeordnete Körperoberfläche Auskunft geben: So verhält sich die **Hauttemperatur** der Head-Zone – über den kutiviszeralen Reflexbogen – wie ein Spiegel des Organs. Eine Vasokonstriktion z.B. im Bereich des Magens mit Fehlfunktion und Krämpfen geht einher mit einem deutlich kälteren Epigastrium. Als technische Messmethode kommt hierbei die Thermografie nach Rost zum Einsatz. Ähnlich kann man, wenn auch ungenauer, mit dem Handrücken über die Haut fahren und derartige Temperaturunterschiede einzelner Zonen erfühlen.

Bei massiven Störungen kann man daneben auch Unterschiede in der **Hautfeuchtigkeit** wahrnehmen.

Durch die segmentale Zuordnung kann außerdem Kutis und Subkutis paravertebral verquollen und empfindlich sein (**Kibler-Hautfalte**, vgl. ▶ Abb. 8.4). Die Höhe der auffälligen Zone gibt das betroffene Organ wieder (Details vgl. ▶ 8.2.4 Head-Zonen). Man kann diese Stelle auf der Haut mit einem Stift oder Daumennagel markieren und hat damit den Einstieg in eine sehr effektive segmentale Neuraltherapie (Zuordnung der Segmente ▶ innere Umschlagseite).

Ein Blick auf die herausgestreckte **Zunge** kann ebenfalls zur Diagnostik beitragen. Neben dem unterschiedlichen Belag, der Feuchtigkeit, den Eindrücken der Zähne lassen sich Abweichungen auf genau definierten Organarealen erkennen (Somatotopie).

8

Bewegungsapparat

Bei Beschwerden von Seiten des Skelettsystems wird zunächst der aktive und passive **Bewegungsumfang** überprüft. Damit kann man oft eingrenzen, ob es sich mehr um eine Störung der Muskulatur, des Bandapparats oder der Gelenkstrukturen handelt.

Hilfreich sind zudem das Ertasten von **Gelosen** über gestörten Arealen, das Auffinden verspannter Muskeln und Muskelfunktionsketten sowie das Auslösen eines intensiven Schmerzes bei Druck auf Triggerpunkte.

Blockierungen der kleinen Wirbelgelenke besonders an den Übergangsstellen zum nächsten Wirbelsäulenabschnitt wie von C7 zu Th1, von Th12 zu L1 und von L5 zu S1 lassen sich am einfachsten durch Überprüfen der Rotationsfähigkeit feststellen. Dazu legt man den Zeigefinger auf die entsprechenden Dornfortsätze. Bei Verspannungen des Ligamentum interspinale sind die Dornfortsätze druckdolent.

Die recht häufige und oftmals Beschwerden auslösende **Blockierung eines Ileosakralgelenks** lässt sich am einfachsten mit dem positiven Vorlaufphänomen (vgl. ▶ Abb. 10.6.20a) nachweisen. Eine Alternative zu der in Kapitel ▶ 10.6.6 beschriebenen Technik wird wie folgt durchgeführt:

- Der Arzt legt dem mit dem Rücken vor ihm stehenden Patient beide Hände auf den M. glutaeus, und zwar mit den Zeigefingern entlang der Beckenkämme, während die Daumen auf die Spinae iliacae posterior superior drücken. Dann beugt sich der Patient weit nach vorn. Der Daumen wandert auf der blockierten Seite mit nach oben.
- Der zweite Teil der Prüfung betrifft den unteren Anteil des Gelenks. Jetzt drücken die Daumen auf die inferioren Spinae iliacae posterior, während der immer noch stehende Patient nacheinander die Knie anhebt. Auf der blockierten Seite bleibt dann der Daumen auf gleicher Höhe wie auf der Gegenseite. Auch hier kann für die später erforderliche Therapie eine entsprechende Markierung vorgenommen werden.

Wenn beide ISG blockiert sind, bleibt dieses Phänomen aus. Zur Sicherheit kann man sich zusätzlich des Spine-Tests bedienen (vgl. ▶ Abb. 10.6.20 b).

Bei den **großen Gelenken** muss neben dem äußeren Aspekt, der Temperatur und Farbe der Haut und der Funktionsprüfung auch untersucht werden, ob ein Gelenkerguss oder eine Deformität vorhanden ist (▶ Kap. 10.6 Gelenke).

Weitere Details zur Störfelddiagnostik des Bewegungsapparats ▶ 8.2.2 Klinische Untersuchung zur Störfelddiagnostik.

Urogenitales System

Üblicherweise wird die Untersuchung des inneren Genitale durch einen Fachkollegen durchgeführt. Hier ist die Zusammenarbeit mit einem entsprechend informierten und geschulten Gynäkologen/Urologen hilfreich, der das Diagnose- und Therapieprinzip der Neuraltherapie verstanden hat und die entsprechenden Informationen liefern kann (vgl. ▶ 8.2.2 Urogenitalsystem).

8.2.2 Klinische Untersuchung zur Störfelddiagnostik

Gerd Droß

Neben der allgemeinen gründlichen körperlichen Untersuchung gibt es spezielle, für einen Neuraltherapeuten bedeutsame Befundkonstellationen.

Haut

Narben

Bei der Inspektion der Haut gilt das besondere Augenmerk den Narben, selbst den kleinsten. Form und Größe sagen nichts über die mögliche Störfeldwirkung aus. So können kleine Narben einer Pocken-Schutzimpfung in der Kindheit eine dauerhafte und teilweise hartnäckige Störwirkung entfalten. Spricht man einen Patienten darauf an, weiß er meist von einer massiven Impfreaktion zu berichten. Dies gilt auch für völlig harmlos erscheinende Narben nach kleinen Schnittwunden, besonders an Händen und Füßen. Dagegen sind andere, auch große Narben oft ohne Störwirkung.

Besonderes Augenmerk sollte man auf Zustände nach **Sekundärheilung** mit breit auseinander gewichenen Rändern und auf eingezogene Narbenanteile legen, insbesondere auch an früheren Drainage-Austrittsstellen.

Der **Nabel** als erste Narbe verdient ebenfalls Berücksichtigung. Nach der Erfahrung des Autors hat er eine besonders große Störfeldbedeutung bei Kindern und bei Allergikern. Es ist abzuwägen, ihn zu Beginn einer Therapieserie grundsätzlich mit anzuspritzen (vgl. ▶ 10.1.8 Nabelinjektion).

Narben sollen angeblich häufiger stören, wenn sie quer auf einem **Akupunkturmeridian** liegen (Pfannenstielschnitte, Schilddrüse). Durch das Anspritzen gerade dieser Narben können mitunter beeindruckende Sekundenphänomene ausgelöst werden.

8

Bei der Therapie unbedingt daran denken, dass Narben in der Regel durch mehrere Gewebsschichten reichen: Bei einer Bauchnarbe muss die Injektion also konsequent bis zum Peritoneum durchgeführt werden. Auch Narben nach offenen oder operativ versorgten Frakturen reichen bis an das Periost und müssen dementsprechend behandelt werden (vgl. ▶ 10.1.7 Narbeninfiltration).

Pusteln und Furunkel

Pusteln und Furunkel finden sich bevorzugt in Segmenten mit einem oder mehreren Störfeldern. So ist beispielsweise **Akne** im Gesicht, Hals- oder Nacken-Bereich meist gepaart mit Problemen im Nasennebenhöhlen- oder Zahn-Kiefer-Bereich. Ein ausgedehnter Befall des Rückens deutet auf eine Dysbiose des Darms und/oder Störfeld im Bauch hin.

Bei einer Serie von Furunkeln ist besonders der Ort des ersten Auftretens interessant. Ist dieser z.B. in der Leistenregion, muss nach einem Störfeld im Unterbauch oder den äußeren Geschlechtsorganen gefahndet werden.

Gefäße

Die vom Sympathikus gesteuerte Gefäßweite lässt sich besonders gut in der Haut beobachten. So deuten z.B. Rötungen und Blauverfärbungen bei gleichzeitiger Kälte der Hände auf vegetative Fehlsteuerungen und daraus resultierenden Stasen hin (**Raynaud-Syndrom**). Besonders deutlich wird der Störfeldverdacht bei einseitiger Betonung.

Interessant sind auch Ektasien der oberflächlichen Venen. Treten Varizen lokal begrenzt und einseitig auf, deuten sie auf eine segmentale Störung z.B. durch eine zurückliegende Fraktur hin:

- So genannte **Besenreiser** finden sich segmental bei Bandscheibenerkrankungen im entsprechenden Segment über dem Dornfortsatz, über dem Os sacrum bei Erkrankungen im kleinen Becken, im oberen Thoraxbereich bei Lungenerkran-

kungen, am unteren Rippenbogen rechts oder links bei Funktionsstörungen oder Erkrankungen der Oberbauchorgane.
- Der Sahli-**Venenkranz** über der Leber bleibt auch nach durchgemachter Hepatitis oder toxischer Belastung ebenso wie ein Palmar- oder Plantarerythem bestehen und ist wie die Rosacea ein diagnostischer Hinweis auf die Leber als mögliches Störfeld.

Kopfregion

70% aller Störfelder befinden sich im Kopfbereich. Oft sind beherdete Zähne, besonders im Oberkiefer, der Ausgangspunkt für chronisch kranke Nasennebenhöhlen, die dann wiederum Fernstörungen verursachen können. Tränensäcke und Lidödeme, besonders morgens, deuten auf eine Störung im Nasennebenhöhlen- oder Zahn-Kiefer-Bereich hin. Dieser Befund findet sich mit zunehmendem Alter immer häufiger: ein möglicher Hinweis darauf, dass Menschen im Lauf des Lebens Störfelder ansammeln, aber auch lange kompensieren können (und auch eine Erklärung dafür, dass eine Regulationstherapie im Alter schwieriger wird).

Fragt man diese Patienten gezielt danach, ob sie morgens beim Erwachen eine verstopfte Nase haben, bejahen sie das. Viele Menschen empfinden aber eine verstopfte Nase, die im Laufe des Tages freier wird, und das häufig damit verbundene Schnarchen als völlig normal. Erst die Bewusstmachung durch das ärztliche Gespräch lässt den Krankheitswert erkennen.

Mundhöhle

Der nächste untersuchende Blick gilt der Mundhöhle.

Zahnfleisch und Zähne: Zunächst ist der Zustand des Zahnfleisches aufschlussreich. Eine gesunde Gingiva ist in allen Bereichen annähernd gleich rosig und umschließt die Zähne fest. Ist die Farbe unterschiedlich hell, begleitet von örtlichen Schwellungen und Rötungen, liegt wahrscheinlich eine chronische **Gingivitis** vor.

Weitere diagnostische Hinweise sind schnell eintretende Blutung bei Berührung sowie Schleimhautauflagerungen. An **beherdeten Zähnen** findet sich oft ein dunkler, wulstiger, manchmal livider Gingivalsaum. Auch beherdete Zähne sind jedoch nur selten klopfschmerzhaft. Ein lokaler Kältetest kann dann weiteren Aufschluss liefern. Fast immer sind diese Zähne mit Füllungen, Überkronungen oder mit einer Wurzelfüllung zahnärztlich vorbehandelt (vgl. ▶ 8.3 Zahnärztliche Herddiagnostik).

Liegen einzelne oder gar alle Zahnhälse frei, besteht der dringende Verdacht auf eine **Parodontitis**. Der zu tiefe Peridontalspalt ist dauerhaft pathologisch besiedelt, bedingt durch eine unzureichend lokale Abwehr (oft mit begleitender Störung der Darmflora und/oder chronischen Sinusitiden) (vgl. ▶ 9.1.1 Parodontitisbehandlung, ▶ 12 Parodontitis).

Fehlstellungen der Zähne, besonders der hinteren Molaren und der Weisheitszähne sollten größte Aufmerksamkeit erfahren. Sie haben vielfach segmentale Störungen im Kopfbereich zur Folge (zur weiteren Abklärung vgl. ▶ 8.2.7 Integrative Diagnostik des Kiefergelenks).

Die herkömmliche neuraltherapeutische Zahntestung ist nur in ca. 50 % der Fälle aussagekräftig (vgl. ▶ 8.4.3 Huneke-Test). Testverfahren wie z.B. Kinesiologie oder Regulationsthermografie nach Rost können zur weiteren Abklärung hilfreich sein.

Möglicherweise beruhen viele der erfolglosen Neuraltherapien auf unerkannten Störungen im Zahn-Kiefer-Bereich. Der Erfolg der gesamten Neuraltherapie hängt wesentlich ab von der vertrauensvollen Zusammenarbeit mit einem guten Zahnarzt, der ebenfalls einen Spürsinn für das Störfeld entwickelt.

Tonsillen: Chronisch-entzündlich veränderte Tonsillen, ein- oder beidseitig, deutlich vergrößert und zerklüftet, stellen Hinweise auf erhöhte Beanspruchung des Lymphabflusses dar, möglicherweise aufgrund von Störungen im Nasennebenhöhlen- oder Zahn-Kiefer-Bereich. Kinder sind davon weit häufiger betroffen. Erwachsene haben oft schon eine Tonsillektomie hinter sich. Die dadurch entstandene Narbe kann selbst wieder ein weiteres Störfeld darstellen. Man findet hier gelegentlich stark narbig verzogene Gaumenbögen ein- oder beidseitig (vgl. ▶ 10.8.3 Tonsilleninjektion, ▶ 12 Tonsillitis).

Ohren: Den Ohren sieht man äußerlich nicht an, ob sie ein Störfeld darstellen oder nicht – es sei denn, sie sind bereits von retroaurikulär operiert. Die heute immer seltener vorkommenden, trichterförmigen Narben haben oft Störfeldcharakter und müssen vorsichtig vom Rand her mit der Spritze angegangen werden. Auf keinen Fall darf man sofort in den knochenfreien Grund vordringen, weil es sonst eventuell zu massiven meningealen Reizungen kommen kann.

Auch andere Narben nach kosmetischen Korrekturen oder Tumorentfernungen im Ohrbereich haben häufig Störfeldeigenschaften. Manchmal kann man eine seitendifferente Gesichtsrötung beobachten. Die Patienten berichten dann, dass diese bei körperlicher Belastung deutlicher zu Tage tritt.

Kiefergelenke: Unter ganzheitlichem Aspekt lohnenswert ist die Untersuchung und Beurteilung der Kiefergelenke (vgl. ▶ 8.2.8 Diagnostik von Myoarthropathien im Zahn-Kiefer-Bereich). Bei einer kraniomandibulären Dysfunktion finden sich gestörte statische und/oder dynamische Okklusionen, Diskusverlagerungen, Kondylus-Hypermobilität oder Luxation, eine aktive oder inaktive Arthrose sowie aktive Trigger-Punkte der zugehörigen Muskeln (vgl. ▶ 8.2.7 Integrative Diagnostik des Kiefergelenks, ▶ 12 CMD).

Halsregion

Die Untersuchung des Halses beurteilt Veränderungen der **Haut**, der **Lymphknoten** und der **Schilddrüse**, die sich am besten von hinten am sitzenden Patienten untersuchen lässt. Dabei legt man die Zeigefingerkuppen an den Vorderrand der beiden Mm. sternocleidomastoidei und lässt den Patienten schlucken (Verschieblichkeit der Schilddrüse, Größe, Knoten, Schwirren). Gegebenenfalls ist eine weitere Abklärung notwendig.

Auch eine normal große, klinisch unauffällige Schilddrüse kann Störfeldcharakter annehmen, z.B. bei vegetativer Dystonie. Besondere Beachtung sollte eine Strumektomie-Narbe finden.

Gelenke

Kommt ein Patient mit Gelenkproblemen in die Praxis, gilt der erste Blick jeder möglichen Form von Asymmetrie. Besteht die Arthrose eines großen Körpergelenks nur auf einer Seite, ist dies unter Umständen verdächtig auf ein Störfeldgeschehen, insbesondere wenn mehrere Gelenke einer Körperseite betroffen sind. Dann hat jede lokale Therapie nur Erfolg, wenn das verantwortliche Störfeld gefunden und ausgeschaltet wird. Die speziellen Untersuchungstechniken sind bei den einzelnen Gelenken beschrieben (vgl. ▶ 10.6 Injektion Gelenke).

Muskeluntersuchung

Eine Vielzahl schmerzhafter Zustände im Bereich von Gelenken stellt sich bei genauer Untersuchung als myogen bedingt heraus. Eine sensible Suche nach Muskelverkürzungen, Hartspann und besonders Triggerpunkten mittels Palpation im Umfeld des betroffenen Gelenks ist unbedingt erforderlich.

So ist bei schmerzhaften Bewegungseinschränkungen einer Schulter nach aktiven Triggerpunkten der umgebenden Muskulatur zu fahnden. Hartnäckige, immer wiederkehrende Gelenkblockierungen des Kreuz-Darmbein-Gelenks (ISG) können von Triggerpunkten der umliegenden Muskeln unterhalten werden (zu Details der Diagnostik ▶ 8.2.3 Palpationstechniken, ▶ 10.2 Triggerpunkttherapie). Alle Muskeln sollten aufgesucht, auf Druckschmerz überprüft und gegebenenfalls therapiert werden. Derartige Fehlfunktionen in der Muskulatur können wiederum durch Störfelder, gehäuft von Zähnen, Tonsillen, Nasennebenhöhlen und Abdominalorganen unterhalten werden.

Abdomen

Alle Abdominalorgane wie z.B. Leber, Pankreas, Magen etc. können ebenfalls eine Störfeldfunktion einnehmen. Dem Dickdarm kommt hierbei nach eigenen Beobachtungen eine herausragende Stellung zu.

Bei vielen Patienten mit chronischen Erkrankungen der Schleimhäute im Atemwegsbereich, der Haut, der Gelenke und der LWS-Region besteht eine Dysbiose, eine Nahrungsmittelunverträglichkeit oder ein so genanntes Leaky-Gut-Syndrom mit erhöhter Mukosapermeabilität. Hinweiszeichen sind ein überblähtes Abdomen, gelblich weiße Zungenbeläge und bindegewebige, verschiebliche Gelosen im Bereich des Kreuzbeins. Oft besteht ein lokaler Druckschmerz in der Appendix-Region und kontralateral über dem Sigma. Anamnestisch werden meist unregelmäßiger Stuhlgang, wechselnde Stuhlkonsistenz und Blähungen angegeben.

Urogenitalregion

Bei der Diagnostik der Urogenitalregion ist einer Reihe von klinischen Symptomen besondere Bedeutung beizumessen, die bei der üblichen Routineuntersuchung oft nicht beachtet werden. Diese klinischen Zeichen ergeben aussagekräftige Hinweise auf Störungen in diesem Segment oder auf ein aktives Störfeld.

Weibliches Genitale:

- Schwellungen, Ödeme (z.B. im Bereich von Narben)
- Asymmetrien (z.B. einseitige Rötung der Vagina)
- Dolenzen der Muskulatur (z.B. M. levator ani – Seitendifferenz?)
- Dolenzen im Bindegewebe, Druckschmerzhaftigkeit der Organe (Uterus, Ovarien) oder der Beckenwand
- Bandapparatveränderungen, insbesondere Ligamentum sakrouterinum, Lig. latum (Spannung, Verhärtungen, Verdichtungen, Schmerzhaftigkeit)
- Narben: Narben der Uterusvorderwand nach Sectio, intravaginale Narben (oft schwierig zu erkennen), Zervix (Emmetriss), Dammnarben, Sectio-/Pfannenstielnarbe, kleine Laparoskopienarben, Narben einer Leistenhernien-OP, Crossektomie, dermatologische Eingriffe (Naevi)
- Strikturen und Verhärtungen, insbesondere im Douglas-Raum oder zwischen Blase und Uterusvorderwand als möglicher Hinweis auf Endometrioseherde

- ausstrahlende Schmerzen in Mittelbauch, Leiste, Oberschenkel, Hüfte, Rücken auf die gleiche oder die Gegenseite, von Organen und Strukturen des kleinen Beckens ausgehend

Männliches Genitale:

- Schwellungen, Ödeme (z.B. im Bereich von Narben)
- Seitendifferenzen der Haut
- Narben im Genitalbereich, z.B. Bassini-OP, Vasektomie, Varikozelen-OP, Crossektomie, dermatologische Eingriffe (Naevi)

Bei der **rektalen Untersuchung** lassen sich ebenfalls Rückschlüsse auf das Bindegewebe des kleinen Beckens ziehen, allerdings schwieriger als bei der Frau:

- Dolenzen im Bereich des M. levator ani und der Beckenwand
- Dolenz der Prostata

Neuraldiagnostik

In einer neuraltherapeutischen Praxis gehen Anamnese, körperliche Untersuchung und Therapie oft Hand in Hand und sind nicht immer klar voneinander getrennt:

- So können im Rahmen einer Injektion noch einmal anamnestische Fragen zu zeitlichen Zusammenhängen auftauchen, die geklärt werden müssen. Entsteht aufgrund des aktuellen Untersuchungsergebnises neu ein dringender Verdacht auf ein führendes Störfeld, kann dies zur weiteren Abklärung sofort behandelt werden.
- Tritt nach der Injektion mit einem Lokalanästhetikum eine sofortige Verbesserung oder gar ein Sekundenphänomen auf, ist dies nicht nur ein schöner Therapieerfolg, sondern auch ein verblüffend einfacher Weg zur Diagnosesicherung („Huneke-Test", vgl. ▶ 8.4.3).
- Dasselbe gilt auch im Segment, wenn z.B. ein „painful arc" der Schulter nach Injektion von Procain in die Bursa subdeltoidea aufgehoben werden kann. Dann hat sich als Ursache für die schmerzhaft eingeschränkte Funktion eine Irritation des Schleimbeutels bestätigt.

Die Neuraltherapie ist in solchen, recht häufigen Fällen sowohl Diagnostikum als auch Therapeutikum. Daraus erwächst die Zuversicht bei Patient und Therapeut, dass mit weiteren derartigen Behandlungen eine dauerhafte Beschwerdefreiheit erzielt werden kann.

In diesem Zusammenhang sei besonders auf eine exakte Dokumentation der Anamnese, der Untersuchungsergebnisse und aller vorgenommenen Injektionen hingewiesen (vgl. ▶ 7.3.2 Dokumentation).

Technische Untersuchungen

Sollten sich durch die körperliche Untersuchung irgendwelche Unklarheiten ergeben, so muss gerade der vorwiegend neuraltherapeutisch tätige Arzt an einer möglichst genauen diagnostischen Abklärung interessiert sein. Dazu sollten alle modernen Möglichkeiten des Labors, endoskopischer Techniken sowie bildgebender Verfahren ausgeschöpft werden. Diese dienen auch der Verlaufskontrolle während einer Behandlungsserie. In Zweifelsfällen ist die Konsultation eines anderen Fachkollegen angeraten.

Bei speziellen Fragestellungen wie z.B. der Suche nach Störfeldern oder der Frage der Regulationsfähigkeit können die üblichen technischen Diagnosemethoden ergänzt werden durch funktionsanalytische Verfahren wie Regulationsthermografie,

8

Elektroakupunktur nach Voll (EAV), VEGA-Test und ähnliche Verfahren (vgl. ▶ 8.4 Spezielle Störfeldsuche).

8.2.3 Palpationstechniken und Lokalisationsmethoden

Rainer Wander

Gewebeveränderungen

Jedes Gewebe reagiert auf sympathische Reizzustände mit spezifischen Veränderungen und typischen Symptomen (▶ Tab. 8.1). Deren Erkenntnis und korrekte Zuordnung zu den spinalen Segmenten und dem betroffenen segmental-reflektorischen Komplex erlaubt die richtige Lokalisation der neuraltherapeutischen Injektionen.

Tab. 8.1 Spezifische Veränderungen und typische Symptome nach sympathischen Reizzuständen.

Segmentanteil	Reizzustand	Therapie	Siehe Kapitel
Haut	Verquellung	Quaddeln	▶ 10.1.1 Quaddel
	Atrophie (langfristig)	Physiotherapie, Hormontherapie	
	Hyperästhesie	zugehöriges inneres Organ	▶ 8.2.4 Diagnostik über hyperalgischen Zonen
Unterhaut	Zellulitis	CO_2-Insufflation, Infiltration, ausleitende Verfahren	▶ 10.1.3 s.c.-Injektionen
Knochenhaut	Druckpunkte	Infiltration	▶ 10.1.3 s.c.-Injektionen
Sehnen	Insertionstendinosen	Infiltration	▶ 10.1.3 s.c.-Injektionen
Muskeln	Triggerpunkte	Infiltration	▶ 10.2 Triggerpunkttherapie
	kinetische Ketten	postisometrische Relaxation	▶ 13.3 Manuelle Medizin
Gelenk	Blockierung	Mobilisation	▶ 13.3 Manuelle Medizin
Wirbelsäule	Blockierung, Verspannung	Manipulation, Mobilisation, Injektion	▶ 13.3 Manuelle Medizin ▶ 10.6.5 Facettengelenke ▶ 10.3.11 Sakralregion
innere Organe	funktionelle Störung	segmentale und Ganglientherapie	▶ 10.4 Ganglieninjektion, ▶ 12 Indikationen
Gefäße	Reize der vasalen Zonen	intra-/perivasale Injektionen	▶ 10.7 Injektion in Gefäße

Voraussetzungen für eine gute Palpation

Die Palpation ist in allen regulationstherapeutischen Verfahren die Voraussetzung für den Erfolg (grundsätzliche Ausführungen siehe [Tilscher/Eder 1989]).

Jeder Palpation sollte eine **optische Kontrolle** des Terrains vorausgehen. Dabei ist ein Rechts-links-Vergleich aufschlussreich. Bei Schmerzzuständen ist das Befragen meist weniger ergiebig als die Aufforderung: *„Fassen Sie bitte dorthin, wo es Ihnen wehtut!"*

Bei der Untersuchung sollte der Patient möglichst großflächig entkleidet sein und im Liegen und Sitzen eine **entspannte Position** einnehmen. Eine entsprechende Temperatur im Untersuchungsraum ist selbstverständlich.

Wichtig ist es, **ohne Ablenkung** – evtl. auch mit geschlossenen Augen – ungestört durch Fragen des Patienten und anderer Personen sein „Gehirn in die Fingerbeeren" zu legen und gefühlvoll „aufzunehmen", was sie spüren. Ein fundiertes anatomisches Wissen ist hierzu Voraussetzung; „palpatorisches Wissen" ist dagegen nur durch stetiges Üben und kritisches Vergleichen zu erwerben.

Auch der Untersucher sollte sich in einer möglichst bequemen **Neutralstellung** befinden. Verdrehte, unbequeme Körperhaltungen führen zu hohen propriozeptiven Afferenzen, die die sensorischen Afferenzen aus den Händen stören.

Stärke der Palpation: Bei einem Gesunden kann man mit festem Griff untersuchen, krankes Gewebe ist dagegen hyperästhetisch und verlangt zarte Berührung. Bei der Palpation sollte stets die Kommunikation mit dem Patienten im Fluss bleiben, denn der Patient weiß selbst am besten, wo es ihm weh tut.

Bei allen Palpationstechniken hat es sich bewährt, ein Kontaktmittel, Massageöl oder EKG- oder Ultraschallgel zu verwenden, das die Sensitivität der Palpation deutlich verbessert.

All diese Maßnahmen folgen der Regel: *„Ordnung für den Patienten – Ordnung für den Therapeuten."*

8

Palpation der verschiedenen Gewebestrukturen

Strichpalpation der Haut

Die Palpation der Haut erfasst deren Konsistenz, Verschiebbarkeit, Schmerzempfindlichkeit und Temperatur. Mit zart aufgelegten Fingern versucht man, die Haut auf ihrer Unterlage, also der Unterhaut und Faszie zu verschieben (▶ Abb. 8.3). Man beobachtet, ob sie sich nur über kurze Strecken mitbewegt (gesund) oder ob sie sich über große Flächen schollenartig verschiebt (verquollen, krank).

Diese Palpation wird zum Vergleich in mehreren Segmenten vorgenommen.

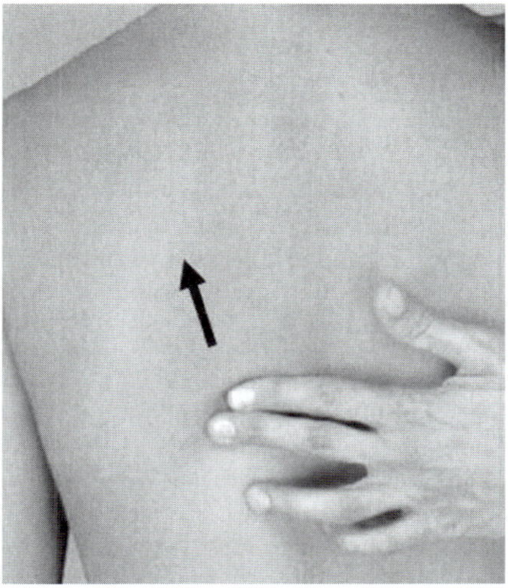

Abb. 8.3 Strichpalpation

Kopfhaut

Die Palpation der Kopfhaut wird häufig vergessen. Findet man eine lokal begrenzte verminderte Verschiebbarkeit der Galea, kann die Unterspritzung dieses Areals gute therapeutische Effekte bringen.

Eine diagnostische Aussage bezüglich eventueller Organ-Projektionen (Yamamoto) ist ohne entsprechende Schulung nur eingeschränkt möglich.

Dermatom

Bei der Palpation des Dermatoms zur Segmentdiagnostik wird der Rücken bevorzugt. Sie ist an den Extremitäten nicht ergiebig. Man sollte dabei den fast waagerechten Verlauf der Dermatomgrenzen beachten und segmentüberschreitend versuchen, Differenzen zu erfühlen.

Kibler-Falte

70% der sympathischen Fasern begleiten den dorsalen Ast der Spinalnerven. Deshalb werden segmentale Veränderungen vorwiegend in die dorsale Haut projiziert. Etwa zwei Querfinger seitlich der Dornfortsatzlinie finden sich die für die Palpation und für die therapeutische Intervention am besten geeigneten Anteile des Segments (innerer Blasen-Meridian der Akupunktur). Mit der Technik der Kibler-Falte (▶ Abb. 8.4) werden gleichzeitig die Haut und die Unterhaut erfasst. Man rollt mit Daumen und 2./3. Finger die aufgenommene Haut von unten nach oben ab. Durch diese Zwei-Finger-Technik werden auch kleinste Konsistenzunterschiede erfasst (Gleitgel).

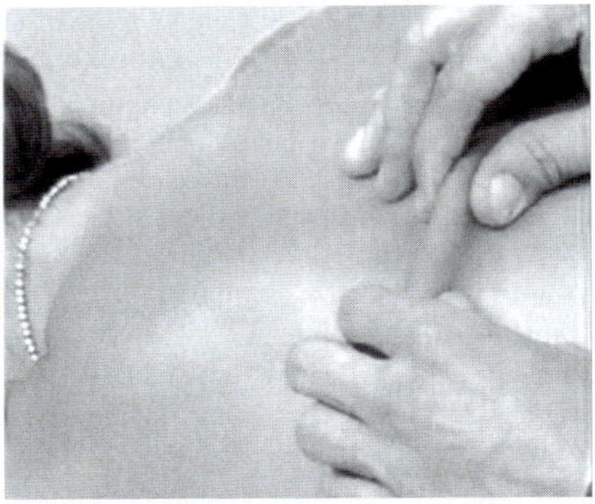

Abb. 8.4 Kibler-Falte.

Fühlt und sieht man eine schwer oder fast nicht abhebbare Falte, ist diese meist auch für den Patienten verstärkt schmerzempfindlich. Aus der Dermatom-Zone schließen wir über die segmentale Zuordnung auf das zugehörige innere Organ. Über die Dornfortsätze, die Facetten und/oder die Haut dieses Segments können wir dann therapeutisch eingreifen.

Die Untersuchung der Kibler-Falte ist am Rücken am ergiebigsten. Die ventrale Palpation ist schwieriger, auf der sympathisch geringer versorgten Bauchhaut sind eher lokale, punktförmige Verquellungen eruierbar.

Muskulatur

Um die Muskulatur zu erfassen, müssen Haut und Unterhaut genutzt und „durch diese hindurch" erfühlt werden. Man geht vorsichtig durch Drucksteigerung der aufgelegten Finger in die Tiefe. Zu schnelles und zu kräftiges Vorgehen provoziert reflektorische Verspannungen, welche die Aussagekraft über die tiefe autochthone Muskulatur deutlich schmälern.

Die Palpation der Muskeln gibt Aufschluss über den Tonus des Muskels, über Verspannungen einzelner ganzer Muskeln oder von einzelnen Muskelsträngen und Triggerpunkten (▶ Abb. 8.5).

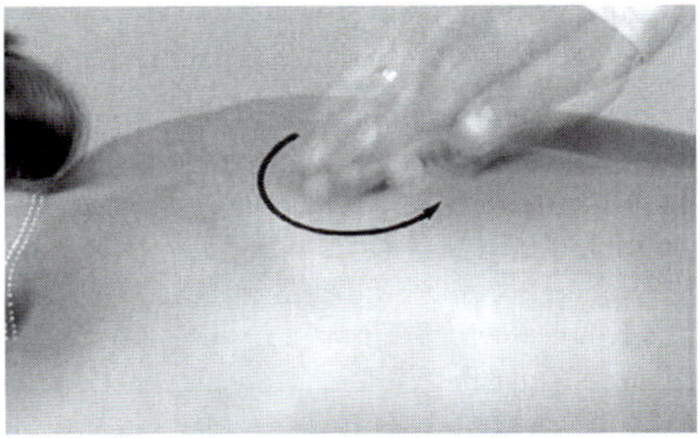

Abb. 8.5 Palpation der Muskulatur.

Ruhende Strukturen werden mit bewegten Fingern durch gleitende Bewegung der Finger am ruhig liegenden Patienten untersucht.

Bewegliche Strukturen werden dagegen mit ruhenden Fingern untersucht. Bei der Schulteruntersuchung lässt sich so z.B. die Incisura bicipitis des Humeruskopfes eindeutig von den grob gefiederten Fasern des M. deltoideus unterscheiden.

Flächige Palpation (gebräuchlichste Technik): Die Finger drücken im rechten Winkel zum Muskelfaserverlauf gegen eine feste Unterlage (Knochen, Wirbelsäule) und erfühlen verspannte Muskelbündel und in ihnen evtl. vorhandene Triggerpunkte.

Zangengriffpalpation: Dabei werden abhebbare Muskeln (M. pectoralis major, M. sternocleidomastoideus) durch einen zangenartigen Griff von Daumen und Fingern erfasst. Man rollt die Fasern durch diesen Griff und erfühlt verspannte Muskelbündel und Triggerpunkte. Diese Griffposition wird dann auch zur Fixation und Injektion der erkannten Strukturen genutzt.

Schnellende Palpation: bei nicht abhebbaren Muskeln. Dabei werden ein oder mehrere Finger senkrecht zum Faserverlauf in die Tiefe gedrückt und quer über die Fasern versetzt. Die Bewegung erinnert an das Zupfen der Saiten eines Musikinstruments. Der Hautkontakt wird dabei nicht aufgegeben. Auch hierdurch werden einzelne verspannte Faserstränge und Triggerpunkte erfasst. Dabei kann es zu einer lokalen Zuckungsreaktion kommen.

Diagnostik und Therapie von Triggerpunkten ▶ 10.2.

Periost und Gelenke

Um tiefliegende, knöcherne Strukturen zu erfassen, müssen zunächst die Haut, die Unterhaut, die Muskulatur mit Faszien „als Paket" komprimiert und durch diese die tiefer liegenden Strukturen erfasst werden. Wichtig besonders am Rippenbogenrand, an Insertionsstellen von Sehnen oder Muskeln (Schulter) und an der Seite von Dornfortsätzen. Auch kleine Verquellungen oder Schmerzäußerungen der Patienten können Aufschluss über pathologische Veränderungen anderer Gebiete geben.

Die Palpationen an Gelenken lassen lokale Affektionen einzelner Gelenkkapselanteile oder deren Bänder erkennen. Die Orientierung an der Schmerzangabe durch den Patienten gibt den wichtigsten Hinweis zur nachfolgenden therapeutischen Intervention.

Palpierende Injektionstechnik

Bei vielen Injektionstechniken ist die exakte Fixation der Nadel im Gewebe unbedingte Voraussetzung für einen optimalen Erfolg und zur Verhinderung des Abgleitens in gefährliche Gebiete oder Gefäße.

Dabei werden Daumen und Zeigefinger zum Halten der Nadel oder der Spritze benutzt. Der freie Mittelfinger palpiert die gesuchte Struktur und gibt dann durch Verschiebung oder leichte Drehung den Injektionsort frei. Nach dem Einstich fixiert man mit Daumen und Zeigefinger die Spritze und sichert damit die Nadellage. Dabei sollte der Mittelfinger, die Hand und der Unterarm möglichst großflächig auf der Körperregion zur Stabilisation aufliegen. Die „fühlende" Palpation mit dem Mittelfinger der freien Hand sollte besonders intensiv trainiert werden.

Die großflächige, relativ derbe Berührung der benachbarten Hautgebiete löst außerdem andere Afferenzmuster aus, die zu einer geringeren Schmerzhaftigkeit des Einstichs führen (vgl. ▶ 3.1.3 Periphere Schmerzmodulation, vgl. Abb. 3.4).

8.2.4 Diagnostik über hyperalgetische Zonen

Kurt Gold-Szklarski

Die Diagnostik reflektorischer Krankheitszeichen ist aufgrund der Einfachheit des nötigen Instrumentariums (Hände, Augen und Frontalhirn) bestechend und erlaubt ärztliches Handeln in allen denkbaren Situationen (vgl. ▶ Neuraltherapeutische Reisetasche im Anschluss an ▶ Kap. 7.1.3) und allen Regionen der Erde (vgl. ▶ 15.3.2 Entwicklungsländer)

Head-Zonen

Der Begriff „hyperalgetische Zone" wird in der Literatur oft unpräzise verwendet. Auf der Haut vorkommende hyperalgetische Zonen wurden erstmals vor mehr als 100 Jahren von Head beschrieben [Head 1896]. Hierbei handelt es sich um fleckförmige Dermatombereiche, die durch Berührung mit einer abgerundeten Nadel empfindlicher reagieren als ihre Umgebung. Diese Empfindung kann einfach ein intensiveres Berührungsgefühl sein (Hyperästhesie) oder ein Schmerz bzw. das Gefühl, die runde Nadel wäre spitz (Hyperalgesie). Andere Autoren reizen diese Hautareale mit Wattetupfern, mit dem Nadelrad oder mittels Wärme- oder Kältereizen.

Die Head-Zonen (▶ Abb. 8.6) stellen kutane Maximalzonen dar, in die erkrankte oder funktionell gestörte innere Organe ihre Symptomatik transferieren (Dolor translatus, übertragener Schmerz). Dieses Phänomen lässt sich auf Basis des segmentregulatorischen Komplexes (SRK) erklären. An den WDR-(wide-dynamic range-)Neuronen des Hinterhorns konvergieren somatische Afferenzen aus Haut, Mus-

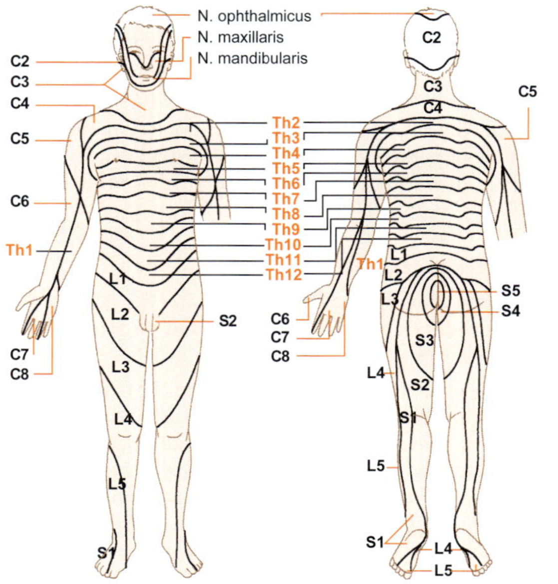

Abb. 8.6 Head-Zonen: Die Originalabbildung von H. Head mit den ursprünglichen, von ihm beschriebenen Maximalzonen der Hyperästhesie bei Erkrankungen der entsprechenden inneren Organe (aus [Head 1996]).

kulatur und Gelenken mit viszeralen Afferenzen. Die reflektorische Antwort erfolgt an sämtliche mit diesem Segment verschaltete Strukturen. Im Laufe der Evolution haben die Lebewesen aber gelernt, dass die meisten Schmerzverursacher von außen durch die Haut eindringen (Verletzung etc.). Daher ordnet der Kortex Schmerzen aus allen anderen erkrankten Segmentpartnern vorzugsweise der Haut zu.

Projektionsphänomene

Die diagnostische Zuordnung der Symptomatik ist nicht einfach: Wie erwähnt, können alle im Segment verschalteten Strukturen Projektionsphänomene auslösen. Daher ist a priori eine einzelne hyperalgetische Zone nicht eindeutig einem definierten Substrat zuzuordnen. Es kann z.B. eine Facettengelenksblockierung die gleichen Projektionsphänomene auslösen wie ein gestörtes inneres Organ [Becker-Hartmann 1990]. Weiterhin gibt es keine streng monosegmental innervierten Organe oder somatischen Strukturen mit Ausnahme der autochthonen Muskulatur. Auch die Dermatome sind nicht streng voneinander getrennt. Ihre Randzonen werden von beiden Nachbarsegmenten innerviert (Überlappungszonen) und sind oft sogar stärker gereizt als ihre Umgebung.

Außerdem gelingt es nicht, Ursache und Wirkung voneinander zu trennen: Jede Störung verursacht reflektorisch sekundäre, ursprünglich sinnvolle Reaktionen des Körpers, die die Gesamtsituation zusätzlich verschlechtern. Bei der Palpation der hyperalgetischen Zone kann man den ursprünglich verursachenden Prozess nicht mehr von den Folgestörungen differenzieren (Beispiel: thorakale Gelenksdysfunktion bei pulmonaler Erkrankung mit hyperalgetischen Zonen in mehreren Thorakalsegmenten).

Head hat auch **Sekundär-** und **Tertiärprojektionen** beschrieben: So projizieren alle Eingeweideorgane primär in Thorakalsegmente, sekundär (bei längerem Bestehen) in die Nacken- und Schulterregion und bei ausgesprochen chronischen Verläufen auch in den Versorgungsbereich des N. trigeminus. Hierbei wird eine Erregungsleitung über den Grenzstrang, den N. phrenicus oder den N. vagus postuliert.

Projektionsregeln

Nach Bergsmann und Bergsmann finden sich bei Projektionssyndromen folgende Regelmäßigkeiten [Bergsmann/Bergsmann 1997]:

- **Lateralitätsregel:** Erkrankung von einem einseitig angelegten Organ und eine einseitige Erkrankung eines bilateral angelegten Organs projizieren hauptsächlich auf die Seite der Erkrankung.
- **Segment- bzw. Metamerieregel:** Die primären Reflexsymptome erscheinen immer zuerst in den Dermatomen und Myotomen, die dem gleichen Segment angehören wie das erkrankte Organ, ihm also metamer (nachgeschaltet) sind. Die meisten inneren Organe projizieren in die Thorakalsegmente.
- **Regel der Dreifachprojektion** (Diese Regel gilt nur für Thorax- und Abdominalviszera. Für Eingeweide des HNO- und ZMU-Bereichs ist die Regel umzukehren: Zuerst Projektion in die Trigeminalregion, dann in den Trapezius, dann in ferngelegene Körperregionen. Bergsmann hat diesen Fehler nicht bemerkt): Zuerst wird in das zugehörige Thorakalsegment, dann in die Nacken-Schulter-Region und zuletzt in den Trigeminusbereich projiziert (Abklingen in umgekehrter Reihenfolge).
- **Quadrantenregel:** Vegetative Begleitsymptome breiten sich analog zu der quadrantenartigen Organisation des Sympathikus im entsprechenden Quadranten der Erkrankung aus.

- **Regel der myogenen Verschaltung:** Über das dem Segment angeschlossene Myotom werden davon abhängige kinetische Ketten aktiviert, die die Symptomatik über die Dermatom- bzw. Myotomgrenzen hinwegtragen (pseudoradikuläre Ausbreitung, ▶ Kap. 8.26, Funktionskette).
- **Regel der homolateralen Ausbreitung:** Bei chronischem Verlauf und/oder ansteigender Reizstärke werden zunehmend Rezeptoren rekrutiert, immer mehr Segmente in das Projektionsgeschehen einbezogen, und im Extremfall wird die gesamte Körperhälfte befallen.
- **Regel der Seitenkreuzung:** Bei chronischem Verlauf wird sekundär das Achsenorgan mitbefallen. Durch Rotation und Skoliosierung entstehen kontralaterale Symptome, die zunächst keinen erkennbaren Bezug zum ursprünglichen Agens besitzen.

Während Head ausschließlich das Phänomen der Hyperalgesie beschrieb, verwenden andere Autoren bei der Palpation und Inspektion ihrer Patienten verschiedene weitere, simultan erfassbare Hautqualitäten, nämlich Veränderungen der:
- der Vasomotorik (Rötung oder Blässe, Temperaturänderung, Dermographismus)
- der Schweißsekretion
- der Piloarrektion
- des Hautturgors
- der Quellung der Subkutis

Die Kibler-Hautfalte war ursprünglich ebenfalls eine Methode zur Aufdeckung von hyperalgetischen Zonen (Reaktion auf Kneifen). Heute wird sie dazu genutzt, Segmentdiagnostik durchzuführen und die Chronizität der Störung zu beurteilen (vgl. ▶ 8.2.3 Palpation).

Mackenzie-Zonen

Was Head auf der Haut beschrieb, beobachtete Mackenzie im Bereich der Muskulatur. Mackenzie-Zonen sind hyperalgetische, verhärtete Muskelabschnitte, die mit einem Krankheitsgeschehen ebenso segmental verschaltet sind wie hyperalgetische Dermatomzonen. Einige sind bis heute allgemein geläufig, wie der McBurney-Punkt in der schrägen Bauchmuskulatur als Symptom einer möglichen Appendizitis.

Die Zuordnung der Mackenzie-Zonen zu Einzelsegmenten ist schwierig, da praktisch alle somatischen Muskeln von mehreren Segmenten versorgt werden. Ausnahmen bilden nur die autochthonen Rückenstrecker und die Interkostalmuskeln, da sie streng vom Ramus dorsalis etwa in Höhe des entsprechenden Junghanns-Segments innerviert werden und bezüglich ihrer Höhe gut für die Segmentzuordnung genutzt werden können.

Myofasziale Triggerpunkte

Ein weiteres hyperalgetisches Phänomen stellen die myofaszialen Triggerpunkte dar (vgl. ▶ 10.2 Triggerpunkttherapie). Triggerpunkte sind muskuläre Symptomträger einer Störung, die sich der segmentalen Ordnung entziehen [Travell/Simons 2001]. Sie sind Ausgangspunkte von Schmerzen, die entlang einer funktionellen Kette in die Peripherie geleitet werden. Solche **Triggerstraßen** haben stereotype Verläufe und decken sich meist mit Akupunkturmeridianen. Aktive Triggerpunkte entsprechen auch zumeist aktiven Akupunkturpunkten.

Über solchen hyperalgetischen Muskelpunkten ist die Haut in ähnlicher Weise verändert wie bei den aktiven Head-Zonen. Diese Punkte sind auch hyperästhetisch. Daher sind sie, ebenso wie die Mackenzie- und Head-Zonen, für den Kundigen hervorragende Substrate für die palpatorische Untersuchung.

Weitere hyperalgetische Zonen

Sie finden sich entlang erkrankter Sehnen, Gefäße und am Periost, deren Diagnostik zahlreiche Autoren gründlich beschrieben haben. Zur Untersuchung dienen z.B. Werkzeuge wie der Palpator, die Untersuchungszange nach Gross oder die Thermorolle nach Lindblom.

Bedeutung der Diagnostik reflektorischer Krankheitszeichen

Alle Projektionsphänomene sind indirekte Zeichen, das heißt, sie verhalten sich so, als wenn eine mit ihnen in Verbindung stehende Krankheit/Störung bestehen würde. Das verwirrt auf den ersten Blick; präzise gesagt ist es jedoch durch Erfassen von einem oder zwei reflektorischen Zeichen nicht möglich, eine Krankheit im herkömmlichen Sinne zu diagnostizieren. Versteht man jedoch, mit diesen Phänomenen richtig umzugehen, dann sind sie wie Schienen, die einem den Weg durch oft ausgesprochen komplexe Störungen weisen.

Der Anfänger, der noch keine Übung in der Untersuchung und Interpretation hyperalgetischer Zonen hat, ist gut beraten, zuerst nur zu konstatieren und Verläufe zu beobachten. Mit der Zeit erstellt sich ihm ein Archiv von Symptomen und zugehörigen Verläufen. Dies ermöglicht eine zunehmend richtige Einschätzung der Situation. Dieser Erfahrungsschatz ist auch die Grundlage der späteren „Intuition" (vgl. ▸ 8.4.1 Die Rolle der Intuition).

Reflektorische Krankheitszeichen und Therapieeffekt gehören untrennbar zusammen. Denn nur durch Therapie bestätigen sich Arbeitshypothesen, oder sie werden entkräftet (probatorische Therapie als Diagnostikum).

Reflektorische Krankheitszeichen sind mit herkömmlicher Diagnostik wie Labor oder Röntgen kaum nachzuweisen, zumal sie sich meist schon früh im Stadium weitgehender Reversibilität einer Krankheit finden lassen. Ein Beweis dieser subtilen Krankheitszeichen gestaltet sich schwierig, glaubwürdig werden sie erst über den Therapieeffekt.

Hyperalgetische Symptome sind für eine Erstdiagnose nur dann geeignet, wenn sie in Synopsis mit mehreren weiteren Indizien einer speziellen Erkrankung gesehen werden. Hier geschehen vermutlich viele Fehler: So erscheint ein Patient mit dem Wunsch nach Röntgenuntersuchung eines Organs, weil sein Fußreflexmasseur dieses als „krank" bezeichnet hat.

Reflektorische Zeichen im Segment eignen sich dagegen hervorragend für die **Rezidivbeurteilung.** Wenn sie bei der Erstmanifestation erkannt wurden, sind sie die besten Frühwarnsymptome für ein Wiederaufflackern der Erkrankung. Und sie weisen auf Fehlinterpretationen hin: Wenn die Therapie die Symptome nicht zum Verschwinden bringen kann, ist vielleicht ein anderes Problem im Hintergrund ursächlich verantwortlich für die Symptome.

Wichtig ist es, geduldig zu bleiben. Nach mehrjähriger Praxis beginnt man, seinen Händen zu vertrauen und wird durch die Erfolge auch wissbegieriger. Nach und nach *„beginnt man zu begreifen, was man angegriffen hat"*.

Dokumentation

Man kann Palpationsbefunde z.B. kartografisch festhalten oder Ergebnisse von apparativen Testungen archivieren.

Eine gute Dokumentationsmöglichkeit, die auch eine Demonstration der Zonen gegenüber Laien gestattet, ist die **Telethermografie.** Die mit einer Infrarotkamera (z.B. FLIR-Systems) unter Standardbedingungen (konstante Raumtemperatur, Vorbereitung des Patienten, keine Genussmittel oder Medikamente, die die Vasomotorik oder den Energiestoffwechsel beeinflussen usw.) hergestellten Aufnahmen machen Störungen der Wärmeverteilung ebenso sichtbar wie Therapieeffekte (vorher – nachher). Wenn sie reproduzierbar sind, können sie ggf. sogar als „Beweis" für eine richtige Annahme bzw. ein gutes Therapiekonzept dienen [Kellner 1972, Ring/Ammer 2000, Hooshang et al. 2001].

8.2.5 Die Lymphpunkte-Kette in der Diagnostik von Störfeldern

Jochen M. Gleditsch

Definition, Geschichte

Die **Lymphpunkte-Kette (Lymphatic belt, Lymphbelt, Lymphgürtel)** am oberen Thorax umfasst lymphbezogene Reaktionspunkte, die auf einen Lymphstau im Kopf-Hals-Bereich hinweisen. Die Punkte treten reflektorisch auf und zwar ventral in Höhe des Sternoklavikulargelenks, dorsal in der Etage des 7. Halswirbelkörpers.

Ausgehend vom Mittellinienpunkt (ventral KG 20/21, dorsal LG 14) kann es – je nach Schwere bzw. Dauer des Krankheitsbildes – zur horizontalen Punktausbreitung nach Art einer Halskette kommen.

Die Punkte haben diagnostische wie therapeutische Bedeutung bei einem gestörten Lymphabfluss des Kopf-Hals-Gebiets und seiner Folgesymptomatik. Die Erstbeschreibung der thorakalen Lymphpunkte-Kette erfolgte durch den Autor bei der Freudenstädter Tagung 1981 [Gleditsch 1982] als „Hals-Lymph-Linie" und auf dem HNO-Weltkongress Budapest im Jahre 1981 [Gleditsch 1983].

Die ventralen Punkte der oberen Lymphpunkte-Kette

Die Diagnostik an der Lymphpunkte-Kette erfolgt durch Palpation und beginnt zweckmäßigerweise auf der Medianlinie.

Der Sternalpunkt KG20/21

Der ventrale Ausgangspunkt auf dem Sternum entspricht dem Akupunkturpunkt **KG 20/21** und liegt etwa drei Querfinger unterhalb des Sternum-Ober-

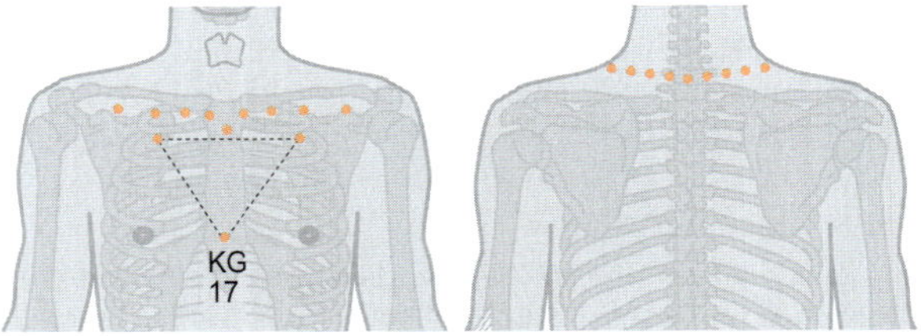

Abb. 8.7 Druckpunkte der oberen Lymph-Punkte-Kette im ventralen Thoraxbereich (aus [Gleditsch 2005]).

randes (▶ Abb. 8.7). Hier findet sich oft – und zwar heute weit häufiger als zum Zeitpunkt der Erstbeschreibung! – eine typische Drucksensibilität.

Therapeutische Wirkung: Die Stimulation des Punktes KG 20/21 mittels Akupressur, Akupunktur oder Lokalanästhetikum-Injektion vermag nach den Erfahrungen des Autors eine **eingeschränkte Retroflexion des Kopfes** sofort zu bessern. Der Effekt beruht vermutlich darauf, dass durch Therapie an diesem Punkt die ventrale Halsmuskulatur – u.a. die Mm. hyoidei und der M. biventer – entspannt wird.

Über die ventralen Punkte lässt sich außerdem der **Lymphabfluss** von Kopf und Hals verbessern. Dieser Effekt ist ablesbar am sofortigen Rückgang von Druckdolenzen bzw. Verquellungen an den Kieferwinkeln und tritt auf der Seite der zuvor drucksensiblen Irritationspunkte des Lymphrings auf.

Der Hauptpunkt der ventralen Lymphpunkte-Kette, KG 20/21, hat offensichtlich eine reflektorische Beziehung zum **Thymus** – mit entsprechendem Indikationsspektrum. Die bei den Patienten von Jahrzehnt zu Jahrzehnt zunehmende Drucksensibilität des oberen Sternalpunkts könnte möglicherweise auf eine wachsende Belastung des Immunsystems in der Bevölkerung hinweisen.

Der Sternalpunkt KG 17

Außer dem beschriebenen oberen Punkt ist oft auch der Sternalpunkt KG 17, der untere Sternum-Medianpunkt in Mamillenhöhe (▶ Abb. 8.1), hochgradig druckempfindlich. Dies weist in der Regel auf eine **psychische Belastung** bzw. erheblichen Distress hin.

Auch Punkt KG 17 kann durch Injektion von Lokalanästhetika, aber auch mittels Nadelung oder Akupressur behandelt werden. Es ist zu beachten, dass es dabei zuweilen zu emotionalen Reaktionen wie Weinen und Schluchzen als Ausdruck einer sich lösenden psychischen Spannung kommen kann (vgl. ▶ 6.9 Reaktiviertes Trauma). Insofern verlangt die Therapie an diesem Punkt besondere Empathie, eventuell auch Zeit für ein Gespräch oder eine nonverbale Geste der Tröstung (vgl. ▶ 5.6.10 Weinzwang).

Die Lymphpunkte als Punkte-Kette

Die ventrale Punktausbreitung der Lymphpunkte-Kette im Fall stärkerer Lymphbelastung oder bestehender Störfeldbelastung tritt in Form zusätzlicher Irritationspunkte in Höhe und entlang des Sternoklavikulargelenks auf.

Speziell im Fall einseitiger Druckempfindlichkeit sollte die „Halskette" horizontal weiterpalpiert werden, da im Areal unterhalb der Klavikula oft noch weitere Punkte festzustellen sind.

Deutliche **Einseitigkeit** der Lymphpunkte-Kette ist oft Hinweis auf ein ipsilaterales Störfeld im Kopf-Bereich. Ebenso wie die Nackenreflex-Punkte (Adler-Langer-Punkte ▶ 8.4.2) können die Lymphring-Punkte zur Bestätigung eines Befundes bei der Störfeldsuche dienen. Sie sollten daher im Rahmen einer Störfeldsuche und -sanierung getastet, mit den Nackenreflex-Punkten verglichen und ggf. mitbehandelt werden. Sie können auch zur Verlaufskontrolle herangezogen werden.

Die dorsalen Punkte der thorakalen Lymphpunkte-Kette

Diese treten als eine den Nacken umrundende Punktkette in Höhe des 7. HWK auf. So markiert der dort lokalisierte Akupunkturpunkt LG 14 die Etage der eventuell lateral-horizontalen Punktausbreitung. Während die ventralen Punkte bereits aufgrund ihrer palpierbaren und subjektiven Empfindlichkeit beurteilt werden können, sind die dorsalen Punkte erst mittels Feindetektion, z.B. Very-Point-Technik (vgl. ▶ 8.4.4), auffindbar.

Die untere Lymphpunkte-Kette

Sowohl O. Perschke als auch T. Yamamoto haben unabhängig voneinander in den letzten Jahren eine ähnliche horizontale Punkteausbreitung in Höhe der Symphyse beobachtet und beschrieben. Uni- oder bilateral deutlich drucksensible Punkte weisen nach Ansicht der Autoren auf Funktionsstörungen und einen Lymphstau im Beckenraum hin.

8.2.6 Diagnostik über Muskelfunktionsketten

Rainer Wander

Fast regelmäßig beginnt eine funktionelle Störung der Wirbelsäule im Kopfgelenksbereich. Ausgelöst werden diese „funktionellen Skoliosen“ häufig durch Störfelder oder eine kraniomandibuläre Dysfunktion (vgl. ▶ 12 CMD). Auch eine gestörte Okklusion induziert auf ähnliche Weise funktionelle Fehlstellungen der Kopfgelenke.

Neuroanatomische Grundlagen

Auf segmentaler Ebene werden auf allen Wirbelsäulensegmenten Reizimpulse von der Peripherie konvergierend im spinalen Hinterhorn zusammengeführt. Reize aus der Haut, der Unterhaut, der Muskulatur, dem Gelenk und der Gelenkkapsel sowie aus dem inneren Organ werden in das Hinterhorn eingespeist. Bei einer Reizschwellenüberschreitung werden diese über das motorische Vorderhorn und das sympathische Seitenhorn über den Grenzstrang des Sympathikus rückkoppelnd wieder zur Peripherie geleitet und versetzen diese in einen verstärkten Reizzustand. Individuell unterschiedlich kann es in einem Segmentanteil zu Beschwerden kommen. Die gereizten α-Motoneurone mit eingeschlossener γ-Schleife garantieren eine angepasste segmentale muskuläre Reaktion. Das Segment C2 macht hierbei eine Ausnahme: Allein dort existiert noch eine so genannte β-Motoneuronenverschaltung, d.h. ohne eingeschlossene γ-Schleife.

Die Muskeln der Segmente C1–C3 (C4), die tiefliegenden, autochthonen Mm. recti und obliqui und die Mm. intervertebrales reagieren nahezu ausschließlich tonisch in ihrer Funktion. Sie sind weniger als bewegende Muskeln, sondern als hochsensible Sinnesorgane anzusehen. Zu der Ebene der Wurzel C1 findet sich kein entsprechendes Dermatom. Die Dermatome C2 und C3 sind vor hoher Reizaufnahme durch die Behaarung geschützt.

Die intensive Spindeldichte und die besondere Afferenzhemmung lassen vermuten, dass die Information aus den Nackenmuskeln weitaus wichtiger als aus anderen Muskeln ist. Die β-Motoneuronen des Segments C2 liegen verstreut, ohne bisher erkennbare Regel, auf der gesamten Ebene der muskulären Ursprungskerne der Medulla, selbst auf der Gegenseite in der Substantia alba. Sie kontrollieren und beeinflussen damit den Tonus der gesamten Körpermuskulatur.

Die funktionelle Skoliose

Störfelder liegen erfahrungsgemäß zu 75% im HNO-Bereich. Nasennebenhöhlen, Zähne, Tonsillen und Ohren gelten hier als die segmental zugeordneten „inneren Organe“. Ihre Reizimpulse beeinflussen die Kopfgelenke mit ihrer extrem hohen

Dichte an Propriorezeptoren. Diese „inneren Organe“ des Kopfes projizieren nicht (wie bei der BWS) in das Dermatom, sondern fast ausschließlich in das entsprechende **Myotom** der HWS (▶ Kap. 8.4.2, Nackenreflexpunkte).

Durch die muskuläre Reizerhöhung der autochthonen Muskeln kann es zu einer Seitneigeverschiebung des Atlas mit folgender Rotation des Axis zur Gegenseite kommen. Auch eine gestörte Okklusion oder Reizzustände der Kiefergelenke (▶ 12 CMD) induzieren auf ähnliche Weise funktionelle Fehlstellungen der Kopfgelenke. Fast stereotyp wird so eine funktionelle Skoliose ausgelöst.

Mit der funktionellen Skoliose sind häufig Bewegungsstörungen (Blockierungen) der Segmente C0/C1/C2, C4, Th4, Th10, L5/S1/ISG mit oder ohne Beckenverwringung vergesellschaftet. Die diesen Segmentebenen angeschlossenen Organe gelangen in einen sympathischen Reizzustand, der die Organfunktionen beeinträchtigt (▶ Abb. 8.8). Wegen dieser gestörten Organfunktionen erscheint der Patient in der Praxis.

Nur Methoden, die diese funktionellen Zusammenhänge in ihrem Konzept berücksichtigen, wie Neuraltherapie, Manuelle Therapie/Osteopathie und ganzheitliche

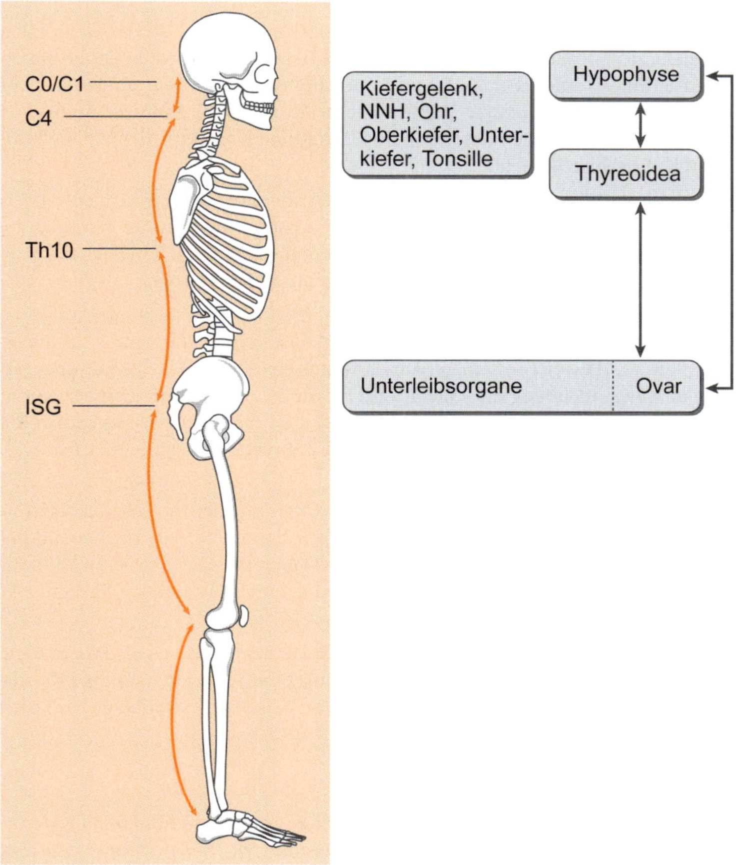

Abb. 8.8 Muskelfunktionskette und häufig beteiligte Organe.

8

Kieferorthopädie sind in der Lage, derartige chronische Krankheitsbilder zu erkennen und aufzulösen.

Muskelfunktionsketten und Störfelder

„Jede Krankheit kann störfeldbedingt sein.“ (Huneke)

„Wer den Schmerz nur dort behandelt, wo er auftritt, der ist verloren.“ (Lewit)

Die Störfelder im Kopfbereich haben für die Neuraltherapie eine besondere Bedeutung. Die Nackenreflex-Punkte (Adler-Langer-Druckpunkte, ▶ Abb. 8.25) und die Untersuchung von Blockierungen der HWS geben sehr gute und reproduzierbare Hinweise auf die zu behandelnden Störfelder: Nasennebenhöhlen, Zähne, Tonsille und Ohr (▶ Abb. 8.8).

Diese Funktionskette kann über die Transformation eines Reizortes (Störfeld) zum Reaktionsgebiet, dem erkrankten Organ, Aufschluss geben und manualtherapeutisch nachvollzogen werden. Auf diese Weise lässt sich in vielen Fällen auf streng neuroanatomischer Grundlage der Zusammenhang zwischen einem Störfeld und seinem Zielorgan auf einfache Weise erklären.

Die bindegewebigen Strukturen der Rückenmarkshüllen, der atlantookzipitalen Membranen, der nuchalen Ligamente mit ihren Dehnungsrezeptoren haben ein eigenes Fortleitungssystem über die Rückenmarkshüllen bis zum Sacrum. Dies macht sich die kraniosakrale Therapie (▶ 13.3 Manuelle Medizin) zunutze. Auch dort werden Stellungsänderungen des Os sacrum über eine Korrektur der Schädelknochen und Kopfgelenke behoben.

In der embryonalen Entwicklung entsteht aus den oberen Somiten einerseits das Os occipitale, andererseits durch appositionelles Wachstum die gesamte Wirbelsäule. Aus den Metameren C1 und C2 stammen Nerven, die bevorzugt Thymus, das kardiopulmonale System, Teile des Verdauungssystems und das Urogenitalsystem mitversorgen (N. vagus).

Die Leitung der Erregung von kranial nach kaudal ist ebenso von kaudal nach kranial möglich. Ein Beispiel für eine kaudal-kraniale Kette ist die Trigeminusneuralgie, die im Zusammenhang mit einem Störfeld im Unterleib auftritt (Innervation: sympathisch Th10–L2 und parasympathisch S2–S5). Sie wird vorwiegend in die Schläfe, also in den 2. Ast des N. trigeminus mit seinem parasympathischen Ggl. pterygopalatinum projiziert.

Die verschiedensten Krankheiten können über vertebragene, fortgeleitete Störungen induziert und unterhalten werden. Deshalb sollte jede lokale segmentale Behandlung die Diagnostik der Störfelder im HNO-Bereich und deren neuraltherapeutische Löschung, aber auch die Behandlung der Unterleibsorgane (Narben, z.B. Episiotomie-Narben) einschließen.

Auch aus der Physiotherapie und der manuellen Medizin wissen wir, dass es ohne eine Löschung von übergeordneten Störfeldern im HNO-Bereich häufig zu Rezidiven kommt. Beschwerden im statisch belasteten LWS- und Beckenbereich werden fast regelmäßig durch Kopfgelenksfehlstellungen vorgebahnt.

Krankheitsbeziehungen der vertebragenen Funktionskette

Die von Störfeldern im Kopfbereich und/oder einer kraniomandibulären Dysfunktion induzierte Funktionskette setzen sich an besonderen Prädelektionsorten fest, zu denen jeweils spezifische Krankheitsbilder gehören. Bei den genannten Beschwerden lohnt sich also eine entsprechende Beachtung der jeweils aufgeführten Wirbelsäulenetage. Dabei gibt es jedoch Ausnahmen: Manche Segmente werden voll kompensiert, manche sind übersegmental nach oben, unten oder beiden Seiten ausgedehnt [Sherrington 1897].

Die bereits erwähnte Atlas-Seitneigeverschiebung mit Rotation des Axis zur Gegenseite ist meist Auslöser der Funktionskette. Die häufigste Seitneigeverschiebung des Atlas nach links hängt offenbar mit der Händigkeit zusammen. Auffällig ist, dass auch Linkshänder meist eine Seitneigeverschiebung nach links zeigen. Die deszendierenden Hemmsysteme sind offenbar rechts so perfekt ausgeprägt, dass die zu kompensierende Reizanflutung die Entgleisung nach links verursacht.

Etage Okziput/C1/C2

Auf der Ebene Okziput/C1/C2 sind das Ggl. cervicale superius mit der Epiphyse (Steuerung des zirkadianen Rhythmus) und Hypophyse (hormonelle Steuerung) und dem N. trigeminus, N. vagus sowie N. hypoglossus verschaltet. Die spinale Steuerung der Kopfgelenke und der Kiefergelenke erfolgt gemeinsam.

Krankheitsbilder:

- alle Wirbelsäulenbeschwerden vom Kopfschmerz über Zervikalsyndrom bis zum Ischias
- Schwindel, Tinnitus, Sehstörungen
- hormonelle Entgleisungen
- Entgiftungsstörungen mit bindegewebigen Strukturveränderungen

Etage C4

Störungen der Ebene C4 sind meist lokal für den Patienten an dieser Stelle nicht spürbar. Wegen der Verbindungen zum N. phrenicus können aber alle Arten von Oberbaucherkrankungen, Lungen- und Herzaffektionen sowie Schilddrüsenentgleisungen durch eine Störung des C4-Gelenks provoziert werden.

Zur Segmentebene C4 gehören auch die Tonsille und das Ohr, in seltenen Fällen (übersegmentale Reaktion) auch die Zähne des Unterkiefers. Vorwiegend aus dem spinalen Segment C4 werden der M. sternocleidomastoideus und M. trapezius gemeinsam mit dem N. accessorius versorgt, ebenso die akzessorischen Schultergelenke Acromioclavicular- und Sternoclaviculargelenk.

Krankheitsbilder:

- Verspannungen des Schultergürtels, Schmerzen der Schulter
- Atemstörungen
- Herzerkrankungen
- Oberbaucherkrankungen
- Schilddrüsenerkrankungen (Über-, Unterfunktion)

Etage Th4

Die Ebene Th4 ist zuständig für das Herz (Abgang der Koronararterien) und die Lunge (Th3 [Bl 13 der Akupunktur]). Besonders zu beachten ist auch die Verbindung zur Brustdrüse: Die Dermatomgrenze Th4 zu Th5 verläuft über die Mamille.

Krankheitsbilder:

- funktionelle Herzbeschwerden, Angina pectoris
- Atemnot, Bronchitis, Asthma
- alle Erkrankungen der Brustdrüse von Mastopathie bis zum Karzinom

Etage Th10

Die Ebene Th10 ist für die Funktion der Bauchorgane eine der wichtigsten Ebenen. Leber, Niere und Darm, aber auch die Ovarien und Hoden werden aus diesem Segment versorgt. Ist diese Ebene vertebragen sympathisch gereizt, werden parasympathische Entgiftungs- und Stoffwechselprozesse der Ausscheidungsorgane beeinflusst (Folge: Übersäuerung).

Krankheitsbilder:
- Verdauungsbeschwerden
- Leber-, Galle-, Pankreas-, Dünn- und Dickdarmbeschwerden
- Nierenerkrankungen, auch mit Blutdruckerhöhungen
- hormonelle Störungen, Regeltempostörungen, Infertilität, Impotenz

Etage L5/S1, ISG

Die Ebene L5/S1, ISG stellt den Übergang der beweglichen Wirbelsäule in das starre Os sacrum dar. Eine von oben eingeleitete funktionelle Skoliose muss daher hier unten zum Ausgleich der Schiefebene mit einer Rotation des Os sacrum beantwortet werden. Da das ISG von den Segmenten S1–S3 versorgt wird, strahlt der Schmerz ins Dermatom S1, S2 aus (Projektionssyndrom; vgl. ▶ 3.1.4 Reflexmechanismen, ▶ 10.3.10 Segment Genitale).

Durch Überdehnung der Bänder, den Ligg. iliolumbale und iliosacrale, kann es zur Schmerzwahrnehmung (Lumbago) kommen. Eine nachfolgende Rotation in der Hüfte kann Hüft- und Knieschmerzen nach sich ziehen.

8

Das Patrick-Zeichen (Hyperabduktionsphänomen) hilft entscheidend bei der Untersuchung über die Zuordnung der Schmerzen: Dabei wird der Abstand des gebeugten Knies zur Unterlage mit der Gegenseite verglichen, der Fuß wird in Höhe des gegenüberliegenden Knies abgelegt. Manchmal ist auf der betroffenen Seite am Knie auch der mediale Gelenkspalt schmerzhaft (DD: Verdacht auf Meniskusläsion) oder gar ein sympathisch induzierter Gelenkerguss zu finden.

Krankheitsbilder:
- lumbales Schmerzsyndrom mit gynäkologischer Genese
- Prostatitis oder benigne Prostatahypertrophie
- Poly- und Dysurie
- Menstruations- oder Kohabitationsbeschwerden bis zur Frigidität oder Impotenzerscheinungen, Fluor albus
- Lumbalgie und Ischialgie
- M. Bechterew
- Kreuzschmerzen ohne organischen Befund

Beinlängendifferenz

Die Beine sollten im Liegen gleich lang und beidseits gleich leicht nach außen rotiert lagern. Auch im Sitzen sollten die Beine gleich lang sein.

Bleibt während des Wachstums ein Bein verkürzt, wird im Sitzen und Liegen ein Bein immer verkürzt sein: **echte Beinlängendifferenz**.

Ist dagegen im Liegen ein Bein verkürzt und auch noch verstärkt nach außen rotiert, im Sitzen aber findet ein Ausgleich statt, handelt es sich um eine **funktionelle Beinlängendifferenz.** Diese ist durch eine muskuläre Verspannung des M. iliopsoas mit möglicher Beckenverwringung und Störungen des ISG begründet. Verursacher des Geschehens können die Beckenorgane selbst sein oder aber eine Kopfgelenksfehlstellung. Diese wiederum ist ausgelöst durch Störfelder im HNO-Bereich oder z.B. einen falschen Biss (kraniokaudale vertebragene Funktionskette, ▶ s.o.). Ein Ausgleich durch Schuheinlagen ohne Beseitigung der Ursache ist hier kontraindiziert!

Diagnostik

- Die Untersuchung kann sich am Dermatom orientieren (Hautverquellungszonen). Mit Kenntnis der zugehörigen Segmentbeziehung kann auf das knöcherne System rückgeschlossen werden.
- Umgekehrt kann durch den Nachweis von blockierten Wirbelsäulensegmenten das zugehörige Segment ermittelt und z.B. mit Quaddeln, Facetteninjektionen die Störung behandelt werden.
- Die Diagnostik der Fehlstellung der Kopfgelenke und die Untersuchung des ISG erfolgt nach den Kriterien der manuellen Therapie (▶ 8.2.2 Klinische Untersuchung zur Störfelddiagnostik).
- zum Ausschluss einer kraniomandibulären Dysfunktion ▶ 8.2.8 Diagnostik von Myoarthropathien im Zahn-Kiefer-Bereich, ▶ 8.2.9 Screening-Test nach Zöbisch
- Die Beseitigung einer ggf. vorhandenen Beinlängendifferenz dient bei allen vertebragenen Beschwerden als Erfolgskontrolle der Therapie. Oft ist dies aber nur in der Kombination von mehreren Behandlungsverfahren und in mehreren Sitzungen möglich.

Beispiel einer Funktionskette: laterale Epikondylalgie

Die laterale Epikondylalgie („Tennisellenbogen“) stellt in der Orthopädie ein häufig therapieresistentes Krankheitsbild dar. Der Schmerz ist über dem Humeroradialgelenk oder seinen distalen und/oder proximalen Muskelinsertionen zu finden.

Die Symptomatik kann auf einer **aufsteigenden** oder **absteigenden Störung** beruhen. Je nach Form sind unterschiedliche Therapieregimes geeignet (▶ 12 Epikondylalgie).

Die aufsteigende Funktionskette

Bei Greifbewegungen der Hand kommt es zu einer Dorsalflexion im distalen Handgelenk. Diese führt zu einer Synkinese mit Radialduktion, bei der das Os naviculare eine Kippbewegung macht. Sind das Daumensattelgelenk, das folgende Os trapezoid und das Os naviculare überlastet und blockiert, werden die Mm. extensores carpi radialis brevis et longus überfordert. Die Fortleitung zu deren Ursprung über dem Humeroradialgelenk löst dann die Epicondylalgie aus.

Die absteigende Funktionskette

Sie hat ihren Ursprung in der kraniomandibulären Dysfunktion bei Rotation des Os temporale mit Verlagerung des Mastoids. Dadurch kommt es zur Dehnung des M. sternocleidomastoideus und Rotation der Klavikula. Diese wiederum bewirkt die Außenrotation des Schultergelenks mit Anspannung des M. biceps. Das löst durch leichte Subluxationsstellung des Radius den Schmerz am lateralen Epicondylus aus.

8.2.7 Integrative Diagnostik des Kiefergelenks

Rainer Wander

Das Überleben aller Kreaturen ist an die Nahrungsaufnahme gebunden. Das Sehen, Riechen, Fühlen, Schmecken zur Prüfung der Nahrung, Nahrungsaufschluss, Nahrungsverarbeitung, Resorption und Exkretion stellen parasympathisch gesteuerte

Funktionen dar. Die Aufnahme, Zerkleinerung und Aufbereitung der Nahrung setzt eine Stellungskontrolle des Kopfes und des Kiefers voraus.

Die Nahrungskonkurrenz zwischen den Arten ließ das Gebiss und damit das Kiefergelenk auch zum Kampf- und Verteidigungsinstrument werden. Diese Leistungen des Sympathikus werden von den spinal gesteuerten Muskeln der oberen Halswirbelsäule, den vom N. facialis gesteuerten Gesichtsmuskeln und den trigeminal gesteuerten Kaumuskeln ausgeübt.

Der Kauapparat stellt sich daher als ein gleichermaßen durch den (Ortho-)Sympathikus und Parasympathikus kontrolliertes Organ dar: Die Durchblutung der Muskulatur wird gleichrangig sympathisch und parasympathisch beeinflusst, die das Kiefergelenk versorgenden Äste der Nn. trigeminus, maxillaris und mandibularis werden von parasympathischen Fasern und Ganglien (Ggl. pterygopalatinum und oticum) begleitet.

Die kranialen (C1–C7) und sakralen (S2–S4) parasympathischen Ursprungskerne stehen miteinander in engem Kontakt. Dies könnten die Projektionen von Unterbauchstörungen (Störfeld Unterleib) auf trigeminale Kerne und den Einfluss der Beckenstellung auf die Kiefergelenksstellung und umgekehrt erklären.

Zum Überleben gehört aber auch die Fortbewegung im dreidimensionalen Raum. Dazu ist eine Gleichgewichtskontrolle mit möglichst waagerechter Blickebene erforderlich. Die Stellungsrezeptoren der oberen Halswirbelsäule regulieren die Stellung des Kopfes und des gesamten Körpers. Auch die Gleichgewichtsorgane des Innenohrs sind in diese Steuerung integriert. Voraussetzung für deren korrekte Funktion ist die Gleichseitigkeit der jeweiligen Impulse.

Gelenkbewegung des Kiefergelenks

Die Gelenkbewegung des relativ frei beweglichen Unterkiefers wird durch das zweiteilig konstruierte Kiefergelenk gewährleistet (vgl. ▶ 2.2 Anatomie des Kiefergelenks). Die Gelenkpfanne gehört zum Os temporale, welches das Gelenkköpfchen des Unterkiefers aufnimmt.

Das Kiefergelenk ist ein Zwei-Kammer-Gelenk, es wird durch einen Gelenkknorpel (Discus) unterteilt. Im unteren Gelenkanteil spielt sich vorwiegend die Öffnungsrotation ab, im oberen Gelenk der Vorschub beim Öffnen, die so genannte Translation, die zusammen mit dem Verlauf der Gelenkpfanne von dorso-kranial nach ventro-kaudal eine Öffnungsbewegung nach vorn und unten und damit eine Erweiterung der Bissweite ermöglicht. Die Stellung des Kiefergelenkköpfchens in der Pfanne beim Kieferschluss hängt dagegen nur vom Aufbiss der Zähne ab.

Auswirkungen von Kiefergelenksstörungen

Störungen des Kiefergelenks können erhebliche und sehr unterschiedliche Fernwirkungen zur Folge haben. Die Kenntnis dieser Fernwirkungen ist für jede neuraltherapeutische Tätigkeit daher von herausragender Bedeutung.

Die Gleichgewichtsorgane und die Kiefergelenkpfannen sind beides Bestandteile des Os temporale. Bei einem Fehlbiss kann es über das Kiefergelenk zur Verlagerung des Os temporale kommen. Damit erhalten und senden die Gleichgewichtsorgane rechts und links unterschiedliche Impulse. **Schwindel** oder **Tinnitus** können die Folge sein.

Mit einer durch einen Fehlbiss ausgelösten Verlagerung des Os temporale können auch die durch das Foramen jugulare ziehenden Nerven, N. accessorius (IX.), N. vagus (X.) und N. glossopharyngeus (XI.) irritiert werden. Sie produzieren dann unklare, kaum beeinflussbare **neuropathische Symptome**, die nur durch Maßnahmen am Ort der Entstehung, wie durch eine Kiefergelenkentlastung mittels Bisskorrektur, behoben werden können.

Veränderungen der mechanischen Verhältnisse der Zähne z.B. durch ungewollten Abschliff der Zähne (Abrasion) durch so genannte Parafunktionen, lückenhafte bzw. zahnlose Kiefer oder eine zu tiefe prothetische Versorgung führen das Gelenkköpfchen in eine dorso-kraniale Position. Hat sich der Kondylus nach dorso-kranial verlagert, wandert der Diskus auf die ventrale Fläche des Kondylus. Die Folge ist ein **Gelenkknacken** beim Öffnen und/oder Schließen.

Bei längerem Bestehen einer Fehlokklusion mit folgender Kiefergelenksfehlstellung kann es durch die nervale Kopplung zu einer Kopfgelenksfehlstellung kommen („Störfeld Kiefergelenk"). Diese wiederum kann zu einer **funktionellen Skoliose** mit Beckenverwringung und einer funktionellen **Beinlängendifferenz** führen. Die Beinlängendifferenz ist daher ein diagnostisch wichtiges Zeichen bei der Abklärung des Kiefergelenks und einer eventuellen Bisskorrektur (vgl. ▶ 8.2.6 Muskelfunktionsketten).

8

Die Gelenkkapsel ist relativ groß, um die erheblichen Unterkieferbewegungen zu ermöglichen, aber auch zu begrenzen. Der dorsale Gelenkanteil, die so genannte bilaminäre Zone, ist zur nervösen und vasalen Versorgung angelegt. Die bilaminäre Zone wird bei Zurückverlagerung des Unterkiefers mechanisch und nervös irritiert, es kommt zur Mangelversorgung des Gelenks, aber gleichzeitig auch zu einer nervös gesteuerten Abflussbehinderung aus dem Ohr mit möglicher Provokation eines **Tinnitus**.

Die Muskulatur zum **Mundschließen** ist sehr kräftig (Mm. temporalis, masseter, pterygoideus medialis). Zu jedem Zeitpunkt der Bewegung sind verschiedene Muskeln mit unterschiedlichen Arealen aktiv. Der M. pterygoideus lateralis ist zweigeteilt, sein oberer Anteil bewegt den Diskus, der bei der Öffnungsbewegung immer auf dem Kondylus verweilen sollte. Der untere Anteil bewegt den Kondylus translatorisch bei der Öffnungsbewegung nach ventral. Beim Schließen erhöht sich der Tonus der Schließmuskeln, der Tonus des M. pterygoideus lateralis lässt nach, um ein Zurückgleiten des Diskus auf dem Condylus zu gewährleisten. Die **Mundöffnung** wird durch den M. pterygoideus lateralis, durch die supra- und infrahyoioale Muskulatur ermöglicht. Dies alles geschieht im Zusammenspiel mit der vom N. facialis versorgten Gesichtsmuskulatur.

Ist die Feinabstimmung der Muskeln gestört, kann ein **Öffnungs- und Schließknacken** unterstützt werden. Der M. pterygoideus lateralis hat wie die tiefen Nackenmuskeln eine ca. 1000fach höhere nervöse Versorgung als alle anderen Muskeln des Körpers. Tonusunterschiede der Kaumuskulatur, z.B. eine erhöhte allgemeine Spannung bei Stress oder durch Triggerpunkte können **Disharmonien der Bewegungsmuster** des Unterkiefers auslösen. Wegen der engen Verflechtung der trigeminalen und spinalen Muskelkerne können störfeldinduzierte **Kopfgelenksfehlstellungen** auch **Kiefergelenksfehlstellungen** nach sich ziehen und umgekehrt (vgl. ▶ 8.2.6 Muskelfunktionsketten).

Die Kenntnis über Kiefergelenkstörungen und ihre unterschiedlichen Folgen ist so wichtig, dass jeder Neuraltherapeut eine Basisdiagnostik des Kiefergelenks beherrschen sollte. In Kapiteln ▶ 8.2.8 wird ein einfach zu erlernendes Vier-PunkteSchema zur ätiologischen Einordnung von Kiefergelenksbeschwerden beschrieben. In Kapitel ▶ 8.2.9 wird der Versuch unternommen, die mit verschiedenen Untersuchungstechniken erhobenen Einzelbefunde in einem Gesamtkontext einzuordnen und zu bewerten (Funktionsscreening nach Zöbisch).

8.2.8 Diagnostik von Myoarthropathien (MAP) der Kiefermuskulatur und -gelenke

Hans-J. Schindler

Myalgien der Kaumuskulatur werden zusammen mit Kiefergelenkarthralgien unter dem Begriff **„kraniomandibuläre Dysfunktionen"** (CMD) oder **„Myoarthropathien des Kausystems"** (MAP), im englischen Sprachgebrauch „Temporomandibular Disorders" (TMD), zusammengefasst. Nicht-schmerzhafte Symptome, wie etwa Kiefergelenkknacken oder Auffälligkeiten in den Bewegungsmustern des Unterkiefers, werden zwar ebenfalls unter diesen Begriffen eingeordnet, finden jedoch im Folgenden keine Berücksichtigung, da sie in der Regel als nicht behandlungsbedürftig betrachtet werden [Türp et al. 2000, Schindler et al. 2007].

Bedeutung und Häufigkeit der MAP

MAP sind die am häufigsten von Patienten beklagten nicht-infektiösen Gesichtsschmerzen. Die Sieben-Tages-Prävalenz beträgt ca. 8%. Etwa drei Viertel der Patienten mit schmerzhaften MAP leiden unter Kaumuskelschmerzen ohne Kiefergelenkbeteiligung, während sich bei den übrigen 25% reine Arthralgien oder einer Kombination von Muskel und Gelenkschmerzen finden. Frauen sind – bevorzugt in der vierten Lebensdekade – bis zu viermal häufiger betroffen als Männer.

Wie muskuloskelettale Schmerzen in anderen Körperregionen ist auch der in der Kiefermuskulatur und den Kiefergelenken lokalisierte Schmerz in der Regel von geringer bis mittlerer Intensität; er verstärkt sich bei Belastungen (z.B. bei Palpation) und bei Unterkieferbewegungen (z.B. beim Kauen). Schmerzbedingte Bewegungseinschränkungen des Unterkiefers sind möglich.

Während die meisten Schmerzen eher episodischer Natur sind, bleiben sie in einigen Fällen über lange Zeit bestehen. Oft sind gleichzeitig auch in anderen Körperbereichen Schmerzen vorhanden.

MAP-Schmerzen, die über einen längeren Zeitraum anhalten, führen bei vielen Patienten zu teilweise erheblichen psychosozialen Beeinträchtigungen und Störungen der emotionalen Befindlichkeit [Türp et al. 2000, Schindler et al. 2007, Hugger et al. 2007]. Ein Fragebogen (+ Beschwerdefragebogen zum Download) erlaubt eine Abschätzung des Ausmaßes der psychosozialen Beeinträchtigung.

Diagnostik von Myoarthropathien

Die Diagnostik von MAP stützt sich auf ein validiertes Diagnose- und Klassifikationsschema [Türp/Strub 1994], das im Sinne der Research Diagnostic Criteria for Temporomandibular Disorders (RDC/TMD) aufgebaut ist und mittlerweile weltweit Anerkennung gefunden hat (▶ Tab. 8.2).

Es beinhaltet

- eine somatische Achse, die eine einfache Unterscheidung von schmerzhaften Myoarthropathien in vier Gruppen ermöglicht,
- eine psychometrische Achse, die mit Hilfe des bereits erwähnten Symptomfragebogens (Beschwerdefragebogen zum Download) die psychosozialen Auswirkungen auf den Patienten (Schmerzchronifizierung) erfasst

Zusätzlich wird eine Ganzkörperschmerzzeichnung benutzt, um weitere wichtige differenzialdiagnostische Anhaltspunkte (z.B. Fibromyalgie-Syndrom) zu gewinnen.

Tab. 8.2 Diagnostische Instrumente zur Erfassung somatischer und psychischer Faktoren bei Patienten mit schmerzhafter MAP.

Achse I: Somatische Kriterien der Kiefermuskel- und Kiefergelenkschmerzen	
1. Myofaszialer Schmerz	vom Patienten beklagte Schmerzen im Bereich von Kiefer, Gesicht oder Schläfe in Ruhe oder bei Funktion + Schmerzen bei Palpation von 2 der insgesamt 12 bilateralen Muskeltastregionen (▶ Abb. 8.9) in • M. temporalis (anteriore, mittlere, posteriore Region) • M. masseter (Ursprung, Bauch, Ansatz des Muskels)
2. Myofaszialer Schmerz mit eingeschränkter Kieferöffnung	myofaszialer Schmerz wie 1 + eingeschränkte Kieferöffnung < 40 mm maximale passive Kieferöffnung mindestens 5 mm größer als schmerzfreie aktive Öffnung
3. Periartikuläre Arthralgie	vom Patienten beklagte Kiefergelenkschmerzen in Ruhe oder bei Funktion + Schmerzen in einem oder beiden Kiefergelenken bei lateraler und/oder posteriorer Palpation (▶ Abb. 8.10)
4. Aktivierte Arthrose	Arthralgie + Krepitationsgeräusche und/oder auffällige Befunde im Kiefergelenktomogramm (z.B. Randzacken, Entrundungen der Kondylen, Erosionen der Kortikalis, subchondrale Sklerosierungen)
Achse II: Erfassung der psychosozialen Beeinträchtigung	
Instrument: Graduierung chronischer Schmerzen GCPS-D [Türp/Strub 1994]. Eine dysfunktionale psychosoziale Beeinträchtigung erlaubt (neben frustraner Behandlung) Rückschlüsse auf das Ausmaß der Chronifizierung der MAP-Schmerzen	
Zeichnung Ganzkörperschmerzen	
Erfassen möglicher systemischer Schmerzerkrankungen (z.B. Fibromyalgie-Syndrom) sowie prognostisch ungünstiger multilokulärer Schmerzen (wide spread pain)	

Die Untersuchung des Patienten mit Schmerzen im lateralen Gesichtsbereich erfolgt in zwei einfachen Schritten, die ohne apparativen Aufwand in wenigen Minuten eine klare Zuordnung der MAP zu einer der vier Gruppen und damit eine Abschätzung der jeweiligen Therapieoptionen ermöglicht (▶ Tab. 8.3).

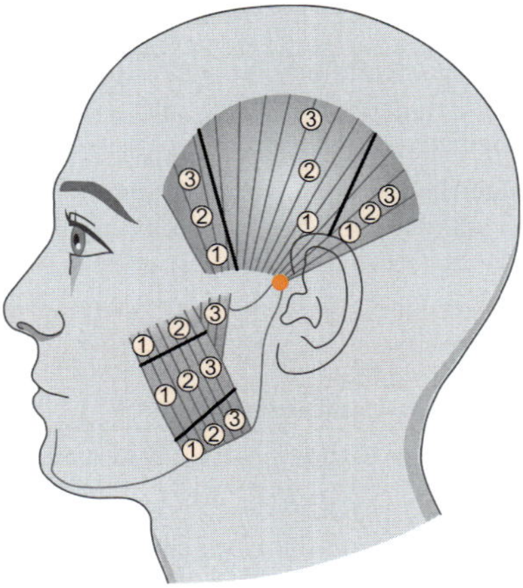

Abb. 8.9 Palpationspunkte in den 6 (bilateral 12) Kiefermuskelregionen und des Kiefergelenks zum Nachweis von Myalgie (Kreise 1–3) und Arthralgie (farbiger Punkt). Die Erfassung der einzelnen Schmerzpunkte der Muskulatur kann durch punktförmige oder kontinuierliche Palpation vorgenommen werden.

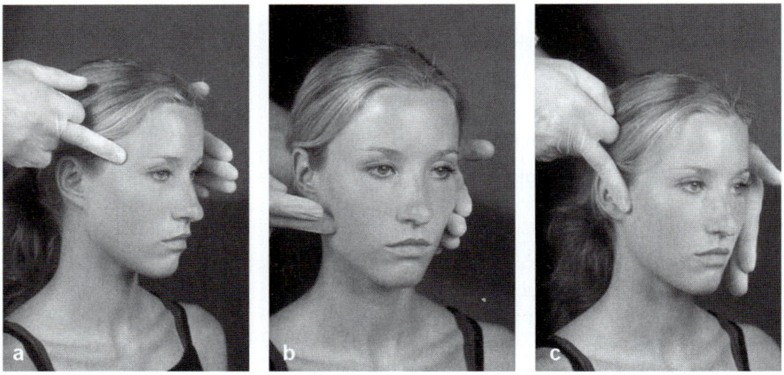

Abb. 8.10 Bilaterale klinische Untersuchung von M. temporalis, M. masseter und Kiefergelenk.

Tab. 8.3 Ergebnis der Untersuchung: Einteilung von MAP zu einer der vier Gruppen.

Gruppe	Myofazialer Schmerz	Myofazialer Schmerz mit eingeschränkter Bewegung	Periartikuläre Arthralgie	Aktivierte Arthrose
Häufigkeit	75%		25%	
Schmerzbefund ist lokalisierbar in …	Muskulatur	Muskulatur	Kiefergelenk	Kiefergelenk
Bewegungseinschränkung	Nein	Ja	Ja	Ja
Krepitation, Geräusche, Knacken	Nein	Nein	Nein	Ja
Auffälliger Röntgenbefund	Nein	Nein	Nein	Ja

8.2.9 Funktionsscreening des Kiefergelenks nach Zöbisch

Rainer Wander

Nachfolgend wird ein Funktionsscreening mit sieben Bestandteilen vorgestellt, der eine gute Aussage über die Integrität des Kiefergelenks ermöglicht (▶ Tab. 8.4) [Zöbisch 2004, mod. nach Ahlers/Jakstat 1999]. Der Zahnarzt kann neben diesem Funktionsscreening bei entsprechender Ausstattung (z.B. Artikulator) noch erweiterte Funktionsprüfungen durchführen, die in der einschlägigen Fachliteratur zu finden sind.

An **Material** für das Funktionsscreening sind nur ein Lineal (Holzspatel), Fingerlinge, Watterollen und evtl. ein Stethoskop erforderlich.

1. Biss (Okklusion, Artikulation)

Der Patient wird aufgefordert, die Augen zu schließen (Konzentration). Danach schließt er langsam den Mund und stoppt beim „ersten Berühren" seiner Zähne (**Frühkontakte**). Dieser Punkt wird dem Untersucher mit dem Finger gezeigt ohne zu sprechen. Anschließend beißt der Patient fest zusammen, um **Spätkontakte** und eventuelle weitere Unterschiede („rutschen") festzustellen.

Pathologisch:
- nur die Frontzähne haben Kontakt, die Seitenzähne sind außer Kontakt
- einzelne oder ungleiche Berührungspunkte

8

2. Parafunktionen

Einfache Anzeichen von Parafunktionen (Bissstörungen) lassen sich auch durch den Nichtzahnarzt mit der „WWH-Regel" finden:
- Weichteilgewebe des Mundes (Lippen, Wange, Zunge)
  Pathologisch: jegliche Formen von Impressionen an Zunge, Lippe, Wange
- Weichteilgewebe Zahnfleisch. Die Gingiva ist am Zahnfleischrand normalerweise girlandenförmig gestaltet.
  Pathologisch: Veränderungen in der Girlandenform (z.B. Spalten)
- Hartgewebe Zahn
  Pathologisch: übermäßiger Zahnabschliff oder Defekte am Zahnhals

3. Mundöffnungsbewegung

Verlauf der Mundöffnung

Durch Anhalten eines Lineals (Holzspatels) an die Mittellinie des Unterkiefers mit nachfolgender Mundöffnung analysiert der Beobachter den Bewegungsablauf.

Pathologisch: Abweichung von der Mittellinie, Schlängellinie

Öffnungsfähigkeit

Schneidekantendistanz zwischen Ober- und Unterkieferzähnen. Der Patient wird angehalten, seinen Daumen zwischen die maximal geöffneten Schneidezähne zu halten.

Pathologisch: Öffnung unter ca. 4 cm bzw. geringer als die Länge des Daumenendglieds des Patienten

4. Muskelpalpation

Die Kiefergelenkmuskeln werden im Rechts-links-Vergleich palpiert. Der Behandler kann sich vor oder hinter dem Patienten befinden. Beurteilt werden

- Seitendifferenz
- strangartige oder schmerzhafte Verhärtungen
- Triggerpunkte

Um das Auffinden der Muskeln zu erleichtern, lässt man den Patienten zubeißen, „erfasst" den Muskel und fordert den Patienten auf, wieder locker zu lassen. Danach bleibt der Finger auf Schmerzpunkten so lange liegen, bis der Patient Missempfindung, Schmerz oder Schmerz mit Ausstrahlung unterscheiden kann.

Im Screeningtest sollten zumindest je ein Kieferschließer und ein Kieferöffner palpiert werden. Empfehlenswert sind zwei Indikatormuskeln:

- M. masseter superficialis: Der Mund bleibt geschlossen, die Finger gleiten im vorderen fast senkrechten Faserverlauf und hinteren Faserverlauf über die Fasern des M. masseter mit seinem oberflächlichen und tiefen Anteil. Auch der M. temporalis ist als Schließmuskel gut palpierbar.
  Pathologisch: jede Seitendifferenz, jegliche Triggerpunkte, erhöhter Tonus.
- M. pterygoideus lateralis: intraoral mit Fingerlingen oder Handschuhen. Der palpierende Finger gleitet im Vestibulum oris in Richtung Kiefergelenk.
  Pathologisch: jede Seitendifferenz, jegliche Triggerpunkte, erhöhter Tonus

5. Kiefergelenksbefund

Palpation

8

Die palpierenden Finger werden auf die äußeren Verlaufsbahnen der Kiefergelenke aufgelegt, beginnend mit dem Ringfinger auf dem Kiefergelenksköpfchen bei geschlossenem Mund. Danach wird der Patient aufgefordert, langsam den Mund zu öffnen. Mittelfinger und kleiner Finger „spüren" die Verlaufsbahn des Gelenkköpfchens, Geräusche und Reiben.

Pathologisch: jede Form Geräusche von Knacken bis Reiben

Fingerpalpation im Ohr

Sie dient der Analyse der bilaminären Zone (Schmerz, Stauchung durch Retralverlagerung des Condylus). Der Untersucher legt je einen Finger in die äußeren Gehörgänge des Patienten (Fingerbeere nach vorn), der die Öffnungsbewegung wiederholt.

Pathologisch: jede Form Geräusche von Knacken bis Reiben

6. Orthopädisches Screening

Diese Untersuchung erfasst mögliche Ausbreitungen im Körper im Sinne einer kraniozervikalen bzw. kraniosakralen Dysfunktion.

Beweglichkeit der Halswirbelsäule

Durchführung am sitzenden Patienten bei aufrechter Kopfhaltung, Rotationseinschränkungen im Rechts-links-Seitenvergleich: Der Patient dreht aktiv langsam den Kopf nach rechts, danach nach links. Beurteilt wird von Untersucher und Patient die maximal mögliche Rotation nach beiden Seiten.

Pathologisch: jegliche Asymmetrie der Rotationsfähigkeit, ggf. weiterführende Untersuchung durch manualmedizinische Tests

Beinlängendifferenz

Die Beine sollten im Liegen gleich lang und beidseits gleich leicht nach außen rotiert lagern. Auch im Sitzen sollten die Beine gleich lang sein.

- **echte Beinlängendifferenz:** wachstumsbedingt. Das Bein ist im Sitzen und Liegen gleichermaßen verkürzt.

- **funktionelle Beinlängendifferenz:** Im Liegen ist ein Bein verkürzt und verstärkt nach außen rotiert, im Sitzen gleicht sich die Länge an. Mögliche Ursachen:
  - muskuläre Verspannung des M. iliopsoas mit möglicher Beckenverwringung
  - Störungen des Iliosakralgelenks
  - Kopfgelenksfehlstellung, ggf. ausgelöst durch Störfelder im HNO-Bereich oder Fehlbiss, so genannte vertebragene Funktionskette (vgl. ▶ 8.2.6 Muskelfunktionsketten)

Differenzialdiagnose der funktionellen Beinlängendifferenz: Diese Technik der postisometrischen Relaxation (PIR-Technik) kann klären, ob die Kopfgelenksstörung primär durch Störfelder im HNO-Bereich oder durch Fehlstellung des Kiefergelenks selbst ausgelöst wird, und welche Faktoren die Beinlängendifferenz unterhalten.

Der Einfluss der Muskeln und Bänder des Kiefergelenks wird vermindert, indem am liegenden Patienten mittels Auflegen beider Daumen auf die untere Zahnreihe zarte, dehnende Bewegungen des Unterkiefers nach kaudal ausgeführt werden (Release-Technik). Ist der Unterkiefer „gelöst", erfolgt eine Bisserhöhung durch Einlegen zweier Watterollen. Die funktionelle Beinlängendifferenz in dieser Position wird mit dem Ausgangszustand verglichen.

Ergebnisse:
- aufgehobene oder stark reduzierte Beilängendifferenz: Bissfehlstellung. Bestätigungstest: Die Entgleisungen treten nach Entfernen der Watterollen und festem Aufbeißen wieder auf.
- unveränderte Beinlängendifferenz: Ursache liegt vermutlich außerhalb des Kauapparates.

7. Reflexpunkte der Halswirbelsäule

Mithilfe der Nackenreflex-Punkte (Adler-Langer-Druckpunkte, ▶ 8.4.2) lassen sich Hinweise auf ursächliche Störungen im vorderen Schädelbereich aufdecken (z.B. Kieferhöhlen-, Zahnstörfelder). Die Untersuchung ist im Kapitel ▶ 8.4.2 beschrieben und fließt in den Gesamtscore des Kiefergelenksscreenings mit ein.

Tab. 8.4 Funktionsscreening nach Zöbisch.

Funktionstest	Pathologisch	Punkte bei pathologischem Befund	Siehe Kapitel
1a. Biss: Okklusion	nur die Frontzähne haben Kontakt, die Seitenzähne sind außer Kontakt	1	
1b. Biss: Artikulation	einzeln oder ungleiche Berührungspunkte	1	
2. Parafunktionen		1–2	
3. Mundöffnungsbewegung		1–2	
4. Muskelpalpation		1–2	▶ 8.2.8
5. Kiefergelenksbefund		1–2	▶ 8.2.8
6. Wirbelsäulen-Screening		1–2	
7. Nackenreflex-Punkte (Adler-Langer-Reflexpunkte)		1–2	▶ 8.4.2
	Gesamtergebnis	0–14	

8

Auswertung

Die Tests 1–5 dienen der orientierenden Befundung einer kraniomandibulären Dysfunktion, Test 6 und 7 einer Ausbreitung im Sinne einer kraniozervikalen und kraniosakralen Dysfunktion.

Der Kiefergelenkstest kann zu einem Ergebnis von 0 bis 14 Punkten führen.

Interpretation:
- 0–4 Punkte: funktionell wahrscheinlich gesundes Kiefergelenk und Kauapparat
- 5–9 Punkte: wahrscheinliche funktionelle Störung des Kiefergelenks und/oder Kauapparates
- 10–14 Punkte: dringender Verdacht auf kraniomandibuläre Dysfunktion (CMD) ohne oder mit Ausbreitung im gesamten Körper (Fernstörung)

Korrektur von Fehlbissen nach Therapie und „neurologischer Reorganisation“

Eine Korrektur eines Fehlbisses durch den Zahnarzt sollte erst nach Löschung eventueller Störfelder (Neuraltherapie), einer Korrektur der dadurch ausgelösten Fehlstellungen der Wirbelsäule (manuelle Therapie, Osteopathie) und einer „neurologischen Reorganisation“ der Bissstörung erfolgen. Andernfalls fixiert eine Korrektur oder Beißschiene die erworbene und einprogrammierte Fehlhaltung, was eine nachfolgende funktionelle Therapie erheblich erschweren kann.

Unter **neurologischer Reorganisation** versteht man den Versuch einer zentralen Löschung von störenden Bewegungsmustern. Nach Neuraltherapie der Störfelder und manueller Therapie der vertebragenen funktionellen Störung soll dadurch auch die in der Muskulatur eingeprägte Verkürzung gelöscht werden. Ähnlich wie bei der oben beschriebenen PIR(Release)-Technik des Unterkiefers wird am Ende der neuraltherapeutischen und manualmedizinischen Behandlung im Sitzen der Kopf behutsam passiv nach vorn, nach hinten und nach beiden Seiten neigend und in Rotation nach rechts und links bewegt. Das muskuläre Engramm der zuvor behandelten Triggerpunkte und der eingeschliffenen Fehlbewegungen wird damit weitgehend gelöscht. Danach soll der Patient „Leerschlucken“, um auch die infrahyoidale Muskulatur und Schluckmuskulatur zentral zu löschen.

Mit einem solcherart „gesperrten“ Biss mit liegenden Watterollen sollte innerhalb von max. 30 min, in denen der Patient nicht fest zubeißen darf, eine optimale Anpassung eines Abdrucks für die Beißschiene bzw. zur Kiefer-/Bisskorrektur erfolgen.

8.3 Zahnärztliche Herddiagnostik

In den Industrieländern scheint das Ausmaß der Herdbelastungen im Zahn-Kiefer-Bereich, vielleicht in Folge des Primats „Kosmetik über Funktion“ und der „Zahnerhaltung um jeden Preis“, zuzunehmen.

Die komplementäre Herd- und Störfelddiagnostik kann mittlerweile präzise und reproduzierbare Resultate bei Beherdungen liefern, ist jedoch als ausschließliche Begründung für Indikationen von Eingriffen nicht ausreichend. Dies gilt insbesondere vor aufwändigen Therapien (Kostenträger) oder komplikationsträchtigen Eingriffen (forensisch).

In der Kommunikation zwischen Neuraltherapeuten und Zahnarzt treffen zwei Welten aufeinander, die sich in dem, was der eine sieht und interpretiert, sehr vom anderen unterscheiden können. Da der Neuraltherapeut auf den Zahnarzt angewiesen ist (und meist nicht umgekehrt), ist es wichtig, die zahnärztliche Denkweise und Nomenklatur fundiert zu kennen und anzuwenden.

8.3.1 Zahnärztliche Diagnostik in der Neuraltherapie

Stefan Weinschenk

Die besondere Bedeutung der Zähne für den Organismus ist spätestens seit den Arbeiten von Adler jedem Neuraltherapeuten bekannt [Adler 1973]. Auch die Zahnmedizin selbst ist sich dieser Tatsache zunehmend bewusst [Bouquot 1992] (vgl. ▶ 11.20 Zahnheilkunde, ▶ 5.5 Herd und Störfeldgeschehen). Für jeden erfolgreichen Neuraltherapeuten sind daher Grundkenntnisse in Zahnmedizin, aber auch eine eigenständige Erhebung eines einfachen Zahnstatus unverzichtbar. Die genaue Diagnostik erfolgt bei Bedarf durch den Zahnarzt.

Benennung der Zähne

Die Zähne werden auf bestimmte Art bezeichnet („Gebissformel", ▶ Tab. 8.5). Dabei gelten folgende Regeln:

- Bei der Aussprache wird Quadrant und Zahnfolge getrennt ausgesprochen, z.B. benennt man den 1. Prämolaren rechts mit „Zahn eins vier" und nicht „Zahn vierzehn" o.ä..
- Die Benennung eines Zahns bleibt auch dann bestehen, wenn er nach Extraktion eines Nachbars gekippt oder gewandert ist (Lückenschluss).

Tab. 8.5 Gebissformel eines vollständigen Erwachsenengebisses.

OK (Oberkiefer)																	
rechts									links								
1	18	17	16	15	14	13	12	11	21	22	23	24	25	26	27	28	**2**
4	48	47	46	45	44	43	42	41	31	32	33	34	35	36	37	38	**3**
rechts									links								
UK (Unterkiefer)																	

Die Bezeichnung der 20 Milchzähne bei Kindern (und sofern noch vorhanden, bei Erwachsenen) erfolgt analog (▶ Tab. 8.6). Die 6er-Zähne werden nach dem Zeitpunkt ihres Durchbruchs auch als „Sechs-Jahres-Molaren", die 7er-Zähne als „Elf-

Tab. 8.6 Gebissformel eines vollständigen Milchgebisses.

OK (Oberkiefer)																	
rechts									links								
5	--	--	--	55	54	53	52	51	61	62	63	64	65	--	--	--	**6**
7	--	--	--	75	74	73	72	71	81	82	83	84	85	--	--	--	**8**
rechts									links								
UK (Unterkiefer)																	

Jahres-Molaren" bezeichnet. Der Durchbruch der 8er-Zähne erfolgte früher zwischen 18.–20. Lebensjahr. Im Rahmen der säkularen Akzeleration haben sich alle diese Zeitpunkte um ein bis zwei Jahre vorverschoben.

Zahnärztliche Anamnese und Befunderhebung für Neuraltherapeuten

Neben der allgemeinen Anamnese (vgl. ▶ 8.1.1) sollten folgende Informationen gewonnen werden:

- Anamnese:
  - Welche Zähne wurden wann und wie behandelt?
  - Gibt es zeitliche Zusammenhänge mit den geklagten Beschwerden und vorausgegangenen Zahnbehandlungen?
  - Liegen traumatische Schädigungen der Zähne vor, auch lange Zeit zuvor?
  - Wann wurde das letzte Röntgenbild gefertigt? Erfolgten danach weitere Zahnbehandlungen?
- klinische Inspektion, Untersuchung und Palpation
  - **Verfärbung des Zahns** (Vorsicht, kann täuschen)
  - **Verfärbung der Gingiva**
  - Veränderungen der **Schleimhaut** der Mundhöhle
  - Zustand der **Zunge** (als einfache „Zungendiagnostik")
  - **Klopfschmerz** des Zahns (mittels hartem Gegenstand, z.B. Spiegelhalter) als Hinweis auf entzündliche inapparente Erkrankungen
  - Druckschmerz der **Alveole** mit der Fingerbeere im Bereich der Wurzel (positiv bei apikaler Ostitis)
  - **Parodontitis-Diagnostik** (vgl. ▶ 9.1.1 Parodontitisbehandlung zur Störfeldbehandlung, ▶ 12 Neuraltherapeutische Parodontitistherapie): Anforderung des letzten PSI-Status (Parodontitis-Index, Stufen 0–IV) vom Zahnarzt (wird in der Regel alle 2 Jahre erhoben); alternativ: orientierende Diagnostik mittels Sondierungsversuch (auch in der neuraltherapeutischen Praxis möglich), Taschentiefe > 7 mm hinweisend auf Parodontitis
- **Vitalitätstest** (Kälteprüfung): ggf. auch in der neuraltherapeutischen Praxis möglich, besser aber durch den Zahnarzt
- **Kiefergelenksdiagnostik** (vgl. ▶ 8.2.7 und ▶ 8.2.8)
- **Führung des Unterkiefers**, Prüfung durch Lateralverschiebung: symmetrisch? Eckzahn führt (Normalbefund)? Gruppenführung durch mehrere Zähne? (häufig, aber pathologisch)
- **neuraltherapeutische Zahntestung**. Injektion an verdächtige Zähne (vgl. ▶ 8.4.3 Huneke-Test)

Neue Nachweisverfahren

In der Zahnheilkunde werden seit Ende der 1990er Jahre intensive Anstrengungen unternommen, um die bildgebende Darstellung von Zahn und Zahnhalteapparat zu verbessern. Diese neuen Methoden sind ursprünglich für die Implantologie entwickelt worden, aber bestens geeignet, die aufgrund der Klinik oder anderer Methoden vermuteten Herde zu objektivieren und dem Operateur eine klare Indikation zur chirurgischen Herdsanierung an die Hand zu geben.

Bildgebende Diagnostik: Das einfache Röntgenbild und das **OPG** ist zur Beurteilung der Beherdung von Zähnen und deren eventuellen Fernwirkungen nach wie vor zur orientierenden Primärdiagnostik unverzichtbar, aber in seiner Aussage begrenzt (vgl. ▶ 8.3.3).

Ein wichtiger Schritt in der Weiterentwicklung der bildgebenden Verfahren war das Spiral-**Dünnschicht-CT**, klar in der Aussage, jedoch teuer und mit einer hohen Strahlenbelastung verbunden. Neue Verfahren zur 3D-Darstellung (**DVT**, vgl. ▶ 8.3.4) bieten die gleiche oder bessere Qualität bei geringstmöglicher Ionisationsdosis für den Patienten. Einen interessanten anderen Weg haben Meierhöfer und Walter mit der Weiterentwicklung des **MRT** zum Herdnachweis eingeschlagen (▶ 8.3.6). Als Alternative kann eine spezielle, in den USA entwickelte **Ultraschalldiagnostik** dienen (vgl. ▶ 8.3.5 Cavitat).

Die meisten dieser Verfahren befinden sich bezüglich der Herddiagnostik noch im Versuchsstadium. Größere klinische Untersuchungen sind erforderlich, um zu zeigen, welche Verfahren in welcher Situation für Arzt und Patient zu einer klaren und allgemein akzeptierten Aussage zur Herdbelastung führen.

Die Kriterien für eine gute Methode sind: reproduzierbare Resultate, einfache, preisgünstige und nebenwirkungsarme Durchführung und breite Verfügbarkeit für die tägliche Praxis. Eine Übersicht über die verschiedenen Methoden findet sich bei [Dishur 2005].

Funktionelle Diagnostik: Alternativ zur bildgebenden Diagnostik kann man prüfen, ob der betreffende Zahn toxische Stoffe freisetzt, die potenziell schädigende Wirkung auf den Organismus haben. Als biochemischer Test gilt der TOPAS-Test als einfacher, in jeder zahnärztlichen Praxis durchführbarer Test auf Toxine aus dem Wurzelbereich eines Zahnes (vgl. ▶ 8.3.7).

Biologische Verfahren: Neben den funktionellen Tests (▶ 8.4.2-▶ 8.2.5) stehen zur Störfeld(aber nicht Herd)-Diagnostik komplexe Testverfahren wie z.B. die **Thermografie** (vgl. ▶ 8.4.7) und die **Applied Kinesiology** (AK ▶ 8.4.6) zur Verfügung, die jedoch einen anderen Ansatz (klinisch-biologische Bedeutung für den Organismus) verfolgen. Sie sind daher als Hinweisdiagnostik, aber nicht als alleinige Grundlage für eine chirurgische Maßnahme geeignet.

Zusammenarbeit zwischen Zahnarzt und Neuraltherapeut

Der neuraltherapeutisch tätige Arzt ist angehalten, den Zahnärzten in seiner Umgebung seine Tätigkeit, Aufgaben und Ziele transparent zu machen, um möglichst viele Kooperationspartner zu finden, welche die Grundzüge der Herddiagnostik und -sanierung verstehen.

Bei der Verwendung bildgebender Verfahren ist dasjenige zu wählen, welches den jeweiligen Umständen des Ortes und praktischen Erwägungen (z.B. Erreichbarkeit) entspricht. Wenn ein Zahn- oder Röntgenarzt ein 3D-Verfahren (DVT) in der Umgebung anbietet, ist diese Untersuchung zur Herddiagnostik vorzuziehen. Ansonsten sollte darauf geachtet werden, dass von den behandelnden Zahnärzten OPGs mit hoher Bildqualität geliefert werden.

Es ist im Sinne des Patienten wichtig, den kooperierenden Kollegen die Besonderheiten der neuraltherapeutischen Denk- und Arbeitsweise zu vermitteln. Hierzu gehören besonders auch Informationen über die vielfältigen Vorzüge, die sich dem Zahnarzt aus einer qualifizierten Störfeldtestung ergeben können. Sowohl für eine optimale Zahnversorgung, als auch für die Therapie unklarer Schmerzzustände nach durchgeführter Zahnbehandlung ergeben sich hier vielfältiger Nutzen für den Zahnarzt und seinen Patienten.

Offene Fragen in der Zusammenarbeit

Eine Vielzahl von Fragen, welche die Zusammenarbeit zwischen Zahnarzt und Neuraltherapeuten wesentlich beeinflussen, ist auch nach vielen Jahren Neuraltherapie noch immer unbeantwortet:

- Welches Lokalanästhetikum eignet sich am besten zur Störfeldtestung?
- Warum ergeben neuraltherapeutische Testungen an den Zähnen klinische Effekte nur von kürzerer Dauer, so dass für eine erfolgreiche Testung bereits acht (statt 20) Stunden genügen?
- Hängt die Qualität der Testung von der gewählten Methode ab (terminal, intraligamentär, intraossär)?
- Störfeldverdacht, aber keinerlei nachweisbares bildgebendes Korrelat – in welchen Fällen ist eine OP-Indikation gegeben?
- In einem bildgebenden Verfahren findet sich eine apikale Aufhellung oder ein anderer pathologischer Befund – welche klinische Bedeutung hat dieser Herd als (potenzielles) Störfeld?
- Muss jeder radiologisch gefundene Herd saniert werden? Wenn nein, nach welchen Kriterien erfolgt die Auswahl?
- Therapie des herdverdächtigen versprengten Fremdkörpers in der Kieferhöhle?
- Können Zahnstörfelder, bei denen die Herdsanierung nicht möglich ist (z.B. unverzichtbarer Brückenpfeiler), auch durch wiederholte neuraltherapeutische Behandlung „entstört" werden, d.h. klinisch in ein asymptomatisches Stadium (einschließlich Fernstörungen) überführt und symptomfrei gehalten werden?
- Induzieren die neuen Techniken der endodontischen Versorgung, metallfreien Brückenkonstruktionen und modernen Implantatologie neue Störfelder? (vgl. ▶ 9.1.3 Endodontie, ▶ 9.1.4 Implantate)
- Sollte jede zahnärztliche Maßnahme unter Lokalanästhesie erfolgen, um ein „Wind-Up" von Schmerzerkrankungen zu verhüten (vgl. ▶ 3.1.1 Schmerzgedächtnis)?

Einige dieser Fragen werden in den nachfolgenden und weiteren Kapiteln erörtert. Wenngleich die vorgestellten bildgebenden Verfahren zum Herdnachweis bislang nicht in größeren Studien geprüft wurden, so haben sie doch gegenüber den am Beginn von ▶ 8.4 vorgestellten funktionellen Tests den Vorteil der „Objektivierbarkeit". Sie sind damit für chirurgisch arbeitende Kollegen eine gute Basis, um auf forensisch sicherem Boden Herdsanierungen durchzuführen.

Die Regeln, die bei zahnärztlichen Sanierungen eines Herdes/Störfeldes zu beachten sind, finden sich in ▶ Kapitel 9.1.5.

Danksagung

Herrn Dr. med. dent. Jochen Göpfrich, Zahnarzt, 76139 Karlsruhe, danke ich für die kritische Durchsicht des Manuskriptes und zahnärztlichen Sachverstand.

8.3.2 Histopathologie (CKO, NICO)

Hans Lechner

Bei der Beschreibung des Phänomens der NICO (chronische Kieferostitis) besteht eine terminologische Unsicherheit: Die klassische, aus dem deutschen Sprachraum stammende Bezeichnung „chronische Kieferostitis" (CKO) entspricht etwa dem amerikanischen Begriff „Alveolar Cavitational Osteopathosis" oder Ratner's Disease [Ratner 1986, Shankland 1993] und steht dem neueren US-amerikanischen

Begriff der NICO (Neuralgia Inducing Caviational Osteonecrosis) – wie von Bouquot vorgeschlagen [Bouquot 1992] – gegenüber.

Die Bezeichnung NICO suggeriert allerdings, dass die einzige Folge der Osteonekrose der klinische Effekt einer Neuralgie sei. Die ganzheitliche Wirkung dieser Osteolyse des Kieferknochens auf den gesamten Organismus im Sinne einer systemisch-toxischen Wirkung wird durch diesen Begriff nicht erfasst. Im Folgenden wird zur Beschreibung dieser Prozesse daher der allgemeinere Ausdruck CKO verwendet (zur Terminologie s.a. [Lechner 2005]).

Röntgenologische Kennzeichen

Die konventionellen Röntgentechniken zeigen bei der CKO nur sehr begrenzt die tatsächliche Ausdehnung und Lokalisation der Osteolysen im Kieferknochen. Es gibt jedoch typische radiologische Zeichen, die das Vorliegen einer CKO vermuten lassen (vgl. ▶ 8.3.3 Konventionelle Röntgendiagnostik):

- **persistierende Septen und persistierende Zahnfächer:** Regelmäßig verbleiben bei einfachen Extraktionen sowie bei sekundär geheilten Extraktionswunden die röntgenologisch sichtbaren Septen und Alveolarbegrenzungen bestehen.
- **mangelnde Pneumatisation der Kieferhöhle:** Je weniger die Kieferhöhle sich in den zahnlosen Anteil des Alveolarfortsatzes des Oberkiefers ausdehnt, desto eher ist der Oberkieferknochen von osteolytischen Prozessen durchsetzt.
- **Auflösung der regelrechten spongiösen Trabekelstruktur:** In Fällen einer exzessiven fettigen Dystrophie und Lyse der Spongiosa ist das völlige Fehlen der spongiösen Trabekelstruktur auch röntgenologisch erkennbar.

8

Makroskopisch-klinische Kennzeichen

In vielen Fällen wird der Operateur nach Eröffnung der Kortikalis intraoperativ von der Ausdehnung der Knochenveränderungen überrascht sein.

Um das klinische Ausmaß der Osteolyse besser darstellen zu können, wurde in einzelnen Fällen in der Praxis des Autors [Lechner 2007] intraoperativ ein Kontrastmittel in den osteolytisch erweichten Bereich eingefüllt, nachdem der gesamte Markraum ausgesaugt und ausgelöffelt worden war. Das Beispiel in ▶ Abbildung 8.11 zeigt intra operationem die massive Ausdehnung der osteolytischen Bezirke.

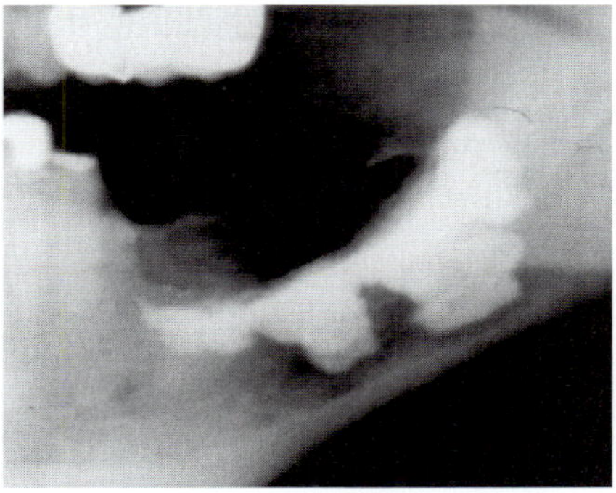

Abb. 8.11 Intraoperative Darstellung der Ausdehnung des osteolytischen Prozesses (CKO) im Unterkiefer links mittels Kontrastmittel; deutlich sichtbar ist die Einbettung des 3. Trigeminus-Astes in die Osteolyse und die Auflösung der knöchernen Umscheidung des Nervs.

Die Degeneration der Spongiosa reicht in vielen Fällen apikal über den Kanal des N. infraalveolaris hinaus. Hierbei ist in der Regel die knöcherne Scheide des Nervenkanals vollständig aufgelöst, so dass intra operationem der Nerv – wie in ▶ Abbildung 8.12 – völlig frei in einem „Trog“ aus gesunder Kortikalis liegt. Es bedarf einer sehr sorgfältigen und diffizilen Operationstechnik, um die degenerierte und erweichte Spongiosa ohne Parästhesie oder gar Schädigung des Mandibularnervs zu entfernen (vgl. ▶ 9.1.5 Regeln für die zahnärztliche chirurgische Versorgung).

Auch Bouquot nennt als Kriterien der von ihm so benannten NICO [Bouquot 1992]:

- nekrotisierten, erweichten Spongiosaknochen
- hohle Kavitäten, mit fettig dystrophisch verändertem Weichgewebe gefüllt
- Entmyelinisierung des Nervus mandibulae

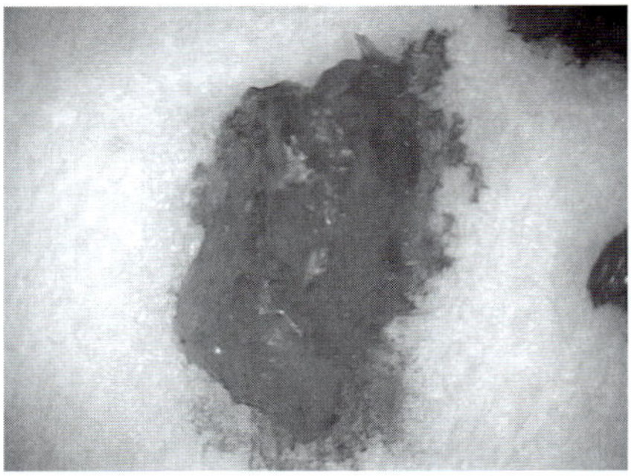

Abb. 8.12 Fettige Degeneration der Spongiosa aus einem unteren Weisheitszahngebiet.

Die Kortikalis – insbesondere im Unterkiefer – ist in aller Regel intakt. Intra operationem lässt sich deutlich die feste Kortikalis von der von Hohlräumen durchsetzten und erweichten Spongiosa abgrenzen.

Histologische Kennzeichen

8

Die histologischen Befunde von Operationsmaterial aus der Praxis des Autors bestätigen die Auffassung, dass tatsächlich weniger die entzündlichen als vielmehr die osteonekrotischen Anteile der CKO überwiegen.

Offensichtlich liegt bei der CKO eine örtlich begrenzte Mangelversorgung in Form einer chronisch-trophischen Störung vor. Dies führt im Spongiosagewebe zu einer Ischämie. Sie zeichnet sich histologisch durch eine Verbreiterung des Interstitiums aus, begleitet von einer Vermehrung der Mucopolysaccharide.

Die Fettzellen sind regelmäßig deutlich vermehrt: Sie sind „schaumig" verändert im Sinne einer mukoiden Degeneration des Fettgewebes, möglicherweise als Zeichen einer energetischen Mangelversorgung im Mikrostoffwechsel. Funktionell ist dieser Zustand vergleichbar mit einer minderwertigen Knochennarbe.

Als Folge des veränderten Knochenmetabolismus mit Ischämie und fettiger Degeneration des Spongiosaraums siedeln sich in osteolytisch veränderten Kieferknochen einer NICO häufig anaerobe Bakterien an, die Toxine (CH_3S: Methylmerkaptan) produzieren, wie sie auch in toten und wurzelgefüllten Zähnen vorkommen. Sie sind nachweisbar über den TOPAS-Test (vgl. ▶ 8.3.7).

Auswirkungen der CKO auf die Regulation

Aus den Untersuchungen von Pischinger und Heine ist bekannt, dass das „Milieu" einer CKO aufgrund der chronischen Entzündungslage deutlich unter dem pH-Wert von gesundem Gewebe liegt [Pischinger/Heine 1987]. Diese lokale Azidität führt über eine Lähmung der Histiozytenaktivität zu einer Destrukturierung des Proteoglykannetzes des Mesenchyms.

Nach Heine führt dies zum funktionellen Zustand einer Blockade der Grundsubstanz. Der typische CKO-Fall stellt sich pathohistologisch mit völligem Fehlen von histiozytärer, osteoklastischer, knochenbildender und reparierender Aktivität dar.

Histiozyten sind nur innerhalb eines sehr engen Bandes des pH-Werts in der Lage, ihre Funktion zu erfüllen; diese Bedingungen sind im Bereich der CKO in Richtung „sauer" unterschritten. Hierdurch können vermutlich die Repair- und Selbstheilungsmechanismen nicht mehr befriedigend ablaufen und es kommt zu einem Circulus vitiosus. Bouquot fand in 244 von ihm untersuchten Fällen mit von CKO assoziierter Trigeminusneuralgie nur in 1,3 % der Fälle überhaupt eine Histiozytenaktivität [Bouquot et al. 2000].

8.3.3 Konventionelle radiologische Verfahren

Babette Klein

Das **Orthopantomogramm** (**OPG**, auch PSA [Panoramaschichtaufnahme]) stellt die am häufigsten angewandte, universelle Röntgen-Basisaufnahme der Zähne dar. Hierbei werden alle Zähne des Ober- und Unterkiefers, die Kieferknochen, Kiefergelenke und die basalen Kieferhöhlenabschnitte auf einem einzigen Bild dargestellt.

Die Strahlenbelastung ist gering und entspricht der natürlichen Umweltexposition eines Tages, mit einer Organdosis von 7 µSv [Gibbs 1988]. Neue digitale Geräte zeichnen sich durch eine noch geringere Strahlenbelastung aus [White 1992].

Die **Zahnfilmaufnahme** ist eine intraorale Aufnahme für höchste Zeichnungsschärfe bei der orthoradialen Abbildung von ein bis zwei Zähnen. Sie dient der Detailansicht.

Röntgenanatomie

Die besondere Aufnahmetechnik des OPG führt zur Darstellung einer gekrümmten Schicht in einer Ebene, so dass in der Mitte des Bildes eine frontale Ansicht und an den Seiten eine laterale Ansicht des Gesichtsschädels resultiert.

Kriterien einer guten Aufnahme:

- gleichmäßige Bildzeichnung
- guter Kontrast
- Ober- und Unterkiefer erscheinen horizontal ausgerollt; Darstellung von rechts und links erfolgt symmetrisch, Gelenkköpfe auf gleicher Höhe, seitlich im Bild die obere Wirbelsäule angeschnitten; die Zahnreihe ist waagerecht dargestellt.
- keine Verschattungen durch Artefakte
- möglichst geringe Luftmenge im Gaumen (durch Hochpressen der Zunge während der Aufnahme zu erreichen)

Eine Überlagerung mit dem lufthaltigen Mund-Rachen-Raum und mit Weichgeweben ist bei dieser Technik jedoch nicht völlig vermeidbar und reduziert die Aussagekraft der Aufnahme.

Fehlerquellen bei der Erstellung eines OPG

Nachteilig für die Abbildungsqualität wirken sich aus:

- fehlerhafte Einstellung
- Über- oder Unterbelichtung
- Bewegungsartefakte
- V-förmige Unterkieferform: Patient hat den Kopf zu weit nach vorn gekippt.
- umgekehrte V-Form: Patient hat den Kopf zu weit rekliniert.

Wenn dem Neuraltherapeuten derartige Bilder vorgelegt werden, die eine Herdsuche unmöglich machen, sollte er mit dem Patienten erörtern, ob eine nochmalige Aufnahme bei einem anderen Institut (dann möglichst gleich in DVT-Technik) indiziert ist.

Röntgenanatomie des normalen OPG-Befundes (▶ Abb. 8.13)

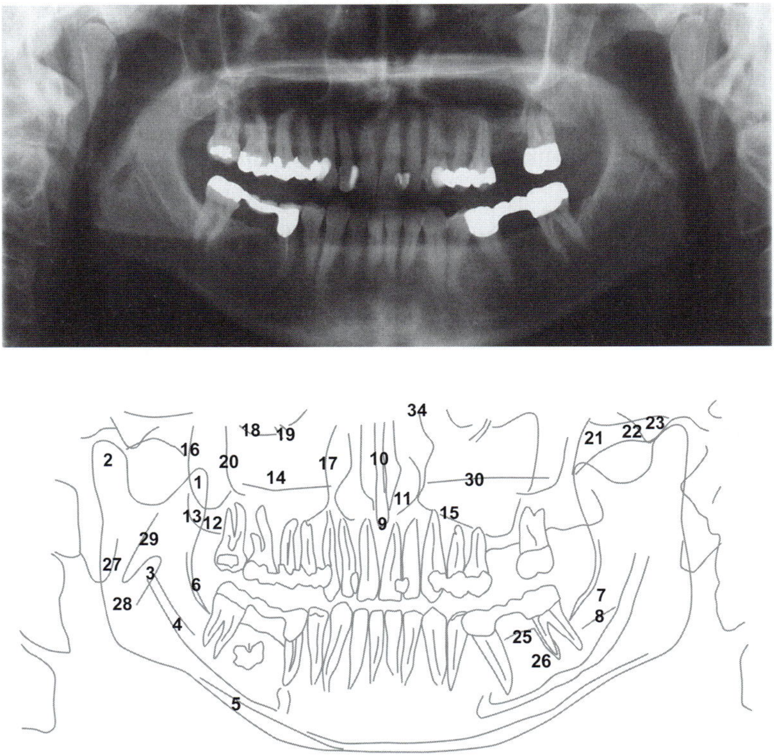

Abb. 8.13 OPG; Diagnose: apikale Ostitis 2 7, unvollständige Wurzelfüllung bei 4 5, Restostitis bei 4 6.
Unterkiefer: 1 Processsus coronoideus, 2 Processus condylaris, 3 Eintrittspunkt N. mandibularis, 4 Canalis mandibularis, 5 basale Kompakta.
Mittelgesicht: 10 Septum nasi, 13 seitliches Blatt des Flügelfortsatzes, 16 lateral-dorsale Wand der Kieferhöhle, 17 mediale Wand der Kieferhöhle, 19 Canalis infraorbitalis, 22 Jochbogen, 23 Tuberculum articulare, 25 Arcus alveolaris, 26 Lamina dura.

Unterkiefer

- Der Kieferkopf liegt in der Gelenkpfanne, vom Gelenkhals aus geht es über den Arcus semilunaris zum Processus coronoideus.
- Der untere Unterkieferrand zeigt die feste basale Kompakta, ansonsten feintrabekuläre Zeichnung des Unterkieferknochens.
- Der Mandibularkanal stellt sich mit einer oberen und unteren Knochenlamelle dar, die in Höhe der Wurzelspitzen 3 4/3 5 bzw. 4 4/4 5 mit einem erweiterten Knochenloch dem Foramen mentale endet, wo der N. alveolaris inferior aus dem Knocheninneren heraustritt, um sich im Lippengewebe zu verteilen (DD: apikale Aufhellung 3 4 oder 4 4).

Mittelgesicht (Oberkiefer)

- In der Mitte liegen die Apertura piriformis mit Septum und Spina nasalis anterior sowie die unteren Nasenmuscheln. Rechts und links davon sieht man die Kieferhöhlen (im Bild schwarz, weil lufthaltig), mit der nasalen (medial) und dorsalen Wand (die am weitesten lateral gelegene Linie), der Grenze zum retromaxillären Raum, der nach kranial in die Flügelgaumengrube übergeht.
- Parallel zur dorsalen Kieferhöhlenwand läuft weiter medial der Anschnitt der dorsalen Fläche des Processus zygomaticus des Oberkiefers, die Linea innominata.
- An den 8er-Zahn schließt sich das Tuber maxillae an mit aufgelockerter Knochenstruktur, daran grenzt der Processus pterygoideus.
- Der Kieferhöhlenboden folgt im Recessus alveolaris den Wurzelspitzen der Oberkieferseitenzähne, die sich zum Teil auch über diese Linie projizieren.
- Die kraniale Kieferhöhlenbegrenzung ist der Infraorbitalrand mit Canalis infraorbitalis.

Befundung des OPG

In der neuraltherapeutischen Praxis genügt es nicht, sich auf den mündlichen oder schriftlichen Bericht des behandelnden Zahnarztes zu verlassen. Allzu oft werden OPG aus zahnärztlicher Sicht anders bewertet als aus der Sicht des ganzheitlich orientierten, neuraltherapeutisch tätigen Humanmediziners. Deshalb sollte stets das Originalbild angefordert und selbst begutachtet werden. Papierkopien sind nicht ausreichend!

Die systematische Beurteilung eines OPG zur Störfelddiagnostik erfolgt zweckmäßigerweise in der nachfolgend aufgeführten Reihenfolge und anhand folgender Kriterien:

- Befundung im Uhrzeigersinn, beginnend beim 1. bis zum 4. Quadranten
- altersentsprechende Bezahnung, Zahnüber- oder unterzahl?
- retinierte Zähne (8er, 3er)?
- Stellung 8er zu Nachbarzahn 7 und zum Nervenkanal
- metallhaltige Füllungen, Kronen, Teilkronen oder Wurzelfüllungen; „Verschattungen" im Röntgenbild, heller bzw. weiß dargestellt
- apikale Regionen:
  normal: Gleichmäßig durchgehender Periodontalspalt umgibt die Zahnwurzel und wird vom Knochen mit der Lamina dura gebildet (ist auf dem OPG nicht immer deutlich zu sehen), apikal keine Aufhellung.
  Ausnahme: Zahnsäckchen, um die noch nicht vollständig entwickelte 8er-Wurzel (Alter!).
  Zwischen den Zähnen bildet der Knochen den scharf dargestellten Arcus alveolaris ohne Unterbrechung, sonst Hinweis auf Restostitis.
- Zahnkronendarstellung, Überlagerungen der approximalen Flächen stellungsbedingt möglich
- Findet sich am Übergang Krone/Zahnwurzel eine scharf abgegrenzte Aufhellung, ist dies ein Hinweis auf eine Karies unter der Krone im Wurzelbereich. Beachte: Nicht-strahlungsdurchlässigen Metalle der Kronen und Gold-Inlays verhindern die Beurteilung, ob sich direkt darunter eine Karies befindet.
- Erkrankungen der Kieferhöhle zeigen sich als anteilige oder vollständige Verschattung. Überlagerungen mit Zunge, unterer Nasenmuschel und Jochbein können Verschattungen vortäuschen.

8

Hinweise auf Zahnstörfelder im Röntgenbild

Zum Unterschied zwischen Herd und Störfeld vgl. ▶ Kap. 5.5.7.

Der häufigste Befund, der auf eine Beherdung hinweist, ist die **apikale Aufhellung.** Die apikale Aufhellung (Ostitis) an der Zahnwurzel wird je nach Größe als Granulom oder bei einem Durchmesser > 5 mm als Zyste bezeichnet. Sie stellt eine Reaktion des Körpers auf einen toten Nerv oder Reste eines toten Nervs bei unvollständiger Wurzelfüllung dar. Die Entstehung einer apikalen Ostitis ist nur möglich bei einem nervkranken oder -toten Zahn.

Hinweiszeichen für einen **nervtoten Zahn** im Röntgenbild sind:

- Wurzelkanalfüllung
- Stiftaufbau, Stift in der Wurzel befestigt
- Krone
- transdentale Fixation

Weitere Hinweise auf mögliche **Herde und Störfelder** sind:

- Wurzelreste im Kieferknochen
- Fremdmaterialien im Kieferknochen (Metallsplitter, Wurzelfüllungsmaterialien, Implantate)
- parodontaler Knochenabbau: Eine Parodontitis führt zu einem eingeschmolzenen Alveolarknochen und dieser wiederum zu einer vertikalen Knochentasche oder insgesamt horizontalem Knochenabbau.
- Restostitis, im Bereich einer Leerstrecke diffuse Aufhellung im Knochen (entzündliche Knochenveränderung) auch lange nach der Zahnentfernung
- dentogene Kieferhöhlenverschattung: entzündliche Schleimhautschwellung am Boden der Kieferhöhle ausgehend von einem devitalen oder wurzelgefüllten Zahn mit sichtbarer apikaler Aufhellung
- Persistenz von Milchzähnen im Erwachsenenalter
- Residualzysten im Kieferknochen (Wiederauftreten einer Entzündung mit zystenartiger Begrenzung an der Stelle eines entfernten Zahns)
- Weisheitszähne (teilweise oder komplett im Kieferknochen) retiniert und verlagert

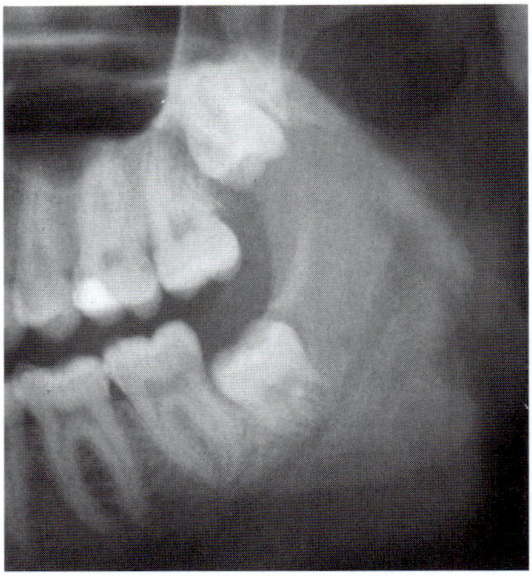

Abb. 8.14 Retinierte Zähne 2 8, 3 8, die unteren 8er mit enger Lagebeziehung zum N. alveolaris inferior.

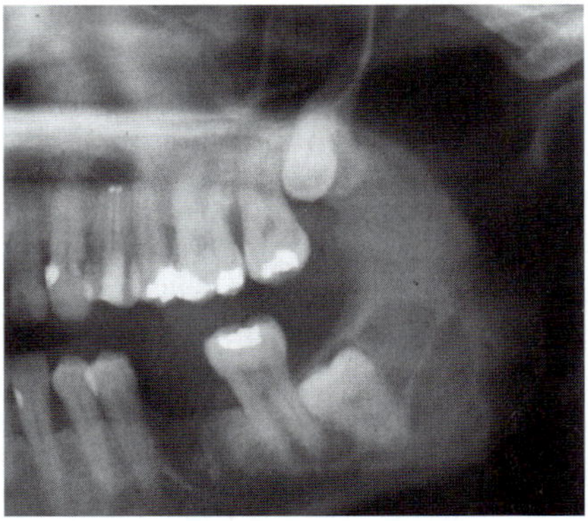

Abb. 8.15 Retinierte und verlagerte Zähne 2 8, 3 8; apikale Aufhellung 2 4 (Ostitis), leere Alveole 3 6 (Z. n. Entfernung von 3 6 vor wenigen Tagen oder V. a. Restostitis bei unvollständiger knöcherner Regeneration).

Bewertung der Methode

Nachdrücklich sei betont, dass pathologische Röntgenbefunde erst darstellbar sind, wenn mindestens 30% (nach einigen Autoren sogar 50%) der Knochensubstanz zerstört sind. In der (unterschiedlich langen) Latenzphase zwischen Entstehung des pathologischen Befundes und Beginn der radiologischen Zeichen sind diese Befunde zunächst nur mit energetischen Testmethoden zu eruieren. Andererseits ist nicht jeder radiologisch darstellbare pathologische Befund auch ein Störfeld im neuraltherapeutischen Sinne!

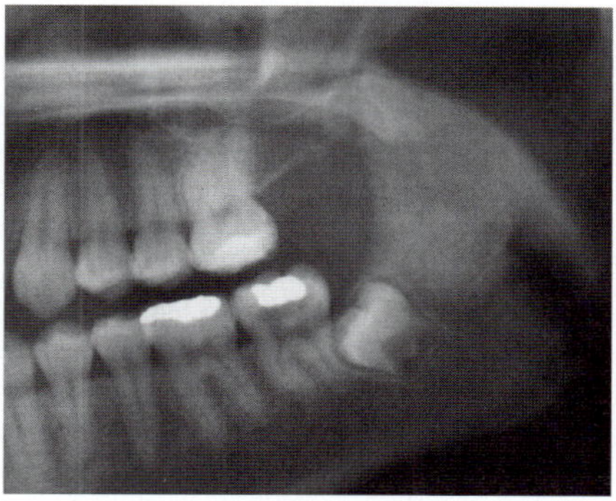

Abb. 8.16 Wurzelrest 2 8, retinierter und impaktierter Zahn 3 8; Aufhellung unter der Krone 3 7 bis in den Wurzelbereich (große Karies).

Die Sensitivität des konventionellen OPG in Bezug auf Herddarstellung ist zu gering (50%), um eine sichere Ausschlussdiagnostik zu gewährleisten. Auch die Spezifität ist mit 80% (geschätzt) für Herde und 40% für klinisch relevante Störfelder nicht ausreichend für eine sichere Diagnostik. Das OPG kann aus heutiger Sicht aber weiterhin als Hinweisdiagnostik verwendet werden. Die Differenzialdiagnose erfolgt durch die neuen Techniken bildgebender Verfahren.

Aufgrund der oben genannten Begrenzungen, denen die klassischen radiologischen Verfahren für die Störfelddiagnostik technisch bedingt unterliegen, wurde das OPG in verschiedener Richtung weiterentwickelt. Eine Reihe dieser neu entwickelten Verfahren werden in den nachfolgenden Kapiteln dargestellt.

8.3.4 Digitale Volumentomografie (DVT)

Stefan Weinschenk

Zur Beurteilung des knöchernen Zahnhalteapparates reicht die Panoramaschichtaufnahme oft nicht aus, und es sind Aufnahmen in der zweiten Ebene erforderlich. Auch intraorale Techniken liefern nicht immer die gewünschten Informationen. Mit Schädelaufnahmen oder der Computertomografie vor Zahnextraktionen oder Implantationen kann der vorhandene Knochen sowie die Lage des N. alveolaris besser bestimmt werden.

Häufig erweist es sich in der Praxis jedoch als schwierig, die richtige Schicht zu treffen. Patienten erleiden jedoch gerade bei erforderlichen Mehrfachaufnahmen eine hohe Strahlenbelastung.

Heute bietet die digitale Volumentomografie (DVT) als 3D-Orthopantomogramm entscheidende Vorteile. DVT war ursprünglich die Bezeichungen der Hersteller Morita und QR Italia. Der korrekte gemeinsame Überbegriff wäre „CBCT" (Cone Beam Computed Tomography), durchgesetzt hat sich jedoch der umgangssprachliche Begriff DVT. Nachfolgend sind alle drei Techniken zur Vereinfachung zusammenfassend „DVT" genannt.

Prinzip, Wirkungsweise, Grundlagen

Die meisten DVT-Methoden beruhen auf der Cone-Beam-Technik: Mit einem konusförmigen Strahl einer um 360° rotierenden Röntgenröhre wird von einem stationären Objekt (Gesichtsschädel) eine dem CT ähnliche Folge von 360 Einzelaufnahmen erzeugt. Diese Einzelbilder werden per EDV zu einem dreidimensionalen Bild zusammengesetzt und damit das durchleuchtete Objekt virtuell rekonstruiert.

Das dreidimensionale Objekt kann auf dem PC-Monitor in nahezu allen Richtungen bewegt, verschoben und in seinen verschiedenen Schichten beurteilt werden Bei der DVT kann in drei Ebenen die interessierende Schicht frei gewählt werden. Im Vergleich zum herkömmlichen CT sind die Kosten gleich oder geringer.

Die erste Technik der DVT wurde entwickelt von der Fa. Morita in Kyoto/Japan. Die Gesamtzahl der Anbieter und der Gerätesysteme auf dem europäischen Markt ist derzeit stark im Steigen begriffen. Systembeispiele für den deutschsprachigen Raum:

- Siemens Sirona „Galileos 3D-Röntgen"
- Orange Picasso trio
- Accuitomo (Firma J. Morita, Kyoto/Japan)
- NewTom 9000 der Firma NewTom AG Marburg

Vor allem in der Kieferchirurgie und Implantologie hat diese Schlüsseltechnologie bereits eine größere Verbreitung gefunden.

Die Bedeutung für die Neuraltherapie liegt in der erheblichen Verbesserung der bildgebenden Diagnostik gegenüber dem zweidimensionalen OPG, wenn es um den Herdnachweis bei Störfeldverdacht im Bereich des vorderen Gesichtsschädels geht.

Klinische Daten

Die Strahlenbelastung der verschiedenen Verfahren (▶ Tab. 8.7), ist bei entsprechend günstiger Einstellung nicht viel höher als eine Panoramaschichtaufnahme (OPG). Sie beträgt damit abhängig vom Gerätetyp nur etwa 0,25–1 % der Dosis eines konventionellen CCT.

Tab. 8.7 DVT-Geräte im Vergleich.

Hersteller	Gerät	Strahlenbelastung/ Aufnahme (μSv)	Aufnahmedauer (s)	Aufnahmeposition	Dargestellt als	Darstellbares Volumen (mm)	Auflösung (mm)	Software frei erhältlich
J. Morita	Accuitomo	7,4	30	Sitzen	Zylinder	40×40/ 60×60/ 80×60	0, 125	ja
Siemens/ Sirona	Galileos	k.A.	k.A.	Sitzen	Zylinder	ca. 150 ×150 ×150	bis 0,15	ja
NewTom AG Marburg	NewTom 9000	56,5	35-70	Liegen	Kugel	ca. 80 ×80 ×80	k.A.	nein
Orange	Picasso trio	k.A.	k.A.	Sitzen	Zylinder	k.A.	k.A.	ja

Hinsichtlich des abgebildeten Bereiches und des Auflösungsvermögens unterscheiden sich die vier DVT-Geräte ebenfalls. Das dargestellte Volumen ist bei NewTom 9000 kugelförmig, bei Accuitomo, Galileos und Picasso zylindrisch.

Die Auflösung ist vergleichbar einem herkömmlichen CT bei erheblich geringerer Strahlenbelastung. In der DVT können Details – Knochen, Schmelz, Dentin, Parodontalspalt etc. – etwas besser dargestellt werden. Die Datenmengen sind bei DVT kleiner als bei CT und daher leichter per CD zu anderen Untersuchern oder Therapeuten zu übermitteln. Eine kostenlose Auswertesoftware bieten Morita für Accuitomo, Sirona für Galileos und Orange für Picasso an. Die Bildqualität von Accuitomo und NewTom wurde nach verschiedensten Kriterien von Späte und Mitarbeitern untersucht und mit dem konventionellen CT verglichen [Späte et al. 2005]. Hierbei schnitt Accuitomo am besten ab.

Die Aufnahmezeit beträgt ca. 35–70 sec. und entspricht damit dem zeitlichen Aufwand eines OPG. Bei Acuitomo und Sirona erfolgt die Untersuchung im Sitzen, bei NewTom im Liegen, ähnlich wie bei einem Schädel-CT in einer Röhre.

Klinische Anwendung

Die Methode findet derzeit vor allem Anwendung in

- Kieferchirurgie zur OP-Planung
- Implantologie zur OP-Planung
- Kieferorthopädie zur Distanz- und Winkelmessung
- Hals-Nasen-Ohrenheilkunde zum Nachweis von chronischen Schleimhautveränderungen (Sinusitis, Pharynxdiagnostik)
- Diagnostik der kraniomandibulären Dysfunktion (vgl. ▶ 12 CMD)

Sicherlich sind die Möglichkeiten dieser Technik noch nicht annäherungsweise ausgeschöpft.

Bewertung der Methode zur Störfelddiagnostik

Die digitale Volumentomografie gewährleistet eine umfassende bildgebende Diagnostik der Kieferhöhlen- und Zahn-Kiefer-Region bei niedriger Strahlenbelastung. Bei der Herd- und Störfelddiagnostik könnte die Methode zukünftig das wenig sensitive OPG ersetzen. Sie ermöglicht eine bildgebende Herddiagnostik

- im Zahnbereich (Pulpitis, apikale Ostitis, Osteonekrose)
- im Bereich des Kiefergelenks
- im Bereich der Nebenhöhlen (chronische Sinusitis)

Die Methode könnte die Herd- und Störfeldsuche auf eine bislang nicht erreichte solide Basis stellen. Indikationen für operative Interventionen, die sich aus der diagnostischen Neuraltherapie ergeben, können somit solide für den Operateur untermauert (oder auch widerlegt) werden. Die Kosten sind meist geringer als bei einem Schädel-CT und sind in Relation zu der deutlich geringeren Strahlenbelastung und der hohen Aussagekraft allemal vertretbar.

Leider sind bislang noch nicht genügend Geräte im deutschsprachigen Raum installiert, um eine wohnortnahe Diagnostik für Patienten in neuraltherapeutischer Behandlung zu ermöglichen. Die Betreiber der Geräte sind aber nach entsprechender Aufklärung über die Indikationen seitens der Herdsuche meist gerne zu einer Kooperation bereit. Der Autor hat gute Erfahrungen mit einer HNO-Universitätsklinik und einem Zahnarzt mit jeweils unterschiedlichen Geräten im Umkreis von 60 km gemacht. Adressen von Anwendern sind bei den Herstellern bzw. Vertriebspartnern für das gesuchte PLZ-Gebiet zu bekommen.

Es besteht dringender Forschungsbedarf für die Integration dieser vielversprechenden Methode in die neuraltherapeutische Herddiagnostik.

8.3.5 3D-Ultraschall Cavitat™ im Zahn-Kiefer-Bereich

Hans Lechner

Die Röntgendiagnostik der chronisch-osteolytischen Prozesse im Kieferbereich ist unzureichend. Unauffälligen Röntgenbildern stehen häufig massive Areale erweichten und nekrotischen Spongiosaknochens gegenüber, die für den Betroffenen völlig asymptomatisch sind [Bouquot 1992, Ratner 1986, Shankland 1993] . Sie werden im Englischen „cavitations" oder NICO genannt. Cavitat™ stellt als bildgebende Diagnostik zum Nachweis von derartigen Herden einen wesentlichen Fortschritt dar [Imbeau 2005].

Geschichte

Die Entwicklung von Cavitat™ ist verknüpft mit der Krankengeschichte des Erfinders: 1987 entwickelte sich bei Bob Jones eine Amyotrophe Lateralsklerose (ALS). 1992 klangen jedoch nach Extraktion von wurzelkanalgefüllten Zähnen und einigen Kieferostitis-Operationen alle Symptome ab. Er fragte sich, warum die riesigen Bezirke aufgelösten Knochens, die ihm beinahe das Leben gekostet hätten, nicht zu entdecken gewesen waren. Als Ingenieur erkannte er die Problematik der chronischen Kieferostitis: Sie ist im Röntgenbild in der Regel nicht sichtbar. Jones entwickelte daraufhin das Cavitat™-System, das diese krankhaften Kieferknochenareale identifizieren kann.

Inzwischen ist auch eine Zulassung durch die US-amerikanische FDA erfolgt.

Cavitat™-Messplatz

Cavitat™ beruht auf dem Ultraschallprinzip. Die gängige Ultraschallfrequenz wird von der Kortikalis vollständig reflektiert, deshalb arbeitet Cavitat™ mit einer Frequenz von 2,5–2,75 MHz, denn mit dieser kann die Kortikalis durchdrungen werden.

Cavitat™ besteht aus einem Ultraschallsender, der auf die Haut über dem zu messenden Zahn-Kiefer-Bereich aufgesetzt wird. Intraoral wird ein daumennagelgroßer Empfänger in diesem Bereich angelegt, der einem Zahn entspricht. Jedes Odonton wird einzeln gemessen. Die Schallwellen werden durch die Rechnereinheit in einen farbigen Impuls umgewandelt. Unterschiedlich schnelle Schallwellen zeigen unterschiedliche Farbgebung.

Der Rechner stellt die Strukturen in einer dreidimensionalen Grafik der Knochendichte dar:

- grün: gesunde und feste Knochen- und Zahnstrukturen
- gelb: ischämische Prozesse (Vorstadium einer chronischen Kieferostitis/Osteolyse)
- orange: osteonekrotische Areale, abgestorbene und fettig degenerierte Kieferknochen
- rot: Kavitäten (Hohlräume im Kieferknochen und Endstadium der chronischen Kieferostitis)

Cavitat™ ermöglicht sowohl eine 3D-Darstellung der Osteolysen, als auch eine Spiegelung in die zweidimensionale Ebene. Die 2D-Darstellung ist für den Laien eindrucksvoller, in dieser Darstellung werden die einzelnen der insgesamt 64 piezoelektrischen Felder des Receivers sichtbar. Die 3D-Darstellung gewährt für den chirurgisch tätigen Zahnarzt den besseren Überblick für die Planung eventueller operativer Maßnahmen.

Jede Messung eines Odontons erfordert einen Zeitaufwand von zwei Minuten; die Messungen können von einer entsprechend geschulten Hilfskraft in etwa einer Stunde durchgeführt werden.

Resultate

Cavitat™ ermöglicht mit computergestützter Ultraschalltechnik eine objektivierbare und reproduzierbare bildgebende Darstellung eines ostitischen bzw. osteolytischen Herdes (NICO) mit hoher Korrelation zum klinischen bzw. intraoperativen Befund [Lechner 2005, Shankland/Bouquot 2004].

Bewertung der Methode

Vorteile:

- höhere Sensitivität in der Aufdeckung von Osteolysen als die konventionelle radiologische 2D-Diagnostik
- Hilfe zur Entscheidung, ob wurzelgefüllte Zähne revidiert werden können oder wegen des apikalen osteolytischen Prozesses entfernt werden müssen
- Unterscheidung, welcher Kieferknochen als gesundes Implantatlager dienen kann
- die Übereinstimmung mit dem postoperativen histologischen Befund (NICO) liegt bei über 90 % (dreijährige Anwendung in der Praxis Dr. Lechner bei ca. 1500 Fällen) [Lechner 2005]
- Vorteil für den Patienten ist die Unschädlichkeit der Methode, da keine Strahlen- oder Isotopenbelastung auftritt
- Kosten-Nutzen-Verhältnis gegenüber einem CT wesentlich günstiger

Grenzen:

- nicht vollständig exakte Lokalisierbarkeit des osteolytischen Prozesses, da der intraorale Empfänger des Messgeräts verrutschen kann. Ein zu entfernender Zahn muss durch weitere Verfahren exakt bestimmt werden (z.B. vgl. ▶ 8.3.7 TOPAS, ▶ 8.3.4 DVT).
- Derzeit sind noch keine größeren prospektiven kontrollierten Studien über die Wertigkeit der Methode veröffentlicht.

8.3.6 Kernspintomografie (Dental-MRT) im Zahn-Mund-Kiefer-Bereich

Gerhard Walter, Rudolf Meierhöfer

Die Lokalisation versteckter Foki im zahnärztlichen Bereich, die häufig durch ihre „Fernwirkung" chronische Erkrankungen induzieren und unterhalten, ist schwierig. Die herkömmliche Röntgendiagnostik zeigt erst ab einem Knochenverlust von über 50% typische Aufhellungen um den Zahn oder im Kiefer (vgl. ▶ 8.3.3 OPG).

Aus forensischen und operationstechnischen Gründen ist vor der Entfernung eines Zahns oder invasiven Kieferoperationen ein Herdnachweis nicht nur mittels Funktionstestung (AK ▶ 8.4.6, ▶ 8.4.3 Huneke-Test), sondern auch mittels bildgebender Verfahren anzustreben. Die Magnetresonanztomographie (MRT) müsste sich hier als ideale Untersuchungsmethode zum Nachweis entzündlicher Veränderungen im

Zahn-Mund-Kiefer-Bereich anbieten. Erste Hinweise wurden von Gahleitner und Zerfowski publiziert [Gahleitner 1999, Zerfowski 1999].

Vorteile

Der Weichteilkontrast wird in der Bildgebung der MRT durch unterschiedliche Signalintensitäten erreicht. Grundlage dieser Signalintensitäten ist u.a. vor allem der unterschiedliche Wasserstoffprotonengehalt der Gewebearten. Die anatomischen Strukturen selbst kommen im Zahn-Mund-Kiefer-Bereich der Bildgebung bereits entgegen: z.B. Dentin, also weitgehend fehlender Wasserstoffprotonengehalt einerseits und Knochenmarkgewebe in Ober- und Unterkiefer, also eher stärkerer Wasserstoffprotonengehalt andererseits.

Entzündliches oder ödematöses Gewebe im Knochenmark oder periossär (u.a. auch in den regionären Lymphknoten) weist zusätzlich einen höheren Wasserstoffprotonengehalt als gesundes Gewebe auf. Auch dieser Umstand unterstützt zusätzlich den Nachweis entzündlicher Herde: erhöhtes Signalgefälle gegenüber Dentin oder unauffälligem, nicht-entzündlichem Gewebe im Kieferbereich z.B. bei Z.n. Zahnextraktion.

Eine weitere Stärke der MRT ist die Diagnostik von Störungen des Kiefergelenks unter Verwendung von so genannten Kiefergelenksspulen (vgl. ▶ 8.2.7 Integrative Kiefergelenksdiagnostik).

Modifikation des Zahn-Mund-Kiefer-MRT

Die MRT in den üblichen Einstellungen für die Kopfdiagnostik hat sich entgegen den Erwartungen als nicht sensitiv genug erwiesen, um kleine Ostitisherde im Zahn-Kiefer-Bereich nachzuweisen. Die Autoren haben deshalb die nachfolgend beschriebene Modifikation des MRT entwickelt, mit welcher der Nachweis von radiologisch und klinisch stummen Knochenveränderungen und damit der hochsensitive Herdnachweis im Zahn-Kiefer-Bereich in einem hohem Prozentsatz gelingt.

In diesem Beitrag sind die genauen Einstellungen für die Durchführung des Zahn-Mund-Kiefer-MRT beschrieben, wie sie von jeder Röntgenabteilung mit ausreichender MRT-Ausstattung übernommen werden können (Dental-MRT).

Zu dieser Diagnostik ist eine Vorabinformation des überweisenden Arztes über die als Herd in Frage kommenden Zahn-Kiefer-Areale unabdingbar. Nur dadurch gelingt die ausreichend hohe Ortsauflösung, die bei der üblichen MRT nicht gegeben ist. Der Ort des Störfelds wird in unserem Team z.B. mittels Applied Kinesiology (AK) zuvor eingegrenzt. Mit Neuraltherapeutika kann die vom Störfeld ausgehende Fernwirkung (zumindest kurzzeitig) unterbrochen und damit nachgewiesen werden. Die MRT-Diagnostik liefert anschließend die klinisch und forensisch anerkannte Indikationsstellung für eine notwendige Sanierung des gesuchten Herdes.

Mittels dieser Modifikation des MRT (Dental-MRT) konnte bisher in über 90% der Fälle, bei denen sich in der AK-Testung ein Herdverdacht ergeben hatte und jedoch keine sichere Aussage im Röntgenbild gefunden wurde, ein entzündliches Geschehen nachgewiesen werden. Das während der operativen Eingriffe entnommene Gewebe wurde histologisch untersucht. Bei einer in der Zahn-MRT nachgewiesenen umschriebener KM-Aufnahme im Sinn eines Fokus konnten in den histologisch untersuchten Fällen in der Regel auch Entzündungszellen gefunden werden.

Verbesserungsmöglichkeiten zum Nachweis des „entzündlichen Fokus" mittels Dental-MRT

Der Vorteil der Zahn-MRT liegt darin, dass sie auch im Bereich von Ober- und Unterkiefer durch ihre besondere Untersuchungstechnik einen hohen Weichteilkontrast insbesondere bei entzündlichen Prozessen ermöglicht. Folgende Maßnahmen sind erforderlich:

- **Veränderung der üblichen Einstellungen:** Der Einsatz von fettsignalunterdrückenden T1-gewichteten Spinecho-Sequenzen hat sich besonders bewährt, da hierbei das störende Fettsignal erfolgreicher eliminiert wird (Details s.u.).
- **Einsatz von Kontrastmittel:** Das Signalgefälle von entzündeten zu nicht-entzündeten Bezirken kann durch eine intravenöse Kontrastmittelgabe eines extrazellulären paramagnetischen Kontrastmittels (z.B. Magnevist®) weiter verbessert werden: Kontrastmittelaufnahme im entzündeten Bereich und damit deutlicher Signalintensitätsanstieg.
- **Subtraktionsaufnahmen:** Die Sichtbarmachung einer pathologischen Aufnahme von Kontrastmittel im Ober- und Unterkieferbereich bzw. periossär kann durch die Anfertigung von Subtraktionsaufnahmen weiter verbessert werden. Der Rechner subtrahiert von den Daten nach Kontrastmittelgabe die Daten, die vor Kontrastmittelgabe aufgenommen wurden: es resultiert ein reines „Kontrastmittelaufnahmebild".

Bedingungen für eine aussagekräftige Dental-MRT

Nachteile der konventionellen MRT-Untersuchungsmethode sind:

- Artefakte durch freie Beweglichkeit des Unterkiefers
- Schluckartefakte
- Artefakte durch Zahnimplantate
- geringere Ortsauflösung als bei gezielter MRT
- längere Untersuchungszeit
- Erschwernis bei klaustrophoben Patienten

Diese Nachteile können bei Einhaltung gewisser Vorkehrungen vermieden werden, so dass der Nachweis entzündlicher Herde möglich wird.

Maßnahmen für eine gute Dental-MRT

- **Eingrenzung des Untersuchungsgebiets durch exakte Fragestellung:** Ausschlaggebend für den Erfolg der Zahn-Mund-Kiefer-MRT ist eine exakte Fragestellung seitens des anfordernden Arztes (z.B. „entzündlicher Focus bei 3 5, 4 5?"). Hierdurch wird die „region of interest" (ROI) definiert und eine hohe Ortsauflösung erreicht. Erforderlich sind weiterhin möglichst komplette zahnärztliche anamnestische Angaben:
  - kompletter Zahnstatus einschließlich stattgehabter Zahnextraktionen, Implantate, Vorerkrankungen u.a.
  - existierende bildmorphologische Informationen (am hilfreichsten OPG oder Röntgeneinzelaufnahme der ROI)
- **Gerätespezifikation:** Bei den MRT-Geräten sollte es sich um Geräte mit 1,0-Tesla oder höher handeln. Bei höherer magnetischer Feldstärke resultiert eine kürzere Untersuchungszeit mit geringerer Gefahr von Bewegungsartefakten.
- **Abschätzung der voraussichtlichen Untersuchungszeit:** Diese Abschätzung ist wichtig, um auszuloten, ob der Patient diese Untersuchungszeiten tolerieren kann, da die Wahl der Untersuchungsparameter meist direkt auf die Untersu-

chungszeit durchschlägt, andererseits aber auch maßgeblich für die Bildqualität ist. Der Einsatz allein der Kopfspule ist für die gezielte Unter- und/oder Oberkieferdiagnostik meist wenig hilfreich.

- **Untersuchung in Bauch- oder Rückenlage:** Die Bauchlage, so dass der Kopf auf der Spule liegt, verringert die Bewegungsartefakte unter Inkaufnahme eines geringeren Patientenkomforts, was mit dem Patienten vorab besprochen werden sollte. Das Problem besteht nicht bei der dedizierten Kiefergelenkspulen, da hier eine Untersuchung in Rückenlage möglich ist.
- **Anfertigung von Spätaufnahmen:** Um eine Aussage über die Dynamik der Kontrastmittelanflutung zu bekommen, kann es mitunter hilfreich sein, eine Spätaufnahme (fettsupprimierte T1-gewichtete Spinechosequenz) anzufertigen.
- **Vermeidung von Bewegungsartefakten durch Sedierung:** Bewährt hat sich der prophylaktische Einsatz von 5–10 mg Diazepam in Tablettenform (antiphobische, sedative und muskelrelaxierende Wirkung) 30 min vor Untersuchungsbeginn.
- **Anwesenheit des Untersuchers:** Die permanente Anwesenheit des Untersuchers ist unabdingbar, um interaktive Veränderungen des Untersuchungsprotokolls anweisen zu können oder aber um erkennbar unnötige Verlängerungen der Untersuchungszeiten zu vermeiden.
- **Vermeidung von Implantat- und Metall-Artefakten:** Artefakte durch Zahnimplantate bzw. Zahnmetall lassen sich meist nicht vollständig ausschalten. Man sollte versuchen alle beweglichen Metallteile soweit wie möglich zu entfernen.
- **leichte Mundöffnung:** Wenn bei Untersuchung des Unterkiefers Probleme mit implantatinduzierten Artefakten im Oberkieferbereich oder umgekehrt resultieren, kann eine Untersuchung bei leichter Mundöffnung weiterhelfen.
- **Anfertigung einer „Probesequenz“:** Sie ist gut geeignet, das Ausmaß der Bildauslöschungen bzw. Bildverzerrungen abzuschätzen. Der erfahrene Untersucher kann entscheiden, ob eine Untersuchung hinreichend diagnostische Aussagekraft bietet (ggf. direkte Rücksprache mit dem Überweiser).
- **Beachtung der üblichen Kontraindikationen:** Kontraindikationen bzw. Einschränkungen für die MRT und die hiermit verbundene ärztliche Sorgfaltspflicht sind vom Untersucher selbstverständlich zu berücksichtigen:
  - Herzschrittmacher
  - OP-Clips intrakraniell
  - Kontrastmittelunverträglichkeiten bzw. -allergien usw.

Spezielle Geräteeinstellungen

Um diese Methode in der Herddiagnostik flächendeckend verfügbar zu machen, sind nachfolgend für den interessierten Radiologen die Geräteeinstellungen aufgeführt (▶ Tab. 8.8):

- **Spulenwahl:** Der Einsatz von Oberflächenspulen (z.B. 3-inch-Ringspule) ist unabdingbar, da nur hierdurch eine ausreichend hohe Ortsauflösung (über die geeignete Parameterwahl von Matrix und FoV = Field of View sowie Schichtdicke) erreicht werden kann.
  Diese Spule wird im Bereich der ROI so fixiert, dass möglichst keine Bewegungen bzw. Bewegungsamplituden auftreten können.
- **Weitere Geräteeinstellungen:** Ausnutzung aller sequenzmethodischer Möglichkeiten der MRT-Bildgebung:

Tab. 8.8 MRT-Protokoll für die Diagnostik bei entzündlicher Fokussuche im Unterkieferbereich (Vorschlag).

Orientierung	Sequenzart	TE (ms)	TR (ms)	FoV	Matrix	Schichtdicke (mm)	Scanzeit (min)
schrägsagittal	T1 SE	min	300	14	512 × 256	3	3:00
schrägsagittal	T2 TSE, fs	102	3500	14	384 × 256	3	4:54
schrägsagittal	T1 SE, fs	min	600	14	256 × 224	3	3:24
schrägaxial	T2 TSE, fs	102	3000	14	384 × 256	3	4:32
Nach Kontrastmittelgabe :							
schrägsagittal	T1 SE, fs	min	600	14	256 × 224	3	3:24
schrägcoronar	T1 SE, fs	min	600	14	256 × 224	3	5:18
schrägaxial	T1 SE, fs	min	600	14	256 × 224	3	4:32

Gerätetechnologie: GE Signa Horizon LX (1,0 Tesla). „fs“ = fettsupprimiert

- Einsatz der T1-gewichteten Spinecho-Sequenz (anatomische Sequenz: z.B. schrägsagittal dem Verlauf des Unterkiefers im Bereich der ROI angepasste Orientierungssequenz, ▶ Abb. 8.17)
- fettsupprimierte T2-gewichtete Spinechosequenz oder Turbo-Spinechosequenz (Detektion von Ödemen, Entzündungen und Tumoren, ▶ Abb. 8.18)
- fettsupprimierte T1-gewichtete Spinecho-Sequenzen vor und nach Kontrastmittelgabe (▶ Abb. 8.18) einschließlich der Anfertigung von Subtraktionsaufnahmen (zur exakten Charakterisierung von entzündlichen und ggf. tumorösen Prozessen, ▶ Abb. 8.19).

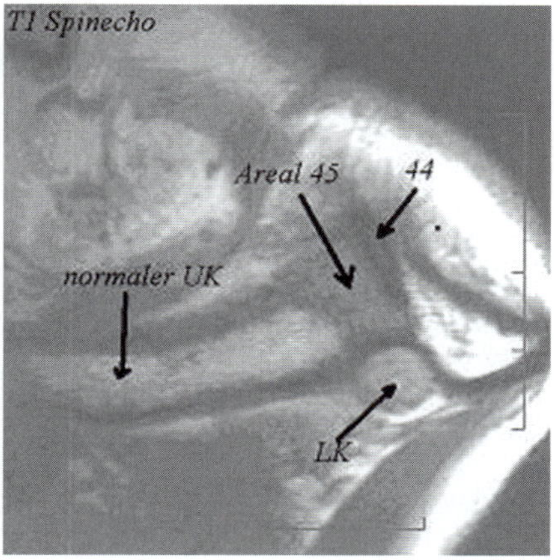

Abb. 8.17 Suchsequenz für Ödeme, Entzündungen und Neoplasien über dem linken Unterkieferast (schrägsagittale fettsupprimierte T2-gewichtete Spinecho-Sequenz).

Die fettsupprimierte T1-gewichtete Spinechosequenz nach KM-Gabe ist die wichtigste Sequenz zur Charakterisierung von Entzündungsherden im Knochen oder periossär, deshalb die Anfertigung in drei Ebenen (schrägsagittal sowie schrägkoronar und schrägaxial hierzu angepasste Angulierung).

Bewertung der Methode

Der Wert der fokussierten Dental-MRT liegt in der Detektion objektiver kernspintomographischer Kriterien für eine intraossäre fokale Entzündung. Die Therapieentscheidung des Überweisers und/oder Behandlers für oder gegen eine operative Behandlungsstrategie kann hierdurch entscheidend erleichtert und verbessert werden.

Diesem Beitrag liegen Erfahrungswerte seit 2003 zugrunde (insgesamt 22 zahnmedizinische bzw. medizinische Problemfälle). Bei allen Patienten waren bereits im Vorfeld umfangreichere diagnostische Maßnahmen ergriffen worden (OPG, gezieltes Zahnröntgen bzw. Spezial-Röntgen, teilweise Dental-CT und Nuklearmedizin). Es konnten in neun Fällen aus kernspintomographischer Sicht sichere intraossäre Foki diagnostiziert werden. In 13 Fällen waren intraossäre Entzündungsherde kernspinoptisch definitiv nicht nachweisbar. Darüber hinaus konnten durch die MRT einige zusätzliche Befunde im anatomischen Nahbereich miterfasst werden.

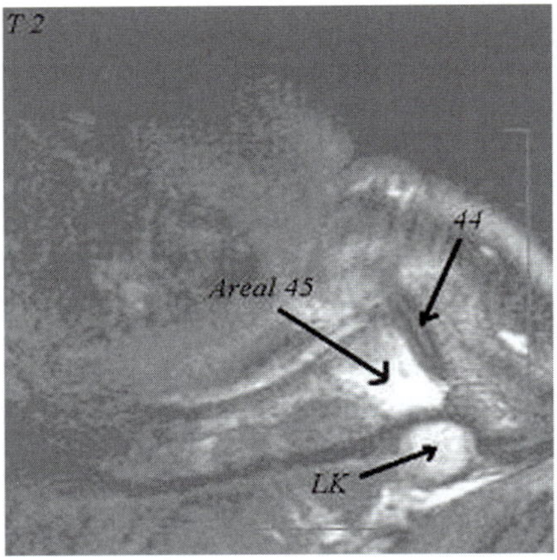

Abb. 8.18 Fettsupprimierte T1-gewichtete Spinecho-Sequenz **nach** Kontrastmittelgabe.

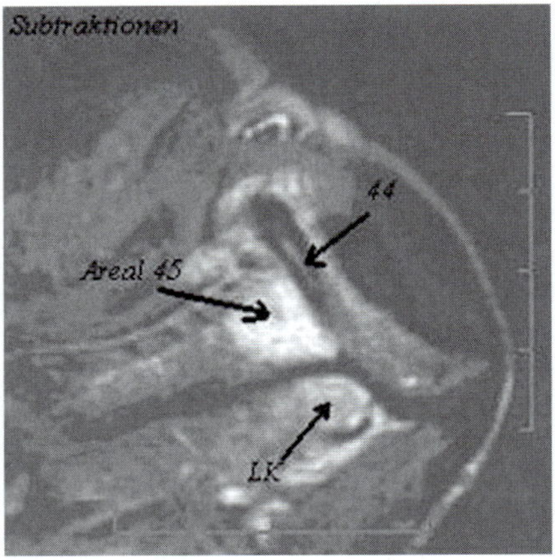

Abb. 8.19 KM-Subtraktionsbild.

Zwingende Voraussetzung für die erfolgreiche Durchführung einer fokussierten Dental-MRT ist neben der umfassenden Synopsis der Daten aller zur Verfügung stehenden vorausgegangenen Untersuchungsmodalitäten (z.B. zahnärztlicher Status, OPG, Zahnröntgen bzw. Spezial-Röntgen, NUC) und der zielgerichteten exakten Durchführung des MRT-Untersuchungsprotokolls die enge interdisziplinäre Zusammenarbeit mit dem Behandler.

Die Zukunft wird zeigen, ob sich die fokussierte Dental-MRT bei den Problempatienten etablieren kann oder eventuell auch durch weiterentwickelte kernspintomographische Untersuchungsstrategien (Akquisition fettsupprimierter T1-gewichteter SE-Daten vor und nach Kontrastmittelgabe als isotrope 3D-MRT-Datensätzen im Millimeter- oder Submillimeterbericht) mit der Option eines „Dental-Screenings" ergänzt oder ersetzt werden kann.

8.3.7 Der Nachweis von Zahntoxinen mittels OroTox (früher TOPAS-Test)

Hans Lechner

Die bildgebende Diagnostik reicht zur Beurteilung von eventuellen toxischen Fernwirkungen eines toten bzw. wurzelgefüllten Zahns und damit zu seiner Bedeutung als Herd nicht aus. Es ist daher wünschenswert, wurzelgefüllte Zähne nach der Menge der in ihnen enthaltenen Gifte differenzieren und diagnostizieren zu können.

Insbesondere anaerobe Bakterien können in endodontisch behandelten Zähnen überleben. Diese pathogenen Mundbakterien produzieren als Nebenprodukte des anaeroben Bakterienstoffwechsels Toxine wie Hydrogensulfid (H_2S) und Methylmercaptan (CH_3SH). Diese Schwefelwasserstoffverbindungen können durch irreversible Hemmung lebenswichtiger körpereigener Enzyme zur Ursache von System- und Organerkrankungen werden. Haley konnte die toxische Wirkung von Bakterientoxinen aus dem Zahn-Kiefer-Bereich auf wichtige ATP-bindende Enzyme der Atmungskette von Mitochondrien in vitro nachweisen (▶ Abb. 8.20).

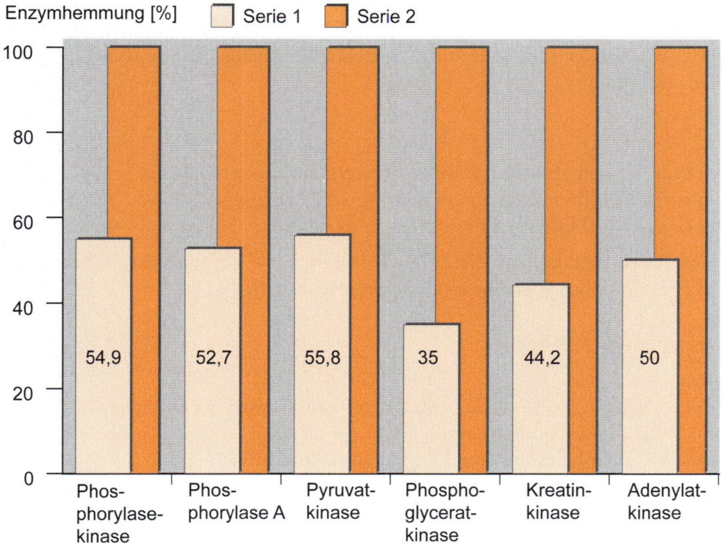

Abb. 8.20 Enzymhemmung durch ein Lysat aus einer CKO eines Patienten (Serie 2) im Vergleich zur ungehemmten Enzymaktivität in vitro (Serie 1). Man beachte die durchschnittliche Enzymblockade von mehr als 50%. (Daten des Autors)

Haley entwickelte zum Nachweis dieser Bakterientoxine den Toxicity Prescreening Assay (TOPAS) (www.orotox.de). OroTox ist ein einfacher, schneller, schmerzloser und reproduzierbarer Test zum Nachweis von Zahntoxinen an herdverdächtigen Zähnen.

Prinzip des OroTox-Tests

Der Test beruht auf der spezifischen Hemmung von ATP-bindenden Enzymen (z.B. Kinasen) durch sulfhidrylhaltige Toxine. Diese werden ausschließlich von Anaerobiern in der Mundhöhle erzeugt. Die Enzymaktivität sinkt, je höher die Konzentration des Toxins (Thioäther, Mercaptane). Die Menge an umgesetztem gelben Substrat entspricht der Enzymaktivität und wird semiquantitativ mittels Photometer bestimmt.

Mit OroTox kann der Zahnarzt innerhalb von Minuten entscheiden, ob der untersuchte Zahn bakterielle Toxine abgibt. Der OroTox-Test

- hilft bei der Entscheidung, ob ein wurzelbehandelter Zahn gezogen werden muss oder saniert und überkront werden darf.
- klärt die klinische Bedeutung auch bei Fehlen röntgenologischer Veränderungen.
- ermöglicht den Patienten, ihre als gesund erkannten Zähne zu erhalten, ohne Gefahr einer Streuung von Bakterien und ihrer Gifte im Organismus.

Durchführung der Testung

Voraussetzung ist ein blutfreier Sulcus. In den mesialen Sulcus des verdächtigen Zahns wird eine Papierspitze eingeführt. Diese wird für eine Minute belassen. Danach wird die Papierspitze in den mitgelieferten Reagenzbehälter eingelegt und nach fünf Minuten die Verfärbung der Indikatorflüssigkeit qualitativ mittels einer Skala von 1–5 oder semiquantitativ mittels Photometer die resorbierbare Toxinmenge bestimmt.

Resultate

- bei radiologisch gesunden Zähnen: Testergebnis meist 1–3
- bei wurzelgefüllten Zähnen: üblicherweise Testergebnis > 4
- bei Gingivitis (blutend): falsch positive Resultate

Bei Resultaten bis 3 können die Zähne belassen, bei > 4 eine chirurgische Maßnahme (Extraktion oder Wurzelrevision) erwogen werden.

Bewertung der Methode

Vorteile:

- Unterscheidung, welche Zähne unter toxikologischen Aspekten herdverdächtig und behandlungsbedürftig sind
- einfache, nicht belastende und schmerzlose Durchführung
- als Entscheidungsgrundlage einer medizinisch möglichen Erhaltung eines Zahns günstiges Kosten-Nutzen-Verhältnis

Durch diese semiquantitative Testmöglichkeit kann sowohl ein dogmatischer Exodontismus wie auch eine Verharmlosung der Toxinproblematik von wurzelgefüllten Zähnen vermieden werden.

Grenzen:

- weniger für die Frontzähne geeignet (mögliche falsch-negative Resultate)
- je nach Übung der Mitarbeiterin, die den Test durchführt, ggf. unterschiedliche Resultate (bei Blutung oder ungenauer Probenentnahme)
- bei wechselnder biologischer Stoffwechselaktivität der Bakterienpopulation ggf. schwankende Messergebnisse

8.4 Spezielle diagnostische Methoden zur Störfeldsuche

8.4.1 Die Rolle der Intuition

Stefan Weinschenk

Neben der nüchternen Diagnostik und Befunderhebung gibt es eine Wahrnehmungsebene, die jeder Therapeut mehr oder weniger bewusst erlebt: Nach wenigen Sätzen in der ersten Begegnung mit dem Patienten ist „sonnenklar" (Sonnengeflecht, Solarplexus!), worunter der Patient leidet. Man hat in diesen Fällen ein deutliches Bauchgefühl bezüglich der Hauptstörung des Patienten, sei es die Schilddrüse, die Nahrungsmittelunverträglichkeit oder die Beziehungsprobleme etc.

Der nachfolgende Beitrag soll dieses Wahrnehmungsorgan schärfen und den Leser ermutigen, es nicht als „unwissenschaftlich" abzutun und zu übergehen.

Was ist Intuition?

Unter Intuition versteht man:

- *„die plötzliche Eingebung, das vollständige und umgreifende Erfassen eines Gegenstandes ohne Reflexion."* (Meyers Enzyklopädie)
- ein nützliches Instrument ärztlichen Tuns, das mitunter sogar besser sein kann als eine streng „logische" Befolgung von Leitlinien [Robert et al 2004]. Viele US-Pädiater missachten die Vorschrift der Hospitalisation von Säuglingen bei hohem Fieber. Sie verlassen sich auf ihre Intuition und entscheiden von Fall zu Fall. In einer prospektiven Kohortenstudie, veröffentlicht im amerikanischen Ärzteblatt (JAMA), führte dies zu besseren Ergebnissen als ein strenges Befolgen der Leitlinie.

In die Intuition fließt die Summe ärztlicher Erfahrung und die aktuelle Sinneswahrnehmung über den Patienten (seine Äußerungen, Konstitution, Verhalten, Haltung, Gestik, Mimik usw.) mit ein. Sie stellt seit jeher ein wichtiges Instrument ärztlichen Handelns dar.

Auch im weiteren Therapieverlauf ist Intuition ein in hohem Maße brauchbares Instrument, um zu prüfen, ob man noch auf dem richtigen Wege ist. Stellt sich während der Therapie ein zunehmend ungutes „Bauchgefühl" gegenüber dem Patienten ein, entwickelt sich gar eine Furcht, dem Patienten zu begegnen (*„Oje, der schon wieder!"*), ist es höchste Zeit sich über die Richtigkeit des eigenen Vorgehens Gedanken zu machen.

Wie schärft man Intuition?

Die Fähigkeit zur Intuition wächst mit der ärztlichen Erfahrung. Jeder Therapeut ist aufgefordert, nicht nur sein Wissen zu mehren, sondern auch über die ständige Wahrnehmung und Bewusstmachung der eigenen Gefühle seine Intuition zu schärfen:

- Warum fühle ich mich von einem Patienten abgestoßen/zu ihm hingezogen?
- Warum überfordert mich dieser oder jener Patientenkontakt?
- Warum fühle ich mich nach der Begegnung mit einem bestimmten Patienten ausgelaugt, erschöpft, niedergedrückt oder gar gedemütigt?
- Was war mein allererster Eindruck in der ersten Begegnung mit einem Patienten? In der Krankenakte, ggf. als Kürzel, notieren.

8

- Prinzip von Versuch und Irrtum: War mein „Bauchgefühl" zutreffend? Hatte ich noch einen anderen, zweiten Gedanken, der sich im Nachhinein als der Bessere herausgestellt hat? Worunter unterschieden sich die jeweiligen Gefühle? Laufende Kontrolle dieses Eindruckes während des Therapieverlaufs
- Bereitschaft zur Korrektur anhand des gelernten Wissens (Hausarzt-Handbuch)

Gefahren intuitiven Vorgehens

Der Anwender der Intuition muss sich einer Reihe von Risiken bewusst sein, die dabei drohen:

- Man kann komplett auf dem Holzweg sein (Abhilfe: Prüfung an der Skala der Vernunft)
- Einfluss von Vorurteilen gegenüber bestimmten (Gruppen von) Patienten aufgrund ihrer Herkunft, Bildung, Religion, Rasse, ihres Geschlechts oder Alters
- Übersehen wichtiger diagnostischer Hinweise und Befunde und des Unterlassens wichtiger diagnostischer und therapeutischer Maßnahmen

Deshalb setzt der Einsatz der Intuition Umsicht und Vorsicht voraus. Er muss selbstkritisch und dosiert erfolgen und stets mit dem Instrument der erkennenden Vernunft geprüft und gemessen werden. Unter diesen Kautelen ist dem Therapeuten mit der Intuition ein großartiges ärztliches Instrument der Diagnostik und Therapie an die Hand gegeben. Weitere Ausführungen zu diesem Thema finden sich bei [Gigerenzer 2009].

8

8.4.2 Die Nackenreflex-Punkte (Adler-Langer-Druckpunkte)

Hans Langer, Stefan Weinschenk

Definition

Die Untersuchung der Nacken-Reflexpunkte (NRP, Adler-Langer-Druckpunkte) an der Halswirbelsäule gewährleistet einen schnellen, einfachen und sicheren Screeningtest zur Feststellung aktiver Störfelder im Kopf-Hals-Bereich. Dieser Test erfolgt durch Suche nach schmerzhaften Punkten im dorsalen Bereich der HWS (Verquellungszonen, Myogelosen? Blockierungen der HWS?) mittels Palpation. Er bietet neben der Primärdiagnostik eine verblüffend genaue Möglichkeit der sofortigen Kontrolle der durchgeführten Therapie.

Die Lage dieser Druckpunkte ist in ▶ Tabelle 8.9 und ▶ Abbildung 8.20 angegeben.

Geschichte

Der deutsch-spanische Zahnarzt Dr. Ernesto Adler erkannte durch galvanische Messungen Zusammenhänge zwischen Zahnerkrankungen im Oberkiefer und Störungen im Segment C2, zwischen Unterkiefer und Störungen im HWS-Segment C3 sowie zwischen den Tonsillen und dem Segment C7 [Adler 1968, 1973]. Zusammenhänge von (sub-)okzipitalen Druckpunkten und Nebenhöhlenerkrankungen sind bei Adler noch nicht eindeutig beschrieben.

Tab. 8.9 Übersicht über die Lage und Bedeutung der Nacken-Reflexpunkte an der HWS.

NRP bei	Störung	Lokalisation	Akupunktur	Klinik
Co	Stirnhöhle	Protuberantia occipitalis externa/Linea nuchalis inferior		Bezug zu N. supraorbitalis
C1	Kieferhöhle, Siebbeinzellen	Grübchen unter der Protuberantia/Linea nuchalis inferior über dem Atlasbogen	Gb 20	Bezug zu N. infraorbitalis
C2	Zähne des Oberkiefers. rechts: Zähne 1 8-1 1, links: 2 1-2 8	lateraler Rand des M. trapezius über der Facette C2		rechts: Zähne 1 8-1 1, links: 2 1-2 8
C3	Zähne des Unterkiefers. rechts: 4 8-4 1, links: 3 1-3 8	lateraler Rand des M. trapezius über der Facette C3		vermuteter Bezug zu Thorax und Abdomen
C4*	Tonsillen, Ohren (oberer Rachenraum?)	lateraler Rand des M. trapezius über der Facette C4		bei längerer Krankheitsdauer? („chronische Erkrankung")
C7*	Tonsillen, Ohren? (unterer Rachenraum?)	„Zangengriff" am Muskelbauch des queren Anteils des M. trapezius.	zwischen Gb 21 und 3E 15	gilt als typische Infektfolge („frische Erkrankung")

* Hierbei ist zu beachten, dass die Segmente C4–C7 auch gemeinsam reagieren können, entsprechend ihres Zusammenhangs mit dem gesamten Waldeyerschen Rachenring.

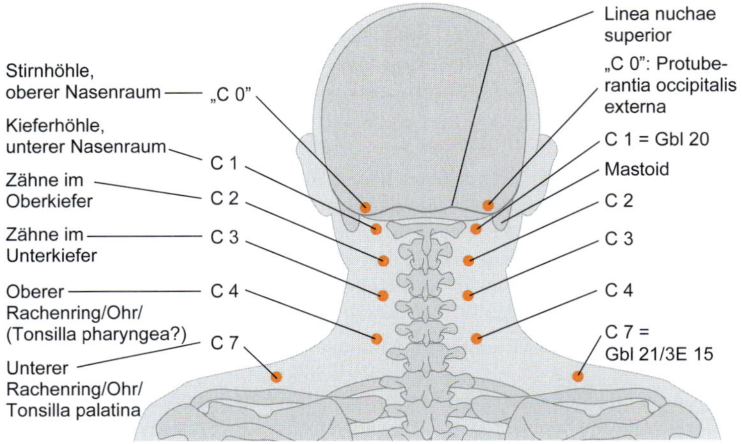

Abb. 8.21 Lage der Druckpunkte an der HWS.

Einen reflektorischen Einfluss der Thorax- und Bauchorgane „Lunge, Leber, Milz, Leber, Gallenblase, Duodenum, Coecum, Appendix usw.“ auf C2 und C3 wurde von ihm bereits in Betracht gezogen [Adler 1968a].

Seine Erkenntnisse wurden von dem sächsischen Ophthalmologen H. Langer überprüft und ergänzt [Langer/Hochmuth 1977]. Langer beschrieb das Auftreten reflektorischer Störungen bei C0 und C1 bei Nasennebenhöhlenerkrankungen [Langer 1977], die isolierte Reaktion bei C7 und fünf Gründe für Abweichungen von diesen Regeln (Schriftwechsel zwischen Langer und Adler 1977). H. Becke schlug 1980 anlässlich der Gründung der „AG Neuraltherapie“, Vorläuferin der DGfAN, die Bezeichnung „Adler-Langersche Druckpunkte“ vor.

In einer klinischen Studie wurde der Zusammenhang zwischen dem Reflexpunkt C7 und Rachenerkrankungen bestätigt [Uehleke et al. 2006]. Eine Promotion der Universität Heidelberg beschreibt die Epidemiologie der NRP [Kohm 2010].

Dokumentation

Die Nacken-Reflexpunkte können in der Patientendokumentation mit nachfolgendem Schema einfach erfasst werden (▶ Tab. 8.10; Dokumenationsschema der Nacken-Reflexpunkte zum Download). Das Schema ermöglicht eine zuverlässige Dokumentation des Therapieerfolgs (vgl. Abb. 7.3, S.266).

Tab. 8.10 Dokumentation der Nacken-Reflexpunkte (Adler-Langerschen Druckpunkte). Beachte die Seitenangabe analog zur Darstellung bei Röntgenbildern.

Vor Intervention			Nach Intervention 1			Nach Intervention 2		
	Rechts	Links		Rechts	Links		Rechts	Links
C0			C0			C0		
C1			C1			C1		
C2			C2			C2		
C3			C3			C3		
C4			C4			C4		
C7			C7			C7		

Neuroanatomische Grundlagen

Ein Störung im vorderen Schädelbereich kann innerhalb des betreffenden Segments auf die zugehörige Muskulatur einwirken, zu Muskelverspannungen der kleinen Halsmuskeln und zur Ruhigstellung von Wirbelsegmenten („weiche Blockierungen“ der Manuellen Medizin) führen. Bei längerem Bestehen dieses Störeinflusses kann es zu harten Blockierungen und schließlich zu röntgenanatomisch nachweisbaren Veränderungen an den Wirbeln kommen.

Wenngleich die neuroanatomischen Zusammenhänge bislang nicht exakt geklärt sind, gibt es doch eine Reihe von anatomischen Strukturen, die eine Erklärung für die klinischen Phänomene liefern können (vgl. [Neuhuber 2007]):

- **N. trigeminus:** Afferenzen des V. Hirnnerven enden im Nucleus tractus spinalis, seinem Kerngebiet. Die Trigeminuskerne reichen bis C3 und haben Verbindungen zu den (sensomotorischen) Vorderhornzellen des Halsmarks. Diese Verbindungen erklären die Projektion der Stirn, der Kieferhöhlen und des Zahn-Kiefer-Bereichs auf die Segmente C0–C3. Im Gegensatz zu den Projektionen viszeraler Organe auf die Haut von BWS und LWS erfolgt hier eine Projektion auf die Muskulatur [Piovesan et al. 2001, 2003].

- **N. glossopharyngeus:** Afferenzen dem IX. Hirnnerven enden an dessen Kerngebiet, dem Nucleus tractus solitarii, der bis ins Halsmark reicht und enge Verbindungen zum benachbarten Trigeminuskern besitzt. Die Projektion von entzündlichen Prozessen im Versorgungsgebiet des N. glossopharyngeus (Pharyngitis, Laryngitis) zu den unteren Punkten C4–C7 ist hierdurch erklärbar.
- **N. vagus:** Analog zum IX. Hirnnerven enden auch die vegetativen Afferenzen des X. Hirrnerven im seinem Kerngebiet, dem Nucleus dorsalis nervi vagi. Auch dieser hat enge Verschaltungen zum Trigeminuskern. Hierdurch könnten sich die Projektionen aus dem Abdominalraum auf die Halssegmente erklären lassen.
- **Nucleus ambiguus:** In diesem ebenfalls weit ins Halsmark hinunter reichenden Hirnstammareal finden sich motorische Wurzelzellen des N. glossopharyngeus (IX), des N. vagus (X) und der kranialen Anteile des N. accessorius (XI). Hier finden möglicherweise reflektorische Vernetzungen zwischen Abdomen (N. vagus) und HWS statt.
- **N. accessorius:** Fasern des XI. Hirnnerven führen zu bestimmten zervikalen Spinalnerven und versorgen u.a. den M. trapezius und M. sternocleidomastoideus. Der N. accessorius hat R. pharyngici und R. laryngici für die Rachenschleimhaut und R. cardiaci: Damit lassen sich die reflektorische Wirkung von Reizungen des Rachens bei Störungen im Tonsillenbereich (chronische Tonsillitis oder Tonsillennarbe) auf den M. trapezius (C4–C7), auf den M. sternocleidomastoideus und das Herz erklären.
- **N. phrenicus:** Aus dem Plexus cervicalis, von C3–C5 kommend, ziehen vegetative Fasern Pleura, Perikard und Peritoneum von Leber, Gallenblase und Pankreas aus. Dies könnte die Projektion thorakaler und abdominaler Störungen auf die Segmente C3 (ggf. auch C4) erklären.
- **Rami communicantes:** Ähnlich wie im Thorakal- und Lumbalbereich auf der Ebene des jeweiligen Segments Verbindungen zwischen Grenzstrang und Rückenmark bestehen, so finden sich auch im Kopfbereich vegetative Afferenzen zwischen Grenzstrang (bzw. Halsmark) und ZNS. Hier finden sich zwar keine Rami communicantes albi, jedoch Rami grisei zum Truncus sympathicus, die zwar nicht segmental gegliedert sind, aber anatomisch hinreichende Korrelate für die empirischen Beobachtungen liefern.

Klinische Bedeutung der Druckpunkte

Bei der Suche nach einem unbekannten Störfeld lohnt es sich, mit der **klinischen Untersuchung** im Kopfbereich zu beginnen: Erfahrungsgemäß liegen ca. 70% aller Störfelder im Kopf-Hals-Bereich. Wichtigster Screeningtest hierfür sind die Nacken-Reflexpunkte. Die Lokalisation von Störfeldern im Kopf-Hals-Bereich ist damit in einem hohen Prozentsatz präzise möglich. Ohne Therapie bleiben die Nacken-Reflexpunkte über lange Zeit bestehen und sind gut reproduzierbar.

Eine exakte **Seitenlokalisation** der Störung ist durch die Nacken-Reflexpunkte vermutlich in über 90% möglich. Es wird vermutet, dass es hier Überkreuzungsphänomene gibt, auch wenn einige Autoren dies bestreiten [Wander 1991]. Aufgrund von grundsätzlichen neuroanatomischen Überlegungen wären sie in 10% zu erwarten. Bei Persistenz eines Nacken-Reflexpunkts nach seitengleicher Therapie der Störung sollte an diese Möglichkeit gedacht werden.

Erfolgskontrolle: Nach Testung eines Störfeldes mittels Lokalanästhetika kann durch das Verschwinden der schmerzhaften Nacken-Reflexpunkte sofort (spätestens nach 1–3 min) überprüft werden, ob an der richtigen Stelle injiziert wurde. Die Dauer der nachfolgenden Beschwerdefreiheit und die Reproduzierbarkeit des Phänomens bei einem Wiederauftreten eines Druckpunktes lassen gewisse Aussagen über die Art der Störung zu.

Aussagekraft: Diese Testung ist in einem so hohen Maße zuverlässig, dass das Verschwinden, aber ebenso die Persistenz eines Druckpunkts sichere und präzise Schlussfolgerungen ermöglicht (s.u. ▶ Interpretation).

Benachbarte Blockierung: Wirbelsäulenblockierungen können auch als Folge einer Blockierung in einem anderen, meist dem unmittelbar benachbarten Segment auftreten [Lewit 1992]. Hierdurch kann es vorwiegend distal zu Mitreaktionen von Halswirbelsäulenabschnitten kommen. Solche unspezifischen Effekte im HWS-Bereich sind aber offenbar selten und treten erst nach langer Persistenz der Störung auf, so dass in der Regel eine hohe Trennschärfe zwischen den einzelnen Nacken-Reflexpunkten und damit eine exakte Höhenlokalisation der gesuchten Störung im Kopfbereich möglich ist [Weinschenk et al. 2010]. So genannte „aufsteigende Blockierungen“ [Wander 1991] können in Fällen von „unscharfen“ Antworten der Druckpunkte auf eine neuraltherapeutische Intervention eine zusätzliche manualtherapeutische Behandlung erforderlich werden lassen.

8

Trapeziuspunkte C4/C7: Welche Bedeutung die Einteilung in „frische“ (C7) und „ältere“ Prozesse (C4) des Rachenraums hat, ist nicht eindeutig geklärt. Die Daten aus einer eigenen Untersuchung legen Korrelationen der Druckpunkte C4 mit dem oberen (Tonsilla pharyngea) und der Punkte C7 mit dem unteren Rachenraum (Tonsilla palatina, Tonsilla laryngica) nahe [Weinschenk et al. 2010].

Weitere Informationen: Die klinische Untersuchung mit Gegenhalten des Kopfes (▶ Abb. 8.22) ermöglicht dem Therapeuten „ganz nebenbei“ eine gute Aussage über den Spannungszustand des gesamten Organismus und über die (Körper-)Haltung des Patienten.

Klinische Häufigkeit von Nacken-Reflexpunkten

Die Punktprävalenz in einer Gruppe von gesunden jungen Menschen und einer Gruppe von älteren Patienten erlaubt eine Abschätzung der Häufigkeit von Herdbelastung der Kieferhöhlen, der Zähne und des Waldeyerschen Rachenrings („Tonsillen“) in der Bevölkerung: sowohl bei einer jüngeren Gruppe fanden sich in ca. 25 % der Fälle Auffälligkeiten (vorwiegend bei C1), als auch bei der Patientengruppe (mindestens ein, häufig auch mehrere auffällige Reflexpunkte) [Kohm 2010].

Unklar ist derzeit noch, in welchen Fällen es entweder zu Gelosen, zu weichen oder zu harten Blockierungen mit und ohne Schmerzsensation kommt. Vermutlich entstehen mit zunehmender Dauer der Störung zunächst Gelosen, dann weiche, dann harte Blockierungen. In der Regel findet sich bei einer Schmerzsensation auch eine Gelose oder Blockierung, nur bei wenigen Patienten findet man dagegen knochenharten Blockierungen ohne jegliche Schmerzsensation.

Untersuchungsgang

In der hier aufgeführten Diagnostik der Druckpunkte ist mit „positivem Nacken-Reflexpunkt“ die subjektive Schmerzsensation gemeint. Der geübte Untersucher kann den tastbaren Hartspann bzw. die Verquellungszonen mit einer gewissen

Übung unabhängig von Äußerungen des Patienten selbst erfühlen und als zusätzliches (bestätigendes) Merkmal nutzen.

Es sind drei verschiedene Untersuchungstechniken beschrieben (Sitzen von seitlich, Stehen, Sitzen von vorn). Jeder Lernende muss für sich diejenige herausfinden, die ihm am besten liegt und mit der er reproduzierbare Ergebnisse erhält. Vergleichsuntersuchungen zwischen den verschiedenen Techniken wurden bislang nicht durchgeführt.

Bei allen Techniken sind folgende Punkte zu beachten:

- Aufforderung an den Patienten, druckempfindliche Stellen anzugeben
- auf nonverbale Schmerzäußerungen des Patienten achten (bei entsprechender Übung können druckempfindliche Verquellungszonen im Bereich der Querfortsätze selbst erfühlt werden)

Wichtig ist eine sofortige schriftliche Dokumentation der Ergebnisse (Dokumentationsbogen zum Download).

Untersuchung im Sitzen von der Seite

Die Untersuchung am sitzenden Patienten erfolgt mit leicht vornüber gebeugtem Kopf. Der Rücken sollte angelehnt sein. Die linke Hand des Untersuchers stützt dessen Stirn zur Entspannung der Nackenmuskulatur ab. Die rechte Hand tastet mit Daumen und Zeige- oder Mittelfinger rechts und links wechselseitig Wirbel für Wirbel von C0–7 abwärts oder auch rechts und links getrennt auf der Suche nach druckschmerzhaften Punkten. Eine leichte Seitneigung der HWS kann dabei hilfreich sein.

Einige Autoren sehen den Vorteil der Untersuchungstechnik im Sitzen in der weitgehenden Ausschaltung störender propriozeptiver Einflüsse aus dem Abdominalbereich oder aus der Körperhaltung.

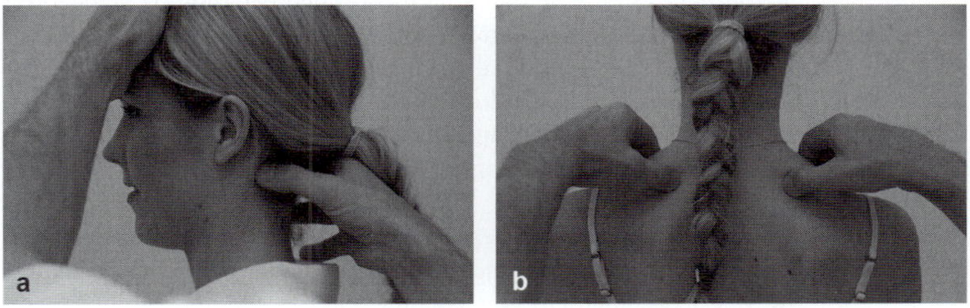

Abb. 8.22 Klinischer Untersuchungsgang von Nacken-Reflexpunkten von der Seite.

Untersuchung im Stehen

Diese Technik unterscheidet sich nur unwesentlich von derjenigen im Sitzen:

- Der Untersucher steht im rechten Winkel zum Patienten, als Rechtshänder auf der linken Seite des Patienten.
- Patient steht aufrecht mit herabhängenden Armen und wird aufgefordert, mit den Augen einen Punkt (z.B. Bild) in Augenhöhe zu fixieren.
- Abstützen der Stirn mit der linken Hand des Untersuchers
- Ertasten der Nacken-Reflexpunkte mit der Daumen und Zeige- oder Mittelfinger der rechten Hand
- wie bei sitzender Technik Abtasten rechts und links wechselseitig Wirbel für Wirbel von C0–7 abwärts, oder rechts und links getrennt von oben nach unten
- falls erforderlich, Kopf bei Verspannung mit der führenden Hand „lockern"

Untersuchung im Sitzen von vorn

- Der Patient sitzt und stützt ggf. seinen Kopf auf dem Brustkorb des vor ihm stehenden Untersuchers ab.
- Der Untersucher tastet mit Zeige- oder Mittelfinger beider Hände symmetrisch die Reflexpunkte der HWS von kranial nach kaudal. Die rechte Hand tastet dementsprechend die linken Punkte und umgekehrt.

Interpretation und mögliche Fehlerquellen

Beispiel: Tastbarer Druckpunkt (Myogelose) bei C3 links verschwindet nach neuraltherapeutischer Behandlung einer Störung am (radiologisch verdächtigen) Zahn 3 5.

Der vorhandene Druckpunkt verschwindet sofort (innerhalb von 1–3 min.):

- **Interpretation**: Die ursächliche Störung am 2. Prämolaren im linken Unterkiefer wurde gefunden und erfolgreich therapiert. Beim nächsten Behandlungstermin ist zu prüfen, ob die therapeutische Wirkung weiter anhält (vgl. ▶ 7.2.4 Strategie und Taktik der Therapieplanung).

Vorhandene Druckpunkte verschwinden nicht nach neuraltherapeutischer Behandlung im entsprechenden Segment:

- **Interpretationen:**
  - Eine inaktive, nicht erkrankte Stelle (in dem Beispiel: Zahn 3 2) wurde behandelt, und das schuldige Störfeld (hier Zahn 3 5) wurde nicht getroffen. Eine anschließende Behandlung von 3 5 führt zu sofortigem Verschwinden des Nacken-Reflexpunkts bei C3 links.
  - Es existiert im zugehörigen Segment eine weitere Störung (z.B. Herd/Störfeld bei Zahn 3 8). Erst die Behandlung auch dieser Störung führt zum Verschwinden des Druckpunktes C3 links.
  - Es besteht eine Veränderung der HWS, z.B. eine „harte" Blockierung, die neben der Neuraltherapie einer manualtherapeutischen Behandlung bedarf. In diesem Fall verschwindet bei erfolgreicher Behandlung des Störfeldes in der Regel nur die Schmerzsensation, während der Hartspann bestehen bleibt. Allerdings kann es nach einer Weile doch noch zu einem (verzögerten) Abklingen der reflektorischen Veränderungen kommen.
  - Es besteht eine thorakale oder abdominale Erkrankung mit Fernwirkung auf C3 (▶ s.u.).
  - Eine Störung einer benachbarten Region projiziert sich aus anatomischen Gründen auf das benachbarte Segment (Beispiele: dentogene Sinusitis, dann bei Störung an C1 ggf. auch Oberkieferzähne untersuchen und ggf. mitbehandeln; begleitende Störung des Lymphabflusses bei apikaler Ostitis im Unterkieferbereich, dann auch Tonsille mitbehandeln).

Ein verschwundener Druckpunkt kommt wieder:

- **Interpretation:** Nach einem invasiven Eingriff (z.B. hier: Zahnextraktion von Zahn 3 5) kann der zugehörige Druckpunkt wieder aktiv werden. Häufig findet man dann auch ein Wiederaufflackern der klinischen Beschwerden, die von diesem Störfeld herrührten.
- **Abhilfe:** erneute neuraltherapeutische Behandlung der Extraktionsnarbe bei 3 5, ggf. unter Hinzunahme einer Tonsilleninjektion (Lymphabfluss) und Kontrolle des zugehörigen Druckpunktes.

Sonderfälle

- Bei **Kindern** können die Druckpunkte trotz aktiver Störfelder im Kopfbereich fehlen. Mögliche Gründe sind z.B. die hohe Elastizität der kindlichen Wirbelsäule oder die große Kompensationsfähigkeit neurogener Störungen aufgrund einer guten Regulation bei Kindern.
- Druckpunkte können bei **Störungen der körpereigenen Abwehr** oder bei Therapie mit Regulationsblockern wie Kortikoiden, Pyrazolidinen u. a. abgeschwächt sein oder fehlen (selten).
- Bei Erwachsenen kann bei **kurzer Krankheitsdauer** oder akuten Erkrankungen eine Reaktion der Wirbelsäule noch ausgeblieben sein. Auch hier spielen Abwehrbereitschaft und Eigenregulation eine entscheidende Rolle.
  Beachte: Patienten ohne Nacken-Reflexpunkte, aber mit anderweitig nachgewiesenen Kopfstörfeldern entwickeln als Zeichen einer gestörten Regulation meist auch selten Fieber bei auftretenden Infektionserkrankungen (Regulationsstarre).
- Bei bestimmten **Berufen**, die für ihre Ausübung einer bestimmten ungewöhnlichen Kopfhaltung bedürfen (Zahnärzte), kann es zu chronischen Blockierungen, meist bei C3 links kommen. Sie stellen keine Projektionsphänomene, sondern haltungsbedingte Reaktionen der Wirbelsäule dar. Diese Zusammenhänge sind bei entsprechendem beruflichen Hintergrund zu berücksichtigen.
- Bei Patienten mit fortgeschrittener **Multipler Sklerose** (MS) oder anderen neuromuskulären Erkrankungen können die Druckpunkte abgeschwächt sein oder fehlen.
- In den seltenen Fällen, in denen nach Behandlung im Bereich des Unterkiefers die Druckpunkte bei C3 nicht verschwinden, sollte zuerst eine Injektion an die gleichseitige Tonsille vorgenommen werden (**Lymphabfluss**). Verschwindet der Druckpunkt auch dann nicht, muss an ein abdominales oder thorakales Störfeld gedacht werden (Klärung z.B. durch Injektion an Plexus coeliacus).
- Lässt sich ein Druckpunkt bei C0 (vorwiegend links) durch Injektion an die Stirnhöhlenpunkte nicht beseitigen, ist bei Frauen an ein **Störfeld im kleinen Becken** zu denken. Dann ist meist auch der Akupunkturpunkt Pe 6 der Akupunktur druckempfindlich, kombiniert mit einer tiefen Druckempfindlichkeit am Nabel und am Pecten ossis pubis (vgl. ▶ 11.4 Frauenheilkunde, ▶ 10.1.8 Nabelinjektion).

Druckpunkte der Brust- und Lendenwirbelsäule

Ähnlich wie bei den Druckpunkten der HWS kann es auch bei Erkrankungen im thorakalen oder abdominalen Bereich zu druckschmerzhaften Dornfortsätzen von Th 1–L5/S1 („Maximalzonen" bei Dosch) kommen (▶ Tab. 8.11). Die paravertebrale Muskulatur kann mit betroffen sein (vgl. ▶ 8.2.2 Klinische Untersuchung zur Störfelddiagnostik). Diese Erkenntnis ist in der Chinesischen Medizin seit Jahrtausenden bekannt (Shu- oder Zustimmungspunkte des Blasenmeridians, vgl. ▶ 13.1 Akupunktur). Man kann sich daher am Sklerotom orientieren (Kibler-Falte) und das zugehörige viszerale Organ über das Dermatom (kutiviszeraler Reflex) behandeln.

Bedeutung und Ausblick

Die Nacken-Reflexpunkte (Adler-Langer-Druckpunkte) stellen ein wichtiges Instrument der klinischen Diagnostik dar und sind in ihrer praktischen Bedeutung bislang unterschätzt. Ihre präzise Korrelation mit Störungen im vorderen Kopf-Hals-Bereich und ihre schnelle Veränderung nach entsprechender Behandlung machen

Tab. 8.11 Zusammenhänge zwischen der Etage der gefundenen Druckdolenz und dem zugehörigen Organ bei BWS und LWS [Dosch 1963].

Segment	Druckdolenz bei
Herz	Th1–6 (vorwiegend links)
Lunge	Th3–5
Magen	Th7–9 (vorwiegend links)
Leber, Galle, Pankreas	Th6–10
Niere, Ureter	Th10–L3
Gynäkolog. Raum	Th11–L 3

sie zum unverzichtbaren Bestandteil jeder Erstuntersuchung, aber auch der Behandlungs- und Verlaufskontrolle von Patienten mit Herderkrankungen.

Die Untersuchung dieser Druckpunkte bietet dem Anfänger wie dem Fortgeschrittenen ein einfaches, leicht zu erlernendes, kostengünstiges und in hohem Maße reproduzierbares Werkzeug zur Störfeldsuche und -behandlung. Sie könnten sich in der Herdforschung von großer Wichtigkeit für Untersuchungen zu klinischen und grundsätzlichen Fragestellungen erweisen.

8

8.4.3 Störfelddiagnostik mittels Huneke-Test

Stefan Weinschenk

Lokalanästhetika können als Diagnostikum eingesetzt werden. Diese Erkenntnis der Brüder Huneke wird empirisch in vielen Praxen jeden Tag angewandt, ohne dass darüber bislang belastbare wissenschaftliche Daten erhoben wurden.

Definition

Unter Huneke-Test verstehen die meisten Neuraltherapeuten **die Beobachtung therapeutischer Effekte einer gezielten Injektion von Lokalanästhetika an eine Stelle (Störfeld), die als vermuteter Auslöser eines Irritationssyndroms in Frage kommt.** Anhand der dadurch ausgelösten klinischen Phänomene (im engeren Sinne: eines Sekundenphänomens) kann ex juvantibus auf einen Zusammenhang der Erkrankung mit der getesteten Stelle geschlossen werden. Im günstigsten Fall verschwinden nach der Testinjektion die geklagten Symptome für längere Zeit.

Geschichte

Erstbeschreibung wohl bei Huneke 1944, ausführliche Darstellung der Kriterien für ein Sekundenphänomen bei Huneke 1961 und Dosch 1963.

In der einschlägigen älteren Literatur wird von einem häufigen Auftreten von Sekundenphänomenen berichtet (z.B. [Huneke 1961]). Bereits zu der damaligen Zeit wurde jedoch eine große Häufigkeit des Sekundenphänomens angezweifelt [Ebner/Ley 1956]. 1951 behandelte Ratschow 1100 Patienten und fand dabei 77 Sekundenphänomene (7%). 1994 fand dagegen Pohle in einem zahnärztlichen Klientel ca. 54% Sekundenphänomene (> 8 Std. Beschwerdefreiheit) bei der Zahntestung [Pohle 1994].

Nach Ansicht vieler Neuraltherapeuten beobachtet man dieses Phänomen heute seltener. Über diesen Wandel der Häufigkeit wurde viel spekuliert. Ein möglicher Grund für das seltenere Auftreten wird in der Zunahme von komplexen chronischen Krankheitsbildern in den letzten 50 Jahren gesehen. Ein weiterer Grund mag in der unterschiedlichen Definition des Huneke-Phänomens zu finden sein.

Ein historischer Vergleich ist schwierig, weil sich außer in einer eigenen Arbeit des Autors [Weinschenk 2002] in der neuen, erst recht aber in der älteren Literatur kaum prospektive Daten über die Häufigkeit kurz- oder langfristiger neuraltherapeutischer Effekte finden lassen.

Testprinzip

Bei der diagnostischen Anwendung von Lokalanästhesika überdauert der gewünschte Effekt die pharmakologische Wirkungsdauer dieses Mittels. Die Reaktion (Reizbeantwortung des Organismus auf Stich und Lokalanästhetikum) führt ex juvantibus zu differenzialdiagnostischen Hinweisen auf die Ursachen des Krankheitsgeschehens (Störfeldsuche). Menge und Wirkdauer des Lokalanästhetikums sind gegenüber der richtigen Wahl des Injektionsorts von untergeordneter Bedeutung (vgl. ▶ 4.3 Alternative Wirkmechanismen, ▶ 4.5 Procain oder Lidocain).

Kriterien einer erfolgreichen Testung

Im engeren Sinne der Definition finden wir einen positiven Huneke-Test bei Auslösung eines Sekundenphänomens mit folgenden Kriterien (vgl. ▶ 5.6 Phänomene):

- Die Testung erfolgte fernab des Orts der geklagten Beschwerden.
- nach Testung: Beschwerdefreiheit für mindestens 20 Stunden (bei Zähnen 8 Stunden)
- Reproduzierbarkeit des klinischen Effekts mit verlängerter Wirkungsdauer

Im weiteren Sinne können prinzipiell als Testresultat auch Änderungen anderer klinischer Nicht-Schmerz-Symptome herangezogen werden, wie z.B. Besserung des Allgemeinbefindens, der Schlafdauer, eines Juckreizes oder von rastlosen Beinen („restless legs").

Eine Anpassung der obigen Bewertungskriterien erscheint hier dringend notwendig, da z.B. bei entzündlichen Augenerkrankungen (vgl. ▶ 11.13 Ophthamologie) oder auch bei Laborparametern andere Zeiträume für die Erfolgsbeurteilung gewählt werden müssten.

Regionenabhängige Störfeldtestung

Zahn-Kiefer-Bereich

Der Huneke-Test gilt im Zahn-Kiefer-Bereich als sehr unzuverlässig: Die Sensitivität des Tests wird auf deutlich unter 50% geschätzt, bezogen auf die Auslösung eines klinischen Sekundenphänomens, also des Verschwindens monosymptomatischer oder komplexer peripherer Beschwerden nach Zahntestung. Tests mit derart geringer Sensitivität können nach internationalen Standards im klinischen Alltag eigentlich nicht angewandt werden.

Die Sensitivität kann jedoch erhöht werden durch

- Verwendung von Lokalanästhetika mit besserer Penetration in den Zahnhalteapparat als Procain (Knochengängigkeit besser z.B. bei Meaverin, Articain) oder Verwendung eines Gemisches von Procain/Articain

- Verbesserung der Injektionstechnik: Anwendung der intraligamentären Injektionstechnik, auch mit Procain, ggf. auch zusätzlich zur bukkalen Injektion, (vgl. ▶ 10.9 Injektionen im Zahn-Kiefer-Bereich)
- Verbesserung der Messparameter der gesuchten klinischen Effekte, z.B. das Verschwinden der Nacken-Reflexpunkte (Adler-Langer-Druckpunkte) der HWS (vgl. ▶ 8.4.2 Nacken-Reflexpunkte)

Durch eine so präzisierte klinische Testung lassen sich mit großer Regelmäßigkeit Soforteffekte nach einer Testinjektion mit Lokalanästhetika nachweisen und reproduzieren [Weinschenk 2008].

Übriger Körper

Auch im übrigen Körper findet sich nach einer Testinjektion in ein vermutetes Störfeld in vielen Fällen keine eindeutige klinische Reaktion, insbesondere dann, wenn es sich um Patienten mit multiplen oder chronischen Erkrankungen handelt. Eine standardisierte Testung durch Injektion an den Nabel als „erster Narbe des Menschen" ergab in ca. 80% verschiedene klinische Effekte, jedoch nur in 20% ein Sekundenphänomen im engeren Sinne [Weinschenk 2002].

Wie im Zahnbereich könnten auch hier die Testkriterien erweitert werden (z.B. Kontrolle segmentaler Mitreaktionen), so dass exaktere Aussagen möglich sind.

Überregionale Störfeldtestungen

Segmentale Testung

Zu einem Körpersegment im Sinne der Segmentlehre gehören die Haut (Dermatom), die Muskulatur (Myotom), Binde- und Knochengewebe (Sklerotom), Nerven (Neurotom), Gefäße (Angiotom) und verschaltete Eingeweideorgane (Viszerotom) (vgl. ▶ 10.3 Segmenttherapie). Ein Testergebnis aufgrund einer segmentalen Injektion kann folglich über jeder einzelne dieser Strukturen erfolgen. Regelmäßig wird auch in den anderen Teilen eine Mitreaktion zu erwarten sein („segmentreflektorischer Komplex"): Eine Einschränkung der Leberfunktion kann sich z.B. nach Injektion in die zugehörigen Facettengelenke von T8–T9 normalisieren, die nach einer rein lokalen Behandlung keine Reaktionen gezeigt hatte.

Übersegmentale Verschaltungen, wie sie bereits vor über 100 Jahren von Sherrington beschrieben wurden(vgl. ▶ 3.1.4 Reflexmechanismen), verschleiern jedoch gelegentlich eine klare, monosymptomatische Reaktion nach Anwendung des Huneke-Tests in einem bestimmten Segment.

Testung über Ganglien

Auch über Ganglien können prinzipiell Testreaktionen ausgelöst werden. Aufgrund der überregionalen und übersegmentalen Versorgungsfunktion von Ganglien ist jedoch auch hier in der Regel nicht mit einer monosymptomatischen Reaktion zu rechnen, so dass der Huneke-Test bei Ganglieninfiltrationen einer sorgfältig durchdachten Planung und Durchführung bedarf.

Intravasale Testung

Die intravasale Neuraltherapie ermöglicht eine globale Testung von diffusen Beschwerdebildern wie vegetativen Syndromen oder Befindlichkeitsstörungen. Nach Erfahrungen des Autors führt die alleinige Anwendung einer i.v.-Injektion aber nur selten zu einem klaren klinischen Effekt, so dass auch hier die Anwendung des Huneke-Tests Spezialsituationen vorbehalten bleibt.

Bewertung des Tests

Der Huneke-Test mit Auslösung eines Sekundenphänomens gilt unter Neuraltherapeuten als Goldstandard zum Nachweis eines Störfeldes. Dieser rein klinische Test fand bislang trotz seiner Wertigkeit aus verschiedenen Gründen über diesen Kreis hinaus kaum Beachtung.

Sind die klinischen Effekte bei wiederholter Anwendung von Lokalanästhetika an der gleichen Stelle reproduzierbar, besitzt der Test eine **hohe Spezifität**. Seine Grenze liegt in der **geringen Sensitivität**: Findet sich nach Testinjektion kein klinischer Effekt, ist damit ein Störfeld an der getesteten Stelle weder nachgewiesen noch ausgeschlossen. Noch weniger kann dadurch eine Aussage über ein Störfeldgeschehen insgesamt getroffen werden.

In der Regel wird wohl am Auftreten eines Irritationssyndroms eine Vielzahl von Auslösern und Kofaktoren (wie z.B. weiteren Störfeldern) beteiligt sein. Die monokausale Störfeldgenese dürfte eher die Ausnahme sein, so dass eine Testung eines vermuteten Störfelds nur in einem geringen Prozentsatz auf die vermutete Ursache schließen lässt (vgl. [Ratschow 1951]).

Bei Anwendung entsprechend sicherer klinischer Kriterien kann der Huneke-Test in seiner Aussagekraft verbessert werden (z.B. mit den Nacken-Reflexpunkten im Kopf-Hals-Bereich). Er stellt einen guten Bestätigungstest bei einem klinischem Verdacht auf ein bestimmtes Störfeld dar (Spezifität), ist aber als Screeningmethode für Störfelder (Sensitivität) nicht geeignet.

Mit Sicherheit sind hier größere klinische Studien erforderlich, um diesem Test eine höhere Wertigkeit in einen größeren Zusammenhang zuzuweisen.

8.4.4 Very-Point-Technik

Jochen M. Gleditsch

Die Very-Point-Technik stellt eine Suchmethode zur exakten Punktlokalisation und zur Hinweisdiagnostik bezüglich möglicher Störfelder dar. Sie wurde vom Autor 1980 und 1981 auf einer Freudenstädter Neuraltherapie-Tagung vorgestellt [Gleditsch 1980, 1982] und im Rahmen der Mundakupunktur weiterentwickelt.

Die Notwendigkeit für eine solche Suchmethode entstand aus der Schwierigkeit, einen zu behandelnden Schleimhautpunkt mit der einen Hand instrumentell zu fixieren und gleichzeitig mit der anderen Hand die Injektion zu setzen. Die Möglichkeit, den zu therapierenden Punkt direkt mit der Nadel zu detektieren, setzt allerdings eine spezielle Technik voraus, vor allem eine abgestützte, ruhig aufliegende Hand.

Durchführung

Die Nadel wird flach tangenzial über das zu detektierende Areal gestrichen und darf dabei die Schleimhaut nicht traumatisieren. So besteht die Very-Point-Technik in einem weichen „Wischen" bzw. „Tupfen" über das verdächtigte Areal. Sobald die Nadelspitze den Punkt trifft, kommt es zu einer unweigerlichen Reaktion des Patienten, der mimisch (Zucken der Augen, des Mundes etc.) und meist auch kurz verbal *„Hier!"*, *„Jetzt!"* o.Ä. auf die „Verum"-Stelle reagiert. Der Therapeut hat darüber hinaus den Eindruck, dass die Nadel weicher in die Haut bzw. Schleimhaut gleitet.

Mit diesen Kriterien ist die Methode charakterisiert: Sie kann nicht nur im Mund, sondern auch bei Punktsuche am Körper verwandt werden. Sobald der „Very Point" geortet ist, wird zeitgleich die Nadel aufgerichtet und inseriert, wobei sie möglichst senkrecht das Gewebe penetrieren soll.

Sollte der Therapeut – oder der Patient – von der Exaktheit der Insertionsstelle nicht ganz überzeugt sein, kann er mittels einer **zweiten Nadel** den primären Einstichort suchend umkreisen, ob die vorherige Sensibilität noch fortbesteht. Der optimale therapeutische Effekt tritt meist erst ein, wenn auch das Betasten mit einer zweiten Nadel keine Berührungsempfindlichkeit mehr auslöst.

Interessanterweise ist die Richtung einer eventuell nötigen Zweitnadel immer eine andere als die der Erstnadel, weil anscheinend erst durch die Richtungsänderung weitere relevante Rezeptoren erreicht werden.

Die den Zähnen benachbarten Schleimhautakupunkturpunkte weisen eine extraorale **Zweitlokalisation** an der äußeren Gesichts-, Wangen- bzw. Lippenhaut auf, und zwar genau an der „Durchstichstelle" vom Mundpunkt aus. Umgekehrt ist eine außen inserierte Nadel stets exakt auf den Schleimhautpunkt gerichtet. Zwischen dem enoralen und dem extraoralen Punkt besteht demnach eine „kanalartige" Verbindung – ähnlich wie zwischen den Punkten auf der Ohrvorder- und Ohrrückseite, die jeweils für die gleiche Indikation geeignet ist.

Zahnstörfeld-Diagnostik

Auch in der Störfelddiagnostik und -therapie wird die Very-Point-Technik eingesetzt. Zur **extraoralen Störfeldsuche** wird die feinste flexible Akupunkturnadel tangenzial sanft streichend über das äußere Lippenrand- bzw. Wangenareal gezogen, das dem verdächtigten Zahn bzw. Kieferareal entspricht. Zeigt sich eine deutlich erhöhte, punktartige Sensibilität – meist auch ablesbar an einer sofortigen Hautrötung – und dies bei wiederholtem Darüber-Gleiten stets an gleicher Stelle, so ist das Zahnareal störfeldverdächtig. Die gefundenen extraoralen Punkte können auch in der Störfeldsanierung – sowohl prä- als auch postoperativ – zur Begleitbehandlung sowie zur Erfolgskontrolle genutzt werden. Auch die Thermografie (vgl. ▶ 8.4.7) nutzt die sensible Hautreagilität.

Die **enoralen Schleimhautpunkte** eignen sich ebenfalls für eine solche Testung; doch im Hinblick auf die einsetzende Hautrötung, oft auch einen spontanen Blutaustritt trotz sanftester Nadelberührung (in der chinesischen Medizin als „Mikroaderlass" interpretiert) ist die Testung an der Gesichtshaut eindeutiger.

Das Ergebnis der Testung ist allerdings immer durch weitere Befunde der Herd- und Störfelddiagnostik zu bestätigen.

Narbenvortestung

Das Postulat Hunekes, sämtliche Narben in derselben Sitzung mit einem Lokalanästhetikum zu unterspritzen, ist in den letzten Jahrzehnten zunehmend auf Kritik gestoßen (Überforderung des Patienten, Ablehnung und damit Infragestellung der Methode, Unklarheit über das Hauptstörfeld). Deshalb kann es sinnvoll sein – zumal wenn sehr viele Narben vorliegen – diese vorzutesten. Dies gelingt mittels der Very-Point-Technik: Wiederum wird die feinste flexible Akupunkturnadel sanft streichend-wischend über das Narbengewebe gezogen unter strikter Vermeidung einer Traumatisierung und Ritzung der Haut. Dieses Abtasten muss auch an den Narbenrändern (Ort der Stichkanäle!) sowie an den Außenpolen besonders gründlich und geduldig vorgenommen werden, am besten mehrmals. Wenn der Patient jeweils bei Berührung der gleichen Stellen wiederholt zusammenzuckt oder verbal Schmerzen signalisiert, kann dies als Hinweis auf ein Störfeld interpretiert werden.

Bei solcher Vortestung stellt sich auch heraus, welche Narbe bzw. welcher Narbenbereich besonders stark reagiert, so dass sich ein Stufenplan für die Narben-Unterspritzung ergibt. Der Therapeut kann sich bei sensiblen Patienten darauf beschränken, innerhalb einer Narbe nur die sich deutlich markierenden Areale mit dem Lokalanästhetikum zu unterfluten.

Kontralateraltestung

Eine weitere mit dem Very-Point-Test aufgetretene Beobachtung sollte in Zukunft näher dokumentiert und erforscht werden: das Auftreten von aktiven, d.h. irritierten Punkten exakt kontralateral-symmetrisch zum Schmerzareal, oft auch zum Störfeld. Solche Punkte lassen sich allerdings nur bei feinster Nadelberührung feststellen und sind sowohl bei akuten, als auch bei chronischen Schmerzzuständen anzutreffen. Aber auch bei Narben, die sich als deutlich störfeldverdächtig erweisen, ist dies nicht selten der Fall: So erweist sich bei der Störfeldsuche eine punktuelle Mitreaktion im Symmetrieareal als weitere Bestätigung des Störfeldverdachts.

Die symmetrische Reaktion besagt darüber hinaus, dass Schmerz- und Reizsignale im Organismus nicht nur ipsilateral, sondern bilateral verarbeitet werden: Offensichtlich werden die afferent geleiteten Schmerzreize sowohl propriospinal als auch zentral modulierend bilateral verarbeitet, so dass efferent auch die kontralaterale Peripherie involviert ist.

Zur Bedeutung der kontralateralen Neuraltherapie siehe Kapitel ▶ 10.3.2.

8.4.5 Der Reflex auriculo-cardiac (RAC)

Peter A. Fricke

Definition

Der Reflex auriculo-cardiac (RAC, Nogier-Reflex) stellt eine Methode zur Störfeldtestung dar. Es handelt sich um eine palpatorische Bestimmung von Änderungen der Puls-Druck-Welle an der A. radialis. Der RAC ist nach seinem Entdecker auch als „Nogier-Reflex“ oder als vasomotorisch-autonomes Signal (VAS) bekannt.

Der RAC wurde vor ca. 40 Jahren von Nogier entdeckt und zur Punktsuche in der Aurikulotherapie (Ohrakupunktur) eingesetzt [Mastalier 1998].

Pathophysiologische Grundlagen

Nach Applikation eines beliebigen Mikroreizes, der über den Sympathikus je nach Zustand des Patienten unterschiedlich verarbeitet wird, kommt es zu einer mehr oder weniger deutlich fühlbaren Verschiebung der Pulswelle an den Arterien, so auch am Radialis-Puls.

Die Applikation des Reizes führt zu einer sympathisch gesteuerten Erweiterung oder Verengung der Arterien sowie zu einer Öffnung oder Schließen von arteriovenösen Shunts. Diese vegetativ vermittelte schlagartige Änderung des Gefäßquerschnitts führt zu einer kurzfristigen Verschiebung der stehenden Druckwelle in den peripheren Arterien des Probanden, ähnlich wie bei der Längenänderung einer Posaune.

Der RAC beruht auf der manuellen Erfassung dieser **Verschiebung der Puls-Druck-Welle** (▶ Abb. 8.23).

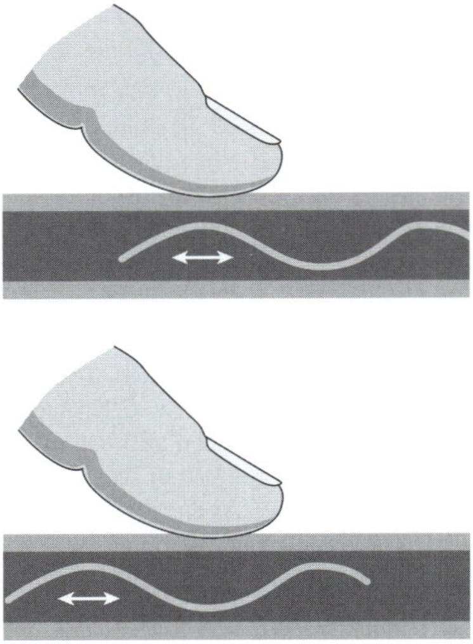

Abb. 8.23 Prinzip des RAC: Pulswellenverschiebung.

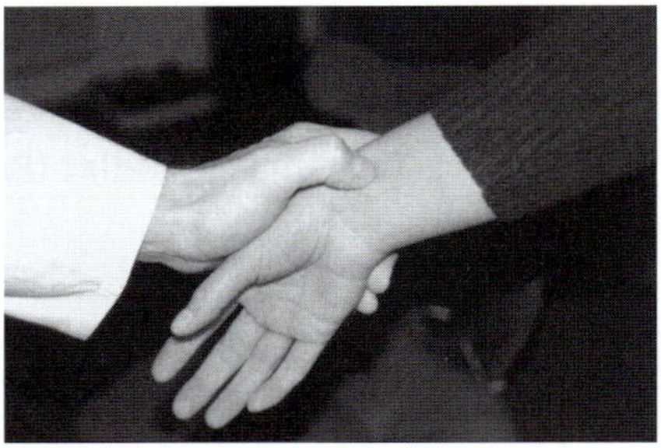

Abb. 8.24 Durchführung des RAC, Handhaltung.

Durchführung

Die Verschiebung der Pulswelle des Probanden ist nach kurzer Übung vom Untersucher mit dem Daumen zu tasten. Zur RAC-Testung hält der Untersucher lose das Handgelenk des Patienten/Probanden (▶ Abb. 8.24) und tastet dabei mit seinem Daumen den Radialispuls, um das Auftreten eines RAC-Phänomens festzustellen.

Ein Mikroreiz zum Störfeldnachweis kann auf verschiedene Weise gesetzt werden. So führt der Untersucher mit der freien Hand eine 2-ml-Ampulle mit Procain oder Lidocain, mit der gefüllten Ampullenspitze auf die Haut zeigend, im Abstand von ca. 0,5 cm über die zu testende Region. Handelt es sich um ein Störfeld, ist unmittelbar danach eine Verschiebung der Pulswelle zu tasten. Andernfalls fühlt man keine Veränderung.

Zu beachten:

- Sowohl von Arzt als auch Patient sollten vor der Testung alle Metalle, Magnetkarten, Quarzuhren etc. ablegen.
- keinerlei Berührung mit der Haut oder der Körperbehaarung des Probanden, um keinen sensorischen Reiz durch die Berührung auszulösen
- Konzentration des Testers ausschließlich auf den Patienten
- Konzentration des Patienten ausschließlich auf sich selbst

Einsatzmöglichkeiten für den RAC in der Neuraltherapie

Der RAC lässt sich gut als **Störfeldtest** einsetzen. Typische Fragestellungen sind:

Störfelder Narben und Meridiane:

- bei mehrfach operierten Patienten oder bei großen Narben: Welche Bereiche sind zuerst und welche überhaupt zu behandeln?

- Welcher Teil einer langen Körpernarbe hat Störfeldcharakter, welcher nicht?
- Welcher Akupunkturpunkt sollte neuraltherapeutisch mitbehandelt werden?

Störfelder Zähne (▶ Abb. 8.25):

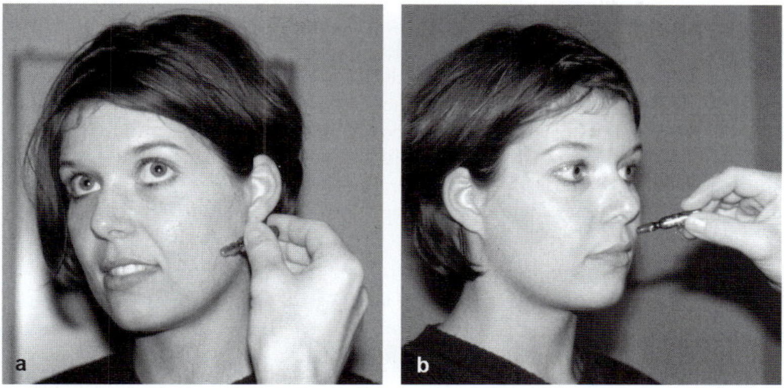

Abb. 8.25 Zahntestung mittels RAC.

- Welcher Zahn hat Störfeldcharakter?
- Störfeld und/oder Herd: Kongruenz oder Differenz zu bildgebenden Befunden der Zahnmedizin? (vgl. ▶ 5.5 Störfeld und Herdgeschehen, ▶ 8.3 Zahnärztliche Herddiagnostik)
- Welcher Zahn steht als Störfeld im Vordergrund bei einer (ggf. röntgenologisch nachweisbaren) größeren Anzahl von in Frage kommenden Zahn-Störfeldern?
- Testung wurzelbehandelter Zähne: derzeit behandlungsbedürftig?
- Besteht eine Amalgam-Belastung?
- (mit Hilfe von Nosoden:) Handelt es sich um eine Sinusitis maxillaris, Pulpitis oder Kieferostitis?

Bestes Mittel zur Therapie:

- Verträgt der Patient besser Procain, Lidocain oder andere LA?
- Weitere Fragestellungen, die ansonsten mit aufwändigen gerätegestützten Verfahren beantwortet werden müssten.

Bewertung des Tests

Vorteile:

- schnelle Durchführung ohne Hilfsmittel und elektronische Geräte, ggf. nur mit einer Ampulle Lokalanästhetikum, jederzeit und überall
- innerhalb von 2–3 Stunden von nahezu jedem Therapeuten zu erlernen

Nachteile

- störanfällig durch Ablenkung, wie z.B. mangelnde Konzentration des Testers auf den Patienten oder mangelnde Konzentration des Patienten auf sich selbst

8.4.6 Störfelddiagnostik mit Applied Kinesiology

Hans Garten

Bei der Applied Kinesiology (AK) handelt es sich um eine Herd- und Störfeldtestmethode, die schonender, zielgerichteter und aussagekräftiger ist als das ungezielte „Abspritzen“ vermuteter Störfelder in der Erwartung eines Sekundenphänomens oder einer Symptombesserung. Die falsch-negativen Befunde bei der neuraltherapeutischen Testung im Zahn-Kiefer-Bereich unterstreichen den Bedarf an alternativen Testmethoden. Die AK stammt aus der Manualmedizin (der „Erfinder“ Goodheart [1964] ist Doctor of Chiropractic), ist zielgerichtet und ergebnisorientiert und kann diese Lücke füllen. Die Methode ermöglicht dem Könner eine gezielte Stör-feld-Differenzialdiagnostik und die Diagnose von Kausalketten.

Definition

„Applied Kinesiology ist eine funktionell neurologische Methode, die die Veränderungen somatomotorischer Reflexantworten durch gezielt diagnostisch gesetzte sensorische Afferenzen zur Diagnose von funktionellen und strukturellen Störungen nutzt“.

Applied Kinesiology unterscheidet sich von anderen Kinesiologieformen durch die Verwendung einer Muskeltestform, die reproduzierbar ist, und standardisierte Testverfahren in den drei Bereichen Bewegungssystem, Stoffwechsel und Psyche [Garten 2004]. Die Ausbildung und Praxis wird vom International College of Applied Kinesiology (ICAK, www.ICAK.com, in Deutschland: DÄGAK; www.DAEGAK.de, in Österreich: ICAK-A; www.icak-a.at) geregelt. Qualifizierte Ärzte sind Inhaber eines Diploms dieser Gesellschaften.

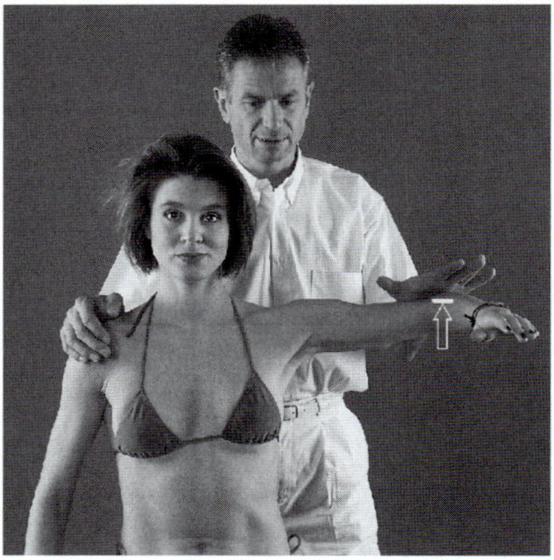

Abb. 8.26 Manueller Test des M. deltoideus (aus [Garten 2004]).

Manueller Muskeltest

Das diagnostische Handwerkszeug der AK ist der manuelle Muskeltest (▶ Abb. 8.26). Verschiedene Muskeln werden entsprechend ihrer neurologischen Zuordnung zu spinalen Segmenten und der funktionellen, erfahrungsgemäßen Zuordnung zu Organsystemen getestet, sodass ein System funktioneller neurologischer Diagnostik entsteht.

Ablauf

- Auswahl der Muskeln nach Anamnese und Beschwerdebild: So werden z.B. bei Störungen der Halswirbelsäule und der Schulter die Schultermuskeln entsprechend ihrer segmentalen motorischen Innervation aus dem Halsmark bzw. ihrer Funktion an der Schulter getestet.
- Der zu testende Muskel wird in eine Position gebracht, in der er seine optimale Wirklänge und seinen optimalen Wirkvektor hat. Dies stellt sicher, dass er gegenüber seinen Synergisten im Vorteil ist.

- Die Testhand nimmt weichen und gleichzeitig sicheren Kontakt zu dem Körperteil auf, der von dem Muskel bewegt wird, die andere Hand stabilisiert den Patienten, sodass dieser die Testposition beibehalten kann.
- Der Patient wird genau instruiert, in welche Richtung er mit maximaler Kraft drücken, ziehen oder schieben soll, um den Muskel in Aktion zu setzen.
- Mit der Testhand wird die Kontraktion isometrisch gehalten: Der Tester widersteht der Kontraktion des Patienten, bis kein weiterer Kraftzuwachs von Seiten des Patienten mehr festzustellen ist. Dann hat der Patient im Gleichgewicht mit dem Therapeuten die maximale isometrische Kraft dieses Muskels erreicht.
- Nun übernimmt der Therapeut die Führung und erhöht die Kraft nur minimal, so dass eine Auslenkung im Gelenk um wenige Grad auftritt, d.h. die isometrische Kontraktion geht nun in eine exzentrische über. Diese Phase darf nur kurz sein (schätzungsweise eine halbe Sekunde), da der Testdruck sonst den Muskel maximal verlängert: Die von außen eingesetzte Kraft ist in dieser Phase größer als die vom getesteten Muskel aufgebrachte und muss daher limitiert werden. Es wird in erster Linie geprüft, ob der Muskel beim Übergang von der Isometrik in die Exzentrik hartelastisch „verriegeln“ und sich an die veränderte Kraft von außen anpassen kann. Ist dies nicht der Fall, spürt man ein weiches Nachgeben oder sogar Zusammenbrechen der Kontraktion: Die Testposition kann nicht gehalten werden.

Aussagekraft

Bei dieser Form des Tests wird die gesamte motorische Funktion von Bewegungsplanung, -ausführung und -abstimmung geprüft (Feedforward, Efferenzkopie und Feedback [Garten 2004, Kandel et. al. 2000]), d.h. der monosynaptische segmentale Reflexbogen und dessen zentralnervöse Modulation (▶ Abb. 8.27).

Die Durchführung muss unbedingt in einem praktischen Kurs durch persönliche Instruktion erlernt werden, nur so kann er reproduzierbar und aussagekräftig zur Diagnostik genutzt werden.

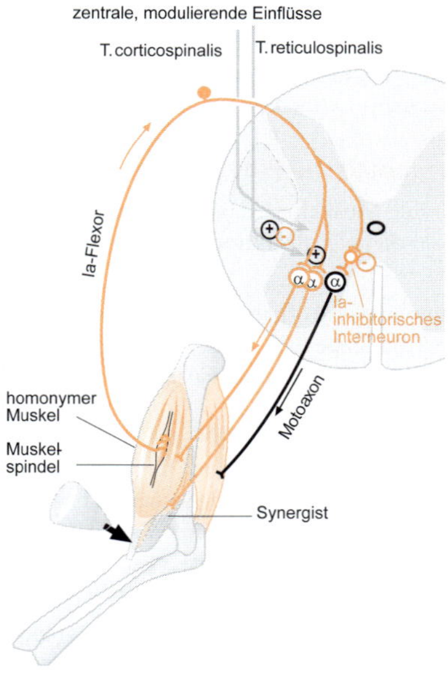

Abb. 8.27 Der monosynaptische Dehnungsreflex als längenerhaltende Einheit und seine zentralnervöse Modulation ist die neurologische Grundlage des manuellen Muskeltests der AK (aus [Garten 2004]).

Muskeltestreaktionen und ihre Bedeutung

Normoreaktiver Muskel – normale Funktion

Wenn der Muskel die Testposition halten kann, können wir ihn als „stark“ bezeichnen. Der Begriff ist hier nicht ganz korrekt, da hier nicht Kraft, sondern ausschließlich die Funktion getestet wird.

Wenn sich der Muskel durch manuelle Verkürzung der Spindelzellen schwächen lässt (▶ Abb. 8.28), hat er eine normale Funktion, er ist „normoreaktiv“. Auch andere dieser Inhibitionsmethoden (Stimulation des Sedationspunktes des zugeordneten Meridians, Auflegen eines Magneten auf die Spindelzellen des Muskels) können verwendet werden [Garten 2004, Garten/ Weiss 2007].

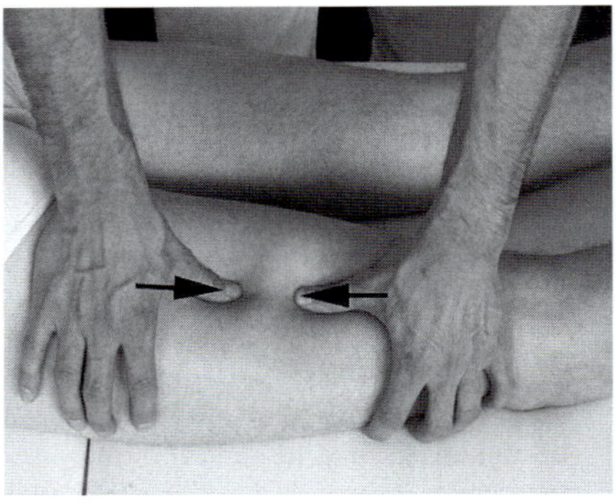

Abb. 8.28 Inhibition der ischiokruralen Muskulatur durch Spindelzellmanipulation (aus [Garten 2004]).

Dysreaktiver Muskel – hyper- und hyporeaktiv

Wenn der getestete Muskel die Testposition halten kann, aber nicht durch eine der Testmethoden zu schwächen ist, dann zeigt auch dies eine Dysfunktion an. Dieser Muskel wird als **hyperreaktiv** bezeichnet.

Eine weitere Variante ist der **hyporeaktive** („schwache“) Muskel, der die Testposition nicht halten kann.

Diagnostische Provokation

Da der Muskeltest das neuromuskuläre Segment **und** die zentrale Kontrolle prüft, kann diese Dysfunktion intramuskuläre, segmentale oder systemische Ursachen haben.

Die nächste Aufgabe besteht darin, die Ursache der Dysreaktion mit den Mitteln des Challenge (challenge, engl.: Herausforderung, Provokation) zu finden, die Therapie zu planen und entsprechend durchzuführen.

Dysreaktiver Challenge

Wenn ein normoreaktiver Indikatormuskel gefunden wurde, kann er für alle diagnostischen Fragestellungen benutzt werden, wo durch Challenge potenziell Stress (struktureller, chemischer oder emotionaler Art) erhöht, also das System des Patienten individuell belastet wird. Ist dies der Fall, dann ändert der normoreaktive Muskel seine Testreaktion in Richtung dysreaktiv.

Ein Beispiel ist der Test auf Verträglichkeit einer Substanz: Das Einbringen einer Substanz in den Mund (Zahnersatzmaterial, Medikament, Nahrungsmittel) stellt eine sensorische diagnostische Provokation dar, die vom motorischen System so beantwortet wird, dass der normoreaktive Muskel entweder unverändert bleibt (**negativer** Challenge) oder dysreaktiv wird (**positiver** Challenge). Im ersten Fall ist die Substanz für den Patienten indifferent, im zweiten Fall wird eine Unverträglichkeit durch eine Stressreaktion auf die orale Provokation sichtbar.

Auch strukturelle Stressoren können mit diesem Challenge untersucht werden: Ein Wirbel, der eine segmentale Dysfunktion mit Muskelhartspann und segmentale Hyperalgie verursacht und damit ein Störfeld darstellt, kann durch einen chirotherapeutischen Probeschub (vgl. ▶ 13.3 Manuelle Therapie) zur Dysreaktion eines vorher normoreaktiven Muskels führen, wenn er in die gesperrte Richtung geschoben wird.

Wenn der Patient eine solche gestörte Zone berührt (**Therapielokalisation** eines Störfeldes) und der Therapeut gleichzeitig einen im vorherigen Test normoreaktiven Indikatormuskel testet, wird der Indikatormuskel dysreaktiv (positive Therapielokalisation). Ausführliche Darstellung zu diesem Test s. [Garten 2004, Garten/Weiss 2007].

Normoreaktiver Challenge

Andererseits wird durch diagnostische Provokation mit der für den Patienten richtigen und verträglichen therapeutischen Maßnahme, also eine Art „Probetherapie", ein dysreaktiver Muskel normoreaktiv.

Ein Beispiel ist der Medikamententest: Ein dysreaktiver M. sternocleidomastoideus, der funktionell den Nebenhöhlen zugeordnet ist, kann verwendet werden, um eine Differenzialdiagnostik bei Sinusitis durchzuführen. Bei Mykosen würde etwa die Exposition gegen Candida D6, D12 oder eine andere Potenz den Muskel normoreaktiv werden lassen, bei einem Staphylokokkeninfekt Staphylococcus aureus D6. Das wirksame und verträgliche Antibiotikum würde im oralen Test den Muskel ebenso normoreaktiv machen wie ein Homöopathikum wie Hepar sulf. D6, wenn es im individuellen Fall wirksam ist.

Bei kraniomandibulärer Dysfunktion kann der Muskel durch einen Konstruktionsbiss, der die Mandibula in der optimal entlastenden Position hält, normoreaktiv werden, denn die Reposition der Mandibula führt zur Normalisierung der Kopfgelenksfunktion (der M. sternocleidomastoideus ist neben dem N. accessorius durch C2 motorisch innerviert).

Dies sind Beispiele therapeutischer Maßnahmen, die „chemischen" bzw. strukturellen Stress für das System des Patienten reduzieren.

Herd- und Störfelddiagnostik mit AK

Herd- und Störfeldsuche

- Als Indikatormuskel wird ein passender Indikatormuskel verwendet, z.B. für die Zahn-Kiefer-Region der M. infraspinatus oder der M. latissimus dorsi und getestet, ob er normoreaktiv ist.
- Therapielokalisation (▶ Abb. 8.29): Der Patient berührt ein verdächtiges Zahn-Kiefer-Areal durch Halten des Alveolarfortsatzes und Zahnes zwischen Daumen und Zeigefinger. Der Test ist zuverlässiger, wenn der Patient gleichzeitig den Zahn in die Alveole hineingedrückt hält (Challenge), da dies entzündliche Veränderungen provoziert.
- Wenn die so provozierte Region beherdet oder gestört ist, wird der Indikatormuskel während des Berührens und des Drucks dysreaktiv (hyporeaktiv oder hyperreaktiv).
- Für eine anschließende noch genauere Lokalisierung, z.B. „Krone, Wurzel oder Kieferknochen?" kann ein leitender Gegenstand wie ein Kugelstopfer oder eine Pinzette verwendet werden.
- **Differenzialdiagnose des gefundenen Herdes oder Störfeldes:** Mit Nosoden in Ampullenform wie chronische Pulpitis D6, Granulom D6, Kieferostitis D6 werden Störfelder, Schwermetallbelastungen mit potenzierten Schadstoffen wie z.B. Silberamalgam, Jodoform oder Palladium, alle in den Potenzen D6, D12, in manchen Fälen D30 bis D200 diagnostiziert. Die entsprechende Ampulle, in der Hand gehalten (diagnostische Provokation, „Challenge"), hebt eine durch die Therapielokalisation aufgetretene Dysreaktion auf, der Indikator wird wieder stark.

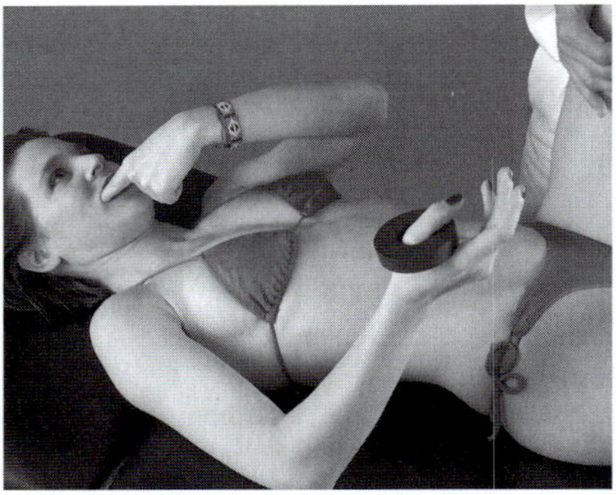

Abb. 8.29 Therapielokalisation eines Zahns und Testung des M. rectus femoris als Indikatormuskel. In der Abbildung wird zusätzlich ein Magnet auf dem Lymphgefäß nach Voll [Leonhard 1977] zur Verstärkung benutzt.

Anmerkung: Homöopathisch potenzierte Substanzen in Ampullen werden zum Testen in der Hand gehalten, chemisch definierte Substanzen wie Goldlegierungen, Nahrungsmittel oder orthomolekulare Substanzen werden in ausreichenden Mengen oral auf der Zunge getestet. Diese so genannte Schleimhauttestung ist exakter und sollte außer bei Giftstoffen bevorzugt werden.

Abklärung einer Therapieindikation

Die Differenzialdiagnostik des Herdes oder Störfeldes ist bei negativen klinischen Befunden (Röntgenbild, CT, MRT) nur mit der Methode der AK möglich. Die Bestätigung des Herd- oder Störfeldcharakters sollte vor der Indikation invasiver Maßnahmen (Extraktionen, Wurzelfüllungen, Leerkieferrevisionen) mit mindestens einem weiteren Verfahren wie z.B. mit dem Dekoder-Dermogramm erfolgen (z.B. ▶ 8.4.8 VEGA-Check).

Der Testbefund der AK wird gleichzeitig mittels Neuraltherapie verifiziert und die Fernwirkung (Störfeldcharakter) der verdächtigen Region geprüft, um die Berechtigung einer invasiven Maßnahme nochmals abzusichern. Die neuraltherapeutische Injektion an den Zahn bessert das Beschwerdebild, wenn die AK-Testung richtig war und der Herd mehr als nur eine lokale Wirkung hat (▶ 8.4.3 Huneke-Test).

Abklärung einer Fernwirkung mittels AK

Beispiel: Ein Patient beklagt einen Abduktions- und Innenrotationsschmerz der rechten Schulter. M. deltoideus und infraspinatus sind im Test funktionell schwach (hyporeaktiv) und schmerzhaft. Auf der Panorama- oder DVT-Aufnahme lassen sich die in Frage kommenden Herde eingrenzen: Es findet sich ein wurzelbehandelter Zahn 4 7 und eine verdächtige Leerkieferregion 3 6. Um zu klären, ob die Schulterbeschwerden mit den Zahnbeherdungen zu tun haben, führt der Patient nun eine Therapielokalisation in der verdächtigen Region durch. Das Berühren von 4 7 führt zu einer Stärkung der hyporeaktiven Schultermuskeln, die Therapielokalisation von 3 6 dagegen nicht: Die beherdete Region 4 7 stellt für die Schulterschmerzen zumindest eine wesentliche Mit-Ursache dar. Die neuraltherapeutische Injektion an den Zahn 4 7 kann dies bestätigen, indem nach fachgerechter Injektion die vorher hyporeaktiven Muskeln normoreaktiv werden und im günstigsten Fall eine nachfolgende Besserung der Schulterbeschwerden eintritt.

Dieses Vorgehen führt in vielen Fällen schneller und zuverlässiger zu einer Diagnose als die ausschließliche neuraltherapeutische Testung mittels Beobachtung einer Schmerzreduktion durch den Patienten oder Prüfung auf Besserung des Bewegungsumfanges: Die Schulterschmerzen können multifaktoriell verursacht sein, dann wird die Injektion an das Störfeld allein evtl. noch keine für den Patienten spürbare Veränderung der Beschwerden erbringen. Die Testung mittels AK kann dagegen sofort, d.h. in der gleichen Sitzung wesentliche (Teil-)Ursachen aufdecken, die daraufhin schnell und gezielt (chirurgisch oder neuraltherapeutisch) behandelt werden können.

Testung der Differenzialtherapie von Störfeldern

Die Indikation zu schwierigen Injektionen wie an das Ggl. ciliare, das Ggl. coeliacum oder den lumbalen Grenzstrang kann vor ihrer Durchführung mit AK getestet und diese Injektionen danach bereits gezielt zur Therapie verwendet werden. Der in AK geübte Therapeut kann damit die Anzahl seiner invasiven diagnostischen Maßnahmen senken, sofern er die Durchführung und Interpretation der Resultate der AK sicher beherrscht.

Beispiel Leberstörfeld

Segmentale Störfeldwirkungen der Leber und solche, die den rechten Quadranten betreffen, sind häufig und lösen reflektorisch (viszerosomatisch) Störungen der Wirbelsäulensegmente T5 bis Th10 [Garten 2004, Ward 2003] und der rechten Schulter aus (▶ 10.3.5 Segment Leber). Die viszerale Osteopathie (vgl. ▶ 13.3 Manuelle Medizin) spricht von einer Fixation und/oder Ptose der Leber, „sie hängt unter Spannung an der Aufhängung am Zwerchfell". Diese mechanische Störung kann mit metabolischen Störungen vergesellschaftet sein, die sich in geringer Alkoholtoleranz, hormonellen Störungen (Dysmenorrhö), Kopfschmerzen u.a. äußern können.

Bei der Testung finden wir eine positive Therapielokalisation über der Leber, eine positive sensorische Provokation (Challenge) durch Leberkompression oder eine Dehnung der Ligg. triangularia dextrum und sinistrum: Ein positiver Challenge bedeutet in all diesen Fällen, dass dabei oder danach ein normoreaktiver Indikatormuskel dysreaktiv wird.

Im therapeutischen Spektrum stehen z.B. neben einer viszeral osteopathischen Manipulation und einer orthomolekularen Therapie auch eine Injektion an das Ggl. coeliacum zur Verfügung. Man testet, ob eine Therapielokalisation über der Leber oder der mechanische Challenge durch Procain oder ein anderes Lokalanästhetikum wieder aufgehoben wird, indem man einen Tropfen des Lokalanästhetikums auf die Zunge des Patienten träufelt. Wenn dies der Fall ist, sollte genau mit diesem Lokalanästhetikum die Injektion durchgeführt werden. Die Indikation und der voraussichtliche Erfolg einer Injektion an das Ggl. coeliacum für andere Oberbauchorgane kann auf entsprechende Weise ebenfalls vor Durchführung überprüft werden.

Beispiel Niere/Nebenniere

In der AK-Testung ist die Therapielokalisation zur Nierenregion oft positiv, d.h. es finden sich häufig Hinweise auf eine Störung der Nieren-/Nebennierenregion. Die Ursachen hierfür sind vielfältig: Bei der Entbindung kann eine Nierenptose entstehen; Nierenfixationen können in Folge von inflammatorischen und toxischen Prozessen auftreten.

Man kann die möglichen therapeutischen Alternativen (z.B. manuelle Beseitigung einer Nierenptose oder -fixation, medikamentöse Behandlung [orthomolekular, phytotherapeutisch, allopathisch] und die Injektion an das Ggl. coeliacum [als Sympathikusblockade]) testen. Auch hier muss das Lokalanästhetikum, das angewendet werden soll, die Therapielokalisation und den Challenge wieder aufheben.

Bewertung der Methode

Die Herd- und Störfeldtestung der Applied Kinesiology ermöglicht dem Könner eine präzise, schnelle und differenzierte Herd- und Störfeldsuche, die für den Patienten nicht belastend ist. Sie erlaubt, die gefundenen Herde und Störfelder einer Störung im Bewegungssystem oder einer Organstörung zuzuordnen. Auch die Differenzialtherapie lässt sich auf diese Weise testen.

Die Methode ist daher für eine Praxis, die Herd- und Störfelddiagnostik und -therapie betreibt, von großem Nutzen, um die diagnostische und therapeutische Treffsicherheit zu erhöhen und Indikationen für invasive Maßnahmen abzusichern. Sie bedarf jedoch einer sehr fundierten Ausbildung und täglicher Übung, um sichere Aussagen zu erzielen.

8.4.7 Thermoregulationsdiagnostik (TRD)

Gerd Droß

Unter Thermografie versteht man die Messung und grafische Darstellung der Hauttemperatur.

Grundlage der Thermografie ist die Entdeckung der Head-Zonen auf der Haut durch den englischen Neurologen Sir Henry Head im Jahre 1898. So besteht zwischen inneren Organen und umschriebenen Hautzonen eine neuronale viszerokutane Verschaltung.

Jede Funktionsstörung und Krankheit geht mit einer Abweichung der Organdurchblutung einher. Diese spiegelt sich, vermittelt über den segmentalen Reflexbogen, im zugehörigen Hautareal durch eine Änderung der Temperatur. Diese Veränderung erfolgt allerdings eher segment- als organspezifisch, so dass eine Zuordnung von Organ zu Hautareal nur indirekt möglich ist.

Die Erfassung der Temperaturverteilung auf der Körperoberfläche lässt umgekehrt Rückschlüsse auf den Zustand innerer Organe zu.

Im Kopfbereich existiert keine vergleichbare segmentale Innervation. Dennoch erlaubt die Temperaturmessung auch hier eine Aussage.

Mit den heute verfügbaren Fühlern ist eine Messung der Haut und ihrer Temperaturveränderungen in Echtzeit möglich, entsprechende Auswerteprogramme erlauben Rückschlüsse auf die Regulation der inneren Organe.

Geschichte

Seit dem Altertum wird die Bestimmung der Hauttemperatur diagnostisch genutzt. Dabei war das Erfühlen der unterschiedlichen Hautwärmeareale mit den Fingern oder dem Handrücken rein subjektiv und kaum reproduzierbar. Im 17. Jahrhundert wurde erstmals die genaue Bestimmung der Körpertemperatur mit neu entwickelten Thermometern möglich (**Quecksilberthermometer**). Die Messungen blieben bis zur Mitte des 20. Jahrhunderts auf das Aufzeichnen der mittleren Körperkerntemperatur anal, oral und axillär beschränkt. Die Messgeräte waren zu träge für die Hauttemperatur.

Die ersten **Infrarotthermografien** führte Lawson 1956 zur Mammakarzinom-Diagnostik durch. Der hohe Preis der Geräte verhinderte eine weitere Verbreitung.

Ab 1970 kam die **Flüssigkristall-Plattenthermografie** zum Einsatz. Mit den flächigen, bunten Abbildungen ließen sich anhand der Hautwärme regionale Unterschiede der Perfusion darstellen. Einsatzgebiete waren Neurologie (Messung der Gehirndurchblutung), Gynäkologie (Mammadiagnostik) und Orthopädie. Die unhandlichen Platten, die schwierige Interpretation und die geringe Spezifität verhinderten die weitere Anwendung in der täglichen Praxis.

Anfang der 1950er Jahre wurden die ersten **Bolometer** zur kontaktlosen Messung der Wärmeabstrahlung der Haut entwickelt. Ernst Schwamm erkannte die Chance, hierdurch ein Maß für die Regulationsfähigkeit des Probanden zu bekommen. Er prägte als Begründer der Thermografie den Begriff Thermoregulationsdiagnostik (TRD) [Schwamm 1953].

Elsen war es, der erkannte, dass eine einmalige Messung nur eine geringe Aussagefähigkeit besitzt, eine zweite Messung nach einem Kältereiz aber ein viel besseres Bild der Regulation wiedergibt [Elsen 1953].

Arno Rost standardisierte die Messareale und führte das so genannte Normthermogramm ein [Rost, 1967].

Die Firma Eidam brachte 1978 die ersten Thermofühler zur **Kontaktmessung** auf den Markt. Mit ihnen konnte Rost die bis heute gültigen Regeln der Regulationsthermografie aufstellen. 1979 wurde das **Thermognost™** erstmals angeboten. Der Fühler musste auf 34 °C vorgeheizt werden, was auf kalten Hautarealen zu Messfehlern bis zu 0,6 °C führen konnte. Dieses Manko behob das 1987 entwickelte **Eidatherm™** mit einem neuen elektronischen Fühler.

Für den Abkühlungsreiz nach der ersten Messung diente zunächst ein Wasserbad mit 10–12 °C, in das die Hände bis zur subjektiven Unbehaglichkeit gehalten wurden. Heute ist es üblich, den entkleideten Patienten zehn Minuten einer Raumtemperatur von 20 °C auszusetzen.

Das 1994 eingeführte **CRT 2000™** ermöglichte die computergestützte Auswertung der Messergebnisse. Ein neu entwickelter Fühler mit einer viel kürzeren Ansprechbarkeit erfasst in einer Sekunde etwa 40 Messwerte am Messpunkt, aus denen ein Mittelwert gebildet wird. Thermogramm und Auswertung können gespeichert und mit einem handelsüblichen Drucker ausgedruckt werden.

Normthermogramm

Um einen Vergleich der Messung mit den Werten eines normalen, gesunden Menschen zu ermöglichen, entwickelte **Rost** 1967 das Normthermogramm. Diese Bezugswerte stellen theoretische Idealwerte dar. Sie werden im Thermogramm als graue Unterlegungen ausgedruckt.

Das später ermittelte **Herdecker Normalthermogramm** [David 1987] beinhaltet die gemittelten Messwerte von 437 jungen, klinisch gesunden Sportlern. Es zeigten sich viele Übereinstimmungen mit dem Normthermogramm von Rost, aber es wurde auch deutlich, dass diese Durchschnittswerte nur einen Spiegel der momentanen gesundheitlichen Gesamtsituation einer klinisch beschwerdefreien Bevölkerung darstellen. Gehäufte Belastungen fanden sich darin auch bei diesen „Gesunden“ im Bereich der Nasennebenhöhlen, der Bronchien, des Darms und des Immunsystems, was sich mit den Erfahrungen des Autors in zehnjähriger Anwendung des TRD deckt.

Messprogramme

Die von Rost eingeführten standardisierten Messareale bilden die Grundlage der Thermografie. Sie ermöglichen den inter- und intraindividuellen Vergleich verschiedener Messungen. Es gibt drei Messbereiche:

- **Körperthermogramm** mit 60 Messarealen und einer Unterteilung in sechs Körperregionen (1 = Kopf, 2 = Hals, 3 = Brust, 4 = Oberbauch, 5 = Unterbauch, 6 = Rücken)

- **Zahn-Kiefer-Thermogramm** mit 32 Arealen, getrennt in Ober- und Unterkiefer für die rechte und linke Seite (Region 7–10 entspricht den vier Quadranten)
- **Mammathermogramm** bei Frauen mit insgesamt 26 Arealen (Region 11 für die rechte, Region 12 für die linke Mamma)

Messablauf

- In der **Ruhephase** zur Vorbereitung auf die Messungen liegt oder sitzt der Patient ca. 30 Minuten im Messraum bei 20–22 °C.
- Die **erste Messung** (Basismessung) wird möglichst zügig am sitzenden Patienten durchgeführt; Dauer: ca. 5 min
- Danach folgt die **Abkühlungsphase** des entkleideten Patienten; Dauer: 10 min
- Die **zweite Messung** soll: innerhalb von 30 Minuten begonnen werden, so lange bleibt das Temperaturmuster nach Ende der Abkühlphase konstant.

Aus der **Beurteilung der Messergebnisse** zieht der Therapeut erste Schlüsse und entscheidet über eine mögliche (z.B. neuraltherapeutische) Intervention, z.B. Anspritzen eines in der TRD erkennbaren Störfeldes.

- Die **dritte Messung** beurteilt den Therapieerfolg dieser Intervention. Interessant ist, dass sich oft Effekte einstellen, die auf eine Fernwirkung der behandelten Region hinweisen. Schon die Gabe von 1 ml Procain i.v. führt zu deutlichen Veränderungen im Thermogramm, wohingegen eine dritte Messung **ohne** vorherige neuraltherapeutische Intervention unveränderte Messresultate liefert.

Verhaltensmaßregelnvor der Messung

Für eine reproduzierbare Messung müssen folgende Regeln beachtet werden:

- Der Patient sollte etwa 1,5 bis zwei Stunden Zeit einplanen. Stress, Hast und Zeitdruck sind zu vermeiden.
- Messungen vormittags durchführen: Die Regulation des Organismus ist dann am besten und die tageszeitbedingten Schwankungen am geringsten.
- Am Morgen vor der Messung sollte der Patient keine Genussmittel wie Kaffee, Schwarztee, Alkohol und Zigaretten zu sich nehmen. Sie regen das Vegetativum an und beeinflussen die Körpertemperatur. Ein leichtes Frühstück mit Kräuter- oder Früchtetee und reichlich Wasser ohne Kohlensäure ist erlaubt.
- Lebensnotwendige Medikamente sollten unverändert eingenommen werden. Regulationsblockierende Substanzen (Kortison, Psychopharmaka, Zytostatika) müssen angegeben und bei der Auswertung berücksichtigt werden.
- Am Morgen der Messung sollte der Patient sich nicht waschen, duschen, massieren, eincremen oder schminken, um jegliche Irritation der Haut zu vermeiden.
- Männer müssen sich am Vorabend gründlich rasieren. Bartstoppeln können den Thermofühler zerstören. Bei Bartträgern ist ein Zahn-Kiefer-Thermogramm nicht möglich.
- Die Kleidung sollte weit und locker sein und möglichst aus Naturfasern bestehen. Einschnürende oder einengende Kleidung kann den Wärmehaushalt ebenso beeinflussen wie Kunstfasern.
- Akute Infektionskrankheiten auch ohne Fieber schließen eine Thermoregulationsdiagnostik aus. Der Termin muss dann verschoben werden.
- Bei der Frau sollte die Messung in der ersten Zyklushälfte erfolgen. Bei Einnahme von Ovulationshemmern oder Hormonen ist die Zyklusphase unerheblich.
- Psychische oder physische Beanspruchungen können die Messungen erheblich beeinflussen.

Auswertung

Optische Auswertung der Strich- oder Balkengrafik: Dafür ist eine gewisse Erfahrung notwendig, die sich bei regelmäßiger Beschäftigung mit der Materie aber schnell einstellt.

Regulationsbilder:
- Normregulation
- Hyperregulation: zu starke Veränderung der Temperaturwerte nach einem Reiz
- Hyporegulation: zu schwache Temperaturänderung
- chaotische Regulation: Alle Regulationsformen existieren bunt gemischt nebeneinander.
- paradoxe Regulation: Statt einer zu erwartenden Erwärmung kommt es zur Abkühlung und in Arealen, die normalerweise mit einer Abkühlung reagieren sollten, zu einer Erwärmung.

EDV-gestützte Auswertung: Eine Reihe von Parametern, die das menschliche Auge nicht erfassen kann, können durch die Messprogramme ausgewiesen werden:
- Temperaturdifferenzen: Die **Temperaturblöcke**, getrennt für die rechte und linke Körperhälfte, erlauben eine schnelle Übersicht.
- Der Mittelwert aus beiden Körperhälften wird als **Gesamttemperatur** angegeben. Chronische Irritationen wie beherdete Zähne verursachen meist Seitendifferenzen der Gesamttemperatur.
- Die chaotische Regulation (alle Formen der Regulation finden sich ohne jegliche Ordnung nebeneinander) wird durch den **Chaosindex** (**CI**) quantifiziert. Er soll einen Gradmesser für chronische Prozesse darstellen. Durch den Vergleich des CI-A (Erstmessung), CI-B nach Belastung durch Abkühlung und CI-C nach therapeutischer Intervention gilt er als der wichtigste thermografische Indikator für die Reaktionsfähigkeit des Systems. Skala: 0–8 (0 = bester, 8 = schlechtester Wert, anschaulich für den Patienten am ehesten vergleichbar mit dem Schulnotensystem)
- Im **Regulationsprofil** (**RP**) werden die Regulationsbilder der einzelnen Bereiche in farbigen Balken dargestellt. Die jeweilige Balkenlänge entspricht dem prozentualen Anteil der einzelnen Zustände und ermöglicht einen schnellen Überblick über das Regulationssystem. Der rechte Balken repräsentiert die Starren und damit den ungünstigsten Zustand.
- Mit dem **Richtungsindex** (**RI**) werden die paradoxen Regulationen erfasst. Der RI wird gebildet aus dem Quotienten von paradox erwärmten und überschießend stark abkühlenden Werten. Die Skala reicht von 0–6 (3: neutral, 2,5–3,5: normal). Zeigt der RI Werte zwischen 3,5 und 6, liegt ein Überhang an paradoxen Reaktionen vor. Zu viele paradoxe Reaktionen sollen auf eine Tendenz zu entzündlichen Veränderungen hinweisen. Ein RI unter 2,5 repräsentiert einen Überhang stark abkühlender Werte und soll auf ein mehr allergisch-toxisches Geschehen hinweisen.
- Der **Fächer** ist eine Demonstrationsmöglichkeit für den Patienten in stark vereinfachender Form.
- Ein so genannter **Gesundheitsstatus** liefert Therapieempfehlungen.

Mit allen diesen Faktoren können keine klinischen Diagnosen erstellt werden, der Therapeut erhält aber eine Reihe wertvoller Hinweise zur Diagnosefindung. Man muss sich jedoch bewusst sein, dass in alle Rechenformeln zur Ermittlung von Indices immer auch ein subjektiver Bewertungsfaktor desjenigen einfließt, der die Formeln erstellt hat.

Interpretation und klinisch-therapeutische Konsequenzen

Folgende Informationen gewinnt man in der Neuraltherapie mit dem TRD:

Reaktionsbereitschaft des Organismus: Wie reaktionsbereit, aber auch wie belastbar ist ein Patient für eine zu planende Behandlung? Möglicherweise muss zunächst eine Ausleitungstherapie durchgeführt werden, möglicherweise auch eine Roborierung (Stärkung).

Ursachensuche und Beispiele für mögliche Aussagen des TRD: Grundsätzlich müssen alle Einzelwerte immer im Zusammenhang mit dem Gesamtbild gesehen werden. Der zweite Wert, also der nach dem Kältereiz, ist in der Regel der wichtigere.

- Wo liegt der **Hauptschwerpunkt einer chronischen Krankheit**: Kopf- oder Bauchregion? Liegt der Schwerpunkt der Belastung im Kopfbereich, findet sich die primäre Störung im Nasennebenhöhlen- oder Zahn-Kiefer-Bereich? Deutliche Temperaturdifferenzen zwischen rechter und linker Seite geben im Kopf- und Halsbereich Hinweise auf einseitige dentogene, sinugene, tonsillogene oder otogene Belastungen. Halbseitendifferenzen können auch durch Blockierungen der Kopf- oder Kiefergelenke mit Auswirkungen auf das gesamte Achsenskelett bis zu den Ileosakralgelenken verursacht werden.
- Das **Zahnthermogramm** weicht häufig von der Norm ab. Bestehen umschriebene Regionen mit starrer Regulation, beziehen sich diese meist auf einzelne Zähne. Treten sie gehäuft auf, liegt meist eine allgemeine Belastung vor (Toxine? Füllungsmaterialien?). Dann ist auch das Kopfthermogramm insgesamt starr und der Pankreaswert reguliert warm.
- Bei inhalativen **Umweltbelastungen** finden sich neben einem starren Kopf- und Zahnthermogramm überschießende Regulationswerte im Brustbereich, regulationsstarre Ellenbeugen und ein starrer, warmer L4-Wert. Bei Nikotinbelastung ist das Zahnthermogramm starr, eher hypertherm und ohne Sinuskurve.
- Im **Darm** lassen sich dyspeptische Störungen durch Gärung oder Fäulnis, allergische oder mykotisch-infektiöse Belastungen unterscheiden.
- Pathologische Veränderungen vieler anderer Bereiche können Hinweise auf spezielle Störfelder geben.

Bewertung der Methode

Ein korrekt durchgeführtes Regulationsthermogramm weist eine Fülle von Informationen auf, die selten alle genutzt werden. Die Arbeit des Neuraltherapeuten bekommt mit Hilfe dieser zwar aufwändigen, aber delegierbaren Untersuchung eine solide Grundlage. Sie kommt in vielen neuraltherapeutischen Praxen vor allem bei schwierigeren Fällen zum Einsatz.

Die wissenschaftliche Literatur zu Aussagekraft und Reproduzierbarkeit der Methode ist bis heute spärlich geblieben. Erste Versuche einer großen Datenbank werden derzeit in Nordamerika durch die zentrale Erfassung von TRD-Bildern von untersuchten Patienten in Kanada unternommen.

8.4.8 Diagnostik von Störfeldern mit elektrophysiologischen Verfahren am Beispiel des VEGACHECK

Hans C. Peyer

Geschichte

Zu Beginn der 1980er Jahre begann die Firma VEGA auf der Basis der Arbeiten von H.W. Schimmel und O. Bergsmann (1979) sowie F. Morell mit der Entwicklung eines Gerätes zur segmentalen Registrierung von funktionellen Störungen (**Segmentelektrographie**, SEG nach Schimmel) [Dumitrescu 1983]. Die wissenschaftliche Grundlagenforschung dazu wurde am Institut für Arbeits- und Sozialmedizin der Universität Heidelberg und an der Lungenfachklinik des Landeswohlfahrtsverbandes Württemberg betrieben. 1991 kam das VEGA D-F-M auf den Markt, dessen Nachfolgemodell heute als VEGACHECK zur Diagnostik funktioneller Störungen zum Einsatz gelangt [Heim/Schimmel 1989]. Einen ähnlichen Weg beschritt die Firma Jahnke Bioelektronik mit der **Decoder-Dermografie**.

Während in der Elektroakupunktur nach Voll (▶ 8.4.9) der Hautwiderstand durch den Therapeuten an einzelnen Akupunkturpunkten gemessen wird und dabei die Reaktionen auf eine in den Testkreislauf eingebrachte Information ermittelt werden, ist die Methode des VEGACHECK vollautomatisch und damit von Einflüssen des Therapeuten weitgehend unabhängig.

In der biophysikalischen Informationstherapie (BIT) hat sich das Verfahren zur Diagnostik und Kontrolle des Therapieverlaufs etabliert.

Prinzip der Segmentelektrografie

Bei der Segmentelektrografie ist der Patient an Händen, Füßen und Stirn über sechs Elektroden mit dem Messgerät verbunden. In einem bestimmten Rhythmus werden ultraschwache elektrische Impulse (10 oder 13 Hz) gesetzt. Durch Messung des Hautleitwerts wird ermittelt, wie der Körper die Signale verarbeitet und wie sich der Messwert im Laufe der Testung verändert, d.h. wie der Körper auf den elektrischen Reiz reagiert (Ausgleich, Überreaktion, Starre). Eine solche Messung gibt Auskunft über den Gesamtregulationszustand des Organismus und eignet sich als Hinweisdiagnostik zur Aufdeckung von Störfeldern, weil eine Quadrantenzuordnung möglich ist.

Bei der Messung wird der menschliche Körper in sieben Areale eingeteilt. Zwischen den Elektroden fließen die Impulsströme in zwei so genannten Lang- und zwei Kurzprogrammen.

Diese Funktionsdiagnostik wird in Ergänzung zu herkömmlichen Abklärungen und stets zusammen mit der Anamnese eingesetzt. Sie ermöglicht damit ein gezieltes therapeutisches Vorgehen, minimiert den Aufwand an Behandlungen für alle Beteiligten und reduziert die Leidenszeit des Patienten.

Wissenschaftliche Grundlagen

Die Grundlagen der Messung beruhen auf dem Verständnis

- des Grundsystems nach Pischinger
- der Homotoxinlehre nach Reckeweg
- dem Konzept der energetischen Pathologie
- dem Reiz-Reaktions-Schema nach Selye

Demzufolge lassen sich biologische Vorgänge durch elektrische Veränderungen darstellen.

Die Interpretation der einzelnen Messkurven und des Regulationsverhaltens bedarf großer Erfahrung des Therapeuten. Ein automatisches Interpretationssystem, das dem Einsteiger die Hinweisdiagnostik erleichtert, ist im VEGACHECK integriert [Rademacher/Mölleney 2003].

Klinische Bedeutung

Eine Störfeldsuche ist v.a. dann sinnvoll, wenn sich anhand von Anamnese und energetischer Testung entsprechende Hinweise auf Störfelder ergeben. Die Reaktionen des Körpers auf die elektrische Reizung zeigen sich in den aufgezeichneten Kurven. Sie ermöglichen folgende Hinweise:

- energetischer Gesamtzustand und energetische Reserven
- allgemeine Regulationsfähigkeit (Reaktionsfähigkeit auf definierte Reize)
- Erkennen von akuten und chronischen Belastungen
- Zuordnung von rechts- und linksseitigen Belastungen
- Aufspüren von Störfeldern und Herden (Quadrantenzuordnung)

Eine solche Übersichtsdiagnose eignet sich

- für Untersuchungen der Psycho-Neuro-Immunologie
- für eine Testung des vegetativen Nervensystems
- für eine Unterscheidung in akute/chronische Beschwerden
- zur Abklärung einer allergischen Disposition
- zur Klärung von Organbelastungen, Entzündungsherden und Stressituationen
- zur Klärung mikrobieller und viraler Belastungen sowie Umweltbelastungen

Bedeutung für die Neuraltherapie

Wichtig für die Neuraltherapie sind die Aussagen zum allgemeinen Regulationsverhalten und Anhaltspunkte für dominante Störfelder. In Kombination mit den anamnestischen Angaben wird die Interpretation der Messung vorgenommen, die daran anschließende Austestung mit dem VEGA-Test erhärtet den Störfeldverdacht. Somit erfolgt das neuraltherapeutische Vorgehen zielorientierter und zeitaufwändige lokale und segmentale Behandlungsversuche lassen sich vermeiden.

Beispiele:

- Patient mit chronischer Sinusitis; im VEGACHECK Hinweis auf Belastung im kleinen Becken: Bei der Austestung mit Organampullen findet sich ein positiver Befund für die Prostata. Somit wird dieser Patient primär an der Prostata neuraltherapeutisch behandelt, um das dominante Störfeld auszuschalten.
- Patientin mit rezidivierenden Zystitiden; im VEGACHECK Hinweis auf Kopfstörfeld und Regulationsstarren in mehreren Ableitungen: Anamnese und OPG-Befund ergeben einen wurzelbehandelten Frontzahn. Nach Injektion an diesen Frontzahn wird die Messung wiederholt, die Regulationsstarren sind aufgehoben, ein Störfeldeinfluss dieses Zahnes ist damit sehr wahrscheinlich. Die weitere Therapie wird in Zusammenarbeit mit einem ganzheitlichen Zahnarzt durchgeführt.

Anwendung in der Störfelddiagnostik

Mit energetischen Testverfahren kann ein vorhandenes Störfeld in einfach gelagerten Fällen rasch aufgefunden und über die neuraltherapeutische Injektion an dasselbe seine pathophysiologische Bedeutung bestätigt werden. In komplexeren Situationen sind oftmals ganze Störfeldketten zu finden, wobei auch hier über die Testung deren Hierarchie ermittelt werden kann. Der VEGACHECK ermöglicht vor allem:

- Nachweis von Kopfstörfeldern
- Therapiekontrolle bei Störfeldsuche
- Abklärung weiterer Störfelder bei therapieresistenten Fällen
- Hinweis auf blockierte Grundregulation

Nach den Erfahrungen des Autors sind gerade Symptome im Schulter-Arm-Bereich wie die Epicondylitis radialis oder ulnaris, das Karpaltunnelsyndrom und die Tendovaginitis der Flexoren störfeldbedingt, weshalb sich hier die Suche nach einem übergeordneten chronischen Reizzustand mit einem derartigen Testverfahren vor Beginn der eigentlichen Therapie anbietet, insbesondere dann, wenn der Patient über viele bislang frustran verlaufene Therapien berichtet.

8.4.9 Störfeldsuche mit Elektroakupunktur nach Voll (EAV)

Wolfgang Schmitz-Harbauer

Geschichte

Mit der „Elektroakupunktur" führte Reinhold Voll in den 1950er Jahren eine Methode ein, die Akupunkturpunkte und Meridiane nicht nur zur Behandlung wie de la Fuye in den 1940er Jahren, sondern auch zur Informationsgewinnung nutzt [Voll 1955].

8

Pathophysiologische Grundlagen

Der Nachweis der besonderen Rolle des Mesenchyms an den Akupunktur- und Elektroakupunkturpunkten [Heine 2007] liefert die wissenschaftliche Grundlage für die von der Elektroakupunktur betonte Funktion des Mesenchyms [Voll 1962] bzw. der Grundsubstanz [Pischinger 1989] und zeigt, wie grundlegend der von Voll eingeführte Begriff des „Mesenchymabfalleimers" seinerzeit war. Dessen Inhalt, d.h. die belastenden Faktoren eines Individuums zu erkennen, ist der diagnostische Teilaspekt der Elektroakupunktur nach Voll.

Die EAV beruht auf der Erkenntnis, dass alle Stoffe wie auch der Körper selbst in energetischer Wechselbeziehung zueinander stehen. Mit Hilfe der spezifischen Messanordnung der EAV sollen diese Beziehungen elektrisch messbar gemacht werden. Geprüft wird die individuelle Reaktion des Patienten auf einen definierten Reizstrom an definierten Akupunkturpunkten (**Elektro-Akupunktur**).

Die ätiologisch am Krankheitsgeschehen vermutlich beteiligten Faktoren werden ausgetestet und entsprechende Systembezüge aufgedeckt. Aus dem so genannten **Systembezug** – der Zuordnung eines oder mehrerer Störfaktoren zu dem gestörten Subsystem – leitet der Therapeut eine individuelle Therapieplanung ab. Kommt es zu einer signifikanten Messwertänderung bei einem Kontakt der Untersuchungswabe mit dem zu untersuchenden Belastungsfaktor, so folgt daraus, dass dieser Faktor eine Rolle im individuellen Regulationsgeschehen spielen muss.

Die Methode stellt also in erster Linie ein **diagnostisches Verfahren** dar, wenngleich aus den Ergebnissen Therapievorschläge abgeleitet werden können. Mit dieser Messanordnung kann das Ansprechen auf homöopathische Einzelmittel getestet werden.

Auf Grund der Reizantworten an unterschiedlichen Messpunkten kann der EAV-Untersucher individuell und systemisch passende Arzneimittel und Maßnahmen auswählen. Diese fließen in Therapievorschläge u.a. zur Störfeldsanierung ein.

Messung von Belastungen

Umwelt- und Inweltfaktoren

Mit der Darstellung des „Mesenchym-Abfalleimers“ hat Voll in den 1960er Jahren einen Beitrag zur Systematisierung der verschiedenen Belastungsmöglichkeiten lebender Systeme geleistet. Er unterscheidet Umwelt- und Inweltfaktoren als potenzielle Risikofaktoren für die Gesundheit:

Umwelt	Inwelt
physikalische Stressfelder	Genussmittel(-gifte)
biologische Belastungen	Fehlernährung
chemische Belastungen	Herde, Störfelder
soziale Spannungen	Lebensrhythmusstörungen
	psychische Stressoren

Herd- und Störfeldbelastungen stellten daher in der EAV von Anfang an einen festen Bestandteil bei der Suche nach Regulationsstörungen und Therapieblockaden dar [Schmitz-Harbauer 2008].

Die Ergebnisse der neuesten Forschung auf dem Gebiet der Epigenik legen nahe, dass die Gründe für Krankheiten überwiegend in Umweltfaktoren und psychischen Faktoren zu suchen sind. (http://www.epigenetics.tv/de/4,13,0; Stand 08.10.2009).

Genau dies steht im Mittelpunkt der EAV-Testung auf Belastungen durch Umwelt- und Inweltfaktoren, auch „Mesenchymabfalleimer“ genannt.

8

Zähne

Eine besondere Rolle nimmt die Testung der Zähne ein. Voll stellte aufgrund langjähriger Erfahrung mit EAV-Messungen bestimmte Häufungen von Bezügen zwischen bestimmten Zähnen und Organen fest und begründete damit das bekannte **Vollsche Zahnschema** (▶ Abb. 8.30) [Voll 1977].

Systembezüge

Die Störfeldsuche mit EAV ist durch die Ermittlung der so genannten energetischen Systembezüge gekennzeichnet. Bei diesen Beziehungen gibt es obligate und fakultative Irritationen, die von anderen Arten von Kopfherden wie lymphogenen, odontogenen oder sinusoidalen Herden differenzialdiagnostisch abzugrenzen sind.

Praktische Durchführung

An „elektrisch signifikanten Punkten“ der Haut wird mit einem entsprechenden Messgerät die Regulationsfähigkeit des zum Messpunkt gehörenden Regelkreises/Subsystems gemessen (▶ Abb. 8.31). Registriert wird das Potenzialverhalten bei einem scheinbaren Ohmschen Widerstand zwischen 0 und 60 kOhm, einer mittleren Messspannung von 900 mV und einem Messstrom zwischen 11,25 und 5,5 mA. Die Messergebnisse können mit Hilfe einer EDV gespeichert, ausgedruckt, gewichtet und bei Kontrollen verglichen werden.

Beobachtet wird damit das Leitwertverhalten des Organismus auf einen Reiz auf einer analog (Zeiger) oder digital (Balken) aufgebauten Skala mit einer dimensionsfreien Aufteilung von 0 bis 100.

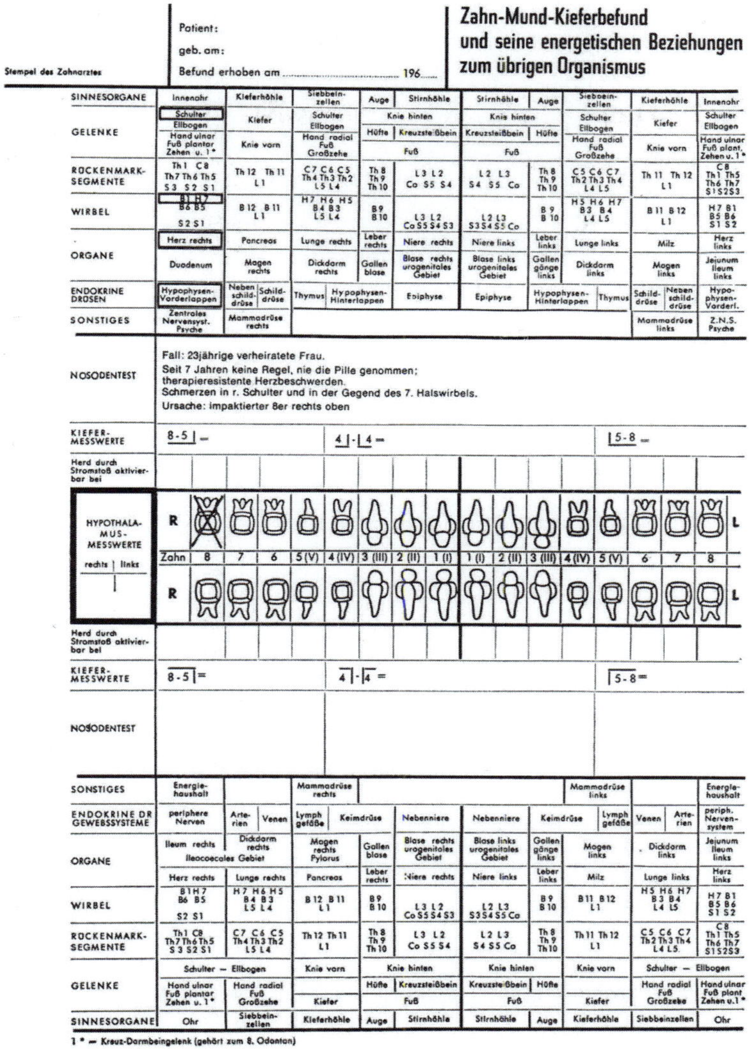

Abb. 8.30 Vollsches Zahnschema.

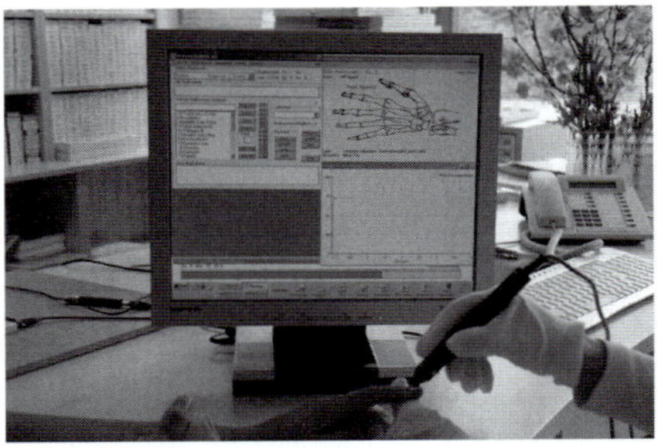

Abb. 8.31 Praktische Durchführung der EAV-Messung.

Ergebnisse (▶ Abb. 8.32)

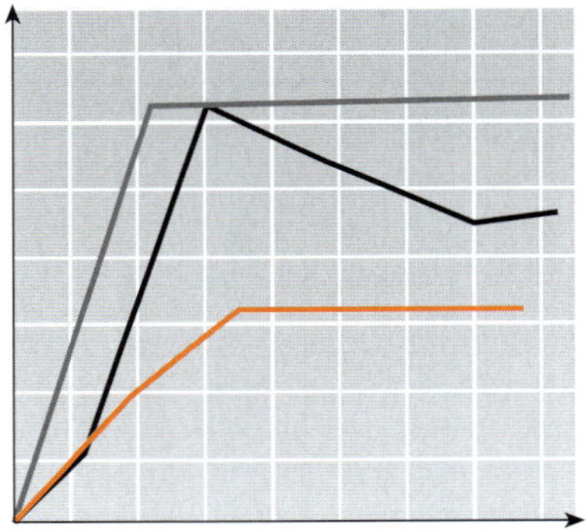

Abb. 8.32 Drei mögliche Messreaktionen am EAV-Messpunkt:
graue Kurve: normale Ausgangsreaktion am entsprechenden Messpunkt (es baut sich über die msec ein komplexer Widerstand (Leitwert) gegen den Messtrom auf, der auf einem individuellen Niveau gleich bleibt)
schwarze Kurve: gestörte Reaktionslage und Reizantwort (Nachgeben des Leitwertes über die Messzeit)
farbige Kurve: signifikante Messwertänderung z.B. durch eine Testsubstanz

Beispiele für nachgewiesene Störungen und deren Interpretation

Befund	Verdacht
Reaktion auf die Nosode „Tonsillitis“	Störfeld in Kopfbereich: chronische Tonsillenaffektion
Reaktion auf die Nosode „Appendizitis“	Störfeld im Bauchbereich: V.a. chronische Appendixaffektion
Reaktion auf die Nosode „Borrelien“	chronische Belastung mit Borrelien
Reaktion auf eine isopathische Zubereitung von Schimmelpilzen	übergeordneter Störfaktor aus dem Bereich biologischer Noxen

Reaktion auf eine isopathische Zubereitung von Formaldehyd	übergeordneter Störfaktor aus dem Bereich chemischer Noxen
Reaktion auf eine isopathische Zubereitung von magnetisch bestrahlter physiologischer Kochsalzlösung (Aqua magnetic.).	übergeordneter Störfaktor aus dem Bereich physikalischer Noxen

Sonderfälle: mehrere Testresultate

Bei der Testung auf Krankheitsfaktoren können folgende Phänomene auftreten:

- **Plurikausalität:** An der Störung der Regulationsfähigkeit sind mehrere Störfaktoren beteiligt.
- **Synergismus:** Mehrere Faktoren wirken zusammen, so dass trotz Unbedenklichkeit der Einzelfaktoren durch ihr Zusammenwirken die Eigenregulation gestört wird (Beispiele: Blütenpollen in Verbindung mit Industriestaub, Amalgam in Verbindung mit Holzschutzmitteln). Eine Therapie kann also auch dann indiziert sein, wenn Art und Größe des Einzelfaktors unbedenklich erscheinen, im Gesamtzusammenhang die Regulationsfähigkeit des Gesamtorganismus jedoch überlastet wird.
- Bei **generalisierten Störfaktoren** sind in der Regel mehrere Subsysteme betroffen und die Testsubstanzen führen an unterschiedlichen Messpunkten zu typischen Messwertveränderungen.

8

Bewertung der Methode

Der Energieforscher Oschman sieht in der Energiemedizin grundsätzlich ein Konzept mit wissenschaftlicher Basis für die Behandlung von Patienten [Oschman 2006]. Tiller belegt mit physikalischen Experimenten die Wirkung von Information und Bewusstsein auf biologische Systeme [Tiller 2003]. Die Kopplungsmechanismen von Geist und Materie werden von Warnke u.a. am Beispiel der EAV beschrieben [Warnke 2001].

Bedeutung für die Neuraltherapie

Bei Nachweis von Störfeldern in der EAV kann eine neuraltherapeutische Intervention, bei therapieresistenten, lokal begrenzten Herden auch eine chirurgische oder zahnärztliche Maßnahme angezeigt sein.

Bei resistenten Fällen empfiehlt sich auch eine diagnostische Abklärung einer eventuellen Regulationsblockade mit EAV. Das Testergebnis kann wichtige Hinweise für weitere individuelle Therapieempfehlungen insbesondere bei energetischen Störungen liefern [Voll 1974].

8.4.10 Elektroneuraldiagnostik nach Croon

Thomas M. Heintze

Wirkungsweise

Bei der Elektroneuraldiagnostik nach Croon (END) wird an über 200 Punkten der Körperoberfläche, die in vielen Fällen Akupunkturpunkten entsprechen und Reflexzonen von Organen zugewiesen werden können, eine Reizung mit Wechselstrom durchgeführt. Dadurch können an diesen Stellen der elektrische Hautwiderstand und die Kapazität gemessen werden.

Normalerweise zeichnen sich diese Punkte im Vergleich zur übrigen Körperoberfläche durch ihren niedrigeren Hautwiderstand und ihre gleichzeitig höhere Kapazität aus. Bei Erkrankungen ändern sich diese Messwerte, der Hautwiderstand dieser Punkte steigt, während die Kapazität abnimmt.

Geschichte

Der Arzt Dr. Richard Croon entwickelte Anfang der 1950er Jahre in Buseck bei Giessen zusammen mit dem Dipl. Ing. Dr. Overhof diese Methode zur Diagnostik und Therapie.

Aussagekraft

Der Therapeut erhält durch die grafische Aufbereitung der Messwerte, das so genannte **Somatogramm**, Hinweise auf

gesundheitliche Gesamtsituation
- Energie
- Schwachstellen
- Herdbelastungen
- Allgemeinerkrankungen

Man nimmt an, dass die Veränderungen der Messwerte Folge eines Mikrolymphödems darstellen [Brückle 1973].

Bei Gesunden findet sich eine logarithmische Normalverteilung der Werte, bei Kranken hingegen eher eine Gausssche Normalverteilung der Messwerte.

Bei Fieber und akuten Entzündungen ist der Test nicht anwendbar, es kommt zu keinem Anstieg des Hautwiderstandes.

Durchführung einer Messung

Die Patienten werden mündlich und schriftlich über die Elektroneuraldiagnostik aufgeklärt. Die Messung von Hautwiderstand und Kapazität erfolgt an 212 Reaktionsstellen hintereinander mit einer Elektrode (Durchmesser 2,5 mm) unter Verwendung von Wechselströmen von 0,05 mA und einer Frequenz von 9000 Hz.

Die Messergebnisse werden automatisch in das Elektroneuralsomatogramm eingetragen, das Hinweise auf Schwachstellen und Krankheitsschwerpunkte gibt (▶ Abb. 8.33).

Ein geschulter Untersucher benötigt unter normalen Umständen für die Testdurchführung etwa 25–30 Minuten.

Störfeldsuche

Mit der Elektroneuraldiagnostik nach Croon kann die Wirkung einer neuraltherapeutischen Intervention gemessen werden: Nach Unterspritzen eines vermuteten Störfeldes zeigen sich im Somatogramm wesentlich bessere Messwerte nicht nur im betroffenen Segment, sondern auch an anderen Reaktionsstellen, die wiederum auf Schwachstellen zugehöriger Organe oder Regionen hinweisen können. Solche Veränderungen können mit der Methode reproduzierbar dargestellt werden.

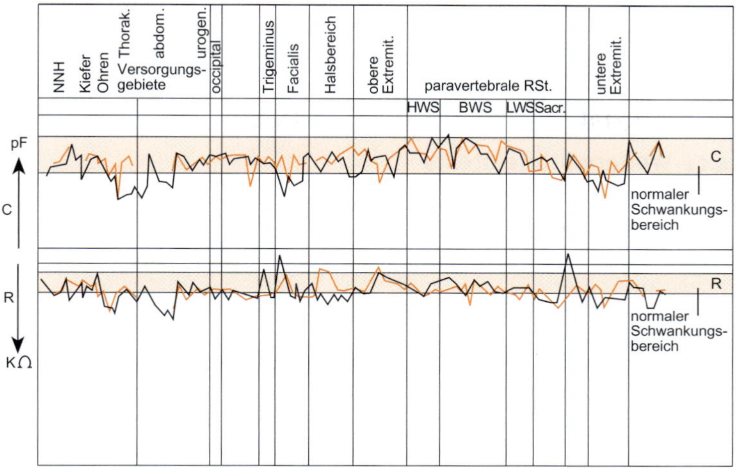

Abb. 8.33 Typisches Messergebnis eines weitgehend unauffälligen Tests (aus [Heintze 2008]).

Elektroneuraltherapie

Die Methode kann außer zur Diagnostik aufgrund des applizierten Stroms auch zur nachfolgenden Behandlung eingesetzt werden.

Die Elektroneuraltherapie ist eine schmerzlose Reizstromtherapie. Sie erfolgt mit individuell genau dosiertem Reizstrom an Reaktionsstellen mit pathologischen Werten. Durch die Reizung kommt es zu einer Änderung des elektrischen Widerstands und der Kapazität. Bei Erreichen der Normwerte wird der Therapiestrom automatisch abgeschaltet. Durch mehrmalige Behandlung (20–30, selten 40 Sitzungen, 2–6-mal/Woche) können die Messwerte meist anhaltend in die Norm gebracht werden.

Nach jeweils zehn Behandlungen wird ein erneutes Elektroneuralsomatogramm erstellt, um zu kontrollieren, wie weit sich die Messwerte verbessert haben. Mit der Normalisierung der Messwerte geht in der Regel auch eine subjektive und objektive Besserung der Beschwerden einher.

Bedeutung für die Neuraltherapie

Die Methode der Elektroneuraldiagnostik und -therapie nach Croon ist für Neuraltherapeuten besonders wertvoll, weil sie Schwachstellen unter elektrophysikalischem Aspekt aufzeigt, so dass man gezielt behandeln kann, um mit wenig Aufwand viel zu erreichen. Der Erfolg der Neuraltherapie ist durch eine anschließende Messung messbar und reproduzierbar.

Durch das „ Wiederaufladen der Batterie“ mittels Elektroneuraltherapie reagieren die Patienten besser auf andere nachfolgende therapeutische Reize wie die Neuraltherapie. Dies gilt besonders für Patienten mit Burn-out- und Erschöpfungssyndrom.

Die Elektroneuraldiagnostik ist physikalisch sehr gut fundiert, wie Untersuchungen aus der Arbeitsgruppe von Prof. Popp zeigen [Höllischer et al. 1979]. Die differenzierte und umfangreiche Aussage gerade bei Beschwerden des Bewegungsapparats ist für Neuraltherapeuten im Hinblick auf die Therapie von derartigen Beschwerden (degenerativ oder rheumatisch) hilfreich.

8.4.11 Weitere Störfeldtests

Es gibt noch einige ältere unspezifische Störfeldtests, die derzeit in der Routine meist keine Rolle mehr spielen. Sie könnten für Forschungsvorhaben jedoch möglicherweise zukünftig wieder verwendet und ggf. modifiziert werden:

- Jodometrie
- Provokation mit den Spenglersan-Kolloiden D und DX
- Elpimed-Test
- kataphoretischer Elektrohauttest nach Standel
- Quadrantentest nach Mudra

9 Chirurgische Herdsanierung

9.1 Herdsanierung im Zahn-Kiefer-Bereich

9.1.1 Parodontitisbehandlung als Herdtherapie

Wolfgang Koch

Ursachen der Parodontitis

Galt noch bis vor einigen Jahren mangelhafte Mundhygiene und Zahnstein als prima causa der Parodontitis, muss sich die moderne Medizin und Zahnmedizin heute von diesem jahrelangen Paradigma lösen. Zahlreiche Studien belegen, dass eine opportunistische Infektion mit oralen Mikroorganismen (v.a. Porhpymoronas gingivalis, Actinobacillus actiomycetem comitans und Prevotella intermedia) für die Entstehung der Erkrankung verantwortlich gemacht werden muss. Somit ist die Parodontitis als **Infektionskrankheit** zu betrachten, wenngleich auch Begleitfaktoren für die Pathogenese von erheblicher Bedeutung sind.

Die genannten Keime bewirken eine Ausschüttung von Lipopolysaccariden mit der Folge von Entzündungsreaktionen und Bildung proinflammatorischer Zytokine wie TNF α, Interleukin-Iα, Interleukin-Iβ und Prostaglandinen (PGE2). Weiterhin werden Enzyme wie Metalloprotastasen, Kollagenasen und Elastasen freigesetzt. Die bakterielle Infektion bleibt daher nicht auf das Zahnfleisch beschränkt [Sconyers et al. 1973].

Die dargestellten Prozesse können zu Organschwächen und zu entzündlichen Veränderungen in den Blutgefäßen führen. Nachgewiesen ist u.a. ein deutlich erhöhtes kardiovaskuläres Risiko [Scannapieco et al. 2003a], eine Assoziation mit infektiösen Lungenerkrankungen [Scannapieco et al. 2003b], ein erheblich erhöhtes Apoplexrisiko bei bestehender Parodontitis sowie Wechselwirkungen zwischen Parodontitis chronica und Diabetes mellitus.

Die Parodontitis stellt ein klassisches Beispiel für eine Herderkrankung mit Fernwirkungen dar und kann in der Neuraltherapie-Praxis nicht hoch genug eingeschätzt werden.

Begleitfaktoren

Ziel eines ganzheitlichen Ansatzes ist zunächst, die Begleitursachen der Erkrankung zu diagnostizieren. Parodontitisbakterien können sich nur in einem für die Entzündung „günstigen" Milieu, also in einem abwehrgeschwächten Organismus ansiedeln. Die Ursachen der Erkrankung müssen daher auch außerhalb der Mundhöhle gesucht werden. Auslöser bzw. Ko-Faktoren sind:

- Gewebeübersäuerung (häufig hervorgerufen durch alimentäre Faktoren oder mangelnde Resorption von Mikronährstoffen im Darm)
- Rauchen
- mangelnde Mundhygiene
- fehlerhafte Ernährung, z.B. Eiweiß-Mast, „fast food" mit hohem Anteil von proinflammatorischen Substanzen
- Fehlstellungen der Zähne
- Allgemeinerkrankungen
- psycho-emotionale Belastungen
- genetische Veranlagung (familiäre Häufung)
- lokale Störfelder im Wurzelbereich (apikale Ostitis)
- iatrogen durch Medikamente, durch Metalle und Legierungen

Es besteht heute kein Zweifel mehr daran, dass bio-inkompatible Metalle und Legierungen als Ursache und Verstärker der Parodontitis in Frage kommen. Die durch Korrosionsvorgänge gelösten Metallionen können zu Wechselwirkungen mit dem Zahnfleisch und zu Unverträglichkeitsreaktionen führen. Toxisch wirken dabei keineswegs nur schwermetallhaltige Werkstoffe wie Amalgam, Nickel, Beryllium, Cadmium, Kobalt oder Kupfer. Auch Gold, Platin und Palladium sowie Kunststoffe und Kleber können den Organismus belasten und zu einer Immunsuppression führen. Auch diese Edelmetalle wirken sowohl lokal zytotoxisch auf das Zahnfleischgewebe als auch systemisch immunsuppressiv (vgl. die Therapie von rheumatoiden Erkrankungen mittels kolloidalen Golds!).

Diagnostik

Vor diesem Hintergrund sind in der neuraltherapeutischen und in der Zahnarztpraxis vor jeder Therapie umfangreiche diagnostische Maßnahmen notwendig. Neben der konventionellen zahnärztlichen Diagnostik (Anamnese, klinisches Bild, Taschenvermessung, Blutungsindex, Röntgen und Modellanalyse) kann mittels PCR-Nachweis die Art und Anzahl der Parodontitis-assoziierten Mikroorganismen exakt nachgewiesen werden.

Die genetische Veranlagung wird mittels Allelen-Bestimmung (Genotyp) ermittelt [Reichl et al. 2003]. Mögliche Immunstörungen in der Mundhöhle werden durch immunologische Testverfahren wie den LTT-Test (Lymphozytentransformationstest) ermittelt.

Therapie

Chirurgische Verfahren im Rahmen der Parodontitisbehandlung sind nur noch in Ausnahmefällen notwendig. In den meisten Fällen kann die Erkrankung heute mit konservativen Behandlungsverfahren weitgehend schmerzfrei therapiert werden. Zum therapeutischen Basisprogramm gehören die Keimreduzierung, die Biofilmbeseitigung in den Zahnfleischtaschen und die Glättung der Zahnwurzeln mittels therapeutischen Ultraschalls und (mit entsprechender Vorsicht gegenüber Kollateralschäden) die begleitende Lasertherapie.

Um einen nachhaltigen Behandlungserfolg zu erzielen, ist ein Debridement als alleinige Maßnahme jedoch nicht ausreichend. Eine individuelle und ursachenbezogene Therapie muss mit komplementären und biomedizinischen Verfahren kombiniert werden. So ist z.B. eine starke Besiedlung mit aggressiven Bakterienstämmen ein deutlicher Hinweis auf ein insuffizientes Immunsystem. In solchen Fällen kann beispielsweise angewandt werden:

- Entsäuerungstherapie
- Darmsanierung mit anschließender Ernährungstherapie
- Raucherentwöhnung
- Stressmanagement
- Antioxidantien
- ggf. lokale Aromatherapie nach Keim-Austestung durch Aromatogramm
- bei ausgedehntem Befall auch Antibiotikagabe nach Ergebnis des Antibiogramms

Bedeutung für die Neuraltherapie

Die Parodontitis kann in ihrer Bedeutung als potenter Herd bzw. Störfeld nicht hoch genug eingeschätzt werden. Eine Parodontitis sollte daher in der neuraltherapeutischen Praxis bei jedem Patienten im Rahmen der anfänglichen Diagnostik sicher ausgeschlossen bzw. bei Nachweis einer solchen eine suffiziente zahnärztliche Behandlung begonnen werden (Fachkundenachweis für Peridontologie vorteilhaft).

Die Sanierung der Parodontitis stellt einen wesentlichen Beitrag zur Reduzierung von möglichen Herden und Störfeldern im Organismus dar. Integrative Therapiekonzepte für eine ganzheitliche Parodontitisbehandlung ist durch die Zusammenarbeit verschiedener Spezialisten z.B. in entsprechend spezialisierten Netzwerken möglich. Aber auch der einzelne Neuraltherapeut ist aufgefordert, der Abklärung dieses Krankheitsbildes aufgrund seiner krankheitsauslösenden Potenz im Rahmen der Therapie besondere Beachtung zu schenken.

9.1.2 Metallfreie Versorgung

Wolfgang Koch

Alle Dentalmaterialien unterliegen einem kontinuierlichen Masseverlust. Das bedeutet, dass Kronen, Brücken, aber auch Zahnfüllungen ständig Bestandteile abgeben, die über den Speichel in den Blutkreislauf gelangen und vom Organismus gespeichert werden. Das gilt längst nicht nur für Amalgam und andere minderwertige Legierungen, sondern auch für hochwertige Legierungen, besonders, wenn sie nicht fachgerecht verarbeitet wurden. Auch Edelmetalllegierungen wie Gold können nicht unerhebliche Nebenwirkungen verursachen. Umweltmedizinische Studien haben gezeigt, dass die Gold- und Platinkonzentration im Stuhl nach Eingliederung edelmetallhaltigen Zahnersatzes deutlich ansteigen [Muss et al. 2003]. Drei Monate nach Zahnersatz findet sich noch eine siebenfach erhöhte Ausscheidung.

Wissenschaftlich nachgewiesen ist, dass das Immunsystem durch solche Mengen an Metallen erheblich gestört werden kann. Aus der Praxis bekannte Symptome sind Allergien, Polyneuropathie, Mykosen oder MCS [Muss et al. 2000]. In letzter Zeit wurde auch die Induktion von Autoimmunreaktionen nachgewiesen (▶ 6.10.1 Therapiehindernis Schwermetalle).

Auch sonstige Umweltbelastungen können durch Überlastung der vorhandenen Detoxifikationskapazität die Verträglichkeit dentaler Materialien senken. Insbesondere wenn die Detoxifikationsfähigkeit des Patienten durch genetische Polymorphismen (Mutation des GSTM-1-Ausscheidungsenzyms) reduziert ist, kann die Metallkorrosion zusammen mit anderen Umweltnoxen zu einem klinisch bedeutenden Summationseffekt führen. Dies gilt auch für Restaurationen aus Metallkeramik, für die Edelmetalle verwendet wurden.

Verträglichkeitsprüfung von Metallwerkstoffen

Seit langem versucht die Industrie ein absolut biokompatibles Material herzustellen, das allen biologischen Anforderungen genügt und sich bei jedem Patienten inert verhält. Dies ist bislang nicht gelungen. Patienten weisen unterschiedliche Adaptationsleistungen auf; die Biokompatibilität ist abhängig vom individuellen Regulationsverhalten jedes Patienten: Vermutlich wird es ein Universalmaterial daher nie geben.

Eine individuelle Materialaustestung (z.B. durch verschiedene Speicheltests, Multielementanalyse, bioelektrische Methoden wie Elektroakupunktur oder Decoder-Dermografie) gehört in der biologisch orientierten Zahnmedizin zum Standard. Nur möglichst biokompatibles Material sollte in der Mundhöhle des Patienten verarbeitet werden. Daher sind im Rahmen der Anamnese auch Fragen nach der Erholungsfähigkeit, die Abklärung der Detoxifikationsfähigkeit (z.B. genetische Polymorphismen), der Adaptionsfähigkeit sowie der Verträglichkeit sinnvoll. In diesem Kontext ist es wichtig, weitere Informationen von Ko-Therapeuten abzufragen bzw. ein Therapeutennetzwerk zur Abklärung komplexer Zusammenhänge einzuschalten. Vor allem bei multimorbiden Patienten kann es notwendig werden, die Funktionalität des Immunsystems zu überprüfen.

Auch bei größter Sorgfalt und kompetent durchgeführten Materialtests bleibt ein nicht unerhebliches Restrisiko einer Materialverträglichkeit, das seitens der Umweltmedizin bei Metallen auf ca. 25 % geschätzt wird. Ein zunächst als verträglich getestetes Material kann, z.B. durch Erschöpfung der Detoxifikationskapazität des Patienten, später nicht mehr toleriert werden. Ein metallhaltiges Füllungsmaterial ohne Nebenwirkungen gibt es nicht.

Alternative Zirkoniumdioxid

Eine Reduzierung auf ein Restrisiko im Promillebereich bieten die metallfreien vollkeramischen Restaurationen aus Zirkoniumdioxid. Untersuchungen belegen eine im Vergleich zu Metalllegierungen mit Verblendkeramiken höhere Biokompatibilität bei gleichzeitig sehr guter mechanischer Bruchfestigkeit [Muss/Mellinghoff 2003]. Zirkoniumdioxid gilt als Werkstoff mit guter Körperverträglichkeit. Es zeigt keine Wechselwirkungen mit anderen dentalen Werkstoffen.

Trotz erheblicher Fortschritte blieb die Indikation technisch bedingt lange auf Einzelkronen und kleinere Frontzahnbrücken beschränkt. Durch Verwendung innovativer CAD/CAM-Techniken und die Stabilisierung durch Yttriumoxid sind vollkeramische Restaurationen heute auch bei mehrgliedrigen Brücken möglich. Somit kann bei fast allen festsitzenden Indikationen auf eine metallische Rekonstruktion verzichtet werden.

Die Anwendung von Zirkoniumdioxid gibt Anlass zur Hoffnung auf eine nahezu universell geeignete Versorgung. Trotzdem ist ein kritischer Umgang mit dem Material obligat. Eines der Hauptargumente gegen Zirkoniumdioxid ist eine mögliche radioaktive Belastung. Die α-Strahlung hochgereinigter Zirkoniumdioxidkeramik liegt jedoch deutlich unterhalb der Belastung durch natürliche oder kosmische Strahlungsquellen [Lechner 2003]. Auch gegenüber den früher gebräuchlichen Sinter-Keramiken mit Aluminiumoxid weist Zirkoniumdioxid wesentlich geringere α-Strahlung auf.

Bedeutung für die Neuraltherapie

Bei allem Optimismus gilt: Auch Zirkoniumdioxid ist nicht der Werkstoff, der grundsätzlich allen Anforderungen genügt und zu jedem Patienten passt. Auch die Versorgung mit diesem Material fordert dem Körper bestimmte Anpassungsleistungen ab. Sind diese bei chronisch kranken und hypersensibilisierten Patienten erschöpft, sind auch hier Unverträglichkeitsreaktionen nicht ganz auszuschließen. Trotzdem bietet sich bei Rekonstruktionen die Möglichkeit eines weitgehend inerten Werkstoffes mit einer deutlichen Reduzierung des Restrisikos. Die Verwendung von Zirkoniumdioxid in der Zahnarztpraxis kann krankheitsauslösende Faktoren durch die Verwendung von Schwermetallen auf ein Minimum reduzieren. Insofern sollte jeder Neuraltherapeut über diese Techniken informiert sein und mit einem Zahnarzt zusammenarbeiten, der die Anwendung metallfreier Konstruktionen umfassend beherrscht und anwendet.

9.1.3 Wurzelkanal als Zahnherd (Endodontie)

Wolfgang Koch

Noch vor einigen Jahren wurden irreversibel pulpal erkrankte oder gar beherdete Zähne überwiegend chirurgisch entfernt. Seit den 1970er Jahren wurden zunehmend Wurzelkanalbehandlungen oder Wurzelspitzenresektionen ausgeführt, zunächst nur bei einwurzeligen Zähnen, später auch als mehrkanalige Füllungen. Vor allem ganzheitlich orientierte Ärzte und Zahnärzte lehnten die Wurzelkanalbehandlung aus vielen Gründen ab: einerseits wegen der hohen Misserfolgsquote, andererseits wegen der Verwendung toxischer Substanzen (wie Silber oder Paraformaldehyd) im Wurzelkanal, die in das periradikuläre Gewebe diffundieren und gesunde Zellen im Knochen und Bindegewebe schädigen konnten. Diese kritische Sicht hatte lange Zeit ihre Berechtigung, denn mit den herkömmlichen (und leider immer noch praktizierten) Methoden ist es nicht möglich, die verzweigten Wurzelkanäle bakterienfrei aufzubereiten.

Neue Möglichkeiten der Endodontie

9

Heute steht ein umfangreiches Wissen über die Anatomie des Wurzelkanalsystems zur Verfügung (vgl. ▶ 2.2 Anatomie der Zahnregion). Der Wurzelkanal stellt ein hochkomplexes System von Ramifikationen, Seitenkanälchen und Ausstülpungen dar. Die Pulpakammer kann Divertikel, Kalzifikationen und andere Besonderheiten aufweisen. Diese anatomischen Besonderheiten waren der Grund für die Persistenz von Krankheitserregern nach konventionellen (unvollständigen) Wurzelkanalfüllungen, insbesondere von anaeroben Bakterien, die wiederum über die Freisetzung toxischer Substanzen wie Mercaptanen fast zwangsläufig zu einem dauerhaften Herd führten [Briseno/Kremers 1992]. Aufgrund dieser Erkenntnis wird die apikale Ostitis (vgl. ▶ 12 Restostitis) heute international zunehmend als „apikale Periodontitis" bezeichnet.

Durch die Weiterentwicklung von Instrumentarien und Materialien in der modernen Endodontie kann die bakterielle Aussaat heute nahezu ebenso sicher unterbunden werden wie durch eine chirurgische Entfernung des Zahns. Um die Zahnerhaltung erfolgreich und ohne gesundheitliche Schäden für den Patienten gewährleisten zu können, bedarf es allerdings einer entsprechenden Ausstattung und einer profunden Fachkenntnis und Erfahrung des Behandlers auf dem Gebiet der Endodontie. Sorgfalt und genügend Zeit sind weitere Voraussetzungen für den uneingeschränkten Behandlungserfolg. Die kompromisslose endodontische Behandlung eines Molaren ist kaum in weniger als zwei bis drei Stunden auszuführen, kann dann jedoch zur vollständigen knöchernen Regeneration des periapikalen Prozesses führen [Tulus/Schulz-Bongert 2002, Weine 2003] (▶ Abb. 9.1).

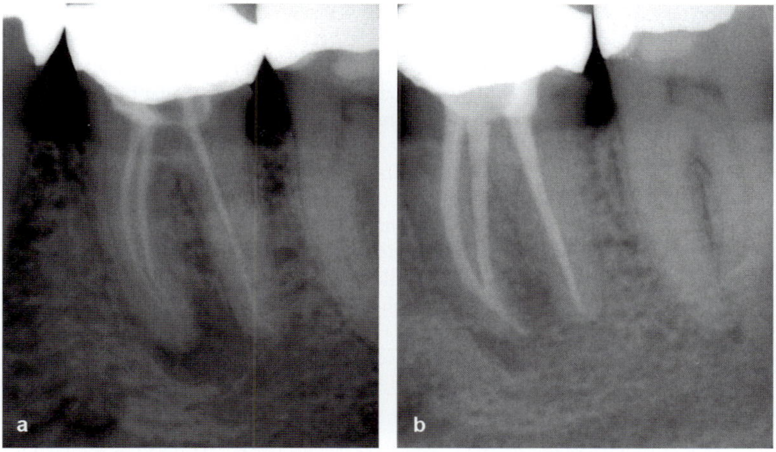

Abb. 9.1 Regeneration des umgebenden Knochens (rechts) nach endodontaler Versorgung mit den besten derzeit zur Verfügung stehenden Verfahren, rechts ein Jahr postoperativ.

Leitlinien einer modernen Endodontie

- **Reinigung und Desinfektion/Sterilisierung:** möglichst vollständige Entfernung des Pulpagewebes und eventueller Mikroorganismen aus dem Wurzelkanalsystem
- **Präparation/Ausformung:** Aufbereitung des Wurzelkanals, um eine gleichmäßige konische Präparationsform mit dem größten Durchmesser am Kanaleingang und dem kleinsten Durchmesser am physiologischen Foramen zu erreichen
- **Füllen:** möglichst vollständige Füllung des Wurzelkanals mit einem bakteriendichten, inerten und unlöslichen Material

Wichtige Hilfsmittel

Eine nachhaltige Ausheilung des bakteriellen Herdes und der begleitenden apikalen Ostitis kann unter Verwendung folgender Hilfsmittel erreicht werden:

- **Röntgenaufnahmen** möglichst mit DVT-Technik (vgl. ▶ 8.3.4) sind bei der Planung und Ausführung endodontischer Behandlungen eine unverzichtbare Hilfe.
- Aufgrund der Zahl und der großen Variationsbreite der Kanäle ist die Anwendung eines **Operationsmikroskops** mit 30facher Vergrößerung und hervorragender Ausleuchtung des Arbeitsgebiets grundsätzlich vorteilhaft.
- **Kofferdam:** Zur Asepsis und zum Schutz des Patienten vor Chemikalien, Instrumenten und anderen Kleinteilen sollte der zu behandelnde Zahn während jeder endodontischen Behandlungssitzung mit einem Spanngummi (Kofferdam) von der Mundhöhle isoliert werden.
- **Reinigung und Desinfektion:** Maßgeblich für den dauerhaften Erfolg ist vor allem, wie sorgfältig der Wurzelkanal gereinigt und ausgeformt wird. Alle Gewebstrümmer, Bakterien, Giftstoffe und – im Falle einer Revision – Reste alter Wurzelfüllungen müssen vollständig entfernt werden. Hierzu stehen heute auch ultraschall- oder lasergestützte Verfahren zur Verfügung.
- Bei stark gekrümmten Kanälen ist der Einsatz **hochflexibler rotierender Instrumente** aus Titan-Legierungen (wie Endoflex® u.Ä.) empfehlenswert. Neue Untersuchungen belegen, dass bei Einsatz maschinell betriebener Instrumente eine

Reinigung der Kanalwand erfolgt, die der der manuellen Aufbereitung deutlich überlegen ist.

- **Zweizeitiges Vorgehen:** Zwischen zwei endodontischen Behandlungsterminen wird der Zahn dicht verschlossen und mit einer medikamentösen Einlage versehen. Hierbei beschränkt man sich auf milde Medikamente ohne großes Nebenwirkungspotenzial.
- Bei der Abfüllung der Wurzelkanäle sind heute verschiedene **Guttapercha-Kondensationstechniken** „State of the art“ (z.B. kalte oder warme laterale Kondensation, vertikale Kondensation erweichter Guttapercha oder thermoplastische Verfahren wie Thermafil®). Diese modernen Techniken ermöglichen nicht nur, stark gekrümmte Kanäle dicht abzufüllen, sondern auch, die Verästelungen im apikalen Bereich vollständig zu verschließen.
- **Sorgfältiger Verschluss der Kaufläche:** Die spaltfreie Versorgung und Abdichtung zur Mundhöhle scheint für eine Keimfreiheit des Wurzelsystems von essenzieller Bedeutung zu sein und muss daher mit modernen Methoden (z.B. Keramikfüllung) erfolgen.

Erfolgskontrolle und Bewertung der Methode

Auch die Endodontie stellt keine Universallösung dar. Schwierige anatomische Verhältnisse und Nichterreichbarkeit aller Wurzelkanäle können einer erfolgreichen Anwendung dieser Therapie im Wege stehen.

Um sicherzugehen, dass von dem behandelten Zahn keine gesundheitliche Belastung durch Toxine mehr ausgeht, bieten sich verschiedene Möglichkeiten zur Störfeldtestung an:

- Applied Kinesiology (▶ 8.4.6)
- Physioenergetik
- Elektroakupunktur nach Voll (▶ 8.4.9)
- Testung der Nackenreflex-Punkte (Adler-Langer-Druckpunkte, vgl. ▶ 8.4.2)

Als schneller und einfacher Test zum Nachweis von Zahntoxinen ist auch der TOPAS-Test nach Prof. Haley zu nennen (▶ 8.3.7). Damit lässt sich nachweisen, ob der endodontisch behandelte Zahn weiterhin Toxine in Form von denaturierten Eiweißverbindungen (Methyl-Mercaptan) abgibt. Ist dies der Fall, sollte der Zahn letztendlich doch entfernt werden.

Auch durch eine moderne endodontische Behandlung wird der Organismus kurzfristig belastet (Operationsstress, Medikamente, Belastung des Kiefergelenks). Die Langzeitbelastung ist jedoch geringer als bei einer Extraktion oder bei einem Ersatz z.B. durch eine Brücke, bei der die Nachbarzähne mit gesundem Pulpagewebe präpariert, und Kunststoffe für Provisorien, Zemente, Komposite und Metalle in die Mundhöhle eingebracht werden.

9.1.4 Implantat – neues Störfeld oder herdfreie Therapie?

Wolfgang Koch

Kauleistung und Ernährungsstatus stehen nachweislich in einem engen Zusammenhang. Ist die Kaufähigkeit reduziert, kann es in der Folge zu Vitamin- bzw. Mineralstoffmangel und Abwehrschwächen kommen. Studien konnten z.B. zeigen, dass bei Patienten mit gastrointestinalen Beschwerden nach einer Normalisierung der Kaufunktion durch zahnärztlich-prothetische Maßnahmen eine langfristige Linderung eintrat.

Biokompatibilität von Titanimplantaten

Bei der Therapie insuffizienter Zahnversorgungen sind Zahnimplantate die Alternative zu Brücken und Prothesen. Seit über 30 Jahren stellen Titanimplantate den Standard in der zahnärztlichen Implantologie dar.

Titan gilt als biokompatibler Werkstoff und hat sich somit gegenüber anderen Metallen durchgesetzt. Es ist jedoch nicht von der Hand zu weisen, dass Titan als Metall als Elektrode wirken kann (vgl. ▶ Tab. 5.7 Redoxpotenzial verschiedener Metalle). Zudem ist das Material relativ reaktionsfreudig und kann Ionen an das umgebende Gewebe abgeben. Freigesetzte Titanionen können durch Korrosion beispielsweise die Funktion von Knochenzellen beeinträchtigen. Seit längerem wird die Beteiligung von Titan auch an der Auslösung von Allergien diskutiert. Durch Titanoxid können menschliche Immunzellen aktiviert werden, was zur Entstehung freier Radikale führt. In Studien konnten nach dem Einsetzen von Zahnimplantaten Titanpartikel in regionalen Lymphknoten nachgewiesen werden. Zudem haben Untersuchungen eine schwache galvanische Reaktion zwischen Titan und anderen Dentallegierungen aufgezeigt, die im Kontakt mit Fluoriden noch verstärkt werden kann.

Auch das angeblich völlig inerte Titan ist also ein Fremdmaterial und kann als solches als Herd oder Störfeld wirken und den Organismus belasten. Selbst wenn man davon ausgeht, dass der Organismus das Material toleriert, kann das Implantat aufgrund von Resonanzphänomenen als Störfeld einen klinisch-pathologischen Effekt fernab der Mundhöhle bewirken mit der Folge akuter oder chronischer Beschwerden.

Vor diesem Hintergrund ist eine **präoperative Diagnostik** zur Überprüfung der energetischen Implantatakzeptanz obligat. Als komplementäre Diagnosemöglichkeiten stehen hier v.a. die Kinesiologie, Physioenergetik oder die Elektroakupunktur nach Voll zur Verfügung. Zeigen die Auswertungen eine gute Energielage und eine niedrige sonstige Belastung des Organismus, kann ein zusätzlicher Belastungsfaktor wie ein derartiges Titanimplantat grundsätzlich toleriert werden. Durch unterstützende Therapien aus dem Bereich der TCM und Aurikolomedizin lassen sich eventuelle negative Wirkungen des Implantats noch einmal reduzieren.

Elektromagnetischer Stress durch Metallimplantate

Zur Störfeldproblematik gehört auch das Phänomen „Elektromagnetischer Stress". Durch steigende Anzahl von Mobiltelefonen, Mikrowellen etc. ist der Mensch einer zunehmenden elektromagnetischen Strahlung ausgesetzt, für welche die Metalle im Körper wie Antennen wirken können. Eine mögliche Folge kann die Beeinträchtigung immunologischer und vegetativer Prozesse sein.

Vor allem bei Patienten mit geschwächter Immunabwehr sowie unzureichender Energielage und eingeschränkter Entgiftungsfähigkeit kann die Verwendung von Titanimplantaten zu einer immunologisch vermittelten Materialintoleranz (Abstoßungs-, Unverträglichkeitsreaktionen) führen. In solchen Fällen verbietet sich grundsätzlich die Verwendung dieses Materials.

Metallfreie Implantate

Bislang musste in diesen Fällen von Materialintoleranz vollständig auf eine feste Versorgung verzichtet werden. Seit 2002 steht eine komplett metallfreie Alternative mit Implantaten aus Zirkoniumdioxid zur Verfügung. Dieser Werkstoff hat sich bereits seit längerem bei metallfreien Kronen und Brücken bewährt (vgl. ▶ 9.1.2

Metallfreie Versorgung). Mitte 2004 wurde das erste und bislang einzige Zirkoniumdioxid-Implantat (Z-Lock®-Implantat) zugelassen und zertifiziert. Verschiedene klinische Studien laufen seit 2001 und zeigen eine Einheilungsquote von über 97 % [Kohal et al. 2002, 2003], vergleichbar mit derjenigen von Titanimplantaten. Nicht gelöst ist bislang die geringe Dauerstabilität der Zirkoniumimplantate.

Ein wesentlicher theoretischer Vorteil von Zirkoniumdioxid (ZrO) ist das Fehlen jeglicher freier Elektronen. Somit kann ZrO keine Bestandteile an die Umgebung abgeben. Zusätzlich konnte eine sehr gute Weichgewebsregeneration nachgewiesen werden: Die Schleimhaut verwendet Zirkoniumdioxid als Leitschiene, um daran hoch zu wachsen. Hierbei wird die Bildung von neuem Gewebe induziert [Albrektsson et al. 1985].

Um eine Störfeldproblematik durch Materialunverträglichkeit und/oder energetischer Intoleranz auszuschließen, sind metallfreie Implantate vor allem in folgenden Fällen **indiziert**:

- vorbestehende Erkrankungen des allergischen und rheumatischen Formenkreises
- nachgewiesene Titanallergie
- sonstige schwere chronische Erkrankungen
- dauerhafter Aufenthalt in starken elektromagnetischen Feldern (Bildschirmarbeit, Industrie etc.)

Konsequenz für die Praxis

Die Versorgung mit bewährten Titanimplantaten kann in vielen Fällen eine dauerhafte Lösung zu einer Herdsanierung darstellen. Die Vor- und Nachteile einer metallfreien Implantatversorgung mit Zirkoniumdioxid sollten aus ganzheitsmedizinischer Sicht als Alternative zu herkömmlichen Titanimplantaten mit dem Patienten erörtert werden, wenn es darauf ankommt, die Entstehung neuer (metallinduzierter) Störfelder zu vermeiden.

9.1.5 Regeln für die zahnärztliche Herdsanierung

Hans Lechner

Bei der Sanierung von Zahnherden ist eine Reihe von Besonderheiten zu beachten. Simple Reihenextraktionen toter Zähne und invasive Kieferoperationen alleine sind noch lange keine Garantie für eine gelungene Störfeldsanierung im Kieferbereich. Dies hat v.a. Perger nachgewiesen [Perger 1990].

Hierbei ist zu beachten

- Ziel einer Zahnstörfeldtherapie ist die Wiederherstellung der Fähigkeit des Organismus zur Autoregulation. Die operative Sanierung ist nur der erste Schritt einer Zahnstörfeldtherapie [Lechner 1999].
- Nur die Primärheilung der Operationswunde stellt die Garantie für eine erfolgreiche Störfeldsanierung dar. Eine sekundäre Ausheilung führt zu einer Knochennarbe, vergleichbar einem neuen inneren Narbenstörfeld.

Die Beachtung der Hinweise in ▶ Tabelle 9.1 trägt zu einer vollständigen Ausheilung des Herdes bei. Jeder Patient und jeder Neuraltherapeut sollte seinen Zahnarzt um Beachtung dieser Regeln bitten.

Tab. 9.1 Maßnahmen zur optimalen Herd- und Störfeldsanierung im Zahnbereich.

Ziel	Maßnahmen (Beispiele)
Primärheilung	• atraumatische OP-Technik • besonders sorgfältige Schnittführung • Vermeidung übermäßiger HWS-und Gelenkbelastung
tiefgreifende Kiefersanierung	• Kürettage • Ausfräsen • Septenentfernung
vollständige Revision	• Beseitigung des gesamten osteolytischen Gewebes, ggf. nach Kortikaliseröffnung
Neuroprotektion	• perioperative Lokalanästhetika-Instillation, vorzugsweise Procain
optimale Wundheilung	• möglichst keine prophylaktische Antibiotika- und Kortisongabe • Sauerstoff-Ozon-Gabe lokal und systemisch
Wiederherstellung der Regulation	• intra- und postoperative neuraltherapeutische Nachsorge • isopathische Nachbehandlung

Operative und chirurgische Besonderheiten

Schnittführung, Narbenbildung, Extraktionstechnik

- Die **Schnittführung** hat mit typischem Zahnfleischrandschnitt zu erfolgen, um horizontale Narbenbildung in der Gingiva zu vermeiden. Das Durchschneiden der vertikalen, zahnachsenbezogenen Fließrichtung der Meridiane kann zur Folge haben, dass die Wundheilung im gesamten Areal des betroffenen Odontons unter „bioenergetischem" Defizit verläuft mit verstärkten Wundheilungsstörungen, Schwellungszuständen und Schmerzen. Die verstärkte Narbenbildung beim Horizontalschnitt kann sonst zu einem neuen Störfeld werden.
- Extreme und plötzliche **Krafteinwirkungen** bei der Zahnextraktion auf Schädel, Kiefergelenke und HWS sind zu vermeiden [Rossaint et al. 1991].

Entfernung inter- und intraalveolärer Septen

- Eine einfache Zahnextraktion ist keine systemische Zahnherdsanierung. Bakterien und Bakterientoxine machen nicht an der knöchernen Alveolargrenze halt. Regelmäßig ziehen sich entzündliche Veränderungen bis in den umgebenden Alveolarknochen hinein (Osteolysen, Osteonekrosen). Um eine vollständige Störfeldsanierung zu erreichen, ist eine begleitende operative **Ausfräsung** der Alveolarwände und die Entfernung inter- und intraalveolärer Septen unerlässlich. Eine Kürettage alleine genügt nicht.

Freilegung des Nervus infraalveolaris (N. mandibularis)

In der Regel ist die Kortikalis – auch im Bereich einer Ostitis – in einem gesunden und harten Zustand. Bouquot, der den Begriff der „Neuralgia Inducing Cavitating Osteonecrosis" (NICO, heute: CKO) prägte [Bouquot 1991], untersuchte bei 135 Patienten mit Trigeminusneuralgie Gewebsproben von Unterkieferalveolarknochen. Dabei fand er in einem großen Teil der Fälle eine Osteolyse oder Osteonekrose. Der häufigste mikroskopische Befund war eine „fettig degenerative Knochenstruktur".

Osteolysen können sich bis zu mehreren Zentimetern ausbreiten in Form von retromolaren Aushöhlungen des Spongiosaknochens, sie reichen im Unterkiefer häufig bis zum Mandibulariskanal (▶ Abb. 9.2). Derartige Prozesse heilen ohne sorgfältige chirurgische Kürretage in der Regel nicht aus (▶ Kap. 12 Restostitis). Deshalb erfolgt bei Herdverdacht eine Kortikaliseröffnung, um die osteolytisch veränderte Spongiosa vollständig darzustellen und zu entfernen. Eine erfolgreich bereinigte Leerkieferstrecke im Unterkiefer ist durch den freiliegenden Mandibulariskanal ohne anhaftende Spongiosa und einen glatten Kortikalistrog gekennzeichnet.

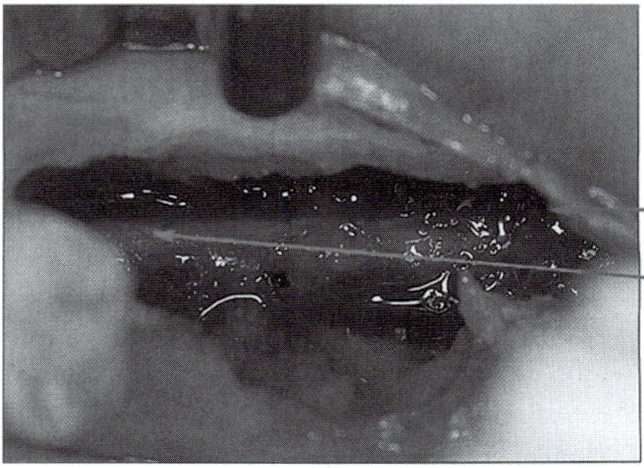

Abb. 9.2 Freiliegender N. mandibularis (N. infraalveolaris) über die Gesamtstrecke des osteolytisch erweichten Spongiosaraums. Die knöcherne Nervenscheide ist völlig aufgelöst und nicht mehr darstellbar.

Maßnahmen zur Verbesserung der postoperativen Regeneration

Folgende Maßnahmen fördern nach der vollständigen chirurgischen Sanierung die lokalen und systemischen Regenerationsleistungen:

Lokale Begasung der Wunde mit Ozon: Im Wundareal einer CKO finden sich in erster Linie Anaerobier, die für die Toxinbildung verantwortlich sind (vgl. ▶ 8.3.2). Zur Bekämpfung der Anaerobier-Besiedelung hat sich eine Ozon-Begasung der Wunde nach dem randdichten Wundverschluss mit dem Mukoperiostlappen bewährt [Viebahn 1994].

Systemische Immunmodulation mit Ozon und Vitamin C: Die durch eine intravenöse Ozon-Eigenblutbehandlung induzierte Stimulation von immunkompetenten Zellen des Blutes (z.B. vermehrte Produktion von Zytokinen) ist ein erprobtes Mittel zur postoperativen Nachsorge nach zahnärztlicher Störfeldsanierung. Weitere Effekte der Ozontherapie sind eine gesteigerte Vasodilatation und eine verbesserte Sauerstoffverfügbarkeit. Die Anwendung des Ozons geschieht in Form der „Großen Eigenblutinfusion" [Viebahn 1994]. Zeitversetzt werden hohe Dosen Vitamin C infundiert. Diese kombinierten Infusionen erfolgen an drei aufeinander folgenden Tagen postoperativ.

Intra- und postoperative Neuraltherapie des Operationsareals: Lokale Injektionen in das Operationsgebiet intraoperativ nach dem primär-plastischen Nahtverschluss und das Umspritzen der vestibulären Schleimhautanteile des OP-Areals mit Lokalanästhetika, vorzugsweise Procain, fördern die primäre Wundheilung. Derartige Injektionen werden in der postoperativen Ausheilungsphase mehrfach wiederholt, wirken schmerzlindernd und wundheilungsfördernd.

Postoperative Neuraltherapie der Ganglien: Die Ganglien spielen als Schaltstellen neuronaler Impulse in der Reizverarbeitung aus Störfeldarealen eine wichtige Rolle. Im Sinne des wind-up (vgl. ▶ 3.1.1 Schmerzgedächtnis) kann eine retrograde Irritation von sanierten Zahnarealen aus den übergeordneten Ganglien persistieren. Zur Löschung dieser pathologischen Reflexmechanismen wird in der Praxis des Autors das Ganglion pterygopalatinum postoperativ zwei bis drei Mal neuraltherapeutisch behandelt.

Neuraltherapeutische Injektion an die Lymphbahnen: P. Mandel beschrieb eine Injektionstechnik zur Beschleunigung des Lymphabflusses und zur Aktivierung der lymphatischen Schaltstellen im Kopf-Kiefer-Bereich [Mandel 1987]. Die Injektion erfolgt in einem Winkel von 30° sagittal und 30° nach dorsal in die Schläfengrube oberhalb des Jochbeins und distal des knöchernen Orbitarandes ohne Knochenkontakt in die Tiefe der Jochbeingrube (▶ Abb. 9.3). Injiziert wird Procain oder ein Gemisch aus Procain, Lymphomyosot, Tonsilla comp./Nodi lymphatici comp.

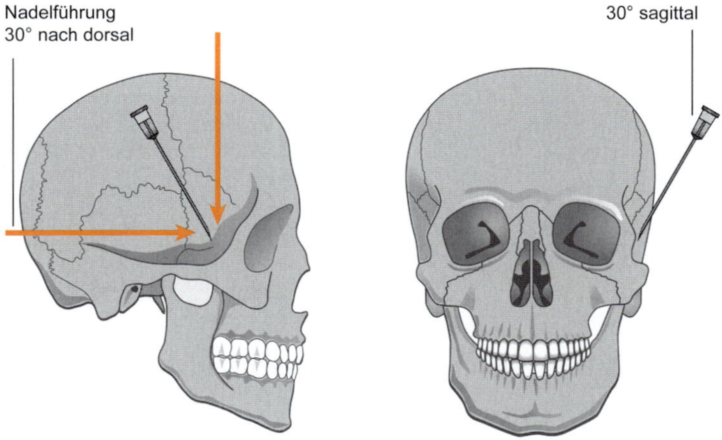

Abb. 9.3 Mandelsche Injektionstechnik an die Lymphabflussbahnen.

Isopathische Gegensensibilisierung: Die Herstellung einer isopathischen Aufbereitung der entfernten pathologischen Gewebsanteile in Form einer homöopathischen Potenzierung (z.B. wässrige Lösung oder Globuli C30) kann zur Löschung der pathologischen Information im sanierten Areal beitragen. Verabreicht werden 3× täglich 5 Tr. über 6 Tage.

Hindernisse für die Wiederherstellung der Regulation

Folgende Maßnahmen behindern eine Wiederherstellung der Regulation:

Antibiotika: Systemische Antibiotikagabe kann sehr schnell die Darmflora zerstören mit der Folge der Entstehung einer Dysbiose, und eine unerwünschte Inhibition der humoralen Immunleistungen verursachen (antibiotikainduzierte Immunsuppression). Die Wiederherstellung der körpereigenen Regelmechanismen als eigentliches Ziel der Störfeldsanierung wird dadurch erschwert. Die Anwendung von Antibiotika sollte daher nicht routinemäßig postoperativ erfolgen, sondern nur bei entsprechender Indikation (z.B. sekundäre Superinfektion).

Kortison: Auch Kortison wird oft bei zahnärztlichen Eingriffen routinemäßig lokal in die Wundhöhle appliziert. Es führt zu einer vermeintlich reizlosen Abheilung, aber um den Preis einer lange dauernden Minderperfusion des Gewebes und Unterdrückung des physiologischen Entzündungsvorgangs, der im Rahmen der Wundheilung erforderlich ist. Kortison führt zu darüber hinaus zu einer Verdichtung im Proteoglykannetz des unspezifischen Mesenchyms [Hauss et al. 1968]. Durch diese Effekte wird das eigentliche Ziel der Störfeldsanierung, nämlich die Wiederherstellung von gesundem Gewebe und die Aufhebung von Regulationsblockaden verhindert.

Psycho-emotionale Belastungen: Auch Therapieblockaden im psycho-emotionalen Bereich können den systemischen Erfolg einer zahnärztlichen Störfeldsanierung blockieren: Phänomene wie „psychologische Umkehr", Selbstsabotage und „gedankenblockierte Therapie" können mit einfachen Bewusstseinstechniken soweit kompensiert werden, dass sie den Gesamterfolg nicht gefährden [Lechner 2008].

Resümee

Die aufgeführten Rahmenbedingungen sind zu beachten, damit durch die Herd-/Störfeldsanierung im Zahn-Kiefer-Bereich nachhaltige systemische Verbesserungen bewirkt werden können. Da der Zahnarzt primär nur die Herde und nicht die störfeldbedingten Regulationsblockaden beseitigt, ist eine Zusammenarbeit mit einem in Regulationsmedizin ausgebildeten Therapeuten zur weiterführenden Nachsorge unerlässlich. Durch die beschriebenen Maßnahmen kann eine hohe Erfolgsquote erreicht werden.

9.2 Chirurgische Sanierung eines Körperherdes

Rainer Wander

9.2.1 Vermeidung chirurgischer Eingriffe durch Neuraltherapie

Bei relativ harmlosen Erkrankungen, aber hohem Leidensdruck (z.B. unklare chronische Unterbauchbeschwerden, vgl. ▶ 12 Pelvipathie) ist eine Tendenz zu operativen Eingriffen, mitunter sogar zu „verstümmelnden" Operationen zu beobachten. Hier kann die Neuraltherapie helfen, unnötige Operationen zu vermeiden.

Bei „banalen", nicht lebensbedrohenden Erkrankungen ist eine Empfehlung zu operativen Eingriffen sehr zurückhaltend zu stellen. Man sollte die körpereigene Kompensationsfähigkeit nicht unterschätzen. Werden durch Neuraltherapie einzelne oder mehrere Störfelder gelöscht, ist eine Kompensation weiterer symptomatischer Herde möglich, so dass chirurgische Maßnahmen ggf. gar nicht erforderlich sind. Eine umfassende Behandlung aller möglichen Störfelder ist daher unabdingbare Voraussetzung, bevor über chirurgische Eingriffe nachgedacht wird.

Schwieriger ist die Situation bei schwerwiegenden oder lebensbedrohlichen Erkrankungen wie Multiple Sklerose oder Krebserkrankungen. Hier ist bei nicht auflösbaren Störfeldern unter Umständen eine großzügigere Indikationsstellung zur Herdsanierung angebracht. Allerdings darf der Patient mit einer Operation in seiner Regulationsfähigkeit auch nicht überfordert werden. Deren Einschätzung ist meist schwierig. Auch hier sollten das Für und Wider einer Herdsanierung zur Verbesserung der Prognose mit dem Patienten gründlich (ggf. über mehrere Sitzungen) besprochen und gut dokumentiert werden.

Sollten man das Glück haben, durch mehrfaches Auslösen eines Sekundenphänomens bereits beim Patienten eine Symptomatik beseitigt zu haben, wird er vertrauensvoll auch einem notwendigen operativen Eingriff zur Herdentfernung bei therapieresistenten Beschwerden aufgeschlossen sein.

9.2.2 Herdsanierung nach erfolgloser Neuraltherapie

Wenn sich ein Herd/Störfeld trotz mehrfacher neuraltherapeutischer Testungen als nicht löschbar erweist, stellt sich die Frage nach der chirurgischen Sanierung. Dabei sollte die Verhältnismäßigkeit der Mittel gewahrt sein.

Die Entscheidung über chirurgische Maßnahmen ist mit dem Patienten ausführlich zu erörtern. Eingriffe zur Herdsanierung sollten nur bei ausdrücklichem Wunsch des Patienten und nach entsprechender Dokumentation veranlasst werden.

9.2.3 Herdsanierung in unterschiedlichen Bereichen

Grundsätze des operativen Vorgehens

Der Neuraltherapeut sollte vorzugsweise mit solchen Operateuren zusammenarbeiten, die auf eine besonders schonende und atraumatische Technik Wert legen und auf die Belange der speziellen **Herdchirurgie** Rücksicht nehmen. Hierzu gehören die Technik der Intrakutannaht, der Schnittführung entlang der Hautspaltlinien und der Meridianverläufe und die intraoperative Umspritzung der Wunde mit Lokalanästhetika nach Beendigung der Hautnaht.

Narbenrevision

Eine störende **Narbe** kann noch relativ einfach durch einen operativen Eingriff entfernt werden.

Bereits bei einer **Keloidnarbe** kann jedoch ein noch größeres Keloid nachfolgen, insbesondere wenn ein übergeordnetes Störfeld nicht gefunden und ausgeschaltet wurde. Dieses Risiko muss in die Abwägung des Pro und Contra der Operationsindikation einfließen. Eine mehrfache neuraltherapeutische Behandlung (vgl. ▶ 12 Keloide) ist vorher in jedem Fall indiziert. In vielen Fällen kommt es zur Besserung der lokalen Symptomatik. Bei Therapieresistenz stellt sich dagegen die klare Indikation zur Operation.

Appendikopathie

Die Appendikopathie oder so genannte „chronische Appendizitis" ist ein gutes Beispiel für eine neurogene Entzündung. Die Neuraltherapie kann die Begleitentzündung beseitigen, und es kommt zur Ausheilung der Beschwerden. Andernfalls kann differenzialdiagnostisch auf eine Operationspflichtigkeit der Appendix geschlossen werden.

Totalendoprothese und andere Gelenkprothesen

Die Abgrenzung der Indikation zur Neuraltherapie zu einer operativen Revision stellt sich auch im Zusammenhang von Beschwerden nach endoprothetischer Versorgung eines Gelenks. Anhaltende Schmerzen nach einer Totalendoprothese,

Knieendoprothese und anderem Gelenkersatz sind in vielen Fällen funktionell bedingt und daher lokal-segmental und über das Gefäßsystem gut behandelbar. Der intensive Einsatz ist lohnend.

Eine nachgewiesene Lockerung einer Endoprothese dagegen stellt keine Indikation zur Neuraltherapie, sondern zur operativen Revision dar.

Kleines Becken

Bei Störfeldern im Bereich des Unterleibs kommen in der Regel größere Operationen (Laparoskopie, Laparotomie) in Betracht. Gerade hier ist die Verhältnismäßigkeit der Mittel zu wahren. Eine Indikation zu einer invasiven Maßnahme zur Herdsanierung muss mit dem betreuenden Gynäkologen und der Patientin umfassend abgeklärt und dokumentiert werden.

Zahnherde

Bei Zahnherden ist eine Entscheidung manchmal einfach, andere Male dagegen kaum möglich. Gerade bei chirurgischen Behandlungen von Zähnen ist eine enge Zusammenarbeit mit dem behandelnden Zahnarzt unerlässlich (Besonderheiten, die bei einer zahnärztlichen Herdsanierung zu beachten sind, s. ▶ 9.1.5 Chirurgische Zahnherdsanierung).

Wenn ein Zahn schmerzt, aber klinisch und röntgenologisch gesund erscheint, sollte eine Extraktion vermieden werden. Möglicherweise handelt es sich um ein neuropathisches Geschehen oder eine trigeminale Projektion in diesen Zahn, und der Schmerz bleibt nach der Extraktion bestehen. Auch hier ist eine nachfolgende Neuraltherapie über mehrere Sitzungen die Therapie der Wahl (vgl. ▶ 11.20 Zahnheilkunde, ▶ 12 Zahnschmerz).

9.2.4 Voraussetzungen für invasive Maßnahmen

Chirurgisch tätige Kollegen scheuen sich mitunter mangels „handfester“ Befunde, einen als Störfeld erkannten Herd operativ zu sanieren. Deshalb sollte die Indikation zur operativen Herdsanierung möglichst breit abgesichert werden, nicht zuletzt, um forensischen Komplikationen für den Chirurgen vorzubeugen.

Kooperation mit Fachkollegen

Anlehnend an die Tradition der interdisziplinären Schmerzkonferenzen sind Meinungen, Erfahrungen und therapeutische Strategien anderer entsprechend qualifizierter und integrativ tätiger Fachkollegen einzubeziehen. Wenn die Mehrzahl der Kollegen zu einer operativen Sanierung rät, dürften auch skeptische Operateure von deren Notwendigkeit zu überzeugen sein.

Bildgebende Diagnostik

Eine umfassende Diagnostik mit bildgebenden Verfahren trägt wesentlich zu einer interdisziplinär getragenen Entscheidung bei, ob dem Patienten zu einer Operation oder zur Fortsetzung einer funktionellen Therapie geraten werden soll. Die Fortschritte der bildgebenden Diagnostik geben der Herdsanierung eine zunehmend solide, nie geahnte Grundlage (vgl. ▶ 8.3.4 DVT).

Laborbefunde

Auch Laborbefunde können die Entscheidung für oder gegen eine operative Revision stützen, z.B. chronisch erhöhte Entzündungsparameter. Eine dauerhafte Erhöhung der Leberwerte ohne jeden morphopathologischen Befund sind dagegen Zeichen einer funktionellen Erkrankung, hier einer chronischen Entzündung im Magen-Darm-Bereich (z. B. Dysbiose, Leber-Galle-Funktionsstörung, -Regulationsstörung). Finden sich keine strukturellen Veränderungen im Gastrointestinaltrakt, kann die neuraltherapeutische Behandlung fortgeführt werden.

9.2.5 Neuraltherapeutische Nachsorge nach Herdsanierung

Herdsanierung ist noch keine Störfeldsanierung!

Die neurogene (zentripetale) Komponente der Störfeldwirkung, z.B. das wind-up-Phänomen (vgl. ▶ 3.1.1 Schmerzgedächtnis) kann nach Entfernung des Herdes bestehen bleiben. Neuraltherapeutische Nachbehandlungen sollten daher nach jeder Herdsanierung mindestens zwei Mal durchgeführt werden, ggf. auch mit Injektion an das zugehörige Ganglion (vgl. ▶ 9.1.5 Chirurgische Zahnherdsanierung).

Wurde ein Herd durch Testung als Störfeld identifiziert, chirurgisch entfernt, und die erwünschte Besserung bleibt aus, kann

- der Störfeldcharakter nach Herdelimination noch weiterbestehen.
- das Schmerzgeschehen bereits autonom sein.
- das Störfeld gewechselt haben (Dominanz eines anderen Störfeldes).
- der Herd trotz vorheriger Diagnostik nicht oder nicht allein als Störfeld verantwortlich gewesen sein.

In allen Fällen ist ebenfalls eine nochmalige neuraltherapeutische Nachbehandlung indiziert. Die Entfernung eines Herdes (z.B. eines beherdeten Zahnes) führt nicht immer zu einer dauerhaften Beseitigung der davon ausgelösten Beschwerden. Dies muss vor der operativen Entfernung eines Herdes mit dem Patienten (und dem betreuenden Arzt/Zahnarzt!) besprochen und dokumentiert werden.

9.2.6 Forensische Fragen

Die Gültigkeit einer Zustimmung zu operativen Eingriffen ist von der Aufklärung, der Bedenkzeit und der Verhältnismäßigkeit der Mittel und der umfassenden Dokumentation abhängig. Eine Einwilligungserklärung ist in vielen Varianten möglich (▶ 7.3). Bleibt der Erfolg aus, schützt in einzelnen Fällen auch die ausführlichste schriftliche Einverständniserklärung nicht vor einer Klage. Die vertrauensvolle Kommunikation mit dem Patienten und eine gemeinsame Entscheidungsfindung stellt immer noch die beste Vorbeugung gegen juristische Konsequenzen dar.

10 Injektionstechniken

10

Stefan Weinschenk

Eines der Kernstücke dieses Leitfadens stellt das nachfolgende Kapitel dar, eine praktische Anleitung für alle heute gebräuchlichen und bewährten Injektionen.

Die Orientierung wird ermöglicht durch einen für alle Kapitel einheitlichen Aufbau:

- **Synonyme, Definition, Geschichte**
- **Neuroanatomie und Pathophysiologie**
- **Wirkung der Injektion:** Viele Infiltrationen erfassen auch umgebende Strukturen. Insofern ist die Wirkung (und damit die Indikation) oftmals breiter als sie durch den Effekt die eigentliche Zielstruktur erklärbar ist. Hierzu zählen Effekte auf umgebendes Bindegewebe, benachbarte Nerven und Gefäße, Muskulatur und viszerale Organe, die sowohl bezüglich der Wirkung wie der Nebenwirkungen bedacht werden sollten.
- **Indikationen**
- **Spezielle Kontraindikationen:** Die allgemeinen Kontraindikationen werden in den einzelnen Kapiteln als bekannt vorausgesetzt (vgl. ▶ 6.4) verwiesen.
- **Gefahren und Komplikationen**
- **Spezielle Aufklärung:** Aufgeführt werden Besonderheiten, die speziell für die beschriebene Injektion gelten; allgemeine Aufklärungspunkte werden vorausgesetzt (vgl. ▶ 7.3.3).
- **Praktische Vorgehensweise, Material, Injektionstechnik**
- **Fehler und ihre Behebung:** Jede Injektion hat spezifische Schwierigkeiten, die sowohl dem Anfänger wie dem weit Fortgeschrittenen Mühe bereiten können. Aus der täglichen Praxis finden sich hier Tabellen mit Hinweisen auf eine leichte Behebung des jeweiligen Problems.
- **Bewährte Kombinationen**

Der Grad der **klinischen Bedeutung** („Wichtigkeit") und der **Schwierigkeitsgrad** jeder Methode sind in einem Kasten nach der Überschrift aufgeführt, so dass gerade der **Anfänger** eine Entscheidungsgrundlage für die Wahl derjenigen Methode bekommt, die seinen technischen Fähigkeiten und dem jeweiligen Patienten angemessen ist. Dem **Kursteilnehmer** dient dieses Kapitel der Wiederholung und Vertiefung der gelernten praktischen Übungen. Besondere Aufmerksamkeit wurde der Eignung zur **Prüfungsvorbereitung** für das Zertifikat Neuraltherapie und für die Prüfungen an der Universität gewidmet. Dem **fortgeschrittenen Therapeuten** bietet sich dieses Kapitel als übersichtliches Rezeptbuch in der Kitteltasche dar, zum schnellen Nachschlagen für eine länger nicht angewandte Technik oder wenn eine Injektion nicht auf Anhieb klappen will.

Allgemeine Regeln zur Injektion

Nachfolgend sind einige **allgemeine Hinweise** aufgeführt, die eine sichere Injektionstechnik ermöglichen (vgl. ▶ 7.2.4 Strategie und Taktik). Diese „Zwölf Regeln" werden jeweils als selbstverständlich vorausgesetzt und in den einzelnen Kapiteln nur in Ausnahmefällen gesondert erwähnt.

Eine Bemerkung vorneweg: Die beiden wichtigsten Fertigkeiten des Neuraltherapeuten sind das **„Feingefühl für die Gewebsstruktur"** und der **gesunde Menschenverstand.** Beides lässt sich durch Übung schulen, aber durch keine noch so exakte Beschreibung der Injektionstechnik ersetzen: Wenn die Beschreibung im Text anders lautet als man die Situation bei dem betreffenden Patienten vorfindet, wenn man bei einer Injektion auf eine unbekannte Struktur trifft, die man an dieser Stelle nicht erwartet hat, oder wenn einem etwas „irgendwie seltsam" vorkommt, muss man seinem Feingefühl folgen, aber auch nichts erzwingen! Manchmal sollte man die Injektion an diesem Tage lieber bleiben lassen und sie auf die nächste Therapiesitzung verschieben. Meist gelingt sie anderntags wie von selbst, und bis dahin hat man Zeit, darüber nachzulesen oder einen Kollegen zu fragen.

- **Hygiene:** Desinfektion vor jeder Injektion
- **Lagerung:** Stabile Lage oder Lagerung des Patienten, so dass unerwartete Bewegungen weitgehend ausgeschlossen sind
- **Trauma minimieren:** Stets die dünnstmögliche angegebene Nadelstärke verwenden
- **Anatomie:** Wann immer möglich, Orientierung an anatomischen Strukturen
- **Nadelführung:** Das Abstützen der Hand ist grundlegend für jede neuraltherapeutische Injektion.
- **Injektionen im Mundbereich:** Kanülenansatz zur Spritze muss außerhalb der Mundhöhle liegen, d.h. lange Nadeln verwenden!
- **Kreislauf:** Dem Patienten vor und nach (insbesondere schwierigen) Injektionen reichlich Flüssigkeit zum Trinken anbieten.
- **Sicherheit:** Stets Liege in erreichbarer Nähe haben
- **Patientenführung:** Besonders bei schwierigen oder schmerzhaften Injektionen in ständigem Sprechkontakt mit dem Patienten bleiben, über die einzelnen Schritte informieren, vorwarnen, wenn eine schmerzhafte Stelle überwunden werden muss (z.B. bei Ganglien, Narben).
- **Ruhige Umgebung:** Patient muss nach der Injektion die Möglichkeit haben, ohne Zeitdruck noch für eine Weile liegen zu können, bis er sich wieder in der Lage sieht aufzustehen.
- **Mentales Training:** Bei schwierigen oder selten ausgeführten Techniken empfiehlt sich, vor Behandlung des Patienten (ggf. in einem Nebenraum) die Injektion am Wirbelsäulenmodell abzuschätzen oder durchzuführen. Reduziert den Stress des Therapeuten!
- **Komplikationen:** Selten davon sprechen, immer daran denken! Notfallbereitschaft muss stets verfügbar sein (regelmäßige Notfallschulungen des Teams, regelmäßige Überprüfung des Notfallkoffers usw.).

Weitere spezielle Hinweise zu Injektionen an Ganglien und an Gelenken finden sich zu Beginn des jeweiligen Kapitels (vgl. ▶ 10.4 Ganglien, ▶ 10.6 Gelenke).

Indikationsstellung der Injektionen

- Die Indikationsstellung zu bestimmten Injektionen erfolgt stets nach Ausschluss anderer, insbesondere organischer Störungen, nach allen Regeln und mit allen Mitteln, die in der modernen Diagnostik zur Verfügung stehen.
- Dies gilt insbesondere für komplikationsträchtige oder schwierige Injektionen, wie Ganglieninfiltrationen unter Abwägung von Nutzen und Risiko.
- Es ist stets die ungefährlichste Technik für die jeweilige Indikation zu wählen: Lokaltherapie vor Segmenttherapie vor Ganglientherapie. Eine heroische Vorgehensweise ist nicht erwünscht, schadet dem Patienten und auch der Methode.

Praktische Vorgehensweise

Wie bei einem Kochbuch handelt es sich bei den beschriebenen Techniken nicht um Handlungsanweisungen oder verbindliche Leitlinien, sondern um **Empfehlungen aus der Praxis für die Praxis.** Jedem Leser ist es freigestellt, aus eigener Erfahrung entstandene, individuelle Varianten zu praktizieren (Hinweise an den Herausgeber sind willkommen).

In der Vorgehensweise werden je nach Autor in der Literatur als **Maßangabe** entweder Querfinger (QF) oder Zentimeter (cm) verwendet. ▶ Tabelle 10.1 ermöglicht eine Umrechnung. Zusätzlich ist für Akupunkteure die Maßangabe Cun angegeben (bei der jedoch das „Maß der Dinge" die Hand des Patienten, nicht die des Therapeuten ist).

Tab. 10.1 Umrechnung der verschiedenen Maßangaben bei Injektionen.

Querfinger	Zentimeter	Cun
1	1,5–2	
1 ½	2,5–3	
2	3,5–4	1,5
2 ½	4,5–5	2
3	5,5–6	
3 ½	6,5–7	
4	7–8	3
5	9–10	

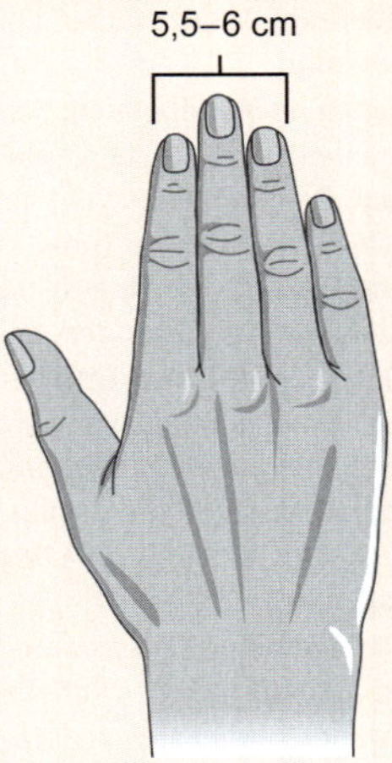

Historische Injektionstechniken

In der Geschichte der therapeutischen Anwendung von Lokalanästhetika wurden eine Reihe von bedeutsamen Injektionstechniken entwickelt, die aus verschiedenen Gründen derzeit nicht angewandt werden, sei es, dass sie aus heutiger Sicht zu gefährlich erscheinen, oder dass ihre Indikationen durch einfachere, risikoärmere Techniken abgedeckt werden. Sie sind hier aufgeführt, nicht zuletzt, um sie für eventuelle zukünftige Forschungsvorhaben in Erinnerung zu halten.

Präsakrale Injektion nach Braun und Pendl

Der Autor des ersten Lehrbuchs der Lokalanästhesie H. Braun beschrieb 1918 erstmals die Injektion an den präsakralen Nervenplexus in Steinschnittlage (▶ Abb. 10.0.1). Sie hat keine Wirkung auf die sakralen vegetativen Spinalganglien und wurde daher zunächst nur für die Anästhesie der Sakralnerven S1 bis S4 angewandt. Für die vollständige Wirkung war die beiderseitige Anwendung erforderlich.

Von Pendl wurde die Technik später für die therapeutische Anwendung modifiziert [Pendl 1949]. Als Indikationen wurden vor allem ischialgiforme Beschwerden beschrieben.

Killian beschreibt die schweren Komplikationen, die wohl zum Ersatz der Technik durch andere Injektionen geführt haben [Killian 1973]: Verletzung der Ampulla recti (insbesondere bei vernarbter Ampulle nach Entzündungen oder Operationen) und Verletzung des Peritoneums bei zu tiefer Injektion. Dazu kommt noch die Möglichkeit von schwer stillbaren retroperitonealen Blutungen aus dem präsakralen Venenplexus.

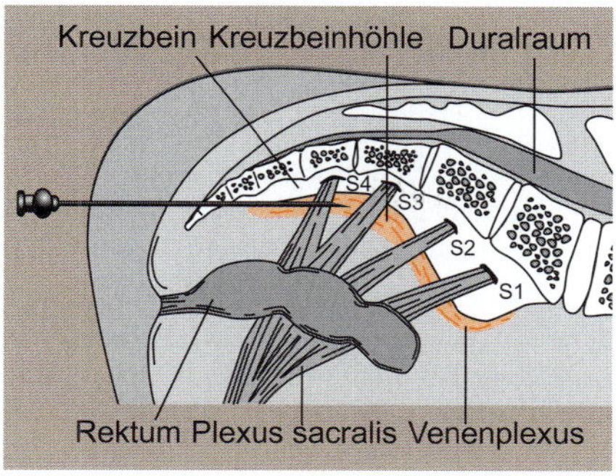

Abb. 10.0.1 Präsakrale Injektion S1-S4 (nach [Adriani 1967]).

Die therapeutischen Indikationen können heute durch die sicheren Techniken der sakralen epiduralen Injektion (▶ 10.5.1), der Injektion an die Sakrallöcher (▶ 10.5.1) und an das Ganglion impar (▶ 10.4.8) abgedeckt werden.

Zisternale Injektion nach Reid

Dosch beschreibt in der ersten Auflage seines Lehrbuchs die Technik der Injektion von Procain in den Liquorraum [Dosch 1963]. Sie erfolgte nach Reid kaudal des Kleinhirns über einen Zugang entlang des Dornfortsatzes von C1/C2 (▶ Abb. 10.0.2) [Reid 1958]. Die Vorgehensweise entspricht in Technik und Nebenwirkungsspektrum der diagnostischen Subokzipitalpunktion.

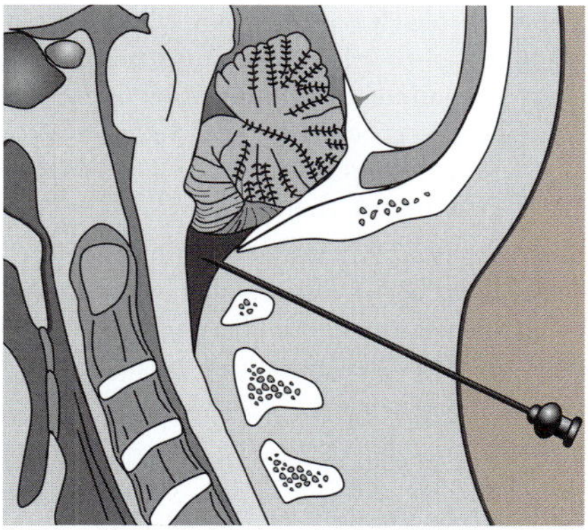

Abb 10.0.2 Zisternale Injektion (aus Dosch 1963).

Als Indikationen wurden zuletzt noch angegeben [Dosch 1999]: therapieresistente Beschwerden nach Enzephalitis oder Enzephalomyelitis; therapieresistenter schwerer Kopfschmerz und „Neurasthenie" (heute vermutlich dem Chronischen Müdigkeitssyndrom, CFS entsprechend).

Reid hatte in den 1950er Jahren nach Testung im Selbstversuch die Technik eingeführt und berichtete über erstaunliche Remissionen bei schweren und therapieresistenten postenzephalitischen und entzündlich-degenerativen Prozessen [Reid 1958].

Zwar können die Erfolge des Münchner Neurologen Reid nicht vollständig ignoriert werden. Diese Technik dürfte aber zu denjenigen Interventionen gehören, die für die Kritiker der Methode in den 1980er Jahren herangezogen wurden, um die therapeutische Anwendung von Lokalanästhetika insgesamt als „lebensgefährlich" zu verurteilen, so z.B. [Oepen 1985]. Die Komplikationsrate der zisternalen Injektion ist aus heutiger Sicht sicherlich zu hoch, diese Technik sollte daher in der ambulanten Praxis nicht durchgeführt werden.

Aus heutiger Kenntnis der antiinflammatorischen Wirkung der Lokalanästhetika müssen die Therapieerfolge mit dieser Technik in neuem Licht gesehen werden. Gegebenfalls lassen sich aus dieser Erkenntnis in Zukunft auch neue Indikationen bei anderen entzündlich-degenerativen Erkrankungen des ZNS (z.B. Multiple Sklerose, Amyotrophe Lateralsklerose) ableiten. Diese Anwendung und ihre Rahmenbedingungen (Schutzmaßnahme gegen Medullaverletzungen) sollten jedoch zuerst im klinisch-universitären Umfeld geprüft werden, bevor sie in die Praxis Eingang findet.

Sie könnte beispielsweise in aussichtslosen Fällen als Ultima Ratio vor einer neurodestruktiven Operation im stationären Umfeld mit Intubationsbereitschaft (z.B. neurologische oder neurochirurgische Klinik) eingesetzt werden. Vermutlich ist hierzu auch eine modifizierte Technik erforderlich. Denkbar wäre die Verwendung von Kunststoffkanülen mit Mandrin (Braunüle) oder die Änderung der Injektionsebene (z.B. unterhalb von C4?).

An sichere und zuverlässig wirksame Alternative für die zisternale Injektion kann derzeit die Injektion an das Ganglion supremum in der Praxis dem geübten Anwender bei diesen Indikationen empfohlen werden. Erfahrungen zur Wirksamkeit der Ganglieninjektion bei postenzephalitischen Störungen und den anderen von Reid angegebenen Indikationen wurden bislang jedoch nicht publiziert.

4M-Injektion

Von G. Troltsch wurde in den 1970er Jahren eine Injektionstechnik von ventral an die Innenseite der Beckenschaufel praktiziert, die er „4M" („**m**acht **m**üde **M**ädchen **m**unter") nannte. Eine Publikation über die genaue Technik, Indikationen und Nebenwirkungsrate existiert nach Kenntnis des Autors nicht. Die meisten Informationen wurden indirekt in anderen Beiträgen des Autors berichtet (z.B. [Troltsch 1971]) oder mündlich überliefert.

Eine wissenschaftliche Aufarbeitung dieser Technik könnte ggf. klären, ob die von Troltsch beschriebenen Erfolge bei hormonellen und sexuellen Störungen der Frau tatsächlich besser sind als bei den heute üblichen Injektionstechniken an den Plexus uterovaginalis (▶ 10.4.9 und ▶ 10.4.10).

Derzeit ist die Technik wegen unklarer Nebenwirkungsrate (Darmverletzung?) nicht zu empfehlen.

Injektion an den oberen Nierenpol

Synonyme: Injektion in das Nierenlager, perirenale Injektion, paranephrale Injektion.

A.W. Wischnewski beschrieb diese Technik 1935 erstmals für den deutschen Sprachraum (vgl. ▶ 15.9 Neuraltherapie in Russland). Sie stellte eine Modifikation der Anästhesie zur Ausschaltung der Thoraxganglien [Braun 1913] dar und erfolgte über den 11./12. ICR in den freien Retroperitonealraum. Sie wurde von Dosch in der ersten Auflage 1963 noch unverändert als „Injektion an den abdominalen Grenzstrang" wiedergegeben.

Als Indikationen wurden von Wischnewski angegeben: paralytischer Ileus, Verbrennungsschock, Sepsis, eitrige Thrombophlebitis der Venae femorales und iliacae, Transfusionszwischenfälle u.a. sowie von Dosch „Störungen des gesamten Bauchraumes".

Aufgrund der fehlenden Orientierung an knöchernen Leitstrukturen dürften die Komplikationsrate (retroperitoneale Blutung?) hoch gewesen sein, was bei den angegebenen Notfallsituationen bei Fehlen anderer medizinischer Möglichkeiten hingenommen werden musste.

Die Technik wurde von Dosch, Barop und anderen zur „Injektion an das Ganglion coeliacum“ weiterentwickelt. Diese kann heute bei eingegrenztem Indikationsspektrum vom erfahrenen Therapeuten erfolgreich, sicher und nebenwirkungsarm angewendet werden (▶ 10.4.6).

10.1 Oberflächliche Injektionen

10.1.1 Intrakutane Injektion (Quaddel)

Stefan Weinschenk

Schwierigkeitsgrad: 1
Wichtigkeit: 3

- eine der häufigsten und wichtigsten Injektionstechniken
- echte Quaddel nicht trivial, Technik muss genau erlernt werden (Üben!)
- häufig als Quaddelserie
- Erstbeschreibung vermutlich bereits bei Schleich 1902
- hat in Form der so genannten Injektionsakupunktur Eingang in die westliche TCM gefunden (vgl. [Gleditsch 2005])

Neuroanatomie und Pathophysiologie

- Intrakutan findet sich die größte Konzentration an immunkompetenten Zellen und freien Nervenendigungen der marklosen Fasern im gesamten Integument.
- beste Nutzung des kutiviszeralen Reflexes [Head 1898] und anderer Reflexe mit Beteiligung der Hautnerven
- zu Quaddelserie ▶ 10.1.2

Wirkung der Injektion

- Aktivierung des kutiviszeralen Reflexes
- verbesserte Perfusion im Dermatom und zugehörigen Segment
- nach mehreren Quaddeln in einem Segment meist deutliches Wärmegefühl in der behandelten Region, oft auch im zugehörigen viszeralen Organ

Indikationen

Lokale Beschwerden:

- Erkrankungen der betreffenden Hautregion bzw. im entsprechenden Dermatom
- Nekrosen, Phlegmonen, Ulcus cruris: Quaddelung in der unmittelbaren Umgebung im gesunden Gewebe
- Eine örtliche Entzündung des betreffenden Hautareals stellt aus heutiger Sicht keine Kontraindikation, sondern gerade eine Indikation dar, aufgrund der entzündungshemmenden Eigenschaften des Lokalanästhetikums (▶ 4.3 Alternative Wirkmechanismen). In diesen Fällen vom gesunden Gewebe her beginnen, im Verlauf mehrerer Sitzungen wird das erkrankte Areal kleiner.
- Erkrankungen von Muskulatur und Bindegewebe der betreffenden Region
- Erkrankungen im zugehörigen Segment, insbesondere Muskulatur, Knochen, Gelenke und viszerale Organe

Haut als pathogene Zone und Störfeld:

- Dermatosen können Symptom einer Störung im gleichen Segment sein oder selbst Fernstörungen verursachen. Bei Störfeldverdacht in Dermatosen auch subkutane Injektion.
- Störfeldtestung, wenn das dem betreffenden Dermatom zugehörige Organ erkrankt oder störfeldverdächtig
- Narben (▶ 10.1.7 Narbeninjektion, ▶ 12 Keloide)

Befunde und Symptome, die für diese Injektion sprechen:

- Missempfindungen im betreffenden Hautareal
- Auslösung von Fernstörungen bei Druck auf ein Hautareal

Spezielle Kontraindikationen

- praktisch keine **absoluten Kontraindikationen**
- Auch bei Patienten mit Gerinnungsstörung nach entsprechender Aufklärung anwendbar (größere i.c. Hämatome möglich)
- pathologische Hautveränderungen (vgl. ▶ Indikationen)
- **relative Kontraindikation:** Lymphödem im betreffenden oder benachbarten Gebiet. Hier bei gegebener Behandlungsindikation Absprache mit dem behandelnden Lymphtherapeuten erforderlich. Bei Verschlechterung der Lymphsituation nach Behandlung zunächst weitere Neuraltherapie unterlassen.

Praktische Vorgehensweise

Material

- Nadel 0,2×20 (grau)
- 0,1–0,2 ml Procain 1 %

Lagerung des Patienten

- beliebig: Sitzen, Stehen oder Liegen.
- im Sitzen oder Stehen evtl. vegetative Kreislaufreaktionen beachten (Kollaps)

Injektionsstelle

- alle Stellen der Körperoberfläche mit den selbstredenden Ausnahmen wie Cornea, Klitoris etc.

Injektionstechnik

- Aspiration nicht erforderlich
- Schliff der Nadel nach oben, Spritzenskala nach oben (▶ Abb. 10.1.1, Punkt 1 und 3)
- Stichrichtung flach tangential (10–30°) in die Haut (▶ Abb. 10.1.1, Punkt 2)
- schneller Hautdurchstich, langsame Infiltration in die Kutis (▶ Abb. 10.1.2).
- „Mückenstich-" oder Orangenhaut-Effekt muss bereits während der Injektion deutlich sichtbar werden (▶ Abb. 10.4).
- für Quaddelserien (▶ 10.1.2) schnelle Injektionstechnik lernen

Gefahren und Komplikationsmöglichkeiten

- Injektion versehentlich subkutan → weniger wirksam
- zu langsames Durchstechen der Hautoberfläche → schmerzhaft
- kleine Hauthämatome im Sinne von Petechien in ca. 20 % → verschwinden nach 1–3 Tagen; durch Kompression kaum vermeidbar
- Verletzung eines oberflächlich verlaufenden Gefäßes (z.B. Vene) → stärkere Blutung

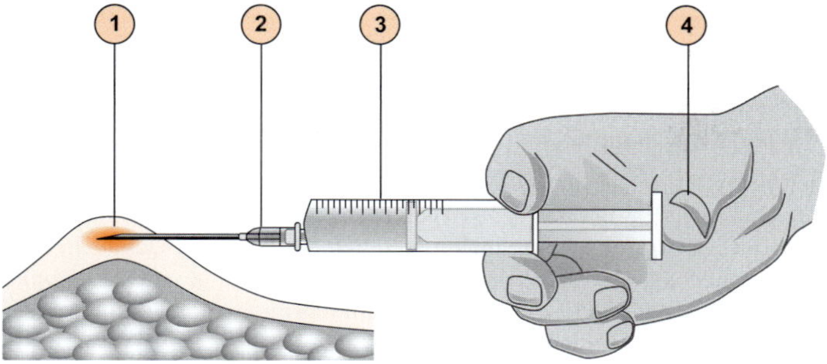

Abb. 10.1.1 Quaddeltechnik:
1. Kanülenschliff nach oben
2. Flacher Einstich
3. Spritzenskala nach oben
4. Spritzenhaltung mit Daumen auf Stempel (nicht umsetzen)

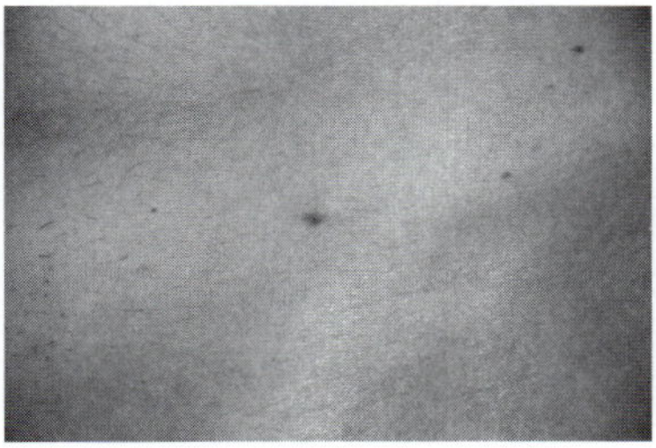

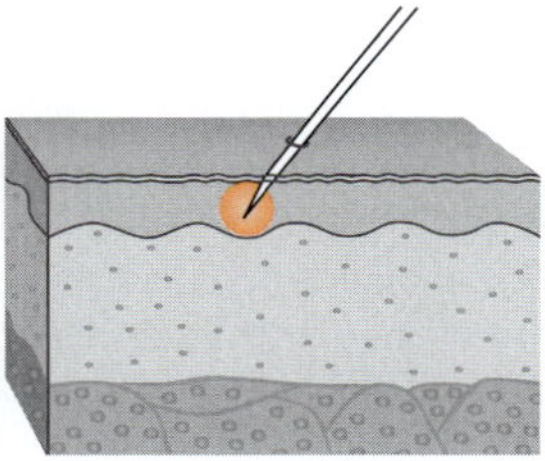

Abb. 10.1.2 Quaddelsetzung.

Fehler und ihre Behebung

Problem	Ursache	Behebung
schmerzhafte Injektion	zu langsam eingestochen	Verbesserung der Stichtechnik, üben
keine Orangenhaut	zu tief (subkutan)	Überprüfung, ggf. Verbesserung der Stichtechnik
starke Rötung	bei Procain normal (Perfusionsverbesserung)	nicht notwendig
zu geringer Spritzenwiderstand, i.A. läuft „leicht" im Gewebe	subkutan	erneute Injektion

10.1.2 Quaddelserie Wirbelsäule

Rainer Wander

Schwierigkeitsgrad: 1
Wichtigkeit: 2

Eine besondere Rolle kommt der Anwendung von intrakutanen Injektionen (vgl. ▶ 10.1.1 Quaddeln) im Bereich der Wirbelsäule zu. Hier sind jedoch nicht einzelne, sondern eine gezielte Serie von schnell hintereinander gesetzten Quaddeln erforderlich. Es bestehen enge Verbindungen dieser Injektionstechnik mit der Akupunktur (Verlauf des Blasenmeridians mit den Zustimmungspunkten, *shu*-Punkten der Organe) (▶ 13.1 Akupunktur und Neuraltherapie).

Zur Behandlung von Erkrankungen der Wirbelsäule lohnt es sich, in den zugehörigen Dermatomen paravertebrale Quaddeln zu setzen. Diese Quaddelserien sollten über die betroffenen Segmente hinausgehen, da häufig eine sympathisch und muskulär induzierte übersegmentale Reaktion zu beobachten ist.

Ebenso kann das dem Segment zugeordnete innere Organ mit Quaddelserien sehr gut beeinflusst werden. Die spezifischen Organsegmenttherapien sind den Organschemata zu entnehmen (vgl. ▶ 10.3.1 Segmenttherapie).

Neuroanatomie und Pathophysiologie

Zwei Querfinger neben der Dornfortsatzlinie tritt der Ramus dorsalis des N. spinalis in die Haut und teilt sich nach medial, die Mittellinie überschreitend, sowie nach lateral.

Der dorsale Ast enthält die meisten sympathischen Anteile und ist deswegen besonders effektiv zu nutzen. Wichtig in diesem Zusammenhang ist auch die Mitbehandlung der subokzipital austretenden Nn. occipitales major et minor (▶ 10.5.3) sowie des „vorderen" und der „hinteren magischen Dreiecke" (▶ Abb. 10.1.3)

10

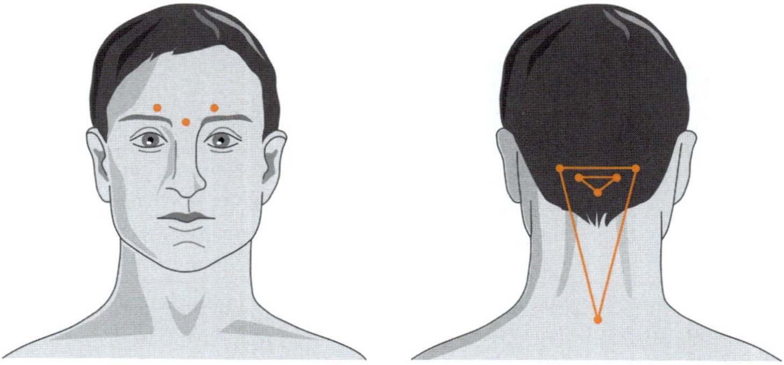

Abb. 10.1.3 Die magischen Dreiecke.

Indikationen

- Erkrankungen der Wirbelsäule: Zervikalsyndrom, Rippenstörungen, lumbale Schmerzsyndrome etc.
- Muskelverhärtungen

- allgemeines Roborans bei Erschöpfungszuständen (belebender, befreiender Effekt)
- im Rahmen der Segmenttherapie innerer Organe im Thorax und Abdomen (▶ 10.3 Segmenttherapie)

Befunde und Symptome, die für diese Injektion sprechen:
- schmerzhafte Dornfortsätze
- Verquellungszonen, Myogelosen
- schmerzhafte Interspinalbänder. Besonders bei ventraler Beckenkippung sind die Interspinalbänder von L5/S1 und/oder L4/L5 schmerzhaft, Injektion hier lohnend.
- Verhärtungen des M. erector spinae
- bei Abschwächung der Bauchmuskeln der entsprechenden Etage.

Praktische Vorgehensweise

- Quaddelserien am besten zwei QF von der Mittellinie (Dornfortsatzlinie) setzen (▶ Abb. 10.1.4; Blasenmeridian!)

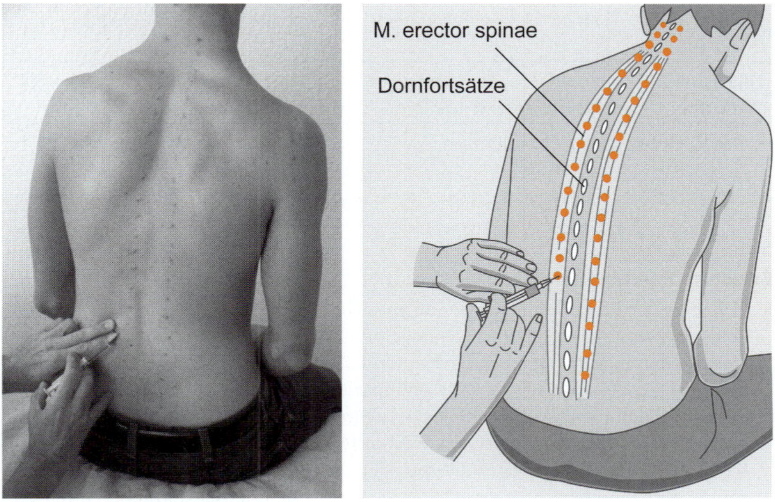

Abb. 10.1.4 Quaddelserie Wirbelsäule.

Material
- Nadel 0,4×20
- Procain 1% oder Lidocain 0,5% (ähnlich wie bei ▶ 10.1.1 Hautquaddeln)
- Je nach Segment (Anwendungshöhe) können zu Procain für spezifische Organe die zutreffenden homöopathischen Komplexmittel kombiniert werden.

Lagerung des Patienten
- Bauchlage, oder besser sitzend mit leicht vornübergebeugtem Oberkörper (einfacher, schneller, weniger schmerzhaft)

Injektionsstelle
- Im Bereich der **Halswirbelsäule**, wenn die Quaddeln bis in den Haaransatz hinauf platziert werden, erreicht man das Segment C3, C4, Th2.

- Im Bereich der **Brustwirbelsäule** sind die Quaddelserien zur Linderung von vertebragenen und Organbeschwerden einzusetzen.
- Im Bereich der **Lendenwirbelsäule** liegen die Schwerpunkte auf dem lokalen lumbalen Schmerzsyndrom. Die Quaddelserien sollten im Dermatom Th10 beginnen und bis zum Os sacrum reichen. So sind die schmerzauslösenden und/oder -unterhaltenden Übergänge von thorako-lumbal und lumbo-sacral neuraltherapeutisch gut zu behandeln.
- Es ist bei entsprechender Indikation und guter Übung der Technik möglich, die **gesamte Wirbelsäule** von oben bis unten zu quaddeln. Dies muss schnell geschehen (üben!), da sonst der Patient durch den Injektionsschmerz zu sehr belästigt wird.

Gefahren und Komplikationsmöglichkeiten

Keine.

Fehler und ihre Behebung

Problem	Ursache	Behebung
schmerzhafte Injektion	zu langsam eingestochen	Verbesserung der Stichtechnik, üben
abgeschwächte Wirkung	zu weit medial oder zu weit lateral gesetzt	Überprüfung, ggf. Verbesserung der Technik
keine Wirkung	zu tiefe Injektion (subkutan)	nur die i.c. Anwendung führt zu einem optimalen kutiviszeralen Reflex, Überprüfung, ggf. Verbesserung der Stichtechnik

10

Bewährte Kombinationen

- **HWS:** Ist der Effekt bei HWS-Syndrom nicht ausreichend → Kombination mit den subokzipital austretenden Nn. occipitales major et minor. Auch die Einbeziehung der gut zugänglichen Dorne von C2 und C7 ist empfehlenswert. Nach Erfahrung des Autors bringt die Kombination mit einer Injektion an die Stirnhöhle und den Point de Merville bessere Effekte („vorderes magisches Dreieck" und „hintere magische Dreiecke", ▶ Abb. 10.1.3).
- **BWS:** Auch hier schmerzhafte Dorne oder tastbare Verhärtungen des M. erector spinae mitbehandeln. Eine erweiterte Quaddelserie parallel zum inneren Blasen-Meridian weiter lateral am äußeren Blasen-Meridian kann muskuläre und Rippenstörungen günstig beeinflussen.
- **LWS:** Begleitend kann das Iliosakralgelenk (ISG) injiziert werden; zusätzlich V-förmige Quaddelreihen über dem ISG. Dies entspricht dem hinteren Anteil des Blasensegments.

10.1.3 Subkutane Injektion

Rainer Wander

Schwierigkeitsgrad: 1
Wichtigkeit: 2

Die Injektion unter die Haut gehört zu den ältesten Injektionstechniken der therapeutischen Anwendung der Neuraltherapie. Bereits die Entdecker der Lokalanästhetika beobachteten eine bessere Wundheilung nach Unterspritzung der Wundränder [Schleich 1906]. Sie stellt eine der Standardtechniken der Neuraltherapie dar.

Neuroanatomie und Pathophysiologie

Bei pathologischen Prozessen entstehen in der zugehörigen Subkutis Verquellungen (Gelosen), die mit der Technik der Kibler-Falte auffindbar und von einem begleitenden Hautödem kaum zu trennen sind.

Im Bereich der Subkutis finden sich weniger Nozizeptoren als in der Kutis, hier werden aber die meisten Arteriolen auf Kapillaren umgeschaltet. Die neuraltherapeutische subkutane Injektion bringt besonders gute Effekte, wenn das darunter liegende Periost mit erfasst wird.

Wirkung der Injektion

In der Subkutis ist die Wirkung der therapeutischen Injektion aufgrund der Umschaltung des Gefäßsystems von der Arteriole zur Kapillare vorwiegend auf den vasalen Reflex ausgerichtet, wohingegen die Wirkung auf nozizeptive Strukturen geringer ist als bei der intrakutane Injektion (vgl. ▶ 10.1.2 Quaddelserie Wirbelsäule).

Die subkutane Procaininjektion ist besonders gut wirksam in bestimmten Regionen: über dem Os sacrum als Segmentgrenze zwischen Dermatom L2 und S2 und auf der Schädelkalotte als Segmentgrenze der Trigeminusäste V1/C2 (vgl. ▶ 10.1.4 Injektion Schädelkalotte).

Indikationen

- „Davos"-Prinzip: schmerzhafte Bindegewebsareale
- alle Formen von „Weichteilrheuma"
- in der Umgebung von Triggerpunkten
- alle Formen zerebraler Störungen als „Kopfkranz" (vgl. ▶ 10.1.4 Injektion Schädelkalotte)

Befunde und Symptome, die für diese Injektion sprechen:

- Myogelosen
- Störungen der Unterhaut-Architektur, „Cellulitis"

Spezielle Kontraindikationen

- Bei Blutgerinnungsstörungen ist die Injektion zulässig, sofern mit dem Patienten vorher die möglicherweise erhöhte Rate von subkutanen Hämatomen besprochen und abgestimmt wird.

Spezielle Aufklärung

- gelegentliche Schmerzhaftigkeit (z.B. bei Injektion in Myogelosen)

Praktische Vorgehensweise

Material

- Nadel 0,4×20
- 1 ml Procain 1% oder Lidocain 0,5–1% (Lidocain ggf. besser wegen der breiteren Gewebsverteilung des lipophilen Moleküls)

Injektionstechnik

- Stichrichtung senkrecht oder schräg zur Haut (▶ Abb. 10.1.5), zügig injizieren, Fingerdruck in der Nachbarschaft
- Stichtiefe je nach Dicke der Subkutis (geschätzt, Palpation) bis zur Muskelfaszie bzw. dem Periost

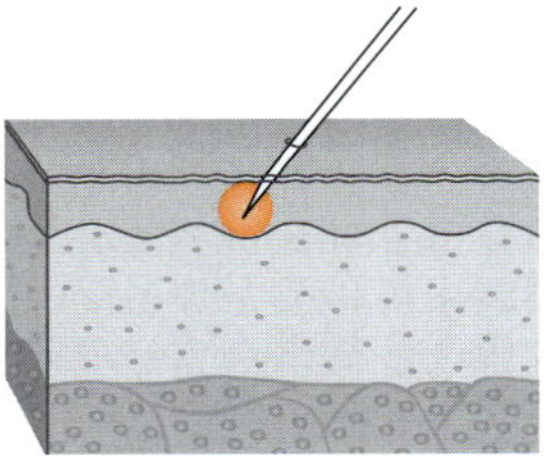

Abb. 10.1.5 Injektion in das subkutane Gewebe.

Gefahren und Komplikationsmöglichkeiten

Sehr komplikationsarme Injektionstechnik, für Anfänger gut geeignet.

- weniger schmerzhaft als intrakutane Injektion
- Injektion in ein subkutanes Gefäß, z.B. Arterien oder Venen, Nervenbündel möglich (bei geringen Injektionsmengen unschädlich)

Fehler und ihre Behebung

Problem	Ursache	Behebung
schmerzhafte Injektion	zu langsam eingestochen	Verbesserung der Stichtechnik, üben
Quaddel	zu oberflächlich gestochen	Überprüfung, ggf. Verbesserung der Stichtechnik
keine Wirkung	andere als lokale Ursache	Segmenttherapie, Störfeldsuche

10.1.4 Injektion an die Schädelkalotte

Rainer Wander

Schwierigkeitsgrad: 1
Wichtigkeit: 2

- In der Neuraltherapie als „Dornenkranz“ von Hopfer erstmals beschrieben [Hopfer 1985], heute als Kopfkranz in der Literatur bekannt
- Die Segmente der Schädelkalotte umfassen ventral und temporal das Dermatom der Trigeminusäste V1 und V2, dorsal das Dermatom der Spinalnerven C2 und C3.
- Der behaarte Kopf eignet sich nicht zum Quaddeln.
- Der Kopfkranz als Basisprogramm z.B. bei Kopfschmerz wird als subkutane, subgaleatische Infiltration ausgeführt. Es besteht eine gedankliche Parallele mit der „Neuen Schädelakupunktur nach Yamomoto“ (YNSA).
- Die Injektionsserie kann als vollständiger Kopfkranz oder aufgrund eines bestimmten Palpationsbefundes auch gezielt in schmerzhafte Punkte erfolgen. Eine weitere Möglichkeit stellt der so genannte temporo-mandibuläre Block dar (▶ unten).

Neuroanatomie und Pathophysiologie

Bei der Injektionsserie des Kopfkranzes werden in den Segmenten kutane (Dermatom), muskuläre und vasale Anteile (A. maxillaris, A. temporalis supeficialis) und die Schädelnähte (Skerotom) angesprochen. Außerdem erfolgt eine Reizung der Nn. occipitales major et minor.

Wirkungserweiterung der Injektion

Die vertikale Grenzlinie von vorn trigeminaler und hinten spinaler Innervation der Kopfhaut, beginnend am hinteren Ohrmuschelansatz bis zum „Höchsten Punkt des Kopfes" (Akupunkturpunkt LG 20), ist die subgaleatische Injektion gut nutzbar, um Einfluss auf trigeminale oder zervikale spinale Störungen zu nehmen. Die Projektionen des Körpers in den Trigeminus erklären vermutlich auch die Erfolge der YNSA.

Indikationen

- alle Formen von Kopfschmerz, einschließlich zervikaler Spannungskopfschmerz und Migräne
- Schwindel unklarer Genese
- zerebrale Durchblutungsstörungen, Merk- und Konzentrationsstörungen
- HWS-Syndrom,
- Alopezie

Befunde und Symptome, die für diese Injektion sprechen:

- Rückenschmerzen mit Fortleitung in das Hinterhaupt und umgekehrt. Da der M. semispinalis capitis vom Okziput bis Th4 reicht, sind muskuläre Projektionen vom Okziput bis zur oberen BWS möglich, mit schmerzhaften Sensationen in diesem Bereich, also Herz, Lunge und Brustdrüse.
- Stirn-, Schläfen- und Nackenschmerzpunkte, oftmals vom Patienten selbst lokalisierbar
- Auch der M. frontalis oder M. occipitalis, die über die Galea aponeurotica verbunden sind, sollte nach Verquellungen palpiert und gegebenenfalls infiltriert werden.
- Die Faszienansätze des M. temporalis sind bei Beschwerden häufig schmerzhaft, verquollen und so der Injektion zugängig.

Spezielle Kontraindikationen

- Bei Blutgerinnungsstörungen ist die Injektion zulässig, sofern mit dem Patienten eine erhöhte Rate von subgaleatischen Hämatomen vorher besprochen wird.

Spezielle Aufklärung

- Injektionsschmerz

Praktische Vorgehensweise

Material

- Nadel 0,4×20 (grau)
- 1% Procain

Injektionsstelle

- Kranz von ca. 8-12 subkutanen Injektionen in etwa gleichmäßigen Abständen um die größte Zirkumferenz des Kopfes herum (▶ Abb. 10.1.6)

10

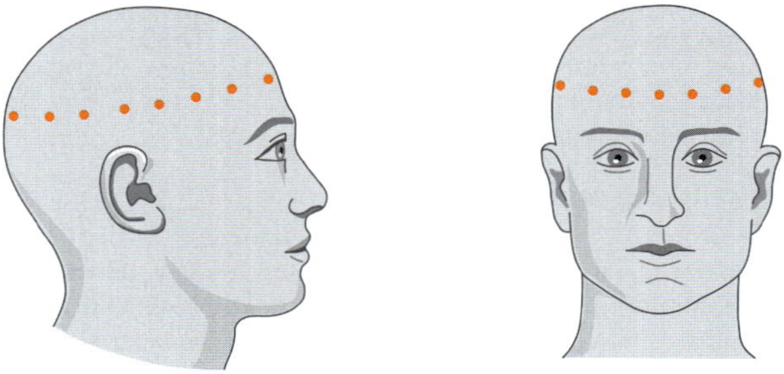

Abb. 10.1.6 Injektion an die Schädelkalotte, „Kopfkranz“

Injektionstechnik

- Pro Injektion genügen 0,2–0,5 ml Procain 1%.
- Nadelrichtung zur Schädelmitte
- Bei spontan schmerzenden Punkten am Kopf sollten diese palpierend gesucht und unterspritzt werden.
- Injektionen entlang des Verlaufs der Suturen verstärkt die Wirkung.

Varianten

- Zur Steigerung der entspannenden Wirkung kann die in der Akupunktur gebräuchliche **„Neuner-Strecke“ nach Perschke** zusätzlich infiltriert werden. Man orientiert sich am prominentesten Teil des Hinterkopfes und infiltriert in 1,5 QF Abstand die Akupunkturpunkte LG 17, Bl 9 und Gb 19 (▶ Abb. 10.1.7).
- Bei der (etwas schwierigeren) Variante des **temporo-mandibulären Blocks** mit der Nadel 0,4×40 (grau) werden durch subkutanes Infiltrieren an temporalen Akupunkturpunkten vorwiegend die Dermatome von V_1 bis V_3 Faszien der Kaumuskeln, deren Referenzzonen, venöse, lymphatische und periarterielle (nervale) Versorgungsstrukturen beeinflusst. Die Infiltrationen erfolgen entlang einer Linie vom lateralen Augenwinkel (Gb 1) über die obere Mitte des Jochbeins (Gb 3) zum Ohrmuschelansatz (3E 21) (▶ Abb. 10.1.8). Die Nadel wird entweder vom mittleren Punkt aus subktan infiltrierend nach beiden Seiten oder von ventral von den vorderen beiden Punkten aus nach dorsal unter die Kopfhaut vorgeschoben.

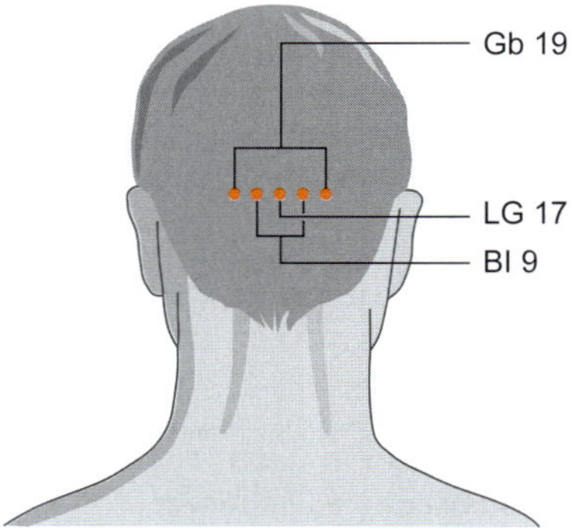

Abb. 10.1.7 Neuner-Strecke nach Perschke.

Gefahren und Komplikationsmöglichkeiten

- Schmerzhaftigkeit bei zu langsamer Injektion
- Injektion in ein subgaleatisches Gefäß, z.B. A. occipitalis major, A. temporalis

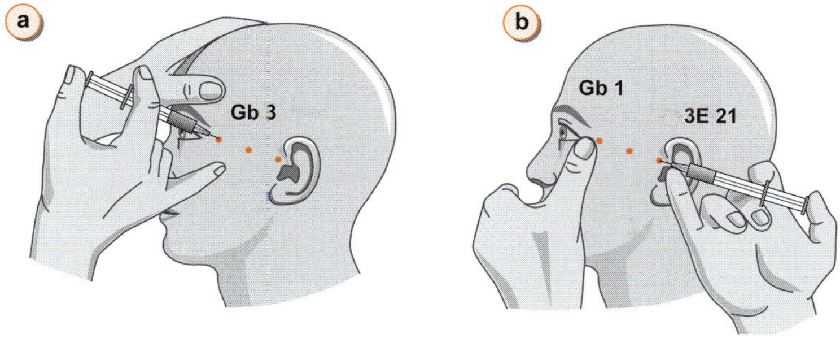

Abb. 10.1.8 Temporo-mandibulärer Block.

Fehler und ihre Behebung

Problem	Ursache	Behebung
schmerzhafte Injektion	zu langsam eingestochen	Verbesserung der Stichtechnik, üben
abgeschwächte oder keine Wirkung	andere Ursache?	andere Ursache eruieren, z.B. Störfeldsuche, aufsteigende Funktionskette, Projektion von Schmerzen anderer Stelle in die Kalotte

Bewährte Kombinationen

- Nervenaustrittspunkte Kopf dorsal: Injektion an die Nn. occipitales major et minor, die zusammen C2 und C3 versorgen ▶ 10.5.3
- Ganglion cervicale superius (bei entsprechender Indikation) ▶ 10.4.4
- Ganglion pterygopalatinum und/oder Ggl. oticum (z.B. bei parasympathischen Reizzuständen) ▶ 10.4.3, ▶ 10.4.2
- Nasennebenhöhlen ▶ 10.5.2
- mit dem „hinteren magischen Dreiecken" (▶ Abb. 10.1.3 rechts)
- mit dem „vorderen magischen Dreieck" (▶ Abb. 10.1.3 links), d.h. den supraorbitalen Nervernaustrittspunkten und über der Nasenwurzel (Point de Merville [PdM]) bei allen Formen von Kopfschmerz

10.1.5 Injektion an das Mastoid

Rainer Wander

Schwierigkeitsgrad: 1
Wichtigkeit: 2

In der Ära vor den Antibiotika wurden wie viele andere Entzündungen auch die gefürchtete Otitis media und Mastoiditis mittels Novocain (Procain) behandelt. Haug berichtete bereits 1906 über den guten therapeutischen Effekt einer lokalen topischen Behandlung mit 20%iger Novocainlösung in Glycerin bei Otitis media. Kartachoff u.a. berichteten über gute Ergebnisse auch durch intrakutane Quaddelbehandlung über dem Processus mastoideus. Heute in Kenntnis der Grenzen und Nebenwirkungen einer übertriebenen Antibiotikatherapie kehren wir wieder zu den Erkenntnissen der entzündungshemmenden Wirkung der Lokalanästhetika zurück.

Die Behandlung des Ménière-Syndroms besonders bei frischen Fällen durch Injektionen an das Mastoid und intravenöse Injektionen (bis zu 20 ml Novocain 1%ig) sowie Stellatum-Injektion wurde erstmals von Schubert beschrieben [zit. nach Anonymus 1951]. Auch Ohrensausen und Nausea konnten günstig beeinflusst werden.

Die erste Beschreibung der Technik der Mastoidinjektion sind von 1951 bzw. zur Anästhesie des Ohres bei Tympanoplastik-OP von 1973 [Anonymus 1951, Killian 1973]. In der neuraltherapeutischen Literatur bei Dosch erst in späteren Auflagen, dann wieder bei Barop 1996 beschrieben.

Neuroanatomie und Pathophysiologie

- Der Processus mastoideus (Mastoid) gehört zum Os temporale, das die Gelenkpfanne des Kiefergelenks trägt. Im Os temporale liegen das Gleichgewichts- und Hörorgan (▶ Abb. 10.1.9).

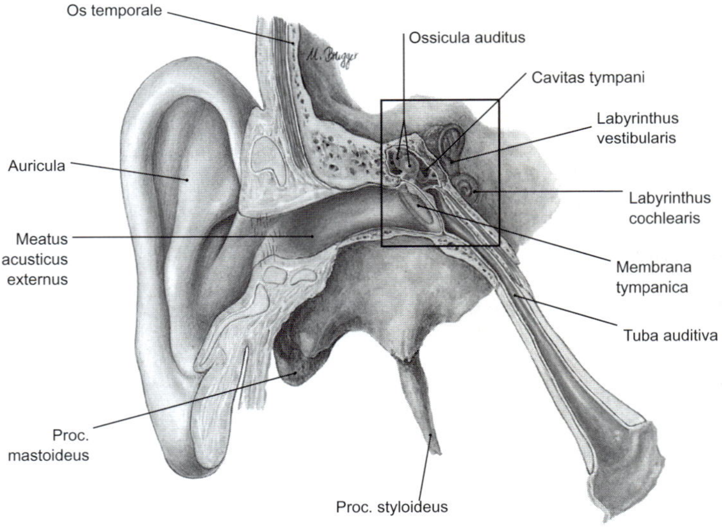

Abb. 10.1.9 Anatomie des Mastoids und seiner Umgebung.

- Das Mittelohr ist durch die Tuba Eustachii mit dem Rachenraum und der Tonsillengegend verbunden.
- Am Mastoid setzt der M. sternocleidomastoideus an, der aus den spinalen Segmenten C3, C4, C5 und dem N. accessorius versorgt wird.
- Über diese Wege hat das Mastoid Verbindung zu C4 und damit zum N. phrenicus, über diesen gemeinsam mit Tonsille und Ohr Verbindungen zu den Oberbauchorganen.
- Am Mastoid setzen der M. longissimus capitis und der M. splenius capitis an, die als Teil der Nackenmuskulatur die Kopfhaltung und das Gleichgewicht

kontrollieren. Diese Muskeln gehören als Teil der autochthonen Rückenmuskulatur zum kraniospinalen System (vgl. ▶ 13.3 Manuelle Therapie).

- Bei Dysgnathie kann das Os temporale seine Lage verändern, die Symmetrie des Gleichgewichtsorgans ist zur Gegenseite verändert und das Gleichgewicht ist gestört (Schwindel).
- Bei Lageveränderungen des Os temporale kann das Foramen jugulare irritiert und die Hirnnerven IX, X und XI können gereizt werden. Os temporale und Os occipitale sind durch die Sutura temporooccipitalis ebenfalls Teil des sakrospinalen Systems.
- Bei Lageveränderungen des Os temporale wird auch der M. sternocleidomastoideus leicht irritiert und löst eine muskuläre Funktionskette aus (vgl. ▶ 8.2.6 Funktionsketten), die zur lateralen Epikondylopathie führen kann.
- Der M. sternocleidomastoideus gehört zur Atemhilfsmuskulatur und ist bei Asthma und pulmonalen Erkrankungen sowohl an seinem Ansatz, dem Mastoid als auch seinem Ursprung, dem Sternoklavikulargelenk und der Klavikula, zu behandeln.
- Unter der Sutura temporo-occipitalis befindet sich der dorsale Zugang zum Foramen stylomastoideum, aus dem der N. facialis austritt.
- Am Mastoid wurde eine eigene Somatotopie gefunden, diese wird vorwiegend in der Akupunktur der Mikrosysteme genutzt (vgl. ▶ 13.2 MAPS und Neuraltherapie).

Wirkung der Injektion

- Reduzierung pathologischer neuraler Reize im Segment C4
- Stellungsänderung der Kopfgelenke
- Die suturale Spannung ist über die Injektion an die okzipito-mastoidale Sutur günstig beeinflussbar.
- Unterbrechung der vertebragenen aufsteigenden Funktionskette (vgl. ▶ 8.2.6 Muskelfunktionsketten)
- Beeinflussung des N. facialis
- Beeinflussung des N. phrenicus (C4)

Indikationen

Lokale Beschwerden:

- Erkrankungen des Ohrs: Mittelohrentzündungen, Tubenkatharrh, Tinnitus, Hörsturz, Schiefhals
- Gleichgewichtsstörungen, Schwindel
- Asthma

Mastoid als pathogene Zone und Störfeld:

- Oberbauchbeschwerden
- Störfeld Ohr, wenn der Nacken-Reflexpunkt C4 nach Tonsillenpolinjektion nicht löschbar ist
- kraniosakrale Störungen
- idiopathische Fazialisparese
- Z.n. mehrfach durchgemachter Otitis media

Befunde und Symptome, die für diese Injektion sprechen:

- Mastoid druckschmerzhaft
- Dysgnathie, kraniomandimuläre Dysfunktion (CMD)

Spezielle Kontraindikationen

- akute eitrige Mastoiditis
- ausgedehnte Hautinfektion im Bereich des Mastoids

Praktische Vorgehensweise

Material

- Nadel 0,2×20 (grau)
- 0,5–1,5 ml 1 % Procain je Seite

Lagerung des Patienten

- sitzend, Kopf angelehnt, ggf. Rotation zur Gegenseite
- Nadel ruhig führen, Hand am Hals oder Schulter abstützen

Injektionsstelle

- Mit dem palpierenden Finger wird von kaudal die untere Rundung des Mastoids ertastet.
- Dann gleitet der Finger nach unten und gibt über dem Finger die Injektionsstelle frei (▶ Abb. 10.1.10 rechts).
- Alternativ: Injektion neben den palpierenden Finger (▶ Abb. 10.1.10 links)

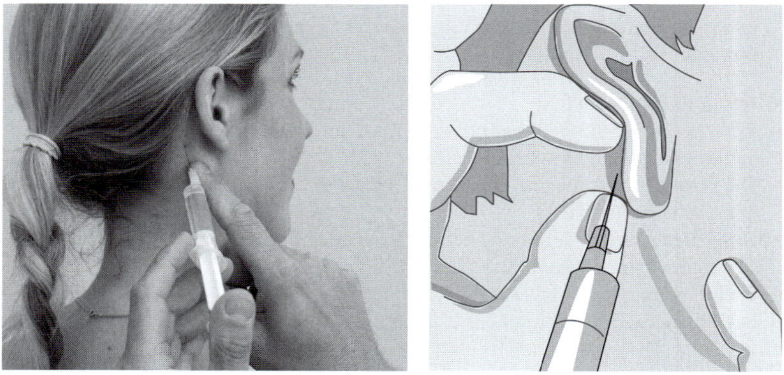

Abb. 10.1.10 Injektion an das Mastoid.

Injektionstechnik

- Knochenkontakt nach 0,2–1 cm, Nadel ca. 1 mm zurückziehen, aspirieren
- in der Regel beidseitige Injektion

Gefahren und Komplikationsmöglichkeiten

- Miterfassung des N. facialis (passagere motorische Fazialisparese)
- Miterfassung von N. auricularis magnus und N. occipitalis minor et major (Anästhesie der Kopfschwarte)

Fehler und ihre Behebung

Problem	Ursache	Behebung
versehentliche Injektion in tiefere Anteile der Nackenmuskulatur	zu weit dorsal	harmlos

10

versehentliche Injektion in Halsgefäße – gefährlich!	zu weit ventral	Aspirationsregeln streng einhalten, ggf. Abbruch der Injektion
Fazialisparese	Nadel zu tief unter den Mastoidfortsatz (Durchtritt des N. facialis) vorgeschoben	harmlos, bei Verwendung von Procain nach 10 min abgeklungen

Bewährte Kombinationen

- bei Ohrerkrankungen Injektion an das „Tor des Ohrs", dem Akupunkturpunkt 3E 21 (▶ Abb. 10.1.11), und über der Ohrspitze in die Kopfschwarte
- Lymphabfluss Hals ▶ 10.1.6

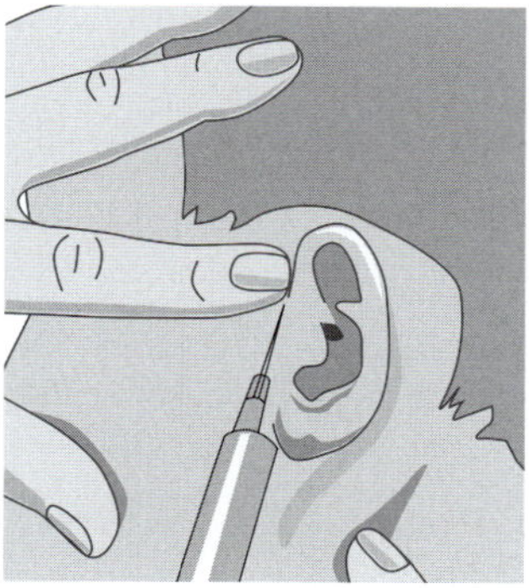

Abb. 10.1.11 Injektion an das „Tor des Ohrs".

10.1.6 Lymphabfluss Hals

Rainer Wander

Schwierigkeitsgrad: 1
Wichtigkeit: 2

Behandlung des Lymphabflusses im Kopf-Hals-Gebiet durch Quaddeln an der lateralen Halsseite. Diese Technik hat eine lange Tradition, ohne dass sich eine Erstbeschreibung belegen lässt.

Neuroanatomie und Pathophysiologie

Die lymphatischen Organe im HNO-Bereich, insbesondere im Halsbereich nehmen eine immunologisch wichtige Aufgabe wahr. Die Organe Tonsillen, Nasennebenhöhlen, Zähne müssen über einen ständigen Lymphstrom entsorgt werden, um Antigene aus der Nahrung und der eingeatmeten Luft zu erkennen und immunologisch zu verarbeiten. Auch der Lymphabfluss des Gehirns erfolgt teilweise über diese ventralen Abflüsse.

Der Lymphabfluss von Kopf- und Halsorganen erfolgt vorwiegend über Lymphbahnen mit zwischengeschalteten Lymphknoten, die vor, unter oder hinter dem M. sternocleidomastoideus zur oberen Thoraxapertur verlaufen (▶ Abb. 10.1.12). Ventral und dorsal sammeln sich die zervikalen und okzipitalen Lymphbahnen über der Segmentgrenze Dermatom C4 zu Th2, um sich mit den von der Taille aufsteigenden Bahnen in die Tiefe zu ergießen.

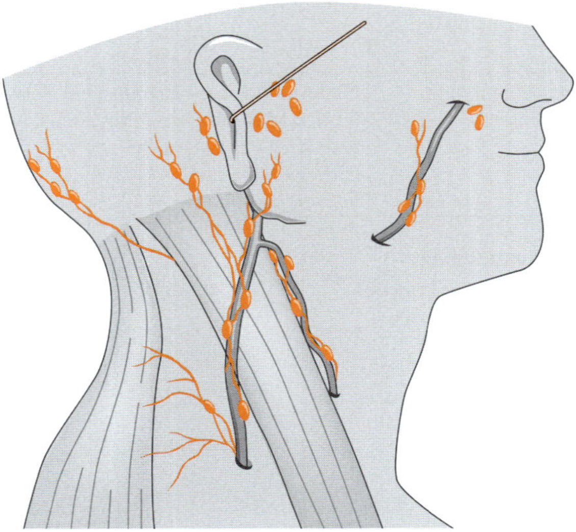

Abb. 10.1.12 Anatomie des Lymphabflusses des Halses.

Wirkung der Injektion

Die Quaddelung der Halsseite bewirkt über den kutiviszeralen Reflex eine Verbesserung des zugehörigen viszeralen Organs, in dem Fall der Lymphbahnen von Kopf und Hals, so dass eine deutliche Anregung des Lymphabflusses erreicht werden kann.

Die Injektionspunkte entsprechen einigen Akupunkturpunkten und sind ein Teil des von Gleditsch als „Lymphgürtel" beschriebenen Punktekomplexes (vgl. ▶ 8.2.5 Lymphgürtel).

Befunde und Symptome, die für diese Injektion sprechen: Im Winkel zwischen der Unterkieferrückseite und der Vorderseite des M. sternocleidomastoideus findet man vor allem bei „lymphatischen" **Kindern** eine teigige Verquellung der Haut als Zeichen einer Überforderung des Lymphabflusses aus dem Waldeyer-Rachenring. Eine dort applizierte große Quaddel wird auch als „äußere Tonsilleninjektion" bezeichnet (▶ Abb. 10.1.13). Bei sehr abwehrenden Kindern kann man statt der (besseren) inneren Injektion an die „Tonsille" (Waldeyer-Rachenring) zumindest für diese Lymphabflussverbesserung sorgen. Die Kombination mit einem Lymphmittel der Komplexhomöopathie ist sinnvoll.

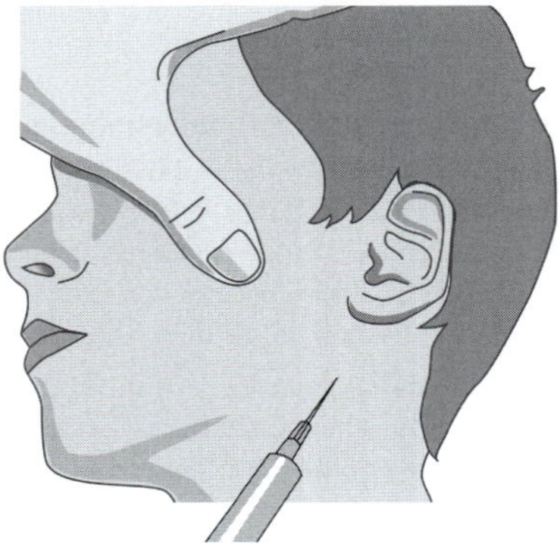

Abb. 10.1.13 „Äußere Tonsilleninjektion" bei Kindern.

Indikationen

- Krankheiten des Kopfes und der Gesichtshaut: Schnupfen, Mandel- und Ohrerkrankungen, Kopfschmerz, Migräne, Akne, Haarausfall, Zervikalsyndrom. In diesen Fällen lohnt sich ein Versuch mit der einfachen Quaddelung des Lymphabflusses.
- postoperativer Lymphstau der Arme: Entlastung über den Lymphgürtel (vgl. ▶ 8.2.5 Lymphgürtel)
- Lymphstau („Lymphatiker") im Kopf-Hals-Bereich, auch und besonders bei Kindern
- bei Ablehnung oder Unmöglichkeit einer inneren Injektion an den Waldeyer-Rachenring (vgl. ▶ 10.8.2)

Spezielle Kontraindikationen

- oberflächliche Infektion im Injektionsgebiet

Spezielle Aufklärung

- Gefäßverletzung: A. carotis, V. jugularis

Praktische Vorgehensweise

Material

- Nadel 0,4×20 (grau)
- 1% Procain
- ggf. Zusatz von Lymphmittel (z.B. Lymphdiaral®, Lymphomyosot®)

Injektionsstelle

- einige Quaddeln beidseits entlang des Vorderrands des M. sternocleidomastoideus, zügig applizieren (▶ Abb. 10.1.14)

10

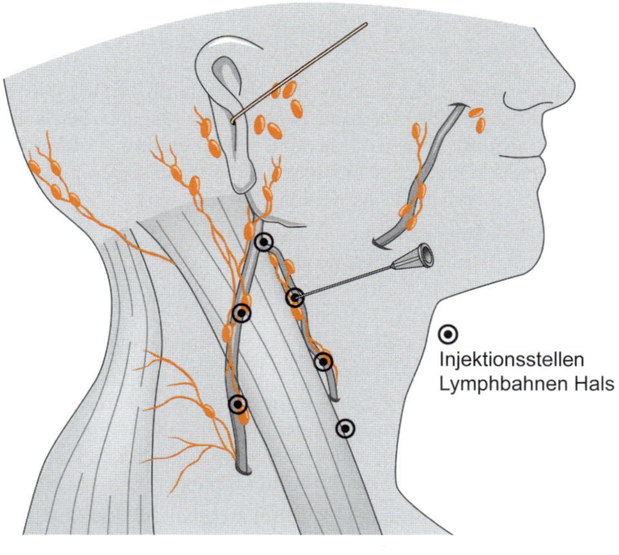

Abb. 10.1.14 Injektionstellen an den Lymphabfluss des Halses.

Injektionstechnik
- intrakutane Injektion (Quaddelung)

Gefahren und Komplikationsmöglichkeiten
- Nervenirritation bei Berührung der lateralen oberflächlichen Halsnerven (Punctum nervosum): kurzer einschießender Schmerz
- subkutane Injektion (harmlos, aber weniger wirksam)
- sehr selten Verletzung von Blutgefäßen, Hämatom im Bereich der Halsgefäße 0,1–1 %; bei korrekter Quaddelung vermeidbar
- bei zu tiefer Injektion auch in hirnwärts führende Gefäße

Fehler und ihre Behebung

Problem	Ursache	Behebung
schmerzhafte Injektion	zu langsam eingestochen	Verbesserung der Stichtechnik, üben
abgeschwächte oder keine Wirkung	andere Ursache?	andere Ursache eruieren, z.B. Störfeldsuche

Bewährte Kombinationen
- Waldeyer-Rachenring (Tonsilla palatina) ▶ 10.8.3
- Nasennebenhöhlen ▶ 10.5.2
- Mastoid ▶ 10.1.5

10.1.7 Injektion an und in Narben

Imke Plischko, Stefan Weinschenk

Schwierigkeitsgrad: 1
Wichtigkeit: 3

- Es war die Infiltration einer Osteomyelitis-Narbe durch die Gebrüder Huneke 1940, der die Medizin die Entdeckung des Störfelds verdankt. Narbenbehandlungen sind so sehr mit der Neuraltherapie verknüpft, dass sie mitunter fast synonym mit Störfeldtherapie verstanden werden. Narben stellen einfach zugängliche und häufige, aber nicht die häufigsten Störfelder dar.

Bei der Narbenbehandlung handelt es sich um:
- eine kleine Injektion mit oft verblüffender Wirkung.
- eine einfach zu erlernende Technik ohne große Risiken, sie gehört zum Basishandwerkszeug jedes Neuraltherapeuten.
- eine bekannte präpathogene Zone auch in der Akupunktmassage und in der Osteopathie. Die Störfeldpotenz ist auch kinesiologisch gut testbar.

Die Infiltration von Narben erfolgt diagnostisch und therapeutisch, im Rahmen einer lokalen, Segment- und Störfeldtherapie. Narbengröße oder optische Auffälligkeit steht nicht in Zusammenhang mit Störfeldpotenz. Auch eine kleine, unauffällige Narbe kann erhebliche Störfeldwirkung entwickeln.

Jeder korrekte neuraltherapeutische Behandlungsplan berücksichtigt alle, auch scheinbar unbedeutende Narben des Körpers. Die Indikation wird gelegentlich übersehen, da „zu banal“. Auch an Narben an nicht sichtbaren Stellen denken:

- intravaginal
- oral
- behaarter Kopf (häufig!)
- Nabel („Erste Narbe des Menschen") (▶ 10.1.8)
- Tonsillennarben
- Zahnextraktionsnarben (8er!) (▶ 10.9)

In der Literatur wird gelegentlich von der „psychischen Narbe" gesprochen. Diese ist nicht Gegenstand dieses Kapitels (vgl. ▶ 6.10.2 Seelisches Störfeld).

Neuroanatomie und Pathophysiologie

- Narbengewebe: häufig sekundär verheilt, zell- und gefäßarm, faserreich
- häufig Defektheilung auch des involvierten Nervengewebes
- Jede Narbe kann eine persistierende unterschwellige Störung der sympathischen Afferenzen verursachen (neuraler Dauerreiz) bis hin zur Entwicklung einer Störfeldfunktion.

Zeichen für **gestörte Narben**, die einen Störfeldverdacht nahe legen:

- bestehende lokale Beschwerden
- Z.n. Sekundärheilung oder anderen Problemen bei der Wundheilung
- besonders unschön verheilte Wunden
- Z.n. Revisions-OP, Zweitschnitt an gleicher Stelle
- Wetterfühligkeit
- Narbe hat bei Testung reagiert oder sich retrograd „gemeldet" (vgl. ▶ 5.6 Phänomene).

Wirkung der Injektion

- Unterbrechung der neuralen Dauerreize (sympathischen Afferenzen)
- Perfusionserhöhung, damit Verbesserung des Abtransports von Entzündungsmediatoren und Schlackenstoffen
- Normalisierung der Gewebsfunktion: Abschwellen des (Mikro-)Ödems
- nicht selten Rückkehr der Sensibilität (z.B. bei Pfannenstiel-, Axilla-OP) oder Verringerung von Hyperästhesien zu beobachten
- Strukturverbesserung der Narbe: Verhärtete, erhabene Narbe zieht sich ins umgebende Hautniveau zurück und wird weicher.
- Abblassen geröteter Narben (nach 3.–4. Injektion), auch bei Keloiden.
- „Nachheilung": Häufig wird das ursprüngliche Trauma nochmals durchlebt: *„fühlt sich an wie frisch nach der Operation"*, *„erinnere mich plötzlich wieder an den Unfall, als ob es gestern gewesen wäre"* (vgl. ▶ 6.9 Reaktiviertes Trauma).
- Narbeninjektion nach OP (5. und 20. Tag) verbessert die Wundheilung.

Indikationen

Narbenbeschwerden:

- Narbenschmerzen
- Phantomschmerz
- Hypo- und Hyperästhesien
- persistierende Entzündung
- verhärtete Narbe (z.B. mit Narbenzug wie bei Dupuytren-Kontraktur)
- hypertrophe Narbe: frühzeitige Unterspritzung oft sehr hilfreich
- Keloidbildung: kaum bekannte, aber sehr effektive Methode der Keloidbehandlung mit oft nachhaltiger Besserung der Narbenstruktur (mehrere Sitzungen notwendig)

Narbe als pathogene Zone und Störfeld:
- Körpernarben: als Störfeld seltener als meist angenommen
- Kopfnarben: vom Patienten meist vergessen, aber umso wichtiger
- Wirkung auch bei kleinen, vermeintlich unbedeutenden Narben gelegentlich spektakulär

Spezielle Kontraindikationen
- Narben im Auge (ggf. Einträufeln von Procain, aber schmerzhaft, ▶ 11.13 Ophthalmologie)
- *„Der Patient verteidigt sein Störfeld.“*: starke Abwehr des Patienten gegen Injektion an genau dieser Narbe. **Abhilfe:** Notiz anfertigen, starke Abwehr kann Hinweis auf gestörte Zone oder Störfeldverdacht sein. Später wieder darauf zurückkommen, wenn Störfeldverdacht sich bestätigt oder wenn Therapieresistenz bei anderen Injektionen auftritt.
- Merke: Es gibt insgesamt nur wenige Narben, die **nicht** injiziert werden können.

Spezielle Aufklärung
- Narbeninjektionen in bestimmten Fällen oder bei schwierigen Lokalisationen möglicherweise sehr schmerzhaft, Injektion bei guter Technik jedoch meist viel weniger unangenehm als vom Patienten befürchtet

Praktische Vorgehensweise
- Infiltration einer Narbe möglichst proximal und vom gesunden Gewebe her beginnen
- Nadelstärke so dünn wie irgend möglich wählen
- bei schmerzhaften Injektionen Pause einlegen oder abbrechen, Fortsetzung in der nächsten Sitzung

Material
- Nadel 0,4×20 (grau), bei größeren Narben 0,4×40
- wenn erforderlich, Zahn-Karpulenspritze und -nadeln verwenden (z.B. Hand, Fuß)
- auch bei sehr derben Narben Karpulenspritze verwenden wegen des hohen aufzuwendenden Drucks
- EMLA-Creme bei besonders ängstlichen Patienten möglich, aber nur mäßig schmerzlindernd, Okklusionsverband erforderlich
- Procain 1%, evtl. Verdünnung mit Kochsalzlösung 1:1 bei großflächigen Narben

Lagerung des Patienten
- gute Zugänglichkeit der Narbe gewährleisten
- Nadel muss ruhig und sicher geführt werden können (Hand aufstützen).
- Patient sollte entspannt liegen können.
- überlegt vorgehen: Wie viele Injektionsorte sind bei welcher Lagerung am besten zugänglich?

Injektionsstelle
- intrakutan, subkutan und tiefer gelegene Narbenstrukturen (z.B. Pfannenstiel: Fasziennaht)
- wenn direkte Narbeninfiltration zu schmerzhaft, dann zunächst Umflutung der Narbe vom gesunden Nachbargewebe ausgehend (▶ Abb. 10.1.15 rechts), bis ef-

fektive Lokalanästhesie erreicht ist; Narbengewebe dann direkt infiltrieren (▶ Abb. 10.1.15 links)

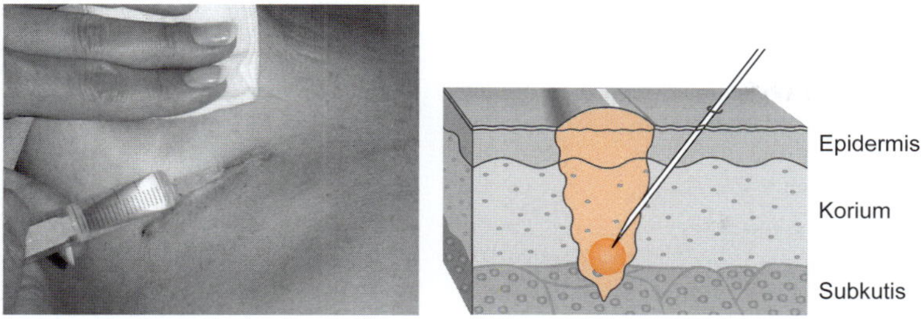

Abb. 10.1.15 Narbeninjektion.

Injektionstechnik

- Injektion in das gesamte Narbengebiet, tiefere Narbenanteile nicht vergessen, evtl. Orientierung am Locus dolendi (z.B. Fasziennähte bei Bauchschnitt, Palpation!)
- bei sehr ausgedehnten Narben fraktioniert infiltrieren, ggf. kleine Pausen einfügen oder Störfeldanteile zuvor testen (▶ 8.4 Störfeldsuche) und nur die gestörten Anteile infiltrieren
- langsame Infiltration des verhärteten Narbengewebes, Stempeldruck lässt während Infiltration deutlich nach („*Narbe geht auf*")

Cave
Nicht selten ist bei Narben ein blockierendes Störfeld (vgl. ▶ 5.5 Herd-/Störfeldgeschehen) zu finden, d.h. zweite Injektion für weitere Sitzung vormerken (Therapieplanung, vgl. ▶ 7.2.4 Taktik und Strategie)!

Gefahren und Komplikationsmöglichkeiten

- vorübergehende Verschlimmerung der lokalen Narbenbeschwerden möglich
- retrogrades Phänomen (vgl. ▶ 5.6 Phänomene); bei Narben relativ häufig zu beobachten

Fehler und ihre Behebung

Problem	Ursache	Behebung
Narbe nicht vollständig unterspritzt	zu geringe Injektionstiefe	auch tiefe Schichten infiltrieren (z.B. Wechselschnitt einer Pfannenstielnarbe)
Indikation zur Behandlung dieser Narbe wird wegen Abwehr des Patienten („*überall, nur nicht hier!*") nicht gestellt	gestörte Zone? Störfeld?	Indikation notieren, ggf. später wieder ansprechen (bei Therapieresistenz, bestätigter Störfeldverdacht)
Schmerzhaftigkeit der Injektion	Verwendung zu dicker Nadeln	Nadelstärke so dünn wie irgend möglich wählen
	ungeschickte, ungeduldige, zu schnelle Injektion	Verbesserung der Stichtechnik, üben

Unterschätzung der Häufigkeit der benötigten Sitzungen	Behandlung von Narbenstörfeldern oft langwierig	Patientenführung (vgl. ▶ 7.2.1 Arzt-Patient-Verhältnis)

10.1.8 Nabelinjektion

Stefan Weinschenk

Schwierigkeitsgrad: 1
Wichtigkeit: 3

- „die erste Narbe des Menschen" [Hopfer 1985]
- relativ häufig angewandte Injektionstechnik mit großer Allgemeinwirkung
- erste Erwähnung bei Hopfer [1985], bei Dosch [1989, 13. Aufl.] unter „Narben" erwähnt; erste ausführliche Beschreibung der Technik bei Weinschenk [Weinschenk 1998]
- in der Akupunktur „verbotener Punkt" KG 8
- 20% Sekundenphänomene nach einmaliger Nabelinjektion [Weinschenk 2002]
- auch als Screeningtest für Störfelder geeignet (40% retrograde Phänomene nach einmaliger Injektion [Weinschenk 1999])
- „Nabeltestung" auf Regulationsfähigkeit: 80% der Patienten zeigen nach einmaliger Nabelinjektion eine Reaktion (Erstverschlimmerung, Reaktionsphänomen, retrogrades Phänomen). Diese haben gute Chancen auf Besserung, bei den übrigen 20% besteht der Verdacht auf eine Regulationsstarre mit geringen Erfolgsaussichten [Weinschenk 2002].

Neuroanatomie und Pathophysiologie

- auf Höhe von LWK 1 (Orientierungspunkt für die Wirbelsäule)

Es besteht eine Reihe bindegewebiger Verbindungen von Nabel zu (teilweise weit entfernten) Organen (▶ Abb. 10.1.16):

- Chorda umbilicalis
- Lig. teres hepatis, obliterierter Rest der linken V. umbilicalis zur Leber
- Plica umbilicalis mediana, enthält Reste des Urachus (Urnierengang) zur Harnblase
- Plica umbilicalis medialis, enthalten obliterierte Nabelarterien (Aa. umbilicales) und führen vegetative Fasern zum Unterbauch und zur Blase
- Innervation: reichlich vegetative Fasern; sensible Versorgung über Segment Th10

Wirkung der Injektion

- nach erfolgter Umflutung meist deutliches Wärmegefühl im Bauchraum
- verringerter Bauchdruck durch gleichzeitige Ausschaltung von parasympathischen und sympathischen Nerven
- günstige Wirkung sowohl auf Unter- als auch auf Oberbauchbeschwerden

Indikationen

Lokale Beschwerden:

- Erkrankungen des Nabels: nässender Nabel
- lokalisierte Schmerzen im mittleren Bauchraum oder des Nabels
- Berührungsempfindlichkeit der Nabelregion

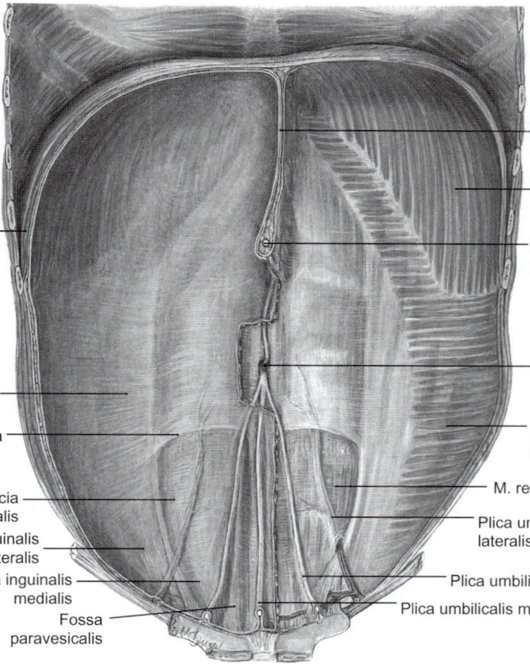

Abb. 10.1.16 Anatomie der vorderen Bauchwand von innen.

Nabel als pathogene Zone und Störfeld:

- Unterbauchbeschwerden
- Oberbauchbeschwerden
- Durchblutungsstörungen der unteren Körperhälfte, insbesondere Füße
- häufiges Störfeld für verschiedenste Erkrankungen [Weinschenk 2002]
- Zusatzbelastungen mit erhöhter Störfeldwahrscheinlichkeit: Piercing, Laparoskopienarbe
- tiefer Nabeldruckschmerz: evtl. Hinweis auf gynäkologisches Störfeld (nach Perschke)
- Säuglingsekzem (Hopfer)
- Allergien (Hopfer)

Befunde und Symptome, die für diese Injektion sprechen:

- Missempfindung oder Abneigung gegen Berührung des Nabels (Störfeldhinweis!)
- Nässen des Nabels
- Auslösung von Fernstörungen bei Druck auf den Nabel („referred pain")
- zusätzliche Narben (Piercing, Laparoskopie-Narbe)

Spezielle Kontraindikationen

- Nabelbruch
- Abneigung des Patienten dagegen, dass *„etwas in die Nähe des Nabels kommt"* (dies ist aber meist gerade ein deutlicher Störfeldhinweis!)

Spezielle Aufklärung

- Hämatom periumbilical (20%)
- lokale Beschwerden nach Injektion für 1–3 Tage (Druck, Engegefühl des Gürtels)
- mögliche Auslösung von retrograden Phänomenen → Patienten zur Beobachtung solcher Phänomene auffordern

Praktische Vorgehensweise

Die Injektion erfolgt nicht **in**, sondern **um** den Nabel.

Material

- Nadel 0,2×20 (grau)
- 3,5–5 ml Procain 1%

Lagerung des Patienten

- liegend, Beine leicht angewinkelt (Knierolle)
- Injektionsnadel nicht „unter die Nase halten"
- Nabel gründlich mechanisch mit Alkohol säubern!

Injektionsstelle

- im nicht vernarbten periumbilikalen Gewebe
- am Nabelunterrand bei 5 oder 7 Uhr, am Oberrand bei 12 Uhr einstechen (▶ Abb. 10.1.17)

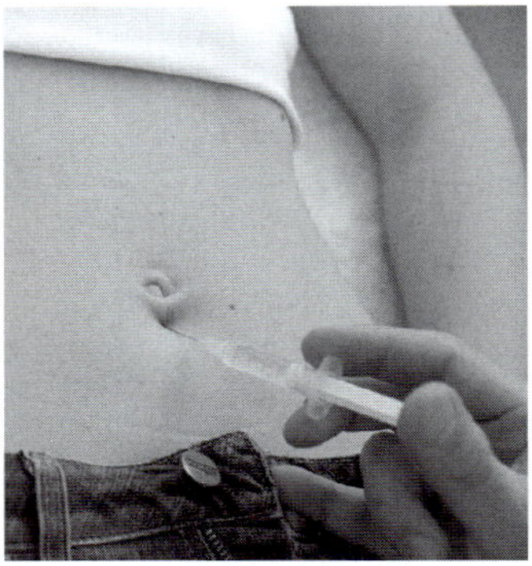

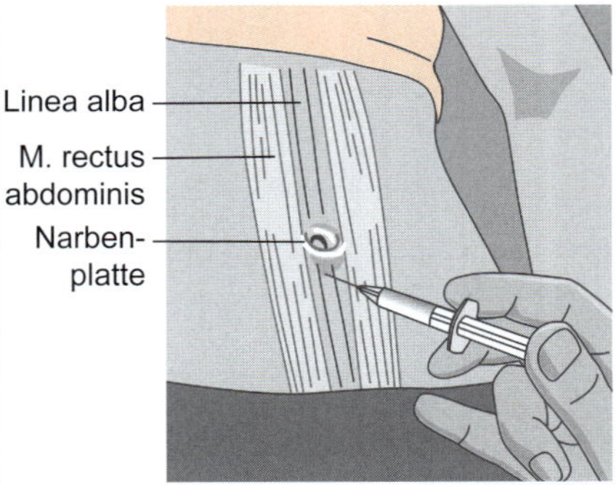

Abb. 10.1.17 Nabelinjektion.

Injektionstechnik

- Stichrichtung kranial mit geringer Neigung (▶ Abb. 10.1.17)
- Vorgehen unter ständigem Stempeldruck, fächerförmig
- Lokalanästhetika auch vorsichtig unter die Narbenplatte infiltrieren, wenn anatomisch möglich
- nach Aspiration langsam infiltrieren
- möglichst auch kraniale Injektion über zweiten Einstich durchführen

Gefahren und Komplikationsmöglichkeiten

- periumbilikales Hämatom in ca. 20%, meist schmerzlos; durch längere gute Kompression durch den Patienten nach Injektion teilweise vermeidbar
- bei ca. 10% der Patienten für einige Tage das Gefühl, dass *„der Hosenknopf nicht mehr zugeht"* (Druckempfindlichkeit der Umbilikalregion); nach zweiter Injektion in der Regel nur noch schwach oder nicht mehr vorhanden

- selten Injektion präperitoneal
- sehr selten Verletzung von Bauchorganen bei tiefer Injektion

Fehler und ihre Behebung

Problem	Ursache	Behebung
Injektion unwirksam	zu weit lateral, zu wenig Lokalanästhetika	Verbesserung der Stichtechnik, üben
Schmerzhaftigkeit der Injektion	zu nahe am Narbengewebe eingestochen	Verbesserung der Stichtechnik, üben
starke Schmerzhaftigkeit der Injektion	Injektion direkt in den Nabelgrund	unbedingt vermeiden, auch wegen Infektionsgefahr

10.2 Triggerpunkttherapie

10.2.1 Das muskuläre Schmerzsyndrom

Gerd Droß, Susanne Valentin-Katzorke

Ende der 1940er Jahre wurde in den USA von Janet Travell mit großem Erfolg die Procainbehandlung von Schmerzen des Stütz- und Bewegungsapparates eingeführt. Diese später als „trigger point therapy" bekannt gewordene Therapie findet in den angloamerikanischen Ländern zunehmend Verbreitung.

Definition des myofaszialen Triggerpunkts

Der myofasziale Triggerpunkt (mTrP) ist definiert als übererregbare Stelle innerhalb verspannter Skelettmuskelfasern. Im Verlauf eines betroffenen Muskels, häufiger an seinen Enden, finden sich typischerweise druckschmerzhafte Stellen, die oft als ödematöse Verquellung tastbar sind. In diesem Bereich liegt der mTrP, der meist nur einen Durchmesser von 1–3 mm hat. Liegen mehrere mTrP dicht bei einander, kann die Ausdehnung des Areals über 1 cm betragen [Simons/Travell 1999].

Histologisch finden sich in diesem Bereich strukturelle Veränderungen mit kontrakten Sarkomeren und Ausbildung von Riesenfasern mit einem Hof, der auf entzündliche Vorgänge um den Kontraktionsknoten hinweist [Simons/Stolov 1976]. Diese Veränderungen persistieren über den Tod eines Individuums hinaus.

Als Ursache wird eine Fehlfunktion der Endplatte einer traumatisierten Muskelstelle angenommen, woraus eine Dauerkontraktion mit nachfolgender Ischämie und Hypoxie resultiert.

Geschichte der Triggerpunkttherapie

Die Muskelmasse eines Menschen macht ca. 40% seines Gesamtgewichts aus. Dennoch fand der Muskelapparat als Auslöser von Schmerzen im Bereich des Bewegungsapparats lange Zeit kaum Beachtung. Meist werden arthrotische Gelenkveränderungen, Tendinosen, Diskushernien, rheumatische Erkrankungen, Verletzungen, neuronale Veränderungen oder eine Fibromyalgie als Ursachen von Schmerzen angenommen. Erst in den letzten Jahren hat im Zusammenhang mit der Erforschung der Fibrositis (Fibromyalgie) das wissenschaftliche Interesse an Schmerz auslösenden Muskelpathologien stark zugenommen (zur Entwicklung der Fibromyalgie s. Übersicht bei [Wolfe 1990]).

Dabei wurde schon gegen Ende des 19. Jahrhunderts erstmals über den Muskelhartspann [Adler 1900] und später über so genannte „Myogelosen" [Schade 1919, Lange 1931, Kraus 1937] berichtet. Von Übertragungsschmerzen („referred pain") berichtete erstmals 1938 Kellgren [Kellgren 1938]. 1942 prägte Janet Travell den heute allgemein anerkannten Begriff „trigger point" [Travell 1942], später mit dem Zusatz: „myofascial". Die beiden Handbücher der Muskel-Triggerpunkte von Travell und Simons stellen noch heute das umfassendste Standardwerk der Triggerpunkttherapie dar.

Akute und auch rezidivierende chronische Schmerzen, insbesondere im Bereich von Nacken, Rücken und Extremitäten sind größtenteils auf ein so genanntes **myofasziales Schmerzsyndrom** (**MSS**) zurückzuführen. Dieses kann lokal, regional oder generalisiert bestehen. Das MSS ist definiert als die Summe aller Erscheinungen, die von mTrP ausgehen.

Janet G. Travell (1901–1997), die wahrscheinlich wesentliche Anregungen der Neuraltherapie, u.a. von den Brüdern Huneke, aufgegriffen hatte, und ihr Schüler und Mitautor David Simons verwenden und empfehlen bis heute Procain 0,5% ohne jede Zusätze als Mittel der ersten Wahl, ohne jedoch von Neuraltherapie expressis verbis zu sprechen.

Häufigkeit und Einteilung der mTrP

Primäre und sekundäre mTrP

mTrP sind ein häufiges Phänomen des muskulären Bewegungsapparates. Sie entstehen **primär** durch eine einmalige oder repetitive Überlastung des entsprechenden Muskels. Sie können aber auch **sekundär** auftreten, wenn der befallene Muskel Synergist oder Antagonist eines von einem Primär-TrP befallenen Muskels ist.

Akute und chronische mTrP

Akute mTrP treten „über Nacht" auf. Es besteht ein empfindlicher Knoten in einem Bündel von verspannten Muskelfasern. Sie sind gut zu therapieren.

Chronische mTrP bestehen länger als sechs Monate. Die tastbaren Knoten sind strukturelle Veränderungen mit einer intramuskulären Verkürzung und intermuskulären Verklebungen. Durch die neuroplastische Fixierung im Hinterhorn und eine sympathisch-afferente Koppelung können sie äußerst hartnäckig sein. Ihre Therapie ist umso schwieriger, je länger sie bestehen.

Latente und aktive mTrP

mTrP können **latent** vorliegen, ohne Beschwerden zu verursachen. Sie stellen dann Residuen einer früheren Überlastung oder eines Traumas dar. Sie können jederzeit durch einen erneuten Einfluss **aktiv** werden. Die Nozizeptoren werden durch physiologische Bewegungen, bestimmte Haltungen und evtl. sogar den Ruhetonus erregt. Für den reproduzierten Schmerz ist das Ausmaß der Reizstärke entscheidend.

Der Übergang vom latenten zum aktiven mTrP ist fließend. Erfahrungsgemäß entsteht im Lauf des Lebens eine Vielzahl von mTrP, die meist im latenten Zustand bestehen.

Satelliten-TrP und TrP-Ketten

MSS führen immer zu einer Störung der Motorik, bei der zunächst eine gewisse Muskelschwäche ohne Atrophie beobachtet werden kann, begleitet von einer Beeinträchtigung der Koordination. Dadurch kann es zu einer Ausbreitung des myofaszialen Geschehens kommen. Dabei werden die Synergisten des geschwächten Muskels ebenfalls überlastet und bilden **„Satelliten-TrP"** aus.

Auch können Antagonisten durch das gestörte Bewegungsmuster miteinbezogen werden. Es entstehen dann regelrechte **TrP-Ketten** in der gesamten Muskelkette.

Direktes und indirektes MSS

Ein **direktes MSS** entsteht bei mechanischen Einflüssen wie Überdehnung, exzentrischer Überlastung, Belastung bei verkürzter Muskelstellung (Computer-Maus) oder wiederkehrende gleichförmige Bewegungen.

Ursachen für ein **indirektes MSS** können Nervenkompressionen, Arthrosen, Fehlhaltungen oder Blockierungen sein. Systemische Ursachen sind Mangel an Eisen, Folsäure und Vitamin B12. Auch eine Hyperthyreose kann ein MSS auslösen.

Neuraltherapeuten richten ihre Aufmerksamkeit besonders auf **Störfelder** als Verursacher von mTrP, die das MSS unterhalten, z.B. nach einem Trauma, einer Gelenkerkrankung, einer Nervenirritation (z.B. Wurzelkompression) oder als Projektion einer Erkrankung innerer Organe.

Störfelder im Kopfbereich (Zähne, Tonsillen) als auch im Abdomen (Darm, Pankreas, Nieren) können mTrP unterhalten. An Störfeldsuche denken, wenn mTrP auch nach wiederholter Injektion nicht verschwinden!

Auch die Nackenreflex-Punkte (NRP, Adler-Langer-Druckpunkte) der Nackenregion (vgl. ▶ 8.4.2) können als MSS gedeutet werden.

Diagnostische Kriterien und Symptome

Um von einem mTrP zu sprechen, sollten bestimmte Kriterien erfüllt sein:

- Das wichtigste ist die **lokale Druckdolenz** in einem verspannten Muskelfaserbündel (**„taut band"**). Deshalb erfolgt die Lokalisation eines mTrP in erster Linie durch gründliche Palpation.
- Bei mechanischer Provokation z.B. mit einer Nadel oder durch „schnellende Palpation" kommt es typischerweise zu einer **Zuckungsantwort** des Muskels (**„local twitch response"**). Dieses Phänomen dient für die Therapie als wertvoller Hinweis darauf, dass der mTrP exakt lokalisiert wurde.
- Ein weiteres wichtiges Kriterium ist die **Schmerzübertragung** in eine andere Körperregion (**referred pain pattern**). Aufgrund der spezifischen Schmerzmuster ist ein Rückschluss auf den ursächlichen mTrP möglich. In der Regel werden die Schmerzen von einem mTrP in eine bestimmte Körperregion übertragen. Diese Übertragung erfolgt vorzugsweise nach peripher, seltener nach zentral. Die Benutzung entsprechender anatomischer Tafeln in der Praxis hat sich als sehr hilfreich erwiesen.

Die Topik der Schmerzübertragungsgebiete hat keine segmentale Entsprechung zu den mTrP und deckt sich auch nicht mit dem Versorgungsgebiet der peripheren Nerven. Vielmehr werden diese Phänomene durch Ausbreitungen von Neurotransmittern im Hinterhorn des Rückenmarks erklärt.

Eine Fehlinterpretation von Symptomen infolge nicht erkannter, durch mTrP bedingte Schmerzübertragungen kann zu gravierenden Fehldiagnosen führen (▶ Tab. 10.2).

Tab. 10.2 Fehlinterpretationen von Symptomen infolge nicht erkannter, durch mTrP bedingter Schmerzübertragungen (nach [Travell und Simons 1999]).

Mögliche Fehldiagnose	Wahrscheinlich verantwortliche mTrP in folgenden Muskeln
Angina pectoris (atypisch)	M. pectoralis major
Appendizitis, Dysmenorrhoe	M. rectus abdominis pars inferior
atypische Migräne	Nackenmuskulatur, M. sternocleidomastoideus, M. temporalis
Spannungskopfschmerz	Kaumuskeln, M. sternocleidomastoideus, Mm. suboccipitales, M. trapezius pars descendens, Nackenmuskulatur
atypische Gesichtsneuralgie	M. masseter, M. temporalis, M. sternocleido-mastoideus, M. trapezius pars descendens
Epikondylitis	Handstrecker, M. supinator, M. triceps brachii, M. anconeus

Tab. 10.2 Fehlinterpretationen von Symptomen infolge nicht erkannter, durch mTrP bedingter Schmerzübertragungen (nach [Travell und Simons 1999]). *(Forts.)*

Mögliche Fehldiagnose	Wahrscheinlich verantwortliche mTrP in folgenden Muskeln
Periarthropathia humeroscapularis	M. subscapularis
Bursitis subacromialis	M. deltoideus (Pars medialis)
Biceps-Tendinitis	M. biceps brachii (Caput longum)
postherpetische Neuralgie	Mm. intercostales, M. serratus anterior
Lumbago	paraspinale thorakolumbale Muskeln (besonders M. quadratus lumborum), M. rectus abdominis pars inferior
Thoracic-Outlet-Syndrome	M. latissimus dorsi, Mm. pectoralis major/minor, Mm. scaleni, M. subscapularis, M. teres major

- Ein weiteres wichtiges Merkmal ist die **Reproduzierbarkeit des Schmerzes**. So lange ein mTrP besteht, ist es jederzeit möglich, durch entsprechende mechanische Reizung, wie z.B. festen lokalen Druck, die dazugehörigen Schmerzen auszulösen.

Neben den genannten vier wichtigen Kriterien (▶ Tab. 10.3) sind häufig auch weitere Phänomene wie eine **gestörte Motorik mit Bewegungseinschränkung** und/oder **Muskelschwäche** ohne Atrophie zu beobachten. Dies ist wichtig zu beachten, weil solche Symptome oft fälschlicherweise auf andere Ursachen zurückgeführt werden.

Darüber hinaus sind sowohl im Areal des mTrP als auch im Bereich des übertragenen Schmerzes **autonome Phänomene** im Sinne einer sympathischen Reflexantwort zu beobachten, z.B. lokale Vasokonstriktion mit Hauttemperaturunterschieden, vermehrte Schweißsekretion sowie eine Aufrichtung der Haare (Gänsehaut). Im Kopfbereich können sich eine Störung des Gleichgewichts sowie ein Tinnitus einstellen (Übersicht ▶ Tab. 10.3).

Tab. 10.3 Diagnosekriterien von mTrP.

Hauptkriterien	• lokale Druckdolenz im Hartspann („taut band") • Zuckungsantwort („local twitch response") • Schmerzübertragung („referred pain pattern") • Reproduktion des Schmerzes
Nebenkriterien	• Bewegungseinschränkung • Muskelschwäche ohne Atrophie • vegetative Symptome (pilo-, sudo-, vasomotorisch)

Deutliche lokale Druckempfindlichkeit, lokale Zuckungsantwort und Reproduzierbarkeit des Schmerzes sind diagnostisch wegweisend und spezifisch für mTrP. Die anderen aufgeführten Phänomene bestätigen zusätzlich die Diagnose eines myofaszialen Schmerzsyndroms.

Differenzialdiagnostisch ist besonders die Fibromyalgie (Fibromyositis) abzugrenzen. Im Unterschied zum mTrP finden sich hier so genannte **„tender points"** mit einem lokalen Schmerz auf Druck an **allen Skelettanteilen und Sehnenansätzen,** also nicht nur in der Muskulatur.

10

Die Diagnostik ist demnach allein von der genauen und gezielten Anamnese sowie einer gekonnten Palpation abhängig. Laboruntersuchungen und bildgebende Verfahren wie Röntgen oder MRT geben keinerlei Aufschluss über die Natur der Erkrankung.

Auf keinen Fall darf der Therapeut die durch aktive mTrP ausgelösten Schmerzen verharmlosen oder als psychisch bedingt einordnen. Sie sind teilweise so stark, dass sie eine große Beeinträchtigung der Lebensqualität darstellen. Sie verschwinden auch nicht wieder von selbst, allenfalls können sie zu latenten mTrP werden, die jederzeit wieder aktivierbar sind. Nach der Diagnose muss also zwingend eine Therapie erfolgen.

10.2.2 Therapie von mTrP

Gerd Droß, Susanne Valentin-Katzorke

Ziele einer auf Dauer erfolgreichen Therapie sind
- Reduzierung des Schmerzes
- Verbesserung der gestörten lokalen Durchblutung
- Beseitigung des lokalen Ödems
- Dehnung der kontrakten Sarkomere

Procain in der Triggerpunkttherapie

Für den Neuraltherapeuten bietet sich auf Grund der hierzu passenden Eigenschaften des Procains die Injektion mit diesem Lokalanästhetikum als erste Wahl an.

Für die Anwendung von Procain in 0,5%iger oder 1%iger Lösung ohne Zusätze in der Triggerpunkttherapie (nach Travell und Simons) sprechen u.a.:
- minimale Allgemeintoxizität [Chernick 1971]
- geringe Myotoxizität (Procain ist von allen Lokalanästhetika am wenigsten myotoxisch, so dass ihm der Vorzug zu geben ist)
- kurze Wirksamkeit
- Procain verdeckt (im Gegensatz z.B. zu Lidocain) weder die diagnostisch wegweisende Schmerzübertragung bei der Berührung des mTrP noch weitere mTrP in der Umgebung.

Diese Erkenntnisse wurden von Travell und Simons in entsprechenden Studien mehrfach belegt [Travell/Simons 1999], werden aber in der Praxis vieler mTrP-Therapeuten in Europa noch zu wenig berücksichtigt, teilweise aus Unkenntnis, teilweise aus einer (nur historisch begründeten) Furcht vor der Anwendung von Lokalanästhetika, insbesondere von Procain (▶ Kap. 4.5).

Weitere Behandlungsformen von mTrP

Als therapeutische Alternative wird auch das **„Dry needling"**, also das Stechen, z.B. mit einer Akupunkturnadel ohne Infiltration von Lokalanästhetikum praktiziert. Damit verzichtet man jedoch auf die positiven therapeutischen Eigenschaften von Procain (vgl. ▶ 4.3 Alternative Wirkmechanismen der Lokalanästhetika) und auf den analgetischen Effekt bei dieser meist schmerzhaften Behandlungsmethode. Nach Erfahrungen der Autoren ist die Erfolgsquote mit Dry needling deutlich geringer als mit der Injektion von Lokalanästhetika.

Nicht-invasive Methoden sind die so genannten **Trigger-point-release-Techniken.** Hierfür wird von Travell und Simons die **Spray-and-stretch-Technik** empfohlen. Hierbei erfolgt zunächst eine Oberflächenanästhesie mit Kältespray, in der nachfolgenden Phase der reflektorischen Hemmung der Abwehrspannung kann dann der kontrakte Muskel dosiert gedehnt werden.

Es werden auch Erfolgsmeldungen mit **Stoßwellenbehandlung** berichtet. Neben der ausgeprägten Schmerzhaftigkeit sprechen jedoch die hohen Kosten gegen eine breitere Anwendung dieser Technik.

Die klassische **Massage** dient dazu, Verklebungen und kontrakte bindegewebige Strukturen zu lösen. Weitere manuelle Techniken wie die **Mobilisation** oder die Manipulation können ebenfalls dazu beitragen, die pathologischen Veränderungen in der mTrP-Region wieder zu normalisieren.

Neuraltherapeutische Techniken bei der mTrP-Behandlung

Durch exakte Palpation des schmerzhaften Muskels wird der mTrP lokalisiert. Dabei sind die Reproduktion der Schmerzsymptomatik und insbesondere die Lokalisation der Hauptschmerzauslösung wichtig. Je nach Aktivitätslage kann schon durch die Palpation ein „referred pain" ausgelöst werden (▶ 10.2.1).

Zunächst erfolgt die Quaddelung des Areals über dem aufgefundenen Punkt.

Dann wird ca. 1 ml Procain in die Tiefe injiziert. Durch den Nadelstich als mechanische Reizung kann eine Kontraktion des betroffenen Muskels ausgelöst werden. Die Zuckungsantwort zeigt an, dass das Zentrum des mTrP getroffen wurde. Da es oft mehrere, dicht beieinander liegende mTrP gibt, lohnt sich eine mit der Nadel tastende „Perforation" der Umgebung. Jede weitere Zuckungsantwort bestätigt, dass ein weiterer mTrP getroffen wurde.

Es gibt drei Injektionstechniken. Mit dem Daumen oder Zeigefinger wird jeweils ein Muskelhartspann nach der schmerzhaftesten Stelle abgesucht.

- **Technik 1:** Hier wird der palpierende Finger für 1–2 mm von der Stelle weg bewegt und dann der zu infiltrierende mTrP in der Tiefe fixiert. Die Nadel wird dabei in Richtung mTrP vorgeschoben.
- **Technik 2:** Hier wird der mTrP zwischen zwei Finger fixiert, der Einstich der Nadel erfolgt dazwischen, senkrecht zur Haut.
- **Technik 3:** Diese Technik eignet sich vor allem für oberflächliche Muskeln, wobei der mTrP zwischen Daumen und Zeigefinger im Zangengriff gehalten und nach minimalem Verschieben des Daumens infiltriert wird.

Im Anschluss an diese Techniken sollte immer eine Dehnung des Muskels, z.B. mit postisometrischer Relaxation, erfolgen.

Die wichtigsten Muskeln mit mTrP zur Procaininfiltration führt ▶ Tabelle 10.4 auf.

Tab. 10.4 Die wichtigsten Muskeln mit mTrP zur Procaininfiltration.

Muskel	Wichtig	Leicht zu infiltrieren	Bemerkungen
HWS			
M. levator scapulae	++	+	
M. trapezius, v.a. obere Anteile	++	+	wichtigster Muskel mit mTrP; auch gerade für Anfänger

Tab. 10.4 Die wichtigsten Muskeln mit mTrP zur Procaininfiltration. *(Forts.)*			
Muskel	**Wichtig**	**Leicht zu infiltrieren**	**Bemerkungen**
M. rhomboideus	+		
Schulter, Arm			
M. teres major	++	+	
M. supraspinatus	++	++	gut geeignet für Anfänger
M. infraspinatus	++	++	
M. deltoideus	++	+	
M. triceps	++	++	
Hüfte			
M. quadratus lumbalis	++	nein	schwierig, aber wichtig (Ischialgie)
M. iliopsoas	++	nein	schwierig, aber wichtig; für Fortgeschrittene
M. piriformis	++	nein	sehr schwierig, aber wichtig, v.a. bei Joggern; für Fortgeschrittene; gute Kooperation des Patienten bei Injektion erforderlich
Beine			
M. quadriceps, M. vastus lat.	++	++	wichtig bei Kniebeschwerden
M. gastrocnemius	++	+	Knie
M. soleus	++	+	Achillodynie

Arzt-Patient-Beziehung und Therapieerfolg

Der Therapieerfolg ist vom Können des Therapeuten abhängig, den richtigen Punkt exakt zu treffen, wird aber auch wesentlich von der Compliance des Patienten beeinflusst.

Auch ein offenes Wort über die voraussichtliche, manchmal lange Therapiedauer, die damit anfallenden Kosten und deren mögliche Übernahme durch die Krankenkasse spielt für eine gelungene Arzt-Patienten-Beziehung eine gewichtige Rolle (vgl. ▶ 7.2.1 Arzt-Patient-Beziehung).

Die Behandlung ist aufgrund der Irritation der gesamten Körperregion meist sehr schmerzhaft. Der Patient sollte hierauf vorbereitet und zur Mitarbeit angeregt werden. Macht er bei der Injektion in einen mTrP eine reflexartige Fluchtbewegung, so stellt dieses **„jump sign"** schon ein gutes Indiz für eine erfolgreiche Behandlung dar. Dies sollte man ihm unbedingt mitteilen. Oft stellt sich ein dem Muskelkater ähnlicher Nachschmerz für ein bis zwei Tage ein.

Mit dem plötzlichen Wegfall massiver, oft lange bestehender Blockaden können sich **seelische Leiden** offenbaren und in Einzelfällen werden reichlich Tränen vergossen. Dies kann auch mit dem Auftreten vorübergehender massiver depressiver Verstimmungen einhergehen. Hiermit muss der Therapeut jederzeit rechnen. Es ist besonders bei solchen Reaktionen Einfühlungsvermögen und Verständnis gefordert (vgl. ▶ 6.9 Reaktiviertes Trauma).

Posttherapeutische Maßnahmen

Für die erfolgreiche mTrP-Therapie ist die Mitarbeit des Patienten wichtig und hilfreich. Unmittelbar nach den Injektionen sollte ein Stretching der behandelten Muskulatur erfolgen, die Dehnung muss der Therapeut nach jeder Injektionsserie mit dem Patienten gemeinsam durchführen. Dabei markiert ein gerade einsetzender Schmerz die Grenze der Dehnung. Auf diese Weise kann die reflektorische Provokation neuer Kontraktionen vermieden werden. Sinnvoll ist die Anleitung des Patienten, seine Muskeln selbst zu dehnen. Das gilt auch dann, wenn der Muskel nicht sichtbar verkürzt ist.

Hilfreich ist häufig die Anwendung lokaler Wärme-Pads, bei starker Schmerzexazerbation ist eine Kühlung sinnvoll (vgl. [Travell/Simons Band 1, Seite 150ff]).

Die muskuläre Dysbalance kann Ursache oder Folge eines MSS sein. Deshalb ist zu prüfen, ob korrigierende Maßnahmen sinnvoll sind, wie z.B. die Haltungskorrektur bei mTrP auslösenden Tätigkeiten. Auch ein muskuläres Aufbautraining kann die Maßnahmen unterstützen. Dieses sollte nicht während der akuten Phase der mTrP-Behandlung durchgeführt werden, da es sonst zu einem Beschwerderezidiv kommen kann.

Wirksamkeit der Triggerpunktbehandlung

Grundsätzlich lässt sich mit der Procain-Injektion in mTrP auch dann noch eine Beschwerdefreiheit oder Linderung erzielen, wenn andere Maßnahmen versagt haben. Je akuter ein Krankheitsbild ist, umso schneller stellt sich der Erfolg ein. Bestehen Schmerzen und Bewegungseinschränkungen mehr als sechs Monate, sind erfahrungsgemäß viele (> 10) Behandlungstermine erforderlich. Üblicherweise finden die Therapiesitzungen im Abstand von etwa einer Woche statt.

Mit mTrP-Therapie gut behandelbar sind:

- aktive und latente mTrP (je kürzer bestehend, umso besser)
- Muskelverkürzungen
- Krampfneigung von Muskelgruppen

mTrP-Therapie als ergänzendes Verfahren bei:

- postoperative Behandlung bei sekundären MSS, z.B. nach Gelenksersatz oder nach dekomprimierenden, stabilisierenden Rückenoperationen
- Behandlung sekundärer mTrP im Rahmen einer Störfelderkrankung
- Behandlung von Arthrose und aktiver Arthritis
- Behandlung von Insertionstendopathien

Einer mTrP-Therapie nicht unmittelbar zugänglich sind:

- Tumoren
- akute Radikulopathie ohne wesentliches MSS
- chronische Schmerzzustände mit ausgeprägter Allodynie
- akute entzündlich-rheumatische Erkrankung (Polymyalgia rheumatica).

Im Folgenden werden die am häufigsten von aktiven mTrP betroffenen Muskeln besprochen. Seltener betroffene Muskeln werden nur am Rande erwähnt, für deren Behandlung siehe die einschlägigen Lehrbücher (z.B. [Travell/Simons 2002, Irnich 2009].

10.2.3 mTrP des Kopfes (Kaumuskulatur)

Danilo Jankovic

Im Folgenden werden Injektionstechniken an den drei klinisch relevanten Muskeln des Kiefergelenks (Mm. masseter, temporalis und pterygoideus lateralis) beschrieben.

Zahnärzte haben erhebliche Grundlagenarbeit in der Erkenntnis der muskulären Komponente beim kraniomandibulären Schmerzsyndrom (CMD) mit und ohne Kiefergelenksdysfunktion geleistet (▶ 12 CMD). Eine erste Definition für das **myofasziale Schmerz-Dysfunktions-Syndrom** (MPD, Myofascial pain dysfunction syndrome) stellte Laskin 1969 vor. Er forderte für diese Diagnose die Erfüllung von mindestens einem der folgenden Parameter:

- unilateraler Schmerz, gewöhnlich im Ohr oder im präaurikulären Bereich
- Druckschmerzhaftigkeit der Kaumuskeln
- knackendes oder knallendes Geräusch im Kiefergelenk
- eingeschränkte Mundöffnung

Hierbei finden sich keine klinisch oder radiologisch nachweisbaren organischen Veränderungen des Kiefergelenks.

2000 präzisierten Türp und Kollegen die Diagnose und unterschieden vier verschiedene, einfach zu diagnostizierende Unterformen von Myoarthopathien (MAP, CMD) mit und ohne Kiefergelenksdysfunktion [Türp et al. 2000]. Die Diagnosekriterien für die Unterscheidung finden sich in ▶ Kapitel 8.2.8. Alle vier Formen sind mit mTrP assoziiert.

Injektionen an die ermittelten mTrP spielen eine große Rolle in der Therapie von MAP, zusammen mit korrigierenden zahnärztlichen Maßnahmen, Dehnungsübungen usw.

M. masseter

Stärkster Muskel des Körpers, mit einem tiefen und oberflächlichen Anteil, letzterer häufig mit aktivierten mTrP.

Symptome und Beschwerden

- **Leitsymptom:** merkliche Einschränkung der Mundöffnung (Trismus)
- Zahnschmerz (untere und obere Molaren, ✚ Online-Programm zu Lokalisation und Ausstrahlungsmuster der mTrP)
- einseitiger Tinnitus (Tiefenanteil des Muskels, ✚ Online-Programm zu Lokalisation und Ausstrahlungsmuster der mTrP)

Untersuchung und Therapie

Oberflächliche Schicht des Muskels

- Die im mittleren und unteren Muskelbauch liegenden mTrP bei geöffnetem Mund mittels Zangengriffpalpation (Handschuhe) so lokalisieren, dass sie zwischen den beiden tastenden Fingern festgehalten werden können (✚ Online-Programm zu Lokalisation und Ausstrahlungsmuster der mTrP)
- Nadel 0,4×20 (grau) oder 0,4×40 (grau), Kanüle bis zum Knochenkontakt (Mandibula) vorschieben, dann 1–2 mm zurückziehen
- Injektion nach Aspiration

Tiefe Schicht des Muskels (auf dem hinteren Anteil des Ramus mandibulae)

- Mund weit öffnen lassen
- Einsenkung direkt unter dem Kieferköpfchen vor dem äußeren Gehörgang palpieren
- Nadel 0,4×20 (grau) oder 0,4×40 (grau), Injektion von seitlich, ventral des Kiefergelenks in den lokalisierten mTrP

M. temporalis

Äußerer Kieferschließer, häufig mit aktivierten mTrP.

Symptome und Beschwerden

- **Leitsymptome:** temporale Kopfschmerzen und Oberkieferzahnschmerz (Online-Programm zu Lokalisation und Ausstrahlungsmuster der mTrP)
- Zahnschmerz im Bereich der Oberkieferzähne

Untersuchung und Therapie

- Mund leicht öffnen lassen, um die Muskulatur zu entspannen
- Pulsation der A. temporalis palpieren
- einen Finger auf der Arterie belassen, um eine versehentliche Injektion zu vermeiden, mit den anderen Fingern den mTrP ertasten und fixieren
- Nadel 0,4×20 (grau); Kanüle bis zum Knochenkontakt einführen, dann 1 mm zurückziehen und nach Aspiration das Lokalanästhetikum injizieren
- gleiches Vorgehen bei weiteren mTrP; möglichst alle aktivierten Punkte in einer Sitzung erfassen
- nach der Infiltration Massage des injizierten Bereichs sowie passive Dehnung des Muskels
- ggf. heiße Packung aufgelegen, danach aktiv Kieferbewegungen ausführen

10

M. pterygoideus lateralis

In der Tiefe liegender Mundöffner; schwierig zu lokalisieren.

Symptome und Beschwerden

- **Leitsymptom:** tief in das Kiefergelenk ausstrahlender Schmerz (Online-Programm zu Lokalisation und Ausstrahlungsmuster der mTrP)
- Schmerzausstrahlung auch zum Sinus maxillaris
- Der Schmerz ist meist mit Funktionsstörungen dieses Gelenks kombiniert.

Die mTrP dieses Muskels sind die wichtigste myofasziale Ursache für Übertragungsschmerz im Kiefergelenksbereich. Sehr oft wird dieses Syndrom mit einer Kiefergelenksarthrose oder -arthritis verwechselt.

Untersuchung und Therapie

Voraussetzung für diese Injektion sind sehr gute anatomische Kenntnisse, da der Muskel nicht in voller Ausdehnung von extraoral palpiert werden kann.

Oberer Anteil

- Nadel 0,4×20 (grau); In einem gut tastbaren Grübchen knapp oberhalb des Arcus zygomaticus senkrecht einstechen
- Bis zu einer Tiefe von 1,5–2 cm nach Aspiration infiltrieren

Unterer Anteil

- Nadel 0,4×40 (grau); den Mund weit öffnen lassen
- Kanüle durch den M. masseter hindurch einführen
- Punktionskanüle in einem Winkel von ca. 45° durch die Incisura mandibulae in Richtung der oberen Molaren bis zu einer Tiefe von ca. 3–4 cm einführen
- Injektion von 1–2 ml pro mTrP nach Aspiration

10.2.4 mTrP der Hals-Nacken-Schulter-Region

Gerd Droß

M. trapezius

Der am häufigsten von mTrP betroffene Muskel überhaupt.

Symptome und Beschwerden

Schmerz vorwiegend homolateral im Kopf- und Nacken-Bereich (Online-Programm zu Lokalisation und Ausstrahlungsmuster der mTrP)

- **mTrP 1:** wichtigster TrP, Übertragungsschmerz in den Regionen Schläfe, Kieferwinkel und Mastoid.
- **mTrP 2:** Schmerz in die Nuchealregion (häufigste Ursache für Spannungsnackenschmerzen); assoziierte mTrP häufig im M. levator scapulae, M. supraspinatus und den Mm. rhomboidei.
- **mTrP 3:** ähnliches Übertragungsmuster wie mTrP 2, aber zusätzlich tief sitzendes Brennen in der Regio suprascapularis
- **mTrP 4:** Schmerz an der medialen Kante der Scapula.
- **mTrP 5 und 6:** Schmerzen in die Regionen lateral von C7 und medial des Akromions

Diese mTrP werden häufig durch Schleudertraumata, Beinverkürzungen, Beckenverwringungen, Skoliosen und Belastungen mit dauerhaftem Schulterhochziehen aktiviert.

Untersuchung und Therapie obere mTrP

Untersuchung

- Patient sitzt auf der Untersuchungsliege.
- Für die Injektion liegt der Patient, wie auch bei allen übrigen mTrP des M. trapezius, am besten auf der nicht betroffenen Seite.
- Der Kopf wird leicht zu der Schulterseite geneigt, die man untersuchen will.
- Mittels Zangengriff den Muskel zwischen Daumen und Zeigefinger rollend palpieren; so können verspannte Muskelbündel lokalisiert und mit der lokalen Zuckungsreaktion die aktivierten mTrP exakt identifiziert werden.
- Der unmittelbar kaudal gelegene M. supraspinatus sollte davon getrennt wahrgenommen werden.
- Der Patient bestätigt die Lage der mTrP durch den bei der Palpation ausgelösten Übertragungsschmerz in Nacken, Hinterhaupt und evtl. Schläfe.

Therapie

- Zangengriff zur Fixierung des Muskels mit der linken Hand beibehalten und mit der rechten die Injektion des Lokalanästhetikums durchführen.
- Durch vorsichtiges fächerförmiges Vor- und Zurückführen der Nadel lässt sich fast immer eine Zuckungsreaktion auslösen.
- daran anschließend passive Dehnung

Untersuchung und Therapie der übrigen mTrP

- Patient sitzt leicht vornüber gebeugt, kreuzt die Arme vor der Brust, führt die Hände möglichst weit nach hinten zu den Hüften und macht dabei einen „Buckel" („Pharaonenhaltung, ▶ Abb. 10.5.24). Auf diese Weise werden die Schulterblätter nach vorne gezogen.
- Den gesamten unteren Muskel quer zur Faserrichtung über den Rippen abrollen und nach verspannten Arealen abtasten. Die dabei ausgelösten lokalen Zuckungsreaktionen lassen sich dicht unter der Haut gut beobachten.
- mTrP3 imponiert dabei oftmals wie ein regelrechter Knoten. Zwischen zwei Fingern auf der Unterlage fixieren und in sagittaler Richtung anstechen.
- mTrP4 kann bei der Untersuchung auf das Schulterblatt gedrückt werden. Auch hier lassen sich oft knotige Veränderungen tasten. Sie werden mit den Fingern der linken Hand fixiert und gefühlvoll infiltriert.
- mehrfache fächerförmige Infiltration bei mTrP 3 und mTrP 4
- mTrP 5 liegt oberflächlicher und sollte wie auch der knapp medial des Akromions liegende mTrP 6 mehr tangential angestochen werden.
- anschließend Dehnung

M. sternocleidomastoideus

Symptome und Beschwerden

- Übertragungsschmerzen am Hinterkopf und im Gesicht; dies kann Organerkrankungen von Augen und Ohren, atypische Gesichtsschmerzen oder eine Trigeminusneuralgie vortäuschen (⊞ Online-Programm zu Lokalisation und Ausstrahlungsmuster der mTrP).
- Die autonomen Phänomene, insbesondere des klavikulären Anteils können durch gestörte Propriozeption Schwindel und eine gestörte Raumwahrnehmung verursachen.
- MTrP im sternalen Anteil können Fehlfunktionen der Augenmuskeln und vasomotorische Störungen der Konjunktiven und der Nasennebenhöhlen verursachen.

Störfelder (Sinusitis!) können mTrP gerade in diesen Muskeln nachhaltig aufrecht erhalten. Sonstige Ursachen sind meist mechanische Belastungen wie Überkopfarbeiten, Sport, Unfall oder Haltungsanomalien.

Untersuchung

- Mittels Zangengriff zwischen Zeigefinger und Daumen beide Muskelanteile von der Unterlage etwas abheben und auf mTrP untersuchen.
- Untersuchung kann im Sitzen, die anschließende Infiltration sollte immer im entspannten Liegen auf dem Rücken durchgeführt werden.

10

Therapie

- Von einer Einstichstelle können unter Schonung der V. jugularis oft mehrere mTrP erreicht werden.
- Um Hämatome zu vermeiden, wird nach dem Abzug der Nadel noch ca. 2 min komprimiert.
- In einer Sitzung wird immer nur eine Seite behandelt.
- Nach der Injektion können sowohl lokal als auch im Kopf heftige Schmerzen auftreten. Den Patienten vorher darauf hinweisen! Eine entspannte Lagerung und Auflegen einer feucht-warmen Kompresse können diese Symptome mildern.

Mm. splenius capitis und cervicis

Symptome und Beschwerden

- Kopf- und Nackenschmerzen mit einseitiger Sehtrübung (Online-Programm zu Lokalisation und Ausstrahlungsmuster der mTrP)
- Einschränkungen der Rotation und Anteflexion
- Übertragungsschmerz an Scheitel, tief in der Orbita zum Schulter-Nacken-Winkel bis zur Schulter
- Die häufigsten Auslöser sind fixierte Haltungen in unphysiologischer BWS-Kyphose, z.B. am Schreibtisch oder Schlafen im Sitzen sowie Kältereize und Zugluft.
- Ähnliche Schmerzmuster und Symptome können von den anatomisch tiefer liegenden zervikalen Rückenstreckern Mm. semispinalis capitis und cervicis sowie Mm. multifidi ausgehen.

Untersuchung

- Untersuchung der kranialen Muskelanteile im Sitzen
- Kopf zur untersuchten Seite beugen lassen, um die entspannten Mm. trapezius und levator scapulae zur Seite zu drücken und dann besser palpieren zu können.
- Für die Palpation der kaudalen Anteile Kopf zur Gegenseite drehen. Die Muskeln können dann im Bereich des Schulter-Nacken-Winkels abgetastet werden.

Therapie

- Patient in entspannter Seitenlage
- gründliche zweimalige Aspiration zur Vermeidung einer Injektion in die A. vertebralis im kranialen Anteil.
- Mitbehandlung assoziierter mTrP in anderen Muskeln, wie z.B. M. levator scapulae fast immer notwendig.
- abschließende Dehnung

Mm. scaleni

Symptome und Beschwerden

- Schmerzen in der Schulterregion und den Armen (Online-Programm zu Lokalisation und Ausstrahlungsmuster der mTrP)
- Aktivierung der mTrP durch übermäßige Belastungen, z.B. bei tiefer Inspiration oder Husten, beim Ziehen und Heben schwerer Lasten oder durch Haltungsfehler bei Becken- oder Schulterschiefstand
- Übertragungsschmerz in die Pektoralisregion, auf die Vor- und Rückseite des Oberarms, auf die radiale Unterarmseite bis zum Daumen und Zeigefinger sowie auf die mediale Seite der Scapula

Linksseitig kann die Symptomatik einer Angina pectoris täuschend ähneln.

- durch triggerpunktbedingte Verspannungen des M. scalenus anterior und medius u.U. Kompression des unteren Anteils des Plexus brachialis mit Schmerzen, Kribbeln, Parästhesien und Taubheit auf der ulnaren Handseite
- begleitendes Handödem durch eine Kompression der V. subclavia und der begleitenden Lymphgefäße

Untersuchung

- Durch flächige Palpation gegen die Querfortsätze der unteren Halswirbel die druckempfindlichen Punkte aufspüren.
- durch Senken des Kinns auf die Klavikula in seitlicher Rotation des Kopfes Auslösung der o.a. Übertragungsschmerzen

Therapie

- Patient liegt auf der Liege mit leicht angehobenem, zur Gegenseite gedrehtem Kopf.
- nach seitlichem Abdrängen des M. sternocleidomastoideus und der V. jugularis Fixieren des verhärteten Muskelbündels zwischen Zeige- und Mittelfinger
- Einstich mit mindestens 4 cm Abstand zur Klavikula (cave: Lungenspitze) in leicht medio-cranialer Richtung. Der Stich kann sehr schmerzhaft mit blitzartig ausstrahlenden Schmerzen in den Arm sein, ohne dass man Anteile des Plexus brachialis getroffen hat.
- anschließende Kompression zur Verhinderung schmerzhafter Nachblutungen
- Dehnung nach schräg hinten, auch Selbstdehnung mit über den Kopf gelegter Hand der Gegenseite

10.2.5 mTrP im Bereich von Schulter, Armen, Händen

10

Gerd Droß

M. levator scapulae

Der M. levator scapulae ist neben dem M. trapezius am häufigsten von aktiven mTrPs betroffen. Durch verkrampfte Haltung mit hochgezogenen Schultern und Kältereiz werden die zwei wichtigen mTrP aktiviert.

Symptome und Beschwerden

- Nackensteife („Stiff-neck"-Muskel)
- Schmerzen im Winkel zwischen Hals und Schulter, am medialen Skapularand und auf der Rückseite der Schulter durch Übertragung (✚ Online-Programm zu Lokalisation und Ausstrahlungsmuster der mTrP)

Untersuchung

- Untersuchung am entspannt sitzenden Patienten
- Dabei Kopf und Hals etwas zur anderen Seite drehen lassen.
- Es können im Wesentlichen zwei mögliche mTrP beim tastenden Druck entlang des Muskels gefunden werden.

Therapie

- Zur Behandlung kann der Patient sitzen oder noch besser auf der Seite liegen.
- Bei der Injektion müssen immer beide Punkte berücksichtigt werden: Behandelt man z.B. nur den unteren mTrP, kann sich die Symptomatik des oberen noch verstärken.
- Zur sicheren Injektion des oberen mTrP wird der Rand des M. trapezius nach medial gedrückt und der M. levator gegen die HWS fixiert. Dann kann im flachen Winkel nach lateral eingestochen werden.
- Wenn erforderlich, wird der untere mTrP direkt oberhalb des Schulterblattansatzes erst danach infiltriert.
- Die etwas nach vorn gebeugte Schulter dehnt den Muskel.
- Der Einstich erfolgt im mehr tangentialen Winkel, um nicht interkostal zu gelangen und möglicherweise einen Pneumothorax zu provozieren.
- anschließend Dehnung des Muskels

M. supraspinatus

Symptome und Beschwerden

Wegweisend ist eher der Übertragungsschmerz in die oberflächliche Schulterregion, den Oberarm und die Region am Epicondylus lateralis sowie die schmerzhaft eingeschränkte Abduktion (+ Online-Programm zu Lokalisation und Ausstrahlungsmuster der mTrP).

- Differenzialdiagnostisch kommt eine C5-Radikulopathie sowie in erster Linie eine Bursitis subdeltoidea in Frage, mit der ein muskuläres Schmerzsyndrom der Schulterregion häufig verwechselt wird.

Untersuchung und Therapie

- Die aktiven mTrP liegen tief in der Fossa supraspinata oder lateral nahe dem Ansatz am Tuberculum majus.
- Durch den darüber liegenden M. trapezius sind sie bei der flächigen Palpation schwer aufzufinden und lösen auf Druck kaum eine Zuckungsantwort aus.
- Die röntgenologisch oft gesehenen Verkalkungen im Bereich des Sehnenansatzes können durch eine ständige Reizung bei chronisch verkürztem Muskel erklärt werden.
- Die Infiltration in entspannter Seitenlage des Patienten löst manchmal einen heftigen Übertragungsschmerz aus.
- Nach der erfolgreichen Injektion und Dehnung ist die schmerzfreie Abduktion ohne Knacken im Gelenk wieder möglich.

M. infraspinatus

Aktive mTrP im M. infraspinatus treten meist gemeinsam mit solchen des M. supraspinatus auf.

Symptome und Beschwerden

- Schürzengriff und das Fassen des Ohres der gegenüberliegenden Seite hinter dem Kopf her sind schmerzhaft eingeschränkt.

- Der typische Übertragungsschmerz zieht tief in die vordere Schulter, seltener den ganzen Arm herunter bis zur radialen Handseite (Online-Programm zu Lokalisation und Ausstrahlungsmuster der mTrP).
- Auch eine Übertragung nach subokzipital und medial der Scapula ist möglich.
- Typischerweise treten die quälenden Schmerzen beim Liegen in Seitenlage beidseits auf und können einen erholsamen Schlaf unmöglich machen.

Untersuchung und Therapie

- Die Infiltration der bei der flächigen Palpation gefundenen mTrP erfolgt in entspannter liegender Stellung.
- Dabei sollte ein zu heftiger Knochenkontakt vermieden werden, um die oft nur papierdünne Skapula nicht zu durchstechen und dabei einen Pneumothorax auszulösen.

M. teres minor

Symptome und Beschwerden

- Der Übertragungsschmerz projiziert sich fast kreisrund auf einen Bereich im dorsalen Anteil des M. deltoideus und kann den Schmerzen einer Bursitis ähneln (Online-Programm zu Lokalisation und Ausstrahlungsmuster der mTrP).
- Bewegungseinschränkungen fallen weniger ins Gewicht.
- mTrP sind fast immer assoziiert mit denen des M. infraspinatus, bei deren Therapie er immer mit untersucht und ggf. behandelt werden sollte.

Untersuchung und Therapie

- Der Muskel kann am liegenden oder sitzenden Patienten kaudal vom M. infraspinatus an der lateralen Hälfte der Skapula palpiert werden.
- Zur Injektion in sagittaler Richtung zur Skapula wird er zwischen zwei Fingern fixiert.

M. latissimus dorsi

Symptome und Beschwerden

- Auslöser für hartnäckige Schmerzen ist oft kräftiges Herunterziehen von oben oder Umfassen und Anheben eines unhandlichen Gegenstands.
- Der Übertragungsschmerz von mTrP im M. latissimus dorsi reicht vom unteren Punkt des Schulterblatts über die hintere Achselfalte zur Ulnarseite des gesamten Armes bis zum Kleinfinger sowie von einem kaudalen Punkt auf die Vorderseite der Schulter (Online-Programm zu Lokalisation und Ausstrahlungsmuster der mTrP).
- Die projizierten Schmerzen können thorakale Organerkrankungen vortäuschen.

Untersuchung und Therapie

- Bei Verdacht auf mTrP lässt man den Patienten weit nach vorn und oben greifen, um den Schmerz auszulösen.
- In Rückenlage wird bei der Untersuchung die hintere Achselfalte im Zangengriff abgetastet.
- Aufgespürte mTrP können derart fixiert leicht infiltriert werden.
- Häufig bestehen assoziierte mTrP im M. teres major, die vom gleichen Einstich mit behandelt werden.

M. teres major

Symptome und Beschwerden

- Aktivierte mTrP bereiten Schmerzen beim Greifen nach vorn und oben.
- Ein wichtiger mTrP findet sich im Bereich des Ansatzes an der unteren Skapula.
- Der typische Übertragungsschmerz liegt in der Regio deltoidea posterior, kann auch in den hinteren Ober- und Unterarm projiziert werden (Online-Programm zu Lokalisation und Ausstrahlungsmuster der mTrP).

Untersuchung und Therapie

- Die flächige Palpation gegen die darunter liegende Scapula und anschließende Injektion in den fixierten mTrP findet im Sitzen statt.
- Ein weiterer Punkt findet sich auf der Ventralseite der hinteren Achselfalte.
- Palpation und Injektion ist ähnlich wie beim M. latissimus dorsi.

M. subscapularis

Symptome und Beschwerden

- Schmerzhafte Einschränkung der Abduktion und Außenrotation, typisches Bild der „frozen shoulder"
- Hauptlokalisation des Übertragungsschmerzes auf der Hinterseite der Schulter, Projektion aber auch über gesamtes Schulterblatt, auf die Rückseite des Oberarmes und ringförmig um das Handgelenk (Online-Programm zu Lokalisation und Ausstrahlungsmuster der mTrP).
- Aktivierung von mTrP durch stärkere, ungewohnte Belastungen, Abstützreaktion beim Fall und Ruhigstellungen nach Frakturen des Humerus oder Dislokationen des Schultergelenks

Untersuchung und Therapie

- Patient in Rückenlage, Abduktion des Arms mit Hilfe des Therapeuten bis ca. 90°, soweit dies möglich ist
- Mit einer Hand den Oberarm und damit gleichzeitig die Skapula nach lateral ziehen, mit der anderen Hand die Mm. latissimus dorsi und teres major umgreifen, um mit den Fingerspitzen den Innenrand der Scapula nach schmerzhaften Muskelverhärtungen abtasten zu können.
- Die beiden genannten Muskeln beherbergen gemeinsam mit dem langen Kopf des M. triceps brachii oftmals assoziierten mTrP.
- Infiltration der gefundenen Punkte in der Untersuchungsstellung zwischen den fixierenden Fingern von der Achselhöhle aus, von kaudal nach kranial, um ein Penetrieren der Thoraxwand zu verhindern.

Mm. rhomboideus major und minor

Symptome und Beschwerden

- Der Übertragungsschmerz in Ruhe deckt sich weitestgehend mit der Lage der aktiven mTrP medial und kranial der Skapula (Online-Programm zu Lokalisation und Ausstrahlungsmuster der mTrP).
- Durch Bewegung kaum verändert, Beweglichkeit der Schultern oder des Arms nicht beeinträchtigt.
- Die mTrP machen sich oft erst bemerkbar nach Behandlung von assoziierten mTrP in den Mm. levator scapulae, trapezius oder infraspinatus.

Untersuchung und Therapie

- Palpation entlang des inneren Skapularandes und Infiltration im gleichen Zug
- anschließende Dehnung durch Protraktion des Schulterblatts

10.2.6 mTrP im Bereich von BWS und Thorax

Gerd Droß

M. pectoralis major

Symptome und Beschwerden

- Übertragungsschmerzen parasternal, an der ventralen Brustwand, der Schulter und der Ulnarseite des Arms bis zu den 4. und 5. Fingern (Online-Programm zu Lokalisation und Ausstrahlungsmuster der mTrP)
- Auf der linken Seite können sie somit als pektanginöse Schmerzen fehl gedeutet werden.
- Am Unterrand der 5. Rippe findet sich rechts ca. 2 QF parasternal ein mTrP, der Herzrhythmusstörungen unterhalten kann, die durch eine entsprechende Infiltration zum Stillstand gebracht werden können.
- Aktivierung der mTrP durch Überlastung wie schweres Heben, Ruhigstellung des Armes in einer Schlinge, schlechte, vorgebeugte Haltung, aber auch durch Angst

Ein Herzinfarkt kann (im Sinne eines „kardialen Störfeldes“) entsprechende mTrP in diesem Muskel aktivieren. Diese verschwinden auch nach seiner Ausheilung nicht vollends und können weiterhin für „Herzschmerzen“ sorgen, bis eine gezielte Procain-Injektion die Schmerzen zum Verschwinden bringt.

Untersuchung und Therapie

- flächige Palpation über der Brustwand am sitzenden oder liegenden Patienten, an der Außenkante unterhalb der Axilla mittels Zangengriff
- Injektion eher tangential, um eine Penetration der Brustwand zu vermeiden

M. pectoralis minor

Symptome und Beschwerden

- Kompression sowohl des Plexus brachialis als auch der A. axillaris durch verspannte Muskelfasern mit aktiven mTrP; Nachweis durch das Verschwinden des Radialispulses beim Hochheben der Hand über den Kopf
- Übertragungsschmerz der möglichen mTrP in seiner Ausbreitung ähnlich wie die des M. pectoralis major, mit denen sie häufig assoziiert sind. Wie diese können sie eine Angina pectoris nachahmen (Online-Programm zu Lokalisation und Ausstrahlungsmuster der mTrP).

Untersuchung und Therapie

- Palpation mittels Zangengriff
- Injektionen erst nach Ausschaltung der mTrP des M. pectoralis major im Liegen
- Stich in Richtung auf den Proc. coracoideus

M. deltoideus

Symptome und Beschwerden

- mTrP durch Trauma, Überlastung und Injektionen, aber auch als Satelliten-mTrP z.B. des M. infraspinatus
- deutlich schmerzhaft eingeschränkte Abduktion aus nach vorn oder hinten rotierter Armposition
- Übertragungsschmerz fast deckungsgleich mit der Lokalisation der leicht palpierbaren mTrP, meist in den vorderen oder hinteren Anteilen (Online-Programm zu Lokalisation und Ausstrahlungsmuster der mTrP)

Untersuchung und Therapie

- Die Infiltration der fixierten mTrP ist einfach und gut wirksam.
- Dehnung nach Infiltration

10.2.7 mTrP im Bereich von Ellbogen, Unterarm und Hand

Gerd Droß

M. brachialis

Symptome und Beschwerden

- Hauptübertragungsschmerz projiziert zur Daumenbasis, vornehmlich auf die Handrückenseite (Online-Programm zu Lokalisation und Ausstrahlungsmuster der mTrP), DD. Rhizartrose (▶ 12 Rhizartrose)
- durch aktivierte mTrP Entstehung eines Engpasses des sensiblen Anteils des N. radialis mit Taubheitsgefühl und Missempfindungen auf der Rückseite des Daumens

Untersuchung und Therapie

- Palpation und anschließende Infiltration in leicht gebeugter Armhaltung
- Dabei die relative Dicke des Muskels berücksichtigen.
- Nadel 0,4×40 (grau). Sie muss nahezu bis zum Kontakt mit dem Oberarmknochen vorgeschoben werden.

M. triceps brachii

> Der M. triceps gehört zu den Muskeln mit den häufigsten mTrP. Die neuraltherapeutische Behandlung ist einfach und wirksam.

Der M. triceps brachii besteht aus drei Köpfen, in denen durch Überlastung an fünf prädestinierten Stellen mTrP auftreten können. Sie haben alle unterschiedliche Übertragungsmuster (Online-Programm zu Lokalisation und Ausstrahlungsmuster der mTrP):

- mTrP im **Caput longum:** auf der medialen Rückseite des Oberarms etwa in seiner Mitte. Schmerzübertragung auf der Rückseite des Unter- und Oberarms über die Schulter bis zum Nacken.
  Typisches Symptom: Der Patient kann den gestreckten Arm nicht bis zum Ohr führen.
- mTrP im **Caput mediale**, drei Hauptorte für aktive mTrP im distalen Abschnitt:

  - lateraler mTrP: Schmerzübertragung zum Epicondylus lateralis; Mitbeteiligung am Tennisellenbogen
  - zentraler mTrP: Schmerzprojektion distal des Olekranons
  - medialer mTrP: Übertragungsschmerz im Bereich des Epicondylus medialis und der Palmarfläche des 4. und 5. Fingers
- mTrP im **Caput laterale:** Schmerzübertragung zur Rückseite des Oberarms und Unterarms bis zum 4. und 5. Finger. Manchmal Kompression des N. ulnaris in seinem Verlauf unter dem Muskel mit Dysästhesien auf der Rückseite des Unterarms und der Hand, die mit einer Radikulopathie von C7 verwechselt werden können.
- Ein möglicher mTrP im kleinen **M. anconaeus** kann ebenfalls Schmerz zum Epicondylus lateralis projizieren.

Untersuchung und Therapie

- Palpation in entspannter, leicht gebeugter Ellbogenstellung
- für den langen Kopf kräftiger Zangengriff erforderlich
- Die anderen Köpfe flächig palpieren. Zu achten ist auf die bekannte lokale Zuckungsreaktion.
- Für die Infiltration und Dehnung sollte eine bequeme Rücken- oder Seitenlage gewählt werden.

M. supinator

Der M. supinator entspringt u.a. am Epikondylus lateralis und sorgt für die Supination der Hand.

Der M. supinator ist an allen Beschwerden des Epikondylus beteiligt.

Symptome und Beschwerden

- Der typische **Tennisellenbogen** (vgl. ▶ 12 Epikondylopathie) wird fast immer durch aktive mTrP in diesem Muskel ausgelöst oder verstärkt.
- weitere Übertragungsschmerzen am Unterarm und an der Daumenbasis (✚ Online-Programm zu Lokalisation und Ausstrahlungsmuster der mTrP)
- Mögliche assoziierte mTrP in den Mm. triceps, anconaeus, brachioradialis und in den Hand und Fingerextensoren können die häufig myofaszial bedingte Epicondylitis lateralis mit verursachen.
- Einengung des durch den Muskel verlaufenden N. radialis profundus und entsprechende Schwäche

Untersuchung und Therapie

- Ellenbogen leicht beugen lassen, so dass der M. brachioradialis leicht zur Seite geschoben werden und die mTrP auf der ventralen Fläche des Radius getastet werden können.
- Nadel 0,4×40 (grau), Injektion in Supinationsstellung knapp lateral des Bizepssehnenansatzes zur Schonung des N. radialis profundus.
- auslösende Überlastungen, z.B. Tennisspielen, bis zur Beschwerdefreiheit unterlassen

M. palmaris longus

Der Muskel entspringt am Epicondylus medialis und endet in der Palmaraponeurose. Handbeuger.

mTrP in diesem Muskel werden sehr häufig durch eine Dupuytren-Kontraktur (▶ 12) aktiviert und erhalten, diese aktivierte mTrP „triggern" selbst wiederum die Dupuytren-Symptomatik, so dass es zu einem Circulus vitiosus kommt. Dieser kann durch die Infiltration der mTrP des M. palmaris durchbrochen werden.

Symptome und Beschwerden

- mTrP können eine Dupuytren-Kontraktur unterhalten.
- nadelstichartiges Prickeln in der Handinnenfläche (Online-Programm zu Lokalisation und Ausstrahlungsmuster der mTrP)
- Auch bei Epikondylopathie nach mTrP in diesem Muskel fahnden.

Untersuchung und Therapie

- Nadel 0,4×20 (grau), Infiltration in fixierter Stellung.
- flächige Palpation der mTrP im Muskelbauch nahe des Epiondylus medialis; daneben Injektionen der Aponeurose (Zahnkarpule).

10.2.8 mTrP im Thorakolumbalbereich

Gerd Droß

In der Gruppe der lumbalen autochthonen Rückenstrecker (M. erector spinae) haben folgende **oberflächliche Muskeln** am häufigsten mTrP:

- M. longissimus thoracis
- M. iliocostalis thoracis
- M. iliocostalis lumborum

Zu den **tieferen Schichten** gehören:

- M. semispinalis
- M. multifidus
- Mm. rotatores

Von der Funktion her sind die oberflächlichen Anteile eher Extensoren und die tieferen Rotatoren.

Symptome und Beschwerden

- Aktivierung von mTrP durch plötzliche Belastungen beim Anheben schwerer Gegenstände mit verdrehtem oder gebeugtem Rücken oder durch Überlastungen bei längerem Bücken. Es entwickeln sich schnell die typischen Symptome einer Lumbago.
- Differenzialdiagnostisch muss in erster Linie an Radikulopathien durch Diskusprolaps, Einengung des Foramen intervertebrale, Osteoarthritis oder Tumor gedacht werden.
- Übertragungsschmerzen der aktivierten mTrP betreffen alle Regionen des Rückens von den Schultern bis zum Gesäß sowie den Bauch (Online-Programm zu Lokalisation und Ausstrahlungsmuster der mTrP).

- Satelliten-TrP in den Glutäalmuskeln übertragen Schmerzen an die seitliche und hintere Fläche des Beines bis zum Fuß und ahmen auch hier eine Radikulopathie nach. Sie gehen aber immer ohne neurologische Ausfälle einher.

Die mit Bild gebenden Verfahren nachgewiesenen degenerativen Veränderungen im LWS-Bereich korrelieren oftmals nicht mit den geklagten Beschwerden. Andererseits finden sich bei beschwerdefreien Menschen im hohen Maße pathologische Röntgen- oder NMR-Befunde. Deshalb ist es immer lohnenswert, besonders bei chronischen Kreuzschmerzen nach entsprechenden mTrP zu fahnden.

Untersuchung und Therapie

- Für die flächige Palpation Patient am besten in Seiten- bzw. halber Bauchlage mit leicht angezogenen Beinen
- Bei entsprechendem lokalem Druck findet man die Stelle der umschriebenen Empfindlichkeit und kann den Übertragungsschmerz auslösen.
- Eine zusätzliche Hilfe kann das Abrollen der Kibler-Falte in Bauchlage sein. Das zunächst erschwerte und schmerzhafte Hautrollen über den betroffenen Muskeln verschwindet nach erfolgreicher Ausschaltung der mTrP.
- Nadel 0,4×20 (grau); lokale Injektion in die meist mehrfach vorhandenen Punkte
- anschließend Dehnung des Muskels

10.2.9 mTrP im Bereich der Atemhilfsmuskulatur

Gerd Droß

Die Brustbewegung bei den respiratorischen Mechanismen ist ein komplexer Vorgang, der eine feine Abstimmung zahlreicher Muskeln erfordert. Im Ruhezustand wird die **Inspiration** vorwiegend bewirkt durch

- das Diaphragma
- die Mm. intercostales (interni und externi)

Die **Exspiration** erfolgt vorwiegend durch die Elastizität von Lunge und Brustkorb.

- Bei der **forcierten Inspiration** werden zusätzlich die Mm. scaleni (▶ 10.2.4) und M. levator costae aktiviert und bei Bedarf weitere Atemhilfsmuskulatur mit dem Mm. pectoralis major et minor (▶ 10.2.6), M. serratus anterior und der M. sternocleidomastoideus (▶ 10.2.4) rekrutiert.
- Zu der Atemhilfsmuskulatur für die **forcierte Exspiration** gehört in erster Linie die Bauchpresse, die interossären Mm. intercostales interni, M. transversus thoracis und Mm. subcostales. Bei Bedarf kann die expiratorische Atemhilfsmuskulatur auch auf den M. quadratus lumborum und M. latissimus dorsi (▶ 10.2.5) erweitert werden.

mTrP in den Mm. intercostales und im Diaphragma sowie der Atemhilfsmuskulatur werden durch Operationen, Traumata (Rippenprellung, -fraktur) oder Husten hervorgerufen. Durch chronischen Husten oder paradoxe Atmung können insbesondere im Diaphragma und in den Mm. intercostales diese mTrP unterhalten werden.

10

Symptome und Beschwerden

- Schmerzübertragung der mTrP der Mm. intercostales meist lokal mit Schmerzauslösung bei maximaler Inspiration (Online-Programm zu Lokalisation und Ausstrahlungsmuster der mTrP)
- bei der klinischen Untersuchung eingeschränkte Rotation der Brustwirbelsäule
- Schmerzausstrahlung der mTrP des Diaphragmas in die ipsilaterale Schulterregion oder in den Bereich des Rippenrandes
- Schmerzauslösung bei maximaler Exspiration und Atemnot weisen auf mTrP im Diaphragma hin.

Symptome und Beschwerden

- mTrP der **Mm. intercostales**: Behandlung manuell und mittels Infiltrationen, dabei auf Knochenkontakt mit der oberen Rippe achten und die Nadel danach um höchstens 0,5 cm weiter vorschieben, um einen Pneumothorax zu vermeiden; Technik vgl. ▶ 10.5.9 Injektion an die Nn. intercostales
- mTrP des **Diaphragmas** durch korrigierende Maßnahmen mit Aufhebung der paradoxen Atmung; Infiltrationsbehandlung anatomisch nicht möglich
- für die Behandlung der genannten weiteren Atemhilfsmuskulatur ▶ Ausführungen in den entsprechenden Muskelabschnitten

10.2.10 mTrP im Bereich des ventralen Rumpfes

Gerd Droß

Mm. obliquus externus abdominis, M. obliquus internus abdominis, M. transversus abdominis

Quere und schräge seitliche Bauchmuskulatur im Bereich der Flanke, zwischen 10.–12. Rippe und Darmbeinkamm.

Die schräge Bauchmuskulatur, nicht eine Nervenwurzel, ist die häufigste Ursache einer akuten Lumbalgie.

Symptome und Beschwerden

- in die Leiste bis zum Hoden ausstrahlender Schmerz (Online-Programm zu Lokalisation und Ausstrahlungsmuster der mTrP)
- DD: internistische Erkrankung der Bauchorgane
- mTrP meist im Bereiche der Spina iliaca anterior superior, gelegentlich auch an der Rippenspitze

Untersuchung und Therapie

- Untersuchung am sitzenden Patienten
- mTrP bzw. Muskelhartspann in einer Verdrehung durch Rotationsbewegung suchen
- Behandlung im Sitzen oder in Rückenlage
- bei Injektion Fixation der Muskelpartie mit Zangengriff
- max. Nadellänge 3 cm

Cave

Vermeidung einer Infiltration des Peritoneums!

M. rectus abdominis

Gerader vorderer Bauchmuskel, häufig mTrP.

Symptome und Beschwerden

- mTrP häufig durch forciertes Bauchmuskeltraining auf jeder Höhe des Muskels möglich
- Schmerzlokalisation mit den mTrP der schrägen Bauchmuskulatur vergleichbar (Online-Programm zu Lokalisation und Ausstrahlungsmuster der mTrP)

Untersuchung und Therapie

- Behandlung manuell
- Nadel 0,4×20 oder 0,4×40 (grau), Infiltrationen unter Berücksichtigung der Bauchwanddicke (cave: Peritoneum)

M. iliacus

Lateraler Teil des M. iliopsoas, Ursprung innere Beckenwand, zieht zur Innenseite des Oberschenkels; Beinheber, Rumpfbeuger

Symptome und Beschwerden

- mTrP durch Bauchmuskeltraining oder Überdehnung bei Unfällen, bei Belastungen des verkürzten Muskels bei Coxarthrose
- meist mTrP des M. iliacus bei einem lumbosakralen Schmerz mitbeteiligt; lumbosakrale Schmerzen beim Aufrichten nach längerdauernder sitzender Position oder nachts in Rücken- oder Bauchlage (Online-Programm zu Lokalisation und Ausstrahlungsmuster der mTrP)
- Verkürzungen führen zu einem Schnappphänomen der distalen Sehne über der Eminentia iliopectinea
- bei Verspannung Kompression des N. cutaneus femoralis lateralis und Mitbeteiligung an dem klinischen Bild einer Meralgia (▶ 12 Meralgie).

Untersuchung und Therapie

- manuelle Therapie
- Injektionen (Nadel 0,4×40 grau) mit streng lateralem Zugang an der Beckenwand und Begrenzung auf die Innenwand des Os ileum (cave: Peritoneum); Injektion ähnlich der „4M-Technik" (vgl. ▶ 10 Historische Injektionstechniken); für Fortgeschrittene.

M. psoas

Kranio-dorsaler Teil des M. iliopsoas; entspringt auf der Innenseite der Wirbel Th12–L4; an ihm entlang verlaufen die wichtigsten Beckennerven. Häufig verspannt.

Symptome und Beschwerden

- mTrP etwas seltener als im M. iliacus
- Ursachen und Schmerzlokalisationen entsprechen dem M. iliacus (Online-Programm zu Lokalisation und Ausstrahlungsmuster der mTrP)
- Daneben mTrP Auslöser des **„Psoassyndroms"**: Verkürzung der langen Hüftbeuger durch häufiges Sitzen, dadurch Kippen des Beckens mit Hohlkreuzhal-

tung im Stehen, Vorwärtsbeugung beim Laufen und Rücken- und Leistenbeschwerden

- Kompression der Nn. femoralis, ilioinguinalis, iliohypogastricus und genito-femoralis durch verstärkte Muskelspannung
- Leistenschmerzen als Teilsymptom eines Psoassyndroms können auch durch einen retroperitonealen oder abdominellen Prozess hervorgerufen werden.

Untersuchung und Therapie

- Der M. psoas kann in der Tiefe des Abdomens gut getastet werden, wenn in Rückenlage das gleichseitige Bein von der Unterlage leicht abgehoben wird.
- Behandlung wegen der Lage vorwiegend manuell
- direkte Infiltration des kaudalen Anteils für Fortgeschrittene im Bereich des Leistenbandes möglich (Nadel 0,8×80, in der Tiefe der Leiste)
- indirekte Behandlung durch Infiltration an den lumbalen Grenzstrang (▶ 10.4.7), sakrale epidurale Injektion (▶ 10.5.11) und Störfeldbehandlung, z.B. Plexus uterovaginalis bei der Frau (▶ 10.4.9, ▶ 10.4.10)

10.2.11 mTrP im Bereich des Gesäßes

Susanne Valentin-Katzorke

M. glutaeus maximus

Symptome und Beschwerden

- mTrP häufig durch Überlastung, weniger durch direktes Trauma
- Schmerzen häufig im Gesäß und Sakrum lokalisiert mit Ausstrahlung in den dorsalen und lateralen Oberschenkel bis Unterschenkel (Online-Programm zu Lokalisation und Ausstrahlungsmuster der mTrP)

Untersuchung und Therapie

- Auffinden des mTrP wegen des Muskelvolumens schwierig
- Bei Infiltration der mTrP ist die Kenntnis der Lage des N. ischiadicus wichtig.

M. glutaeus medius und minimus

Symptome und Beschwerden

- mTrP nach Überbelastung und Unfällen, aber auch sekundär bei einem lumboradikulären Reizsyndrom oder einer Blockierung des Iliosakralgelenks
- häufig lumbosakrale Schmerzen und ischialgieforme Scherzausstrahlung in das Bein (Online-Programm zu Lokalisation und Ausstrahlungsmuster der mTrP)
- manchmal radikuläre L5-Reizsymptomatik durch sehr aktive mTrP

Untersuchung und Therapie

- manuell oder durch Infiltration, Nadel 0,45 × 50 (orange) oder 0,6 × 60 (blau)
- bei der Injektionstherapie Vermeidung eines Kontakts mit dem N. glutaeus superior (Schwäche des M. glutaeus medius, Trendelenburg-Phänomen)

M. piriformis

Verläuft vom Sakrum zum Trochanter major. Beteiligung bei gynäkologischen Erkrankungen. Die lateralen Anteile des Muskels sind durch den entspannten M. glutaeus maximus, die medialen durch rektale Palpation erfassbar.

Symptome und Beschwerden

- mTrP durch brüske Innenrotation des Hüftgelenks, akute oder chronische Überlastung (der Hüftgelenksaußenrotatoren
- bei aktiven mTrP schmerzhafte Einschränkung der Innenrotation des gestreckten Beines
- mTrP des M. piriformis sind Verursacher des **„Piriformis-Syndroms"**: Kompressionssyndrom des N. fibularis, täuscht radikuläre Symptomatik vor
- ischialgieforme Schmerzausstrahlung („Ischiasschmerz") mit Schmerzlokalisation im Gesäß, im lateralen Oberschenkel und dorsomedialen Unterschenkel
- Kompression des N. ischiadicus durch muskulären Hartspann und Schmerzausstrahlung nach peripher

Untersuchung und Therapie

- Der M. piriformis kann durch den entspannten M. glutaeus maximus palpiert werden. Die Muskelfasern laufen vom Sakrum zum Trochanter major in einem flacheren Winkel als die Muskelfasern des M. glutaeus maximus.
- Die übrigen Hüftaußenrotatoren sind abgesehen vom M. quadratus femoris kaum exakt palpabel von dorsal her.
- Behandlung manuell
- Aufgrund der Nähe des N. ischiadicus können vor allem die lateralen Anteile infiltriert werden (für Fortgeschrittene).
- indirekte Behandlung durch Injektion an das Ganglion impar (vgl. ▶ 10.4.8)

10.2.12 mTrP im Bereich des Oberschenkels

Susanne Valentin-Katzorke

In der Muskulatur des Oberschenkels finden sich häufig mTrP, vor allem bei Sportlern.

M. tensor fasciae latae

„Kniespanner"

Symptome und Beschwerden

- mTrP durch Überlastung beim Joggen und Wandern in unebenem Gelände, aber auch infolge der veränderten Statik bei einer beginnenden Coxarthrose
- Schmerzlokalisation häufig im dorsalen Bereich des Trochanter major mit Ausstrahlung entlang des lateralen Oberschenkels und Unterschenkels über das laterale Knie bis zum Knöchel (Online-Programm zu Lokalisation und Ausstrahlungsmuster der mTrP)

Untersuchung

- medialer Rand des Muskels gut palpabel
- Abgrenzung medial zum M. glutaeus medius schwierig
- Patient liegend, entspannte Lagerung mit Hüftflexion und Innenrotation

Therapie

- Behandlung manuell und mit Infiltration (Nadel 0,4 × 40 grau).

M. sartorius

Symptome und Beschwerden

- mTrP meist sekundär oder als Satelliten-TrP
- mTrP im ganzen Verlauf des Muskels möglich (Online-Programm zu Lokalisation und Ausstrahlungsmuster der mTrP)
- häufig aktive mTrP im Rahmen einer beginnenden symptomatischen Coxarthrose
- Kompression des N. cutaneus femoris lateralis durch proximalen muskulären Hartspann mit Auslösen eine Meralgia paraesthetica

Therapie

- Infiltration der gefundenen mTrP mit Nadel 0,4×40 (grau) und manuell

M. adductor brevis

Symptome und Beschwerden

- mTrP sind die häufigste Ursache für Leistenschmerzen bei Fußballspielern.
- häufig auch Ausbildung von mTrP bei einer symptomatischen Coxarthrose (Online-Programm zu Lokalisation und Ausstrahlungsmuster der mTrP)

Untersuchung und Therapie

- Der Muskel kann am besten aufgefunden werden, wenn der Patient in Rückenlage mit angewinkeltem und außenrotierten Oberschenkel liegt.
- Durch die Mm. sartorius, pectineus und adduktor longus wird eine Grube begrenzt, in der die Muskelfasern des Muskels in der Tiefe getastet werden können.
- Infiltration der gefundenen mTrP mit Nadel 0,4×40 (grau) medial der A. femoralis und manuell

M. adductor longus

Medialer Muskel der Adduktorengruppe.

Symptome und Beschwerden

- mTrP häufig durch Unfälle mit Überdehnung, manchmal auch durch Tragen von schweren Lasten
- wichtige Ursache für das Auslösen von vorderem Knieschmerz und Schmerzen beim Treppabgehen (Online-Programm zu Lokalisation und Ausstrahlungsmuster der mTrP)

Untersuchung und Therapie

- Palpatorisch lässt sich der Muskel vor allem im kranialen Drittel von der übrigen Oberschenkelmuskulatur abgrenzen.
- Nadel 0,4×20 (Grau), Infiltration von dorsal und manuell

M. adductor magnus

Dorsaler Muskel der Adduktorengruppe.

Symptome und Beschwerden

- mTrP nach brüsker Überdehnung. z.B. Spagat bei Tänzerinnen oder beim Skifahren beim Stemmen im schweren Schnee
- Schmerzausstrahlung tief in Beckenregion, Vagina oder Mastdarm (Online-Programm zu Lokalisation und Ausstrahlungsmuster der mTrP)

Untersuchung und Therapie

- Da der Muskel durch den M. gracilis und die Hamstringsmuskulatur größtenteils bedeckt ist, ist eine palpatorische Abgrenzung der mTrP schwierig.
- Behandlung wegen der Topographie schwierig
- Infiltrationen mit langen Nadeln nur bei guten Kenntnissen der anatomischen Verhältnisse

M. gracilis

Symptome und Beschwerden

- mTrP häufig durch Überlastung bei Stop-and-go-Sportarten oder durch brüskes Abduktionstrauma

Therapie

- Abgrenzung von der umgebenden Muskulatur schwierig, Behandlung jedoch einfach
- Behandlung manuell oder mit Infiltrationen, Nadel 0,4 × 20 (grau)

M. quadriceps femoris

Ventraler Oberschenkelstrecker, besteht aus vier Anteilen: M. vastus lateralis, intermedius, medialis und M. rectus femoris. mTrP häufig.

Sehr viele Kniebeschwerden, besonders Insertionstendinopathien im Bereich der Knie beruhen auf TrP im M. quadriceps (Online-Programm zu Lokalisation und Ausstrahlungsmuster der mTrP). Eine Gonarthrose führt selbst wiederum zu einer Aktivierung von mTrP. Wenn diese TrP behandelt werden, wird auch die Gonarthrose symptomärmer oder sogar beschwerdefrei.

Symptome und Beschwerden

- mTrP häufig durch Überlastung (Fahrradfahren, exzentrische Belastung beim Bergablaufen)
- mTrP durch Fehlstatik und Fehlbelastung bei eingeschränkter Beweglichkeit infolge Übergewichts oder degenerativer Gelenkveränderungen der Hüfte und Knie

Untersuchung und Therapie

- palpatorisch gut abgrenzbar
- mTrP häufig in den proximalen Anteilen
- mTrP im M. vastus intermedius eher im mittleren Oberschenkeldrittel, im M. vastus medialis und lateralis auf die ganze Muskellänge verstreut
- Behandlung mit Infiltrationen unter Beachtung der A. femoralis, die unter dem M. vastus medialis verläuft

M. biceps femoris

Symptome und Beschwerden

- mTrP häufig durch Überlastung beim Sport

Untersuchung und Therapie

- Infiltrationen unter Berücksichtigung des Verlaufs des N. ischiadicus unter dem langen Bizepskopf und manuelle Behandlung

M. semimembranosus und semitendinosus

Symptome und Beschwerden

- mTrP durch Überlastung
- Schmerzen beim Sitzen auf harten Stuhlkanten
- Bei sehr aktiven mTrP ist das Lasègue-Manöver schmerzhaft und muss vom echten radikulären Schmerz unterschieden werden.

Untersuchung und Therapie

- Behandlung mit Infiltrationen und manuell
- Behandlung tiefer mTrP einfacher bei 90°-Flexion des Kniegelenks
- Cave bei der infiltrativen Behandlung des M. semimembranosus wegen des Verlaufs des N. ischiadicus lateral des Muskels

10.2.13 mTrP im Bereich von Unterschenkel und Fuß

Susanne Valentin-Katzorke

M. popliteus

10

Symptome und Beschwerden

- mTrP durch Rotationstraumen in Streckstellung des Knies
- Charakteristisch treten bei weiterer sportlicher Betätigung Schmerzen in der Kniekehle auf (Online-Programm zu Lokalisation und Ausstrahlungsmuster der mTrP).
- Streckdefizite im Kniegelenk durch mTrP im M. popliteus oder anderen dorsalen Oberschenkelmuskeln bedingt.

Untersuchung und Therapie

- Palpabel ist der Muskel in der Kniekehle nur im Endbereich.
- medial: distal des Semimembranosusansatzes und ventral des Gastrocnemiusbauches
- lateral am Ursprung am Condylus femoris zwischen der Sehne des M. biceps femoris und den Muskelursprüngen der Mm. gastrocnemius und plantaris
- Behandlung vorwiegend manuell wegen Verletzungsgefahr bei Infiltrationen der A. und V. poplitea und der Nn. tibialis und peronaeus

M. gastrocnemius

Neben dem M. soleus ist der mTrP 1 häufig beteiligt am Beschwerdebild einer Achillodynie (▶ 12). Eine solche kann nur erfolgreich behandelt werden, wenn diese TrP mit infiltriert werden.

Symptome und Beschwerden

- mTrP durch Überlastung, v.a. bei Langstreckenläufern
- Abzugrenzen sind die myofaszialen Beschwerden gegenüber einer Thrombose und rupturierten Bakerzyste.
- latente mTrP wichtige Ursache für nächtliche Wadenkrämpfe
- Achillodynie, häufig auch Schmerzübertragung in die Rückfußregion (⊞ Online-Programm zu Lokalisation und Ausstrahlungsmuster der mTrP)

Untersuchung und Therapie

- Hartspannstränge sind leicht auffindbar.
- Infiltrationsbehandlung jedoch dosiert und nur einseitig. wegen möglicher starker Schmerzauslösung, Nadel 0,4 × 20 (grau)
- konsequente Muskelaufdehnung nach der Behandlung unbedingt erforderlich

M. soleus

Neben dem M. gastrocnemius fast immer beteiligt am Beschwerdebild einer Achillodynie (▶ 12). Diese kann dauerhaft nur behandelt werden, wenn diese TrP mit infiltriert werden.

Symptome und Beschwerden

- mTrP eine der wichtigsten Ursachen für Rückfußbeschwerden und Achillodynieen
- Schmerzübertragung in die lumbosakrale Region ist möglich, kann ein ISG-Syndrom vortäuschen (⊞ Online-Programm zu Lokalisation und Ausstrahlungsmuster der mTrP).

Untersuchung und Therapie

- Muskel palpabel als flacher Wulst unter dem M. gastrocnemius medial und lateral
- gleiche Behandlung wie M. gastrocnemius.

M. tibialis posterior

Symptome und Beschwerden

- mTrP nach längerem und wiederholtem Laufen in unebenem Gelände
- häufige Schmerzübertragung in den Rückfuß und die Achillessehne (⊞ Online-Programm zu Lokalisation und Ausstrahlungsmuster der mTrP)

Untersuchung und Therapie

- vorwiegend manuelle Behandlung
- Nadel 0,4×20 (grau). Bei entsprechenden anatomischen Kenntnissen und genauer Lokalisation ist eine Injektion (nur mit Procain) möglich.

Cave
Infiltration der A. und N. tibialis!

M. flexor digitorum longus

Symptome und Beschwerden

- selten Ausbildung von mTrP in diesem Muskel durch Überlastung im Laufsport

Untersuchung und Therapie

- Behandlung mit Infiltrationen möglich, wobei der Muskel nicht durchstochen werden sollte
- im distalen Viertel wegen des Gefäß- und Nervenverlaufs vorwiegend manuelle Behandlung

M. flexor hallucis longus

Symptome und Beschwerden

- mTrP durch Laufsport vor allem in unebenem Gelände

Untersuchung und Therapie

- Behandlung manuell oder mit Infiltrationen

M. tibialis anterior

Symptome und Beschwerden

- mTrP häufig durch ein Distorsionstrauma des Fußes in der Sagittalebene, manchmal auch durch Überlastung beim Laufsport; bei Langstreckenläufern häufiges Problem, das im mittleren Laufbereich (10–20 km) zum Aufgeben zwingt
- Schmerzübertragung über Tibiavorderkante, Fußrist und Großzehe (Online-Programm zu Lokalisation und Ausstrahlungsmuster der mTrP)
- differenzialdiagnostische Abgrenzung zu Fibulafraktur oder posttraumatischer Blutung in die Tibialis-anterior-Loge

Untersuchung und Therapie

- Nadel 0,4×20 (grau), Behandlung mit Infiltrationen die Nadel in 45°-Winkel gegen die Tibiaaussenkante, um eine versehentliche Infiltration der A. und V. tibialis anterior und des N. peronaeus profundus zu vermeiden (es sei denn, diese ist therapeutisch indiziert)

Mm. extensor digitorum longus und hallucis longus

Symptome und Beschwerden

- mTrP-Aktivierung ähnelt derjenigen des M. tibilais anterior.
- Kompression des N. peronaeus profundus durch Hartspannstrang mit konsekutiver Parese der Mm. tibialis anterior, extensor digitorum, hallucis longus und peronaeus tertius

Untersuchung und Therapie

- Behandlung vorwiegend manuell
- bei entsprechender Geschicklichkeit auch Infiltration (ausschließlich Procain)

Cave

Infiltration benachbarter Gefäße und Nervenstrukturen!

Mm. peronaeus longus und brevis

Symptome und Beschwerden

- häufige Lokalisation von mTrP als Satelliten-TrP bei radikulären Syndromen oder myofaszialen Problemen im M. tensor fasciae latae und in den Mm. glutaei
- Auftreten nach Sprunggelenksdistorsionen
- Kompression des N. peronaeus communis distal des Fibulaköpfchens durch Hartspannstrang des M. peronaeus longus

Therapie

- Nadel 0,4×20 (grau), Behandlung mit Infiltrationen unter Beachtung des Verlaufs des N. peronaeus profundus; manuelle Therapie
- Dehnung nach Infiltration

10.3 Segmentbehandlung

10.3.1 Strategie der Segmentbehandlung

Rainer Wander

Jeder lokale Reiz im Gewebe irritiert das zugehörige spinale Segment und beeinflusst daher indirekt alle vom Segment versorgten anderen Strukturen, die synchron mehr oder weniger deutlich erkennbar mitreagieren („segment-reflektorischer Komplex"). Bekanntes Beispiel ist die Schmerzhaftigkeit der Haut über der rechten Schulter bei Gallenerkrankungen, vermittelt über den N. phrenicus zum Segment C4, das die entsprechende Head-Zone (Dermatom) im Schulterbereich versorgt.

Die Segmenttherapie gehört zu den ältesten Formen neuraltherapeutische Tätigkeit („Heilanästhesie"). Sie ist der zweite Schritt der neuraltherapeutischen Strategie, wenn mit lokalen Behandlungen kein Erfolg erzielt werden kann. Sie ist einfach und weitgehend gefahrlos und sehr effektiv, wenn die anderen „Segmentpartner" adäquat behandelt werden.

Die exakte, neuraltherapeutisch ausgerichtete körperliche Untersuchung führt zu detaillierten Informationen über die erkrankten Strukturen und ihre möglichen Ursachen (vgl. ▶ 8.2.2 Klinische Untersuchung zur Störfelddiagnostik).

Es kann aufgrund der guten Wirksamkeit dieser Therapie angenommen werden, dass durch die wiederholte Behandlung anderer Segmentpartner die spinalen oder zentralen Verschaltungen (Projektionen) einer Irritation zunehmend „aufgelöst" werden können („reset"). Die Segmenttherapie ermöglicht auf verschiedene „Wege", den erkrankten Segmentpartner zu beeinflussen. Jede Struktur kann zur Behandlung der jeweils anderen genutzt werden. Es ergeben sich dadurch eine Vielzahl von wechselseitigen Angriffspunkten für die Neuraltherapie (einige Beispiele ▶ Tab. 10.5).

10

Tab. 10.5 Ursprünglich erkrankte Struktur, mitreagierende segmentale Strukturen und neuraltherapeutische Behandlungsoption.

Erkrankte Struktur (Quelle)	Mitreagierende Struktur (Ziel)	Behandlung von	Mittels (Technik)	Kapitel
viszero-	kutan	Dermatom (Head-Zone)	Quaddel	▶ 10.1.1 Quaddel
viszero-	motorisch	Myotom	Triggerpunkttherapie	▶ 10.2 TrP
osteo-	viszeral	Sklerotom	Facetteninfiltration, Vogler-Punkte Dome	▶ 10.6.5 Facetten ▶ 10.3.5 Magen
kuti-	viszeral	Dermatom	z.B. Narbeninfiltration	▶ 10.1.7 Narben

Viszerale Organe und ihre segmentale Zuordnung

Um Einfluss auf Organerkrankungen zu nehmen, ist es wichtig, die zugehörigen spinalen Segmente, deren Organversorgung, ihre Dermatome, Gelenkbezüge und Muskelzonen zu kennen (▶ Tab. 10.6, ▶ Abb. 10.3.1). Bei Misserfolg einer solchen segmentalen Therapie ist zu bedenken, dass im Einzelfall Abweichungen von dieser strengen Zuordnung möglich sind.

Tab. 10.6 Organe und die zugehörigen spinalen Segmente.

Erkranktes Organ	Segment	Kapitel
Herz	Th4–Th5	▶ 10.3.3 Segment Herz
Lunge	Th4–7	▶ 10.3.4 Segment Lunge
Magen	Th6–8	▶ 10.3.5 Segment Magen
Milz/Pankreas	Th7–Th8	▶ 10.3.7 Segment Milz/Pankreas
Leber/Gallenblase	Th7–Th11	▶ 10.3.6 Segment Leber/Gbl.
Darm	Th10–Th11	▶ 10.3.8 Segment Darm
Niere	Th10–L2	▶ 10.3.9 Segment Niere
Blase	Th12–L2	▶ 10.3.9 Segment Blase
Genitale	Th10–L2 und L5–S1	▶ 10.3.10 Segment Genitale

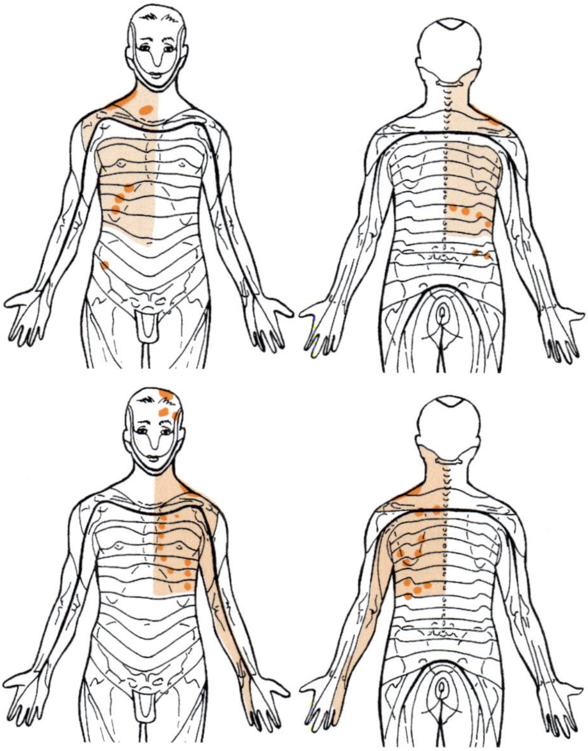

Abb. 10.3.1ab Erste Beschreibung der Projektionszonen der Organe auf die Haut (aus Gleditsch 2005).

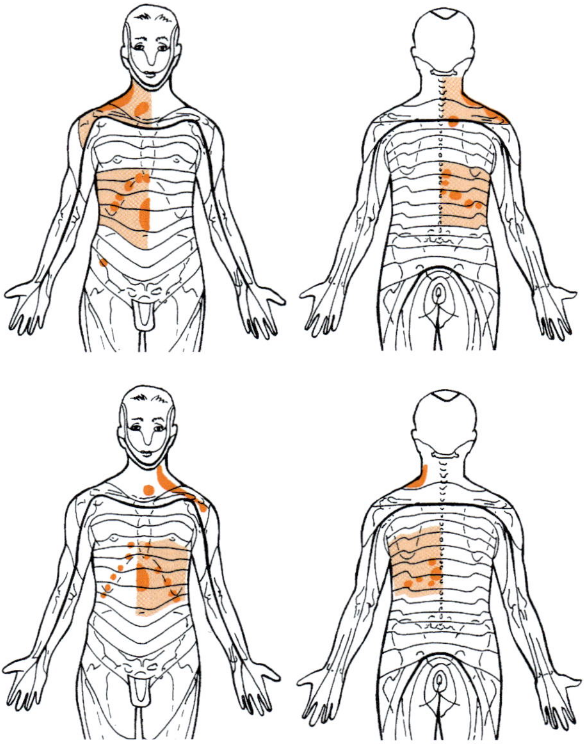

10

Abb. 10.3.1cd Erste Beschreibung der Projektionszonen der Organe auf die Haut (aus Gleditsch 2005).

Zugangswege der Segmentbehandlung

Der Zugang zu inneren oder äußeren Organen über das Segment gelingt über die nachfolgenden Wege.

Therapie über das Dermatom

Die intrakutane Quaddelung sollte möglichst mit Procain aufgrund dessen pharmakologischer Besonderheiten (vgl. ▶ 4.4 Pharmakologie der Spaltprodukte, ▶ 4.5 Procain oder Lidocain) erfolgen. Da sich die meisten freien Nervenendigungen (Nozizeptoren) in der Haut befinden, ist diese einfache Therapie besonders effektiv (vgl. ▶ 10.1.1 Quaddeln).

Die dorsale Quaddelung ist effektiver als die ventrale, vermutlich, weil etwa 80% der sympathischen Faseranteile den Ramus dorsalis des N. spinalis begleiten. Die Injektion erfolgt lateral der Mittellinie (vgl. ▶ 10.1.2 Quaddelserie Wirbelsäule), das entspricht in der Akupunktur dem „inneren Blasenmeridian".

Die Dermatome der verschiedenen Segmente sind bekannt als Head-Zonen [Head 1898] (▶ Abb. 10.3.2).

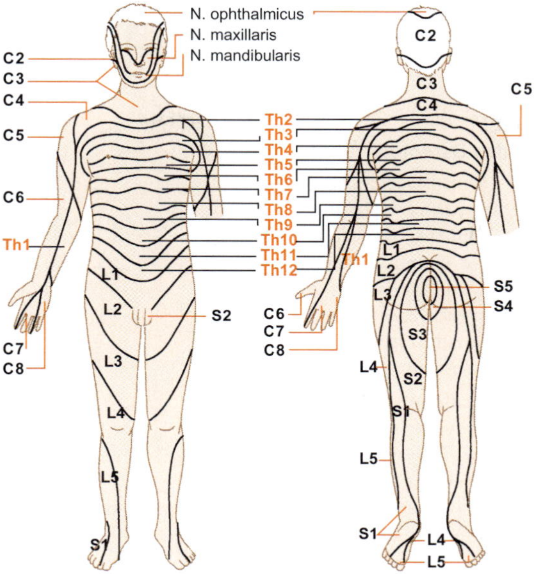

Abb. 10.3.2 Dermatome der Segmente, bekannt als Head-Haut (aus Gleditsch 2005).

Behandlung von Narben im Segment

Von Narben können unterschwellige Reize ausgehen, die über nozizeptive Fasern oder bindegewebige Faszien Fernwirkungen im Segment oder auch segmentübergreifend (Störfeld) auslösen können. Deshalb werden bei segmentaler Behandlung Narben im Segment möglichst immer mit infiltriert. Zu beachten ist, dass Narben in vielen Fällen nicht nur die Haut erfassen, sondern auch in die Subkutis und tiefere Strukturen reichen können (Bauchschnittnarbe – alle Schichten der Bauchdecke!) (zur Technik ▶ 10.1.7 Narbeninfiltrationen).

Therapie über das Myotom

Muskuläre Injektionsbehandlung: Muskuläre Verspannungen und Schmerzen sind meist segmental übergreifend, häufig auch mit Seitenwechsel durch vertebragene Mitbeteiligung zu finden.

Da nahezu alle Muskeln von mehreren Segmenten versorgt werden, ist eine gezielte Therapie von rein muskulären Störungen mittels Segmenttherapie schwierig. Es sollten kleinste Mengen von Lokalanästhetika verwendet werden. Procain ist zu bevorzugen.

Paravertebrale Injektionen besonders im HWS-Bereich bedürfen einer sorgfältigen Aspiration, um keine aberrierenden Gefäße oder gar die A. vertebralis von dorsal zu punktieren.

Triggerpunktbehandlung: Die Entspannung der Muskulatur erfolgt über Triggerpunktinjektionen sowie Injektionen an Ursprung und Ansatz und evtl. an den Übergang der Sehnen in den Muskel (▶ 10.2, ▶ 12 Enthesiopathie).

Nach neuraltherapeutischer Injektionstherapie von Muskeln sollte eine gezielte postisometrische Relaxation erfolgen, damit nachhaltige Effekte erreicht werden können.

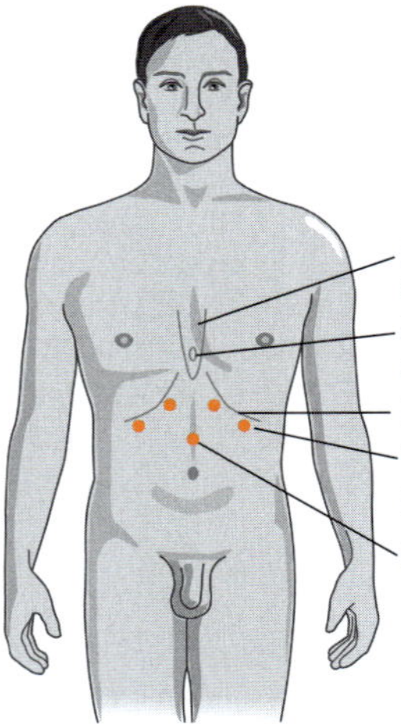

Abb. 10.3.3 Periostpunkte.

Therapie über das Osteotom

Behandlung der Dornfortsätze: Der einfachste Zugang zum Osteom des jeweiligen Segments ist der Dornfortsatz. Ist er spontan oder auf Druck schmerzhaft, ist das Injizieren an seiner unteren Zirkumferenz, am Übergang zum Lig. interspinale besonders wirksam.

Präperiostale Behandlung: Periostpunkte sind beispielsweise am Rippenbogenrand zur Therapie der Bauchorganerkrankungen von Vogler beschrieben und neuraltherapeutisch gut zu nutzen (▶ Abb. 10.3.3).

Behandlung über die kleinen Wirbelgelenke: Die kleinen Wirbelgelenke (Facettengelenke) sowie periphere Gelenke (Akromioklavikulargelenk, Sternoklavikulargelenk, Schulter, Iliosakralgelenk, Hüfte) sind häufig Projektionsorte von Organerkrankungen. Die manuelle Untersuchung der Facettengelenke und die gezielte Injektion lässt besonders im Thorax- und Abdominalbereich besonders bei Organerkrankungen von Lunge, Herz, Leber, Galle, Magen und Darm beste Effekte erwarten (vgl. ▶ 10.6.5 Injektion Facettengelenke).

Aber auch bei vertebragenen Erkrankungen wie Lumbalgien und Bandscheibenschäden sind diese Injektionen segensreich.

Behandlung über die Spinalwurzel: Diese sind vor allem in der HWS (cave: nur erfahrene Anwender) und in der LWS möglich (vgl. ▶ 10.5.8 Injektion an die Spinalnerven) und besonders bei radikulärer Symptomatik erfolgreich.

Zusammengefasst bietet die neuraltherapeutische Segmentbehandlung eine Fülle von Beeinflussungsmöglichkeiten verschiedenster Erkrankungen innerer Organe und des Bewegungsapparates. Sie führt die enge Verschaltung zwischen inneren und äußeren Organen plastisch vor Augen. Für wichtige viszerale Organe sind die Besonderheiten und Zugangswege der Segmenttherapie in den nachfolgenden Kapiteln einzeln aufgeführt.

10.3.2 Kontralaterale Neuraltherapie

Rainer Wander

Die Neuraltherapie nutzt neurophysiologische Mechanismen mit der Segmenttherapie und der Störfeldtherapie. Im Kopf-Hals-Bereich ist mit den Nackenreflex-

Punkten (NRP, Adler-Langer-Punkten) eine einfache Möglichkeit zur Seiten- und Höhenlokalisation und zur Therapiekontrolle von Störfeldern gegeben.

Ipsilateral zum Störfeld finden sich zunächst segmentale und bei längerem Bestehen auch übersegmentale Irritationssyndrome. Bei längerem Bestehen eines Störfeldes oder extrem hoher Reizintensität (Amputation) können die Symptome auch auf der kontralateralen Seite auftreten. Es ist also eine Frage der Zeit und der Reizintensität, ob eine funktionelle Störung nur ipsi- oder auch kontralateral zur Reizquelle auftritt.

Nach kriegsbedingten Amputationen konnten Gross und Mitarbeiter Phantomschmerzen im nicht mehr vorhandenen Arm oder Bein durch Injektionen in die virtuell empfundenen Schmerzpunkte am **gesunden** Arm oder Bein löschen [Gross 1978]. Um gute Resultate zu erzielen, mussten hierbei vor allem Periostpunkte und die Stellen der Gefäßverletzungen aufgesucht und therapiert werden.

Auch andere massive periphere Reizzustände, z.B. bei einer Epikondylopathie, die sich bei lokaler und segmentaler Behandlung verschlechtern, können ähnliche Erfolge über eine kontralaterale Lokalanästhesie erreicht werden. Auch in der Akupunktur ist diese Vorgehensweise als „grand picure" bekannt [Bischko 1974, Richter/Becke 1989].

Neurophysiologische Grundlagen

Nach den Erkenntnissen der modernen Schmerzforschung scheinen dabei mehrere Mechanismen beteiligt zu sein (▶ Abb. 10.3.4).

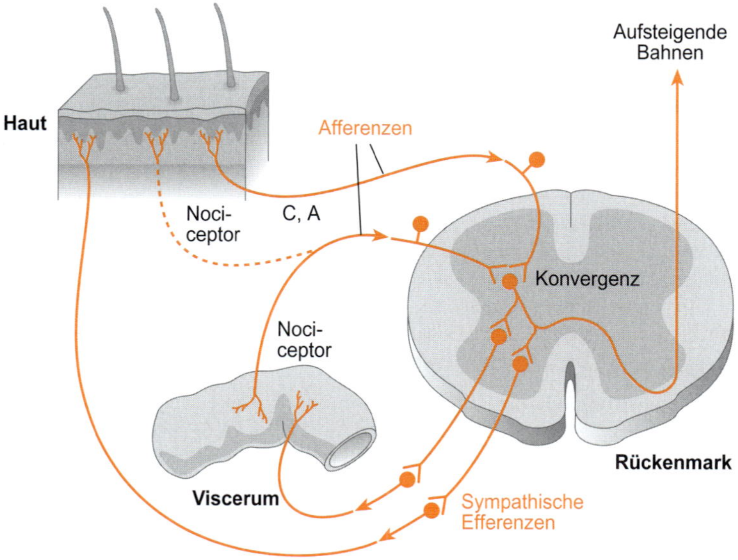

Abb. 10.3.4 Neurophysiologische Mechanismen der kontralateralen Aktivierung von Reizzuständen (aus Bäcker/Hammes 2005).

Verschaltung zur kontralateralen Seite über vertikale Bahnen

Reize aus der Peripherie werden afferent in das Hinterhorn eingespeist und aktivieren auf der gleichen Seite das zentrale absteigende Hemmsystem. Werden diese überfordert, kommt es auf drei Ebenen zur efferenten Rückkopplung:

- dem motorischen Vorderhorn
- dem sympathischen Seitenhorn
- zur kortikalen Wahrnehmung über den Vorderseitenstrang der Gegenseite.

Bei langfristiger segmentaler Reizeinflutung kann sich ipsilateral durch deszendierende Hemmsysteme die Schmerzempfindung zunächst reduzieren. Der Reiz kann durch Übertragung nach kontralateral aufgrund der dort fehlenden deszendierenden Hemmung auf der Gegenseite zu Symptomen führen. Dieser Reizzustand kann auch latent, d.h. für den Patienten stumm bleiben, aber zu einer Vorspannung des betreffenden Areals führen.

Direkte spinale Querverschaltung

Durch Untersuchungen mit PET wurde beobachtet, dass afferente Reize nicht nur von zentral, sondern schon auf Rückenmarksebene direkt zur kontralateralen Seite geleitet werden können. Auf dieser Seite werden diese „übertragenen Reize" zunächst nicht nach zentral weitergeleitet, sie aktivieren offenbar aber auch keine segmentalen deszendierenden Hemmsysteme.

Kontralaterale Symptome durch autonome Nervenaktivität

Nach Amputationen oder schweren Gewebszerstörungen, nach Nerven- oder Gefäßverletzungen entstehen im Hinterhorn durch neuroplastische Veränderung am Projektionsneuron zusätzlich Entladungen, die das Schmerzgeschehen autonom unterhalten („wind up" ▶ 3.1.1 Neuronale Plastizität).

10

Prinzip der kontralateralen Therapie

Die im Rückenmark zur Gegenseite übertragenen Reize betreffen offenbar vorwiegend die Statik, also Knochen mit Periostpunkten und Muskulatur mit Triggerpunkten. Diese können stumm bleiben, sind aber mittels genauer Palpation eruierbar und können dann gezielt behandelt werden.

Über den kontralateralen therapeutischen Weg kann eine Reizreduktion der Gegenseite erreicht und nach mehrfachen Wiederholungen dieser Injektionen die Löschung der gesamten Symptomatik der erkrankten Seite erreicht werden.

Praktisches Vorgehen bei der kontralateralen Therapie

Punktlokalisation

Bei Insertionstendinopathien, nach Traumen oder postoperativen Schmerzen wird der Patient aufgefordert, mit geschlossenen Augen möglichst genau auf seine maximalen Schmerzpunkte zu zeigen oder diese verbal lokalisieren. Diese werden dann vom Behandler auf die Gegenseite übertragen. Dort wird zusätzlich palpatorisch nach Verquellungspunkten gesucht.

Injektion

Die markierten Punkte werden möglichst exakt infiltriert, ggf. unter Zuhilfenahme der Schmerzangaben des Patienten. Nach ca. 15 min kann die Injektion wiederholt werden, um die bis dahin eingetretenen Auslöschungseffekte zu vervollständigen.

Wiederholung der Therapie zunächst alle zwei Tage, die Anzahl der zu infiltrierenden Punkte sollte sich dabei reduzieren. Bei zu langen Therapieabständen besteht größer die Gefahr einer Rückkehr der Schmerzprojektion.

Kontralaterale Therapiestrategien

Stumpf- und Phantomschmerzen

Bei Stumpf- und Phantomschmerzen sollten zuerst auf der erkrankten Seite behandelt werden:

- Stumpf
- Narbe
- durchtrennter Nerv
- abgesetztes Gefäß
- Grenzstrang

In einigen Fällen führt dies jedoch zur keiner Verbesserung, sondern sogar zu einer kurzfristigen Verschlechterung. Dann sollte, den genauen Schmerzangaben des Patienten folgend, an der vorhandenen kontralateralen Gliedmaße mit Procain oder Lidocain behandelt werden (▶ Abb. 10.3.5). Die Führung der Nadel erfolgt

- bis zum Periost
- an Sehnenansätze
- minutiös in die Triggerpunkte der Muskulatur
- an Gelenkkapseln

Bringen diese Techniken keine baldige Schmerzreduktion, sollten periphere Nervenblockaden und Gefäßinjektionen an und in das entsprechende Gefäß durchgeführt werden.

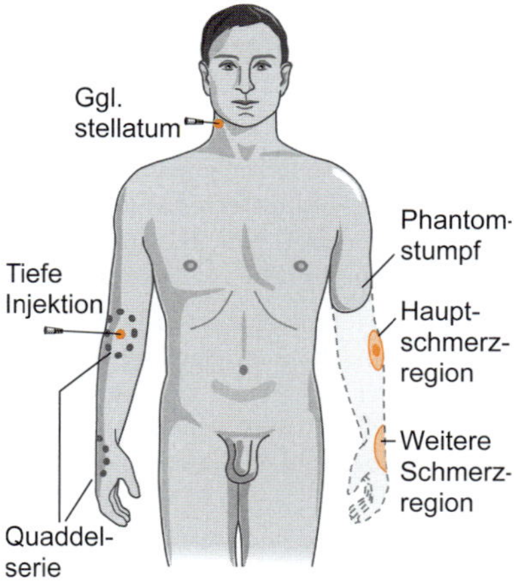

Abb. 10.3.5 Kontralaterale Injektion bei Phantomschmerz.

Therapieresistente Phantomschmerzen: Eine Fortführung des Gedankens der Projektion auf die Gegenseite stellt die Projektion von erkrankten Bezirken im Sinne von **Somatotopien** dar. Scheitern die hier beschriebenen Versuche mit kontralateraler Neuraltherapie, kann eine Löschung der Projektion über Somatotopien versucht werden. Besonders die Somatotopie am Ohr ist dazu ideal geeignet.

Man orientiert sich an der Lage der Organe nach bekannten Karten der Ohrakupunktur. Mit einem Taster oder einem Punktsuchgerät werden die schmerzhaften Punkte exakt lokalisiert (Karpulennadel). Unter Umständen ist es effektiver, diese Punkte mit Procain zu quaddeln als mit einer Akupunkturnadel zu stimulieren. Das ipsilaterale Ohr ist zunächst erfolgversprechender, aber auch hier kann die Behandlung der gleichen Punkte auf der anderen Seite erfolgen. Auf der radiären Linie zum Nullpunkt können darüber hinaus noch die Gelenke der Wirbelsäule und die sympathischen Ganglien per Injektion beeinflusst werden.

Reizgelenk, Herpes zoster, Neuralgien, posttraumatische und postoperative Schmerzen

Wenn bei diesen Krankheitsbildern alle therapeutisch Bemühungen, auch die Störfeldsuche und -therapie auf der erkrankten Seite nicht zum Ziel führen, kann eine Injektion an die korrespondierenden kontralateralen Schmerzpunkte noch zum Erfolg führen. Erforderlich ist auch hier eine exakte Palpation am überreizten kranken Gebiet und die achsensymmetrische Übertragung der gefundenen Schmerzpunkte auf die „gesunde" Gegenseite.

Dieses Vorgehen kann auch bei hoch akuten Krankheitsbildern wie akuter Epikondylopathie, Schulterschmerzen, Reizknie, Coxalgie, nach akuten Traumen oder bei postoperativen Schmerzen angewendet werden, bei denen sich eine Injektion in die erkrankte oder verletzte Region verbietet.

Chronische Schmerzen mit strukturellen Veränderungen im Rückenmark sowie psychogen induzierte Schmerzen können jedoch auch mit dieser Vorgehensweise nicht oder nur sehr ungenügend beeinflusst werden.

10.3.3 Segment Herz

Rainer Wander

Die dem Herz zugehörigen Segmente sind vor allem Th4–5, erweitert Th1–6. Sie überschneiden sich mit den Lungen- und Bronchialsegmenten (▶ Tab. 10.7). Das Herz kann auch in die Nachbarsegmente bis C2 und Th10 projizieren. Kopfschmerzen oder Bauchschmerzen können daher ein Begleitsymptom bei Infarkten sein.

Funktionelle Herzbeschwerden stellen die große Mehrheit kardiologischer Erkrankungen dar und können gleichzeitig Ursache einer Vielfalt dermatologischer und orthopädischer Beschwerden in den Segmenten Th1–6 sein. Differenzialdiagnostisch von kardiogenen Beschwerden abzugrenzen sind pseudoradikuläre und projizierte Schmerzen und die Mastodynie (vgl. ▶ 12 Angina pectoris, Herzrhythmusstörungen).

Eine umfangreiche Darstellung der segmentalen Behandlung von kardialen Beschwerden erfolgte in dem Freudenstädter Kongressband 6 [Dosch 1979].

Tab. 10.7 Bezugspunkte Segment Herz

Segment Herz		Therapie
Zugehöriges Segment	Th4–5 (erweitert Th1–6)	▶ 10.6.5 Facetteninfiltration
Projektionszone der Haut	Th3–4 (▶ Abb. 10.3.1)	▶ 10.1.1 Quaddeln
Triggerpunkte	M. pectoralis major	▶ 10.2 Triggerpunkttherapie
Bänder und Gelenke	Schulter, Arm, Rippen, ACG	
Ganglien	Ggl. stellatum links und rechts	▶ 10.4.5 Injektion Ggl. stellatum
Gefäße	Venen links	i.v. links
Meridian	Herz	
Fernpunkte Shu-Punkte (dorsal) Mu-Punkte (ventral)	He 7 (Unterarm) Bl 15 (Th5) Ni 14 (Unterbauch)	Quaddeln („Injektionsakupunktur")

Indikationen

Vor jeder neuraltherapeutischen Intervention steht die umfassende diagnostische Abklärung. Sofern keine andere Therapie dringend indiziert ist, kann die Segmenttherapie eingesetzt werden bei:

- allen Formen von funktionellen, idiopathischen Herzbeschwerden ohne organischen Befund, insbesondere Herzrhythmusstörungen
- Angina pectoris (wirksame Begleittherapie)
- begleitend bei KHK, Herzinsuffizienz neben der Standardtherapie
- in der Nachsorge in der Rehabilitation nach Herzinfarkt
- begleitend bei allen Formen von Herzentzündungen: Endo-, Myo und Perikarditis; neben der klassischen Therapie (Antibiotika, Antikoagulation) hier insbesondere Störfeldsuche und -ausschaltung und lokale schmerzlindernde Therapie durch die Injektionen, ggf. auch mit Ganglion stellatum in der Rekonvaleszenz

Befunde und Symptome, die für diese Injektion sprechen:

- Mastodynie ohne Befund (vor allem im Senium häufig beidseits ohne morphologisches Korrelat)
- unklare Thoraxbeschwerden ohne organischen Befund

Spezielle Kontraindikationen

- Herzpatienten stehen häufig unter Antikoagulanzientherapie. Alle oberflächlichen Injektionen sind hier zulässig, sofern mit dem Patienten vorher eine etwas erhöhte Rate von subkutanen Hämatomen besprochen wird (vgl. ▶ 6.5 Antikoagulatierter Patient).

Segmentale Techniken

Segmentale Injektionen

- **Haut:** Quaddelserie im Dermatom (▶ Abb. 10.3.6)

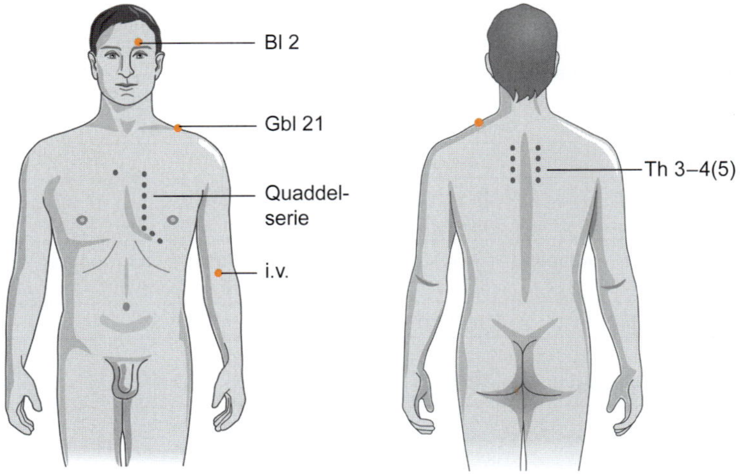

Abb. 10.3.6 Ventrale und dorsale Quaddelung für das Segment Herz.

10

- **Triggerpunkte:** Alle Triggerpunkte im Segment aufsuchen und behandeln. Bei Herzarrhythmien sind im 6. ICR oder auf der 6. Rippe rechts in der Medioklavikularlinie manchmal ein oder mehrere Triggerpunkte des M. pectoralis zu finden, welche die Patienten selbst kennen (Massage dieser Punkte erleichtert Herzbeschwerden). Durch Injektion an diesen Punkt sind z.B. Arrhythmien gut zu beherrschen.
- **Gelenke:** häufige Projektionsorte des Herzens: Akromioklavikulargelenk (ACG), Sternoklavikulargelenk (SCG) (▶ 10.6.2 Schulterinjektionen)
- **Facetteninfiltration** in der Segmenten Th4/5, Hauptsegmente der Koronararterien
- **Nerven:** Injektion an den N. accessorius (▶ 10.5.4). Der Nerv hat eine verbindende Rolle zwischen intrathorakalen Organen, Nasen-Rachen-Raum und Halsmuskulatur: Er versorgt mit den Spinalnerven den M. trapezius sowie den M. sternocleidomastoideus und hat gleichzeitig Rami pharyngici, laryngici und cardiaci. Ein Reizübertragungsweg vom HNO-Bereich in die Herzregion und umgekehrt und eine Projektion viszeraler Beschwerden auf die Halsmuskulatur und Halsstellung ist auf diese Weise möglich. Auch nach infektiös-toxischer Myokarditis ist an diesen Übertragungsweg zu denken.

Ganglien
Die wiederholte Injektion an das **Ggl. stellatum** ist der entscheidende Baustein zum Erfolg. Bei koronaren Beschwerden überwiegend links, bei Tachykardien und Rhythmusstörungen dagegen bevorzugt rechts, da die Nn. accellerantes vorwiegend rechts verschaltet werden.

Gefäße
- V. cubitalis links

Störfelder
- **Narben im Segment:** bei funktionellen Herzbeschwerden Narben akribisch suchen und stets mitbehandeln.
- Injektion an die **Schilddrüse** v.a. bei „Hyperkinetischem Herzsyndrom“
- **Kopf:** Tonsillennarben häufig an Herzbeschwerden beteiligt

Begleitende Therapien

Methode	Indikation/Wirkung	Beispiele
Akupunktur	energetischer Ausgleich	He 7
Phytotherapie	z.B. arryhtmisch, positiv inotrop	Weißdorn
physikalische Therapie	Schröpfen, Blutegel	Wärmeapplikation, ggf. Kurzwelle, Armbäder
Manuelle Medizin	Mobilisation	obere BWS

10.3.4 Segment Lunge/Bronchien

Rainer Wander

Die der Lunge und den Bronchien zugehörigen Segmente sind vor allem C4–Th10 (▶ Tab. 10.8). Sie überschneiden sich mit den Herzsegmenten. Bei Atemstörungen ist die auxiliäre Atemmuskulatur verspannt, der Thorax und das Zwerchfell bleiben in einer Inspirationsstellung fixiert.

Besonders die Nasennebenhöhlen als erweitertes Lungenatemgebiet sowie die Tonsillen und das Ohr sind wegen des Bezugs zu C4 und N. phrenicus bei segmentalen Störungen der Atemwege ebenfalls funktionell gestört.

Tab. 10.8 Bezugspunkte Segment Herz

Segment Lunge/Bronchien		Therapie
Zugehöriges Segment	Th4–6, erweitert Th3–7	▶ 10.6.5 Facetteninfiltration
Projektionszone der Haut	Th4–7 (▶ Abb. 10.3.1)	▶ 10.1.1 Quaddeln
Triggerpunkte	auxiliäre Atemmuskeln: M. sternocleidomastoideus, M. levator scapulae, Mm. scaleni, M. pectoralis minor	▶ 10.2 Triggerpunkttherapie
Bänder und Gelenke	Rippen	
Ganglien	Ggl. stellatum Ggl. cervicale superius	▶ 10.4.5 Injektion Ggl. stellatum
Gefäße	Venen beidseits	i.v. rechts und links
Meridian	Lunge	
Fernpunkte Shu-Punkte (dorsal) Mu-Punkte (ventral)	Gb 21, LG 14 (=Übergang HWS–BWS) Bl 13 (Th3) Lu 1 (1. ICR)	Quaddeln („Injektionsakupunktur“)

Indikationen

Vgl. hierzu auch ▶ 11.16 Neuraltherapie in der Pulmologie

- alle Formen von Lungenerkrankungen und Bronchialerkrankungen, wie
  - akute und chronische Bronchitis (adjuvant)
  - allergische Bronchitis
  - Asthma bronchiale
  - Pneumonie, Strahlenpneumonitis, Pleuritis
  - Lungenfibrose, Lungenemphysem, Z.n. Lungenkontusion
- Nachbehandlung nach Pneumothorax
- Testung Störfeld Lunge (z.B. Z.n. schwerer Pneumonie in der Anamnese)

Befunde und Symptome, die für diese Injektion sprechen:

- unklare Thoraxbeschwerden ohne organischen Befund
- Z.n. Rippenfraktur
- alle Atemstörungen und Rippenstörungen
- pseudoradikulärer oder projizierter Schmerz im Brustkorb (Ursachensuche!)
- chronischer Reizhusten (zusätzlich Injektion an N. laryngeus sup.)

Spezielle Kontraindikationen

- Verdacht auf Bronchialkarzinom – cave: Verschleppung der Diagnostik

Segmentale Techniken

Segmentale Injektionen

Haut: Quaddelserie im Dermatom (▶ Abb. 10.3.7)

- **Triggerpunkte:** Alle Triggerpunkte im Segment aufsuchen und behandeln, insbesondere der Atemhilfsmuskulatur. Einige davon können die Patienten nachfolgend selbst durch Massage behandeln, z.B. M. sternocleidomastoideus. Die Massage dieser Punkte erleichtert die Atembeschwerden.

10

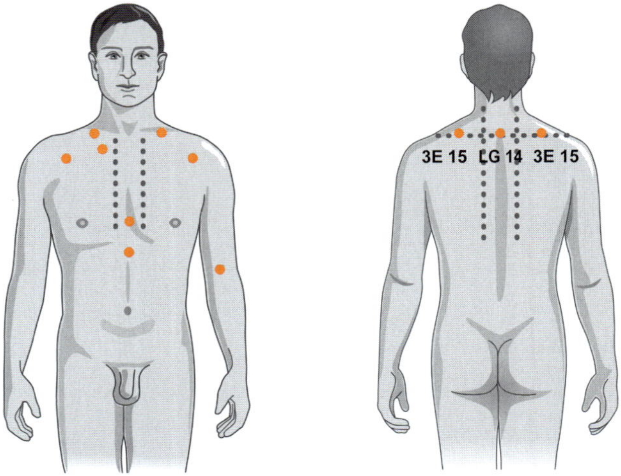

Abb. 10.3.7 Ventrale und dorsale Quaddelung für das Segment Lunge/Bronchien.

- **Gelenke:**
  - häufige Projektionsorte der Bronchien: Akromioklavikulargelenk (ACG), Sternoklavikulargelenk (SCG) (vgl. ▶ 10.6.2 Schulterinjektionen).
  - Schmerzen beim Husten und Atmen sprechen für eine Rippenblockierung. In diesen Fällen Injektionen an die Rippengelenke.
- **Facetteninfiltration** in der Segmenten Th4–7
- **Nerven:**
  - bei chronischem Reizhusten Injektion an der N. laryngeus superior
  - Injektion an den N. accessorius (vgl. ▶ 10.3.3 Segment Herz). Der Nerv hat eine verbindende Rolle zwischen intrathorakalen Organen, Nasen-Rachen-Raum und Halsmuskulatur: Er versorgt mit den Spinalnerven den M. trapezius und den M. sternocleidomastoideus und hat Rami pharyngici, laryngici und cardiaci. Er verbindet sowohl Bronchien, Pharynx und Larynx als auch die Lunge mit der Halsmuskulatur und Halsstellung.

Ganglien

- Ggl. stellatum. besonders bei chronischen Fällen wichtiger Bestandteil der segmentalen Therapie der Lunge
- Ggl. cervicale superius: stellt Verbindung von Sympathikolyse und Parasympathikolyse her
- Ggl. pterygopalatinum und oticum bei Bronchokonstriktion (parasympathische Ganglien)

Gefäße

- V. cubitalis beidseits

Störfelder

Narben im Segment: bei funktionellen Bronchialbeschwerden alle aufsuchen und stets mitbehandeln.

Begleitende Therapien

Methode	Indikation/Wirkung	Beispiele
Akupunktur	Energetischer Ausgleich	Lu 3
Phytotherapie	Spasmolyse, Sekretolyse	Lungenkraut, Kamille
Physikalische Therapie	Bronchodilatation	Inhalationen
Manuelle Medizin	Mobilisation	z.B. C4, Th3/4, Th7/8

10.3.5 Segment Leber/Gallenblase

Rainer Wander

Die der Leber und Gallenblase zugehörigen Segmente sind vor allem Th7–11, erweitert, auch Th6–L2 (▶ Tab. 10.9). Sie überschneiden sich teilweise mit den Magen- und Dünndarmsegmenten. Auch andere Organe können in diese Segmente projizieren. Beachte daher: Oberbauchbeschwerden auch bei frischem Herzinfarkt möglich!

Die Oberbauchorgane sind entsprechend ihrer Lage nur einer Körperseite zuzuordnen. Wegen viscero-viszeraler Übertragungen lohnt es sich aber beide Seiten zu behandeln. Die Segmente von Galle/Leber rechts und Magen links überlappen sich und sind im ventralen Bereich fast identisch.

Funktionelle Oberbauchbeschwerden stellen einen großen Anteil gastrointestinaler Erkrankungen dar. Differenzialdiagnostisch von Leber-Galle-Beschwerden abzugrenzen sind pseudoradikuläre und projizierte Schmerzen, z.B. im Bereich der Schulter.

Tab. 10.9 Bezugspunkte Segment Leber/Gallenblase

Segment Leber/Gallenblase		Therapie
Zugehöriges Segment	Th7–11 (erweitert Th6-L2)	▶ 10.6.5 Facetteninfiltration
Projektionszone der Haut	Th8–11 (▶ Abb. 10.3.1)	▶ 10.1.1 Quaddeln
Triggerpunkte	Bauchmuskeln, insbes. oberer Anteil des M. rectus abdominis	▶ 10.2 Triggerpunkttherapie
Bänder und Gelenke	Schulterblätter	Infiltrationen
Ganglien	Ggl. coeliacum rechts	▶ 10.4.6 Injektion Ggl. coeliacum
Gefäße	Venen rechts	i.v. rechts
Meridian	Leber, Gallenblase	Quaddeln
Fernpunkte Leber Leber Shu-Punkte (dorsal) Mu-Punkte (ventral) **Fernpunkte Gallenblase** Shu-Punkte (dorsal) Mu-Punkte (ventral)	KG 12, 15, Le3 Bl 18 (Th9) Le 14 (6. ICR) Bl 19 (Th10) Gb 24 (7. ICR)	Quaddeln („Injektionsakupunktur“)

Indikationen

Vor jeder neuraltherapeutischen Intervention steht die umfassende diagnostische Abklärung von unklaren Oberbauchbeschwerden. Bei langjährigen chronischen Beschwerden sind vor allem Tumorleiden, Aneurysmen oder abdominale Durchblutungsstörungen auszuschließen.

Sofern keine andere Therapie akut indiziert ist, können behandelt werden (vgl. ▶ 11.5 Gastroenterologie, ▶ 12 Gallenblasenerkrankungen):

- alle Formen von funktionellen, idiopathischen Oberbauchbeschwerden ohne organischen Befund, insbesondere chronisch-rezidivierende Gallenblasendyskinesie
- akute Gallenkolik (Schmerzhemmung bis zu Beginn stationärer Therapie)
- sehr wirksame Begleittherapie bei chronischer Hepatitis
- Postcholezystektomie-Syndrom
- Nachbehandlung nach Leber- oder Gallenoperationen
- begleitend bei Entgiftungstherapien, bei F.X.-Mayr-Kuren neben der Standardtherapie

Befunde und Symptome, die für diese Injektion sprechen:

- unklare Leberenzymerhöhung
- unklare untere BWS-Beschwerden ohne organischen Befund
- Völlegefühl, Meteorismus
- auch bei bekannten und bereits behandelten Tumorleiden sind Procain-Injektionen zulässig und indiziert (analgestischer und antiproliferativer Effekt von Procain, vgl. ▶ 10.7.2 Procain-Basen-Infusion)

Spezielle Kontraindikationen

- Verdacht auf Lebermetastasen oder primäres Leberzellkarzinom
- Vorsicht bei infektiöser Hepatitis (Selbstschutz, Nadelstichverletzung!)

Segmentale Techniken

Segmentale Injektionen

- **Haut:**
  - Quaddelserie im Dermatom (▶ Abb. 10.3.8). Quaddeln entlang dem Rippenbogenrandes und an das Periost (**Vogler-Punkte**; vgl. auch ▶ Abb. 10.3.10).

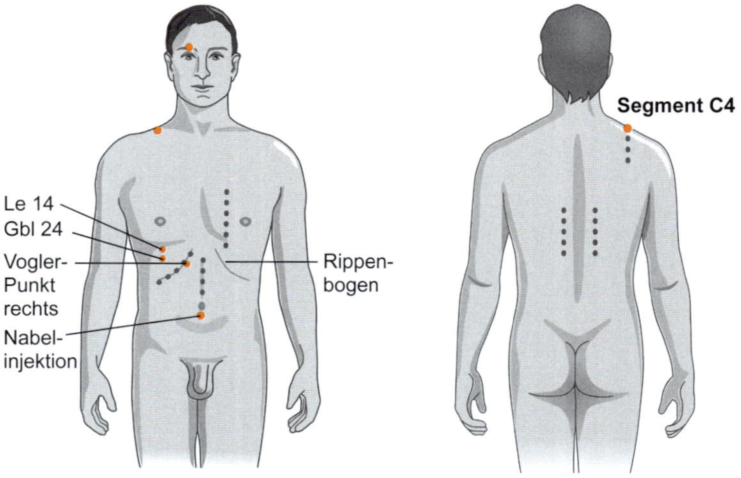

Abb. 10.3.8 Ventrale und dorsale Quaddelung für das Segment Leber und Gallenblase.

- Die Injektion an die so genannte **Magengrube** (▶ Abb. 10.3.9), den Akupunkturpunkt KG 12 (Fasziendurchtrittspunkt nach Heine) stellt den ventralen Zugang zum Plexus solaris dar und sollte gewissenhaft aufgesucht und therapiert werden. Der Punkt liegt genau auf der halben Strecke vom unteren Ende des Corpus sterni (KG 16) zum Nabel (KG 8). Die früheren Angaben „exakt 3 QF unterhalb der Xyphoidspitze" sind daher zu relativieren.

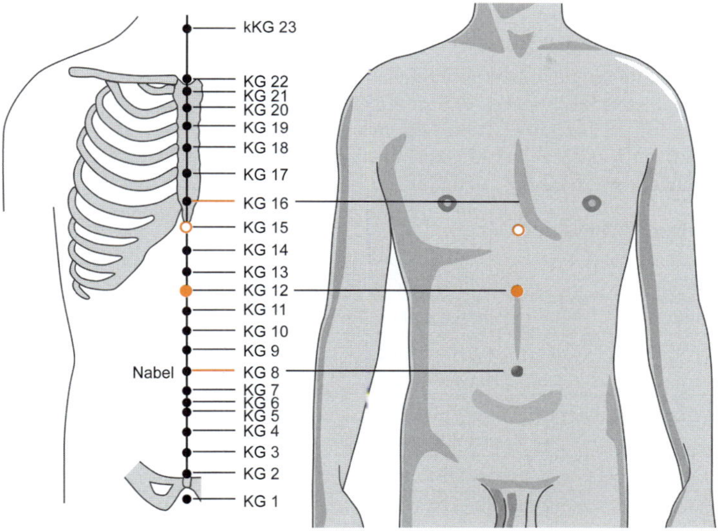

Abb. 10.3.9 Injektion in die „Magengrube", den Akupunkturpunkt KG 12.

- Die Xyphoidspitze unterliegt in ihrer Ausdehnung individuellen Schwankungen und ist therapeutisch, aber nicht messtechnisch zum Auffinden der „Magengrube" zu nutzen.
- Der Processus xyphoideus selbst – einem Rudiment der 7. Rippe – liegt im Segment von Pankreas, Leber und Magen, die Injektion an diese Struktur ist also für diese Organe nutzbar.
- Die supraorbitalen Nervenaustrittspunkte (Akupunkturpunkt Bl 2) haben Bezüge zu den Kerngebieten rechts zu Galle und Leber und links zum Magen, sind entsprechend therapeutisch gut nutzbar.

- **Triggerpunkte:** Alle Triggerpunkte im Segment aufsuchen und behandeln (Bauchmuskeln, Rückenmuskeln).
- **Gelenke:** häufige Projektionsorte der Leber und Gallenblase: Gebiet zwischen den Schulterblättern
- **Facetteninfiltration** in der Segmenten Th8–11
- **Nerven:** Injektion an den N. phrenicus, N. supraorbitalis rechts
- **Kopf:** die dem Segment C4 zugeordneten inneren Organe, also Tonsille und Ohr, die Eckzähne (3er).

Ganglien

- **Sympathikus:** Die wiederholte Injektion an das Ggl. coeliacum ist der entscheidende Baustein zum Erfolg. Bei Leber-Galle-Beschwerden überwiegend rechts, bei diffusen Oberbauchbeschwerden und Darmstörungen auch links injizieren.
- **Parasympathikus:** Injektion an die Sakralregion S2–S4 (▶ 10.3.11 Injektion Sakralregion): Einfluss auf parasympathische Steuerung der Bauchorgane

Gefäße

- V. cubitalis rechts

Störfelder

- **Narben im Segment:** bei funktionellen Bauchbeschwerden finden sich oft reichlich Bauchnarben. Suchen und stets mitbehandeln,
- Injektion an den **Nabel, Plexus uterovaginalis**
- **Kopf:** die 3er (Eckzahn) im Ober- und Unterkiefer, aber auch Waldeyerscher Rachenring („Tonsille") und Ohr

Begleitende Therapien

Methode	Indikation/Wirkung	Beispiele
Akupunktur	energetischer Ausgleich	Le 3, Gb 37
Phytotherapie	galletreibend, spasmolytisch	Mariendistel Löwenzahn
physikalische Therapie	krampflösend, durchblutungsverbessernd	Wärmeapplikation, ggf. Kurzwelle; Leberwickel
Manuelle Medizin	Mobilisierung	mittlere und untere BWS

10

10.3.6 Segment Magen

Rainer Wander

Die dem Magen zugehörigen Segmente sind vor allem Th6–8 links, erweitert auch Th6–10 (▶ Tab. 10.10). Sie entsprechen den Leber- und Gallenblasensegmenten der rechten Seite.

Die Oberbauchorgane sind entsprechend ihrer Lage nur einer Körperseite zuzuordnen. Wegen viszero-viszeraler Übertragungen lohnt es sich aber, beide Seiten zu behandeln. Die Segmente von Magen links und Galle / Leber rechts überlappen sich und sind im ventralen Bereich fast identisch.

Funktionelle Oberbauchbeschwerden stellen einen großen Anteil gastrointestinaler Erkrankungen dar. Differenzialdiagnostisch sind Magenbeschwerden von pseudoradikulären und projizierten Schmerzen abzugrenzen, z.B. im Bereich der BWS.

Tab. 10.10 Bezugspunkte Segment Magen.

Segment Magen		Therapie
Zugehöriges Segment	Th6–8 (erweitert Th6–10)	▶ 10.6.5 Facetteninfiltration
Projektionszone der Haut	Th6–8 (▶ Abb. 10.3.1)	▶ 10.1.1 Quaddeln
Triggerpunkte	Muskulatur von Rücken und Bauchdecke	▶ 10.2 Triggerpunkttherapie

Tab. 10.10 Bezugspunkte Segment Magen. *(Forts.)*

Segment Magen		Therapie
Bänder und Gelenke	Xyphoid; Rippen links, Knie links	Infiltrationen
Ganglien	Ggl. coeliacum links	▶ 10.4.6 Injektion Ggl. coeliacum
Gefäße	Venen links	i.v. rechts
Meridian	Magen	Quaddeln
Fernpunkte Shu-Punkte (dorsal) Mu-Punkte (ventral)	Ma 36, Le 3 Bl 21 (Th12) Ni 12 (suprasymphysär)	Quaddeln („Injektionsakupunktur“)

Indikationen

Vor jeder neuraltherapeutischen Intervention steht die umfassende diagnostische Abklärung von unklaren Oberbauchbeschwerden. Beachte: Antazida sind nicht für eine lang dauernde Einnahme vorgesehen.

Es können behandelt werden (vgl. ▶ 11.5 Gastroenterologie):

- akute Gastritis (wirkungsvolle Schmerzhemmung bis zu Beginn medikamentöser Therapie)
- sehr wirksame Begleittherapie bei chronischer Gastritis
- Nachbehandlung nach Billroth-II-OP
- begleitend bei Eradikation mit Antibiotika neben der Standardtherapie
- bei Refluxösophagitis

Befunde und Symptome, die für diese Injektion sprechen:

- alle Formen von funktionellen, idiopathischen Oberbauchbeschwerden ohne organischen Befund, insbesondere chronisch-rezidivierende Gastritis, Singultus
- unklare Blähungen, Völlegefühl
- unklare untere BWS-Beschwerden ohne organischen Befund

Spezielle Kontraindikationen

- Verdacht auf Magenkarzinom
- cave: Eine akute Appendizitis kann zunächst als „Magenschmerz“ beginnen.

Segmentale Techniken

Segmentale Injektionen

- **Haut:**
  - Quaddelserie im Dermatom (▶ Abb. 10.3.10), Quaddeln entlang dem Rippenbogenrandes und an das Periost (**Vogler-Punkte**).
  - Injektion an die so genannte **Magengrube**, den Akupunkturpunkt KG 12 (▶ Abb. 10.3.9)
  - Injektion an den Processus xiphoideus (KG 15)
  - Die supraorbitalen Nervenaustrittspunkte (Akupunkturpunkt Bl 2 links) haben Bezüge zu den Kerngebieten zum Magen, sind also gut therapeutisch nutzbar.
- **Gelenke:** häufiger Projektionsort des Magens: Kniegelenk (vgl. ▶ 10.6.9).
- **Triggerpunkte:** Alle Triggerpunkte im Segment aufsuchen und behandeln.

10

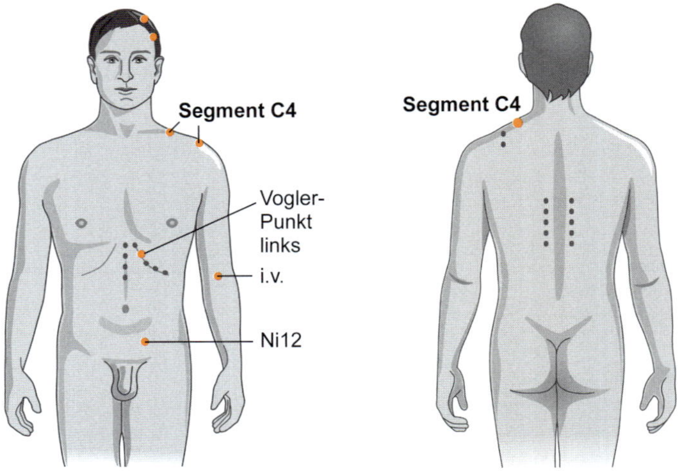

Abb. 10.3.10ab Ventrale und dorsale Quaddelung für das Segment Magen einschließlich Vogler-Punkt.

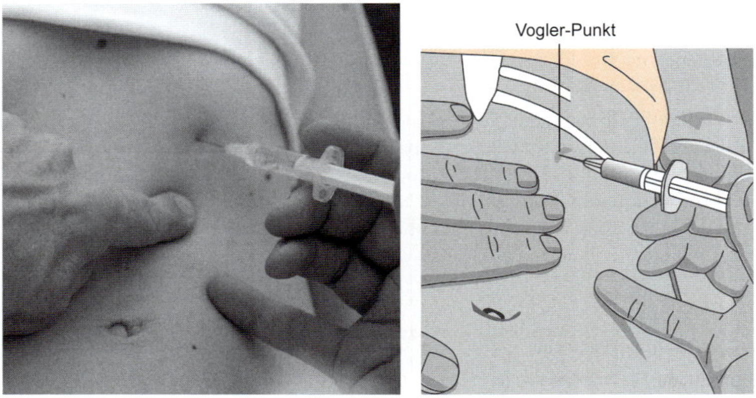

Abb. 10.3.10cd Ventrale und dorsale Quaddelung für das Segment Magen einschließlich Vogler-Punkt.

- **Facetteninfiltration** im Segment Th6–8
- **Nerven:** Injektion an den N. phrenicus

Ganglien

- **Sympathikus:** wiederholte Injektion an das Ggl. coeliacum; bei chronischen Magenbeschwerden überwiegend links, bei diffusen Oberbauchbeschwerden und Mobilitätsstörungen beidseits
- **Parasympathikus:** Injektion an die Sakralregion S2–S4 (vgl. ▶ 10.3.11 Injektion Sakralregion)

Störfelder

- **Narben im Segment:** bei funktionellen Bauchbeschwerden finden sich oft reichlich Bauchnarben. Suchen und stets mitbehandeln.
- **Nabel**
- **Kopf:** Waldeyerscher Rachenring („Tonsille"), Ohr, Zähne: unten häufig 4,5 und oben 6,7 („Magenzähne")
- **andere Organe:** Niere

Begleitende Therapien

Methode	Indikation/Wirkung	Beispiele
Akupunktur	energetisch ausgleichen	Ma 36; Ohr: 87
Phytotherapie, medikamentöse Therapie	z.B. Antazida	Nux vomica
physikalische Therapie		Wärmeapplikation, ggf. Kurzwelle; Bauchwickel, Schröpfen
Manuelle Medizin	Mobilisation	mittlere BWS

10.3.7 Segment Milz/Pankreas

Rainer Wander

Das retroperitoneal liegende parenchymatöse Organ Pankreas gehört zu den gleichen Segmenten wie Magen, Leber und Gallenblase: Th7–8, erweitert auch Th6–10 (▶ Tab. 10.11). Die Oberbauchorgane sind entsprechend ihrer Lage nur einer Körperseite zuzuordnen. Bei Pankreaserkrankungen sind jedoch auch die Segmente der Gegenseite mit betroffen, so dass es ratsam ist, stets beide Seiten zu behandeln (vgl. ▶ 10.3.2 Kontralaterale Neuraltherapie).

Die chronische Pankreatitis stellt ein häufiges Krankheitsbild in Industrieländern dar. Differenzialdiagnostisch sind Pankreasbeschwerden von pseudoradikulären und projizierten Schmerzen abzugrenzen, z.B. im Bereich der BWS.

Tab. 10.11 Bezugspunkte Segment Milz und Pankreas.

Segment Milz und Pankreas		Therapie
Zugehöriges Segment	Th7–8 (erweitert Th6–10)	▶ 10.6.5 Facetteninfiltration
Projektionszone der Haut	Th8 (▶ Abb. 10.3.1), insbesondere Mittellinie ventral und dorsal	▶ 10.1.1 Quaddeln
Triggerpunkte	M. erector spinae	▶ 10.2 Triggerpunkttherapie
Bänder und Gelenke	Facetten Th7–9, Hüfte links	Infiltrationen
Ganglien	Ggl. coeliacum links	▶ 10.4.6 Injektion Ggl. coeliacum
Gefäße	Venen	i.v. links/rechts im Wechsel
Meridian	Mi (Milz-Pankeas)	Quaddeln
Fernpunkte Shu-Punkt (dorsal) Mu-Punkt (ventral)	Mi 6 Bl 20 (Th11) Le 13 (11. Rippe)	Quaddeln („Injektionsakupunktur")

Indikationen

Vor jeder neuraltherapeutischen Intervention von unklaren Oberbauchbeschwerden steht die umfassende diagnostische Abklärung. **Beachte:** Mediane Oberbauchbeschwerden können auch kardial bedingt oder Beginn einer Appendicitis sein!

NSAR sind nicht für eine lang dauernde Einnahme gedacht. Mittels begleitender Neuraltherapie kann der Verbrauch von NSAR (z.B. bei chronischer Pankreatitis) deutlich reduziert werden.

Es können behandelt werden (vgl. ▶ 11.5 Gastroenterologie, ▶ 12 Pankreatitis):

- exokrine Funktion:
  - Verdauungsstörungen, „Kotbauch“, Meteorismus
  - sehr wirksame Begleittherapie bei chronischer Pankreatitis: Senkung der Rezidivrate
  - akute Pankreatitis (wirkungsvolle Schmerzhemmung bis zu Beginn medikamentöser Therapie). Ein akuter Schub einer Pankreatitis kann hervorragend analgetisch und entzündungshemmend mittels Neuraltherapie behandelt werden (je nach Situation parallel stationäre Abklärung veranlassen). Sofortiger Beginn von Procain-Basen-Infusionen (▶ 10.7.2).
- endokrine Funktion:
  - Diabetes mellitus v.a. Typ II als Begleittherapie (vgl. auch ▶ 12 Hypertonie, kausale Behandlung von Stoffwechselerkrankungen)
  - begleitend bei ERCP bei postinterventionellen Beschwerden
- Milz:
  - Nachbehandlung bei Beschwerden nach Splenektomie
  - Segmenttherapie linker Rippenbogenrand und Facetteninfiltration

Befunde und Symptome, die für diese Injektion sprechen:

- alle Formen von funktionellen, idiopathischen Oberbauchbeschwerden ohne organischen Befund, insbesondere chronisch-rezidivierende Koliken
- unklare Blähungen, Durchfälle
- unklare mittlere BWS-Beschwerden ohne organischen Befund

Spezielle Kontraindikationen

- Verdacht auf Pankreaskarzinom
- akute Pankreasinsuffizienz im Rahmen einer perakuten Pankreatitis

Segmentale Techniken

Segmentale Injektionen

- **Haut:** F. Hopfers „Großes Abdomen“, Behandlungs-Trias bestehend aus:
  - Quaddelserie im Dermatom (▶ Abb. 10.3.11), Quaddeln entlang dem Rippenbogenrandes und an das Periost (**Vogler-Punkte**, vgl. ▶ Abb. 10.3.8, ▶ Abb. 10.3.10).
  - Die Injektion an die sog.“ **Magengrube**“, den Akupunkturpunkt KG 12 (▶ Abb. 10.3.9)
  - Injektion an den Processus xyphoideus (KG 15)
  - außerdem: alle weiteren druckdolenten Punkte in der Bauchdecke („Davos“-Prinzip)

Nervenaustrittspunkte (Akupunkturpunkt Bl 2 links, Ma 4 rechts) haben Bezüge zum Magen, sind also therapeutisch gut nutzbar.

- **Triggerpunkte:** Alle Triggerpunkte im Segment aufsuchen und behandeln: M. erector spinae.

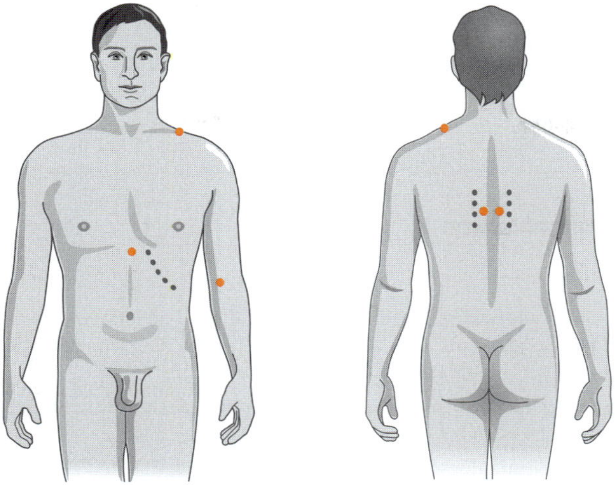

Abb. 10.3.11 Ventrale und dorsale Quaddelung für das Segment Milz/Pankreas.

- **Gelenke:** häufige Projektionsorte des Pankreas: die kleinen Wirbelgelenke (▶ 10.6.5 Facetteninfiltration). Die Milz kann mit Hüftbeschwerden links korrelieren.
- **Facetteninfiltration** im Segment Th7/8, 8/9 beidseits!
- **Nerven:**
  - N. intercostalis von Th8 beidseits
  - N. phrenicus – Segment C4

Ganglien

- **Sympathikus:** wiederholte Injektion an das Ggl. coeliacum, bei chronischer Pankreatitis überwiegend links, bei diffusen Oberbauchbeschwerden und Motilitätsstörungen beidseits
- **Parasympathikus:** Injektion an die Sakralregion S2–S4 (vgl. ▶ 10.3.11 Injektion Sakralregion)

Gefäße

- V. cubitalis beidseits

Störfelder

- **Narben im Segment:** bei funktionellen Bauchbeschwerden Bauchnarben stets mitbehandeln.
- **Nabel**
- **Kopf:** Weitere Störfelder für Milz/Pankreas sind Parotis, Kiefernhöhlen, Zähne, häufig die Zähne Oberkiefer 6, 7 und Unterkiefer 4, 5.

Begleitende Therapien

Methode	Indikation/Wirkung	Beispiele
Akupunktur	Fließen der Energie (Qi) im Funktionskreis Milz-Pankreas	Mi 6

Phytotherapie, medikamentöse Therapie	z.B. Antipyrese	Salizylate (z.B. Assalix®)
physikalische Therapie	Stoffwechselaktivierung, Entzündungshemmung	Wärmeapplikation, ggf. Kurzwelle; Bauchwickel
Manuelle Medizin	Beseitigung von Blockierungen der BWS	Mobilisation BWS

10.3.8 Segment Darm

Rainer Wander

Dem Dünndarm zugehörige Segmente sind vor allem Th10, dem Dickdarm Th11, erweitert auch die Segmente Th6–L2 (▶ Tab. 10.12). Sie überschneiden sich mit den Segmenten Leber, Gallenblase, Magen und Niere.

Auch andere Organe können in diese Segmente projizieren. Beachte daher: Oberbauchbeschwerden auch bei frischem Herzinfarkt möglich!

Funktionelle Abdominalbeschwerden stellen einen großen Anteil gastrointestinaler Erkrankungen dar (Beispiel Reizdarm). Differenzialdiagnostisch von viszeral verursachten Beschwerden abzugrenzen sind pseudoradikuläre und projizierte Schmerzen, z.B. im Bereich des Rückens.

Tab. 10.12 Bezugspunkte Segment Darm.

Segment Darm		**Therapie**
Zugehöriges Segment	Th10–11 (erweitert Th6–L2)	▶ 10.6.5 Facetteninfiltration
Projektionszone der Haut	Th10–11 (▶ Abb. 10.3.1)	▶ 10.1.1 Quaddeln
Triggerpunkte	Rumpfmuskulatur, M. quadratus lumborum, M. rectus abdominus	▶ 10.2 Triggerpunkttherapie
Bänder und Gelenke	Dornfortsatz; interspinal; ISG	Infiltrationen
Ganglien	Ggl. coeliacum beidseits	▶ 10.4.6 Ggl. coeliacum
Gefäße	Aorta	i.v. rechts
Meridian	Dünndarm, Dickdarm	Quaddeln
Fernpunkte Dickdarm: Shu-Punkt (dorsal) Mu-Punkt (ventral) **Fernpunkte Dünndarm:** Shu-Punkt (dorsal) Mu-Punkt (ventral)	Di 4, Dü 3 Bl 25 (L4) Ma 25 (Nabelhöhe) Bl 27 (S1), Bl 31 (S1) Ni 4 (Fuß)	Quaddeln („Injektionsakupunktur“)

Indikationen

Vor jeder neuraltherapeutischen Intervention steht die umfassende diagnostische Abklärung von unklaren abdominellen Beschwerden.

Sofern keine andere Therapie akut indiziert ist, können behandelt werden (vgl. ▶ 11.5 Gastroenterologie, ▶ 12 Reizdarmsyndrom):

- alle Formen von funktionellen, idiopathischen Bauchbeschwerden ohne organischen Befund, insbesondere das chronisch-rezidivierende Reizdarmsyndrom,

- sehr wirksame Begleittherapie bei Divertikulose und Divertikulitis
- Meteorismus
- Nahrungsmittelunverträglichkeit (Gluten), Pilzbelastung, Dysbiose, Sprue
- akutes Abdomen zur Schmerzhemmung bis zu Beginn stationärer Therapie (▶ 12 Akutes Abdomen)
- Postcholezystektomie-Syndrom
- Nachbehandlung nach Darmoperationen
- begleitend auch bei Leber- und Pankreaserkrankungen neben der Standardtherapie

Befunde und Symptome, die für diese Injektion sprechen:
- unklare Diarrhöen
- unklare LWS-Beschwerden ohne organischen Befund
- Obstipation

Spezielle Kontraindikationen

- Verdacht auf Lebermetastasen oder primäres Leberzellkarzinom – klinische Abklärung, sonst durch Schmerzbefreiung mögliche Verschleppung der Diagnose

Segmentale Techniken

Segmentale Injektionen

Die Kombination der Injektionen an die Xyphoidspitze, die „Magengrube" und den Nabel, sowie Quaddeln des Rippenbogenrandes und in der Leistenbeuge (Segmentgrenze L1/L2) wurden von F. Hopfer als das „Große Abdomen" bezeichnet.

- **Haut:**
  - Quaddelserie im Dermatom, Quaddelserie **„Darm-"** oder **„Bauchkranz"** (▶ Abb. 10.3.12)

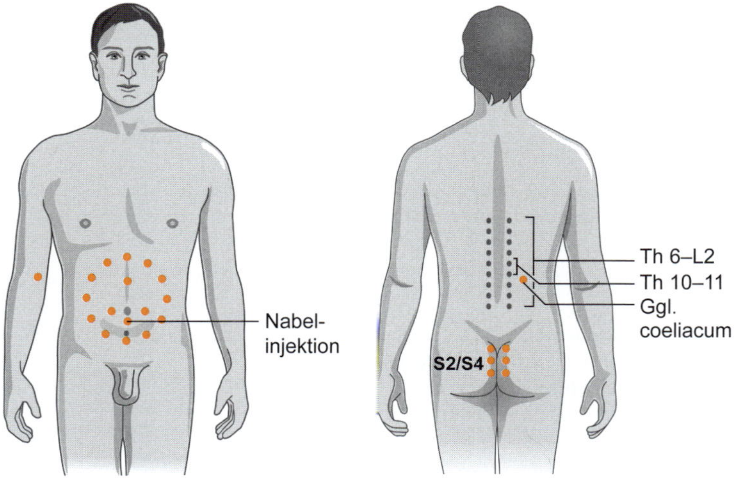

Abb. 10.3.12ab Ventrale und dorsale Quaddelung für das Segment Darm mit Darm- oder Bauchkranz.

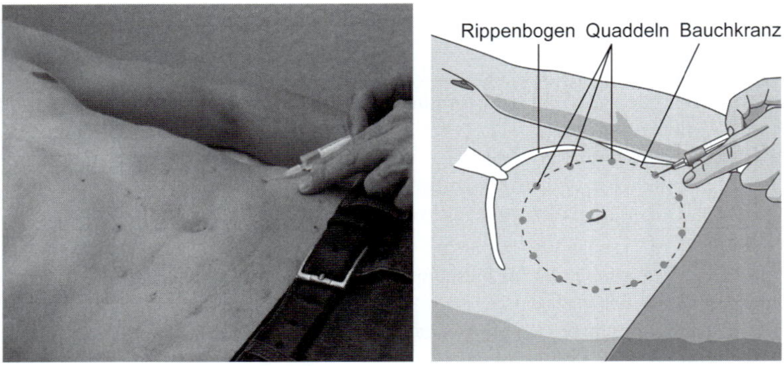

Abb. 10.3.12cd Ventrale und dorsale Quaddelung für das Segment Darm mit Darm- oder Bauchkranz.

  - Der Punkt Ma 25 seitlich des Nabels ist besonders bei Darmträgheit mit einzubeziehen.
  - Die freien Enden der 11. und 12. Rippe sollten durch eine Quaddel präperiostal infiltriert werden.
  - Injektion an die so genannte **Magengrube**, den Akupunkturpunkt KG 12 (vgl. ▶ Abb. 10.3.9, nähere Angaben ▶ 10.3.6 Segment Leber/Gallenblase)
  - Eine Besonderheit der Segmentbehandlung Darm ist die Möglichkeit, bei einer Kolonskopie direkt an die Ileozökalklappe submukös zu injizieren (laut Autorin [Piehler 2008] hilfreich bei allen funktionellen Störungen der Ileozökalklappe und bei „chronscher Appendizitis").
- **Triggerpunkte:** Alle Triggerpunkte im Segment aufsuchen und behandeln (ventrale und dorsale Bauchmuskeln).
- **Gelenke:** häufige Projektionsorte des Darms: ISG (vgl. ▶ 10.6.6 Injektion ISG)
- **Facetteninfiltration** in den Segmenten Th12–L2

10

Ganglien

- **Sympathikus:** wiederholte Injektion an das Ggl. coeliacum: eine der wichtigsten Injektionen für eine erfolgreiche Darmbehandlung; Injektion abwechselnd auf je einer Seite
- **Parasympathikus:** Injektion an die Sakralregion S2–S4 (▶ 10.3.11): Insbesondere bei Erkrankungen des Darmes mitbehandeln.

Störfelder

- **Nabel:** wichtigste oberflächliche Injektion im Abdomen (▶ 10.1.8 Nabelinjektion)
- **Narben im Segment:** Bei funktionellen Bauchbeschwerden finden sich oft reichlich Bauchnarben. Suchen und stets mitbehandeln.
- **Kopf:** vor allem für Dickdarm die Zähne Oberkiefer 4, 5 und Unterkiefer 6, 7; für Dünndarm: 8er (Weisheitszähne und -narben)

Begleitende Therapien

Methode	Indikation/Wirkung	Beispiele
Akupunktur	Fließen der Energie (Qi)	Di 4, Dü 3, Ohr: Darmpunkte
Phytotherapie	z.B. peristaltikanregend	Nux vomica

physikalische Therapie	krampflösend	Wärmeapplikation, ggf. Kurzwelle; Bauchwickel
Manuelle Medizin	untere BWS, obere LWS	Mobilisation

10.3.9 Segment Niere und Blase

Rainer Wander

Das Segment Th10 ist noch zugehörig zur Leber, aber auch schon zuständig für die Niere (▶ Tab. 10.13). Die Schmerzempfindung entlang des Rippenbogenrandes kann für Gallenkolik wie auch für eine Nierenkolik zutreffen. Sowohl die Niere selbst wie auch der Ureter, aber auch die Genitalregion (▶ 10.3.10) gehören zum gleichen Segment. Entsprechend sind die dorsalen Segmente vom Dermatom Th10 bis zum Sakrum therapeutisch anwendbar.

Die Segmente, die Niere und Blase zugehören, sind vor allem Th10 bis L2. Sie überschneiden sich mit den Segmenten der Leber, Gallenblase (Th8–10), Magen (Th6–8) und Niere (Th10–L2/S2). Dies erklärt die vielen übersegmentalen Bezüge gerade im Abdominalbereich. Funktionelle Unterbauchbeschwerden können daher aus einer Vielzahl gastrointestinaler, urologischer und gynäkologischer Erkrankungen herrühren (z.B. Reizdarm, Reizblase, Pelvipathie). Differenzialdiagnostisch abzugrenzen von viszeral verursachten Beschwerden sind außerdem pseudoradikuläre und projizierte Schmerzen, z.B. aus der Rückenregion.

Tab. 10.13 Bezugspunkte Segment Niere und Blase.

Segment Niere und Blase		Therapie
Zugehöriges Segment	Th10–L2 (erweitert Th9–L3)	▶ 10.6.5 Facetteninfiltration
Projektionszone der Haut	Th10–L2 (▶ Abb. 10.3.1)	▶ 10.1.1 Quaddeln
Triggerpunkte	M. iliopsoas	▶ 10.2 Triggerpunkttherapie
Bänder und Gelenke	ISG, Steißbein, (Hüfte)	Infiltrationen
Ganglien	Ggl. coeliacum beidseits, Plexus uterovaginalis	▶ 10.4.6 Injektion Ggl. coeliacum
Gefäße	Ureter, A. iliaca interna	Quaddelung im Ureterverlauf
Meridian	Niere	Quaddeln
Fernpunkte Shu-Punkte (dorsal) Mu-Punkte (ventral)	**KG 2, Ni 11, Ma 30** **Bl 23 (L2)** **Gb 25 (12. Rippe)**	Quaddeln („Injektionsakupunktur“)

Indikationen

Vor jeder neuraltherapeutischen Intervention steht die umfassende diagnostische Abklärung von unklaren Flanken- und Rückenbeschwerden.

Es können behandelt werden (vgl. z.B. ▶ 11.19 Urologie):

- Nephrolithiasis
- akute Nierenkolik zur Schmerzhemmung bis zu Beginn stationärer Therapie (vgl. ▶ 12 Akutes Abdomen)
- akute Pyelonephritis zur sofortigen Schmerzlinderung, anschließend Einleitung einer medikamentösen und physikalischen Therapie

- rezidivierende Glomerulonephritis
- begleitend bei Niereninsuffizienz neben der Standardtherapie
- Reizblase, Harninkontinenz, Enuresis

Befunde und Symptome, die für diese Injektion sprechen:

- alle Formen von funktionellen, idiopathischen Flankenbeschwerden ohne organischen Befund
- unklare Blasenbeschwerden (vgl. ▶ 11.19 Urologie, ▶ 12 Dysurie)
- unklare ISG-Beschwerden ohne organischen Befund
- Rückenschmerzen der unteren BWS und LWS

Spezielle Kontraindikationen

- Verdacht auf Nierenkarzinom
- nicht abgeklärte, unbehandelte Glomerulonephritis
- Harnstau

Segmentale Techniken

Übersicht Behandlungsstrategien

Da die Blase von lumbalen und sakralen Segmenten versorgt wird, sind ventral Quaddeln in der Leistenbeuge von der Spina iliaca anterior superior bis zur Symphyse (Segment L1/L2 – letztes sympathische Seitenhorn im Rückenmark) und dorsal entlang der Michaelis-Raute (Dermatomgrenze L2/S2) wirksam.

Diese dorsal-ventrale Quaddelserie wird als **„Blasensegment"** (▶ Abb. 10.3.13) bezeichnet, die Kombination mit den dorsalen Segmenten, paravertebrale Quaddelung ab Th10 auch als **„Nierensegment"** (▶ Abb. 10.3.15). Bei einer blasennahen Ureterkolik empfiehlt sich eine Quaddelserie vom Trochanter major bis zum Fibulaköpfchen.

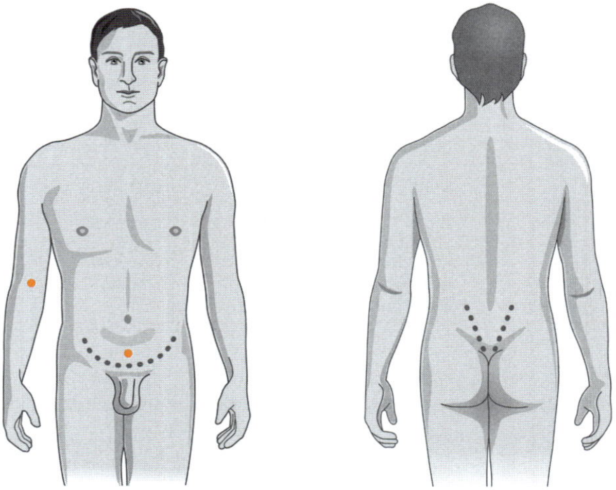

Abb. 10.3.13 Quaddelserie Blasensegment.

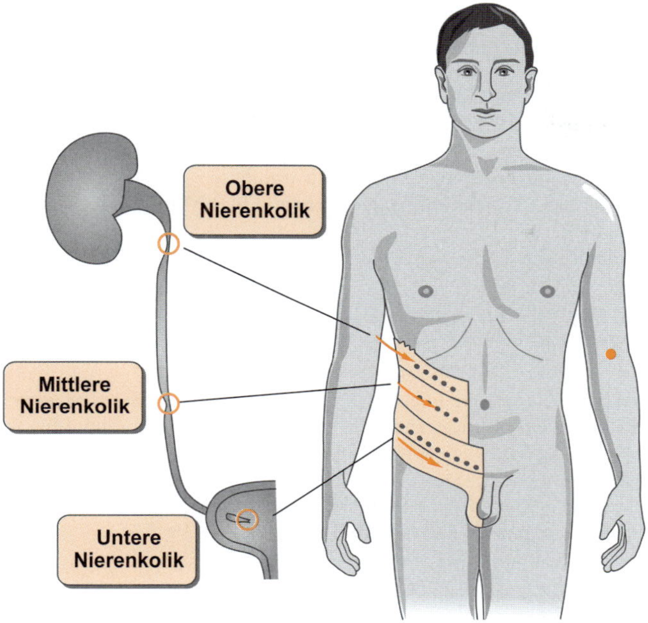

Abb. 10.3.14 Quaddelserie bei Nierenkolik.

Mit Quaddeln und Infiltrationen in die letzten lumbalen und ersten sakralen Dermatome kann Einfluss auf die Blase genommen werden. Die Quaddelserien (Lokaltherapie) sind mit Facetteninfiltrationen von Th10 bis L2 oder mit dem Ggl. coeliacum vorteilhaft zu kombinieren.

Auch die Injektion an die „Unterleibsorgane" (Plexus uterovaginalis, Prostata) sind aufgrund der Überschneidung der Segmente in das Behandlungsprogramm zu integrieren. Bei hartnäckigen Beschwerden ist die transvaginale Injektion erfolgversprechend.

Die Vielzahl dieser möglichen Behandlungskonzepte bedeutet nicht, den Patienten „von oben bis unten zu quaddeln". Die Auswahl der Injektionen hat mit Bedacht und möglichst gezielt zu erfolgen, es gilt auch hier: „*Weniger ist mehr.*"

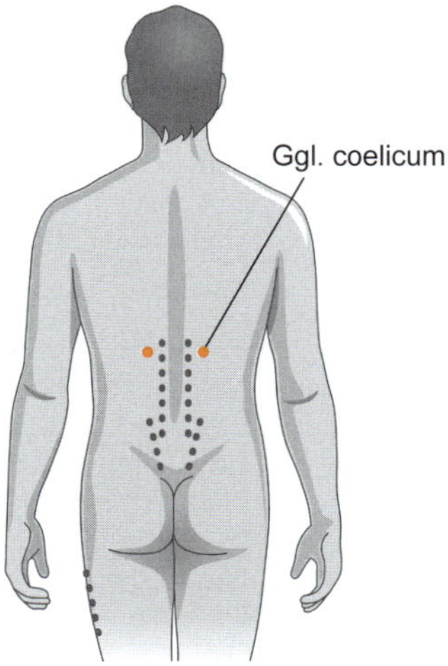

Abb. 10.3.15 Dorsale Quaddelung für das Segment Niere.

Segmentale Injektionen

- **Haut:**
  - Quaddelserie im Dermatom, vor allem dorsal (▶ Abb. 10.3.15).
  - Die Nervenaustrittspunkte (Akupunkturpunkte Ma 11, Ni 27, Gb 25, Ni 3, Bl 21–23, Bl 31–33) haben Bezüge zu den Kerngebieten der Niere und Ureter, sind also therapeutisch nutzbar.
- **Triggerpunkte:** Triggerpunkte im Segment aufsuchen und behandeln (Rectus abdominis, M. erector spinae, Glutaeus-Muskulatur)
- **Gelenke:** häufiger Projektionsort der Niere und Blase: Iliosakralgelenk (▶ 10.6.6 Injektion ISG).
- **Facetteninfiltration** in der Segmenten Th12–L3
- **Nerven:**
  - Injektion an die Spinalwurzeln L2, L3
  - epidurale sakrale Injektion

Ganglien

- **Sympathikus:** wiederholte Injektion an das Ggl. coeliacum; eine der wichtigsten Injektionen für eine erfolgreiche Behandlung von Nierenerkrankungen, abwechselnd auf je einer Seite (vgl. ▶ 10.4.7 Lumbaler Grenzstrang bei L2).
- **Parasympathikus:**
  - Injektion an die Sakralregion S2–S4 (▶ 10.3.11) und das Ganglion impar (▶ 10.4.8).
  - Plexus uterovaginalis, abdominale Technik (▶ 10.4.9)

Störfelder

- **Nabel:** wichtigste oberflächliche Injektion im Abdomen (▶ 10.1.8)
- **Narben im Segment:** bei funktionellen Rücken- und Flankenbeschwerden stets mitbehandeln
- **Kopf:** Traditionell gelten die vorderen Schneidezähne (1 und 2) als dem Urogenitale zugeordnet, ohne dass hierzu jedoch systematische Untersuchungen vorliegen. Daneben sind erfahrungsgemäß die 8er Zähne und das Gebiet distal der 8er Zähne („9er Region“) sowie der Waldeyer-Rachenring („Tonsille“) häufige Störfelder für die Urogenitalregion.

Begleitende Therapien

Methode	Indikation/Wirkung	Beispiele
Akupunktur	energetisch ausgleichend	Bl 23, Ni 3, Mi 6, Ohrpunkte der Niere und Blase
Phytotherapie	z.B. diuretisch	Schachtelhalm, Bärlauch, Goldrute, Cantharis
physikalische Therapie	durchblutungsfördernd, roborierend	Wärmeapplikation, ggf. Kurzwelle; Flankenwickel Balneotherapie: Trinkstöße, Kneipp-Güsse, Fango
Manuelle Medizin	Mobilisation	Mobilisation von Th12–L2 und v.a. einer ISG-Blockierung

10.3.10 Segmentbehandlung Genitale

Wolfgang Ortner, Kurt Gold-Szklarski

Die dem Genitale zugehörigen Segmente sind vor allem Th12–L4, erweitert Th12–S2 (▶ Tab. 10.14). Sie überschneiden sich mit den Blasen- und Nierensegmenten.

Tab. 10.14 Bezugspunkte Segment Genitale.

Segment Genitale		Therapie
Zugehöriges Segment	Th12–L4 (erweitert Th12–S2)	▶ 10.6.5 Facetteninfiltration
Projektionszone der Haut	L2–L4 (▶ Abb. 10.3.1)	▶ 10.1.1 Quaddeln, "Gynäkologisches W" (▶ unten)
Triggerpunkte	M. psoas, M. obliquus externus abdominis	▶ 10.2 Triggerpunkttherapie
Bänder und Gelenke	Ligg. sacrospinale, Lig. sacrotuberale, Lig. rotundum, Lig. latum, Lig. sacrouterinum; ISG	▶ 10.6.6 Injektion ISG
Ganglien	Plexus uterovaginalis, Ganglion impar, Plexus sacralis	▶ 10.4.9, ▶ 10.4.19 Injektionen Plexus uterovaginalis
Meridiane	Niere, Blase	
Fernpunkte	Nabel, Ohr-Akupunkturpunkt Uterus (59), Ni 16 beidseits, Ma 26 beidseits	Quaddeln (Zahnkarpule)

Indikationen

- alle Formen von funktionellen, idiopathischen Unterbauchbeschwerden ohne organischen Befund
- Dysmenorrhö
- Endometriose (als Adjuvanstherapie)
- Dyspareunie, Frigidität, Libidoverlust
- idiopathische Sterilität

Befunde und Symptome, die für diese Injektion sprechen:

Vor jeder Therapie im Genitalbereich ist eine gründliche differenzialdiagnostische Abklärung erforderlich. Neben Labor, Sonografie und, falls vorhanden, laparoskopischer Situs sind die wichtigsten diagnostischen Säulen Anamnese, Inspektion und Palpation.

- Die **gynäkologische Anamnese** verlangt in besonderer Weise Zeit und die Kunst des Zuhörens. Neben der Art der Beschwerden ist hierbei der Heftigkeit der Schilderung besonderes Augenmerk zu schenken:
  - Klagt die Patientin v.a. über schreckliche, quälende Schmerzen? → Angstäquivalent?
  - Lässt sie die Anamnese nur unter Widerstand zu? → V.a. Verdrängungsprozess
- Die **Inspektion** beachtet neben regionalen Auffälligkeiten wie Narben im Segment oder Abnormitäten im Körperbau auch das Gangbild und die Gestik der Patientin.
- Die **Funktionsprüfung** der Hüft- und Iliosakralgelenke zeigt Interferenzen vom Genitale mit dem Bewegungsapparat auf. Eine Bewegungseinschränkung lässt

vermuten, dass die Funktionsstörung gegenüber Schmerzempfindung dominant ist
- Wie überall in der Neuraltherapie ist die **äußere Palpation** mit Strichpalpation, Kibler-Hautfalte und Tiefenpalpation der regionalen Muskulatur von Unterbauch und unterem Rücken eine der wichtigsten Maßnahmen zur Diagnose und Therapiekontrolle (▶ 8.2.3 Palpationstechniken).
- Die innere **gynäkologische Palpation** (bimanuelle Tastuntersuchung) erlaubt einen einzigartigen Zugang nicht nur zu den gynäkologischen Organen selbst, sondern auch zur Beurteilung des gesamten Bindegewebsapparates des kleinen Beckens. Zu den Besonderheiten bei der inneren Tastuntersuchung ▶ 8.2.2 Klinische Untersuchung zur Störfelddiagnostik.

Spezielle Kontraindikationen

- Abneigung gegen Injektionen im Genitalbereich (Stupor?)

Segmentale Techniken

Segmentale Injektionen

Die nachfolgenden einfachen Techniken eröffnen auch dem Nicht-Gynäkologen einen guten therapeutischen Zugang zum Genitalbereich:
- Quaddeln
- Infiltration der sakroiliakalen und sakrotuberalen Bänder
- präperiostale Depots und Bandtechniken im Bereich der LWS
- präperiostale Injektion an das Os pubis
- Injektion an die Symphyse
- Injektionen an die Darmbeinkämme

Bei allen Techniken sollte die Patientin möglichst in der gleichen Sitzung ventral **und** dorsal behandelt werden. Es ist kein Zufall, dass bewährte Punkte bei bestimmten Indikationen mit den aus der Akupunktur bekannten Punkten übereinstimmen. Die Maßangaben der einzelnen Punkte in den Abbildungen sind Mittelwerte und variieren mit der Körpergröße.
- **Ventrale Injektionspunkte der Haut:** Ventral befinden sich die palpatorisch erfassbaren Maximalpunkte vorwiegend in einem vom Nabel, der Spina iliaca ant. sup. und dem Schambeinast begrenzten Areal (▶ Abb. 10.3.16). Eine genaue Palpation dieser Region erlaubt eine gezielte Behandlung mittels Quaddeln, subkutaner oder präperiostaler Infiltration.

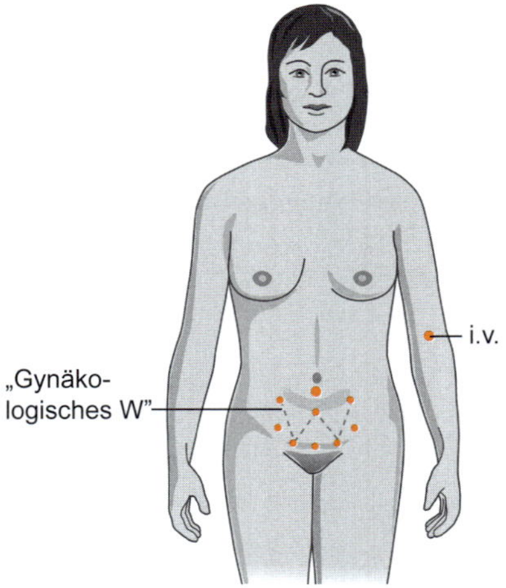

Abb. 10.3.16 Bewährte ventrale Injektionspunkte für das Genitalsegment, gynäkologisches „W".

- Eine bewährte und häufig angewandte Kombination von Quaddelpunkten stellt zusammen ein „W“ dar (**„gynäkologisches W“**, ▶ Abb. 10.3.16). Diese Quaddelserie lässt sich einfach und schnell applizieren und ist mnemotechnisch einfach zu merken:
- **Dorsale Injektionspunkte der Haut:** Dorsal finden sich die Reflexpunkte breitflächig über dem Os sacrum. Verquellungen über dem Sakrum sind kurz vor der Menstruation physiologisch, sind aber bei Persistenz ein wichtiges Zeichen einer Regulationsstörung im kleinen Becken sein. Auch hier ist die Palpation wegweisend. Die Indikationen für die bewährten Punkte in ▶ Abbildung 10.3.17 weisen auf den engen Bezug von Störungen des kleinen Beckens mit jenen des Bewegungsapparates hin.

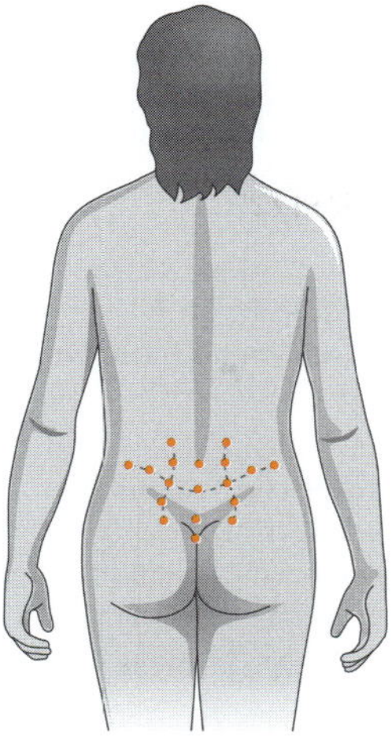

Abb. 10.3.17 Bewährte dorsale Injektionspunkte für das gynäkologische Segment.

- **Gelenke:** häufige Projektionsorte des Genitale: Iliosakralgelenk (▶ 10.6.6 Injektion ISG).
- **Triggerpunkte:** Triggerpunkte der tiefen Beckenmuskulatur (▶ 10.2.10)
- **Facetteninfiltration** in der Segmenten L4/L5

Ganglien

- Plexus uterovaginalis, abdominaler und vaginaler Zugang; dazu gehört auch die vegetative Innervation der umgebenden Strukturen (Periost, paraurethrales Gewebe, Peritoneum, Beckenbindegewebe, perivasale Strukturen (▶ 10.4.9, ▶ 10.4.10)

Störfelder

- **Narben im Segment:** Sorgfältig aufsuchen, auch intravaginal, und stets mitbehandeln.
- Injektion an die **Schilddrüse** v.a. bei begleitenden hormonellen Störungen.
- **übersegmentale Störfeldbehandlung:** Kopfbereich, Nasennebenhöhlen und Zähne

Begleitende Therapien

Methode	Indikation/Wirkung	Beispiele
Akupunktur	energetischer Ausgleich	Mi 6, Ma 36
Ohrakupunktur	reflektorische Beeinflussung über Somatotopien	58 (Uterus)
Phytotherapie	z.B. Gestagen-Stimulation	Agnus castus
physikalische Therapie		Wärmeapplikation, z.B. Kurzwelle

10.3.11 Neuraltherapie der Sakralregion

Hans Barop

Segmentale Behandlung der sympathischen und parasympathischen Reflexwege (Kerngebiete S2–S4) über das Dermatom und Sklerotom unter Ausnutzung kutiviszeraler Reflexe.

Synonyme:
- Injektion S2–S4
- Injektion an den sakralen Parasympathikus

Geschichte:
- Injektion an den Plexus sacralis nach Pendl mit vergleichbarer Indikation (vgl. ▶ 10 Historische Techniken)
- ähnliche Injektionstechnik erstmals bei Dosch 1963
- Beschreibung zur Behandlung gynäkologischer Krankheitsbilder (Vulvaerkrankungen) bei Mayer-Becker 1968
- umfangreiche Erfahrungen des Autors seit 2006

Neuroanatomie und Pathophysiologie
- Die parasympathischen Kerngebiete liegen im Rückenmark in Höhe Th12/L1 (dahinter: Nucleus intermediolateralis)
- Von dort aus gehen die Afferenzen und Efferenzen zusammen mit den Sakralnerven nach peripher.
- Von L2 bis S1 finden sich nach derzeitiger Kenntnis keine sympathischen und parasympathischen Kerngebiete im Rückenmark.
- Dem vegetativen Geflecht der Sakralregion kommt eine besondere Bedeutung zu.
- Die Injektion nutzt diesen Verlauf der vegetativen Fasern in den Spinalnerven.
- Bei Überreizung dieser vegetativen Fasern der Segmente S2–S4 kommt es zu einem reflektorischen Ungleichgewicht zwischen Ortho- und Parasympathikus mit entsprechenden klinischen Beschwerden der viszeralen Organe, insbesondere von Kolon, Rektum, innerem Genitale und Blase.

Wirkung der Injektion
Wirkung in vielen Fällen ähnlich wie Ganglion coeliacum, aber gezieltere und einfachere Technik; sehr „organnahe" Injektion für die Bauchorgane.
- **Oberbauch:** Entspannung linker Oberbauch (Colon descendens, Kolonflexur)
- **Unterbauch:**
  - Entspannung Darm
  - verbesserte Perfusion der Bauchorgane
  - verbesserte Schleimhautfunktion inneres Genitale, Blase
- **Generalisierte Effekte:** wesentlicher Bestandteil (aber nicht ausschließlich) bei Stoffwechselerkrankungen wie Diabetes und Hypertonie (vgl. ▶ 12 Hypertonie); empirische Beobachtungen, Erklärung zur Zeit noch nicht möglich

Indikationen
Lokale Beschwerden:
- Sigmadivertikulose, -divertikulitis
- Obstipation und Diarrhoe
- weitere ▶ 10.4.6 Injektion Ggl. coeliacum
- Einfluss auf parasympathische Funktionen im Unterbauch und kleines Becken

- Systemerkrankungen
- metabolisches Syndrom
- Diabetes mellitus (Typ II)
- Hypertonie

Befunde und Symptome, die für diese Injektion sprechen:
- lokale Schmerzhaftigkeit der Sakralregion
- Hyperalgesie, Parästhesien im Bereich des Sakrum

Spezielle Kontraindikationen
- Auch bei Patienten mit Gerinnungsstörung nach entsprechender Aufklärung anwendbar (größere Hämatome möglich).

Gefahren und Komplikationsmöglichkeiten
Insgesamt sehr risikoarme, leicht durchzuführende und wirksame Injektion.
- selten Nervenirritation bei Berührung des Nerven: einschießender Schmerz
- selten Verletzung von Blutgefäßen, Hämatom ca. 1 %, bei guter Kompression meist vermeidbar
- gelegentlich Periostreizung des Sakrums (schmerzhaft)
- nach Knochenkontakt neue Nadel verwenden

Spezielle Aufklärung
- höhere Schmerzhaftigkeit der intrakutanen Injektion als in anderen Wirbelsäulenabschnitten

Praktische Vorgehensweise
Material
- Nadel 0,4×20 (grau) oder bei sehr schmerzempfindlichen Patienten Zahnkarpulenspritze mit Nadel 0,3×25
- 3–4 ml Procain 1 %

Lagerung des Patienten
- stark vornübergebeugt im Sitzen, Arme auf der Liege abgestützt

Injektionsstelle
- über den Dornfortsätzen
- Foramina sacralia (▶ Abb. 10.3.18)

Injektionstechnik
- tiefe Injektion zwischen den Dornfortsätzen:
  - 0° senkrecht nach ventral (sagittal)
  - Bei einer Nadeltiefe von 1–1,5 cm treten gelegentlich Parästhesien im Bereich der Versorgung der Spinalnerven S2–S4 auf.
- Quaddeln über dem Sakrum

Fehler und ihre Behebung

Problem	Ursache	Behebung
schmerzhafte Injektion	zu langsam eingestochen, zu dicke Nadel	
schmerzhafte Lage der Nadel	Nervenreizung	Nadel 1 mm zurückziehen

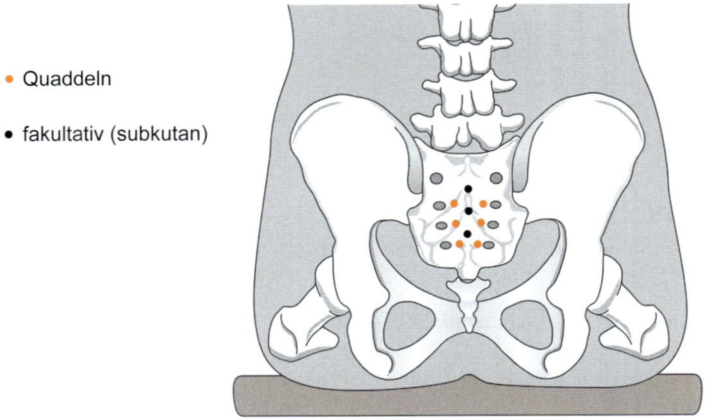

Abb. 10.3.18 Injektionsstelle der parasympathischen Zentren S2–S4.

Bewährte Kombinationen

- Ganglion coeliacum (überschneidende Indikationen) ▶ 10.4.6
- Quaddeln der Wirbelsäule von Th4–6 (bei Hypertoniebehandlung) ▶ 10.1.2
- Injektionen an der vorderen Bauchdecke, z.B. Quaddelserie Bauchdecke, alle Narben ▶ 10.1.7

10.4 Injektionen an Ganglien und Plexus

10.4.1 Ganglion ciliare

Karl-Uwe Marx, Hans Peyer, Stefan Weinschenk

Schwierigkeitsgrad: retrobulbär: 3, parabulbär: 2, lateral: 2
Wichtigkeit: 2

- erste historische neuraltherapeutische Beobachtung durch Koller 1883 am Auge; in der Augenanästhesie als retrobulbärer Block seit 1913 [Braun], als „intrakonale Anästhesie" mit etwas anderer Technik beschrieben [Jankovic 2005]
- in der Neuraltherapie in den 1970er Jahren häufiger, heute eher selten angewandte Injektionstechnik; Erstbeschreibung bei Siegen 1951, Dosch erstmals 1975 (in dessen Erstauflage 1963 noch nicht erwähnt)
- laterale Technik in der neuraltherapeutischen Literatur nach Kenntnis der Autoren bislang nicht beschrieben
- parabulbäre Technik als peribulbärer Block (extrakonale Technik) bei [Budd et al. 2001], erstmals modifiziert für die Neuraltherapie bei [Weinschenk 2008]

Neuroanatomie und Pathophysiologie

- Das etwa 2 mm lange Ganglion ciliare liegt retrobulbär im hinteren Drittel der Orbita lateral vom N. opticus und medial vom M. rectus lateralis (Abducens; ▶ Abb. 10.4.1).
- Die vier geraden Augenmuskeln trennen den pyramidenförmigen Intrakonalraum vom Extrakonalraum. Das extrakonale Kompartiment nimmt innerhalb der Orbita nur einen kleinen Raum ein und liegt schlauchartig um den Muskelkonus herum. Hierhin erfolgt die parabulbäre Injektion.
- Dicht hinter dem Ganglion zieht die A. ophthalmica intrakonal schraubenförmig von lateral über den Sehnerven hinweg zur medialen Orbitawand.
- Das Ganglion besteht aus sensiblen, parasympathischen und sympathischen Anteilen.
- Der sympathische Anteil ist im Wesentlichen für die Ernährung des Auges zuständig und versorgt die Gefäße des Auges, den M. dilatator pupillae, den M. tarsalis (Müller-Lidheber) und den M. orbitalis, bei dem es sich um eine dünne Schicht glatter Muskulatur über der Fissura orbitalis inferior handelt.
- Parasympathische Fasern versorgen den M. sphincter pupillae und den M. ciliaris.
- Sensible Fasern stammen vom N. nasociliaris aus dem 1. Trigeminusast und versorgen Orbita, Bulbus und das Oberlid. Die Trigeminuskerne sind eng verschaltet mit Kernen des N. vagus (okulokardialer Reflex).
- Die retrobulbäre Orbitaabschnitt ist auch durch die (sehr schmale) Fissura orbitalis superior vom Jochbogen aus zu erreichen.

Wirkung der Injektion

- **Mydriasis** der Pupille
- **Ptosis** (Augenlidsenkung)

Mydriasis und Ptosis sind die beiden Kriterien, die eine erfolgreiche Wirkung auf das Ganglion ciliare belegen. Die Ptosis tritt meist noch während der Injektion ein. Die Injektion an das Ganglion ciliare lässt sich also sofort nach Durchführung auf ihre korrekte Durchführung hin überprüfen.

10

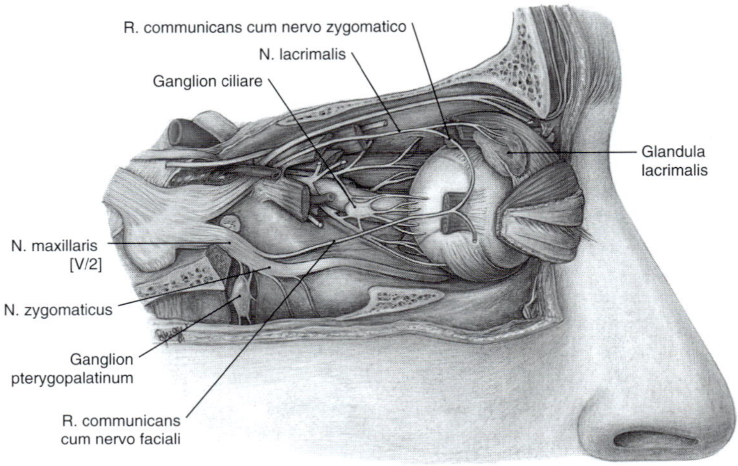

Abb. 10.4.1 Neuroanatomie des Ganglion ciliare.

- **Augenbewegung:** Doppelbilder entstehen bei Blockade des N. oculomotorius durch Divergenzstellung des Auges (Überwiegen des M. rectus lateralis bzw. N. abducens).
- **Augendruck:** Senkung des Augeninnendrucks durch gleichzeitige Ausschaltung von parasympathischen und sympathischen Nervenfasern (möglicher Einfluss auf neurogene Vaskulopathie?, besserer Abfluss und geringere Produktion des Kammerwassers); ggf. zur Reduktion des Augendrucks zusätzliche Injektion an das Ggl. stellatum (▶ 10.4.5), Ggl. superius (▶ 10.4.4) und/oder Ggl. sphenopalatium (▶ 10.4.3) erforderlich
- **Kardial:** vegetative Wirkung auf das Herz, Bradykardie durch erhöhten Vagotonus (okulokardialer Reflex)

10

Indikationen

Breites Indikationsspektrum, bei fast allen akuten, entzündlichen und chronischen Augenerkrankungen durchführbar. Die Möglichkeit ernsthafter Komplikationen bei der retrobulbären Injektion sollte bei der Indikationsstellung abgewogen werden.

Erkrankungen des vorderen Augenabschnitts:

- Erkrankungen der Bindehaut, z.B. Konjunktivitis
- Zoster ophthalmicus
- Erkrankungen der Kornea
- Iridozyklitis, Uveitis
- beginnende Katarakt
- „Schleier vor dem Auge“ ohne ophthalmologischen Befund
- Reizzustände am Auge (cave: exakte Diagnostik erforderlich)

Erkrankungen des hinteren Augenabschnitts:

- Neuritis nervi optici (Ursachenklärung, cave: MS!)
- arterielle und venöse Gefäßverschlüsse der Retina

Schmerzzustände des Auges und weitere Indikationen:

- Augenschmerz ohne organischen Befund, besonders begleitend bei okulär betontem Kopfschmerz: *„Schmerz, dass ich mir am liebsten das Auge herausrei-*

ßen möchte". (DD vertebragene Schmerzen: *„Druck von hinten auf das Auge"*, bei C2-Blockierung!)
- Glaukom im Anfangsstadium, bei noch vorhandener Regulationsfähigkeit (neurovegetative Vaskulopathie)
- Makuladegeneration (als adjuvante Therapie)
- augenbedingter Schock (z.B. bei akutem Bulbustrauma) – Notfallindikation nur für erfahrene Augenärzte als Erstversorgungsmaßnahme am Unfallort

Auge als pathogene Zone und Störfeld:
- Auge gilt bislang als eher seltenes Störfeld. Auch kinesiologisch lässt sich das Auge nur selten als Störfeld nachweisen.
- häufiger bei Z.n. Augen-OP, insbesondere am umgebenden Gewebe (Schiel-OP!)
- Auge dagegen häufig bei chronisch-rezidivierenden Kephalgien mitbeteiligt
- Augenhöhle: Z.n. Enukleation
- Augenhöhle als Störfeld für eine idiopathische Fazialisparese: Unter der Sutura ophthalmica inferior befindet sich der dorsale Zugang zum Foramen stylomastoideum, aus dem der N. facialis austritt. Hier ist ein Störeinfluss möglich.

Befunde und Symptome, die für diese Injektion sprechen:
- Lichtempfindlichkeit
- erhöhter Augeninnendruck

Spezielle Kontraindikationen
- hochgradiger oder vollständiger Visusverlust des anderen Auges (Gefahr der vollständigen Erblindung)
- Spritzenangst des Patienten, Abneigung gegen Annäherung an das Auge
- Neurosen: mögliche psychogene Reaktionen
- relative Kontraindikation: Bradykardie (cave: okulokardialer Reflex)

Spezielle Aufklärung
- Aufklärung zu den möglichen Komplikationen (▶ Gefahren und Komplikationsmöglichkeiten)
- Ggf. ist speziell bei diesen Injektionen eine gesonderte schriftliche Aufklärung über die möglichen Nebenwirkungen und Risiken ratsam.

Praktische Vorgehensweise
- nur Procain und andere kurzwirksame Lokalanästhetika **ohne** jeden Zusatz von Konservierungsstoffen (toxisch für N. opticus!) verwenden
- in der Regel Injektion nur einseitig durchführen

Material

Nadel:
- **parabulbär:** Nadel 0,4×20, ggf. auch bei großen Patienten 0,4×40 (grau)
- **retrobulbär:** Nadel 0,4×40, wegen der Verletzungsgefahr keine längere Nadel verwenden!
- **lateral:** Nadel 0,4×40 (grau)

Spritze und Menge:
- **para- und retrobulbär:** 2-ml-Spritze; Procain 1% max. 1–1,5 ml ; bei größeren Mengen Möglichkeit eines (kurzzeitigen) Exophthalmus (DD: retrobulbäres Hämatom)
- **lateral:** 5-ml-Spritze; ca. 3–4 ml Procain

Lagerung des Patienten
- liegender Patient (bei lateraler Technik auch sitzend), Kopf gut fixiert

- Mit geöffneten Augen geht der Blick des Patienten nach nasal oben, ggf. auf einen gehaltenen Finger schauen lassen (bei lateraler Technik nicht Bedingung). Durch ständiges Ansprechen des Patienten Augenbewegungen unbedingt vermeiden!
- Nadel ruhig führen (Handballen auf Wange des Patienten, bei lateraler Technik: Finger der Injektionshand auf Jochbein oder Wange des Patienten abstützen)

Injektionsstelle

- **retro- und parabulbär:**
  - Augenbulbus durch sanftes Eindrücken des freien Zeigefingers in das Unterlid schräg nach medial (nasal) oben – von der Injektionsstelle weg – schieben
  - Transkutaner Einstich erfolgt am Orbitaunterrand beim linken Auge bei 5 Uhr, rechts bei 7 Uhr.
  - Bei entsprechender Übung kann auch der transkonjunktivale Zugang gewählt werden, womit ein Lidhämatom vermieden werden kann.
- **lateral:** Eingehen mit der Nadel senkrecht zur Haut knapp oberhalb des Jochbogens im ventralen Abschnitt

Injektionstechnik

Entscheidender Unterschied zwischen retro- und parabulbärer Technik, der zu den wesentlichen Unterschieden in der Komplikationshäufigkeit führt.

Retrobulbäre Injektionstechnik (▶ Abb. 10.4.2):

- Stichrichtung senkrecht (sagittal), 1–2 cm tief mit lockerem Kontakt zum Orbitaboden unter den Bulbus
- Bei Knochenkontakt Kanüle ein wenig zurückziehen, die Spitze gleichzeitig leicht anheben und anschließend noch maximal 1 cm weiter in Richtung hinteren Orbitaeingang vorschieben.

10

> **Wichtig**
> Minimaler Spritzenwiderstand!

- Nach Aspiration erfolgt die langsame Infiltration.

Parabulbäre Injektionstechnik (▶ Abb. 10.4.3):

- Stichrichtung senkrecht (sagittal), 1,5–2 cm tief, auch hier mit lockerem Kontakt zum Orbitaboden unter den Bulbus

> **Wichtig**
> Minimaler Spritzenwiderstand während der Injektion!

- Meist tritt der parasympatholytische Effekt (Ptosis) bereits während der Injektion ein, ggf. nach zurückziehen der Nadel sanft mit zwei Fingern Auge und Augenhöhle komprimieren, um das Lokalanästhetikum nach retrobulbär zu verteilen, bis zum Eintritt des gewünschten Effekts.
- bei häufigem Nicht-Eintritt der gewünschten Wirkung: Okulopressor verwenden
- Erfolgskontrolle: Ptosis, Mydriasis, kurzzeitige Lähmung der vom N. oculomotorius versorgten Muskeln mit Auswärtswendung des Auges
- auch bei parabulbärer Technik stets mit okulokardialem Reflex rechnen (Injektion im Liegen, Pulsmessung)

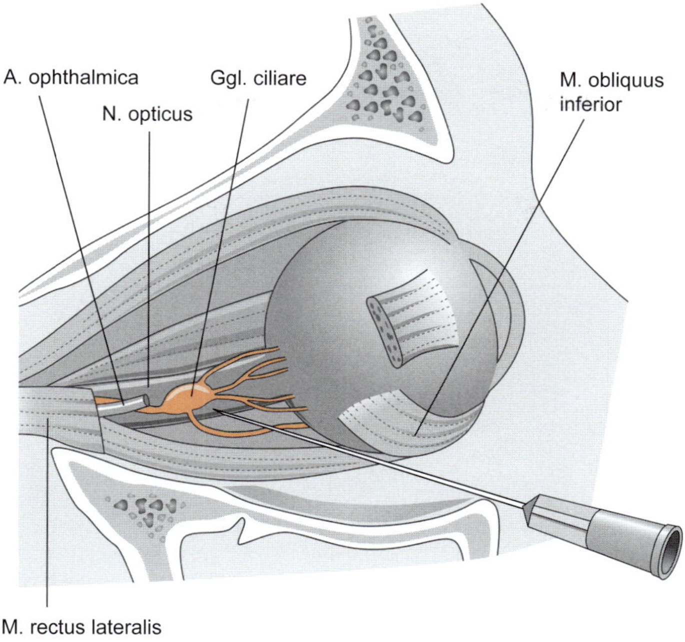

Abb. 10.4.2 Retrobulbäre Injektion an das Ganglion ciliare.

Injektionstechnik von lateral (▶ Abb. 10.4.4):

- Nach Überwinden der Oberkante des Jochbeins ohne Knochenkontakt wird die Richtung um ca. 45° nach unten und 45° nach vorne korrigiert. Zielrichtung ist die vorher mit dem linken Zeigefinger ertastete Unterkante der Orbita, etwa in Höhe des Foramen infraorbitale Kanüle mit leichtem Stempeldruck vorschieben.
- Hierbei gleitet man nach ca. 2,5–3 cm in die (variantenreiche!) Fissura orbitalis. Bei Knochenkontakt zieht man die Nadel gering zurück und injiziert zwischen 2 und 4 ml Procain 1%. Dabei beobachtet man das Unterlid genau. Wenn es sich etwas vorwölbt, befindet man sich schon in der Fissur und es genügt die kleinere Menge. Andernfalls befindet man sich noch vor der Fissur. Auch dann diffundiert von der größeren Menge Procain ein genügender Teil in die Orbita und erreicht das Ganglion ciliare.
- Erfolgskontrolle wie oben beschrieben: Ptosis, Mydriasis, kurzzeitige Lähmung der vom N. oculomotorius versorgten Muskeln mit Auswärtswendung des Auges.
- auch bei lateraler Technik stets mit okulokardialem Reflex rechnen (Injektion im Liegen, Pulsmessung)

Gefahren und Komplikationsmöglichkeiten

In der Praxis des Koautors Peyer traten bei ca. 400 retrobulbären Injektionen 5 Lidhämatome und keine retrobulbäre Blutung auf. Die Rate an Verletzungen scheint bei Verwendung dünner Nadeln (0,4 mm) erheblich geringer als die in der Literatur angegeben zu sein.

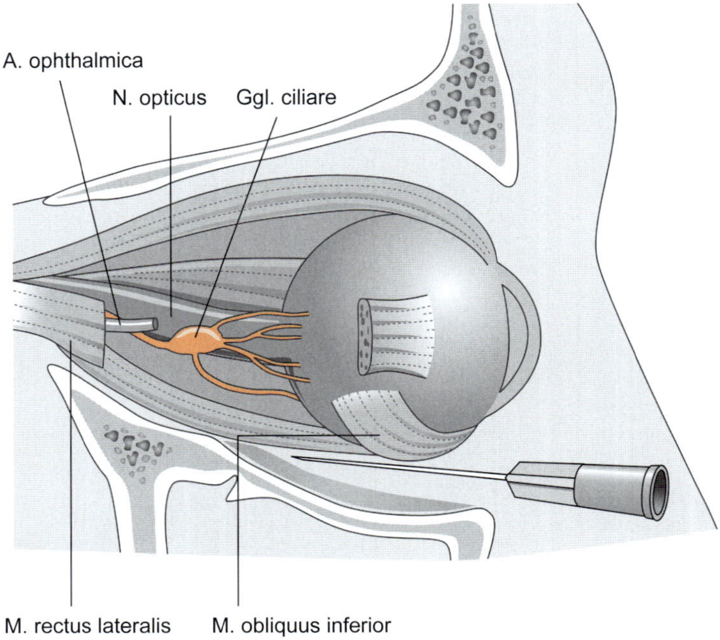

Abb. 10.4.3 Parabulbäre Injektion an das Ganglion ciliare.

10

Gelegentlich tritt ein **Lidhämatom** auf, bei beiden ventralen Zugängen, sofern sie transkutan und nicht transkonjunktival durchgeführt werden.

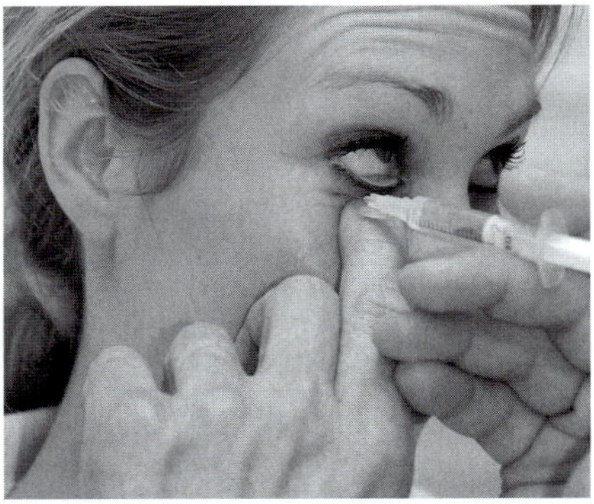

Abb. 10.4.4 Parapulbäre Injektion an das Ganglion ciliare.

Selten treten auf:

- **orbitale Blutung:** schwerwiegendste Komplikation bei Injektionen am Auge. Bei ausgeprägtem Hämatom (arterielle Blutung) kann in kurzer Zeit der Bulbus in einer bretthartem Umgebung vollständig eingemauert sein mit zunehmender Strangulation der versorgenden Gefäße.
  Maßnahmen: sofortige Untersuchung der Papillendurchblutung mit Augenspiegel, bei Blutleere der Gefäße ggf. beherzter tiefer Entlastungsschnitt am lateralen Augenwinkel mit Scherenschlag, sonst Gefahr der Erblindung durch Ischämie
- **okulokardialer Reflex**
  Maßnahmen: Herzkreislaufüberwachung, Beine hochlegen; Flüssigkeitsgabe, Ruhe bewahren, bis Herzfrequenz von alleine wieder zunimmt

- längerdauernde sensorische **Blockade des N. opticus** mit Visuseinschränkung, Dauer ggf. auch länger (1–3 h) möglich als die Wirkdauer des verwendeten Lokalanästhetikums [Heuermann et al 2000, 2002].
  Maßnahme: abwarten

Extrem selten treten auf:

- anhaltende **Gesichtsfelddefekte**, fortschreitende Visusabnahme bis hin zu Amaurose; vermutlich durch Verletzung des N. opticus oder durch toxische Wirkung von Konservierungsmittelzusätzen. Die Funktionsstörung bemerkt der Patient sofort, den Optikusschaden sieht der Arzt jedoch erst nach ca. vier Wochen (langsame Atrophie).
- **Bulbusperforation:** tritt gehäuft auf bei:
  - hoher Bulbuslänge, v.a. bei Myopie (Perforationsgefahr bei retrobulbärer Injektion wegen der relativ dünnen Sklera am hinteren Pol 10-fach höher als bei Augen mit normaler Achsenlänge [Inzidenz 0,075%] [Duker et al. 1991, Porstmann et al. 2005]) – hier parabulbäre Technik vorziehen [Stupp 2005]
  - voroperierten Augen, z.B. nach Schiel-OP, nach extrakonalen Verletzungen der Orbita

Maßnahmen: Nadel sofort zurückziehen, augenärztliche Kontrolle, ggf. sofortige Revision

Spezielle Komplikationsmöglichkeiten bei retrobulbärer Technik (intrakonal)

- retrobulbäre Blutung ▶ oben
- selten: intravasale Applikation des Lokalanästhetikums in die A. ophthalmica
- extrem selten: subarachnoidale Injektion über die Nervenscheiden; Möglichkeit einer Anästhesie des Hirnstamms mit Atem- und Herzstillstand [Ahn/Stanley 1987, Cionni/Osher 1991, Schönfeld/Brinkschmid 2000], lebensbedrohlicher Zustand
  Maßnahmen: notfallmäßige Erstversorgung, Hinzuziehen eines Notarztes, Intensivüberwachung bis zur Restitutio ad integrum nach Abfluten des Lokalanästhetikums [Eke/Thompson 1999, Nicoll et al. 1987, Wiegt et al. 2003]

Spezielle Komplikationsmöglichkeiten bei parabulbärer Injektion

- Verletzungsrisiko erheblich geringer, da bei korrekter Durchführung der hintere Orbitaraum mit den dortigen Strukturen mit der Nadelspitze nicht erreicht wird
- gleich hohe Inzidenz der Lokalanästhetika-spezifischen Nebenwirkungen wie
  - Doppelbilder durch muskuläre Blockade
  - Visuseinschränkung durch passagere Optikusanästhesie usw.
- etwas höhere Versagerquote bei fehlender Diffusion in den intrakonalen Bereich

Spezielle Komplikationsmöglichkeiten bei lateraler Injektion

- Verletzungsrisiko des Bulbus praktisch nicht gegeben
- Risiko einer Arterienpunktion ebenfalls erheblich geringer
- gelegentlich technische Durchführung erschwert, wenn die Fissura orbitalis zu schmal oder obliteriert ist

Fehler und ihre Behebung

- Keine Erfahrung mit dieser Injektion. Die ersten Injektionen an das Ganglion ciliare sollten unter Aufsicht eines in dieser Technik erfahrenen Neuraltherapeuten/Ophthalmologen durchgeführt werden.
- Bei retrobulbärer Injektion muss eine technische Absicherung bzw. müssen Erfahrungen für den Fall eines retrobulbären Hämatoms vorhanden sein (Möglichkeit zum sofortigen Entlastungsschnitt).

10

Problem	Ursache	Behebung
schmerzhafte Injektion	zu schnelle Infiltration DD: retrobulbäres Hämatom	Abwarten, klingt nach kurzer Zeit wieder ab
Injektion in den M. rectus lateralis mit medialer Abweichung des Auges	Injektion zu weit lateral	cave: intramuskuläre Blutung, sonst harmlos
Injektion in den M. rectus medialis mit ausschließlicher Auswärtswendung des Auges	Injektion zu weit medial (zu unterscheiden von optimaler Wirkung mit den entsprechenden Zeichen!)	cave: intramuskuläre Blutung, sonst harmlos
Exophthalmus	Injektion größerer Mengen als 1,5 ml Lokalanästhetikum	Abwarten; cave: Hämatom ausschließen

Danksagung
Die Autoren danken Dr. Gerd Droß für seine Ausführungen über die laterale Technik.

10.4.2 Ganglion oticum

Hans Barop

Schwierigkeitsgrad: 3
Wichtigkeit: 2

- bei Killian 1973 als „Injektion an das Ganglion Gasseri" mit erheblich höherer Komplikationsrate
- bei Dosch 1963 unter der Bezeichnung „Ganglion Gasseri", allerdings Technik wie unten beschrieben.
- bei Barop 1996 erstmalig in der hier beschriebenen risikoarmen Technik mit dünner Nadel

Synonyme:
- „Injektion an das Foramen ovale"
- Injektion an den III. Trigeminusast

Neuroanatomie und Pathophysiologie

Das Ggl. oticum liegt in der Fossa temporalis unmittelbar medial des N. mandibularis (3. Ast des N. trigeminus) vor dem Foramen ovale (▶ Abb. 10.4.5). In diesem Ganglion als parasympathisches Kopfganglion werden die präganglionären Fasern des N. glossopharyngeus (N. tympanicus, N. petrosus minor) aus dem Nucleus salivatorius inferior umgeschaltet. Postganglionär verlaufen die Fasern kurz mit dem N. auricotemporalis (Ast des N. mandibularis) und versorgen dann parasympathisch die Glandula parotis sowie die Drüsen der Wangenschleimhaut (Glandulae buccales).

Durch das Ganglion ziehen außerdem
- ein sympathischer Anteil aus dem Plexus caroticus externus mit Perikaryen im Ganglion cervicale superius
- ein sensibler und ein motorischer Teil aus dem N. mandibularis
- Diese durchlaufen das Ganglion ohne Umschaltung.

Der **N. mandibularis** versorgt

- mit seinen drei sensiblen Ästen (N. auricotemporalis, N. lingualis, N. alveolaris inferior) Teile der Hirnhäute, den unteren Wangeabschnitt, das Kinn, einen Teil der Schläfe, den meatusnahen Teil der Ohrmuschel, und das Trommelfell, die Schleimhaut der Wange und des Mundhöhlenbodens, die vorderen zwei Drittel der Zunge, die Zähne des Unterkiefers und das Kiefergelenk.
- mit seinem motorischen Ast versorgt der N. mandibularis die Kaumuskulatur und die Mundbodenmuskulatur, sowie den M. tensor veli palatini und den M. tensor tympani.

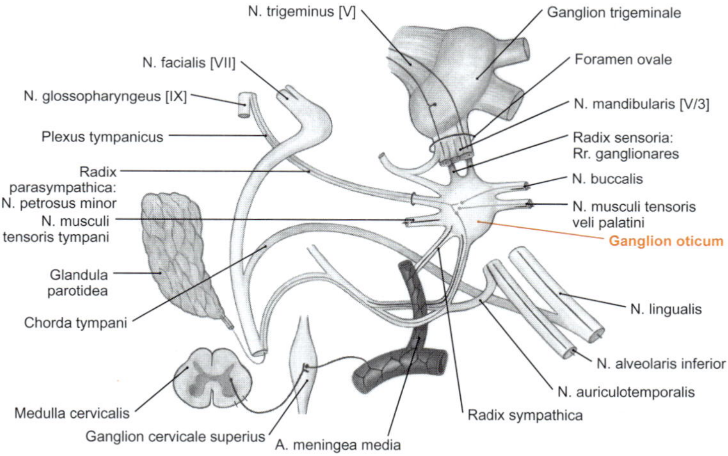

Abb. 10.4.5 Anatomie des Ganglion oticum.

Wirkung der Injektion

- Durch die Unterbrechung der sympathischen Faseranteile des N. mandibularis und der A. maxillaris erfolgt eine Perfusionsverbesserung des Ganglion oticum selbst, der entsprechenden Region des Unterkiefers, der Speicheldrüsen sowie der gesamten Mund-, Wangen- und lateralen Zungenschleimhaut.
- Die Unterbrechung des parasympathischen Ggl. oticum führt zur vorübergehenden Reduktion der Speichelsekretion, im Fall einer pathologischen Reizung des Ganglions zu einer länger anhaltenden Normalisierung der Reizbarkeit.
- Die Ausschaltung der sympathischen Fasern aus dem N. auriculotemporalis kann pathologische Afferenzen aus dem temporalen Kopfgebieten unterbrechen (temporaler Kopfschmerz).
- Der Einfluss auf die Kaumuskulatur (3. Trigeminusast) führt zu einer Entspannung der gesamten Kaumuskulatur der gleichen Seite (Beseitigung von einseitigen Aufbissstörungen).
- Einige Autoren nehmen auch direkte Wirkung auf das Ganglion trigeminale Gasseri an [Fischer 2007].

Indikationen

- Trigeminusneuralgie des 3. Astes
- atypischer Gesichtsschmerz
- Triggerpunkte im Versorgungsbereich des N. auriculotemporalis

HNO-Gebiet:
- „Otalgie“ (unklarer Ohrschmerz des äußeren und inneren Ohres)
- akute floride Parotitis (sofortige Schmerzarmut, verbesserter Lymphabfluss)
- Z.n. akuter Parotitis
- „Altersparotitis“ (nach Tumorausschluss)
- entzündliche und degenerative Erkrankungen der Glandulae parotis, submandibularis und sublingualis
- Irritation des N. auriculotemporalis mit temporalen Kopfschmerzen (Schläfenschmerz)

Zahn-Mund-Kiefer-Region:
- unklare Unterkieferbeschwerden
- persistierende Schmerzen nach Zahnbehandlung im Unterkiefer
- Kiefergelenksbeschwerden, Kiefersperre
- kraniomandibuläre Dysfunktion (CMD)

Unterkiefer und Ohr als pathogene Zone und Störfeld:
- alle Zähne des Unterkiefers (besonders bei therapieresistenten Beschwerden im Bereich der Weisheitszähne)
- Parotis bei Z.n. nach Parotitis
- Ohr bei Z.n. rezidivierender Otitis media

Spezielle Kontraindikationen
- benigne oder maligne Tumorerkrankungen der Glandulae parotis, submandibularis und sublingualis

Spezielle Aufklärung
- gelegentlich Schmerzen im Versorgungsgebiet des Nervs, z.B. einschießende Missempfindung im Unterkiefer
- Druckgefühl im Bereich des Unterkiefers (kurzfristig)

Praktische Vorgehensweise

Material
- Nadel 0,4×40 (grau), 5-ml-Spritze
- 2–3 ml Procain 1 %

Lagerung des Patienten
- Patient sitzend, Hinterkopf angelehnt, oder im Liegen
- Mund leicht geöffnet (wichtig!)

Injektionsstelle
- dicht hinter der Mitte des Jochbeins (= 3 cm vor dem Tragus) im Bereich der gut tastbaren Incisura mandibulae (▶ Abb. 10.4.6)

Injektionstechnik
- Hautquaddel setzen
- Nadel von lateral 5° nach kranial und 5° nach dorsal 3,5–4 cm unter ganz leichten Stempeldruck vorschieben (max. 0,2 ml Procain)
- zweimalige Aspiration unter Drehung der Nadel um 180° zum Ausschluss einer intravasalen und intrathekalen Lage (atypische Duraausstülpung durch das Foramen ovale möglich) → Ansaugprobe muss Blut- und Liquor-negativ sein!
- 2–3 ml Procain infiltrieren
- Nadel unter leichtem Stempeldruck zurückziehen (Depot in den Stichkanal)

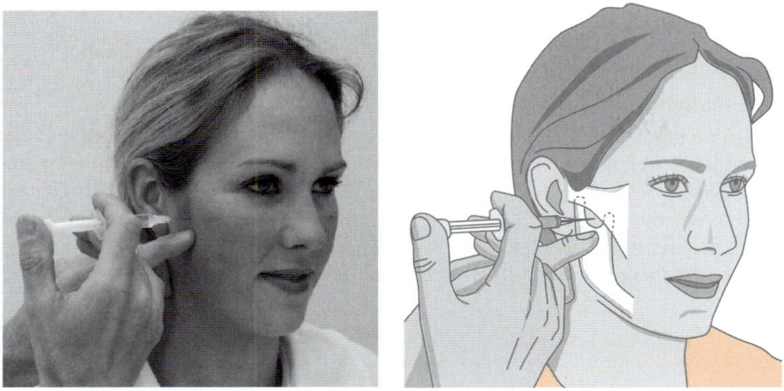

Abb. 10.4.6 Injektion an das Ganglion oticum.

Gefahren und Komplikationsmöglichkeiten

- Allgemeine Regeln zur Injektion im Bereich von hirnwärts kranialwärts führenden Gefäßen beachten (▶ 10 Allgemeine Regeln), wobei in diesem Bereich in der Regel jedoch keine größeren hirnwärts führenden Gefäße liegen
- sehr selten Punktion einer atypischen Duratasche des Ganglion trigeminale Gasseri (Liquoraspiration)

Fehler und ihre Behebung

Problem	Ursache	Behebung
einschießende Schmerzen im Unterkiefer oder Ohr	N. mandibularis berührt	keine Maßnahmen erforderlich, klingt wieder ab; wichtig: vor Zurückziehen der Nadel kleines Depot setzen
Knochenkontakt	Injektion zu weit ventral, nicht erwünscht	Nadel entfernen, neue Nadel verwenden, Stichrichtung korrigieren

Bewährte Kombinationen

- Mastoid ▶ 10.1.5
- lokale Injektionen im Bereich der jeweiligen Beschwerden (z.B. „Ohrkranz")
- Ganglion pterygopalatinum (bei Beschwerden in Unter- und Oberkiefer) ▶ 10.4.3
- Kiefergelenk (unmittelbar benachbarte Injektion), z.B. bei ▶ 12 CMD, ▶ 10.6.1

10.4.3 Ganglion pterygopalatinum (sphenopalatinum)

Lorenz Fischer

Schwierigkeitsgrad: 1
Wichtigkeit: 3

- häufig angewandte Injektionstechnik mit breitem Indikationsspektrum
- Erstbeschreibung Immenkamp (1940), zur Neuraltherapie W. Huneke 1952

10

- Variation peroral durch das Foramen palatinum majus (ungünstig wegen möglicher Verletzung von Nerven und Gefäßen)
- **Synonym:** Ganglion sphenopalatinum

Neuroanatomie und Pathophysiologie

Im Ggl. pterygopalatinum werden parasympathische Fasern umgeschaltet. Es liegt in der Fossa pterygopalatina dicht unterhalb und etwas lateral des N. maxillaris (▶ Abb. 10.4.7). Deshalb wird dieser bei der Injektion ebenfalls umflutet. Der N. maxillaris ist zuständig für die sensible Versorgung von Oberkiefer, Gaumen, Sinus maxillaris, unterem Augenlid, Wange, Oberlippe und Dura mater. Ebenfalls diagnostisch und therapeutisch mitbetroffen wird das sympathische Geflecht um die A. maxillaris.

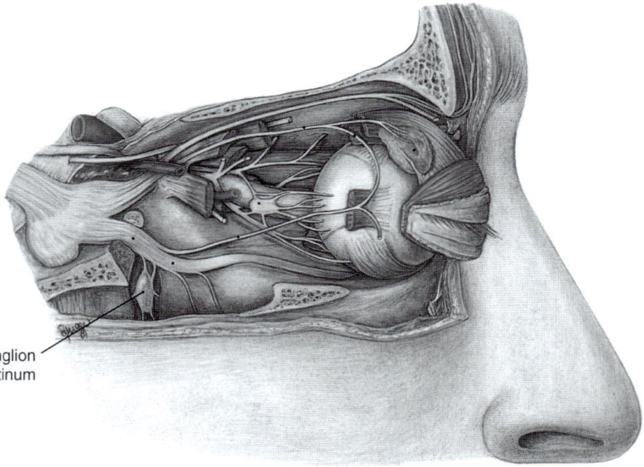

10

Abb. 10.4.7 Anatomie des Ganglion pterygopalatinum.

Durch das Ggl. pterygopalatinum ziehen vier verschiedene Typen von Nerven:

- Ein **parasympathischer Anteil:** Vom Nucleus salivatorius superior entlang dem N. facialis (als N. intermedius) bis zum Ggl. geniculi, von hier als N. petrosus major zum Ggl. pterygopalatinum, wo die Umschaltung auf postganglionäre Fasern erfolgt. Letztere versorgen die Hirnhautgefäße, Drüsen und Schleimhaut von Nase, Nasennebenhöhlen und Gaumen, Glandula lacrimalis und Teile der vorderen Augenabschnitte.
- Ein **sympathischer Anteil** des Plexus caroticus internus durchläuft als N. petrosus profundus das Ganglion ohne Umschaltung und hat im Wesentlichen das gleiche Innervationsgebiet. Am Eingang des Canalis pterygoideus vereinigen sich die Nn. petrosus major und profundus zum N. canalis pterygoidei.
- Wenige **motorische Fasern** schließen sich ebenfalls dem N. canalis pterygoidei an. Sie stammen aus dem N. facialis und dienen der Innervation des M. levator veli palatini. Sie treten mit der Chorda tympani aus dem Felsenbein heraus, trennen sich bald von der Chorda tympani ab und ziehen durch den Canalis

pterygoideus zur Fossa sphenopalatina und durchlaufen das Ganglion ohne Umschaltung.
- Ein **sensibler Anteil** zieht als Nn. sphenopalatini (Äste des N. maxillaris) durch das Ganglion.

Wirkung der Injektion

- deutliche Erwärmung der gleichen Gesichtshälfte
- parasympathische und sympathische Regulation des Versorgungsgebiets (siehe Indikationen)

Indikationen

Lokale Beschwerden:
- akute und chronische Sinusitis (v.a. der Kieferhöhle)
- chronisch-entzündliche und allergische Erkrankungen des Nasenraums
- „atypische" Gesichts- und Oberkieferschmerzen ohne pathologischen Befund
- Cluster-Kopfschmerz, Sluder-Neuralgie (Therapie der Wahl), Trigeminus-Neuralgie, v.a. des II. Astes
- therapieresistente Zahnschmerzen im Oberkiefer ohne pathomorphologischen Befund
- Erkrankungen und Schmerzen des Auges im Bereich von Tränendrüse, Kornea und Konjunktiven

Nasennebenhöhle und Oberkiefer als pathogene Zone und Störfeld:
- Störfeldtestung und -ausschaltung, wenn entsprechende anamnestische Hinweise (sehr häufig beim Asthma bronchiale)
- therapieresistente Kopfschmerzen
- idiopathische Fazialisparese

Spezielle Aufklärung

- selten: gleichseitiges Gesichtshämatom, bis zum Mundwinkel (kaum schmerzhaft, eher ästhetisch störend)
- gelegentlich: Parästhesien und Hypästhesien für die Dauer der Lokalanästhesie (ca. 10–20 min im Bereich der rechten Gesichts- und Mundregion)

Praktische Vorgehensweise

Material

- Nadel 0,4×40 (grau), bei muskulösem Patienten oder breitem Schädel auch 0,5×45 (orange) oder 0,6×60 (blau)
- 3–4 ml Procain 1 %

Lagerung des Patienten

- liegend, Kopf leicht zur Gegenseite gedreht oder sitzend
- Arzt steht hinter dem Patienten, fixiert dessen Kopf mit der freien Hand auf der Gegenseite und markiert die Richtung der Nadelspitze mit Zeige- oder Mittelfinger über dem gegenüberliegenden oberen Weisheitszahn (▶ Abb. 10.4.8)

Injektionsstelle

- in der Mitte zwischen Vorderrand der Ohrmuschel und lateralem Orbitarand, am oberen Rand des Arcus zygomaticus (Jochbogen) (▶ Abb. 10.4.8)

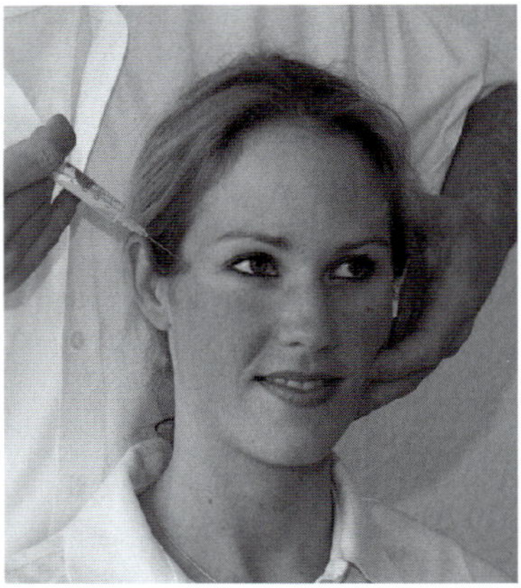

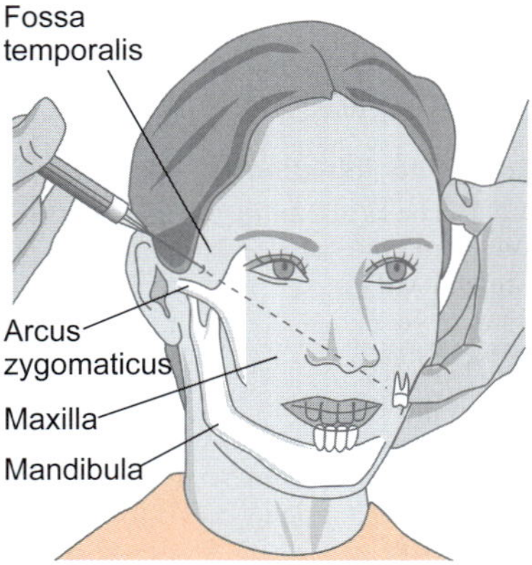

Abb. 10.4.8 Injektion an das Ganglion pterygopalatinum.

Injektionstechnik

- ca. 30° nach ventro-kaudal in Richtung auf die Wurzeln des oberen Weisheitszahns der Gegenseite. Die Nadel wird langsam unter ständigem leichtem Vorspritzen vorgeschoben, spritzende Hand mit dem Kleinfinger am Schädel abstützen. Der Zeigefinger der freien Hand liegt im Mandibulawinkel der Gegenseite.
- Einstichtiefe: 4,0–5,5 cm (je nach Schädelbreite)
- nach sorgfältiger Aspiration 3 ml Procain 1% injizieren
- Ein kurzer Schmerz im Oberkiefer und der Nasenregion zeigt an, dass der N. maxillaris berührt wurde.
- während der Injektion Unterkieferbewegungen des Patienten vermeiden (nicht sprechen, keine Bewegung der Kaumuskulatur)
- Nadel ruhig führen (kleinen Finger zum Abstützen)
- Nadel unter Stempeldruck zügig, aber nicht ruckartig entfernen

Gefahren und Komplikationsmöglichkeiten

- allgemeine Regeln zur Injektion in hirnwärts führende Gefäße beachten (▶ 10 Allgemeine Regeln)
- bei lang andauernden Störungen im Bereich des Kiefergelenks (Myoarthropathie, MAP) kann es zu Kalzifikation und Verhärtungen der Kaumuskulatur kommen. Die Injektion ist dann sehr schmerzhaft → sehr langsam die Nadel unter Stempeldruck voran schieben, ggf. Injektion für diese Sitzung abbrechen.

Fehler und ihre Behebung

Problem	Ursache	Behebung
Verletzung knöcherner Strukturen	zu fester Druck auf Nadel bei Widerstand	Injektionstechnik verbessern
Schmerz in Oberkiefer und Nasenflügelregion	Berührung N. maxillaris	Zurückziehen der Nadel um ca. 1 mm

beginnendes Gesichtshämatom		Kompression von außen **und** innen durch den Patienten für ca. 5 min: auf der bukkalen Seite in Höhe der Molaren mit dem Finger Druck nach oben, von außen in Höhe der Injektionsstelle nach innen ausüben
Knochenkontakt nach wenigen Millimetern mit dem Jochbein	Injektion zu weit kaudal	Nadel neu ausrichten, ggf. neuer Einstich wenige mm weiter kranial
Knochenkontakt nach 1–2 cm mit Os temporale, schmerzhaft	Injektion zu weit kranial	Nadel neu ausrichten, ggf. neuer Einstich wenige mm weiter kaudal

10.4.4 Ganglion cervicale superius

Rudolf Hausammann

Schwierigkeitsgrad: 3
Wichtigkeit: 3

- Injektion an das oberste Ganglion des zervikalen Grenzstrangs
- Verschiedene Techniken wurden angegeben; leider wurde die Injektion recht selten durchgeführt (injektionsbedingte Nebenwirkungen, enge Nachbarschaft zu nervalen und vaskulären Strukturen).

Die Erstbeschreibung der Injektion stammte von Orsoni [1937], der bereits die Verwendung der beiden Hilfslinien empfahl. 1940 beschrieb Immenkamp eine ca. 1,5–2 cm unter der Schädelbasis eindringende Injektionstechnik von lateral zur Leitungsanästhesie [Immenkamp 1940]. Druschky (1974) zitiert bereits drei verschiedene Injektionstechniken: Die Methode nach Herget, nach Descomps und nach Schmid. Er nennt als Indikationen neben Zervikalmigräne, tiefem Augenschmerz und zentralnervösen Störungen auch die Trigeminusneuralgie und Iridozyklitis. Göbel beschrieb erstmals einen Zugang vom Rachen aus [Göbel 1984], Mertens [1997] modifizierte und vereinfachte die Technik nach Immenkamp. Die vom Autor vorgeschlagene Modifikation der Technik nach Mertens führt zu einer weiteren Verringerung der injektionsbedingten Risiken.

Die günstigen Resultate des Autors bei psychiatrischen Erkrankungen und Erfahrungen anderer Neuraltherapeuten bei Störungen der hormonellen Achse nach Injektion an das Ganglion cervicale superius haben die Wichtigkeit dieser Injektion zu Beginn des 21. Jahrhunderts wieder hervorgehoben. Das Indikationsgebiet dürfte sich mit zunehmender Erfahrung noch beträchtlich erweitern (z.B. zentralnervöse Erkrankungen mit Transmitterstörungen, wie Restless-Legs-Syndrom oder M. Parkinson?).

Neuroanatomie und Pathophysiologie

Das Ganglion cervicale superius als oberstes Grenzstrangganglion liegt auf dem Querfortsatz des 2.–4. Halswirbels auf der Fascia colli profunda/M.longus capitis (▶ Abb. 10.4.9). Es besteht enge anatomische Nachbarschaft zu folgenden Strukturen: A. carotis interna, A. vertebralis, V. jugularis interna, N. vagus, N. glossopharyngeus, N. hypoglossus.

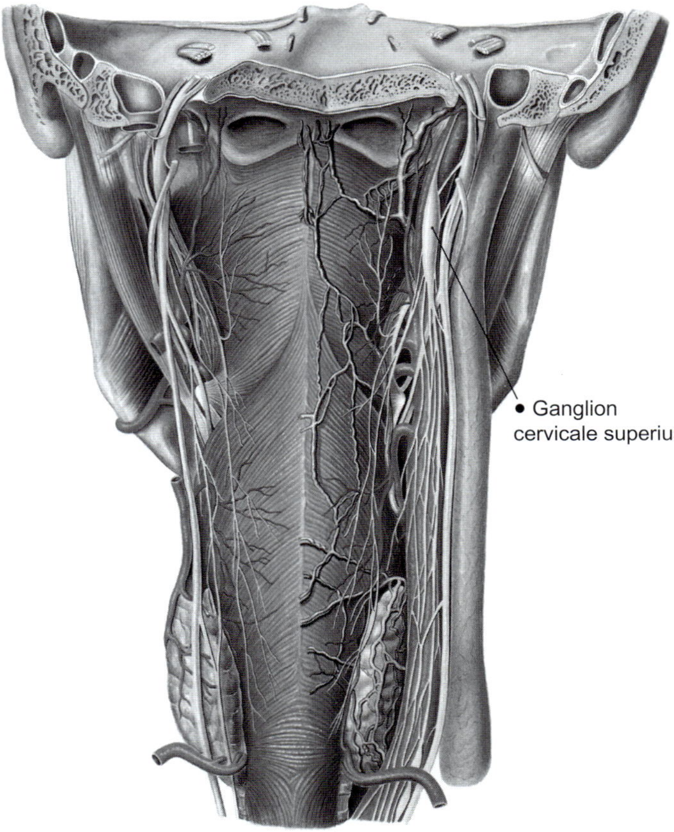

Abb. 10.4.9 Anatomie des Ganglion cervicale superius.

Das Ggl. cervicale superius nimmt den Großteil der Innervation des Kopfes vor (Kopfsympathikus). Äste aus diesem Ganglion bilden periarterielle Geflechte sowohl um die A. carotis externa wie interna. Somit verlaufen die sympathischen Fasern des Kopfes sowohl in der Wand der Blutgefäße als auch in den Ästen des N. trigeminus. Der Kopfsympathikus entsendet Äste zum N. trigeminus (V), N. glossopharyngeus (IX), N. vagus (X) und N. hypoglossus (XII).

Die präganglionären Fasern aus den sympathischen Kerngebieten C8–Th6 werden im Ganglion auf das zweite Neuron umgeschaltet und versorgen den Kopf, das intrakranielle Gefäßsystem, den Hals bis C4, die Halsorgane und das Herz. Von herausragender Bedeutung für die Wirkung der Injektion ist die Verschaltung des Ganglion cervicale superius mit dem N. vagus (Rr. communicantes c. ggl. nodoso).

Wirkung der Injektion

Ausgeprägte regulierende Einflussnahme auf das Vegetativum wegen der engen nervalen Verbindung zwischen Sympathikus und Parasympathikus am Ganglion. Vor allem die zentrale Effekte sind für die überragende Wirksamkeit dieser Injektion verantwortlich. Neuere Erkenntnisse belegen zentrale Wirkungen dieser Injektion im neuroendokrinen Netzwerk (Neurotransmitter, Neuropeptide, Hormone der Hypothalamus-Hypophysenvorderlappen-NNR-Achse, Zytokine).

Indikationen

Lokale Beschwerden: alle Indikationen, die auch für das Ganglion stellatum (▶ 10.4.5) gelten.

Zusätzlich folgende Indikationen:
- zerebrale Durchblutungsstörungen
- postapoplektische Syndrome
- Asthma bronchiale (90% Remission > 3 Monate, 50% > 2 Jahre) [Descomps 1968]
- allergische Erkrankungen (außerhalb der akuten Phase), in Kombination mit Störfeldbehandlung des Abdomens
- hormonale Erkrankungen, in Kombination mit Injektionen im kleinen Becken und der Schilddrüse
- Depressionen, Angsterkrankungen
- chronische Schlafstörungen
- evtl. auch alle zentralen Störungen der Neurotransmitterfunktion

Kopf und Hals als pathogene Zone und Störfeld:
- viele Überschneidungen mit den Injektionen an das Ggl. stellatum und das Ggl. pterygopalatinum, so dass es keine spezifischen Störfelder gibt, die ausschließlich durch diese Injektion behandelt werden können
- Eine Störfeldbehandlung sollte in der Regel mit einer der beiden genannten Ganglientechniken kombiniert werden.

Spezielle Kontraindikationen

- ganz besonders hier: Gerinnungsstörungen (vgl. ▶ 6.4 Kontraindikationen)
- lokale Entzündung an der Injektionsstelle
- relative Kontraindikation: Z.n. Operation im Injektionsgebiet (cave: Verwachsungen und postoperative Änderungen der Gefäßverläufe, besondere Vorsicht geboten)

Spezielle Aufklärung

Es bedarf gerade bei dieser Injektion einer intensiven Aufklärung über die Nebenwirkungen (▶ Tab. 10.15) und besonders über die (häufig zu beobachtenden, gelegentlich unangenehmen) Nebenerscheinungen der Lokalanästhetika-Wirkung auf der injizierten Seite:
- Horner-Syndrom
- Globusgefühl
- Schluckstörung (cave: für mindestens 10 min nicht essen und trinken, Gefahr des Verschluckens!)

Tab. 10.15 Nebenwirkungen der Injektion an das Ganglion cervicale superius.

Häufig	Gelegentlich	Selten
• Schluckstörung • Kloßgefühl • verstopfte Nase (Gutmann-Zeichen) • leichtes Fremdkörpergefühl bei Linsenträgern („Linse passt nicht“) für etwa 10 min – sicheres Anzeichen für korrekte Durchführung!	• Sprachstörungen • Horner-Syndrom (nicht bei jedem Patienten – kein Kriterium für korrekte Nadellage!) • passagerer Blutdruck- und Pulsanstieg • leichter Schwindel • leichter Druckschmerz an der Injektionsstelle für 1–2 Tage • ziehender Schmerz zum Ohr	• Hustenreiz (bei Versuch Speichel zu schlucken, aufgrund der Schluckstörung) • Benommenheit

Praktische Vorgehensweise

Die Injektion an das Ggl. cervicale superius gehört zu den anspruchsvollsten Injektionen und verlangt eine sorgfältige, sicher beherrschte Technik. Sie sollte nur von erfahrenen Neuraltherapeuten durchgeführt werden.

Nachfolgend wird nur die einfachste und sicherste der zur Zeit bekannten Techniken beschrieben werden (Technik nach Hausammann, Modifikation der Technik nach Mertens). Sie hat den Vorteil, dass das Gefäßnervenbündel mit den großen Halsgefäßen durch die Kopfdrehung nach ventral weggezogen wird und weitere kritische Gefäße wie die A. vertebralis aufgrund des fehlenden Knochenkontakts nicht erreicht werden.

Material

- Nadel 0,4×40 (grau), eventuell 0,5×40 (orange)
- 2–4 ml Procain 1%

Lagerung des Patienten

- Rückenlage, Kopfunterlage (Nackenkeil)
- Kopf 45° zur Seite rotiert (wichtig zur Distanzierung der großen Gefäße im Injektionsgebiet)

Injektionsstelle

- dorsale Verlängerung des Mandibulaunterrandes (ca. 1,5 cm)
- ca. 0,75 cm oberhalb des Angulus mandibulae (▶ Abb. 10.4.10)

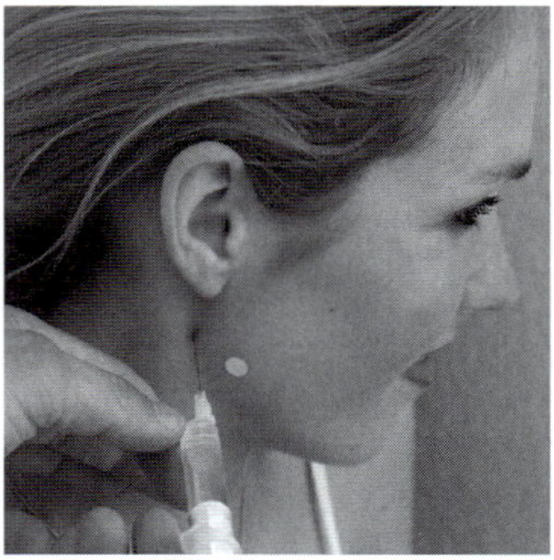

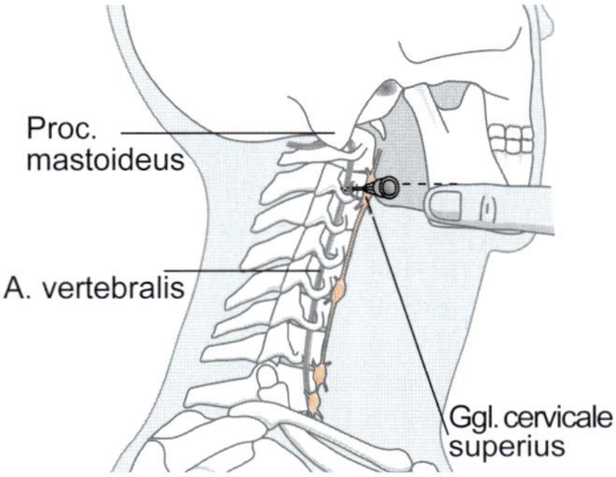

Abb. 10.4.10 Injektion an das Ganglion cervicale superius.

Der Einstichpunkt liegt immer ventral des Vorderrandes des M. sternocleidomastoideus!

Injektionstechnik

- Nadel zielt auf entsprechenden Punkt der Gegenseite (Einstichrichtung 0°; ▶ Abb. 10.4.10).
- Einstichtiefe: ca. 4 cm, kein Knochenkontakt (▶ Abb. 10.4.11)

Wichtig

- sorgfältige Aspiration in mehreren Ebenen (cave: dünnkalibrige 40er Nadel)
- langsame Injektion in kleinen Dosen, jeweils danach Beobachtung des Patienten auf zentralnervöse Nebenwirkungen

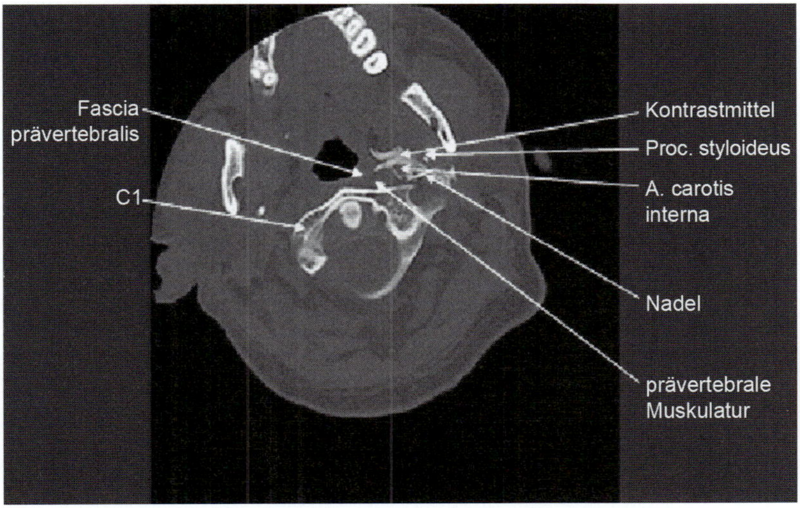

Abb. 10.4.11 CT-Schnittbild einer Injektion an das Ganglion cervicale superius.

Gefahren und Komplikationsmöglichkeiten

- Beachte: Der Patient darf mindestens 10 min nichts schlucken; kontinuierliche Überwachung des Patienten.
- Eine erforderliche **Injektion auf der Gegenseite** sollte erst ist der nächsten Sitzung, oder in gleicher Sitzung allenfalls frühestens nach völligem Abklingen der injektionsbedingten Folgeerscheinungen durchgeführt werden (z.B. nach 1 h).
- Injektion in A. vertebralis oder A. carotis
- Hämatom in der prävertebralen Muskulatur

Fehler und ihre Behebung

Problem	Ursache	Behebung
kein Horner-Komplex	bei dieser Injektion (im Gegensatz zum Ggl. stellatum) nach den Erfahrungen des Autors kein Kriterium für eine korrekte Injektion	
keine oder schwache Wirkung	Indikation richtig gestellt? Zu kurzer Zeitraum der Nachbeobachtung?	Überprüfung der Indikation und Technik
starke Schmerzen		bei zu starken Schmerzen Abbruch der Injektion.
nach 2–3 cm Knochenkontakt	Nadellage zu weit dorsal.	Abbruch der Injektion, keine Nadelkorrektur! Wiederholung je nach Patient und Situation
Procaingeschmack	Injektion im Pharynx, Nadellage zu weit ventral	Abbruch der Injektion

Bewährte Kombinationen

In der gleichen Sitzung sollten in der Regel außer der i.v./p.v.- keine weiteren Injektionen mehr durchgeführt werden, da durch die gleichzeitige Beeinflussung von Sympathikus und Parasympathikus und durch die zentralnervöse Wirkung bereits erhebliche Effekte ausgelöst werden.

10

10.4.5 Ganglion stellatum

Lorenz Fischer

Schwierigkeitsgrad: 1
Wichtigkeit: 3

Die Injektion an das Ganglion stellatum (Sternengeflecht) des sympathischen Grenzstrangs gehört zu den ältesten Techniken der diagnostischen und therapeutischen Lokalanästhesie. Sie gehört zu den Injektionen mit dem breitesten Indikations- und Wirkungsspektrum.

In der Anästhesie ist die Injektion praktisch bedeutungslos (keine Erwähnung bei [Braun 1913]). Erst René Lériche entwickelte und verfeinerte die Technik und erarbeitete nicht zuletzt anhand der Grenzstranginjektionen sein Konzept der „chirurgie de la douleur“ [Lériche 1925].

Verschiedenste Variationen wurden in den vergangenen Jahrzehnten publiziert:

- **Technik nach R. Herget** [Herget 1943]: von ventral, medial des M. sternocleidomastoideus, auf Höhe der 1. Rippe, modifiziert von Schmit (1955) und Nolte [Killian 1973] auf Höhe des Krikoids (6. HWK);
- **Technik nach Reischauer:** von dorsal entlang des Querfortsatzes des 6. Halswirbels

- **Technik nach Lériche und Fontaine** (1934): Zugang von lateral auf Höhe der 1. Rippe, modifiziert von Pitkin, auf Höhe des 7. HWK (Processus transversus) [Nolte 1973]; sie stellt die Grundlage der heutigen Injektionstechnik dar und wurde von Dosch unter Berufung auf De Séze in der ersten Auflage erstmals für die Neuraltherapie adoptiert, 1963 noch auf Höhe der 1. Rippe [Dosch 1963], in späteren Auflagen dann modifiziert ca. 2 cm höher auf Höhe des 6. HWK (Tuberculcum caroticum).

Wegen mangelnder anatomischer Orientierungsmöglichkeiten der Techniken von ventral und dorsal sollte die modifizierte Technik von lateral bevorzugt angewandt werden.

Die Komplikationsrate bei therapeutischer Anwendung ist um ein Vielfaches geringer als bei der Stellatumanästhesie (hierzu mehr ▶ unten Gefahren und Komplikationsmöglichkeiten).

Neuroanatomie und Pathophysiologie

- In 75–80% sind das unterste Ganglion des zervikalen Grenzstrangs (Truncus sympathicus) und das oberste Ganglion des thorakalen Grenzstrangs miteinander verschmolzen zum Ggl. cervicothoracicum (Ggl. stellatum).
- Das Ggl. stellatum liegt innerhalb der Lamina praevertebralis fasciae cervicalis vor der prävertebralen Muskulatur (M. longus colli; ▶ Abb. 10.4.12). Es liegt auf Höhe des Köpfchens der 1. Rippe (etwas variabel).

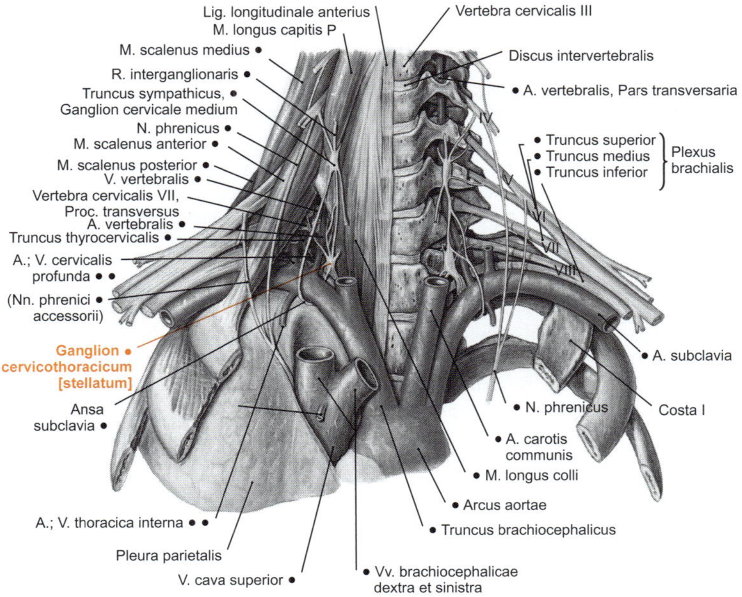

Abb. 10.4.12 Anatomie des Ganglion stellatum.

- Die sympathische Innervation der vom gleichseitigen Ggl. stellatum abgehenden Fasern (Divergenzprinzip) betrifft das gleichseitige obere Körperviertel, d.h. je die Hälfte von Kopf-, Hals- und Brustraum. Der präganglionäre sympathische Zustrom erfolgt aus dem Nucleus intermediolateralis der Spinalsegmente C8–Th5.
- Das Ggl. stellatum ist mit praktisch allen Strukturen der oberen Körperhälfte verbunden: mit den benachbarten Ganglien, dem Plexus brachialis, den kranialen Interkostalnerven, dem N. phrenicus, dem N. vagus (und dem N. laryngeus recurrens). Zudem versorgen Fasern aus dem Stellatum das Herz und alle Gefäße, den Ösophagus, die Trachea, Schilddrüse, Thymusdrüse, Lunge usw.
- In der Peripherie bestehen Verbindungen zum Parasympathikus, z.B. über den Plexus cardiacus. Eine weitere Verbindung zum Parasympathikus besteht indirekt via Ggl. cervicale superius – N. jugularis – N. vagus und damit zu den Bauchorganen.

Wirkung der Injektion

Die Infiltration von Lokalanästhetika an dieses Grenzstrangganglion führt zu einem fast schlagartigen Verschwinden vieler Beschwerden (▶ unten) in einem großen Einflussbereich, zumindest für die Zeit der Ausschaltung. Bei Wiederholung häufig bleibender Wegfall oder erhebliche Reduktion der Symptome.

Indikationen

Entsprechend der sympathischen Versorgung des oberen Körperviertels entsteht eine große Indikationsbreite, die topographisch aufgeteilt werden kann (▶ Tab. 10.16).

Tab. 10.16 Topographisch aufgeteilte Indikationen für die Injektion an das Ganglion stellatum.

Erkrankungen des Kopfes	Erkrankungen des Halses	Erkrankungen des Schultergürtels und der oberen Extremität	Erkrankungen des Thorax und seiner Organe
• zerebrale Durchblutungsstörungen, insbesondere frischer zerebrovaskulärer Insult • Schwindel • Kopfschmerzen verschiedenster Art (sympathisch-unterhaltene Schmerzen) • Durchblutungsstörungen der Zentralarterie und Zentralvene der Retina • Herpes zoster ophthalmicus • Schädel-Hirn-Trauma mit Hirnödem • Morbus Menière • Tinnitus (insbesondere akut) • Neuralgien (z.B. Trigeminus) usw.	• Zervikalsyndrom • Zervikozephal- und Zervikobrachialsyndrom • HWS-Schleudertrauma • vertebragener Schwindel • Schmerzen bei Tumorerkrankungen des Halses usw.	• Zervikobrachialsyndrom • Periarthropathia humeroscapularis (in Kombination mit lokaler und/oder Störfeldtherapie) • myofasziale Triggerpunkte und pseudoradikuläre Syndrome (gleichzeitig lokale Therapie) • Scalenus-Syndrom • Epicondylitis humeri radialis (gleichzeitig Therapie der Wirbelsäule und lokal) • Erfrierungen • Morbus Sudeck (CRPS 1) • Morbus Raynaud • Lymphödem nach Mamma-Amputation und Lymphknoten-Exstirpation • Tumorschmerzen der oberen Extremität usw.	• begleitend zur lokalen Therapie bei Brustwirbelsäulenerkrankungen • Pleuritis • Pneumonie (adjuvant) • Asthma bronchiale • chronische Bronchitis • Lungenembolie (Vasospasmen), adjuvant • Angina pectoris (adjuvant) • paroxysmale supraventrikuläre Tachykardie • Herpes zoster • Tumorschmerzen

Oft sind Symptome der einzelnen Regionen kombiniert: Bei einem primären oder sekundären (Störfelder u. a.) Reizzustand des Ggl. stellatum können Syndrome des oberen Körperviertels entstehen (z.B. Kopfschmerzen, Schwindel, Hyperhidrosis, Hautturgorerhöhung, Zirkulationsveränderungen, Muskelverspannungen, Herzrhythmusstörungen, Asthma und sogar neuropsychologische Veränderungen).

Wichtig ist die Stellatum-Injektion auch (diagnostisch, bei Wiederholung therapeutisch) bei sympathisch-unterhaltenem Schmerz (sympathetically mainted pain, z.B. bei CRPS 1/2).

Bei Siegen findet sich noch ein Hinweis auf eine gute Wirksamkeit der Stellatuminjektion in Kombination mit dem lumbalen Grenzstrang (▶ 10.4.7) bei Multipler Sklerose [Siegen 1953].

Spezielle Kontraindikationen

- Antikoagulation
- schwere kardiale Dekompensation
- schwere Überleitungsstörungen wie AV-Block II. bis III. Grades
- Bradykardie
- Rekurrens-Parese auf der Gegenseite
- Phrenicus-Parese auf der Gegenseite
- massives Lungenemphysem (Gefahr des Pneumothorax bei sehr hoch stehender Pleura-Kuppel)

Spezielle Aufklärung

- nach Injektion passageres Auftreten eines Horner-Symptomenkomplexes (Ptosis, Myosis, Enophthalmus) auf derselben Seite
- Rötung des Auges (verstärkte konjunktivale Durchblutung)
- Wärmegefühl im gesamten oberen Körperviertel infolge verstärkter Durchblutung
- evtl. Gefühl von Verstopfung der seitengleichen Nasenhälfte

Praktische Vorgehensweise

Technik nach Leriche/Dosch (leicht modifiziert). Die hier beschriebene Vorgehensweise ist sicher und komplikationsarm sowie technisch einfach und ohne großen (oder gar OP-ähnlichen) Aufwand in jeder Praxis durchführbar.

Material

- Nadel 0,4 ×20mm
- 3–5 ml Procain 1%

Lagerung des Patienten

Es gibt zwei Möglichkeiten:

- liegend, evtl. mit weichem Nackenkissen
- sitzend mit abgestütztem Kopf (geeignet für Patienten mit Spritzenangst)

Zur Palpation empfiehlt sich zunächst die Seitneigung des Kopfs **zur Injektionsseite hin**, damit sich der M. sternocleidomastoideus entspannt. Dadurch benötigt man weniger Druck mit den Fingern, mit denen das gesamte Gefäßnervenbündel zusammen mit dem M. sternocleidomastoideus gefasst und nach ventral weggeschoben wird.

Erst jetzt, bei liegendem Finger, wird der Kopf **zur Gegenseite gedreht** und etwas hyperextendiert.

Injektionsstelle

- Die Injektionsstelle liegt etwas weiter kranial als es der topographischen Lage des Ggl. stellatum entspricht. Bei 3–5 ml gelangt genügend Procain durch Diffusion an das Ganglion.
- am hinteren Rand des M. sternocleidomastoideus
- Den Übergang vom mittleren ins untere Drittel dieses Muskels durch Abmessen bestimmen.
- Mit Zeige- oder Mittelfinger Muskel nach medio-ventral abdrängen, damit das darunter liegende Gefäß-Nerven-Bündel des Halses (A. carotis communis, V. jugularis interna, N. vagus) ebenfalls von der Injektionszone weggedrängt wird.
- Mit dem Mittelfinger kleine knöcherne Vorwölbung ertasten (Tuberculum anterius des Querfortsatzes des 6. Halswirbels); dieses bei C 6 am weitesten vorspringende Tuberculum anterius heißt Tuberculum caroticum und dient als knöcherner Orientierungspunkt.
- Während der Injektion bleibt der tastende Finger auf diesem Tuberculum.
- 1 mm kranio-medial der Fingerspitze einstechen (▶ Abb. 10.4.13).

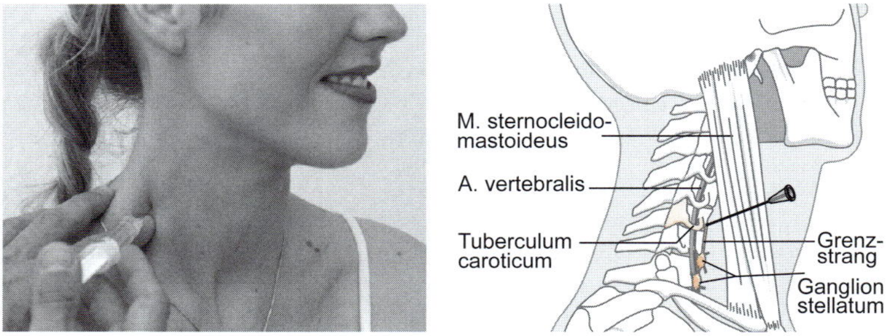

10

Abb. 10.4.13 Injektion an das Ganglion stellatum.

Diese Injektionsstelle liegt bewusst etwas kranial des Ggl. stellatum: einerseits wegen des sicheren knöchernen Palpationspunkts, andererseits kann man auf dieser Höhe selbst bei Emphysematikern keinen Pneumothorax setzen.

Injektionstechnik

- nach dorsal und medial je 45° (ca. auf die Spitze des Vertebra prominens zu) (▶ Abb. 10.4.14)
- Die Nadel gleitet nun knapp medial am Tuberculum caroticum vorbei.
- Die Einstichtiefe beträgt je nach Dicke des Gewebes 12–20 mm. (Druck durch den Finger verringert die Distanz).
- Sorgfältig aspirieren.
- Nach einer Probeinjektion von 0,1–0,2 ml abwarten: zentrale Symptome? Falls die Probeinjektion gut vertragen wird, können 3–5 ml langsam deponiert werden.
- Durch Diffusion gelangt das Procain dann nach kaudal ans Ggl. stellatum, nachgeholfen werden kann mit einer leichten Massage von kranial nach kaudal (eingerollter Tupfer).
- Nach der Injektion sollte der Patient mit seinen Fingern auf dem Tupfer am Injektionsgebiet für etwa 3 min eine leichte Kompression ausführen.

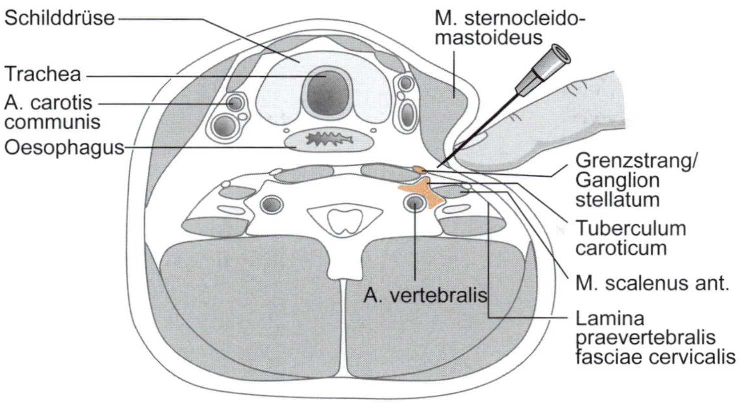

Abb. 10.4.14 Injektion an das Ganglion stellatum, Schnitt durch den Hals.

Gefahren und Komplikationsmöglichkeiten

Die Komplikationsrate bei der hier beschriebenen Anwendung ist um ein Vielfaches geringer als bei der üblichen Stellatumanästhesie. In der Praxis des Autors fanden sich retrospektiv bei über 1000 Injektionen mit Horner-Syndrom in den vergangenen Jahren keine einzige schwere Komplikation. Hahn-Godeffroy gibt in einer retrospektiven Sammelstatistik mit 175.000 Stellatum-Infiltrationen 19 schwere Zwischenfälle an (=1/10.000) [Hahn-Godeffroy 1983]. Die Gründe dieser höheren Sicherheit liegen an der Injektionstechnik, der Menge und der Wirkdauer der verwendeten Lokalanästhetika.

Zur Gewährleistung dieser Risikoarmut sind eine Reihe von Vorsichtsmaßnahmen unbedingt einzuhalten:

- Nadel nicht zu weit dorsal ansetzen und Stichrichtung nicht zu stark von lateral nach medial wählen, sonst Gefahr der Punktion einer Liquortasche oder des Foramen intervertebrale mit entsprechenden Folgen (▶ 6.7 Komplikationen)
- Sorgfältige Aspiration ist besonders wichtig: Auch wenn die A. carotis communis weggedrängt wurde, ist doch die Nähe der A. vertebralis zu beachten. Bei Aspiration von Blut muss die Injektion sofort unterbrochen werden.
- Bei Aspiration auch auf Liquor achten! Auch in diesem Fall Unterbrechung der Injektion.
- Durch Diffusion größerer Mengen Lokalanästhetika oder zu weiter Injektion nach medial, kann die passagere Blockierung des N. recurrens eine vorübergehende Heiserkeit verursachen und/oder eine kurzzeitige Lähmung des N. phrenicus auftreten (Perkussion). Beides ist harmlos und dauert maximal 20–30 min. Bei vorbestehenden Lungenerkrankungen kann zur Unterstützung etwas Sauerstoff gegeben werden.
- extrem selten: Pneumothorax; bei Lungenemphysem und fehlerhafter zu weit kaudaler Injektionsstelle theoretisch möglich

Fehler und ihre Behebung

Problem	Ursache	Behebung
versehentliche Injektion in tiefere Anteile der Nackenmuskulatur	zu weit dorsal	harmlos
Schweregefühl der Schulter	miterfasste sensible Nerven im Halsgebiet	harmlos
versehentliche Injektion in Halsgefäße – gefährlich!	nicht genügend aspiriert	Aspirationsregeln streng einhalten, Abbruch der Injektion, Notfallbereitschaft
Heiserkeit	Rekurrensparese	harmlos, bei Verwendung von Procain nach 10–20 min abgeklungen
kein Horner-Syndrom ausgelöst	Stichrichtung fehlerhaft	vor Wiederholung Technik überprüfen
nur Taubheit von Unterarm und Hand	Injektion zu weit dorsal-lateral an die Spinalwurzel C6/C7	vor Wiederholung Technik überprüfen

10.4.6 Ganglion coeliacum

Hans Barop

Schwierigkeitsgrad: 3
Wichtigkeit: 3

10

- Erstbeschreibung durch Kappis 1918
- Wischnewskij 1933: „Injektion an den oberen Nierenpol" im Interkostalraum, ebenso bei Siegen 1951, Anonymus 1951 und Killian 1973 als therapeutische (thorakale) Grenzstrangblockade im Bereich von Th10-12, riskante Technik (Pneumothorax)
- intraoperative ventrale Splanchnikusinjektion wird von Killian (1973) beschrieben
- Injektionstechnik bei Dosch in der 1. Auflage als „abdominaler Grenzstrang" noch horizontal durch den Interkostalraum der 11. Rippe [Dosch 1965], in späteren Auflagen zwischen 11. und 12. Rippe schräg nach kranial [Dosch 1999]
- Injektionstechnik nach Symington, tieferer Einstichpunkt bei L1, modifiziert durch den Autor [Barop 1996], so dass die ursprünglichen Risiken erheblich verringert werden konnten, in erster Linie durch die Orientierung am Knochenkontakt vom Wirbelkörper L1 und die Umgehung der Pleuragrenze.

Die Injektion gehört zu denjenigen mit dem breitesten Indikationsspektrum, aber auch mit der schwierigsten Technik.

Neuroanatomie und Pathophysiologie

- Das Ganglion coeliacum ist ein Teil des Plexus coeliacus, einem dichten Geflecht aus sympathischen und parasympathischen Fasern des Bauchraums (▶ Abb. 10.4.15).

- Der Plexus coeliacus liegt hufeisenförmig um die Aorta abdominalis in Höhe L1.
- Die Nn. splanchnici major (Th5–9) und minor (Th10–11) stammen aus dem sympathischen Grenzstrang und strahlen in Höhe L1 nach ventral in das rechte und linke Ggl. coeliacum ein.

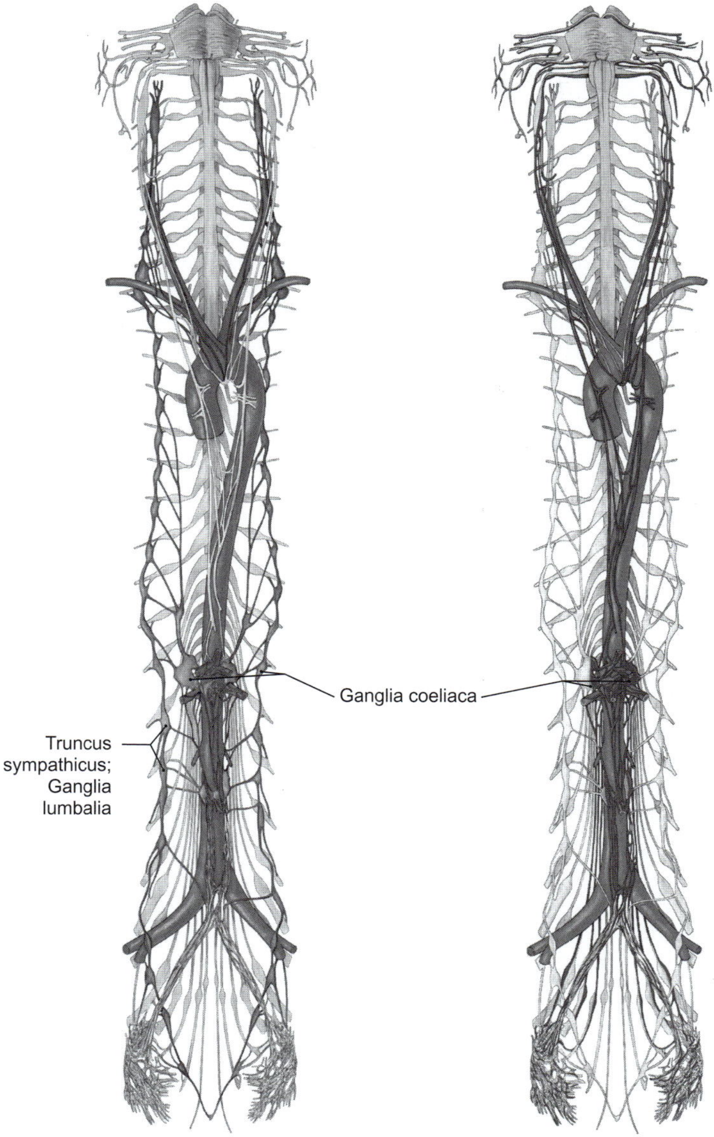

Abb. 10.4.15 Anatomie von Ganglion coeliacum und Plexus coeliacus.

- Auf der rechten Seite münden große Anteile des N. vagus in den Plexus coeliacus (Rami coeliaci).
- Eine Irritation des Ganglion coeliacum (z.B. pathologische Afferenzen aus dem N. vagus) kann erhebliche Funktionsstörungen der intraabdominellen Organe verursachen: Colon irritabile, Sekretionsleistungsstörungen der Leber, der Gallenblase, des Pankreas und des Magens (Hyperazidität).

Wirkung der Injektion

Die Injektion an das Ganglion coeliacum bewirt eine Unterbrechung sympathischer wie parasympathischer Afferenzen und Efferenzen.

Die vom Autor modifizierte Injektionstechnik (ursprünglich nach Symington) bewirkt nicht eine Ausschaltung, sondern eine passagere Dämpfung des Ganglion coeliacum („reset"):

- efferent eine Sympathikolyse und Parasympatholyse
- afferent eine Reduktion der vegetativen Irritation (Viszerosensibilität), die zur Besserung der Perfusion der Abdominalorgane und damit der Organfunktion führt

Auch die Funktion des Ggl. coeliacum selbst wird über die durchblutungsverbessernde Wirkung der Lokalanästhetika, insbesondere des Procains optimiert.

Indikationen

Gehört zu den Injektionen mit dem größten Indikationsgebiet.

Lokale Beschwerden im Oberbauch:

- Obstipation, Diarrhö, chronische Verdauungsstörungen
- chronisch-rezidivierendes Erbrechen, unklare Nausea (nach Abklärung)
- paralytischer Ileus
- akute und chronische Entzündungen des Magen-Darm-Trakts, Gastritis, Ulcus ventriculi et duodeni
- akute und chronische Entzündungen der Leber und Gallenblase
- akute und chronische Pankreatitis
- Gallenkolik, Postcholezystektomie-Syndrom
- Colitis ulcerosa und M. Crohn
- Nahrungsmittelunverträglichkeit

Lokale Beschwerden im Urogenitalsystem:

- entzündliche und degenerative Erkrankungen des Urogenitalbereichs
- unklare Unterbauchschmerzen, Pelvipathie (nach Abklärung)

Abdomen als pathogene Zone und Störfeld:

- Nahrungsmittel-Unverträglichkeit
- Divertikulitis bei fehlender OP-Indikation
- hepatorenales Syndrom
- viszeraler Tumorschmerz
- Störfeldsuche im Bereich des Abdomens

Befunde und Symptome, die für diese Injektion sprechen:

- unklare abdominelle Beschwerden jeglicher Art, wie Spannungsgefühl, Übelkeit, chronische Verdauungs- und Darmentleerungsstörungen; „Druck über der Leber" usw.
- Triggerpunkte der Bauchdecke
- Störungen in den Head-Zonen bei Druck auf die Haut von Th5–11

Spezielle Kontraindikationen

- Gerinnungsstörung jeder Art
- große Nierenzysten, Hufeisenniere, Aneurysmen
- Z.n. Nephrektomie der anderen Seite

Spezielle Aufklärung

- häufig: leichter Durchtrittsschmerz bei Passieren der Muskelfaszie
- gelegentlich:
  - leichtes Unwohlsein für 2–3 min (flaues Gefühl)
  - Wärmegefühl im Bauch
- selten: Punktion des M. psoas (leichtes Ziehen in der Leiste, Beinheberschwäche für 1–3 Tage)
- sehr selten:
  - Liquorpunktion, bei atypischer Ausstülpung einer Duratasche
  - Pneumothorax

Praktische Vorgehensweise

Material

- Nadel 0,6×80 (blau) bei schlanken und normalgewichtigen Patienten
- 0,9×120 (grün) bei extremer Stammadipositas (dicke Subkutis)
- 4–6 ml Procain 1 % + ca. 1–2 ml für Stichkanal + Hautquaddel (in zweiter Spritze)

Lagerung des Patienten

- auf Liege sitzend, leicht nach vorne gebeugt, Hände seitlich auf die Liege gestützt
- Gefahr einer vegetativen Kreislaufreaktionen beachten (Kollaps – sofortige Lagerung auf der Liege)
- Patient normal atmen lassen, um unnötige Anspannung zu vermeiden
- Ausreichend Zeit für Injektion lassen.

10

Injektionsstelle

- Identifikation des Dornfortsatzes L1 und L2 (über Hilfslinie Darmbeinkammlinie bei L4, ▶ Abb. 10.4.16 Hilfslinien zur Orientierung)

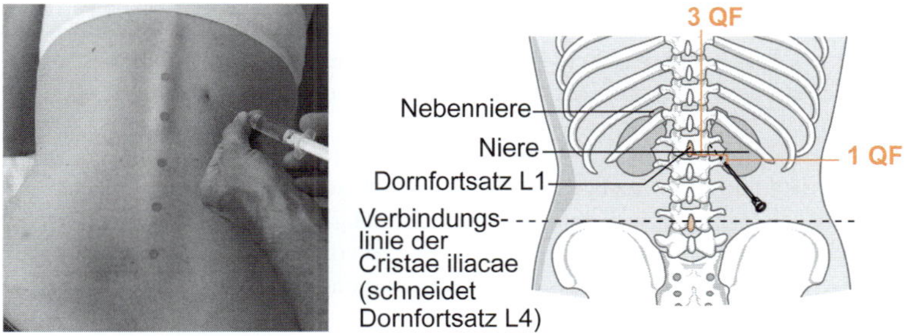

Abb. 10.4.16 Injektion an das Ganglion coeliacum.

- 1 QF unterhalb der Unterkante des Dornfortsatzes L1
- 3 QF lateral der Medianlinie

Injektionstechnik

- Ziel der Injektion ist die Ober- und Vorderkante des Wirbelkörpers von L1 (▶ Abb. 10.4.16, ▶ Abb. 10.4.17)
- Einstich 20° nach medial und 20° nach kranial
- Vorschieben unter leichtem Stempeldruck
- bei 3 und 5 cm Tiefe Durchstich durch die schmerzempfindliche Muskelfaszie, kurz für den Patienten schmerzhaft
- nach 6–8 cm Knochenkontakt: Man hat die laterale Wirbelkörperkante von L1 erreicht.
- Hier sorgfältig in zwei Ebenen aspirieren.
- Infiltration von 3–5 ml
- Nadelentfernung unter leichtem Stempeldruck

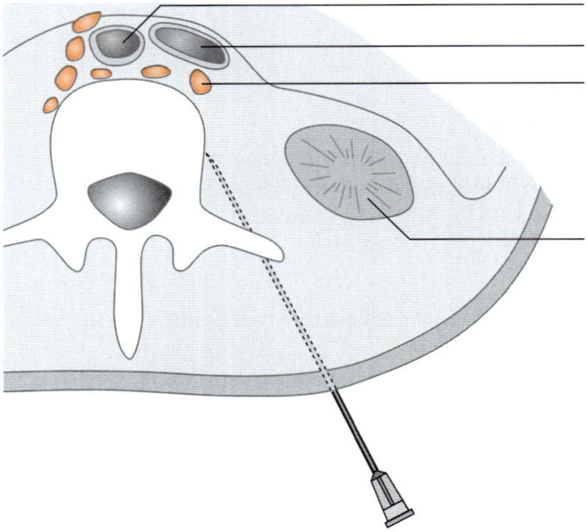

Abb. 10.4.17 Injektion an das Ganglion coeliacum, Schnitt durch den oberen Bauchraum.

Gefahren und Komplikationsmöglichkeiten

- kleine Hauthämatome in Haut, Subkutis, Muskulatur in ca. 10%, verschwinden nach 1–3 Tagen; durch äußere Kompression vermeidbar
- perivertebrales Hämatom (leichter Druck bei Bewegung der WS) für 3–4 Tage < 0,1%
- Schmerzempfindlichkeit in 3–4 cm Tiefe: Faszienschmerz der Rückenmuskulatur
- Durch die Infiltration von bereits 5 ml Procain 1% werden Anteile des rechten bzw. linken Ggl. coeliacum erreicht. Die vollständige Umflutung des Ganglion bzw des Plexus, wie sie früher zu operativen Zwecken vorgenommen wurde, ist wegen der Gefahr der Kreislaufdepression zu vermeiden und auch nicht erforderlich.

Fehler und ihre Behebung

Problem	Ursache	Behebung
oberflächlich schmerzhafte Injektion	zu langsam eingestochen	vorherige gründliche Haut- und Unterhautanästhesie mit dünner Nadel (0,4×40)

Knochenkontakt nach 4–5 cm	Querfortsatz des Wirbelkörpers L1	Nadel bis kurz vor die Haut zurückziehen und flacher ansetzen, so dass Nadel **unter** dem Querfortsatz hindurchgleitet
Blitzschmerz L1-Gebiet	Berührung des Spinalnerven von L1	harmlos; Nadel weiter medial ansetzen
heftiger Flankenschmerz in 6–8 cm Tiefe	Kontakt mit Niere? Nadel zu weit lateral gerichtet	Nadel entfernen, Abbruch der Injektion, ggf. Urin- und Sonografiekontrolle
Beinheberschwäche	Psoasreizung	hält meist 1–3 Tage an, verschwindet spontan
plötzlicher Husten, Atemnot	Pleurapunktion	Notfallintervention, Klinik-überwachung

Bewährte Kombinationen

- Bauchkranz ▶ 10.3.8 Segment Darm
- Nabelinjektion ▶ 10.1.8
- Triggerpunkte der Bauch- und Rückenmuskulatur ▶ 10.2.8 und ▶ 10.2.10
- S2–4-Injektion ▶ 10.3.11
- Plexus uterovaginalis ▶ 10.4.9 und ▶ 10.4.10

10.4.7 Lumbaler Grenzstrang

Elmar Außerer

Schwierigkeitsgrad: 3
Wichtigkeit: 2

- eine der ältesten Techniken in der Geschichte der Lokalanästhesie
- als paravertebrale Leitungsanästhesie erstmalig von Selheim und später Läwen beschrieben (zit. nach [Braun 1913])
- zur therapeutischen Anwendung von Schmerzen im Bauch- und Beckenraum erstmalig beschrieben vom russischen Neuraltherapeut A.W. Wischnewski [Wischnewski 1935]
- galt zeitweilig als gefährliche Methode [Becke 1987]
- Mit der strengen Orientierung an anatomischen Strukturen kann sie von geübten Neuraltherapeuten sicher und erfolgreich angewandt werden.

Synonyme:

- Infiltration des Truncus sympathicus lumbalis (TSL)
- Injektion an den paravertebralen lumbalen Sympathikus

Neuroanatomie und Pathophysiologie

- Der lumbale Grenzstrang tritt von kranial zwischen medialem und lateralem Zwerchfellschenkel durch das Zwerchfell und gelangt medial der Psoasmuskulatur ins kleine Becken (▶ Abb. 10.4.15). Über das Promontorium setzt er sich in seinen sakralen Abschnitt fort, wo er am sakrokokzygealen Übergang mit dem Ggl. impar endet [Eisel 1987].

- Der lumbale Grenzstrang besteht meist aus vier Ganglienpaaren, die in Höhe der zugehörigen Spinalnerven liegen. Die Ganglien befinden sich entlang der Wirbelsäule an der anterolateralen Seite der lumbalen Wirbelkörper und medial des M. psoas.
- Der Truncus sympathicus und seine Ganglien sind eingebettet zwischen zwei schützenden Faszien, die eine Stützfunktion für das sympathische Nervensystem und die Rami communicantes ausüben: die Psoasfaszie und der ventrolaterale Teil des vertebralen Periosts.
- In unmittelbarer Nachbarschaft der lumbalen sympathischen Ganglien liegen:
  - Gefäße (Aorta, V. cava inferior) und deren periadventitielles Geflecht
  - Nerven (somatische Nerven und Rami communicantes) und Nervenplexus
  - Ligamenta (Ligg. intervertebralia, Lig. longitudinale anterior etc.)
  - Processus transversus
  - Corpus vertebrae mit anliegendem Periost
  - Muskulatur und deren Ansätze (M. psoas major)
- Alle oben genannten Strukturen sind zudem im lockeren und festen Bindegewebe eingebunden.
- Die lumbalen Ganglien sind für die sympathische Steuerung der unteren Extremität, anteilig des kleinen Beckens sowie der Wirbelsäulenmuskulatur und -haut (Ramus posterior) verantwortlich.
- Das jeweilige Ganglion eines Wirbelkörpers liegt horizintal zur Ebene des Dornfortsatzes des gleichnamigen Wirbels: Ganglion L3 auf der Höhe von Dornfortsatz L3 usw. Hierdurch ist eine leichte Orientierung für die Injektion gewährleistet.

Wirkung der Injektion

Bei jeder Injektion an den Truncus sympathicus mit einem Lokalanästhetikum erhält man nicht nur rein vegetative Reaktionen, sondern man erreicht auch infolge der Umflutung mit dem Lokalanästhetikum umliegende Strukturen wie Band- und Stützapparate, Facettengelenke, Muskulatur, Gefäße, Nerven und Nervenscheiden, Dura-Ausstülpungen und Fascien.

Man injiziert niemals **in** das Ganglion (im Gegensatz zur neurolytischen Blockade) sondern **an** das Ganglion, dadurch wird bei jeder Injektion auch die Umgebung umflutet.

Das heißt, dass sich bei jeder Injektion:

- der vegetative Effekt der lumbalen Injektion auf die glatte Muskulatur aller Organe (Gefäße: Durchblutung, Eingeweide: Peristaltik, Ausscheidungsorgane: Entleerung, Haare) und auf manche Drüsen (Schweiß- und Verdauungsdrüsen) auswirkt.
- das Lokalanästhetikum schon bei einer geringen Menge von 3 ml in dem lockeren Bindegewebsraum zwischen der Fascia iliaca des M. psoas und dem Periost um (mindestens) eine Wirbelkörperhöhe in kranialer und kaudaler Richtung ausbreitet.

Es werden damit sämtliche Strukturen (motorische und sensible Teile des Plexus lumbalis, bzw. sacralis bei L4/L5-Injektion und Nn. splanchnici minores und minimi bei L1/L2-Injektion, Gefäße, Facettengelenkskapseln, Dura-Ausstülpungen, Muskulatur und verschiedenste Rezeptoren des Sehnen- und Bandansatzes) mit deren Funktionen in dieser Ausbreitungszone miterfasst. Dadurch werden wohl viele in der Neuraltherapie üblichen, nicht rein vegetativen Indikationen erklärbar.

Die Wirkung, die durch Lokalanästhetika-Injektion an den lumbalen Grenzstrang erreicht wird, beruht auf diesem vegetativen Effekt (Durchblutung, Senkung des sympathisch unterhaltenen Schmerzes), aber auch auf der anästhesiologischen Beeinflussung der umliegenden Strukturen.

Grenzen der Wirkung

Bevor man an den Grenzstrang injiziert, denke man daran, dass folgende Zustände einen direkten Einfluss auf nervale somatische wie vegetative Strukturen haben:

- Verklebungen und Elastizitätsverluste der Fascia iliaca und der darüber liegenden Fascia endothoracica
- Blockierungen der Facettengelenke
- Kontraktionen bzw. Verkürzungen der paravertebralen Muskulatur und der Crura diaphragmatica
- paravertebrale lymphatische Schwellung

Ein ständiger Reizzustand des sympathischen Grenzstrangs oder dessen Ganglien wird durch Löschen seines peripher liegenden Störfaktors behoben. Ganglien sind auf Zug und Druck äußerst sensibel. Nimmt man diesem ständig gereizten Ganglion den Reizfaktor weg, dann kann sich das Ganglion erholen und seine normale vegetative Funktion wieder aufnehmen. Allerdings sind diese Störungen nicht am Symptom (der Grenzstrangreizung) zu therapieren: Der Truncus sympathicus ist nur das leitende System und kann selbst nicht Ursache der Störung sein.

Indikationen

Erkrankungen der unteren Extremitäten:

- chronische Zirkulationsstörungen
- Claudicatio intermittens
- Z.n. Verbrennungen und Erfrierungen der unteren Extremitäten
- Ulcera cruris
- posttraumatische Osteoporose
- Phantomschmerz
- posttraumatische Dystrophien
- CRPS (complex regional pain syndrom) vom Typ I (sympathische Reflexdystrophie) und vom Typ II (Kausalgien)
- Sympathikusbeteiligung bei der Entstehung und Unterhaltung chronischer Schmerzzustände („sympathetically maintained pain", SMP)
- Schmerzen bei Gelenkversteifung
- Zusatztherapie nach Gefäßoperationen der unteren Extremität
- Hyperhidrosis der Beine

Erkrankungen der LWS:

- Lumbalgien und Ischialgien
- postischialgische Durchblutungsstörungen

Erkrankungen des kleinen Beckens:

- Schmerzen im kleinen Becken: Pelvipathie
- Adnexerkrankungen

Spezielle Kontraindikationen

- Gerinnungsstörungen: absolute Kontraindikation bei dieser Injektion!
- floride Entzündung der Haut im Punktionsbereich

Praktische Vorgehensweise

Mehrere Applikationsmodi möglich:

- medialer Zugang
- lateraler Zugang

Material

- Nadel 0,8×120 (grün), ggf. bei schlanken Patienten auch 0,6×80 (blau) möglich
- 3–5 ml Lokalanästhetikum: 0,5–1% Procain oder 0,5% Lidocain

Anmerkung: Hohe Konzentrationen des Lokalanästhetikums bewirken eine sensible, vegetative **und** motorische Nervenblockade. Niedrigere Konzentrationen des Lokalanästhetikums verursachen nur eine sensible und vegetative Reaktion. Sie reichen daher völlig aus, um die gewünschte rein vegetative Reaktion hervorzurufen.

Lagerung des Patienten

Es bestehen prinzipiell zwei Möglichkeiten:

- **Bauchlage:** Unterlegen eines Kissens, um die Querfortsätze zu entfalten und den Zugang zu erleichtern
- **vornübergebeugt im Sitzen:** Hier ist besonders auf eine gute Abstützung des Patienten mit den Armen auf einer stabilen Unterlage (Liege) unter strengster Berücksichtigung einer guten Kreislaufsituation zu achten. Anschließend Umlagern des Patienten auf die Liege.

Laterale Technik

- **Vorteil:** Die somatischen Spinalnerven werden nicht so leicht berührt.
- **Nachteil:** etwas schwierigere Technik, längerer Weg durch das Gewebe

Injektionsstelle

- 7–9 cm lateral der Medianlinie auf Höhe der Dornfortsätze
- Einstichstelle kennzeichnen

Injektionstechnik

- Stichrichtung ca. 45° zur Haut (▶ Abb. 10.4.18)

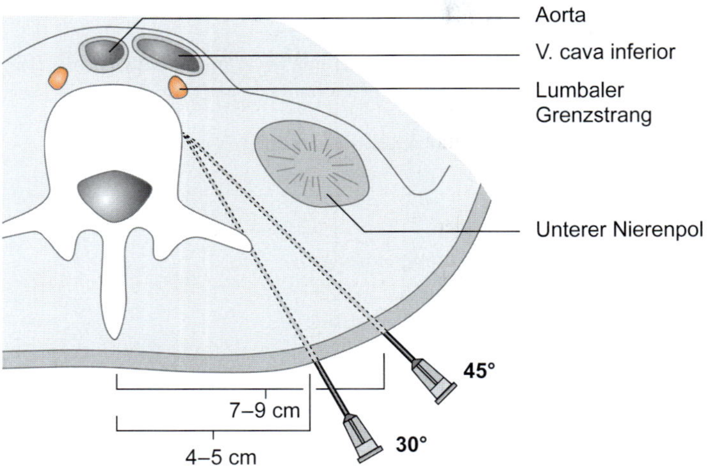

Abb. 10.4.18 Lage der Nadel bei der Injektion an den lumbalen Grenzstrang, mediale und laterale Technik, Schnitt durch den Bauchraum.

- Die Dornfortsätze liegen in der LWS zwischen der Höhe der Querfortsätze, so dass es mit größter Wahrscheinlichkeit bei beiden Techniken nach ca. 4–5 cm Stichtiefe zu keiner Knochenberührung mit dem Processus transversus kommt.
- Stößt die Nadel nach ca. 5 cm den Processus transversus, muss zurückgezogen und an dem Querfortsatz kaudal oder kranial vorbeigeführt werden, bis man direkt in ca. 8–10 cm Tiefe die laterale Seite des Wirbelkörpers erreicht.
- Die Öffnung der Nadel sollte zum Wirbelkörper weisen, um leichter daran vorbeigleiten zu können.
- Bei Erreichen des paravertebralen Raums in dem der Sympathikus liegt, verspürt man Widerstandsverlust (Resistenzverminderung: bemerkbar am Stempeldruck der Spritze).
- Aspiration in mindestens zwei Ebenen und Injektion von 3–5 ml Lokalanästhetikum

Mediale Technik

- **Vorteil:** leichtere Orientierung, kürzerer Injektionsweg
- **Nachteil:** Der somatische Nerv kann eher berührt werden (Schmerzsensation).

Injektionsstelle

- Injektionsort 4–6 cm lateral der Medianlinie und Winkel von 30° (▶ Abb. 10.4.18, ▶ Abb. 10.4.19)
- ansonsten Vorgehensweise und Orientierung an Querfortsätzen und Widerstandsverlust wie bei lateraler Technik

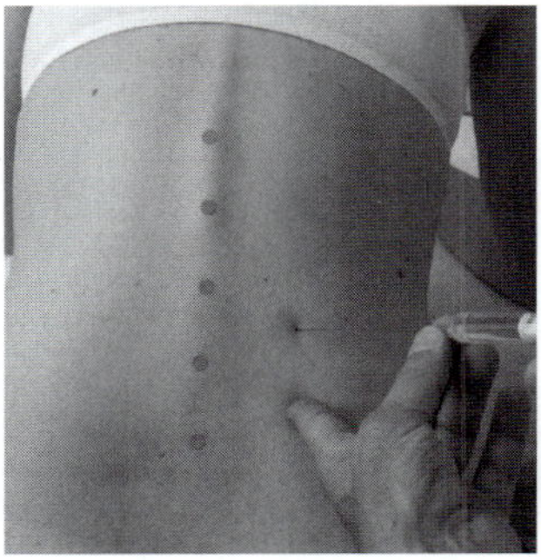

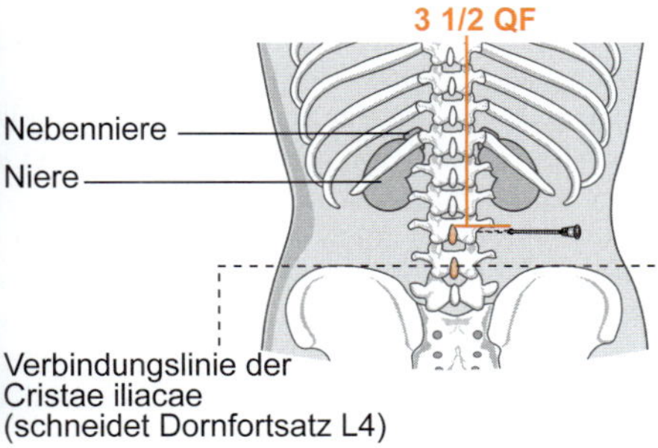

Abb. 10.4.19 Injektion an den lumbalen Grenzstrang, medialer Zugang.

Gefahren und Komplikationsmöglichkeiten

- gelegentlich:
  - Hypotonie
  - Parästhesien im sensiblen Versorgungsgebiet der betreffenden Etage
- selten:
  - leichtes Schweregefühl des gleichseitigen Beinhebers (Psoasirritation)
  - Hämaturie durch Nierenpunktion
- sehr selten:
  - Ureterpunktion
  - Spinalkanalpunktion
- Rarität:
  - Bandscheibenpunktion
  - Pneumothorax

10

Fehler und ihre Behebung

Problem	Ursache	Behebung
kein Knochenkontakt nach 8–9 cm	Injektionsrichtung zu weit lateral (bei medialer Technik)	Nadel vollständig neu ansetzen, größerer Winkel oder auf laterale Technik umwechseln
Knochenkontakt nach 4–6 cm	Auftreffen auf Processus transversus	neue Palpation der Dornfortsätze, Nadel tiefer oder höher ansetzen
Aspiration von Blut nach 10 cm	großes Bauchgefäß	Nadel zurückziehen, Kreislaufüberwachung, ggf. weitere Diagnostik zum Ausschluss eines retroperitonealen Hämatoms

10.4.8 Ganglion impar

Hans Barop

Schwierigkeitsgrad: 2
Wichtigkeit: 2

- Im Gegensatz zu der (obsoleten) präsakralen Injektion [Pendl 1949] (▶ Abb. 10.0.1), die den gesamten präsakralen Plexus beeinflussen sollte, beschränkt sich die Injektion an das Ganglion impar auf die Beeinflussung des letzten Grenzstrangganglions, das unpaar vor dem Steißbein liegt.
- Es handelt sich um eine neue Injektionstechnik, vom Zugangsweg mit der präsakralen Injektion mit gebogener Nadel von Goebel vergleichbar [Goebel 1984], aber erheblich risikoärmer.
- Erstbeschreibung durch den Autor in diesem Leitfaden
- Diese Technik ist für den Patienten mäßig unangenehm und für den Therapeuten einfach durchzuführen (gleiche Ausgangslage wie Plexus sacralis).
- Ein Verbiegen der Nadel ist nicht erforderlich, das Lokalanästhetika verteilt sich im präkokzygealen Raum und erreicht so das Ganglion impar durch Diffusion.

Neuroanatomie und Pathophysiologie

- Das Ggl. impar liegt als unpaares letztes sympathisches Grenzstrangganglion vor dem Os coccygis und bildet damit das Ende der Grenzstrangkette (▶ Abb. 10.4.15).
- Dieses in Anatomie-Lehrbüchern mitunter vernachlässigte Ganglion ist zuständig für die sympathische Versorgung des gesamten Beckenbodens einschließlich der dorsalen Anteile der Haut in der Region des Os coccygis und der sympathischen Versorgung des Steißbeins.
- Die direkte Einbindung in den Grenzstrang legt die afferente Verbindung zu höher gelegenen Grenzstranganteilen und damit die Verbindung zu den Beckenorganen insbesondere über den Plexus pelvicus nahe. Insofern ist bei dieser Injektion auch ein indirekter Einfluss auf höhere Grenzstrangganglien anzunehmen.
- Klinisch ist nach Traumata (Prellung, Sturz auf das Steißbein, Steißbeinfraktur, Geburtsverletzung, Operationen im Bereich des Enddarms) mit lang anhaltenden pathologischen Reizungen des Ggl. impar und in Folge mit Beschwerden im Bereich des Beckenbodens oder des Steißbeins zu rechnen.

Wirkung der Injektion

- Sympathikolyse im kleinen Becken und im Bereich der Strukturen des Beckenbodens
- Verringerung der afferenten Sympathikustätigkeit, mit allen Auswirkungen auf die afferente und efferente Antwort der gesamten sakralen und perinealen Region

Die Injektion an das Ganglion impar wirkt speziell auf die Beckenbodenmuskulatur, die Analregion und das äußere Genitale. Im Unterschied dazu bewirkt die sakrale epidurale Injektion (▶ 10.3.11) eine Beeinflussung des gesamten Sakralplexus, des für die gesamten Beckenorgane übergeordneten Plexus, der auch die Ischiasregion und den N. ischiadicus versorgt (ischialgiforme Beschwerden).

Indikationen

- Beckenbodenschmerz
- Kokzygodynie (auch posttraumatisch)
- unklare Analbeschwerden, Analekzem, Analspasmus
- Hämorrhoidalbeschwerden
- postoperative Beschwerden nach Analeingriffen (Hämorrhoiden, Fissuren) und Dermoidzystenoperation
- posttraumatische Schmerzen der Steißbeinregion nach „Sturz auf das Steißbein"
- Beschwerden der Dammregion, auch postoperativ und postpartal (Episiotomie)
- alle sonstigen unklaren Beschwerden im Bereich des Beckenbodens oder des Steißbeins nach Traumen (Prellung, Geburt, Operationen im Bereich des Enddarms)

Spezielle Kontraindikationen

- Blutgerinnungsstörung
- akute lokale Infektion (infizierte Steißbeinfistel, Phlegmone)
- Z.n. Steißbeinfistel (Gefahr des Fistelrezidivs)

Spezielle Aufklärung

- Bei der Infiltration kann es zu einem in die Dammregion ausstrahlenden Ziehen kommen.

Praktische Vorgehensweise

Material

- Nadel 0,4×40 (grau) oder 0,5×45 (orange), Nadel nicht abknicken!
- 3–4 ml Procain 1%, evtl. 0,5%

Lagerung des Patienten

- auf der Kante der Untersuchungsliege sitzend
- stark nach vorne gebeugt, so dass das Gesäß leicht (5–10 cm) angehoben ist

Injektionsstelle

- Palpation zur sicheren Identifikation des Os coccygis und dessen lateraler Begrenzung
- Einstich dicht am lateralen Rand des Steißbeins auf Höhe der Steißbeinmitte (▶ Abb. 10.4.20)

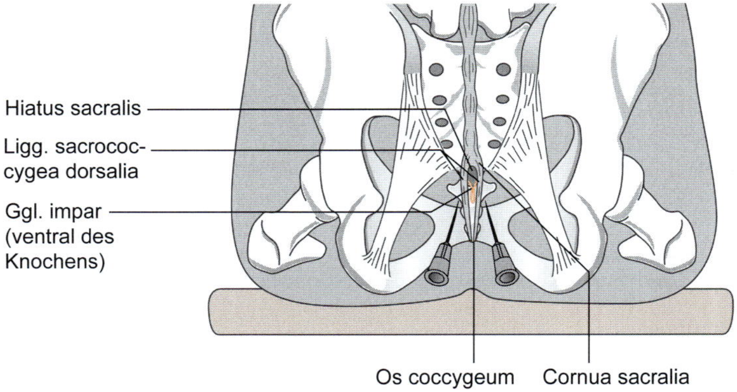

Abb. 10.4.20 Injektion an das Ganglion impar.

Injektionstechnik

- Einstichrichtung hängt von der individuellen Form des Steißbeins ab.
- Je nach Position des Steißbeins kann der Einstichwinkel unterschiedlich sein (weiter kranial richten, wenn Steißbein nach ventral abgeknickt).
- Nadel leicht konvergierend bis zum Knochenkontakt vorschieben.
- Nach Knochenkontakt Nadel etwas zurückziehen, direkt am Knochen vorbei Nadel nur 0,5 cm weiter vorschieben (nicht mehr!).
- Nadelspitze liegt damit in Höhe der ventralen Fläche des Os coccygeum.
- Je ca. 3 ml Procain präcoccygeal infiltrieren.
- beidseitige Injektion

10

Gefahren und Komplikationsmöglichkeiten

- Verletzung des Rektums (bei Vorschieben der Nadel mehr als 0,5 cm vor das Os coccygis)
- präkokzygeales Hämatom (asymptomatisch)

Fehler und ihre Behebung

Problem	Ursache	Behebung
oberflächlich schmerzhafte Injektion	zu langsam eingestochen	vorherige gründliche Haut- und Unterhautanästhesie
Knochenkontakt nach 1–3 cm	zu weit median: Auftreffen auf das Os coccygis	Nadel zurückziehen, neu den Knochen palpieren und neu ansetzen, so dass Nadel neben dem Knochenrand durchgleitet
leichtes Ziehen in der Dammregion	korrekter Sitz der Nadel!	
starker Schmerz	Periostschmerz, unsanftes Vorgehen	Injektion abbrechen
Aspiration von Luft	Nadelspitze in der (meist leeren) Ampulla recti	Injektion abbrechen

Bewährte Kombinationen

- Quaddelserie im Bereich des Sakrums ▶ 10.1.2
- sakrale epidurale Injektion ▶ 10.5.11
- bei gynäkologischen, urologischen und proktologischen Indikationen: Plexus uterovaginalis (Rektumeingriffe) ▶ 10.4.9

10.4.9 Plexus uterovaginalis, abdominale Technik

Barbara Doll

Schwierigkeitsgrad: 2
Wichtigkeit: 3

- Bei Anonymus 1952 ohne Angabe des technischen Vorgehens erwähnt, Injektion offenbar schon vor 1952 angewandt, beruhend auf einem Bericht von Daniel/Mavrodin 1938; bei W. Huneke 1952 und Siegen 1953 nur Darstellung der vaginalen Technik (vgl. ▶ 10.4.10); bei Dosch in 1. Auflage 1963 ausführlich beschrieben
- Die Injektion erfolgt retrosymphysär in das lockere Bindegewebe des Spatium Retzii. Hier werden die ventralen Fasern des Plexus vesicalis erreicht; durch Diffusion gelangt das Lokalanästhetikum auch zu den Fasern des Frankenhäuserschen Plexus. Außerdem werden Fasern des N. pudendus erreicht (erkennbar an einem spitzen, meist brennenden Schmerz in Klitoris, Ostium urethrae und unterem Scheidendrittel, beim Mann in der Penisspitze).
- Von einigen Autoren (z.B. Becke) wurde bestritten, dass diese Injektionstechnik den Plexus uterovaginalis überhaupt erreicht. Aufgrund anatomischer Untersuchungen der Injektionstechnik an der Leiche konnten diese Zweifel ausgeräumt werden [Giebel, Barop 2004].
- Sichere Injektion bei genauer Beachtung der Injektionstechnik. Die Injektion ist bei Frau und Mann möglich (vgl. ▶ 10.8.6 Prostatainjektion)

Synonyme:

- „abdominaler Frankenhäuser“
- Injektion an den gynäkologischen Raum

Varianten:

- ähnliche Injektionstechnik nach Troltsch („4M-Technik“) ist wegen unklarer Risiken heute weitgehend verlassen (vgl. ▶ 10 Historische Injektionstechniken)
- Injektionstechnik nach Becke: Injektion an der gleichen Stelle wie die hier beschriebene suprasymphysäre Technik am Oberrand der Symphyse, aber Injektionsrichtung nach lateral-kranial; Autor empfiehlt Injektion während eines Hustenstoßes. Kein erkennbarer Vorteil gegenüber der Standardtechnik; wird heute wegen der unklaren Lokalisation der Nadel und der unbekannten Komplikationsrate (Darm?) nur noch vereinzelt praktiziert.

Neuroanatomie und Pathophysiologie

Das kleine Becken der Frau beinhaltet neben Uterus, Adnexe und Ovarien auch die Endstrecken der Ausscheidungsorgane von Darm und Niere, also Ureter, Blase, Urethra, Sigma und Rektum. Es ist als Ort der Reproduktionsorgane von großer Bedeutung für den Bestand der Art und daher in seiner vegetativen und vasalen Versorgung in mehrfacher Weise, d.h. „redundant“, mechanisch und neurophysiologisch „abgesichert“.

Aus neuraltherapeutischer Sicht sind Störungen im Bereich der Urologie, Gynäkologie und Andrologie nicht voneinander zu trennen. Sie bilden vielmehr eine funktionelle Einheit. Eine Erkrankung (z.B. Beherdung) eines Teils zieht häufig Beschwerden und Funktionseinschränkungen in einem anderen Teil dieses Bereiches nach sich. Erkrankungen von Blase oder Darm können zu einer chronischen Adnexerkrankung (ggf. mit nachfolgender Fertilitätsstörung) führen und umgekehrt.

Neurophysiologisch und neuroanatomisch sind die Überschneidungen in den Hauptsegmenten der Spinalganglien und den gemeinsamen Anteilen der sympathischen und parasympathischen Plexus für diese gemeinsame vegetative Steuerung von Bedeutung.

Der Plexus pelvicus stellt die Fortsetzung des Plexus aorticus im kleinen Becken dar. Sympathische sind von parasympathischen Anteilen (Ganglia pelvica) hier nicht zu trennen. Der Plexus spaltet sich nach kaudal in mehrere abgrenzbare Anteile (▶ Abb. 10.4.21):

- pararektal: Plexus hypogastricus inferior
- paravesical: Plexus vesicalis
- Parametrium: Plexus uterovaginalis (Frankenhäuser Plexus), verbindet sich in der Plica rectouterina mit dem Plexus hypogastricus inferior

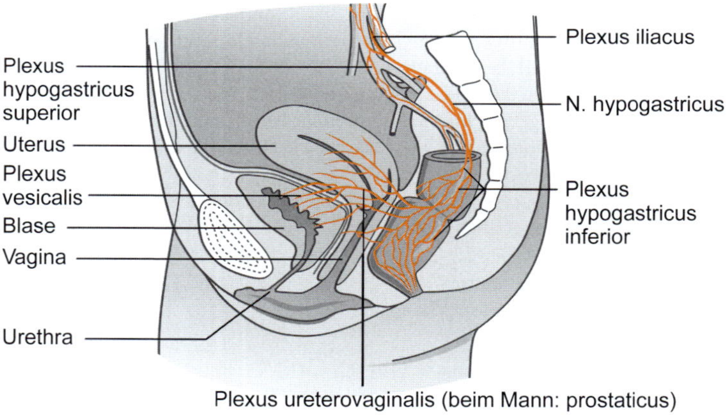

Abb. 10.4.21 Anatomie des Plexus pelvinus.

Weiterhin laufen in diesem breiten netzförmigen sympathischen Plexus auch:

- parasympathische Nn. splanchnici pelvici aus den Kerngebieten S2–4
- sympathische Nn. splanchnici sacralis aus S1–4
- Fasern des N. pudendus

Die Ovarien werden zusätzlich sympathisch über den Plexus ovaricus aus dem Ggl. coeliacum versorgt.

Ähnlich hochgradig vernetzt ist die **Gefäßversorgung** im kleinen Becken. Die Ausscheidungsorgane sowie vor allem der Uterus mit seinem Halteapparat und der Vagina als Muskelschlauch sind reichlich arteriell und venös versorgt. Aufgrund dieser Gefäßversorgung können Störungen des perivasalen Sympathikus zu Durchblutungsstörungen und zu Funktionsbeeinträchtigungen aller Organe des kleinen Beckens führen.

Wirkung der Injektion

- Reizung (Mikrotrauma) i.S. einer kybernetischen Störgröße (▶ 5.2 Kybernetik)
- Durchblutungsverbesserung im gesamten kleinen Becken, v.a. Blase und Genitale
- muskuläre Entspannung im kleinen Becken (z.B. bei einseitig verspanntem M. levator ani)
- Entspannung des Bandapparates einschließlich des Lig. sacrouterinum
- Entlastung des ISG durch Entspannung der sakrouterinen Bänder

Indikationen

Lokale Beschwerden: Beschwerden aller Organe im kleinen Becken, insbesondere chronische unklare Unterleibsschmerzen, Druckgefühl, genital bedingte Kreuzschmerzen

- Blase: Blasenbeschwerden, chronische „Cystitis", insbesondere abakteriell; interstitielle Zystitis; Dysurie
- Genitalbeschwerden:
  - Zyklusstörungen
  - Menstruationsbeschwerden, insbesondere Dysmenorrhoe, Hypermenorrhoe (nach Abklärung organischer Ursachen)
  - unspezifischer Fluor vaginalis (Ausschluss Infektion!)
  - Pruritus genitalis
  - Endometriose im Stadium R0 (adjuvant)
  - Narbenbeschwerden in der Genitalregion, z.B. Pfannenstielnarbe
  - Pudendusneuralgie
  - Dyspareunie (hier evtl. vaginale Technik wirksamer)
  - im Rahmen einer Sterilitätsbehandlung
  - alle Indikationen, bei denen die vaginale Technik (vgl. ▶ 10.4.10) nicht angewandt werden kann
- Rektum:
  - Obstipation, v.a. durch Stauung in der Ampulle (können Patienten selbst meist genau angeben)
  - Pruritus ani (nach Aussschluss anderer Ursachen)

Kleines Becken als pathogene Zone und Störfeld:

- bei Oberbauchbeschwerden
- bei kraniosakralen Störungen
- bei allen im Rahmen des Monatszyklus auftretenden „Monatsbeschwerden" wie zyklischer Migräne, PMS, zyklischen Darmstörungen, zyklischem Fluor, zyklischem Pruritus

Befunde und Symptome, die für diese Injektion sprechen: Pelvipathie mit Schmerzen insbesondere des Bandapparates bei der gynäkologischen Untersuchung mit

- Portioschiebeschmerz
- tiefem Nabeldruckschmerz als Hinweis auf chronische genitale Störung (O. Perschke)
- dolente Adnexregion ohne Infektionshinweis
- einseitig schmerzhafte Uterinbänder (meist links)

Spezielle Kontraindikationen

- große Tumoren im kleinen Becken
- relative Kontraindikation: übergroße Myome (wegen der veränderten anatomischen Verhältnisse)
- Schwangerschaft

Menstruation stellt für die abdominale Technik keine Kontraindikation dar.

Spezielle Aufklärung

- gelegentlich Hämatom der Bauchdecke
- selten Schmerzen im M. rectus abdominis beim Rumpfbeugen und Bücken
- typischer Brennschmerz im unteren Scheidendrittel bei Erreichen der Ausläufer des N. pudendus (Diese „Nebenwirkung" kann als Kriterium für eine erfolgreiche Injektionstechnik gewertet werden.)
- Hämaturie (bei Injektion mit voller Blase)

Praktische Vorgehensweise

Material

- Nadel 0,45×50 (orange); Standardgröße (bei sehr schlanken Frauen) 0,6×60 (blau), bei beleibteren Patientinnen 0,6 × 80 (blau)
- 3,5–5 ml 1% Procain je Seite

Lagerung der Patientin

- Patientin in Rückenlage, entspannt (Knierolle)
- mit zuvor entleerter Harnblase

Injektionsstelle

- 2–3 QF lateral der Medianlinie
- Tuberculum pubicum tasten
- falls erforderlich, Bauchdecke nach oben ziehen (lassen)
- ggf. Hautquaddeln setzen
- Nadel ruhig führen, Hand auf Bauchdecke des Patienten aufstützen
- Eingehen mit der Nadel oberhalb der Symphyse

Injektionstechnik

- ca. 10° in sagittaler Ebene und ca. 45° in horizontaler Ebene (▶ Abb. 10.4.22), nach kaudal gedanklich „in Richtung Anus" konvergierend und langsames Vorschieben der Nadel mit leichtem Stempeldruck, bis Patientin Schmerz im Bereich des unteren Scheidendrittels, der Vulva und des Ostiums urethale angibt (s.o.)

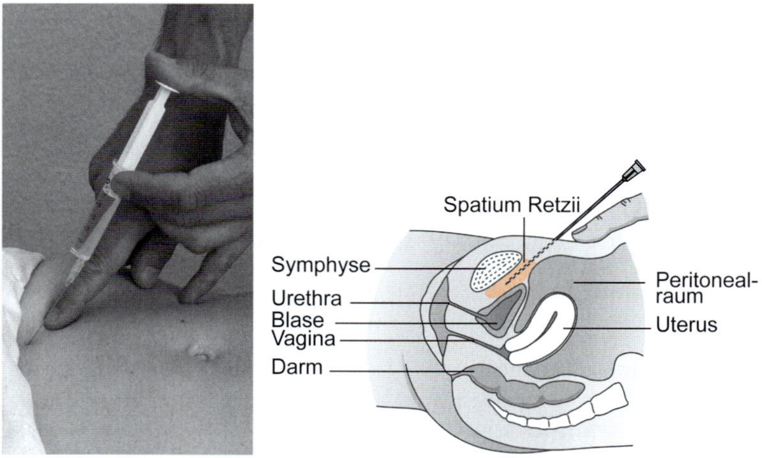

Abb. 10.4.22 Injektion an den Plexus uterovaginalis, abdominale Technik.

- Aufgrund der anatomischen Verhältnisse im Spatium Retzii empfiehlt sich hier nicht eine Aspiration (würde die weichen venösen Gefäße „ansaugen" und verletzen), sondern das Vorschieben der Nadel unter **kontinuierlichem Stempeldruck**, um das Bindegewebe und mit ihm die Gefäße von sich wegzuschieben. Mit dieser Technik deutlich geringere Hämatomrate.
- Auf diese Weise werden beidseits jeweils 5 ml Procain deponiert, bis das genannte Zeichen einer Pudendusreizung (Brennen im unteren Scheidendrittel) ausgelöst wird.
- Aspiration nach Positionierung der Nadel am Zielpunkt
- in der Regel Injektion beidseits
- Rückziehen der Nadel unter Belassen einiger Tropfen Procains im Stichkanal, insbesondere bei starken Vernarbungen der Bauchdecke nach Pfannenstielschnitt (Narbenbehandlung!)
- gefühlvolle Vorgehensweise bei ausgeprägtem Verwachsungssitus (meist Narbenplatte, Injektion etwas schmerzhafter als üblich)

Gefahren und Komplikationsmöglichkeiten

Insgesamt sehr einfache, sichere Injektion mit breitem Wirkungsspektrum.

- gelegentlich Bauchdeckenhämatom (ca. 1–2%)
- selten versehentliche Injektion in die Blase (0,1–1%), harmlos
- Kreislaufbeschwerden etwas seltener als bei vaginaler Technik

Die Injektion wird bei ungewöhnlich starken Schmerzen an der Injektionsstelle (z.B. bei Vernarbung) auf dieser Seite abgebrochen.

Fehler und ihre Behebung

Problem	Ursache	Behebung
Aspiration von Urin; rötlicher Urin nach Behandlung	Injektion in die Blase	harmlos; Blase vorher entleeren lassen
stärkere Blutung; Bauchdeckenhämatom	Verletzung der A. epigastrica inferior; Einstich zu weit lateral	erneuter Versuch, ggf. Abbruch der Injektion und gute Kompression
Injektion in den Darm	Einstich zu weit kranial und zu steil (kein Kontakt mit Symphyse)	Abbruch der Injektion, Kreislaufüberwachung, ggf. Notfallmanagement
Injektion sehr schmerzhaft	Erfassung von Bauchdeckennerven	Einstich weniger weit dorsal

10.4.10 Plexus uterovaginalis, vaginale Technik

Stefan Weinschenk

Schwierigkeitsgrad: 3
Wichtigkeit: 3

- wichtige und wirkungsvolle Injektion an den gesamten Nervenplexus des weiblichen Genitale, dessen Zentren parauterin und parazervikal gelegen sind

- Störungen der Organe des kleinen Beckens der Frau: Uterus, Adnexe und Ovarien, aber auch Blase, Urethra und Rektum können unmittelbar durch Palpation diagnostiziert (▶ 8.2.3) und in gleicher Sitzung neuraltherapeutisch ohne Umwege von vaginal behandelt werden. Sofortige Erfolgskontrolle nach Injektion ist möglich.
- Die vaginale Injektionstechnik des Uterus war bereits vor 1951 bekannt [Siegen 1951, Huneke 1952] und wurde in den 1950er Jahren von den Gynäkologen um Prof. Hermann Goecke, Universitätsfrauenklinik Münster, in großem Umfang angewandt und erforscht.
- Erstbeschreibung nicht bekannt, später dann bei Siegen 1953, W. Huneke 1953, Goecke 1953; bei Dosch in 1. Auflage 1963 ebenfalls beschrieben

Synonyme:

- „vaginaler Frankenhäuser"
- vaginale Injektion an den gynäkologischen Raum
- „Frankenhäuser nach Goecke"

Neuroanatomie und Pathophysiologie

Wie ▶ 10.4.9 abdominale Technik. Besonderheiten der vaginalen Technik:

- Plexus vesicalis wird direkt infiltriert (vgl. auch ▶ 10.8.10 Trigonum vesicae).
- Injektion erreicht besser die kaudalen Anteile des Plexus uterovaginalis (Frankenhäuser Plexus), weniger dagegen die Fasern des N. pudendus [Giebel 2005] (vermutlich aber indirekt durch Diffusion).

Wirkung der Injektion

- Durchblutungsverbesserung im gesamten kleinen Becken, v.a. Blase und Genitale wie bei abdominaler Technik (▶ 10.4.9), vermutlich aber bessere Wirksamkeit
- (reflektorische?) Wirkung auf die Kopfdurchblutung (Flush, Wärmegefühl)
- Blutdrucksenkung (vagoton?)

10

Indikationen

Wie ▶ 10.4.9 abdominale Technik. Darüber hinaus sind spezielle Indikationen für die vaginale Technik:

Lokale Beschwerden:

- Narbenbeschwerden im Bereich von Uterus und Vagina (Emmet-Riss, Vaginalriss, Z.n. Konisation)
- straffes Sakrouterinband (meist einseitig, Häufigkeitsverteilung links : rechts = 9:1)
- alle Beschwerden der Organe im kleinen Becken
- Dyspareunie

Gynäkologischer Raum als pathogene Zone und Störfeld:

- Störfeldausschaltung im Bereich des inneren Genitale,
- Endometriose im Stadium EEC R0 (vgl. ▶ 11.4 Frauenheilkunde)

Spezielle Kontraindikationen

- Abneigung gegen Annäherung an die Genitalregion (bei ca. 1–5% der Patienten)
- Virgo

Spezielle Aufklärung

- häufig ausgeprägter Vagotonus sehr schnell nach Injektion, dumpfer Kopf, Benommenheit
- gelegentlich vaginale Blutung (ggf. Tampon, Vorlage anbieten), nur sehr selten stärker als Menstruation

Praktische Vorgehensweise

Material

- Nadel 0,6×80 (blau)
- Nadel unter Beachtung steriler Kautelen 2x um je ca. 20° gegenläufig abknicken (vgl. ▶ Abb. 10.4.24)
- 3–5 ml 1% Procain je Seite

Lagerung der Patientin

- Injektion nur in Steinschnittlage auf dem gynäkologischen Stuhl mit Beleuchtung möglich
- mit entleerter Harnblase – sehr wichtig
- gute Ausleuchtung (Kolposkop) und gute Darstellung v.a. der lateralen Anteile der Zervix mittels geeignetem Einhand-Spekulum (Cusco-Spekulum)

Injektionsstelle

- links und rechts parazervikal bei 4 und 8 h etwa auf Höhe des Ansatzes des Lig. sacrouterinum (▶ Abb. 10.4.23)
- Nadel ruhig führen, Arm oder Hand z.B. auf Kolposkop aufstützen
- Eingehen mit der 6–8 cm Nadel nur ca. 0,3–0,5 mm tief subkutan (▶ Abb. 10.4.24)

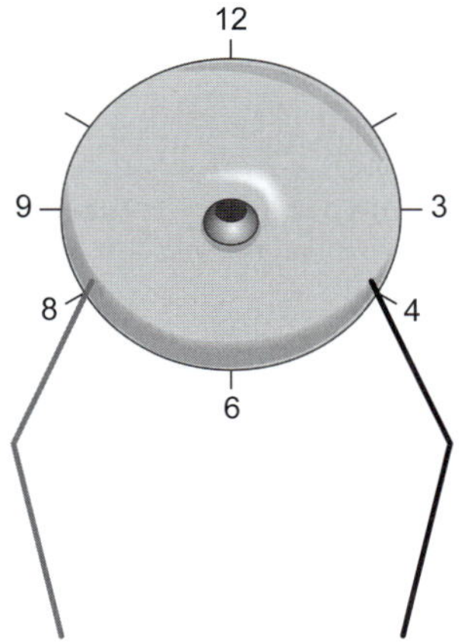

Abb. 10.4.23 Injektionsstelle bei der vaginalen Injektion an den Plexus uterovaginalis.

10

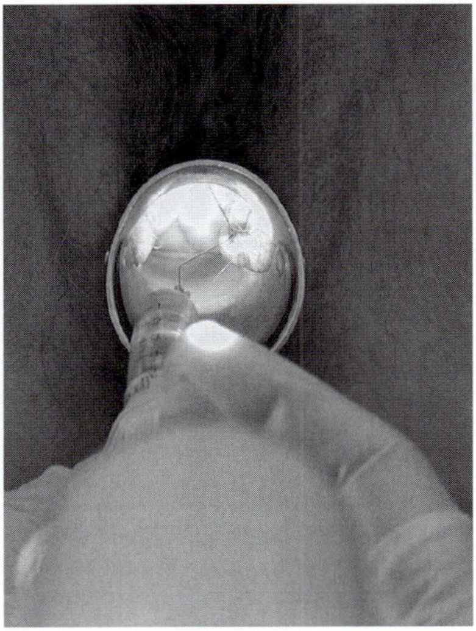

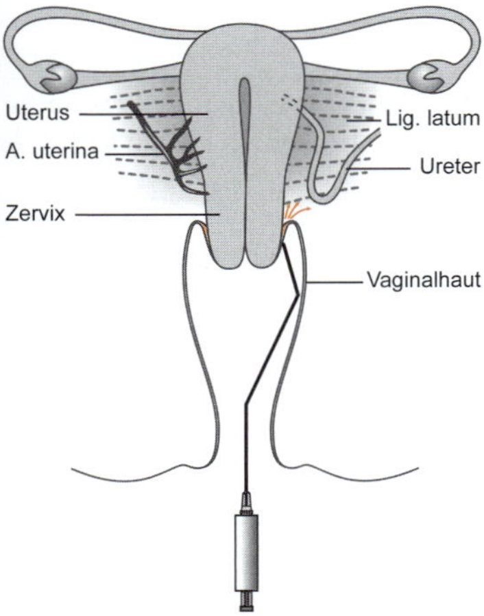

Abb. 10.4.24 Injektion an den Plexus uterovaginalis, vaginale Technik.

Injektionstechnik

- Aufgrund der besonderen anatomischen Verhältnisse im parazervikalen Gebiet empfiehlt sich keine Aspiration, sondern das Vorschieben der Nadel unter kontinuierlichem Stempeldruck.
- In der Regel ist zu Beginn sehr hoher Stempeldruck erforderlich, Gewebewiderstand lässt nach der Injektion der ersten Tropfen von Lokalanästhetikum deutlich nach.
- Auf diese Weise werden beidseits jeweils 3–5 ml Procain deponiert.
- in der Regel Injektion beidseits

Gefahren und Komplikationsmöglichkeiten

- bei genauer Beachtung der Injektionstechnik nur geringes Risiko. Die Injektion erfolgt retro- bzw. subperitoneal in unmittelbarer Nähe der vegetativen Plexus in das Bindegewebe des Ligamentum latum bzw. der lateralen Vaginalwand.
- selten: Injektion in die Blase (0,1–1%)
- sehr geringe Hämatomrate, aber häufig Blutung aus der Injektionsstelle; kann durch kurze Tamponade (1–2 min) gestillt werden, ggf. Tampon oder Binde aushändigen

Fehler und ihre Behebung

Problem	Ursache	Behebung
stärkere (arterielle) Blutung	Punktion der A. uterina, meist bei versehentlichem Einstich bei 3 und 9 h	weiter dorsal injizieren (4 und 8 h), ggf. Tamponade
Punktion von Urin	Einstich zu weit ventral (zwischen 11 und 1 h), Injektion in die Blase	Injektion bei 4 und 8 h
derber Widerstand	Einstich zu weit medial, Injektion in uterines Muskelgewebe	Injektion bei 4 und 8 h
kein vegetativer Effekt	z.B. Injektion in den Douglasschen Raum	unschädlich, aber auch unwirksam
schmerzhafte Injektion	Einstich zu weit lateral oder kaudal in der Vaginalwand	Injektion bei 4 und 8 h

Bewährte Kombinationen

- Trigonum vesicae ▶ 10.8.10
- Injektion in vaginale Narben ▶ 10.1.7
- Nabel ▶ 10.1.8, Laparoskopie-Narben
- Sakralbereich S2-4 ▶ 10.1.11
- sakrale epidurale Injektion ▶ 10.5.11

10.5 Injektion an Nerven und Nervenaustrittspunkte

Nervenaustrittspunkte des Kopfes

Horst Becke

Die Injektionen am Kopf umfassen eine Vielzahl von Möglichkeiten, Nervenaustrittspunkte zu beeinflussen (▶ Abb. 10.5,1). Viele Nervenaustrittspunkte entsprechen Akupunkturpunkten (vgl. ▶ 13.1 Akupunktur).

Nachfolgend sind beschrieben:

Nervenaustrittspunkt	Lage am Kopf	Kapitel
N. nasociliaris	ventral	▶ 10.5.1
N. supraorbitalis (Sinus frontalis)	ventral	▶ 10.5.2
Ethmoidalzellen (Nasensattel)	ventral	▶ 10.5.2
N. maxillaris, N. infraorbitalis (Kieferhöhlen)	ventral	▶ 10.5.2
N. mentalis	ventral	▶ 10.5.1
N. lacrimalis	ventral	▶ 10.5.1
N. auriculotemporalis	lateral	▶ 10.5.1
N. occipitalis minor	lateral	▶ 10.5.3
N. accessorius	lateral	▶ 10.5.1
N. auricularis magnus	lateral	▶ 10.5.1
N. occipitalis major	dorsal	▶ 10.5.3

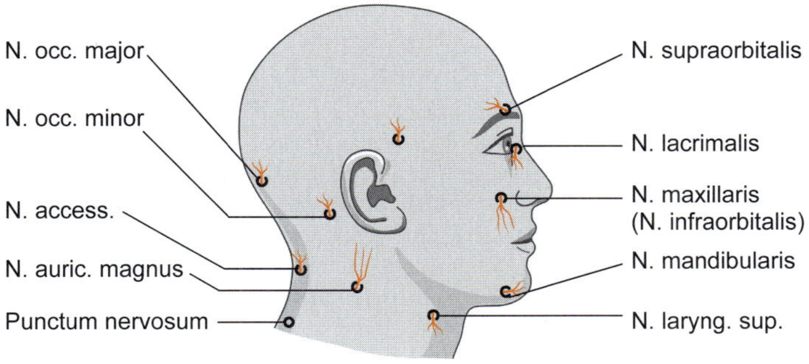

Abb. 10.5.1 Nervenaustrittspunkte im Kopfbereich.

Allgemeine Indikationen

Zu den allgemeinen Indikationen zählen:

- Schmerzen im Versorgungsgebiet der jeweiligen Nerven
- Schmerzzustände im Gesichtsbereich
- Kephalgien (pragmatisch eingeteilt in Schmerzen der Stirn, der Schläfe, der Zirkumferenz und des Hinterkopfs)
- Störfelddiagnostik und -therapie der Nasennebenhöhlen (vgl. ▶ 12 Nasennebenhöhlenaffektion)

Zu behandelnde Strukturen im Kopfbereich wie Nervenaustrittspunkte sind grundsätzlich in Verbindung mit Befunden der Halswirbelsäule sowie der gesamten Wirbelsäule zu betrachten. Dorsale Schmerzzustände können Folge einer Störung im Ileosakralgelenk oder der Lendenwirbelsäule sein, die wiederum in Zusammenhang mit Störungen im kleinen Becken stehen können.

Zahlreiche andere Störungen können Nervenaustrittspunkte des Kopfes irritieren, insbesondere Störungen im Versorgungsgebiet des N. trigeminus. So induziert der trigeminale Versorgungsbereich Schmerzen vorzugsweise im ventralen Gesichtsschädel über zervikale Verschaltungen, aber auch im dorsalen Kopfbereich. Die Segmente C2 und C3 als auch C7/C8 sind am häufigsten gestört. Die gestörten Zonen im vorderen Schädelbereich als Zeichen trigeminaler Störungen sind über die Nacken-Reflexpunkte (Adler-Langer-Punkte, ▶ 8.4.2) diagnostizierbar.

Das Segment C1 besitzt kein korrelierendes Dermatom. Es versorgt vorwiegend die kleinen Nackenmuskeln, die Mm. obliqui und transversi, die am Processus spinosus des Axis ansetzen und von dort auch heftige Irritationen auslösen können, zumal in diesem Bereich die meisten Propriozeptoren des Körpers liegen.

Muskuläre Störungen können zu funktionellen Störungen im Bereich von Schädelgelenkstrukturen und Suturen führen, woraus sich dann die verschiedenen Injektionsstellen ableiten lassen.

10.5.1 Nervenaustrittspunkte der Nasennebenhöhlen

Horst Becke

Allgemeine Indikationen

Die Nasennebenhöhlen (NNH) haben in nahezu allen komplementärmedizinischen Lehrgebäuden (Neuraltherapie, Akupunktur, Ordnungstherapie, klassische Naturheilverfahren, Mayrsche Konstitutionslehre, Ordnungstherapie usw.) eine besondere Bedeutung als häufiger **Störfaktor** (Herd/Störfeld).

In der Thermoregulationsdiagnostik (TRD, vgl. ▶ 8.4.7) finden sich sehr häufig chronische Belastungen der NNH, ebenso finden sich bei der Untersuchung der Nacken-Reflexpunkte (vgl. ▶ 8.4.2) überdurchschnittlich häufig Hinweise auf Störungen der Kieferhöhlen [Weinschenk et al. 2010]. Oftmals sind diese chronischen Belastungen der Nasennebenhöhlen klinisch asymptomatisch. Mittels subtiler bildgebender Diagnostik (DVT, ▶ 8.3.4) sind jedoch in solchen Fällen häufig Verdickungen der Schleimhaut insbesondere des Kieferhöhlenbodens (Schneider-Membran) im Sinne einer chronischen Sinusitis maxillaris zu finden. Ein Teil dieser Sinusitiden ist dentogen verursacht.

Viele naturheilkundlich tätige Schulen und Ärzte sehen außerdem einen engen Zusammenhang zwischen Erkrankungen der Schleimhäute der Atemwege und des Genitale, wenngleich entsprechende epidemiologische Untersuchungen derzeit noch ausstehen.

Mithin kommt der Behandlung der Nasennebenhöhlen bei der Störfeldbehandlung in der Neuraltherapie eine außerordentlich wichtige Rolle zu.

Weitere Indikationen:

- Schmerzen im Versorgungsgebiet der jeweiligen Nerven
- Schmerzzustände im Gesichtsbereich
- Störfelddiagnostik und -therapie der Nasennebenhöhlen
- Kephalgien (frontal)

Die Kontrolle einer erfolgreichen Störfeldbehandlung der „Nebenhöhlen" ist durch die Untersuchung der Nacken-Reflexpunkte (vgl. ▶ 8.4.2) zuverlässig möglich.

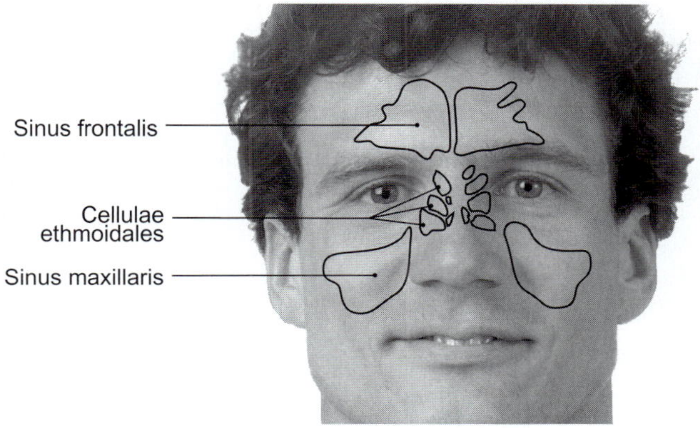

Abb. 10.5.2 Lokalisation der verschiedenen Nasennebenhöhlen.

In der Regel werden die drei nachfolgend beschriebenen Injektionen gemeinsam durchgeführt (Ausnahme: diagnostische Durchführung bei gezielter Herd-/Störfeldsuche).

Nervus supraorbitalis (Sinus frontalis)

Schwierigkeitsgrad: 1
Wichtigkeit: 3

Neuroanatomie und Pathophysiologie

- dickster Ast des N. frontalis
- versorgt Konjunktiven, Oberlid, Stirnhöhle und Haut der Stirn
- Austrittspunkt entspricht dem Akupunkturpunkt Bl 2

Indikationen

- Sinusitis frontalis chronica
- Neuralgien des Nervs
- Stirnkopfschmerzen
- Störfeld Stirnhöhle

Praktische Vorgehensweise

Material

- Nadel 0,4×20
- 0,5–1 ml Procain 1% pro Seite

Injektionsstelle

- Haut oberhalb des Augenbrauenansatzes, 1–3 cm lateral der Mittellinie (▶ Abb. 10.5.3)

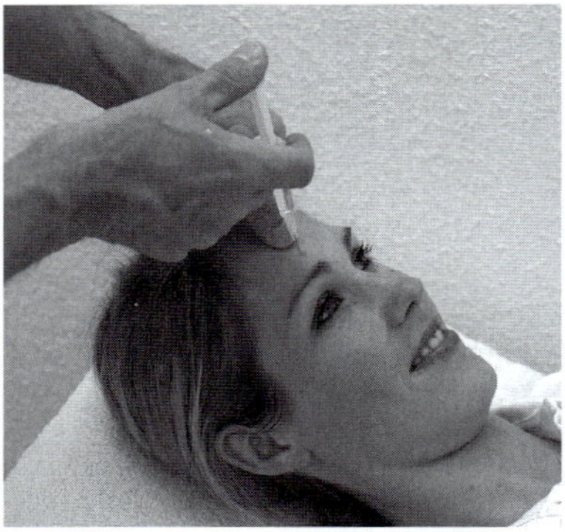

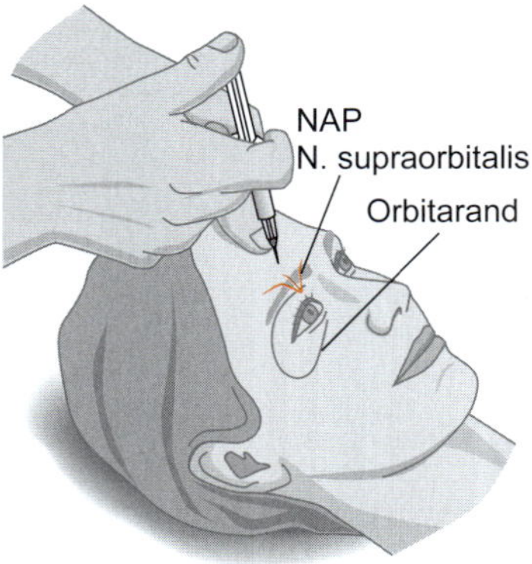

Abb. 10.5.3 Injektion an die Stirnhöhlen.

Injektionstechnik

- mit dem Fingernagel die Haut in der Nachbarschaft der Injektionsstelle kneifen; dies vermindert deutlich den Einstichschmerz an dieser empfindlichen Stelle
- zwei verschiedene Techniken:
  - Nadel senkrecht auf den Knochen (▶ Abb. 10.5.3) oder
  - infiltrierend etwa 1 cm nach lateral in Richtung Foramen supraorbitalis schieben
- prinzipiell beidseits infiltrieren
- Patient komprimiert anschließend selbst Injektionsstellen.

10

Gefahren und Komplikationsmöglichkeiten

- Blutung (1–2 ml) bei ca. 10 %, v.a. bei chronischer Sinusitis
- als „Mikroaderlass" therapeutisch wertvoll; ggf. auch bluten lassen, nur mit Tupfer aufsaugen, nicht drücken (dadurch aber kleines Hämatom möglich)

➲ Ethmoidalzellen (Nasensattel)

Schwierigkeitsgrad: 1
Wichtigkeit: 3

Neuroanatomie und Pathophysiologie

- Zone der Injektion entspricht der Glabella.
- benachbart zu den Nn. supraorbitalis, infraorbitalis, supratrochlearis und infratrochlearis (innerviert Haut und Bindehaut des inneren Augenwinkels) sowie zu den oberen Cellulae ethmoidales
- In diesem Bereich liegt Akupunkturpunkt Point de Merville (PdM) = PaM 3/4, Yintang bzw. U-Ex 1.
- Nn. supraorbitalis und PdM (PaM 3 und 4, U-Ex 1) gelten in der Akupunktur als „Wunderdreieck" mit besonderer Wirkung auf Herz und Lunge (als Teil der Somatotopie).
- Der Punkt PaM3/4 stellt in der indischen Medizin den Ort des Stirn-Chakras dar.
- PaM 3/4 dient als Messpunkt beim RAC-Test (vgl. ▶ 8.4.5).

Indikationen

- Sinusitis frontalis chronica
- Neuralgien der benachbarten Nerven
- Rhinitis allergica und vasomotorica
- Allergien

Praktische Vorgehensweise

Material

- Nadel 0,4×20
- 0,5 ml Procain 1 %

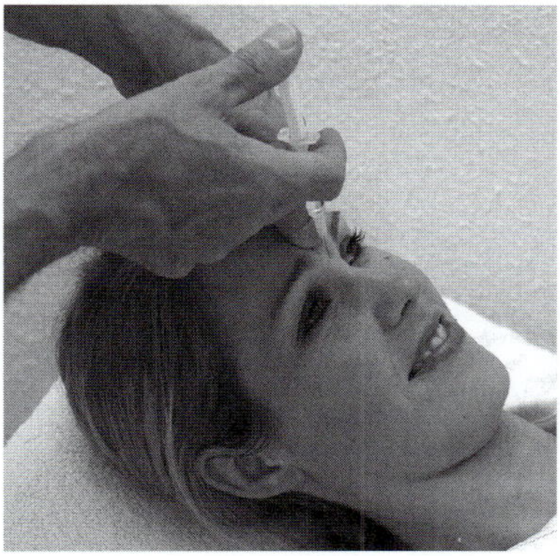

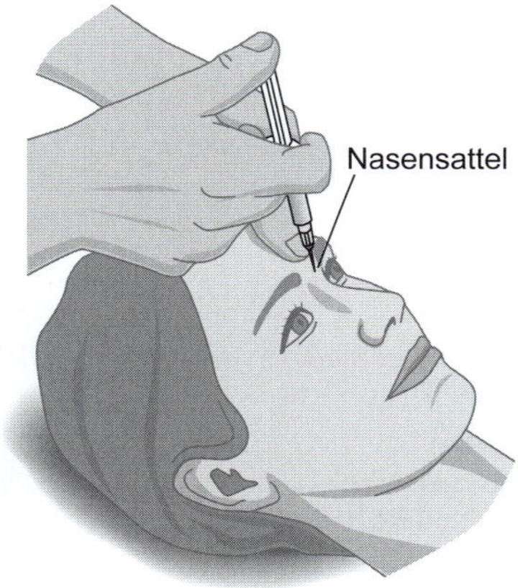

Abb. 10.5.4 Injektion an die oberen Siebbeinzellen.

Injektionsstelle

- Nasensattel in Höhe der Augenbrauenlinie (▶ Abb. 10.5.4)

Injektionstechnik

Zwei verschiedene Techniken:

- das Gewebe des Nasensattels mit zwei Fingern wölben

oder

- die Haut mit dem Fingernagel neben dem Einstichpunkt eindrücken (Schmerzableitung, „gate control")
- entweder senkrecht bis zum Knochenkontakt einstechen

oder

- Nadel etwa 0,5–1 cm tief in Richtung des Punktes PaM 4 bis max. zum Knochenkontakt vorschieben

➲ Nervus infraorbitalis (Kieferhöhlen)

Schwierigkeitsgrad: 1
Wichtigkeit: 3

Die Infiltration bewirkt neben oder mit ihrem Effekt auf den N. infraorbitalis eine verbesserte Durchblutung der Mukosa der Kieferhöhle.

Neuroanatomie und Pathophysiologie

- kaudaler Ast des N. maxillaris (Teil des V. Hirnnerven)
- zieht durch die Fissura orbitalis inferior, Sulcus und Canalis infraorbitalis sowie das Foramen infraorbitale
- versorgt die Haut von Unterlid, Nase, Oberlippe und Wange
- Austrittspunkt entspricht Akupunkturpunkt Ma 2.
- Die Rami alveolares superiores des N. maxillaris versorgen die Oberkieferzähne und verteilen sich weiter lateral.

Indikationen

- chronische Sinusitis maxillaris
- Kieferhöhlen als Störfeld
- atypische Gesichtsschmerzen
- Trigeminusneuralgie 2. Ast

Praktische Vorgehensweise

Hier sind zwei Zugangswege möglich:

- transdermal
- enoral

Der zweite Weg ist schonender, schmerzärmer und sicherer. Hierdurch werden sowohl die Fasern des N. maxillaris als auch die unteren Anteile der Sinus ethmoidales erreicht.

Material

- **transdermal:**
  - Nadel 0,4×20
  - 0,5–1 ml Procain 1%
- **enoral:**
  - Nadel 0,4×20 oder ×40
  - 0,5–1 ml Procain 1%

10

Injektionsstelle

- **transdermal:** Einstich über dem druckdolenten Foramen infraorbitale
- **enoral:**
  - in Höhe des 3. Zahns (Eckzahn) bei Betonung der Wirkung auf die Kieferhöhle (▶ Abb. 10.5.5)
  - in Höhe des 4. Zahns (1. Prämolar) bei Betonung der Oberkieferzähne

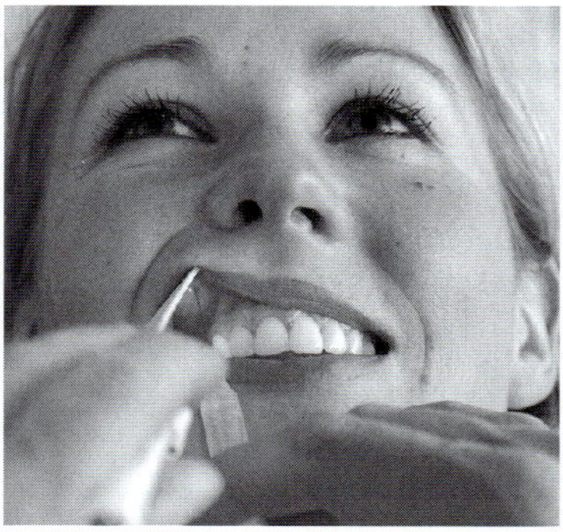

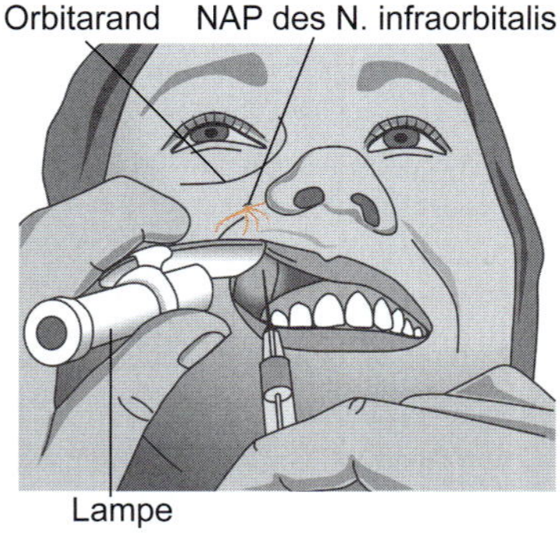

Abb. 10.5.5 Injektion an die Kieferhöhlen, enorale Technik.

Injektionstechnik

- **transdermal:** bis zum Knochenkontakt einstechen, die Nadel 0,5 mm zurückziehen, um eine schmerzhafte subperiostale Infiltration zu vermeiden; **cave:** Nervberührung ist schmerzhaft.
- **enoral:** nach Anheben der Oberlippe die Nadel infiltrierend tangential zum Kieferknochen durch die Schleimhautfalte nach oben schieben, wobei mit dem Zeigefinger der anderen Hand der untere Orbitalrand palpiert und fixiert werden kann (▶ Abb. 10.5.5); Tiefe ab Schleimhautdurchstich etwa 1–2 cm

Gefahren und Komplikationsmöglichkeiten

- In nahezu allen Fällen beobachtet man bei korrekter Durchführung eine oberflächliche Anästhesie der Oberlippe mit dem Gefühl einer „dicken Lippe", worauf der Patient zuvor hingewiesen werden sollte. Diese Missempfindung kann als Kontrolle auf korrekten Sitz der Injektion dienen. Sie hält bei Procain in der Regel nicht länger als 10–15 min an. Reicht gelegentlich bis Orbitarand.
- selten Blutung oder Hämatom paranasal

Fehler und ihre Behebung

Problem	Ursache	Behebung
oberflächlich schmerzhafte Injektion	zu langsam eingestochen	Injektionstechnik üben
starke Schmerzhaftigkeit	Periostreizung durch zu kräftige Injektion oder Berührung des Nerven im Nervenaustrittspunkt	Nadel vollständig herausziehen und wechseln; neue Injektionsstelle versuchen
keine Parästhesien im Ausbreitungsgebiet	zu wenig Lokalanästhetika injiziert	ggf. noch mal nachinjizieren
starke Blutung		harmlos; Kompression, abwarten, bis Blutung steht

10

10.5.2 Weitere Nervenaustrittspunkte des Kopfes

Horst Becke

Nervus nasociliaris

Schwierigkeitsgrad: 1
Wichtigkeit: 1

Neuroanatomie und Pathophysiologie

- medialer Ast des N. ophthalmicus
- Austrittspunkt entspricht Akupunkturpunkt Bl 1.
- Der N. nasociliaris und intratrochlearis bilden eine Schlinge zum N. supratrochlearis.

Indikationen

- Augenerkrankungen
- Störungen der Siebbeinzellen
- Nasociliaris-Neuralgie

Praktische Vorgehensweise

Material

- Nadel 0,4×20
- 0,5 ml Procain 1 %

oder

- Dentalbesteck (Spritze 0,2×13), Menge: 0,3–0,5 ml. Es reichen 2 bis max. 3 Teilstriche = 0,2–0,3 ml.

Injektionsstelle

- rechts und links neben der Nasenwurzel, etwa in dem Bereich, wo eine Brille anliegt (▶ Abb. 10.5.1)

Injektionstechnik

- intrakutan als Quaddel oder subkutan

Gefahren und Komplikationsmöglichkeiten

- schmerzhafte Injektion, deshalb möglichst Dentalbesteck verwenden

Nervus mentalis

Schwierigkeitsgrad: 2
Wichtigkeit: 1

Neuroanatomie und Pathophysiologie

- stammt aus dem N. alveolaris inferior des N. mandibularis
- Austritt am Foramen mentale, das zwischen dem 1. und 2. Prämolaren mittig des Corpus mandibulare liegt
- Austrittspunkt entspricht etwa Akupunkturpunkt Ma 5, Foramen mentale ca. 1 cm lateral des M. masseter.

Indikationen

(wird relativ selten gebraucht)

- Störungen der Unterlippenschleimhaut wie Herpes labialis, Rhagaden, Akne im Kinnbereich

Praktische Vorgehensweise

Es existieren zwei Zugangswege:

- transdermal
- enoral

Material

- Nadel 0,4×40
- 0,5–1 ml Procain 1 %

Injektionsstelle

- **transdermal:** nach Druckdolenz über dem Foramen mandibulae (▶ Abb. 10.5.1).
- **enoral:** zwischen 4. und 5. Unterkieferzahn in die Mukosa vestibulär

Injektionstechnik

- **transdermal:** senkrecht von außen infiltrierend einstechen, jedoch nicht bis zum Knochenkontakt wegen der Gefahr, den Nerven zu treffen
- **enoral:** Foramen mentale im Vestibulum unter und hinter dem 4. Zahn, submukös senkrecht einstechen

Gefahren und Komplikationsmöglichkeiten

Cave
Berührung des Nervs (durch infiltrierendes Vorschieben vermeidbar [Stempeldruck])!

Nervus lacrimalis

Schwierigkeitsgrad: 1
Wichtigkeit: 2

Neuroanatomie und Pathophysiologie

- lateraler Ast des N. ophthalmicus (N. trigeminus I)
- stellt eine Verbindung zum N. zygomaticus des N. maxillaris dar
- erhält parasympathische und sekretorische Fasern vom N. facialis
- Oberer Zweig endet in der Haut und Schleimhaut des äußeren Orbitawinkels.
- Austrittspunkt entspricht Akupunkturpunkt Gb 1.

Indikationen

- Störungen der Tränendrüse
- Augenerkrankungen, z.B. Konjunktivitis, Stirn- und Schläfenkopfschmerzen

Praktische Vorgehensweise

Material

- Nadel 0,4×20 oder Zahnkanüle 0,25×13 (Karpulenbesteck)
- 0,3–0,5 ml Procain 1%

Injektionsstelle

- kleine Vertiefung lateral des äußeren Orbitalrandes (▶ Abb. 10.5.6)

Injektionstechnik

- leicht schräg am Rand der Orbita (▶ Abb. 10.5.6)

Gefahren und Komplikationsmöglichkeiten

- Hämatom (sehr selten)

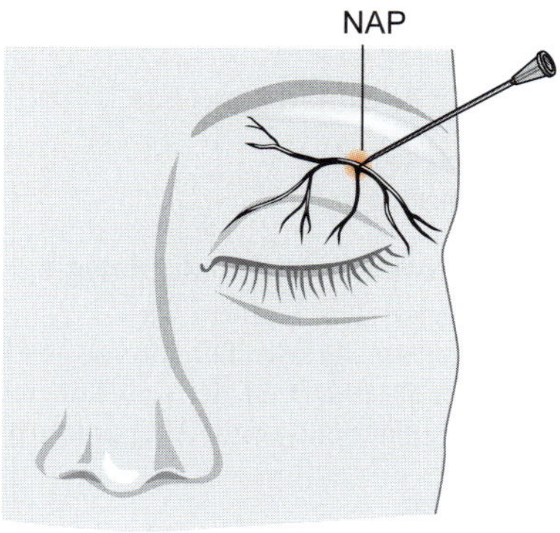

Abb. 10.5.6 Injektion an den Nervus lacrimalis.

Nervus auriculotemporalis

Schwierigkeitsgrad: 1
Wichtigkeit: 2

Neuroanatomie und Pathophysiologie

- entspringt aus dem N. mandibularis gemeinsam mit der A. temporalis superficialis
- nimmt vom Ggl. oticum, dem N. glossopharyngeus und dem N. tympanicus parasympathische Fasern auf

- umschlingt die A. meningea media, zieht zum Collum mandibulare und dann am Tragus vorbei aufwärts zur Schläfe; hier gut erreichbar
- Austrittspunkt entspricht Akupunkturpunkt Dü 19.

Indikationen

- Schläfenkopfschmerzen
- Ohrenerkrankungen
- Schlafstörungen
- zerebrovaskuläre Störungen

Praktische Vorgehensweise

Material

- Nadel 0,4×20
- 0,5–1 ml Procain 1 %

Injektionsstelle

- zwischen A. temporalis superficialis und dem Tragus (▶ Abb. 10.5.1)

Injektionstechnik

- Die gut tastbare A. temporalis superficialis mit einem Finger nach ventral wegdrücken, fixieren und dann zwischen der Arterie und dem Tragus auf einer Strecke von etwa 1,5 cm tangential infiltrieren.

Gefahren und Komplikationsmöglichkeiten

- Nicht die Arterie verletzen!
- Streng perivasal spritzen, sonst Hämatom!

Nervus auricularis magnus

Schwierigkeitsgrad: 1
Wichtigkeit: 2

Neuroanatomie und Pathophysiologie

- Wurzeln aus dem Segment C3
- versorgen sensibel den Bereich vor und hinter dem Ohr sowie das Ohr im Bereich der absteigenden Helix ab Tuberculum Darwinii bis zum Lobulus
- Austrittspunkt entspricht Akupunkturpunkt Dü 16.

Indikationen

- akute und chronische Ohrschmerzen

Praktische Vorgehensweise

Material

- Nadel 0,4×20
- 1–1,5 ml Procain 1 %

Injektionsstelle

- Hinterrand des M. sternocleidomastoideus in der Mitte zwischen Klavikula und Processus mastoideus (▶ Abb. 10.5.1)

10

Injektionstechnik

- Den Muskelrand mit zwei Fingern fixieren und tangential am Muskelrand 0,5 cm tief infiltrieren (▶ Abb. 10.5.1)

Gefahren und Komplikationsmöglichkeiten

Cave
Bei zu tiefem Stich Infiltration in die A. carotis interna oder in die Halsganglien!

10.5.3 Nervi occipitales

Horst Becke

Schwierigkeitsgrad: 1
Wichtigkeit: 2

- Erstbeschreibung zur Anästhesie bei Braun 1913
- zur Regionalanästhesie u.a. bei kleinen stereotaktischen Eingriffen am Gehirn („okkzipitaler Block") [Schmidt 1973, Niesel 2003]
- Erstbeschreibung zur Therapie bei Siegen [Siegen 1951], damals noch „tief in die Halsmuskulatur", bei Dosch ab 1984 oberflächlich in der Kopfschwarte

Neuroanatomie und Pathophysiologie

- versorgen motorisch die Nackenmuskulatur und sensibel Hinterkopf und seitliche dorsale Kopfhälfte, N. occipitalis minor zusätzlich das Mastoid (▶ Abb. 10.5.7, ▶ Abb. 10.5.8)

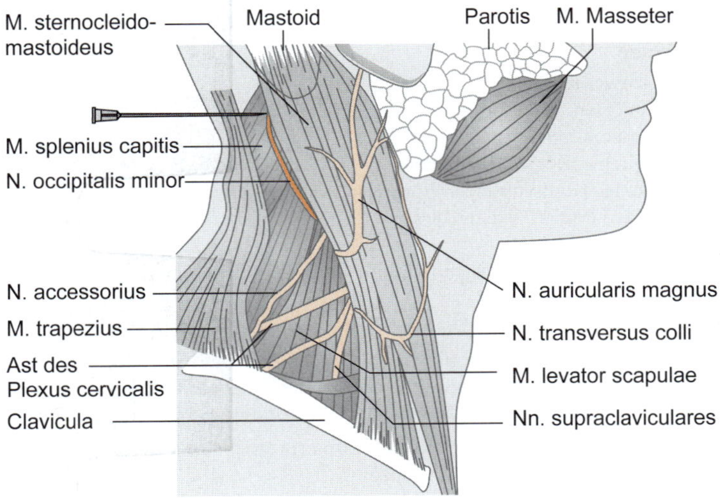

Abb. 10.5.7 Anatomie der Nervi occipitales.

- Beide Nerven haben enge Verbindungen mit dem N. vagus (v. a. N. occ. minor) und trigeminalen Fasern (v.a. N. occ. major). Deshalb können sie auch bei inneren Erkrankungen oder trigeminalen Störungen empfindlich sein.

Nervus occipitalis major
- wesentlicher Hauptast des Ramus dorsalis des 2. Spinalganglions
- tritt durch den okzipitalen Ansatz des M. trapezius an die Schädeloberfläche
- verläuft parallel zur A. occipitalis zum Hinterhaupt, verteilt sich in der Haut des Hinterkopfs bis zur Scheitelhöhe
- Austrittspunkt liegt etwas kranial von Akupunkturpunkt Bl 10 (▶ Abb. 10.5.1).
- Aufgrund enger Verschaltung wird durch die Injektion meist auch der N. occipitalis tertius mit erfasst.

Nervus occipitalis minor
- oberster Ast des Plexus cervicalis, Segment C2/3
- verläuft hinter dem M. sternocleidomastoideus nach kranial zur seitlichen Kopfschwarte
- versorgt den seitlichen Hinterkopf und den Proc. mastoideus (▶ Abb. 10.5.8)
- Austrittspunkt entspricht Akupunkturpunkt Gb 20.

Wirkung der Injektion
- wichtige Injektionstechnik bei Kopfschmerzen verschiedener Genese gute Wirksamkeit bei versch. Formen von Kopfschmerzen. [Review bei Tobin/Flitman 2009]
- antiödematöse und perfusionssteigernder Effekt im Nerven und seinem Versorgungsgebiet (reflektorisch auch einschließlich Gehirn?)
- bei Mitbehandlung der parallel laufenden A. occipitalis: Perfusionsverbesserung im Versorgungsgebiet
- N. occipitalis major: Parasympathikolyse
- N. occipitalis minor: Sympathikolyse

Indikationen
Lokale Beschwerden:
- Kopfschmerzen, insbesondere
  - okzipitale Kephalgien
  - Okzipitalneuralgie (sehr wirksam!)
  - halbseitige Kopfschmerzen (Injektion auf der erkrankten Seite)
  - Migräne [Tobin/Flitman 2009]
- CMD (vgl. ▶ 12 CMD).
- **N. occipitalis major:** Parasympathikolyse; ISG-Beschwerden (kraniosakrale Therapie!)
- **N. occipitalis minor**: Sympathikolyse, Entspannung, Blutdrucksenkung

Okzipitale und laterale Kopfregion als pathogene Zone und Störfeld:
- bei entsprechenden Hinweisen (z.B. in AK oder Osteopathie)
- Narben nach Trauma oder Operation im Versorgungsgebiet eines Nerven

Befunde und Symptome, die für diese Injektion sprechen:
- lokale Schmerzhaftigkeit des Okziputs
- ggf. lokale Schmerzhaftigkeit der Nervenaustrittspunkte der beiden Nerven
- Druckdolenz im Bereich des Hinterkopfs und/oder der seitlichen Kopfschwarte
- ggf. Fehlstellung (Schonhaltung) der Halswirbelsäule
- ggf. positive Nacken-Reflexpunkte (Adler-Langer-Druckpunkte, ▶ 8.4.2) der gleichen Seite

Spezielle Kontraindikationen

- auch bei Patienten mit Gerinnungsstörung nach entsprechender Aufklärung anwendbar (kleinere Hämatome möglich)

Spezielle Aufklärung

- bei Kopfschmerzen evtl. kurzfristige Verstärkung der Symptomatik (Erstverschlimmerung)

Praktische Vorgehensweise

Material

- Nadel 0,4×20 (grau)
- 1–2 ml Procain 1%

Lagerung des Patienten

- im Sitzen, leicht vornüber gebeugte Kopfhaltung, ggf. Kopf vorne auf den Armen abgestützt

Nervus occipitalis major

Injektionsstelle

- von dorsal auf Höhe der Protuberantia occipitalis externa, 3 cm lateral der Mittellinie, aber medial der (pulsierenden) A. occipitalis (▶ Abb. 10.5.8). maximal 2 cm tief (Cave! A. vertebralis)

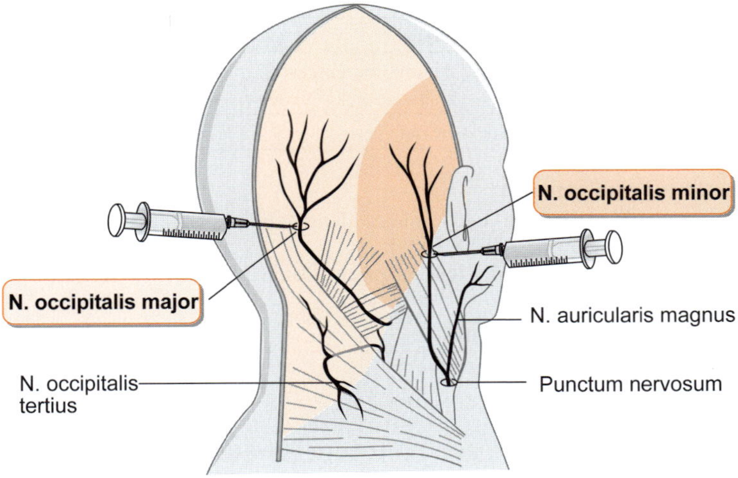

Abb. 10.5.8 Übersicht über Versorgungsgebiet und Injektionsstellen an den N. occipitalis major und minor.

Injektionstechnik

- senkrecht zur Haut, Stichrichtung 0°
- Vorschieben unter Stempeldruck, etwa 2 cm tief, dann 1 mm zurückziehen
- sorgfältige Aspiration (kopfnahe Injektion), Infiltration

10

Nervus occipitalis minor

Injektionsstelle

- Finger vom Hinterrand des Processus mastoideus entlang des Okzipitalrandes gleiten lassen
- 1–2 cm hinter dem Mastoid ist der Nervenaustrittspunkt am Unterrand des Okziputs als Grübchen zu spüren (▶ Abb. 10.5.8).

Injektionstechnik

- von lateral Nadel in Richtung kontralaterales Auge
- Vorschieben unter Stempeldruck bis zur Kopfschwarte. Die Nadel darf bis an das Periost geführt werden, dann 1 mm zurückziehen (Vermeidung periostale Reizung).
- sorgfältige Aspiration (kopfnahe Injektion), Infiltration

Gefahren und Komplikationsmöglichkeiten

- kleine Hauthämatome in ca. 5 %, verschwinden nach 1–3 Tagen; durch gute Kompression vermeidbar.
- Punktion der A. occipitalis: größeres Hämatom, durch gute Kompression vermeidbar
- sehr selten bei N. occipitalis major bei zu weit kaudaler und/oder tiefer Injektion: Punktion der A. vertebralis

Fehler und ihre Behebung

Problem	Ursache	Behebung
schmerzhafte Injektion	zu langsam eingestochen, zu dicke Nadel	
schmerzhafte Lage der Nadel	zu tief (Periost)	Nadel 1 mm zurückziehen

Bewährte Kombinationen

- Triggerpunkte der Kopf- und Kaumuskulatur ▶ 10.2
- Kopfkranz (Schädelkalotte) ▶ 10.1.4
- Ganglion cervicale superius (bei entsprechenden Beschwerden) ▶ 10.4.4

10.5.4 Nervus accessorius

Stefan Weinschenk

Schwierigkeitsgrad: 2
Wichtigkeit: 1

- keine gebräuchliche Injektion in der Anästhesie
- Erstbeschreibung zur Therapie vermutlich bei Anonymus 1923
- bei Dosch in 1. Auflage noch nicht beschrieben

Neuroanatomie und Pathophysiologie

- XI. Hirnnerv, entstammt den gleichnamigen (sehr langen) Wurzelgebieten des Hirnstamms
- zieht von kranial sich auffiedernd zu den beiden von ihm innervierten Muskeln. Er verläuft dabei zunächst hinter der Rachenschleimhaut und der Tonsillenloge.

10

In seinem weiteren Verlauf zieht er oberflächennah vom Hinterrand des M. sternocleidomastoideus (**Punctum nervosum**) zum Vorderrand des M. trapezius.

- Funktionen (vermutlich kein rein motorischer Nerv):
  - motorisch: Mm. sternocleidomastoideus, M. trapezius.
  - sensibel und/oder vegetativ: Ramus internus (Anschluss an N. vagus)
- Im Bereich der lateralen und dorsalen Halsmuskulatur einschließlich M. sternocleidomastoideus findet sich die höchste Konzentration von Muskelspindeln. Dieser Bereich ist von großer Bedeutung für die Stellung des Körpers im Raum und deren Wahrnehmung (Propriorezeption). Eine chronische Irritation des N. accessorius, z.B. durch entzündliche Prozesse des Rachens, Tonsillitis dürfte daher einen großen pathophysiologischen Einfluss auf die Nackenmuskulatur und die Propriorezeption (Schwindel!) ausüben (vgl. ▶ 8.4.2 Nacken-Reflexpunkte).
- Austrittspunkt entspricht Akupunkturpunkt 3E 16.

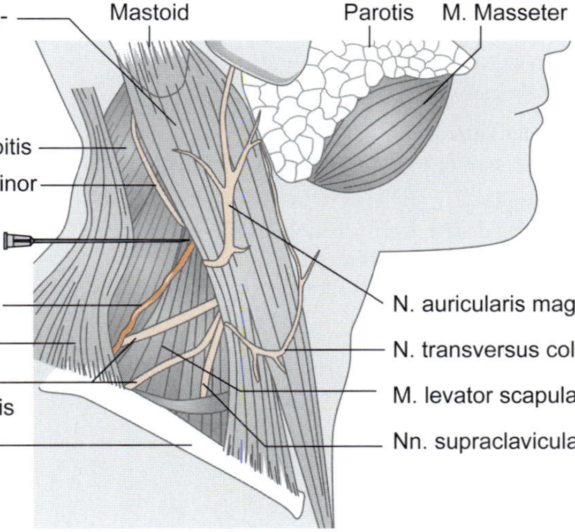

Abb. 10.5.9 Anatomie des Punctum nervosum mit Nervus accessorius.

Indikationen

Lokale Beschwerden:

- Erkrankungen der versorgten Muskeln, insbesondere
  - Torticollis
  - Schulter-Arm-Syndrom
  - Triggerpunkte des M. trapezius
- Myalgien der beiden Muskeln
- CMD (▶ 12)
- chronischer Schwindel unklarer Genese.

Laterale Halsregion als pathogene Zone und Störfeld:

- bei entsprechenden Hinweisen (z.B. in Testung mit Applied Kinesiology oder Osteopathie)
- Triggerpunkte in den beiden Muskeln („referred pain")

Befunde und Symptome, die für diese Injektion sprechen:

- lokale Schmerzhaftigkeit der beiden Muskeln
- Druckdolenz im Bereich des lateralen Schildknorpels
- Fehlstellung des Kopfs, z.B. Seitenasymmetrie

Spezielle Kontraindikationen

- auch bei Patienten mit Gerinnungsstörung nach entsprechender Aufklärung (größere i.m. Hämatome am Hals möglich) anwendbar

Spezielle Aufklärung

- passagere Verstärkung der Muskelspannung, nach Abklingen der Anästhesie reversibel
- versehentliche Injektion in die genannten größeren Gefäße (Arterien, Duraraum)

Praktische Vorgehensweise

Material

- Nadel 0,4×20 (grau)
- 1–2 ml Procain 1%

Lagerung des Patienten

- im Sitzen, gerade Kopfhaltung, möglichst Kopf vorne abgestützt

Injektionsstelle

- Hinterrand des M. sternocleidomastoideus
- 3–4 cm kaudal der Mastoidspitze
- am medialen (= dorsalen) Rand des Muskels (▶ Abb. 10.5.10)

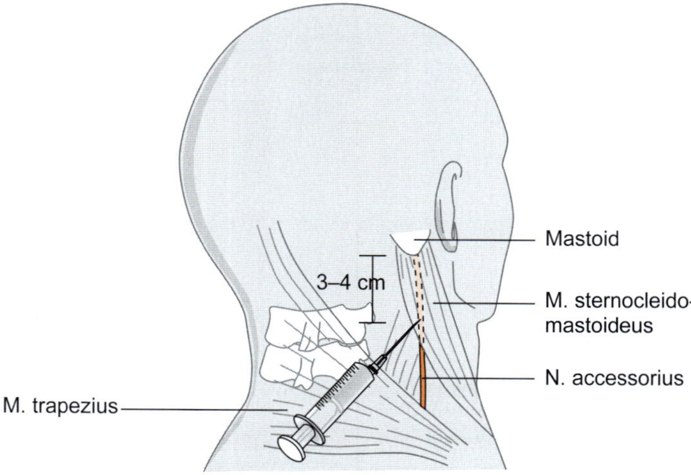

Abb. 10.5.10 Injektion an den N. accessorius.

Injektionstechnik

- nach ventral, Stichrichtung horizontal
- langsames Vorschieben unter Stempeldruck in den M. sternocleidomastoideus, durch den der Nerv in dieser Höhe zieht

- Injektionstiefe 1–1,5 cm
- sorgfältige Aspiration (kopfnahe Injektion), Infiltration
- Die Entspannung des M. sternocleidomastoideus zeigt die richtige Nadellage.

Gefahren und Komplikationsmöglichkeiten

- kleine Hauthämatome in ca. 1–2%, verschwinden nach 1–3 Tagen; durch gute Kompression vermeidbar
- Verletzung von größeren Gefäßen: selten Arterie des M. sternocleidomastoideus, mit arteriellem Hämatom; gute Kompression von lateral auf den Muskel erforderlich
- theoretisch Injektion in die A. carotis und in die Dura (am lateralen Austritt der Halsnervenbündel aus dem Wirbelkörper), bei guter Aspiration (hellrotes Blut? Liquor?) erkennbar und zu vermeiden

Fehler und ihre Behebung

Problem	Ursache	Behebung
schmerzhafte Injektion	zu langsam eingestochen, zu dicke Nadel	dünnere Nadel, andere Stichtechnik
Parästhesie oder Anästhesie der restlichen Kopfhälfte vor dem Ohr	Miterfassung des N. auricularis magnus (Punctum nervosum)	harmlos, endet von selbst nach der Wirkdauer des Lokalanästhetikums
Parästhesie oder Anästhesie der restlichen Kopfhälfte hinter dem Ohr	Miterfassung des N. occipitalis minor	harmlos, endet von selbst nach der Wirkdauer des Lokalanästhetikums
plötzliche Kreislaufschwäche	Lokalanästhetika ist an vegetative Zentren (Halsganglien) gelangt	Nadel entfernen, Patienten sofort hinlegen, Kreislaufüberwachung

Bewährte Kombinationen

- Triggerpunkte der beiden versorgten Muskeln (häufig!) ▶ 10.2.4
- Tonsilla pharyngea ▶ 10.8.2

10.5.5 Nervus laryngeus superior

Stefan Weinschenk

Schwierigkeitsgrad: 2
Wichtigkeit: 2

- Erstbeschreibung zur Anästhesie bei Braun 1913
- Beschreibung zur Therapie bei Dosch noch nicht 1964, erst in späteren Auflagen (1984)
- Standard-Beschreibung bei [Nissel/van Aken 2003]

Neuroanatomie und Pathophysiologie

- Der Nerv entstammt dem Ggl. inferius des N. vagus (5. Kiemenbogen). Er zieht medial der A. carotis interna nach Aufteilung in je einen Ramus internus und externus nach kaudal zur Seitenfläche des Schildknorpels bis zur Stimmritze.

- Funktionen:
  - motorisch: M. cricothyreoideus (beteiligt an Stimmbandbewegung)
  - sensibel: Schleimhaut der Epiglottis und des Kehlkopfes (Larynx)
  - vegetativ: Kehlkopf bis zum Beginn der Trachea

Wirkung der Injektion

- Verbesserung der Funktion der Stimmbänder
- Durchblutungsverbesserung der Larynxschleimhaut und der Stimmbänder
- wahrscheinlich auch indirekte (retrograde) Wirkung auf den N. vagus durch Diffusion

Indikationen

Lokale Beschwerden:

- Erkrankungen der Stimmbänder, insbesondere:
  - Heiserkeit
  - Erkrankungen der Epiglottis
  - chronischer Husten unklarer Genese
  - Schluckbeschwerden unklarer Genese
- neuralgiforme Schmerzen im Versorgungsgebiet des Nerven (Halsvorderfläche)
- Hyoidtendinopathie

Stimmbandregion als pathogene Zone und Störfeld: bei entsprechenden Hinweisen (z.B. in Tests mit Applied Kinesiology)

Befunde und Symptome, die für diese Injektion sprechen:

- alle Arten von Heiserkeit
- Druckdolenz im Bereich des lateralen Schildknorpels

Spezielle Kontraindikationen

- auch bei Patienten mit Gerinnungsstörung nach entsprechender Aufklärung anwendbar (größere i.m. Hämatome im Halsbereich möglich)
- keine Injektion beidseits (Gefahr des Stimmbandverschlusses mit Atemnot)!

Spezielle Aufklärung

- passageres Auftreten oder Verstärkung der Heiserkeit oder eines Hustenreizes durch vorübergehend verringerte Stimmbandfunktion, nach Abklingen der Anästhesie reversibel
- arterielles Hämatom

Praktische Vorgehensweise

Material

- Nadel 0,4×40 (grau)
- 0,5–1,5 ml Procain 1%

Lagerung des Patienten

- im Liegen oder Sitzen, gerade Kopfhaltung, möglichst Kopf abgestützt

Injektionsstelle

- oberhalb des Adamsapfels
- Einstich 1–3 mm oberhalb der Incisura thyreoidea superior (▶ Abb. 10.5.11)

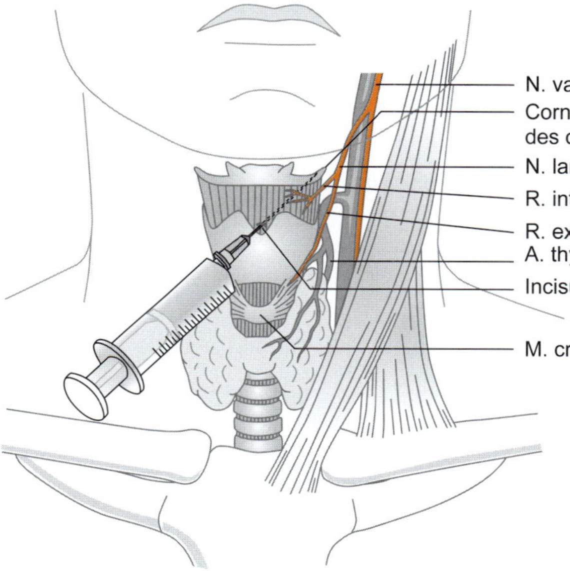

Abb. 10.5.11 Injektion an den N. laryngeus superior.

Injektionstechnik

- vorsichtiger Hautdurchstich (Trachea!) unter Anspannung der Haut
- Nadel subkutan infiltrierend nach lateral unter digitaler Kontrolle vorschieben, Stichrichtung 45° in kranial-lateraler Richtung zum Cornu majus des Zungenbeins
- Injektionstiefe 2–4 cm, ggf. bei Knochenkontakt mit dem Zungenbein Nadel 1 mm zurückziehen
- sorgfältige Apiration (kopfnahe Injektion), Infiltration

Gefahren und Komplikationsmöglichkeiten

- Injektion zu tief: Trachea, Hustenreiz
- kurzdauernde Heiserkeit
- kleine Hauthämatome in ca. 1–5%, verschwinden nach 1–3 Tagen, durch Kompression gut vermeidbar
- Verletzung von größeren Gefäßen: selten A. thyreoidea sup., mit größerem arteriellem Hämatom, gute Kompression erforderlich
- theoretisch Injektion in die A. carotis, bei guter Aspiration (hellrotes Blut?) vermeidbar

Fehler und ihre Behebung

Problem	Ursache	Behebung
schmerzhafte Injektion	zu langsam eingestochen, zu dicke Nadel	dünnere Nadel, andere Stichtechnik
schmerzhafte Lage der Nadel	direkter Kontakt mit dem Nerven	Nadel 1 mm zurückziehen

etwas höherer Spritzenwiderstand	Nadel zu nahe am oder im Schildknorpel	Nadel zurückziehen und oberflächlicher injizieren
plötzlicher Hustenreiz	Lokalanästhetikum in Trachea gelangt	zurückziehen und flacher vorgehen oder Injektion auf nächsten Termin verschieben
schmerzhafte Sensation oder einschießender Schmerz in den Kehlkopf	Nervenreizung	bei Verwendung dünner Kanülen harmlos, Nadel 1 mm zurückziehen

Bewährte Kombinationen

Besonders bei Hals- und Kehlkopfbeschwerden:

- Triggerpunkte des M. sternocleidomastoideus (häufig!) ▶ 10.2.4
- Facettengelenke C5 ▶ 10.6.5
- Ganglion stellatum ▶ 10.4.5
- Tonsilla pharyngea ▶ 10.8.2
- Schilddrüse ▶ 10.8.4

10.5.6 Plexus brachialis

Rainer Wander

Schwierigkeitsgrad: 2
Wichtigkeit: 1

- Der Plexus brachialis wird seit Beginn der Geschichte der Lokalanästhetika [Braun 1913] zur Regionalanästhesie bei Eingriffen am Arm in verschiedenen Etagen verwendet (vier mögliche Zugänge: interskalenär, supra- und infraklavikulär, axillär) [Jankovic 2003].
- Der hier ausschließlich beschriebene axilläre Zugang wurde erstmals 1911 von Hirschel veröffentlicht.
- zur Therapie bei Dosch in der 1. Auflage 1964 sowohl supraklavikulär wie axillär
- zur Therapie wenig gebräuchlich, obwohl breites Indikationsspektrum

Neuroanatomie und Pathophysiologie

Der Plexus brachialis setzt sich zusammen aus den zervikalen Nervenwurzeln von C5 bis Th1. Nach dem Verlassen der Foramina intervertebralia werden diese von den Mm. scaleni begleitet, nach dem Erreichen der 1. Rippe von der Arterie subclavia (▶ Abb. 10.5.12).

Aus den Wurzeln C5, C6, der Wurzel C7 und den Wurzeln C8, Th1 bilden sich die drei Nervenstämme. Diese begleiten nach der 1. Rippe die Arteria axillaris und bilden um sie herum drei Faszikel. Sie sind in eine bindegewebige Hülle eingescheidet. Aus diesen Faszikeln gehen die Nn. radialis, medianus und ulnaris hervor.

Wirkung der Injektion

- Für die therapeutische Wirkung genügt die einfache und gefahrlose axilläre Technik. Es sollen alle spinalen und sympathischen Afferenzen und Efferenzen kurzzeitig unterbrochen werden, um zentral eine Reizreduktion zu erreichen.

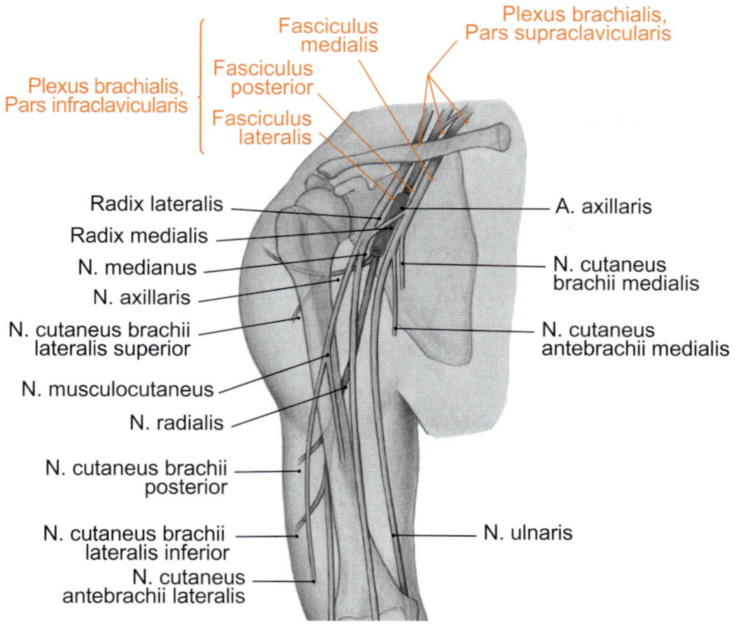

Abb. 10.5.12 Neuroanatomie des Plexus brachialis.

- Da die sympathischen Fasern die Spinalnerven und die Gefäße begleiten, ist eine Sympathikolyse des Arms auf leichte Weise zu erreichen (gleichzeitige Umflutung der benachbarten A. brachialis).
- Sensorische und motorische Ausfälle, wie sie bei der Regionalanästhesie erwünscht sind, sollen nur schwach oder gar nicht ausgelöst werden.

Indikationen

Lokale Beschwerden:

- posttraumatische und postoperative Beschwerden der oberen Extremität
- Durchblutungsstörungen der oberen Extremität
- Schulter: Omarthrose, Schultererkrankungen
- Arm
  - CRPS (M. Sudeck)
  - Epikondylopathie, Engpasssyndrome des Arms
- Hand: rheumatoide Beschwerden der Handgelenke

Spezielle Kontraindikationen

- absolute Kontraindikation: Blutungsneigung (vgl. ▶ 6.4)

Praktische Vorgehensweise

Material

- Nadel 0,4×40 oder 0,5×45 (orange), bei sehr schlanken Patienten auch 0,4×20 (jeweils grau); tangentiale Technik mit Nadel 0,6×60 (blau)
- 5 ml Procain 1%

Lagerung des Patienten
- Patient in Rückenlage mit rechtwinkelig abduziertem und außenrotierten Arm
- Ellenbogen anwinkeln
- Kopf wird etwas zur Gegenseite gedreht – Blickabwendung.

Injektionsstelle
- Man palpiert in der Axilla zwischen M. biceps und M. triceps den Humerus und die davor gelagerte pulsierende A. axillaris (▶ Abb. 10.5.13). Sie ist das Zielgebiet, um sie herum sind die drei Nervenfaszikel in einer bindegewebigen Hülle gelegen. Das Lokalanästhetikum wird in das periarterielle, perineurale Gewebe injiziert.

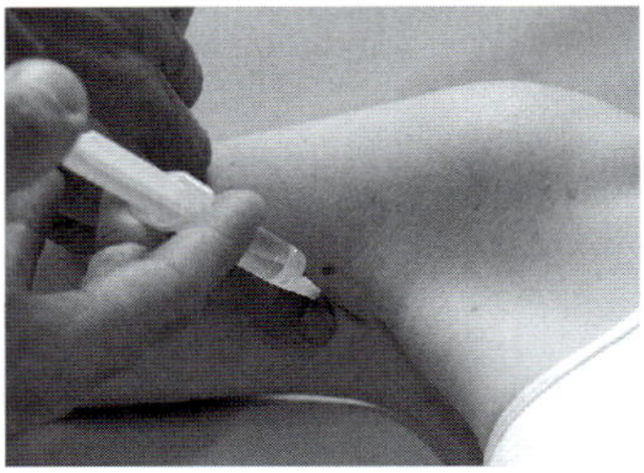

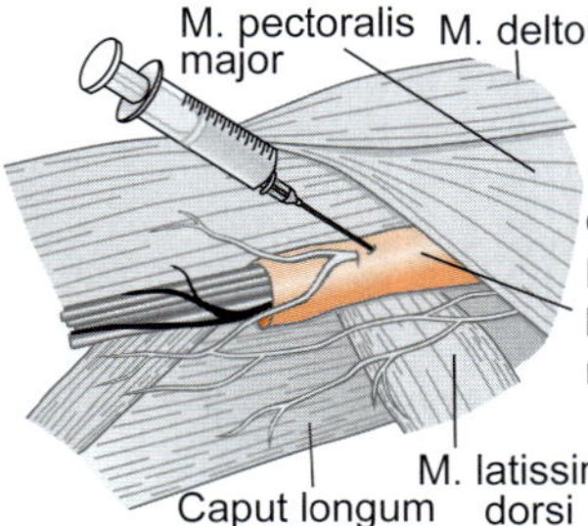

Abb. 10.5.13 Injektion an den Plexus brachialis, axilläre Technik.

Injektionstechnik
- senkrecht zur Haut
- **tangentialer Einstich mit langer Nadel:** Anwendung vor allem dann, wenn wegen Schultersteife eine ausreichende Abduktion des Oberarms nicht möglich ist.
  - Mit der 6 cm langen Nadel distal der palpierenden und fixierenden Finger durch die Haut gehen und die Nadel unter die Finger führen.
  - Mit der Nadel zwischen den palpierenden Fingern in Richtung der pulsierenden Arterie vorgehen bis zu Auslösung einer sensorischen Empfindung im Arm. Das Durchstechen der Faszienhülle ist häufig gut zu spüren.
  - Nach negativer Aspiration erfolgt die Injektion.
  - Wird Blut aspiriert, kann die Injektion mit einer **intraarteriellen Injektion** (vgl. ▶ 10.7.3) verknüpft werden. Ca. 1–2 ml Procain injizieren, dann Nadel zurückziehen und restliches Lokalanästhetika in die Faszienhülle deponieren.
  - Wenn i.a. Injektion nicht erwünscht, Nadel ohne Injektion 1–2 mm zurückziehen und nach negativer Aspiration erneut injizieren.
- **Alternativ:**
  - Einstich mit Butterfly-Nadel. Bei schwierigen anatomischen Verhältnissen ist mit der Butterfly-Nadel (0,6×19) durch Trennung von Nadel und Spritze mehr Fingerspitzengefühl möglich. Es wird wie oben senkrecht eingegangen bis zum „Tanzen“ der Nadel: sicheres Zeichen für Lage in der Nähe der A. axillaris.
  - dann gleiches Procedere wie oben

Gefahren und Komplikationsmöglichkeiten
- Lymphstau nach Radiatio bei Z.n. Mammakarzinom erfordern eine sehr sorgfältige Desinfektion des gestauten Gebiets vor Injektion.
- bei niedrigem Blutdruck ist die Palpation der A. axillaris kaum möglich → Orientierung am Humerus

- Hämatom durch arterielle Blutung sollte durch Kompression des Injektionsgebiets durch den Patienten für 3–5 min nach der Injektion verhindert werden.

Fehler und ihre Behebung

Problem	Ursache	Behebung
keine oder schwach anästhesierende Wirkung im Armbereich	Nadel liegt außerhalb der Faszikelhülle, Lokalanästhetikum kann nicht zu den Nervenfasern diffundieren.	Wiederholung
ausstrahlende Schmerzen	intraneurale Injektion	abwarten, bis anästhesierende Wirkung des Lokalanästhetikums eintritt
arterielle Blutung	i.a. Injektion	gute Kompression für 5 min nach Injektion

Sensorische und motorische Ausfälle, wie sie bei der Regionalanästhesie erwünscht werden, bei Verwendung von 1% Procain meist nur schwach oder gar nicht ausgelöst.

Bewährte Kombinationen

- Infiltration von Narben am Arm ▶ 10.1.7
- Ganglion stellatum ▶ 10.4.5

10.5.7 Nervus suprascapularis

Stefan Weinschenk

Schwierigkeitsgrad: 1
Wichtigkeit: 2

- Erstbeschreibung zur Anästhesie bei [Braun 1913]
- neuere Technik bei [Wertheim/Rovinstine 1941]
- verbesserte Technik bei Gorth 1980
- Erstbeschreibung zur Neuraltherapie vermutlich bereits bei Anonymus 1923

Neuroanatomie und Pathophysiologie

- Der Nerv entstammt den Halssegmenten C5–6 und zweigt aus dem Plexus brachialis vor der Schulter nach dorsal in die Incisura scapulae ab.
- Zieht unter dem Lig. transversum scapulae durch die Incisura scapulae zur Fossa supraspinata, wo er neuraltherapeutisch gut erreicht werden kann, und von dort weiter zum Schultergelenk.
- Funktionen:
  - motorisch: Mm. supraspinatus und infraspinatus
  - sensibel: Schultergelenk und direkte Umgebung
  - vegetativ: Versorgungsgebiet des Nerven, v.a. Schulter und Haut

Wirkung der Injektion

- Analgesie im Versorgungsgebiet
- muskuläre Entspannung der Spinatus-Muskulatur
- perineurale Perfusionssteigerung des Nervs und sympathisch vermittelte Entspannung im Versorgungsgebiet des Nervs

Indikationen

Lokale Beschwerden:

- Erkrankungen der Schulter, insbesondere
  - Periarthopathia humeroscapularis
  - posttraumatische Beschwerden der Schulter
- Schulter-Arm-Syndrom

Schulterregion als pathogene Zone und Störfeld: bei entsprechenden Hinweisen (z.B. Testung mit Applied Kinesiology)

Befunde und Symptome, die für diese Injektion sprechen:

- alle Arten von Schulterschmerz
- Druckdolenz im Bereich der Incisura scapulae

Spezielle Kontraindikationen

- auch bei Patienten mit Gerinnungsstörung nach entsprechender Aufklärung (größere i.m. Hämatome möglich) anwendbar

Spezielle Aufklärung

- Schmerzsensation oder Parästhesie der gleichseitigen Schulter (passager)
- passagere Bewegungseinschränkung der Schulter, nach Abklingen der Anästhesie reversibel

Praktische Vorgehensweise

Material

- Nadel 0,4×40 (grau), bei schlanken Patienten 0,4×20 (grau)
- 3–5 ml Procain 1 %

Lagerung des Patienten

- im Sitzen, leicht nach vorne gebeugt und abgestützt

Injektionsstelle

- Linie zwischen kaudaler Schulterblattspitze und der Mitte der Spina scapulae ziehen (▶ Abb. 10.5.14)
- Einstich auf dieser Linie, 2–3 cm oberhalb der Spina scapulae

Injektionstechnik

- senkrecht in die Haut, dann Stichrichtung leicht kaudal zur Fossa supraspinata
- schneller Hautdurchstich, langsame Infiltration in die Grube
- bis Knochenkontakt, dann 1 mm zurückziehen
- Aspiration, Infiltration

Gefahren und Komplikationsmöglichkeiten

- Injektion zu oberflächlich: unwirksam, Nerv wird nicht erreicht (Kontrolle durch leichte Nervenreizung)
- Verletzung von Gefäßen oder Organen wegen Knochenschutz der Scapula wenig wahrscheinlich

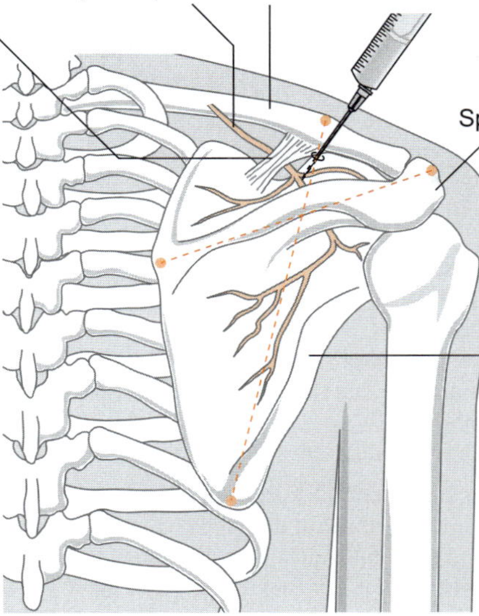

Abb. 10.5.14 Injektion in die Fossa supraspinata mit dem N. suprascapularis.

Fehler und ihre Behebung

Problem	Ursache	Behebung
schmerzhafte Injektion	zu langsam eingestochen, zu dicke Nadel	dünnere Nadel (ggf. Karpulenspritze), andere Stichtechnik
schmerzhafte Lage der Nadel	direkter Kontakt mit dem Nerven	Nadel 1 mm zurückziehen
etwas höherer Spritzenwiderstand	Nadel liegt im Lig. transversum scapulae	Nadel zurückziehen und weiter lateral-kaudal platzieren
schmerzhafte Sensation oder einschießender Schmerz in die Schulter	Nervenreizung	bei Verwendung dünner Kanülen harmlos, Nadel 1 mm zurückziehen

Bewährte Kombinationen

Besonders bei Schulterbeschwerden:

- Triggerpunkte des M. trapezius (häufig!) ▶ 10.2.4
- Facettengelenke C5–6 ▶ 10.6.5
- Ganglion stellatum ▶ 10.4.5
- Tonsilla pharyngea ▶ 10.8.2

10

10.5.8 Injektion an den Nervus medianus

Stefan Weinschenk

Schwierigkeitsgrad: 2
Wichtigkeit: 1

- Erstbeschreibung zur Anästhesie bei Braun 1913
- Standard-Beschreibung bei Nissel 2003
- Erstbeschreibung zur Therapie vermutlich bei Siegen 1951

Neuroanatomie und Pathophysiologie

- entstammt den Wurzeln C6–Th1, Teil des Plexus brachialis
- zieht sich im Oberarmbereich spiralförmig um die A. brachialis, dann entlang des Armes bis zur Hand, dort durch den Canalis carpi stark abgeplattet unter dem Retinaculum mani in unmittelbarer Nachbarschaft zu den Sehnenscheiden zur Handinnenfläche

Funktionen:

- motorisch: Pronatoren und Flexoren des Handgelenks; größter Teil der Daumenballen-Muskulatur. Ausfall des Nerven: „Schwurhand"
- sensibel: radiale Handinnenfläche und die ersten 3½ Finger
- vegetativ: Versorgung v.a. der Innenfläche der Finger 1–3 (z.B. Schweißsekretion) [Clara 1948], zusammen mit vegetativen Fasern um die A. brachialis

Wirkung der Injektion

- lange anhaltende antiinflammatorische und neurovaskuläre Wirkung bei Störungen des Nerven (bessere Durchblutung, Ödemabschwellung)
- Abschwellung des perivaskulären Bindegewebes, der Sehnen und Sehenscheiden im Bereich des Canalis carpi; Verbesserung der Perfusion
- In einigen Fällen ist damit bei anfänglich regelmäßiger Anwendung ist eine Operation bei Karpaltunnelsyndrom vermeidbar (▶ 12 Karpaltunnelsyndrom)

Indikationen

Lokale Beschwerden:

- Karpaltunnelsyndrom mit und ohne Ödem bzw. neurologischen Befund
- Parästhesien und Schmerzen in der Hand

Hand als pathogene Zone und Störfeld:

- bei entsprechenden Hinweisen (z.B. in AK oder Osteopathie) oder Narben der Hand im Bereich des N. medianus

Befunde und Symptome, die für diese Injektion sprechen:

- lokale Schmerzhaftigkeit der betroffenen Hand
- Hyperalgesie, Parästhesie, Anästhesie im Nervenversorgungsgebiet
- ggf. Schonhaltung oder typische Schwurhand

Spezielle Kontraindikationen

- keine speziellen Kontraindikationen
- auch bei Patienten mit Gerinnungsstörung nach entsprechender Aufklärung (größere i.m. Hämatome möglich) anwendbar

Spezielle Aufklärung

- passagere Verstärkung der neuralgieformen Beschwerden, nach Abklingen der Anästhesie reversibel
- Verletzung des N. medianus

Praktische Vorgehensweise

Material

- Nadel 0,4×20 (grau) oder Zahnkarpulenspritze mit Nadel 0,3×30
- 0,5–1 ml Procain 1%

Lagerung des Patienten

- im Sitzen, Hand abgestützt oder im Liegen

Injektionsstelle von proximal

- Volarseite der Handbeuge zwischen der Sehne des M. palmaris longus (ulnar, bei 20% der Patienten fehlend) und des M. flexor carpi radialis (stärkere, radial gelegene Sehne)
- am oberen Rand des Retinaculum flexorum, auf Höhe des Processus styloideus ulnae

Injektionstechnik von proximal

- 45–60° nach distal in Richtung Canalis carpi
- dem Verlauf des Nervens folgend, „hinter das Retinaculum" unter Absenkung der Spritze, um möglichst flach in den Sehnenzwischenraum zu gelangen
- langsames Vorschieben unter Stempeldruck in distaler Richtung bis höchstens 2 cm tief in den Canalis carpi
- sobald Parästhesien im Bereich des Medianus auftreten, werden 0,1–0,4 ml Procain infiltriert („perineurale Infiltration")
- weiteres infiltrierendes Vorgehen mit der Nadel bis 1–1,5 cm. Während der Infiltration sollten keine Schmerzen mehr auftreten. Nadel nicht tiefer (schmerzhaft!).
- sehr langsame Infiltration, um Druckschädigung des Nervens im Kanal zu vermeiden
- Es tritt nach kurzer Zeit ein Widerstandsverlust ein, danach lassen sich ggf. noch weitere 0,5 ml injizieren.

Injektionsstelle von palmar (distal)

- am oberen Rand des Retinaculum, auf Höhe des Daumengrundgelenks

Injektionstechnik von palmar (distal)

- 45–60° nach proximal, ebenfalls in Richtung Canalis carpi
- Vorgehen mit der Nadel unter das Retinaculum, sinngemäß entsprechend dem proximalen Zugang
- Injektionsmenge und -kontrolle wie proximal.

Gefahren und Komplikationsmöglichkeiten

- Nervenirritation bei Berührung des Nerven: einschießender Schmerz
- selten Verletzung von Venen, Hämatom 1–10% (bei guter Kompression meist vermeidbar)
- selten Periostreizung der Handwurzel
- theoretisch Verletzung des Nerven, mit sehr dünnen, scharf geschliffenen Nadeln vermeidbar. Nach Knochenkontakt neue Nadel verwenden!

Fehler und ihre Behebung

Problem	Ursache	Abhilfe
schmerzhafte Injektion	zu langsam eingestochen, zu dicke Nadel	dünnere Nadel (ggf. Karpulenspritze), andere Stichtechnik
schmerzhafte Lage der Nadel	direkter Kontakt mit dem Nerven	Nadel 1 mm zurückziehen
einschießender Schmerz in die Hand	Nervenreizung	bei Verwendung dünner Kanülen harmlos, Nadel 1 mm zurückziehen

10.5.9 Spinalnerven der Wirbelsäule

Gerd Belles, Bernd Belles

Schwierigkeitsgrad: 3
Wichtigkeit: 2

- therapeutische und diagnostische Injektion an Spinalnerven im Bereich der Spinalwurzeln, v.a. der Brust- und Lendenwirbelsäule
- Erstbeschreibung durch den Gynäkologen Sellheim 1905 als paravertebrale Leitungsanästhesie
- Paravertebralanästhesien in der Anästhesiologie heute nur noch selten gebräuchliches Verfahren zur Ausschaltung sensibler Nerven in einem bestimmten Segment [Theodoritis 2005]
- Die für die therapeutische Anwendung weiterentwickelte, hier beschriebene sichere Technik orientiert sich an den knöchernen Strukturen der Dornfortsätze und Facettengelenke [Belles 2008].
- bei Beachtung der Leitstrukturen (Dornfortsätze, Facettengelenke) komplikationsarm durchführbare, dennoch anspruchsvolle Injektionstechnik

Synonym: Injektion an die „Spinalganglien"; nicht ganz korrekter Begriff, da die Ausläufer und nicht das (tiefer gelegene) Spinalganglion infiltriert werden (▶ Abb. 10.5.15)

Neuroanatomie und Pathophysiologie

Nach ihrem Austritt aus den Foramina intervertebralia teilen sich die Spinalnerven in die Rr. ventralis und Rr. dorsalis. Die Rr. dorsalis wenden sich nach hinten zur oberen Kante des tiefer liegenden Processus transversus und teilen sich in einen medialen, lateralen und intermediären Ast. Der mediale Ast versorgt sein jeweils darüber und darunter liegendes Facettengelenk sowie die Muskulatur. Der mediale Ast versorgt Muskulatur, Faszie und Haut. Die intermediären Äste haben nur eine muskuläre Aufteilung.

Die Benennung d. Spinalnerven erfolgt im Bereich der **HWS** nach dem jeweiligen **darunterliegenden** Wirbelkörper, also Spinalnerv & verlässt das Foramen intervertebrale zwischen C5 und C6 usw. und im Bereich der **BWS** und **LWS** nach dem jeweils **darüberliegenden** Wirbelkörper.

Die sinuvertebralen Nerven sind in die Foramina intervertebralia rückkehrende Nerven mit einer somatischen (R. ventralis) und einer vegetativen Komponente (R.

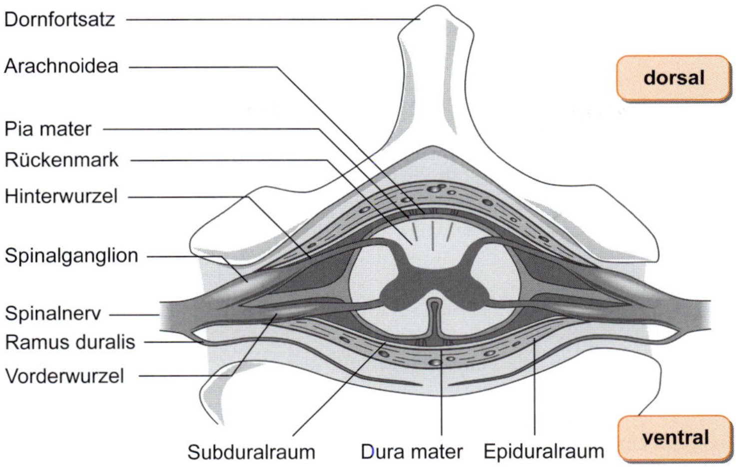

Abb. 10.5.15 Anatomie der Spinalwurzel und des umgebenden Gewebes.

communicans griseus). Sie teilen sich im Wirbelkanal in mehrere Äste zur Innervation von Lig. longitudinale posterius, Discus intervertebralis, Blutgefäße des Wirbelkanals und Dura mater.

Das gesamte hintere Kompartiment aus Haut, Rückenmuskulatur, Wirbelgelenk, Bändern, Dura wird spinal versorgt (▶ Abb. 10.5.15).

Vegetative Innervation

Der sympathische Grenzstrang läuft entlang der antero-lateralen Ränder der Wirbelkörper. Die von ihm entspringenden Rr. communicantes vereinigen sich mit den Rr. ventrales an den Unterkanten der Proc. transversi, knapp außerhalb der Foramina intervertebralia. Die Efferenzen der Rr. communicantes verteilen sich zu Blutgefäßen, Haut, Disci intervertebrales und den sinuvertebralen Nerven [Bogduk 2005, Adams 2006].

Gefäßversorgung

Die arterielle Versorgung einer Spinalnervenwurzel erfolgt aus zwei Quellen:

- **proximal** durch Äste der dorsolateralen Arterie (DLA) des Rückenmarks
- **distal** von den radikulären Ästen der Aa. lumbales

Es erfolgt eine Aufteilung in jeweils zwei proximale Wurzelarterien (dorsal/ventral) und zwei distale Wurzelarterien (dorsal/ventral).

Wirkung der Injektion [Belles 2008]

- Als Ort der Neuromodulation ist das Rückenmarkssegment die erste Ebene der Schmerzhemmung. Von hier kann auf segmentaler Ebene eine periphere Schmerzsymptomatik beeinflusst werden.
- Beseitigung des Reizes an seinem Angriffspunkt mit Unterbrechung der pathologischen afferenten Sympathikusreizung . Es resultiert eine Löschung der fehlerhaften Engrammierung des Sympathikus („Reset“).
- Normalisierung der Gewebeperfusion: Aa. lumbales mit ihren Ästen A. spinalis anterior, A. spinalis posterior und radikulärer Ast (→ distale dorsale/ventrale

Wurzelarterien) sowie der dorsolateralen Arterie des Rückenmarks (→ proximale dorsale/ventrale Wurzelarterien)
- Ödemabschwellung der gereizten Wurzel → Dekompression und direkte Schmerzlinderung
- lokale Löschung afferenter Impulse aus der Bandscheibe, Periost in der Umgebung der Foramina intervertebralia
- Wirkung über Ramus communicantes auf den Grenzstrang (Sympathikolyse, vgl. ▶ 10.6.5 Facetteninjektion)
- Aufhebung sensomotorischer und sympathischer Reflexbögen

Indikationen

Lokale Beschwerden:
- wirkungsvolle Methode bei pseudoradikulären, aber auch radikulären (kompressionsbedingten) Rückenschmerzen
- alle akuten und chronischen Schmerzsyndrome der LWS
- Postnukleotomiesyndrom
- Bandscheibenprolaps mit radikulärer Symptomatik
- Bandscheibenprolaps mit akutem oder chronischem Schmerzsyndrom
- Postnukleotomiesyndrome mit radikulärer Symptomatik
- Segmenttherapie von allen Erkrankungen der Extremitäten bei entsprechender Zuordnung zum dazugehörigen Segment
- Segmenttherapie der inneren Organe des zugehörigen Segments

Wirbelsäule als pathogene Zone und Störfeld:
- Herpes zoster, Post-Zoster-Neuralgie im betreffenden Segment
- arterielle und venöse Durchblutungsstörungen der Beine
- Polyneuropathie

Postoperativ (Postnukleotomiesyndrom) kann der entsprechende Spinalnerv selbst zum Störfeld werden.

Befunde und Symptome, die für diese Injektion sprechen:
- (pseudo-)radikuläre Symptomatik im betroffenen Segment
- Dornfortsatz der betroffenen Etage druckschmerzhaft
- Störung oder Erkrankung des zugehörigen viszeralen Organs

Spezielle Kontraindikationen

- Gerinnungsstörung (absolute Kontraindikation)
- ausgeprägte anatomische Abweichungen vom Normalzustand, z.B. schwere Skoliose (relative Kontraindikation, Injektion nur für Geübte)
- oberflächliche Infektion im Injektionsgebiet
- Injektion an der HWS nur für erfahrene Anwender

Spezielle Aufklärung

- selten: intradurale Injektion mit Spinalanästhesie und postpunktionellem Kopfschmerz bei anatomischer Varietät (Duraaustülpung)

Praktische Vorgehensweise [Belles 2008]

Die Vorgehensweise unterscheidet sich je nach behandelter Etage. Nachfolgend sind die Techniken für HWS, LWS und Sakrum einzeln beschrieben. An der BWS sind Injektionen an Spinalnerven selten medizinisch indiziert (cave: Pneumothorax).

Die korrekte Nadellage ist durch den auftretenden Blitzschmerz im Ausbreitungsgebiet des Nervs leicht zu erkennen. Der Patient muss vorab darauf hingewiesen werden, dass es sich dabei um einen Teil der korrekten Injektionstechnik und nicht um eine fehlerhafte Injektion handelt!

Spinalnerven der Halswirbelsäule [Belles 2008]

Entscheidend ist die genaue neurologische Untersuchung mit entsprechender Zuordnung des betroffenen Spinalnervs aufgrund der radikulären Symptomatik.

- Die Halswirbelsäule hat 7 Halwirbelkörper, aber 8 Rückenmarkssegmente, d.h. der Spinalnerv C4 verläuft unterhalb des 3. HWK und der Spinalnerv C8 verläuft unterhalb des 7. HWK. Damit unterscheidet sich die Injektion an Spinalnerven der HWS prinzipiell von der Injektion an der LWS.
- Die Einstichhöhe für Spinalnerven im Bereich der HWS ist daher die Unterkante des Dornfortsatzes des **nächst höheren** Halswirbelkörpers! So ist z.B. die Einstichhöhe bei einem C6-Syndrom rechts die Unterkante des Dornfortsatzes des 5. HWK.

Material
- Nadel 0,6×60 (blau)
- 5 ml Procain 1%

Lagerung des Patienten
- sitzend, Kopf leicht vornüber gebeugt, um 10–20° zur betroffenen Seite gedreht
- sorgfältige Asepsis

Injektionsstelle
- Unterkante des Dornfortsatzes palpieren, 2 cm lateral der Dornfortsatzlinie Einstichstelle markieren (▶ Abb. 10.5.16)

Injektionstechnik [Belles 2008]
- zunächst sagittal bis zum Facettengelenk (Knochenkontakt nach ca. 2,5–3,5cm), dieses wird mitinfiltriert
- dann die Nadel 1 cm zurückziehen und um 10° nach lateral angulieren
- anschließend erneutes Vorschieben der Nadel um 1 cm weiter als die Tiefe des Facettengelenks
- Blitzschmerz im Versorgungsgebiet des Spinalnerven zeigt die richtige Nadellage an (Patient vorher darauf hinweisen).
- Nadel um 1 mm zurückziehen, aspirieren in zwei Ebenen und 5 ml Procain 1% injizieren
- Orientierungspunkte der jeweiligen Etage:
  - C2: erster tastbarer Dornfortsatz
  - C6: Dornfortsatz verschwindet bei Reklination
  - C7: Dornfortsatz bleibt prominent bei Reklination

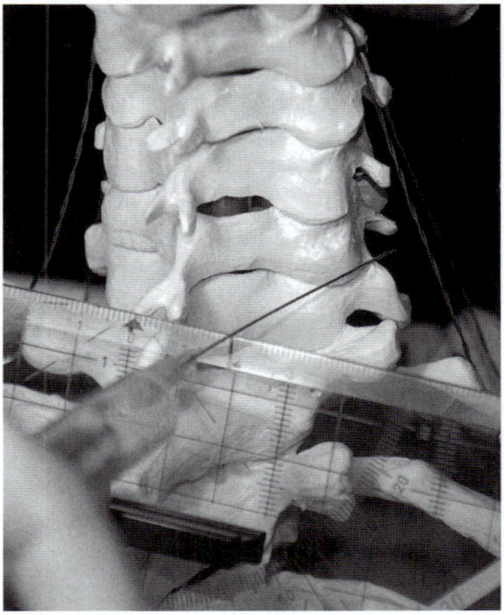

Abb. 10.5.16 Injektion an die Spinalnerven der Halswirbelsäule.

Spinalnerven der Lendenwirbelsäule (L1–4)

Entscheidend ist auch hier die genaue neurologische Diagnostik mit entsprechender Zuordnung des betroffenen Spinalnerven aufgrund der radikulären Symptomatik.

- Im Gegensatz zur HWS finden wir hier 5 LWK und 5 Rückenmarkssegmente.
- Die Einstichhöhe für Spinalnerven ist deshalb die Unterkante des Dornfortsatzes des betroffenen LWK.
- So ist z.B. bei einem L5-Syndrom die Einstichhöhe im Bereich der Unterkante des Dornfortsatzes des 5. LWK.

Material
- Nadel 0,6×80 (blau)
- 10 ml Procain 1%

Lagerung des Patienten
- sitzend, leicht vornüber gebeugt

Injektionsstelle
- Dornfortsatzunterkante der betroffenen Wurzel, dann 3 cm bzw. 2,5 cm nach lateral und 1 QF nach kranial (▶ Abb. 10.5.17)

Injektionstechnik [Belles 2008]
- streng sagittale Einstichrichtung
- in ca. 6–7 cm Blitzschmerz im Versorgungsgebiet des betroffenen Spinalnerven
- Nadel um 1 mm zurückziehen, aspirieren in zwei Ebenen und Injektion von 10 ml Procain 1%
- Orientierungspunkte: Die Mitte des Dornfortsatzes von LWK 4 liegt auf Höhe der Verbindungslinie der beiden Cristae iliacae (Dammbein).

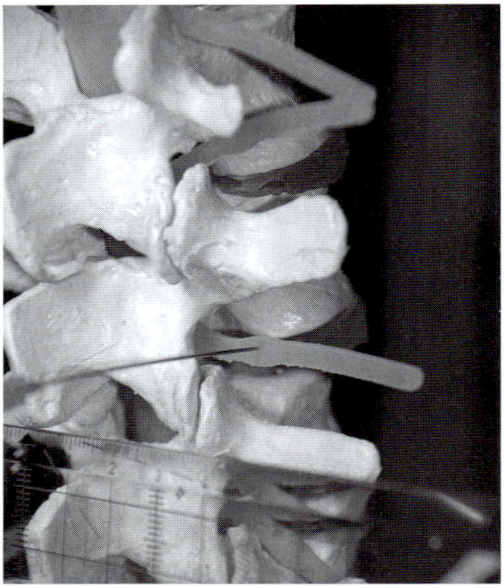

Abb. 10.5.17 Injektion an die Spinalnerven der Lendenwirbelsäule L1–4.

Spinalwurzel L5 [Belles 2008]

Material
- Nadel 0,6×80 (blau)
- 10 ml Procain 1%

Injektionsstelle
- Dornfortsatzunterkante LWK 5, von der Mittellinie aus 3 cm bzw. 2,5 QF nach lateral und 1 QF nach kranial (▶ Abb. 10.5.18)

Injektionstechnik
- Einstichrichtung 10° nach kaudal und 10° nach medial
- in ca. 6–8 cm Blitzschmerz im Segment L5

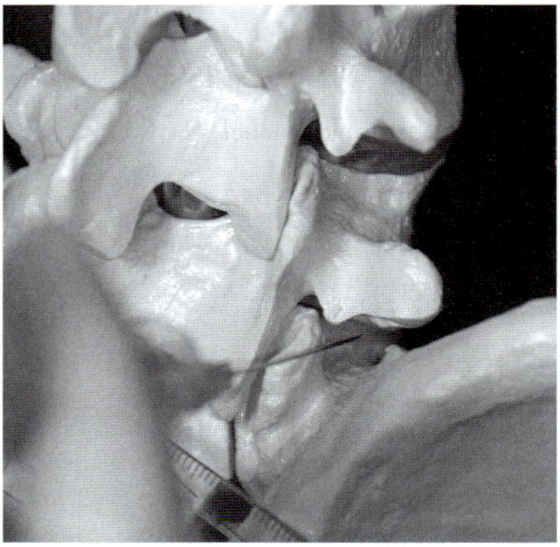

Abb. 10.5.18 Injektion an den Spinalnerven der Lendenwirbelsäule L5.

- Nadel um 1 mm zurückziehen, aspirieren in 2 Ebenen und Injektion von 10 ml Procain 1 %

➲ Spinalwurzel S1

Material

- Nadel 0,6×80 (blau)
- 5 ml Procain 1 %

Injektionsstelle

- Dornfortsatzunterkante von S1 tasten, 2 QF nach lateral und 0,5 cm kranial der Unterkante des Dornfortsatzes von S1 1,5 QF lateral und 0,5 cm kranial

oder

- Spina iliaca posterior superior tasten, 2 QF kranial entlang des Beckenkamms, dann 1 QF nach medial

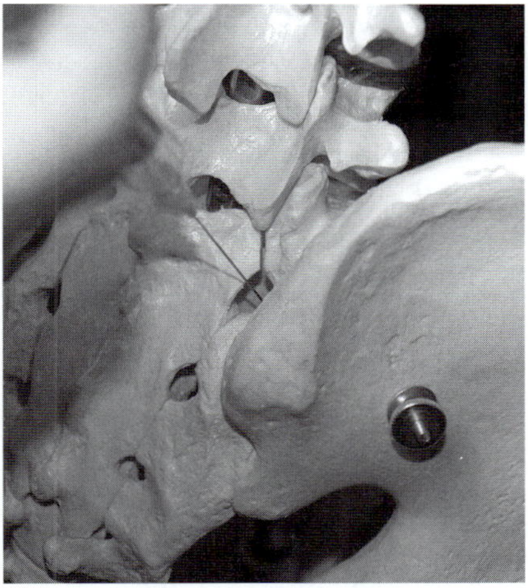

Abb. 10.5.19 Injektion an den Spinalnerv S1.

Injektionstechnik

- Einstichrichtung ist 45° nach kaudal (▶ Abb. 10.5.19)
- in ca. 6 cm Blitzschmerz im Segment S1
- Zurückziehen der Nadel um 1 mm, aspirieren in zwei Ebenen, Injektion von 10 ml Procain 1 %

Gefahren und Komplikationsmöglichkeiten

Der Patient entwickelt nach erfolgreicher Injektion neurologische Ausfallserscheinungen entsprechend der radikulären Versorgung des behandelten Spinalnerven. Er ist deshalb u.U. nicht gehfähig, auf jeden Fall aber nicht verkehrsfähig und muss nach der Injektion mindestens 45 min unter Überwachung (ggf. Monitor) in der Praxis/Ambulanz bleiben. Hierauf ist der Patient vorher hinzuweisen (Zeitplanung).

- Obligatorische Überprüfung auf vollständige Wiederherstellung der neurologischen Funktion mit Dokumentation vor Verlassen der Praxis!
- selten: postpunktioneller Kopfschmerz nach versehentlicher Duraperforation

Fehler und ihre Behebung

Problem	Ursache	Behebung
sehr schmerzhaft	zu langsame Injektionstechnik; zu starke Irritation der Spinalwurzel	Verbesserung der Injektionstechnik; zurückziehen der Nadel um 1 mm
intradurale Lage	passiert beim erneuten Vorschieben	Aspirieren in 2 Ebenen
epidurale, subarachnoidale Injektion	Injektion zu weit medial	Beachten der anatomischen Gegebenheiten
Spinalanästhesie	Dura-Aussackung (anatomische Variante)	aspirieren in 2 Ebenen

Bewährte Kombinationen

- Injektion an Facettengelenke ▶ 10.6.5. Die Nachbarschaft zu den Facettengelenken legt eine gemeinsame Injektion in komplexen Fällen gerade bei pseudoradikulären Schmerzen nahe.
- Quaddelserie Wirbelsäule ▶ 10.1.2
- sorgfältige Triggerpunkttherapie der funktionell zugehörigen Muskulatur ▶ 10.2
- Injektionen an die zugehörigen Dornfortsätze
- Ligamentinfiltrationen im Bereich der Wirbelsäule: Lig. supraspinale, Lig. interspinale, Lig. flavum
- Ligamente im Bereich des Beckens: Lig. iliolumbale, Ligg. sacroiliaca interossea, Lig. sacrospinale, Lig. sacrotuberale.
- oberes und unteres Iliosakalgelenk ▶ 10.6.6
- lumbale epidurale Injektion ▶ 10.5.10
- sakrale epidurale Injektion ▶ 10.5.11
- lumbale bzw. zervikale Grenzstrangganglien ▶ 10.4.7

10.5.10 Nervi intercostales

Stefan Weinschenk

Schwierigkeitsgrad: 1
Wichtigkeit: 2

- Erstbeschreibung zur Anästhesie bei Braun 1913 bei teilweise abenteuerlichen Thoraxoperationen mit gutem analgetischen Erfolg
- Standard-Beschreibung bei Gustorff und Hoerauf 2003
- Erstbeschreibung zur Therapie vermutlich bei Siegen 1951

Neuroanatomie und Pathophysiologie

- entspringt in der jeweiligen Nervenwurzel aus dem Rückenmark
- je Rippe ein Gefäß-Nerven-Bündel, kaudal der Rippe im konkaven Bogen der Rippe (Sulcus costae) geschützt gelegen
- Nerv liegt kaudal der Vene und Arterie („VAN").
- zieht bis zum Sternum.
- Funktionen:
  - motorisch: Mm. intercostales (Atemhilfsmuskulatur)
  - sensibel: Strukturen des Segments der entsprechenden Rippe (Haut, Muskulatur, Periost)
  - Die Rami cutanei laterales sind an der Innervation der vorderen Bauchwand (Haut, Bindegewebe, Muskulatur, teilweise Peritoneum) beteiligt
- Nervenaustrittspunkte entsprechen im dorsalen Anteil den Punkten des Blasenmeridians.

Wirkung der Injektion

- hervorragende Behandlungsmöglichkeit von Interkostalneuralgien und Neuralgien nach Herpes zoster
- auch als Segmenttherapie („Leitungsanästhesie") zur Beeinflussung der gesamten Head-Zone

Indikationen

Lokale Beschwerden:

- Interkostalneuralgie
- Herpes-zoster-Neuralgie (vgl. ▶ 11.3 Dermatologie)
- Schmerzen nach Rippenprellung, Rippenfraktur
- Tumorschmerz in Thorax und Oberbauch

Rippe als pathogene Zone und Störfeld:

- bei entsprechenden Hinweisen (z.B. in Tests mit Applied Kinesiology oder Osteopathie)
- Z.n. Rippenprellung oder nach Rippenfraktur (Narbenstörfeld)

Befunde und Symptome, die für diese Injektion sprechen:

- lokale Schmerzhaftigkeit der betroffenen Rippe
- Hyperalgesie im Bereich der betroffenen Head-Zone bzw. Hautsegments
- ggf. Schonhaltung, flache Atmung (bei Rippenreizung)

Spezielle Kontraindikationen

- auch bei Patienten mit Gerinnungsstörung nach entsprechender Aufklärung (größere Thoraxwand-Hämatome möglich) anwendbar

Spezielle Aufklärung

- passagere Verstärkung der neuralgiformen Beschwerden, nach Abklingen der Anästhesie reversibel
- selten versehentliche Injektion in Pleura, Lunge oder Thoraxgefäß

Praktische Vorgehensweise

Material

- Nadel 0,4×20 (grau); nur bei sehr beleibten Patienten 0,4×40 (grau)
- 2–3 ml Procain 1 %

Lagerung des Patienten

- sitzend, Körper vorne abgestützt; in Ausnahmefällen (kreislauflabiler Patient) im Liegen
- bei Injektion in die Interkostalnerven der 3.–6. Rippe: Hand des Patienten in den Nacken legen lassen, um die Skapula nach lateral zu verschieben.

Injektionsstelle

- lateral des M. erector spinae, je nach Beschwerdebild

> Die Beschwerden liegen ventral tiefer als das Ursprungsgebiet des Nerven. Deshalb bei Beschwerden den Nerv (d.h. die Rippe) nach dorsal bis zum betreffenden Wirbelkörper zurückverfolgen.

- 3–5 cm lateral der Dornfortsätze (Blasenmeridian)
- am unteren Rand der entsprechenden Rippe

Injektionstechnik

- genaue Orientierung über die Lage der Rippe in der Tiefe
- Führen der Spritze mit der aufgestützten Gegenhand (▶ Abb. 10.5.20)
- Einführen der Nadel auf Höhe der Rippe bis zum Knochenkontakt

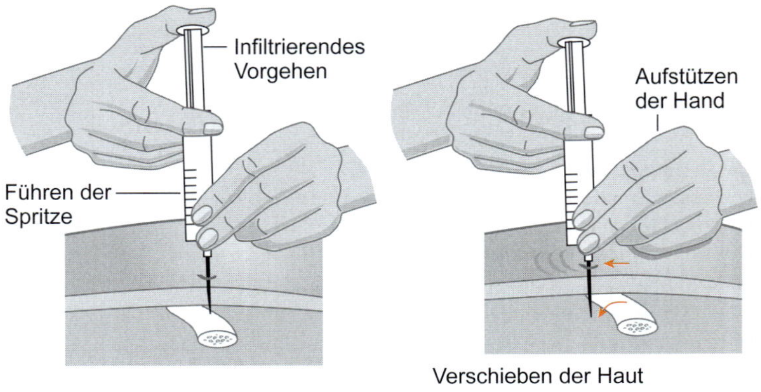

Abb. 10.5.20 Injektion an einen Interkostalnerven.

- Zurückziehen der Nadel um 1 mm und Verschieben des subkutanen Gewebes mitsamt der Nadel um ca. 1 cm, um am unteren Rippenrand vorbeizukommen (cave: Periostreizung)
- langsames Vorschieben mit Stempeldruck in den Rippenzwischenraum
- Injektionstiefe in Höhe der gedachten Mitte des Rippenknochens. Die Rippe hat eine Tiefenausdehnung von ca. 1,5 cm, d.h. von Ebene der Rippenhinterfläche aus ca. 3–5 mm tief injizieren, nicht mehr (cave: Pleurakontakt).
- sorgfältige Aspiration, Infiltration

10

Gefahren und Komplikationsmöglichkeiten

- Nervenirritation bei Berührung des Nerven
- selten **Pleurapunktion**: wichtigste Komplikation; meist folgenlos, sehr selten mit Pneumothorax; durch das beschriebene vorsichtige Vorgehen und Verwendung feinster Nadeln vermeidbar

Fehler und ihre Behebung

Problem	Ursache	Behebung
schmerzhafte Injektion	zu langsam eingestochen, zu dicke Nadel	dünnere Nadel, andere Stichtechnik
schmerzhafte Lage der Nadel	Periostreizung	Nadel 1 mm zurückziehen und etwas weiter kaudal vorschieben
Hustenreiz	Pleura berührt	Nadel unter Stempeldruck zurückziehen. Patienten hinlegen, Kreislaufüberwachung

Bewährte Kombinationen

- Quaddelserie im Ausbreitungsgebiet des Nerven (Verlauf der Rippe) ▶ 10.1.1
- Triggerpunkte Bauchmuskulatur ▶ 10.2

10.5.11 Lumbale peridurale Infiltration

Lorenz Brassel, Stefan Weinschenk

Schwierigkeitsgrad: 3
Wichtigkeit: 2

- Der Periduralraum erstreckt sich von der Dura mater bis zum Periost des Wirbelkanals. Er besteht aus Bindegewebe und zahlreichen Geflechten von Venen und vegetativen Nerven.
- Bei der periduralen Infiltration handelt sich um eine rückenmarksnahe Injektionstechnik nur für geübte, in der Anwendung erfahrene Anwender. Ihr enormes Wirkungspotenzial wird wegen der etwas kniffligen Technik zu wenig genutzt.
- Corning beschrieb 1885 erstmals die Periduralanästhesie und glaubte, eine Spinalanästhesie durchgeführt zu haben [Corning 1885, 1888]. Er zielte dabei nicht auf die anästhesiologische Anwendung, sondern auf die Schmerzlinderung bei Spinalreizungen verschiedener Ursache (Blasenkrämpfen, Tenesmen, Unterbauchbeschwerden).
- In seinen berühmt gewordenen Versuchen beschrieb August Bier in Berlin im Mail 1898 nicht die peridurale, sondern die subdurale Injektion (Spinalanästhesie) mit ihren bekannten Folgen (postpunktioneller Kopfschmerz), die bei der periduralen Technik sehr viel seltener sind.
- Cathelin veröffentlichte 1901 die Injektion in den Periduralraum von sakral (▶ 10.5.11 Sakralinjektion) zur Therapie, welches der bevorzugte Zugang auch zu anästhesiologischen Zwecken bis nach 1945 blieb (Kaudalanästhesie). Die Periduralanästhesie zur Operation an der unteren Extremität findet sich bereits bei Braun 1913. Die kontinuierliche Anwendung in der Geburtshilfe mittels gebogener Tuohy-Nadel und Dauerkatheter wurde 1943 von J.P.G. Cleland in USA eingeführt.
- Die therapeutische Anwendung wurde in Deutschland erstmals in der Informationsschrift der Farbwerke Hoechst 1952, in den USA ausführlich von Bonica 1959 beschrieben. Eine detailliert bebilderte Beschreibung für die therapeutische Anwendung findet sich auch bei D. Gross, einem Schüler Bonicas [Gross 1972].

Synonyme:

- epidurale Anästhesie
- extradurale Anästhesie
- extradurale Spinalanästhesie
- lumbale Periduralanästhesie

Neuroanatomie und Pathophysiologie

- Anatomie der Rückenmarksumgebung ▶ Abb. 10.5.21
- Distanzen beim gesunden, schlanken Patienten:
  - Haut: 1–3 mm
  - Subkutis: 5–15 mm
  - Muskulatur: 20–40 mm
  - Ligamentum flavum: 1–3 mm
  - Periduralraum: 6–8 mm

10

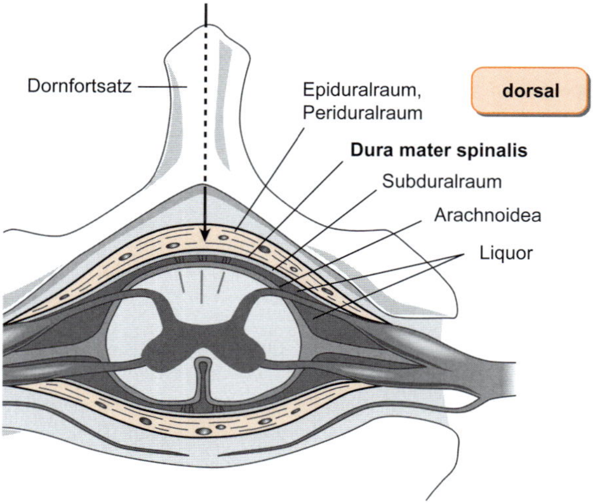

Abb. 10.5.21 Anatomie des Periduralraums.

Indikationen

- Die oberste Etage, die für eine peridurale Infiltration infrage kommt, ist L2/3 (sicher kaudal des Conus medullaris), am häufigsten wird L4/5 angewandt.
- eine peridurale Infiltration bei L5/S1 meist nicht erforderlich, da ebenso gut mit der sakral-epiduralen Injektion zu erreichen (▶ 10.5.11)
- mehrfache Single-shot-Infiltration bei funktionellen Beschwerden wirkungsvoller und erheblich gefahrloser als Kathetereinlage (▶ 4.1.2); Katheter-Leitungsanästhesie in der stationären Palliativmedizin, nicht in der ambulanten Schmerztherapie

Lokale Beschwerden:

- segmentale Störung, v.a. radikuläre und pseudoradikuläre Schmerzen
- Beschwerden im Rahmen von degenerativen Veränderungen in den Wirbelsegmenten
- „Syndrom des engen Spinalkanals"
- Erkrankungen von Muskulatur und Bindegewebe im Lumbalbereich, Muskelhartspann
- als Behandlungsversuch bei anderweitig nicht beherrschbaren Bein- oder Unterbauchschmerzen im Bereich von L4–5

Wirbelsäulenregion als pathogene Zone und Störfeld

- ein direkt zugehöriges inneres Organ, das durch diese Infiltration beeinflussbar wäre, für die in Frage kommenden Etagen L3/4 und L4/5 zurzeit nicht bekannt
- möglicher Einfluss auf Analsphinkter, M. levator ani, Blasenboden, Beckenboden

Befunde und Symptome, die für diese Injektion sprechen:

- lokaler Schmerz, radikulär ausstrahlend
- Muskelhartspann, auch einseitig
- segmentale Zeichen (vgl. ▶ 8.2.2 Klinische Untersuchung zur Störfelddiagnostik)

Wirkung der Injektion

- Vorteil: gering schmerzhafte Technik
- Es kann zu einem schlagartigen, für den Patienten sehr überraschenden Verschwinden der Schmerzen kommen.
- Das Durchbrechen des Circulus vitiosus „Angst – Spannung – Schmerz" durch diese sofortige Besserung führt zu weiteren positiven Sekundäreffekten.

Spezielle Kontraindikationen

- Gerinnungsstörung: hier absolute Kontraindikation! (vgl. ▶ 6.5 Antikoagulierter Patient)
- floride lokale Infektion im Bereich der Injektionsstelle

Spezielle Aufklärung

- Komplikationen wie oben aufgeführt, insbesondere Möglichkeit einer versehentlichen Spinalpunktion
- Kreislaufkollaps: wegen der (erwünschten) vegetativen Begleiteffekte auch ohne Spinalpunktion möglich

Praktische Vorgehensweise

Material

Die in der Anästhesie übliche Technik mit Tuohy-Nadel (Spezialnadel mit Mandarin, 0,8×80 schwarz) ist traumatischer als die unten angegebene Nadel und wegen des Wegfalls der Kathetereinlage auch nicht erforderlich.

- Nadel 0,6×60 (blau) in der Regel ausreichend; bei sehr adipösen Patienten ausnahmsweise 0,6×80 (blau), aber nur für Geübte
- 4–5 ml Procain 1% oder 8–10 ml 0,5% Procain
- Keine Amid-Lokalanästhetika verwenden!

Lagerung des Patienten

- sitzend mit stark vornüber gebeugten Oberkörper (aufgestützte Ellenbogen)
- alternativ für kreislaufschwache oder ängstliche Patienten: in Seitenlage mit angezogenen Knien (schwierigere Technik, weil Wirbelsäulenachse im Liegen meist nicht gerade ist)
- Im Sitzen evtl. vegetative Kreislaufreaktionen beachten (Kollaps). Nützlich: Vorher dem Patienten etwas zu Trinken geben!

Injektionsstelle

- bei empfindlichen Patienten vorherige Hautquaddel mit 0,25-mm-Zahnkanüle oder 0,40-mm-Nadel (grau), ggf. Eingehen bis in den interspinalen Raum
- tiefere Schichten sind kaum schmerzempfindlich.

Injektionsstelle

- Einstich senkrecht zur Hautoberfläche, möglichst genau in der sagittalen Achse (▶ Abb. 10.5.22)
- Führungshand liegt auf dem Rücken des Patienten auf und führt den Nadelansatz.
- Nadelschliff senkrecht nach oben stellen!
- Vorgehen mit leichtem Stempeldruck
- Aufstützen der spritzenden Hand auf der freien Hand (▶ Abb. 10.5.22)

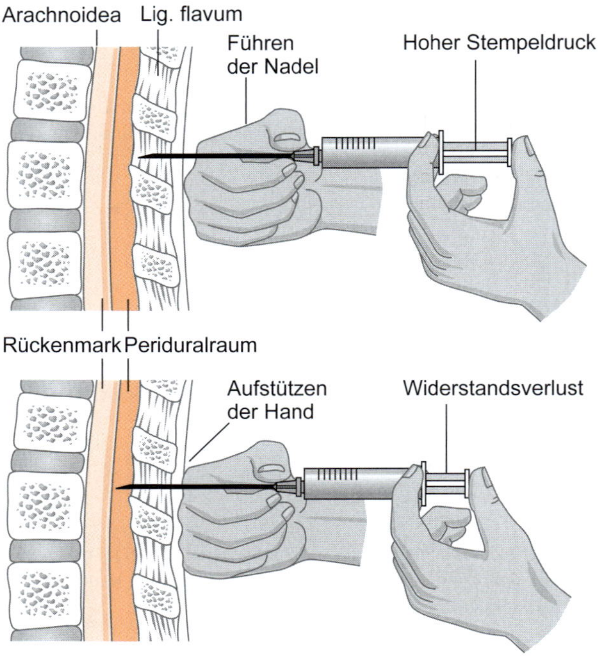

Abb. 10.5.22 Infiltration des Periduralraums.

- kurzer Hautdurchstich, dann langsame und kontinuierliches Vorschieben bis zum Erreichen des Lig. flavum, erkennbar an deutlich höherem Widerstand auf dem Stempel

Vorsicht vor dem „Hindurchfallen" durch den Periduralraum in die Dura bei plötzlichem Widerstandsverlust: Druck auf die Spritze nach Erreichen des Lig. flavum gefühlvoll vermindern. Das Lig. flavum ist so straff, dass die Nadel von ihm „gehalten" wird.

- Nach wenigen mm kommt es zu einem typischen, deutlichen Widerstandsverlust bei Erreichen des lockeren Periduralraums.
- Bei 90% der Patienten ist der Widerstandsverlust spätestens nach 50 mm erreicht, bei den kranialen Etagen etwas früher als bei den kaudalen.
- jetzt Aspiration, dadurch lässt sich die Gefahr einer intraspinalen Injektion fast vollständig eliminieren

Gefahren und Komplikationsmöglichkeiten

- kleine Hauthämatome in ca. 5%, verschwinden nach 1–3 Tagen; durch gute Kompression vermeidbar
- Verletzung von im M. interspinalis verlaufenden Gefäßen → stärkere Blutung.

- intradurale Injektion (Spinalanästhesie) → sofortiges Auftreten der Symptome einer **Spinalanästhesie**
  Maßnahmen:
  - Patienten aufsetzen, nicht flach lagern, sonst Gefahr einer zentripetalen Ausbreitung der Anästhesie
  - i.v.-Zugang, reichlich Flüssigkeit
  - Beruhigung des Patienten: Diese Nebenwirkungen lassen bei Procain bereits nach ca. 10 min deutlich nach.
  - bei beginnender Atemnot Sauerstoffgabe, im Extremfall ggf. Einweisung über Notdienst
  - Entlassung des Patienten erst nach vollständiger Restitutio ad integrum
- Die Gefahr einer Liquorpunktion ist bei korrekter Technik erheblich geringer als bei anderen rückenmarksnahen Injektionen, weil im Periduralraum keine unerwarteten Liquortaschen vorhanden sind.
- postspinaler Kopfschmerz bei versehentlicher Spinalpunktion, kommt in sehr seltenen Fällen auch bei korrekter Durchführung der Periduralpunktion vor

Fehler und ihre Behebung

- „loss-of-resistance-Methode" funktioniert bei alten Patienten mit degenerativ verkalktem Lig. flavum manchmal nicht mehr.
- Wenn eine Wirbelsäulenfehlstellung aufgrund einer Skoliose vorliegt, muss die Stichrichtung in Richtung Wirbelkörpermitte abgeändert werden, was viel räumliches Vorstellungsvermögen erfordert.

Problem	Ursache	Behebung
schmerzhafter Hauteinstich	zu langsames Durchstechen der Hautoberfläche	bessere Stichtechnik
schmerzhafte Injektion	zu langsam eingestochen	bessere Stichtechnik
kleines Hauthämatom		Kompression
sofortiger knöcherner Widerstand unter der Hautoberfläche	zu hoch oder zu tief eingestochen (Dornfortsatz)	nach Palpation neu ansetzen
kein Widerstandsverlust	Achse nicht eingehalten, laterale Abweichung	Richtung neu festlegen (ggf. Injektion im Sitzen)
hoher Widerstand bei Injektion	Nadelspitze liegt im Periost oder Knochengewebe des Dornfortsatzes	Nach nochmaliger genauer Festlegung der Dornfortsätze Nadel neu ansetzen
Aspiration von Liquor nach Widerstandsverlust	Duraraum punktiert	Injektion sofort unterbrechen, Nadel langsam (!) zurückziehen, dabei leichter Stempeldruck („Verplomben" der Durapunktionsstelle)
unwirksam	Injektion zu oberflächlich, außerhalb des Lig. flavum	wenige mm weiter vorschieben

10.5.12 Sakrale epidurale Injektion

Michael Wildner

Schwierigkeitsgrad: 2
Wichtigkeit: 3

Neuraltherapeutische Infiltration in den Epiduralraum durch die bindgewebige derbe Abschlussmembran des kaudalen Endes des Os sacrum (Hiatus sacralis). Von F. Hopfer wegen des breiten therapeutischen Wirkungsspektrums und der einfachen Technik als „Königin der Injektionen" bezeichnet [Hopfer 1987]. In der Anästhesiologie spricht man je nach injizierter Menge von „tiefer" oder „hoher Kaudalanästhesie".

Entwicklung der klassischen Injektionstechnik:
- Erstbeschreibung bei Cathelin 1901
- in Deutschland bei Stöckel [1909] in der Geburtshilfe als kaudale Anästhesie
- detaillierte Ausführungen bei Killian/Nolte [1973] und zuletzt in Niesel [1998]
- Neuraltherapeutische Anwendung bereits erstmals 1901 bei urologischen Krankheitsbildern durch Cathelin 1901/1903 in Paris, von Stoeckel vor 1909 erfolgreich bei Enuresis nocturna; Übersicht der therapeutischen Indikationen erstmals bei Anonymus 1952

Technik mit kurzer Nadel: Da das Volumen im Hiatus sacralis sehr klein ist (1–1,5 ccm), kann jede injizierte Flüssigkeit nur nach oben aufsteigen (Weg des geringsten Widerstands). Daher ist die für den Patienten unangenehme Injektion mit der langen dicken Nadel nicht notwendig. Der Vorteil dieser Technik ist, dass die Dura mater nicht mit der kurzen Nadel erreicht werden kann. Vom Autor ab 2002 aufgrund anatomischer Überlegungen entwickelt und hier erstmals publiziert.

Synonyme:
- Injektion in den Hiatus sacralis
- epidurale Injektion
- epidurale sakrale Injektion, Sakralinjektion
- sakrale Blockade, Kaudalblock
- Kaudalanästhesie
- untere Epiduralanästhesie

Neuroanatomie und Pathophysiologie

- Der Sakralkanal ist der Hohlraum, der durch das Zusammenwachsen der Sakralwirbelbögen entstanden ist. Er enthält in der Regel keine Ausläufer des Duraraums und keinen Liquor, sondern nur lockeres Bindegewebe, Venen und die austretenden Nerven S4–5, die hier schon mit Nervenscheiden umhüllt sind, sowie den N. coccygeus mit dem Filum terminale (▶ Abb. 10.5.23).
- Die Spinalganglien S1–5 befinden sich innerhalb des Canalis sacralis. Sehr selten können auch Ausläufer der Dura bis in den Kanal reichen (Komplikationsmöglichkeit, ▶ unten).
- Die besondere Effizienz der sakralen epiduralen Injektion liegt in der Umflutung derjenigen Spinalganglien, die direkt im Sakralkanal liegen. Damit ist eine Erfassung vieler somatischer und vegetativer Nerven, je nach injizierter Menge, beginnend bei L3/4 bis S4/5 gleichzeitig möglich.
- Im Canalis sacralis befinden sich zudem reichlich parasympathische Ganglien.

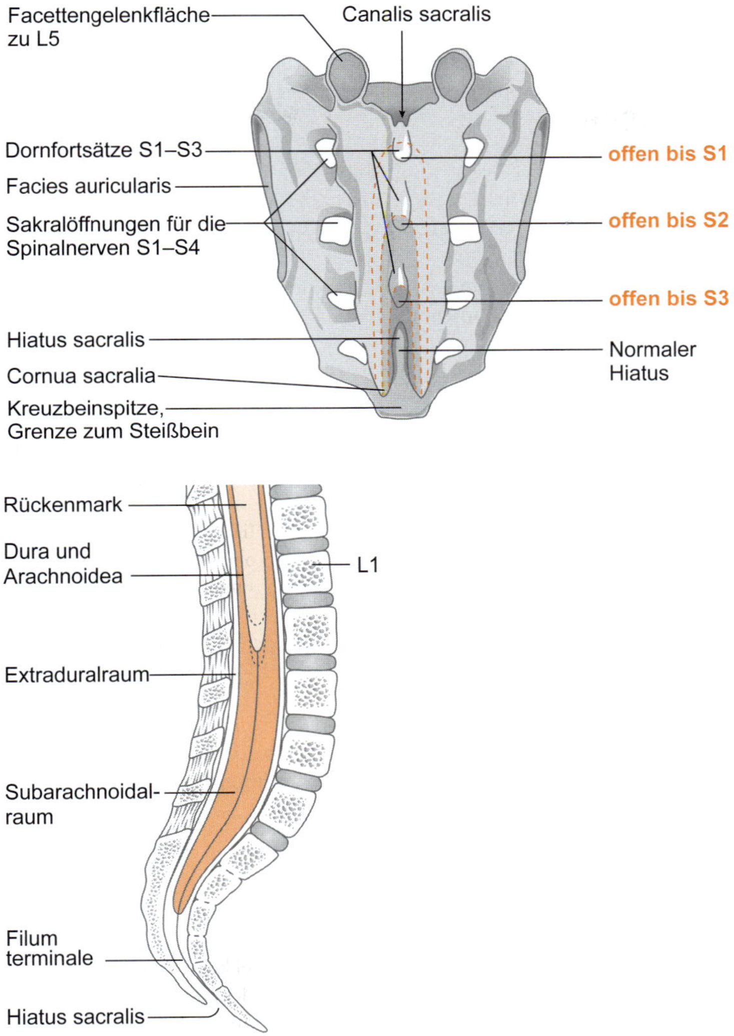

Abb. 10.5.23 a) Anatomie des Hiatus sacralis und seinen Varianten (nach [Feneis/Killian 1973]). b) Seitliche Ansicht von Lendenwirbelsäule, Kreuzbein und Steißbein. Beachte: Der Duraraum endet bei L4/L5, der Subarachnoidalraum bei S1.

Wirkung der Injektion

- Regulation aller im kleinen Becken liegenden Organe, Bänder und Muskeln
- Die Durchblutung der unteren Extremitäten wird günstig beeinflusst.
- Schmerztherapie bei Tumorerkrankungen in Becken, aber auch der übrigen Bauchorgane

- Der Reiz auf das parasympathische Nervensystem unterscheidet sich trotz unmittelbarer Nähe der Behandlung in seiner Wirkung oft von der Injektion S2–4 (▶ 10.1.11).

Indikationen

Lokale Beschwerden:
- Diskopathien der LWS
- Iliosakralblockaden
- Kokzygodynie
- gynäkologische und urologische Erkrankungen
- proktologische Erkrankungen
- Durchblutungsstörungen der unteren Extremität
- venöse Erkrankungen der unteren Extremität
- Neuropathien (Herpes zoster etc.)
- entzündliche Darmerkrankungen distal der Flexura coli sinistra
- Schmerztherapie bei (Knochenmetastasen) Tumorerkrankungen in diesem Gebiet
- „neue" (neu geschaffene?) Syndrome wie das Syndrom des engen Spinalkanals

Sakralregion als pathogene Zone und Störfeld:
- proktologische Erkrankungen und Operationen
- chronische Kokzygodynie

Befunde und Symptome, die für diese Injektion sprechen:
- An die Injektion ist bei allen segmentale Techniken bei den genannten Indikationen zur Besserung der Effizienz denken.
- häufiger Befund als Hinweis auf eine Störung in den o.g. Segmenten: ödematöse Schwellung über der Michaelis-Raute

10

Spezielle Kontraindikationen

- Bei Patienten mit Gerinnungsstörung ist erhöhte Vorsicht geboten, die Gefahr für eine Blutung oder Hämatom ist nach den Erfahrungen des Autors jedoch gering.
- oberflächliche floride Infektion im Injektionsgebiet

Spezielle Aufklärung

- gelegentliches Auftreten einer (vorübergehenden) Reithosenparästhesie
- gelegentlich Kreislaufschwäche

Praktische Vorgehensweise

Material

- Nadeln:
  - **klassische Technik:** Nadel 0,6×60 (blau), bei Adipositas permagna auch 0,6×80 (blau)
  - **neue Technik:** mit kurzer Nadel: 0,4×20(grau) oder 0,4×40 (grau)
- Menge: bei beiden Techniken 5 ml Procain 1%; bei Indikationen im oberen LWS-Bereich bis zu 10 ml und mehr möglich, dann am besten 0,5%ige Lösung verwenden

Lagerung des Patienten

- sitzend, vornüber gebeugter Oberkörper (aufgestützte Ellenbogen, „Pharaonenhaltung" ▶ Abb. 10.5.24): Der Patienten sitzt weit hinten auf einem Hocker oder

Liege in leicht vorgebeugter Stellung und kann sich so mit beiden Händen seine Mm. glutaei beim Hinsetzen zur Seite halten und durch Daraufsetzen fixieren.
- bei kreislaufschwachen oder unruhigen Patienten Seitenlage mit angezogenen Knien (schwierigere Technik)
- vegetative Kreislaufreaktionen beachten (Kollaps)

Injektionsstelle
- Palpation des Os coccygum nach kranial, bis man die Cornua sacralia und das Band über dem Hiatus sacralis tastet (▶ Abb. 10.5.25).
- Kaudal zwischen den Cornua sacralia befindet sich die Einstichstelle über dem Lig. sacrococcygeum dorsalis superficialis.

Injektionstechnik
Klassische Technik:
- Eingehen in den Hiatus sacralis, dann Schwenken der Spritze um 30–40° nach kaudal, Vorschieben der Nadel nach kranial in den Canalis sacralis (▶ Abb. 10.5.26)
- Nachteil: unangenehm für den Patienten und auch Therapeuten bei engem Kanal oder bei vorspringenden Knochenschuppen; eher schmerzhaft

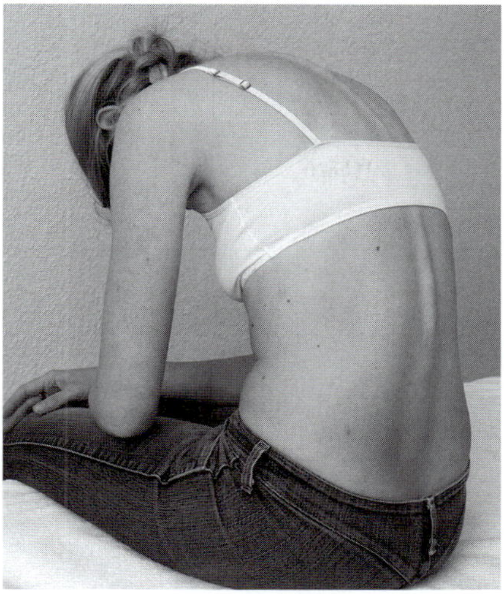

Abb. 10.5.24 Pharaonenhaltung als Patientenposition für die Sakralinjektion und andere Techniken.

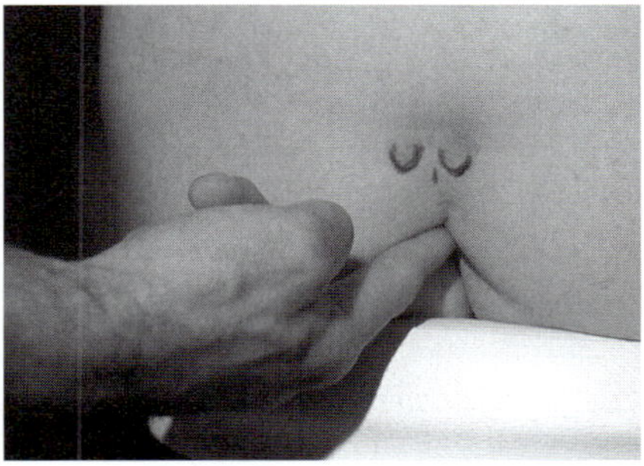

Abb. 10.5.25 Auffinden der Injektionsstelle bei Sakralinjektion.

Neue Technik:
- Injektion streng median in leicht kranialer Richtung (▶ Abb. 10.5.26 links)
- Man durchsticht meist problemlos, für den Patienten kaum spürbar, zwischen den Cornua sacralia das Ligamentum sacrococcygeum in den Hiatus sacralis.
- Ggf. kann ein kleines Depot vor dem Durchstechen des Ligaments zur Anästhesie auf dasselbe gesetzt werden.
- Die Nadel wird **nicht** in Richtung Hiatus sacralis geschwenkt, sondern verbleibt in dieser Richtung und Position.
- Das Volumen des Hiatus ist sehr gering (ca. 1–3 ml), so dass das injizierte Lokaltherapeutikum auch bei dieser Technik nur entlang des geringsten Widerstands, also nur in den Canalis sacralis ausweichen kann.
- Vorteil: Erreichen des Sakralraums auch bei verdrehtem oder engen Spinalkanal oder anderen anatomischen Besonderheiten

10

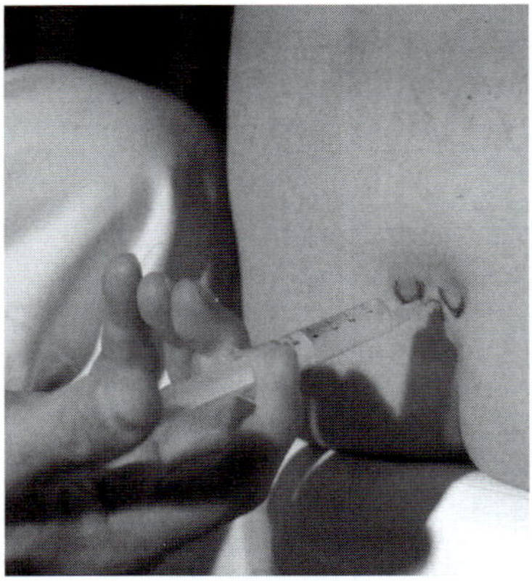

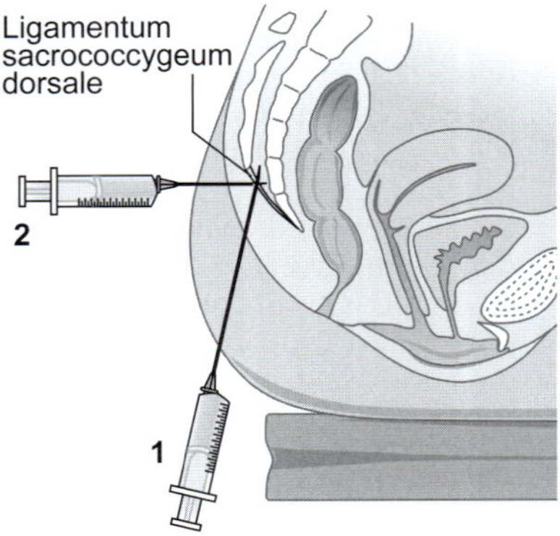

Abb. 10.5.26 Sakrainjektion, klassische (2) und neue (1) Technik. Beachte: Bei der Frau ist die Krümmung des Sakrums und des Canalis sacralis stärker ausgebildet als beim Mann, dementsprechend ist auch die Lendenlordose unterschiedlich.

Gefahren und Komplikationsmöglichkeiten

- neue Injektionstechnik:
  - Bei genauer Lokalisation durch Palpation ist nicht mit größeren Komplikationen zu rechnen.
  - kleine subkutane Hämatome in seltenen Fällen.
- klassische Technik zusätzlich:
  - Gefahr der Periostreizung
  - theoretisch auch die Möglichkeit, einen Ausläufer der kaudalen Spina zu tangieren oder intrathekal zu injizieren

Fehler und ihre Behebung

Problem	Ursache	Behebung
Cornua sacralia nicht tastbar	gelegentlich sehr flach	versuchen, das elastische Ligament durch Tasten zu lokalisieren
Knochenkontakt nach wenigen mm	Hiatus sacralis nicht getroffen (zu hoch)	Palpation und neuer Versuch
kein Durchstechen des Hiatus möglich	bei älteren Patienten Band evtl. derb bis verkalkt	
hoher Widerstand bei Injektion nach Durchtritt der Nadel durch das Ligament	Nadelspitze bereits im Knochengewebe des Os sacrum	1–3 mm zurückziehen, dann fließt das Lokalanästhetikum leicht in den Hiatus

10.5.13 Nervus pudendus

Stefan Weinschenk

Schwierigkeitsgrad: 3
Wichtigkeit: 2

- Ausschaltung der sensiblen und vegetativen Anteile des N. pudendus (Schamnerv)
- Zur geburtshilflichen Anästhesie sub partu seit ca. 1950 bekannt, bei Killian 1973 noch als transperineale Technik, dann erstmals von Albrecht 1985 als transvaginale Pudendusblockade beschrieben
- Erstbeschreibung zur Therapie Goecke [Goecke 1953, Mink 1975]
- bei Dosch 1999 und Barop 1998 nicht erwähnt
- Eine CT-gesteuerte Infiltration, wie sie 2005 von Benson und Griffis als Neuerung propagiert wurde, ist mit den in der Neuraltherapie gebräuchlichen Lokalanästhetika und Injektionstechniken nicht erforderlich, sondern stellt eine unangemessene Strahlenbelastung des Patienten dar [Benson/Griffis 2005].

Synonym: Pudendus-Infiltrationsanästhesie

Neuroanatomie und Pathophysiologie

- Das äußere Genitale, Teile der Urethra und der Analsphinkter werden vom N. pudendus versorgt, der aus den Fasern des Plexus sakralis (S3, S4) stammt. Er begleitet die A. pudenda interna, verläuft zwischen dem Lig. sacrospinale und dem Lig. sacrotuberosum und erreicht so die Spina ischiadica, wo er neuraltherapeutisch gut zu erreichen ist.
- Anschließend durchquert er das weiche Bindegewebe dorso-lateral der Vagina und endet im Vulvabereich als N. dorsalis clitoris. Er gibt weitere Äste (Nn. perinei) zur Vulva- und Perinealhaut ab.
- Versorgungsgebiet: Vulva, das untere Drittel der Vagina und Urethra, Anus einschl. Analsphinkter, jeweils sensibel und vegetativ
- Die Injektion erfolgt an der Austrittsstelle des Nerven aus dem kleinen Becken in unmittelbarer Nähe der Spina ischiadica in das Bindegewebe des Ligamentum latum bzw. der lateralen Vaginalwand.
- Fasern des N. pudendus verlaufen retrosymphysär weiter in das Spatium Retzii. Diese Fasern werden durch die abdominale Injektion an den Plexus uterovaginalis erreicht und führen vermutlich zu dem typischen Brennen im unteren Scheidendrittel bei dieser Injektion (vgl. ▶ 10.4.9).

Wirkung der Injektion

- Durchblutungsverbesserung der o.g. Organe des äußeren Genitale einschließlich Teilen der Blase
- häufig (reflektorische?) Wirkung auf das ISG

Indikationen

Lokale Beschwerden:

- Vulvabeschwerden aller Art
- „Pudendus-Neuralgie“ [Hagen 1993, Labat et al. 2008]: Schmerzen im Versorgungsgebiet des Nervs, verschlimmert beim Sitzen, verbessert beim Stehen und Laufen. Die so genannten Nantes-Kriterien umfassen außerdem für die Diagnosestellung:

  - kein nächtliches Erwachen durch die Schmerzen
  - kein objektivierbarer Sensitivitätsverlust im Ausbreitungsgebiet
  - positiver Ausfall einer probatorischen Pudendusblockade
- Narbenbeschwerden im Vulvabereich, insbesondere bei Z.n. Episiotomie
- HPV-Infektion der Vulva
- Beschwerden der Urethra
- Lichen skerosus oder Lichen ruber (zytologisch abgeklärt)
- Vernarbungen der Vulva und des Perineums (Geburtsverletzungen)
- Dyspareunie (in die Vulva lokalisiert)
- Hypertonie des M. levator ani
- Analsphinkterspasmus

Vulva und Perineum als pathogene Zone und Störfeld:

- Oberbauchbeschwerden
- Störfeldausschaltung
- kraniosakrale Störungen
- Beckenbodenstörungen
- ISG-Blockierung

Befunde und Symptome, die für diese Injektion sprechen:

- stark vernarbte Vulva
- Wetterfühligkeit der Episiotomie-Narbe

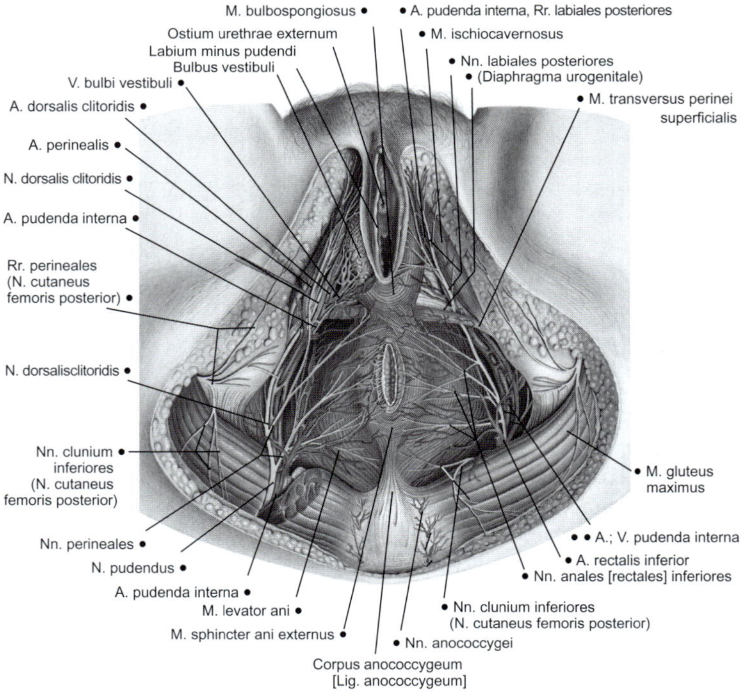

Abb. 10.5.27 Neuroanatomie des Plexus pelvinus.

Spezielle Kontraindikationen

- Gerinnungsstörungen
- Schwangerschaft
- ausgeprägte vaginale Infektion
- Abneigung gegen Annäherung an die Genitalregion (bei ca. 1–5% der Patienten)

Spezielle Aufklärung

- selten Anästhesie des gesamten N. ischiadicus mit vorübergehenden Sensibilitätsstörungen am Unterschenkel (N. fibularis, N. tibialis)
- vaginale Untersuchung zwingend erforderlich

Praktische Vorgehensweise

Es existieren zwei Zugänge, transvaginal und transperineal (transkutan). Letzterer ist technisch schwieriger und in der Wirkung wegen der fehlenden Kontrolle der Nadellage unsicher. Nachfolgend wird nur die transvaginale Technik beschrieben.

Material

- Nadel 0,8×160 (grün) mit spezieller Führungshülse (Woelm-Besteck®, ▶ Abb. 10.5.28).
  In Deutschland ist mittlerweile (2008) das Woelm-Besteck® mit Mehrfachnadel, Länge 160 mm nicht mehr erhältlich. Die Verwendung von Mehrfachnadeln ist dann zulässig, wenn eine entsprechend geeignete Sterilisationsvorrichtung (Klasse G, für Hohlkörper) zur Verfügung steht.
- 3,5–5 ml Procain 1% je Seite

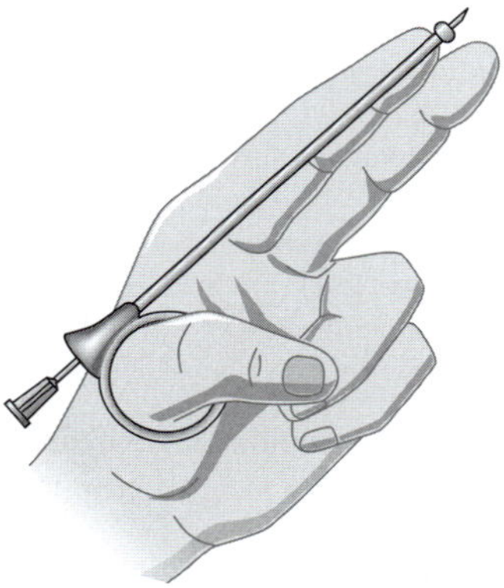

Abb. 10.5.28 Woelm-Besteck® zur Pudendus-Injektion.

Lagerung der Patientin

- Injektion ist nur in Steinschnittlage auf dem gynäkologischen Stuhl möglich.
- entleerte Harnblase
- Kolposkop und Speculum nicht erforderlich
- Scheidendesinfektion

Injektionsstelle

- Im lateralen oberen Scheidendrittel tastet man von vaginal die Spina ischiadica.
- Dorthin Führungshülse noch ohne Nadel entlang des tastenden Zeigefingers einführen, Platzierung des Hülsenkopfes etwa 0,5 cm dorsal der Spina ischiadica auf dem Lig. sacrospinale (▶ Abb. 10.5.29).
- Einführen der langen Injektionsnadel in die Hülse mit bereits aufgesetzter Spritze (Assistentin reicht Spritze steril an)

Injektionstechnik

- zweimalige Aspiration in beiden Richtungen

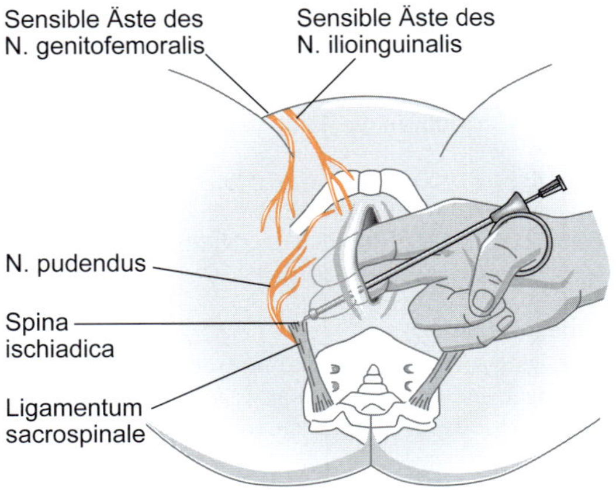

Abb. 10.5.29 Injektion an den Nervus pudendus.

Wichtig: Umflutung, nicht Injektion **in** den Nerven!

- Auf diese Weise werden pro Seite 5 ml Procain deponiert.
- in der Regel Injektion beidseits
- Kontrolle der korrekten Injektion durch Hypästhesie oder Anästhesie der Vulva und des Perineums

10

Gefahren und Komplikationsmöglichkeiten

- N. pudendus wird nicht erreicht (Kontrolle durch sensorische Anästhesie der Vulva leicht möglich).
- bei 3 % Mit-Anästhesie des N. ischiadicus [Meinrenken et al. 1976]
- im Übrigen bei Verwendung des Spezialbestecks und Beachtung der Injektionstechnik sehr risikoarme Injektion

Fehler und ihre Behebung

Problem	Ursache	Behebung
Pudendus nicht anästhesiert	falscher Injektionsort und -tiefe	erneuter Versuch mit exakter Palpation der Spina ischiadica
sehr hoher Stempeldruck, Lokalanästhetikum fließt nicht	Nadel im Periost der Spina ischiadica	Nadel etwas zurückziehen und ca. 1 mm weiter medial platzieren
schmerzhafte Injektion	Einstich zu weit lateral oder kaudal in der Vaginalwand	Injektionsrichtung ändern, ggf. dünnere Nadel

Bewährte Kombinationen

- uterovaginalen Plexus ▶ 10.4.9, ▶ 10.4.10
- Trigonum vesicae ▶ 10.8.10
- Injektion in vaginale Narben, Laparoskopie-Narben ▶ 10.1.7, Nabel ▶ 10.1.8
- Sakralbereich S2–4 ▶ 10.3.11

10.5.14 Nervus cutaneus femoris lateralis

Stefan Weinschenk

Schwierigkeitsgrad: 1
Wichtigkeit: 2

- Erstbeschreibung zur Anästhesie Nyström 1909
- Beschreibung der Anästhesie bei Nissel 2003
- erste Erwähnung zur Therapie wohl bei Siegen 1951, ausführlich bei Dosch 1964

Neuroanatomie und Pathophysiologie

- entstammt den Wurzeln L2-3
- zieht entlang des M. psoas, entlang der Beckenschaufel und unterkreuzt knapp medial der Spina iliaca ant. superior die Fascia iliaca zur Haut des lateralen Oberschenkels (▶ Abb. 10.5.31)
- Funktion: rein sensibler Nerv, versorgt die Haut der lateralen Oberschenkelseite

Wirkung der Injektion

- antiinflammatorische und neurovaskuläre Wirkung bei Störungen des Nervs v.a. im Bereich des Durchtritts durch das Leistenband (bessere Durchblutung, Ödemabschwellung), insbesondere auch posttraumatisch oder nach chronischen Druckschäden des Nerven (zu enge Jeans!)
- einfache und wirkungsvolle Behandlung der akuten und chronischen Meralgie (vgl. ▶ 12 Meralgia paraesthetica), sofern Nerv nicht irreversibel geschädigt ist

Indikationen

Lokale Beschwerden:

- Meralgia paraesthetica
- posttraumatisch nach Beckenfrakturen

Befunde und Symptome, die für diese Injektion sprechen:

- Hyperalgesie, Parästhesie, Schmerzen im Nervenversorgungsgebiet (Meralgie)
- lokale Schmerzhaftigkeit des Oberschenkels

Spezielle Kontraindikationen

- auch bei Patienten mit Gerinnungsstörung nach entsprechender Aufklärung (größere Hämatome möglich) anwendbar

Spezielle Aufklärung

- gelegentlich passagere Verstärkung der neuralgieformen Beschwerden des Nerven, nach Abklingen der Anästhesie reversibel
- selten Verletzung des N. cut.fem.lateralis

10

Praktische Vorgehensweise

Material
- Nadel 0,4×40 (grau)
- 3–5 ml Procain 1%

Lagerung des Patienten
- in Rückenlage, Hüfte entspannt durch Knierolle

Injektionsstelle
- 2 cm medial und 1–2 cm kaudal der Spina iliaca anterior superior im Bereich kaudal des tastbaren Leistenbandes (▶ Abb. 10.5.30)

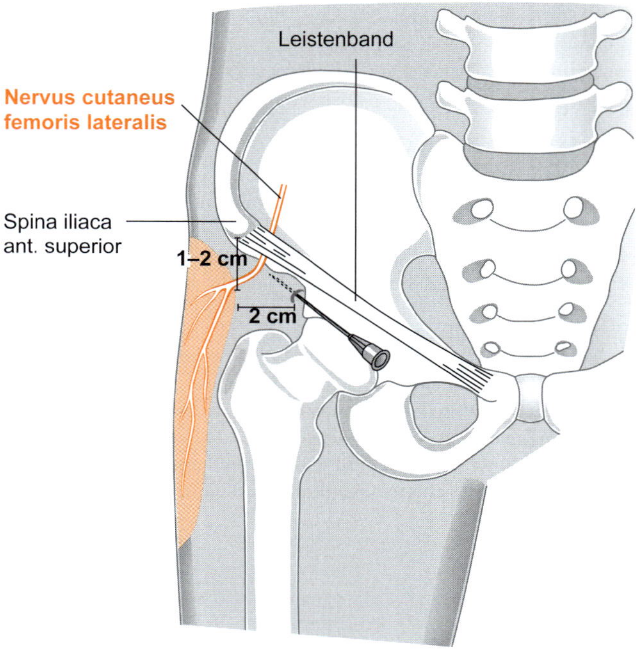

Abb. 10.5.30 Injektion an den Nervus cutaneus femoris lateralis.

Injektionstechnik
- 45° zur Haut, nach kranial-lateral in Richtung dorsaler Seite der Spina (▶ Abb. 10.5.30)
- Stichtiefe ca. 3 cm; ggf. jetzt Parästhesien des Nerven
- Aspiration und langsame Infiltration von je 2 ml unter die Faszie und subkutan beim Zurückziehen der Nadel

Gefahren und Komplikationsmöglichkeiten
- Nervenirritation bei Berührung des Nerven: einschießender Schmerz
- selten Verletzung von Blutgefäßen, arterielles Hämatom im Bereich der Leiste 1–2%; bei guter Kompression meist vermeidbar

- selten Periostreizung im Bereich der Spina iliaca anterior superior
- theoretisch Verletzung des Nervs, mit sehr dünnen, scharf geschliffenen Nadeln vermeidbar; nach Knochenkontakt neue Nadel verwenden!

Fehler und ihre Behebung

Problem	Ursache	Behebung
schmerzhafte Injektion	zu langsam eingestochen, zu dicke Nadel	dünnere Nadel (ggf. Karpulenspritze), andere Stichtechnik
schmerzhafte Lage der Nadel	direkter Kontakt mit dem Nerven	Nadel 1 mm zurückziehen
einschießender Schmerz in den lateralen Oberschenkel	Nervenreizung	bei Verwendung dünner Kanülen harmlos, Nadel 1 mm zurückziehen
Taubheit im Bereich des N. femoralis	Infiltration des Leistenkanals mit Fortleitung des Lokalanästhetikums	harmlos, klingt nach 10 min (Procain) wieder ab; Patienten so lange auf der Liege belassen (Gangunsicherheit!)

10.5.15 Nervus obturatorius

Stefan Weinschenk

Schwierigkeitsgrad: 3
Wichtigkeit: 1

- Erstbeschreibung der Injektion vermutlich bei Braun 1913
- erste Beschreibung zur Neuraltherapie vermutlich bei Dosch [1984]
- Aufgrund der schwierigen Technik relativ selten angewandte Injektion. Vermutlich wird das Wirkungspotenzial dieser Methode unterschätzt.

Neuroanatomie und Pathophysiologie

- Der Nerv entspringt dem Plexus lumbalis auf Höhe von L2–4 (▶ Abb. 10.5.31).
- Er zieht vom medialen Rand des M. psoas auf die Innenseite des Os ilium durch das kleine Becken, das er durch den Canalis obturatorius verlässt, um zu den Adduktorenmuskeln zu gelangen.
- Versorgungsgebiet:
  - sensorisch einen Teil der Oberschenkelinnenseite, teilweise das mittlere Drittel der Vagina und das lateral davon gelegene Bindegewebe
  - motorisch die Adduktoren des Oberschenkels
- Mit dem Nerven verlaufen sympathische Fasern zu den genannten Versorgungsgebieten, insbesondere im Genitalbereich.

Wirkung der Injektion

- Perfusionsverbesserung im Versorgungsbereich des N. obturatorius
- Schmerzreduktion im Bereich der Oberschenkelinnenseite und des Genitales

Indikationen

Lokale Beschwerden:

- Erkrankungen im Bereich der kaudalen Anteile des kleinen Beckens

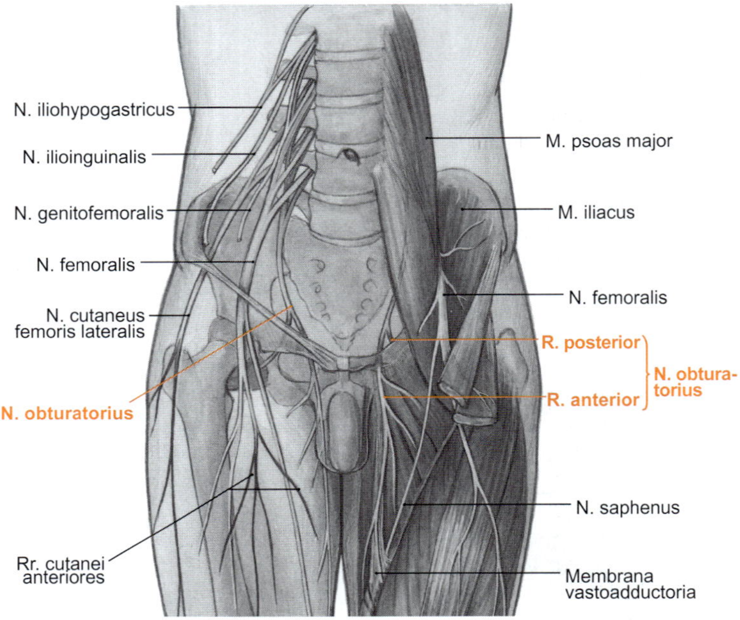

Abb. 10.5.31 Neuroanatomie des Nervus obturatorius.

- Periarthropathia bei Coxarthrose, insbesondere bei Tonuserhöhung der Adduktorenmuskulatur
- Erkrankungen von Muskulatur und Bindegewebe im Bereich des medialen Oberschenkels, auch mit Bewegungseinschränkung
- weitere Erkrankungen im zugehörigen Segment, insbesondere der viszeralen Organe des kleinen Beckens und der Dammregion (evtl. auch Sphincter ani?)

Damm- und Oberschenkelregion als pathogene Zone und Störfeld:

- Narben, z.B. intravaginal nach Partus oder vaginaler OP
- Verletzungsfolgen der Adduktoren (Sportverletzung)

Befunde und Symptome, die für diese Injektion sprechen:

- therapieresistent verspannte Adduktorenmuskulatur, z.B. bei Sportlern
- Auslösung von Fernstörungen bei Druck auf die Haut der Oberschenkelinnenseite

Spezielle Kontraindikationen

- Gerinnungsstörung (da tiefe Injektionstechnik)
- Hautinfektion an der Injektionsstelle

Spezielle Aufklärung

- großflächige Hämatome perineal in ca. 1–5 %, verschwinden nach 8–10 Tagen; durch äußere Kompression kaum vermeidbar
- sehr selten: Verletzung des Darms

Praktische Vorgehensweise

Material

- Nadel 0,6×80 (blau)
- 5–6 ml Procain 1 %

Lagerung des Patienten

- auf der Liege mit leicht außenrotiertem und etwas abduzierten Bein (▶ Abb. 10.5.32)

Injektionsstelle

- Lateral neben der Symphyse tastet man leicht das Tuberculum pubicum.
- Injektion 1-2 cm kaudal davon (▶ Abb. 10.5.32)

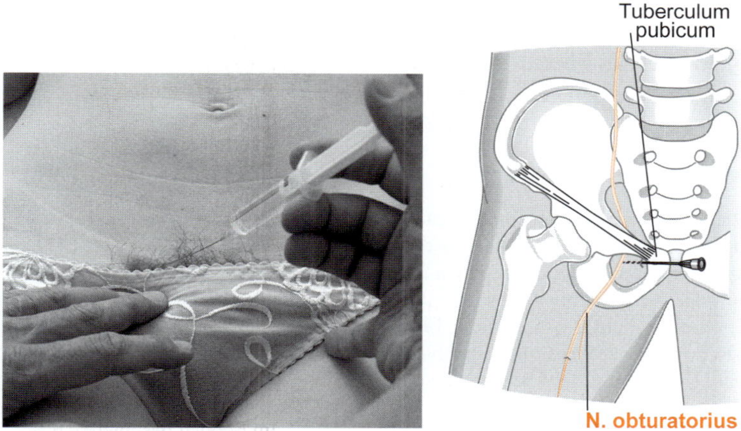

Abb. 10.5.32 Injektion an den Nervus obturatorius.

Injektionstechnik

- ggf. bei schmerzempfindlichen Patienten vorherige Hautquaddel mit Nadel 0,2×20
- Stichrichtung sehr flach, 10–20° zur Haut, gedanklich in Richtung Hüftgelenk
- 0° waagrecht (Horizontalebene), evtl. maximal 10° nach kaudal
- schneller kurzer Hautdurchstich, langsame Infiltration in der Tiefe, infiltrierendes Vorschieben der Nadel
- Bei korrekter Technik tritt die Nadel problemlos durch den Schambeinbogen (für Anfänger verwunderlich, dass sich hier kein Knochenwiderstand findet).
- Ca. 7 cm vorschieben bis zum Knochenkontakt (= Übergang vom Os pubis zum Os ischii).
- hier Aspiration, dann Infiltration von 3–4 ml Procain

Gefahren und Komplikationsmöglichkeiten

- Manche Patienten empfinden die Injektionsstelle als sehr schmerzhaft, andere spüren sie kaum.
- Verletzung der A. obturatoria – stärkere vaginale Blutung?

Fehler und ihre Behebung

Problem	Ursache	Behebung
Knochenkontakt nach 1–2 cm	Auftreffen auf Knochen, Schambeinast	an Knochenkontakt orientieren, Einstich weiter kaudal
Knochenkontakt nach 3–4 cm	innerer Anteil des Schambeins	Nadel etwas zurückziehen und starker nach dorsal richten
kein Knochenkontakt in der Tiefe bei 7 cm	sehr großer Patient? versehentlich 60er Nadel (blau) verwendet?	dennoch injizieren, beim nächsten Mal mit 80er Nadel (bei sehr großen Patienten ggf. mit Nadel 0,5×120 [grün] versuchen [cave: nur 7–8 cm vorschieben!]).

10.5.16 Nervus fibularis (peronaeus)

Stefan Weinschenk

Schwierigkeitsgrad: 1
Wichtigkeit: 1

- Die Benennung Nervus fibularis entspricht der neueren Nomenklatur (in Analogie zu N. tibialis), N. peronaeus ist die (synonyme) ältere Bezeichnung.
- im Bereich der Injektionsstelle vor Aufzweigung in die beiden Äste: N. fibularis/peronaeus communis
- Erstbeschreibung zur Anästhesie bei Braun 1913
- Beschreibung der Anästhesie bei Niesel/von Aken 2003
- erste Erwähnung zur Therapie vermutlich bei Dosch 1964 und Siegen 1951

Neuroanatomie und Pathophysiologie

- entstammt den Wurzeln L4–S2
- zweigt vom N. ischiadicus ab und zieht in Begleitung der Bizepssehne an der Rückseite des Beines entlang bis hinter das Fibulaköpfchen, kreuzt die Fibula, dann Aufzweigung in N. fibularis superficialis und profundus (▶ Abb. 10.5.33)
- Funktionen:
  - motorisch: Extensoren des Fußes (Fußheber), Mm. peronaei
  - sensibel: Haut des Fußrückens, der Großzehe und der 2. und 3. Zehe

Wirkung der Injektion

- antiinflammatorische und neurovaskuläre Wirkung bei Störungen des Nerven v.a. im Bereich des Fibulaköpfchens (bessere Durchblutung, Ödemabschwellung), insbesondere auch posttraumatisch oder nach iatrogenen Schäden (Gipsverband)
- Sofern Nerv nicht vollständig durchtrennt wurde, besteht eine reele Heilungschance durch wiederholte Injektionen.

Indikationen

Lokale Beschwerden:

- posttraumatische Schädigung des Nerven nach Knie- und Beinverletzungen (Wadenbeinfraktur) mit und ohne neurologischen Befund (Fußheberschwäche, „Peronaeuslähmung“)

- iatrogene Schäden nach engen Gipsverbänden
- Parästhesien und Schmerzen im Fuß, vor allem am Fußrücken
- Therapieversuch bei peripherer Polyneuropathie, zusammen mit anderen Fußnerven

Fuß als pathogene Zone und Störfeld: bei entsprechenden Hinweisen (z.B. in Tests mit Applied Kinesiology oder Osteopathie) oder Narben im Bereich des Fußrückens

Befunde und Symptome, die für diese Injektion sprechen:
- lokale Schmerzhaftigkeit der Fußrückens und der Großzehe
- Therapieversuch bei Gelenkschmerzen der Großzehe, Hallux valgus
- Hyperalgesie, Parästhesie, Anästhesie im Nervenversorgungsgebiet
- ggf. Fußheberschwäche, Schmerzen beim Laufen

Spezielle Kontraindikationen

- auch bei Patienten mit Gerinnungsstörung nach entsprechender Aufklärung (größere Hämatome möglich) anwendbar

Spezielle Aufklärung

- passagere Verstärkung der neuralgiformen Beschwerden des Nervs, verschwindet nach Abklingen der Lokalanästhesie
- Verletzung des N. fibularis
- Hämatom (v.a. bei Gerinnungsstörung)

Praktische Vorgehensweise

Material
- Nadel 0,4×20 (grau)
- 2–4 ml Procain 1% oder Lidocain 0,5%

Lagerung des Patienten
- in Rückenlage, Knie leicht angebeugt durch Knierolle

Injektionsstelle
- Hinterrand des Fibulaköpfchens (▶ Abb. 10.5.33)
- entspricht in etwa dem Akupunkturpunkt Gb 34

Injektionstechnik
- senkrecht zur Haut (▶ Abb. 10.5.33)
- Nadeltiefe 0,5–1 cm, ggf. jetzt Parästhesien des Nerven
- Aspiration und langsame Infiltration

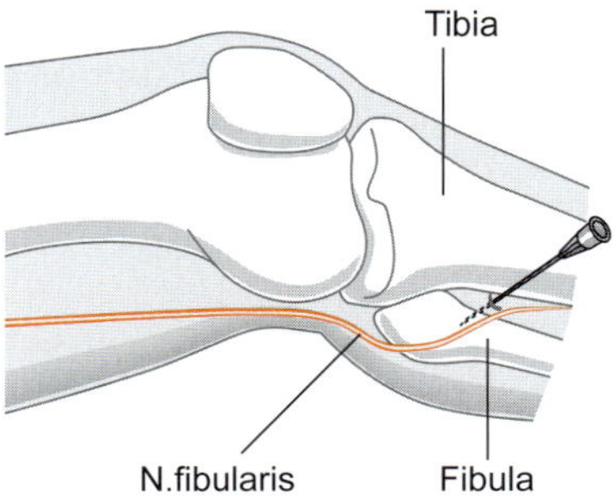

Abb. 10.5.33 Injektion an den Nervus fibularis (peronaeus).

Gefahren und Komplikationsmöglichkeiten

- Nervenirritation bei Berührung des Nerven: einschießender Schmerz
- selten Verletzung von Blutgefäßen, Hämatom im Kniebereich 1–10%; bei guter Kompression meist vermeidbar

- selten Periostreizung des Fibulaköpfchens
- theoretisch Verletzung des Nerven, mit sehr dünnen, scharf geschliffenen Nadeln vermeidbar; nach Knochenkontakt neue Nadel verwenden!

Fehler und ihre Behebung

Problem	Ursache	Behebung
schmerzhafte Injektion	zu langsam eingestochen, zu dicke Nadel	dünnere Nadel (ggf. Karpulenspritze), andere Stichtechnik
schmerzhafte Lage der Nadel	direkter Kontakt mit dem Nerven	Nadel 1 mm zurückziehen
einschießender Schmerz in den Fußrücken	Nervenreizung	bei Verwendung dünner Kanülen harmlos, Nadel 1 mm zurückziehen

10.5.17 Nervus tibialis

Stefan Weinschenk

Schwierigkeitsgrad: 1
Wichtigkeit: 1

- Erstbeschreibung zur Anästhesie bei Braun 1913
- Beschreibung bei Nissel 2003
- Erstbeschreibung zur Therapie vermutlich bei Siegen 1951 (hier noch proximale Injektionstechnik in der Kniekehle)
- distale Injektionstechnik erstmals bei Dosch 1964

Neuroanatomie und Pathophysiologie

- entstammt den Wurzeln L4–S3
- zieht dorsal am Bein durch die Kniekehle, um den Malleolus medialis herum bis zur Fußsohle. An der Hinterkante des Innenknöchels ist der Nerv dorsal der A. tibialis gut als Strang tastbar, evtl. Auslösung von Sensationen im Fußrücken.
- Funktionen:
  - motorisch: Flexoren der Fußsohle
  - sensibel: Haut der Fußsohle

Wirkung der Injektion

- lange anhaltende antiinflammatorische und neurovaskuläre Wirkung bei Störungen des Nerven im Tarsaltunnel (bessere Durchblutung, Ödemabschwellung)
- In einigen Fällen ist bei regelmäßiger Anwendung eine Operation vermeidbar.

Indikationen

Lokale Beschwerden:

- Tarsaltunnelsyndrom (TTS) mit und ohne Ödem bzw. neurologischem Befund
- Parästhesien und Schmerzen in der Fußsohle (vgl. ▶ 11.14 Orthopädie)
- Therapieversuch bei Fersensporn
- Therapieversuch bei peripherer Polyneuropathie

Fuß als pathogene Zone und Störfeld: bei entsprechenden Hinweisen (z.B. in Tests des Applied Kinesiology oder Osteopathie) oder Narben des Fußes im Bereich des Nervenversorgungsgebiets

Befunde und Symptome, die für diese Injektion sprechen:
- lokale Schmerzhaftigkeit der Fußfläche
- Hyperalgesie, Parästhesie, Anästhesie im Nervenversorgungsgebiet (Fußsohle)
- ggf. Schonhaltung des Fußes, Schmerzen beim Laufen

Spezielle Kontraindikationen
- auch bei Patienten mit Gerinnungsstörung nach entsprechender Aufklärung (größere Hämatome möglich) anwendbar

Spezielle Aufklärung
- passagere Verstärkung der neuralgieformen Beschwerden
- Taubheit im medialen Fußbereich bis zum Abklingen der Lokalanästhesie
- Verletzung des N. tibialis

Praktische Vorgehensweise

Material
- Nadel 0,4×20 (grau) oder Zahnkarpulenspritze mit Nadel 0,3×20
- 3–4 ml Procain 1 %

Lagerung des Patienten
- in Bauchlage, Fußgelenk unterstützt durch Rolle (Knierolle), oder locker über das Liegenende hinausragend

Injektionsstelle
- Hinterrand des Malleolus medialis, 2 cm oberhalb der Unterkante des Knöchels (▶ Abb. 10.5.34)
- Punktion dorsal der pulsierenden A. tibialis posterior
- im Bereich des Retinakulums
- entspricht Akupunkturpunkt Ni 3

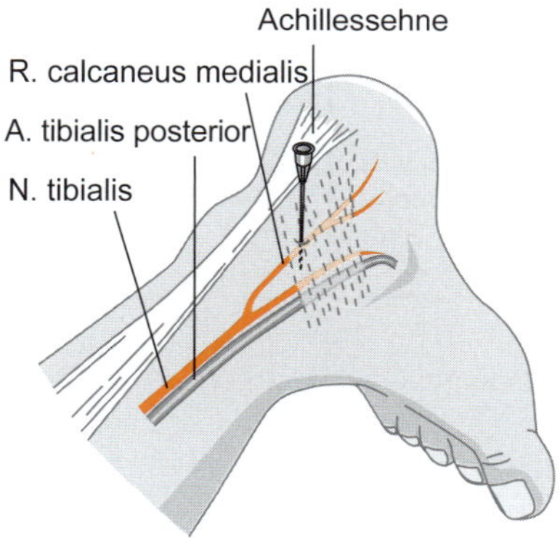

Abb. 10.5.34 Injektion an den distalen Abschnitt des Nervus tibialis.

Injektionstechnik
- von dorsal kommend, senkrecht nach ventral (▶ Abb. 10.5.34)
- quer zum Nervenverlauf „hinter das Retinakulum", langsames Vorschieben unter Stempeldruck in den Bandzwischenraum
- Injektionstiefe 0,5–1 cm. Ggf. treten jetzt Parästhesien des Nerven auf, dann Nadel 1 mm zurückziehen. Bei fehlenden Parästhesien Nadel bis zur pulsierenden Arterie vorschieben.
- Aspiration und sehr langsame Infiltration, um Druckschädigung des Nervs im Kanal zu vermeiden
- Es tritt nach kurzer Zeit ein Widerstandsverlust ein, danach lassen sich ggf. noch 1–2 ml injizieren.

Gefahren und Komplikationsmöglichkeiten

- Nervenirritation bei Berührung des Nerven: einschießender Schmerz
- selten:
  - Verletzung von Blutgefäßen, Hämatom 1–10%; bei guter Kompression meist vermeidbar
  - Periostreizung des Malleolus medialis
- theoretisch: Verletzung des Nervs; mit sehr dünnen, scharf geschliffenen Nadeln vermeidbar; nach Knochenkontakt neue Nadel verwenden!

Fehler und ihre Behebung

Problem	Ursache	Behebung
schmerzhafte Injektion	zu langsam eingestochen, zu dicke Nadel	dünnere Nadel (ggf. Karpulenspritze), andere Stichtechnik
schmerzhafte Lage der Nadel	direkter Kontakt mit dem Nerven	Nadel 1 mm zurückziehen
hoher Spritzenwiderstand	Nadel liegt im Retinakulum	Nadel noch ca. 1 mm vorschieben
Aspiration von hellrotem Blut	intraarteriell	Nadel 1–2 mm zurückziehen; bei entsprechender Indikation können zuvor noch 0,3–0,5 ml Procain i.a. injiziert werden
einschießender Schmerz in den Fuß	Nervenreizung	bei Verwendung dünner Kanülen harmlos, Nadel 1 mm zurückziehen

10.6 Injektionen an und in Gelenke

Einführung

Dieter Eschberger

In der neuraltherapeutischen Literatur wurden bislang intraartikuläre Injektionstechniken meist ohne besondere Hinweise auf aseptische Kautelen dargestellt [Dosch u.a.]. Wenngleich auch bei der intraartikulären Anwendung von Lokalanästhetika empirisch bei vieltausendfacher Anwendung in der Praxis nur wenige Komplikationen zu beobachten waren, also eine hohe Verfahrenssicherheit besteht, müssen bei heutiger Anwendung – schon aus forensischen Aspekten – die hier angegebenen Empfehlungen beachtet werden.

Neuroanatomie und Pathophysiologie

- Aufgrund der fehlenden Durchblutung des Gelenkknorpels besteht eine erhöhte Infektionsgefahr. Für Injektionen in große Gelenke (knorpel- und synoviahaltig) ist sauberes, hygienisch einwandfreies Arbeiten daher eine Conditio sine qua non. Bei Komplikationen wäre durch Arthroskopie ein Gelenksempyem zwar gut behandelbar, in jedem Fall aber für Patient und Therapeut sehr unangenehm.
- Bei der Injektion in nicht-knorpelhaltige Gelenke wie ISG und Symphyse gelten etwas weniger strenge Kautelen, da hier praktisch keine Gefahr eines Empyems, Hämarthros oder einer Knorpelschädigung besteht.
- Unter „Gelenkinfiltrationen" werden Techniken **in** und **an** Gelenke subsummiert, nicht zuletzt deshalb, weil nicht immer klar ist, ob das Gelenk getroffen wurde oder nicht. Im Zweifelsfall gelten daher die Empfehlungen wie für Injektionen **in** das Gelenk.

Wirkung der Injektion

- Intraartikuläre Injektionen eines Lokalanästhetikums führen in der Regel zu sofortiger Schmerzfreiheit und haben einen entzündungshemmenden Effekt auf die Synovia.
- Dennoch: Vor Anwendung einer Gelenktechnik stets überlegen, ob Injektion **in** das Gelenk erforderlich ist oder die Injektion **an** das Gelenk nicht den gleichen oder sogar besseren Effekt erzielt.

Beachte:

- bei Infektion schwerwiegende Komplikationen möglich
- aseptische Kautelen besonders zu beachten
- strenge Indikationsstellung

Indikationen für Injektionen in ein Gelenk

- punktionsbedürftiger Gelenkserguss
- Erfordernis der direkten Wirkung des Lokalanästhetikums an der Synovia des Gelenks: empirisch günstiger Effekt von Lokalanästhetika auf degenerative Gelenkerkrankungen
- Erfordernis des zusätzlichen Einbringens von anderen knorpelaktiven Substanzen oder Kortison in das Gelenk bei Gelenksarthrosen, entzündlichen oder degenerativen Erkrankungen
- Erfordernis der Beeinflussung von Gelenksbinnenstrukturen, wie Rezeptoren an den Kreuzbändern oder Menisci

Spezielle Aufklärung

- Möglichkeit einer Infektion mit Empyem
- Möglichkeit eines Hämarthros
- ggf. erforderliche weitere Folgeeingriffe
- Möglichkeit von bleibenden Gelenkschäden
- für die Dauer der Wirkung des Lokalanästhetikums keine Gelenkbelastung
- unmittelbar nach der Injektion Gelenk nur passiv etwas bewegen, dann Schonung für 1–2 Tage, insbesondere Einschränkung sportlicher Aktivitäten

Allgemeine Hinweise zur sicheren Gelenkspunktion

- Bei Bestehen eines Gelenksergusses ist die Punktion des Gelenks einfach und die korrekte Lage der Nadel wird durch Aspiration von Gelenksflüssigkeit nachgewiesen.
- Abpunktion des Ergusses sollte sinnvollerweise vor Einbringung jeglicher Medikamente erfolgen (Nierenschale, sterile Handschuhe)
- Das Vorliegen eines Hämarthros erfordert immer eine rasche fachärztliche Abklärung!
- Geringe Mengen (je ca. 0,5 cm^3) eines Lokalanästhetikums werden:
  - unmittelbar nach Durchdringung der Haut sowie
  - bei Erreichen der Gelenkskapsel appliziert (Stempeldruck beibehalten).
- Damit wird
  - der Schmerz bei Durchdringung der sehr schmerzempfindlichen Gelenkskapsel reduziert.
  - die (bei modernen Nadelschliffen jedoch minimale) Gefahr des Einbringens von Hautstanzzylindern als Hauptinfektionsquelle bei Gelenkpunktionen eliminiert.
- Besteht kein Gelenkserguss und ist die Notwendigkeit der Gelenkspunktion gegeben, kann durch „Vorinjektion" von 5–10 cm^3 NaCl in das Gelenk die korrekte Nadellage überprüft werden. Damit wird auch eine bessere Verteilung des anschließend eingebrachten Medikaments erreicht.

10

Material

- Handschuhe: Sterile Handschuhe sind nur erforderlich, wenn eine Diskonnektion zwischen Spritze und Kanüle erfolgt (kein geschlossenes System mehr).
- Hautdesinfektionslösungen zur hochaseptischen Anwendung
- fakultativ Steriltücher (Lochtuch) zur Abdeckung
- fakultativ Nierenschale
- Spritzen und Kanülen ▶ Einzelkapitel

Lagerung des Patienten

- Das betreffende Gelenk muss entspannt sein (Rolle).
- Nadel ruhig führen (kleinen Finger aufstützen).

Spezielle Kontraindikationen

Ganz besonders bei Gelenkinjektionen gelten die üblichen Kontraindikationen:

- Hämophilie, Antikoagulanzienbehandlung (vgl. ▶ 6.4, ▶ 6.5)
- Ein Hämarthros stellt **keine** Kontraindikation dar, sofern eine weitere fachärztliche Abklärung nachfolgt.
- unerfahrener Therapeut

Gefahren und Komplikationsmöglichkeiten

- **Zusatz von Cortison** sollte nur bei strenger Indikationsstellung und durch Geübte erfolgen. Durch die (in seltenen Fällen allerdings erwünschte) Immunsuppression wird die Infektionsgefahr gesteigert. Außerdem können Strukturen innerhalb des Gelenks (Bänder, Sehnen) geschädigt werden. Injektion von Kortikoiden ist nicht Aufgabe der Neuraltherapie!
- Das **Anstechen des Gelenkknorpels** ist auf jeden Fall zu vermeiden. Der größtmögliche Schaden wird bei tangentialer Stichrichtung sowie bei Injektion in die Subchondralschicht verursacht.
- **Nachbeobachtung** nach Gelenkspunktion: keine besonderen Maßnahmen erforderlich, sofern es dem Patienten subjektiv und objektiv gut geht
- **Erhöhte Verletzungsgefahr** nach Gelenksinfiltration besteht durch Ausschaltung der Tiefensensibilität sowie der schützenden Schmerzempfindung für die Dauer der Wirksamkeit des Lokalanästhetikums. Patienten über diesen Umstand zuvor informieren!
- **Vor geplanter Sportausübung** ist die Anwendung von Gelenksinjektionen wegen des erheblichen Verletzungsrisikos gefährlich und aus neuraltherapeutischer Sicht kontraindiziert!
- Gelenksinfiltration **vor physiotherapeutischer Behandlung** eines Gelenks ebenfalls nur in Absprache mit dem Therapeuten. Eigene Erfahrungen des Autors haben gezeigt, dass durchaus Synergien zu erzielen sind und der Patient von einer neuraltherapeutischen Vorbehandlung unmittelbar vor Physiotherapie sehr profitieren kann. Entscheidend sind dabei eine professionelle Zusammenarbeit zwischen Physiotherapeuten und Neuraltherapeuten sowie die kritische gegenseitige Hinterfragung der angewandten Techniken.
- **Nach Operationen an Gelenken** dürfen Infiltrationen der operierten Gelenke nur in Absprache mit dem Operateur erfolgen. Neben dem selbstverständlichen kollegial-fairen Umgang ist dies auch aus forensischer Sicht geboten.
- **Komplikationen mit zeitlicher Latenz:** Treten im Abstand von 2–7 Tagen nach einer Gelenkbehandlung Symptome auf wie Fieber (> 38 °C), deutliche lokale Überwärmung, gesteigerte Schmerzen, massiv schmerzhaft eingeschränkte Beweglichkeit, Schonhaltung, Nachtschmerzen u.ä., sollte an die Möglichkeit einer **Infektion** gedacht und unverzüglich eine Abklärung eingeleitet werden. Eine alleinige ungezielte Antibiotikatherapie führt nicht immer zum Erfolg, kann eine Keimselektion hervorrufen und erschwert die mikrobiologische Diagnostik. Rechtzeitige operative Sanierung z.B. mittels Arthroskopie kann weiteren Schaden verhindern.

Alternativen zur Gelenkspunktion

- Infiltrationen an die Gelenkkapsel und das benachbarte Periost sowie Quaddeln an der Haut über dem Gelenk können vergleichbare, manchmal sogar bessere Wirksamkeit zeigen.
- Ebenso ist die Kenntnis von Organen wichtig, die in das betroffene Gelenk projizieren. Beispiele: Leber → rechte Schulter; Herz, Magen → linke Schulter
- Gelenke werden in hohem Maße von auf das Gelenk wirkenden Muskeln und Sehnen sowie Faszienzügen beeinflusst. Über Bewegungsketten können Störungen an benachbarten Gelenken massive Auswirkungen auf das schmerzhafte Gelenk haben. Eine Behandlung dieser benachbarten Strukturen führt dann viel eher zum Erfolg als eine noch so perfekt durchgeführte Gelenksinfiltration.

10.6.1 Kiefergelenk (Temporomandibulargelenk)

Linda Kluger

Schwierigkeitsgrad: 2
Wichtigkeit: 2

- Erstbeschreibung der Injektion vermutlich bei [Braun 1913], in der anästhesiologischen Literatur zuletzt bei Niesel 1994 und bei Hoffmann-Axthelm 1985
- erste Beschreibung zur Neuraltherapie vermutlich bei Dosch 1963
- relativ selten angewandte, aber wichtige Injektion. Die Bedeutung des Kiefergelenks bei allen Erkrankungen des Bewegungsapparates wird bis heute stark unterschätzt.
- Das Gelenk ist eines der am meisten biomechanisch belasteten Gelenke im Organismus und aufgrund seiner sehr hohen Dichte von Propriorezeptoren der zugehörigen Kaumuskulatur von größter Bedeutung für die Orientierung im Raum und für das gesamte Bewegungssystem. Dementsprechend wichtig ist die neuraltherapeutische Beeinflussung bei pathologischen Veränderungen dieses Gelenks (▶ 12 Kiefergelenksstörungen).
- mögliche Injektionstechniken am Kiefergelenk:
  - Segmenttherapie: Quaddeln über beiden Kiefergelenken
  - intraartikuläre Injektion: Eingehen in das Gelenk direkt vor dem Tragus
  - intraorale Infiltration: Infiltration von enoral zur Erfassung der medial gelegenen periartikulären Strukturen. Diese Technik ist unsicher und gilt heute als veraltet.

Neuroanatomie und Pathophysiologie

Ausführliche Darstellung in Kapitel ▶ 2.2. Zu beachten ist bei der Injektion insbesondere die Zweiteilung des Gelenks durch den Discus articularis.

Mögliche Gründe für eine Störung des Kiefergelenks sind u.a. anatomisch-struktureller Art (Fehlbiss), psychologische Momente („durchbeißen müssen") und entzündlich-toxische Faktoren (benachbarte Ostitis, toxische Zahnfüllungsmaterialien).

Wirkung der Injektion

- Reduktion einer zu hohen Spannung im Gelenk
- Löschung pathologischer Afferenzen aus dem überlasteten oder gestörten Temporomandibulargelenk und seiner Umgebung
- Intrakutanquaddel über dem Kiefergelenk: indirekte, segmentreflektorische Wirkung auf Gelenk und Zahn-Kiefer-Bereich

Indikationen

Lokale Beschwerden:

- Kiefergelenksschmerzen, Bruxismus, Trismus
- posttraumatische Beschwerden (Luxation, Subluxation)
- degenerative Kiefergelenkserkrankungen
- Kieferklemme (z.B. nach Zahneingriffen)

Kiefergelenk als Störfeld:

- Das Kiefergelenk hat enge Beziehungen zur Wirbelsäule, insbesondere der HWS. Eine chronische Kiefergelenksstörung aufgrund mechanischer Fehlstellung des Zahnapparats kann langfristig erhebliche Auswirkungen auf HWS,

LWS, ISG und gesamte Statik haben (Funktionskette, vgl. ▶ 8.2.6 Diagnostik über Muskelfunktionsketten).

Befunde und Symptome, die für diese Injektion sprechen: Die diagnostischen Kriterien des gestörten Kiefergelenks sind ausführlich beschrieben in den Kapiteln ▶ 8.2.7 bis ▶ 8.2.9. Wichtige Hinweise für eine Behandlungsindikation stellen Asymmetrien des Kieferschlusses und Knacken im Gelenk dar.

Spezielle Kontraindikationen

- akute Hautentzündung im Injektionsgebiet
- Bartflechte bei Bartträgern

Spezielle Aufklärung

Es handelt sich um eine echte intraartikuläre Injektion eines Gelenks mit Knorpelflächen. Deshalb sind die Kautelen strenger Asepsis (vgl. ▶ 10.6 Allgemeine Hinweise zur sicheren Gelenkpunktion) zu beachten.

- gelegentlich:
  - Verletzung des Discus articularis; durch peri- statt intraartikuläre Technik vermeidbar
  - vorübergehende Anästhesie des N. facialis oder des N. mandibularis mit entsprechenden Ausfallserscheinungen
- selten:
  - Verletzung des Gelenkknorpels
  - Gelenkhämatom
  - steriler Gelenkerguss
- sehr selten: Infektion mit Gelenkempyem und nachfolgender Entwicklung einer postinfektiösen Arthrose

Praktische Vorgehensweise

Material

- Nadel 0,4×20 (grau)
- 2 ml Spritze
- Lokalanästhetikum, z.B.:
  - Procain 1%
  - in besonderen Fällen auch andere, möglichst kurzwirksame Lokalanästhetika (Xyloneural Ampullen®), alle jeweils ohne Zusatz von Vasokonstriktoren oder Konservierungsmittel

Lagerung des Patienten

- sitzend, Kopf stabil angelehnt
- bei intraoraler Infiltration für gute Beleuchtung (OP-Leuchte, zahnärztliche Leuchte, Stirnlampe) sorgen

Injektionsstelle und -technik

Intrakutanquaddeln:

- vor dem Tragus über dem Grübchen, das bei starker Mundöffnung entsteht, beidseits Quaddeln setzen
- Beide Kiefergelenke gehören reflektorisch zum gleichen Segment und sollten daher in der Regel auch beidseits behandelt werden.

Peri- und intraartikuläre Injektion:

- nach Inspektion und Palpation der Gelenksbeweglichkeit Patient anweisen, den Mund zu öffnen

- Nach sorgfältiger Asepsis erfolgt der Einstich ca. 1 cm vor dem Tragus senkrecht nach medial (sagittal, ▶ Abb. 10.6.1).
- Nach Erreichen der Gelenkskapsel erfolgt die Injektion von 1–1,5 ml Lokalanästhetikum, der Rest wird beim Zurückziehen im Stichkanal deponiert.

Eine intraartikuläre Instillation von Lokalanästhetika ist nicht das Ziel der Behandlung, lässt sich aufgrund der sehr dünnen Kapsel jedoch auch nicht immer vermeiden. Sie sollte äußerst sorgfältig und keinesfalls zu tief durchgeführt werden, um den empfindlichen Discus articularis zwischen oberem und unterem Gelenkabschnitt nicht zu verletzen. Ob die intraartikuläre Injektion Vorteile gegenüber der periartikulären hat, ist nicht bekannt.

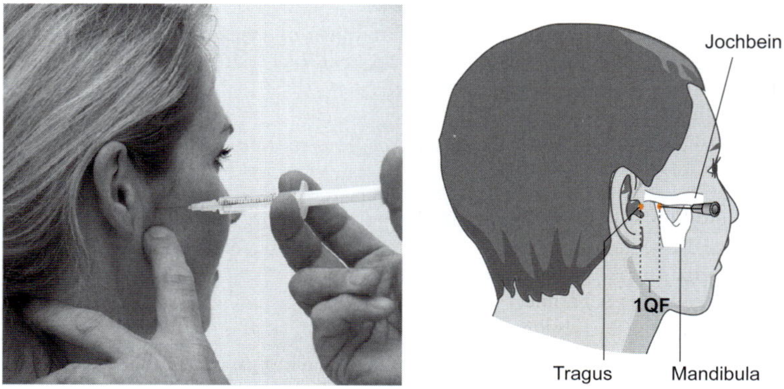

Abb. 10.6.1 Peri-/intraartikuläre Injektion an das Kiefergelenk.

Fehler und ihre Behebung

Problem	Ursache	Behebung
oberflächlich schmerzhafte Injektion	zu langsam eingestochen	Injektionstechnik üben
Knochenkontakt nach 1–2 cm	Mandibulaast	Nadel vollständig herausziehen und wechseln; neue Injektionsstelle weiter kranial ventral (siehe oben)
(partielle) Fazialisparese	Injektion zu weit kaudal im Bereich der Parotis oder auch bereits durch Diffusion des Lokalanästhetikums	Nadel ggf. weiter kranial ansetzen, ▶ oben, Technik
Widerstandsverlust	intraartikuläre Lage (sofern diese nicht ausdrücklich gewünscht war)	Nadel 1–2 mm zurückziehen und erst dann injizieren

10.6.2 Schulterbereich

Gerd Droß

Schwierigkeitsgrad: 3
Wichtigkeit: 2

Schulterbeschwerden stellen ein ausgesprochen häufiges Krankheitsbild in der Allgemeinmedizin und Orthopädie dar.

Die Entdeckung des Störfelds gelang Ferdinand Huneke bei einer Schultererkrankung: Er hatte nach Neuraltherapie einer alten Unterschenkelnarbe ein Sekundenphänomen an der Schulter ausgelöst (vgl. ▶ 1.2 Geschichte).

Das Schultergelenk setzt sich aus einer Vielzahl von zusammenwirkenden Strukturen zusammen. Insofern gibt es nicht „die" Injektion an die Schulter, sondern **verschiedene Injektionstechniken**, die je nach vorliegender Störung einzeln oder in Kombination angewandt werden. Eine sorgfältige Anamnese und exakte Untersuchung sind daher gerade bei der Schulter unerlässliche Voraussetzungen für den Erfolg einer neuraltherapeutischen Behandlung.

Neuroanatomie und Pathophysiologie

Der große Bewegungsumfang dieses Gelenkes wird dadurch ermöglicht, dass der kugelförmige Humeruskopf an einer kleinen Gelenkfläche der Scapula anliegt, statt in einer regelrechten Pfanne zu ruhen. Die notwendigerweise schlaffe Kapsel bedingt eine gewisse Instabilität, die durch die umgebenden Strukturen ausgeglichen wird.

Das Dach des Gelenkes wird aus dem **Processus coracoideus**, dem **Acromion** und der **Clavicula** sowie der gelenkigen Verbindung dieser beiden Knochen gebildet. Die nach oben gerichteten Kräfte des Arms werden von der **Bursa subacromialis** abgefangen. Die Aufgabe der Kapsel, den Zusammenhalt des Gelenks zu gewährleisten, wird wesentlich durch die umgebende Muskulatur unterstützt, insbesondere der aus vier Muskeln bestehenden **Rotatorenmanschette** sowie der langen **Bizepssehne**.

10

Nerven

Die Spinalnerven teilen sich nach ihrem Austritt aus den Foramina intervertebralia in die Rr. ventralis und Rr. dorsalis. Die Rr. dorsalis wenden sich nach hinten und versorgen Haut, Muskulatur und die Facettengelenke (Segment!).

nervale Versorgung des Schultergelenks erfolgt aus den Segmenten C5 und C6:

- N. axillaris
- N. suprascapularis

Muskeln

Rotatorenmanschette:

Muskel	Funktion
M. supraspinatus	Abduktion
M. infraspinatus	Außenrotation
M. teres minor	Außenrotation
M. subscapularis	Innenrotation, Adduktion

Weitere Schultermuskeln:

Muskel	Funktion
M. teres major	Adduktion, Innenrotation, Extension
M. deltoideus	Abduktion, Flexion, Extension
M. coracobrachialis	Flexion, Adduktion
M. bizeps brachii	Flexion, Abduktion (in der Schulter)

Alle aufgeführten Muskeln ziehen von der Scapula zum Humerus, umschließen dabei das Schultergelenk und tragen zu dessen Stabilität bei. Die Zugrichtung der Muskeln ist in der ▶ Abbildung 10.6.2 schematisch dargestellt.

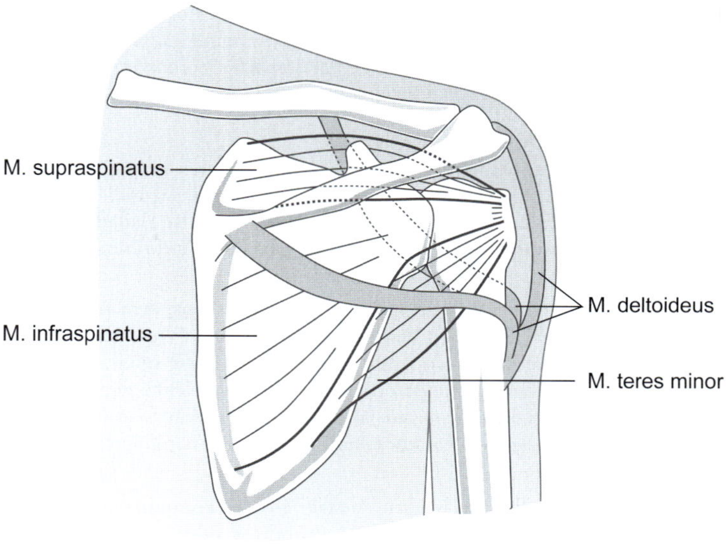

Abb. 10.6.2 Zugrichtung der Muskulatur der Schulterregion.

Schmerzursachen

Häufige Ursachen für Schulterbeschwerden sind:

- Impingement
- Schulterkapselschmerz
- Irritation des Akromioklavikulargelenks (ACG)
- Irritation des Sternoklavikulargelenks (SCG)
- Insertionstendinopathie (Proc. coracoideus, Humerus)
- Nervenirritation
- aktive Muskeltriggerpunkte (mTrP)
- HWS-bedingte Beschwerden

Bewegungseinschränkungen und Schmerzen der Schulter wurden früher häufig global unter dem Sammelbegriff Periarthropathia humero-scapularis, Schulter-Arm-Syndrom oder einer der vielen Synonyma zusammengefasst. All diese Begriffe stellen keine Diagnose dar und sollten zugunsten präziserer Beschreibungen nicht mehr verwandt werden.

Impingement-Syndrom, Kapselschmerz

Die häufigste Schmerzursache ist das Engpass- oder Impingement-Syndrom. Dabei kommt es zu einem ständigen Druck und Reiz auf den Raum unter dem Akromion und auf die **Bursa subacromialis** (deshalb auch die synonyme Bezeichnung **Subakromialsyndrom** [SAS]). Bei der streng seitlichen Abduktion wird dieser Raum schon unter physiologischen Bedingungen eingeengt, im Krankheitsfall löst diese Bewegung einen „painful arc" aus.

Hauptursache ist ein zu starker Zug der Muskeln und Bänder, die den Humerus an die kleine Gelenkfläche der Articulatio glenohumeralis und unter das Dach ziehen. Dies sind vorwiegend die Rotatoren, die lange Bizepssehne, die Sehne des M. supraspinatus und die Fasern der Kapsel. Durch Druck, Reiz und Entzündung kommt es reflektorisch zu einer Verstärkung der Kontraktur.

Gelenkirritation

Funktionell gehören zum Schultergürtel auch die Gelenke zwischen Klavikula und Akromion sowie zwischen Klavikula und Sternum, also das **Acromioklavikulargelenk** (ACG) und das **Sternoklavikulargelenk** (SCG). Sie sind bei pathologischen Veränderungen nahezu immer mitbeteiligt und irritiert, sie sollten mitbehandelt werden.

Insertionstendinopathie

Ebenso können die **Kapsel** und die eng benachbarten **Sehnen** des M. supraspinatus und des langen Bizepskopfes gereizt oder entzündet sein. Die Sehnenansätze am Processus coracoideus und am Tuberculum major und minor des Humeruskopfes sind starken Belastungen ausgesetzt und können bei Irritationen erhebliche Schmerzen und Bewegungseinschränkungen verursachen.

Nervenirritation

Räumliche Einengungen der **Nervenaustritte** von C5–7, also im segmentalen Versorgungsgebiet der Schulter, können Beschwerden der Schulterregion täuschend nachahmen. Oftmals finden sich durch nervale Rückkoppelungen ursächliche Störungen in beiden Bereichen des Segments, peripher und zentral.

Aktivierte mTrP

Besondere Bedeutung kommt den **aktiven Triggerpunkten** aller am Schultergelenk beteiligten und benachbarten Muskeln zu. Auch unter diesem Gesichtspunkt haben die vier Rotatoren eine Sonderstellung: Bei allen Schulterschmerzen lohnt es sich, diese genau zu palpieren und die aktiven MTrPs mit Procain zu infiltrieren. Sonst ist ein physiologischer Bewegungsablauf nicht zu erreichen und Schmerzrezidive sind vorprogrammiert.

Anamnese und Befunde

Schmerz und Bewegungseinschränkung stehen im Vordergrund, wenn der Patient zum Arzt kommt. Aufgabe des Arztes ist zu klären, welche der o.g. Erkrankungen vorliegt. Wichtig ist neben der Dauer der Beschwerden der Zeitpunkt des Auftretens und die Auslöser:

- Bereits geringste Bewegungen oder die Nachtruhe als Auslöser deuten auf eine akute Kapselentzündung hin. Die Beweglichkeit kann passiv oder aktiv eingeschränkt sein. Schwierigkeiten können isoliert beim Heben schwerer Lasten und Ausholen des Arms auftreten.

- Das Einschlafen des Arms und Beschwerden bei Seitneigung des Kopfes deuten auf eine Störung im Bereich der HWS hin.

Untersuchung der Schulter
- Inspektion, Hauttemperatur
- Schulterhöhe und Skapulastand im Seitenvergleich
- druckschmerzhafte Punkte
- Bewegungsumfang: aktiv, passiv
- „painful arc": Schmerz zwischen 60–70° und 110–120°
- Außenrotation, Innenrotation
- Funktionseinbußen
- isometrische Tests
- Funktionsprüfung der HWS einschließlich Nacken-Reflexpunkte (Adler-Langer-Druckpunkte, ▶ 8.4.2)
- Stellung des Achsenskeletts und des Beckens

Druckschmerzhafte Punkte (▶ Abb. 10.6.3)
- ACG, SCG, Schultergelenk:
  - ventrale Kapsel und Unterrand der Gelenkpfanne
  - Processus coracoideus
  - Tuberculum majus und minus
  - lateraler Anteil der Bizepssehne
  - Insertion des M. deltoideus am Humerus
- TrPs besonders der Rotatoren, des M. deltoideus, M. pectoralis major und minor, M. Bizeps brachii, M. teres major
- Dornfortsätze von C5–7

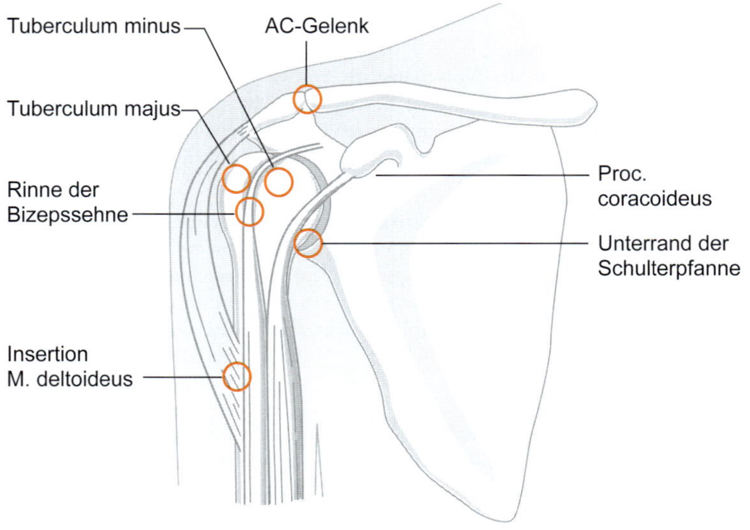

Abb. 10.6.3 Druckschmerzhafte Punkte an der Schulter.

Weitere Untersuchungsbefunde sind nachfolgend bei den einzelnen Krankheitsbildern unter „Diagnostik" beschrieben.

Indikationen für die Neuraltherapie

Die bei den Krankheitsbildern jeweils erwähnten Techniken sind weiter unten detailliert beschrieben.

Impingement-Syndrom

Beim Engpass-/Einschnürsyndrom (engl. impingement) [Neer 1983] unterscheidet man ein Outlet- und ein Non-Outlet-Syndrom (▶ Tab. 10.17):

- Vom „Outlet-Impingement“ spricht man, wenn eine Störung der Architektur des Schulterdachs und seines Tunnels vorliegt (z.B. Hakenform des Akromions).
- Sind die Strukturen zwischen Schulterdach und Humeruskopf selbst betroffen, bezeichnet man dies als „Non-Outlet-Impingement“ (z.B. eine aufgequollene und entzündete Rotatorenmanschette).

Tab. 10.17 Impingement-Syndrome der Schulter.

Syndrom	Schmerzursachen	Diagnostik	Therapie
Outlet-Impingement	anatomisch: hakenförmiges Akromion, Akromionkante	bildgebende Verfahren	operativ
Not-Outlet-Impingement	Schwellung, Irritation, Entzündung der Bursa, der Supraspinatussehne, der Rotatorenmanschette	Test nach Neer: Fixierung der Skapula und Flexion des gestreckten Arms	Neuraltherapie: Injektionen subakromial, Physiotherapie
myofasziales Schmerzsyndrom (MSS)	mTrPs besonders in der Rotatorenmuskulatur (▶ 10.2.5)	Palpation, Funktionstests	Infiltrationen mit Procain und anschließende Dehnung

Bursitis

Eine häufige Störung ist die Entzündung des Schleimbeutels zwischen Akromion, Humeruskopf und M. deltoideus.

Diagnostik: Kennzeichnend ist die schmerzhaft eingeschränkte Schulterbeweglichkeit. Sie führt zu einem Schmerzbogen zwischen 60° und 120° Abduktion oder Flexion („painful arc“). Die isometrische Prüfung, also der Elevationsversuch gegen Widerstand, ist schmerzlos.

Therapie: Die Injektion von ca. 4–5 ml Procain 1% in die Bursa von lateral bringt meist Linderung und größere Bewegungsfreiheit.

Supraspinatus-Tendinitis

Hauptfunktion des M. supraspinatus ist die Abduktion und das Einwärtsziehen des Caput humeri in die Fossa glenoidalis. Nach dem Ursprung des Muskels in der Fossa supraspinata zieht seine Sehne durch den subakromialen Raum zum Tuberculum majus des Humeruskopfes. Mögliche Entzündungsursachen sind mechanische Überlastungen, Mikrotraumen und das Abstützen bei einem Sturz.

Diagnostik: Es besteht ebenfalls ein „painful arc“ mit unterschiedlicher Ausprägung zwischen 70° und 110°, sowohl bei der aktiven als auch der passiven Bewegung. Zur Unterscheidung wichtig ist, dass auch die Abduktion gegen Widerstand schmerzhaft ist. Oft ist die Hautzone von C5 überempfindlich bis schmerzhaft.

Therapie: Injektion in die Bursa und nach Weiterschieben der Nadel peritendinal (Technik ▶ Injektion in die Bursa sebacromialis).

Bei Druckschmerz des Tuberculum majus, tastbar bei Innenrotation und Retroversion, auch hier Infiltration des Sehnenansatzes.

Syndrom der langen Bizepssehne

Die lange Bizepssehne spielt eine wichtige Rolle für die Zentrierung des Humeruskopfes an der Gelenkpfanne. Sie verläuft in der Rotatorenintervallschlinge unmittelbar neben den Mm. supraspinatus und subscapularis und im Sulcus intertubercularis.

Diagnostik: Bei einer Ruptur, die meist schmerzlos ist, kommt es zum Funktionsverlust. Bei einer Entzündung der Sehne ist besonders die Innenrotation schmerzhaft. Die folgenden Tests können Aufschluss geben:

- Yergason: Supination des Unterarms gegen Widerstand bei flektiertem Ellenbogen
- O'Brian: Anheben des gestreckten Arms in Innenrotation gegen Widerstand

Tritt ein Schmerz der langen Bizepssehne auf, sind die Tests positiv.

Therapie: mehrfache Infiltration der Sehne im Sulcus intertubercularis; Injektion unter das Akromion

Rotatorenmanschettenruptur (RMR)

Durch Trauma, Fehlbelastung und Mitbeteiligung bei chronischen Entzündungen kann es zur Humeruskopf-nahen Ruptur einer oder mehrerer der vier Rotatoren kommen.

Diagnostik: Durch eine Schwäche beim isometrischen Test lässt sich bei Verdacht der jeweilig betroffene Muskel differenzieren:

Außenrotation gegen Widerstand	M. infraspinatus, M. teres minor
„drop arm", Abduktion gegen Widerstand	M. supraspinatus
„lift off", Handrücken gegen Wirbelsäule, Druck nach dorsal gegen Widerstand	M. subscapularis.

Kapselentzündung

Die Kapselentzündung entwickelt sich nach einem Trauma, z.B. durch Sturz auf die Schulter oder als Folge eines Störfeldes.

Der typische Schmerz in allen Positionen des Armes erreicht sein Maximum in der Nacht. Besonders das Liegen auf der Schulter ist unmöglich und zwingt die Patienten oftmals, im Sitzen zu schlafen.

Diagnostik: Alle Bewegungen des Arms verstärken den Schmerz oder sind gar nicht mehr möglich. Es besteht keine Beschränkung auf den „painfull arc". Isometrische Prüfungen sind bei leichteren Fällen noch schmerzfrei. Das Hautsegment C5 ist häufig mit beteiligt.

Therapie: Die Injektion erfolgt am besten von dorsal, 1 cm kaudal des Spinaknicks senkrecht zur Haut. Die insgesamt 5 ml Procain 1%ig werden etwa zu gleichen Teilen an die Kapsel und in das Gelenk injiziert.

Einen Extremfall stellt die kapsuläre Schultersteife dar, bekannt als **„frozen shoulder"**. Hierbei handelt es sich um eine zunächst blande, unspezifische Entzündung, die aber zu einer fibrosierenden Schrumpfung der Kapsel führt. Die betroffenen, meist älteren Menschen werden durch Schmerzen, Bewegungseinschränkung und Schlafstörungen erheblich beeinträchtigt. Oftmals Symptom als Hinweis auf Störfelderkrankung. Unbehandelt ist diese Krankheit selbstlimitierend und klingt nach etwa einem Jahr allmählich wieder ab.

Irritation von ACG und SCG

Die benachbarten und an der Funktion des Schultergelenks eng beteiligten Gelenke der Klavikula mit dem Akromion und dem Sternum können irritiert oder entzündet sein. Bei länger bestehenden Beschwerden können Auftreibungen der Gelenkumgebung und arthrotische Veränderungen entstehen. Mögliche Ursachen sind Fehlbelastungen, Abstützung bei Traumata und vorangegangene Frakturen der Klavikula.

Diagnostik: Ein Schmerz mit wechselnder Lokalisation, meist im Bereich der Schulter, kann provoziert werden

- beim Heben nach vorne oben
- beim Liegen auf der Schulter
- bei passiver Außen- und Innenrotation des Arms
- bei passiver Ab- und Adduktion des Arms
- bei Druck auf diese Gelenke

Therapie: Nach wiederholter periartikulärer Injektion kann Linderung bis zur anhaltenden Beschwerdefreiheit erreicht werden. Alte Klavikulafrakturen müssen mit Injektionen bis zum Periost entstört werden.

Insertionstendinopathie

Die Muskelursprünge des M. biceps mit seinen zwei Anteilen und des M. coracobrachialis setzen ebenso wie das Ligamentum coracoacromiale am Processus coracoideus an. Bei stärkeren Belastungen können hier erhebliche Irritationen auftreten. Auch Tuberculum major und minor des Humeruskopfes sind durch den Ansatz der Rotatoren stark einwirkenden Kräften ausgesetzt. Meist sind Irritationen mit entsprechenden schmerzhaften Bewegungseinschränkungen durch aktive Triggerpunkte der genannten Muskeln vergesellschaftet.

Aktive Muskeltriggerpunkte

Alle an der Funktion der vielen Bewegungsmöglichkeiten der Schulter beteiligten Muskeln können aktive MTrPs ausbilden.

Diagnostik: Der typische Projektionsschmerz ist häufig im Bereich der Schulter zu finden und kann leicht zu der fehlerhaften Annahme führen, dass es sich um ein ausschließliches Gelenkproblem handelt. Im Übrigen sind auch hier die meisten Gelenkbeschwerden mit einem myofascialen Schmerzsyndrom (MSS) kombiniert.

Therapie: Die Mm. deltoideus, levator scapulae, trapezius und alle vier Rotatoren müssen auf aktive MTrPs untersucht und entsprechend behandelt werden (vgl. ▶ 10.2.5).

HWS-bedingte Schulterbeschwerden

Abzugrenzen von den lokalen Beschwerden der Schulter sind segmental bedingten Ausstrahlungen im Sinne eines HWS-Schulter-Arm-Syndroms.

Diagnostik: Die Differenzierung hängt von der Höhe der jeweiligen Irritation ab (▶ Tab. 10.18). Bei der Untersuchung der HWS ist besonders der kaudale Abschnitt der HWS und seine Rotationsmöglichkeit in Reklination zu beachten.

Therapie: Die Injektionen können außer an die Dornfortsätze, die Facettengelenke (▶ 10.6.5) und die Nervenaustrittspunkte auch in die paravertebrale Muskulatur sowie an das Ggl. stellatum (▶ 10.4.5) erfolgen.

Tab. 10.18 Schulterschmerz bei Störungen verschiedener Segmente der HWS.

Etage	Schmerzen	Motorische Störung
C5	ventral bis Epicondylus ulnaris	M. deltoideus, supraspinatus
C6	ventral bis Epicondylus ulnaris, Daumen	M. biceps und brachioradialis
C7	dorsal, ausstrahlend in Rückseite des Arms	
C8	dorsal, ulnarseitig bis Kleinfinger	

Störfeldbedingte Schulterbeschwerden

In der Praxis erlebt man häufig, dass Tonsillen und Tonsillektomienarben oder Zähne als Störfeld hartnäckige Störungen an der Schulter unterhalten.

Diagnostik: Ein Hinweis ist eine immer wieder auftretende Verschlimmerung der Beschwerden nach lokalen Maßnahmen.

Auch abdominelle und segmentale Narben können als Störfeld fungieren und müssen entsprechend behandelt werden (▶ 5.5 Störfeld und Herdgeschehen).

Weitere Schmerzursachen

Seltene Ursachen sind:

- Herpes zoster und postzosterische Neuralgie im betreffenden Segment
- pathologische Prozesse der inneren Organe des Oberbauchs sowie des Brustkorbs (z.B. Gallenblasenstein, Pancoast-Tumor)

Diagnostik und Therapie: Lässt sich auch nach eingehender Anamnese und Untersuchung der Schulterregion keine Klarheit erreichen, kann man zur Linderung der Beschwerden probatorisch eine Beeinflussung nur über die Haut mit Quaddeln („Affenschaukel", ▶ unten) versuchen. Eine weitere Möglichkeit, die Strukturen übergreifend zu beruhigen, stellt die Stellatum-Injektion (▶ 10.4.5) und die Umflutung des N. suprascapularis dar.

Wirkung der Injektion

- Schmerzbekämpfung: Aufhebung positiver sensibler, motorischer und sympathischer Rückkopplungen
- lokale Durchblutungsverbesserung
- Entzündungshemmung
- Abschwellung, Beseitigung des Ödems

Spezielle Kontraindikationen

- ausgedehnte und floride Entzündung der Haut

Spezielle Aufklärung

- intraartikuläre Injektionen: ▶ 10.6 Einführung, Spezielle Aufklärung

Praktische Vorgehensweise

➲ Injektion in die Bursa subacromialis

Material

- Nadel 0,4×40 (grau) oder 0,5×40 (orange)

- Nadel 0,6×60 (blau) bei gleichzeitiger Infiltration der Supraspinatussehne
- 5 ml Procain 1 %

Auf Grund der günstigen Eigenschaften von Procain (u.a. Abschwellung und Entzündungshemmung) sollte, wenn immer möglich, auf den problematischen Zusatz von Kortikoiden verzichtet werden.

Lagerung des Patienten
- sitzend, Arm hängt locker herab; Hand liegt hinter dem Rücken des Patienten volar auf.
- Nadel ruhig führen (Hand am Deltoid abstützen)

Injektionsstelle
- Tasten des Akromionrandes (Akromiondach)
- Injektion in Mitte der Grube zwischen Akromion und Humeruskopf (▶ Abb. 10.6.4)

Injektionstechnik
- Eine Quaddel setzen, von hier aus senkrecht zur Haut tiefer stechen.
- Nadel nach medial in horizontaler Richtung leicht vorschieben, mit ständigem, geringen Stempeldruck (▶ Abb. 10.6.4)
- Knochenkontakt (Humerus) vermeiden
- evtl. Korrektur der Richtung in eher kranialer Richtung
- In 3–4 cm Tiefe die restlichen ca. 4 ml Procain langsam infiltrieren.

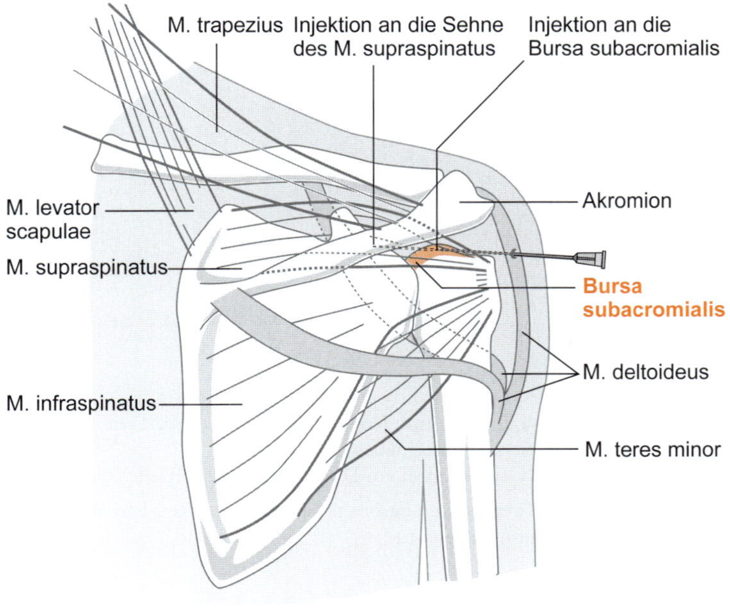

Abb. 10.6.4 Injektion an die Bursa subacromialis und an die Supraspinatussehne.

10

Injektion an die Supraspinatus-Sehne

Material

- Nadel 0,6×60 (blau)
- 3–4 ml Procain 1 %

Vorgehensweise

- Injektion wie bei Injektion in die Bursa, nur ca. 2–3 cm tiefer, durch den Schleimbeutel hindurch (▶ Abb. 10.6.4)
- meist nach Injektion in die Bursa (▶ oben), in Kombination

Injektion an und in die Schultergelenkkapsel

- zwei mögliche Zugänge: von dorsal und ventral
- für beide Zugänge Material und Lagerung des Patienten identisch
- intraartikuläre Injektion: Wie bei allen Injektionen in die fünf großen Gelenke, streng aseptische Bedingungen (vgl. ▶ 10.6 Einführung, Allgemeine Hinweise zur sicheren Gelenkspunktion)!

Material

- Nadel 0,4×40 (grau), bei kräftigen Patienten auch 0,6×60 (blau)
- 5 ml Procain 1 %, verteilt an die Kapsel und in das Gelenk
- Abdeckungstücher
- sterile Handschuhe

Lagerung des Patienten

- Sitzender Patient, leicht vornüber gebeugt, Hand locker auf dem Oberschenkel
- strenge Asepsis
- Nadel ruhig führen (Hand auf Haut des Patienten).

Dorsaler Zugang

Injektionsstelle

- 1 cm kaudal und 1 cm medial der Spina scapulae (Angulus acromialis) (▶ Abb. 10.6.5)
- Quaddel setzen.

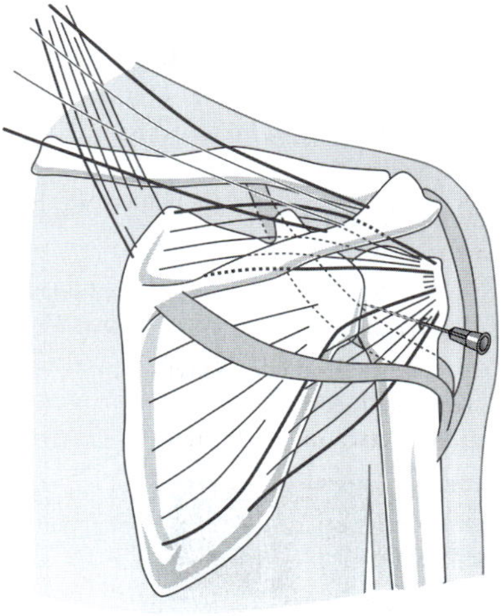

Abb. 10.6.5 Injektion an die Schultergelenkkapsel von dorsal.

10

Injektionstechnik

- senkrecht zur Haut sagittal bis zum Kapselkontakt in 3–4 cm Tiefe
- Nadel langsam infiltrierend vorschieben.
- kleines Depot an der Gelenkkapsel vor Durchtritt in die Kapsel

Die Kapsel ist reich mit vegetativen Fasern versorgt. In der Regel ist eine Injektion an und in die Kapsel schon ausreichend.

Ventraler Zugang

Injektionsstelle

- Tasten der Klavikula und des darunter liegenden Processus coracoideus (▶ Abb. 10.6.6)
- Gelenkspalt zum Humerus durch passives Bewegen tastbar

Injektionstechnik

- in der Mitte des Spalts senkrecht zur Haut in sagittaler Richtung (▶ Abb. 10.6.6)
- Nadel bis zum Kapselkontakt in 3–4 cm Tiefe langsam infiltrierend vorschieben
- kleines Depot an der Gelenkkapsel vor Durchtritt in die Kapsel
- ggf. nur Injektion **an** die Kapsel (▶ Bemerkung unter dorsalem Zugang)

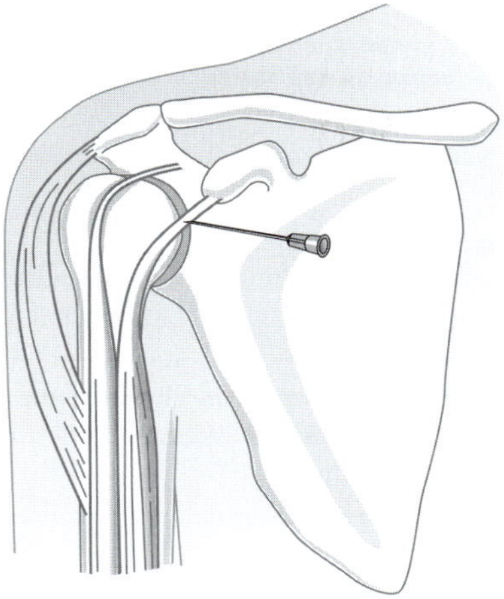

Abb. 10.6.6 Injektion an die Schultergelenk-Kapsel von ventral.

Injektion an den Nervus suprascapularis

▶ 10.5.7

Injektion an das Akromioklavikulargelenk (ACG)

Material

- Nadel 0,4×20 (grau)
- 1–2 ml Procain 1 %

Lagerung des Patienten

- sitzend, leicht vornüber gebeugt (auch im Liegen möglich)
- Nadel ruhig führen (Hand auf Schulter bzw. Brust des Patienten)

Injektionsstelle

- Das laterale Ende der Klavikula und den daran anschließenden verlaufenden Gelenkspalt ertasten.
- Einstich etwa in der Mitte (▶ Abb. 10.6.7)

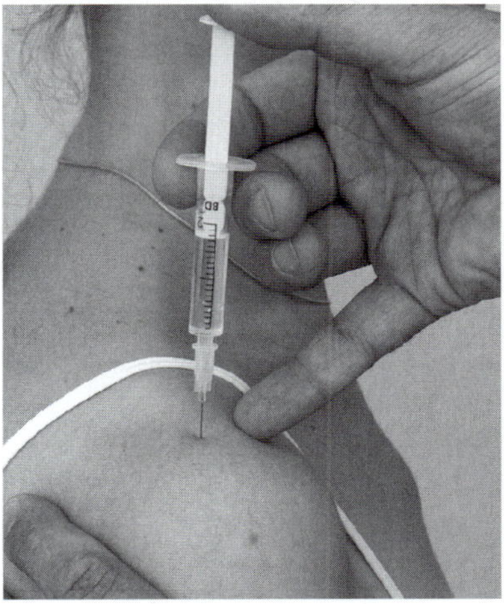

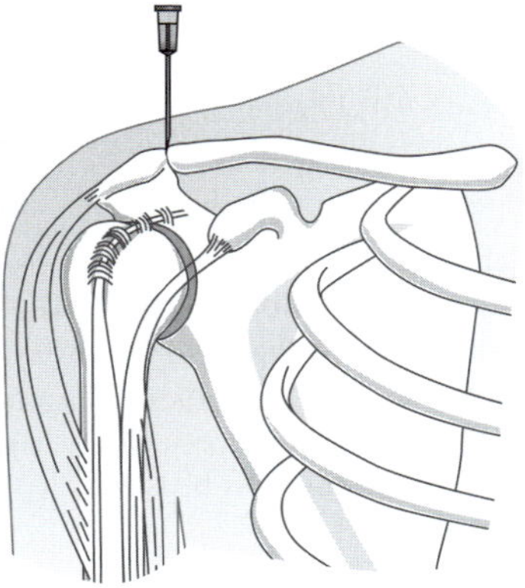

Abb. 10.6.7 Injektion an das Akromioklavikulargelenk.

Injektionstechnik
- senkrecht durch eine Quaddel von kranial ca. 0,5–1 cm tief

➲ Injektion an das Sternoklavikulargelenk (SCG)

Material
- Nadel 0,4×20 (grau)
- 1–2 ml Procain 1 %

Lagerung des Patienten
- sitzend, leicht vornüber gebeugt (auch im Liegen möglich)
- Nadel ruhig führen (Hand auf Brust des Patienten auflegen)

Injektionsstelle
- tastbarer Spalt zwischen Klavikula und Manubrium sterni (ggf. Arm bewegen lassen)

Injektionstechnik
- ventral von kranio-medial nach kaudal-lateral, in Richtung Rücken, ca. 0,5 cm tief (▶ Abb. 10.6.8)

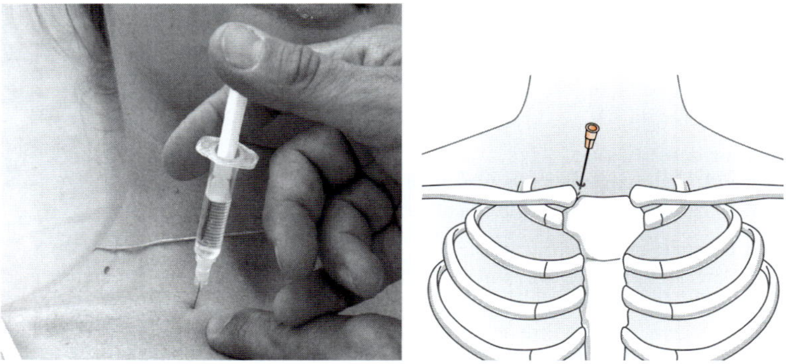

Abb. 10.6.8 Injektion an das Sternoklavikulargelenk.

➲ Quaddelserie um die Schulter (Schulterkranz, „Affenschaukel")

Material
- Nadel 0,4×20 grau

Lagerung des Patienten
- sitzend, leicht vornüber gebeugt, Schulter entspannt

Injektionsstelle
- Quaddelreihe zirkulär um die Schulter und eine Reihe senkrecht über den M. deltoideus bis zum Ansatz des Muskels (▶ Abb. 10.6.9)

Injektion an Triggerpunkte der Schultermuskulatur
- Vor allem die Rotatoren-Muskeln weisen häufig aktive TrP auf, auch der M. deltoideus ist oft betroffen
- Einzelheiten ▶ 10.2.5

Gefahren und Komplikationsmöglichkeiten

- Wegen möglicher Keimverschleppung bei intraartikulären Injektionen mit gleicher Nadel eine Quaddel und ein subkutanes Depot setzen (Hautstanzzylinder).

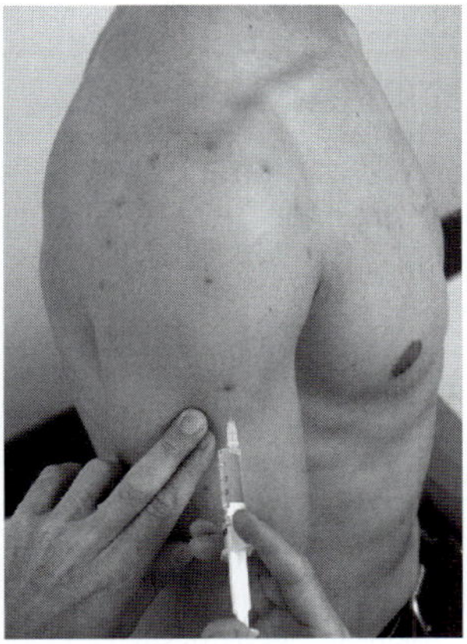

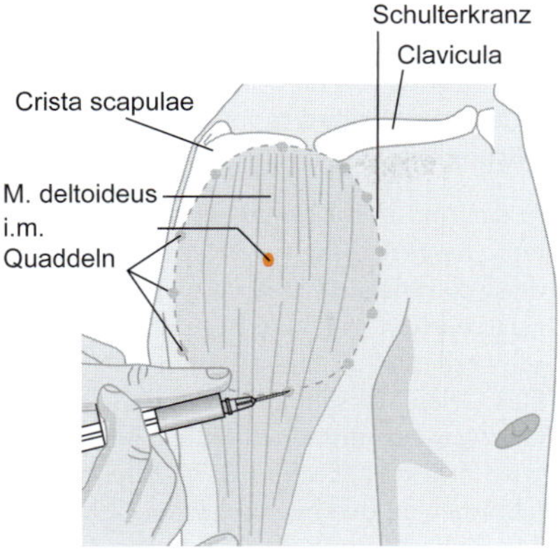

Abb. 10.6.9 Quaddelserie um die Schulter („Schulterkranz", „Affenschaukel").

- Muskelkater-ähnlichen Schmerz nach Infiltration der MTrPs beachten.
- meist nur leichter dumpfer Schmerz bei langsamer, gleichmäßiger Injektion
- Der sonst geringe Schmerz beim Hautstich und an der Faszie ist bei Entzündungen durch Sensibilisierung oftmals verstärkt.
- Knochenkontakt vermeiden, Verletzungsgefahr, Periostschmerz

Fehler und ihre Behebung

Problem	Ursache	Behebung
oberflächlich schmerzhafte Injektion	zu langsames Einstechen	vorherige gründliche Haut- und Unterhautanästhesie mit dünner Nadel (0,4×20)
Knochenkontakt bei Injektion in die Bursa	Raum zwischen Humeruskopf und Acromion zu eng	Arm in sitzender Position hängen lassen, Hand locker auf Unterlage ruhen lassen
neuerliche reflexbedingte Muskelkontraktionen	zu frühe Mobilisation	nur ganz vorsichtige Übungen in der Praxis; Patient kann zu Hause selbständig Elevation und Rotationen üben, aber nur maximal bis zum einsetzenden Schmerz

Bewährte Kombinationen

- Injektionen Segment HWS ▶ 10.1.2 Quaddelserie Wirbelsäule
- Facetteninfiltration der zugehörigen Segmente C5-8 ▶ 10.6.5
- Ganglion stellatum ▶ 10.4.5
- Triggerpunkte der Rücken- und Brustmuskulatur ▶ 10.2
- Tonsillen bzw. Waldeyer-Rachenring ▶ 10.8.2, ▶ 10.8.3
- Zahn-Kiefer-Bereich ▶ 10.9

10.6.3 Bereich des Ellenbogengelenks

Stefan Weinschenk

Schwierigkeitsgrad: 2
Wichtigkeit: 2

- in der Anästhesie kaum gebräuchlich, lediglich N.-ulnaris-Leitungsanästhesie
- erste Beschreibung zur Neuraltherapie erst in den 1980er Jahren bei Dosch, in der Erstauflage 1963 noch nicht aufgeführt
- relativ selten angewandte, aber wichtige Injektionstechniken, da häufiges Beschwerdebild „Tennisellenbogen".
- Das Gelenk ist selten isolierte Ursache von Beschwerden, auch wenn fälschlicherweise oft nur eine lokale Therapie (Wärme, Massage usw). durchgeführt wird. Injektionstechniken im Ellenbogenbereich sollten daher möglichst mit Injektionen an den benachbarten Gelenken verbunden werden (Funktionskette).
- Mögliche Techniken:
  - Segmenttherapie: Quaddeln über dem Gelenkspalt
  - Injektionen an den Epicondylus ulnaris und radialis
  - intraartikuläre Injektion: Eingehen in das Gelenk

Neuroanatomie und Pathophysiologie

- Injektionen im Bereich des Ellenbogens sind leicht durchführbar, weil sehr markante Orientierungspunkte vorhanden sind, wie die Epikondylen, das Olekranon, die Bizeps-Aponeurose und der Nervus ulnaris in seinem Sulkus zwischen Epicondylus medialis und Olekranon.
- Das Ellenbogengelenk ist von Bedeutung wegen der hier entlang ziehenden wichtigen Nn. cutaneus brachii medialis, cutaneus antibrachii lateralis, medianus und ulnaris (Versorgung der Hand).
- Die vegetativen Fasern folgen dem Verlauf der Arterien im Ellenbogengebiet.
- Das Ellenbogengelenk ist aufgrund seiner exponierten Lage Prädelektionsstelle für Verletzungen.
- Der „Tennisellenbogen" ist ein häufig chronisches Erkrankungsbild bei Überlastung, insbesondere aber auch Störungen der HWS und bei segmentalen Störfeldern im Hals- und Zahn-Kiefer-Bereich.

Wirkung der Injektion

- Reduktion einer zu hohen Spannung im Gelenk
- Löschung pathologischer Afferenzen aus dem überlasteten oder gestörten HWS-, Schulter- oder Handbereich
- Intrakutanquaddeln über dem Ellenbogengelenk: indirekte, segmentreflektorische Wirkung auf Gelenk und durchlaufende periphere Nerven

Indikationen

Lokale Beschwerden:

- Hauptindikation Epicondylitis humeroradialis („Tennisellenbogen")
- sonstige Gelenksschmerzen, auch degenerativ
- posttraumatische Beschwerden (Luxation, Subluxation, Fraktur)
- Narbenbeschwerden

Ellenbogengelenk als Störfeld:
- selten isolierte Ursache anderer Beschwerden
- möglich nach Gelenktrauma, insbesondere nach komplizierten Brüchen oder schlechter Wundheilung

Befunde und Symptome, die für diese Injektion sprechen: Wichtige Hinweise für eine Behandlungsindikation stellen lokale Schmerzen im Bereich der Sehnenansätze in Ruhe und Bewegung dar.

Spezielle Kontraindikationen
- akute Hautentzündung im Injektionsgebiet
- operationswürdiger Befund

Spezielle Aufklärung
Bei intraartikulären Injektionen:
- gelegentlich:
  - Gelenkhämatom
  - vorübergehende Anästhesie des N. ulnaris oder radialis mit entsprechenden Ausfallserscheinungen
- selten:
  - Verletzung des Gelenkknorpels
  - steriler Gelenkerguss
- sehr selten: Infektion mit Gelenkempyem und nachfolgender Entwicklung einer postinfektiösen Arthrose

Praktische Vorgehensweise
- intraartikuläre Injektion (Gelenk mit Knorpelflächen!): Kautelen strenger Asepsis beachten (▶ 10.6 Allgemeine Hinweise zur sicheren Gelenkpunktion).

➲ Injektion an den Epicondylus ulnaris und radialis
- häufigste Indikation: laterale (radiale) Beschwerden

Material
- Nadel 0,4×20 (grau)
- 2–3 ml Procain 1 %

Lagerung des Patienten
- sitzend, Arm stabil abgestützt

Injektionsstelle und -technik
- am Druckpunktmaximum auf den jeweiligen Condylus
- senkrecht durch die Haut infiltrierend bis zum Knochenkontakt
- 1 mm zurückziehen und Depot setzen

➲ Intraartikuläre Injektion von lateral (radial)
- vorteilhaft bei den (häufigeren) radialen Beschwerden
- intra- oder perintraartikuläre Injektionen, wenn Beschwerden im Gelenk im Vordergrund stehen

Material
- Nadel 0,4×20 (grau)
- 2–3 ml Procain 1 %

Lagerung des Patienten
- sitzend, Arm stabil aufgestützt und 90° gebeugt, wenn möglich Vorderarm proniert (Handinnenfläche nach oben)
- strenge Asepsis

Injektionsstelle
- Eine intraartikuläre Instillation von Lokalanästhetika ist nicht unbedingt das Ziel der Behandlung. Sie sollte äußerst sorgfältig und keinesfalls zu tief durchgeführt werden.
- Ob die intraartikuläre Vorteile gegenüber der periartikulären Injektion hat, ist nicht bekannt.
- Radiusköpfchen durch Drehbewegungen (Rotation) des Vorderarms identifizierbar (▶ Abb. 10.6.10)

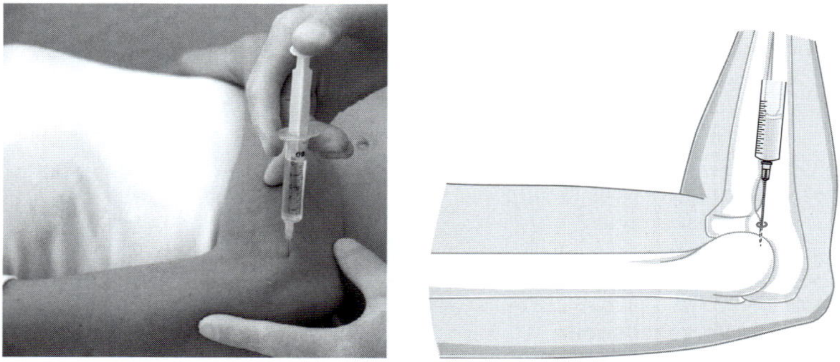

Abb. 10.6.10 Injektion an und in das Ellenbogengelenk von lateral.

Injektionstechnik
- Quaddel über dem Gelenkspalt zwischen Radiusköpfchen und Epicondylus humeri radialis
- infiltrierendes Vorgehen senkrecht in die Tiefe parallel zum Gelenkspalt bis zu Gelenkkapsel (▶ Abb. 10.6.10)
- Setzen eines Depots
- ggf. falls erforderlich Durchdringen der Gelenkkapsel und intraartikuläre Injektion von ca. 1–2 ml Procain

➲ Intraartikuläre Injektion von dorsal
- vorteilhaft bei ulnaren Beschwerden im Gelenksbereich („Golfellenbogen“)

Material
- Nadel 0,4×20 (grau)
- 2–3 ml Procain 1 %

Lagerung des Patienten
- sitzend, Arm aufgestützt und 90° gebeugt
- strenge Asepsis

Injektionsstelle
- Injektionsstelle im Bereich der Trizepssehne knapp oberhalb des Olecranon direkt über der Fossa olecrani (▶ Abb. 10.6.11)

Injektionstechnik
- senkrecht in die Tiefe infiltrierend vorgehen bis zur Kapsel (▶ Abb. 10.6.11)

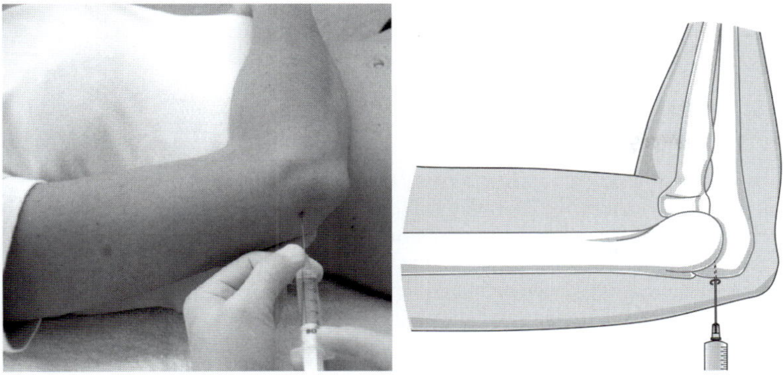

Abb. 10.6.11 Injektion an das Ellenbogengelenk von dorsal.

- dort Setzen eines kleinen Depots
- falls erforderlich, Durchstoßen der Kapsel mit intraartikulärer Instillation von 1–2 ml Procain

Fehler und ihre Behebung

Problem	Ursache	Behebung
oberflächlich schmerzhafte Injektion	zu langsam eingestochen	Injektionstechnik üben
Knochenkontakt nach 1–5 mm	Gelenkspalt verfehlt	Nadel etwas zurückziehen und in Richtung Spalt korrigieren, ggf. zurückziehen, mit frischer Nadel neu einstechen
(partielle) Ulnarisparese	Injektion zu weit lateral im Bereich der Nerven oder auch durch Diffusion des Lokalanästhetikums	Nadelstich direkt korrigieren; abwarten (klingt von selbst ab)
partielle Radialisparese	Injektion zu weit dorsal (Olekranon)	Nadel an korrekter Stelle neu ansetzen, abwarten

Bewährte Kombinationen

- Quaddeln der HWS ▶ 10.1.2
- TrP der HWS-, Schulter- und Armmuskulatur ▶ 10.2.4
- Ganglion stellatum der betroffenen Seite ▶ 10.4.5
- Störfeldsuche (vgl. ▶ 12 Epicondylitis humeroradialis)

10.6.4 Bereich des Handgelenks

Stefan Weinschenk

Schwierigkeitsgrad: 2
Wichtigkeit: 2

- In der Anästhesiologie exisitiert eine Vielzahl von Leitungsanästhesie-Techniken, z.B. Anästhesie des N. radialis, N. medianus, N. ulnaris, interossäre Blockade der Mittelhand und Oberst-Leitungsanästhesie der Finger.
- erste Beschreibung zur Neuraltherapie vermutlich bei Dosch 1984, in der Erstauflage seit 1963 noch nicht erwähnt
- Injektion an das Daumensattelgelenk (bei Rhizarthrose), Injektionen in das Retinaculum flexorum sowie die Oberst-Leitungsanästhesie sind auch in der Therapie häufig gebrauchte Injektionstechniken.
- Die Handgelenke sind selten isolierte Ursache von Beschwerden, Injektionstechniken im Handbereich sollten daher möglichst mit Injektionen an den benachbarten Gelenken verbunden werden (Funktionskette).
- Mögliche Techniken:
  - Segmenttherapie: Quaddeln über dem Gelenkspalt.
  - Injektion an die durchlaufenden Nerven und das Retinakulum
  - intraartikuläre Injektion: Eingehen in das jeweilige Gelenk

Neuroanatomie und Pathophysiologie

- Im Bereich der Handgelenke und der hochdifferenzierten, sensiblen und motorischen Versorgung können sich viele Störungen manifestieren. Die Hand hat eine überdurchschnittlich große zerebrale Projektion auf der Großhirnrinde. Störungen im Bereich der Hand können deshalb auch sehr schnell Störfeldcharakter annehmen. Auch die häufigen kleinen Narben von Verletzungen im Bereich der Hand stellen wichtige potenzielle Störfelder dar.
- Die Hand als Prädelektionsstelle für chronische Gelenkentzündungen stellt eine weitere wichtige Indikation für neuraltherapeutische Interventionen dar.
- Auch degenerative Erkrankungen manifestieren sich häufig im Bereich der kleinen Gelenke der Hand.
- Die vegetative Versorgung folgt den Arterien im Handbereich.

Wirkung der Injektion

- Reduktion einer zu hohen Spannung im jeweiligen Gelenk
- Löschung pathologischer Afferenzen aus dem überlasteten oder gestörten Hand-, Ellenbogen-, und Schulterbereich.
- Intrakutanquaddel über dem jeweils betroffenen Gelenk: indirekte, segmentreflektorische Wirkung auf Gelenk und benachbarten Nerven
- intraartikuläre Injektion (Gelenke mit Knorpelflächen!): Kautelen strenger Asepsis beachten (vgl. ▶ 10.6 Allgemeine Hinweise für sichere Gelenkpunktion)

Indikationen

Lokale Beschwerden:

- Rhizarthrose
- Karpaltunnelsyndrom
- chronisch entzündliche Gelenkerkrankungen wie
  - rheumatoide Arthritis

  - Morbus Reiter
  - degenerative Gelenkerkrankungen
  - Tendovaginitis
- Narbenbeschwerden

Hand als Störfeld:
- Hand als Ausgangspunkt von Störfelderkrankungen dürfte häufiger sein als vermutet
- mögliches Störfeld nach Gelenktrauma, insbesondere nach komplizierten Brüchen oder schlechter Wundheilung

Befunde und Symptome, die für diese Injektion sprechen: Behandlungsindikation stellen Schmerzen im Handbereich, insbesondere unklarer Ursache, und degenerativen Veränderungen der Hand dar.

Spezielle Kontraindikationen

- akute Hautentzündung im Injektionsgebiet
- operationswürdiger Befund

Spezielle Aufklärung

Intraartikuläre Injektion:
- gelegentlich:
  - Gelenkhämatom
  - vorübergehende Anästhesie des N. ulnaris, medianus- oder radialis mit entsprechenden Ausfallerscheinungen
- selten:
  - Verletzung des Gelenkknorpels
  - steriler Gelenkerguss
- sehr selten: Infektion mit Gelenkempyem und nachfolgender Entwicklung einer postinfektiösen Arthrose

Praktische Vorgehensweise

Material
- 0,4×20 Einmalnadel (grau)
- 2 ml Spritze
- 1–2 ml Procain 1 %

➲ Injektion an das Daumensattelgelenk
- Indikation: Schmerzen im Bereich des Gelenks (Rhizarthrose)

Lagerung des Patienten
- sitzend, Hand stabil abgestützt, ggf. weiche Unterlage unter dem Unterarm
- Hand etwas nach ulnar abduziert (Anspannen des Gelenks)

Injektionsstelle
- Aufsuchen der Tabatière, Palpation des Gelenkspalts an der Basis des Os metacarpale I (▶ Abb. 10.6.12)

Injektionstechnik
- senkrecht zur Haut (nicht zur Unterlage!) ca. 1 cm bis zum Erreichen des Gelenkspalts (▶ Abb. 10.6.12)

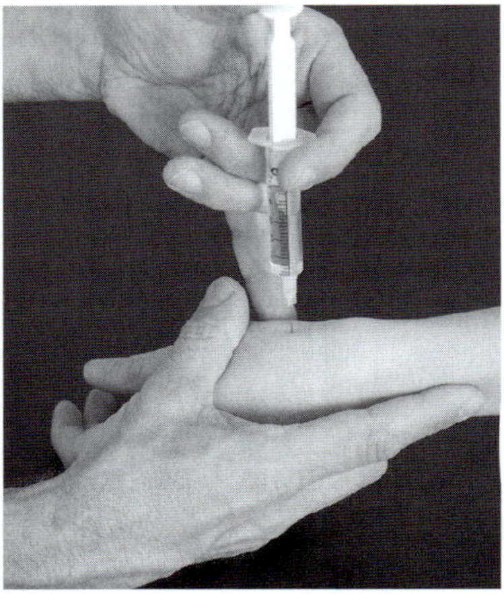

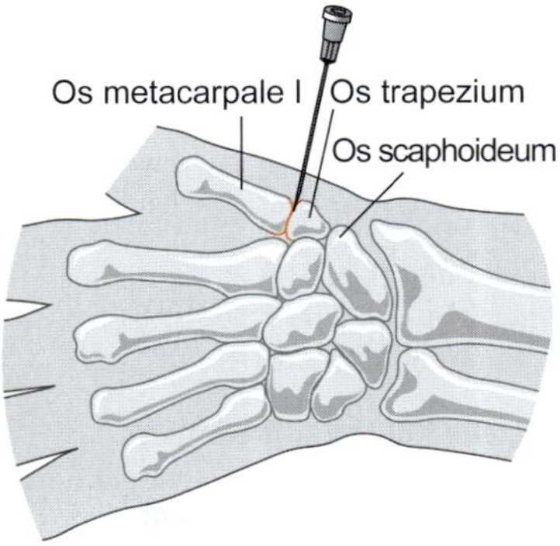

Abb. 10.6.12 Injektion an das Daumensattelgelenk.

Injektion in das Handgelenk von dorso-radial (Daumenseite)

- sinnvoll bei posttraumatischen Beschwerden des Handgelenks, Karpaltunnelsyndrom usw.
- vorteilhaft bei mehr dorsal und daumennah (radial) lokalisierten Beschwerden

Lagerung des Patienten

- sitzend
- Unterarm liegt erhöht auf weicher Unterlage, die Hand hängt locker herab (z.B. Tischkante) und ist leicht nach ulnar abduziert.

Injektionsstelle

- Aufsuchen des Processus styloideus radii, Gelenkspalt etwas ulnar davon (Bewegen des Handgelenks erleichtert die Lokalisation)
- Injektion zwischen den Sehnen des M. extensor pollicis longus und M. extensor indicis (Sehne von Zeige- und Mittelfinger) (▶ Abb. 10.6.13)

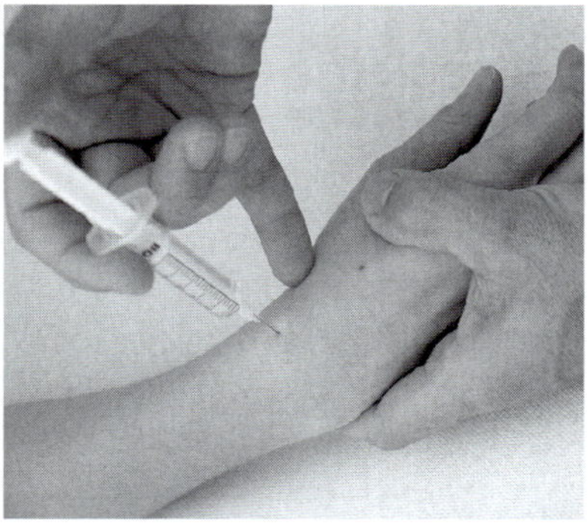

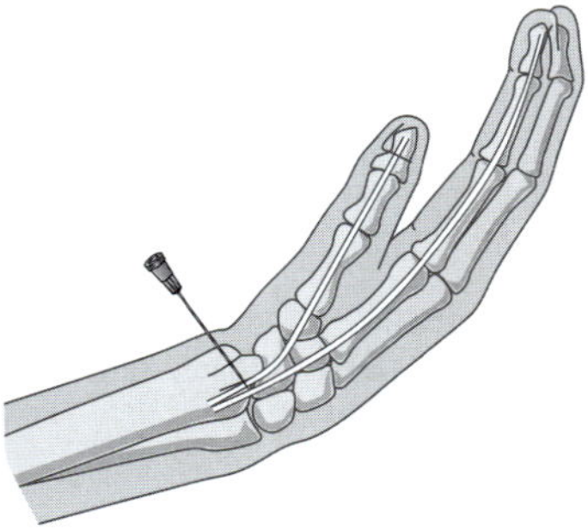

Abb. 10.6.13 Intraartikuläre Injektion an das Handgelenk von dorso-radial.

Injektionstechnik

- senkrecht zur Haut in Richtung Gelenkspalt 0,5–1 cm tief (▶ Abb. 10.6.13)

Injektion in das Handgelenk von dorso-ulnar (Kleinfingerseite)

- sinnvoll bei posttraumatischen Beschwerden des Handgelenks, Karpaltunnel-syndrom usw.
- vorteilhaft bei mehr ulnar oder palmar lokalisierten Beschwerden

Lagerung des Patienten

- sitzend
- Unterarm liegt erhöht auf weicher Unterlage, die Hand hängt locker herab (z.B. Tischkante) und ist leicht nach radial (zum Daumen hin) abduziert.

Injektionsstelle

- Aufsuchen des Processus styloideus ulnae, Gelenkspalt dorso-radial davon (Bewegen des Handgelenks erleichtert die Lokalisation) (▶ Abb. 10.6.14)

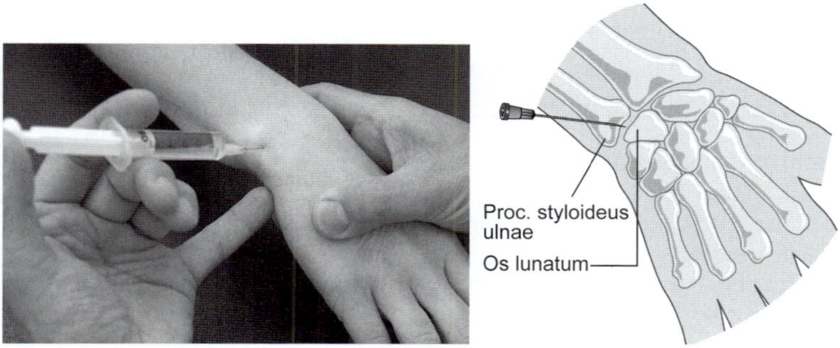

Abb. 10.6.14 Intraartikuläre Injektion an das Handgelenk von dorso-ulnar.

Injektionstechnik

- senkrecht zur Haut in Richtung Gelenkspalt 0,5–1 cm tief (▶ Abb. 10.6.14)

Intraartikuläre Injektion der Handwurzel- und Fingergelenke

- Anwendung bei rheumatoider Arthritis, Kapselverletzungen des jeweiligen Gelenks

Lagerung des Patienten

- sitzend, Hand stabil abgestützt, ggf. weiche Unterlage unter dem Unterarm

Injektionsstelle und -technik

- Aufsuchen des jeweiligen Gelenkspalts
- Einstich senkrecht zur Haut und leicht tangential zur Gelenkfläche (▶ Abb. 10.6.15)
- nur wenige mm bis zum Erreichen der Gelenkkapsel

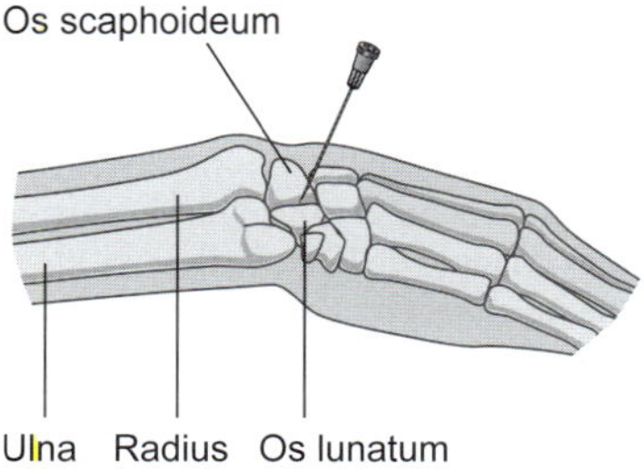

Abb. 10.6.15 Injektion an ein Gelenk der Handwurzel, am Beispiel des Gelenks zwischen Mondbein und Kahnbein.

Fehler und ihre Behebung

Problem	Ursache	Behebung
oberflächlich schmerzhafte Injektion	zu langsam eingestochen	Injektionstechnik üben
Knochenkontakt nach 1–5 mm	Gelenkspalt verfehlt	Nadel etwas zurückziehen und in Richtung Spalt korrigieren, ggf. zurückziehen, mit frischer Nadel neu einstechen
(partielle) Ulnarisparese	Injektion zu weit lateral im Bereich der Nerven, oder auch bereits durch Diffusion des Lokalanästhetikums	Nadelstichrichtung korrigieren
partielle Radialisparese	Injektion zu weit dorsal (Olekranon)	Nadel an korrekter Stelle neu ansetzen

Bewährte Kombinationen

- Quaddeln der HWS ▶ 10.1.2
- TrP der HWS-, Schulter- und Armmuskulatur ▶ 10.2.4
- Ellenbogenregion ▶ 10.6.3
- Ganglion stellatum der betroffenen Seite ▶ 10.4.5
- Störfeldsuche (vgl. ▶ 12 Rhizarthrose)

10.6.5 Facettengelenke der Wirbelsäule

Torsten Kupke

Schwierigkeitsgrad: 2
Wichtigkeit: 3

- Facetteninjektionen gehören zu den wichtigsten Injektionstechniken.
- Erstbeschreibung durch Goldthwait 1911, der die Facettengelenke als Ursprungsort für Rückenschmerzen identifizierte
- diagnostische Injektionen mit hypertoner Kochsalzlösung an die Facettengelenke [Steindler et al.1938, Kellgreen 1939]
- einfache, sehr wirksame und relativ gefahrlose Injektion bei Beachtung der Technik (Knochenkontakt), Injektion an allen Wirbeln möglich, HWS jedoch nur für erfahrene Anwender

Synonyme:

- Injektion an die Intervertebralgelenke
- von Dosch nach dem Erstautor für die Neuraltherapie [Mink 1975] seit 1984 als „Indirekter Grenzstrang nach Mink“ bezeichnet
- Injektion an die kleinen Wirbelgelenke
- „Facetteninfiltration“

Neuroanatomie und Pathophysiologie

- Nach ihrem Austritt aus den Foramina intervertebralia teilen sich die Spinalnerven in die Rr. ventralis und Rr. dorsalis. Die Rr. dorsalis wenden sich nach hinten und versorgen Haut, Muskulatur und die Facettengelenke.
- Die nervale Versorgung der Facettengelenke erfolgt mehrsegmental, 2-3 Spinalnerven innervieren ein Facettengelenk (daher immer mehrere Etagen behandeln).
- Über Rr. communicantes verbinden sich die spinalen Nervenwurzeln mit dem lumbalen Grenzstrang (Einfluss auf die vegetative Innervation und Durchblutung der inneren Organe!).
- Prävalenz von **Rückenschmerzen aus den Zwischenwirbelgelenken**: 15-40%; ursächlich dabei spielen vor allem Blockierungen und Instabilitäten der Gelenke eine große Rolle.
- **Instabilitäten** entstehen oft durch Höhenminderung der Bandscheiben mit der Folge schmerzhafter Überlastung und Facettenarthrosen. Die reaktive Osteophytenbildung an den Facettengelenken kann später zu lumbalen zentralen und lateralen Stenosen des Spinalkanals führen.
- Bedeutung für die Haltung des Menschen (viele Stellungsrezeptoren der Facetteninnervation)
- enge Beziehung zum Blasenmeridian der Akupunktur

Wirkung der Injektion

- Als Ort der Neuromodulation ist das Rückenmarkssegment die erste Ebene der Schmerzhemmung. Von hier kann neuraltherapeutisch auf segmentaler Ebene eine periphere Schmerzsymptomatik beeinflusst werden (Aktivierung der Hemmsysteme im Rückenmark und ZNS).
- lokale Löschung afferenter Impulse schmerzhafter Wirbelsäulenstrukturen (Facettengelenke, Gelenkkapsel, tiefe Rückenmuskulatur, Bandscheibe, Periost in der Umgebung der Foramina intervertebralia)
- Durchblutungsverbesserung des gesamten Wirbelsäulensegments
- Wirkung über Ramus communicantes auf den Grenzstrang (Sympathikolyse), daher frühere Bezeichnung „indirekte Grenzstranginjektion" (Mink)
- Aufhebung sensibler, motorischer und sympathischer Rückkopplungen (positives Schmerz-Feedback mit wind-up-Phänomen)

Indikationen

Lokale Beschwerden:

- lokale, pseudoradikuläre, radikuläre Schmerzsyndrome in allen Etagen der Wirbelsäule
- Verspannung der paravertebralen Muskulatur
- schmerzhafte Arthrosen der Facettengelenke
- Bandscheibenprolaps mit und ohne radikuläre Symptomatik
- myofasziale Schmerzsyndrome der Wirbelsäule
- Herpes zoster des betreffenden Segments

10

Facettengelenke als pathogene Zone und Störfeld: Facetten können selbst Störfeldcharakter annehmen. Beispiele:

- Schmerzzustände der Schultern und Arme, Hüft- Becken- und Beinregion
- Herpes zoster, postzosterische Neuralgie im betreffenden Segment
- arterielle und venöse Durchblutungsstörungen der Beine, Ulcus cruris
- Segmenttherapie der inneren Organe des zugehörigen Segments

Befunde und Symptome, die für diese Injektion sprechen:

- Blockierung bzw. Hypermobilität der Facettengelenke
- segmentale Kibler-Falte positiv
- diffuser Rückenschmerz in der Umgebung des erkrankten Segments
- Dornfortsatz der betroffenen Etage druckschmerzhaft
- Triggerpunkte und Myogelosen im entsprechenden Segment
- Störung oder Erkrankung des segmental zugehörigen viszeralen Organs

Spezielle Kontraindikationen

- lokale Infektion der Haut an der Injektionsstelle
- Injektionen an der HWS, insbesondere oberhalb von C6 nur für erfahrene Anwender

Spezielle Aufklärung

- Rarität: versehentliche Durapunktion mit postpunktionellem Kopfschmerz

Praktische Vorgehensweise

- Injektion der Etagen von C6–S1 in der Regel beidseits
- HWS C4–5 nur einseitig
- auf Grund der polysegmentalen Versorgung möglichst je eine Etage darüber und darunter mitbehandeln
- Die vereinfachte Technik erfolgt in allen WS-Etagen auf der Höhe zwischen den Dornfortsätzen.
- im Gegensatz zur HWS und LWS reichen die langen Dornfortsätze der BWS teilweise mehr als einen Wirbelkörper weit nach unten. Dadurch trifft z.B. eine Injektion zwischen den Dornfortsätzen T8/9 in der Tiefe auf das Facettengelenk T9/10. Dies spielt aber in der Praxis bei Wirbelsäulenbeschwerden keine Rolle. Die Behandlung erfolgt auf der Höhe der Schmerzangabe des Patienten und/oder des manualmedizinischen Befundes („**Facettensyndrom**")
- Für den Wirkungseintritt ist es auch nicht erforderlich, den Gelenkspalt exakt zu treffen. Aus diesem Grund ist die einfach zu merkende Höhenangabe „zwischen den Dornfortsätzen" für die meisten Fälle ausreichend.
- Der Fortgeschrittene kann mit zunehmender Erfahrung die Injektionsstelle im Bereich der HWS und der LWS geringfügig nach oben korrigieren (▶ Abbildung 10.6.16)

Orientierungspunkte:

- C7: bleibt bei Reklination des Kopfes prominent
- Th3: Höhe der Spina scapulae
- Th7/8: Schulterblattspitze
- L4: Verbindungslinie der Darmbeinkämme

➲ Facettengelenke der Halswirbelsäule

Material

- Nadel 0,6×60 (blau)
- bei sehr schlanken Patienten auch 0,5×40 (orange)

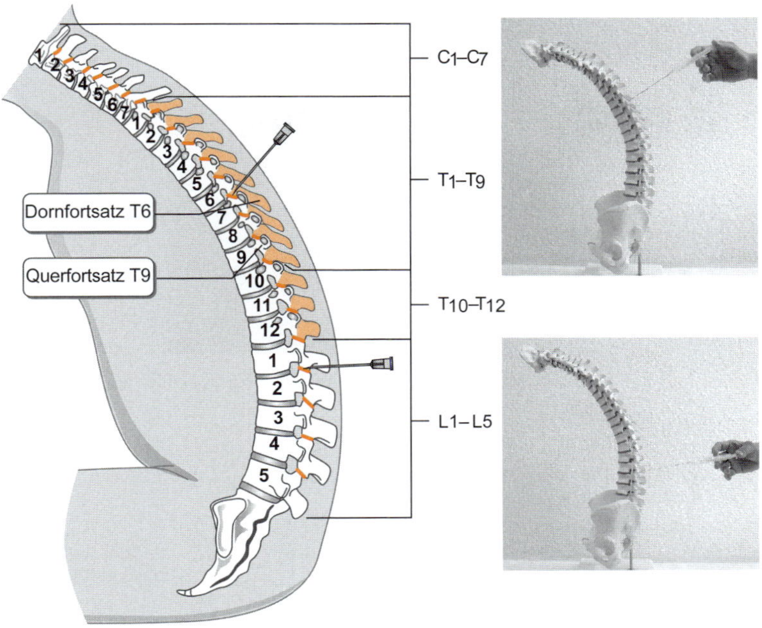

Abb. 10.6.16 Injektion an die Facettengelenke, seitliche Ansicht bei gebeugtem Rücken. Die Nadel wird stets senkrecht zur Hautoberfläche eingeführt.

Lagerung des Patienten

- sitzend, leicht vornüber gebeugt, wenn möglich Kopf abgestützt
- Nadel ruhig führen (Hand auf Rücken des Patienten aufstützen).

Injektionsstelle

- Lokalisation der schmerzhaften Stelle
- Aufsuchen der darüber und darunter liegenden Dornfortsätze, Markierung mit Fingernagelabdruck
- 2 cm neben Dornfortsatzlinie
- Auf Höhe zwischen den Dornfortsätzen

Injektionstechnik

- Hautstich, Fasziendurchstich, Knochenkontakt meist nach 2–4 cm
- nach Knochenkontakt 1 mm zurückziehen, Aspiration, 2 ml injizieren
- oberhalb von C6 nur Injektion einer Seite pro Sitzung

➲ Facettengelenke der Brustwirbelsäule

Material

- Nadel 0,6×60 (blau)
- bei sehr schlanken Patienten auch 0,5×40 (orange)

Lagerung des Patienten

- sitzend, leicht vornüber gebeugt
- oder Bauchlage
- Nadel ruhig führen (ggf. Hand auf Rücken des Patienten aufstützen).

Injektionsstelle
- 2 cm neben Dornfortsatzlinie (▶ Abb. 10.6.17)
- auf Höhe des Zwischenraums der darüber liegenden Dornfortsätze

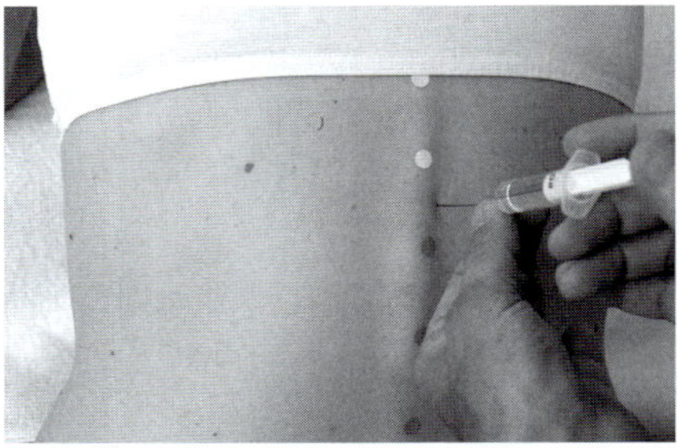

Abb. 10.6.17 Injektion an die Facettengelenke Th11 und L4 von schräg seitlich (30°).

Injektionstechnik
- streng sagittal, senkrecht zur Haut, Knochenkontakt nach 3–4 cm
- nach Knochenkontakt 1 mm zurückziehen, Aspiration, 2 ml injizieren

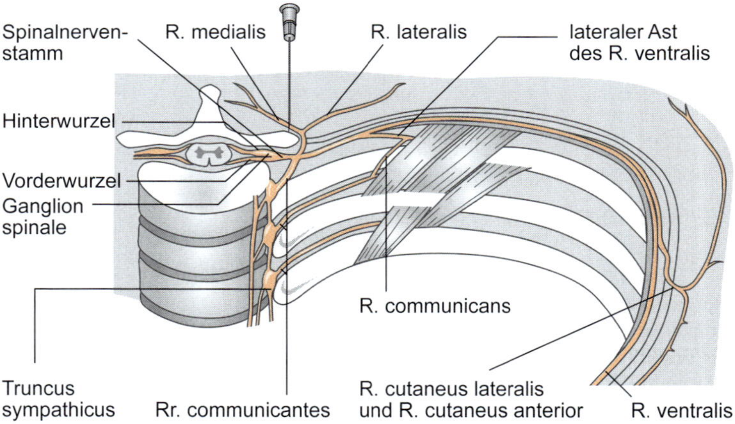

Abb. 10.6.18 Injektion an ein Facettengelenk von ventral (hier Th 11). Die Abbildung verdeutlicht die vielfältigen neuralen Vernetzungen in der Nachbarschaft des Facettengelenks.

- in der Regel beidseitige Injektion

Facettengelenke der Lendenwirbelsäule

Material
- Nadel 0,6×60 (blau)

Lagerung des Patienten
- sitzend, leicht vornübergebeugt
- oder Bauchlage
- Nadel ruhig führen (ggf. Hand auf Rücken des Patienten aufstützen).
- Orientierung an den Dornfortsätzen und am Beckenkamm

Injektionsstelle
- 1 QF neben Dornfortsatzlinie
- auf Höhe der Mitte zwischen den Dornfortsätzen (▶ Abb. 10.6.17)

Injektionstechnik
- streng sagittal, senkrecht zur Haut, Knochenkontakt meist nach 4–6 cm
- nach Knochenkontakt 1 mm zurückziehen, Aspiration, 2 ml injizieren
- in der Regel beidseitige Injektion, ggf. mehrere Etagen

Gefahren und Komplikationsmöglichkeiten
- bei Skoliose Seitendifferenz beachten
- postpunktioneller Kopfschmerz nach versehentlicher Duraperforation
- geringer Schmerz beim Hautstich, bei Faszie, beim Knochenkontakt
- selten: leichter dumpfer Schmerz in der Tiefe der Injektion

Fehler und ihre Behebung

Problem	Ursache	Behebung
Aspiration von hellem Blut	A. vertebralis (HWS) getroffen	Nadel zurückziehen, keine weiteren Injektionen in dieser Sitzung; Patient engmaschig beobachten
Spinalnervenschmerz	Injektion zu weit lateral	schmerzhaft, aber harmlos; Injektion abbrechen oder Nadel zurückziehen und weiter nach medial ausrichten
Aspiration von Liquor	Injektion zu weit medial; Durapunktion	Nadel zurückziehen, keine weiteren Injektionen in dieser Sitzung; Patient engmaschig beobachten

Bewährte Kombinationen
- Quaddelserie Wirbelsäule ▶ 10.1.2
- mTrP der autochthonen Rückenmuskulatur ▶ 10.2.8
- Spinalnerven ▶ 10.5.8

Danksagung
Autor und Herausgeber danken Dres. med. Bernd und Gerd Belles, Erkrath, für ihre wertvollen Anregungen zu diesem Beitrag.

10.6.6 Iliosakralgelenk (ISG, SIG)

Stefan Weinschenk

Schwierigkeitsgrad: 2
Wichtigkeit: 3

- „Sakroiliakalgelenk" ist seit 2008 die korrekte anatomische Bezeichnung
- eine der ältesten und häufigsten Injektionstechniken der Neuraltherapie
- erste bekannte Beschreibung bei Braun 1913, als Neuraltherapie W. Huneke 1953, Dosch 1963

Neuroanatomie und Pathophysiologie

- wichtiger Teil des Segments („Reflexzone") kleines Becken
- Bandverbindung zwischen Os ilium und Os sacrum, sehr wenig beweglich, um hohe Scherkräfte auszuhalten, aber echte Gelenkfunktion mit den zwei Bewegungsrichtungen (▶ Abb. 10.6.19):
  - Rotation im Sinne einer Kippbewegung: Nutation, führt zur Lordose
  - Gegennutation, hebt Lordose auf

Daneben ist im ISG noch eine Gleitbewegung nach ventral - kaudal möglich (Inflare – Outflare).

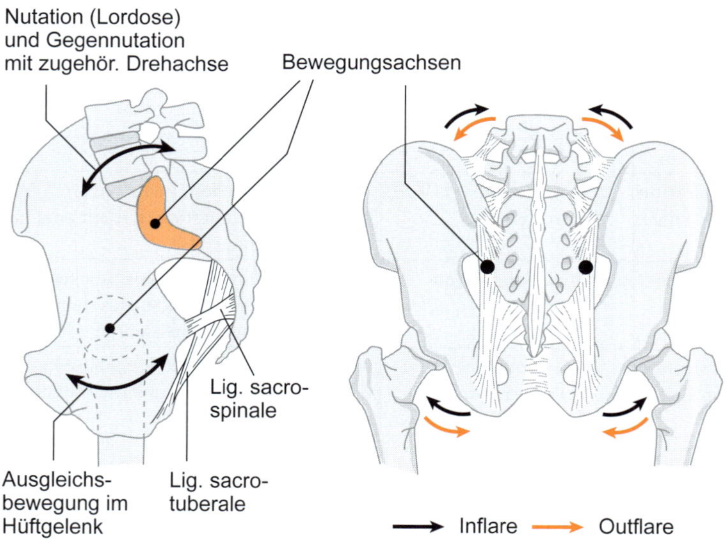

Abb. 10.6.19 Zwei Bewegungsmöglichkeiten des ISG, links: Nutation und Gegennutation, rechts: Inflare und Outflare.

- Innervation über den Ramus dorsalis der Sakralwurzeln S1–4
- hohe tangentiale Belastung im Stehen und Gehen
- bekannte präpathogene Zone auch in der manuellen Therapie („Blockierung")
- Störungen der Muskulatur des kleinen Beckens (M. piriformis, M. glutaei) und des Beckenbodens (M. levator) haben erheblichen Einfluss auf die Funktion des ISG.

Befunde bei blockiertem ISG

Definition und Begleiterscheinungen

- Aufhebung des Gelenkspiels = Blockierung; sehr häufige Funktionsstörung, im Alter zunehmend
- Ursachen:
  - falsche Statik oder Bewegungsstörung, Trauma oder ungünstige Bewegung (Bücken)
  - degenerative Veränderungen
  - reflektorisch
  - entzündlich

- Blockierung des ISG führt häufig auch zu reaktiver Blockierung von L5–S1 (wichtige Differenzialdiagnose!).
- häufig ein- oder beidseitig blockiert, sowohl Folge als auch Ursache von Beschwerden in den Nachbargelenken und im kleinen Becken.
- häufig begleitende Störung der Symphyse (mitbehandeln, ▶ 10.6.7)

Symptome

- Inspektion (gesamte Wirbelsäule inspizieren, Füße parallel, mit gestrecktem Knie):
  - fehlerhafte Statik der Wirbelsäule, stereotype Bewegung (reflektorische Schonung)
  - Änderungen von Hautturgor und -farbe, Ödem, Hypersensibilität
- **positives Vorlaufphänomen** bei Vornüberbeugen „geht das Gelenk bei Blockierung mit" (▶ Abb. 10.6.21a); nicht verwertbar bei beidseitiger Blockierung, dann Beweglichkeit durch Spine-Test prüfen (▶ Abb. 10.6.21b)
- **Spine-Test:** Distanz zu Dornfortsatz S1 bei starkem Beugen des Beins der betroffenen Seite unverändert, bei unblockiertem Gelenk: Zunahme der Distanz von ca. 1 QF (▶ Abb. 10.6.21b)

a

b

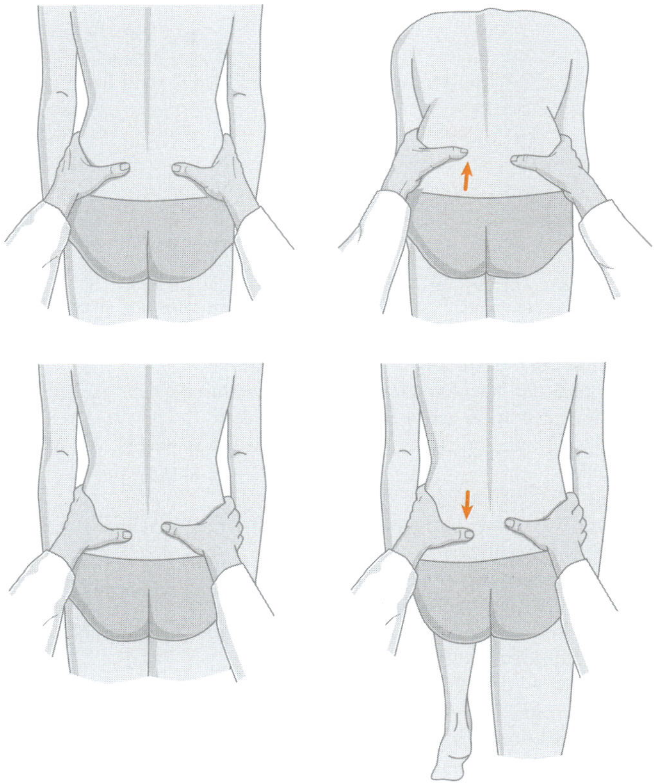

Abb. 10.6.20 Symptome bei blockiertem ISG: a) Vorlaufphänomen, b) Spine-Test.

- Prüfung der verschiedenen **Bandanteile** mit jeweils typischen Symptomen (▶ Abb. 10.6.20):

Bandanteil	Prüfung	Symptom
Lig. iliolumbale	Adduktion des rechtwinklig gebeugten Beins	Ausstrahlen in die Leiste, Gesäß (DD Ischialgie)
Ligg. sacroiliaca interossea	Adduktion und Flexion zur **gegenseitigen** Schulter	Dermatom S1: lateraler Unterschenkel bis zur Kleinzehe
Lig. sacrotuberale	Adduktion und Flexion zur **gleichseitigen** Schulter	Schmerzen bis zur Ferse (L5)

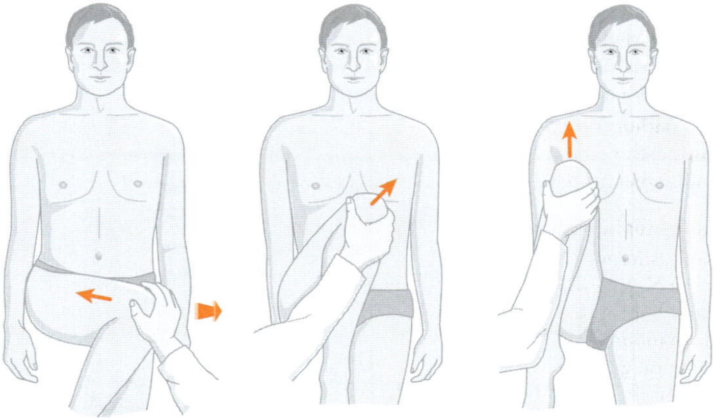

Abb. 10.6.21 Prüfung der drei verschiedenen Bandanteile des ISG; links: Lig. Iliolumbale; Mitte: Ligg. sacralia interossea; rechts: Lig. sacrotuberale. Beachte: Testung nur möglich bei freiem Hüftgelenk und ohne Muskelverkürzungen (nach [Fischer 1999]).

- Gelenkfuge bei Blockierung druckschmerzhaft
- Beschwerden der Nachbargelenke Hüfte, Knie, Intervertebralgelenke L5/S1 (übermäßige Rotation der Intervertebralgelenke)
- myofasziale Triggerpunkte in der Muskulatur des Segments, v.a. Mm. glutaei, (▶ 10.2.11)
- Beinlängendifferenz möglich
- zirkadiane Rhythmik: morgendliches Erwachen wegen Schmerzen zur stets gleichen Zeit (M. Bechterew!)
- Differenzialdiagnosen
- radikuläre (Diskusprolaps S1) Symptomatik
- pseudoradikuläre Symptomatik („referred pain" bei Triggerpunkten, z.B. der Glutaeus-Muskulatur, vgl. ▶ 10.2.11)
- Coxarthrose (▶ 10.6.8)
- Erfolgskontrolle:
  Nach der Injektion wird der Patient aufgefordert, einige Schritte zu gehen und sein Befinden zu registrieren. Bei erfolgreich behandeltem Gelenk ist die Beweglichkeit besser, die Schmerzen sind deutlich reduziert, Triggerpunkte sollten nicht mehr tastbar sein.

Indikationen

Hauptindikation ist die akute oder chronisch-rezidivierende Blockierung (reversible Bewegungseinschränkung) des ISG aufgrund von:

- degenerativen Gelenkveränderungen
- akute Gelenkentzündung (einschl. M. Bechterew)
- Trauma
- fehlerhafter Haltung
- einmaliger ungünstiger Bewegung
- stereotypen, schädlichen Bewegungsmustern

Lokale Beschwerden:

- Lumbalgien akut und chronisch, radikulär/pseudoradikulär
- gute Wirkung bei begleitender Therapie eines (vermuteten oder nachgewiesenen) Lumbalprolaps (▶ 11.14 Orthopädie)
- Lumboischialgien
- Lendenbeschwerden
- Leistenbeschwerden

ISG als pathogene Zone und Störfeld:

- Hüftbeschwerden (Nachbargelenk)
- Unterbauchbeschwerden (z.B. nach schwieriger Geburt)

Wirkung der Injektion

- Deblockierung (Mobilisierung) des Gelenks
- Durchblutungsförderung und Entzündungshemmung bei Entzündung des Gelenks, Sakroiliitis (MRT-Diagnose)
- Entspannung der unteren Rückenmuskulatur
- Injektion gut kombinierbar mit v.a. manualmedizinischen Techniken der Mobilisation (▶ 13.3), Mobilisierung gelingt danach besser und hält länger an

Spezielle Kontraindikationen

- bei Blutungsstörungen Behandlung bei entsprechender Indikation nach ausführlicher Erörterung mit dem Patienten. In Gelenknähe befinden sich keine größeren Gefäße.

Spezielle Aufklärung

- Keine spezifischen Gefährdungen. Bei lange bestehender Blockierung kann die erste Injektion besonders in der Tiefe schmerzhaft sein.

Praktische Vorgehensweise

- einfach zu erlernende Technik ohne große Risiken
- Ein „führendes Tasten" der Crista iliaca mit drei bis vier Fingern der freien Hand erleichtert die Orientierung.

Material

- Procain 1% oder Mischung 1:1 Lidocain 0,5% und Procain 1% (bessere Diffusion in Bandstrukturen)
- Nadel:
  - 0,6×60 (blau)
  - bei Adipositas auch 0,6×80 für oberen Gelenkanteil
  - für unteren Gelenkanteil 0,4×40 (auch mit 0,6×60 möglich)

Lagerung des Patienten

- liegend in Bauchlage oder
- in Seitenlage mit angewinkeltem Oberschenkel der betroffenen Seite oder
- sitzend, stark vornübergebeugt („krummer Rücken“, „Pharaonenhaltung“, ▶ Abb. 10.5.24)
- Nadel muss ruhig geführt werden können (Hand aufstützen).

Injektionsstelle und -technik

Aufgrund der Länge des gesamten Gelenks Injektion in beide Abschnitte des Gelenks:

Oberer Gelenkanteil:

- Orientierungspunkt: Spina iliaca posterior superior
- Hauteinstich 2–3 cm kranial der SIPS, 2–3 cm medial der Crista-iliaca-Innenkante (▶ Abb. 10.6.22)

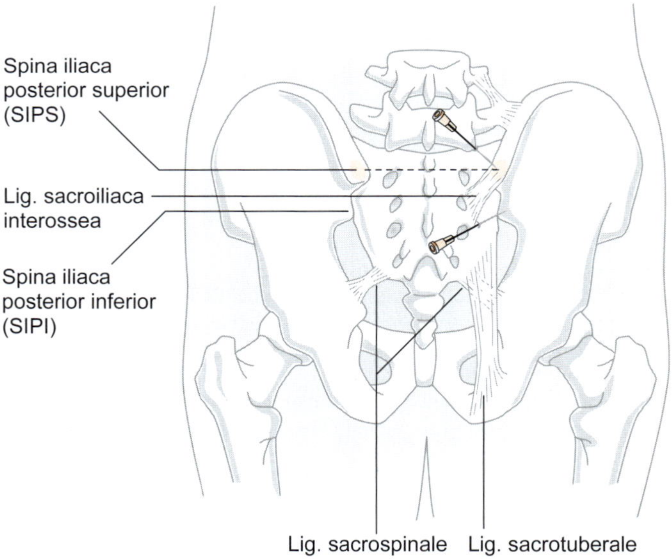

Abb. 10.6.22 Injektion in den oberen und unteren Anteil des ISG.

- 40–45° nach lateral und 40–45° nach ventral unter Stempeldruck vorgehen bis ein harter, leicht federnder Widerstand zu spüren ist (Kapsel)
- Injektion **an**, nicht in die Kapsel in vielen Fällen für den Effekt ausreichend!

Unterer Gelenkanteil:

- Gelenkspalt 1–3 cm kaudal und 0,5 cm medial der Spina auf Höhe S1 palpieren (auch bei Adipösen meist noch gut tastbar)
- von hier 30° nach lateral, 10° nach kranial ebenfalls bis zum Knochen-/Bandkontakt unter Stempeldruck vorgehen, 2–3 ml injizieren.
- bei schlanken Patienten fast direkt unter der Haut, bei Adipösen bis zu 6 cm tief

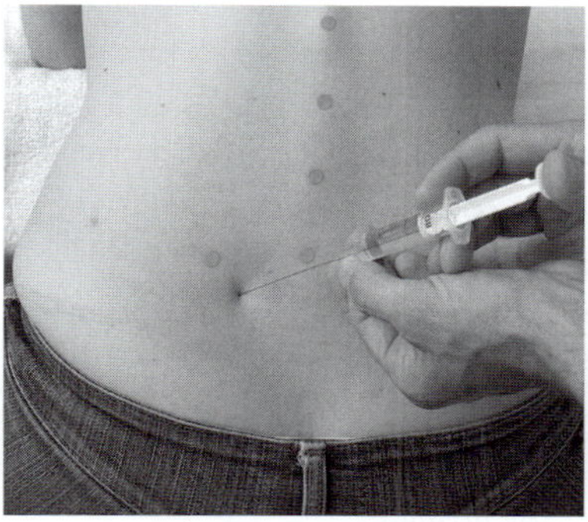
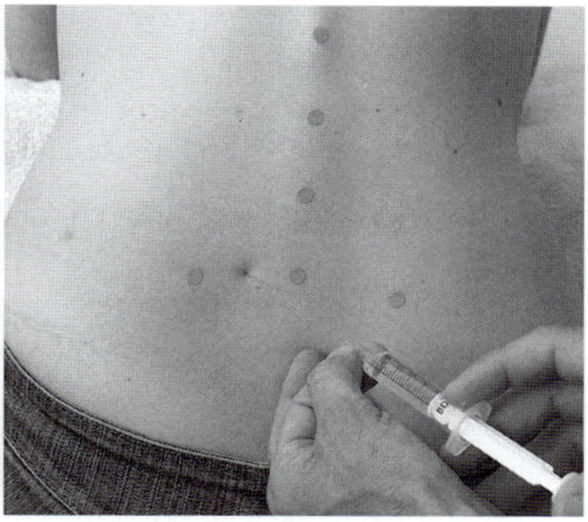

Abb. 10.6.23 Injektion des ISG: Alternative Technik mit **einem** Einstich. Es besteht bei schlanken Patienten die Möglichkeit, von einem einzigen Einstich aus beide Anteile des ISG zu infiltrieren. Injektionsstelle zwischen SIPS und Dornfortsatzlinie auf Höhe der SIPS (einfach zu finden), Injektionsrichtung 45° nach lateral und 45° nach kranial, nach Zurückziehen der Nadel dann 30° nach kaudal.

Gefahren und Komplikationsmöglichkeiten

- Erstverschlimmerung
- sonst wenig Nebenwirkungen

Fehler und ihre Behebung

Problem	Ursache	Behebung
Knochenkontakt nach 1–3 cm	Auftreffen auf Knochen, Os ilium	an Knochenkontakt orientieren, Einstich weiter kranial und medial
kein federnder Widerstand nach 4–5 cm	Nadel in Glutealismuskulatur	weiter medial injizieren, evtl. Nadel steiler einführen
weicher, kein federnder Widerstand	Injektion in die Lumbalmuskulatur	zu zaghaft; tiefer injizieren
einschießender Schmerz	Injektion in Sakrallöcher (selten)	Winkel beachten (▶ Abb. 10.6.22)

Bewährte Kombinationen

- Quaddelserie über dem Gelenk horizontal in zwei Etagen L5 und S1 ▶ 10.1.2
- Triggerpunkte der Nachbarmuskulatur sehr sorgfältig aufsuchen und injizieren, auch Beckenbodenmuskulatur und M. piriformis ▶ 10.2
- Facettengelenk L5/S1 ▶ 10.6.5
- bei rezidivierend wiederkehrenden Blockierungen Störfeldsuche (▶ 8.4)

10.6.7 Symphyse (Schambeinfuge)

Stefan Weinschenk

Schwierigkeitsgrad: 1
Wichtigkeit: 2

10

- Eher selten angewandte Injektionstechnik, dennoch wichtig
- Erstbeschreibung nicht bekannt.
- in der Schwangerenvorsorge sehr hilfreiche Therapie bei der (häufig schwierig zu behandelnden) Symphysendehnung während und nach der Schwangerschaft

Neuroanatomie und Pathophysiologie

- Gehört zur „Reflexzone“ (Segment) kleines Becken
- sehr straffe Bandverbindung zwischen linkem und rechtem Schambeinast, sehr wenig beweglich, um hohe Scherkräfte auszuhalten; Bandapparat mit knorpeligem Kern ähnlich einer Bandscheibe
- Innervation sensibel über N. pudendus, vegetativ entlang der arteriellen Versorgung des Os ilium (Darmbeinschaufel)
- bekannte präpathogene Zone auch in der Geburtshilfe
- Störung häufig zusammen mit ISG-Blockierung (vgl. ▶ 10.6.6)

Wirkung der Injektion

- Entlastung und Abschwellung des Gelenkspalts
- Entspannung der Bauchmuskulatur
- Behebung der Beinlängendifferenz

Indikationen

Lokale Beschwerden:

- Symphysenschmerz in graviditate
- Symphysenschmerz bei vermuteter oder nachgewiesener Beckenringlockerung nach schweren Geburten
- Leistenbeschwerden

Symphyse als pathogene Zone und Störfeld:

- ISG-Beschwerden (Beckenring)
- Unterbauchbeschwerden (z.B. nach schwieriger Geburt)

Befunde und Symptome, die für diese Injektion sprechen:

- Gelenkfuge druckschmerzhaft
- begleitende ISG-Blockierung (vgl. ▶ 10.6.6)
- Beinlängendifferenz
- Beschwerden beim Laufen
- Einbeinstand nicht schmerzfrei möglich

Spezielle Kontraindikationen

- bei Blutungsstörungen nur bei zwingender Indikation
- In Gelenknähe befinden sich Gefäße der Bauchdecke.

Spezielle Aufklärung

- gelegentlich: Injektion sehr schmerzhaft
- selten: Verletzung des Knorpels
- sehr selten: intraabdominale Injektion

Praktische Vorgehensweise

- einfache und bei Beachtung der Technik relativ gefahrlose Injektion

Material

- Nadel: 0,4×40 (grau), bei Adipositas auch 0,6×60 (blau)
- 1–2 ml Procain 1 %

Lagerung des Patienten

- Rückenlage, entspannt (leicht angewinkelte Knie, Knierolle)
- Nadel muss ruhig geführt werden können (Hand aufstützen).

Injektionsstelle

- nicht in der Mittellinie (schmerzhafter), sondern 1–2 mm **lateral** davon in Richtung Gelenkspalt (▶ Abb. 10.6.24)
- ggf. zweimal injizieren (oberer und unterer Symphysenanteil)

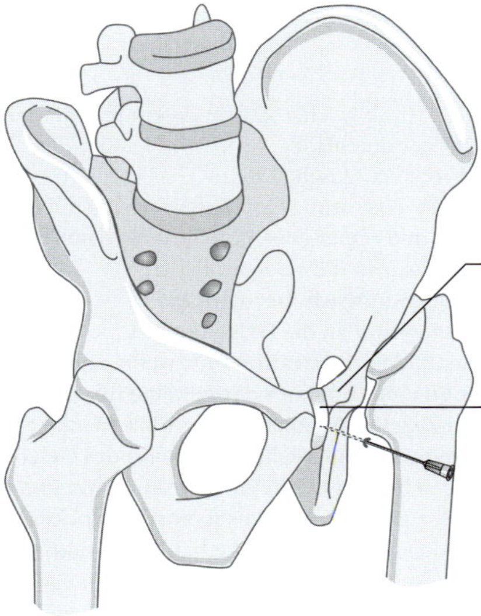

Abb. 10.6.24 Injektion an die Symphyse.

Injektionstechnik

- senkrecht in Richtung Symphyse (▶ Abb. 10.6.24)
- nur **an**, nicht **in** den Knorpel injizieren!
- zügiger Hauteinstich und langsames Vorgehen in der Tiefe, sonst schmerzhaft
- bei schlanken Patienten fast direkt unter der Haut, bei Adipösen bis zu 3 cm tief

Gefahren und Komplikationsmöglichkeiten

- Erstverschlimmerung
- Gefäßverletzung
- sonst wenig Nebenwirkungen

Fehler und ihre Behebung

Problem	Ursache	Behebung
schmerzhafte Injektion	Injektion genau in der Mittellinie	1–2 mm lateral injizieren
Aspiration von hellem Blut; arterielle Blutung	Injektion zu weit lateral, in ein Bauchdeckengefäß	gute Kompression

kein Knochenkontakt	Injektion zu weit kranial, in Bauchdecke	an Oberrand der Symphyse orientieren

Bewährte Kombinationen

- sehr gut zu kombinieren mit Injektion an das ISG ▶ 10.6.6

10.6.8 Hüftgelenk

Dieter Eschberger

Schwierigkeitsgrad: 3
Wichtigkeit: 2

- Injektion zur Beeinflussung pathologischer Zustände im und um das Hüftgelenk
- in der Anästhesiologie nicht gebräuchlich
- Erstbeschreibung zur Therapie bei Dosch (1963)
- Das Hüftgelenk hat erhebliche Bedeutung für Gesamtorganismus wegen seiner zentralen Stellung im Skelett und seiner engen Verflechtung mit benachbarten Ligamenten, Sehnen, Muskulatur und Bindegewebe.
- periartikuläre Techniken, wenn möglich, bevorzugen
  In vielen Fällen genügt die Injektion an die Gelenkkapsel (periartikulär) für den erwünschten Effekt. Intraartikuläre Infiltration nur, wenn Injektion an die Kapsel unwirksam oder Punktion eines Ergusses nötig; keine Injektionstechnik für Anfänger. Es bestehen zwei Zugangsmöglichkeiten zum Gelenk:
  - Die **ventrale Technik** ermöglicht eine sichere Punktion des Gelenks. Außerdem können mit demselben Stich die A. femoralis umspritzt und der für das Hüftgelenk hauptsächlich zuständige Nervus femoralis blockiert werden.
  - Die **laterale Technik** hat den Vorzug der einfacher Durchführbarkeit, allerdings ist die Punktion des Gelenks nicht sicher möglich.

10

Degenerative Veränderungen im Sinne einer Coxarthrose können durch neuraltherapeutische Maßnahmen nicht rückgängig gemacht werden. In Anbetracht der Verfügbarkeit von Hüftgelenksprothesen mit einer Lebensdauer von 25 Jahren und mehr sollte auch beim jüngeren Patienten rechtzeitig genug eine operative Sanierung durchgeführt werden.
Die Zeit bis zur OP kann aber mit Neuraltherapie gut überbrückt werden. Es kann mitunter nach einer Behandlung eine Beschwerdefreiheit von einigen Tagen errecht werden.

- Wichtig ist v.a. bei jungen Patienten die DD der idiopathischen Hüftkopfnekrose, bei Verdacht sollte unverzüglich eine Abklärung mit MRI erfolgen, um rechtzeitig eine entsprechende Therapie durchführen zu können (z.B. Anbohren des Oberschenkelkopfes). Prädisposition: Alkohol- und/oder Nikotinabusus.

Neuroanatomie und Pathophysiologie

- zum Segment L4 (L3–5) gehörig
- Das Hüftgelenk ist ein sehr straffes Gelenk mit nur sehr kleinem Fassungsvermögen von maximal 5–10 ml.
- Die Gelenkskapsel ist beim Gesunden bereits 3–5 mm stark und kann bei degenerativen Gelenksveränderungen die dreifache Dicke erreichen.

- **Gefäßversorgung** des Oberschenkelkopfes über das Lig. teres capitis und damit aus der A. iliaca interna sowie hauptsächlich über die A. circumflexa femoris aus der A. femoralis profunda
- **vegetative Nervenversorgung** über das die A. femoralis begleitende sympathische Geflecht; Beeinflussung durch Umspritzung der A. femoralis im Bereich des Leistenkanals oder durch Blockade des lumbalen Grenzstrangs möglich

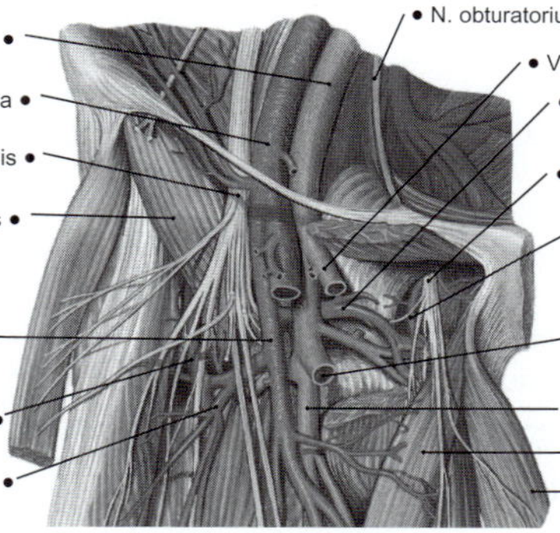

Abb. 10.6.25 Nervale und Gefäßversorgung des Hüftgelenks.

Wirkung der Injektion

- Die Kapsel, nicht der Knochen ist Ausgangspunkt des Schmerzes – Injektion führt zu lokaler Löschung afferenter Impulse der schmerzhaften Kapselstrukturen.
- lokale Durchblutungsverbesserung
- Verbesserung der Beweglichkeit in Frühstadien einer Arthrose
- Reduktion von Muskelverspannungen, damit Entlastung des Gelenks

10

Indikationen

Lokale Beschwerden:

- Hüftbeschwerden – Schmerzen, Bewegungseinschränkung
- Schmerzen in der Leiste, evtl. mit Ausstrahlung in die Genitalien
- Schmerzzustände an der Rückseite des Oberschenkels
- Hüfthinken, herabgesetzte Gangleistung

Hüftgelenk als pathogene Zone und Störfeld:

- Schmerzzustände der Becken- und Beinregion
- sekundäre Kniegelenksbeschwerden
- Rückenbeschwerden, v.a. ISG und untere LWS, die bei Lokalbehandlung therapieresistent sind
- arterielle und venöse Durchblutungsstörungen der Beine

Befunde und Symptome, die für diese Injektion sprechen (vgl. ▶ 12 Hüftbeschwerden)

- lokale Druckschmerzen am Trochanter, meist Ansatz dorsale Muskelgruppe (Außenrotatoren)
- diffuse Leistenschmerzen (v.a. Störung Pfannendach)
- tiefer bohrender Schmerz im Gesäß (v.a. Störung Femurkopf)
- Ausstrahlung in die gleichseitige Leiste
- schmerzhaft eingeschränkte Innenrotation und Abduktion (die Bewegung in der Sagittalebene bleibt am längsten erhalten)

- Durch die Einschränkung der Beweglichkeit entstehen Überlastungen in benachbarten Strukturen (ISG, LWS).
- **degenerative Veränderungen:** „Anlaufschmerz" – der Patient benötigt einige Zeit für die ersten Bewegungen nach Sitzen oder Liegen, ist dann fast schmerzfrei bis durch die Überlastung neuerlich Schmerzen auftreten.
- **akut entzündliche Erkrankungen:** Nachtschmerz, der in Ruhe bohrend, quälend auftritt, das Einschlafen erschwert und Durchschlafen unmöglich macht
- Anamnestisch kann die Frage nach Spreizwindeln oft weiterhelfen (Hüftgelenksdysplasie?).
- Im Röntgenbild kommen meist zuerst Veränderungen am Kapselansatz, später Verschmälerung des Gelenkspalts und Entrundung des Oberschenkelkopfes zur Darstellung.
- häufig begleitende Störungen im Verlauf der Muskelfunktionsketten mit aktiven **Triggerpunkten**, werden im Bein ausstrahlend wahrgenommen (Gefühl „im Knochen entlang")
- begleitende **Knieschmerzen**, daher bei unklarer Kniegelenkssymptomatik (v.a. beim älteren Patienten) Röntgenaufnahme der Hüfte durchführen.
- begleitende **ISG-Blockierung** (▶ 10.6.6)

Spezielle Kontraindikationen

- Hämophilie, Antikoagulantienbehandlung: absolute Kontraindikation für intraartikuläre Technik!
- kurz vorausgegangene OP an der Hüfte (Behandlungen nur nach Rücksprache mit Operateur)
- unabgeklärte Hüftgelenksbeschwerden (wegen Möglichkeit einer eingestauchten Schenkelhalsfraktur oder einer idiopathischen Hüftkopfnekrose)

Spezielle Aufklärung

- intraartikuläre Injektion ▶ 10.6 Einführung, Aufklärung
- bei Injektionen in das Gelenk Erstverschlimmerung (Reaktionsphänomen) möglich
- keine Sportausübung und nicht selbst Auto fahren für die Wirkdauer des Lokalanästhetikums nach der Injektion
- genaue Aufklärung über Erfolgschancen der konservativen Therapie und der OP-Möglichkeiten

Praktische Vorgehensweise

- exakte Diagnosestellung unter Einbeziehung bildgebender Verfahren
- Mitbehandlung funktionell benachbarter Strukturen wie ISG, LWS, Kniegelenk
- Infiltration des Hüftgelenkes ist oft erst als Erweiterung der Behandlung notwendig.

➲ Injektion an den Trochanter major

Material

- Nadel 0,6×80 oder 0,6×60 (blau)
- 5 ml Lokalanästhetika (z.B. Procain 1 %, Lidocain 0,5–1 %)

Lagerung des Patienten

- Patient in Seitenlage, Hüfte angewinkelt, Polster oder Rolle unter das Knie
- Nadel ruhig führen (Hand auf Haut des Patienten abstützen).

Injektionsstelle

- Tasten des Trochanter major
- Einstich direkt an der Trochanterspitze (▶ Abb. 10.6.26)

Injektionstechnik

- Die Stichrichtung erfolgt in beiden Ebenen senkrecht zur Hautoberfläche (▶ Abb. 10.6.26)
- Nach Hauteinstich kleines Depot setzen, unter leichtem Stempeldruck die Nadel vorschieben.
- Der Durchstich durch die Fascia lata ist meist deutlich spürbar, unmittelbar dahinter liegt der Trochanter major.
- Bei Knochenkontakt die Nadel geringfügig zurückziehen.
- Depot von ca. 2 ml, Nadel zurückziehen, Stichrichtung ca. 30° nach peripher und dorsal korrigieren, jeweils neuerliches Depot von ca. 2 ml

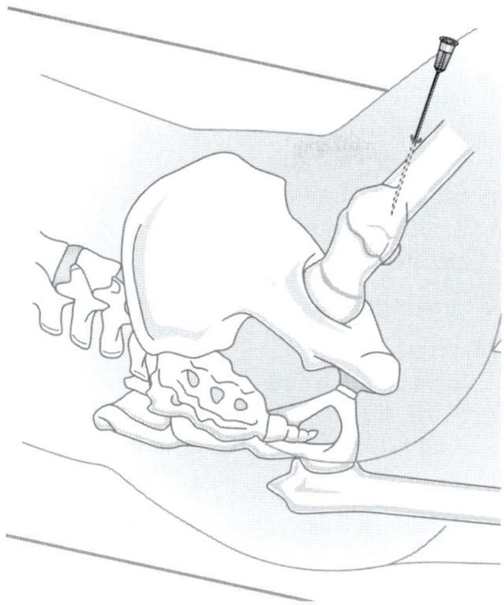

Abb. 10.6.26 Injektion an den Trochanter major.

➲ Injektion in das Hüftgelenk, laterale Technik

- intraartikuläre Injektion: sterile Kautelen!

Material

- Nadel 0,6×80 (blau)
- bei sehr schlanken Patienten 0,6×60 (blau)
- 5 ml Lokalanästhetika (z.B. Procain 1%, Lidocain 0,5–1%)

Lagerung des Patienten

- Patient in Seitenlage, Hüfte 60–90° angewinkelt, leichte Innenrotation vorteilhaft; falls schmerzhaft, Knie mit Polster oder Rolle unterstützen
- Nadel ruhig führen (Hand auf Haut des Patienten abstützen).

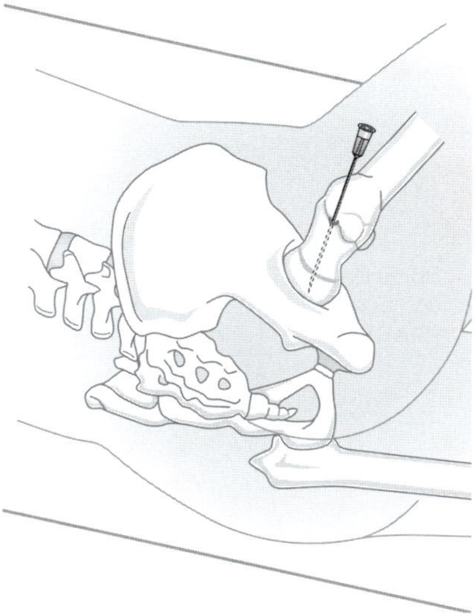

Abb. 10.6.27 Injektion in das Hüftgelenk, laterale Technik.

Injektionsstelle

- ca. 1–2 cm oberhalb der Spitze des Trochanter major (▶ Abb. 10.6.27)
- Der Trochanter kann bei Adipösen schwer zu tasten sein. Da der Weg zum Gelenk dann aber ohnehin meist deutlich mehr als 10 cm beträgt, sollte in dem Fall die Punktion von ventral gewählt werden (weniger Unterhautfettgewebe).

Injektionstechnik

- Der Trochanter major liegt bei Neutralstellung etwas dorsal des Hüftgelenks, daher Stichrichtung ca. 10–15° nach ventral und kranial (▶ Abb. 10.6.27).

- Nach Hauteinstich kleines Depot setzen, unter leichtem Stempeldruck die Nadel vorschieben
- Der Durchstich durch die Fascia lata ist meist deutlich spürbar.
- Die Gelenkskapsel ist derb und kann mehr als 1 cm dick sein, sie bietet einen gummiartigen Widerstand, in dem praktisch keine Injektion möglich ist.
- Plötzlich lässt der Stempeldruck nach und es kann Flüssigkeit zurückaspiriert werden – das Gelenk ist getroffen – Injektion von ca. 3 ml.
- Beim Zurückziehen der Nadel evtl. noch ein Depot an die Dorsalfläche des Trochanter major setzen.

Injektion in das Hüftgelenk, ventrale Technik

Material
- intraartikuläre Injektion: sterile Kautelen!
- Nadel 0,6×80 (blau), bei sehr schlanken Patienten 0,6×60 (blau)
- 5 ml Lokalanästhetika (z.B. Procain 1%, Lidocain 0,5–1%)

Lagerung des Patienten
- Patient in Rückenlage, Rolle unter die Kniegelenke zur Entspannung
- Hüfte nicht in Außenrotation
- Nadel ruhig führen (Hand auf Haut des Patienten abstützen).

Injektionsstelle
- Aufsuchen des Leistenbandes zwischen Spina iliaca anterior superior und Schambein (Tuberculum pubicum)
- Halbieren der Strecke und Ziehen einer ca. 4 cm langen Normalen rechtwinklig zum Halbierungspunkt nach kaudal (▶ Abb. 10.6.28)

10

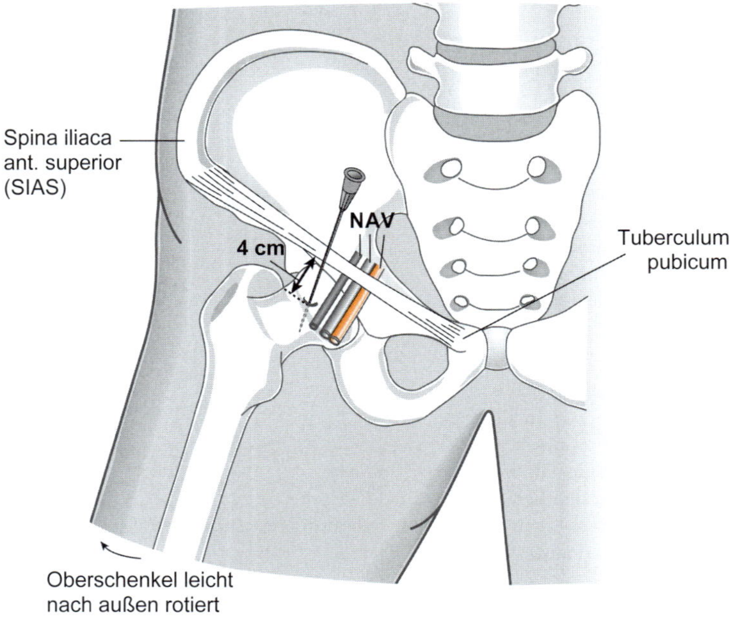

Abb. 10.6.28 Injektion in das Hüftgelenk, ventrale Technik.

- Die Stelle ist korrekt, wenn medial davon die A. femoralis tastbar ist.

Injektionstechnik

- Der Stich erfolgt in beiden Ebenen senkrecht zur Liege (▶ Abb. 10.6.28).
- Nach Hauteinstich kleines Depot setzen, unter leichtem Stempeldruck die Nadel vorschieben.
- Nach ca. 5–6 cm ist die Gelenkkapsel erreicht.
- Die Gelenkskapsel ist derb, kann mehr als 1 cm dick sein, bietet einen gummiartigen Widerstand in dem praktisch keine Injektion möglich ist.
- Plötzlich lässt der Stempeldruck nach und es kann Flüssigkeit zurückaspiriert werden – das Gelenk ist getroffen – Injektion von ca. 3 ml.
- Mit gleichem Stich ist die Blockade des N. femoralis möglich, dazu bedarf es aber mindestens 5 ml Lokalanästhetikums zusätzlich.

➲ Injektion an das Hüftgelenk

Material

- Nadel 0,6×60 blau, bei Adipösen 0,6×80 (blau)
- 5 ml Lokalanästhetika (z.B. Procain 1%, Xylocain 1%)

Lagerung des Patienten

- wie bei Injektion in das Gelenk (▶ oben)

Injektionsstelle

- wie bei Injektion in das Gelenk (▶ oben)

Injektionstechnik

- Beginn wie bei Injektion in das Gelenk (▶ oben)
- Bei Kontakt mit der Gelenkskapsel (erkennbar am hohen Stempeldruck), Nadel etwas zurückziehen, bis der Stempeldruck nachlässt und dann bis zu 5 ml applizieren.
- Eine versehentliche Injektion in das Gelenk ist praktisch nicht möglich wegen des deutlich spürbaren Kapselwiderstands.

10

Gefahren und Komplikationsmöglichkeiten

- Beachte ▶ 10.6 Einführung in Gelenktechniken
- Bei Hüftendoprothesen wurde oft die Kapsel oder ein Teil der Kapsel entfernt, daher keine Infiltrationen in das oder an das Gelenk bei kurz zurückliegender OP!
- Bei jungen Patienten mit erheblichen Hüftschmerzen an die Möglichkeit der idiopathischen Hüftkopfnekrose denken und abklären: Der Hüftkopf weist in diesem Fall eine verminderte mechanische Belastbarkeit auf, so dass daher nach erfolgter Infiltration ist eine erhöhte Gefahr des Kopfeinbruchs gegeben ist.

Fehler und ihre Behebung

Laterale Technik

Problem	Ursache	Behebung
Parästhesien des N. ischiadicus	zu weit dorsal am Schenkelhals	zuwarten, Patenten liegen lassen
kein Widerstand nach 8 cm	Gelenk verfehlt	Stichrichtung korrigieren, meist zu weit dorsal

Knochenkontakt nach 2 cm	Trochanter major getroffen	Einstichstelle 2 cm weiter kranial wählen
Knochenkontakt nach 5–6 cm	Schenkelhals getroffen	Stichrichtung nach kranial korrigieren, wenn Infiltration in das Gelenk notwendig ist oder sonst Infiltration an das Gelenk durchführen
dunkelrotes Blut lässt sich aspirieren	Hämarthros	abpunktieren (max. ca. 10 ml), dann Lokalanästhetika applizieren; unbedingt Ursache abklären!

Ventrale Technik

Problem	**Ursache**	**Behebung**
hellrotes Blut aspirierbar	A. femoralis oder Kapselgefäß getroffen	Nadel zurückziehen, Stichrichtung nach lateral korrigieren (nur 1x, sonst Abbruch der Infiltration!)
dunkelrotes Blut aspirierbar	V. femoralis getroffen oder Hämarthros	Nadel zurückziehen, Stichrichtung nach lateral korrigieren, falls unverändertes Punktat → Hämarthros → abpunktieren (max. ca. 10 ml), dann Lokalanästhetika applizieren; unbedingt Ursache abklären!
Parästhesien N. femoralis	N. femoralis berührt	Nadel entfernen, weiter lateral neu ansetzen
kein Widerstand nach 8 cm	Gelenk verfehlt	Stichrichtung korrigieren, meist zu weit kaudal; evtl. laterale Technik wählen
Knochenkontakt nach 5–6 cm, kein Rückaspirieren des Lokalanästhetikums möglich	Gelenk verfehlt	Stichrichtung korrigieren, meist zu weit kranial; evtl. laterale Technik wählen

Bewährte Kombinationen

- Injektion nach dem Davos-Prinzip an die Maximalpunkte (pragmatischer Zugang)
- muskuläre Triggerpunkte ▶ 10.2
- zweireihige Quaddelserie über dem Gelenk
- N. femoralis ▶ 10.5.13
- Narben im Segment ▶ 10.1.7
- Narben nach Hüft-OP
- ISG ▶ 10.6.6
- epidurale sakrale Injektion ▶ 10.5.11
- vgl. auch ▶ 12 Hüftbeschwerden

10

10.6.9 Kniegelenk

Dieter Eschberger, Hüseyin Nazlikul

Schwierigkeitsgrad: 2
Wichtigkeit: 1

Als Kniegelenk, Articulatio genus, bezeichnet man die gelenkige, von Knochen, Bändern und Sehnen geformte Verbindung zwischen Ober- und Unterschenkel. Das Gelenk wird von den Kreuzbändern in der Bewegung geführt. Jeweils ein Meniskus innen und außen wirkt als Stoßdämpfer.

Durch den komplexen Aufbau und die nur bei intakten Kreuzbändern funktionierende Roll-Gleit-Bewegung ist das Gelenk auf die beim Laufen notwendige Bewegung optimiert. Es ist dadurch aber sehr verletzungsanfällig und wird z.B. bei Ausübung moderner Sportarten oft über Gebühr beansprucht, weshalb Überlastungen und Strukturschäden häufig sind.

Schläge, Stöße oder Prellungen, Abnutzungserscheinungen, Arthritis oder Arthrose sowie rheumatische Beschwerden können Schmerzen im Bereich der Kniegelenke auslösen, aber auch andere entzündliche Krankheiten, die dorthin ausstrahlen.

Grundsätzlich sollte der Auslöser der Schmerzen diagnostiziert und soweit möglich behandelt werden, ehe man mit einer (örtlichen) Therapie beginnt.

Das Kniegelenk ist als großes Gelenk mit maximal 100 ml Gelenkflüssigkeit technisch leicht zugänglich und einfach zu punktieren. Die Kunst liegt in der richtigen Indikationsstellung und der Beachtung strikter Asepsis (▶ 10.6 Allgemeine Hinweise zur sicheren Gelenkpunktion).

Neuroanatomie und Pathophysiologie

- Das Kniegelenk ist das größte Gelenk des menschlichen Körpers. Beteiligt sind drei Knochen: der Oberschenkelknochen (Femur), die Kniescheibe (Patella) und das Schienbein (Tibia).
- Die Bewegung im Kniegelenk folgt der Hüllkurve eines überschlagenen Vierecks, das durch die beiden **Kreuzbänder** gebildet wird, in einer Roll-Gleit-Bewegung, die für den Gelenkknorpel die beste physiologische Belastung darstellt. Eine Verletzung der Kreuzbänder führt zu Scherkräften im Gelenkknorpel und zur vorzeitigen Abnützung. Die Menisken werden überbeansprucht und reißen oder degenerieren.
- Die Patella wirkt als Umlenkrolle der **Quadrizepssehne**. Ihr Lauf im Gleitlager ist durch Tiefertreten bei der Beugung charakterisiert, wodurch sich die Hebelverhältnisse zugunsten Kraft ändern. Dieser Mechanismus fungiert als „stufenloses Getriebe". Da die Kniebeuger zur Verkürzung und die Strecker zu Abschwächung neigen, finden sich oft Muskeldysbalancen als Ursache für Beschwerden. Auf diesem Wege können auch Störungen in benachbarten Gelenken auf das Kniegelenk fortgeleitet werden.
- Nicht am Kniegelenk beteiligt ist das **Wadenbein** (**Fibula**), das ein Stück unterhalb lateral des Kniegelenks mit der Tibia in Form einer Syndesmose verbunden ist. Häufig ist dieses Pseudogelenk, das keine Gelenkskapsel besitzt, bei Problemen im Kniegelenksbereich mitbetroffen.
- Es ist mitunter zweckmäßig, das Kniegelenk in zwei funktionelle Einheiten zu teilen: Ein Gelenk zwischen Femur und Patella, die Articulatio femoropatellaris, und das eigentliche Kniegelenk zwischen Femur und Tibia, Articulatio femorotibialis.

- Die **arterielle Versorgung** des Kniegelenks erfolgt sowohl von Ästen der A. femoralis profunda als auch der A. poplitea.
- Die **sensible Versorgung** von Gelenk und Kapsel-Band-Apparat erfolgt
  - dorsal über N. obturatorius, N. tibialis und N. peronaeus communis
  - ventral über N. femoralis, N. saphenus.

Wichtig, weil bei Operationen mitunter in Mitleidenschaft gezogen, ist der Ramus infrapatellaris, der medial der Patella zieht und die Haut ventral-distal des Kniegelenks versorgt.

Wirkung der Injektion

Injektionen von Lokalanästhetika in das Kniegelenk:

- wirken entzündungshemmend.
- beeinflussen die reichlich vorhandene vegetative Innervation der Synovia sowie die Tiefensensibilität, die über Sensoren in den Kreuzbändern sowie im Hoffa-Gelenkskörper die Gelenksstellung und die aktuelle Belastung wichtiger Strukturen erfassen.

Quaddeln über dem Gelenk wirken reflektorisch auf die Projektionszonen des Gelenks an die Körperoberfläche.

Indikationen

Lokale Beschwerden des Knies:

- degenerative und abakteriell entzündliche Erkrankungen des Kniegelenks und der Patella, Chondropathie, Arthrose
- entzündliche Erkrankungen (z.B. Polyarthritis, Kristallarthritis)
- Gelenkinfektion durch z.B. darmpathogene Keime wie Chlamydien, Salmonellen
- posttraumatische und postoperative Zustände, Instabilitäten nach Bandverletzung, muskuläre Insuffizienz nach Immobilisierung, Reizzustände des Sehnen-Band-Apparates
- frische und alte Verletzung, soweit keine Operationsindikationen vorliegen
- Kniegelenkserguss: Durch vermehrte Flüssigkeit im Kniegelenk wird die Bewegung mechanisch behindert. In die Ergussflüssigkeit freigesetzte Entzündungsmediatoren wirken zerstörend auf den Gelenkknorpel und verursachen wiederum eine vermehrte Ergussbildung.
- Baker-Zyste: Durch Austritt der Gelenksflüssigkeit in physiologisch kommunizierende Bursen an der Gelenksdorsalseite entstanden, kann die Gefäße der Kniekehle komprimieren und die Kniestreckung erheblich einschränken.
- Blockierungen im Sinne einer funktionellen Störung des Kniegelenks
- Nachbehandlung nach Knieoperationen [Morgenthaler et al. 2007]: Verbesserung der Wundheilung, Verringerung des Ödems und der Ergussbildung. Mit Operateur und behandelnden Physiotherapeuten unbedingt abstimmen!

Beschwerden benachbarter Gelenke:

- Erkrankungen im Bereich der Lendenwirbelsäule, der Hüftgelenke und der Iliosakralgelenke sind oft mit einer Schmerzausstrahlung in das Kniegelenk verbunden; dies sind oft erste Symptome des Patienten.
- mediale Kniegelenksbeschwerden: Zeichen für Blockierung im Lendenwirbelsäulenbereich L3/4 [Badtke 1993]
- Beschwerden im lateralen Kniebereich: Zeichen einer Blockierung der Segmente L5/S1

- bei rezidivierendem Erguss im Kniegelenk häufig gleichzeitig Störung im kontralateralen Iliosakralgelenk

Knie als pathogene Zone und Störfeld:
- über den Funktionskreis Leber (TCM): Störungen der Augen und der Leber (als Organ)
- Die häufig vorkommenden Narben am und im Kniegelenk nach Knieverletzungen (Meniskus, Bänder) und nach Arthroskopien können aufgrund der starken vegetativen Innervation leicht Störfeldcharakter entwickeln.

Spezielle Kontraindikationen
- Zurückhaltung bei Patienten mit Blutverdünnung, intraartikuläre Injektion nur bei zwingender Indikation – Gefahr der Gelenkeinblutung mit schweren Folgeschäden. Oberflächliche Injektionen (Quaddeltherapie, Triggerpunkte) ist möglich.
- Kniegelenksprothese: Injektion in das Gelenk wegen Infektionsgefahr unterlassen, aber Behandlungen außerhalb des Gelenks für Geübte möglich.
- V.a. Gelenksinfekt ohne weitere Abklärung: Dieser kann auch durch hämatogene Streuung von bestimmten Keimen wie z.B. Salmonellen, Chlamydien auftreten. Sinnvoll ist die Gelenkspunktion mit mikrobiologischem Abstrich. Dabei darf aber auch ein Lokalanästhetikum appliziert werden.
- ungeklärtes frisches Trauma oder Einblutung: Neuraltherapie als Erstversorgungsmaßnahme gegen starke Schmerzen aber zulässig und indiziert bei:
  - unklarem Hämarthros – anschließend unbedingt Ursache abklären!
  - akut operationspflichtiger Verletzung bis zum Transport in die Klinik

Spezielle Aufklärung
- gelegentlich: erhöhte Verletzungsgefahr nach Gelenksinfiltration durch fehlende Propriorezeption und Schutzreflexe. Deshalb Patienten für einige Minuten liegen bzw. sitzen, erst dann vorsichtig aufstehen lassen.
- keine Sportausübung oder körperliche Anstrengung nach Therapie für die Dauer der Wirkung des Lokalanästhetikums; Patient darf so lange nicht selbst Auto fahren.
- sehr selten: Gefahr der iatrogenen Gelenksinfektion

Praktische Vorgehensweise
Die Darstellung der vier Injektionstechniken folgt dem üblichen Aufbau „vom Einfachen zum Schwierigen“, also erst oberflächliche, dann tiefe Techniken.

Kniekranz

Material
- Nadel 0,4×20 (grau)
- pro Stich ca. 0,1 ml Lokalanästhetikum z.B. Procain 1 % oder Lidcocain 0,5–1 %

Lagerung des Patienten
- Das Kniegelenk ca. 25° gebeugt möglichst entspannt auf eine Rolle legen oder über die Kante hängen lassen (▶ Abb. 10.6.29)
- Tasten der lateralen und kranialen Patellakante

Injektionsstelle
- in einem kreisförmigen Bogen um die Kniescheibe herum (▶ Abb. 10.6.29)
- entlang des gut tastbaren Kniegelenkspalts
- entlang des medialen und lateralen Seitenbandapparates
- in der Mitte der Patella

Injektionstechnik
- Quaddeln

Injektion an die Kniegelenkskapsel

Material
- Nadel 0,2×40 oder 0,4×40mm (grau)
- 3–5 ml Lokalanästhetikum z.B. Procain 1% oder Lidocain 0,5%

Lagerung des Patienten
- sitzend mit gebeugtem Knie im rechten Winkel
- Arzt sitzt vor dem Patienten.

Injektionsstelle
- Der Einstich erfolgt zweckmäßigerweise an der Stelle des maximalen Schmerzes.
- Auch mehrere Stiche sind möglich und manchmal notwendig.

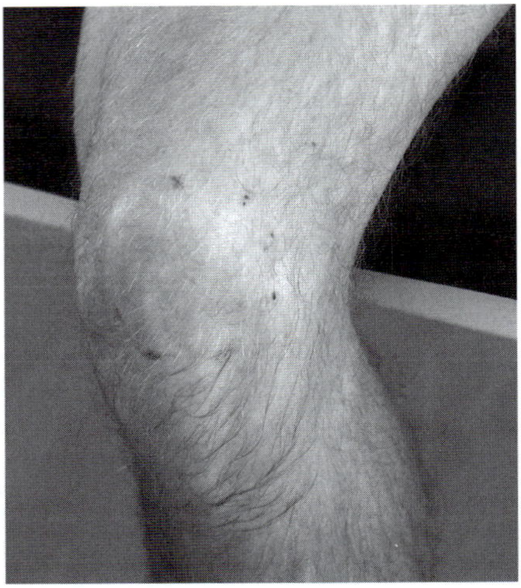

Abb. 10.6.29 So genannter Kniekranz.

Injektionstechnik
- Einstichtiefe: je nach Lokalisation und Fettpolster 1–3 cm
- für punktförmige Behandlungen die Nadel senkrecht auf die Haut in beiden Ebenen führen; bei flächigen Infiltrationen kann auch ein flacher Winkel gewählt werden.
- Setzen einer Hautquaddel, dann Nadel unter leichtem Stempeldruck in die Tiefe vorschieben
- fühlbarer Widerstand, leicht schmerzhaft: Gelenkkapsel.
- Nadel minimal zurückziehen um Injektion direkt in die Kapsel zu vermeiden (unnötig schmerzhaft), Aspiration darf keine Flüssigkeit ergeben, Injektion

Injektion in das Kniegelenk, laterale Technik
- **Vorteil:**
  - sichere Gelenkpunktion, die bei etwas Übung praktisch immer gelingt
  - In diesem Bereich gibt es keinen Gelenkknorpel, daher keine Gefahr der Knorpelschädigung.
- **Nachteil:**
  - höherer Zeitaufwand wegen Lagerung
  - Manchmal scheitert die Punktion wegen Verklebungen des Recessus suprapatellaris.

Material
- Nadel 0,4×40 (grau)
- 3–5 ml Lokalanästhetikum z.B. Procain 1% oder Lidocain 0,5%

Lagerung des Patienten
- Patient in Rückenlage, soweit zur entspannten Lagerung nötig mit Knierolle; Bein 10–20° in Außenrotation
- Arzt sitzt oder steht lateral des Gelenks.

Injektionsstelle
- laterale und kraniale Patellakante ertasten

- Injektionsstelle liegt am oberen äußeren Patellapol, 1 cm kranial und 1 cm dorsolateral der Patellakante in den lateralen Recessus suprapatellaris (▶ Abb. 10.6.30).

Cave
Injektion zu weit kranial in die Quadrizepssehne (▶ unten, Fehler): zäher Widerstand und Schmerzäußerung des Patienten.

Injektionstechnik

- gerade Stichrichtung: 0° in kranialer und 90° in sagittaler Richtung, d.h. parallel zur Patella (▶ Abb. 10.6.30)
- Patella mit der freien Hand von medial her fixiert
- Setzen einer Hautquaddel, dann Nadel unter leichtem Stempeldruck in die Tiefe vorschieben

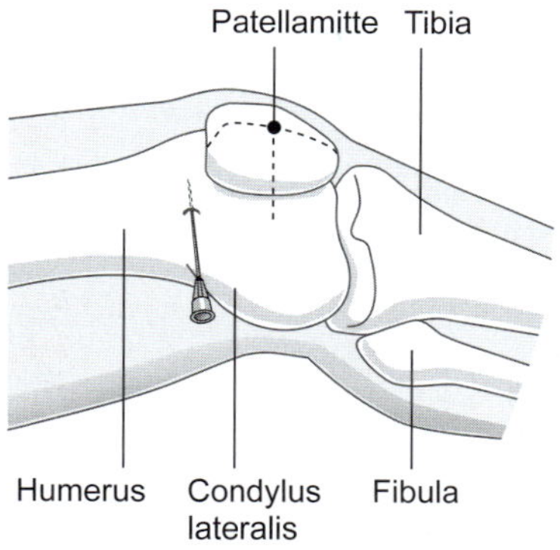

Abb. 10.6.30 Injektion **in** das Kniegelenk, laterale Technik.

Wichtig ist dieser Stempeldruck nach Durchstich durch die Haut im subkutanen Gewebe, um den Stanzzylinder der Nadel dort zu deponieren und nicht im Gelenk. Importierte Gewebsanteile sind die Hauptquelle für Infektionen bei Gelenkspunktion!

10

- nach ca. 0,5–1 cm fühlbarer Widerstand, leicht schmerzhaft: Gelenkkapsel, dort weiteres kleines Depot setzen, kurz warten.
- Hindurchgehen durch die Kapsel (geringer Widerstand): Der plötzliche Widerstandsverlust zeigt das Erreichen des Gelenksraums. Injektion insgesamt ca. 2 cm tief
- Aspiration des Gelenksergusses zur Diagnostik (Zytologie, Mikrobiologie) und zur Sicherstellung der korrekten Lage, Injektion von 1–3 ml Lokalanästhetika

➲ Injektionen in das Kniegelenk, ventrale Technik

- **Vorteil:** sehr rasch und einfach
- **Nachteil:**
  - (geringe) Gefahr der Verletzung von Meniskus und Kreuzband
  - evtl. unsichere Nadellage im Hoffa-Fettkörper

Material

- Nadel 0,4×40
- 3–5 ml Lokalanästhetikum z.B. Procain 1% oder Lidocain 0,5%

Lagerung des Patienten

- Der Patient sitzt mit gebeugtem Knie im rechten Winkel.
- Arzt sitzt vor dem Patienten.
- Mit dem Antasten und Verschieben der Patella kann man die rückwärtige Gelenkfläche erfassen.

Injektionsstelle
- im „Auge des Knies" = Grübchen oberhalb der Tibia, medial (oder alternativ lateral) des Ligamentum patellae (▶ Abb. 10.6.31)

Injektionstechnik
- Der Zielpunkt des Stichs ist der Raum vor den Kreuzbändern. Bei Stich im medialen Grübchen erfolgt der Stich daher ca. 20–30° nach lateral, in der horizontalen Ebene des Tibiaplateaus.
- Setzen einer Hautquaddel, dann Nadel unter leichtem Stempeldruck in die Tiefe vorschieben.

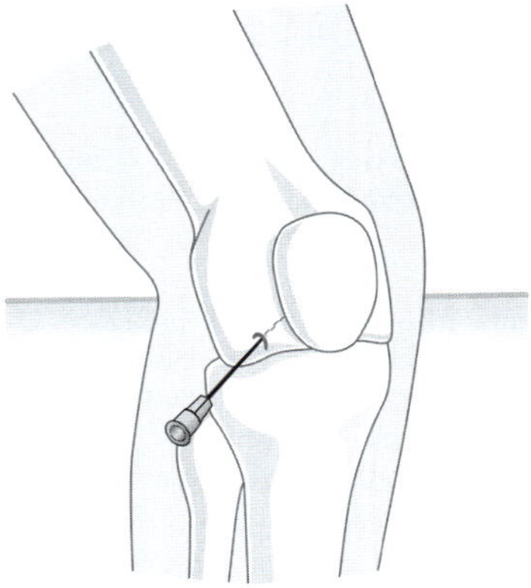

Abb. 10.6.31 Injektion **in** das Kniegelenk, ventrale Technik.

> Wichtig ist dieser Stempeldruck nach Durchstich durch die Haut im subkutanen Gewebe, um den Stanzzylinder der Nadel dort zu deponieren und nicht im Gelenk. Gewebsanteile sind die Hauptquelle für Infektionen bei Gelenkspunktion!

- nach ca. 0,5–1 cm fühlbarer Widerstand, leicht schmerzhaft: Gelenkkapsel, dort weiteres kleines Depot setzen, kurz warten.
- Hindurchgehen durch die Kapsel (geringer Widerstand): Der plötzliche Widerstandsverlust zeigt das Erreichen des Gelenksraums. Injektion insgesamt ca. 2 cm tief
- Aspiration des Gelenksergusses zur Diagnostik (Zytologie, Mikrobiologie) und zur Sicherstellung der korrekten Lage, Injektion von 1–3 ml Lokalanästhetika

Gefahren und Komplikationsmöglichkeiten

- gelegentlich: Punktion von Muskeln oder Bandstrukturen (harmlos, sofern kein Lokalanästhetikum „gewaltsam" instilliert wird)
- selten: Verletzung des Gelenkknorpels
- Die schwerwiegendste Komplikation ist das Kniegelenksempyem oder die Gelenksinfektion (bei Einhaltung hygienischer Standards sehr selten). Leitsymptome für eine Gelenksinfektion sind die typischen Entzündungszeichen: Fieber, Überwärmung, Rötung und Schwellung sowie Schmerz und Bewegungseinschränkung im Gelenk. Entscheidend für die Vermeidung von Folgeschäden ist die rechtzeitige Diagnosestellung und weitere Behandlung in einer Fachabteilung.

Fehler und ihre Behebung

Laterale intraartikuläre Technik

Problem	Ursache	Behebung
zäher Widerstand bereits in geringer Tiefe	Verklebung des Recessus suprapatellaris	Punktion weiter peripher bis oberer Patellapol oder alternative Technik wählen

zäher Widerstand in der Tiefe	Nadel liegt in der Quadrizepssehne	Nadel zurückziehen, Stichrichtung nach dorsal und kaudal korrigieren
knochenharter Widerstand	Nadel berührt Oberschenkelkondyle	Nadel zurückziehen, Stichrichtung nach ventral korrigieren
Nadellage korrekt, aber keine Aspiration möglich	kein punktierbarer Gelenkserguss oder Knie zu sehr gebeugt	Knie mehr strecken, ggf. Instillation „auf Verdacht“: Spritzenwiderstand beachten und dokumentieren

Ventrale intraartikuläre Technik

Problem	Ursache	Behebung
knochenharter Widerstand	Punktionsstelle, zu weit distal (Tibia) oder zu weit proximal (Patella)	Punktionsstelle korrigieren
keine Aspiration möglich, aber leichtes Vorschieben der Nadel möglich	Nadel liegt im Hoffa-Fettkörper	Entweder akzeptieren und periartikuläre Injektion oder bei dringender Notwendigkeit einer intraartikulären Injektion auf alternative Technik ausweichen; evtl. längere Nadel verwenden
zäher Widerstand bereits bei geringer Tiefe	Nadel liegt im Ligamentum patellae	Punktionsstelle bzw. Stichrichtung korrigieren
zäher Widerstand in der Tiefe, hoher Stempeldruck	Nadel liegt in einer Kniegelenksstruktur (Meniskus, Kreuzband) oder im Gelenksknorpel	Vorsicht! Gefahr der Schädigung wichtiger Strukturen oder des Gelenksknorpels! Keine Instillation, Nadel zurückziehen, bis der Stempeldruck ganz gering wird

Vorsicht auch bei **Injektion an die A. poplitea**: Stiche in die Kniekehle sind nicht ungefährlich, die A. poplitea ist in der Kniekehle schwer zu finden und infiltrieren, ohne andere Strukturen zu gefährden. Infiltrationen in die A. poplitea in Gelenkspalthöhe haben am Kniegelenk zudem keine Auswirkung auf die Kniedurchblutung, da der Abgang der Kniegelenksäste weiter proximal erfolgt.

Bewährte Kombinationen

- Als erste Maßnahme ist eine Quaddelreihe oft ausreichend.
- Triggerpunkte der benachbarten Muskulatur, v.a. in segmentaler Zuordnung (medial: L3, lateral: L4) ▶ 10.2
- Quaddelreihe in Höhe des Gelenkspalts
- Behandlung eines oder beider blockierten ISG ▶ 10.6.6
- Behandlung des gleichseitigen Hüftgelenks ▶ 10.6.8
- epidurale sakrale Injektion ▶ 10.5.11
- paravertebrale Infiltrationen Höhe L3, L4
- physiotherapeutische Maßnahmen (Balancierung der Patella, Koordinationsübungen, Kräftigung des M. vastus medialis, Dehnungsübungen für die ischiokrurale Muskulatur)

10.6.10 Fußgelenke

Dieter Eschberger, Hüseyin Nazlikul

Schwierigkeitsgrad: 3
Wichtigkeit: 1

- keine gebräuchliche Injektion in der Anästhesie
- diagnostische Punktion seit dem 19. Jahrhundert, zu therapeutischen Zwecken bei Dosch erst in späteren Auflagen ab Mitte der 1980er Jahre beschrieben
- Injektion an das obere Sprunggelenk (OSG), Articulatio talocruralis, Außenknöchel, Innenknöchel, Außenbänder, Innenbänder, Sprungbein, Schienbein, Wadenbein, Deltaband
- Injektion an das untere Sprunggelenk (USG), Articulatio talocalcanea

Neuroanatomie und Pathophysiologie

- Das Sprunggelenk teilt sich anatomisch in zwei Hauptgelenke:
  - Das **obere Sprunggelenk (OSG):** Schienbein, Sprungbein und Wadenbein verbinden den Unterschenkel mit dem Fuß. Das OSG ist ein Scharniergelenk und gesichert durch die Sehnenbänder (fächerförmige Bandanordnung = Schutz vor Umknicken). Es nimmt die Kraft vom Schienbein auf und überträgt es auf das USG.
    Es handelt sich um ein Scharniergelenk mit minimaler Rotationsmöglichkeit. Ein gesundes Sprunggelenk kann ca. 20–25° gestreckt (Extension = Zehen Richtung Nasenspitze) und ca. 30–40° gebeugt werden (Flexion = Zehen Richtung Fußboden).
  - Das **untere Sprunggelenk (USG)** besteht aus dem Sprungbein (Talus) und Fersenbein (Calcaneus). Aufgabe: Anpassung des Fußes an gegebene Unebenheiten, Anheben des Fußaußenrandes (Pronation) und des Fußinnerrandes (Supination). Es verteilt die Kraft auf den Erdboden bzw. auf den Vor- und Rückfuß.
    Der Fußaußenrand kann durch die Beweglichkeit des USG um ca. 10° angehoben werden (Pronation); der Fußinnenrand kann ca. 20° angehoben werden (Supination).
- Die beiden Gelenkanteile ermöglichen zusammen ein flüssiges Gangbild.
- arterielle Versorgung: A. tibialis anterior und posterior, A. fibularis.
- Innervation:
  - Die sensible Versorgung des Sprunggelenks erfolgt hauptsächlich über den N. tibialis, den N. suralis sowie den N. fibularis profundus und superficialis.
  - Sympatische Fasern ziehen als perivasales Geflecht mit allen drei Unterschenkelarterien (A. tibialis anterior und posterior, A. fibularis) in die Peripherie.

Wirkung der Injektion

- Beseitigung von Schmerzen, welche die Abrollbewegung des Fußes blockieren: Dadurch ist ein rundes Gangbild möglich, Muskelverspannungen werden behoben.
- Durch Quaddeln an die Projektionszonen der Gelenke können ebenfalls Störungen im Bewegungsablauf und Schmerzen reduziert werden
- Die Blockade der zugehörigen Nerven bietet einen relativ einfachen Weg der generellen Schmerzblockade im Fuß: medialer und lateraler Knöchelblock

- Injektion an das Gelenk erreicht die Rezeptoren der Gelenkskapsel sowie extraartikuläre Strukturen.
- Umspritzung der Arterien verbessert über Sympathikusblockade die Durchblutung.

Indikationen

Lokale Beschwerden:

- Schmerzen bei Abrollbewegung des Fußes; unrundes Gangbild (Störungen im Bewegungsablauf), Muskelverspannungen
- diffuse Schmerzen im Fuß, auch posttraumatisch oder postoperativ, meist ohne Befund in bildgebenden Verfahren
- Erkrankungen oder Verletzungen des Gelenksknorpels, Bandverletzungen sowie begleitend bei einfachen Frakturen, Z.n. Frakturen und Bandverletzungen
- arthrotische Gelenksveränderungen, degenerative und entzündliche Veränderungen
- Überlastungsbeschwerden, schmerzhafte Veränderungen an den Sehnen und Sehnenscheiden
- chronische Reizzustände: oft störfeldbedingt (DD Fehlstellung des Fußskeletts)

Fußgelenke als pathogene Zone und Störfeld:

- „aufsteigende Funktionskette“: Überlastungen des Fußgewölbes sowie Störungen der Gelenke und der gelenkstabilisierenden Bänder können weitreichende Folgen für das gesamte Achsenskelett haben, u.a. Beeinträchtigungen des Hüft- und Kniegelenks. (▶ Abb. 10.6.9)
- sekundäre Beckenfehlstellung mit nachfolgenden LWS-Beschwerden, die sich weiter nach kranial fortsetzen und zu therapieresistenten Beschwerden im HWS- und Kopfbereich führen können
- Nach Verletzungen, auch Bagatellverletzungen, des Fußes können vorbestehende Probleme des Fußskeletts wie Senkfuß oder Spreizfuß klinisch relevant werden.

10

Spezielle Kontraindikationen

- keine Gelenkinjektionen bei Antikoagulation – Quaddeltherapie jedoch meist möglich
- unklarer Hämarthros
- akut operationspflichtige Verletzung
- V.a. akute Gelenksinfektion
- Bei (Teil-)Versteifungen ist die Injektion **in** das Gelenk meist sinnlos und daher kontraindiziert, die Injektion **an** das Gelenk kann aber sehr gute Wirkung zeigen.
- Schwere Missbildungen des Fußes wie Klumpfuß beinhalten eine massiv gestörte Anatomie und damit erschwerte Orientierung. Therapie ist „Spezialisten“ vorbehalten.

Spezielle Aufklärung

- iatrogene Gelenksinfektion
- erhöhte Verletzungsgefahr nach Gelenksinfiltration: Wegen fehlender Propriorezeption und Schutzreflexe Patient grundsätzlich bis zum Nachlassen der betäubenden Wirkung des Lokalanästhetikums (Procain: einige Minuten) liegen bzw. sitzen lassen, dann vorsichtig aufstehen.
- keine Sportausübung und körperliche Anstrengung nach Therapie für die ca. doppelte Dauer der betäubenden Wirkung des Lokalanästhetikums, nicht selbst Auto fahren

Praktische Vorgehensweise

Grundsätzlich gilt: Die einfachsten Injektionen zuerst versuchen: Quaddel → Periost → Bänder und Kapsel → Gelenk. Als erste Maßnahme ist eine Quaddelreihe oft ausreichend.

„Fußkranz": Quaddelserie um das obere und untere Sprunggelenk

- Die Quaddeltherapie des Sprunggelenks ist die Basistherapie bei allen Fußbeschwerden. Etwa in Höhe des Gelenkspaltes werden die Quaddeln gesetzt.
- Ebenso kann an die Vorwölbung des Malleolus medialis und lateralis ein präperiostales Depot gesetzt werden, weil diese Region reich an vegetativen und sensorischen Fasern ist.

Material
- Spritze 5 ml
- Nadel 0,4×20mm (grau) oder 0,3×20 (braun)
- 2–3 ml Lokalanästhetikum

Lagerung des Patienten
- sitzend, Fußgelenk auf Schemel oder Hocker aufsetzen
- alternativ: im Liegen mit Knierolle

Injektionsstelle und -technik
- entlang des Gelenkspalts im Abstand von 1–2 cm Quaddeln setzen (▶ Abb. 10.6.32)

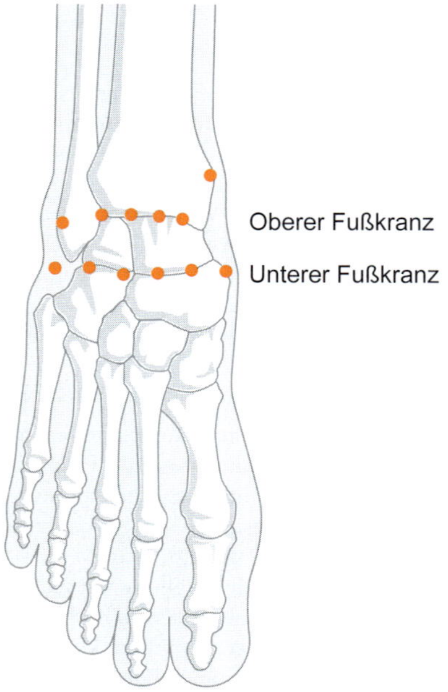

Abb. 10.6.32 So genannter oberer und unterer Fußkranz am Sprunggelenk. Die Quaddeln werden sinngemäß dorsal fortgesetzt.

Injektionen an/in das obere Sprunggelenk

- Die Injektionen in das obere Sprunggelenk sind gleichwertig von medial wie lateral möglich.
- Injektion **an** die Gelenkkapsel: oftmals Effekt bereits ausreichend
- Injektion **in** das Gelenk: streng aseptische Bedingungen (vgl. ▶ 10.6 Allgemeine Hinweise zur sicheren Gelenkspunktion)

Material
- Spritze 5 ml (oder 10 ml)
- Nadel 0,4×40
- 5 ml Procain 1 %
- ev. 10 ml NaCl

Lagerung des Patienten
- sitzend:
  - Arzt sitzt vor Patient, Liege maximal hoch stellen.
  - Bein hängt lose herunter, wird auf dem Oberschenkel des Arztes abgestützt.
  - Sprunggelenk wird, soweit möglich, ca. 10° plantarflektiert.

- liegend in Rückenlage:
  - Knie zur Entspannung der Wadenmuskulatur mindestens 30° gebeugt (große Rolle unterlegen)
  - Sprunggelenk wird, soweit möglich, ca. 10° plantarflektiert.

Injektion in das obere Sprunggelenk von ventral-medial

Injektionsstelle

- Tasten des vorderen Sprunggelenkspalts unmittelbar medial der Sehne des M. tibialis anterior. Es befindet sich dort keine weitere Sehne, so dass der Gelenkspalt meist gut zu tasten ist. Ein leichtes passives Bewegen im oberen Sprunggelenk erleichtert die Orientierung.
- Tibialis-anterior-Sehne wird mit Fingerdruck etwas nach lateral weggehalten.
- Einstich erfolgt in der meist deutlich erkennbaren Grube medial der Sehne.

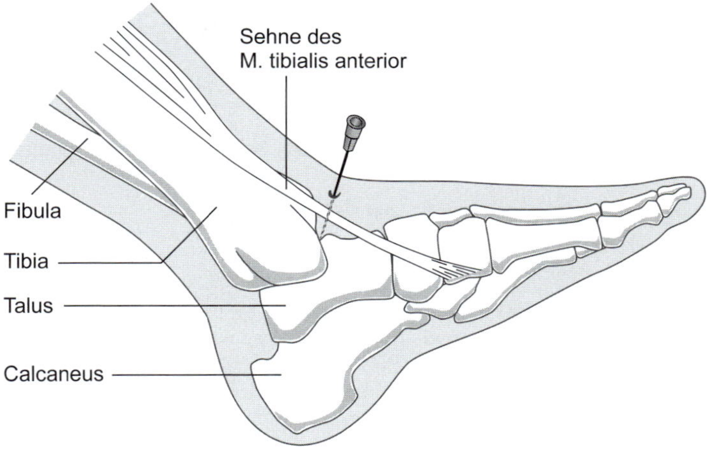

Abb. 10.6.33 Injektion an das obere Sprunggelenk von ventral-medial.

Injektionstechnik

- Die Stichrichtung erfolgt in Richtung der Oberfläche der Talusrolle (leicht nach medial, ▶ Abb. 10.6.33).
- nach Hautquaddel Vorschieben der Nadel in die Tiefe
- Ein fühlbarer Widerstand in ca. 1 cm Tiefe, in der Regel schmerzhaft, kennzeichnet die Gelenkkapsel, dort Setzen eines kleinen Depots.
- Danach die Nadel nur ca. 5 mm unter Stempeldruck vorschieben, der vordere Rezessus des Sprunggelenks ist bei Nachlassen des Stempeldrucks erreicht (bei schlanken Personen ca. 1–1,5 cm Tiefe).
- Im Bedarfsfall kann NaCl vorgespritzt werden, um das Gelenk zu füllen und so die sichere Punktion sicherzustellen.

Injektion in das obere Sprunggelenk von ventral-lateral

Alternativ ist auch ein Einstich lateral der Sehne des M. extensor digitorum longum möglich.

- **Nachteil:** Dort befindet sich die A. tibialis anterior.
- Vorgehen wie medial, außer:

Injektionsstelle

- 2 cm kranial und 2–3 cm medial des lateralen Malleolus = Vorderrand desselben
- Position lateral des M. extensor digitorum longus
- Tasten des Gelenkspalts durch passives Bewegen

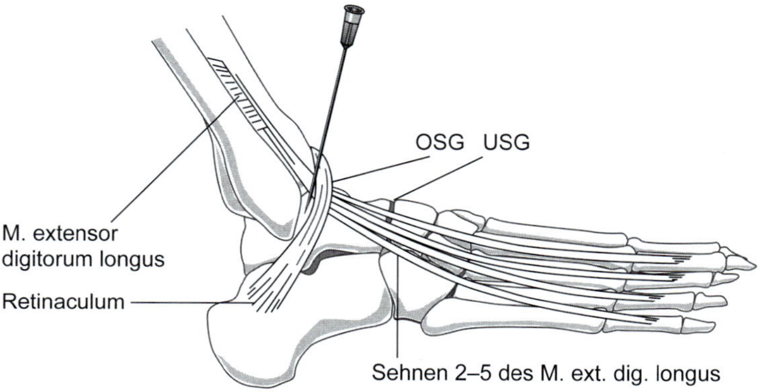

Abb. 10.6.34 Injektion an das obere Sprunggelenk von ventral-lateral.

Injektionstechnik

- zur Fußmitte zur kranialen Gelenkrolle des Talus hin

Injektionen an/in das untere Sprunggelenk

- Injektion **an** das Gelenkkapsel oft für den Effekt ausreichend
- intraartikuläre Injektion Fortgeschrittenen vorbehalten; streng aseptische Bedingungen (vgl. ▶ 10.6 Allgemeine Hinweise zur sicheren Gelenkspunktion)

Material

- Spritze 5 ml
- Nadel 0,4×40
- 5 ml Procain 1 %

Lagerung des Patienten

- liegend in Rückenlage
- Knie zur Entspannung der Wadenmuskulatur mindestens 30° gebeugt (große Rolle unterlegen)
- Fuß geringfügig in Supination

Injektionsstelle

- Tasten der Außenknöchelspitze und plantar davon der Peronaeussehne, noch etwas weiter plantar befindet sich der laterale Gelenkspalt.
- Der Talus folgt der Supination nicht, daher kann die Grenze zum Calcaneus durch leichte Bewegung im unteren Sprunggelenk erkannt werden.

Injektionstechnik

- Einstich erfolgt senkrecht zur Haut in beiden Ebenen
- Nadel unter leichtem Stempeldruck vorschieben
- Das Lig. calcaneofibulare bietet einen fühlbaren Widerstand auf ca. 1–2 mm.
- Dahinter findet sich die Gelenkskapsel, Depot von 1 ml setzen.

- Nadel noch ca. 5 mm weiter vorschieben, ein plötzliches Nachlassen des Stempeldrucks zeigt das Erreichen des Gelenks, 2–3 ml applizieren.

➲ Injektionen an die Gelenke des Mittelfußes

Material
- Spritze 5 ml
- Nadel 0,4×40
- 5 ml Procain 1 %

Lagerung des Patienten
- liegend in Rückenlage
- Knie zur Entspannung der Wadenmuskulatur mindestens 30° gebeugt (große Rolle unterlegen)

Injektionsstelle
- Tasten der Mittelfußknochen (MFK) vom Fußrücken aus
- Am leichtesten ist die Basis des MFK 5 zu tasten, die übrigen Basen liegen weiter ventral.
- Der Einstichpunkt befindet sich dort, wo der Raum zwischen benachbarten MFKs tastbar wird.

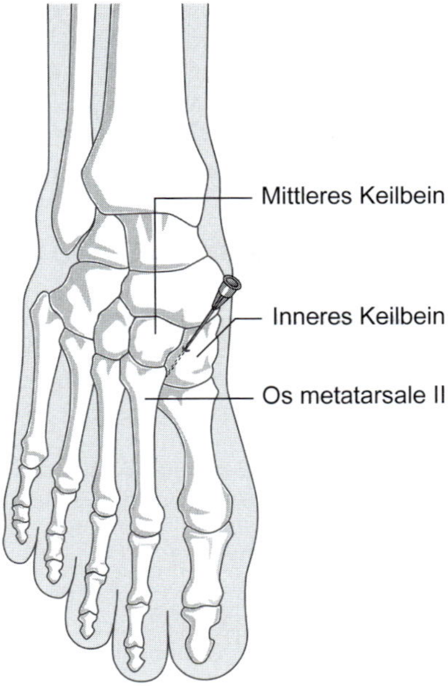

Abb. 10.6.35 Periartikuläre Injektion an die Gelenke des Mittelfußes.

Injektionstechnik
- Einstich senkrecht zur Haut in beiden Ebenen (▶ Abb. 10.6.35)
- entweder direkte Applikation des Lokalanästhetikums an die Sehne oder
- Nadel ggf. unter leichtem Stempeldruck vorschieben.
- In einer Tiefe von ca. 1–1,5 cm befindet sich die Nadel vor dem Gelenk → Depot von 1–2 ml setzen.
- Bei Bedarf für alle Gelenke wiederholen. Pro Stich werden zwei Gelenke erreicht

➲ Injektion an die Achillessehne

- Vgl. ▶ 12 Achillodynie (▶ Abb. 12.1)
- Hauptindikation: Peritendinitis (Achillessehnenreizung)

Material
- Spritze 5 ml
- Nadel 0,4×40 oder 0,4×20
- 5 ml Lokalanästhetikum

Lagerung des Patienten
- Patient in Bauchlage
- Sprunggelenk mit Rolle unterstützen, so dass der Fuß frei beweglich ist

Injektionsstelle
- lateral und medial der gut tastbaren Achillessehne etwa in Höhe der Knöchelspitzen (▶ Abb. 12.1)

Injektionstechnik

- Einstich erfolgt senkrecht zur Haut in beiden Ebenen (▶ Abb. 12.1)
- Nadel sofort nach Durchtritt durch die Haut kippen, so dass sie parallel zur Achillessehne vorgeschoben werden kann
- Untere Stempeldruck Nadel langsam vorschieben und dabei 2–3 ml in das peritendinöse Gewebe applizieren.
- Bei Bedarf auf der anderen Seite der Sehne wiederholen.
- Bei Bedarf einige cm weiter kranial wiederholen.

Gefahren und Komplikationsmöglichkeiten

Bei intraartikulären Injektionen:

- Verletzung des Gelenksknorpels
- Gelenksempyem; bei Einhaltung der Asepsis sehr selten. Entscheidend ist die rechtzeitige Diagnose und Behandlung an einer Fachabteilung. Leitsymptome für eine Gelenksinfektion sind:
  - Fieber
  - Überwärmung, Rötung und Schwellung
  - Schmerz, Bewegungseinschränkung

Fehler und ihre Behebung

Problem	Ursache	Behebung
reichlich dunkles Blut	Venenpunktion z.B. V. saphena magna	unproblematisch – Kompression.
helles Blut	Einstich lateral der Sehne des M. tibialis anterior: Punktion der A. tibialis anterior	Kompression, ev. kleines Depot beim Zurückziehen vor der Arterie (Versiegelung) setzen
knochenharter Widerstand – OSG	Nadel zu weit kranial, Tibiavorderfläche	Nadel zurückziehen, Einstichpunkt korrigieren
knochenharter Widerstand – OSG	Nadel zu weit distal, Talus	Nadel sofort ohne Injektion zurückziehen, sonst Knorpelschaden
knochenharter Widerstand – USG	Nadel steht am Talus oder Calcaneus an	Depot nach Zurückziehen von 1 mm setzen

Bewährte Kombinationen

- Injektion an die A. tibialis
- Knöchelblock medial und/oder lateral
- Blockade des lumbalen Grenzstrangs der gleichen Seite zur (oft eindrucksvollen) Verbesserung der Durchblutung ▶ 10.4.7
- epidurale sakrale Injektion

Zusätzliche Therapie (vgl. ▶ 12 Fußbeschwerden):

- an die Möglichkeit der Einlagenversorgung denken
- Dehnungsübungen für die meist verkürzte Wadenmuskulatur

10.7 Injektion in Gefäße

Neben der i.v. Gabe wird Neuraltherapie auch in Form von Infusionen größerer Mengen von Procain und Lidocain sowie von intraarteriellen Bolusgaben von Procain angewendet.

10.7.1 i.v.-Injektion von Procain

Stefan Weinschenk

Schwierigkeitsgrad: 1
Wichtigkeit: 2

- Unter intravenöser Procain-Injektion versteht man die intravenöse Bolusgabe kleiner Mengen von Procain 0,5–1%.
- Die intravenöse Applikation kleiner Mengen Procains (teilweise mit Zusatz von Coffein als Impletol®) wurde seit Huneke und Leriche millionenfach angewendet. Huneke beobachtete, dass auch bereits die **paravenöse** Injektion ähnliche Effekte auf vegetative Funktionen ausübte, und bevorzugte deshalb in den letzten Jahren seiner Tätigkeit diese Injektion.
- Die i.v.-Anwendung wurde erstmals durch Eichholz, Heidelberg [Eichholz 1950], Zipf in Köln [Zipf 1953] und Muschaweck, Farbwerke Hoechst, Frankfurt [Muschaweck 1964] wissenschaftlich erforscht. Sie wurde unter dem Namen **„Endoanästhesie“** von Zipf in die Neuraltherapie eingeführt [Zipf 1953].
- Lange Zeit galt die i.v.-Gabe von Lokalanästhetika als kontraindiziert. Die jüngste anästhesiologische Forschung hat jedoch eine Reihe von therapeutischen Wirkungen bei der Infusion von (kurzwirksamen!) Lokalanästhetika wieder entdeckt, die die damaligen Aussagen bestätigen und fortführen (vgl. ▶ 14.3 Klinische Studien) [Jurius 1988, Strichartz 1995, Dolganiuc 1998, Williams 2003].

Neuroanatomie und Pathophysiologie

Bei der intravasalen Neuraltherapie werden nach den Untersuchungen von Eichholz und seinen Schülern in den 1950er Jahren eine Vielzahl von Zell- und Organstrukturen beeinflusst:

- Lungendehnungsrezeptoren
- Gefäßrezeptoren von Aorta und A. pulmonalis
- Mechano- und Chemorezeptoren des Karotissinus
- endokardiale Rezeptoren
- viszerale Rezeptoren
- Schleimhautrezeptoren
- quergestreifte und glatte Muskulatur [Huang 1999]

Durch die Passage der Hirnschranke besteht auch

- Einfluss auf das limbische System des Gehirns (vegetative Zentren)
- zentral analgetische Wirkung [Strichartz 1995]

Die Forschungsergebnisse seit Ende der 1990er Jahre in verschiedenen Arbeitsgruppen (u. a. Markus Hollmann in Heidelberg, Jean Cassuto in Schweden) haben weitere Wirkungen nachweisen können:

- Bestätigung der generalisierten schmerzdämpfenden Wirkung
- allgemein entzündungshemmende Wirkung [Durieux et al. 2000]

- immunologische Effekte [Jurius 1988, Dolganiuc 1998, Cassuto 2006]
- zentralnervöse Effekte (z.B. neuroprotektive Wirkung)
- kanzeroprotektive Effekte [Da Silva et al. 2003]

Dass eine **paravenöse Injektion** die gleichen Fernwirkungen auslösen kann wie die i.v.-Injektion, wurde von F. Huneke beschrieben. Diese Beobachtung war für ihn der wesentliche Schlüssel für die Erkenntnis, dass die Fernwirkung der Neuraltherapie nicht humoraler, sondern neuraler Natur sei und über das perivenöse vegetative Nervengeflecht vermittelt sein müsse.

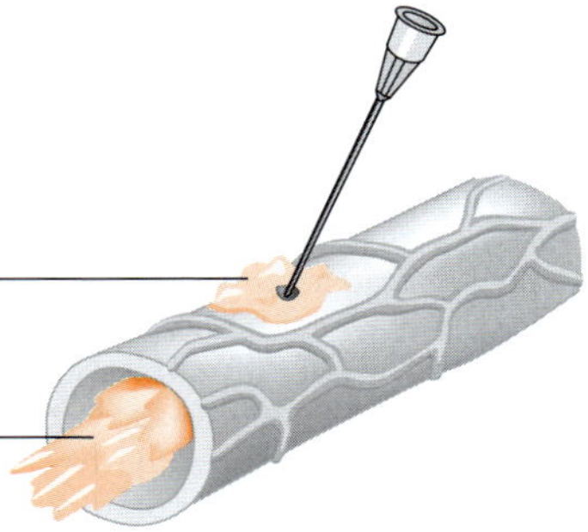

Abb. 10.7.1 Perivenöses und periarterielles Geflecht sympathischer Fasern und intra-/perivenöse Injektion.

Indikationen

- adjuvant bei jeder neuraltherapeutischen Behandlung
- akute Schmerzzustände
- chronische Schmerzzustände, wie z.B. Fibromyalgie, Krankheiten des rheumatischen Formenkreises
- erworbene allgemein erhöhte Schmerzempfindlichkeit (Hyperalgesie)
- Erschöpfungszustände
- Nervosität, Unruhe
- chronische, insbesondere generalisierte Entzündungen
- viele Formen von chronischen Kopfschmerzen [Williams et al. 2003]
- Komplementärmedizin: Regulationsstörungen und Regulationsblockade

Spezielle Kontraindikationen

Es bestehen aufgrund der hohen therapeutischen Breite nur sehr wenige Kontraindikationen gegen eine i.v.-Gabe von Procain. Es sollte nicht i. v. gegeben werden bei

- Unverträglichkeit von Procain. Eine vorherige Allergieprüfung mittels Quaddel (▶ 10.1.1) ist unverzichtbar.
- dekompensierte Herzinsuffizienz
- AV-Block III°
- Myasthenia gravis
- Pseudocholinesterase-Mangel

Spezielle Aufklärung

Bei der Anwendung in den angegebenen Mengen werden folgende Nebenwirkungen beobachtet:

- häufig: leichte Benommensein und Schwindel für ca. 2–5 min
- gelegentlich:
  - Herzklopfen, Flush
  - Blutdruckabfall bei ca. 5 % der Patienten
- selten:
  - vago-synkopiale Zustände
  - vorübergehende Kephalgien und Schwindelzustände

Praktische Vorgehensweise

Anwendung prinzipiell nach jeder neuraltherapeutischen Behandlung möglich und sinnvoll. Entscheidung über die Applikation abhängig von der bereits verwendeten Gesamtmenge an Procain.

Material

- Procain 0,5–1 %; im Beipackzettel klären, ob das verwendete Procain zur i.v.-Gabe zugelassen ist (je nach Hersteller unterschiedlich)
- Lokalanästhetikum muss frei von Zusätzen und Konservierungsmitteln sein.
- 0,5–2 ml Procain 1 %, entspricht 5–20 mg Procain

Injektionstechnik

- übliche Punktion der Vene
- einen Teil der Dosis i.v. applizieren (▶ Abb. 10.7.1)
- den Rest beim Zurückziehen der Nadel durch kontinuierlichen Stempeldruck in das perivenöse Gewebe (ca. 0,5 ml) subkutan infiltrieren.
- leichtes Brennen möglich (selten).

Kreislaufüberwachung

Patient möglichst danach 5–10 min. liegen lassen, empfohlene Nachbeobachtungszeit in Praxis / Klinik: 20 Minuten.

10.7.2 Infusionsneuraltherapie (Procain-Basen-Infusion)

Uwe Reuter

Schwierigkeitsgrad: 2
Wichtigkeit: 2

- Unter Procain-Basen-Therapie, Procain-Basen-Infusion (PBI) oder Infusionsneuraltherapie versteht man eine intermittierende oder kontinuierliche Infusion von Procain, versetzt mit Natriumhydrogenkarbonat (Natriumbikarbonat, NaBic) in einer isotonischen Kochsalzlösung. Abhängig von der Symptomstärke und -dauer werden 0,1–0,5 g Procain in einem definierten Verhältnis mit Natriumhydrogenkarbonat eingesetzt.
- H. Siegen, ein Schüler von F. Huneke, beschrieb 1951 die Procain-Infusion, damals mit 0,1 %iger Lösung ohne NaBic [Siegen 1951]. Dosch (1963) empfiehlt dagegen noch in der 1. Auflage seines Lehrbuchs, die Menge von 1 ml Impletol® i.v. nicht zu überschreiten. Für lange Jahre spielte daher die Infusion von Procain in der neuraltherapeutischen Praxis im Gegensatz zur weit verbreiteten i.v.-Gabe so gut wie keine Rolle.

- Zenz und Jurna berichten 1993 über Infusionen mit Lidocain insbesondere bei neuropathischen Schmerzen. 1997 wies Böhm auf die Lidocain-Infusion zur Therapie chronischer Schmerzzustände hin. Auch in der Tinnitus- und Kopfschmerztherapie wird über Erfolge mit Lidocain-Infusionen berichtet [Williams 2003].
- Reuter und Oettmeier beschrieben 1995 Vorgehensweise und Indikationen des kombinierten Einsatzes von hoch dosiertem Procain und NaBic als Infusion. Eine große Zahl von Studien bestätigten diese Erkenntnisse; der Anwendungsbereich wurde erheblich erweitert [Donaldson 1994, Strichartz 1995, Rusa/Borsa 1996, Dolganiuc/Radu 1998, Ibusuki et al. 1998, Levine 1985, Mrose1978]. Über eine Wirkungsverstärkung und -verlängerung durch basische Zusätze wurde von Kasch 2007 berichtet.

Neuroanatomie und Pathophysiologie

- Durch die Infusionsneuraltherapie werden auch minder durchblutete Körperbereiche (besonders chronische Entzündungs- oder Schmerzorte) optimal erreicht.
- Procain kann in ionisierter Form als Na^+-Salz (z.B. in saurem Gewebe) nicht die Zellmembran penetrieren. In basischem Milieu liegt Procain in nicht-ionisierter Form vor und ist gut membrangängig. Die Kombination mit einem basischen Träger bewirkt neben verbesserter Zellpenetration eine pK-Wert-Stabilisierung von Procain (vgl. ▶ 4.2 Pharmakologie) und verhindert eine frühzeitige Dissoziation im Serum, die zu einem Wirkungsverlust wegen geringer peripherer Anflutungsrate führen würde.
- Huang et al. konnten 1999 in Versuchen an der Rattenaorta eine Mikroangioperfusionserhöhung durch Procain, Glusa et al. 1999 am gleichen Tiermodell eine kapilläre Weitstellung auch für das Procain-Basen-Gemisch nachweisen.
- Procain hat in steigender Menge zunehmend deutliche systemische Effekte.
- Es gibt Hinweise, dass die PBI bei chronischen Schmerzpatienten die Schmerzschwelle anhebt (die Schmerzempfindlichkeit senkt).

Wirkung der Procain-Basen-Therapie

Klinische Behandlungseffekte:

- antiinflammatorischer Effekt (vgl. ▶ 4.3 Alternative Wirkmechanismen)
- Anhebung der Schmerzschwelle
- generalisierte muskuläre Entspannung
- Sympathikolyse und Aufhebung sympathikotoner Dysbalancen
- neuraltherapeutische Effekte: im Sinne einer Störfeldlöschung mit lang anhaltender erheblichen Beschwerdelinderung bis -freiheit (Beobachtungen des Autors)
- Stabilisierung des Säure-Basen-Haushalts im extrazellulärem Raum [Kasch 2007]
- Verbesserung des Allgemeinbefindens im Verlauf der Therapie (Beobachtung des Autors)

Weitere nachgewiesene pharmakologische Effekte:

- Immunstimulation [Jurius 1988]
- Verbesserung der peripheren Durchblutung [Huang 1999]
- direkter antineoplastischer Effekt durch DNA-Demethylierung [Villar-Garea et al. 2003]

Effekt der NaBic-Komponente: „Entsäuerung" des Organismus (im Sinne der Komplementärmedizin)

Indikationen

- akute Schmerzzustände, insbesondere radikuläre und pseudoradikuläre Schmerzen
- chronische Schmerzen, wie z.B. Fibromyalgie, Krankheiten des rheumatischen Formenkreises
- neuropathische Schmerzen, CRPS, Facettensyndrome, chronische Kopfschmerzen
- Durchblutungsstörungen, Raynaud-Syndrom, PAVK
- akute und chronische Entzündungen aller Art
- metabolische Säurebelastung
- Regulationsstörungen und Regulationsblockade
- adjuvant im Rahmen der biologischen Krebstherapie, ggf. auch im Rahmen einer Ganzkörperhyperthermie und systemischen Immunstimulation
- vor und nach Operationen: Verringerung von Komplikationen und beschleunigte Wundheilung (klinische Beobachtung des Autors und [Hollmann et al. 2005])

Spezielle Kontraindikationen

Procain:

- Unverträglichkeit von Procain. Patient sollte vor Indikationsstellung zur PBI schon früher Procain im Rahmen einer neuraltherapeutischen Behandlung erhalten und vertragen haben.
- mangelnde Compliance oder fehlendes Einverständnis
- dekompensierte Herzinsuffizienz, AV-Block III°
- bei Verwendung von Lidocain zusätzlich: chronische Leber- oder Niereninsuffizienz.

Natriumhydrogenkarbonat: Alkalosen, Hypokaliämie, Hypernatriämie, Hypokalzämie

10

Spezielle Aufklärung

Bei über 50.000 Anwendungen wurden in der Klinik und Praxis des Autors keine ernsthaften allergischen Reaktionen beobachtet. Folgende Wirkungen können auftreten:

- häufig:
  - Herzklopfen
  - leichter Blutdruckanstieg bei ca. 5–8 % der Patienten, besonders bei Patienten mit β-Blockern und Ca-Antagonisten
    Maßnahme: Infusionsgeschwindigkeit reduzieren (primär bereits bei Patienten mit der Einnahme von Nitroglycerin-Präparaten, Ca-Antagonisten und β-Blockern)
- gelegentlich:
  - Erstreaktion oder Retrograde Phänomene (vgl. ▶ 5.6 Phänomene)
  - ca. 5 %: Schlafstörungen, leichtes „euphorisches“ Angeregtsein am Infusionstag
    Maßnahme: Infusion am Morgen durchführen
  - Blutdruckabfall bei ca. 5 % der Patienten, selten vago-synkopiale Zustände, vorübergehende Kephalgien und Schwindelzustände
    Maßnahme: Reduktion der Dosis und der Infusionsgeschwindigkeit

Praktische Vorgehensweise

Voraussetzungen

- ausreichende Erfahrungen mit Procain und Neuraltherapie
- Kenntnisse und Ausstattung zur Behandlung von Zwischenfällen

Material

Procain:

- Procain, zur i.v.-Gabe zugelassen (z.B. von Lophakomp GmbH, oder Deltaselect®), frei von Zusätzen und Konservierungsmitteln
- 1%ige Lösung: 10 ml = 100 mg
- 2%ige Lösung: 5 ml = 100 mg
- 40–60 ml 8,4%iges Natriumhydrogenkarbonat (z.B. aus 250 ml-Flaschen, ohne Konservierungsmittel)
- 250–500 ml 0,9% NaCl-Lösung, keine Ringer-Laktat oder Zuckerlösung
- **Anfangsdosis:**
  - 50–100 mg Procain
  - 40 ml 8,4% iges Natriumhydrogenkarbonat
  - 250–500 ml 0,9% NaCl-Lösung, entsprechende Menge Kochsalzlösung ggf. vorher aus der Flasche entfernen
- **Enddosis:**
  - max. 500 mg Procain (= 5 Ampullen á 5 ml einer 2%igen Lösung) pro Infusion

Lidocain:

- 10 ml 1%iges Lidocain auf 250 ml NaCl-Lösung, Infusionszeit 30 min

Dosistitration

Wichtig für die Wirksamkeit und Verträglichkeit ist die langsame Steigerung der Dosis (▶ Tab. 10.19) bis zum Eintritt des Therapieeffekts über mehrere Sitzungen.

- von Behandlung zu Behandlung kontinuierlich steigern (bei jeder Behandlung um 100 mg Procain und 20 ml 8,4%iges Natriumhydrogenkarbonat), abhängig von der Verträglichkeit bei der jeweils letzten durchgeführten Infusion
- bei Beschwerdebesserung die letzte Dosierung beibehalten
- bei Unverträglichkeit zurück zur letzten gut vertragenen Dosis

Tab. 10.19 Dosisangaben mit steigender Procaingabe.

Procain-Dosierung 1%	Alternativ: Procain-Dosierung 2%	Na-hydrogenkarbonat-Dosierung 8,4%	NaCl 0,9%, z.B. in Plastikflasche (elastisch)	Gesamtvolumen
100 mg = 10 ml	100 mg = 5 ml	20–40 ml	250 oder 500 ml	Bis 300 bzw. 550 ml
200 mg = 20 ml	200 mg = 10 ml	40–60 ml	250 oder 500 ml	bis 310 bzw. 580 ml
300 mg = 30 ml	300 mg = 15 ml	60–80 ml	500 ml	590–610 ml
400 mg = 40 ml	400 mg = 20 ml	80–100 ml	500 ml	620–640 ml
500 mg = 50 ml	500 mg = 25 ml	100–120 ml	500 ml	650–670 ml

Infusionshäufigkeit, -frequenz und -dauer

- als Serie 10–15× je nach Beschwerden.
- optimal: 2× Woche (höhere Frequenz würde die Regulationsfähigkeit des Patienten überfordern)
- Infusionsdauer 20–30(–60) min je nach Procaingesamtmenge

Überwachung

- Natriumbikarbonat-Mengen über 50 ml und Procain über 300 mg pro Behandlung sollte mit einer dokumentierten Überwachung verbunden werden, insbesondere bei Risikopatienten.
- empfohlene Nachbeobachtungszeit: 30 min

Schlussfolgerungen

Die hohe Wirksamkeit bei geringer Nebenwirkungsrate zeigt die große Bedeutung für den Einsatz in Klinik und Praxis von Schmerztherapeuten, Neuraltherapeuten und Anästhesisten.

Die Methode ist an Praxispersonal delegierbar, stellt jedoch hohe Anforderungen an Qualifikation, Praxisorganisation und Materialaufwand.

10.7.3 Intraarterielle Injektion von Procain

Stefan Weinschenk

Schwierigkeitsgrad: 3
Wichtigkeit: 2

- Unter intraarterieller (i.a.) Procain-Injektion versteht man in der Neuraltherapie die Bolusgabe kleiner Mengen von Procain 0,5–1% in eine Arterie, zumeist die A. femoralis, seltener auch die A. brachialis.
- Die intra- und periarterielle Applikation kleiner Mengen Procains zur Therapie von vasomotorischer Erkrankungen wurde bereits von R. Leriche intensiv erforscht und beschrieben [Leriche 1955].
- Die Wirkungen einer intraarteriellen Gabe von Lokalanästhetika lassen sich zwanglos mit den Forschungsergebnissen der Arbeitsgruppen von Prof. Eichholz, Heidelberg und Prof. Zipf, Frankfurt in den 1950er Jahren in Einklang bringen („Endoanästhesie", vgl. ▶ 10.7.1).
- Lange Zeit galt auch die i.a.-Gabe von Lokalanästhetika als kontraindiziert. Dosch berichtet in der Erstauflage [Dosch 1963] erstmals über seine Erfahrungen mit i.a. Injektionen ohne nennenswerte Zwischenfälle und zitiert russische und andere deutsche Autoren.

Neuroanatomie und Pathophysiologie

▶ 10.7.1 i.v.-Injektion

Indikationen

- akute und chronische Durchblutungsstörungen einer Extremität:
  - CRPS (M. Sudeck) der betreffenden Extremität
  - Wundheilungsstörungen
  - verzögerte trophische Erholung nach Operationen und stumpfen Traumata („miniCRPS")
  - akute Schmerzzustände, insbesondere radikuläre und pseudoradikuläre Schmerzen
  - Claudicatio intermittens (▶ 12 pAVK)
  - diabetische Angiopathie
  - Polyneuropathien
  - Erfrierungen

10

- Erkrankungen des venösen Schenkels, u.a.
  - chronisch-rezidivierende Thrombophlebitis
  - Ulcus cruris
- weitere Indikationen (in ansonsten therapieresistenten Fällen, hier liegen nur Erfahrungen aus Einzelberichten vor):
  - therapierefraktäre posttraumatische Epilepsie im Intervall
  - ischämischer Insult (Injektion in die A. carotis communis)
  - Arteriitis temporalis (im Rahmen eines Gesamtkonzepts)

Spezielle Kontraindikationen

Es bestehen aufgrund der hohen therapeutischen Breite nur sehr wenige Kontraindikationen gegen eine i.a.-Gabe von Procain. Procain sollte nicht i. a. gegeben werden bei

- Unverträglichkeit von Procain. Eine vorherige Allergieprüfung mittels Quaddel (▶ 10.1.1) ist unverzichtbar.
- keine Injektion in hirnnahe oder hirnwärts führende Arterien: Bei Arteriitis temporalis beispielsweise nur periarterielle Injektion – das perivasale vegetative Nervengeflecht ist ohnehin für das Krankheitsbilder wichtiger als das Gefäß selbst.

Spezielle Aufklärung

Bei der Anwendung in den angegebenen Mengen werden folgende Nebenwirkungen beobachtet:

- häufig:
  - Wärmegefühl in der behandelten Extremität (als Zeichen einer erfolgreichen Wirkung)
  - Parästhesien in der behandelten Extremität für ca. 2–5 min
  - Blutdruckabfall bei ca. 1–5% der Patienten
- selten:
  - vago-synkopiale Zustände
  - vorübergehende Schmerzen in der behandelten Extremität
- Bei einzelnen (akzidentiellen) Injektionen geringer Mengen (0,5 ml) Procain in die A. carotis wurden beobachtet: extrem unangenehme Hirnleistungsstörung mit Schwindel und Benommenheit und Wahrnehmungsstörungen für ca. 2–3 min, jedoch ohne weitere Spätfolgen

Praktische Vorgehensweise

Material

- 2–4 ml Procain 1%, zur i.v.-Gabe zugelassen, frei von Zusätzen und Konservierungsmitteln, entspricht 20–40 mg Procain pro Arterie und Seite
- Nadel 0,4×20 (bei Adipösen 0,4×40), grau

Anwendung

- Bolusgabe nach Aufsuchen der Arterie.
- möglichst auch Gegenextremität mitbehandeln (vgl. ▶ 10.3.2 Kontralaterale Neuraltherapie)

Injektionsstelle am Beispiel der A. femoralis

- In der Leiste liegen von medial (innen) nach lateral („VAN“): Vene – A. femoralis – Nerv.
- Aufsuchen der pulsierenden Arterie
- Fixierung zwischen Zeige- und Mittelfinger (▶ Abb. 10.7.2)

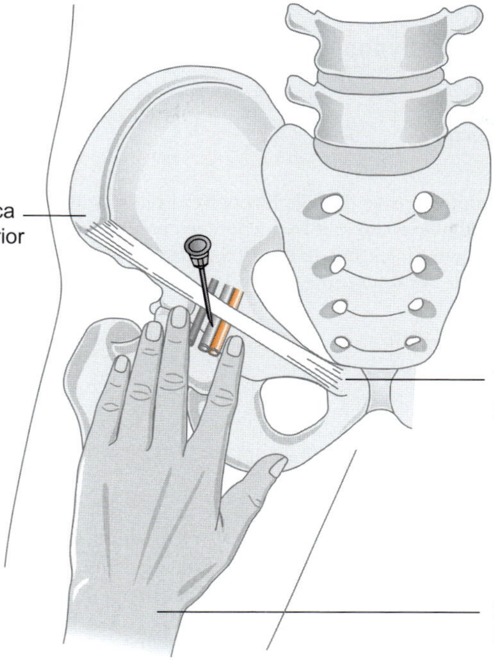

Abb. 10.7.2 Intraarterielle Injektion in die A. femoralis.

Injektionstechnik

- senkrecht zur Haut (▶ Abb. 10.7.2)
- ca. 0,5–1 cm
- zunächst periarterielles Depot
- bis zur Aspiration von hellrotem Blut, dann Injektion von 1–2 ml
- Nach Punktion Patienten über 3 min kräftig Injektionsstelle komprimieren lassen.

Kreislaufüberwachung

- Patient möglichst danach 5–10 min liegen lassen.
- empfohlene Nachbeobachtungszeit in Praxis/Klinik: 20 min

Fehler und ihre Behebung

Problem	Ursache	Behebung
Muskelzucken im Bein	N. femoralis getroffen	weiter medial injizieren
Nachblutung	zu kurze Kompression	längere und gezieltere Kompression

10.8 Injektionen im Bereich von Organen

10.8.1 Rachendachhypophyse

Nalini S. Troltsch

Schwierigkeitsgrad: 3
Wichtigkeit: 2

- Die Rachendachhypophyse (RDH), Hypophysis pharyngica wurde erstmals 1904 von Erdheim bei Feten und Neugeborenen beschrieben.
- Erstbeschreibung der Injektion an die Rachendachhypophyse durch Seithel 1974
- Injektionsort nahe der Rachenmandel (▶ 10.8.2) gelegen

Keine Injektion für Anfänger!

Synonyme:
- Injektion an die Rachendachhypophyse
- Injektion „an die Hypophyse"
- Injektion „an die Keilbeinhöhle" (Barop)

Neuroanatomie und Pathophysiologie

- Das Rachendach (Fornix pharyngis) liegt den Körpern des Keil- und Hinterhauptbeins an und geht in die dem Atlas anliegende Hinterwand über (▶ Abb. 10.8.1). Durch die Tuba Eustachii steht der Rachen mit dem Mittelohrraum in Verbindung. Dorso-kranial liegt die Keilbeinhöhle.
- Knapp oberhalb der Tonsilla pharyngea liegt die kleine Rachendachhypophyse als entwicklungsgeschichtlicher Rest von Drüsengewebe des Hypophysenvorderlappens, die durch einen soliden Zellstrang im Keilbeinkörper mit der Hypophyse variabel vaskulär verbunden ist (Canalis craniopharyngeus). Dies entspricht dem Verlauf der embryonalen Hypophysenentwicklung.
- Die RDH besteht aus aktivem adenohypophysärem Gewebe [Haberfeld 1909, Christeller 1914, McGrath 1971]. Größe variiert von 3,5–7×1 mm.
- Die RDH wird von sympathischen Nervenfasern aus dem Geflecht der A. carotis interna versorgt.
- Sie ist auch nach dem Neugeborenenalter und sogar bis ins hohe Alter nachweisbar (zit. nach Seithel [1974]).
- Der Hypophysen-Vorderlappen (Adenohypophyse) produziert u.a. STH, TSH, ACTH, FSH, LH und Prolactin. Die Hypophyse liegt dorso-kranial durch das Keilbein und die Keilbeinhöhle vom Rachendach getrennt in der Sella turcica und wird über die Portalvene vom Hypothalamus gesteuert (releasing hormones).
- Die Möglichkeit einer endokrinen Ersatzfunktion („Vikariation") der RDH nach vollständiger Hypophysektomie wird diskutiert [Tönnis 1954, Mcgrath 1968, Ciocca 1985]. Angenommen wird, dass sich zwischen dem Hypophysenvorderlappen und der RDH Kompensationsvorgänge abspielen können.

Wirkung der Injektion

- Aufgrund der möglichen funktionellen Einheit der RDH mit dem Hypothalamus-Hypophysen-System [Hachmeister 1967, McGrath 1972] und über den Ca-

nalis craniopharyngeus ergibt sich die Möglichkeit einer direkten transsphenoidalen Beeinflussung von Hypophyse und Hypothalamus durch diese Injektion.
- dadurch Beeinflussung der hormonellen Achse (Hypophyse = „master gland")

Indikationen

Lokale Beschwerden:
- allergische Disposition: allergische Rhinopathie
- Gedächtnis- und Konzentrationsstörungen, depressive Symptome (Beeinflussung der Neurotransmitter?)

Rachendach und Hypophyse als pathogene Zone und Störfeld:
- V.a. entzündliches Störfeld im Bereich der Keilbeinhöhle und des Rachendachs
- hypophysär bedingte hormonelle Störungen, Hypophyse als übergeordnetes Steuerorgan:
  - Hyperprolaktinämie (nach Ausschluss von Hypophysentumoren)
  - Schilddrüsenstörungen
  - Störungen der Gluko- und Mineralokortikoidachse
  - klimakterische Beschwerden, zyklusabhängige Migräne, hypophysäre Sterilität

Spezielle Kontraindikationen

- Abneigung gegen Injektionen im Mund- und Rachenbereich
- hohes Fieber, HNO-Entzündungen

Spezielle Aufklärung

- Injektion wird von einigen Patienten als etwas unangenehm empfunden, vorher darauf hinweisen, Patient gut vorbereiten. Ist der Patient abgeneigt, nicht erzwingen.
- falls Lokalanästhetikum im Rachen zu früh injiziert wird: starker Hustenreiz
- Würgereiz bei empfindlichen Patienten

10

Praktische Vorgehensweise

- unangenehme Injektion: gute Führung des Patienten und zielsicher, aber auch einfühlsam, mit leichter Hand injizieren.
- leichte Hand, nicht stechen, „mit den Fingern sehen lernen"

Material
- Nadel 0,6×80 (blau) – Grundsatz: *„kein Spritzenansatz in der Mundhöhle"*
- 0,5 ml Procain 0,5-1% oder Xylonest® (Prilocain) 0,5%
- Nadel manuell in der Kunststoffhülse 2,5 cm vor dem Schliff um 45° nach oben abknicken, auf Sterilität achten

Lagerung des Patienten
- liegender Patient, Knierolle oder
- sitzend, fixierter Kopf (Nackenstütze)
- Nadel ruhig führen (Hand auf Kinn des Patienten)
- Spatel und Mundleuchte

Injektionsstelle
- Einstich mit Quaddel an der Grenze zwischen hartem und weichen Gaumen (vorher mit Spatel ertasten), unmittelbar **neben** (nicht in!) der Raphe palati des weichen Gaumensegels (▶ Abb. 10.8.1)

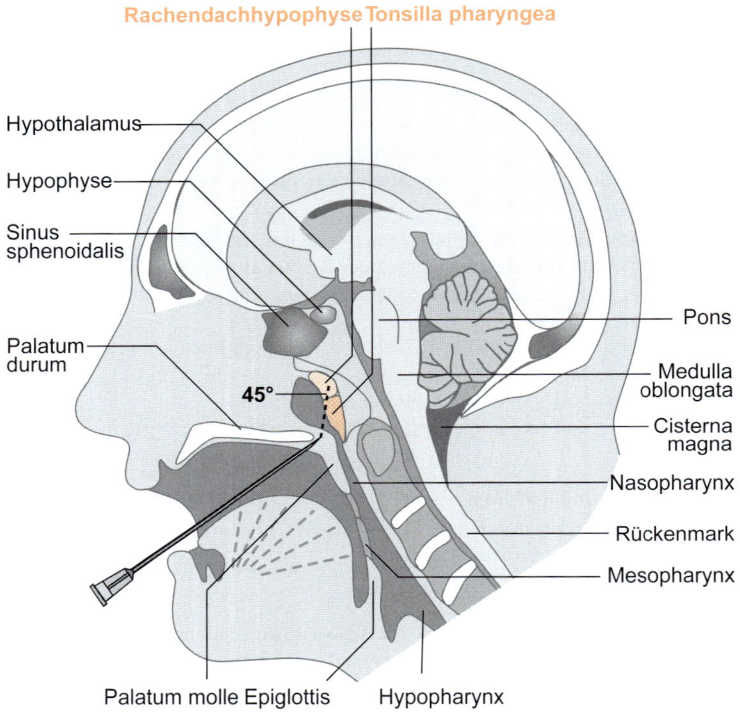

Abb. 10.8.1 Injektion an die Rachendachhypophyse.

Injektionstechnik

- Stichrichtung in der Sagittalebene 45° nach oben bei weit geöffnetem Mund (▶ Abb. 10.8.1)
- Hindurchgehen durch den Nasopharynx über eine Strecke von ca. 2 cm, bis man auf einen weichen Widerstand stößt: Schleimhaut
- bei weiterem Vorschieben unmittelbar Knochenkontakt
- Nadel ca. 1 mm zurückziehen und in die dünne Schleimhaut submukös nach negativer Aspiration nur wenige Tropfen injizieren.
- zügig, aber nicht hastig die Nadel zurückziehen.

Gefahren und Komplikationsmöglichkeiten

- gelegentlich:
  - Bei zu frühem Stempeldruck gelangt Lokalanästhetikum in den Rachenraum → starker Hustenreiz → Nadel zügig zurückziehen
  - schmerzhaftes Zurückzucken des Patienten, daher keine Injektion ohne Nackenstütze
  - Würgereiz, im Extremfall Abbruch der Injektion.
- selten: Nasen- oder Rachenblutung, sistiert im Normalfall von selbst
- Rarität: Liquorpunktion bei ruckartigem Durchstich in Höhe des Atlas durch die Rachenhinterwand

Fehler und ihre Behebung

Problem	Ursache	Behebung
unsichere Lage ohne Gewebswiderstand	nach Durchstechen des Gaumensegels Nadel im Luftraum des Rachens	sich trauen, tiefer zu stechen – mit Gefühl bis zum Erreichen des Knochenwiderstands
Würgereiz	überempfindlicher Patient	Injektion notfalls abbrechen
Lokalanästhetikum lässt sich nicht injizieren	zu hoher Gewebswiderstand (Periost)	Nadelspitze 1 mm zurückziehen

Bewährte Kombinationen

- Ganglion cervicale superius, ggf. in getrennter Sitzung ▶ 10.4.4
- Schilddrüse ▶ 10.8.4
- Plexus uterovaginalis (bei gyn.-hormoneller Indikation) ▶ 10.4.9, ▶ 10.4.10

10.8.2 Tonsilla pharyngea (Rachenmandel)

Nalini S. Troltsch

Schwierigkeitsgrad: 3
Wichtigkeit: 2

- Erstbeschreibung der Injektion an die Rachenmandel wahrscheinlich durch V. Leger (Metz) [Seithel 1974]
- Injektionsort in der Nähe zu der direkt darüber gelegenen Rachendachhypophyse (vgl. ▶ 10.8.1)

Synonym: Infiltration der Rachenmandel (Tonsilla pharyngea)

Keine Injektion für Anfänger!

Neuroanatomie und Pathophysiologie

- Das Rachendach (Fornix pharyngis) liegt den Körpern des Keil- und Hinterhauptbeines an und geht in die dem Atlas anliegende Hinterwand über (▶ Abb. 10.8.2). Durch die Tuba Eustachii steht der Rachen mit dem Mittelohrraum in Verbindung. Dorso-kranial davon liegt die Keilbeinhöhle.
- Bei Neugeborenen, Kindern und Jugendlichen findet sich am Übergang des Rachendachs in die Hinterwand in der Schleimhaut die gut durchblutete Rachenmandel (Tonsilla pharyngea), die im Laufe des Lebens atrophiert. Sie ist umgeben von einer bindegewebigen Kapsel, die von Lymphkapillaren umsponnen ist.
- Die Rachenmandel gehört zum Lymphgewebe des Waldeyer-Rachenrings und hat wesentliche Funktionen in der immunologischen Barriere zwischen Außen und Innen (Atmungstrakt).

Wirkung der Injektion

- Beeinflussung des adenoiden lymphatischen Gewebes im oberen Rachenbereich („Rachenmandel“, „Adenoide“) als Teil des immunaktiven Waldeyer-Rachenrings

10

Indikationen

Lokale Beschwerden:

- adenoide Wucherungen der Rachenmandel („Polypen“) mit Verlegung des Nasenrachens und der Tuba Eustachii. Bei Säuglingen und Kleinkindern führen sie zu „Adenoidismus“ mit Gesichts- und- Kieferveränderungen, krankhafter Mundatmung, Mundgeruch, Neigung zu Sinubronchitis, Schwerhörigkeit, nächtlicher Atemerschwernis. Häufig kombiniert mit Tonsillenhypertrophie und Halslymphomen.
- näselnde Sprache, besonders bei Kindern und Jugendlichen
- Geruchs- und Geschmacksstörungen, Anosmie
- Rachenbeschwerden nach Polypenentfernung
- Infekte des Nasen-Rachen-Raums (u.a. Adenoiditis, Pharyngitis)
- chronische Sinusitis, v.a. des Sinus sphenoidalis (Keilbeinhöhle)
- sinu-bronchiales Syndrom
- allergische Rhinitis

Rachendach als pathogene Zone und Störfeld:

- Narbenentstörung nach Adenotomie
- V.a. Störfelderkrankung durch lymphatisches Gewebe des Waldeyer-Rachenrings, ggf. zusammen mit den Gaumenmandeln (Tonsillae palatinae)
- Immundefizienz, insbesondere Infektanfälligkeit im HNO-Bereich

Spezielle Aufklärung

- Injektion wird von einigen Patienten als etwas unangenehm empfunden, vorher darauf hinweisen, Patient gut vorbereiten. Ist Patient abgeneigt, nicht erzwingen.
- falls Lokalanästhetikum im Rachen zu früh injiziert wird: starker Hustenreiz
- Würgereiz bei empfindlichen Patienten

10

Spezielle Kontraindikationen

- Abneigung gegen Injektion im Mund- oder Rachenbereich

Praktische Vorgehensweise

- etwas unangenehme Injektion für den Patienten, daher gute Führung des Patienten beachten
- zielsicher, aber auch einfühlsam, mit leichter Hand injizieren

Material

- Nadel bei Jugendlichen 0,60×60 (blau), bei Erwachsenen 0,6×80 (blau) (kein Spritzenansatz in der Mundhöhle (▶ 6.7.4) oder 0,4 × 40 mit Luer-Lock-Anschluss
- 0,5 ml Procain 0,5–1% oder Xylonest® (Prilocain) 0,5%
- Nadel manuell mit der Kunststoffhülse der Nadel bei ca. 2,5 cm vor dem Schliff um max. 20-30° nach oben abknicken, auf Sterilität achten
- zügige, aber nicht hastige Durchführung ratsam

Lagerung des Patienten

- liegender Patient, Knierolle oder
- sitzend, fixierter Kopf (Nackenstütze)
- Nadel ruhig führen (Hand auf Kinn des Patienten).
- Spatel und Mundleuchte

Injektionsstelle

- Einstich mit Quaddel an der Grenze zwischen hartem und weichen Gaumen (vorher mit Spatel ertasten), ca. 1 mm links oder rechts neben der Raphe palati im weichen Gaumensegel (▶ Abb. 10.8.2)

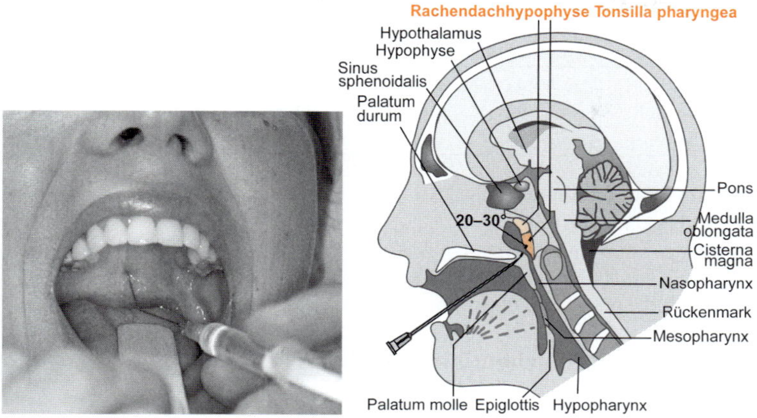

Abb. 10.8.2 Injektion an die Tonsilla pharyngea.

Injektionstechnik

- Stichrichtung beträgt 20–30° nach oben (kranial) für die Rachenmandel (beachte dagegen: 45° für die Rachendachhypophyse ▶ 10.8.1) im weichen Gaumen (▶ Abb. 10.8.2)
- Hindurchgehen durch den hinteren (offenen) Rachenraum über eine Strecke von 2 cm, bis man auf einen weichen Widerstand stößt: Schleimhaut
- bei weiterem Vorschieben bald Knochenkontakt
- Nadel wenige mm zurückziehen und in die dünne Schleimhaut submukös nach negativer Aspiration nur wenige Tropfen injizieren.
- zügig, aber nicht hastig Nadel zurückziehen.

Gefahren und Komplikationsmöglichkeiten

- gelegentlich:
  - Bei zu frühem Stempeldruck gelangt Lokalanästhetikum in den Rachenraum → starker Hustenreiz → Nadel zügig zurückziehen.
  - schmerzhaftes Zurückzucken des Patienten, daher keine Injektion ohne Nackenstütze
  - Würgereiz
- selten: Nasen- oder Rachenblutung, sistiert im Normalfall von selbst
- Rarität: Liquorpunktion bei zu kräftigem Durchstich in Höhe des Atlas durch die Rachenhinterwand

Fehler und ihre Behebung

Problem	Ursachen	Behebung
unsichere Lage ohne Gewebswiderstand	nach Durchstechen des Gaumensegels Nadel im Luftraum des Rachens	sich trauen, tiefer zu stechen – mit Gefühl bis zum Erreichen des Schleimhautwiderstands
Würgereiz	empfindlicher Patient	Abbruch der Injektion
Lokalanästhetikum lässt sich nicht injizieren	zu hoher Gewebswiderstand (Periost)	Nadelspitze 1 mm zurückziehen

Bewährte Kombinationen

- Tonsilla palatina ▶ 10.8.3
- Nasennebenhöhlen ▶ 10.5.2
- äußerer Lymphabfluss Hals ▶ 10.1.6
- vgl. auch die verwandte Injektion an die Rachendachhypophyse ▶ 10.8.1

10.8.3 Waldeyer-Rachenring (Tonsilla palatina)

Herbert Brand †, Gregor Fischer

Schwierigkeitsgrad: 2
Wichtigkeit: 3

- Die Injektion an den Waldeyer-Rachenring, fälschlich auch kurz „Injektion in die Tonsille" genannt, stellt eine der wirksamsten und am häufigsten angewandten Störfeldinjektionen der Neuraltherapie dar. Der Waldeyer-Rachenring bildet das erste und wichtigste Grenzgebiet zwischen der Außenwelt (Atmung, Nahrung, Fremdkörper, Lebewesen) und unserem „Innen" (Atem- und Gastrointestinaltrakt). Vermutlich im Zusammenhang mit dieser hohen immunologischen Dauerbelastung entwickelt er dort sehr häufig chronische Entzündungen, die zu einem Herd werden und auf Dauer Störfeldcharakter annehmen können.
- Die Behandlung dieser Region erfolgt über die hier beschriebene, bei genauer Beachtung der Regeln sehr sichere Injektionstechnik. Die Injektion erfolgt nicht „in die Tonsille", sondern vor die Gaumenmandel submukös an ein bis zwei Stellen im vorderen Gaumenbogen.
- Die in den 1950er Jahren häufig praktizierte „Herdsanierung" durch Tonsillektomie stellt dagegen keine suffiziente Störfeldbehandlung dar und wurde wegen hoher Misserfolgsrate bald darauf wieder verlassen. Nur die mehrfache Unterbrechung des chronischen pathologischen nervalen Dauerreizes mit Lokalanästhetika kann im Sinne eines „reset" zu einer Beendigung der Fernwirkung führen.
- Die Injektion ist prinzipiell auch bei Kindern möglich und gerade bei diesen sehr wirksam (▶ 11.15 Pädiatrie).
- Erstbeschreibung zur Therapie bei D. Gross [1951]
- weitere Darstellung bei W. Huneke 1952, beruhend auf einem Bericht von Daniel & Mavrodin 1938
- seit Erstauflage von Dosch 1963 durchgängig dort beschrieben

Synonyme:
- Injektion an den Tonsillenpol
- Injektion an den Waldeyerschen Rachenring

Neuroanatomie und Pathophysiologie

- Die Tonsilla palatina stellt den Teil des Waldeyer-Rachenrings im Gaumen dar. Er besteht außerdem aus dem lymphatischen Gewebe des Rachens (Tonsilla pharyngea [Rachendach-Tonsille] und der Tonsilla lingualis [Zungengrund-Tonsille]) (vgl. ▶ 10.8.2). Offensichtlich besitzt diese Region eine eminent wichtige Funktion in der Immunabwehr. Die großzügige Entfernung der Tonsilla palatina bei chronischer Tonsillenreizung gilt daher heute als obsolet.
- Die gesamte Rachenregion ist ungewöhnlich stark vegetativ versorgt. Es bestehen enge Verbindungen zu den vegetativen Hirnstammzentren (Ncl. tractus solitarii) und den sympathischen Halsganglien sowie zum N. vagus und N. glossopharyngeus. Die weitreichenden Folgen einer Störung dieser Region und deren Behandlung mit Neuraltherapie sind dadurch teilweise erklärbar.
- Die Tonsilla palatina liegt zwischen vorderem und hinterem Gaumenbogen und erstreckt sich – je nach Größe – mehr oder minder weit nach median. Aber auch die Tonsillennische (der Raum, der sich zwischen dem vorderen und hinteren Gaumenbogen bildet) hat eine unterschiedliche Tiefe, so dass sich die Tonsilla palatina individuell unterschiedlich weit nach lateral erstreckt.
- Dicht hinter der Rachenmukosa laufen prävertebral eine Reihe wichtiger Gefäße und Nerven, u.a. der N. vagus, N. accessorius und der sympathische Grenzstrang.

Wirkung der Injektion

- Die chronische Entzündung, die sehr bald Herd- oder Störfeldcharakter annehmen kann, ist im peritonsillären Gewebe angesiedelt. Dieses Gewebsareal ist der Inspektion am vorderen Gaumenbogen zugänglich – in diesen Fällen findet sich hier eine livide Verfärbung (vgl. [Uehleke et al. 2006]).
- Die chronische Peritonsillitis verhindert eine lockere Beweglichkeit der Tonsilla palatina in ihrem Bett zwischen vorderem und hinterem Gaumenbogen – die Luxierbarkeit der Tonsilla palatina ist eingeschränkt oder aufgehoben (HNO-Untersuchung).
- Bei Zustand nach Tonsillektomie findet sich häufig eine narbige Einziehung auf dem hinteren Gaumenbogen, mitunter auch noch tonsilläres Restgewebe in kleinerem oder größerem Umfang. Diese narbige Einziehung kann auch nach Entfernung des entzündlich veränderten Gewebes zu weiter bestehenden chronischen Irritationen der dahinter verlaufenden Nerven und Gefäße führen.
- Offensichtlich entwickelt sich ein Störfeld postoperativ besonders in den Fällen, bei denen eine Ausschälung der Tonsillen in der Kapsel nicht möglich war und das Wundbett von der Pharynxmuskulatur gebildet wurde. Tonsillenreste oder Tonsillektomienarben mit Wundheilungsstörungen sind ebenfalls Risikofaktoren für eine Störfeldentstehung.
- Ein chronisches Herdgeschehen stellen auch Tonsillenreste dar, die hinter nahezu unauffälliger Schleimhaut schlummern. Meist findet man operativ derbes Narbengewebe unter einer nur wenig lividen Schleimhaut, wobei sich im histologischen Präparat dann alle Kriterien eines Herdes (▶ Kap. 5.5.2), also Entzündungszeichen und Zeichen einer chronischen Wundheilungsstörung, finden.
- Die Injektion an die Tonsilla palatina oder die Tonsillektomienarbe bewirkt folglich:

- Durchblutungsverbesserung im gesamten lymphatischen Rachenring
- Verbesserung der lymphatischen Abwehrleistung dieser immunkompetenten Region
- Verbesserung der Trophik der hinter der Rachenschleimhaut entlang laufenden Nerven, insbesondere des N. vagus, N. glossopharyngeus, N. hypoglossus und N. accessorius (deshalb vermutlich die gute Wirkung bei aller Art von Schulter-Arm- und bei intestinalen Beschwerden)
- Narbenbehandlung nach Tonsillektomie

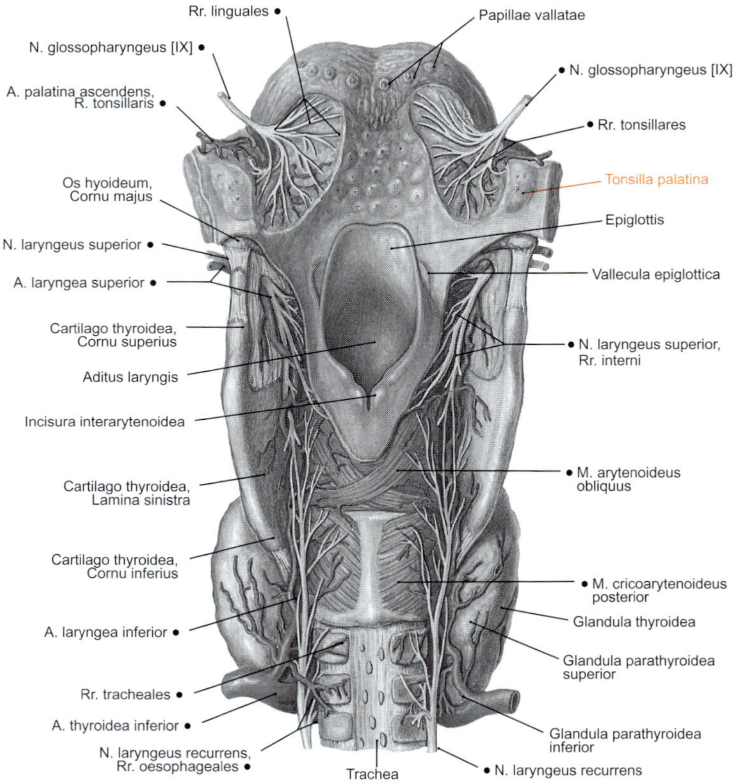

Abb. 10.8.3 Anatomie der hinteren Rachenregion.

Indikationen

Lokale Beschwerden:

- chronisch-rezidivierende Tonsillitis
- Schluckbeschwerden
- alle Beschwerden der Organe im Rachenbereich:
  - chronische Pharyngitis, Laryngitis
  - Heiserkeit
  - Globusgefühl
- Infektneigung im Bereich der Atemwege

Waldeyer-Rachenring als pathogene Zone und Störfeld: Der Waldeyer-Rachenring gehört zu den häufigsten Störfeldern überhaupt.

Häufige Irritationssyndrome sind insbesondere die von den unmittelbar benachbarten Nerven (N. accessorius!) und Strukturen (HWS) abhängigen Organe und Extremitäten:

- Nackenbeschwerden
- Schulterbeschwerden
- Armbeschwerden
- HWS-Syndrom
- Karpaltunnelsyndrom
- chronische Kopfschmerzen
- unklare chronische abdominale Beschwerden
- chronische Unterbauchbeschwerden ohne organischen Befund
- Erkrankungen des rheumatischen Formenkreises
- Autoimmunerkrankungen
- chronische Schilddrüsenerkrankungen (gleiches Segment)
- Erkrankungen der weiblichen Brust (Mastopathie; benachbartes Segment)

Eine Indikation für eine Neuraltherapie der Gaumenmandeln ist aufgrund der überragenden Bedeutung der Tonsille außerdem bei jedem therapieresistenten und/oder rezidivierenden Beschwerdebild gegeben, insbesonders bei sämtlichen rheumatischen, sämtlichen kardialen, entzündlichen Augen- und entzündlichen Nierenerkrankungen.

Erst bei neuraltherapeutisch nicht dauerhaft zu bessernden Krankheitsbildern ist an eine OP-Indikation zu denken. Da das eigentliche Störfeld im peritonsillären Gewebe liegt, ist eine neuraltherapeutische Nachbehandlung nach Tonsillektomie zur nachhaltigen Störfeldausschaltung erforderlich.

Befunde und Symptome, die für diese Injektion sprechen: Der Störfeldcharakter der Tonsillarregion ist insbesondere durch positive Nacken-Reflexpunkte (Adler-Langer-Druckpunkte) bei C4 und C7 erkennbar (vgl. ▶ 8.4.2). Weiterhin finden sich:

- chronische Schluckbeschwerden
- chronisches Räuspern
- rezidivierende mTrP der Schultermuskulatur (▶ 10.2.4)
- verspannter M. trapezius (Innervation durch N. accessorius!)
- chronische Zahnvereiterungen und Parodontitis (Lymphabfluss über Waldeyer-Rachenring!).

Spezielle Kontraindikationen

- enge, kurze Halsverhältnisse mit Unmöglichkeit, den Mund ausreichend zu öffnen
- extreme Abneigung gegen „Zahnbehandlung“ und Zahnarzt (bei ca. 1–5% der Patienten)
- starke Neigung zu Würgereiz

Spezielle Aufklärung

- Es bedarf in der Regel etwas Überwindung für den Patienten, sich „in den Rachen“ spritzen zu lassen. Mit Erfahrung und etwas Geschick im Umgang mit Patienten, insbesondere vor der ersten Injektion lässt sich diese Furcht überwinden. Die Autoren raten, gegenüber Patienten besser den Ausdruck „Injektion an die Lymphpunkte“ zu benutzen. Hat der Betreffende erst einmal die Erfahrung gemacht, dass diese Spritze keineswegs so unangenehm ist wie befürchtet, und noch dazu kaum wehtut, wird eine erneute Injektion, falls erforderlich, kein Problem mehr darstellen.

- gelegentlich:
  - Würgereiz (ca. 10%).
  - mit Verzögerung auftretendes, für Stunden bis max. 2 Tage anhaltendes leichtes Kratzen im Hals wie beginnende Halsentzündung, klingt spontan wieder ab (Hustenbonbons erleichtern diese Phase)
- selten: stärkere Blutung im Rachen (Blutgeschmack), sistiert spontan nach wenigen Sekunden bis Minuten

Praktische Vorgehensweise

Material

- Es dürfen nur lange Nadeln verwendet werden, damit der Luer-Ansatz, wie bei jeder Injektion in der Mundhöhle, außerhalb der Zahnreihe zu liegen kommt. Im Fall eines Abspringens der Nadel bei zu hohem Druck kann diese nicht im Mundraum verloren gehen oder gar verschluckt werden. (▶ 6.7.4)
- Alternativ können auch eine Zahninjektionsspritze für Karpulen oder Spritzen mit Schraubkanüle zum Einsatz kommen.
- Nadel 0,6×60 oder 0,6×80 (jeweils blau)
- 0,3–0,5 ml 1% Procain je Seite

Lagerung des Patienten

- in Rückenlage, entspannt (Knierolle)
- Manche Patienten ertragen die Injektion erheblich besser im Sitzen: bei gut abgestütztem Kopf möglich
- gute Ausleuchtung – am besten Stirnlicht – erforderlich
- Mund gut, aber nicht übertrieben geöffnet
- Zunge mit dem Spatel (nicht im hinteren Drittel – Würgereiz!) leicht nach unten oder zur Gegenseite drücken.
- Patienten vor und während des Einstichs durch den Mund **ausatmen** lassen.

Injektionsstelle

- Injektionsstelle am hinteren Gaumenbogen nach Ausleuchtung identifizieren (▶ Abb. 10.8.4)
- Eingehen mit der 6–8 cm Nadel über der Grenze zwischen Zahn 33 und 34 (links) bzw. Zahn 4 3 und 4 4 (rechts)
- Nadel ruhig führen, ggf. kleinen Finger auf Unterkiefer des Patienten aufstützen.
- Ort der Injektion: in das peritonsilläre Gewebe (**nicht in** die Tonsille!)
- **unterer Tonsillenpol:** Einstich in der Senke zwischen dem Zungengrund, dem Unterkieferwinkel und dem kaudalen Ende des vorderen Gaumenbogens 0,1–0,2 ml submukös (entspricht der „9er Region" von Gleditsch) (▶ 13.2 MAPS).
- **oberer Tonsillenpol:** vom einsehbaren Oberrand der Tonsille oder ihrer Reste 5 mm nach kranial im Bereich des weichen Gaumens; auch hier Injektion von max. 0,2 ml
- Bei Zustand nach Tonsillektomie werden **danach** (Betäubungseffekt ausnutzen!) 0,2–0,5 ml ins Zentrum der Narbe injiziert.

Injektionstechnik

- Sobald die Nadel die Mukosa durchstochen hat, befindet sie sich im submukösen Raum. Wenn eine Probeinjektion mit 0,1 ml zu einer sofortigen bläulichen Verfärbung und ggf. Vorwölbung der Mukosa führt, ist keine weitere Aspiration erforderlich: Submukös befinden sich keine hirnwärts führenden Gefäße.
- Anderfalls muss wie üblich zweimal mit 180° gedrehter Nadel aspiriert werden (was sich im Bereich des Rachens allerdings schwierig gestaltet, ▶ Fehler und ihre Behebung).
- in der Regel (außer bei bestimmten diagnostischen Fragestellungen) Injektion beidseits

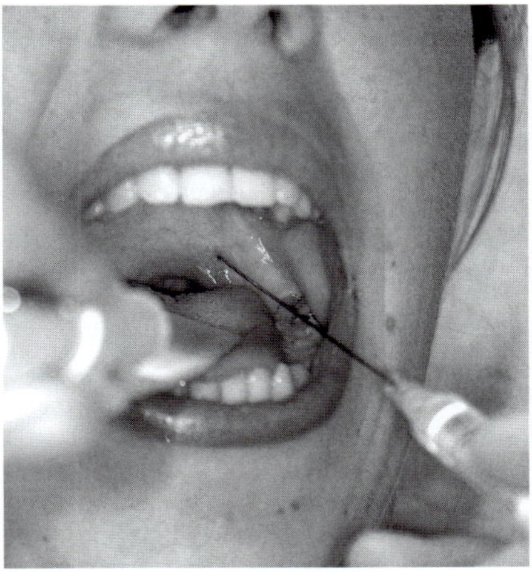

Abb. 10.8.4 Injektion an den Waldeyer-Rachenring.

Gefahren und Komplikationsmöglichkeiten

Die Tonsillenbehandlung ist bei Lege-artis-Durchführung eine hochpotente und sichere Behandlungstechnik. Selten treten folgende Komplikationen auf:

- Die Injektion wird bei ungewöhnlich starkem **Würgereiz** in dieser Sitzung abgebrochen. Ggf. noch Versuch im Sitzen.
- Durch Anstechen der Tonsille selbst kann es beim Zurückziehen der Nadel zu **Keimverschleppung** in das peritonsilläre Gewebe kommen (Gefahr eines Peritonsillarabszesses).
- **Blutung:** Geringfügige venöse Sickerblutungen sowie Hämatom oder Suffusionen im Stichgebiet sind harmlos und kommen fast obligat vor. Eine arterielle Blutung ist eine Rarität. Hier kann es aber situationsbedingt (Angst und Erregtheit des Patienten, aber auch des Therapeuten) zu Komplikationen wie Blutaspiration kommen.
  Maßnahmen: Beruhigen des Patienten, notfalls Sedierung, geeignete Lagerung und Absaugung. Falls die Blutung nicht spontan sistiert, umstechen und ligieren in Lokalanästhetikum.
- **Infektion:** Eine Infektion durch die Injektion selbst ist unwahrscheinlich, eine Abszedierung einer bisher subklinisch verlaufenden Tonsillitis hingegen nicht selten. Diese Möglichkeit muss auch im Aufklärungsgespräch erwähnt werden!
  Maßnahmen: Aufklärung, kurzfristiges Wiederbestellen zur Nachkontrolle, bei Bedarf Antibiotika, bei Abszessbildung Inzision
- versehentliche **intraarterielle Injektion**: Die intravasale Injektion von Lidocain kann im Halsbereich zentrale Nebenwirkungen wie Krämpfe oder Bewusstlosigkeit verursachen. Insbesondere kann es dazu kommen, wenn ein direkt intrakraniell führendes arterielles Gefäß wie die A. carotis interna getroffen wird. Daher wird von vielen Autoren als Maßnahme eine Aspiration vor Injektion und/oder die ausschließliche Verwendung von Procain empfohlen.

10

Fehler und ihre Behebung

Problem	Ursache	Behebung
sehr schmerzhafte Injektion	zu langsame Injektionstechnik **oder** Injektion war zu weit medial **oder** akute Entzündung im Rachenbereich (insgesamt sehr selten)	Abbruch der Injektion, ggf. Wiederholung im Sitzen, oder in getrennter Sitzung
zu starker Würgereiz	zu starker Druck mit dem Spatel **oder** Injektion zu tief im Rachen **oder** Danebenlaufen von Lokalanästhetikum in den Rachen	Spateldruck verringern; Atemtechnik des Patienten beachten; Injektionsnadel um 180° drehen; ggf. Abbruch der Injektion und Wiederholung im Sitzen oder in getrennter Sitzung
Anstechen der Tonsille	falsche Technik	Technik verbessern

10.8.4 Schilddrüse

Gerd Droß

Schwierigkeitsgrad: 1
Wichtigkeit: 3

- Es bestehen engste Verbindungen zwischen vegetativem Nervensystem und Schilddrüse (▶ Neuroanatomie). Wie kein anderes vegetativ einflussreiches Organ ist die Schilddrüse dem Neuraltherapeuten, auch dem Anfänger, zugänglich:
  - Die Injektion in das nahezu subkutan liegende Organ ist leicht erlernbar.
  - sichere Injektion bei genauer Beachtung der Injektionstechnik
  - Injektion auch bei Kindern möglich und wirksam
- Die Schilddrüse ist Schaltstelle bei einer Vielzahl von Regelkreisen, u.a. gonadotrope Achse, neuroendokrinologisches System, vegetative Steuerung von Wachstum und Entwicklung, Regeneration, Aktivität und Vigilanz, allgemeine Leistungsfähigkeit, Wärmeregulation, Energiehaushalt, Gewicht. Bislang wurden etwa 800 lebenswichtige Funktionen der Schilddrüse nachgewiesen.
- Im Rahmen einer Neuraltherapie der Schilddrüse muss eine maligne oder entgleiste Schilddrüsenerkrankung sicher ausgeschlossen werden (Labor, Ultraschall).
- Keine Erwähnung in den gängigen Lehrbüchern der Anästhesiologie, da zur Betäubung nicht sinnvoll.
- Von den ersten Neuraltherapeuten bereits früh als äußerst bedeutsame Injektion zur Beeinflussung vieler Regelkreise erkannt, erste bekannte Beschreibung zur Therapie wohl bei Siegen 1951
- Auch Dosch [1963] geht ausführlich auf Bedeutung und Technik der Schilddrüseninjektion ein und hält sie für eine der Schlüsseltechniken der Neuraltherapie.

Neuroanatomie und Pathophysiologie

- Anatomisch ragt die Schilddrüse unter dem medialen Rand des Musculus sternocleidomastoideus hervor und kann selbst beim adipösen Hals durch Anspannung beim Vorbeugen des Kopfes getastet werden.
- Die paarigen Lappen schmiegen sich beidseits der Trachea an und sind durch den quer verlaufenden Isthmus miteinander verbunden. Die unteren Pole sind ca. 2 QF kranial des Jugulums, die oberen Pole durch den hier angrenzenden Schildknorpel tastbar.
- **arterielle Versorgung:**
  - A. thyreoidea superior aus der A. carotis externa
  - A. thyreoidea inferior aus dem Truncus thyreocervicalis
- **vegetative Innervation:** Die Schilddrüse ist wie kaum ein anderes Organ vegetativ außerordentlich dicht innerviert (▶ Abb. 10.8.5).
  Die sympathischen vegetativen Fasern entstammen den drei Zervikalganglien, v.a. dem Ggl. cervicale medius, und folgen gefäßbegleitend dem Verlauf der Arterien und Arteriolen. Die parasympathische Innervation stammt aus den Hirnnervenkernen von N. glossopharyngeus (IX) sowie N. vagus (X) und versorgt die Schilddrüse überwiegend entlang der Gefäße mit cholinergen Fasern. Diese enden nicht nur als Netzwerk um die Gefäße herum, sondern auch als eigenständige Fasern direkt an den Follikeln und in der Nachbarschaft von Mastzellen der Schilddrüse [Loos/Rothenbuchner 1975].
  Diese morphologischen Befunde deuten auf einen direkten Einfluss des Parasympathikus auf die Sekretionsleistung der Schilddrüse hin. Aktuelle Erkenntnisse über die cholinerge Induktion und Steuerung von Entzündungsvorgängen durch den N. vagus [Tracey 2007] lassen eine erhebliche Beteiligung des vegetativen Nervensystems auch bei entzündlichen Schilddrüsenerkrankungen (z.B. Hashimoto-Thyreoiditis) vermuten (praktische Konsequenzen dieser Forschungsergebnisse für die Neuraltherapie ▶ 12 Schilddrüsenerkrankungen).
- Die Stimulierung vegetativer Zentren führt sowohl zu einer funktionellen wie auch – bei längerer Reizung – morphologischen Veränderung der Schilddrüse. Bereits 1914 konnte J.M. Rahe durch einseitige Reizung des Halssympathikus eine homolaterale Sekretionsförderung der Schilddrüse nachweisen. Umgekehrt konnte Barichev (1965) eine direkte Veränderung der Nervenleitgeschwindigkeit autonomer Nervenfasern durch Schilddrüsenhormone beobachten.
- Im Tierexperiment, aber auch beim Menschen kann durch Stress eine Hyperthyreose ausgelöst werden. Bei Frauen mit vegetativer Dystonie, aber noch normaler Schilddrüsenfunktion wurde eine ausgeprägte zirkadiane Größenzu- und abnahme des Schilddrüsenvolumens gefunden, was auf eine prämorbide Funktionsstörung der Schilddrüse, vermutlich über die Steuerung der Organdurchblutung hinweist (gesamte Literatur bei [Loos/Rothenbuchner 1975]).
- Die ausgeprägten antiinflammatorischen Eigenschaften der Lokalanästhetika (vgl. ▶ 4.3 Alternative Wirkmechanismen) und die starke Wirkung auf das vegetative Nervensystem liefern eine mögliche Erklärung für die ausgezeichnete und weit reichende Wirkung einer neuraltherapeutischen Behandlung der Schilddrüse.

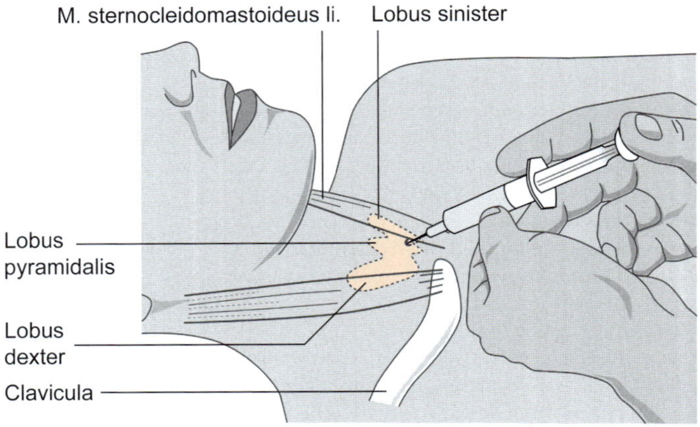

Abb. 10.8.5 Injektion in die Schilddrüse.

Wirkung der Injektion

- Reizung (Mikrotrauma) i.S. einer kybernetischen Störgröße (vgl. ▶ 5.2 Kybernetik)
- Sowohl die klinische Symptomatik einer Über- wie Unterfunktion kann zu einem Mittelmaß zurückgeführt werden. In manchen Fällen sogar Normalisierung der Schilddrüsenparameter laborchemisch nachweisbar.
- Durchblutungsverbesserung des Organs
- kosmetische Verbesserung von Narbenstörungen (Kontrakturen, Spannungsgefühl, Keloide)
- Verkleinerung einer vergrößerten Schilddrüse

Indikationen

Lokale Beschwerden:

- Schluckbeschwerden
- Globusgefühl
- Struma nodosa
- chronische Rachenreizung ohne erkennbare Ursache
- alle Beschwerden der „hormonellen Achse“ (Sexualhormone)

Schilddrüse als pathogene Zone und Störfeld: Die Schilddrüse entwickelt bei chronischem Jodmangel sehr häufig Störfeldcharakter und gehört zu den häufigsten Störfeldern. Häufig durch die Schilddrüse mit-induzierte Irritationssyndrome sind:

- HWS-Beschwerden
- Schulter-Arm-Syndrom
- Thoraxbeschwerden
- Mastodynie
- Unterleibsbeschwerden
- Herzrhythmusstörungen ohne organische Ursache
- Allgemeinsymptome:
  - Erschöpfungszustände, Reizbarkeit, Nervosität, Prüfungsangst
  - hormonelle Störungen, PMS, Sterilität
  - depressive Verstimmungszustände, leichte Depression
  - Konzentrationsstörungen

Behandlung der Schilddrüse als ergänzendes Verfahren:
- Hypertonie, besonders bei entsprechender Konstitution
- Ekzeme, besonders der Hände

Befunde und Symptome, die für diese Injektion sprechen:
- Patienten mit typischen Zeichen einer Schilddrüsenüber- oder Unterfunktion, bei denen jedoch serologisch unauffällige Schilddrüsenwerte gemessen werden
- Struma nodosa
- Schilddrüsen-Druckschmerz, Engegefühl des Halses
- Narben nach Strumektomie
- Abneigung gegen Berührungen oder Kontakt mit der Haut am Hals: meist Hinweis auf Störfeldgeschehen der Schilddrüse und daher ebenfalls eine Indikation (sensibles Vorgehen, vgl. ▶ 7.2.4 Taktik und Strategie)

Spezielle Kontraindikationen
- Z.n. Radiojodtherapie (relative Kontraindikation, Notwendigkeit einer Injektion muss mit dem Patienten individuell erörtert werden)
- akute Thyreoiditis, hyperthyreote Krise
- innerhalb der ersten 2–3 Monate nach Szintigrafie
- vermutetes bzw. nicht abgeklärtes Schilddrüsenkarzinom
- Bei adipösen Patienten mit kurzem Hals kann ggf. auf die subkutane Injektion in der Gegend der regulären Injektionsstelle ausgewichen werden.

Spezielle Aufklärung
- gelegentlich: (< 10%) leichte Blutung mit kleinem Hämatom am Hals („Knutschfleck“)
- selten: stärkere Blutung im Organ, sistiert durch äußere Kompression nach wenigen Minuten
- Auf mögliche Erstverschlimmerung der geklagten Beschwerden hinweisen.

Praktische Vorgehensweise
Material
- Nadel 0,4×20 (grau) oder 0,4×18 (Tuberkulinnadel braun)
- 0,3–1,5 ml 1% Procain je Seite
- bei ausgeprägter Struma auch bis zu 4 ml pro Seite
- Auch in einen vergrößerten Isthmus sollten bis zu 1 ml gegeben werden.

Lagerung des Patienten
- sitzend, entspannt mit gut fixiertem, leicht zurückgebeugtem Kopf oder
- liegend, mit leicht zurückgebeugte Kopf (Nackenkissen), nicht zu sehr (unangenehm)

10

Injektionsstelle

- Durch Schluckenlassen von Speichel kann der Drüsenkörper eindeutig palpiert werden.
- direkt neben dem Muskelrand in Höhe des Isthmus und der größten Vorwölbung des Organs (= etwa Mitte zwischen Schilddrüsenknorpel und unterer Rand der Trachea)

Injektionstechnik

- Nadel wird 1–1,5 cm mit geringer Neigung (20°) je nach kranial und lateral vorgeschoben.
- gewissenhafte Aspiration in zwei Ebenen zur Vermeidung von:
  - Injektion in eine der zahlreichen Venen: Lokalanästhetikum fließt schnell und ohne die erwünschte Wirkung ab.
  - Injektion in die A. thyreoidea mit zu kräftigem Stempeldruck: Stromumkehr und Einfließen von Lokalanästhetikum in den hirnwärts führenden Teil der A. carotis möglich
- Injektion erfolgt in der Regel an die Kapsel, nicht in das Organ selbst. Eine Injektion in das Schilddrüsengewebe ist jedoch harmlos. Bislang wurde nicht untersucht, ob sich die Wirksamkeit der beiden Injektionsorte unterscheidet.
- in der Regel Injektion beidseits
- Eine eventuell vorhandene Thyreoidektomie- und Redon-Narbe immer mit behandeln.

Gefahren und Komplikationsmöglichkeiten

- gelegentlich:
  - Würgereiz (ca. 10–15%). Injektion bei ungewöhnlich starkem Würgereiz abbrechen.
  - deutliche vegetative Reaktion, z.B. Flush oder Weinzwang (vgl. ▶ 5.6 Phänomene)
  - Blutung in das Organ, blauer Fleck am Hals
- selten: Gefäßinjektion
- sehr selten: Injektion in Trachea (Hustenreiz, sonst harmlos)

Fehler und ihre Behebung

Problem	Ursache	Behebung
schmerzhafte Injektion	zu hoher Spritzendruck, zu schnelle Injektion	langsamere Stichtechnik
scharfer, spitzer Schmerz	sensibler Halsnerv	harmlos, aber unangenehm; Nadel neu ansetzen
Horner-Syndrom	Nadel zu weit lateral, Ggl. stellatum tangiert	Abbruch der Injektion, Kreislaufüberwachung
Kreislaufkomplikation	vegetative Reaktion, wenn „Haupt-Störfeld Schilddrüse" getroffen wurde	Kreislaufkontrolle (Liegen, Flüssigkeit), sonst abwarten, in der Regel erfolgreicher weiterer Verlauf (Patienten darüber informieren!)
Hustenreiz	Nadel liegt tracheal (zu tief und zu weit medial)	Zurückziehen, Abbruch der Injektion
abgeschwächte oder keine Wirkung	intravenöse oder intramuskuläre Injektion	Abbruch und erneuter Versuch mit korrigierter Nadelrichtung

Bewährte Kombinationen

- Narben im Segment ▶ 10.1.7
- Triggerpunkte der Halsmuskulatur (M. sternocleidomastoideus) bei schmerzhaften Erkrankungen der Kopf-Hals-Region ▶ 10.2.4
- Ganglion stellatum ▶ 10.4.5
- Ganglion cervicale superius ▶ 10.4.4
- N. laryngeus superior ▶ 10.5.5
- Plexus uterovaginalis ▶ 10.4.9 und ▶ 10.4.10, Prostata bei hormonellen Störungen, Sterilität ▶ 10.8.6

10.8.5 Retromammäre Injektion

Stefan Weinschenk

Schwierigkeitsgrad: 3
Wichtigkeit: 1

- Injektion in das weiche Bindegewebe zwischen M. pectoralis und Brustdrüse (nicht **in** die Brustdrüse)
- selten angewandte Technik
- erste bekannte Beschreibung bei Gosau [1999], bislang nicht in Lehrbüchern beschrieben
- hilfreich bei anderweitig nicht behebbaren Brustschmerzen, schneller Wirkungseintritt
- gute Therapiekontrolle durch den Vergleich mit der unbehandelten Brust

Neuroanatomie und Pathophysiologie

- Die weibliche Brustdrüse ist mit der ventralen Pektoralisfaszie (Fascia pectoralis superficialis) und dem M. pectoralis über lockeres, septiertes Bindegewebe verbunden, das die Verschieblichkeit der Mamma gewährleistet und die Form über die Cooper-Ligamente stabilisiert. In diesem Bindegewebskompartiment finden sich reichlich Lymph- und Blutgefäße sowie Netze von vegetativen Nervenfasern.
- Die nervale Versorgung erfolgt über das Segment T4 (T3–5) (überlappende Innervation).

10

Wirkung der Injektion

- lokale Löschung afferenter Impulse schmerzhafter Wirbelsäulenstrukturen (Rückenmuskulatur)
- Schmerzreduktion der Mamma
- deutliche lokale Durchblutungsverbesserung
- Aufhebung positiver sensibler, motorischer und sympathischer Rückkopplungen
- gelegentlich positive Mit-Reaktion der kontralateralen Brust (reflektorisch?)

Indikationen

Lokale Beschwerden:

- Mastodynien, insbesondere wenn therapieresistent
- prämenstruelles Syndrom (PMS), wenn anderweitig nicht therapierbar

- Mastopathie I–III° (bei III° nach sicherem Ausschluss eines malignen Prozesses)
- benigne Mammatumoren ohne OP-Indikation (z.B. multiple Fibroadenome)
- nonpuerperale Mastitis (sofern keine OP-Indikation)

Brustdrüse als pathogene Zone und Störfeld:

- Schmerzzustände der Schultern und Arme
- Z.n. Mastitis
- Z.n. Narben der Mamma postoperativ (Narbenstörfeld)

Befunde und Symptome, die für diese Injektion sprechen:

- schmerzhafte Mammae, insbesondere wenn Beschwerden unabhängig vom Zyklus auftreten
- begleitende BWS-Blockierung (vgl. ▶ 8.2.3)
- diffuse Rückenschmerzen, auch in benachbarten BWS-Etagen

> **Wichtig**
> Mammatumor sicher ausschließen (bildgebende Verfahren)!

Spezielle Kontraindikationen

- Injektion nur für erfahrene Anwender

Spezielle Aufklärung

- Punktion ist bei korrekter Durchführung schmerzarm, jedoch an sensibler Stelle: Ängste der Patientin durch einfühlsames Gespräch ansprechen und reduzieren.
- sehr selten:
  - Lungenverletzung, Pneumothorax
  - intramammäres Hämatom (bekannt aus diagnostischen Punktionen; kann sehr große Ausmaße annehmen, ist schmerzarm und heilt folgenlos ab)

Praktische Vorgehensweise

- ggf. vor Injektion Quaddel mit dünner Nadel (0,4) an Injektionsstelle

Material

- Nadel 0,6×60 (blau), bei sehr adipösen Patientinnen 0,6×80 (blau)
- 5–8 ml Procain 1 %

Lagerung der Patientin

- aufrecht sitzend
- Nadel ruhig führen (Hand auf oberer Thoraxapertur der Patientin aufstützen).
- Bei starker Ptosis ggf. Brustdrüse von Patientin mit der Hand etwas anheben lassen.

Injektionsstelle

- in der Mittellinie der Brust (12 h), Akupunkturpunkt Ma 15
- Auf Höhe des Oberrandes des Sternums, oberhalb des Drüsenkörpers, ca. 3–4 QF unterhalb der Klavikula; Orientierung: Mamillenlinie

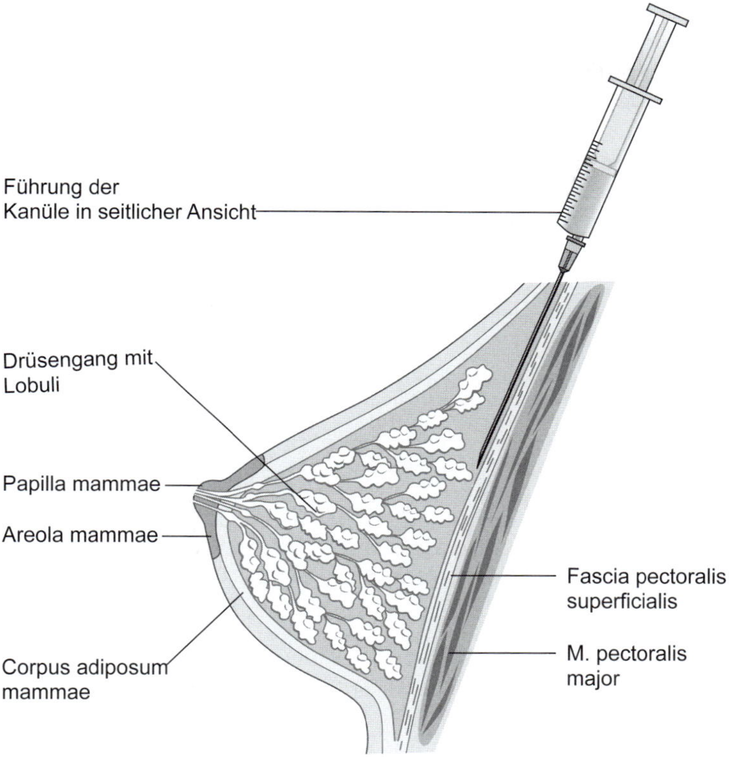

Abb. 10.8.6 Retromammäre Injektion.

Injektionstechnik

- Hautstich, parallel zum Thorax bzw. M. pectoralis im weichen Bindegewebe, ohne diesen zu tangieren (▶ Abb. 10.8.6)
- Vorschieben der Nadel unter leichtem Stempeldruck (Lokalanästhetikum muss mit geringem Widerstand leicht fließen)
- kein „fächerförmiges" Infiltrieren: ohne zusätzlichen therapeutischen Gewinn, erhöht aber die Blutungsgefahr
- Bei Knochenkontakt 1 mm zurückziehen, Nadel weiter ventral führen.
- in der Regel einseitige Injektion, andere Mamma in zweiter Sitzung (Vergleichsmöglichkeit in Bezug auf die Wirkung der Injektion)
- Injektionstiefe bis etwa knapp hinter die Mamille
- danach gute Kompression der Injektionsstelle und an der gedachten Stelle der Nadelspitze (durch Patientin)

Gefahren und Komplikationsmöglichkeiten

- gelegentlich größeres intramammäres Hämatom aus dem weichen Bindegewebe möglich, durch gute Kompression durch Patientin für 3–5 min nach Injektion vermeidbar

- geringer Schmerz beim Hautstich, deutlicher Schmerz beim Knochenkontakt
- meist nur leichter Schmerz in der Brust während der Injektion

Cave
Verletzung der Lunge durch zu steile Injektion oder plötzliche Bewegungen der Patientin!

Fehler und ihre Behebung

Problem	Ursache	Behebung
plötzlicher scharfer Schmerz	Knochenkontakt (Periost der Rippe)	Nadel 1 cm zurückziehen und weiter ventral führen
schmerzhafte Injektion	Injektion zu nahe im Drüsengewebe	Nadel nach dorsal korrigiern, infiltrierendes Vorgehen; Behandlung in der ersten Zyklushälfte
hoher Gewebswiderstand	Nadelspitze liegt im Drüsengewebe	zurückziehen und Nadelspitze weiter dorsal führen
abgeschwächte oder keine Wirkung	andere Ursache?	andere Ursache eruieren, z.B. Störfeldsuche, aufsteigende Funktionskette, Projektion von Schmerzen anderer Stelle in die Kalotte
federnder, etwas dichterer Widerstand	M. pectoralis getroffen	Nadelrichtung nach ventral korrigieren

Bewährte Kombinationen

- Quaddelserie Wirbelsäule Th3–6 (Ursprung der sensiblen und vegetativen Versorgung, Head-Zone) ▶ 10.1.2
- Facetteninjektion Th4–5 ▶ 10.6.5
- Quaddeln (Injektionsakupunktur) bei Ma 15 (kranial der Brust) und Ma 18 (Bardenheuer-Falte) ▶ 10.1.1
- Störfeldsuche: bei Brusterkrankungen z.B. Schilddrüse, Zähne (▶ 8.4)

10.8.6 Prostata

Helmut Haala

Schwierigkeitsgrad: 2
Wichtigkeit: 2

- Wie kein anderes vegetativ wichtiges Organ im kleinen Becken des Mannes ist die Prostata dem Urologen, auch dem Anfänger, in der täglichen Routine einer neuraltherapeutischen Behandlung zugänglich. Die Injektion in das tief im kleinen Becken liegende Organ ist von suprapubisch sehr leicht möglich. Die Technik von perineal sollte unter Anleitung eines erfahrenen Neuraltherapeuten geübt werden, stellt aber dann ebenfalls bei genauer Beachtung der Injektionstechnik eine sichere und äußerst wirkungsvolle Injektion dar.
- Vor jeder Behandlung der Prostata sollte der Nachweis bzw. Ausschluss eines Tumors, einer Prostatitis bzw. einer Hyperplasie mit den heute gängigen Mitteln erfolgen (Labor, Ultraschall) usw. erfolgen (vgl. ▶ 12 Prostataadenom, Prostatitis).

- erste bekannte Beschreibung der Technik bei Siegen 1953.
- bei Dosch in der Erstauflage 1963 noch nicht erwähnt
- Modifikation der suprapubischen Technik durch Barop 2001 durch medianen Zugang

Neuroanatomie und Pathophysiologie

- Anatomisch liegt die Prostata zwischen Blasenauslass und inneren und äußerem Schließmuskel von einer Kapsel umgeben, eng benachbart zum Enddarm. Die Kapsel enthält die wesentlichen vegetativen Fasern für die Organversorgung.
- Die vegetative Innervation der Prostata und Blase erfolgt aus Th12–L2 über den Plexus hypogastricus inferior (sympathisch) und S2–4 über die Nn. pelvici splanchnici (parasympathisch).
- Somatomotorisch wird der äußere Schließmuskel aus S2–4 über den N. pudendus versorgt.
- Von rektal zusätzlich Versorgung durch Äste des Plexus rectalis. Diese vegetativen Fasern werden nur durch die perineale injektionstechnik erreicht.

Wirkung der Injektion

- Durchblutungsverbesserung des Organs
- Normalisierung der Organfunktion und des Schließmuskels
- Verbesserung bis Normalisierung der Miktionsfrequenz
- Potenzverbesserung

Indikationen

Lokale Beschwerden:

- akute und chronische Prostatitis
- Prostataadenom (vgl. ▶ 12 Prostataadenom)
- Beschwerden beim Verkehr: Dyspareunie, Impotentia coeundi (häufig durch Prostataadenom oder Prostatitis), Ejakulationsstörungen.
- Fremdkörpergefühl im kleinen Becken, Symptom „wie zugeschnürt zu sein“
- alle idiopathischen Beschwerden, die in das kleine Becken lokalisiert werden
- unklare Miktionsbeschwerden
- Narbenbehandlung nach allen Operationen (Prostatektomie) und Bestrahlungen der Prostata

Prostata als pathogene Zone und Störfeld: Die Prostata entwickelt sehr häufig Störfeldcharakter. Sie gehört neben Kopfstörfeldern zu den häufigsten Störfeldern beim Mann. Häufig Prostata-induzierte Irritationssyndrome sind:

- Darmbeschwerden (Stuhlgang)
- Analfissuren
- ISG-Beschwerden und Sakralgien
- chronische Sinusitis (findet sich häufig vergesellschaftet mit Prastataadenom!)
- Hautbeschwerden, überwiegend im Unterschenkel- und Gesichtsbereich
- Fuß- und Nagelpilz
- unklare Herzbeschwerden
- Prostata auch bei Hypertonie bei Männern mitbehandeln!
- psychische Beschwerden (häufig auch in Kombination mit Schilddrüsenstörfeld)
- Hyperhidrosis (v.a. der Füße)

Befunde und Symptome, die für diese Injektion sprechen:

- Pollakisurie, Dysurie
- schmerzhafte Prostata bei der Untersuchung

Spezielle Kontraindikationen

- nicht behandeltes Prostatakarzinom bzw. nicht abgeklärter erhöhter PSA-Wert

Spezielle Aufklärung

- suprapubische Technik:
  - sehr selten: leichte Blutung mit Hämaturie
  - Bauchdeckenhämatom.
- perineale Technik:
  - häufig: leichte Hämaturie, bis zu einer Woche anhaltend, relativ schmerzfrei
  - theoretisch: Infektion mit Fieber möglich (Raritäten)

Praktische Vorgehensweise

Suprapubischer Zugang

- Vorgehen analog der Technik des Plexus uterovaginalis bei der Frau (vgl. ▶ 10.4.9)

Material

- Nadel 0,6×60 (blau) oder 0,6×80 (blau)
- 5 ml 1% Procain je Seite

Lagerung des Patienten

- entspannt liegend, mit Knierolle unter dem Rücken
- Blase muss entleert sein.

Injektionsstelle

- 2 QF lateral links und rechts der Medianlinie, ca. 1 QF kranial des Pecten ossis pubis

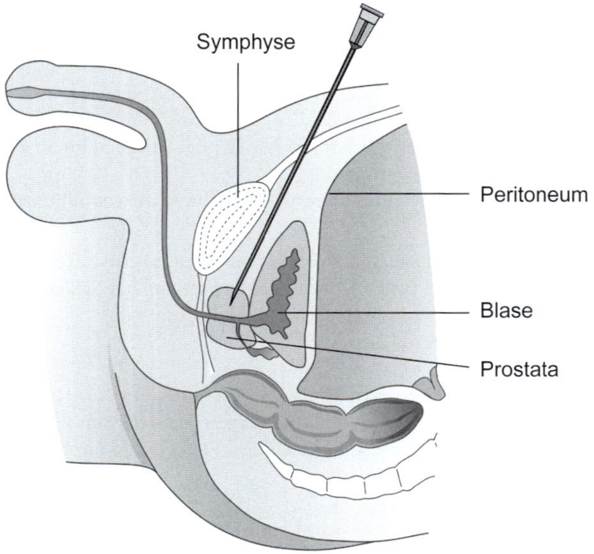

Abb. 10.8.7 Injektion an die Prostata, suprapubische Technik.

Injektionstechnik
- nach Tasten der A. gastrica superior senkrecht zur Haut, dann nach medial-kaudal in Richtung Anus (▶ Abb. 10.8.7)
- bei unbeabsichtigtem Knochenkontakt: Nadel zu flach und zu weit kaudal → kleines Depot setzen und Nadel neu positionieren, steilere Richtung
- Tiefergehen mit der Nadel unter Stempeldruck
- bei Erreichen der Prostata typischer Kapselschmerz mit Ausstrahlen in die Penisspitze
- Depot von 2 ml an der Kapsel, dann Infiltration der Prostata mit 2 ml, beim Zurückziehen restliches Lokalanästhetikum perikapsulär und in den Stichkanal deponieren
- gleiches Vorgehen auf der Gegenseite.
- Eine Injektion in eine der zahlreichen Venen im Spatium Retzii wird durch die „Wolke" von Lokalanästhetikum vor der Nadelspitze verhindert.
- **Modifikation nach Barop:** Injektionsstelle in der Medianlinie, Stichrichtung nach lateral

Perinealer Zugang (vom Damm her)

Material
- Nadel 0,6×80 (blau)
- 5 ml 1 % Procain

Lagerung des Patienten
- Steinschnittlage bei vorhandenem gynäkologischem Stuhl oder auf der Liege mit angezogenen Beinen
- Patient hält mit der eigenen Hand (ggf. Handschuh) sein äußeres Genitale nach oben.

Injektionsstelle
- Der Zeigefinger der freien Hand tastet rektal die Prostata.
- Einstichstelle ca. 0,5 cm neben der Mittellinie (Raphe) bei 11 und/oder 1 h vom Anus aus gesehen

Injektionstechnik
- unter kontinuierlichem Infiltrieren und digitaler Kontrolle die Nadel in Richtung Prostata vorschieben bis zum Auslösen des typischen Kapselschmerzes (▶ Abb. 10.8.7)
- kleines Depot an die Kapsel (1,5–2 ml), durchstechen der Kapsel (leichter Widerstand)
- Verbleibendes Lokalanästhetikum in die Prostata injizieren.
- ggf. gleiches Vorgehen auf der Gegenseite

Es empfiehlt sich, die Injektion beidseits durchzuführen, um beide Lappen zu erreichen, ohne die schmerzempfindliche, senkrecht verlaufende Raphe (R. tendinea perinei) in der Mittellinie zu durchstechen.

Gefahren und Komplikationsmöglichkeiten

Suprapubisch:
- Verletzung der A. iliaca interna bei zu weit lateraler Injektionsrichtung. Eine versehentliche Injektion in die Blase ist harmlos, dennoch stets Blase vorher entleeren lassen!
- Verletzung der A. epigastrica inferior

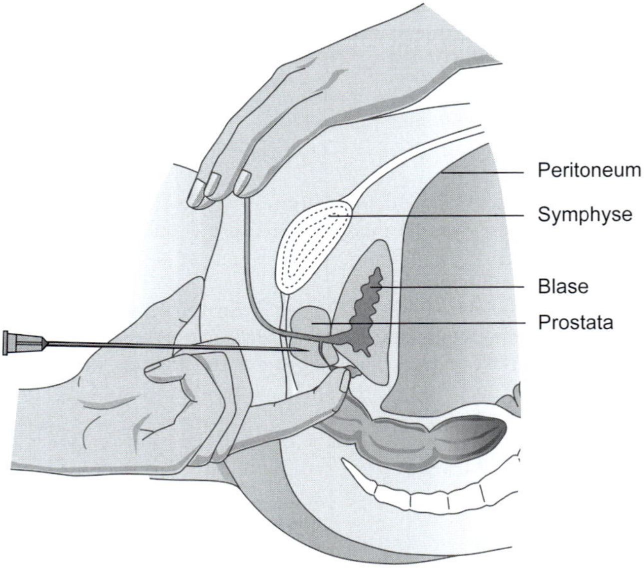

Abb. 10.8.8 Injektion an die Prostata, perineale Technik.

Perineal:

- Penetration in den Darm (cave: eigener Finger!) ist relativ ungefährlich (in der Urologie werden von anal auch Prostata-Stanzbiopsien entnommen)! In diesem Falle ggf. antibiotische Prophylaxe.
- häufig Blutung mit Hämaturie: nur gering schmerzhaft, kann aber ggf. bis zu einer Woche anhalten (▶ Spezielle Aufklärung)

Fehler und ihre Behebung

Suprapubische Technik

Problem	Ursache	Abhilfe
Injektion in die Blase	Injektion zu weit kranial; Blase nicht entleert	Injektionsrichtung korrigieren, Blase entleeren lassen
fehlender Widerstand	Aspiration von Urin; Nadelspitze in der Blase	Abbruch der Injektion, neuer Einstich
Knochenkontakt	Injektion zu weit kaudal; Injektion zu flach	Nadel wechseln, Korrektur der Richtung
Aspiration von Blut	Arterie der Bauchdecke: A. epigastrica superior	Depot setzen, Richtung der Nadel ändern

Perineale Technik

Problem	Ursache	Abhilfe
Injektion in den Darm (oder eigenen Zeigefinger!)	zu weit dorsal	Abbruch der Injektion, keine Wiederholung in dieser Sitzung
Knochenkontakt	Injektion zu weit lateral vom Anus (Os pubis)	Nadel wechseln, Neuausrichtung der Kanüle
schmerzhafte Injektion	Vorschieben der Nadel unter zu starkem Stempeldruck	geringerer Stempeldruck

Bewährte Kombinationen

- Quaddeln über Kreuzbein und Symphyse ▶ 10.1.1
- Segmente S2–4 ▶ 10.3.11
- Quaddeln, paravertebrale Infiltration bei L1, L2
- Narben im Segment ▶ 10.1.7
- Segment Th12–L2, ggf. auch als Facetteninfiltration ▶ 10.6.5
- Triggerpunkte bei der Bauchdecken- und Gesäßmuskulatur ▶ 10.2
- Schilddrüse ▶ 10.8.4
- Nabel ▶ 10.1.8
- evtl. Ganglion coeliacum ▶ 10.4.6
- sakrale epidurale Infiltration ▶ 10.5.11

10.8.7 Vaginalpol

Stefan Weinschenk

Schwierigkeitsgrad: 3
Wichtigkeit: 2

- Bei Zustand nach Hysterektomie ist eine parazervikale Injektion nicht mehr möglich. Gleichzeitig stellt diese Narbe im Scheidenfundus ein häufiges und potentes Störfeld dar.
- Technik bislang nicht in der Literatur beschrieben.
- Technik wegen der schwierigen Nadelführung und diffizilen Injektionstiefe in das stark vernarbte OP-Gebiet nur für Geübte.

Neuroanatomie und Pathophysiologie

- Bei der klassischen Hysterektomie-Technik werden nach Entfernung des Uterus bzw. der Zervix zunächst die Ligg. rotunda und sacrouterina im Scheidenstumpfwinkel vernäht, um einem Descensus des Scheidengewölbes vorzubeugen. Anschließend wird in den meisten Fällen der Scheidenstumpf gerafft, aber nicht vollständig geschlossen, damit entstandenes Wundsekret aus dem Subperitonealraum abfließen kann. Es kommt über eine Dauer von drei bis sechs Wochen zu einer Heilung per secundam mit Verschluss der offenen Wunde.
- Es handelt sich um eine große Narbe mit vielfältigen Auswirkungen auf die benachbarten Organe und Strukturen.
- Aus den beiden beschriebenen Schritten der Operation ergeben sich folgende Komplikationsmöglichkeiten nach OP:
  - zu straffe Anheftung an die Bänder des kleinen Beckens

- Zug auf die arterielle Versorgung der Ovarien mit sekundärem Hormondefizit
- Wundheilungsstörungen
- daneben möglich: Verletzung oder Einnähung von Nerven der Beckenwand oder des N. pudendus oder von Fremdkörpereinschlüssen
- weitere Ursachen für den häufigen Störfeldcharakter der Vaginalpolnarbe:
  - Nähe zu Ganglien und Nerven des kleinen Beckens
  - weiterbestehende Verbindung des Vaginalpols über das Lig. sacrouterinum zum Os sacrum
  - Nähe zu den Ovarien

Wirkung der Injektion

- oftmals verblüffende Besserung der von dieser Narbe abhängigen Beschwerden, auch nach erfolgloser Injektion von abdominal (vgl. ▶ 10.4.9)
- Injektion auch als Testinjektion bei unbekanntem Störfeld möglich

Indikationen

Lokale Beschwerden:
- Narbenschmerzen nach Hysterektomie
- Dyspareunie, postoperative Frigidität
- Senkungsbeschwerden nach Hysterektomie
- bei Nervenläsionen oder -ödem, wenn bei Hysterektomie-OP versehentlich Beckenwand-Nerven tangiert wurden (Pudendusneuralgie, ▶ 12)

Vaginalpol-Narbe als pathogene Zone und Störfeld:
- ISG-Blockierung
- Störungen entlang der aufsteigenden Funktionskette der Wirbelsäule (vgl. ▶ 8.2.6 Diagnostik über Muskelfunktionsketten)

Zu einer Vielzahl von weiteren Indikationen ▶ 10.4.10 Injektion an den Plexus uterovaginalis, vaginale Technik

Spezielle Kontraindikationen

- Abneigung gegen Annäherung an die Genitalregion (bei ca. 1–5 % der Patienten)
- Tumoren im kleinen Becken unklarer Dignität

Praktische Vorgehensweise

Material
- Nadel 0,6×80 (blau) oder 0,8×120 (grün)
- 4–5 ml 1 %iges Procain
- Nadel unter Beachtung steriler Kautelen 2× um ca. 20° gegenläufig abknicken (▶ Abb. 10.8.9)
- breites Cusco-Speculum

Lagerung des Patienten
- Injektion nur in Steinschnittlage auf gynäkologischem Stuhl mit guter Beleuchtung möglich
- Scheidendesinfektion

Injektionsstelle
- Zunächst im gesunden Vaginalgewebe in der Nähe der Narbe kleine intra- oder subkutane Depots setzen (Lokalanästhesie); direkte Narbeninjektion sonst oftmals sehr dolent
- Nadel ruhig führen (Hand oder Unterarm auf Kolposkop abstützen).

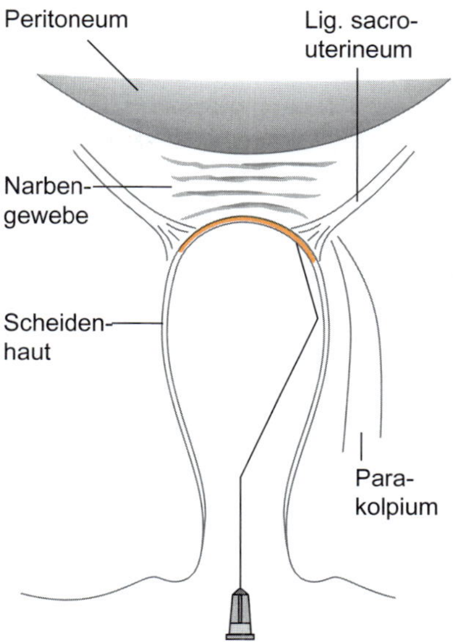

Abb. 10.8.9 Injektion an den Vaginalpol.

Injektionstechnik

- Nadel nur 0,1–0,2 cm einführen
- Zurückziehen der Nadel unter Belassung einiger Tropfen Procain im Stichkanal

Gefahren und Komplikationsmöglichkeiten

- Plötzliche Bewegungen der Patientin vermeiden. Die Rate an Gefäßverletzungen ist gering, jedoch derzeit nicht exakt bekannt. Verletzungen tieferer Strukturen sind selten, können aber bei versehentlich zu tiefer Injektion (v. a. bei nicht abgeknickter Nadel) vorkommen.
- sehr selten:
  - Darmverletzungen
  - Verletzung der lateralen Beckenwandgefäße (harmlos)
- theoretisch möglich: retroperitoneales Hämatom

Fehler und ihre Behebung

Problem	Ursache	Abhilfe
stärkere Blutung	gut durchblutetes Narbengewebe	Kompression mit Kornzange und Kugeltupfer (harmlos)
Punktion von Urin	Einstich zu weit ventral (zwischen 11 und 1 h), Injektion in die Blase	harmlos; ggf. U-Status an den Folgetagen, falls Blasenbeschwerden
derber Widerstand	derbes Narbengewebe	harmlos, ggf. Einstichstelle ändern

schmerzhafte Injektion	Narbengewebe	sichere, schnelle Injektionstechnik mit gebogener Nadel üben

Bewährte Kombinationen

- Trigonum vesicae ▶ 10.8.10
- sakrale epidurale Injektion ▶ 10.5.11
- Nervus pudendus ▶ 10.5.12
- laterale Vaginalwand ▶ 10.8.8
- Nabel ▶ 10.1.8, Laparoskopie-Narben ▶ 10.8.7
- Sakralbereich S2–4 ▶ 10.3.11
- ISG ▶ 10.6.6
- Symphyse ▶ 10.6.7

10.8.8 Laterale Vaginalwand

Stefan Weinschenk

Schwierigkeitsgrad: 2
Wichtigkeit: 2

- Injektion in das weiche Bindegewebe lateral der Vagina
- meist kombiniert mit Injektion in Episiotomie-Narben, mitunter auch synonym
- selten angewandte Technik, bislang noch nicht in Lehrbüchern beschrieben
- nur für Geübte; genaue Kenntnis der gynäkologischen Anatomie erforderlich wegen fehlender anatomischer Orientierungspunkte im weichen lateralen Beckengewebe

Neuroanatomie und Pathophysiologie

- Die Vaginalhaut heilt nach Wunden und Verletzungen schnell, meist ohne sichtbare Narben zu hinterlassen. Dennoch stellt das Vaginalgewebe und seine seitliche Begrenzung (lockeres Bindegewebe, Ausläufer des Retroperitonealraums, Beckenbodenmuskulatur) mit dessen mechanisch und statisch wichtiger Funktion eine Stelle mit potenziellem Störfeldcharakter dar, der sich durch die Inspektion nicht, und durch Palpation nur indirekt (M. levator ani) erkennen lässt.
- Eine Injektion in dieses Areal ist relativ ungefährlich und bei Vorliegen entsprechender Störungen sehr wirksam.

Wirkung der Injektion

- sehr gute Wirksamkeit vor allem bei Störungen des M. levator ani, auch bei generalisierter Störung der Beckenmechanik (ISG-Blockierung, Sakralgien, Beinlängendifferenz)
- Eine erfolgreiche Injektion lässt sich anhand einer schnell eintretenden deutlichen Entspannung und Schmerzfreiheit des M. levator ani ablesen.

Indikationen

Lokale Beschwerden:

- Verspannung des M. levator ani (Hauptindikation, häufig links)
- Schmerzen im Bereich der lateralen Vaginalwand, v.a. nach ausgedehnten Geburtsverletzungen
- Vernarbungen nach Geburtsverletzungen
- Dyspareunie (vaginale Ursache)

Vagina als Störfeld und pathogene Zone:
- Zyklusstörungen
- ISG-Beschwerden
- Analsphinkterspasmus
- Kokzygodynie

Befunde und Symptome, die für diese Injektion sprechen:
- einseitige Schmerzhaftigkeit der Vaginalwand
- Druckdolenz einer Dammschnittnarbe (innerer Anteil)
- ISG-Blockierung auf der Seite des Dammschnitts

Spezielle Kontraindikationen
- ausgeprägte vaginale Infektion, nicht abgeklärt
- Schwangerschaft I. Trimenon

Spezielle Aufklärung
- Schmerzhaftigkeit des Einstichs, v.a. bei Vernarbungen und v.a. im unteren Scheidendrittel
- vaginale Blutung

Praktische Vorgehensweise
Material
- Nadel 0,2×40 (grau) oder 0,8×60 (blau)
- Nadel im vorderen Drittel unter Beachtung steriler Kautelen um 20° abknicken (▶ Abb. 10.8.10)
- 2–4× 1 ml 1% Procain (mehrere Injektionsstellen)

Lagerung der Patientin
- Steinschnittlage auf gynäkologischem Stuhl, gute Beleuchtung
- gründliche Scheidendesinfektion
- gutes Zurückdrängen der übrigen Vaginalwand, v.a. bei adipösen Patientinnen erforderlich (großes Spekulum, ggf. Hilfsperson)
- Nadel ruhig führen (Hand oder Unterarm auf Kolposkop abstützen).

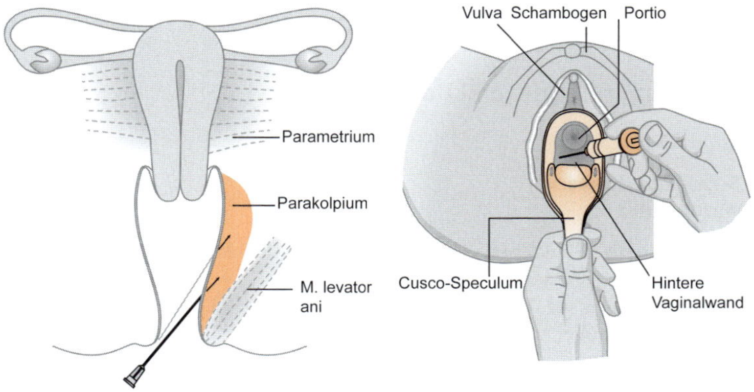

Abb. 10.8.10 Injektion an die laterale Vaginalwand.

Injektionsstelle und -technik

- zügiger Einstich im unteren bis mittleren Vaginaldrittel (schmerzhaft!) bei 3 und 9 h (▶ Abb. 10.8.10)
- Aspiration in zwei Ebenen
- unter Stempeldruck langsames Vorgehen nach kranial (Zeit lassen, bis örtliche Betäubung wirkt)
- Nadel unter Stempeldruck wieder zurückziehen
- ggf. Tamponade (Blutungsneigung)

Gefahren und Komplikationsmöglichkeiten

- Die Rate an Gefäßverletzungen ist gering, jedoch derzeit nicht exakt bekannt. Verletzungen tieferer Strukturen können versehentlich bei ungeschickter Injektion oder bei Vernarbungen vorkommen.
- Verletzung der lateralen Beckenwandgefäße
- theoretisch möglich: retroperitoneales Hämatom

Fehler und ihre Behebung

Problem	Ursache	Behebung
stärkere Blutung	Punktion eines Beckenwandgefäßes	ggf. Tamponade
schmerzhafte Injektion	Einstich zu weit lateral oder kaudal in der Vaginalwand	Injektionsrichtung ändern, ggf. dünnere Nadel

Bewährte Kombinationen

- Trigonum vesicae ▶ 10.8.10
- vaginale Injektion an den Plexus uterovaginalis ▶ 10.4.10
- Nervus pudendus ▶ 10.5.12
- Injektion in die äußere Episiotomie-Narbe
- Injektion in Vaginalpolnarbe ▶ 10.8.7, Nabel ▶ 10.1.8, Laparoskopie-Narben ▶ 10.8.7
- Sakralbereich S2–4 ▶ 10.3.11
- ISG ▶ 10.6.6
- Symphyse ▶ 10.6.7

10.8.9 Paraurethrale Injektion

Torsten Kupke

Schwierigkeitsgrad: 2
Wichtigkeit: 2

- Die paraurethrale Injektion zur Behandlung der Reizblase wurde erstmals 1965 von Döge in der Urologie beschrieben.
- klinische Studien zur therapeutischen Wirkung von 1986 und 1991 [Hopp/Combes 1986, Spernol et al. 1991].
- Injektion nur für in vaginaler Untersuchungstechnik geübte Anwender

Neuroanatomie und Pathophysiologie

- Der vesikourethrale Übergang hat eine große klinische Bedeutung bei Belastungsinkontinenz und Reizblase. Senkungszustände des inneren Genitale bewirken eine Insuffizienz dieser Struktur, die zum unwillkürlichen Urinverlust führt.
- Durch die Neuraltherapie der Urethra kann die lokale Durchblutung und damit die Verschlussfunktion der Blase positiv beeinflusst werden. Gleichzeitig wird die sensible Wahrnehmung dieser Region verbessert, die für das anschließende Beckenbodentraining wichtig ist.

Wirkung der Injektion

- Durchblutungsförderung im vesikourethralen Übergang und paraurethralen Gewebe

Indikationen

Lokale Beschwerden:

- Dranginkontinenz
- auch gemischte und reine Belastungs(Stess)-Inkontinenz (als Teil eines Gesamtkonzepts)
- Reizblase, Dysurie
- Z.n urogynäkologischen Operationen der vorderen Vaginalwand, wie Kolporrhaphie und TVT
- Urethralsyndrom (Pollakisurie, Harndrang, Blasenschmerz)
- „fixierte Urethra" (Osteopathie)

Befunde und Symptome, die für diese Injektion sprechen:

- Druckschmerz im Bereich des Introitus und der Urethra
- narbige Zustände nach vaginalen Operationen und Geburtsverletzungen

Spezielle Aufklärung

- gelegentlich: unwillkürlicher Urinverlust bei Sphinkteranästhesie für kurze Zeit nach der Injektion
- häufig (> 10%): vaginale Blutung (Tampon!)

Praktisches Vorgehen

Es sind zwei Techniken beschrieben. Die Injektion vom Introitus ist schmerzhafter, aber technisch einfacher, da keine Spekulumeinstellung erforderlich.

Zugang vom Introitus vaginae

Material

- Nadel 0,4×20 grau
- 1–2 ml 1% Procain

Lagerung des Patienten

- Steinschnittlagerung
- Desinfektion
- Blase entleeren!

Injektionsstelle

- 0,5 cm lateral der Urethralöffnung (▶ Abb. 10.8.11)

Injektionstechnik

- Nadel paraurethral ca. 1,5–2 cm infiltrierend vorschieben (▶ Abb. 10.8.11)
- beidseits 1–2 ml infiltrieren

10

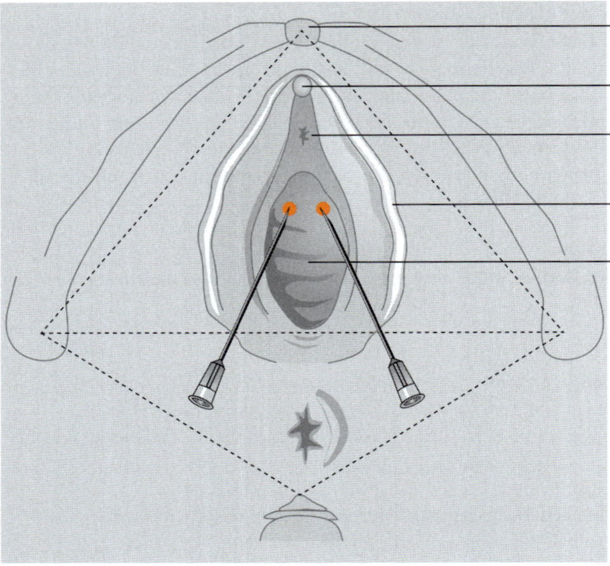

Abb. 10.8.11 Paraurethrale Injektion vom Introitus vaginae aus.

Zugang durch die vordere Scheidenwand

Material

- Nadel 0,4×40 (grau) oder 0,5×40 (orange)
- 1–2 ml Procain 1 %

Lagerung des Patienten

- Steinschnittlagerung
- Einstellung mit dem Spekulum
- Desinfektion der Vagina

Injektionsstelle

- Injektion erfolgt transvaginal und paraurethral im unteren Scheidendrittel (▶ Abb. 10.8.12).
- ca. 3–4 cm kranial vom Ostium urethrae in Höhe des vesikourethralen Übergangs

Injektionstechnik

- Stichtiefe 0,5–1 cm (▶ Abb. 10.8.12)
- beidseits 1–2 ml infiltrieren

10

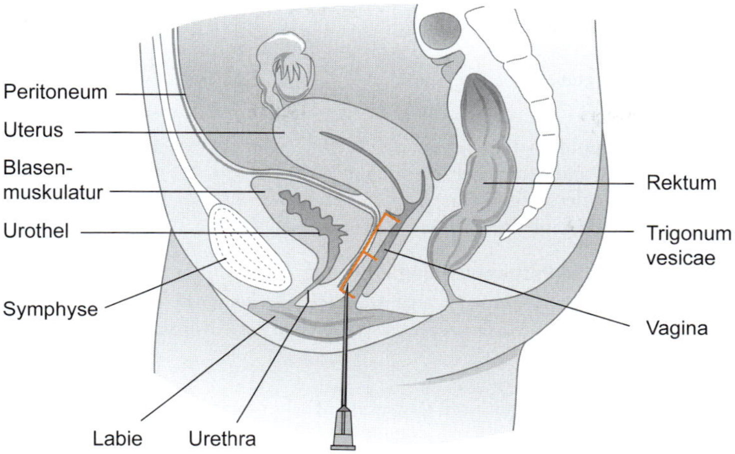

Abb. 10.8.12 Paraurethrale Injektion von vaginal aus.

Gefahren und Komplikationen

- häufig:
  - leichter Injektionsschmerz, je weiter kaudal, umso mehr, aufgrund der sensiblen Versorgung der kaudalen Anteile der Vagina durch den N. pudendus
  - Blutung aus der Injektionsstelle (Tampon)
- selten: Hämatom der Vaginalwand
- sehr selten: kurzfristig mangelhafter Verschluss der Urethra durch Lokalanästhesie

Fehler und ihre Behebung

Problem	Ursache	Abhilfe
schlechte Sicht auf die Injektionsstelle	Blase nicht genügend entleert	Blase entleeren, Injektionsrichtung korrigieren
unteres Vaginaldrittel nicht einsehbar	Untersuchungsbedingungen	ggf. größeres Spekulum verwenden
Aspiration von Urin	zu tiefe Injektion	Nadel zurückziehen und Injektion abbrechen
schmerzhafte Injektion	Injektion zu nahe an der Urethra	wie oben: bessere Einstellung, ggf. Injektion abbrechen

Bewährte Kombinationen

Sinnvoll und einfach durchzuführen (gleicher Zugang) ist die Kombination mit:

- vaginale Injektion an den Plexus uterovaginalis (▶ 10.4.10)
- Injektion an das Trigonum vesicae (▶ 10.8.10)

Weitere nützliche Kombination:

- suprapubische Injektion (▶ 10.4.9)

10.8.10 Trigonum vesicae

Torsten Kupke

Schwierigkeitsgrad: 2
Wichtigkeit: 2

- Mit der suprapubischen Injektion (vgl. ▶ 10.4.9) konnte bisher vorwiegend die Blasenvorderwand neuraltherapeutisch erreicht werden.
- Mit dem vaginalen Zugang für die Blasenhinterwand [Kupke 2006] vervollständigt sich das Therapieprogramm der Blase bei der Frau.

Neuroanatomie und Pathophysiologie

- embryologisch und anatomisch eigenständige Region der Blase
- Hier finden sich die meisten Dehnungsrezeptoren zur Auslösung des Detrusorreflexes.
- sympathische Detrusorhemmung
- fast ausschließlich sympathisch gesteuerte Muskulatur

Wirkung der Injektion

Ähnliche Wirkung wie paraurethrale Injektion (▶ 10.8.9), aber zusätzliche Wirkung auf die Blase und den Detrusormechanismus sowie auf das innere Genitale:

- Stabilisierung der instabilen Detrusormuskulatur
- Stabilisierung der Glukosaminoglykanschicht der Blasenschleimhaut
- Löschung von Afferenzen des Detrusorreflexes
- Unterbrechung von vegetativen Reflexwegen
- Beeinflussung sensomotorischer Reflexbögen
- Steigerung der arterielle Durchblutung der Blasenwand
- Verbesserung des venöser Blutabflusses aus dem Plexus venosus vaginalis

Indikationen

Lokale Beschwerden:

- Reizblase
- leichte Formen der Dranginkontinenz (Urge)
- Beschwerden bei Z.n. TVT
- Urethralsyndrom: Pollakisurie, Harndrang, Blasenschmerz
- Dysurie
- Dyspareunie
- Sexualstörungen (Frigidität)
- rezivierende Harnwegsinfekte

Urethra und Blase als pathogene Zone und Störfeld:

- lokale und pseudoradikuläre Schmerzsyndrome der LWS (Kreuzschmerz, Rückenschmerz)
- LWS- und ISG-Blockierung
- Pelvipathie

Befunde und Symptome, die für diese Injektion sprechen:

- Druckschmerz im Bereich der Vaginalvorderwand und Urethra
- narbige Zustände nach vaginalen Operationen

Spezielle Kontraindikationen

- mangelnde Ausrüstung (z.B. kein Untersuchungsstuhl)

Spezielle Aufklärung

- unwillkürlicher Urinverlust bei Sphinkteranästhesie
- Blasenverletzung, ggf. Hämatom und Blutung aus der Vagina

Praktisches Vorgehen

Material

- 0,6×60 (blau) oder 0,6×80 (blau)
- 5–10 ml Procain 1%

Lagerung der Patientin

- Blase zuvor entleeren lassen!
- Steinschnittlage (gynäkologischer Untersuchungsstuhl) und Spekulumeinstellung
- gute Beleuchtung (z.B. Kolposkop)
- Nadel ruhig führen (Hand ggf. auf Kolposkop aufstützen).

Injektionsstelle

- in der Mittellinie der vorderen Vaginalwand (12 h)
- an der Grenze zwischen mittleren und hinterem Scheidendrittel (ca. 6–7 cm von der Urethralöffnung nach kranial, ▶ Abb. 10.8.13)
- Durchstich durch die Vagina vor die Blase
- Ziel: Spatium vesicovaginale und über Diffusion an das Trigonum vesicae

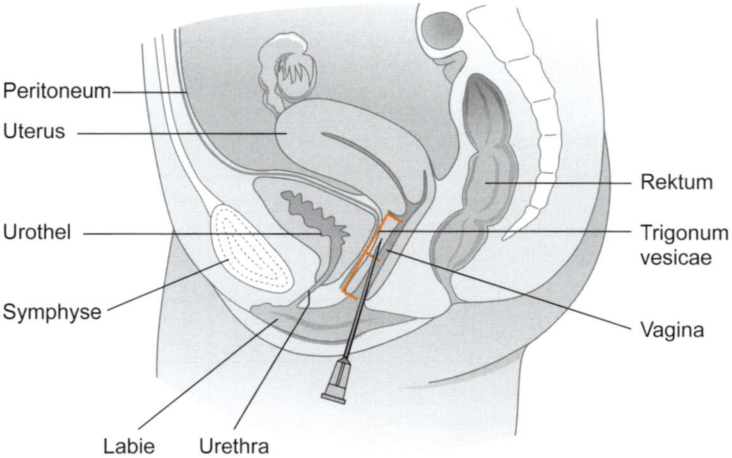

Abb. 10.8.13 Injektion an das Trigonum vesicae.

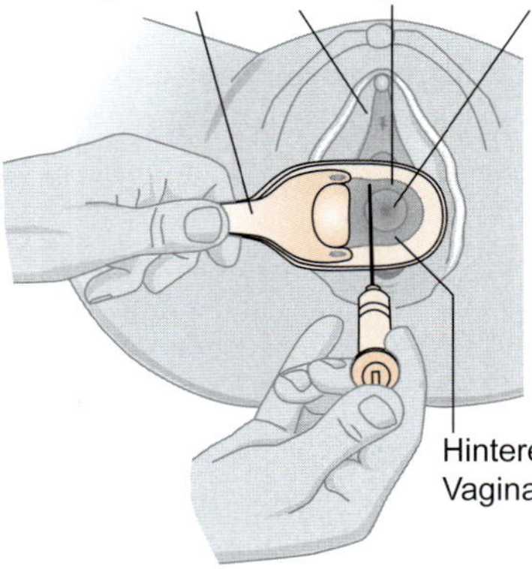

Abb. 10.8.14 Injektion an das Trigonum vesicae, frontale Ansicht

Injektionstechnik

- Injektionstiefe etwa 1–5 mm (▶ Abb. 10.8.13)
- unter Stempeldruck bis zum Widerstandsverlust

Gefahren und Komplikationsmöglichkeiten

- gelegentlich: Blutung aus der Injektionsstelle
- selten: Hämatom der vorderen Vaginalwand
- sehr selten: kurzzeitiger Urinverlust nach der Injektion durch mangelhaften Verschluss der Urethra (Anästhesie des Sphinkters)
- Injektion nur für in vaginaler Untersuchungstechnik geübte Anwender

Fehler und ihre Behebung

Problem	Ursache	Behebung
Grenze zwischen mittlerem und oberen Drittel nicht gesehen/erreicht	schlechte Sicht	anderes Spekulum verwenden
Vorwölben der vorderen Vaginalwand	Blase nicht genügend entleert	Blase entleeren lassen
Aspiration von Urin	zu tiefe Injektion	Nadel 1 cm zurückziehen und flacher führen
starke Schmerzen beim Einstich	Nadel zu weit kaudal im schmerzempfindlichen unteren Drittel der Vagina	Nadel entfernen und weiter kranial injizieren

Bewährte Kombinationen

Sehr sinnvoll und einfach durchzuführen (gleicher Zugang) ist die Kombination mit:

- vaginaler Injektion an den Plexus uterovaginalis ▶ 10.4.10

Wichtig ist weiterhin die Kombination mit

- suprapubischer Injektion ▶ 10.4.9
- Quaddelserie „Gynäkologisches W" der Bauchdecke ▶ Abb. 10.3.16

Weitere Kombinationen:

- Sakralregion S2-4 (Ursprung der parasympathischen vegetativen Fasern, Head-Zone) ▶ 10.3.11
- Narben im Segment (Pfannenstiel, Episiotomie, Emmetriss)
- bei entsprechendem Untersuchungsbefund: ISG ▶ 10.6.6, untere LWS

10.9 Injektion an Zähnen

Linda Kluger

Die Injektion an die Zähne stellt eine der wichtigsten diagnostischen und therapeutischen Maßnahmen der Neuraltherapie dar. Sie sollte daher sicher erlernt und beherrscht und stetig verfeinert werden. Insbesondere die Möglichkeit einer sofortigen Erfolgskontrolle über die Nacken-Reflexpunkte der HWS erlaubt eine exakte und reproduzierbare Diagnostik und Therapie (▶ Erfolgskontrolle).

Zur Behandlung von Zähnen kann eine Lokalanästhesie auf vier verschiedenen Wegen erreicht werden:

- submuköse, epiperiostale Infiltration (in der Zahnheilkunde vor allem unter dem Begriff „Terminalanästhesie" bekannt)
- intraligamentäre Injektion = endostale Injektion, am Zahnhals (Spezialbesteck zur Druckbegrenzung erforderlich)
- intraossäre Injektion = intraosseale Anästhesie = Stabident®-Methode
- Leitungsanästhesie, v.a. des N. mandibularis

Von diesen vier Techniken werden nur die ersten drei zur diagnostischen und therapeutischen Anwendung genutzt. Diese sind nachfolgend beschrieben. Eine Leitungsanästhesie des N. alveolaris inf. ist für diagnostische und therapeutische Maßnahmen ungeeignet, da sie keine direkte Herddiagnostik ermöglicht. Die Anästhesie des Nerven ist bestenfalls als vorbereitende Maßnahme vor schmerzhaften Injektionen im Unterkiefer sinnvoll.

Neuroanatomie

Die Neuroanatomie zu allen Injektionen findet sich im Kapitel ▶ 2.2.

Erfolgskontrolle

Durch Untersuchung der Nacken-Reflexpunkte (▶ 8.4.2) vor und nach der Infiltration ist eine präzise Erfolgskontrolle und damit Störfelddiagnose möglich: Verschwindet der Reflexpunkt nicht nach der Injektion, war diese

- unvollständig durchgeführt.
- nicht genügend knochengängig.
  Maßnahme: mit Lidocain, Mepivacain oder Articain wiederholen oder intraligamentär injizieren.
- nicht am erkrankten Zahn durchgeführt.
  Maßnahme: Weiteren verdächtigen Zahn spritzen, erneute Kontrolle der Nacken-Reflexpunkte.

10.9.1 Submuköse Infiltration (Terminalanästhesie)

Schwierigkeitsgrad: 1
Wichtigkeit: 3

- Die submuköse Infiltration („Terminalanästhesie") ist eine intraorale Form der Lokalanästhesie durch Injektion von Lokalanästhetika im apikalen Bereich des zu behandelnden Zahns.
- 1884 legte M. Howe Kokain in Zahnkavitäten und erzielte Schmerzfreiheit im Dentin. Das war der erste Schritt von der Oberflächenanästhesie zur Injektionsanästhesie.

- 1884 verabreichten Halstedt und Hall eine Injektion in Gegend des N. infraorbitalis und unternahmen eine Leitungsanästhesie des N. alveolaris inf..
- 1886 beschrieb A. Witzel die Terminalanästhesie in der Mundhöhle mit Kokain und dessen narkotisierende Eigenschaften. Es gab anfangs häufige Zwischenfälle, da 20%ige Lösungen verwendet wurden. Die Technik wurde erheblich sicherer seit Einführung des Procains im Jahre 1905.
- Bereits seit Beginn des 20. Jahrhunderts wurden in der Zahnheilkunde Lokalanästhetika mit Vasokonstringenzien (z.B. Epinephrin) kombiniert, um eine längere perioperative Anästhesie zu ermöglichen. Für die neuraltherapeutische Anwendung sind diese Zusätze unerwünscht, da die betäubende Wirkung hier eine untergeordnete Rolle spielt (vgl. ▶ 4.3).

Synonyme:
- „Terminalanästhesie"
- Regionalanästhesie
- „Feldblock"
- vestibuläre Injektion

Wirkung der Injektion

- per se lokalanästhetisch, in der Neuraltherapie ist dieser Effekt **diagnostisch** und – über die reine Anästhesiewirkung erheblich hinausgehend – **therapeutisch** nutzbar.
- Es kommt zur Ausschaltung der Afferenzen aus dem infiltrierten Zahn-Kiefer-Bereich und zur Einleitung einer Heilphase durch die antiinflammatorische Wirkung der Lokalanästhetika und Normalisierung des Blutdrucks.

Indikationen

- Nachweis aktiver Störfelder im bezahnten und unbezahnten Kauorgan
- Operationsvorbereitung und Nachbehandlung bei chirurgischen Interventionen (Extraktionen, Ausräumung von Ostitiden, Fremdkörpern)
- lokale Schmerztherapie nach konservierenden oder chirurgischen Maßnahmen:
  - postoperative Schmerzzustände ohne organischen Befund
  - pulpitische Zustände nach Präparationen und pulpanahen Eingriffen
  - Schmerzen nach Behandlung einer Parodontitis
- diagnostische Maßnahme bei nicht exakt lokalisierbaren Schmerzzuständen (z.B. Zuordnung einer Pulpitis)
- Dentitio difficilis
- konservierende (zahnerhaltende) Therapie von Störfeldern im ZMK-Bereich: Die zahnerhaltende **Therapie eines Zahnstörfeldes** erfolgt durch mehrmaliges Infiltrieren in einwöchigen Abständen. Der Therapieerfolg lässt sich gelegentlich an einer immer kürzeren anästhetischen Wirkung des Lokalanästhetikums nach Applikation und längeren beschwerdefreien Intervallen der davon abhängigen Beschwerden ablesen.

Spezielle Kontraindikationen

- Die direkte Infiltration von Abszessen ist zu vermeiden.

Spezielle Aufklärung

- Die Anästhesiedauer beträgt im Allgemeinen ca. 10 min (Procain) bzw. 20–30 min (Lidocain). Bleibt das injizierte Gebiet länger, evtl. sogar stundenlang gefühllos, so lässt dies auf eine sehr schlechte Zirkulation schließen. Der pathologische Zustand (chronische Entzündung, Ostitis) besteht hier vermutlich schon länger. Somit erlaubt eine protrahierte Anästhesiedauer Rückschlüsse auf eine längerdauernde Beherdung und hat nichts mit einem Anwendungsfehler zu tun. Hierüber ist der Patient ggf. zu informieren.

Praktische Vorgehensweise

- Es sollten alle verdächtigen Zähne in einer Sitzung erfasst werden. Wenn sehr viele Odontome (> 5) als Störfelder in Frage kommen, kann die Testung auf ein bis zwei Quadranten pro Sitzung beschränkt werden.
- Das Periost sollte möglichst nicht verletzt werden, da es sonst zu protrahierten Schmerzzuständen kommen kann. Bei Injektionen im Kieferbereich ist Knochenkontakt daher zu vermeiden.
- Bei allen Injektionstechniken im Zahn-Kiefer-Bereich empfiehlt die zahnärztliche Literatur eine Aspiration.

Material

- Nadel 0,4×20 (grau)
- 2 ml Einmalplastikspritze oder Karpulenspritze mit 1,7 ml Zylinderampullen
- Mundspiegel, Mundspatel zum Abhalten der Lippen/Wange
- Lidocain 0,5–1 % oder Procain 1 %, jeweils ohne Vasokonstriktor und ohne Konservierungsmittel

Lagerung des Patienten

- sitzend, Kopf stabil angelehnt oder
- liegend
- Für gute Beleuchtung (OP-Leuchte, zahnärztliche Leuchte, Stirnlampe) sorgen.

Injektionstelle und -technik

Bukkal:

- Die Injektion erfolgt im Mundvorhof (Vestibulum) an die höchste bzw. tiefste Stelle der Umschlagfalte. Der Nadelschliff wird zum Knochen gewendet, dann erfolgt die Injektion 0,5–1 cm tief in einem leichten Winkel zur Zahnachse. In der Regel genügt ein präperiostales Depot von 0,2–0,3 ml (▶ Abb. 10.9.1, ▶ Abb. 10.9.2).

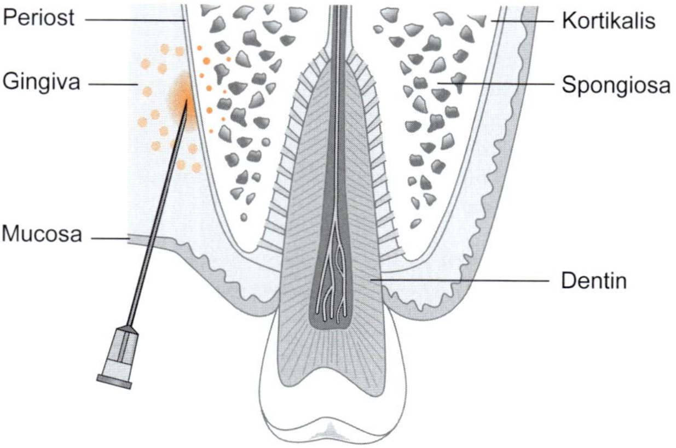

Abb. 10.9.1 Prinzip der bukkalen Injektion im Zahn-Kiefer-Bereich.

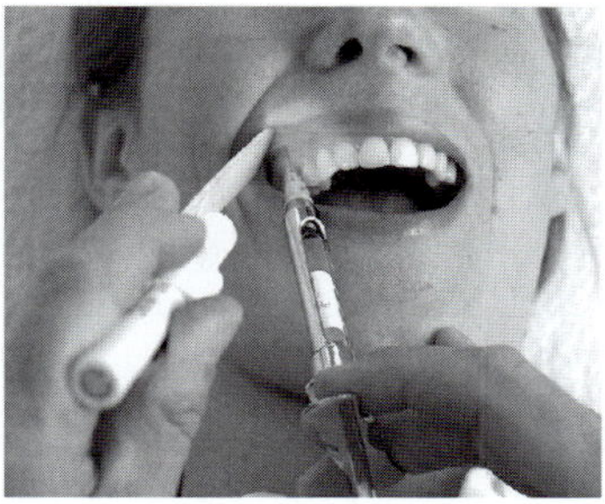

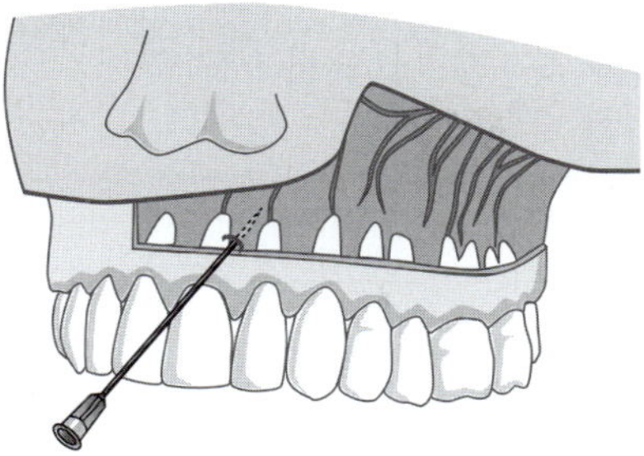

Abb. 10.9.2 Bukkale Injektion im Zahn-Kiefer-Bereich.

- Es ist für den Patienten angenehmer, wenn zuerst nur ein kleines Depot gesetzt wird (0,2 ml) und der Rest des Anästhetikums nach kurzem Innehalten langsam appliziert wird .

Verwendet man etwas mehr Lokalanästhetikum (max. ca. 1 ml pro Zahn), genügt in der Regel die bukkale Injektion. In bestimmten Fällen (z.B. Verdacht auf Beherdung der palatinalen/lingualen Wurzel) wird zusätzlich eine palatinale und linguale Injektion durchgeführt.

Palatinal:
- Für die Oberkiefer-Front geht man an den palatinalen Rand der Papilla incisiva, im Seitenzahnbereich in die eindrückbare Schleimhautzone oberhalb der Wurzelspitze.
- Injektion von 0,1–0,2 ml

Diese Injektion ist relativ schmerzhaft. Sie kann ggf. durch eine intraligamentäre Injektion von palatinal an den betroffenen Zahn ersetzt werden (▶ 10.9.3).

Lingual:
- Im Unterkiefer erfolgt die Infiltration 0,5–1 cm unter der Weiß-Rot-Grenze im Bereich der Wurzelspitze, Einstich im spitzen Winkel möglichst nahe dem Unterkieferknochen und unter Weghalten der Zunge.
- Das Gewebe des Zungengrundes ist gut vaskularisiert, deshalb Aspiration hier sinnvoll.
- Injektion von 0,2–0,3 ml

Narben werden erst nach Eintreten des anästhetischen Effekts unterspritzt, da dies für den Patienten dann nicht schmerzhaft ist.

Fehler und ihre Behebung

Problem	Ursache	Behebung
schmerzhafte Injektion	hoher Spritzendruck und zu große Infiltrationsmenge, v.a. bei palatinaler Injektion, oder Verletzung des Periosts bei zu knochennaher Injektion	bei Technikfehler: Verbesserung der Stichtechnik, üben bei zu knochennaher Injektion: Zurückziehen der Nadel um 1 mm
keine Reaktion der Nacken-Reflexpunkte	▶ Erfolgskontrolle	▶ Erfolgskontrolle

abgeschwächte oder keine Wirkung	anderer Zahn als Ursache der Beschwerden?	andere Ursache eruieren, z.B. Störfeldsuche, aufsteigende Funktionskette, Projektion von Schmerzen in den Zahn
Kreislaufkomplikation	intravasale Injektion, besonders lingual möglich	Kreislaufkontrolle (Liegen, Flüssigkeit)

Bewährte Kombinationen

Zur Unterstützung des Lymphabflusses im Zahn-Kiefer-Bereich kann zusätzlich zur Injektion von störfeldverdächtigen Zähnen zur konservativen Therapie durchgeführt werden:

- Quaddeln an den Lympabfluss ▶ 10.1.6
- Quaddeln an den Lymphbelt nach Gleditsch (vgl. ▶ 8.2.5)
- Ganglion oticum (Oberkiefer-Prozesse) ▶ 10.4.2
- Ganglion pterygopalatinum (Unterkieferprozesse) ▶ 10.4.3

10.9.2 Intraligamentäre Injektion

Schwierigkeitsgrad: 2
Wichtigkeit: 3

- Injektion eines Lokalanästhetikums in den Periodontalspalt unter höherem Druck und mittels speziell entwickelten Spritzensystems (z.B. Ultraject®, Citoject®, Ligmaject®, Peripress®).
- Die intraligamentäre Injektion wurde als Sonderform der Plexusanästhesie schon früh zunächst nur bei Extraktionen beschrieben, der Name der Technik stammt von Bourdin (Dissertation 1924).
- Die Methode wurde von Polet, Rose und Welin 1959 weiterentwickelt. Sie durchstachen die Interdentalpapille bzw. injizierten mit großem Druck in den Bereich der Sharpey-Fasern (Periodontalfasern). Die dicken Nadeln verletzten häufig das Periodont und es kam zu Entzündungen durch Keimeinwanderung.
- Erst die Entwicklung eines hydraulischen Systems 1969 durch Lafargue (Pumpe mit Fußhebel, 25–30 bar) führte zu einer Wiederentdeckung der Methode. 1981 wurde die erste handliche und sichere Spritze mit Druckkraftbegrenzung auf 90 N (Ultraject®) vorgestellt, mit deren dünnen Nadeln ein Eingehen in den 0,3–0,4 mm breiten Peridontalspalt möglich wurde.

Synonym: Injektion in den Periodontalspalt

Wirkung der Injektion

- Das Einbringen von Lokalanästhetikum direkt an die Wurzel des zu testenden / behandelnden Zahns ist die diagnostisch und therapeutisch präziseste Form der Neuraltherapie im Zahnbereich.
- Es kommt zur Ausschaltung der Afferenzen aus dem infiltrierten Parodont und zu einer direkten antiinflammatorischen Wirkung.

Vorteile dieser Technik:

- auch wirksam bei unzureichender Wirkung anderer Methoden (z.B. unwirksame Terminalanästhesie)

- keine Begrenzung durch Knochengängigkeit des Lokalanästhetikums: Auch Procain (kaum knochengängig) kann mit dieser Technik direkt an die (zu testende) Wurzel appliziert werden.
- genaueste Herd- und Störfelddiagnostik im Zahnbereich, insbesondere bei Abklärung der Notwendigkeit von chirurgischen Maßnahmen

Nachteile dieser Technik:

- ohne vorherige Terminalanästhesie schmerzhafter
- höherer technischer Aufwand. Die Methode setzt gute Kenntnisse der Zahnanatomie (Wurzelanzahl, Wurzelanatomie) und der Parodontologie voraus. Das Erlernen der Technik ist aufwändig.
- mehr Feingefühl und Erfahrung erforderlich
- höherer Zeitaufwand, v.a. bei differenzialdiagnostischer Anwendung zur Störfeldsuche einzelner Wurzeln (jedoch im Ergebnis lohnend)

Indikationen

- subtile Diagnostik und gezielte Therapie von beherdeten Wurzeln und Zähnen
- Einsatz in der Zahnheilkunde meist zur Extraktion, insbesondere von parodontal geschädigten Zähnen
- Unterspritzung von Narben, auch von verhärteten Operationsnarben, wenn ein hoher Injektionsdruck oder besonders schmerzarmes Vorgehen angezeigt ist: Dieses Spritzensystem eignet sich besonders gut zum Unterspritzen von (derben) Narben im Zahn-Kiefer-Bereich, aber auch am übrigen Körper, da eine sehr langsame Injektion möglich ist und ein wesentlich höherer Stempeldruck erreicht werden kann (Nadel ist mit Spritze fest verschraubt).

Spezielle Kontraindikationen

- parodontal schwer geschädigte Zähne
- parodontaler Abszess

10

Spezielle Aufklärung

- gelegentlich: höhere Schmerzhaftigkeit der Injektion. Die Injektion erfolgt in eine straffe Syndesmose, nicht in lockeres, submuköses Bindegewebe.
- selten: Beschädigung des Zahnhalteapparats möglich (Lockerung des Zahns)

Praktische Vorgehensweise

Eine besonders langsame und sensible Injektionstechnik ist die Voraussetzung für eine schmerzarme Durchführung. Es hat sich bewährt, bei schmerzempfindlichen Patienten zuvor eine bukkale Injektion des zu behandelndn Zahnes (Terminalanästhesie) durchzuführen.

Material

- ultrafeine Einmalnadel (25×0,3), Schraubansatz für Karpulenspritze
- Zylinderampullenspritze bzw. Karpulenspritze
- Mundspiegel/Beleuchtung, Mundspatel zum Abhalten der Lippen/Wange
- Procain 1% in Zylinderampullen (Bezugsquellen zum Download); Mepivacain 1% oder Articain 1% in Zylinderampullen

> Die Verwendung von Vasokonstriktoren ist streng kontraindiziert!

Lagerung

- sitzend, Kopf stabil angelehnt, oder
- liegend
- Für gute Beleuchtung (OP-Leuchte, zahnärztliche Leuchte, Stirnlampe) sorgen.

Injektionstelle und -technik

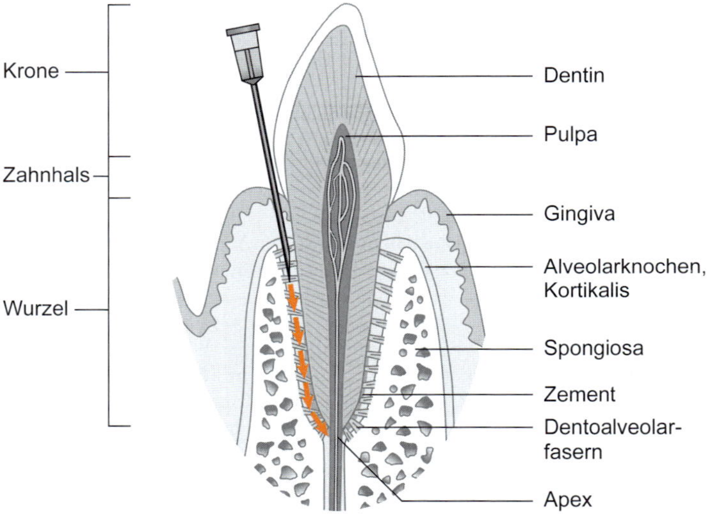

Abb. 10.9.3 Prinzip der intraligamentären Injektion im Zahn-Kiefer-Bereich.

- mit der Nadel Eingehen in den Sulkus zwischen Zahn und Gingivasaum unter einem Winkel von ca. 30° am vorderen (mesialen) oder hinteren (distalen) Drittel der Seitenzahnfläche (▶ Abb. 10.9.3, ▶ Abb. 10.9.4)
- Nadel zielt in Richtung apikal, Nadelöffnung zeigt zum Alveolarknochen.
- Kanüle kann im Seitzahnbereich bei Bedarf entsprechend vorgebogen werden.
- möglichst sanftes Eingehen in das Periodont ca. 1 mm
- Bei Faserkontakt erhöht man langsam den Spritzendruck und infiltriert pro Wurzel 1–2 Hub (je 0,02 ml Lokalanästhetikum).

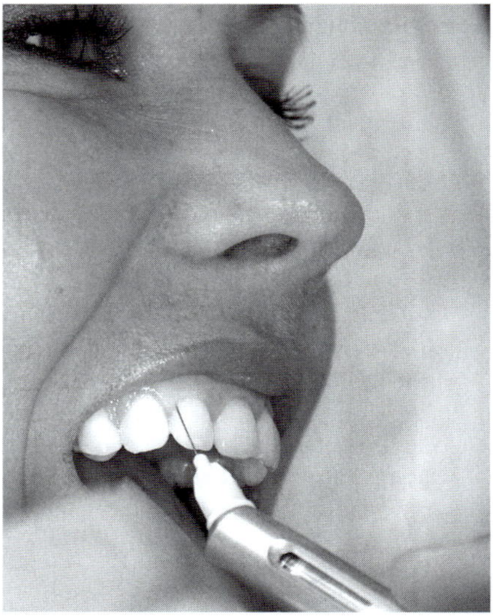

Abb. 10.9.4 Intraligamentäre Injektion im Zahn-Kiefer-Bereich.

- Bei mehrwurzeligen Zähnen jede Wurzel einzeln infiltrieren, im Oberkiefer-Molarenbereich wird deshalb auch palatinal intraligamentär injiziert.

Fehler und ihre Behebung

Problem	Ursache	Behebung
schmerzhafte Injektion	zu hoher Spritzendruck	langsamere Stichtechnik, üben; cave: Schädigung des Zahnhalteapparats
scharfer, spitzer Schmerz	Verletzung des Periosts bei zu knochennaher Injektion	Abbruch der Injektion
dumpfer Druckschmerz	ausgedehnter ostitischer Prozess **oder** zu große Infiltrationsmenge	Pause bei der Injektion; weitere Reaktion abwarten, verschwindet in der Regel spontan; Kontrolle der Nacken-Reflexpunkte, ob Effekt bereits ausreichend
keine Reaktion der Nacken-Reflexpunkte	▶ Erfolgskontrolle	▶ Erfolgskontrolle
abgeschwächte oder keine Wirkung	anderer Zahn als Ursache der Beschwerden?	andere Ursache eruieren, z.B. Störfeldsuche, aufsteigende Funktionskette, Projektion von Schmerzen in den Zahn
Kreislaufkomplikation	vegetative Reaktion, wenn Hauptstörfeld genau getroffen wurde	Kreislaufkontrolle (Liegen, Flüssigkeit), sonst abwarten, in der Regel erfolgreicher Verlauf (Patienten darüber informieren!)

Bewährte Kombinationen

Vgl. ▶ 10.9.1 Bukkale Injektion:
- Injektion an weitere verdächtige Zähne oder Wurzeln
- Quaddeln an den Lympabfluss ▶ 10.1.6
- Quaddeln an den Lymphbelt nach Gleditsch (vgl. ▶ 8.2.5)
- Ganglion oticum (Oberkiefer-Prozesse) ▶ 10.4.2
- Ganglion pterygopalatinum (Unterkieferprozesse) ▶ 10.4.3

10.9.3 Intraossäre Injektion

Schwierigkeitsgrad: 3
Wichtigkeit: 1

- Injektion eines Lokalanästhetikums direkt in das Trabekelsystem des Kieferknochens nach Bohrung eines Zugangs durch die dichte Kortikalis
- spezielles zahnärztliches Instrumentarium erforderlich
- Erstbeschreibung von Nogue und Monkhorst

- verbreitet in der zahnheilkundlichen Anästhesie derzeit vor allem im anglo-amerikanischen Raum

Wirkung der Injektion

- vergleichbar mit der intraligamentären Injektion
- besonders schneller anästhetischer Wirkungseintritt

Vorteil dieser Technik:
- Umflutung mehrerer Zahnwurzeln mit einer einzigen Injektion
- Möglichkeit der Instillation weiterer Substanzen in die Spongiosa

Nachteil dieser Technik:
- erheblicher technischer Aufwand
- höheres Verletzungsrisiko
- Durchführung in der Regel nur von entsprechend ausgebildeten Zahnärzten oder in entsprechend ausgestatteten neuraltherapeutischen Zentren möglich
- gelegentlich: Bohrloch kann nicht mehr aufgefunden werden.
- ohne vorherige bukkale Infiltration (▶ 10.9.1) für den Patienten sehr schmerzhaft

Indikationen

- Diagnostik und Therapie von Störfeldern im bezahnten und unbezahnten Kauorgan
- therapeutische Beeinflussung von mehreren Störfeldern in einem Quadranten, ggf. auch mit Zusatz weiterer entzündungshemmender Mittel (z.B. Traumeel®)

Spezielle Kontraindikationen

Die Applikation von Lokalanästhetikum direkt in ein osteomyelitisches Gebiet ist analog dem Infiltrieren eines parodontalen Abszesses kontraindiziert.

Spezielle Aufklärung

- Die Methode ist bislang in der Zahnmedizin in Europa wenig verbreitet, noch weniger für die diagnostische und therapeutische Anwendung. Dies ist mit dem Patienten entsprechend zu erörtern.
- Im Zweifelsfall sollte auf die bewährte intraligamentäre Injektionstechnik (▶ 10.9.2) zurückgegriffen werden, wobei dann jedoch ggf. mehr Therapiesitzungen erforderlich sind.
- chirurgische Aufklärung, ggf. schriftlich: insbesondere Blutung, Infektion; Bohrer- oder Nadelbruch
- Risiko einer Verletzung der Zahnwurzeln der beiden benachbarten Zähne, die im Bereich der Bohrung liegen
- selten: Verletzung des N. alveolaris inferior bei Anwendung im Unterkiefer
- nur theoretisch: Fistelbildung nach Injektion in akut entzündetes ostitisches Knochengewebe (bei Verwendung von kurzwirksamen Lokalanästhetika aufgrund deren ausgeprägten antiinflammatorischen Wirkung nicht zu erwarten)

Praktische Vorgehensweise

Material

- spezielles zahnärztliches Anästhesie-Set (Stabident®) bestehend aus einem Knochenbohrer (zur Verwendung mit einem zahnärztlichen Winkelstück) und einer

mitgelieferten, im Durchmesser dazu passenden speziellen Einmalnadel für Carpulen
- übliche Zylinderampullenspritze bzw. Carpulenspritze
- Mundspiegel, Mundspatel zum Abhalten der Lippen/Wange
- Chlorhexidin 0,1-0,2% als orale Spüllösung zur Desinfektion vor der Infiltration in der Mundhöhle
- Procain 1% in Zylinderampullen (Bezugsquellen zum Download); Mepivacain 1% oder Articain 1%, alle **ohne** Vasokonstriktor

Lagerung des Patienten
- sitzend, Kopf stabil angelehnt oder
- liegend (Behandlungsstuhl)
- sorgfältige Antisepsis im zu behandelnden Gebiet

Injektionsstelle
- Die Injektion des Lokalanästhetikums erfolgt direkt in den Alveolarfortsatz (▶ Abb. 10.9.5).

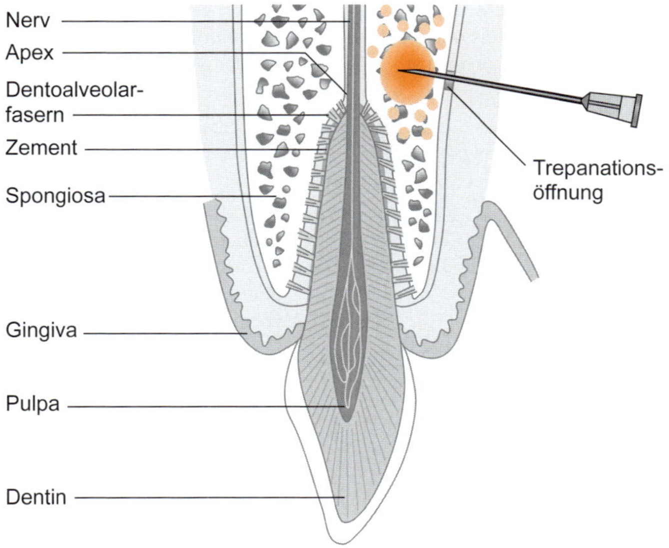

Abb. 10.9.5 Prinzip der intraossären Injektion im Zahn-Kiefer-Bereich.

Injektionstechnik
- Zunächst Anästhesie der Gingiva mit der bukkalen Injektionstechnik (▶ 10.9.1).
- Mit einem speziellen Bohrer werden dann die Gingiva, das Periost und die Substantia compacta (Kortikalis) des Alveolarknochens bis zur Spongiosa durchdrungen.

- Durch diesen Kanal wird mit der mitgelieferten, genau passenden Kanüle und einer üblichen Zylinderampullenspritze das Lokalanästhetikum in die Spongiosa appliziert (▶ Abb. 10.9.5).
- langsame Injektion von ca. 1–2 ml Lokalanästhetikum pro Quadrant

Fehler und ihre Behebung

Problem	Ursache	Behebung
schmerzhafte Injektion	zu hoher Spritzendruck, zu schnelle Injektion	langsamere Stichtechnik
scharfer, spitzer Schmerz	Berührung des Periodonts mit Bohrer oder Nadel	Abbruch der Bohrung bzw. Injektion, ggf. Änderung der Nadellage/-richtung
scharfer, spitzer Schmerz nur im Unterkiefer	Berührung des N. mandibularis	Abbruch der Bohrung bzw. Injektion
dumpfer Druckschmerz	ausgedehnter ostitischer Prozess **oder** zu große Infiltrationsmenge	Pause bei der Injektion; weitere Reaktion abwarten, verschwindet in der Regel spontan; Kontrolle der Nacken-Reflexpunkte, ob Effekt bereits ausreichend
keine Reaktion der Nacken-Reflexpunkte	▶ Erfolgskontrolle	▶ Erfolgskontrolle
abgeschwächte oder keine Wirkung	anderer Quadrant als Ursache der Beschwerden?	andere Ursache eruieren, z.B. Störfeldsuche, aufsteigende Funktionskette, Projektion von Schmerzen in den Zahn
Kreislaufkomplikation	vegetative Reaktion, wenn Hauptstörfeld genau getroffen wurde	Kreislaufkontrolle (Liegen, Flüssigkeit), sonst abwarten, in der Regel erfolgreicher Verlauf (Patienten darüber informieren!)

Bewährte Kombinationen

Vgl. ▶ 10.9.1 Bukkale Injektion:
- Injektion an weitere verdächtige Quadranten
- Ganglion oticum (Oberkiefer-Prozesse) ▶ 10.4.2
- Ganglion pterygopalatinum (Unterkieferprozesse) ▶ 10.4.3

10.10 Topische Anwendung von Lokalanästhetika

Einführung

Jürgen Wolf

Bei der topischen Anwendung von Lokalanästhetika kann eine Injektion vermieden und dennoch der unspezifische, regulatorische Effekt von Procain genutzt werden. Dies ist vor allem bei Kleinkindern und Injektionen ablehnenden Patienten eine sinnvolle und nützliche Behandlungsoption. Außerdem hat der Patient die Möglichkeit, sich unabhängig von seinem Therapeuten neuraltherapeutisch nach kurzer Einweisung auf einfache Weise selbst lokal zu behandeln.

Unbedingt zu berücksichtigen ist, dass für die in den nachfolgenden Abschnitten beschriebenen Applikationsformen ausschließlich ein kurzwirksames Lokalanästhetikum und - wann immer möglich - Procain verwendet wird. Es ist wegen der pharmakokinetischen Eigenschaften gut steuerbar und wenig nebenwirkungsträchtig, was einer eigenständigen häuslichen Anwendung entgegenkommt. Die Procainlösung sollte keine Zusätze enthalten, es empfiehlt sich die Verwendung von Ampullen.

> Die Erfahrung zeigt, dass die beschriebenen topischen Applikationen bei akuten Erkrankungen rasch und regenerationsfördernd, bei chronischen dagegen meist nur symptomlindernd und selten kausal wirken. Bei letzteren ist deshalb immer an eine Beherdung zu denken und entsprechend zu (be-)handeln.

Grundsätzlich muss bei der topischen Anwendung berücksichtigt werden, dass wegen der besonderen Pharmakokinetik von Procain außer bei der Iontophorese keine tiefer liegenden Gewebeschichten erreicht werden können. Ebenso muss daran gedacht werden, dem Patienten bei längerer Anwendung ein entsprechendes Medikamentenreservoir und Verbandsmaterial (Mullplatten) oder Salbe zur Verfügung zu stellen.

10.10.1 Trinklösung

Jürgen Wolf

Schwierigkeitsgrad: 1
Wichtigkeit: 2

- Erste Hinweise auf diese Behandlungsmöglichkeit ergaben sich in einer Diskussion zwischen dem Autor und H. Barop, der auf Grund theoretischer Überlegungen eine Wirkung im Sinne der Neuraltherapie annahm.
- Erste eigene Erfahrungen bestätigen diese Annahme.

Neuroanatomie und Pathophysiologie

Die Geschwindigkeit, mit welcher der Organismus bei Unverträglichkeit oder Allergie gegenüber Nahrungsmitteln mit Juckreiz in Mundhöhle, Rachen und Speiseröhre und/oder einem Schleimhautödem (Quincke-Ödem) reagiert, ist hoch. Die Vermutung liegt daher nahe, dass neben den humoralen Mechanismen weitere bestehen, die im Sinne einer Mustererkennung auf den entsprechenden Trigger eine rasche Immunantwort vermitteln. Diesem Mechanismus können wegen der hohen Geschwindigkeit nur neuronale Strukturen zu Grunde liegen: Hierfür kommt besonders das vegetative Nervensystem (VNS) in Betracht, weiter aboral auch das enterische Nervensystem (ENS). Lokalanästhetika im Allgemeinen und Procain im Besonderen sind in der Lage, regulierenden Einfluss auf das VNS und ENS zu nehmen.

Wirkung der Anwendung

Nahrungsmittelunverträglichkeit: Vergleichbar den Experimenten von Sanarelli und Shwartzman (Sanarelli-Shwartzman-Phänomen) führt die orale Spülung mit Procain zu einer Blockierung vegetativer Strukturen, so dass die triggernde Information eines Allergens nicht erkannt und in der Folge auch nicht weitergeleitet werden kann. Durch Spülung von Mundhöhle und Speiseröhre kann eine nachfolgende Unverträglichkeitsreaktion auf Nahrungsmittel mit großer Zuverlässigkeit verhindert werden. Wenn diese Behandlung konsequent vor allen Mahlzeiten angewendet wird, muss das auslösende Agens vorher nicht bekannt sein.

Die Erfahrung zeigt, dass nach drei bis vier Wochen keine Unverträglichkeitsreaktionen mehr auftreten, das Gedächtnis zur Mustererkennung scheint (vorerst) erloschen.

Verletzungen, Infektionen: Einer allgemein sympathikolytisch bedingten und zusätzlich Procain-abhängigen Vasodilatation, Kapillarabdichtung und Membranstabilisierung folgt eine Normalisierung der Zirkulation in der Schleimhaut von Mundhöhle, Rachen und Ösophagus. Die Folge ist eine verbesserte Perfusion und ein Abklingen des Ödems. Dabei ist beachtenswert, wie rasch und anhaltend die heftigen Schmerzen nach Verletzungen oder Verbrennungen/Verbrühungen in der Mundhöhle auch über eine mögliche Lokalanästhesie hinaus abklingen.

Indikationen

Lokale Beschwerden:

- orale und ösophageale Verbrennungen, Verbrühungen
- bakteriell, mykotisch oder viral induzierte Schleimhautveränderungen der Mundhöhle, z.B. Soor, Aphten, Herpes
- Zungen- und Schleimhautläsionen, z.B. Biss, Schnitt, OP-Wunden
- Gastritis, Ulcus ventriculi, Sodbrennen

Allgemeine Beschwerden:

- Nahrungsmittelunverträglichkeiten
- gastrische Beschwerden bzw. Kopfschmerzen durch zu viele, zu fette oder verdorbene Speisen und Alkohol („Kater")

Spezielle Kontraindikationen

- Procain-Unverträglichkeit

Spezielle Aufklärung

- Jede Symptomverschlechterung muss dem behandelnden Arzt gemeldet werden.
- bitterer Geschmack
- Eine Hypästhesie oder gar Anästhesie des Larynx ist denkbar, so dass eine Schluckstörung auftreten kann. In diesem Fall ist eine niedrigere Konzentration bzw. höhere Verdünnung mit Wasser zu empfehlen.
- Wenn auch nach Absetzen der „Trinklösung" unmittelbar keine Unverträglichkeiten auftreten, ist dennoch eine Reaktion auf Nahrungsmittel (Spättyp?) vorstellbar. Aus diesem Grund ist parallel eine neuraltherapeutische Behandlung

unbedingt angeraten. Die orale Therapie ermöglicht währenddessen eine uneingeschränkte, vielseitige und ausgewogene Ernährung, eine wichtige Säule der Genesung.
- Der Patient ist auf den Off-Label-Use des Lokalanästhetikums hinzuweisen.

Praktische Vorgehensweise

Material

- Procain 1% aus der Ampulle (5 ml) ohne Zusatz
- in der Apotheke hergestellte 1%ige Procainlösung (Glasflasche, kühl und dunkel lagern)
- Denkbar ist auch eine selbstständige Herstellung durch den Patienten: Procain ist als Salz (Procaini hydrochloridum) ist in 10-g- und 25-g-Einheiten erhältlich. Davon werden für eine 1%ige Lösung 5 g in einem halben Liter stillen Wassers gelöst (Glasflasche, kühl und dunkel lagern, die Haltbarkeit für unkonservierte Lösungen beträgt 1 Woche)

Durchführung

- Bei **Entzündungen oder Verletzungen der Mundhöhle** ist wegen der benötigten Menge der Gebrauch von Ampullen zu empfehlen. Der Inhalt wird in den Mund genommen und die entsprechende Schleimhautregion ca. 1 min damit gespült, anschließend kann die Flüssigkeit geschluckt oder ausgespuckt werden.
- Bei **Unwohlsein oder Kopfschmerz** nach Genuss von zu vielen, zu fetten oder verdorbenen Speisen oder zu viel Alkohol wird der Inhalt einer Ampulle einfach geschluckt. Dazu ist ausreichend andere Flüssigkeit (Wasser, Tee) zu trinken.
- Bei **Nahrungsmittelunverträglichkeiten** ist die Verwendung von Procain-Lösung (aus Kostengründen) zu empfehlen. Dazu wird außer bei klarem Wasser vor Aufnahme jedweden Getränks oder Speise, auch Bonbon oder Kaugummi, zweimal mit einem Schluck der Lösung erst die Mundhöhle gut gespült und anschließend die Flüssigkeit geschluckt. Die Erfahrung zeigt, dass nach einer Behandlungszeit von drei bis vier Wochen die allergischen Symptome abgeklungen sind und die Einnahme ohne langsames „Entwöhnen" beendet werden kann.

Gefahren und Komplikationsmöglichkeiten

- Eine Hypästhesie oder gar Anästhesie des Larynx ist denkbar, so dass in seltenen Fällen eine leichte Schluckstörung auftreten kann.

Fehler und ihre Behebung

Problem	Ursache	Behebung
wiederholtes Auftreten von Schluckstörungen	Hypästhesie oder Anästhesie des Larynx, relativ hohe Konzentration	niedrigere Konzentration bzw. höhere Verdünnung mit Wasser

10.10.2 Augentropfen

Jürgen Wolf

Schwierigkeitsgrad: 1
Wichtigkeit: 2

- 1883 führte Koller, Ophthalmologe an der Universität Wien, erste Staroperationen in topischer Lokalanästhesie mit Kokain durch. Die Idee dazu hatte er nach einem Gespräch mit Sigmund Freud, der berichtete, nach Genuss von Kokain eine Anästhesie der Mund- und Zungenschleimhaut zu beobachten.
- Koller führte diese Beobachtungen fort, allerdings sind von ihm keine Berichte über therapeutische Effekte am Auge überliefert.

Wirkung der Applikation

Einer allgemein sympathikolytisch bedingten und zusätzlich vom Lokalanästhetikum abhängigen Vasodilatation, Kapillarabdichtung und Membranstabilisierung folgt eine Normalisierung der Zirkulation mit der Konsequenz verbesserter Perfusion und Abfließen eines Ödems. Dadurch kommt es rasch zu einem Abklingen von Fremdkörpergefühl, Schmerz oder Pruritus, die eintretende anästhetisch vermittelte Kühle wird vom Patienten als angenehm empfunden.

Indikationen

- akute oder chronische/chronisch rezidivierende Affektionen des äußeren Auges, der Konjunktiva, Kornea und des äußeren Lidblatts
- Verletzungen des Auges ohne Indikation zur Operation
- posttraumatische, auch postoperative Beschwerden
- Konjunktivitis allergischer Genese, nach Insolation, nach Verblitzen durch optische Strahlung
- zur Milderung schmerzhafter Reizzustände in Folge von Hordeolum, Chalazion

Befunde und Symptome, die für diese Anwendung sprechen:

- Konjunktivitis
- Hämatom
- Hordeolum, Chalazion

Spezielle Kontraindikationen

- Procain-Unverträglichkeit;
- Operationsindikation (relativ)

Spezielle Aufklärung

- Bei häuslicher Anwendung muss jede Symptomverschlechterung zu sofortiger Konsultation des behandelnden Arztes führen.
- In den ersten Sekunden nach Applikation kommt es bei den meisten Patienten zu leichtem Brennen, das rasch in eine als angenehm empfundene, anästhesiebedingte Kühle übergeht.
- Der Patient ist auf den Off-Label-Use des Lokalanästhetikums hinzuweisen; ggf. Einverständniserklärung dokumentieren.

Praktische Vorgehensweise

Material

- Procain 1 % ohne Zusatz
- Spritze mit Verschlussstopfen oder Pipettenflasche
- oder Proparakain oder Oxybucain in handelsüblichen Einmalviolen

Durchführung

- Wie bei handelsüblichen Augentropfen werden im Bereich des lateralen Auges in das leicht ektropionierte Unterlid ohne Hautkontakt 1–2 Tropfen aus der Spritze, Pipette bzw. Viole gegeben.

- Bei mehrfacher Nutzung der Spritze sind aus Gründen der Asepsis vor jeder erneuten Anwendung einige Tropfen zu verwerfen.

Gefahren und Komplikationsmöglichkeiten

- Bei unachtsamer Handhabung oder warmer Lagerung kann es zur Kontamination der Lösung kommen. Lagerung im Kühlschrank; Haltbarkeitsdauer von 1–2 Tagen vom Patienten beachten lassen.

Fehler und ihre Behebung

Problem	Ursache	Behebung
lokale Reizung	zu lange Verwendung der Spritze bzw. Kontakt des Konus mit der Haut	Verwerfen der Spritze

10.10.3 Nasentropfen, Nasenspray, Nasenspülung

Jürgen Wolf

Schwierigkeitsgrad: 1
Wichtigkeit: 2

Aus der Not heraus, drei eigene schnupfende Kleinkinder behandeln und ihnen neuraltherapeutisch ohne Nadel helfen zu wollen, wurde diese Anwendung geboren.

Wirkung der Applikation

Einer allgemein sympathikolytisch bedingten und zusätzlich vom Lokalanästhetikum abhängigen Vasodilatation, Kapillarabdichtung und Membranstabilisierung folgt eine Normalisierung der Zirkulation in der Schleimhaut mit der Konsequenz verbesserter Perfusion, Abfließen des Ödemes und Mukolyse bzw. Sistieren der Rhinorrhoe.

Indikationen

Lokale Beschwerden:

- Erkältung, rezidivierende Infekte des Nasen- und Rachenraums, Pharyngitis
- akute oder chronische Sinusitis, Pollinosis, allergische Diathese, sinubronchiales Syndrom
- iatrogene oder akzidentelle Schleimhautläsionen, Rhagaden

Spezielle Kontraindikationen

- Procain-Unverträglichkeit

Spezielle Aufklärung

- Bei häuslicher Anwendung muss jede Symptomverschlechterung zu sofortiger Konsultation des behandelnden Arztes führen.
- Der Patient ist auf den Off-Label-Use des Lokalanästhetikums hinzuweisen.

Praktische Vorgehensweise

Material
- Procain 1% ohne Zusatz
- handelsübliche Pipetten- oder Sprayflasche oder Injektionsspritze

Durchführung
- Anwendung wie handelsübliche Nasentropfen
- Die Anwendungshäufigkeit richtet sich nach der Symptomatik.

Fehler und ihre Behebung

Problem	Ursache	Behebung
keine Besserung	bei chronischen Beschwerden Nasenapplikation nicht ausreichend	nach Störfeldgeschehen suchen

10.10.4 Ohrentropfen mit Lokalanästhetika

Jürgen Wolf

Schwierigkeitsgrad: 1
Wichtigkeit: 2

Auch diese Anwendung wurde aus der Not geboren, drei eigene kranke Kleinkinder mit Ohrenschmerzen behandeln und ihnen ohne Nadel helfen zu wollen. Die Erfahrung zeigt, dass nicht immer ein überzeugender Erfolg zu erwarten ist. Weitere Erfahrungen mit der Technik sind noch zu sammeln.

Wirkung der Applikation

- Lokalanästhesie des Tympanon
- Einer allgemein sympathikolytisch bedingten und zusätzlich vom Lokalanästhetikum abhängigen Vasodilatation, Kapillarabdichtung und Membranstabilisierung folgt eine Normalisierung der Zirkulation im Tympanon mit der Konsequenz verbesserter Perfusion und Abklingen des Ödems.

Indikationen

Lokale Beschwerden: akute, chronische und chronisch-rezidivierende Otitis media

Spezielle Kontraindikationen

- Procain-Unverträglichkeit

Spezielle Aufklärung

- Bei häuslicher Anwendung muss jede Symptomverschlechterung zu sofortiger Konsultation des behandelnden Arztes führen.
- Gebrauch nicht körpertemperierter Lösung führt zu Schwindel.
- Gleichzeitige Anwendung von Procainnasenspray oder -tropfen ist notwendig.
- Der Patient ist auf den Off-Label-Use des Lokalanästhetikums hinzuweisen.

Praktische Vorgehensweise

Material

- körperwarmes Procain 1% ohne Zusatz, vor Anwendung in der Hand anwärmen
- handelsübliche Pipettenflasche oder Injektionsspritze **ohne Nadel**

Durchführung

- Anwendung wie handelsübliche Ohrentropfen
- Bei akuter Otitis media muss häufig repetiert werden, um eine Veränderung zu bewirken. Die in ▶ 12 Otitis media beschriebenen Maßnahmen, wie z.B. die Injektion an das Mastoid (▶ 10.1.5) sind hier effektiver.
- Bei weiterer Befundverschlechterung zusätzliche physikalische Maßnahmen, ggf. Antibiotika.

Gefahren und Komplikationsmöglichkeiten

- Gebrauch nicht körpertemperierter Lösung führt zu akutem Schwindel.

Fehler und ihre Behebung

Problem	Ursache	Behebung
akuter Schwindel	Verwendung von zu kalter Lösung	körpertemperierte Lösung verwenden
Tropfen dringen nicht ein	Cerumen	Cerumen zuvor entfernen

Bewährte Kombinationen

- Ohr warm halten
- Zwiebelwickel, v.a. bei Kindern (10–15 Minuten)
- Schonung, ggf. Bettruhe

10.10.5 Inhalation von Procain

Maik Huneke

Schwierigkeitsgrad: 1
Wichtigkeit: 1

- Inhalation von vernebelter Procain-Lösung, vozugsweise mittels Ultraschallvernebler
- gute Erfahrungen des Autors (seit 2005) zu therapeutischen Zwecken bei Bronchial- und Lungenerkrankungen
- In einer Studie 2001 wurde eine Oxybuprocain-Inhalation zur Vorbereitung von Intubationen verwendet [Haidl et al. 2001].
- Die Anwendung von Procain wurde bislang nicht publiziert, Erstveröffentlichung in diesem Leitfaden.

Neuroanatomie und Pathophysiologie

- Gesamtoberfläche der Alveolen ca. 80–90 m², daher Wirkung des Lokalanästhetikums bei Applikation auf die Aleveolaroberfläche schnell und tiefgreifend, insbesondere auf vegetative Fasern. Die Alveolen und Bronchiolen werden ausschließlich vegetativ versorgt:

- Die **parasympathische Versorgung** der Lunge sowie der Bronchien erfolgt über den Nervus vagus und stammt aus dem Nucleus dorsalis nervi vagi.
- Die **sympathische Innervation** erfolgt aus den Segmenten Th1–5, die im Truncus sympathicus (oberer Grenzstrang) umgeschaltet werden und dann postganglionär über den Plexus pulmonalis zur Trachea, Bronchien und Bronchiolen gelangen.
- Afferente vegetative Fasern gelangen über den Plexus pulmonalis anterior und posterior zum N. vagus.

Wirkung der Applikation

Die besondere Wirkung dieser Behandlung beruhen vor allem auf den erwünschten „Nebenwirkungen" der Lokalanästhetika. Dazu zählen u.a.:

- antiinflammatorischer Effekt (vgl. ▶ 4.3)
- generalisierte muskuläre Entspannung, v.a. bei Asthmakranken
- Sympathikolyse und Aufhebung eines verstärkten Sympathikotonus
- Verbesserung der peripheren Lungendurchblutung durch Vasodilatation broncholytischer Effekt
- Immunstimulation [Cassuto et al 2006]
- zusätzlicher Effekt auf Nase und Nasennebenhöhlen (chronische Sinusitis), wenn der Patient während der Inhalation durch den Mund einatmet und durch die Nase ausatmet
- Einer allgemein sympathikolytisch bedingten und zusätzlich Procain-abhängigen Vasodilatation, Kapillarabdichtung und Membranstabiliserung folgt eine Normalisierung der Zirkulation in der Schleihaut mit der Konseqzenz verbesserter Perfusion, Abfließen von Ödemen und Mukolyse.
- Bei akut entzündlichen, stark schmerzhaften Erkrankungen wie Tracheitis tritt nach 2–3 Atemzügen eine angenehme Schmerzbefreiung ein, der Patient ist in der Lage, wieder schmerzfrei tief ein- und durchzuatmen.

Indikationen

Lokale Beschwerden:

- Hyperreagibilität der bronchialen Strukturen bei Asthma bronchiale
- Hyperreagibilität der Lunge sowie der Nasenschleimhäute bei allergischer Disposition
- Infektanfälligkeit
- chronisch-rezidivierende Sinusitis
- chronische Bronchitis, Tracheobronchitis
- sinubronchiales Syndrom
- Reizhusten
- Lungenemphysem (Begleittherapie)
- in Sonderfällen bei Lungen- oder Bronchialkarzinom sowie pulmonaler Metastasierung zur symptomatischen Begleittherapie (Verbesserung der Atmung)

Lunge als pathogene Zone und Störfeld:

- Infektanfälligkeit
- allergische Disposition
- Z.n. schwerer Pneumonie
- therapieresistente Thoraxbeschwerden
- Rückenbeschwerden ohne organischen Befund
- chronische Magenbeschwerden (via Atemwege)

Befunde und Symptome, die für diese Injektion sprechen: z.B. verminderte Lungenfunktion

Spezielle Kontraindikationen

- mangelnde Compliance des Patienten
- Allergie gegen Procain! Die Behandlung erst nach sicherem Ausschluss einer Allergie durchführen!
- relativ: obstruktive Lungenerkrankungen

Spezielle Aufklärung

- Aufklärung über die Natur der Therapie als Off-Label-Use
- Aufklärung über die reversible oberflächlichen Betäubung im Mund-, Nasen- und Rachenbereich
- unangenehmer Geschmack im Mund ähnlich wie bei Injektionen im Mund-Rachen-Bereich (Tonsilleninjektion)
- Patient soll normal atmen (cave: Hyperventilation).

Praktische Vorgehensweise

Material

- Procain 1% ohne Zusatz
- Vernebler, z.B. PARI BOY®, ist häufig in Familien mit bronchopulmonalen Erkrankungen bereits vorhanden.

Lagerung des Patienten

- sitzend

Durchführung

- Die Befüllung des Medikamentenbechers erfolgt wie üblich.
- häufige, durchaus stündliche Anwendung, bei der der Patient langsam oral wie auch nasal zunehmend tiefer inhaliert. Die jewelige Anwendungsdauer beträgt entgegen der Gewohnheit nur etwa 1 min, dafür ist eine höhere Anwendungsfrequenz möglich und sinnvoll.
- Bei konsequenter Anwendung muss das Procain nicht verworfen werden, da selbst 5 ml nach 2 Tagen verbraucht sind.
- Nach Behandlung noch für die Dauer der Wirksamkeit des Lokalanästhetikums in der Praxis beobachten.
- Behandlung zu Hause in Ausnahmefällen bei gut mitarbeitenden und aufgeklärten Patienten möglich
- pulsoxymetrische Überwachung anfangs empohlen

Gefahren und Komplikationsmöglichkeiten

- In der Praxis des Autors sind bislang keine unerwünschten Nebenwirkungen aufgetreten.
- Im Rahmen der Behandlung kann beim Patienten zunächst eine Verunsicherung aufgrund der ungewohnten Inhalation und der im weiteren Verlauf der Inhalation auftretenden oberflächlichen Betäubung im Mund und Rachenraum auftreten.
- Eine Hyperventilation durch „aktives Mitatmen" des Patienten ist zu vermeiden.
- Häufig (> 10%): **Kreislaufreaktion.** Wie bei jeder Behandlung mit Procain leichter Schwindel und Benommenheit möglich.
  Eine schwerwiegende Kreislaufreaktion ist theoretisch möglich, aber aufgrund der eingesetzten Menge (5 ml 1%iges Procain) sowie der Anwendungsdauer (ca. 15 min) unwahrscheinlich. Sicherheitshalber Patienten während der ersten Inhalationsbehandlungen nicht unbeaufsichtigt lassen.
- **Allergie vom Soforttyp:** Aufgrund schneller Diffusion über die große Lungenoberfläche ist eine allergische Reaktion bis hin zum anaphylaktischen Schock

beim entsprechend disponierten Patienten durchaus vorstellbar. Vorher Allergietestung, am besten: vorausgegangene gute Erfahrung des Patienten mit Procain.
- Es sollte ausschließlich Procain aus Ampullen verwendet werden (Allergie gegen Konservierungsmittel häufiger als Allergie gegen Procain).

Fehler und ihre Behebung

Problem	Ursache	Behebung
starke Kreislaufreaktion	zu lange Exposition	Inhalation beenden, Patient hinlegen lassen
Würgereiz	überempfindlicher Patient	Inhalation abbrechen
Hyperventilation	falsche Atmung	Inhalation beenden
allergische Reaktion	unerkannte Disposition oder Verwendung von Lokalanästhetika mit Zusätzen	Notfallmaßnahmen

Bewährte Kombinationen
- Kombination mit klassischer neuraltherapeutischer Behandlung
- Behandlung der Lunge: Segmenttherapie, Quaddeln des Thorax (▶ 10.3.4)
- Ganglion stellatum (▶ 10.4.5)

10.10.6 Iontophorese mit Lokalanästhetika

Jürgen Wolf

10

Schwierigkeitsgrad: 1
Wichtigkeit: 2

- Nach Berichten einer Physiotherapeutin aus der ehemaligen DDR war diese Anwendung bis Ende der 1980er Jahre in vielen Praxen eine häufig angewendete Behandlungsmethode, vor allem nach Traumatisierungen.

Wirkung der Applikation
- Procain wird mit Hilfe des angelegten Gleichstroms perkutan in das zwischen den Elektroden gelegene Gewebe transportiert und entwickelt dort die ihm eigene Wirkung. Die Eindringtiefe ist allerdings unsicher.
- Die Iontopherese wurde nur mit Procain durchgeführt. Die Anwendung von Lidocain kann bei unklaren Resorptionverhältnissen und deutlich längerer Wirkdauer riskant sein. Auch ist über die Eindringtiefe nichts bekannt.

Indikationen
Lokale Beschwerden:
- großflächige Narben
- Traumata und Hämatome in Bindegewebe und Muskulatur
- zur Verbesserung physiotherapeutischer Anwendungen

Spezielle Kontraindikationen

- Procain-Unverträglichkeit

Spezielle Aufklärung

- Untersuchungen zeigen, dass die Resorption individuell sehr verschieden, ein Therapieerfolg aus technischer Sicht nicht garantiert ist.
- Der Patient ist auf den Off-Label-Use des Lokalanästhetikums hinzuweisen.

Praktische Vorgehensweise

Material

- Procain 1 oder 2 % ohne Zusatz oder bis zu 20%ige Procain-Salbe (▶ 10.10.7)
- Iontophoresegerät

Durchführung

- Ein mit Procain-Lösung getränkter oder Procain-Salbe versehener Verbandsmull oder Zellstoff wird unter die Katode gelegt und in der üblichen Art Spannung angelegt.

Fehler und ihre Behebung

Problem	Ursache	Behebung
Überspannung und Hitzeentwicklung im Gewebe	Geräteeinstellung	Übung, bei geübten und erfahrenen Anwendern selten

10.10.7 Procain-Salbenmixtur

Jürgen Wolf

Schwierigkeitsgrad: 1
Wichtigkeit: 2

Diese Empfehlung zu dieser Therapie entstammt einer Anregung von H. Barop, vom Autor dann erfolgreich empirisch erprobt.

Im Handel ist hierfür EMLA-Creme® mit ähnlicher Indikation erhältlich, bestehend aus Lidocain und Prilocain. Neben den Nachteilen einer lokalen Vasokonstriktion und Lebertoxizität ist ein kanzerogener stochastischer Effekt des Abbauprodukts des Prilocains, o-Toluidin, nicht ausgeschlossen [Gaber 2006]. Die hier beschriebene Procain-Rezeptur sollte daher bei Vorliegen entsprechender Riskofaktoren (z.B. Leberinsuffizienz) bevorzugt werden.

Wirkung der Mixtur

- Durch das Wirkstoffreservoir der Salbengrundlage lässt sich Procain in einer Emulsion länger und höher konzentriert (bis 20%) aufbringen und gleichzeitig bei trockenen Hautveränderungen ein gewisser fettender und feuchtigkeitsspendender Pflegeeffekt erreichen.
- Alternativ können wässrig feuchte Procainverbände aus z.B. procaingetränkten Mullplatten eingesetzt werden.

Indikationen

Lokale Beschwerden:

- Ekzem, Neurodermitis, Seborrhöe
- Haut- und Schleimhautrhagaden
- akzidentelle oder iatrogene Nasenschleimhautläsionen, Nasentamponade
- Rhinitis sicca
- Otitis externa, bei hartnäckigem Gehörgangsekzem an das übrige Innervationsgebiet des N. vagus denken!
- Viruserkrankungen der Haut, umschriebene Dermatomykosen
- umschriebene oder flächenhafte Verbrühungen, Verbrennungen I.°
- Nasenreflexzonentherapie

Befunde und Symptome, die für diese Injektion sprechen: klinische Zeichen der vorgenannten Erkrankungen, z.B.

- Pruritus
- trockene, schuppende Haut, Rhagaden
- trockene Nasenschleimhaut
- Schmerzen

Spezielle Kontraindikationen

- Procain-Unverträglichkeit
- Eucerin-Unverträglichkeit
- offene Wunden
- verschmutzte oder infizierte Wunden

Spezielle Aufklärung

- Bei häuslicher Anwendung muss jede Symptomverschlechterung zu sofortiger Konsultation des behandelnden Arztes führen;
- Eine längere Anwendung unter Pflaster oder Verband kann zu Superinfektion führen, deshalb Salbe zur Vermeidung einer feuchten Kammer offen und in resorbierbarer Menge auftragen.
- Der Patient ist auf den Off-Label-Use des Lokalanästhetikums hinzuweisen.

Material/Rezeptur

- für 50 g einer 20%igen Salbe:

Rp.

- *Procaini hydrochloridum 10.0*
- *Eucerin cum aqua ad 50.0*

Diese Rezeptur hat folgende mögliche Nachteile:

- Sie ist bei Lagerungstemperatur zäh/fest und nur mit festem Druck verstreichbar.
- Manche Patienten reagieren auf Eucerin mit lokaler Unverträglichkeitsreaktion, die irrtümlich auf Procain zurückgeführt wird.

Alternativ:

- *Procaini hydrochloridum 10.0*
- *Basiscreme DAC ad 50.0*

Diese Rezeptur ist auch bei Lagerungstemperatur weich und leicht verstreichbar.

Gefahren und Komplikationsmöglichkeiten

- Die eucerinbasierte Mixtur kann lokal Unverträglichkeitsreaktionen hervorrufen.
- Superinfektion (▶ oben)

Fehler und ihre Behebung

Problem	Ursache	Behebung
Superinfektion unter Pflaster oder Verband	Entwicklung einer feuchten Kammer	offen und in resorbierbarer Menge auftragen

10.10.8 Procain-Wundverband

Jürgen Wolf

Diese Empfehlung entstammt einer Anregung von H. Barop und wurde vom Autor erfolgreich in der Praxis erprobt.

Wirkung der Applikation

Möglichst immer in Kombination mit einer Infiltration eines akzidentellen (Unfall), krankheitsbedingten (z.B. Ulcus cruris) oder iatrogenen (OP) Wundrandes wirkt ein Procain-getränkter Wundverband als Wirkstoffreservoir. Durch eine allgemein sympathikolytisch bedingte und zusätzlich vom Lokalanästhetikum abhängige Vasodilatation, Kapillarabdichtung und Membranstabilisierung folgt eine Normalisierung der Zirkulation im Wundbereich mit der Konsequenz der verbesserten Perfusion und Vermeidung bzw. Abklingen eines Ödems.

Indikationen

- frische akzidentelle oder iatrogene Wunden
- Verbrühungen, Verbrennungen I. und II.°
- Säure- oder Laugenverletzungen nach ausgiebiger Spülung mit Wasser

Spezielle Kontraindikationen

- Procain-Unverträglichkeit

Spezielle Aufklärung

- Bei häuslicher Anwendung muss jede Symptomverschlechterung zu sofortiger Konsultation des behandelnden Arztes führen.
- Der Patient ist auf den Off-Label-Use des Lokalanästhetikums hinzuweisen.

Praktische Vorgehensweise

Material

- Procain 1% ohne Zusatz
- luftdurchlässiges Verbandmaterial wie z.B. Fixomull, Papierpflaster

Durchführung

- Nach Wundversorgung und möglicher Wundrandinfiltration wird der mit Procain getränkte Wundverband aufgebracht und fixiert
- Später kann der wieder trockene Verband mittels „Injektion“ in das Verbandsmaterial erneut getränkt, aufgefrischt werden.

Gefahren und Komplikationsmöglichkeiten

- bei Entstehung einer feuchten Kammer Bildung einer Superinfektion

Fehler und ihre Behebung

Problem	Ursache	Behebung
Superinfektion unter Pflaster oder Verband	Entwicklung einer feuchten Kammer	Verband regelmäßig wechseln, dazwischen für ausreichend Luftkontakt sorgen; regelmäßige ärztliche Kontrolle des Ergebnisses (z.B. alle 2 Tage)

10.11 Injektionstechniken in der Veterinärmedizin

Christiane Demmrich-Wander, Andreas Zohmann

Im nachfolgenden Abschnitt werden vor allem Techniken besprochen, die auf Grund anderer Anatomie und Physiologie oder spezieller Indikationen beim Tier erheblich von der Humanmedizin abweichen. Bei allen Injektionen zur Therapie von Erkrankungen des **Bewegungsapparates** können die dargestellten Injektionstechniken aus der Humanmedizin modifiziert angewendet werden. Injektionen in die Gelenke sollten allerdings gemieden werden, da die erforderlichen hygienischen Bedingungen unter den Bedingungen der Tierpraxis sehr schwer zu schaffen sind. Eine Injektion an die Gelenkkapsel hat meist den gleichen Effekt und ist unbedenklicher bezüglich der Infektionsgefahren.

Bei den Injektionen sollten, wenn möglich, **biologisch aktive Punkte** genutzt werden, dies sind besonders Akupunkturpunkte und/oder schmerzempfindliche Punkte. Sie werden vereinfacht zunächst Akupunkturpunkte genannt, im Teil „Injektionstechnik" wird ihre Lage beschrieben. So sind die Injektionsstellen auch für einen Nicht-Akupunkteur einfach nachvollziehbar.

Behandlungsschemata

Kleintiere

Die Behandlung sollte maximal 2× pro Woche erfolgen und nicht mehr als 10× durchgeführt werden. Grundsätzlich geht man bei der Behandlung in folgender Reihenfolge vor:

- Nabelinjektion
- aktive Triggerpunkte
- Akupunkturpunkte
- einfache Ganglientechniken, soweit möglich

Großtiere

Grundsätzlich unterscheidet sich das Vorgehen in der Großtierpraxis nicht. Die Schwerpunkte liegen aufgrund anderer Indikationen jedoch auf den Ganglientechniken, die für den Geübten relativ gefahrlos anwendbar und sehr erfolgversprechend sind.

10.11.1 Quaddeltherapie beim Tier

Christiane Demmrich-Wander, Andreas Zohmann

Quaddeltherapie entspricht der Injektionsakupunktur beim Menschen. Eine Vielzahl von Indikationen lassen sich mit dieser einfachen Technik behandeln.

Indikationen

▶ Kapitel 12 bei den beschriebenen veterinärmedizinischen Krankheiten.

Spezielle Kontraindikationen

- Hautinfektion im Zielgebiet
- Allergie gegen Lokalanästhetika (Rarität)

Praktische Vorgehensweise

Material

- Nadel 0,4×20 (grau) beim Kleintier, 0,4×40 (grau) oder 0,5×50 (orange) beim Großtier
- Spritze: 5 ml
- Lokalanästhetikum 0,1–0,5 ml pro Quaddel

Lagerung des Tieres

- Hilfsperson hält das Tier vorsichtig, aber sicher fest.

Injektionstechnik

- Wenn man eine Hautfalte abhebt und mit den Fingern seitlich der zu quaddelnden Stelle derb drückt, kann man den Injektionsschmerz deutlich reduzieren. Dies ist am Rücken der meisten Haustiere gut möglich (▶ Abb. 10.11.1).
- Die korrekte intrakutane Lage ist am hohen Spritzenwiderstand gut erkennbar. Wenn das Lokalanästhetikum zu leicht fließt, liegt die Nadel subkutan.
- Nach Injektion muss es an der unbehaarten Haut zu einem deutlichen Orangenhautphänomen und an behaarten Körperstellen zu einem Aufstellen des Fells kommen.

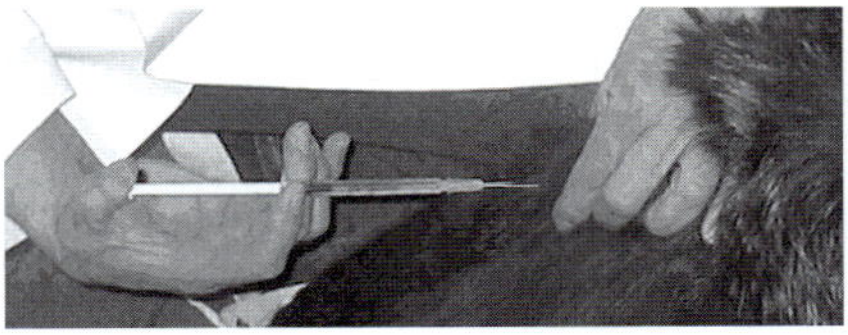

Abb. 10.11.1 Quaddelung mit Anheben einer Hautfalte.

Gefahren und Komplikationsmöglichkeiten

Quaddeln beim Tier sind je nach verwendeter Nadel mitunter sehr schmerzhaft. Deshalb sollte man nur bei sehr verträglichen Tieren quaddeln, um Abwehrbewegungen zu verhüten. Die paravertebralen Injektionsorte am Rücken sind weniger gefährlich für den Therapeuten.

Fehler und ihre Behebung

Problem	Ursache	Behebung
geringer Spritzenwiderstand, keine Wirkung	zu tiefe Injektion (subkutan)	Technik üben, bessere Fixierung des Patienten

10.11.2 Injektionen an Akupunkturpunkte beim Tier

Christiane Demmrich-Wander, Andreas Zohmann

Tab. 10.20 Wichtige Akupunkturpunkte der Veterinärmedizin.

Akupunkturpunkt	Lokalisation
Di 4	am medialen Rand des Os metacarpale II, in der Mitte der Hautfalte nach Abspreizen des Daumens von der 2. Zehe
Di 10	zwischen den ursprungsnah lokalisierten Muskelbäuchen von M. extensor digidalis communis und M. extensor carpi radialis
Di 20	lateral der seitlichen Vorwölbung der Nasenflügel

Tab. 10.20 Wichtige Akupunkturpunkte der Veterinärmedizin. *(Forts.)*

Akupunkturpunkt	Lokalisation
Ma 25	auf dem Kreuzungspunkt der Mammarlinie und der Querlinie durch den Nabel
Ma 30	kaudal des Anulus inguinalis superficialis, am kranialen Rand des Pecten ossis pubis
Ma 33	proximal des lateralen Oberrandes der Patella in einer Vertiefung zwischen M. rectus femoris und M. vastus lateralis
Ma 34	proximal des lateralen Oberrandes der Patella in einer Vertiefung zwischen M. rectus femoris und M. vastus lateralis. Unterhalb Ma 33
Ma 35	in einer Vertiefung an der lateralen Unterkante der Patella
Ma 36	in einer Vertiefung lateral tuberositas tibiae am Ursprung des M. tibialis cranialis
Bl 53	am Ende des 1. Drittels einer Linie vom Tuber coxae zum Tuber ischiadicum, in Höhe der Spina iliaca dorsalis caudalis
Ni 11	am Oberrand der Symphysis pubis, lateral der Mittellinie
SJ 21 (3E 21)	im Sulcus rostral des Tragusrandes, in Höhe des Processus zygomaticus ossis temporale, unmittelbar rostral des Porus acusticus externus
Gbl 40	ineiner Vertiefung distal des Malleolus lateralis, dorsolateral auf dem Sprunggelenk
Gb 43	zwischen dem 4. und 5. Metatarsophalangealgelenk, etwas oberhalb der Interdigitalfalte
Le 9	proximal des Epicondylus medialis des Femurus, zwischen den Endsehnen des M. sartorius und dem M. vastus medialis des M. quadriceps femoris, wo die A. femoralis in die Tiefe verschwindet
KG2	medial am Kranialrand der Beckensymphyse
LG 3	dorso-median zwischen letzten Lendenwirbel und Os sacrum
LG 20	vom hinteren Ohrmuschelansatz senkrecht nach oben bis zur Mittellinie des Schädeldachs
Point de Merville (PdM)	median in der Knochenvertiefung zwischen den medialen Augenwinkeln, an der Nahtstelle zwischen Os nasale und Os frontale

10.11.3 Nabelinjektion beim Tier

Christiane Demmrich-Wander, Andreas Zohmann

Analog zu dem bekannten Ausspruch von J. P. Dosch: „Der Nabel ist die erste Narbe des Menschen.“ hat der Nabel auch in der Tiermedizin häufig den Charakter eines Störfeldes, vor allem bei den unter „Indikationen“ genannten Erkrankungen (▶ 12). Seine Umflutung stellt eine einfache und ausgesprochen effiziente Maßnahme in der Neuraltherapie der Tiermedizin dar.

Indikationen

Lokale Beschwerden:

- Wundheilungsstörungen am Nabel
- nässender, juckender Nabel, chronisch eiternder Nabel

Nabel als pathogene Zone und Störfeld:

- abdominale Beschwerden
- Bauchkoliken

Spezielle Kontraindikationen

- akute Infektion im Nabelbereich

Praktische Vorgehensweise

Material

- Nadel Kleintier 0,4×20 (grau), Großtier: 0,5×50 (orange)
- Spritze: 5 ml
- Lokalanästhetikum 5–10 ml

Injektionstechnik

- Die Nabelinjektion erfolgt von drei Seiten an den jeweiligen Zusammenstoß der Bauchfaszien.
- Die Injektion erfolgt subkutan im umgebenden gesunden Gewebe.
- Wenn diese Technik nicht möglich ist, sollte eine Infiltration in unmittelbarer Nähe der Nabel-Narbe durchgeführt werden.

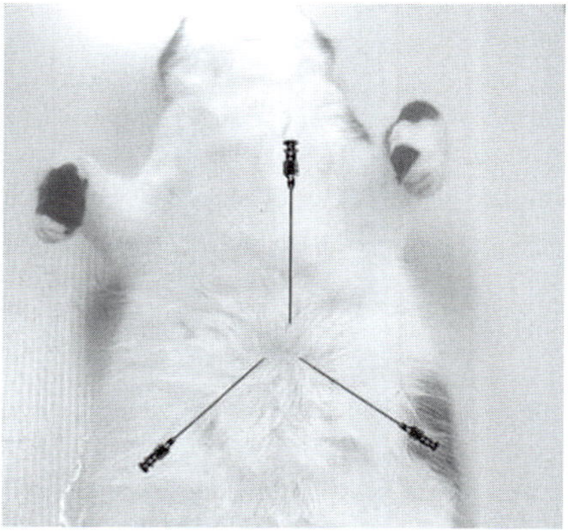

Abb. 10.11.2 Nabelinjektion beim Kleintier.

10.11.4 Injektionstechniken in Störfelder beim Tier

Christiane Demmrich-Wander, Andreas Zohmann

Ähnlichkeiten und Unterschiede zur Humanmedizin

Der Leitspruch von Ferdinand Huneke: *„Jede Erkrankung kann störfeldbedingt sein und jede Stelle des Körpers kann zum Störfeld werden.“* trifft gleichermaßen für die Tiermedizin zu. Die Behandlung eines Störfelds entspricht der Technik der Lokaltherapie.

Die Störfeldwirkung wird auch als „Fernwirkung“ bezeichnet. Es ist daher von den Tierbesitzern oft nicht nachvollziehbar, warum weit ab vom Erkrankungsgeschehen Injektionen durchgeführt werden. Eine genaue Aufklärung der Patientenbesitzer ist deshalb unerlässlich.

Häufige Störfelder beim Tier

Die Behandlung der Störfelder setzt eine genaue Anamnese und Untersuchung des Tiers voraus.

Häufige Störfelder beim Tier sind:

- Nabel
- Verletzungs-Narben jeglicher Art, besonders im Kopfbereich
- OP-Narben, insbesondere Redon-Drainage-Öffnungen
- NNH, Ohren
- Tonsillen
- Zähne
- Schilddrüse
- Magen-Darm-Trakt
- Urogenitaltrakt
- Analbeutel

Die häufigsten Störfelder beim Tier sind Fremdkörper aller Art, großflächige Narben, besonders Kastrationsnarben und auch der Nabel. Kastrationen werden heute bei fast allen Haustieren vorgenommen, auch der Nabelheilung wird in der Regel keine große Beachtung geschenkt. Narben durch Amputationen sind heutzutage eher eine Seltenheit, aber dennoch zu beachten, ebenso wie Tätowierungen und andere Kennzeichnungen.

Zähne und Tonsillen sind häufige Störfelder ähnlich wie beim Menschen.

Wenn es nach Anamnese und Diagnostik einen Hinweis auf Störfelder gibt, sollten diese mit Procain behandelt werden. In therapieresistenten Fällen ist auch eine chirurgische Korrektur oder Entfernung des Störherdes angezeigt. Der Zahnsanierung ist hierbei besondere Aufmerksamkeit zu schenken.

Häufig lässt sich eine **„Hinten-vorne-Kopplung“** der Störungen beobachten: Erkrankungen der Zähne, der Ohren oder des Respiraktionstrakts sind sehr häufig mit Analdrüsenentzündungen, Blasen- und Genitalerkrankungen vergesellschaftet. Umgekehrt können Kastrationsnarben, Schwanzamputationsnarben, Prostatitis oder Analbeutelentzündungen zu chronischen Respirationserkrankungen oder anderen chronischen Erkrankungen im Kopfbereich führen.

11 Neuraltherapie in den Fachgebieten

Einführung

Stefan Weinschenk

Kein Patentrezept

Die Neuraltherapie kann in erstaunlich vielen Situationen als alleinige Therapie angewendet werden. In den fünfziger Jahren wurden sehr viele Krankheitsbilder von Hausärzten naturheilkundlich und sehr häufig auch neuraltherapeutisch behandelt. Mit Zunahme der speziellen Fachkenntnisse und des therapeutischen Spektrums konsultierten Patienten in den folgenden Jahrzehnten mehr und mehr Fachpraxen und -kliniken. Experten vermuten, dass – Fluch und Segen der Medizin – die deutliche **Zunahme chronischer Erkrankungen** gerade mit der frühzeitigen und großzügigen Anwendung der medikamentösen Therapie bei vielen banalen Alltagserkrankungen und der zu weit gestellten Indikation für operative Eingriffe zusammenhängt.

Heute entdecken wir angesichts zunehmend **knapper Ressourcen** und zunehmend kritischer Patienten sowie angesichts des Wissens um vielfältige Nebenwirkungen die regulationsmedizinische Methoden wie die Neuraltherapie wieder neu. Viel häufiger als wir zur Zeit ahnen, kann damit bei geringem Aufwand und minimalen Nebenwirkungen vermutlich eine langfristige Besserung erzielt werden.

Neue Therapieansätze für alte Krankheiten

- In jedem einzelnen der nachfolgend behandelten Fachgebiete gibt es daher besonders für die Fachärzte unter den Neuraltherapeuten Neuland zu entdecken. Es bedarf eines gewissen Mutes, auch entgegen so genannter „Leitlinien" andere Wege zu beschreiten, und pro bono des Patienten eine sanfte, in der Öffentlichkeit noch wenig bekannte, aber umso wirksamere Therapie zu wählen.
- Oft genug werden dadurch gewohnte Vorstellungen von „Diagnosen" ins Wanken geraten. Die unausweichlichen Erfolge aber werden dem Anwender auch in Diskussionen mit Fachkollegen den Rücken stärken.
- In diesem Sinne ist aber die **Beachtung der Grenzen und Kontraindikationen** von besonderer Wichtigkeit; auf ihre Darstellung wird daher im anschließenden Kapitel ▶ 12 bei jeder einzelnen Indikation besonderer Wert gelegt.

11.1 Allgemeinmedizin

Gerd Droß

Geschichte der Neuraltherapie in der Allgemeinmedizin

Früh nach dem Beginn der therapeutischen Anwendung von Lokalanästhetika um 1906 (G. Spiess) wanderte dieses Wissen aus den spezialisierten Zentren der Chirurgie und Anästhesie in die niedergelassene Allgemeinarztpraxis. Neben den Fachärzten Leriche (Neurochirurg) in Straßburg und der Gruppe um O. Bergsmann (Pulmologie) in Wien waren unter den Pionieren vor allem Allgemeinärzte und Internisten wie F. und W. Huneke, H. Siegen, H.F. Voss, W. Keller und J.P. Dosch, welche die theoretischen Fragestellungen aus den praktischen Erfahrungen im täglichen Umgang mit dem kranken Menschen bezogen.

Bedeutung der Neuraltherapie in der Allgemeinmedizin

Neuraltherapie wird klassischerweise von Hausärzten bei einer Vielzahl von Indikationen angewandt. Laut einer Umfrage 1999 geben ca. 30.000 niedergelassene

Ärzte in Deutschland an, Neuraltherapie anzuwenden. Laut einer Studie von 2008 stellt die Neuraltherapie unter Allgemeinärzten in Deutschland das am häufigsten angewandte Verfahren der Komplementärmedizin [Joos et al. 2008].

Neuraltherapeutisch behandelbare Erkrankungen

Die meisten vom Hausarzt behandelten Krankheiten werden bei den Fachdisziplinen in dem jeweiligen Kapitel aufgeführt bzw. sind in Kapitel ▶ 12 Indikationen zu finden. Nachfolgend werden daher unter „allgemeinen" Erkrankungen nur noch generalisierte Störungen wie Schwitzen, Befindlichkeitsstörungen etc. aufgeführt, die nicht bestimmten Fachkapiteln zuzuordnen sind.

Allgemeinmedizin befasst sich mit dem ganzen Menschen und stellt eigentlich ein Konglomerat aus vielen Fachbereichen dar. Der neuraltherapeutisch ausgebildete Allgemeinarzt behandelt alles von der Augenerkrankung wie Makuladegeneration über Infektionen des Atemtrakts, der Gastritis, den Hämorrhoiden bis hin zu Arthrosen der großen Gelenke.

Viele der „allgemeinen" Erkrankungen und Beschwerdebilder sind **funktioneller Natur** und einem reflextherapeutischen Verfahren wie der Neuraltherapie daher sehr gut zugänglich. Die Anzahl funktioneller Störungen hat sich in den vergangenen 50 Jahren in den Industrieländern vervielfacht. Diese Krankheitsbilder, das *„Strandgut der Fachärzte und Spezialärzte"* (F. Hopfer), werden üblicherweise als „vegetative" oder „Befindlichkeitsstörungen" klassifiziert. Sie nehmen in der Darstellung der Indikationen zahlenmäßig nur einen Bruchteil ein, an Patientenzahlen machen sie aber den Großteil der hausärztlichen täglichen Praxis aus.

> Die typische Indikation sind Schmerzen und Beschwerden, bei denen der behandelnde Facharzt nach gründlicher Untersuchung dem Patienten sagt: „Damit müssen Sie lernen zu leben".

Beste Erfahrungen mit Neuraltherapie machen Hausärzte auch bei **Infektionen der Atemwege** (NNH, Tonsillen, Bronchien) vor allem dann, wenn sie chronifiziert oder rezidivierend sind.

Der gesamte **Bewegungsapparat** mit Gelenken, Bändern, Sehnen und den Muskeln ist für die Neuraltherapie in idealer Weise erreichbar und beeinflussbar. Eine besonders große Rolle spielt dabei die Triggerpunkt-Behandlung. Erreicht werden kann fast immer eine Linderung, bei entzündlichen Prozessen oft sogar langfristige komplette Remissionen.

Die Erfolge bei der **Behandlung vergrößerter Drüsen** wie der Schilddrüse oder der Prostata sind hervorragend und brauchen einen statistischen Vergleich mit anderen Verfahren nicht zu scheuen. Operationen können damit hinausgeschoben oder verhindert werden. Auch die chronische Prostatitis spricht auf Neuraltherapie sehr gut an.

Erkrankungen des Bauchraums, besonders des Magens, des Darms und der Leber nehmen einen großen Platz in der Allgemeinarztpraxis ein. Die Neuraltherapie stellt eine erfolgversprechende Therapie und Ergänzung anderer Therapieoptionen dar.

Der Praktiker hat damit sehr gute Erfolge auch bei schweren Erkrankungen wie Colitis, M. Crohn, Asthma, rheumatoider Arthritis. Ihm bietet sich durch die Einflussnahme auf das vegetative Nervensystem und damit die Regulation die Möglichkeit, an der Ursache der Krankheiten und nicht nur an deren Symptomen anzusetzen. Selbstheilungskräfte können dadurch wieder stimuliert und in Gang gebracht werden.

Allergien und Hauterkrankungen wie Urtikaria oder Neurodermitis lassen sich häufig günstig beeinflussen.

Für einige Erkrankungen, wie z.B. die **Reizblase** hat die Schulmedizin keine wirksamen Therapien zur Verfügung. Hier ist die Neuraltherapie manchmal „die letzte Rettung".

Neuraltherapie in der Hausarztpraxis

Anfänger in der Neuraltherapie können bereits sehr gute Erfolge mit einfachen Techniken in ihrer hausärztlichen Praxis verzeichnen, z.B. bei der Behandlung folgender Erkrankungen:

- **vegetative Dystonie:** auch für Einsteiger schnell erlernbare Injektionen in die Schilddrüse
- **Sinusitis:** Injektionen an die Nervenaustrittspunkte supra- und infraorbital sowie Quaddeln im Kieferwinkel
- **Bronchitis:** Quaddeln in Höhe der Lungensegmente paravertebral
- **Herzrasen, Herzrhythmusstörungen:** einfache Quaddeln parasternal und paravertebral; für den Fortgeschrittenen Injektion an das Ggl. stellatum
- **Reizdarm:** Injektionen in den Nabel und Bauchkranz; für den Fortgeschrittenen: Injektion an das Ggl. coeliacum
- **Arthritis und Arthrose:** Quaddeln um das Gelenk, z.B. am Knie bei Gonarthrose
- **Allgemeinsymptome** wie Müdigkeit, Leistungsschwäche: 1 ml Procain i.v., durch dieselbe Kanüle 3 ml Blut aspirieren und sogleich i.m. geben
- **depressive Verstimmungen**, Schwindel: Injektionen unter die Kopfschwarte in Form des Kopfkranzes (▶ 10.1.4)
- **Ulzera** und schlecht heilende **Wunden**: Procain unter und um die betroffenen Gebiete injizieren

Reichen die einfachen Injektionen nicht aus, stehen dem Fortgeschrittenen folgendes Instrumentarium zur Verfügung:

- bei Erkrankungen des Bauchraums Injektionen an die Wirbelsäulensegmente Th5-L1, S2-4 sowie an das Ggl. coeliacum; gilt auch für chronische Entzündungen des Darms wie Colitis ulcerosa oder Morbus Crohn, alle Autoimmunerkrankungen, Allergien, chronische und häufig rezidivierende Infekte wie Sinusitiden, Diabetes mellitus Typ I und II und Hypertonie. Selbst neurologische Krankheitsbilder wie funktioneller Tremor sprechen auf diese Therapie an.
- Funktionelle Durchblutungsstörungen bis zum Morbus Sudeck (CRPS) reagieren gut auf Injektionen an die übergeordneten Ganglien, bei den oberen Extremitäten das Ggl. stellatum, bei den unteren den lumbalen Grenzstrang.
- Alle Folgen von Durchblutungsstörungen des Zerebrums und der Sinnesorgane des Kopfes reagieren positiv auf Injektionen an die zugehörigen Ganglien wie das Ggl. supremum, Ggl. pterygopalatinum, Ggl. oticum und das Ggl. ciliare.

Sehr häufig kommen Patienten mit akuten und chronischen **Schmerzzuständen der Wirbelsäule und des Rückens** zu ihrem Allgemeinarzt. Vielfach bringen schon einfache Injektionen an die Dornfortsätze, in das Ligamentum interspinale oder paravertebrale Hautquaddeln Linderung. Tiefere Infiltrationen der Facettengelenke und in aktive Muskeltriggerpunkte erhöhen die Erfolgsrate deutlich.

Über allem thront gewissermaßen die **Störfeldtherapie**. Wer diese erfolgreich einzusetzen vermag, kann den Patienten u.U. sogar unnötige Operationen ersparen, z.B. Prostatektomien bei benigner Prostatahyperplasie oder Kolonresektionen bei Morbus Crohn. Auch häufige Störungen wie von Gelenken ausgehende Ganglien („Überbein") verschwinden in aller Regel durch mehrfaches Umspritzen, womit auch hier ein operativer Eingriff vermieden werden kann. Diese Auflistung könnte um ein Vielfaches erweitert werden. In einer Zeit, in der Patienten zunehmend kritisch Operationsrisiken und Operationsindikationen bewerten und im Schadensfalle auch entsprechende Forderungen durchsetzen, kommt der Vermeidung unnötiger Eingriffe zunehmende Bedeutung zu. Der Hausarzt ist hier die erste und wichtigste Instanz, um den Patienten vor Schaden zu bewahren („nil nocere").

Vorbemerkung zur Tabelle: Es wird vorausgesetzt, dass bei den aufgeführten Krankheitsbildern eine vollständige Diagnostik für spezifische Ursachen erfolgt ist und morphologisch oder biochemisch fassbare Ursachen wie z.B. Mangelzustände oder konsumierende Krankheiten ausgeschlossen worden sind. Eine Vielzahl von unspezifischen „Befindlichkeitsstörungen" ohne organischen Befund lassen sich mit einem regulationsmedizinischen Verfahren wie der Neuraltherapie gut behandeln.

Neuraltherapeutisch gut behandelbar:
Erbrechen | Erschöpfungszustand | Fieber (▶ *Ursache abklären, großzügigen Einsatz von Antipyretika und Antibiotika vermeiden)* | Globusgefühl | Immunschwäche, Infektanfälligkeit | Kollapsneigung | Nervosität | Schlafstörungen (▶ 12) | Schwitzen | Schwindel (▶ 12) | Singultus | innere Unruhe | vegetative Dystonie (▶ 12) | Wetterfühligkeit *(ggf. zusammen mit Akupunktur)*
Neuraltherapie als ergänzendes Verfahren:
Sterilität | fortgeschrittene Organerkrankungen, z.B. schwere Arthrose (Kniebeschwerden ▶ 12)
Neuraltherapie nicht indiziert:
Tumoren

Häufige Störfelder

Im Fachgebiet der Allgemeinmedizin kann naturgemäß eine Vielzahl von Körperregionen für eine Störfeldentstehung in Frage kommen. Zu beachten sind Zähne, Tonsillen, NNH, Darm, besonders Dickdarm, Narben, der „gynäkologische Raum" und die Prostata (vgl. Häufigkeit von Störfeldern ▶ 5.5.12).

11.2 Chirurgie

Udo Franke

Geschichte der Neuraltherapie in der Chirurgie

Historisch gesehen stammt das Gedankengut der Neuraltherapie vorwiegend aus der Chirurgie. Primär wurde die Lokalanästhesie entwickelt, um schmerzfrei operieren zu können. Die Beobachtung einer lange anhaltenden Heilwirkung des Procains nach einer – anästhesiologisch motivierten – Lokalanästhesie [Spiess 1906] führte zur Entwicklung der Neuraltherapie. Die Stellatumblockade von Leriche 1925 und die Grenzstrangblockaden von Wischnewskij 1935 waren noch primär chirurgisch gedacht und ausgeführt als „Ersatz für die OP". Erst die Einführung des Begriffs „Neuraltherapie" 1938 durch von Roques führte zur Abgrenzung der therapeutischen von der chirurgischen Lokalanästhesie.

Eine nicht geringe Zahl von Publikationen der Neuraltherapie befasst sich mit chirurgischen Erkrankungen.

Bedeutung der Neuraltherapie in der Chirurgie

Prospektive Studien mit Scheinoperationen haben keinen Unterschied in der Wirksamkeit zu den „richtigen" Operationen gezeigt (gleicher therapeutischer Effekt einer „Schein-Arthroskopie" bei Gonarthrose [Moseley 2002]): Operative Eingriffe sind bei vielen Beschwerden keineswegs immer so EBM-basiert indiziert, wie gemeinhin angenommen. Die Indikationsstellung zu operativen Eingriffen wird in vielen (nicht allen) Teildisziplinen der Chirurgie zunehmend kritischer gehandhabt, nicht zuletzt aus forensischen Gründen.

Die Wirkung des Neuraltherapie (Antiinflammation, Sympathikolyse, Minderung afferenter Reizzustände, Verbesserung der Durchblutung) ist deshalb gerade für zahlreiche chirurgische Krankheitsbilder interessant, nicht zuletzt, um eine Indikation für eine Operation differenzialdiagnostisch zu erhärten oder zu verwerfen. In den Subdisziplinen sind hierbei besonders folgende Erkrankungen für eine neuraltherapeutische Intervention geeignet:

- **Traumatologie:** Behandlung posttraumatischer Reizzustände (nach therapeutischen und diagnostischen Eingriffen)
- **Gefäßchirurgie:** chronische arterielle, venöse, lymphatische Erkrankungen
- **Viszeralchirurgie:** begleitende Neuraltherapie bei chronischen Erkrankungen der Bauch- und Unterleibsorgane, insbesondere nach mehrfachen Operationen oder wenn die OP-Indikation unklar ist
- **Koloproktologie:** Entzündungen, Sphinktererkrankungen, Hämorrhoiden
- **endokrine Chirurgie:** chronische Schilddrüsen-Erkrankungen mit unklarer OP-Indikation
- **HNO:** chronische NNH-Erkrankungen zur Vermeidung der (zunehmend umstrittenen) Fensterungs-OP
- **Handchirurgie:** Nervenkompressionssyndrome im Anfangsstadium
- **septische Chirurgie:** Wundbehandlung, Narbenbehandlung, Entzündungen
- **Schmerzchirurgie:** Phantomschmerzen (meist Verschlechterung durch Denervierung)

Dem Chirurgen „liegt" die Neuraltherapie alleine schon aufgrund seiner manuellen Übung und seines unverkrampften Umgangs mit invasiven Methoden.

Neuraltherapeutisch behandelbare Erkrankungen

Eine Reihe von Erkrankungen und Beschwerdebildern im chirurgischen Fachgebiet sind entgegen landläufiger Meinung keineswegs gleich zu operieren. Die Anzahl chronischer Erkrankungen, die oftmals aus Verzweiflung – ut aliquid fiat – oder aus Unkenntnis reflextherapeutischer Methoden wie der Neuraltherapie einer Operation zugeführt werden, ist enorm. Beispiele sind chronische Narbenschmerzen oder die oben aufgeführten Erkrankungen.

Neuraltherapeutisch gut behandelbar:
„Appendicitis chronica" *(häufig nicht-entzündlich; genaue DD: wenn funktionell, gut behandelbar)* | Coxarthrose (*im Frühstadium gut behandelbar, häufig störfeldbedingt* (▶ 12 Hüftschmerz) | Dumping-Syndrom *(Behandlungserfolge möglich)* | Erbrechen, postoperatives *(Behandlungserfolge möglich)* | Fersensporn (*gute Indikation;* ▶ 12 Fersensporn) | Frakturheilung, verzögerte *(gute Wirkung der Neuraltherapie)* | Gonarthrose (▶ 12 Kniebeschwerden) | Knochennekrose, aseptische *(klassische Indikation zur Neuraltherapie [intraarteriell und Ganglien], oft-*

mals störfeldbedingt) | Kokzygodynie | Lumbago/Lumbalprolaps (*orthopädisch-chirurgische Erkrankung, die am häufigsten unnötig operiert wird*; ▶ 12 Kreuzschmerz) | Narbenschmerzen *(Neuraltherapie besser als Revision)* | Ovarialzysten, funktionelle (*besonders wenn rezidivierend*; ▶ 12) | Phantomschmerz (▶ 10.3.2 Kontralaterale Neuraltherapie; ▶ 12) | Postcholezystektomie-Syndrom *(funktionell; gut behandelbar)* | Rippenprellung, Rippenfraktur *(sehr gut behandelbar)* | Rückenschmerz, chronischer (vgl. Anmerkung zu Lumbago; ▶ 12) | Tennisellenbogen (vgl. Anmerkung zu Lumbago; ▶ 12 Epikondylopathie) | Varikosis *(intraarterielle Injektion A. femoralis)* | Varikosis *(intraarterielle Injektion A. femoralis)* Wundheilungsstörung (klassische Indikation seit 100 Jahren, z.B. intraartielle und Ganglieninfiltration und lokale Behandlung [auch topisch]; ▶ 12) | Ulcus cruris *(intraartielle Injektion A. femoralis)*

Neuraltherapie als ergänzendes Verfahren:

Analfissuren *(epidurale sakrale Injektion)* | Colitis ulcerosa (*Ganglion coeliacum und „Bauchkranz“*; ▶ 12 Segment Darm) | Erysipel *(begleitende intraarterielle Injektion und Sympathikusinfiltration in einfachen Fällen möglich [Durchblutungsverbesserung])* | Gallenkolik, akute *(Notfallbehandlung mit Neuraltherapie möglich bis zur Klinikversorgung)* | Hämorrhoidalleiden *(epidurale sakrale Injektion, N. pudendus im Anfangsstadium)* | Nierenkolik, akute (Notfallbehandlung mit Neuraltherapie möglich bis zur Klinikversorgung) | Prellung, Quetschung (*zur Schmerzstillung und Reduktion des sympathischen Reizes*; ▶ 12 Muskelzerrung) | Schädel-Hirn-Trauma, akutes (*SHT leichten Grades; gut auch in der posttraumatischen Nachbehandlung [z.B. Sportler]*; ▶ 12 Kopfschmerzen) | Verbrennung *(zur Schmerzstillung und Reduktion des sympathischen Reizes)* | Verstauchung (*im Leistungssport*; ▶ 12 Kniebeschwerden) | Verwachsungsbauch, chronischer (*weitere OPs vermeiden! „Bauchkranz“ versuchen*; ▶ 12 Unterbauchbeschwerden) | Wundinfektion (historisch klassische Indikation für Neuraltherapie, heute als begleitende Therapie (z.B. Procain-Kompressen]; ▶ 10.12)

Neuraltherapeutisch derzeit nicht unmittelbar zugänglich:

Abszess *(ubi pus, ibi evacue! allenfalls bei beginnendem Abszess zur Immunstimulation)* | Gelenk, infiziertes *(Antibiotika, chirurgische Therapie 1. Wahl; Neuraltherapie in der Nachbehandlung)*

Neuraltherapie nicht indiziert:

Abdomen, akutes (▶ 12) | Appendicitis acuta | Ileus, paralytischer

Häufige Störfelder

Aus chirurgischen Maßnahmen resultieren eine Vielzahl potenzieller Störfelder, allen voran äußere und innere Narben nach Operationen. Ein Störfeld entsteht vor allem dann, wenn die anatomischen Schichten, z.B. aufgrund der Schnelle des Eingriffs nicht korrekt zusammengefügt werden (Polytrauma, Notfallsituationen). Die vegetativ-sympathische Versorgung der Haut ist erheblich dichter als in tieferen Körperzonen. Daher ist vom Operateur stets größte Sorgfalt auch bei der Versorgung der vermeintlich unbedeutenden äußeren Körperschichten gefordert.

11.3 Dermatologie

Stefan Weinschenk

Bedeutung der Neuraltherapie in der Dermatologie

In der Hautarztpraxis hat die Neuraltherapie auf den ersten Blick keine große Bedeutung. Es gibt keine klassischen „Injektionen für Hauterkrankungen", vergleichbar beispielsweise den segmentalen Techniken bei Kopf-, Wirbelsäule- oder Baucherkrankungen: Es gibt kein „Dermatom für die Haut". Schnell ist man daher mit psychosomatischen Erklärungen zur Hand. Es besteht jedoch erhebliche Evidenz, dass dermatologische Krankheitsbilder ausgesprochen gut auf eine Therapie des vegetativen Nervensystems, wie sie die Neuraltherapie ermöglicht, ansprechen.

Neuraltherapeutisch behandelbare Erkrankungen

Beim Blick in die nachfolgende Liste der behandelbaren Erkrankungen eröffnet sich eine erstaunliche Vielfalt von Krankheitsbildern, die Dermatologen zu ihrem Fachgebiet zählen und die neuraltherapeutisch gut behandelbar sind. Gerade bei bestimmten Hauterkrankungen spielen segmentale oder Fernstörungen eine nicht zu unterschätzende Rolle.

So finden sich bei atopischen Hauterkrankungen in einem hohen Prozentsatz eine Störfeldbeteiligung, z.B. der Nasennebenhöhlen oder des Darms, ebenso ist bei bestimmten, von der Ausdehnung her begrenzten ekzematösen Erkrankungen häufig eine Störung im gleichen Segment oder dem Segment zugeordneten viszeralen Organ zu finden (kutiviszeraler bzw. viszero-kutaner Reflex!).

Solche Erkrankungen werden aber überwiegend vom komplementärmedizinisch geschulten Allgemeinarzt gesehen und ggf. neuraltherapeutisch behandelt, so dass Dermatologen sich bislang kaum mit der Neuraltherapie auseinander gesetzt haben. Da es überwiegend Praktiker und Allgemeinärzte sind, die Erfahrungen mit der neuraltherapeutischen Behandlung von diversen Hauterkrankungen gesammelt haben, fanden diese bislang auch keinen Eingang in die dermatologische Literatur.

Der Darm als größtes immunologisches Organ des Körpers wurde bislang in seiner Bedeutung als Auslöser für dermatologische Erkrankungen unterschätzt. Die zunehmende Erforschung des Enterischen Nervensystems (vgl. ▶ 2.1.6) liefert nun auch neuroanatomische Erklärungen für die Jahrhunderte alte Erfahrung naturheilkundlich tätiger Ärzte, dass der Darm und die Haut eng miteinander zusammen hängen.

Aus allgemeinärztlicher Erfahrung erscheint es daher durchaus lohnend, gerade bei therapieresistenten oder schwer zu behandelnden dermatologischen Krankheitsbildern einen Behandlungsversuch mit Neuraltherapie möglichst mit Störfeldexploration zu wagen, der sich jedoch häufig dem klassischen „Davos-Prinzip" entzieht. Hier sind komplexe Behandlungskonzepte (Störfeldbehandlung, Ganglieninjektionen, z.B. am Ggl. coeliacum) im Zusammenspiel mit anderen Therapien wie Darmsanierung, Ernährungsumstellung, Klimatherapie usw. erforderlich.

Einfacher verhält es sich beispielsweise mit dem Herpes simplex bzw. der Gürtelrose als dermatologischem Krankheitsbild und seinen Folgeerkrankungen. Hier besteht genügende Evidenz für eine ausgezeichnete Wirkung des Einsatzes von Lokalanästhetika. Die Injektionstechniken sind relativ einfach und schematisiert (vgl. ▶ 12 Herpes und Herpes-Schmerz).

Neuraltherapeutisch gut behandelbar:
allergische Dermatosen | Herpes simplex (▶ 12) | Herpes zoster (▶ 12 Herpes und Herpes-Schmerz) | Keloide (▶ 12 Keloide | Insektenstich (▶ 12 Schlangenbiss, Insektenstich) | Pollinosis (▶ 105.2 Injektion an die Nasennebenhöhlen) | Quincke-Ödem | Thrombophlebitis (▶ 12) | Ulcus cruris
Neuraltherapie als ergänzendes Verfahren:
Alopezie | Ekzeme | Erfrierungen | Analsphinktertonusverlust (▶ 10.4.8 Injektion an das Ggl. impar) | Hämorrhoiden | Lupus erythematodes *(Störfeldexploration!)* Lymphangitis, -ödem | Neurodermitis *(neuraltherapeutische und mikrobiologische Darmbehandlung)* | Varikosis | Verätzungen | Verbrennungen
Neuraltherapeutisch derzeit nicht unmittelbar zugänglich:
Akne vulgaris | Furunkel | Thrombosen (vgl. aber postthrombotisches Syndrom – gut neuraltherapeutisch behandelbar ▶ 12 Thrombophlebitis)
Neuraltherapie nicht indiziert:
Hautinfektionen, nicht abgeklärte | Erysipel/Phlegmone | Hautinfektionen viraler Genese | Hauttumoren unklarer Dignität | Mykosen

11.4 Gynäkologie und Geburtshilfe

Stefan Weinschenk

Bedeutung der Neuraltherapie in Gynäkologie und Geburtshilfe

Gynäkologische Erkrankungen stellen einen wesentlichen und umfangreichen Anteil der neuraltherapeutischen Tätigkeit dar, wie umgekehrt auch die Neuraltherapie sich möglicherweise in den nächsten Jahren zu einem wesentlichen Kernelement gynäkologisch-ganzheitlichen Denkens und Handelns entwickeln wird.

Es fehlen jedoch klinische Studien im größeren Umfang. Diese lassen sich aufgrund der klar umgrenzten und gut randomisierbaren Krankheitsbilder jedoch leicht generieren (Beispiel: rezidivierende akute Zystitis).

In den letzten Jahren ist die Bedeutung des Darms mit dem enterischen Nervensystem (ENS) (▶ 2.1.6) als wesentliches Störfeld für gynäkologische Erkrankungen in den Blickpunkt gerückt und sollte bei der Behandlungsplanung entsprechend berücksichtigt werden (z.B. Behandlung der parasympathischen spinalen Zentren S2–4 ▶ 10.1.11 und für Fortgeschrittene auch des Ggl. coeliacum ▶ 10.4.6).

Geschichte der Neuraltherapie in der Gynäkologie und Geburtshilfe

Die Frauenheilkunde machte sich die Erkenntnisse der Neuraltherapie schon früh zu Nutze. Bereits in den 1950er Jahren wandte H. Goecke, Ordinarius für Gynäkologie Münster/W., in seiner Ambulanz Neuraltherapie im großen Umfang an [Goecke 1953ff], ebenso sein Schüler E. Mink in Wetzlar. Dieser veröffentlichte seine umfangreichen Erfahrungen in zwei Lehrbüchern [Mink 1975, 1978]. In den 1970er und 1980er Jahren praktizierte H. Becke als Chefarzt der Frauenklinik Ludwigsfelde, DDR. Er habilitierte sich mit einem neuraltherapeutischen Thema [Becke 1991]. Seit Mitte der 1990er Jahre publizierte auch der Autor zu gynäkologischen Themen [Weinschenk 1995, 1998, 2000, 2004, 2006]. Seit dieser Zeit auch wieder breitere Anwendung in gynäkologischen Praxen in Deutschland und Österreich.

Eine Vielzahl von Publikationen der Neuraltherapie befasst sich mit gynäkologischen Erkrankungen. Neuere Ansätze sehen gute Erfolge auch bei der Behandlung der persistierenden HPV-Infektion [Weinschenk 2006] und der Endometriose – Krankheitsbildern, die bislang als nicht naturheilkundlich behandelbar galten [Weinschenk 2004].

Neuraltherapeutisch behandelbare Erkrankungen

Infektionserkrankungen in der Gynäkologie

Infektiöse Erkrankungen sind nach Ansicht der klassischen Medizin durch Bakterien, Viren oder Pilze verursacht. Aus der Sicht der modernen Regulationsmedizin ist jedoch der größte Anteil der Krankheitssymptome durch die Reaktion des Wirtes bedingt. Die Arbeiten von H. Siegen zum Sanarelli-Shwarzman-Phänomen und Speransky zu der Unterbrechung der Toxinwirkung mit Neuraltherapie haben dies belegt (▶ 5.5 Störfeld und Herdgeschehen) [Speransky 1953]. Die praktischen Erfahrungen mit akuten „bakteriellen" Erkrankungen wie Bronchitis, Zystitis und Adnexitis mit erfolgreicher Behandlung durch Neuraltherapie belegen empirisch ebenfalls die Hypothese, dass sich ein Großteil so genannter bakterieller banaler Infektionen auch durch Verbesserung der Trophik des erkrankten Organgebiets mittels Neuraltherapie behandeln lässt. Eine antibiotische Behandlung ist damit nur noch in etwa 10% der Fälle bei therapieresistenten Beschwerden erforderlich. Die neuraltherapeutische Behandlung bringt eine wesentlich schnellere Schmerzlinderung, meist innerhalb von Minuten, als die antibiotisch-analgetische Kombinationsbehandlung.

Bei entsprechend aufgeklärten und kooperativen Patienten kann mit diesen einfachen und kostengünstigen Mitteln daher häufig auf eine antibiotische Behandlung verzichtet werden. Neben der Kosteneinsparung für das Gesundheitswesen sind auch individuelle Vorteile für den Patienten erzielbar: Schneller Wirkungseintritt, Vermeidung vieler Nebenwirkungen, besseres Training für das Immunsystem führt zur Verringerung der Rezidivquote.

Neuraltherapie in der Schwangerschaft

Nach Dosch ist der Einsatz von Procain ausdrücklich in der Schwangerschaft erlaubt, da Procain im Gegensatz zu Lidocain nicht plazentagängig ist [Dosch 2001]. Alle Arzneimittel-Beipackzettel gängiger Procain-Präparate sehen keine Indikationseinschränkung für Procain in der Schwangerschaft vor [Curasan, Pascoe, Steigerwald 2006]. Zu besonderen Situation des I. Trimenon (physiologisches Abortrisiko in der Frühschwangerschaft von 10%) und den daraus resultierenden Anforderungen an die Aufklärung ▶ 6.6 Neuraltherapie in Schwangerschaft und Stillzeit.

Injektionen an Ganglien im Bauch- und Beckenbereich sollten nur nach entsprechender Risikoaufklärung von erfahrenen Therapeuten unter Abwägung der jeweiligen Risiko-Nutzen-Relation durchgeführt werden. Hierbei ist die veränderte Anatomie in der Schwangerschaft (auch retroperitoneal) zu beachten.

Indikationen e graviditate

In früheren Lehrbüchern finden sich eine Vielzahl von Indikationen und Erfahrungsberichte zur Neuraltherapie in der Schwangerschaft [Dosch 2003, Mink 1975]:

- **Abortus imminens:** Hier berichten Dosch und Mink über gute Erfolge mit mehrfachen parazervikalen Injektionen. Aus forensischen Gründen heute nur bei speziellen Indikationen wie z.B. habitueller Abortneigung auf ausdrücklichen Wunsch der Patientin.

- im zweiten und dritten Trimenon:
  - Beckenringlockerung
  - Hyperemesis
  - Neuralgien im Bereich des Beckens und lumbosakral
  - nuklare Schmerzen in der Schwangerschaft („Pelvipathia graviditatis").

Als Beispiel für eine Behandlungsstrategie einer solchen Erkrankung e graviditate ▶ 12 Schwangerschaftsübelkeit.

Indikationen in graviditate

Erkrankungen, die in der Schwangerschaft begleitend auftreten, sind mit gutem Erfolg neuraltherapeutisch zu behandeln. Hierzu zählen:

- Störungen des Stütz und Bewegungsapparats
- Störungen des HNO-Trakts
- Störungen des ZMK-Bereichs
- Kopfschmerzen
- Erkrankungen des Bauchraums (Enteritis, Gastritis)
- Erkrankungen der Ausscheidungsorgane (Zystitis, Proktitis, Hämorrhoiden)

Anwendung sub partu

Sub partu wurden über Atemdepression und ZNS-Symptome beim Neugeborenen nach Parazervikalblockade (PCB) mit langwirksamen Lokalanästhetika berichtet. Die Anwendung der PCB ist daher weitgehend verlassen und durch andere Verfahren der Analgesie (Periduralkatheter) ersetzt worden.

Mögliche verbleibende Indikationen für die Anwendung von Lokalanästhetika sub partu sind neben der weit verbreiteten Periduralanästhesie (PDA), die als Standardmethode zur Beherrschung des Geburtsschmerzes gelten darf, heute außerdem:

- Symphysen-Dehnungsschmerz (Davos-Behandlung, Quaddeln, Pudendusblockade)
- Rückenschmerzen sub partu bei Kontraindikation der Periduralanästhesie: paravertrebale Quaddeln L4/5–S4
- Geburten ohne PDA: Lokalanästhetika an N. pudendus vor Austritt des Kopfes

Kontraindikationen von Lokalanästhetika in der Schwangerschaft

Alle Störungen, die ein primär akutmedizinisches, gynäkologisches oder geburtshilfliches Handeln erfordern:

- Extrauteringravidität
- fortgeschrittenes Abortgeschehen
- unstillbare Hyperemesis graviditatis mit Stoffwechselentgleisung
- Gestose, HELPP-Syndrom
- vorzeitige Plazentalösung
- fetaler Stress unter der Geburt
- Gerinnungsstörungen der Mutter
- verstärkte Blutungen im Geburtsverlauf

Neuraltherapie in der Stillzeit

Procain tritt in nicht näher bekannten Konzentrationen in die Muttermilch über [Steigerwald 2006]. Toxische Wirkungen auf den Neugeborenen sind bislang nicht bekannt. Mögliche Indikationen sind:

- Symphysen-Dehnungsschmerz
- Kopfschmerzen, Migräne, Sinusitis

- Mastitis puerperalis
- verzögerte Uterusrückbildung (Quaddel an Ni 16 bds.)
- schmerzhafte und schlecht heilende Geburtsverletzungen
- Sectionarbe, Episiotomienarben, Dammriss, Emmetriss der Zervix
- Hämorrhoiden post partum

Funktionelle Erkrankungen

Erkrankungen und Beschwerdebilder im gynäkologischen Fachgebiet sind funktioneller Natur und einem reflextherapeutischen Verfahren wie der Neuraltherapie sehr gut zugänglich. Der Anteil funktioneller Störungen besonders in der Frauenheilkunde hat sich in den vergangenen 50 Jahren parallel zum Rückgang akuter Erkrankungen in den Industrieländern vervierfacht.

Neuraltherapeutisch gut behandelbar:
alle Schmerz- und Reizzustände im kleinen Becken, „Adnexitis" *(häufig abakteriell)* (▶ 12 Unterbauchbeschwerden) | einschließlich Oligoamenorrhoe *(genaue DD; wenn funktionell → gut behandelbar)* | chronische Unterleibsschmerzen, Pelvipathie *(klassische Indikation, sehr gute Behandlungserfolge)* (▶ 10.5.12 Pudendusinfiltration) | chronische Vulvitis, Vulvodynie, Dyspareunie, Myotendinosis genitalis *(häufig nicht infektiös)* (▶ 12 Vulvaschmerz, ▶ 10.5.12 Pudendusinfiltration) | chronisch-rezidivierende Kolpitis *(häufig nicht infektiös)* (▶ 12 Vulvaschmerz) | Condylomata acuminata *(lokale und systemische Immunerkrankung)* (▶ 12 Zervizitis) | Dysmenorrhö; zyklusabhängige Beschwerden einschl. zyklischer Migräne *(klassische Indikation für Neuraltherapie)* (▶ 12 Dysmenorrhö) | Endometriose im Frühstadium *(bislang experimentell, Genese vermutlich vegetativ induzierte Hyperperistaltik des Archimetriums [Leyendecker 2003])* | Fluor vaginalis *(genaue DD; wenn funktionell, gut behandelbar)* (▶ 12 Fluor vaginalis) | funktionelle Ovarialzysten *(besonders wenn rezidivierend)* (▶ 12 Ovarialzysten) | Galaktorrhoe *(NT, wenn funktionell)* | hormonelle Störungen *(begleitend zu Hormon- und Phytotherapie)* | HPV-induzierte Zervixdysplasie *(bislang nur in Studien)* (▶ 12 Zervixdysplasie) | Kraurosis vulvae *(als „organische" Veränderungen bislang nur selten NT)* | Kreuz- und Rückenschmerzen *(oftmals gynäkologisch-funktionelle Ursache)* (▶ 12 Kreuzschmerz) | Mastitis nonpuerperalis (▶ 12 Mastodynie) | Narbenschmerzen, z.B. nach gynäkologischen oder geburtshilflichen Operationen (Episiotomie) *(einziges nicht-operatives Verfahren zur effizienten Narbenbehandlung)* (▶ 12 Keloide, ▶ 10.7 Narben) | PMS *(NT gut zugänglich)* (▶ 12 PMS) | Begleiterkrankungen in der Schwangerschaft (▶ 11.14 Orthopädie, ▶ 11.7 HNO) | Übelkeit und Erbrechen in der Frühschwangerschaft (▶ 12 Schwangerschaftsübelkeit) | Geburtsschmerz | Nachgeburtsperiode: Narbenbeschwerden (▶ 12 Keloide)
Neuraltherapie als ergänzendes Verfahren:
benigne Mammatumoren und -zysten *(sofern histologisch/zytologisch abgeklärt)* (▶ 12 Mastodynie) | Beschwerden in der Frühschwangerschaft: Abortus imminens *(beachte forensisches Problem wegen Spontanabortrate)* (▶ oben) | Endometritis | klimakterische Beschwerden *(gute Beherrschung der vegetativen Symptome)* (▶ 12 Klimakterium) | Myome und andere gutartige Veränderungen des Uterus *(schwierige Behandlung, meist nicht kausal zugänglich Gründe ▶ 6.3 Grenzen der Neuraltherapie")* (▶ 12 Myome) | PCO-Syndrom | Sterilität *(Störfelder und Intoxikationen in Sterilitätsbehandlung meist unterbewertet)*

11

Neuraltherapeutisch derzeit nicht unmittelbar zugänglich:
akute geburtshilfliche Notfälle *(vorzeitiger Blasensprung, fetaler Stress, Plazentaretention usw.)* | akute gynäkologische Notfälle *(Extrauteringravidität, akute Pelveo-Peritonitis, Sarcosalpinx [akut])* | Gestose *(akutmedizinische Indikation)* | Malignome *(hier nur Schmerztherapie, aber mit gutem Erfolg* | psychosomatische und psychosoziale Konfliktkonstellationen

Häufige Störfelder

Narben:
- Episiotomie-Narbe
- weitere Geburtsverletzungen (Vaginalriss)
- Emmet-Riss
- Pfannenstiel-Narbe
- Vaginalnarbe nach Hysterektomie
- Laparoskopie-Narben
- Nabel

Organe:
- Uterus

Knochen, Sehnen, Bänder:
- Parametrien und Bänder
- Beckenring: Symphyse, ISG

Danksagung
Der Autor bedankt sich bei Dr. Barbara Doll für die ausführlichen und hilfreichen Diskussionen beim Zustandekommen dieses Beitrags.

11.5 Gastroenterologie

Petja Piehler

„Im Lebendigen gibt es keine scharfen Grenzen, sondern nur fließende Übergänge."
Peter Dosch

Bedeutung und Geschichte der Neuraltherapie in der Gastroenterologie

Gastroenterologische Krankheitsbilder stellen seit den Anfängen der Neuraltherapie eine Domäne dieser Methode dar. Bereits zum Anfang ihrer praktischen Anwendung der Neuraltherapie (damals als Heilanästhesie bekannt) beobachteten die Brüder Huneke gute Ergebnisse bei der Behandlung von Magenerkrankungen durch Applikation von Lokalanästhetika in den Reflexzonen und den segmental zugeordneten Strukturen [Dosch 1978].

Die Bedeutung neuraltherapeutischer Techniken in der Gastroenterologie ergibt sich aus der zunehmenden Häufigkeit und sozialen und wirtschaftlichen Wichtigkeit funktioneller Erkrankungen des Verdauungstrakts. Funktionelle Störungen nehmen einen immer größeren Platz unter den gastroenterologischen Krankheitsbildern ein. Sie sind für neuraltherapeutische und andere reflex- und regulationsmedizinische Verfahren sehr gut zugänglich.

11

Die enge Beziehung zwischen Störungen des vegetativen Nervensystems und Auftreten gastrointestinaler Beschwerden ist seit langem bekannt. Die Forschung auf dem Gebiet der funktionellen Magen- und Darmerkrankungen bestätigt den Zusammenhang mit einer gestörter Funktion des enteralen Nervensystems und einer gestörter viszeraler Nozizeption [Gschossmann et al. 2001]. Selbst bei gastroenterologischen Erkrankungen mit einem organischen Substrat kann man die Neuraltherapie noch mit gutem Erfolg als Mono- oder Begleittherapie einsetzen. Laut Wischnewski ist die Injektion an das Ganglion coeliacum beim paralytischen Ileus so wirksam, dass bei Nichtansprechen von einer anderen Ileusform ausgegangen werden kann [Wischnewki 1953]. Die entodermale embryologische Entwicklung der abdominellen Organe erklärt auch die funktionelle Beziehung zu anderen Organen entodermalen Ursprungs (z.B. Lunge).

Die Ausdehnung und Bedeutung des enterischen Nervensystems (ENS) wird in den letzten Jahren zunehmend deutlich (▶ 2.1.5). Die engen Bezüge des ENS zu anderen vegatativen Strukturen lässt eine bedeutsame Rolle des Gastrointestinaltrakts für andere Organe und deren Störungen vermuten. In der Tat wird auch in der Neuraltherapie das „Störfeld Darm" zunehmend als wichtiger Auslöser von Störfelderkrankungen erkannt.

Bei Anwendung der Neuraltherapie in der Gastroenterologie sollten die für die gastrointestinalen Beschwerden typischen tages- und jahreszeitlichen Schwankungen berücksichtigt werden. Sie erschweren eine korrekte Interpretation neuraltherapeutischer Phänomene (Sekundenphänomen, Reaktionsphänomen) und verlangen deshalb eine besondere Präzision: Wenn z.B. funktionelle Darmbeschwerden bei einer Patientin ohnehin nach der Menstruation besser werden, kann dies nicht als Erfolg der kurz zuvor durchgeführten Neuraltherapie gewertet werden.

Neuraltherapeutisch behandelbare Erkrankungen

Besonders gute neuraltherapeutische Ergebnisse sind bei den häufigen funktionellen Verdauungsstörungen sowie in der Behandlung von multimorbiden geriatrischen Patienten zu erwarten (vgl. ▶ 11.6 Geriatrie). Hervorragend wirksam ist die Methode aber auch bei jungen Patienten mit funktionellen abdominellen Beschwerden bei gut erhaltenem Regulationsverhalten. Das prompte Sistieren der Reizdarmsymptomatik bei jungen Frauen nach Entfernung des Piercings und Unterspritzen der Nabelnarben mit Lokalanästhetikum gehört zu den Highlights dieses Gebiets. Bei chronischen Organerkrankungen ist durch die adjuvante Neuraltherapie eine schnellere Remission sowie eine erhebliche Einsparung von Medikamenten zu erzielen.

Schwierigkeiten bereitet die Aufklärung über die Grundsätze der Methode. Der Patient sollte gut auf die zunächst unerwartete und beim ersten Mal ungewohnte Spritzenbehandlung vorbereitet werden. Limitierend kann eine Spritzenangst sein (meist sind bei gastrointestinalen Erkrankungen mehrere Injektionen notwendig).

Die Behandlungsfrequenz richtet sich nach der Beschwerdesymptomatik und dem Reaktionsverhalten des Patienten und ist individuell zu bestimmen. Gastrointestinale Beschwerden haben eine ausgeprägte Rezidivneigung, so dass in der Regel Wiederholungsbehandlungen erforderlich sind. Mit einem Nicht-Ansprechen auf die Therapie ist insbesondere bei fortbestehenden psychosozialen Konfliktsituationen oder fortgesetztem Missbrauch exogener Noxen (Rauchen, Alkohol, Medikamente) zu rechnen.

Neuraltherapeutisch gut behandelbar:
Reizmagen-, Reizdarmsyndrom (▶ 12 Gastritis) | Motilitätsstörungen des Ösophagus (▶ 12) | biliäre Funktionsstörungen und Sphinkter-Oddi-Dysfunktionen | akute Gastritis (▶ 12) | anorektale Funktionsstörungen (▶ 12 Reizdarmsyndrom) | habituelle Obstipation (▶ 12)
Neuraltherapie als ergänzendes Verfahren:
gastroösophageale Refluxkrankheit | Gastritis und Ulkuskrankheit (▶ 12) | M. Crohn | Colitis ulcerosa | Pankreatitis (▶ 12) | Colitis ulcerosa | Pankreatitis (▶ 12) | Cholezysto- und Hepatopathien | ischämische Kolitis | infektiöse Kolitis |
Neuraltherapeutisch derzeit nicht unmittelbar zugänglich:
angeborene Anomalien | Tumoren | Mangelzustände | Intoxikationen

Häufige Störfelder

Narben im abdominellen Bereich gehören bei Mitteleuropäern zu den häufigsten Narben (Zustand nach Cholezystektomie, Appendektomie, Hysterektomie, Laparotomie, Piercing usw.) [Dosch 1978]. Auch vermeintlich unauffällige Laparoskopienarben können Störfeldcharakter entwickeln und verdienen nicht zuletzt aufgrund der ausgeprägten intraoperativen Traumatisierung des Gewebes besondere Aufmerksamkeit.

Nicht zuletzt allergische Erkrankungen scheinen besonders mit chronischen Störungen des Magen-Darm-Trakts vergesellschaftet zu sein. Wiederum können alle chronischen Krankheitsvorgänge des Gastrointestinaltrakts durch ihren permanenten pathologischen Reizzustand Störfeldwirkungen im Segment oder fern davon unterhalten. Chronisch entzündliche Veränderungen, Dysbiose sowie segmentale oder diffuse Fibrose einzelner Organe können ebenso Störfeldcharakter entwickeln wie eine chronische Hepatitis, Cholezystitis oder Pankreatitis, eine Ulkuskrankheit oder eine große Hiatushernie.

Eine gründliche „gastrointestinale Anamnese“ ist daher für jeden Neuraltherapeuten eine conditio sine qua non für den Therapieerfolg.

11.6 Geriatrie

Gerd Droß, Karl Tanzmeister

„Es ist nicht Gottes Wille, Deinem Leben mehr Jahre zu verleihen, sondern Deinen Jahren mehr Leben.“

Book of Splendor, 1589

Bedeutung der Neuraltherapie in der Geriatrie

Die Kraft, den Fluss des Lebens innerhalb der Ufer zu halten, nimmt im Alter ab. Es sind im Inneren entstehende und von außen hineindrängende Faktoren, die Rhythmus, Klang und Schwingung stören. Die Folge sind chronische Einschränkungen, chronischer Schmerz und Depression. Die Kunst geriatrischen Handelns besteht im frühzeitigen Erkennen und Entkräften dieser Störungen und Störfelder.

Anti Aging

Immer mehr Menschen erreichen ein hohes Lebensalter. Auch in früheren Zeiten gab es alte Menschen mit über 80 oder 90 Jahren. Was damals noch erstrebenswert war und als eine Gnade galt, wird heute zum Wagnis. Für viele Betroffene ist Altsein nur eine Vorbereitung auf den Tod und beinhaltet das Gefühl des Abgestellt- und Überflüssigseins.

Es kann nicht erklärtes Ziel sein, die Lebensdauer des einzelnen Individuums unter allen Umständen zu verlängern, der Hauptaugenmerk muss vielmehr auf der Erhaltung oder Verbesserung der Lebensqualität liegen. So gesehen könnten so geartete Bemühungen auch mit „Pro aging" im Sinne von „für ein gesundes Altern" beschrieben werden.

Das Versprechen der Unsterblichkeit, der mit dem Begriff Anti-Aging geliefert wird, ist für geriatrisch tätige Ärzte und deren Patienten eine gefährliche Versuchung. In der Geriatrie wird das Ziel Selbstbestimmtheit und größtmögliche Freiheit von Beschwerden durch die gegenteilige Haltung erreicht: durch das Annehmen der Begrenztheit des irdischen Lebens und der unabänderlichen Spuren, die das Leben hinterlassen hat.

Die Aufgabe des Neuraltherapeuten ist es in dieser Situation:
- aus eigener Kraft nicht mehr zu bewältigende, krankmachende Einflüsse aufzuheben.
- die Nebenwirkungen von Medikamenten zu mindern oder zu beseitigen. Häufig sind Beschwerden iatrogen, d.h. die Folge von ärztlichen Maßnahmen (z.B. Zahnerhaltung) und Medikamenteneinnahme (z.B. Dauergebrauch von Antibiotika, NSAR oder Antazida).
- die Klärung von unangemessenen Erwartungen des Patienten an sich selbst, seine Umgebung und das Leben schlechthin.

Mit dem Alter zunehmende Morbidität

Man ist geneigt, Alter mit Krankheit gleich zu setzen. Und tatsächlich leidet ein hoch betagter Mensch meist unter einer Ansammlung von chronischen Krankheiten. Diese können aber in der Regel nicht geheilt werden und begleiten den Betroffenen bis zum Tode. Manchmal scheint es, als ob hohes Alter mit einer Anzahl chronischer Krankheiten und der entsprechenden Einnahme einer Vielzahl von Medikamenten und deren unüberschaubaren Wechselwirkungen erkauft werden müsse.

Diese Umstände haben erheblichen Einfluss auf die geistigen und seelischen Aspekte des alten Menschen. Sie führen zu dem Bewusstsein, an Leistungsfähigkeit und Fitness nachzulassen, also ständig älter zu werden. Die einstige Buntheit und Lebendigkeit des Lebens weicht und kann einer Ansammlung aus Schmerz, Angst, Traurigkeit, Hoffnungslosigkeit, Einsamkeit bis zum Hass auf sich selbst und die Umgebung Raum geben. Auch Antidepressiva nutzen dann nicht mehr. In dieser Lage spüren Arzt und Patient deutlich die Grenzen der medizinischen Machbarkeit.

Die Bedeutung der Regulation

Auch die Geriatrie ist nicht selten geprägt durch eine resignative Haltung von Arzt und Patient: *„Da kann man nichts machen."* Dies ist aus Sicht der Neuraltherapie mit Sicherheit in vielen Fällen falsch. Zwar kann die Neuraltherapie zerstörte Strukturen nicht wieder herstellen, sie ist aber sehr wohl in der Lage, die durch die Zerstörungen entstandenen körperlichen wie seelischen Folgebeschwerden zu minimieren.

Das Alter an sich stellt keine Einschränkung für neuraltherapeutische Anwendungen dar: Nur wer eine gute Regulationsfähigkeit erhalten konnte, erreicht überhaupt ein höheres Alter. Diese Personengruppe ist einer lokalen, symptombezogenen Neuraltherapie ebenso wie einer systemischen Regulationstherapie mit Lokalanästhetika gut zugänglich.

Eine funktionierende Regulation hat größte Bedeutung für die Gesunderhaltung des Menschen. Dies betrifft in ganz wesentlicher Weise auch die Funktion des Immunsystems. Abwehrreaktionen gegen Infektionen und Tumorzellen lassen mit steigendem Alter nach.

Neuraltherapie zur Verbesserung und Wiederherstellung einer intakten Regulation stellt eine wirksame und gesunde Prophylaxe im Sinne eines echten Anti-Aging dar.

Aus den Reaktionen der Patienten nach einer Therapiesitzung mit vermehrten Ausscheidungen in Form von Harnflut und Diarrhoe wird ein therapeutischer Effekt im Sinne von Reinigung und Entschlackung ersichtlich. Es handelt sich dabei um eine Form der Ausleitungstherapie. Daraus können im weiteren Verlauf Phasen des vermehrten Tatendrangs und einer neuen Lebendigkeit resultieren. Neu angeregte Regenerationsvorgänge beugen Alterungsprozessen vor oder bringen sie zum Stillstand.

Die Bedeutung von Störfeldern für den Alterungsprozess

Je mehr positive Erfahrungen ein Neuraltherapeut im Laufe seiner Berufsjahre durch erfolgreiche Störfeldbehandlungen sammelt, umso häufiger wird ihm bewusst, wie wichtig das Nicht-Vorhandensein von Störfeldern für einen gesunden Organismus ist. Gerade ältere Patienten beobachten oft nach einer neuraltherapeutischen Sitzung, dass nach dieser Behandlung *„alles viel leichter gehe“*. Sie fühlen sich erfrischt und *„um 20 Jahre verjüngt“*. Patienten kommen deshalb gerne nach einer gewissen Zeit zum Auffrischen wieder.

Da ein Mensch im Laufe seines Lebens viele Störfelder durch Verletzungen, Operationen und durchgemachten Erkrankungen „ansammelt“, muss diese Anhäufung großen Anteil am Alterungsvorgang haben. Die Kompensationsfähigkeit des Gesamtorganismus wird dadurch immer geringer. Meist betreiben Neuraltherapeuten die Suche nach Störfeldern aus dem Auftrag des Patienten heraus, ein chronisches Leiden zu lindern oder gar zu heilen. Sie wissen, dass es meist mehrere Störfelder sind, die z.B. zu einer Gonarthrose führen. Wenn sie diese lege artis behandelt haben, kommt oft die Rückmeldung, dass der Kniepatient sich auch insgesamt besser fühlt. Bereits einzelne oder mehrere solcher kleinen Verbesserungen können beim alten Menschen einen erheblichen Gewinn an Lebensqualität bedeuten.

Das Besondere an der Neuraltherapie unterscheidet sie von allen anderen regulierenden Behandlungsformen: Sie kann auch einen alten Menschen von seinen Blockaden befreien, für eine Reorganisation des vegetativen Nervensystems sorgen.

„Der Mensch ist so alt wie seine Gefäße.“ (Schettler): Man weiß aus klinischen Untersuchungen, dass selbst bei fortgeschrittener Arteriosklerose noch deutliche Veränderungen der Gefäßweite im arteriellen Schenkel möglich sind. Dies gilt natürlich auch für so wesentliche Versorgungsgebiete wie Gehirn, Herz und andere inneren Organe. Die eigentliche Ursache, die Engstellung der Gefäße, kann nicht durch Rheologika, sondern nur eine konsequente Regulationsverbesserung, z.B. mittels Neuraltherapie behoben werden.

Anti-Aging-Effekt von Procain?

In den 1950er Jahren hat Procain durch die so genannten Aslan-Kuren Ruhm als Verjüngungsmittel erlangt. Bei diesen Kuren handelt es sich um tägliche intramuskuläre Injektionen größerer Mengen Procain. Die belebende Wirkung wird u.a. der Paraaminobenzoesäure, einem der beiden Spaltprodukte des Procains zugesprochen. Heute werden in der Neuraltherapie die herausragenden pharmakologischen

Eigenschaften wie lokale Zirkulationsförderung, Ödem-Ausschwemmung und Entzündungshemmung noch gezielter durch exakte Lokaltherapie und Ausschaltung von Störfeldern genutzt.

Seelische Auswirkungen chronischer Schmerzen

Auch chronischer Schmerz hat einen maßgeblichen Effekt auf die seelische Verfassung eines Menschen. Mit chronischen Schmerzen sind in der Regel Einschränkungen des Bewegungsapparats verbunden. Hoffnungslosigkeit und Depressionen machen sich breit, Muskeln verlieren ihre Kraft, Gelenke versteifen, auch wenn sie gar nicht die Ursache des Schmerzes sind. Die Bewegungsfähigkeit als Ausdruck von Vitalität und Lebensfreude lässt nach.

Auch die andauernden Funktionseinschränkungen der Sinnesorgane führen zu einer Einschränkung der Lebensfreude. So kann das Nachlassen der Riechfähigkeit oder der Geschmackswahrnehmung die Lebensfreude schmälern. Genussvolles Essen ist nicht mehr möglich. Die Leistungsfähigkeit der Verdauungsorgane unterliegt ähnlichen Ausfallserscheinungen: Wenn Mahlzeiten schwer im Magen liegen, lässt der Appetit nach und der einsetzende körperliche Abbau führt weiter in die psychische Sackgasse.

Ähnliche Auswirkungen gehen von der Reduzierung und dem Erliegen der sexuellen Aktivität aus.

Gerade ältere Patienten berichten nach einer neuraltherapeutischen Behandlung, dass sie sich wieder wohl fühlen in ihrer Haut, dass sie wieder Freude am Funktionieren ihres Körpers haben. Sie trauen sich wieder frühere Tätigkeiten zu, sie sind wieder bereit, etwas Neues zu lernen und Pläne für die Zukunft zu schmieden. Sie wirken ausgeglichener und gewinnen Vitalität und Lebensmut zurück. Ein alter Mensch kann bei einer guten Regulation Lust an der Sexualität haben und dementsprechend aktiv sein, was ebenfalls zu einem positiven Lebensgefühl beiträgt.

Es ist zu wünschen, dass viel mehr alternde Menschen in den Genuss dieser echten Anti-Aging Therapie kommen können.

Neuraltherapeutisch behandelbare Erkrankungen

Auch in der Geriatrie finden sich eine Vielzahl von funktionellen Erkrankungen und Beschwerdebildern und diese sind keineswegs irreversibel fixiert. Viele Krankheitsbilder sind keine spezifischen geriatrischen Erkrankungen, sondern in den jeweiligen Kapiteln der Fachdisziplinen bereits aufgeführt. Nachfolgend sollen deshalb einige typische und häufige Krankheitsbilder und ihre Spezifika in der Geriatrie exemplarisch herausgegriffen werden.

Schwindel und Sturzanfälle

Ausgangssituation:
häufigste Ursachen in höherem Alter für Dauerinvalidität und Pflegeabhängigkeit
Neuraltherapeutischer Ansatz:
lokale Durchblutungsverbesserung des Gehirns (▶ 10.1.4 Kopfkranz) | segmental-reflektorisch Quaddeln und Infiltrationen im okzipitozervikalen Bereich
Therapieziel:
Beseitigung des Schwindels | Verbesserung der Aufmerksamkeit und der Körperwahrnehmung
Erfolgsrate:
so effizient, dass Patienten die Behandlung immer wieder von sich aus fordern

Angst, Unruhe, Schlafstörungen

Ausgangssituation:
häufigsten Ursachen: Schmerz, aber auch (mitunter stumme) Schilddrüsenfunktionsstörung
Neuraltherapeutischer Ansatz:
endovasale Anwendung von Lokalanästhetika als Infusionszusatz (▶ 10.7) | topische Lokalanästhesie (▶ 10.10) | segmentalreflektorische Schmerztherapie | Behandlung der Schilddrüse
Therapieziel:
Schmerzreduzierung, dadurch Angstreduktion, Verbesserung der Schlafqualität
Erfolgsrate:
sehr gute Erfolge

Bewegungsapparat

Ausgangssituation:
Arthrosen, reaktive Arthritiden, schmerzende Fehlstellungen, Z.n. Frakturen
Neuraltherapeutischer Ansatz:
Arthrosen: therapeutische Lokalanästhesie | reaktive Arthritiden: Störfeldtherapie | schmerzende Fehlstellungen: Untersuchung und Therapie am Achsenskelett unabdingbar | nach Frakturen: kutane und subkutane Narbenbehandlung, evtl. auch ossär an den Bruchspalt. C! nach osteosynthetischer Versorgung, Infektionsgefahr hoch, Reoperationsmöglichkeiten gering
Therapieziel:
Verbesserung des Bewegungsausmaßes | Schmerzlinderung
Erfolgsrate:
sehr gut

Kopf-, Nacken und Schulterschmerz

Ausgangssituation:
alle Formen von Schmerzen im Kopf/Nacken/Schulterbereich | Seh-, Riech-, Geschmack-, Kaustörungen | Einschränkung der Beweglichkeit der HWS, Tortikollis
Neuraltherapeutischer Ansatz:
segmentalreflektorisch und topisch v.a. bei muskulärem Hartspann und Funktionsstörungen der Gelenke im HWS-Bereich | Störfeldtherapie im Zahn-, Kieferhöhlen- und Tonsillenbereich | präperiostal im Bereich der Schädelkalotte
Therapieziel:
Schmerzlinderung | Funktionsverbesserung im ZMK und HWS-Bereich
Erfolgsrate:
höchste Erfolgsrate bzgl. neuraltherapeutischer Interventionsmöglichkeiten

Lunge

Ausgangssituation:
Beeinträchtigung der Struktur des Lungengewebes und der Thoraxmobilität
Neuraltherapeutischer Ansatz:
segmentalreflektorische Therapie des thorakalen Raums einschließlich des zervikothorakalen Bereichs (Atemhilfsmuskulatur!), evtl. auch der Sternokostalgelenke
Therapieziel:
Verbesserung der Thoraxmobilität | Reduktion der Pharmakotherapeutika
Erfolgsrate:
Neuraltherapie hier adjuvant, großer Benefit durch Reduktion der Medikamentennebenwirkungen

Magen

Ausgangssituation:
Schluckauf | Sodbrennen | Brechreiz
Neuraltherapeutischer Ansatz:
segmentalreflektorisch am Rücken Th8-12 sowie im Epigastrium | HWS-Bereich (N. phrenicus) in die Überlegungen mit einbeziehen | peri- und paravasale Injektion an die V. cubitalis
Therapieziel:
Symptomlinderung | Wiederherstellen der Normalfunktion
Erfolgsrate:
gut

Darm

Ausgangssituation:
chronische Obstipation | Diarrhöneigung
Neuraltherapeutischer Ansatz:
segmentalreflektorisch im LWS und oberen Sakralbereich, an der Vorderseite periumbilikal und infraumbilikal
Therapieziel:
Symptomlinderung
Erfolgsrate:
bei akuter auftretender Funktionsstörung gut | bei Neuropathie-assoziierter Funktionsstörung oder Demenz mäßig

Harnblase

Ausgangssituation:
Stress- und Urge-Harninkontinenz; Harnverhalt; rezidivierende Blaseninfektionen (häufige und lästige Begleiterscheinungen des Alterns, führen oft zu sozialer Isolation) | Nykturie mit Schlafstörungen und Müdigkeit
Neuraltherapeutischer Ansatz:
einfache segmentale Techniken Blase/Genitale, Störfeldexploration (gynäkologischer Raum, Prostata)
Therapieziel:
Verringerung der Harninkontinenz gut zu erreichen, v.a. Nykturie und Urge-Komponente gut behandelbar
Erfolgsrate:
gut

Wundheilungsstörungen

Ausgangssituation:
Ulcus cruris | Ulcus mixtum | jede Form verzögerter Wundheilung
Neuraltherapeutischer Ansatz:
Injektionen oft nicht möglich (Papierhaut, lokale Infektionen, erhöhte Schmerzempfindlichkeit etc.): Befeuchten der Wunde durch einen mit Lokalanästhekum satt(!) getränkten, sterilen Tupfer über ca. 15 min (▶ 10.10.8 Procain-Wundverband) im Anschluss an die Wundreinigung und Versorgung mit herkömmlichen Systemen
Therapieziel:
schmerzfreies Forcieren der Wundheilung
Erfolgsrate:
ausgezeichnet

Häufige Störfelder

Im Laufe des Lebens sammelt der eine oder andere Patient eine solche Vielzahl von Störungen, Herden und Störfeldern an, dass nicht von spezifischen geriatrischen Störfeldern gesprochen werden kann. Viele der erworbenen Störungen sind nicht reversibel (Narben mit Defektheilung, Gelenkdeformitäten) oder nur mit unverhältnismäßig hohem Aufwand zu korrigieren (Wurzelentzündung unter Zahnkrone). Trotz dieser Begrenzungen kann Neuraltherapie in der Geriatrie eine Menge Gutes für das Wohlbefinden des älteren Patienten tun.

11.7 Hals-Nasen-Ohren-Heilkunde

Herbert Brand †, Gregor Fischer

Bedeutung der Neuraltherapie in der HNO-Heilkunde

Die Neuraltherapie ist ein integraler Bestandteil der HNO-Heilkunde. Sie wird sowohl als therapeutische Maßnahme als auch zur Erzielung genauerer diagnostischer Aussagen eingesetzt.

Viele Beschwerden im Kopf-Hals-Bereich lassen sich nach exakter fachspezifischer Untersuchung und eventuell erforderlicher spezifischer Therapie oft nur in Kombination mit neural- bzw. regulationstherapeutischen Maßnahmen erfolgreich behandeln (vgl. [Brand 1998b]).

Im Kopf-Hals-Bereich gelten einerseits das Ordnungsprinzip des N. trigeminus als auch die Regeln der segmentalen Verschaltung – wie im übrigen Organismus. Darüber hinaus gilt es jeweils zu bedenken, dass sämtliche Körperfaszien einen Ansatz an der Schädelbasis haben und dadurch viele viszerale Störfeldbelastungen eine entsprechende Symptomatik im Schädel (Gehirn-, Gesichtsschädel) auslösen und/oder unterhalten können (vgl. ▶ 8.2.6 Diagnostik über Muskelfunktionsketten). Weiters gibt es Assoziationen von Viszeralorganen über den N. phrenicus in die zervikalen Segmente C3–5.

Der Kopf-Hals-Bereich ist für die Neuraltherapie von zentraler Bedeutung, da sich hier viele potenzielle Störfelder befinden (ca. 75%). Da die HNO-Organe und der Zahnapparat unmittelbaren Kontakt mit der Umwelt haben und die erste immunologische Barrierefunktion ausüben, treten hier oft entzündliche Erkrankungen auf, die außerdem einen chronisch rezidivierenden Verlauf nehmen können, oft mit Störfeldcharakter. Störfelder in dieser Region induzieren die Ausbildung weiterer Störfelder in benachbarten Bereichen (z.B.: Tonsillen, Zähne). Gelegentlich ist eine operative Therapie nötig. Narben nach solchen Eingriffen können ebenfalls Störfeldcharakter entwickeln.

In der HNO werden häufig Fehldiagnosen aufgrund von Projektionssyndromen gestellt [Bergsmann/Bergsmann 1997]: So werden oft Pseudosinusitiden antibiotisch behandelt oder Halsschmerzen, denen eine Ansatztendinopathie am Hyoid zugrunde liegt. Hier kann der neuraltherapeutisch kundige Arzt gute Erfolge erzielen und unnötige Pharmakotherapie reduzieren.

Geschichte der Neuraltherapie in der HNO

Einer der bekanntesten HNO-Ärzte, die die Neuraltherapie in ihrem Fach vorangetrieben haben, waren der Frankfurter Laryngologe Gustav Spiess [Spiess 1902, 1906], der als erster die therapeutische Wirkung von Lokalanästhetika in seinem historischen Beitrag „Die Bedeutung der Anästhesie in der Entzündungstherapie" beschrieb. Weitere bedeutende Otorhinolaryngologen mit neuraltherapeutischer Tätigkeit sind der Kieferchirurg und HNO-Facharzt Dr.Gleditsch sowie der Seniorautor dieses Kapitels Herbert Brand, der als HNO-Arzt jahrelang Präsident der österreichischen Gesellschaft für Neuraltherapie und Regulationsforschung (ÖNR) war [Brand 1998a].

Leider hat sich bis heute in keiner der HNO-Gesellschaften in den deutschsprachigen Ländern eine Arbeitsgemeinschaft für Neuraltherapie gebildet, obwohl viele HNO-Ärzte die Neuraltherapie in ihrer Praxis mehr oder weniger regelmäßig anwenden.

Spezielle Techniken

Im Hals-Kopf-Bereich werden die typischen neuraltherapeutischen Techniken auf mehreren Stufen (Lokal- und Segmenttherapie, i.v. und paravasale Applikationen von Lokalanästetika, Injektionen an Ganglien und Nerven und Gefäße sowie die Störfeldtherapie) durchgeführt. Darüber hinaus gibt es einige wichtige Techniken speziell für den Kopf-Hals-Bereich, die sich aufgrund der einzigartigen engen anatomischen Nachbarschaft und von vielen potenziellen Störfeldern ergeben. Beispiele hierfür sind:

- Injektionen an die Tonsilla palatina (▶ 10.8.3)
- Injektionen an Narben im HNO-Bereich (▶ 10.1.7)
- Injektionen an die Nasennebenhöhlen (▶ 10.5.2)
- Injektion an die Muskelansätze am Os hyoideum
- Injektion an die Äste und Ganglien des N. trigeminus [Fischer/Jünger 2006]

Neuraltherapeutisch behandelbare Erkrankungen

Die Neuraltherapie im HNO-Bereich erzielt gute Ergebnisse. Die Technik kann sowohl adjuvant bei akuten Erkrankungen oder als Störfeldbehandlung durchgeführt werden. Besonders gut eignet sie sich zur Behandlung von funktionellen Störungen, die in der HNO-Praxis in großer Zahl auftreten.

Wichtig ist der vorherige Ausschluss von neoplastischen oder vaskulären Erkrankungen.

Neuraltherapeutisch gut behandelbar:
chronisch-rezidivierende Pharyngitis | chronisch-rezidivierende Tonsillitis | sinubronchiales Syndrom (▶ 12 Sinusitis) | Dysphagie | Hyoidtendinopathie | Pseudosinusitis frontalis (▶ 12 Sinusitis) | Pseudopharyngitis | Irradiationsotalgie (▶ 12 Otitis) | Globusgefühl
Neuraltherapie als ergänzendes Verfahren:
Gleichgewichtsstörungen (▶ 12 Schwindel) | akute und chronische Sinusitis (▶ 12 Sinusitis) | Hörsturz (▶ 12 Schwindel)
Neuraltherapeutisch derzeit nicht unmittelbar zugänglich:
Schwerhörigkeit
Neuraltherapie nicht indiziert:
Otosklerose | Malignome

Häufige Störfelder

Wichtig sind bei der Störfeldsuche die genaue Anamnese, Inspektion und Palpation sowie bei Verdacht eine entsprechende Probeinjektionen zur Störfeldsuche. Häufige Störfelder sind die chronische Tonsillitis und Peritonsillitis, die benachbarte Zahn-Mund-Kiefer-Region, die chronische Rhinitis und Sinusitis, die chronische Otitis media und Narben im HNO-Bereich.

11.8 Innere Medizin

Stefan Weinschenk

Bedeutung und Geschichte der Neuraltherapie in der Inneren Medizin

Vgl. ▶ 11.1 Neuraltherapie in der Allgemeinmedizin

Die Innere Medizin hat sich in den vergangenen Jahrzehnten in verschiedene Spezialgebiete aufgesplittert. Diese Entwicklung hat auch vor der Neuraltherapie nicht haltgemacht, weshalb dieser Bereich in seine Subspezialitäten aufgeteilt besprochen ist.

Eine Übersicht der Krankheitsbilder erfolgt in den Kapiteln:

- Gastroenterologie (▶ 11.5)
- Kardiologie, Angiologie (▶ 11.9)
- Onkologie (▶ 11.12)
- Pulmologie (▶ 11.16)

Weitere internistische Krankheitsentitäten finden sich unter

- Allgemeinmedizin (▶ 11.1)
- Geriatrie (▶ 11.6)
- Neurologie (▶ 11.10)
- Notfallmedizin (▶ 11.11)
- Pädiatrie (▶ 11.15)

11.9 Kardiologie und Angiologie

Petja Piehler

Bedeutung der Neuraltherapie in der Kardiologie

Eine Vielzahl von chronisch-rezidivierenden Herzbeschwerden ist funktioneller Natur und klassischen kardiologischen Therapieverfahren nicht zugänglich. Schnell ist der Therapeut daher geneigt, psychosomatische Erklärungen anzunehmen. Die meisten dieser Beschwerden beruhen jedoch auf Störungen des vegetativen Nervensystems und nicht der Psyche (die in einigen Fällen sekundär somatopsychisch leidet!).

Das Herz ist ein Hohlorgan, bestehend aus Endokard, Myokard und Perikard. Die arterielle Versorgung erfolgt über die Koronararterien, die direkt aus der Aorta entspringen. Die Besonderheiten der spinalen und der neurovegetativen Organversorgung erklären die zahlreichen reflektorischen Symptome und Projektionsphänomene bei Herzerkrankungen, die einer Untersuchung zugänglich sind und bei denen durch entsprechende therapeutische Einwirkung auf das vegetative Nervensystem eine Stabilisierung der Organfunktion ermöglicht werden kann.

Durch segmentregulatorische Dysbalance entstehen Schmerzen vorwiegend linksthorakal in den Segmenten C8–Th5. Zu diesen gehören z.B. palpatorisch erfassbare Gewebsveränderungen von Bindegewebe (Bändern, Muskeln) in den genannten Segmenten. Die Verbindung der afferenten sympathischen Fasern zum Ganglion stellatum erlauben eine Symptomlinderung bei Herzbeschwerden durch dessen neuraltherapeutische Blockade. Die Verbindungen der Afferenzen des (parasympathischen) N. vagus mit den spinalen Kerngebieten des N. trigeminus und die Verbindungen des N. trigeminus zu den zervikalen Spinalsegmenten erklären Schmerzphänomene, wie sie bei akuter Myokardischämie im Nacken- und Gesichtsbereich auftreten können.

Es besteht erhebliche Evidenz, dass vor allem funktionelle kardiologische Krankheitsbilder ohne organischen Befund ausgesprochen gut auf regulationsmedizinische Methoden wie die Neuraltherapie ansprechen.

Allgemeinärzte haben umfangreiche Erfahrungen mit der neuraltherapeutischen Behandlung von verschiedenen funktionellen Herz- und Gefäßerkrankungen [Dosch 1979], die jedoch bislang in die internistischen Fachgesellschaften der Kardiologie keinen Eingang fanden.

Bedeutung der Neuraltherapie in der Angiologie

In der Angiologie hat sich die Neuraltherapie bei den Indikationen periphere AVK, Thrombophlebitis und Arteriitis temporalis bewährt.

Noch 1973 war in der anästhesiologischen Literatur [Killian 1973] auch die Lungenembolie eine Indikation für Neuraltherapie, in Form der beidseitigen Injektion an das Ganglion cervicale superius bzw. an den N. vagus [Nolte 1973] bzw. durch mehrfache Single-shot-Periduralanästhesien [Thorban 1973]. Ob dieses Vorgehen neben der heutigen Standardtherapie (Antikoagulation) einen zusätzlichen Benefit bringen kann, müssen zukünftige Studien zeigen.

Neuraltherapeutische Behandlungprinzipien bei Herzerkrankungen

Folgende allgemeine Vorgehensweise ist bei **kardiologischen Krankheitsbildern** indiziert:

Lokale und Segmenttherapie:

- Quaddeln paravertebral beidseits in den Segmenten Th1–5 sowie parasternal links in den gleichen Segmenten (▶ 10.3.3)
- Infiltration von Lokalanästhetika an druckdolente Punkte und Triggerpunkte im Bereich der linken Thoraxhälfte
- Infiltration von Lokalanästhetika an druckdolente Dornfortsätze im HWS- und BWS-Bereich sowie druckdolente Sternokostalgelenke (▶ 10.6.2)

Ganglien: Von nicht zu unterschätzender Wichtigkeit ist die Injektion an das Ganglion stellatum:

- rechts als Begleittherapie bei Rhythmusstörungen
- links als Begleittherapie bei allen Formen kardialer Durchblutungsstörungen

Störfelder:

- akribische Störfeldsuche! Häufige Störfelder bei Herzerkrankungen: Tonsillen, Zähne, insbesondere Weisheitszähne, Nasennebenhöhlen (Einfluss von C4–7)
- neuraltherapeutische Behandlung aller Narben mit Störfeldcharakter, überwiegend von Narben im Herzsegment

Systemische Therapie: 1 ml Lokalanästhetikum intra- und perivenös links

Bei **angiologischen Erkrankungen** hat sich ein standardisiertes Vorgehen bewährt (▶ 12 Thrombophlebitis, ▶ 12 pAVK und ▶ 12 Arteriitis temporalis).

Neuraltherapeutisch behandelbare Erkrankungen

Neuraltherapeutisch gut behandelbar:
Arteriitis temporalis Horton *(mangels Alternativen in der klassischen Medizin Therapieversuch indiziert; häufig Störfeldgeschehen Zahn/Rachen)* (▶ 10.7.3 intraarterielle Injektion; ▶ 12 Kopfschmerzen) | hyperkinetisches Herzsyndrom *(Segmenttherapie in Kombination mit Injektion an die Schilddrüse, Störfeldsuche erforderlich)* (▶ Segment Herz; ▶ 12 Herzrhythmusstörungen) | Pseudostenokardie *(häufiges Krankheitsbild)* | Thrombophlebitis *(Neuraltherapie als Erstmaßnahme zusammen mit physikalischer Therapie möglich)* (▶ 12 Thrombophlebitis)
Neuraltherapie als ergänzendes Verfahren:
Angina pectoris; koronare Herzkrankheit *(wenn revaskularisierende Maßnahmen kontraindiziert oder technisch nicht durchführbar sind oder in der Geriatrie)* | Herzrhythmusstörungen *(nur aus forensischen Gründen nicht Therapie der*

1. Wahl; Ganglientherapie sehr hilfreich als Begleittherapie) | pAVK *(als begleitende Maßnahme sehr hilfreich)* (▶ 12 pAVK)
Neuraltherapie nicht indiziert:
bradykarde Herzrhythmusstörungen, höhergradige Blockierungen des autonomen Reizleitungssystems | geplante revaskularisierende Maßnahmen höhergradige Herzinsuffizienz *(Behandlung anderer Krankheiten mit Neuraltherapie beim selben Patienten zulässig und möglich)* | AV-Block III.° *(Kontraindikation für Lokalanästhetika)*

Häufige Störfelder

- Narben nach Bypass-Operationen, Schrittmacher-Implantationen und Venenstripping (viele Narben!)
- Folgezustand nach Myokarditis
- chronische Thrombophlebitis

11.10 Neurologie

Georg Dimitriadis

Bedeutung der Neuraltherapie in der Neurologie

In der Auseinandersetzung mit Erkrankungen des zentralen und peripheren Nervensystems eröffnet sich im klinischen Alltag des Neurologen ein weites Feld für die Anwendung der Neuraltherapie. Nicht zufällig ähneln sich die Begriffe Neuraltherapie und Neurologie, sind doch gerade in diesem Fachgebiet die erkrankten Strukturen selbst Träger und Leitmedium von afferenten und efferenten Informationen, deren krankhafte Veränderung mittels Neuraltherapie einer **kausalen** Behandlung zugeführt werden können.

11

Dabei sind Manifestationen von Erkrankungen, aber auch Eingriffe durch die Neuraltherapie auf verschiedenen hierarchischen Ebenen de Nervensystems möglich:

- Neokortex: Bewusstsein, motorische und sensible Innervation
- Hypothalamus/Hypophyse: Endokrinium
- limbisches System: Verhalten
- Mesenzephalon: Biorhythmus, vegetative Funktionen
- Rückenmark: hemmende und fördernde Regulationsmechanismen
- Peripherie: lokale Therapie, segmental-regulatorischer Komplex und Störfeld.

Das neurologische Fachgebiet und insbesondere die neurologischen Rehabilitation sind naturgemäß medizinische Teilbereiche mit relativ schmalem therapeutischen Spektrum, so dass jede Erweiterung der Behandlungsmöglichkeiten, auch durch eine komplementär-regulatorische Methode, eine willkommene Bereicherung darstellt. Eine Reihe von rehabilitativen Verfahren ist überhaupt erst nach Anwendung reflektorischer Methoden möglich.

Beispiel: Rehabilitation eines Patienten mit Hemiparese, der bereits wieder einen ausreichenden Kraftgrad in den Beinen erreicht hat, allerdings wegen einer Gonarthrose nicht mobilisierbar ist – hier stellt die Gelenksinfiltration Schmerzfreiheit her, wodurch ein weiteres Krafttraining erst wieder möglich wird.

Cave
Gerade in der Neurologie besteht (ähnlich wie in der Orthopädie) bei unklaren Krankheitsbildern eine nicht zu unterschätzende Gefahr eines sekundären Krankheitsgewinns (Rentenbegehren). Dies sollte bei der Indikationsstellung für komplementäre Therapieansätze besonders beachtet werden.

Neuraltherapeutisch behandelbare Erkrankungen

Neuraltherapeutisch gut behandelbar:
Amputations-, Phantomschmerz (▶ 12 Phantomschmerz) | apoplektischer Insult (▶ 12 zerebrale Durchblutung) | hirnorganisches Psychosyndrom | Commotio, Contusio *(im Frühstadium gut behandelbar)* (▶ 12 Kopfschmerz) | Kopfschmerz *(gute Behandlungserfolge)* (▶ 12) | Kopfschmerz *(gute Behandlungserfolge)* (▶ 12) | Z.n. Peitschenschlagtrauma *(sehr gut gehandelbar)* (▶ 12 Kopfschmerz) | Zervikalsyndrom (▶ 12) | vegetative Dystonie (▶ 12) | Fazialisparese *(besonders wenn rezidivierend und/oder idiopathisch)* (▶ 12 Fazialisparese) | Herpes zoster, postherpetische Neuralgie (▶ 12) | Kokzygodynie *(funktionell; gut behandelbar)* | Wirbelsäulensyndrome (▶ 12 Kreuzschmerz) | Karpaltunnelsyndrom präoperativ *(vgl. Anmerkung zu Lumbago* ▶ 11.14*)* | Meralgia paraesthetica (▶ 12) | M. Sudeck (CRPS, complex regional pain syndrom) *(klassische Indikation seit 100 Jahren)* | M. Raynaud *(klassische Indikation für NT)* (▶ 12) | M. Ménière (▶ 12 Schwindel), Tinnitus | Myogelosen, Dorsalgie, Fibromyalgie | Neuralgie (V. und IX. Hirnnerv, N. occipitalis, N. laryngeus) (▶ 12 Trigeminusneuralgie) | M. Parkinson | Inkontinenz (neurogen)
Neuraltherapie als ergänzendes Verfahren:
Depressionen, v.a. leichte Formen (▶ 12) | dementielle Abbauprozesse (vaskulär) *(Rehabilitation verbessern)* (▶ 12 zerebrale Durchblutungsstörungen) | Hirnödem (▶ 12 Kopfschmerz) | Enzephalitis | Epilepsie (▶ 12) | multiple Sklerose (MS) (▶ 12), sekundäre Schmerzbilder (▶ 12 pAVK) | Claudicatio spinalis
Neuraltherapeutisch derzeit nicht unmittelbar zugänglich:
spastische Zerebralparese | Psychose, Neurose (▶ 6.4 Kontraindikationen) | Myasthenie (▶ 6.4 Kontraindikationen) | MS-Schub *(vgl. aber die Studie von [Gibbs 1999] bei MS)* (▶ 12) | Tumor cerebri | amyotrophe Lateralsklerose
Neuraltherapie nicht indiziert:
Tumoren des ZNS | operationswürdiger Befund im ZNS-Bereich | genetische Störungen (z.B. Trisomie) *(allerdings Therapie von Begleiterkrankungen [z.B. Schmerztherapie] möglich)*

Häufige Störfelder

Neurologische Krankheitsbilder können selbst Störfeldcharakter annehmen und Fernsymptome auslösen, insbesondere wenn vegetative Anteile des Nervensystems beteiligt sind, z.B.:

- erkrankte Extremität bei Algodystrophie (CRPS)
- erkrankte Spinalnerven nach Herpes zoster
- Z.n. Enzephalitis
- Amputationsstumpf
- erkrankter Trigeminus bei langdauernder Trigeminusneuralgie

Hier überlappen sich bereits Störfeldursache und dessen zentrale Repräsentation auf Hirnstamm- bzw. ZNS-Ebene (▶ 3.1.2 Zentrale Modulation von Schmerz).

Auch Narbenbildungen im ZNS (nach Operationen, Traumen, Commotio cerebri) können „zentrale Störfelder" hinterlassen, was eine Reihe von Kasuistiken mit erfolgreicher Ausschaltung der Fernsymptomatik, z.B. durch Injektionen an der Schädelkalotte bei Z.n. Contusio cerebri belegen.

11.11 Notfallmedizin und Traumatologie

Dieter Eschberger

Bedeutung der Neuraltherapie in der Notfallmedizin

Durch Neuraltherapie ausgelöste Notfälle sind selten. Dessen ungeachtet sollte jeder Neuraltherapeut bedrohliche Komplikationen rechtzeitig erkennen und über das Wissen zur Beherrschung der Situation verfügen. Naturgemäß wird ein Zwischenfall in der Umgebung eines Krankenhauses weniger aufregend verlaufen als bei einem Hausbesuch in entlegener Gegend.

Langwirksame Lokalanästhetika haben auch im Fall von Komplikationen eine lange Dauer von unerwünschten Nebenwirkungen, weshalb sie nur in Ausnahmefällen zur Anwendung kommen sollten. Sowohl Procain als auch Lidocain sind sehr sichere Medikamente mit seltenen rein medikamentenbedingten Komplikationen, deshalb sollte diesen Präparaten der Vorzug gegenüber z.B. Bupivacain oder Levobupivacain gegeben werden.

Diese Aussagen gelten natürlich gerade auch für Anwendung der **Neuraltherapie in der Notfallmedizin**. Die Patienten kommen nicht freiwillig in die gemütliche Atmosphäre einer Ordination; sondern sind unvermutet in eine (zumindest subjektiv) bedrohliche Notfallsituation geraten, in der sie von Schmerz und Angst beherrscht werden. Die Situation ist von Improvisation, Stress beeinflusst, es gibt oft Zuschauer, Besserwisser. Keine Situation also, in der erste Gehversuche neuraltherapeutischer Behandlungen gemacht werden sollten, für den Erfahrenen aber ein breites Betätigungsfeld.

Wie immer in der Notfallmedizin wird die Entscheidung, eine Therapie schon am Notfallort durchzuführen oder den Patienten mitzunehmen und unterwegs nach Bedarf zu reagieren, von mehreren Faktoren abhängen:

- Zustand des Patienten:
  - vitale Bedrohung?
  - Stabilität – jetzt und voraussichtlich während der Dauer des Transports
  - Schmerz
  - Ansprechbarkeit; Möglichkeit, Alternativen mit dem Patienten zu besprechen
- Verfügbarkeit eines adäquaten Transportmittels:
  - Sind während des Transports medizinische Maßnahmen möglich?
  - Sind zusätzliche Schmerzen durch den Transport zu erwarten?
- Nähe der nächsten Behandlungseinrichtung
- Risiko-Nutzen Abwägung hinsichtlich mehrerer Behandlungsoptionen:
  - medizinisches Risiko für den Patienten
  - rechtliches Risiko für den Arzt
- Beachtung etablierter Vorschriften und Grundsätze

Gerade die Faktoren Angst und Schmerz der ersten Minuten und Stunden beeinflussen den weiteren Verlauf einer Behandlung wesentlich. Durch Reduktion der Schmerzen bekommt der Patient Vertrauen, wird einem Gespräch zugänglich, dadurch wird die Diagnostik erleichtert und die Angst reduziert.

Schmerzreduktion ist eine wesentliche Anti-Schock-Maßnahme!

Neuraltherapeutische Methoden haben darüber hinaus den Vorteil, sehr zielgerichtet zu sein. Eine unklare Diagnose wird bei korrekter Anwendung der Methode niemals verschleiert, sondern im Idealfall sogar konkretisiert. Beispiele:

- Bei abdominalen Beschwerden mit Verdacht auf Gallenkolik werden einige Quaddeln am Rippenbogen und an der rechten Schulter die Diagnostik einer möglichen Darmperforation keinesfalls erschweren, wie das z.B. durch die Gabe eines Morphins der Fall wäre.
- Eine Epiduralanästhesie kann einem Patienten mit lumbalem Bandscheibenvorfall einen schmerzarmen Transport in die nächste Klinik ermöglichen. Die neurologische Diagnostik wird dadurch nur sehr kurzfristig beeinflusst, meist ist die (mögliche) Sensibilitätsreduktion im Genitalbereich nach längstens einer Stunde wieder vergangen, Schmerzfreiheit besteht aber für rund sechs Stunden.

Korrektes Vorgehen vorausgesetzt, sind zusätzliche Schäden durch die Therapie nicht möglich bzw. bewegen sich deutlich unterhalb des Risikos jeder anderen medizinischen Therapie.

Als zu erwartende Nebenwirkung kann, in Folge des Wegfalls des Schmerzes sowie der direkte Wirkung auf das vegetative Nervensystem, der meist übersteigerte Sympathikotonus plötzlich nachlassen. Daraus resultieren Blutdruckabfall und Müdigkeit bis zum Bewusstseinsverlust. Vitalparameter sind daher bei neuraltherapeutischer Notfallintervention zu überwachen und entsprechende Medikamente zur Gegensteuerung bereitzuhalten (Atropin, Suprarenin, O_2). Meist genügen eine entsprechende Lagerung und Volumensubstitution.

Vor Nerven- oder Ganglientechniken sollte immer eine orientierende Prüfung von Sensibilität und Motorik der betroffenen Versorgungsgebiete durchgeführt werden. Dies ist schon deshalb anzuraten, um bei vorbestehenden Läsionen sich nicht dem Vorwurf einer iatrogenen Nervenschädigung auszusetzen. Meist ist der Notarzt auch der einzige, der dem Klinikarzt Auskunft darüber geben kann, was der Patient nach dem Unfall bewegen konnte und welche Sensibilität sicher in Ordnung war.

Geschichte der Neuraltherapie in der Notfallmedizin

Der Einsatz von Lokalanästhetika zur Verbesserung der Wundheilung wurde schon 1906 beschrieben [Spiess 1906]. Mit traumatologischen Notfallsituationen befassen sich allerdings nur sehr wenige Publikationen der Neuraltherapie. Der Autor selbst verfügt als Notarzt über umfangreiche Erfahrungen mit Neuraltherapie in Katastrophengebieten.

Neuraltherapeutisch behandelbare Erkrankungen

Bei allen Indikationen gilt: Die leitlinienkonforme Behandlung von Notfällen ist bei eventuell möglichen neuraltherapeutischen Interventionen einzuhalten. Neuraltherapie darf nicht im Gegensatz zu allgemein anerkannten Grundlagen stehen. Bei entsprechender Verfügbarkeit der Infrastruktur kommt ihr daher meist eine ergänzende, vorwiegend schmerzlindernde Rolle zu.

Anders ist die Situation in Notfallsituationen, in denen keine oder nur eine sehr eingeschränkte unmittelbare notärztliche Versorgung möglich ist (räumliche Abgeschiedenheit, Großschadensereignisse oder Katastrophen etc.). Da Neuraltherapie nur weniger Utensilien bedarf, ist sie praktisch überall einsetzbar. Das nötige Werkzeug kann leicht mitgeführt werden. Limitierende Faktoren sind allenfalls extreme Temperaturen und die Unmöglichkeit einer hygienischen Mindestanforderung zu genügen.

Neuraltherapeutisch gut behandelbar:
Rippenfrakturen *(Injektion an die Interkostalnerven zentral der Verletzung)* (▶ 10.5.9 Nn. intercostales) | Extremitätenfrakturen *(Blockade des zugehörigen Nerven [z.B. Femoralisblockade bei Schenkelhalsfraktur]; Injektion eines Lokalanästhetikums in das Bruchhämatom; bei möglicher OP-Indikation streng aseptisches Vorgehen! Vor Injektion Sensibilität prüfen!)* | schmerzhafte Wunden, infizierte Wunden *(Infiltration intrakutan rund um die Verletzung, evtl. Nervenblockade; bei möglicher Nervenverletzung vorher Sensibilität prüfen!)* | Quetschungen, starke Prellungen *(bei starken Schmerzen wie Fraktur behandeln)* | entzündliche Gelenkserkrankungen *(Injektion in und an das betroffene Gelenk, evtl. Abpunktion des reaktiven Ergusses, anschließend Einbringen eines Lokalanästhetikums – Größe und Fassungsvolumen des Gelenks beachten! Cortison nicht obligat.)* (▶ 10.6.9 Injektion Knie-, ▶ 10.6.8 Hüft-, ▶ 10.6.10 Fußgelenke) | Schleimbeutelentzündung *(Abpunktion der Flüssigkeit, anschließend Injektion eines Lokalanästhetikums in den Schleimbeutel; chirurgische Indikationen beachten! Cave: Cortisonzusatz kann eine akute Verschlechterung bewirken)* (▶ 10.6.2 Injektion Schultergelenk) | akuter Bandscheibenvorfall *(lumbal: Sakralinjektion; thorakal, zervikal: Infiltration an die Lamina des betreffenden Wirbels)* (▶ 10.5.11 Sakralinjektion ▶ z.B. 10.6.5 Facettengelenke) | zahnärztliche Notfälle *(Injektion bukkal an die Zahnwurzel, evtl. Leitungsanästhesie, evtl. Ganglienblockade; akut chirurgisch zu versorgende Indikationen wie z.B. Replantation eines Zahns beachten!)* (▶ 10.9 Injektion Zähne, ▶ 10.4.3 Ggl. pterygopalatinum)
Neuraltherapie als ergänzendes Verfahren:
Verletzungen von Abdominalorganen *(Quaddeln in den Ausstrahlungsgebieten der Schmerzen sowie an evtl. tastbaren Verquellungen der Haut und Subkutis; bei unklarer Situation keine Ganglientechniken [G. coeliacum]; wegen Gefahr lebensbedrohlicher Blutung schnellstmöglich ins Krankenhaus bringen!)* (▶ 12 akutes Abdomen) | Schlangenbisse, Insekten- und Skorpionstiche *(Injektion in das betroffene Areal; viele Gifte sind thermolabil und können durch rasche lokale Hitzeanwendung z.B. durch Auflegen einer auf ca. 50° erhitzten Kupfermünze zumindest teilweise zerstört werden)* (▶ 12 Insektenstich)
Neuraltherapeutisch derzeit nicht unmittelbar zugänglich:
Blutungen, innere Blutungen | akute geburtshilfliche Notfälle *(vorzeitiger Blasensprung, fetaler Stress, Plazentaretention usw.)*

Häufige Störfelder aus traumatologischen Erkrankungen

In der Neuraltherapie hat die Narbe einen sehr hohen Stellenwert als mögliches Störfeld. Durch deren Behandlung werden immer wieder beachtliche Erfolge bei Erkrankungen erzielt, die keiner anderen Therapie zugänglich sind. Der Pathomechanismus des Störfeldes ist derzeit nicht restlos bekannt, es lässt sich daher die Frage, was eine Störfeld-Narbe von einer völlig harmlosen Narbe unterscheidet, nicht beantworten. Es scheint aber, dass das Störfeldpotenzial einer Narbe von Faktoren zum Zeitpunkt des

Ereignisses wie hoher psychischer Belastung, Angst, unbehandeltem Schmerz abhängt. Jede Verletzung ist sowohl mit Schmerz als auch mit psychischer Belastung verbunden.

Längere Zeit anhaltende starke Schmerzen z.B. Frakturen oder Organverletzungen führen bereits nach sehr kurzer Zeit – innerhalb von Minuten – durch wind up" der WDR (wide dynamic range) Neurone im ZNS zu einer überproportionalen Intensität der Schmerzempfindung (vgl. ▶ 3.1.1 Neuronale Plastizität). Je länger der Zustand anhält, desto aufwändiger und schwieriger wird die Behandlung. In der Anfangsphase genügt eine suffiziente lokale Schmerztherapie, um diesen Mechanismus rückgängig zu machen. Die Patienten benötigen in weiterer Folge sehr viel weniger Schmerzmedikamente, als wenn die Analgesie der ersten Stunden nicht ausreicht. Nicht selten bildet sich eine „Schmerzspirale" aus (vgl. ▶ 3.1.1 Neuronale Plastizität).

Um diesen Weg der Fehlregulation gar nicht erst entstehen zu lassen, ist die frühzeitige Behandlung bereits am Unfallort anzustreben.

11.12 Onkologie

Uwe Reuter

Bedeutung der Neuraltherapie in der Onkologie

Onkologische Krankheitsbilder galten bislang als Kontraindikationen für die Neuraltherapie. Neuraltherapie als Monoverfahren kann den Verlauf einer Krebserkrankung tatsächlich nicht ausreichend beeinflussen. Eine Wirksamkeit der Neuraltherapie als Teil eines Gesamtkonzepts wurde in diesem Zusammenhang bislang nicht prospektiv untersucht. Viele empirische Behandlungsempfehlungen betrachten sie jedoch als wichtigen Teil ihrer Therapie (Irmey, Hofmann, von Rosen, Hobohm, Ludwig, Heine).

In jüngster Zeit beginnt sich die Neuraltherapie zu einem wichtigen Baustein der ganzheitlichen Onkologie in der **Sekundärprophylaxe** nach malignen Erkrankungen zu entwickeln. Der Nachweis eines kanzeroprotektiven Effekts von Procain auf der Ebene der DNA [Villar-Garea et al. 2003] eröffnet vielversprechende Ansätze für die Neuraltherapie auch in der Primärprophylaxe von malignen Erkrankungen.

Die Integration der Neuraltherapie in die komplementäre Onkologie bewirkt v.a.
- Erfolge durch Herd- und Störfeldsanierung
- Verbesserung der Regulationsfähigkeit
- Reduktion von therapiebedingten Nebenwirkungen, z.B. der Chemotherapie
- Verbesserung der Lebensqualität durch Behandlung „banaler" Begleiterkrankungen, wie Verspannungen, Schmerzzustände, Befindlichkeitsstörungen
- Schmerztherapie bei der Palliativbetreuung von Krebspatienten

Durch den genannten Nachweis eines tumorprotektiven Effekts von Procain könnte die Neuraltherapie z.B. in Form der Infusions-Neuraltherapie (▶ 10.7.2) in der Sekundärprophylaxe erheblich an Bedeutung gewinnen.

Onkogenese und vegetatives Nervensystem

Ein chronisch erhöhter **Sympathikotonus** (z.T. über Jahre) kann mit einer erhöhten Inzidenz von Tumorerkrankungen einhergehen. Möglicherweise geht aufgrund der engen Kopplung des Immunsystems an das vegetatives Nervensystem (VNS) eine anhaltende Sympathikotonie mit einer Langzeitimmunsuppression einher.

Nach Ausbruch und besonders in fortgeschrittenen Phasen der Tumorerkrankung findet sich dagegen häufig ein erhöhter **Parasympathikotonus**, möglicherweise als Ausdruck eines bereits „atonischen" vegetativen Nervensystems. Diese Beobachtungen belegen die große Bedeutung des vegetativen Nervensystems in der Tumorgenese und -progression. Die Neuraltherapie wiederum hat einen ihrer wesentlichen Angriffspunkte am VNS. In Bezug auf den Zusammenhang zwischen VNS und Tumorgenese sowie der Wirkung der Neuraltherapie im Krebsgeschehen besteht noch erheblicher Forschungsbedarf.

Störfeldtherapie und -sanierung in einem ganzheitlich-onkologischen Therapiekonzept

Störfelder gelten als wesentliche Faktoren in der Entwicklung eines erhöhten Sympathikotonus und einer Regulationsstarre.

Durch neuraltherapeutische Anamnese und Untersuchung sowie evtl. zusätzlicher Funktionsdiagnostik (▶ 8.4.7 Thermoregulationsdiagnostik) festgestellte Störfelder werden konsequent neuraltherapeutisch behandelt. Zahnherde werden frühzeitig bei möglichst gutem Allgemeinbefinden in Zusammenarbeit mit entsprechend ausgebildeten Zahnärzten so weit wie irgend möglich saniert.

Neuraltherapeutisch behandelbare Erkrankungen

Sekundärprophylaxe: In der Krebstherapie bestehen die Hauptindikationen für eine Procain-Basen-Infusion (vgl. ▶ 10.7.2) in Schmerzzuständen, Reduzierung der tumorbedingten Entzündung, Regulationsstörungen und Regulationsblockaden und ergänzend zu Hyperthermieverfahren und systemischer biologischer Immunstimulation.

Schmerzlinderung durch Neuraltherapie: Auch bei hoch dosierter Schmerztherapie sind mitunter Tumorschmerzen mit konventionellen Maßnahmen nicht vollständig beherrschbar (Zenz/Jurna 1993, Hankemeier et al. 2001).

Die Wirkung und Nebenwirkung einer Injektion von Lokalanästhetika **in den Tumor** ist bisher nicht untersucht worden. Nach Erfahrung des Autors kann in der palliativen Situation Procain in die Region **um den Tumor** mit lang dauerndem analgetischen Effekt infiltriert werden. Hierbei hat sich der Zusatz von Natriumbicarbonat bewährt. Zu Einzelheiten der Therapie und Behandlungsfrequenz ▶ 12 Tumorschmerz. Die Kombination mit der Infusionsneuraltherapie empfiehlt sich bei jeder neuraltherapeutischen Schmerzbehandlung.

Sofortige Effekte sind auch in der adjuvanten Situation bei Tumorpatienten an der Verbesserung des **Allgemeinbefindens** insbesondere bei Procain-Basen-Infusionen sichtbar. Schmerzminderung, Besserung der Vitalität und eine Reduzierung von Nebenwirkungen von Chemotherapie und Bestrahlung sind häufig bei dieser Therapie zu beobachten. Sinnvoll ist eine anschließende Langzeitbehandlung ein- bis zweimal wöchentlich bei Regression bzw. fehlender Progression des Tumorgeschehens im Rahmen eines multimodalen Behandlungskonzepts.

Neuraltherapeutisch gut behandelbar:
Tumorschmerz *(Beeinflussung immer möglich)* (▶ 12) | vegetative Dysregulation bei Krebs *(systemische Infusionsneuraltherapie zur Eutonieunterstützung)* (▶ 10.7.2 Procain-Infusion)
Neuraltherapie als ergänzendes Verfahren:
Begleitbehandlung: adjuvant in Sekundär- und Primärprophylaxe *(bei allen Tumorkrankheiten Neuraltherapie mit Schmerzminderung, Störfeldsanierung und systemischer Procain-Basen-Infusionstherapie sinnvoll)*

Neuraltherapeutisch derzeit nicht unmittelbar zugänglich:
Tumordestruktion oder -hemmung *(Tumordestruktion bisher nicht nachgewiesen, experimentell konnte Hemmung des Tumorwachstums durch Procain bestätigt werden)*

Einbindung der Neuraltherapie in einen komplementär-onkologischen Therapiestandard

Am Anfang jedes individuellen biologisch-onkologischen Konzepts steht eine Prioritätenliste der Maßnahmen und Methoden (körperliche, seelische und geistige Dimension), mit der ein Therapieplan in der Reihenfolge der Wichtigkeit erstellt wird. So kann stufenweise in den einzelnen Ebenen Ursachen beseitigt, ein Energiemangel ausgeglichen, das Abwehrsystem gestärkt und die Gesamtsituation des Patienten harmonisiert und stabilisiert werden [Reuter/Oettmeier 2005, Reuter 2006].

Komplementär-onkologische Behandlungen beinhalten eine langfristige, kontinuierliche Begleitung, wobei in der Anfangsphase im ersten Jahr kurze, regelmäßig wiederholte Therapieblöcke notwendig sein können. Ganz individuell nach Therapie- bzw. Regulationsfähigkeit kann dies von täglichen bis 1–2× wöchentlichen bis hin zu vier- bis sechswöchigen Abständen reichen.

Eine Kombinationstherapie kann sehr gut interdisziplinär in Behandlernetzwerken einschließlich Hausarzt, Apotheker, Gesundheitsberater, Zahnärzten und Physiotherapeuten, oder im Rahmen von Schwerpunktpraxen realisiert werden, bei denen die verschiedenen Experten Hand in Hand unter einem Dach zusammen arbeiten.

Neuraltherapeutisch qualifizierten Ärzten kommt hier die Aufgabe zu, für eine kontinuierliche systemische Anwendung, eine lokale und segmentale Behandlung von Beschwerden und Befindlichkeitsstörungen sowie eine konsequente Störfeldsanierung zu sorgen.

11.13 Ophthalmologie

11

Hans Langer

Bedeutung der Neuraltherapie in der Ophthalmologie

Das Auge ist mit das wertvollste Sinnesorgan, also sollte man mit allen Mitteln eine Heilung von Augenerkrankungen mit den geringstmöglichen Nebenwirkungen anstreben. Die Neuraltherapie ist dabei eine günstige Methode, da die Anwendung von Lokalanästhetika keine oder nur minimale Nebenwirkungen nach sich zieht, und der Augenarzt das Ergebnis seiner Tätigkeit in allen Abschnitten einsehen und Änderungen der Funktion unmittelbar beurteilen kann. Bei subjektiven Beschwerden ohne pathologisches Substrat ist er jedoch auf die Kooperation des Patienten angewiesen.

Anatomische Besonderheiten

Besondere Gefäßversorgung: Am Auge befinden sich am N. opticus und an der Retina Endarterien ohne Kollateralen. Bei Gefäßerkrankungen in diesem Bereich kommt es daher zu Ausfällen, die eine sofortige augenärztliche Intervention erforderlich machen können.

Risiko der Defektheilung: Am Auge gilt ein „Alles-oder-Nichts-Gesetz". Bei einer Defektheilung mit Narbenbildung, gleich welcher Art und Lokalisation, kommt es zu einem Funktionsverlust am Auge, der als narbiger Endzustand nicht mehr zu beseitigen ist.

Nervale Versorgung: Bei der Nervenversorgung des Auges liegen ebenfalls Besonderheiten vor. Der „Sehnerv" ist kein Nerv, sondern ein in das Auge vorgeschobener Gehirnteil. Enge Verbindungen bestehen zum Ganglion stellatum als Teil des sympathischen Astes des vegetativen Nervensystems. Der Parasympathikus hat ebenfalls enge Beziehungen zum Auge über das Ganglion ciliare und Ganglion pterygopalatinum. Motorische und vegetative Verbindungen bestehen außerdem zu den Hirnnerven III, IV, V, VI und VII.

Der wichtigste Nerv ist der N. trigeminus mit seinen drei Ästen, der bei allen Störfeldern im Kopfbereich beteiligt ist. So erklärt sich auch die hohe Inzidenz von störfeldbedingten Augenerkrankungen, ausgehend von Störfeldern in der Nachbarschaft, d.h. im Versorgungsbereich des N. trigeminus.

Auf Grund der besonderen nervalen Versorgung stellt das Linsen-Iris-Diaphragma eine Grenzzone zwischen zwei Versorgungsbereichen dar. Die vorderen Augenabschnitte Lider, Bindehaut, Hornhaut, Strahlenkörper und Regenbogenhaut werden vorwiegend von Ästen des N. ophthalmicus aus dem N. trigeminus versorgt. Hier besteht ein neuraltherapeutischer Zugang über dessen Hautäste N. supraorbitalis und N. frontalis, auch über das Ganglion pterygopalatinum.

Die tieferen Abschnitte werden dagegen vom N. maxillaris (2. Ast des N. trigeminus) versorgt. Dieser ist für den Neuraltherapeuten erreichbar über den N. infraorbitalis und über das Ganglion pterygopalatinum.

Geschichte der Neuraltherapie in der Ophthalmologie

Die Geschichte der Anwendung der Lokalanästhetika hat ihren Anfang in der Augenheilkunde: Freud überließ seinem Freund Koller, Augenarzt in Wien, nach der gemeinsamen Entdeckung der betäubenden Wirkung des Kokains 1883 die weitere klinische Erforschung.

Hierbei fielen den forschenden Ärzten bereits früh die lang anhaltenden therapeutischen Wirkungen der Lokalanästhetika auf [Schleich 1902, 1906]. 1919 berichtete Elschnig über erste erfolgreiche Behandlungen des Glaukoms mit Novocain® (Procain). Durch den Siegeszug der Lokalanästhetika in der operativen Medizin zur Schmerzbetäubung wurden diese Erfolge jedoch auch in der Augenheilkunde wieder vergessen.

Eine erste Zusammenfassung ophthalmologischer Erfahrungen mit der Neuraltherapie erfolgte bei Schmelzer [Schmelzer 1955]. Ebenfalls 1955 berichtete J. Fuchs auf der Therapiewoche Karlsruhe über 71 neuraltherapeutisch behandelte Fälle mit verschiedenen augenärztlichen Erkrankungen (Hornhaut, Iris) mit 78% vollständigen oder teilweisen Remissionen, fast ausschließlich mittels kombinierter Injektion an das Ganglion ciliare und sphenopalatinum. In den 1970er Jahren berichtete Heinz Piotrowski dann über eine hohe Erfolgsrate bei der Behandlung von Frühformen des Glaukoms [Piotrowski 1980], die von Augenarzt Johannes Karsch aus Gaggenau 1981 kritisch bewertet und mit eigenen Erfahrungen ergänzt wurden [Karsch 1981]. Parallel dazu war der Autor selbst als einziger Augenarzt in der damaligen DDR seit 1971 neuraltherapeutisch tätig.

Vor einiger Zeit berichtete der Vorsitzende der Gesellschaft für ganzheitliche Augenheilkunde, Karl-Uwe Marx, über eigene Erfahrungen und solche von anderen ophthalmologischen Kollegen mit der erfolgreichen Anwendung der Neuraltherapie in diesem Fach [Marx 2004].

Besonderheiten der Neuraltherapie in der Ophthalmologie

Zugangswege

Aus den oben genannten neuroanatomischen Beziehungen lassen sich folgende Basisinjektionen bei Augenerkrankungen ableiten:

- Die neuraltherapeutische Mitbehandlung von Erkrankungen der vorderen Augenabschnitte erfolgt hauptsächlich über den N. supraorbitalis und frontalis, als Injektoakupunktur über die Punkte Bl 2 und 3E 23 sowie über das Ggl. ciliare und sphenopalatinum.
- Die Behandlung tieferer Augenabschnitte erfolgt über den N. infraorbitalis, als Injektionsakupunktur über die Punkte Ma 1 und Dü 18 und über die Ggl. ciliare und sphenopalatinum.
- Bei Neuralgien und Schmerzen verschiedener Genese über die zugehörigen Hautäste des N. trigeminus kann je nach Ursache eine Behandlung über das Ggl. ciliare oder Ggl. pterygopalatinum, in schweren Fällen auch über das Ggl. stellatum, bzw. Ggl. cervicale superius! erfolgen (vgl. ▶ 12 Trigeminusneuralgie).
- Bei chronischen Augenerkrankungen erfolgt zusätzlich die gleichseitige i.v.-Injektion, die jedoch bei bei Bagatellerkrankungen wie Hordeolum usw. nicht erforderlich ist.

Strategie

Zuerst sollte mit lokalen Injektionen begonnen und erst dann mögliche Störfelder behandelt werden. Narbige Endzustände oder Folgen von Stoffwechselstörungen wie Katarakt, aber auch fortgeschrittene Fällen von Glaukom, Makuladegeneration, Optikusatrophie und diabetischer Retinopathie sind nicht Gegenstand einer neuraltherapeutischen Behandlung.

Wahl des Infiltrats

Bei den Lokalanästhetika ist es in der Ophthalmologie unerheblich, ob Mittel vom Ester- oder Amidtyp verwendet werden, sofern keine Allergien vorliegen. Bei der Injektion an das Ganglion ciliare ist jedoch das Procain zu bevorzugen, da der Patient durch das Lokalanästhetikum Doppelbilder hat, mit denen er nicht verkehrsfähig ist. Diese Nebenwirkung hält bei Procain erheblich kürzer an.

Eine mögliche Koffeinkomponente bei älteren Präparaten wie Procoffin® und Impletol® hatte keinen nachteiligen Einfluss auf ein bestehendes Glaukom.

Erstverschlimmerung

Nach einer neuraltherapeutischen Behandlung störfeldverdächtiger Erkrankungen wie der Iritis und Uveitis, speziell nach Injektion an das Ganglion ciliare, kann es in seltenen Fällen zu einer kurzfristigen Erstverschlimmerung einer bestehenden Erkrankung kommen.

Dieses Phänomen kann im beschwerdefreien Intervall durch den Facharzt – unter entsprechenden Sicherheitsmaßnahmen – als Test genutzt werden, um bei einer Reizantwort im Sinne eines retrograden Phänomens (vgl. ▶ 5.6 Phänomene der Neuraltherapie) einen Hinweis auf ein mögliches ursächliches Störfeld zu erhalten. Eine solche Störfeldbehandlung in akuten Phasen einer Iritis, Uveitis oder Keratitis sollte jedoch vermieden werden.

Neuraltherapeutisch behandelbare Erkrankungen

Eine Vielzahl von Erkrankungen und Beschwerdebildern im ophthalmologischen Fachgebiet sind funktioneller Natur und einem reflextherapeutischen Verfahren wie der Neuraltherapie gut zugänglich. Bei anderen Erkrankungen verbessert sich der Heilungsverlauf durch Hinzunahme der Neuraltherapie. Zuletzt gibt es ophthalomologische Krankheitsbilder (z.B. Retinitis centralis serosa), die in der Medizin als klassische Herd- und Störfelderkrankungen bekannt und nur durch Neuraltherapie dauerhaft zu behandeln sind.

Bei allen unklaren Augenschmerzen, Visusverlust und akuten Entzündungen ist eine sofortige Abklärung durch einen Augenarzt vor Beginn jeder neuraltherapeutischen Behandlung angezeigt. Auch bei der weiteren Behandlung von (fachärztlich abgeklärten) chronischen Augenkrankheiten durch den geschulten Neuraltherapeuten ist eine Zusammenarbeit mit einem entsprechend informierten Augenarzt dringend anzuraten.

Neuraltherapeutisch gut behandelbar:
Hordeolum *(frühzeitige neuraltherapeutische Mitbehandlung verhindert Entwicklung eines Chalazions)* | Blepharitis | spastisches Entropium *(als Versuch)* | Blepharospasmus *(neurovegetativ bedingt (z.B. auch Blinzel-Tic))* | rezidivierende Erosion | chronisch-rezidivierende Konjunktivitis *(nach Ausschluss anderer Ursachen)* | Lidfurunkel *(deutliche Beschleunigung des Heilungsverlaufs, ggf. Ggl. stellatum)* | unklare retrobulbäre Augenschmerzen *(Störfeld Nasennebenhöhlen)* | Retinitis *(Störfeldsuche neben üblicher Therapie)*
Neuraltherapie als ergänzendes Verfahren:
Augenmuskellähmungen *(im Akutfall ist Neuraltherapie das Mittel der Wahl, ggf. zusätzlich Allgemeintherapie [Vitamin B12]; neurologische Abklärung)* | Herpes ophthalmicus *(Verbesserung des Verlaufs bei akuten schweren Fällen)* | Glaukom *(Frühformen; Glaukom aus heutiger Sicht = neurovegetative Erkrankung des Gefäßsystems!)* | Iritis *(Störfeldsuche nach Abklingen der akuten Beschwerden und entsprechender ophthalmologischer Behandlung [z.B. Kortikoide])* | Keratitis *(Störfeldsuche bereits ab Beginn, neben der augenärztlichen medikamentösen Therapie)* (▶ 12) | Makuladegeneration *(neuraltherapeutische Mitbehandlung bedingt möglich)* | Neuritis *(nach Ausschluss einer Multiplen Sklerose, Störfeld?)* | Uveitis *(Störfeldsuche nach Abklingen der akuten Beschwerden; Ggl. ciliare als Lokaltherapie [Provokation mit dabei retrogrades Phänomen am ursächlichen Störfeld möglich!])*
Neuraltherapie nicht indiziert:
angeborene Anomalien, Fehlentwicklungen | Malignome | Krankheitsbilder, die einer sofortigen, akuten Operation bedürfen *(z.B. akuter Glaukomanfall; schwere Unfälle [Perforation] – hier jedoch Ggl. ciliare als Schocktherapie möglich und indiziert!)* | laufendes Rentenbegehren *(geringe Heilungschancen)* (▶ 7.2.1 Arzt-Patient-Beziehung)

11.14 Orthopädie

Helmut Liertzer

Bedeutung der Neuraltherapie in der Orthopädie

Die Anzahl funktioneller Störungen in der Orthopädie hat sich in den vergangenen Jahrzehnten vervielfacht. Ursachen sind u.a. Bewegungsmangel, statische Überbelastung und zunehmendes Lebensalter. Dementsprechend sind Indikationen zur operativen Interventionen in vielen Fällen eigentlich nicht mehr zeitgemäß, werden aber keineswegs seltener gestellt – „ut aliquid fiat" und aus Unkenntnis funktioneller Methoden wie der Osteopathie (vgl. ▶ 12.3 Manuelle Medizin) und der Neuraltherapie. Trotz aller konservativen Behandlungsmöglichkeiten darf aber der richtige Augenblick für ein operatives Vorgehen nicht versäumt werden. Es liegt in der Verantwortung des Therapeuten, die Patienten sowohl über die konservativen als auch die chirurgischen Möglichkeiten aufzuklären und die jeweiligen Grenzen der beiden Wege individuell aufzuzeigen.

Die Neuraltherapie ist bei vielen funktionellen, reversiblen Erkrankungen oder Störungen in der Orthopädie mit gutem Erfolg einsetzbar. So lässt sich eine Arthrose zwar als solche nicht neuraltherapeutisch behandeln, es sind jedoch meist die periartikulären Strukturen und das Achsenorgan, die für die subjektiven Beschwerden eines Patienten mit Arthrose verantwortlich sind. Und gerade diese sind einer neuraltherapeutischen Behandlung zugänglich.

Nicht einmal 4% der Mitglieder der österreichischen Gesellschaft für Neuraltherapie sind Fachärzte für Orthopädie, weniger als 2% haben das Diplom für Neuraltherapie. Ähnlich dürfte es im gesamten deutschsprachigen Raum aussehen, vermutlich, weil auch hier die fachärztliche Ausbildung primär operativ ausgerichtet ist.

Die „Infiltrationstherapie" wird üblicherweise als „Erfahrungstherapie" am Krankenbett „gelehrt". Im Wesentlichen wird dort infiltriert, „wo es weh tut". Die differenzierten Möglichkeiten der ganzheitlichen Sichtweisen der Neuraltherapie werden in der derzeitigen orthopädischen Ausbildung kaum weiter beachtet. Ein größerer Teil der orthopädischen Kollegen besucht immerhin die Kurse für Manuelle Medizin und Chirotherapie, vor allem, um ihre Diagnostik zu verbessern.

Die verschiedenen Formen interventioneller Schmerztherapie können als Spezialfall der Neuraltherapie angesehen werden, solange sie ausschließlich Lokalanästhetika verwenden.

Man kann trotz der Vielzahl von behandelbaren Erkrankungen in diesem Fach (noch) nicht von einer spezifischen „Ortho-Neuraltherapie" sprechen. „Neuraltherapeutische Behandlung von Schmerzsyndromen des Bewegungsapparates" dürfte in der derzeitigen Situation angemessener sein.

Geschichte der Neuraltherapie in der Orthopädie

Nur sehr wenige Publikationen in der Orthopädie befassen sich mit der Neuraltherapie unter diesem Namen. Dagegen werden Lokalanästhetika in diesem Fach sehr häufig, aber unter verschiedensten Bezeichnungen angewandt. Der Bogen spannt sich von Infiltrationstherapie [Eder], „Reflextherapie", „therapeutische Lokalanästhesie" [Tilscher] über die „interventionelle Schmerztherapie" mit CT-gesteuerten Blockadetechniken, bis hin zur Radiofrequenzdenervierungen der Facettengelenke. Letztere können zwar auf die Tradition von Leriche („Chirurgie des Schmerzes") zurückschauen, haben jedoch mit der differenzierten und feinfühligen Diagnose-, Untersuchungs- und Injektionstechnik zur Regeneration von Gewebe, wie sie in der Neuraltherapie möglich ist, nichts mehr gemein.

Diagnostische Neuraltherapie in der Orthopädie

Bei multimorbiden älteren Patienten kann die Differenzialdiagnose erheblich Probleme bereiten. Sehr bewährt hat sich in solchen Fällen eine neuraltherapeutische **Probebehandlung:** Bestehen nach der exakten Untersuchung und genauen Palpation mehrere differenzialdiagnostische Verdachtsmomente, werden nicht alle betreffenden Strukturen auf einmal behandelt. Die Therapie beginnt zentral (Achsenorgan), nach einer erneuten Untersuchung werden in den nächsten Sitzungen auch die peripheren Strukturen (sofern noch auffällig) schrittweise in die Behandlung einbezogen. Je nach Verlauf ist dann in weiteren Sitzungen auch an die Behandlung allfälliger Narben und potenzieller Störfelder zu denken. Auf diese gefahrlose Weise kann recht schnell unterschieden werden, welche der in Frage kommenden Ursachen (Funktionsketten) die Beschwerden hauptsächlich verursacht haben.

Abgrenzung zu anderen invasiven Techniken

Auf der Basis der in der Neuraltherapie bekannten Injektionstechniken an Sehnen- und Muskelansätzen, periartikulär und intraartikulär sowie den Ganglientechniken wurden gezielte Behandlung vertebragener Strukturen mit Unterstützung bildgebender Verfahren wie Ultraschall, Röntgen (C-Bogen) und CT entwickelt. Inwieweit auf diese Techniken verzichtet werden könnte, wenn weniger toxische Medikamente (wie Lokalanästhetika) verwendet würden, lässt sich aus forensischen Gründen inzwischen nicht mehr beantworten, die Methoden sind zu Selbstläufern geworden (vgl. ▶ 4.1.2 Blockade – Infiltration – Injektion).

Zu unterscheiden sind Blockade- und Facettentechniken:

Blockadetechniken: Wurzelausschaltungen von lateral innerhalb des Foramen intervertebrale; ebenso von median (nach Krämer bzw. Steinhaus); beides technisch auch ohne Bildgebung möglich, aus forensischen Gründen jedoch in der Regel mit Bilddokumentation, da die verwendeten Medikamente (Kortikoidzusatz) eine wesentlich höhere Toxizität und Nebenwirkungsrate als reine kurzwirksame Lokalanästhetika besitzen

Facettentechniken: Neuraltherapie an das Facettengelenk gelingt ohne jedes bildgebende Verfahren (▶ 10.6.5). Sicherheit durch die Bildgebung ist dagegen erforderlich, wenn es um die **punktgenaue** probatorische (diagnostische) Ausschaltung eines Facettengelenks über den „medial branch“ geht. Hier kann die bildliche Dokumentation durchaus von Bedeutung sein.

Sind die vom Facettengelenk ausgehenden Schmerzen nach Ausschaltung der nervalen Versorgung („medial branch“) für die Wirkdauer des Lokalanästhetikums verschwunden, kann die Indikation für eine radiofrequenzbasierte Denervation (RFT) gestellt werden. Auch die RTF ist nur mit einem entsprechend geeigneten bildgebenden Verfahren möglich, die Sondenlage muss bildmäßig dokumentiert werden.

Die Erfolgsquote der RTF selbst wird übrigens durch diese Vorbehandlung mit Lokalanästhetika wesentlich verbessert. Wenn man **vor** der RTF wenigstens zweimal den „medial branch“ exakt mit einer geringen Menge Lokalanästhetikum ausschaltet (nicht aber das Facettengelenk!) und ist der Schmerz für die Wirkungsdauer des Lokalanästhetikums verschwunden, dann ist auch die nachfolgende RTF meist erfolgreich. Spart man an dieser Probebehandlung, ist die Erfolgsquote erheblich geringer, da offensichtlich andere Strukturen für das Schmerzgeschehen verantwortlich sind. Es stellt sich nach diesen Beobachtungen allerdings die Frage, ob nicht bei der RTF das eigentlich wirksame Agens diese neuraltherapeutische Vorbehandlung darstellt.

Die RFT hat mit der eigentlichen Neuraltherapie nichts mehr zu tun. Bei altersbedingter Arthrose der Facettengelenke, bei denen die Neuraltherapie nichts mehr ausrichten kann, hat dieses destruktive Verfahren seine Berechtigung. Es wäre von höchstem wissenschaftlichem und praktischem Interesse, die (leider nicht sehr hohe) Erfolgsquote der RFT mit derjenigen von mehrfachen neuraltherapeutischen Infiltrationen an das gleiche Facettengelenk zu vergleichen.

Neuraltherapeutisch behandelbare Erkrankungen

Zu den sehr gut behandelbaren Erkrankungen des Bewegungsapparates zählen:

- alle funktionelle Rückenschmerzen wie Blockierungen (auch als Vorbereitung für manuelle Techniken), Hypermobilität (ligamentäre Beteiligung) und muskuläre Dysbalance, sei es statisch (z.B. Arbeitsplatz) oder dynamisch (durch übertriebenen Sport)
- alle Formen einer pseudoradikulären Symptomatik (Muskelketten, Triggerpunkte)
- posttraumatisch: alle persistierenden Beschwerden nach Frakturen, Traumen und Operationen
- viszerovertebragene Symptomatik (z.B. gynäkologischer Raum, Divertikulitis etc.)
- psychosomatische Krankheitsbilder des Bewegungsapparates. Hier stellt der neuraltherapeutischer Zugang einen guten somatischen Einstieg in das komplexe Krankheitsgeschehen dar. Ist die Beweglichkeit wieder hergestellt, kann auf die zu Grunde liegende psychische Problematik hingewiesen werden, die der Patient bei Schmerzfreiheit auch wieder leichter in Angriff nehmen kann.

Nach den eigenen Erfahrungen des Autors mit vielen Jahren konservativ ausgerichteter Orthopädie sind vor allem nachfolgende Krankheitsbilder einer Neuraltherapie sehr gut zugänglich. Viele überschneiden sich mit Symptomen und Syndromen im chirurgischen Fachgebiet (vgl. ▶ 11.2).

Neuraltherapeutisch gut behandelbar:
Achillodynie *(in Kombination mit Lasertherapie, Dehnung der Wadenmuskulatur; cave: kein Kortikoidzusatz, Behandlung nur peritendinär)* (▶ 12) | Zervikalsyndrom *(oftmals störfeldbedingt [auch „Störfeld Arbeitsplatz, Psyche“])* (▶ 12 Zervikalsyndrom) | Kokzygodynie *(im Frühstadium gut behandelbar, Beckenbodentraining, DD Gynäkologie, Proktologie)* | Coxarthrose *(gut behandelbar, oft posttraumatisch [Trauma meist nicht erhebbar, länger zurückliegend]; DD: ISG, L3-5-Läsion. Störfeld?)* (▶ 12 Hüftbeschwerden) | Fersensporn *(Kombination mit Laser, Weichlegung, DD: Läsion S1)* (▶ 12) | Gonarthrose *(periartikuläre Strukturen, DD: Hüfte, LWS; in allen Stadien gut behandelbar; cave: Chondropathie durch Meniskusläsion; Progredienz der degenerativ bedingten Achsfehlstellung)* (▶ 12 Kniebeschwerden) | Insertionstendinosen *(zusätzliche Dehnung und kurzfristige Entlastung notwendig)* (z.B. Epicondylopathia humeroradialis ▶ 12) | Knochennekrose, aseptische (kleine Knochen) *(klassische Indikation zur Neuraltherapie, [Beeinflussung Durchblutung, Heilungsprozess]; Defektheilung mit Bewegungsablaufproblemen: u.U. kritisch zu betrachten, in Einzelfällen notwendig; Störfeld?)* | Lumbago/Lumboischialgie, Bandscheibenprolaps *(statisch und dynamische Fehlbelastung; Arbeitsplatz, Psyche)* (▶ 12 Lumbago) | Phantomschmerz *(sehr gute Erfolge mit Neuraltherapie)* (▶ 10.3.2 Kontralaterale Neuraltherapie, ▶ 12) | Rückenschmerz, chronischer (▶ 12 Lumbago) | Tendovaginitis | Tennisellenbogen (*s. Insertionstendopathie. Epikondylitisspange, DD Zervikalsyndrom)* (▶ 12 Epicondylopathia humeroradialis)

Neuraltherapeutisch derzeit nur teilweise zugänglich:
Arthrosen mit progredienter Fehlstellung | Neuroforamenstenosen („weich" oder „hart") mit progredientem neurologischen Defizit *(mediane Protrusionen und Prolapsbildungen konservativ gut behandelbar, übrige OP-würdig)* | progrediente Spondylolisthese *(adjuvante Therapie)* | chronische Irritation von Gleitgeweben (z.B. Sehnen) durch degenerative Veränderungen der Umgebung *(z.B. Impingment mit Verschleiß der Supraspinatussehne)* (▶ 10.6.2 Injektion Schultergelenk) | entzündliche Erkrankungen des Bewegungsapparats, u.a. rheumatoide Arthritis, M. Bechterew, Gichtarthritis *(begleitende Therapie: Analgesie, Antiinflammation. Störfeld?)* (▶ 12 rheumatoide Gelenkerkrankungen) | Hüftkopfnekrose *(in den meisten Fällen Op-Indikation)* (▶ 12 Hüftbeschwerden) | psychosomatische und psychosoziale Konfliktkonstellationen *(Trapezius = „psychisches Erfolgsorgan"; Neuraltherapie kurzfristig wirksam - leichterer Einstieg in entsprechende Exploration)*
Neuraltherapie nicht indiziert:
angeborene Anomalien, Fehlentwicklungen | malignome Krankheitsbilder, die einer sofortigen, akuten Operation bedürfen *(z.B. akute [oder schleichende] Impressionsfrakturen [u.a. Einbruch des Tibiaplateaus bei Varus- oder Valgusgonarthrose]; Cauda-Syndrom)* | Polymyalgia rheumatica |
Rentenbegehren (▶ 7.2.1 Arzt-Patient-Beziehung)

11.15 Pädiatrie

Stefan Weinschenk

Bedeutung und Geschichte der Neuraltherapie in der Pädiatrie

Bestimmte chronisch-rezidivierende Erkrankungen bei Kindern gelten als besonders therapieresistent. Schnell ist man mit psychosomatischen Erklärungen zur Hand.

Bei chronischen Erkrankungen von Kindern wurden in der Vergangenheit üblicherweise nicht neuraltherapeutisch behandelt. Es besteht jedoch erhebliche Evidenz, dass gerade Kinder ausgesprochen gut auf regulationsmedizinische Methoden wie die Neuraltherapie ansprechen. So ist es eigentlich verwunderlich, dass nur selten kinderärztliche Erkrankungen neuraltherapeutisch behandelt werden. Dies ist jedoch aus der besonderen Beziehung vieler Kinder zu „Spritzen" wiederum verständlich.

In den 1970er Jahren betrieb das Allgemeine Krankenhaus Wien unter der Leitung von H. Adler eine spezielle neuraltherapeutische Kinderambulanz [Adler 1980]. Ein österreichischer Kinderarzt publizierte zeitgleich seine Erfahrungen in der niedergelassenen Ordination [Werthmann 1980]. Jänisch berichtete über eine Leistungssteigerung bei Morbus-Down-Kindern durch Beseitigung des häufig vorkommenden chronischen Nasennebenhöhleninfekts mit Schnupfen durch Neuraltherapie [Jänisch 1977]. Unter Bezug auf die österreichischen Autoren erschien nach langer Pause 2006 wieder ein Bericht mit einigen Kasuistiken bei Kindern [Frühmann 2006].

Dieser Erfahrungsschatz hat jedoch in die pädiatrischen Fachgesellschaften und in die neuraltherapeutischen Lehrbücher bislang keinen Eingang gefunden.

Typische Krankheitsbilder:
- chronische Sinusitis
- Otitis
- chronisch-rezidivierende Tonsillitis [Hänisch 1977, Troltsch 1977]
- allergische Atopien
- Nabelkoliken
- Kopfschmerz und Migräne im Kindesalter [Hänisch 1977, Troltsch 1977, Dosch 1977]
- Wirbelsäulenerkrankungen [Hänisch 1977],
- auch eine Reihe von akuten entzündlichen Erkrankungen [Übersicht bei Hänisch 1977].

Techniken

Von größter Wichtigkeit für den Behandlungserfolg ist eine sanfte, rücksichtsvolle Vorgehensweise und eine schonende Injektionstechnik:
- Anwendung ausschließlich bei vollständiger Compliance des Kindes und der Eltern (möglichst schriftlich)
- Verwendung dünnstmöglicher Nadeln (z.B. Zahnkanülen)
- Anwendung von geeigneten Ablenkungstechniken (Gespräch, Eltern)
- fallweise Ausweichen auf andere Techniken (z.B. anfangs Behandlung mit dem Soft-Laser)

In der Regel werden Eltern und Kind einer neuraltherapeutischen Behandlung zustimmen, wenn
- erheblicher Leidensdruck besteht (lang dauernde Therapieresistenz)
- gute Erfahrungen im Freundes- oder Verwandtenkreis gemacht wurden
- ein einfühlsamer Einstieg, z.B. über den Softlaser gewählt wurde, und darüber bereits ein Vertrauensverhältnis entstanden ist

Neuraltherapeutisch behandelbare Erkrankungen

Die nachfolgenden pädiatrischen Erkrankungen und Beschwerdebilder sind funktioneller Natur und einem reflextherapeutischen Verfahren wie der Neuraltherapie gut zugänglich.

Neuraltherapeutisch gut behandelbar:
allergische Dermatosen (▶ Dermatologie) | chronische Bauchbeschwerden *(nach Ausschluss organischer Ursachen)* (▶ 11.5 Gastroenterologie) | chronische Bronchitis (▶ 12 Bronchitis) | chronischer Husten (▶ 12 Bronchitis; ▶ 12 Laryngitis) | Insektenstiche (Allergiker) (▶ 12) | Nabelkoliken beim Säugling (▶ 10.1.8 Nabelinjektion) | Schmerzen, unklarer Genese (anderweitig abgeklärt) | Schmerzen, unklarer Genese (anderweitig abgeklärt) | Sinusitis chronica (▶ 12) | Tonsillitis chronica
Neuraltherapie als ergänzendes Verfahren:
Enuresis nocturna *(nach Ausschluss organischer Ursachen)* | Infektanfälligkeit | Kopfschmerz und Migräne im Kindesalter *(Vorgehen ähnlich wie bei Erwachsenen, länger anhaltende Erfolge)* (▶ 12) | rezidivierende Otitis (▶ HNO) | Pylorospasmus beim Säugling *(idiopathische Form: vegetatives Krankheitsbild)* | Neurodermitis | Tortikollis, idiopathischer bei Kindern *(Operation vermeiden)* (▶ 11.14 Orthopädie) | Verbrennungen *(als Notfall-Erstmaßnahme möglich)*
Neuraltherapie nicht indiziert:
nicht abgeklärte Infektionen | Infektionen viraler Genese | Tumoren unklarer Dignität

Häufige Störfelder

Von überragender Bedeutung in der Pädiatrie sind die Störfelder des Rachens, Waldeyer-Rachenring (Tonsillen) und Ohr (Mastoid) [Hänisch 1977]. Daneben spielt bei Schreikindern („Nabelkoliken") und Kindern mit chronischen Magen-Darm-Erkrankungen, aber auch Allergikern der Nabel als „erste Narbe des Menschen" eine erhebliche Rolle.

Eine Sondersituation stellen frühe Traumatisierungen dar, z.B. Operationen im Säuglingsalter, wie Operationsnarben von Inguinalhernien oder von Korrekturoperationen nach Fehlbildungen. Offensichtlich korrelieren der frühe Zeitpunkt der Traumatisierung und psychologische Begleitumstände (z.B. Trennungserfahrung) mit der Wahrscheinlichkeit einer Störfeldentstehung. Neuraltherapeutische Behandlungen dieser Narben können zu erstaunlichen Besserungen von anderweitig therapieresistenten chronischen Erkrankungen führen.

11.16 Pulmologie

Michael Wildner

Bedeutung der Neuraltherapie in der Pulmologie

Nach dem Zweiten Weltkrieg wurden bedeutende Erkenntnisse über die Neuraltherapie und ihre Wirkungsweise in der Lungenheilanstalt Gröbming/Österreich unter der Leitung von O. Bergsmann gewonnen [Bergmann 1965a, b]. Neben der Segmenttherapie hatte sich dabei vor allem die Umflutung des Ganglion stellatum bei Lungenerkrankungen als sehr wirksam erwiesen.

Procain hat direkte Angriffspunkte an den Bronchien: antihistaminisch, sympatikolytisch und parasympatikolytisch (via Gefäßsystem) Spasmolyse sowie Senkung der bronchialen Hyperreaktivität (vgl. ▶ 14.3 Klinische Studien). Es kann davon ausgegangen werden, dass die Neuraltherapie bei Lungenerkrankungen eine sehr wirksame und effiziente Methode darstellt, deren Bedeutung im Fachgebiet derzeit noch unterschätzt wird.

Neuraltherapeutisch behandelbare Erkrankungen

Praktisch alle akuten Erkrankungen und Beschwerdebilder im pulmonologischen Fachgebiet sind funktioneller Natur, prinzipiell reversibel und einem reflextherapeutischen Verfahren wie der Neuraltherapie gut zugänglich. Ausnahme: chronische (restriktive) Lungenerkrankungen, die mit histomorphologischen Veränderungen einhergehen.

Neuraltherapeutisch gut behandelbar:
allergische Bronchitis *(vollständig reversibel)* (▶ 12 Bronchitis) | Asthma bronchiale: infektassoziiert, allergisch *(Obstruktion, reversibel; häufig Störfeldgeschehen)* | akute und chronische Bronchitis *(bei chronischer Bronchitis meist Störfelderkrankung)* (▶ 12 Bronchitis) | Interkostalneuralgie *(hervorragende Ergebnisse [unter Beachtung sicherer Injektionstechnik])* (▶ 10.5.9 Injektion an die Interkostalnerven) | Injektion an die Interkostalnerven) | Rippenprellung, Rippenfraktur | sinubronchiales Syndrom u.a. *(chronische Sinusitis häufiger Auslöser akuter und chronischer Infekte der Lunge)* (▶ 12 Sinusitis)

Neuraltherapie als ergänzendes Verfahren:
Bronchitis, obstruktive (▶ 12) | COPD (▶ 12 Bronchitis) | Lungenfibrose *(zur subjektiven Erleichterung)* (▶ 12 Bronchitis) | Lungenkontusion *(Nachbehandlung nach Erstversorgung)* | Pneumonie: bakteriell, viral, interstitiell ... *(Antibiotikagabe erforderlich?)* (▶ 12 Bronchitis) | Pulmonalembolie *(nicht durch mechanischen arteriellen Verschluss, sondern durch reflektorischen Gefäß- und Bronchialspasmus verursacht! Deshalb gerade Indikation zur Neuraltherapie [i.v., Ggl. stellatum])* | Pneumothorax *(Verbesserung der pulmonalen Perfusion im Rahmen einer Gesamt-Therapiekonzepts)* | Traumen: Rippenfrakturen *(analgetische Begleittherapie!)* | Post-Zoster-Neuralgien *(gute Ergebnisse mit Segmenttherapie, ggf. Störfeldsuche)* (▶ 12 Herpes und Herpesschmerz) | Lungentumoren (auch maligne) *(analgetische Begleittherapie, keine Behandlung der Grunderkrankung)*
Neuraltherapeutisch derzeit nicht unmittelbar zugänglich:
Lungentuberkulose

11.17 Psychiatrie

Rudolf Hausammann

Bedeutung und Geschichte der Neuraltherapie in der Psychiatrie

In der bisherigen neuraltherapeutischen Literatur wurde die Neuraltherapie bei psychiatrischen Diagnosen stets unter den Kontraindikationen aufgeführt. Allerdings haben viele Neuraltherapeuten insbesondere depressive Krankheitsbilder erfolgreich beeinflussen können. Erste Erfahrungen wurden bereits in einer französischen Schule der 1930er Jahre gesammelt [F. Mertens, mündl. Mitteilungen 2008], die aber nie publiziert wurden.

Die Ausgrenzung der psychiatrischen Leiden erfolgte wahrscheinlich historisch bedingt aus der willkürlichen Grenzziehung zwischen körperlichen und psychischen Krankheiten. Der neuraltherapeutische Zugang ist beim psychiatrischen Patienten in der Regel schwierig. Erst in den letzten Jahren wurde die Neuraltherapie gezielt bei psychiatrischen Krankheiten eingesetzt und erforscht [Hausammann 2004, 2005]. Ein hypothetischer Wirkungsmechanismus für die zentrale Wirkung der Neuraltherapie könnte die nachgewiesene Wirkung von Procain am limbischen System darstellen [Benson et al. 2004].

Aus der Vielzahl der psychiatrischen Krankheiten nach ICD-10 sind bisher Patienten aus den Diagnosegruppen F0–F6, also z.B. auch Demenzkranke, neuraltherapeutisch behandelt worden; z.T. handelt es sich nur um Einzelbeobachtungen. Deshalb können hier nur erste Hinweise auf mögliche Behandlungsansätze in diesem vielversprechenden neuen Anwendungsgebiet der Neuraltherapie gegeben werden.

Besonderheiten

Die Anwendung der Neuraltherapie in der Psychiatrie weist einige Besonderheiten im Vergleich zur Vorgehensweise bei somatischen Krankheiten oder Beschwerden auf:

- Die klassische Neuraltherapie mit Anamnese und körperlicher Untersuchung, gefolgt von segmentalen und übersegmentalen (Ganglien-)Injektionen, bei fehlendem Erfolg mit Störfeldbehandlung, bedarf in der Psychiatrie eines modifizierten Vorgehens.

- Das psychische Leiden führt den Patienten in aller Regel nicht zum Neuraltherapeuten, zudem kennen meist Psychiater und Psychotherapeuten die Neuraltherapie nicht.
- Der Zugang zum psychisch Kranken ist oft schwierig, die besondere Form der Behandlung (Annäherung bei einer körperlichen Untersuchung und insbesondere die Anwendung von Injektionen) können unüberwindbare Hindernisse darstellen.
- Bei mit Psychopharmaka vorbehandelten Patienten beobachten wir häufiger Regulationsblockaden und -starren als bei unbehandelten Patienten.

Es muss Ziel sein, mit möglichst wenigen Injektionen zum Erfolg zu kommen.

Bewährt haben sich nach Erheben der genauen Anamnese Verfahren zum Aufdecken von möglichen Störfeldern, wie Kinesiologie und Regulationsmessungen (VEGA, Thermografie u.a.). Aufgrund der erhobenen Befunde kann eine direkte Behandlung am vermuteten dominanten Störfeld oder an Ganglien mit weitreichendem Einfluss (enge Verknüpfung von Sympathikus und Parasympathikus wie beim Ggl. cervicale superius oder Ggl. coeliacum) vorgenommen werden.

Das beschriebene Vorgehen ist zeitaufwändig und verlangt vom Neuraltherapeuten ausführliche Informationen an den Patienten und an das mitbeteiligte therapeutische Team, ein sehr behutsames Vorgehen und eine sichere, professionelle Injektionstechnik. Eine interdisziplinäre Zusammenarbeit ist meist unabdinglich.

Nach meiner Erfahrung muss die Neuraltherapie in der Psychiatrie am besten unter stationären Bedingungen, eingebunden in ein gesamthaftes therapeutisches Konzept durchgeführt werden.

Neuraltherapeutisch behandelbare Erkrankungen

Neuraltherapeutisch gut behandelbar:
depressive Episode (ICD 10: F32) (▶ 12 Depression) | rezidivierende depressive Störungen (ICD 10: F33) (▶ 12 Depression)
Neuraltherapie als ergänzendes Verfahren:
hirnorganische Störungen aufgrund von Durchblutungsstörungen (ICD 10: F0) (▶ 12 Zerebrale Durchblutungsstörung) | Durchblutungsstörung)
vaskuläre Demenz (ICD 10: F01) | Essstörungen
Neuraltherapeutisch derzeit nicht unmittelbar zugänglich:
hirnorganische Störungen aufgrund von Vaskulitis, Tumoren | Schizophrenie | Neurosen

Häufige Störfelder

Es ist bisher nur in Ausnahmefällen gelungen, psychische Krankheiten über eine Störfeldbehandlung zu heilen. Erfolge sind allenfalls bei Störfeldern in der so genannten Hormonachse zu sehen:

- gynäkologischer/andrologischer Raum
- Schilddrüse
- Tonsillen, insbesondere Tonsilla pharyngea

Es gilt auch hier der Lehrsatz von Huneke: *„Jede Stelle des Organismus kann zum Störfeld werden, jede chronische Krankheit kann störfeldbedingt sein.“* Erfolge der

Störfeldbehandlung in der Psychiatrie sind vielleicht nur deswegen so selten, weil Patienten wegen ihres psychischen Leidens selten einen Neuraltherapeuten aufsuchen.

Derzeit fehlen noch detaillierte Vorstellungen und Modelle, wie die **Psyche zu einem Störfeld** im klassischen Sinne werden könnte (vgl. ▶ 6.10.2 Therapiehindernis seelische Störungen). Die Behandlung von Störungen des Hirnstoffwechsels über das Ganglion cervicale superius führt dagegen zu einem Behandlungskonzept, das zukünftig eine Störfeldbehandlung von zentralen Funktionen in einem etwas anderen Sinne ermöglichen könnte.

11.18 Sportmedizin

Bernd Belles, Gerd Belles

Bedeutung der Neuraltherapie in der Sportmedizin

In der ärztlichen Behandlung von Sportlern im Breiten- und vor allem im Leistungssport müssen besondere Anforderungen an ein Therapieverfahren gestellt werden:

- Sicherheit der Handhabung
- schneller Wirkungseintritt
- breites Indikationsspektrum
- kein Doping-Mittel oder Doping-Verfahren
- baldiges Fortführen der Sportart möglich
- universelle Anwendbarkeit auf Sportanlagen/Trainingsplätzen etc.

Alle diese Anforderungen erfüllt die Neuraltherapie insbesondere bei Anwendung von Procain 1% in hervorragender Weise.

Gerade in der Betreuung von Leistungssportlern sind, bedingt durch die Doping-Liste der NADA (Nationale Anti-Doping Agentur), viele Erkrankungen nicht mit den gängigen schulmedizinischen Medikamenten zu therapieren. Procain dagegen gilt weltweit nicht als Doping und ist auf keiner Doping-Liste verzeichnet. Dies gibt jedem Arzt die Sicherheit, es sofort kurzfristig überall im Leistungssportbereich anwenden zu können, ohne ein Doping-Verfahren zu riskieren.

Die Neuraltherapie hat in der Sportmedizin bislang nur am Rande Eingang gefunden. In der DDR wurden Leistungssportler vereinzelt neuraltherapeutisch behandelt (I. Mudra, Jena). Mehrere Bundesliga-Fussballvereine profitieren so schon seit Jahren von der Neuraltherapie, ohne dass dies in den entsprechenden Verbänden große Beachtung fand.

Bei Leistungssportlern sind Störfelder weitaus häufiger als bei Nicht-Sportlern. Als Ursache sind hier häufig chronisch-rezidivierende Entzündungsherde zu finden, die vermutlich aufgrund der (laborchemisch nachweisbaren) Veränderungen im Immunsystem im Sinne einer ausgeprägten Immunschwäche nach punktuellen oder anhaltenden Höchstleistungen vermehrt auftreten. Die immunologischen Veränderungen halten im Dauertraining entsprechend lange an, so dass daraus eine klinisch relevante chronische Anfälligkeit für Infekte und chronische Entzündungen resultiert, z.B. im Zahn-Kiefer-Bereich. Aus diesen chronischen Entzündungen manifestieren sich aktive Störfelder, deren Behandlung und Beseitigung nach den langjährigen sportmedizinischen Erfahrungen der Autoren eine erhebliche Verbesserung der Heilungschancen nach Verletzung oder Überbelastungsschäden bei Leistungssportlern bewirkt.

Bei Leistungssportlern besteht häufig das Problem einer chronischen Übersäuerung der Muskulatur durch Laktat, das Abbauprodukt der anaeroben Glykolyse. Sowohl zur Therapie als auch zur Vorbeugung sind hier Procain-Basen-Infusionen

(▶ 10.7.2) äußerst effektiv. Im Akutfall führen wir die Procain-Basen-Infusionen täglich durch, zur Prophylaxe dagegen je nach Trainingsintensität 1–2×/Woche.

Neuraltherapeutisch behandelbare Erkrankungen

Der Großteil der sportmedizinischen Krankheitsbilder ist neuraltherapeutisch hervorragend therapierbar [Müller-Wohlfahrt 2002, Klümper, 1998, Geiger 1991].

Zu beachten ist, dass nach neuraltherapeutischer Behandlung die Propriorezeption und Schmerzempfindlichkeit reduziert sind, so dass eine unmittelbar nach der Behandlung fortgesetzte Spitzenbelastung zu Folgeverletzungen führen könnte. Daher ist ein Mindestabstand nach der Behandlung bis zur nächsten Belastung von einer Stunde unbedingt einzuhalten.

Neuraltherapeutisch gut behandelbar:
Achillodynie (▶ 12) | Enthesiopathien (Insertionstendinosen; ▶ 12) | Epicondylitis humeri radialis („Tennisellenbogen"); *(klassische Indikation, sehr gute Behandlungserfolge)* (▶ 12) | Gelenkverletzungen *(Akutversorgung zur Schmerzstillung und Entzündungshemmung)* (▶ 12) | Leistenschmerz („Sportlerleiste") *(genaue Differenzialdiagnose; wenn funktionell, gut behandelbar)* (▶ 12) | Muskelhärten und Myogelosen (▶ 12) | Muskelzerrung (▶ 12) | Muskelfaserriss (▶ 12) | Verlaufsoptimierung von Sportverletzungen | Übersäuerung der Muskulatur *(Procain-Basen-Infusionen* ▶ 10.7.2)
Neuraltherapie als ergänzendes Verfahren:
Bandrupturen mit resultierender Gelenkinstabilität | Gelenkluxationen und Frakturen | Meniskuseinrisse (▶ 12 Kniebeschwerden) | Frakturen *(begleitende Schmerztherapie mit Neuraltherapie, Verbesserung der Frakturheilung)*
Neuraltherapeutisch derzeit nicht unmittelbar zugänglich oder nicht indiziert:
psychosomatische und psychosoziale Konfliktkonstellationen

Häufige Störfelder

Eine Reihe von Störfeldern treten in Folge von sportmedizinischen Krankheitsbildern auf, an die in der neuraltherapeutischen Anamnese gedacht werden sollte. Beispiele sind:

- alte Muskelfaserrisse
- alte Frakturen
- alte Bandrupturen
- Narben nach sonstigen Sportverletzungen
- Gelenkinstabilitäten nach Sportverletzungen

11.19 Urologie

Helmut Haala

Bedeutung und Geschichte der Neuraltherapie in der Urologie

Die Wirksamkeit der Neuraltherapie in der Urologie wurde bislang wenig systematisch erforscht. Die ersten bekannten Berichte über Neuraltherapie in der Urologie stammen von Anfang der 1960er Jahre [Döge 1961]. Danach konzentrierte sich die Neuraltherapie eher auf gynäkologische Fragestellungen wie die Behandlung funktioneller Blasenentleerungsstörungen sowie der Harninkontinenz bei der Frau [Goecke 1961].

In der Praxisklinik von A. Yassin in Hamburg-Norderstedt wurden seit 1991 umfangreiche Erfahrungen mit der Neuraltherapie gesammelt und publiziert, weitere unpublizierte Informationen wurden dem Autor und dem Herausgeber von Prof. Yassin zur Verfügung gestellt.

Weitere Daten wurden aus der Urologischen Klinik der 2. Universitätsklinik Wien veröffentlicht. Im Raum Hamburg wurde in den 1970–80er Jahren in der Klinik St. Georg sehr viele neuraltherapeutischen Infiltrationen bei urologischen Krankheitsbildern (v.a. bei Prostatitis) mit sehr gutem Erfolg durchgeführt, ohne dass dies jedoch als Neuraltherapie bezeichnet wurde.

Soekeland und Soekeland berichteten 2003 in ihrem Werk „Naturheilverfahren in der Urologie" in einem eigenen Kapitel über die Anwendung der Neuraltherapie bei urologischen Erkrankungen.

Viele Urologen wenden aus der Neuraltherapie entliehene Techniken bei einer Reihe von urologischen Erkrankungen mit Erfolg an, ohne direkte neuraltherapeutische Fachkenntnis zu haben oder von dem Bezug zur Neuraltherapie zu wissen.

Besonderheiten

In der Urologie haben sich eine Reihe spezifischer Vorgehensweisen und Techniken entwickelt, die vor allem die angewandten Methoden und Techniken betreffen.

Techniken

In der Urologie werden folgende besonderen neuraltherapeutischen Techniken häufig angewandt:

- peridurale und spinale Applikation (▶ 10.5.10)
- sakrale Infiltration des Epiduralraums (▶ 10.5.11)
- paraurethrale Infiltration (▶ 10.8.9)
- perineale Injektion an die Prostata (▶ 10.8.6)
- suprapubische Infiltration des periprostatischen Raums (▶ 10.8.6)
- intravesikale Instillation
- oberflächliche Applikation von Lokalanästhetika-Gel (vgl. ▶ 10.10 Topische Anwendung)

Neuraltherapeutisch behandelbare Erkrankungen

Eine Vielzahl von Erkrankungen und Beschwerdebildern im urologischen Fachgebiet sind funktioneller Natur und einem reflextherapeutischen Verfahren wie der Neuraltherapie sehr gut zugänglich. Die Anzahl chronischer funktioneller Erkrankungen, die anstelle mit einer Operation besser mit einer reflexmedizinischen Methode wie der Neuraltherapie behandelt werden sollten, ist vermutlich sehr hoch. Beispiele sind chronische Reizblase, Inkontinenz, chronische Prostatitis und Prostataadenom.

Neuraltherapeutisch gut behandelbar:
akute Zystitis *(Akutversorgung in der Praxis)* (▶ 12) | chronisch-rezidivierende Zystitis *(Therapie der Wahl)* (▶ 12) | Ejaculatio praecox *(Mittel der Wahl: Lokalanästhetika-Gel)* (▶ 12 Impotenz) | unklare Nebenhodenschmerzen | Nierenkolik *(Akutbehandlung möglich)* (▶ 12 Akutes Abdomen) | Prostataadenom (▶ 12) |

Prostatitis (akut und chronisch) *(sehr gute Behandlungserfolge)* (▶ 12) | Reizblase *(gute Datenlage)* (▶ 12 Zystitis) | Samenstrangneuralgie *(gut behandelbar)* | unklare Unterbauchschmerzen des Mannes *(gute Indikation)* | Urge-Inkontinenz *(hormonelle Ursachen ausschließen)* (▶ 12 Dysurie)
Neuraltherapie als ergänzendes Verfahren:
Belastungs-Inkontinenz *(zusätzlich Beckenbodentraining)* | Enuresis im Kindesalter *(psychosoziales Umfeld)* | neurogene Blasenentleerungsstörung *(medikamentöse Therapie; Neuraltherapie auch bei Multipler Sklerose anwendbar)* (▶ 12 Harninkontinenz)
Neuraltherapie nicht indiziert:
akutes Abdomen unklarer Genese (▶ 12) | Prostatakarzinom

Danksagung
Autor und Herausgeber danken Prof. Aksam Yassin für wichtige, auch bislang nicht publizierte Informationen über seine umfangreichen Erfahrungen mit neuraltherapeutischen Behandlungen in seiner Praxisklinik in Hamburg-Norderstedt.

11.20 Zahnmedizin

Hans-Günther Köbel

Geschichte der Neuraltherapie in der Zahnmedizin

Die Entwicklung der Neuraltherapie in der Zahnheilkunde ist eng mit der Einführung der Lokalanästhetika verbunden. Die ersten Versuche der örtlichen Anwendung schmerzstillender Mittel wurden 1843 von Wood in Edinburgh durch Injektion von Morphium und Opiumtinktur bei Gesichtsneuralgie ausgeführt. 1910 empfiehlt Braun die Novocain-Injektion an die Nervenaustrittspunkte bei der Trigeminusneuralgie.

11

Pässler machte bereits 1909 auf Zusammenhänge zwischen Infektherden besonders in „toten Räumen“, wie pulpatoten Zahnwurzeln, und Erkrankungen an anderer Stelle des Organismus aufmerksam. Er prägte 1913 den Begriff „Fokalerkrankung“ [Pässler 1909].

Der spanische Zahnarzt Adler wies 1951 auf Zusammenhänge zwischen nicht-entzündlichen Prozessen (retinierte Weisheitszähne) und verschiedenen organischen Leiden hin und entdeckte die nach ihm benannten Nacken-Reflexpunkte (NRP) der HWS (Adler-Langer-Druckpunkte, ▶ 8.4.2). In den 1950er und 1960er Jahren waren Kenntnisse über die dentogene Herdinfektion fester Bestandteil der universitären Ausbildung [Hofer et al. 1968].

Zusammenhänge von Zahngruppen mit den Funktionskreisen der Akupunktur beschrieben Voll und Kramer. Auf diesem Zuordnungsprinzip basiert die Mundakupunktur nach Gleditsch – ein Bindeglied zwischen Neuraltherapie und Akupunktur.

Seit Beginn der 1990er Jahre ist die chronische Kieferostitis (CKO) und die von ihr induzierten Erkrankungen (Neuralgia-inducing cavitational osteonecrosis, NICO) [Bouquot 1992, Lechner 1996] wieder Gegenstand intensiver Forschung in der Zahn- und Kieferchirurgie.

Bedeutung der Neuraltherapie in der Zahnmedizin

Die Neuraltherapie hat in der Zahnmedizin einen hohen Stellenwert z.B. bei der Behandlung von akuten und subakuten Schmerzen ohne organischen Befund (vgl. ▶ 12 Zahnschmerz unklarer Genese) oder bei Störungen des Kiefergelenks (vgl. ▶ 8.2.7 und ▶ 8.2.8 Diagnostik im Zahn-Kiefer-Bereich). Auch bei lang dauernden funktionellen Beschwerden kann sie das Mittel der Wahl darstellen. Ein weiteres großes Indikationsgebiet sind alle Arten therapieresistenter chronisch-entzündlicher Prozesse im Mundraum.

Zur Verbesserung der Gewebsheilung wird sie unterstützend vor und nach chirurgischen Eingriffen und bei dystrophischen Störungen eingesetzt.

Anwendung bei Störfeldern: Angesichts der Zunahme chronischer und funktioneller (nicht-organischer) Erkrankungen im orofazialen Bereich gewinnt die Neuraltherapie immer größere Bedeutung. Hier spielt vor allem die Ganglientherapie eine herausragende Rolle. Die sensible Innervation des Zahn-Kiefer-Apparates erfolgt durch den N. trigeminus. Er weist in seinen Kerngebieten die umfangreichsten Querverbindungen zu anderen Gehirn-und Spinalnerven auf (vgl. ▶ 2.2 Neuroanatomie des Kiefergelenks). Dies erklärt vermutlich die Schlüsselstellung des Zahn-Mund-Kiefer-Bereichs bei Herd- und Störfelderkrankungen in beiden Richtungen: sowohl als Reizquelle für als auch als Projektionsfläche von Organerkrankungen im übrigen Körper.

Anwendung bei Herderkrankungen: Durch stetig weiter verbesserte Behandlungsmethoden in der Zahnmedizin gelingt es zunehmend, Zahnextraktionen zu vermeiden. Jedoch ist in vielen Fällen mit diesen Methoden eine restitutio ad integrum nicht möglich. So werden im Rahmen der restaurativen Tätigkeit künstliche, teilweise toxische Materialien verwendet und devitale Zähne konserviert. Damit verbunden ist das Risiko, auf Dauer ungünstige Folgen auf den Gesamtorganismus auszulösen. Die probatorische Injektion an die Zähne gehört in solchen Fällen zum diagnostischen Werkzeug des neuraltherapeutisch geschulten Zahnarztes.

Grenzen: Die Neuraltherapie wird in der Zahnmedizin als komplementäre Behandlungsmethode bei den unten aufgeführten Erkrankungen, häufig ergänzend zu anderen Verfahren angewandt. Als alleinige Therapie wäre sie bei vielen akuten Erkrankungen, z.B. bei Gingivitis, Parodontitis und akuten Schmerzen durch kariöse Läsionen, kontraindiziert. Erfolglos bleibt die Neuraltherapie auch bei psychogen ausgelösten Schmerzzuständen im orofazialen Bereich.

Dem Zahnarzt sind weiterhin Grenzen durch sein Fachgebiet gesetzt: Die Beeinflussung von viszeralen Erkrankungen durch Injektion in die entsprechenden peripheren Schmerzempfindungsgebiete gehört nicht zu den Aufgaben des Zahnarztes. Hier ist die Zusammenarbeit mit einem humanmedizinischen Neuraltherapeuten sinnvoll.

Besonderheiten

Myogene Schmerzen im Zahn-Kiefer-Bereich

Gerade bei der Schmerztherapie im Zahn-Kiefer-Bereich ist zu beachten, dass der Ort der Schmerzentstehung vom Ort der Schmerzempfindung verschieden sein kann. Ein Beispiel dafür sind myofasziale Schmerzen, die durch Triggerpunkte in der Muskulatur ausgelöst werden (▶ Tab. 11.1, vgl. ▶ 8.2.8 MAP, ▶ 12 CMD). Der neuraltherapeutisch geschulte Zahnarzt sollte daher Grundkenntnisse in der Triggerpunkttherapie besitzen (Einzelheiten ▶ 10.2.3 Triggerpunkte der Kaumuskulatur).

Tab. 11.1 Lokalisation von „Zahn"schmerz bei myogener Projektion (mod. nach [Diez 1998]).

Muskel	Schmerzhafte Zahngruppe
M. temporalis pars anterior	Oberkiefer-Frontzähne
M. temporalis pars media	Oberkiefer-Prämolaren
M. temporalis pars posterior	Oberkiefer-Molaren
M. masseter	Oberkiefer- und Unterkiefer-Molaren
M. digastricus, venter anterior	Unterkiefer-Frontzähne
M. pterygoideus lateralis	Oberkiefer-Molaren
M. sternocleidomastoideus	Unterkiefer-Molaren

In der Diagnostik und Therapie dieser myogenen Zahnschmerzen kommt der Neuraltherapie eine herausragende Rolle zu. Die genaue Charakterisierung der Schmerzlokalisation durch den Patienten erlaubt gezielte Rückschlüsse auf die Lokalisation der Triggerpunkte. Mit der Neuraltherapie gelingt es, durch punktgenaues Infiltrieren den Triggerpunkt als Schmerzverursacher zu bestimmen und gleichzeitig zu therapieren. Ein Umkehrschluss ist jedoch nicht möglich: Eine Schmerzlöschung durch eine erfolgreiche Injektion an den Ort der Schmerzempfindung lässt keine Unterscheidung zu, ob es sich um einen lokalen Nozizeptorschmerz, einen übertragenen myofazialen Schmerz oder einen neuropathischen Schmerz gehandelt hat.

Bei längerem Bestehen kann sich das Schmerzgeschehen verselbstständigen, so dass nach korrekter Neuraltherapie des Triggerpunkts die Schmerzsituation dennoch unverändert bleibt. In diesen, teilweise über Jahre hinaus therapieresistenten Fällen lassen sich mitunter jedoch über eine kombinierte lokale, Triggerpunkt- und Ganglienbehandlung noch Erfolge erzielen (vgl. ▶ 12 CMD).

Neben der Infiltration der Triggerpunkte ist es ratsam, auch die Sehnenansätze des betroffenen Muskels zu infiltrieren. Bei der Behandlung so komplexer Beschwerdebilder wie myofaszialer Schmerzen bewährt sich außerdem eine Kombinationsbehandlung mit Akupunktur, die alternierend (nicht zeitgleich) erfolgt, sowie die Anwendung physiotherapeutischer Maßnahmen und ggf. eine psychosomatisch orientierte Begleittherapie.

Zur ausführlichen Darstellung von Triggerpunkten im Gesichtsbereich ▶ 10.2.3

Strukturelle Störfelder im Zahn-Kiefer-Bereich

In keiner anderen medizinischen Fachrichtung wird eine so große Anzahl von körperfremden Materialien inkorporiert wie in der Zahnmedizin. Sogar eindeutige pathologische Zustände werden von Therapeut und Patient toleriert und ignoriert, da sie oft schmerzlos sind und zugunsten eines guten kosmetischen Ergebnisses in Kauf genommen werden. Über die Fern- und Spätwirkungen dieser Zustände wird dabei selten nachgedacht.

Eine der zahlreichen neuroanatomischen Besonderheiten der orofazialen Region ist die Konvergenz viszeraler und somatischer Neurone der Hirnnerven in ihren sensiblen Kernbereichen (vgl. ▶ 2.2 Neuroanatomie des Kiefergelenks). Erkrankungen des oberen Verdauungstrakts oder pektanginöse Beschwerden können daher z.B. Projektionsschmerzen im Bereich des Kiefergelenks auslösen (weitere Details zum Herdgeschehen ▶ 5.5 Störfeld und Herdgeschehen).

Die zahnärztliche Störfelddiagnostik umfasst die Suche nach Strukturen, die in ihrer Funktion gestört sind oder von der Norm abweichen (ausführliche Darstellung ▶ 2.4 Zahnärztliche Herdidiagnostik).

▶ Tabelle 11.2 beschreibt verschiedene Zustände, die herd- und störfeldverdächtig sein können.

Tab. 11.2 Herd- und störfeldverdächtige Zustände.

Erkrankung	Definition	Wahrscheinlichkeit einer Störfeldwirkung	Synonyme	Anmerkungen
Alveolitis	entzündliche Komplikation nach Zahnentfernungen; entsteht meist 3–4 Tage postoperativ	(+)	Dolor post extractionem, Alveolitis sicca, "dry socket"	akutes Geschehen, hohe Schmerzhaftigkeit; Foetor; eher seltenes Störfeld
Granulom, apikale Zyste	pathologische Knochenveränderung an der Wurzel, z.B. durch Osteolyse	+++	histologisch meist Kieferostitis; NICO (vgl. ▶ 8.3.7 TOPAS)	radiologisch-deskriptiver Befund bei Knochenherd
Metallfüllungen und metallische Versorgung		++		kann Regulationsfähigkeit erheblich stören (vgl. ▶ 6.10.1 Heilhindernis Schwermetalle)
Narben	nach Zahnextraktion	+		eigenständiges Störfeld möglich, meist aber auch durch darunter liegende Restostitis (▶ 12)
Ostitis apicalis	Zahnwurzelentzündung	+++	▶ Parodontitis apicalis	häufigstes Zahnstörfeld, oft unter endodontisch versorgten Zähnen; nach neuer Nomenklatur als ▶ Parodontitis apicalis bezeichnet
Parodontitis	Entzündung des Zahnhalteapparates	++	Zahntaschenentzündung	vermutlich sehr viel häufiger Herd- und Störfeldcharakter als bislang angenommen
Parodontitis apicalis	Zahnwurzeltaschenentzündung	+++	apikale Ostitis (= bisherige Bezeichnung)	chronische Entzündung im Bereich der Wurzelspitze, eines der häufigsten Störfelder im Zahn-Kiefer-Bereich

Tab. 11.2 Herd- und störfeldverdächtige Zustände. *(Forts.)*

Erkrankung	Definition	Wahrscheinlichkeit einer Störfeldwirkung	Synonyme	Anmerkungen
Perikoronitis	Infektion bei partiell retinierten Zähnen, ausgelöst durch Schlupfwinkelbildung	++	Dentitio difficilis	beim Durchbruch der Weisheitszähne
Pulpitis	Kanalentzündung	(+)		heftiger Zahnschmerz, selten Störfeld
Restostitis	Ostitis im Zahnhalteapparat von extrahierten Zähnen	+++		meist lokal asymptomatisch
transdentale Fixation		+	Stiftverbolzung	obsolet; heute nur noch selten zu sehen
überfüllter Wurzelkanal (iatrogen)		++		Störfeldwirkung v.a. im Oberkiefer bei Eindringen von Füllmaterial in die Kieferhöhle
Wurzelrest	zurückgebliebener Wurzelanteil nach Extraktion oder Verlust	+++		Störfeld bei starker Fremdkörperreaktion mit Ostitis („Zyste")
Zahnretention und -verlagerung	nicht oder nur teilweise durch die Schleimhaut durchgebrochener Zahn	++/+++		retinierte Weisheitszähne, gefolgt von retinierten oberen Eckzähnen nach Erfahrungen des Autors zweithäufigstes dentogenes Störfeld, besonders bei Teilretention (Zahnfleischtaschen); Störfeldwirkung auch bei klinisch und röntgenologisch völlig unauffälligen retinierten Zähnen; chirurgische Entfernung nach neuraltherapeutischer Testung
idiopathischer Zahnschmerz	Schmerzen nach Ausschluss organischer Ursachen	(+)		meist lokales Geschehen.

Funktionelle Störfelder im Zahn-Kiefer-System

Während die Behandlung akuter entzündlicher Zustände in der zahnmedizinischen Praxis seltener wird, nimmt die Therapie von Funktionsstörungen des Zahn-Kiefer-Systems einen immer breiteren Rahmen ein. Unter diesem Aspekt ist nach Diez der

Begriff des klassischen strukturellen Störfeldes zu erweitern [Diez 1998]. Man bezeichnet diese Form als funktionelle Störfelder. Dabei lassen sich unterscheiden:

- primär myogene Störfelder, die ihren Ursprung im Muskel nehmen (Myogelosen, muskuläre Triggerpunkte)
- dento-okklusiogene Störfelder, die ihren Ursprung in einer Okklusionsstörung (oft iatrogen bedingt) haben und zu funktionellen, aber auch strukturellen Veränderungen führen können
- statische Fehlbelastung an anderer Stelle (Gonalgie, Coxalgie, Pseudoradikulärsyndrom) mit Projektion in den Kauapparat

Es handelt sich hierbei um komplexe Krankheitsbilder, die eines multimodalen Diagnose- und Therapieansatzes bedürfen. Der Neuraltherapie kommt dabei an verschiedenen Stellen der Kausalkette eine entscheidende diagnostische Bedeutung zu.

Diese Gruppe besonders wichtiger funktioneller Erkrankungen wird häufig als **kraniomandibuläre Dysfunktion** (CMD), im deutschsprachigen Gebiet auch als Myoarthropathie, in den angloamerikanischen Ländern teilweise überlappend auch als temporo-mandibuläre Dysfunktion (TMD) bezeichnet. Die CMD ist kein einheitliches Krankheitsbild. Einzelne oder eine Kombination folgender Faktoren können craniomandibuläre Dysfunktionen auslösen: Bruxismus (Zähneknirschen), Gelenkhypermobilität, Anfälligkeit für Arthritis, orale Gewohnheiten, externe Traumata, Entwicklungsanomalien, Diskusfehlstellungen, erworbene Malokklusion und Stress und die damit verbundene Muskelspannung (vgl. ▶ 8.2.8 Diagnostik von Myoarthropathien im Zahn-Kiefer-Bereich).

Es besteht ein enger Zusammenhang zwischen dem kraniomandibulären und dem kraniozervikalen System. So können Störungen über Muskelfunktionsketten Störungen im anderen System auslösen und umgekehrt, die sich über das Funktionsorgan Wirbelsäule wiederum auf weitere periphere Organe auswirken können.

Chirurgische oder neuraltherapeutische Störfeldsanierung?

Bei der Behandlung von **strukturellen Störfeldern** im orofazialen Bereich ist in vielen Fällen eine chirurgische Intervention oder die Extraktion des entsprechenden Zahns unumgänglich. Von der eine Weile lang praktizierten kritiklosen Extraktion aller wurzelbehandelten Zähne oder aller mit Füllungen versehenen Zähne als „Störfeldtherapie", wie sie zu Recht in den 1980er Jahren kritisiert wurde [Oepen 1985], muss jedoch dringend abgeraten werden. Notwendig ist hier eine vorherige penible neuraltherapeutische Diagnostik zur Abklärung eines Kausalzusammenhangs.

In Fällen, in denen eine chirurgische Sanierung nicht möglich ist, sollten in regelmäßigen Abständen (zunächst wöchentlich, später monatlich) neuraltherapeutische Injektionen erfolgen, um zumindest eine Reduktion nozizeptiver Reize herbeizuführen und damit die Entwicklung einer autonomen chronischen Schmerzerkrankung zu verhindern.

In Fällen von **funktionellen Störfeldern** ist eine chirurgische Sanierung in der Regel nicht indiziert. Hier sind eine Fülle von Maßnahmen (vgl. ▶ 12 CMD) angezeigt, begleitet durch neuraltherapeutische Injektionen zur Diagnostik und zur Schmerztherapie.

Nach chirurgischen Eingriffen zur Störfeldsanierung sollte eine **Nachbehandlung** in Form von Injektionen mit Lokalanästhetika im Abstand von vier bis 14 Tagen erfolgen. Ihre Anzahl richtet sich nach dem Heilungsprozess bzw. dem Abklingen der Beschwerden.

Der Erfolg der Störfeldsanierung lässt sich oft erst nach einem längeren Zeitraum (ca. 6 Monate) beurteilen. Nur in seltenen Fällen kommt es zu einer sofortigen

Beschwerdefreiheit. Darüber sollte der Patient vorher ausführlich aufgeklärt werden.

„Zahnschema" – Zuordnung bestimmter Zähne zu Organen?

Die eigenen Untersuchungen des Autors ließen keinen Zusammenhang zwischen der Lokalisation des Störfeldes und einer bestimmten Störfelderkrankung erkennen, wie er aus den Publikationen von Voll, Kramer und Gleditsch zu erwarten gewesen wäre. Dagegen fand sich eine **Seitengleichheit** von Störfeld und erkranktem peripheren Organ in 90 % der Fälle. Somit bestätigen sich die Erfahrungen aus der neuraltherapeutischen Praxis, dass chronische Erkrankungen von ganz unterschiedlichen Störfeldern ausgehen können, und dass andererseits dasselbe Störfeld sehr unterschiedliche Erkrankungen auslösen oder unterhalten kann, unabhängig von einem fixen Schema.

Es ist zu beachten, dass umgekehrt Schmerzzustände im orofazialen Bereich ihre Ursache auch in einem Störfeldgeschehen in der Körperperipherie haben können. Hier hilft eine ausführliche Anamnese, die über den üblichen zahnärztlichen Rahmen hinausgeht. Die Zusammenarbeit mit einem neuraltherapeutisch tätigen Arzt ist hier notwendig und nützlich.

Neuraltherapeutisch behandelbare Erkrankungen

Eine Übersicht über mit Neuraltherapie gut behandelbare Zustände vermittelt die folgende Tabelle. Jeweils vorausgesetzt ist, dass organische Erkrankungen mit der nötigen Sorgfalt abgeklärt wurden.

Neuraltherapeutisch gut behandelbar:
Alveolitis (▶ 12 kraniomandibuläre Dysfunktion, ▶ 12) | Kieferklemme (▶ 12) | Neuralgien (▶ 11.10 Neurologie, ▶ 12 Trigeminusneuralgie) | Perikoronitis, postoperative (▶ 12 Alveolitis) | Zahnschmerzen unbekannter Genese *(klassische Indikation, operative Maßnahmen vermeiden)* (▶ 12 Zahnschmerz unklarer Genese) | odontogene Sinusitis (▶ 12) | ostendodontische Schmerzen (▶ 12 Parodontitis)
Neuraltherapie als ergänzendes Verfahren:
Kapsulitis und Synovitis des Kiefergelenks *(CMD abklären, ggf. behandeln)* (▶ 12 CMD) | Parodontitis *(Verbesserung der Regulationsfähigkeit; begleitende antibakterielle Therapie und Mundhygiene)* | Salivationsstörungen
Neuraltherapeutisch derzeit nicht unmittelbar zugänglich:
systemische Parodontitis *(mechanisch-antibakterielle Therapie [durch Fach-Parodontologen])*
Neuraltherapie nicht indiziert:
kariesbedingte Schmerzen *(chirurgische Sanierung)* | Malignom *(nur zur temporären Schmerzbehandlung)* (▶ 11.12 Onkologie, ▶ 12 Tumorschmerz)

11.21 Tiermedizin

11.21.1 Großtiere

Andreas Zohmann

Geschichte der Neuraltherapie in der Tiermedizin

In der Veterinärmedizin war es erstmals (nach aktuellem Wissensstand) der Italiener Tagliavini, der 1934 über medikamentöse Sympathikusblockaden an den Extremitäten berichtete [Tagliavini 1934], 1936 publizierte der Russe Siwkow über „Die Novokainblockade des Nervensystems in der Therapie der Hufknorpelfistel“ [Siwkow 1936], bei Hufkrebs sowie der Dermatitis verrucosa. 1955 beschrieb Dietz „Die Anästhesie des Ganglion stellatum beim Hund“ [Dietz 1955] und ebenfalls 1955 veröffentlichte Westhues einen ausführlichen Beitrag „Über die Heilanästhesie in der Tiermedizin“ [Westhues 1955].

1957 erschien ein umfangreicher zweiteiliger Artikel von Dietz „Zur Grenzstrangblockade beim Tier“ [Dietz 1957]. Es handelt sich hierbei um die Publikation seiner Habilitationsschrift; in seiner Lehrtätigkeit als Professor an den Universitäten Leipzig und Berlin stellte die Therapie mit Lokalanästhesie über das Vegetativum in der Behandlung von Tieren einen wichtigen Bestandteil dar.

In weiterer Folge konnte man 1960 von Kothbauer lesen: „Über die Novocaintherapie beim Pferd unter besonderer Berücksichtigung der lumbalen (perirenalen) und intravenösen Applikation“ [Kothbauer 1960] sowie 1961 „Über die Druckpunktdiagnose und Neuraltherapie bei Tieren“ [Kothbauer 1960]. Der Autor publizierte dann unter anderem 1973 „Zur Behandlung von Gelenkschwellungen im Bereich des Sprunggelenkes beim Rind durch Neuraltherapie“ [Kothbauer 1973]. 1978 erschien seine Habilitationsschrift als Monografie „Akupunktur und Neuraltherapie zur Sterilitätsbehandlung des Rindes“ [Kothbauer 1978]. Mit dieser Veröffentlichung wurde Kothbauer weltweit der erste Mediziner (veterinär wie human), dem die Lehrbefugnis für die Fachgebiete Akupunktur und Neuraltherapie zuerkannt wurde. Als eine der wichtigsten neuraltherapeutischen Techniken, die Kothbauer entwickelte und beschrieb, sei die „Parazervikalblockade“ (Infiltration an den Plexus uterovaginalis) bei Fruchtbarkeitsstörungen des Rindes hervorgehoben.

Erwähnt werden muss auch Christel Braemer, die vor allem über ihre Erfahrungen mit der Störfelddiagnostk und -therapie bei Mensch und Tier berichtete [Braemer 1969, 1971].

1974 erschien in der damaligen DDR – leider nur in geringer (Blaupausen-)Auflage – im Eigenverlag ein umfangreiches Werk von Poser „Zur Neuraltherapie beim Tier“ [Poser 1974], der nach eigenen Angaben ein Patientengut von 15.000 Tieren beschreibt, das bis 1967 von ihm neuraltherapeutisch behandelt wurde, wovon 4947 Tiere im Zeitraum von 1963-1967 exakt statistisch erfasst wurden.

20 Jahre später veröffentlichten Zohmann und Kasper das erste, im Handel erhältliche Buch „Neuraltherapie in der Veterinärmedizin – Grundlagen, Diagnose, Therapie“ [Zohmann/Kasper 1994].

Seit 1980 ist die Neuraltherapie Lehrfach an der Wiener Veterinärmedizinischen Universität, seit 2002 ist diese medizinische Fachrichtung auch Gegenstand im Rahmen von Lehrveranstaltungen an deutschen tierärztlichen Lehrstätten.

Bedeutung der Neuraltherapie in der Großtiermedizin

Die Neuraltherapie hat in der Veterinärmedizin eine ähnlich breite Indikationspalette wie in der Humanmedizin und hat ihre Einsatzmöglichkeiten bei den verschiedensten Tierarten.

Es sei auch auf den von Zohmann und Kasper angeführten „Reduktionsfaktor“ verwiesen [Zohmann/Kasper 1994], der für Patienten, Tierbesitzer und Tierarzt in jeweils etwas anderer Form in Erscheinung tritt: *„Da die Neuraltherapie weitestgehend bestrebt ist, kausal zu behandeln, können hochpotente, systemisch wirksame, aber nebenwirkungsträchtige Medikamente reduziert werden, und damit besteht* *die Möglichkeit einer Einsparung von den Organismus belastenden und in seiner Abwehrkraft supprimierenden Arzneimitteln."*

Auch die Arzneimittel-Rückstandsproblematik für Fleisch und Milch kann bei kombinierter bzw. alleiniger Anwendung der Neuraltherapie umgangen werden. Damit ergibt sich eine nicht unerhebliche Verkürzung der vom Gesetzgeber für die Verarbeitung bzw. den Verzehr vorgegebenen Wartefristen nach veterinärmedizinischen Behandlungen.

Darüber hinaus zählt der Kostenaspekt: Durch die Neuraltherapie kann der Einsatz teurer Medikamente reduziert werden, was eine erhebliche Senkung der allgemeinen Therapiekosten bei Groß- und Kleintier nach sich zieht [Zohmann/Kasper 1994].

Neuraltherapeutisch behandelbare Erkrankungen

Eine Vielzahl von Erkrankungen und Beschwerdebildern bei Tieren sind funktioneller Natur und einem reflextherapeutischen Verfahren wie der Neuraltherapie sehr gut zugänglich. Bezüglich detaillierter Darstellung vor allem der neuralen Techniken sei auf die einschlägige Fachliteratur verwiesen.

Pferd

Neuraltherapeutisch gut behandelbar:
aseptische Arthropathien | Tendopathien | Insertionstendopathien | Belastungsmyalgien | Myogelosen | neuralgiforme Syndrome | Neuralparesen | Narben | Störungen im Enddarmbereich (Regulation!) | katarrhalischer Darmkrampf (rektale Diagnostik obligat!) | aseptische Nephropathien | Dyszyklien | Fertilitätsstörungen | Durchblutungsstörungen im hinteren Quadranten | Durchblutungsstörungen im vorderen Quadranten | Hauterkrankungen, Allergien (wenn störfeldbedingt!)
Neuraltherapie als ergänzendes Verfahren:
„kissing spines" | Blockierung des Sakroiliakalgelenks | Bursitiden | Spat | Tendopathien | Insertionstendopathien | Kreuzverschlag (Myoglobinuria paralytica) | Kreuzverschlag (Myoglobinuria paralytica) | Tying-up-Syndrom | Erkrankungen der inneren Organe (cave: Koliken – Ileusgefahr!) | chronisch obstruktive Lungenerkrankung (COPD, „Dämpfigkeit")
Neuraltherapeutisch derzeit nicht unmittelbar zugänglich:
Neoplasmen | Mangelerkrankungen | manifeste Kardiopathien

11

Häufige Störfelder beim Pferd

- Nasennebenhöhlen/Luftsack
- Zähne (Haken, Wolfszähne…, Zaumzeug, Praxis der Zügelführung?)
- Darmtrakt (Zäkum!)
- Gonaden
- Narben (Geburtswege, Kastrationsnarbe beim Wallach!)
- unpassender Sattel
- Reiter (falscher Sitz, zu schwer, humanorthopädisches Problem…?)

Rind

Neuraltherapeutisch gut behandelbar:
Narben | Störungen im Enddarmbereich (Regulation!) | Inkontinenz | Dyszyklien | Fertilitätsstörungen | Störfeld Beckenbereich | Durchblutungsförderung im hinte-

ren Quadranten | Durchblutungsförderung im vorderen Quadranten | grobe Störfelddiagnostik
Neuraltherapie als ergänzendes Verfahren:
Mastitiden | Regulationsstörung der Thyreoidea | Arthropathien von Karpal- und Tarsalgelenken
Neuraltherapeutisch derzeit nicht unmittelbar zugänglich:
Neoplasmen | Stoffwechselstörungen | Mangelerkrankungen

Häufige Störfelder beim Rind

- Thyroidea
- Gonaden
- Narben (Geburtswege, Sectio caesarea)

11.21.2 Neuraltherapie in der Kleintierpraxis

Christiane Demmrich-Wander

Bedeutung der Neuraltherapie in der Kleintiermedizin

Die neuraltherapeutische Behandlung von Kleintieren ist gut möglich. Es können in der Kleintierpraxis alle Injektionstechniken beim Menschen, die in diesem Buch beschrieben werden, bei gleichen Indikationen zur Anwendung kommen. Dabei müssen lediglich die anatomischen Besonderheiten bei dem jeweiligen Tier beachtet werden.

Besonderheiten

Vorgehen

Voraussetzungen für eine erfolgreiche und sichere Behandlung beim Kleintier:

- **Anamnese:** auch beim Tier für die Indikation zu einer neuraltherapeutischen Behandlung von größter Wichtigkeit; ggf. auch Züchter und Vorbesitzer des Tieres zu früheren Erkrankungen und Verletzungen befragen
- **Diagnostik:** Grundsätzlich sollte vor jeder neuraltherapeutischen Behandlung eine genaue schulmedizinische Diagnose gestellt werden und nur dann Neuraltherapie zur Anwendung kommen, wenn dies sinnvoll ist und für das Tier keine unverhältnismäßigen Belastungen darstellt.
- **Untersuchung:** besonders Verletzungen und ältere Narben bedingt durch das homogene Haarkleid unserer Haustiere selbst durch eine genaue Untersuchung nur selten auszumachen; bei Verdacht: Rasur des Gebiets
- **Vertrauen:** Der Tierbesitzer sollte der Methode gegenüber aufgeschlossen sein.
- **Compliance:** Die zu behandelten Tiere sollten "kooperativ" sein und dem Tierarzt ein gewisses Vertrauen entgegenbringen.
- **limitierte Technik:** Entsprechend des Charakters und Verhaltens des Tieres sollten nur Techniken zum Einsatz kommen, die ohne größere Zwangsmaßnahme vom Tier toleriert werden.
- **Narkose:** bei Bedarf Kurznarkose oder Sedierung für die neuraltherapeutische Behandlung (nur in Fällen, wenn eine komplizierte Injektion unvermeidbar ist)

Das Vorgehen bei der Neuraltherapie in der Kleintierpraxis ist vergleichbar mit dem Vorgehen in der humanmedizinischen Praxis: erst Lokalbehandlung, dann

11

Segmentbehandlung, dann erweiterte Segmentbehandlung, d.h. Ganglien, und zuletzt die Störfeldbehandlung. Hierbei ist zu beachten, dass bei der Segmentbehandlung eventuelle Narben und Störherde im entsprechenden Segment in der Regel gleich mit behandelt werden.

Die in der Literatur aufgezeichneten Segmente dienen der groben Orientierung. Durch die individuellen anatomischen Unterschiede der verschiedenen Rassen sind auch Abweichungen in der segmentalen Zuordnung möglich. Deshalb haben diagnostische Befunde immer Priorität gegenüber den aufgezeichneten Regeln.

Wahl des Lokalanästhetikums

Auch in der Kleintierpraxis hat sich **Procain** als Neuraltherapeutikum bewährt. Unverträglichkeiten sind in der Praxis der Autorin bislang nicht vorgekommen und wurden auch in der Literatur beim Kleintier bisher nicht beschrieben. Dies lässt zumindest den Schluss zu, dass Unverträglichkeiten kein überdurchschnittliches Risiko bei der Therapie darstellen.

Procain kann 0,5%ig, 1%ig und 2%ig benutzt werden. Beim Kleintier hat sich bewährt, mit 0,5–1%iger Konzentration zu arbeiten, da sonst die Maximaldosis schnell erreicht ist (▶ Tab. 11.3).

Auch **Lidocain** wird häufig als Neuraltherapeutikum in der Kleintierbehandlung eingesetzt. Lidocain besitzt eine bessere Diffusionsfähigkeit als Procain. Deshalb ist bei Nervenleitungsunterbrechungen Lidocain zu bevorzugen. Auch hier stehen uns die 0,5%ige, 1%ige und 2%ige Lösung zur Verfügung (▶ Tab. 11.3). Bezüglich der Unverträglichkeit gilt für Lidocain empirisch das gleiche wie für Procain.

Bei sehr kleinen Tieren ist die Maximaldosis an Procain oder Lidocain bei einer Behandlung oft schnell erreicht. Da die beiden Medikamente unterschiedlich abgebaut werden, bietet es sich an, **beide Lokalanästhetika** bei einer Behandlung einzusetzen; entweder je nach Indikation getrennt oder auch in der Spritze gemischt.

Injektionstechniken

11

Es werden nur solche Therapien besprochen, die auf Grund der anderen Anatomie und Physiologie beim Tier erheblich von der im Teil Humanmedizin dieses Buches abweichen.

Die in ▶ Tabelle 11.4 aufgeführten **Techniken der Humanmedizin** können bei vergleichbarer Indikation auch beim Kleintier angewendet werden.

Folgende **spezielle tierärztliche Injektionstechniken** werden im entsprechenden humanmedizinischen Kapitel beschrieben:

- Ganglion stellatum (▶ 10.4.5)
- Ganglion impar (▶ 10.4.8)

Tab. 11.3 Maximaldosis von Procain und Lidocain beim Kleintier.

	Einzelmaximaldosis im mg	Einzelmaximaldosis im mg bei 0,5%igem Lokalanästhetikum
Procain	7 mg/kg KG	1,4 ml/1 kg KG
Lidocain	3–5 mg/kg KG	0,8 ml/1 kg KG

Umrechnung 1 ml Infiltrat enthält je nach Konzentration:
0,5%ig: 5 mg
1%ig: 10 mg
2%ig: 20 mg

Tab. 11.4 Humanmedizinische Techniken, die auch beim Kleintier angewendet werden können.

Injektionstechnik	Indikation (Beispiele)	Kapitel
Quaddeltherapie	Segmenttherapie	▶ 10.1
Injektion in biologisch aktive Punkte (Akupunkturpunkte)	Segmenttherapie	▶ 10.3
Nabelinjektion	Segment- und/oder Störfeldtherapie	▶ 10.1.8
Facetteninfiltration	Segmenttherapie	▶ 10.6.5
Ganglion stellatum	bei allen Erkrankungen im Versorgungsbereich, d.h. obere Extremität der entsprechenden Seite	▶ 10.4.5
Ganglion coeliacum		▶ 10.4.6
lumbaler Grenzstrang		▶ 10.4.7
Ganglion impar	bei allen Erkrankungen im Beckenbereich bzw. der Beckenorgane	▶ 10.4.8
Injektion an die Prostata	bei Prostataerkrankungen oder als Störfeldtherapie	▶ 10.8.6
Injektion an den Plexus uterovaginalis	bei gynäkologischen Erkrankungen oder als Störfeldtherapie	▶ 10.4.9

Neuraltherapeutisch behandelbare Erkrankungen

Neuraltherapeutisch gut behandelbar:
Bewegungsapparat | Verletzungen (Verstauchungen, Prellungen) | altersbedingte Arthrosen | Bandscheibenvorfall | Zusatztherapie bei Frakturen
Neuraltherapie als ergänzendes Verfahren:
Sterilität *(Störfelder und Intoxikationen in Sterilitätsbehandlung meist unterbewertet)*
Neuraltherapeutisch derzeit nicht unmittelbar zugänglich:
Verhaltensstörungen | Hüftgelenksdysplasie | Mangelerkrankungen | leistungsbedingte Störungen

Häufige Störfelder

Die häufigsten Störfelder beim Tier sind

- Fremdkörper aller Art
- großflächige Narben, besonders Kastrationsnarben und auch der Nabel. Kastrationen werden heute bei fast allen Haustieren vorgenommen auch der Nabelheilung wird in der Regel keine große Beachtung geschenkt. Narben durch Amputationen sind heutzutage eher die Seltenheit, aber dennoch zu beachten, ebenso wie Tätowierungen und andere Kennzeichnungen.
- Zähne und Tonsillen

Wenn es nach Anamnese und Diagnostik einen Hinweis auf Störfelder gibt, sollten diese nur mit Procain behandelt werden. In bestimmten Fällen ist auch eine chirurgische Korrektur oder Entfernung des Störherdes angezeigt. Der Zahnsanierung ist hierbei besondere Aufmerksamkeit zu schenken.

Häufig lässt sich eine **„Hinten-vorne-Kopplung"** der Störungen, vergleichbar mit den vertikalen Koppelungen beim Menschen, beobachten. Das bedeutet, dass Erkrankungen der Zähne, der Ohren oder des Respiraktionstrakts sehr häufig mit Analdrüsenentzündungen, Blasen- und Genitalerkrankungen vergesellschaftet sind. Ebenso können Kastrationsnarben, Schwanzamputationsnarben, Proatataentzündungen oder Analbeutelentzündungen zu chronischen Respirationserkrankungen oder anderen chronischen Erkrankungen im Kopfbereich führen.

12 Indikationen von A–Z

Hans Barop, Bernd Belles, Gerd Belles, Herbert Brand †, Georg Dimitriadis, Barbara Doll, Gerd Droß, Dieter Eschberger, Gregor Fischer, Udo Franke, Helmut Haala, Rudi Hausammann, Eugen Judin, Hans-Günther Köbel, Torsten Kupke, Hans Langer, Helmut Liertzer, Hüseyin Nazlikul, Hans Peyer, Petja Piehler, Uwe Reuter, Hans-Jürgen Schindler, Stefan Weinschenk, Michael Wildner

Achillodynie
Akutes Abdomen
Algodystrophie
Alveolitis
Analerkrankungen des Mannes s. Prostatitis
Angina pectoris
Angina tonsillaris s. Tonsillitis
Ansatztendinose s. Enthesiopathie (Insertionstendinosen)
Apoplex s. Durchblutungsstörungen, zerebrale
Arrhythmien s. Herzrhythmusstörungen
Arteriitis temporalis
Arthritis s. Rheumatoide Gelenkerkrankungen
Asthma, COPD
Augenschmerz, unklarer
Ausfluss s. Fluor vaginalis
Basedow, Morbus, s. Schilddrüsenerkrankungen
Bauch, akuter s. Akutes Abdomen
Bauchtrauma
Blepharospasmus
Blutungsstörungen des weiblichen Genitale
Brachialgia paraesthetica nocturna s. Karpaltunnelsyndrom
Bronchialerkrankungen
Bronchitis s. Bronchialerkrankungen
Brustschmerzen s. Mastodynie
Burn-Out-Syndrom s. Depression, Dystonie, vegetative
Chalazion s. Hordeolum
Claudicatio intermittens s. Periphere arterielle Verschlusskrankheit (pAVK)
Clusterkopfschmerz s. Kopfschmerz, Clusterkopfschmerz
CMD s. Kraniomandibuläre Dysfunktion (CMD)
Colon irritabile s. Reizdarmsyndrom
COPD s. Asthma, COPD
Contusio abdominis s. Bauchtrauma
Coxa vara/valga Coxarthrose s. Hüftbeschwerden
Coxalgie, Coxarthrose s. Hüftbeschwerden
Daumensattelgelenksarthrose s. Rhizarthrose
Depression
Dupuytren-Kontraktur s. Kontrakturen
Durchblutungsstörungen, zerebrale
Dysmenorrhö
Dystonie, vegetative
Dysurie, idiopathische
Entropium s. Blepharospasmus
Enthesiopathie (Insertionstendinosen)
Epikondylopathie
Epilepsie
Epiphysiolysis capitis femoris s. Hüftbeschwerden
Erbrechen in der Schwangerschaft s. Schwangerschaft: Nausea und Erbrechen
Erschöpfungszustand s. Dystonie, vegetative
Fazialisparese
Fersensporn
Fibromyome s. Myome
Fibroostitis s. Enthesiopathie (Insertionstendinosen)
Fluor vaginalis
Fußbeschwerden
Gastritis
Gelenkverletzungen
Gelosen s. Muskelverhärtungen, Myogelosen
Gerstenkorn s. Hordeolum
Gonalgie, Gonarthrose s. Kniebeschwerden
Harninkontinenz s. Dysurie, idiopathische
Harnverhalt, akuter s. Prostata-Adenom, Prostatitis
Hepatitis
Herpes genitalis der Frau
Herzrhythmusstörungen
Hexenschuss s. Kreuzschmerz
Hordeolum
Horton-Syndrom s. Arteriitis temporalis
Hüftbeschwerden

Hüftdysplasie, Hüftgelenkluxation s. Hüftbeschwerden
HWS-Syndrom s. Zervikalsyndrom, HWS-Syndrom
Hyperthyreose, Hypothyreose s. Schilddrüsenerkrankungen
Hypertonie
Impotenz, männliche Infertilität
Insektenstich, Schlangenbiss
Insertionstendinose s. Enthesiopathie (Insertionstendinosen)
Insult, apoplektischer s. Durchblutungsstörungen, zerebrale
Ischialgie s. Kreuzschmerz
Kalkaneussporn s. Fersensporn
Karpaltunnelsyndrom
Keloide
Keratitis
Kieferklemme
Klimakterische Beschwerden
Kniebeschwerden
Kontrakturen
Kopfschmerz
koronare Herzkrankheit s. Angina pectoris
Kraniomandibuläre Dysfunktion (CMD)
Kraurosis s. Vulvaerkrankungen
Kreuzschmerz
Ledderhose-Kontraktur s. Kontrakturen
Leiomyome s. Myome
Leistenschmerz („Sportlerleiste“)
Lid-Tic s. Blepharospasmus
Lumbago, Lumboischialgie s. Kreuzschmerz
Lungenemphysem s. Asthma, COPD
LWS-Syndrom s. Kreuzschmerz
Mastitis puerperalis s. Stillprobleme
Mastodynie, Mastitis
Meniskusbeschwerden s. Kniebeschwerden
Meralgia paraesthetica
Meteorismus
Migräne s. Kopfschmerz, Migräne
Milchstau, Milchdrüsenabszess s. Stillprobleme
Multiple Sklerose (MS)
Muskelfaserriss
Muskelverhärtungen, Myogelosen
Muskelzerrung
Myoarthopathie (MAP) des Kiefergelenks s. Kraniomandibuläre Dysfunktion (CMD)
Myome
Narben, überschießende s. Keloide
Nausea in der Schwangerschaft s. Schwangerschaft: Nausea und Erbrechen
Neurasthenie s. Dystonie, vegetative
Oberbauchbeschwerden s. Gastritis
Obstipation
Osgood-Schlatter, Morbus, s. Kniebeschwerden
Ösophagusmotilitätsstörungen
Osteochondrosis dissecans der Hüfte s. Hüftbeschwerden
Otitis media
Ovarialzysten
Pankreatitis
Parodontitis
Periphere arterielle Verschlusskrankheit (pAVK)
Perthes, Morbus, s. Hüftbeschwerden
Phantomschmerz
Pneumonie s. Bronchialerkrankungen
Prämenstruelles Syndrom
Postoperativer Schmerz
Proktitis
Prostata-Adenom
Prostatitis
Pruritis vulvae s. Vulvaerkrankungen, Kraurosis vulvae
Pulpitis und Reizzustände der Zahnpulpa
Pudendus-Neuralgie s.Vulvaschmerzen, Vulvodynie
Raynaud-Syndrom
Refluxkrankheit, gastroösophageal
Regelschmerzen s. Dysmenorrhö
Reizdarmsyndrom
Restostitis
Retinitis centralis serosa (RCS)
Rheumatoide Gelenkerkrankungen
Rhizarthrose
Riesenzellarteriitis s. Arteriitis temporalis
Rückenschmerz s. Kreuzschmerz
Schilddrüsenerkrankungen
Schlaganfall s. Durchblutungsstörungen, zerebrale
Schlangenbiss s. Insektenstich, Schlangenbiss
Schmerz, postoperativer s. Postoperativer Schmerz
Schmierblutungen s. Blutungsstörungen des weiblichen Genitale
Schulterblatt-Hand-Syndrom
Schwangerschaft: Nausea und Erbrechen

12

Schwangerschaft: Symphysenschmerz Sehnenentzündung s. Enthesiopathie (Insertionstendinosen) Seitenstrangangina s. Tonsillitis Sinubronchiales Syndrom s. Sinusitis Sinusitis Spannungskopfschmerz s. Kopfschmerz, Spannungskopfschmerz Spondylitis ankylosans, psoriatica s. Rheumatoide Gelenkerkrankungen Stillprobleme Sudeck, Morbus s. Algodystrophie Symphysenschmerz in der Schwangerschaft s. Schwangerschaft: Symphysenschmerz	temporomandibular disorders (TMD) s. Kraniomandibuläre Dysfunktion (CMD) Tennisarm s. Epikondylopathie Thrombophlebitis Tic douloureux s. Trigeminusneuralgie Tinnitus aurium Trismus s. Kieferklemme Tonsillitis Trigeminusneuralgie Tumorschmerzen Übelkeit in der Schwangerschaft s. Schwangerschaft: Nausea und Erbrechen Unterbauchbeschwerden der Frau Unterbauchschmerz des Mannes s. Prostata-Adenom, Prostatitis	Uterus myomatosus s. Myome Vulvaerkrankungen, Kraurosis vulvae Vulvaschmerzen, Vulvodynie Wundheilungsstörung Zahnschmerzen unbekannter Ursache Zervikalsyndrom, HWS-Syndrom Zervizitis, Zervixdysplasie Zystitis Zwinker-Tic s. Blepharospasmus Zwischenblutungen Blutungsstörungen des weiblichen Genitale

12

Achillodynie

Bernd Belles, Gerd Belles

Schmerzhafte und oftmals langwierige Erkrankung der Achillesferse, v.a. bei Bewegung (Laufen), mit oder ohne **klinisch** fassbaren Befund. Achillodynie ist ein Sammelbegriff für ätiologisch unterschiedliche Krankheitsbilder (▶ Differenzialdiagnose).

Epidemiologie

Häufigkeit bei Sportlern: 20–30% aller Sportler in Sprung- und Laufdisziplinen klagen im Laufe ihrer Sportlerkarriere mindestens einmal über Achillessehnenbeschwerden. In der Praxis zeigt sich ein signifikanter Mehrbefall von männlichen Sportlern (stärkere Neigung zu Muskelverkürzung, geringere Dehnfähigkeit von Sehnen, höhere Trainingsintensitäten).

Differenzialdiagnose

Ein **Teileinriss** oder eine **Ruptur der Achillessehne** muss klinisch ausgeschlossen werden, ebenso eine systemische Erkrankung (▶ unten).

Die Achillodynie kann ein Symptom von ätiologisch sehr unterschiedlichen Krankheitsbildern sein: Tendinitis der Achillessehne, Tendinose, Peritendinitis, Paratenonitis des Gleitgewebes, Bursitis subachillae, Fersenbeinostitis und Haglund-Exostose.

Wichtig für die lokale Therapie ist vor allem die klinische Differenzierung der wichtigsten Formen der Achillodynie:

- **Tendinitis:** umschriebene Schwellung und Druckschmerz mit fokalen Einlagerungen
- **Paratenonitis:** nicht verschiebbare Weichteilschwellung mit diffuser Schmerzsymptomatik
- **Bursitis subachillae:** Schwellung, Rötung, Druckschmerz am distalen Ansatz
- **Fersenbeinostitis:** Druck- und Bewegungschmerz am dorsalen Calcaneus
- **Haglund-Exostose:** Formvariante des Calcaneus mit ausladender Prominenz im dorsalen Anteil

Die Ultraschalldiagnostik bietet hier eine sinnvolle Ergänzung der klinischen Untersuchung. Die neuraltherapeutische Behandlung der unterschiedlichen Achillodynie-Formen unterscheidet sich dabei nur in der lokalen Therapie.

Ätiologie aus neurovegetativer Sicht

Die lokale Schwellung, Schmerzhaftigkeit und Reizung der Achillesehne ist in der Regel die Folge einer Inkongruenz von Belastungsintensität, Regenerationszeit, Fehlstatik und muskulärer Dysbalance.

Häufig besteht eine Störung im **Segment** mit Irritation der Nervenwurzel S1 und Blockierungen im ISG. Auch **Störfelder**, vor allem im Zahnbereich (8er-Regionen), im Bereich der Kiefergelenke, der Tonsillen, Nebenhöhlen und im gynäkologischen oder urologischen Raum spielen eine erhebliche Rolle.

Biomechanische Ursachen:

- biomechanische Fehlbelastungen mit asymmetrischem Sehnenzug bei:
  - Insuffizienz des Lig. talofibulare und calcaneofibulare
  - Hyperpronation des Rückfußes (Calcaneus valgus)
  - Hypersupination des Rückfußes (Calcaneus varus)
  - Achsenfehlstellungen des Fußes (Pes valgus, Pes planovalgus)
  - verminderte Dorsal-/Plantarflexion im oberen Sprunggelenk

- muskuläre Verkürzungen, Dysbalancen und Triggerpunkte von M. gastrocnemicus, M. soleus, M. tibialis posterior, ischiokruraler Muskulatur, Becken und LWS bzw. übergeordneten Muskelketten
- akute Zunahme der Belastung oder chronische Überlastung:
  - plötzliche Trainingssteigerung
  - Laufen auf unebenem oder bergigem Gelände ohne vorherige Trainingsanpassung
- Störungen im Bereich der Wirbelsäule („absteigende Funktionskette“):
  - Irritation der Nervenwurzel S1
  - Blockierung des Sakroiliakalgelenks
  - Blockierungen im Bereich der Kopfgelenke, HWS, BWS und LWS
- falsches Schuhwerk:
  - zu hohe Fersenschäfte
  - zu enge Fersenführung
  - mangelhafte Fersenstabilität
  - Druckstellen im Fersenbereich
  - breite Laufsohle → Hyperpronation
  - biomechanische Fehlstellung des Fußes im Schuh unter Belastung

Systemische Erkrankungen:

- Hyperurikämie
- rheumatoide Arthritis
- Morbus Bechterew
- Morbus Reiter
- Morbus Cushing
- Alkoholismus

Erfahrungen mit der Neuraltherapie

Die Neuraltherapie ist in Kombination mit einer Beseitigung der Fehlstatik, einer Korrektur von muskulären Dysbalancen, sowie einer Anpassung der Belastungsintensität ein effektives Therapieverfahren zur dauerhaften Beseitigung einer Achillodynie.

Ein alleiniger symptomatischer Therapieansatz mit Lokalanästhetika am Ort der Beschwerden führt dabei nur selten zu einem anhaltenden Erfolg. Entscheidend ist eine Therapie über das gesamte Segment (LWS/Becken/Muskelkette/Triggerpunkte/Fuß) und insbesondere die Suche und Behandlung von zugehörigen Störfeldern. Insbesondere bei chronischen Verlaufsformen spielen dabei Zahnstörfelder (8er-Region) eine wichtige Rolle. Erst eine radikale Sanierung von Zahnherden bringt hier nicht selten einen Therapiedurchbruch.

Cave: Eine Therapie mit Injektionen von Kortikoiden ist wegen der Rupturgefahr der Sehne kontraindiziert!

Neuraltherapeutische Vorgehensweise

Abhängig von der Ursache unterscheidet sich die neuraltherapeutische Behandlung bei der lokalen Therapie.

Lokale Therapie

- lokale Infiltration in Abhängigkeit von der Ätiologie mit Procain 1 %:
  - **Tendinitis:** peritendinitische Infiltrationsbehandlung (niemals in die Sehne selbst spritzen!) (▶ Abb. 12.1, ▶ Abb. 12.2)
  - **Paratenonitis:** ebenfalls peritendinitische Infiltrationsbehandlung (▶ Abb. 12.1, ▶ Abb. 12.2)

   - **Bursitis:** Injektionstherapie in die Bursa subachillea (▶ Abb. 12.3)
   - **Fersenbeinostitis:** neuraltherapeutische Umflutung des dorsalen Calcaneus (nicht ins Periost spritzen)
   - **Haglund-Exostose:** neuraltherapeutische Umflutung der Exostose.
- 1–2-mal/Woche; insgesamt 5–10-mal
- früh die segmentale Therapie miteinbeziehen!

Wichtig

Keine Infiltration in die Sehne oder in das Periost!

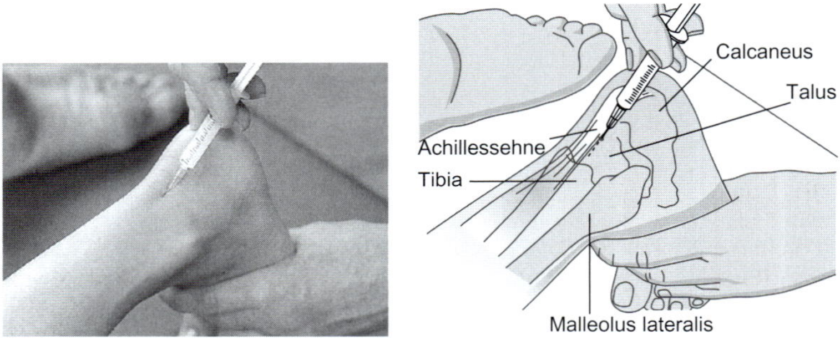

Abb. 12.1 Injektion in das Peritendineum der Achillessehne von lateral.

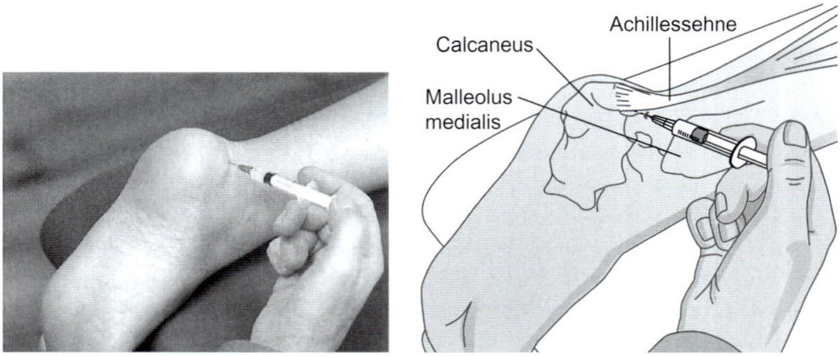

Abb. 12.2 Injektion in das Peritendineum der Achillessehne von medial.

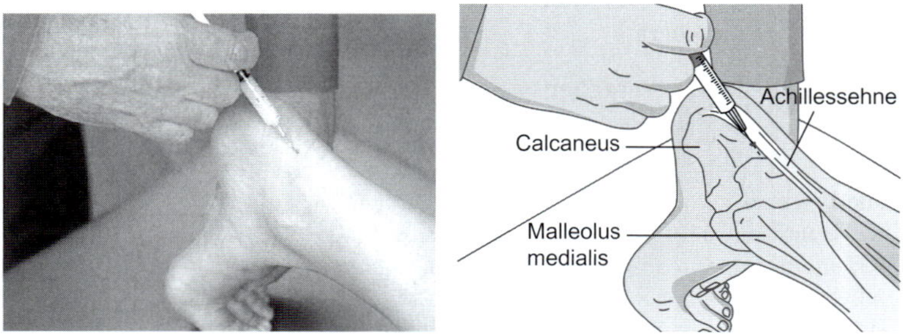

Abb. 12.3 Injektion in die Bursa subachillea.

Segmentale Therapie

- paravertebrale Quaddelung L5–S1 beidseits
- exzessive Triggerpunkttherapie: LWS, Becken, ischiokrurale Muskulatur, M. gastrocnemicus, M. soleus, M. tibialis posterior
- Infiltration an die Nervenwurzel S1 der betreffenden Seite (gute Therapiekombination: S1-Nervenwurzel [▶ 10.5.8] + ipsilateraler lumbaler Grenzstrang [▶ 10.4.7]!)
- Injektion an das blockierte Sakroiliakalgelenk
- Injektion an blockierte LWS-, BWS-, HWS-Facettengelenke
- sakrale epidurale Infiltration ▶ 10.5.11

Ganglientherapie

- Injektionen an den lumbalen Grenzstrang (▶ 10.4.7; sehr effektiv in Kombination mit S1-Nervenwurzel [▶ 10.5.8]!)

Störfeldtherapie

Ohne eine sorgfältige Störfelddiagnostik und Therapie insbesondere der Kiefer- und Zahnregion sind viele Fälle der Achillodynie nicht dauerhaft zu beseitigen!

- Die Zahn-/Kieferregion (und hier insbesondere die 8er-Region) ist das wichtigste und häufigste Störfeld bei der Achillodynie.
- weitere mögliche Störfelder: Tonsillen, NNH, urologischer und gynäkologischer Raum

Behandlungsverlauf, Prognose, Begrenzung

Behandlungsschema

- frühe Kombination von lokaler und segmentaler Therapie 1–2-mal/Woche; insgesamt 5–10-mal
- bei nach 3 Sitzungen ausbleibendem Therapieerfolg: zusätzlich Störfeldsuche
- Therapiedauer: 5–10 Wochen
- Nachbehandlung: nur selten erforderlich

Prognose

- Langdauernde und frustrane Behandlungsverläufe können vermieden werden, wenn frühzeitig eine segmentale Therapie und Störfeldtherapie erfolgt
- Ursachenabklärung (vgl. ▶ Enthesiopathie, Ursachen) wichtig zur Einleitung von notwendigen Begleittherapien

Therapieversager

- bei alleiniger lokaler Therapie
- ausgeprägte Haglundexostose (→ OP-Indikation)
- ausbleibender Korrektur von Fehlstatik und muskulärer Dysbalance
- iatrogen, z.B. bei langdauernder oder mehrfacher vorheriger Kortisonbehandlung

Bei ausbleibendem Therapieerfolg

- falls nach 10-wöchiger intensiver Neuraltherapie (lokal/segmental/Störfeld) in Kombination mit Beseitigung der Fehlstatik, muskulären Dysbalance bzw. Überbelastung keine Besserung: Therapierevision in Erwägung ziehen
- bei Fersenbeinostitis evtl. Röntgenentzündungsbestrahlung (z.B. Orthovoltgerät 6Gy)
- bei großer therapieresistenter Haglund-Exostose: operative Abtragung
- Eine therapieresistente Bursitis subachillea/Tendinitis/Paratenonitis ist eher selten, könnte aber auch operativ saniert werden.

Begleitende Therapie

Methode	Indikation/Ziel	Beispiele
physikalische Therapie	• Entzündungshemmung • Schmerzreduktion	• Kryotherapie • Reizstrom • Iontophorese • Schröpfkopfherapie
Physiotherapie	Beseitigung von muskulärer Dysbalance und Fehlstatik	• Aufdehnung der verkürzten Muskelgruppen und Beseitigung von muskulären Dysbalancen • stabilisierende Physiotherapie der LWS und Becken
Orthopädie (Schuhorthopädietechniker)	• Beseitigung der Fußfehlstatik (biomechanische Achsenfehlstellung des Fußes) • Korrektur der Lauftechnik	• bei Hyperpronation (weit verbreitet): mediale Abstützung des Fußgewölbes mit einem Supinationskeil in einer Sporteinlagenversorgung; Stabilisierung der Fersenführung durch Einlage • Laufbandanalyse zur Korrektur von Fußfehlstatik und Lauftechnik! Auswahl der richtigen Sportschuhe.
Ordnungstherapie	Kongruenz von Belastung und Regenerationszeiten	• Übertraining vermeiden • ausreichend Regenerationszeiten einbauen
medikamentöse Therapie	antiinflammatorisch	• Wobenzym Drg.: 3×5–3×10 Drg. (1 Std. vor dem Essen) • cave: Kortison-Injektionen (Rupturgefahr der Sehne!)

Akutes Abdomen

Michael Wildner

- akuter Bauchschmerz mit Druckschmerz und Abwehrspannung
- manchmal kombiniert mit Anämie (bei inneren Blutungen) und Schock

Mögliche Ursachen sind akute Enteritis, Divertikulitis, perforierenden Erkrankungen des Abdomens, Blutungen (Leber, Milz, Niere, mesenteriale Gefäße) gynäkologische Erkrankungen, extrauterine Gravidität, Überlaufblase etc., Steinleiden (Galle, Niere), Embolien, Peritonitis, perforierende Verletzungen, akutes Aortenaneurysma.

Synonyme: akute Bauchschmerzen; „akuter Bauch“

Differenzialdiagnose

- akuter Myokardinfarkt (Hinterwand), kann sich in die Oberbauchregion projizieren
- akute vertebragene Beschwerden
- Systemerkrankung (Polyphyrie) u.v.a.

Eine genaue klinische Abklärung (Labor, bildgebende Verfahren) muss im Vordergrund stehen, so dass ein ggf. notwendiger chirurgischer Eingriff nicht verzögert wird.
Nur dann, wenn die genaue Diagnose bekannt, aber eine chirurgische Intervention nicht indiziert ist (Beispiel akute Enteritis), kann neuraltherapeutisch unter strenger Beobachtung des Patienten behandelt werden.

Ätiologie aus neurovegetativer Sicht

- diffuse Entzündung des Peritoneums mit massiver vegetativer Stimulation und Reaktion

Erfahrungen mit der Neuraltherapie

In einer allgemeinärztlichen Hausarztpraxis wird ein primärer abdominaler Notfall meist sofort klinisch abgeklärt. Dennoch kann es Extremsituationen geben (See-, Bergnotfall), in denen eine neuraltherapeutische Akutbehandlung die einzige Möglichkeit einer Schmerzlinderung darstellt, bis weitere Maßnahmen erreichbar und möglich sind. In diesen Extremsituationen wurden durchaus gute Erfahrungen mit einer neuraltherapeutischen Primärtherapie gemacht.

Ebenfalls kann eine neuraltherapeutische Behandlung bei Rezidiven nach vollständiger klinischer Abklärung der Grunderkrankung versucht werden.

Neuraltherapeutische Vorgehensweise

Lokale und segmentale Therapie

- Quaddeln Bauchraum (insbesondere im Bereich des schmerzhaften Dermatoms)
- Nabel (▶ 10.1.8)
- paravertebrale Triggerpunkte (▶ 10.2)
- Bauchsegmente Th6–8, Th10–L2, S1–3 (▶ 10.3.6 bis 10.3.8)
- präperitoneale Injektionen („Magengrube“, ▶ 10.3.5)
- Injektion an schmerzhafte Punkte im Bereich des Rippenbogens (▶ 10.3.6)

Ganglientherapie

- Injektion an das Ggl. coeliacum (▶ 10.4.6) und evtl. den lumbalen Grenzstrang (▶ 10.4.7; Nierensteinleiden, ▶ 10.4.7)
- Injektion Plexus uterovaginalis (▶ 10.4.9, ▶ 10.4.10)
- Prostata (▶ 10.8.6)

Störfeldtherapie

Bei rezidiverenden akuten Beschwerdebildern denken an:

- chronische Hepatitis
- Zähne, einschließlich Parodontitis
- Narben im Segment; Appendektomienarbe, Cholecystektomie-, Laparaskopienarben (sehr wichtig und oft schwer zu finden!)

Behandlungsverlauf, Prognose, Begrenzung

Behandlungsschema

- im Akutfall als Notmaßnahme
- beachte: **Nach** chirurgischen Eingriffen ist die Neuraltherapie besonders als Nachbehandlung indiziert (Narbenbehandlung!)

Prognose

- bei Koliken kann in kurzer Zeit Beschwerdefreiheit erreicht werden und es zum spontanen Steinabgang kommen
- auch schwere Enteritiden mit/ohne Durchfall bessern sich schnell

Bei ausbleibendem Therapieerfolg

Erneutes chirurgisches Konsilium:

- Überprüfung der Indikation
- ggf. operative Therapie

Algodystrophie (CRPS)

Georg Dimitriadis, Hans Peyer

Kontinuierlicher Schmerz in einem Abschnitt einer Extremität nach einem Trauma, das eine Knochenfraktur einschließen kann, und das mit einer sympathischen Hyperaktivität assoziiert ist (Definition der IASP).

Das Krankheitsbild ist gekennzeichnet durch einen Circulus vitiosus: trophische Störung → Schmerz → Minderdurchblutung → zunehmende trophische Störung.

Formen:

- CRPS I: überschießende Reaktion auf Trauma im Bereich einer Extremität, disproportional zum initialen Trauma, nicht auf das Versorgungsgebiet eines bestimmten Nerven begrenzt; Ödem, Durchblutungsstörung, sudomotorische Störung und trophische Veränderungen
- CRPS II: nach Nervenläsion auftretend, mit Dysäthesie, Hyper- oder Allodynie; übrige vegetative Symptome wie Typ I

Synonyme: Morbus Sudeck, sympathische Reflexdystrophie, reflexdystrophisches Syndrom, „chronic traumatic edema“, „posttraumatic pain syndrome”, “complex regional pain syndrom“ (CRPS), Kausalgie [Mitchell 1872, Leriche 1939]

Epidemiologie

- Nach den Daten der Schweizerischen Unfall-Versicherungsanstalt (SUVA) beträgt das Risiko eine Algodystrophie zu entwickeln nach Kalkaneusfraktur 9,9%, nach Talusfraktur: 8,2%, nach Radiusfraktur 4,3%, nach Malleolarfraktur 3,3%, nach Metatarsalefraktur 2,1%
- insgesamt in 0,17% der Unfälle
- in allen Altersgruppen gleich vertreten
- weiblich >> männlich

12

Symptome

Kriterien, die für eine Algodystrophie sprechen:

- unerklärlicher, diffuser Schmerz
- Änderung der Hautfarbe im Vergleich zur gesunden Seite
- diffuses Ödem
- abnorme Hauttemperatur
- eingeschränkte aktive Beweglichkeit
- Zunahme der Beschwerden bei körperlicher Aktivität
- Befall ausgedehnter als die Region des primären Traumas bzw. OP-Gebiet

Häufigste Symptome:

- sensible Störung: Allodynie (50–80%), Brennschmerz (70%)

- Perfusionsveränderungen: Ödem (70%), livide Verfärbung, Temperatur-Schweiß-Regulation (20–60%)
- motorische Funktionseinschränkung, evtl. Tremor; Dystonie
- trophische Veränderungen ohne Dermatomgrenzen: Haut, Gelenke, Knochen (akral betont)

Stadieneinteilung:

Stadium	Dauer	Symptome/Befunde
Stadium I: akute, pseudoentzündliche Phase	2–8 Monate	• Schmerzen, Entzündung und Steifigkeit • keine radiologischen Merkmale
Stadium II: dystrophische oder kalte Phase	3–6 Monate	• Schmerzen vorübergehend abgeschwächt • Gelenkversteifung zunehmend • Dystrophie der Haut mit Zyanose, Atrophie und Sklerose
Stadium III: Phase der Stabilisierung und der Spätfolgen	einige Monate bis Jahre	• Haut atrophisch, kalt und zyanotisch • Gelenkversteifungen, Kontrakturen, Fibrose • ausgeprägte radiologische Veränderungen der Knochen

Differenzialdiagnose

- Neuralgien: posttraumatisch, postherpetisch
- territoriale oder so genannte Schwerpunktpolyneuropathien, oft Kombination mit neuropathischen Schmerzen
- Läsionen einzelner peripherer Nerven

Ätiologie aus neurovegetativer Sicht

Auslösende Faktoren

- ca. 50% physikalische Verletzungen (Prellungen, Verstauchungen, Frakturen): Art der Ruhigstellung nach Operationen entscheidend (nach Arthroskopie: 2,3%, nach CTS: bis 5%)
- ca. 50% nach Arthritis, nach Diskushernien und Ischialgie, nach Rückenmarkläsionen, nach chronisch-venöse Insuffizienz mit Hemiplegie; kardiovaskulär nach Myokardinfarkt, bei Stoffwechselkrankheiten wie Diabetes, Hyperlipidämie und Osteomalazie, bei Hyperthyreose, bei Infektionskrankheiten, iatrogen nach Phenobarbital, Tuberkulostatika
- verzögerte Extremitätenruhigstellung nach Trauma, mangelhafte Schmerztherapie, verspätete Operation

Weitere Risikofaktoren

- prädisponierende psychologische Zustände wie Depression, Phobie, Stress

Pathogenese

Sympathikusmodell:

- somato-sympathischer Reflex: von der lädierten Peripherie von α-adrenergen Nozizeptoren über somato-sensible Fasern in das Hinterhorn des Rückenmarks, wo über spinale Mechanismen der efferente Sympathikus aktiviert wird, der in die Peripherie zurückläuft und dort seinerseits auf Nozizeptoren Einfluss nimmt

12

- sympathisch afferente Kopplung: Läsion kann die Sensibilität gegenüber α-adrenergen Substanzen steigern: Interaktion zwischen sympathischen afferenten und nozizeptiven Neuronen; evtl. zusätzlich Aussprossung sympathischer Fasern im Spinalganglion, Chronifizierung
- Exzitation von somatischen oder viszeralen Afferenzen: Trauma, Operation, Myokardinfarkt
- zentrale Sensitivierung von wdr-Neuronen (vgl. ▶ 3.1.1 Neuronale Plastizität, ▶ 3.1.2 Zentrale Modulation von Schmerz); ZNS-Läsionen in supraspinalen Strukturen
- „Sudeck-Persönlichkeiten": depressiv-ängstlich mit Schonverhalten, übersteigert impulsiv mit Überlastungsneigung

Entzündungsmodell:
- übermäßig starke Entzündungsreaktion des peripheren Gewebes auf eine Verletzung oder Operation
- entzündliche Schädigung des Gefäßendothels mit erhöhter Permeabilität und Austritt von Makromolekülen in das Gewebe
- oxidativer Stress mit Hypoxie des Gewebes; Anstieg verschiedener Neuromediatoren wie Bradykinin, Substanz P und Calcitonin gene related peptide

Erfahrungen mit der Neuraltherapie

Die Algodystrophie gehört zu den „Klassikern der Neuraltherapie". Über erste erfolgreiche Versuche einer Therapie mit Lokalanästhetika wird bereits von R. Lériche berichtet.

Die Neuraltherapie greift vermutlich kausal an der vegetativen Störung und an der dadurch resultierenden Perfusionsstörung der betroffenen Extremität an. Der entscheidende Schritt in der Therapie der Algodystrophie stellt die Sympathikus-„Blockade", aus neuraltherapeutischer Sicht besser: „Sympathikusnormalisierung" durch wiederholte Single-shot-Grenzstranginjektionen mit kurzwirksamen Lokalanästhetika dar.

Eine Therapie mit langwirksamen Lokalanästhetika führt zu keinen besseren, ja oft schlechteren Ergebnissen, wohl aufgrund der fehlenden Regenerationsmöglichkeit des dadurch gelähmten Nervs.

12

Die Ergebnisse mit Lokalanästhetika sind der Alkohol- und Phenolinjektion gleichwertig, so dass aufgrund der erheblich geringeren Nebenwirkungsrate der Behandlung mit Lokalanästhetika stets der Vorzug gegeben werden sollte (*nil nocere!*).

Stadium I: gute Behandlungsmöglichkeit mit Neuraltherapie, auch als Monotherapie: relativ rasche Schmerzbeseitigung durch Lokalanästhetika, anschließend Bewegungsübungen

Stadium II und III: abnehmende Wirkung der Neuraltherapie, jedoch als palliative Begleittherapie gut geeignet (Schmerzlinderung, Durchblutungsverbesserung)

Neuraltherapeutische Vorgehensweise

Lokale und segmentale Therapie

- Locus dolendi
- Aa. femorales bzw. axillares; paraarteriell (▶ 10.7.3)
- Injektion an und in die arthrotischen Gelenke (▶ 10.6)

Ganglientherapie

- wiederholte Injektion an das Ggl. stellatum bei Armbefall, eine der entscheidenden Maßnahmen für eine erfolgreiche Therapie (▶ 10.4.5)
- lumbaler Grenzstrang (▶ 10.4.7) bei unterer Extremität
- sakrale epidurale Injektion (▶ 10.5.11)

Störfeldtherapie

- Ort der Läsion: Biss-, Schnitt-, OP-Stelle und -narbe
- auslösendes Trauma oft nur als „Zweitschlag", deshalb: Störfeldsuche nach den primären ätiologischen Faktoren: OP-Narben, Verletzungsnarben (Weichteilblock, Frakturspalt, Periost, Kallus, Verschraubungsstellen, Metallschrauben, -clips)
- vorausgegangene Operationen in anderen Körperregionen, v.a. Zahn-Kiefer-Bereich
- gynäkologischer und andrologischer Raum
- Schilddrüse (Stressreduktion!)

Behandlungsverlauf, Prognose, Begrenzung

Behandlungsschema

- initial 2–3 Wochen je 2× pro Woche
- bei erster Besserung 1× pro Woche
- weitere Behandlung abhängig vom Verlauf

Therapieversager

- in Abhängigkeit vom jeweiligen Stadium
- Bei fortgeschrittenem Verlauf (nach einigen Jahren, bei Kontrakturen oder Atrophie, mit fibrotischen Veränderungen) wird auch die neuraltherapeutische Behandlung zunehmend schwierig.

Bei ausbleibendem Therapieerfolg

- erneute Überprüfung der Indikation
- erneute Anamnese: Störfeld übersehen? (z.B. Zahn, Nasennebenhöhlen)

Die früher durchgeführte Sympathektomie ist heute wegen der Gefahr eines Postsympathektomie-Syndroms obsolet.

Begleitende Therapie

Methode	Indikation/Ziel	Beispiele
• Physiotherapie • Ergotherapie		• Schienung • Lymphdrainage
medikamentöse Therapie	Analgesie	• NSAR • Opioide • Kortikosteroide, • Antidepressiva, • Antiepileptika
Psychotherapie	• „Coping" • Versuch, der Ausbildung einer „Schmerzpersönlichkeit" entgegenzuwirken	Verhaltenstherapie

topische Therapie	Perfusion	Capsicainsalben
Elektrotherapie	Analgesie	TENS
Akupunktur	• Analgesie • Qi-Fluss anregen	lokale Punkte
regionale invasive Verfahren	• Analgesie • Neurolyse	• Guanethidinblockade mit i.v.-Regionalanästhesie • axilläre Plexusblockade • lokale Instillation von Opioiden am Grenzstrang
chirurgische Verfahren	Nervausschaltung	• Rückenmarksstimulation • Sympathikus-Blockade

Alveolitis

Hans-Günther Köbel

Gelegentliche Komplikation nach Zahnentfernungen, meist ab 3.–4. postoperativem Tag: subjektiv starke oder wieder zunehmende Schmerzen im OP-Gebiet. Makroskopisch erkennbar an der schlecht heilenden Wunde nach Zahnbehandlung.

Synonyme: Alveolitis sicca, Dolor post extractionem, "dry socket"

Epidemiologie

Tritt vermehrt auf nach schwierigen oder langwierigen Zahnextraktionen (1–10%), bei vorbestehender apikaler Parodontitis des extrahierten Zahns mit Aktivierung und Ausbreitung der bestehenden chronischen Entzündung, bei abwehrgeschwächten Patienten (höheres Alter, Diabetes, starke Raucher).

Differenzialdiagnose

- zurückgelassene Wurzelreste (Röntgen)
- versprengte Füllungsmaterialien (Röntgen)
- maligne Tumoren (z.B. Plattenepithelkarzinom der Mundschleimhaut, Biopsie!)

12

Ätiologie aus neurovegetativer Sicht

- Eine reduzierte Abwehrlage (iatrogen: traumatisches Vorgehen; Kortisonanwendung; exogen: Nikotin; endogen: Diabetes) bedingt eine reduzierte Durchblutung und damit ungünstige Wundheilung mit Sekundärinfektion und erheblichen Schmerzen.
- Eine abgelaufene oder nicht vollständig ausgeheilte Alveolitis kann selbst zu einem Störfeld werden oder ggf. auch die Entstehung eine Restostitis (vgl. ▶ 12 Restostitis) begünstigen.

Erfahrungen mit der Neuraltherapie

- hervorragende Ergebnisse mit primärer lokaler Neuraltherapie; nur sehr selten Therapieversager. Nur äußerst selten ist eine umfassendere Behandlung im Segment oder von Ganglien erforderlich.

Jedem Zahnarzt zu empfehlen als Erstbehandlung bei diesem für Arzt und Patient unangenehmen Krankheitsbild.

- Prophylaxe der Alveolitis durch weitgehende Vermeidung von Kortison und frühzeitige lokale Neuraltherapie (Procain ohne Vasokontriktorenzusatz!) im Extraktionsbereich innerhalb der ersten 1–2 Tage möglich

Neuraltherapeutische Vorgehensweise

Basistherapie ist die lokale Injektion (Umspritzung der Wunde).

Lokale Therapie

- Umspritzung und Unterspritzung der Wunde
- evtl. zusätzlich Terminalanästhesie der benachbarten Zähne

Segmentale und Ganglientherapie

- zusätzlich, besonders bei erkennbarer Therapieresistenz, Injektionen in das zugehörige Retromolargebiet, an die Nervenaustrittspunkte des entsprechenden Astes des N. trigeminus und an das zugehörige Ganglion:
  - Alveolitis im Oberkiefer: N. maxillaris, Ggl. oticum
  - Alveolitis im Unterkiefer: N. mandibularis, Ggl. pterygopalatinum

Störfeldtherapie

Die Alveolitis ist meist ein akutes Geschehen, selten spielen Störfelder eine Rolle. Eventuell kann die Entzündung unterhalten:

- Narbe im Segment: OP-Narben, Tonsillektomie (Injektion verbessert den Lymphabfluss, vgl. ▶ 10.8.3 Injektion Tonsilla palatina)
- Diagnostik weiterer möglicher Störfelder durch Untersuchung der Nacken-Reflexpunkte der HWS (vgl. ▶ 8.4.2)
- ggf. Schilddrüse (vgl. ▶ 10.8.4 Injektion Schilddrüse)

Behandlungsverlauf, Prognose, Begrenzung

Behandlungsschema

- tägliche Behandlung bis zur Besserung
- dann in größeren Abständen bis zur Abheilung.

Therapieversager

- sehr selten
- evtl. Ganglientherapie hinzunehmen

Bei ausbleibendem Therapieerfolg

- Ausschluss allgemeiner Erkrankungen (▶ Differenzialdiagnose)
- erneute Anamnese: Störfeld in der Nachbarschaft übersehen, das die Zahnerkrankung unterhält, z.B. benachbarte apikale Ostitis?

Begleitende Therapie

Therapie	Indikation, Ziel	Beispiel
antibiotisches Vorgehen	Eindämmung der Entzündung	• mechanische Säuberung der Alveole • lokale Behandlung mit mild desinfizierenden Lösungen • Applikation einer Streifendrainage
Nikotinabstinenz bis zur Abheilung	Verbesserung der Wundheilung	

Angina pectoris

Petja Piehler

Subjektive Manifestation einer koronaren Herzerkrankung mit (belastungsabhängigem) Brustschmerz, tritt typischerweise bei körperlicher oder psychischer Belastung auf oder auf Grund einer vasospastischen Genese (Prinzmetal-Angina).

Synonyme und verwandte Syndrome: Herzenge, Stenokardie, Herzangina, Herzschmerzen, koronare Herzkrankheit

Epidemiologie

40% der Patienten mit einer koronaren Herzerkrankung haben als Erstmanifestation eine Angina pectoris.

Differenzialdiagnose

- wichtigste DD: akute Herzinfarkt
- weitere wichtige DD: projizierter Schmerz durch Triggerpunkte (vgl. ▶ 10.2.1)
- weitere Ursachen von Brustschmerz: hypertensive Blutdruckentgleisung, Lungenembolie, paroxysmale supraventrikuläre Tachykardie, Pleuritis, Interkostalneuralgie, akute Pankreatitis

Ätiologie aus neurovegetativer Sicht

Eine wesentliche Beteiligung des vegetativen Nervensystems bei akuten Herzschmerzen via sympathischer Grenzstrang und den N. vagus ist anzunehmen.

Der Schmerz bei einer akuten Koronarspastik oder beim akuten Myokardinfarkt führt zu einem oftmals maximalen Schmerz, der über segmentale und suprasegmentale Hyperaktivität des Sympathikus zu einer Erhöhung des Herzminutenvolumens und des Sauerstoffbedarfs des Herzens führt. Diese Effekte verschlechtern die Versorgung des Herzmuskels und führen im Tierexperiment zu einem weiteren, reflektorischen Koronarspasmus, der die Sauerstoffversorgung erneut weiter verschlechtert.

Die benachbarten Myokardbereiche können dadurch ebenfalls durch Ischämie in Mitleidenschaft gezogen werden, was zu einem positiven Rückkopplungseffekt mit Vergrößerung des Infarktbereiches führt. Suprasegmentale Reflexe führen über eine zentrale Stimulation zu einer weiteren Erhöhung des Sympathikotonus.

Der gesamte Mechanismus wird durch die schwere Angstsymptomatik erheblich verstärkt, unter der Patienten mit akuten Herzschmerzen leiden. Diese emotionale Stresssituation kann eine erhöhte Blutviskosität und Gerinnungsneigung verursachen, was bereits 1956 nachgewiesen wurde [Dreyfuss 1956]. Die Neuraltherapie ist u.a. durch die sofortige Schmerzlinderung in der Lage, diesen Circulus vitiosus „Angst – Spannung – Schmerz" zu unterbrechen, der bei diesem Krankheitsbild eine große Rolle spielt.

Die neuraltherapeutische Segmentbehandlung bewirkt reflektorisch eine Relaxation der Koronararterien und (u.a. reflektorisch und über die erreichte Hyperämie) eine Verbesserung der Sauerstoffversorgung. Ganz besonders bei der vasospastischen Prinzmetal-Angina ist der vegetative Zugang die Therapie der Wahl.

Auch über eine direkte vegetative Sympatholyse bei Injektion an das Ggl. stellatum lässt sich eine Verbesserung der Herzleistung erreichen. Die Ganglieninjektion dauert beim Geübten nicht mehr als zwei Minuten und verzögert daher eine Transport- oder intensivmedizinische Maßnahme in keiner Weise. Diese vergleichsweise einfache Maßnahme kann sich in einzelnen Fällen mitunter als lebensrettende Maßnahme erweisen.

Erfahrungen mit der Neuraltherapie

In den 1950er Jahren gehörte die Stellatumblockade zum Management der Angina pectoris bei amerikanischen Ärzten [White 1957]. Bonica zählt die akute Angina pectoris zu den Standardindikationen der Sympathikusblockade, kombiniert mit Injektionen an die Thoraxwand mittels Lokalanästhetika [Bonica 1953]. Die Technik war eingeführt worden aufgrund der Ergebnisse entsprechender Tierexperimente aus den 1930er Jahren [Cox/Robertson 1936; Schauer et al. 1937].

Auch im deutschsprachigen Raum wurde vereinzelt über derlei Erfahrungen berichtet, die seit Einführung der Lysetherapie in der Notfallmedizin in Vergessenheit geraten sind.

Notfallintervention: Nach neuraltherapeutischer Erfahrung lohnt sich zur symptomatischen Therapie dieser Patienten ein Behandlungsversuch.

Die Frage der neuraltherapeutischen Intervention in Situationen akuter Herznotfälle (V.a. Herzinfarkt) wird derzeit noch kontrovers diskutiert, es sind weitere klinische Forschungsergebnisse erforderlich. Eine neuraltherapeutische Behandlung darf jedoch auch jetzt schon vom Erfahrenen als unmittelbare Erstmaßnahme bis zum Eintreffen des Notarztes durchgeführt werden, insbesondere dort, wo notärztliche Hilfe nicht so schnell wie gewünscht zur Verfügung steht.

Differenzialdiagnostische Injektion: Die neuraltherapeutische Behandlung von Triggerpunkten ermöglicht in rezidivierenden, therapieresistenten Fällen die Aufdeckung der zugrunde liegenden Diagnose „projizierter Schmerz“ bei aktiven Triggerpunkten.

Behandlung „austherapierter“ Fälle: Nach Ausschöpfung aller gängigen Therapieverfahren einschließlich der Revaskularisierung gibt es Patienten mit z.B. schweren diffusen Drei-Gefäß-Erkrankungen, die von einer Erweiterung des Therapiespektrums profitieren würden. Gute Ergebnisse auch in der Symptomkontrolle bei stabiler Angina pectoris insbesondere in der Geriatrie.

Neuraltherapeutische Vorgehensweise

Lokale und segmentale Therapie

- Behandlungsversuch mittels Quaddelung der Thorakalsegment 1–5 (vgl. ▶ 10.3.3)

Ganglientherapie

- Injektion an das Ggl. stellatum links (▶ 10.4.5); cave: nicht bei Patienten, die gerinnungshemmend behandelt werden

Störfeldtherapie

- Schilddrüse (vegetative Steuerung der Herzleistung! ▶ 10.8.4)
- bei therapieresistenten Fällen im beschwerdefreien Intervall Störfeldsuche, z.B. kranke Zähne, Tonsilla pharyngea (benachbarter N. vagus! ▶ 10.8.2)

Behandlungsverlauf, Prognose, Begrenzung

Behandlungsschema

Im akuten Notfall:

- Verständigung des Notarztes zur Klinikeinweisung

- sofortige Quaddelung der Herzsegmente Th2–5, als erfahrener Neuraltherapeut auch sofortige Injektion an das Ggl. stellatum li. möglich (außer bei Antikoagulation)
- wichtig: Information über durchgeführte Behandlung mit Lokalanästhetika an das eintreffende Notfallteam weitergeben!
- nur kurzwirksame Lokalanästhetika verwenden

Im Intervall zur Rezidivprophylaxe: nach vorausgegangener intensiver Diagnostik durch Kardiologie und Einstellung auf entsprechende Medikation:
- Behandlung der Grundkrankheit 1× wöchentlich, bei Verlängerung der anfallsfreien Intervalle 1–2× pro Monat, ggf. auch längere Abstände
- Störfeldabklärung
- auch hier Kontraindikation Antikoagulation beachten (vgl. ▶ 6.5 Antikoagulation)

Eine kardiologisch abgeklärte und behandelte koronare Herzkrankheit kann in Absprache mit dem behandelnden Kardiologen ähnlich im Intervall behandelt werden.

Therapieversager
- bei erheblicher Arteriosklerose, z.B. bei Rauchern
- andere Ursache der Beschwerden

Bei ausbleibendem Therapieerfolg
- nochmalige Überprüfung der Diagnose und der Indikation zur Neuraltherapie
- ggf. Abbruch der Neuraltherapie, medikamentöse Therapie

Begleitende Therapie
Begleitend zur Intervallbehandlung (**nicht bei Notfällen**) sind geeignet:

Therapie	Indikation, Ziel	Beispiel
Phytotherapie	diverse Wirkungen auf den Herzmuskel und die Koronararterien	Weißdorn
manuelle Medizin	muskuläre Entspannung	• Massage • Lösen von Blockaden, v.a. in den Thorakalsegmenten
Lebensstiländerung	Risikofaktorminimierung	• Rauchen aufgeben, • Disstress vermeiden, • Ernährungsumstellung
medikamentöse Therapie	Verminderung des Sauerstoffverbrauchs	• Nitrate • β-Blocker • Sauerstoff gemäß kardiologischer Leitlinien

Arteriitis temporalis

Petja Piehler

Granulomatöse Arteriitis mittelgroßer und großer Arterien, in 50% histologisch Riesenzellen nachweisbar. Betroffen sind meist A. temporalis, A. ophthalmica und A. centralis retinae.

Synonyme: Arteriitis temporalis, Riesenzellarteriitis, Morbus Horton, Horton-Syndrom

Epidemiologie

- altersabhängige Inzidenz von < 5 bis fast 50/100.000 in der Altersgruppe über 50 Jahre
- Frauen deutlich häufiger betroffen als Männer
- häufig vergesellschaftet mit Polymyalgia rheumatica

Differenzialdiagnose

- Kephalgien anderer Genese
- Amaurosis fugax bei Stenose der Arteria carotis
- Polymyositis

Ätiologie aus neurovegetativer Sicht

Die Ätiologie ist weitgehend unbekannt, vermutet wird sowohl endogene Prädisposition als auch Triggerung durch Infekte. Eine vasovegetative Komponente ist wahrscheinlich, dies ist die Grundlage für den therapeutischen Ansatz der Neuraltherapie. Erfahrungsgemäß spielen auch Störfelder im Kopf-Hals-Bereich eine auslösende oder verstärkende Rolle.

Erfahrungen mit der Neuraltherapie

- gut wirksam als begleitende schmerztherapeutische Maßnahme
- antiinflammatorische Wirkung der Lokalanästhetika bei lokaler Anwendung
- beeinflusst positiv den Verlauf der Erkrankung durch Einsparen von Kortikosteroiden

Neuraltherapeutische Vorgehensweise

Standard und Therapiegrundlage ist die Behandlung mit Kortikoiden. Begleitend kann die Neuraltherapie wie folgt eingesetzt werden:

Lokale und segmentale Therapie

- A. temporalis mit Lokalanästhetikum umfluten
- druckschmerzhafte Punkte in der Umgebung infiltrieren

Ganglientherapie

Auf der betroffenen Seite:

- Ggl. stellatum (▶ 10.4.5)
- Ggl. cervicale superius (▶ 10.4.4)
- i.v.-Gabe von kleinen Mengen Lokalanästhetika (▶ 10.7.1)

Störfeldtherapie

- Tonsillen (▶ 10.8.3)
- Zahn-Kiefer-Bereich
- Narben im Segment

Behandlungsverlauf, Prognose, Begrenzung

Behandlungsschema

- begleitende neuraltherapeutische Behandlungen initial mehrmals in der Woche
- im weiteren Verlauf nach Besserung einmal im Monat

Therapieversager

- unter Kortikoidtherapie günstige Prognose, ansonsten unbehandelt in 30% der Fälle Erblindung

Bei ausbleibendem Therapieerfolg

- alleinige neuraltherapeutische Behandlung aufgrund der hohen Erblindungsgefahr nicht indiziert

Asthma, COPD

Michael Wildner

- **Asthma:** akute reversible Bronchokonstriktion, mit Schleimhautschwellung und viel zähen Schleim
- **COPD:** chronisch obstruktive und restriktive Ventilationsstörung der Bronchien; degenerative Erkrankung der Lunge und Bronchien

Die genannten Krankheitsbilder werden hier aufgrund der ähnlichen neuraltherapeutischen Behandlungsweise gemeinsam besprochen.

Synonyme: COPD: Früher Lungenemphysem

Epidemiologie

- **Asthma:** häufige Komplikation im Rahmen von allergischer und infektazerbierter Erkrankungen
- **COPD:** dritthäufigste Todesursache in Mitteleuropa, mit Verschlechterungstendenz im Verlauf der Erkrankung

Differenzialdiagnose

- akutes Lungenödem
- Pulmonalembolie

Ätiologie aus neurovegetativer Sicht

- **Asthma:** in der Regel reflektorische Bronchokonstriktion mit Mukosa-Ödem und vermehrter Schleimbildung nach Infekt oder im Rahmen einer Hyperreagibilität (Atopie); Nach erfolgreicher Behandlung vollständige Ausheilung möglich
- **COPD:** irreversible obstruktive und restriktive Ventilationsstörung, meist exogener Genese (Nikotin)

Erfahrungen mit der Neuraltherapie

- Durch die Neuraltherapie kommt es zu einer vegetativen Normoregulation und Antiinflammation, mit Verminderung der bronchialen Obstruktion (**Asthma**) mit objektivierbarer Verbesserung der Lungenfunktion.
- bei **COPD** nur Besserung des subjektiven Missbefindens, selten eine Verbesserung der Lungenfunktion

Die Neuraltherapie ist vielfach als ergänzende Therapie zu anderen Heilverfahren sinnvoll. Die dort begonnene Therapie darf aber auf keinen Fall abrupt abgesetzt werden!

> **Cave**
> Reaktionsphänomen (Erstverschlechterung) bei Segmenttherapie möglich. Anfangs nur mit kleinen Mengen arbeiten, Notfallmedikation bereithalten.

Neuraltherapeutische Vorgehensweise

Lokale und segmentale Therapie

- Quaddeln paravertebral und parasternal C4–Th10
- Narben im Segment

- Injektionen an/in Triggerpunkte der paravertebralen Muskulatur (▶ 10.2)
- Injektion an die Facettengelenke Th3–4 und Th7–8 (▶ 10.6.5)
- Inhalation von Procain (▶ 10.10.5)

Ganglientherapie

- Injektion an das Ggl. stellatum (▶ 10.4.5), Ggl. cervicale superius (▶ 10.4.4) und Ggl. pterygopalatinum (▶ 10.4.3)
- i.v. und paravenöse Injektion (stets Bestandteil jeder Lungenbehandlung; ▶ 10.7)

Störfeldtherapie

- NNH, Stirnhöhlen, Tonsillen
- Zahnstörfelder
- gynäkologischer und androgener Raum (suprapubisch, transvaginal)

Behandlungsverlauf, Prognose, Begrenzung

Behandlungsschema

- abhängig vom Schweregrad der Erkrankung, ggf. anfangs auch tägliche Behandlung
- weiteres Vorgehen je nach Verlauf.

Prognose

Asthma: In vielen Fällen kann der Erfolg in der Spirometrie dokumentiert werden.

COPD: Die Therapie insbesondere der COPD ist schwierig und auch oft frustran. In einigen Fällen kann doch eine subjektive Verbesserung der Symptome erreicht werden.

Die Neuraltherapie muss in beinahe allen Fällen über einen längeren Zeitraum durchgeführt werden.

> Die Störfeldsuche und Behandlung muss immer im Vordergrund stehen!

Bei ausbleibendem Therapieerfolg

- neuerlich pulmologisches Konsilium
- Überprüfung der Indikation!

Begleitende Therapie

- akute Fällen einer Exazerbation von Asthma oder COPD (z.B. Pneumonie): Antibiose erforderlich
- Status asthmaticus: Standardtherapie ist und bleibt die leitlinienkonforme Therapie für akute Notfälle.

Augenschmerz, unklarer

Hans Langer

Schmerzen, die in, um oder hinter dem Auge lokalisiert werden, und für die sich keine organische Ursache finden lässt.

Epidemiologie

Augenschmerz tritt bei unterschiedlichen Erkrankungen als häufiges Begleitsymptom auf (▶ Differenzialdiagnose). Bei 10–20 % der Patienten, die mit Schmerzen zum Augenarzt kommen, lässt sich eine Ursache auch nach gründlichster Untersuchung nicht eruieren. Nur dann spricht man von „idiopathischen" oder „unklaren" Augenschmerzen.

Differenzialdiagnose

- Brechungsfehler, Glaukom, Fehlstellungen der Augen
- HWS-Beschwerden mit Projektion in die Augenhöhle (retrobulbärer Schmerz, auch Drücken und Brennen des Auges)
- Migräne mit Augenbeteiligung
- Erkrankungen des vorderen Augenabschnitts (beginnende Iritis: Schmerzen beim Nahsehen und Blendung)
- Gesichtsneuralgien, z.B. Trigeminus, Zosterneuralgie
- dentogener Schmerz
- chronische Sinusitis
- Sonderformen des Augenschmerzes:
  - retroorbital: meist Entzündung der Keilbeinhöhle
  - Gefühl, „das Auge sei zu groß": Supraorbitalneuralgie
  - Bewegungsschmerz der Augen: Nasennebenhöhlen-bedingt
  - Blendempfindlichkeit: oft Störfeld Tonsille, Ohr, Nasennebenhöhlen
  - „Frieren an den Augen": Supraorbitalneuralgie
  - Sluder-Syndrom, (Nervus nasociliaris), Infektion der tiefen Nasennebenhöhlen, Siebbeinzellen, Keilbeinhöhle
  - „trockenes Auge"
- Augenschmerzen durch unterschiedliche Noxen: Medikamente, alimentärer oder Alkoholexzess, Lebensmittel

Ätiologie aus neurovegetativer Sicht

Aufgrund der o.g. Differenzialdiagnosen können Schmerzen am Auge auf verschiedenstem Wege entstehen:

- als nozizeptiver Schmerz bei Reizungen des Auges oder seiner Umgebung
- als neuropathischer Schmerz bei Nervenerkrankungen oder -störungen
- auf Grund weiterer verschiedener pathogenetischer Abläufe

Erfahrungen mit der Neuraltherapie

12

Der akute Augenschmerz kann durch Neuraltherapie nach sorgfältiger augenärztlicher Abklärung der Ursache gut behandelt werden [Piotrowski 1974].

Bei chronischen oder rezidivierenden Augenschmerzen unklarer Genese bildet die Neuraltherapie aufgrund der analgetischen und antiinflammatorischen Wirkung einen wichtigen Baustein in einem ganzheitlichen Therapiekonzept (▶ Differenzialdiagnose).

Neuraltherapeutische Vorgehensweise

Lokale Therapie

- Quaddel im lateralen Augenwinkel (Akupunkturpunkte Bl 1, Gb 2) für die Akuttherapie meist ausreichend, um eine erste Besserung zu erzielen (diagnostische Injektion)
- evtl. Wiederholung am gleichen Tag
- Injektion an den N. supraorbitalis (▶ 10.5.2)
- Injektion an den N. infraorbitalis (▶ 10.5.1)
- N. nasociliaris (▶ 10.5.2)
- Triggerpunkte der temporalen Kaumuskulatur (▶ 10.2.2) und subokzipital

Segmentale Therapie

- 1 ml Procain 1 % intravenös der betroffenen Seite
- segmentale Injektionsserie (vgl. ▶ 10.3)
- Injektion an die Facettengelenke C2-3 (▶ 10.6.5)

Ganglientherapie

- Ggl. pterygopalatinum (▶ 10.4.3)
- Ggl. ciliare (▶ 10.4.1)
- Ggl. stellatum der betroffenen Seite (▶ 10.4.5)
- in schweren Fällen Ggl. cervicale superius (bei V.a. zentrale neuropathische Komponente; ▶ 10.4.4)

Störfeldtherapie

- Zahn-Kiefer-Bereich, chronische Sinusitis, Gesichtsnarben, Blockierung Wirbelgelenke C1–4
- Ausschluss Oberbaucherkrankungen (rechtsseitige Supraorbitalneuralgie bei Gallenbeschwerden, links bei Pankreatitis; Nierenerkrankung, aufsteigende Funktionskette)

Behandlungsverlauf, Prognose, Begrenzung

Behandlungsschema

- Behandlungskontrolle durch Augenarzt, dann HNO-Abklärung und Vorstellung beim Zahnarzt (OPG), ggf. neurologisches Konsil (MRT)
- Neuraltherapie: individuelle Behandlungsabstände (Verlauf entscheidet über Frequenz der Behandlung)

Therapieversager

- falsch gestellte Diagnose

Bei ausbleibendem Therapieerfolg

- Überprüfung der o.g. Differenzialdiagnosen
- nochmalige Augenarztvorstellung

Begleitende Therapie

Methode	Indikation/Ziel	Beispiele
Phytotherapie	Spasmolyse	Betula comp. Oleum Wala
Homöopathie	Wundheilung (wenn indiziert)	Arnica
Akupunktur/ TCM	Analgesie	Di 4
Ordnungstherapie	Neuausrichtung der Lebensweise	• Nikotinkarenz • Kaffeereduktion • Wechsel zwischen Anspannung und Entspannung in der Lebensführung
Elektrotherapie	Gate control	TENS
Psychotherapie	Beruhigung	• psychovegetative Entspannungstechniken, • autogenes Training

medikamentöse Therapie	Analgesie in aussichtslosen Fällen	• systemische Analgetika (Cave: Dauergebrauch!) • lokal, wenn nötig (z.B. bei trockenem Auge) durch Augenarzt
Weitere komplementärmedizinische Maßnahmen siehe [Marx 2006]		

Bauchtrauma

Dieter Eschberger

Contusio abdominis.

Synonym: stumpfes Bauchtrauma

Epidemiologie

Verletzung durch stumpfe Gewalteinwirkung auf den Bauchraum durch z.B. Airbag, Sicherheitsgurt, Faustschlag, Fahrradlenker bei Sturz nach vorne.

Differenzialdiagnosen

- akutes Abdomen
- Appendizitis
- Gallenkolik
- Nierenkolik

Ätiologie aus neurovegetativer Sicht

Durch stumpfe Gewalteinwirkung kann die Bauchdecke unverletzt bleiben, sie zeigt mitunter nicht einmal ein Hämatom. Im Bauchraum kommt es aber durch Druckerhöhung, Quetsch- und Scherkräfte zu mehr oder weniger dramatischen Verletzungen der Bauchorgane. Die akute Verletzung muss zunächst im Krankenhaus abgeklärt werden.

Für den Neuraltherapeuten bedeutsam sind persistierende Beschwerden nach konservativer Therapie sowie fortbestehende oder neu aufgetretene Beschwerden nach Operation einer Verletzung. Durch die reichliche Innervation des Bauchraums mit vegetativen Fasern sind erhebliche Auswirkungen auf das gesamte vegetative Nervensystem möglich, auch nach erfolgreicher Primärtherapie und scheinbarer Beschwerdefreiheit.

Da die Bauchdecke eine wesentliche Aufgabe in der Entlastung der Wirbelsäule hat, können Störungen der Bauchdecke im Sinn einer Funktionskette auch zu massiven, therapieresistenten Rückenbeschwerden führen.

Erfahrungen mit der Neuraltherapie

Neuraltherapie ist mitunter die einzige Therapie, mit der bei persistierenden Beschwerden oder vegetativen Funktionsstörungen nach stumpfem Bauchtrauma dauerhafte Erfolge zu erzielen sind.

Notfallintervention im Akutfall ▶ 12 Akutes Abdomen

Neuraltherapeutische Vorgehensweise

Lokale und segmentale Therapie

- Quaddeln am Rippenbogen, epigastrisch (▶ 10.3.8)
- Quaddeln über der Symphyse (▶ 10.6.7)
- Infiltration einer evtl. vorhandenen OP-Narbe

- Infiltration des Nabels (▶ 10.1.8)
- Infiltration des Beckenbodens

Ganglientherapie

- Ggl. coeliacum (▶ 10.4.6)
- lumbaler Grenzstrang (▶ 10.4.7)

Störfeldtherapie

- Verdauungstrakt allgemein, Unverträglichkeit von Speisen
- übermäßige Bakterien- oder Pilzbelastung des Darms
- Appendektomienarbe
- Urogenitalorgane
- Nabel

Behandlungsverlauf, Prognose, Begrenzung

Behandlungsschema

- Beginn mit Narbeninfiltration sowie Quaddeln am Rippenbogen
- Locus-dolendi-Therapie
- bei Therapieresistenz: Ganglienblockade, Grenzstrangblockade
- Behandlungsabstand 1–2 Wochen, bei Besserung zunehmend größere Abstände

Therapieversager

- unerkannter Strukturschaden → MRI- oder CT-Abklärung
- Verwachsungen im Bauchraum
- tiefe Narbe an anderer Stelle als oberflächlich erkennbar (z.B. bei laparaskopischer OP)

Bei ausbleibendem Therapieerfolg

- Erweiterung der schulmedizinischen Diagnostik
- Beachtung möglicher zunächst unerkannter Störfelder (Urogenitaltrakt, sonstige Narben, Störungen des Achsenskeletts)
- Beachtung gestörter Strukturen an der Dorsalseite (M. iliocostalis)

Begleitende Therapie

Methode	Indikation/Ziel	Beispiele
Physiotherapie		• Kräftigung der Bauchmuskulatur • Dehnen der ischiokruralen Muskeln • Wirbelsäulengymnastik
• Massage • physikalische Therapie	• Muskelverspannung, • Verquellungen, • Narbenverhärtungen	• manuelle Lymphdrainage • Darmstreichungen
Ernährungsberatung	Unverträglichkeit von Speisen/Verminderung von Blähungen	• Regulierung der Darmflora (mikrobiologische Therapie) • Fastenkur nach F.X.Mayr

Blepharospasmus

Hans Langer

Rezidivierender oder dauerhafter Spasmus des M. orbicularis oculi.

Synonyme und verwandte Syndrome: Zwinker-Tic (nervöse Neigung zum Zwinkern), Lid-Tic, Entropium (Dauerspasmus des M. orbicularis oculi)

Differenzialdiagnose

- sorgfältiger Ausschluss neurologischer Erkrankungen
- Erkrankungen der vorderen Augenabschnitte
- Brechungsfehler (Blinzeln zur Visusverbesserung)
- Ausschluss psychogener Störungen bei psychischem Dauerstress
- Schilddrüsenüberfunktion

Erfahrungen mit der Neuraltherapie

Bei Blepharospasmus kann nach Ausschluss der o.g. anderen Ursachen ein Versuch einer Lokaltherapie zur Spasmolyse unternommen werden: Entweder die Therapie schlägt sofort an und wird dann mit zunehmenden Abständen bis zur Ausheilung wiederholt, oder es lässt sich keinerlei Erfolg nach den ersten 2–3 Behandlungen feststellen. Dann ist eine Fortsetzung der Neuraltherapie nicht indiziert.

Neuraltherapeutische Vorgehensweise

Die Behandlung erfolgt wie beim Entropium, dazu an die Schilddrüse (funktionelle Schilddrüsenstörung, ▶ 10.8.4).

Lokale und segmentale Therapie

- N. supraorbitalis (▶ 10.5.1)
- N. infraorbitalis (▶ 10.5.1)
- Quaddeln an den Akupunkturpunkten des Auges, vor allem am temporalen Augenwinkel (▶ 10.1.1)
- Narben im Segment (Platzwunden Stirn, Augenbraue; ▶ 10.1.7)
- Triggerpunkte Kaumuskulatur (▶ 10.2.2)
- i.v. auf der stärker betroffenen Seite oder wechselnd (▶ 10.7.1)

Störfeldtherapie

- Schilddrüse
- Narben im Bereich des Muskels

Behandlungsverlauf, Prognose, Begrenzung

Behandlungsschema

- initial 1–2× pro Woche
- nach Besserung größere Intervalle

Therapieversager

- unerkannte Schilddrüsenerkrankungen
- psychische Belastung

Bei ausbleibendem Therapieerfolg

- Überprüfung der Indikation
- in therapieresistenten Fällen: Muskellähmung mit Botulinus-Toxin

Begleitende Therapie

Methode	Indikation/Ziel	Beispiele
Phytotherapie	Spasmolyse	Betula comp. Oleum Wala
Homöopathie	Spasmolyse	Tarantula complex

Akupunktur/TCM	• Spasmolyse • Sedation	spasmolytische und sedierende Punkte (▶ Akupunktur-Literatur)
Ordnungstherapie	Neuausrichtung der Lebensweise	• Nikotinkarenz • Kaffeereduktion • Wechsel zwischen Anspannung und Entspannung in der Lebensführung
Psychotherapie	Beruhigung	• psychovegetative Entspannungstechniken • autogenes Training
medikamentöse Therapie	Muskellähmung (in aussichtslosen Fällen)	Botulinus-Toxin-Injektionen

Blutungsstörungen des weiblichen Genitale

Stefan Weinschenk, Barbara Doll

Meist hormonell-funktionelle Störung der weiblichen Menstruation:
- Polymenorrhoe: zu häufige Monatsblutung (kürzer als 3 Wochen Abstand)
- Oligomenorrhoe: zu seltene Periode (> 5–6 Wochen Abstand)
- Oligo-Amenorrhoe: Abstände drei Monate oder länger
- Amenorrhoe: vollständiges Ausbleiben der Regelblutung (> 6 Monate)
- Menorrhagie, zu lange Menstruation (> 7 Tage)
- Hypermenorrhoe, Metrorrhagie: zu starke Menstruation (> 10 Binden pro Tag)

Synonyme und verwandte Syndrome: Zwischenblutungen, Schmierblutungen, dysfunktionelle Blutungen

Epidemiologie

Blutungsstörungen im fertilen Alter der Frau sind einer der häufigsten Gründe für das Aufsuchen des Frauenarztes.

Differenzialdiagnose

Genaueste Abklärung sehr wichtig, weil viele verschiedene Ursachen möglich (▶ gynäkologische Lehrbücher). Wenn sich keine Ursache eruieren lässt und auch zytologisch und sonografisch unauffällige Befunde erhoben werden, ist bei entsprechendem Leidensdruck ein neuraltherapeutischer Behandlungsversuch indiziert. Er dient unter Umständen auch zur weiteren Differenzialdiagnostik.

Erfahrungen mit der Neuraltherapie

Wenn alle anderen der vielen möglichen hormonellen und organischen Ursachen ausgeschlossen sind und eine Hormontherapie nicht gewünscht oder kontraindiziert ist, Behandlung unter dem Aspekt eines funktionelles Krankheitsbildes mit ausgeprägter vegetativer Komponente.

Neuraltherapeutische Vorgehensweise

Lokale und segmentale Therapie

- Quaddeln im Segment, „gynäkologisches W“ (▶ 10.3.10)
- Quaddeln über dem Sakrum (▶ 10.3.11)
- Narben im Segment (▶ 10.1.7)

- Triggerpunktbehandlung, z.B. Bauchdeckenmuskulatur (in USA häufig als „trigger point injection“ [Slocumb 1994] bei verschiedenen gynäkologischen Krankheitsbildern angewandt)
- intravenös (▶ 10.7.1)

Ganglientherapie

- Plexus uterovaginalis (abdominal; ▶ 10.4.9)
- Plexus uterovaginalis (vaginal; ▶ 10.4.10)
- lumbaler Grenzstrang (▶ 10.4.7)
- Ggl. impar (▶ 10.4.8)
- sakrale epidurale Injektion (▶ 10.5.11)
- N. pudendus (▶ 10.5.12)

Störfeldtherapie

- wichtig: Schilddrüse („hormonelle Achse“)
- Narbe im Segment: Laparoskopie-Narben, Pfannenstiel, Längslaparotomie, Appendektomie, Episiotomie, Dammrisse, Laserbehandlung, Emmet-Riss, Zervixnarbe nach Konisation, Piercing
- Uterus und Adnexe, v.a. nach entzündlichen Genitalerkrankungen
- ISG-Blockierung
- Zähne, hierbei besonders die Schneidezähne 12-22, 32-42 („Ovarzähne“) beachten

Behandlungsverlauf, Prognose, Begrenzung

Behandlungsschema

- Behandlung alle 2–3 Wochen über 3 Monatszyklen
- Abstände bei zunehmender Normalisierung des Blutungsverhaltens vergrößern

Therapieversager

- bei Überwiegen einer psychosozialen Komponente (z.B. latente Beziehungskrise)
- Rentenbegehren
- bei bestimmten ethnischen Gruppen (andere Bedeutung der Symptomatik)

Bei ausbleibendem Therapieerfolg

- erneute Überprüfung der Indikation (vgl. ▶ 6.4 Kontraindikationen)
- erneute Anamnese: Störfeld übersehen?
- ggf. erneute Indikationsstellung zu einer hormonellen Therapie, je nach Krankheitsbild und Leidensdruck

Begleitende Therapie

Methode	Indikation/Ziel	Beispiele
Phytotherapie	• hormoneller Ausgleich • antiödematös	zyklusangepasste Gabe von Mönchspfeffer, Nachtkerzenöl
Homöopathie	konstitutionell	nach homöopathischer Repertorisation
Akupunktur/TCM	gestörter Qi-/Energiefluss	• bekannte „gynäkologischen“ Punkte; • ggf. auch Kräuter (TCM)
Balneotherapie	Beseitigung eines Schwäche- oder Reizzustandes	Moorbäder oder trockene Wärme je nach Indikation

Chirotherapie	Behebung biomechanischer Störungen	• ISG-Blockierung • Behandlung des lumbosakralen Übergangs

Bronchialerkrankungen

Michael Wildner

In diesem Kapitel werden sowohl akute als auch chronische Bronchialerkrankungen behandelt, da deren neuraltherapeutische Behandlung in ähnlicher Weise erfolgt. Subsumiert sind hierbei (Definitionen ▶ einschlägige Lehrbücher):

- bakterielle oder virale Bronchitis
- bakterielle, virale, Mykoplasmen- oder interstitielle Pneumonie mit oder ohne sekundärer Pleuritis

Synonyme und verwandte Syndrome: akute Bronchitis, chronische Bronchitis, akute Pneumonie, sinubronchiales Syndrom (vgl. ▶ 12 Sinusitis)

Epidemiologie

- häufiges Auftreten in Grippezeiten, bei Abwehrschwäche, in Herbst und Frühjahr
- Übergang in Pneumonie meist nur bei abwehrgeschwächten oder älteren Patienten
- chronisch: weit verbreitetes Krankheitsbild, Chronifizierung vor allem nach frühem und häufigen Antibiotikagebrauch

Differenzialdiagnose

Bei jeglicher Persistenz von bronchialen Beschwerden (über 14 Tage) unbedingt weitere Abklärung zum Ausschluss eines Bronchialkarzinoms!

Weitere Differenzialdiagnosen:

- akute Tuberkulose
- sonstige Tumorerkrankungen (Pleuramesotheliom, M. Boeck)
- Sarkoidose
- akutes Asthma (ex juvantibus: Asthma wird mit Inhalativum besser)
- COPD (vgl. ▶ 12 Asthma/COPD)

Ätiologie aus neurovegetativer Sicht

Es kommt durch die Infektion mit den verschiedenen Erregern zu einer ausgeprägten Mikrozirkulationsstörung im Bereich der Bronchien und des Alveolarapparates mit Ödembildung, Durchblutungsverminderung, später -vermehrung und Schmerz.

Eine vegetative Komponente in diesem Krankheitsbild ist unübersehbar und stellt die Grundlage für den Behandlungsansatz der Neuraltherapie dar.

Erfahrungen mit der Neuraltherapie

Akute Bronchitis: Im Notfall kann Neuraltherapie zur Linderung der akuten Beschwerden eingesetzt werden. Bei der akuten Bronchitis bessert sich die Symptomatik oft schon nach wenigen Behandlungen (Verbesserung der Respiration, Verminderung der bronchialen Sekretion). Insgesamt ist die Prognose damit sehr gut.

Während der Behandlung erfolgt die Abgrenzung zur Pneumonie kontinuierlich durch klinische und radiologische Überwachung; Antibiotikagabe, sobald klinische Verschlechterung.

Pneumonie: Die Neuraltherapie verstärkt die Wirkung einer notwendigen antibakteriellen Therapie und verkürzt den Krankheitsverlauf über die sympathikolytische Wirkung und die Verbesserung der Mikrozirkulation.

Chronische Bronchitis: Gute Wirkung auch bei chronischen Fällen, wenn im Rahmen der Segmenttherapie die umfangreiche „Quaddelei" durch den Patienten in Kauf genommen wird. Spätestens bei Einsatz der Ganglientherapie (Ggl. stellatum) sehr gute Erfolge; Wirkung in Studien nachgewiesen (▶ 14.3.6)

COPD: Auch bei COPD subjektive Besserung, Patienten fühlen sich freier (vgl. ▶ 12 Asthma/COPD).

Neuraltherapeutische Vorgehensweise

- bei Bronchitis vor allem im Segment behandeln
- anfangs nicht zu viele Quaddeln, erst testen, Cave: Reaktionsphänomen (Obstruktion)

Lokale und segmentale Therapie

- Quaddeln parasternal und paravertebral im Segment und besonders im Bereich der Schmerzen bei Pleuritis (▶ 10.3.4)
- Narben im Segment (▶ 10.1.7)
- Injektionen an/in Triggerpunkte sternal und paravertebral (▶ 10.2)
- i.v Injektion (auch 4–5 ml!) in V. cubitalis (▶ 10.7.1) – wichtig
- Injektion an die entsprechenden Nn. intercostales bei Pleuritis
- Procain-Inhalation (▶ 10.10.5)

Ganglientherapie

- Ggl. stellatum (▶ 10.4.5), v.a. bei pleuritischen Schmerzen und bei chronischer Bronchitis, wechselweise rechts und links
- Ggl. cervicale superius, v.a. bei starker Beteiligung der Nebenhöhlen

Störfeldtherapie

Vor allem bei vorausgegangenem Infekt der oberen Luftwege stellen die Nasennebenhöhlen ein Störfeld dar.

- chronische symptomatische oder asymptomatische Sinusitis
- Zahnstörfelder (Eingrenzung vorwiegend welcher Zähne möglich?)
- chronische Tonsillitis, Tonsillektomie-Narbe
- Narben im Segment: Brustverletzungen; Naevusentfernungen; Mamma-OP (Frau), alte Rippenfrakturen
- Darm
- gynäkologischer Raum

Behandlungsverlauf, Prognose, Begrenzung

Behandlungsschema

- akute Bronchitis: im Akutstadium bis zu 1× täglich; im Allgemeinen keine Nachbehandlung erforderlich
- COPD: nach erster Behandlung phasenweise, mit 3–4-wöchigen Pausen (nach Wunsch und Bedarf des Patienten) (vgl. ▶ 12 Asthma/COPD)

Therapieversager

- im Verlauf darauf achten, dass eine Indikation zur Antibiotika-Behandlung (beginnende Pneumonie) nicht übersehen wird
- gelegentlich Wechsel des Antibiotikums erforderlich
- Versagen auch bei fortgeschrittener, lange bestehender COPD

Bei ausbleibendem Therapieerfolg

- nochmalige Ganglientherapie, insbesondere Ggl. stellatum
- erneute Überprüfung der Indikation bei ungewohntem klinischen Verlauf?
- weitere Diagnostik
- genaue Störfeldexploration erforderlich; Zweitschlag?

Begleitende Therapie

Methode	Indikation/Ziel	Beispiele
Phytotherapie	Broncholyse	Prospan
medikamentöse Therapie	• Broncholyse • Hustenreiz stillend	
physikalische Therapie		Inhalation
Ordnungstherapie	Beseitigung von auslösenden Noxen	Nikotinkarenz!

Depression

Rudolf Hausammann

Die Depression wird nach ICD-10 unterteilt in viele verschiedene Untergruppen. Für die neuraltherapeutische Behandlung von Bedeutung sind die Untergruppen:

F32: Depressive Episode

F33: Rezidivierende depressive Störung

Fließender Übergang zum Burn-Out-Syndrom.

Epidemiologie

- sehr häufige Erkrankung (nach Schätzungen haben 30% der Bevölkerung in Industriestaaten schon eine mehr oder weniger lange depressive Episode erlebt)

Differenzialdiagnose

- HOPS (Tumor, Vaskulitis, Enzephalitis, Durchblutungsstörung, endokrine Erkrankungen der Sexualhormone, M. Addison)
- demenzielle Krankheitsbilder
- Eisenmangel-Anämie
- Hypothyreose, Hyperthyrose

Ätiologie aus neurovegetativer Sicht

Neben der Beeinflussung von zentralnervösen Anteilen des Sympathikus scheinen der N. vagus und seine zentralen Anteile eine herausragende Rolle bei der Depression zu spielen. Es gelang, signifikante Veränderungen von Neurotransmitterkonzentrationen nach Injektion an das Ggl. cervicale superius nachzuweisen [Hausammann 2007].

Erfahrungen mit der Neuraltherapie

Psychische Erkrankungen galten bislang als Kontraindikation für eine neuraltherapeutische Behandlung. Die Erfahrungen des Autors sprechen dagegen für eine Reihe von zukünftigen Behandlungsmöglichkeiten gerade aufgrund des Angriffspunkts dieser Therapie am vegetativen Nervensystem, die über dessen Hirnnervenkerne eng mit der psychischen Befindlichkeit verknüpft ist. Die meisten Erfahrungen bestehen bei Patienten mit affektiven Störungen (IDC-10: F3) aus dem Formenkreis der **Depression**. Gute Erfolge finden sich auch bei **bipolaren Störungen**.

Für die erfolgreiche Behandlung von schweren Depressionen ist eine interdisziplinäre Zusammenarbeit von Psychiater und Neuraltherapeut, ggf. unter stationären Bedingungen unabdingbar.

Interessante Ansätze ergeben sich auch aus den Daten von Lecanu et al. über die neuroprotektiven Effekte von Procain, das von den Autoren aufgrund seiner Bindung an den σ-1-Rezeptor von Neuronen als vielversprechendes Mittel sowohl gegen M. Alzheimer als auch bei psychischen Erkrankungen gesehen wird [Lecanu et al. 2005].

Neuraltherapeutische Vorgehensweise

Lokale und segmentale Therapie

Bei Patienten im mittleren und höheren Lebensalter bieten sich insbesondere Injektionen an, die auf die vegetativ-hormonelle Achse Einfluss haben, wie Injektion in den gynäkologischen bzw. andrologischen Raum, Tonsilla pharyngea und Schilddrüse.

- Quaddeln über Kreuzbein und Symphyse (vgl. ▶ 10.3.9 Segment Blase)
- suprapubische Injektion
- Quaddeln, paravertebrale Infiltration im Lumbalbereich bei L 1, L 2
- Quaddeln der Akupunkturpunkte Ma 36 beidseitig und LG 20
- bei Erschöpfungsdepression Quaddelung der Punkte KG 6, Ni 3, LG 13, LG 14 und LG 5
- begleitend, wenn immer möglich, die intra- und paravenöse Behandlung (▶ 10.7.1)

Ganglientherapie

- In der Hand des Geübten sind Injektionen an das **Ggl. cervicale superius** (▶ 10.4.4) von besonderer Bedeutung. Durch die enge Verknüpfung des Sympathikus mit dem Parasympathikus (N. vagus) an dieser Stelle werden stimmungsrelevante Zentren (Amygdala, Hippocampus, Frontalhirn) erreicht
- Ggl. coeliacum (▶ 10.4.6): Oft ist ein Störfeld im Abdominalbereich (Darm) bei der Entwicklung der Depression beteiligt, deshalb auch Bauchbehandlung.

Störfeldtherapie

- gynäkologischer/andrologisches Raum
- hormonelle Störungen, einschließlich Sexualhormone und Schilddrüse
- Abdomen, Darm (Dysbiose? Nahrungsmittelunverträglichkeit?) – auch besonders bei Burnout-Syndrom

12

Behandlungsverlauf, Prognose, Begrenzung

Behandlungsschema

- Der depressive Patient ist zunächst nur sehr schwer von einer invasiven Therapie zu überzeugen: sehr behutsame Vorgehensweise mit viel Geduld erforderlich
- in akuten Fällen (stationär) mehrfach wöchentliche Therapie möglich, ansonsten ambulant einmal wöchentliche Behandlung, jeweils begleitend zu der bestehenden antidepressiven Therapie und zur Psychotherapie

Therapieversager

Zur Neuraltherapie werden vor allem Patienten zugewiesen, die auf die konventionelle Depressionsbehandlung nicht oder nur schlecht ansprechen (negative Selektion). Deshalb ist jeder einzelne Besserung bereits ein Erfolg für den Arzt, vor allem aber für den Patienten. Ein gewisser Prozentsatz von Therapieversagern liegt daher in der Natur der Erkrankung.

Bei ausbleibendem Therapieerfolg

- Indikation richtig gestellt?
- weiteres Störfeld übersehen?

Begleitende Therapie

Methode	Indikation/Ziel	Beispiele
Phytotherapie	antidepressiv	Johanniskraut
Akupunktur/TCM	gestörter Qi-/Energiefluss	v.a. bei depressiven Burnout-Patienten: chinesische Kräuter
Ordnungstherapie	Neuausrichtung der Lebensweise	individuell zugeschnittene Adaption der Lebensweise und Ernährung
medikamentöse antidepressive Therapie	antidepressiv	▶ Lehrbücher der Psychiatrie
Physiotherapie		körperbetonte Techniken: Shiatsu, Bewegungstherapie

Durchblutungsstörungen, zerebrale

Petja Piehler

Überbegriff für alle zerebrovaskulären Erkrankungen mit akut auftretenden neurologischen Defiziten.

Synonyme und verwandte Syndrome: Schlaganfall, Apoplex, apoplektischer Insult

Epidemiologie

- 15% aller Todesfälle
- 50% Mortalität innerhalb der ersten 6 Monate

Differenzialdiagnose

- andere neurologische Erkrankungen mit neurologischen Defiziten

Ätiologie aus neurovegetativer Sicht

Akute neurologische Schädigung durch thromboembolischen Verschluss, entzündliche Gefäßveränderungen oder intrazerebrale Blutung. Das Infarktareal wird von einer Ischämiezone umgeben und sekundäre Phänomene (Toxine von geschädigten Neuronen, zerebrales Ödem oder Veränderungen im lokalen Blutfluss) bestimmen den Schweregrad des permanenten Defizits.

Erfahrungen mit der Neuraltherapie

Primärversorgung: Die besten Therapieergebnisse werden in der Akutphase beobachtet. Es gibt Hinweise für ein besseres Outcome der Patienten in der anschließenden Rehabilitationsphase (gemessen am Barthel-Index als Marker für größere Unabhängigkeit im Alltag), wenn in der Primärversorgung zusätzlich Neuraltherapie (Kopfkranz, Ggl. stellatum) eingesetzt wurde [Fischer 1995].

12

In der Nachsorge nach abgeschlossener akutmedizinischer Therapie: Mit den derzeitigen neuraltherapeutischen Maßnahmen ist kein messbarer zusätzlicher Benefit zu beobachten.

Neuraltherapeutische Vorgehensweise

Akutbehandlung im Notfall bei Primärversorgung:

Lokale und segmentale Therapie

- 1 ml Procain 1 % intra- und perivenös (▶ 10.7.1)
- Injektionen an die Schädelkalotte (▶ 10.1.5)
- ggf. Procain-Infusion täglich (▶ 10.7.2)

Ganglientherapie

Auf der Seite des Insults:

- Ggl. stellatum (▶ 10.4.5)
- Ggl. cervicale superius (▶ 10.4.4)

Störfeldtherapie

die Störfeldbehandlung spielt in der akutmedizinischen Phase eher eine untergeordnete Rolle. Bei der Nachsorge dagegen sind überwiegend Kopfstörfelder zu behandeln. Der Vorteil einer Störfeldbehandlung für die Prognoseverbesserung ist noch nicht nachgewiesen.

Behandlungsverlauf, Prognose, Begrenzung

Behandlungsschema

- o.g. Therapie begleitend zur akutmedizinischen Versorgung möglich
- Wiederholung der Neuraltherapie alle 2 Tage

Therapieversager

- bei älteren Prozessen
- bei intrazerebraler Blutung

Bei ausbleibendem Therapieerfolg

- Abbruch der neuraltherapeutischen Behandlung nach 1–2 Wochen, wenn kein deutlicher Benefit zu erkennen ist

Begleitende Therapie

Therapie	Indikation, Ziel	Beispiel
Durchblutungsverbesserung	bei zerebraler Ischämie	Thrombozytenaggregationshemmung
Durchblutungsverbesserung	bei ischämischem Insult	Heparingabe
medikamentöse Intensivtherapie	Anstreben von Normoglykämie, Normokapnie, Normothermie	Infusionstherapie
Frührehabilitation	Wiederherstellen von motorischen und kognitiven Defiziten	• Ergotherapie • Logopädie • Physiotherapie
Ordnungstherapie	Ausschalten von atherogenen Risikofaktoren	• Ernährungsumstellung • Lipidsenkung • Blutdrucksenkung

Dysmenorrhö

Barbara Doll, Stefan Weinschenk

Schmerzen vor und während der Regelblutung.

Synonyme: Regelschmerzen, schmerzhafte Periode, teilweise auch überlappend „prämenstruelles Syndrom" (vgl. ▶ 12 Prämenstruelles Syndrom)

Epidemiologie

- in den Industrieländern (besonders bei jungen Mädchen) bis zu 30%

Differenzialdiagnose

- Endometriose, bei Frauen ab 25. Lebensjahr häufige Ursache der Dysmenorrhö
- alle entzündlichen Genitalerkrankungen, Urethritis
- psychosomatische Störungen, z.B. bei unerfülltem Kinderwunsch, Partnerkonflikt
- Gelbkörperschwäche (gleichzeitig auch wichtige Ursache).

Erfahrungen mit der Neuraltherapie

Bei Dysmenorrhö kommt der Neuraltherapie als primäre Behandlungsform eine wichtige Rolle zu und dient auch der Differenzialdiagnose (Abgrenzung Endometriose höheren Grades, andere organische Erkrankungen). Für diese Frauen, die nicht selten eine lange Leidensgeschichte hinter sich haben, ist die Neuraltherapie eine äußerst segensreiche Therapie, greift sie doch an der eigentlichen Ursache – der chronischen vegetativen Störung – an.

> Die Therapieerfolge sind so deutlich, dass man heute fordern muss: Keine Einleitung einer lang dauernden Psychotherapie oder gar Psychoanalyse bei Dysmenorrhö ohne vorherige neuraltherapeutische Differenzialdiagnostik!

Ätiologie aus neurovegetativer Sicht

Fehl- und Mangelernährung, besonders bei jungen Mädchen (fast food), führt zu proinflammatorischer Stoffwechsellage mit Häufung von entzündlichen Erkrankungen, auch intestinal (Reizdarm) und im Atemtrakt (Tonsillitis, Sinusitis). Eine weitere Folge ist die Übersäuerung des Stoffwechsels mit metabolischer und hormoneller Dysbalance (Arachidonsäurestoffwechsel).

Nach den Untersuchungen von Leyendecker [2001] spielt die von Mackowiak 1968 bereits vermutete vegetative Übererregbarkeit des Myometriums („Archimetra") eine entscheidende Rolle bei der Entstehung der Dysmenorrhö. Es besteht offenbar ein enger, möglicherweise kausaler Zusammenhang mit der Endometriose [Leyendecker 2001, Weinschenk 2004]. Hier ist ein Übergewicht des Sympathikotonus zu vermuten.

Zusätzlich ist aufgrund empirischer Beobachtungen anzunehmen, dass eine reflektorische Minderdurchblutung bei Kälteeinfluss (kalte Füße, Sitzen auf kalter Unterlage) zu einer Prädisposition zur Dysmenorrhö führen.

Neuraltherapeutische Vorgehensweise

Lokale und segmentale Therapie

- Quaddeln im Segment, „gynäkologisches W" (▶ 10.3.10)
- Quaddeln über dem Sakrum (▶ 10.3.11)

- Narben im Segment (▶ 10.1.7)
- intravenös (▶ 10.7.1)

Ganglientherapie

- Plexus uterovaginalis (abdominal; ▶ 10.4.9)
- Plexus uterovaginalis (vaginal; ▶ 10.4.10)
- parasympathische Zentren S2–4 (▶ 10.3.11)
- lumbaler Grenzstrang (▶ 10.4.7)
- sakrale epidurale Injektion (▶ 10.5.11)
- ggf. N. pudendus (▶ 10.5.12)

Störfeldtherapie

- Darm: chronische Malabsorption (Fehlernährung, Dysbiose)
- Tonsillen (chronische Halsschmerzen), Nasennebenhöhlen
- Narbe im Segment: Laparoskopie-Narben, Appendektomie, Z.n. Konisation, Piercing
- Zähne (bei jungen Mädchen nach Kieferkorrektur, Zahnextraktionen)

Behandlungsverlauf, Prognose, Begrenzung

Behandlungsschema

- Initialbehandlung 1–2× pro Woche über 3 Wochen
- nach Eintritt Besserung: Behandlung einmal im Zyklus (2. Zyklushälfte) ausreichend; begleitend: Änderung Lebensstil (▶ Begleitende Therapie)
- Abstände bei zunehmender Besserung vergrößern, dann nur noch nach Bedarf bei Wiederauftreten der Beschwerden

Therapieversager

- bei Überwiegen einer psychosozialen Komponente (z.B. latente Beziehungskrise)
- Z.n. sexuellem Missbrauch
- bei bestimmten ethnischen Gruppen (andere Bedeutung der Symptomatik)

Bei ausbleibendem Therapieerfolg

- erneute Überprüfung der psychosozialen Situation und des Lebensstils, Nikotinabstinenz
- erneute Anamnese: Familienkonstellation? Störfeld übersehen?

Begleitende Therapie

Methode	Indikation/Ziel	Beispiele
Phytotherapie	• stärkend • Selbstheilungskräfte anregend • antiödematös • antiphlogistisch	• Agnus castus • Frauenmantel
Homöopathie	konstitutionell	nach homöopathischer Repertorisation
Psychotherapie	Ausschluss psychische Ursache	Verhaltenstherapie
körperorientierte Verfahren	Bewegung und Entspannung	• Yoga • Pilates • progressive Muskelrelaxation • Feldenkrais

physikalische Therapie	Reizzustand	Wärme: Wärmflasche, Kurzwelle
Chirotherapie	begleitende orthopädische Beschwerden	ISG-Blockierung
Ordnungstherapie	• Lebensstil-Änderung • Ausgleich Sympathikus-Parasympathikus	• Nikotinkarenz • Ernährungsumstellung (kein Fast food) • ausreichend Schlaf • Stessmanagement in der Schule, Beruf • Bewegungsprogramm

Dystonie, vegetative

Gerd Droß

Diffuses Beschwerdebild mit multiplen Symptomen mit Angst als Leitsymptom der vegetativen Dysregulation. Typischerweise bei zahlreichen Untersuchungen „organisch alles in Ordnung".

Mit der Ausschlussdiagnose „vegetative Dystonie" fühlen Patienten sich missverstanden und allein gelassen, sind aber meist dankbar, wenn bei der Erhebung der Anamnese auf die zugrunde liegende Angst eingegangen wird. Konkreter Auslöser der unbestimmten Angst meist nicht erinnerlich. Lang anhaltende „stressige" Lebensphasen, Konfliktsituationen, Beziehungsprobleme und Belastungen am Arbeitsplatz gehen häufig voraus.

Synonyme: Aufgrund der zahlreichen möglichen Symptome existieren eine Vielzahl von teilweise blumigen Bezeichnungen: funktionelle Organbeschwerden, Organ-Neurose, Neurasthenie, Erschöpfungszustand, neuerdings Burnout-Syndrom u.v.a.

Symptome

Somatisch vielerlei Missempfindungen („Befindlichkeitsstörungen"):

- Halsenge (Globus), Herzklopfen, Herzstolpern oder -rasen
- Magendruck, Übelkeit und Schwindel
- plötzlicher Harn- oder Stuhldrang (DD Reizblase, Reizdarm)
- Schlaflosigkeit
- Libidoabnahme, Impotenz beim Mann
- Parametropathie bei der Frau
- Symptome aus anderen Formenkreisen: Urtikaria, Migräne

Psychisch/psychosozial:

- innere Unruhe, schlechte Stimmung und Konzentrationsstörungen
- typisch zunehmende Isolation, Suizidgedanken und Hoffnungslosigkeit, diesem Circulus vitiosus zu entkommen
- in der Familie meist wenig Verständnis für diese Zustände („hysterisch")
- Verzweiflung über die eigene Unzulänglichkeit

Epidemiologie

- sehr häufiges Krankheitsbild, besonders in der Allgemeinmedizin und Gynäkologie.
- meist Frauen mittleren Alters betroffen

Differenzialdiagnose

Sicherer Ausschluss aller in Frage kommenden somatischen und psychischen Erkrankungen, z.B.:

- hirnorganisches Psychosyndrom (Tumor)
- Phobien, Psychose, Depression (auch larvierte)
- hormonelle oder andere organische Ursache, ausgeprägter Hormonmangel bei manifester Schilddrüsenerkrankung oder im Klimakterium

Ätiologie aus neurovegetativer Sicht

Das Vegetativum als vernetztes und komplex regulierendes System ist vielfältigen Belastungen und Störgrößen ausgesetzt. Dazu gehören bekannte Stressoren wie Lärm, Zeitdruck, Arbeit, Fehlernährung, Genussmittelkonsum, Mangel an Ruhe und Schlaf genauso wie akute und chronische Krankheiten, operative Eingriffe und daraus ggf. resultierende Narbenzustände.

Die Belastungen summieren sich über Jahre hinweg und führen zu einer chronisch fixierten Fehlregulation. Wenn die Kompensationsfähigkeit diese sensiblen Systems durch eine kleine, sonst harmlose Störgröße überschritten wird, kommt es zur Dekompensation („burnout"): Zweitschlag nach Speransky (vgl. ▶ 5.5.9 Pathogenese Störfelderkrankung).

Daraus leiten sich auch die Therapiemöglichkeiten ab: Neben der Neuanpassung der Lebensumstände kann die Neuraltherapie auf mehreren Ebenen einen entscheidenden Beitrag zur Re-Stabilisierung des vegetativen Nervensystems leisten.

Erfahrungen mit der Neuraltherapie

Eine Dystonie kann durch Neuraltherapie als alleinige oder begleitende Therapie erfolgreich behandelt werden. Nach Eintritt der ersten Besserung sollten lebensordnende Maßnahmen angeregt und eingeleitet werden, um einen dauerhaften Erfolg sicherzustellen.

Neuraltherapeutische Vorgehensweise

Eine lokale und Segmenttherapie im eigentlichen Sinne existiert nicht. Die Therapie folgt dem Prinzip der Regulationstherapie der beteiligten Regelkreise, Injektionen an die vegetativen Ganglien des Grenzstrangs haben ebenfalls großen Einfluss auf das Allgemeinbefinden und können gezielt als „lokale Therapie des vegetativen Nervensystem" angewandt werden.

- Injektion an die Schilddrüse (▶ 10.8.4)
- Procain i.v. (▶ 10.7.1)
- Injektion an die Schädelkalotte (▶ 10.1.5)
- epigastrische Injektion (▶ 10.3.8)
- Facetteninjektionen Th4/5 (▶ 10.6.5, Herz-Segment ▶ 10.3.3)
- bei Globusgefühl: Triggerpunkte der Hals- und Nackenmuskulatur suchen (▶ 10.2)
- Ggl. cervicale superius (▶ 10.4.4) und/oder coeliacum (▶ 10.4.6)

Ein Störfeldgeschehen ist ein häufiger Kofaktor in der Entstehung vegetativer Beschwerden. Häufige Störfelder sind:

- Waldeyer-Rachenring (Tonsilla palatina)
- Zahn-Kiefer-Bereich
- Nasennebenhöhlen
- „gynäkologischer Raum"/Prostata
- Narben, besonders nach Strumektomie und gynäkologische Narben

Behandlungsverlauf, Prognose, Begrenzung

Behandlungsschema

- Beginn mit einfachen Injektionen (Schilddrüse, i.v.) einmal wöchentlich
- bis zur 3. Therapiesitzung kein Erfolg: zusätzlich z.B. Eigenblutinjektionen (▶ Begleitende Therapie) und epigastrische Injektion
- beim nächsten Kontakt nach einer weiteren Woche: weitergehende komplexe Interventionen (Ganglien, Störfelder)
- Auch eine leichte Über- oder Unterfunktion der Schilddrüse stellt eine neurovegetative Störung dar, die mittels neuraltherapeutischer Injektionen erfolgreich angegangen werden kann (▶ 10.8.4).
- wenn nach der 5.–7. Behandlung kein deutlicher Erfolg: weitergehende Therapie und ggf. erneute Diagnostik

Therapieversager

- in behandlungsresistenten, schweren Fällen weitergehende medikamentöse Therapie (z.B. mit homöopathischen, pflanzlichen oder auch chemischen Mitteln) notwendig

Begleitende Therapie

Methode	Indikation/Ziel	Beispiele
Phytotherapie	beruhigend	• Hopfen • Baldrian • Passionsblume
Ordnungstherapie	Neuordnung des beschädigten Lebens	• „Zeit für sich lassen" • Genussmittelkarenz (übermäßiger Kaffeegenuss, Alkohol)
Eigenblutinjektion	„Umstimmung"	2 ml Eigenblut i.m.
physikalische Therapie	Reizänderung	Bewegung: Spaziergänge, Ausdauersport
Homöopathie	psychotropes Mittel	z.B. Zincium Valerianicum
Psychotherapie	neue Verhaltensmuster lernen	• autogenes Training • Visionen in Trancezuständen • Hypnose • Verhaltenstherapie
Bach-Blüten	Angst lösen	• Einzelmittel • Rescue Tropfen

Dysurie, idiopathische

Helmut Haala

Dysurie ist ein schmerzhaftes oder drangvolles Wasserlassen unterschiedlicher Ursache. Die Dysurie ist ein Symptom bei vielen Erkrankungen des Urogenitalbereichs, aber auch anderer Organsysteme. In erster Linie ist daher eine sorgfältige Differenzialdiagnose geboten. Die nachfolgend dargestellte Behandlung der Dysurie ist für idiopathische Formen, die überwiegend neurovegetativ bedingt sind, nach Ausschluss anderer Ursachen geeignet.

Verwandte Syndrome: Zystitis, Prostatitis, Harninkontinenz

Epidemiologie

- häufig (in einer durchschnittlichen urologischen Praxis leiden bis zur Hälfte aller behandelten Patientinnen und Patienten an einer Dysurie.)

Differenzialdiagnosen

- Dranginkontinenz wegen Hormonmangel
- Harnwegsinfekte
- mechanische Abflussbehinderung, u.a. durch Stenosen/Strikturen, Fremdkörper, angeborene Anomalien, Tumore (Prostataadenom)
- posttraumatatisch, z.B. nach Masturbationsverletzung oder Stupor
- iatrogen nach traumatischen diagnostischen oder therapeutischen Eingriffen (Bougierung)

Ätiologie aus neurovegetativer Sicht

Wenn eine mechanische Ursache ausgeschlossen werden kann, handelt es sich meist um einen neurovegetativen Reizzustand, ausgelöst durch akute oder chronische Entzündungen, auch neurogen (z.B. beim inkompletten Querschnitt). Ein vegetativ verursachtes Beschwerdebild stellt insbesondere die Sphinkter-Detrusor-Dyssynergie dar, die neuraltherapeutisch gut behandelbar ist.

Erfahrungen mit der Neuraltherapie

Die Dysurie wird in der urologischen oder gynäkologischen Praxis üblicherweise mit Antibiotika, Spasmolytika und Analgetika behandelt. Diese Medikamente sind jedoch nicht zur Dauereinnahme vorgesehen. Zunehmend werden auch phytotherapeutische Mittel verschrieben. Die Neuraltherapie als kausale Therapie hat sich zwar noch nicht durchgesetzt, ist aufgrund der ausgesprochen guten Ergebnisse besonders bei chronischen Verläufen aber erfolgreich einsetzbar.

Neuraltherapeutische Vorgehensweise

Nach Entleerung der Blase und Urinanalyse:

Lokale und segmentale Therapie

- Quaddeln über Kreuzbein und Symphyse (▶ 10.3.9 Segment Blase)
- suprapubische Injektion
- paraurethrale Injektion (▶ 10.8.9)
- Trigonum vesicae (▶ 10.8.10)
- Quaddeln, paravertebrale Infiltration im Lumbalbereich bei L 1, L 2

Ganglientherapie

- Ggl. coeliacum (▶ 10.4.6): Die Innervation von Blase und Prostata erfolgt zu einem Anteil auch aus den Segmenten bei L 1 und L 2. Dies könnte einige der Erfolge bei chronischer Zystitis durch Injektion an das Ggl. coeliacum erklären
- sakrale epidurale Injektion (▶ 10.5.11)
- S2–S4-Region (▶ 10.3.11)

Störfeldtherapie

Bei Störfeldsuche und -therapie besonders wichtig:

- Schilddrüse
- Nabel, Oberbauchnarben
- Narben im Segment (Genitale!)

Behandlungsverlauf, Prognose, Begrenzung

Behandlungsschema

- 1× wöchentlich über 4 Wochen, vorwiegend lokal im Blasenbereich (paraurethral)
- ggf. begleitende Behandlung der Grunderkrankung

Therapieversager

- bei nicht erkannter oder nicht behandelter Grunderkrankung

Bei ausbleibendem Therapieerfolg:

Erneute Suche nach mechanischer Ursache (Blasenstein!)

Begleitende Therapien

Sinnvoll ist eine begleitende physikalische und ordnende Therapie (Trinken, Wärme, Ruhe).

Insbesondere muss der irrigen Annahme entgegen getreten werden, die Reduktion der Flüssigkeitsmenge würde das Krankheitsbild bessern: Das Gegenteil ist der Fall!

Cave: Antibiotika und Spasmolytika sind nicht zum Dauergebrauch gedacht

Methode	Indikation/Ziel	Beispiele
Ernährungs- und Bewegungstherapie		• Ernährungsempfehlungen: reichlich warmer Tee, wärmende Speisen • Bewegungsmangel ausgleichen
Ordnungstherapie	Beginn einer Lebensumstellung, falls indiziert	z.B. Raucherentwöhnung;
Physiotherapie		• manuelle Therapie LWS/ISG • viszerale Osteopathie Unterbauch
physikalische Therapie	Wärmeanwendung (bei nicht-entzündlichen Formen)	• im Akutstadium: heißes Wasser (Dusche, Thermophor) • später: Fango, Heublumen
Phytotherapie	• Aquapherese, • Nervenberuhigung	• Blasen-Nieren-Tee; bzw. • Therapie je nach Grunderkrankung, z.B. Baldrian

Enthesiopathie (Insertionstendinosen)

Bernd Belles, Gerd Belles

Pathologische Veränderungen an den knöchernen Ansatzpunkten der Sehnen (Sehneninsertionen; gr. *enthesis* Ansatzpunkt). In jeder Sportart zeigen sich ganz spezielle, unterschiedliche Enthesiopathien. Sie äußern sich durch umschriebene Schmerzen und Schwellung an der Insertionsstelle mit Ausstrahlung in die Sehne und einer Kraftminderung des zugehörigen Muskels. Dieses Kapitel behandelt alle Insertionstendinosen in der Übersicht, den beiden häufigsten sind eigene Kapitel gewidmet (▶ 12 Achillodynie, ▶ 12 Epikondylopathie).

Synonyme: Insertionstendinose, Enthesitis, Ansatztendinose, Fibroostitis, Sehnenentzündung

Epidemiologie

Knochen	Muskelansatz	Symptom
Häufige Insertionspathien beim Fußball:		
• Os pubis	• M. adductor longus, M. gracilis, M. rectus abdominis	• Periostitis Os pubis
• medialer Femurkondylus	• M. adductor magnus	
• medialer Tibiakopf	• Pes anserinus	• Pes-anserinus-Tendinitis
• lateraler Tibiakopf	• Tractus iliotibialis	• Iliotibialisfriktions-Syndrom
Häufige Insertionspathien bei Laufen und Walking:		
• Tuber calcaneus dorsal	• M. gastrocnemicus, M. soleus	• Achillodynie (▶ 12 Achillodynie)
• Tuber calcaneus plantar	• Plantarfaszie	• Plantarfasziitis
• Schambein	• M. gracilis	• Gracilis-Syndrom
• mediale Schienbeinkante	• M. tibialis posterior, M. flexor digitorum longus	• Shint-splint-Syndrom
• anteriore Schienbeinkante	• M. tibialis anterior	
• Knie	• Patellarsehne	• Patellaspitzen-Syndrom
• Tuber ischii	• ischiokrurale Muskulatur	
• Trochanter major	• Glutealmuskulatur, M. piriformis	
• Spina iliaca ant. Inf	• M.rectus femoris	
Häufige Insertionspathien bei Tennis und Golf:		
• Tuberculum majus humeri	• M. supraspinatus, M. infraspinatus	
• Tuberculum minus humeri	• M. subscapularis	
• Ellenbogen		• „Tennisellenbogen“ (Epicondylopathia humeri-**radialis**) und „Golf-Ellenbogen“ (Epicondylopathia humeri-**ulnaris!**), (vgl. ▶ 12 Epikondylopathie)

Differenzialdiagnose

- Sehnenrupturen
- knöcherne Ausrisse am Sehnenansatz
- Begleitbursitis
- entzündliche Gelenkerkrankungen, insbesondere seronegative Spondylarthritiden (Spondylitis ankylosans, Morbus Reiter, Psoriasis-Arthritis, CED-assoziierte Arthritiden). (vgl. ▶ 12 Rheumatoide Gelenkerkrankungen)
- Hyperparathyreoidismus, insbesondere bei Fibroostitis im Beckenbereich
- Hyper-/Hypothyreose
- Chondrokalzinose
- Ochronose

Ätiologie aus neurovegetativer Sicht

- biomechanische Fehl-/Überlastung mit asymmetrischem Sehnenzug, muskuläre Insuffizienz, muskuläre Dysbalance, Blockierungen in der Wirbelsäule, Sakroiliakalgelenk und Kiefergelenke, falsche Einlagen oder falsches Schuhwerk, falsche Schlag-/Stoß-/Wurf-/Schusstechnik
- lokale Ischämie bei degenerativen Veränderungen und Überlastung/Unterkühlung

Häufige Begleitursache für Enthesiopathien gerade beim Leistungssportler sind Störfelder wie Zahn-/Kieferregion, Tonsillen, Nasennebenhöhlen, Narben, Voroperationen, urologischer Raum, gynäkologischer Raum.

Beachte

Besonders die chronisch-rezidivierenden Enthesiopathien haben als Hauptursache eine Störung im Segment, und/oder übergeordnete Störfelder! Hier gilt: Eine Operation oder andere nebenwirkungsreiche Maßnahme sollte nicht ohne vorherige Segmentbehandlung und Störfeldabklärung vorgenommen werden.

Erfahrungen mit der Neuraltherapie

Die klassische Therapie (auch aus der Sicht klassischer orthopädischer Lehrbücher) ist die Injektion von Lokalanästhetika. Hierbei sind bestimmte Regeln zu beachten (▶ Lokale Therapie).

12

Neuraltherapeutische Vorgehensweise

Lokale Therapie

Streng paratendinöse Infiltrationen mit Procain 1 %:

- kein Zusatz von Steroiden oder Gefäßkonstringenzien!
- keine Infiltrationen **in** die Sehne oder in das Periost!

Die alleinige lokale Therapie führt bei chronischen Enthesiopathien nicht zum Erfolg. Wichtig ist hier eine zusätzliche Therapie im Segment (Muskelketten beachten, intensive Triggerpunkttherapie) und/oder Störfeld.

Segmentale Therapie

- paravertebrale Quaddelung im betreffenden Segment
- intensive Triggerpunkttherapie (▶ 10.2; Muskelketten beachten) mit Dehnung post injectionem
- Infiltration an die betreffende Nervenwurzel
- Injektion an blockierte LWS-, BWS-, HWS-Gelenke

Ganglientherapie

- Injektion an das jeweils übergeordnete Ganglion (▶ 10.4), je nach betroffener Sehne

Störfeldtherapie

Der Injektion an das richtige Störfeld kommt häufig die Schlüsselrolle für den dauerhaften Therapieerfolg zu. Wichtig ist hierbei eine sorgfältige Ausschaltung aller Zahn-/Kieferstörfelder, welche die häufigsten Störfelder bei Insertionstendinosen darstellen (vgl. ▶ 12 Achillodynie).

Behandlungsverlauf, Prognose, Begrenzung

Behandlungsschema

- anfangs alle 1–2 Wochen im Wechsel mit Phytotherapie und/oder Kinesio-Taping;
- nach 3–4 Behandlungen Verlängerung der Behandlungsintervalle oder Hinzunahme von Ganglien- und Störfeldtherapie für 2–4 Therapiesitzungen

Therapieversager

- besonders bei Nicht-Beseitigung der zugrunde liegenden Ursache (z.B. Fehlhaltung)
- bei ausgeprägter muskulärer Insuffizienz oder Dysbalance
- bei unzureichender Störfeldtherapie

Begleitende Therapie

Methode	Indikation/Ziel	Beispiele
Physiotherapie	nach ausführlicher Muskelfunktionsdiagnostik: Beseitigung der muskulären Dysbalancen und Insuffizienzen	• manuelle Therapie • Krankengymnastik
Physiotherapie	entzündungshemmend	Querfriktionsmassage
Phytotherapie	antiinflammatorisch	z.B. Kytta-Salbe®, Kytta-Paste®, Retterspitz®, Wobenzym® 3×5 Drg.
Homöopathie	entzündungshemmend	Arnica D6 3×5 glob.
Kinesio-Taping	Änderung pathologischer Bewegungsmuster	▶ einschlägige Lehrbücher

Epikondylopathie

Udo Franke, Bernd Belles, Gerd Belles

Eng definiertes akutes oder chronisches Schmerzgeschehen im Bereich der Ursprünge der Unteramextensoren:

- Epicondylopathia humeri radialis (Mm. extensor carpi radialis longus et brevis, M. extensor digitorum, M. extensor digiti minimi)
- Epicondylopathia humeri ulnaris

Synonyme: „Tennisellenbogen" (Epicondylitis humeri radialis), „Golf-Ellenbogen" (Epicondylitis humeri ulnaris), „Epikondylitis", Epicondyalgia humeri radialis/ulnaris, Insertionstendinose, Enthesiopathie der Unterarmextensoren

Epidemiologie

Unphysiologische Belastung der Unterarm-Extensoren (Über- oder Fehlbelastung bei handwerklichen Tätigkeiten). Ursachen (der frühere „Tennisellenbogen" ist heute eher eine Erkrankung am Computer-Arbeitsplatz):

- verkrampfte Schreibhaltung
- Arbeiten am PC-Arbeitsplatz (PC-Maus)
- falsche Technik beim Tennisspielen
- häufig bei Patienten mit Zervikalsyndrom (Blockierung C5/C6) und/oder Okklusionsstörungen des Kiefergelenks (▶ 8.2.7 Diagnostik des Kiefergelenks)
- Blockierung der 1. Rippe
- Triggerpunkte der Unterarmextensoren
- instabiles Handgelenk mit Blockierungen von Handwurzelknochen

Symptome

- Schmerzen im Bereich des Epicondylus humeri radialis bei Anspannung der Handgelenks-/Fingerstrecker mit schmerzbedingter Kraftminderung
- Extensorendehntest: Auslösen des typischen Schmerzes bei maximaler Palmarflexion des Handgelenks und anschließender vollkommener Streckung des Ellenbogengelenks
- Schmerzen im Bereich des Epicondylus humeri ulnaris

Differenzialdiagnose

- traumatisch nach lokalem Trauma wie Kontusion, Distorsion oder Subluxation im Ellenbogengelenk
- segmentale Funktionsstörung der HWS mit Blockierungen und Wurzelreizung C6
- pseudoradikuläres Syndrom der HWS

Ätiologie aus neurovegetativer Sicht

Die Ursache des so genannten Tennisellenbogens ist nicht allein in der falschen Gelenkbewegung, sondern in einer lange zuvor bestehende Funktionsstörung zu finden. Hier spielen chronische Fehlbelastungen und Störfelder eine große Rolle. Meist findet sich eine Ursachenkette (▶ 8.2.6):

- **aufsteigende Funktionskette:** Überlastung der Greif- oder Schreibfunktion der Hand mit Dorsalflexion und Radialduktion im distalen Handgelenk → erhöhter Druck auf das Daumensattelgelenk und Trapezioskaphoidgelenk → Verspannung der Unterarmextensoren → Subluxation im Ellenbogengelenk → Druckschmerz am radialen Epikondylus des Humerus
- **absteigende Funktionskette:** Okklusionsstörung, tiefer asymmetrischer Biss mit verstärktem Aufbiss auf der kranken Seite → kraniodorsale Verschiebung des Os temporale → Verlagerung des Mastoids → verstärkter Zug auf den M. sternocleidomastoideus → Rotation der Klavikula nach kranial → Außenrotationsstellung des Schultergelenks → Erhöhung der Zugbelastung im Bereich Ursprünge des M. biceps → Verspannung des gesamten M. biceps → Enthesiopathie des Ansatzes des M. biceps brachii an der Tuberositas radii → Subluxation im Ellenbogengelenk → Erhöhung des Zugs mit Druckschmerzhaftigkeit der Unterarmextensoren an ihrem Ursprung, dem Epicondylus humeri radialis

Häufig findet sich als ursprünglicher Auslöser der Kette eine Störung im Segment mit Irritation der Nervenwurzel C6 und/oder Störfelder im Zahnbereich, der Kiefergelenke, der Tonsillen, Nasennebenhöhlen oder (aufsteigende Kette) im gynäkologisch-urologischen Bereich.

Erfahrungen mit der Neuraltherapie

Neuraltherapie in Kombination mit anderen Verfahren (▶ Begleitende Therapie) ist ein sehr wichtiger, mitunter entscheidender Baustein der Therapie, insbesondere bei ansonsten therapieresistenten Verläufen.

Neuraltherapeutische Vorgehensweise

Lokale und segmentale Therapie

- einfachste Maßnahme: lokale Infiltration der proximalen Sehnenansätze der Handgelenks-/Fingerstrecker am Epicondylus humeri radialis bzw. ulnaris mit Procain 1 %

Keine Infiltrationen in oder an das Periost des Epikondylus durchführen.

- außerdem: Infiltration der Triggerpunkte von Mm. extensores carpi radialis longus et brevis, M. supinator, M. brachioradialis, M. extensor digitorum communis mit Procain 1% (▶ 10.2) mit anschließender Dehnung der infiltrierten Muskelgruppen mittels postisometrischer Relaxation (PIR)

Quaddeln über dem Epicondylus humeri radialis sind jedoch oft nicht ausreichend. Alle weitergehenden Injektionen sollten sich streng an den Gliedern der Funktionskette orientieren, da sonst Rezidivgefahr mit Chronifizierung:

- bei aufsteigender Funktionskette (Wahl der Injektionen abhängig vom lokalen Befund):
  - Daumensattelgelenk und Trapezioskaphoidgelenk (▶ 10.6.4)
  - Basis des Metacarpale II und III (Ansatz der Mm. extensor carpi radialis longus et brevis, ▶ 10.6.4)
  - distales Handgelenk (▶ 10.6.4)
  - Triggerpunktinfiltration der Unterarmextensoren (▶ 10.2.7)
  - Humeroradialgelenk von ventro-lateral
  - Ursprünge der Unterarmextensoren am Epicondylus humeri radialis
- bei absteigender Funktionskette (Auswahl abhängig vom lokalen Befund):
  - Injektion an das Kiefergelenk (▶ 10.6.1)
  - vor dem Tragus: Akupunkturpunkt Dü 19
  - vor der Incisura intertragica: Akupunkturpunkt Gb 2
  - Sutur des Os temporale
  - Triggerpunktinfiltration im M. temporalis (▶ 10.2.3)
  - Mastoid (▶ 10.1.5)
  - Triggerpunktinfiltration im M. sternocleidomastoideus ▶ 10.2.4
  - Ursprung des M. sternocleidomastoideus (Klavikula, Manubrium sterni)
  - Sternoklavikulargelenk und Akromioklavikulargelenk; Injektion an die Insertion der langen Bizepssehne
  - lange Bizepssehne im Sulcus bicipitalis
  - Ursprung der kurzen Bizepssehne am Processus coracoideus
  - Triggerpunktinfiltration des M. biceps brachii
  - Bizepsansatz an der Tuberositas radii
  - Humeroradialgelenk von ventro-lateral in Kombination von dorsal
  - Ursprünge der Unterarmextensoren am radialen Epicondylus

Segmentale Therapie

- paravertebrale Quaddelung der Segmente C 5–C 7 beidseitig
- Infiltration der Nervenwurzel C5 und C6 der betroffenen Seite

- Injektion an blockierte Facettengelenke der HWS (▶ 10.6.5)
- A. axillaris
- Plexus brachialis (▶ 10.5.6)

Ganglientherapie

- Ggl. stellatum der gleichen Seite (▶ 10.4.5)

Störfeldtherapie

- Kopf:
  - chronische Nasennebenhöhlen-Affektion
  - Zahnstörfelder
  - chronische Tonsillitis
  - Kiefergelenk
- Narben im Segment (Schulter, Arm)

Behandlungsverlauf, Prognose, Begrenzung

Behandlungsschema

- 1–2× wöchentlich für ca. 6 Wochen,
- dann Behandlungsintervalle verlängern

Therapieversager

- Rezidive sehr häufig durch Non-Compliance (Überlastung während oder nach der Therapiephase)

Bei ausbleibendem Therapieerfolg

- erneute Anamnese: Störfeld übersehen
- OP nach Hohmann und Wilhelm nur letztes Mittel der Wahl

Begleitende Therapie

Methode	Indikation/Ziel	Beispiele
Phytotherapie	• stärkend • entzündungshemmend	Wobenzym
Homöopathie	• entzündungshemmend	• Zeel comp. N • Traumeel S
physikalische Therapie	• schmerzlindernd	• Elektrotherapie • Bandage, solange akute Beschwerden
manuelle Therapie	• Chirotherapie, Physiotherapie	• Mobilisation von Ellenbogen- und benachbarten Gelenken • Beseitigung der Muskeldysbalancen mit PIR, Krankengymnastik, balneophysikalische Maßnahmen
Ordnungstherapie	Neuausrichtung der Lebensweise	Bewegungsmuster überprüfen, ggf. ändern
Zahnmedizin	• Korrektur Malokklusion • Herdsanierung	kieferorthopädische Bisskorrektur bei entsprechendem Befund
Kinesio-Taping	• Relaxation • Reflextherapie	nach den entsprechenden Regeln

Epilepsie

Georg Dimitriadis

- Anfallserkrankung infolge paroxysmaler Spontanentladungen zentraler Neurone
- fokal oder generalisiert auftretend, mit Übergängen; meist mit Bewusstseinsstörungen
- verschiedene Formen: idiopathisch oder sekundär nach Trauma, insbesondere nach Trauma der Hirnrinde oder Hirnblutung

Synonyme: Morbus sacer, „heilige Krankheit"

Epidemiologie

Relativ häufige Erkrankung:

- 5% der Bevölkerung Gelegenheitsanfälle
- 0,5–1/1000 Epilepsiekranke im engeren Sinne
- Altersgipfel [nach W. Hauser 1994] in den ersten Lebensjahren und dann wieder nach dem 60. Lebensjahr (dann meist sekundäre Formen, z.B. posttraumatisch)

Differenzialdiagnose

- hysterischer Anfall
- Synkopen
- transitorische Ischämie (TIA)

Ätiologie aus neurovegetativer Sicht

Die sekundäre Form der Epilepsie stellt den typischen Fall einer Herd- bzw. Störfelderkrankung dar: Aufgrund einer posttraumatischen Störung (hier: Hirnnarbe) kommt es zu neurophysiologischen Sekundärerscheinungen „an anderer Stelle".

Die Pathogenese ist gut erforscht: Es findet sich eine Dysbalance zwischen Inhibition und Exzitation in Schrittmacherzellen. Eine hochamplitudige Membrandepolarisation mit Serien von Aktionspotenzialen führt zu einer lokalen Entladung, die sich unterschiedlich weit ausbreiten kann, und sich klinisch in verschiedenen Anfallstypen von einfach-fokal über fokal-komplex bis generalisiert manifestiert.

Erfahrungen mit der Neuraltherapie

12

Während die idiopathische Epilepsie kaum durch Neuraltherapie beeinflussbar ist, lässt sich gerade die posttraumatische Epilepsie durch eine Herd-/Störfeldbehandlung gut therapieren. Mittels subduraler Applikation von Lidocain an der Stelle des Herdes (epileptogene Zone) konnten in allen Fällen die Anfallshäufigkeit wesentlich gemindert werden [Madhavan et al. 2008]. Aber auch subgaleatische Injektionen sind nach Erfahrungen des Autors wirksam.

Da oftmals die idiopathische Form nicht von der sekundären zu unterscheiden ist, ist ein Behandlungsversuch durch Neuraltherapie allemal indiziert. Möglicherweise ist eine viel größere Anzahl von Epilepsien sekundär (vgl. unten, mögliche Störfelder). Mitunter sind es Bagatelltraumen, die für das Anfallsleiden verantwortlich sind und durch eine subtile Anamnese (Zusammenhang mit dem ersten Auftreten) eruiert werden können.

Im akuten Anfall (Status epilepticus) kann mit einer Lidocaininfusion, ggf. als Ergänzung zur medikamentösen Basistherapie (Antiepileptika/Narkotika/Tranquilizern) in 60% der Fälle der Anfall sofort unterbrochen werden. In Japan liegen umfangreiche Erfahrungen mit alleiniger Lidocain-Infusion v.a. bei Kindern mit Serien-Anfällen vor [Hattori et al. 2008].

Neuraltherapeutische Vorgehensweise

Lokale und segmentale Therapie

- Schädelkalotte (Kopfkranz, ▶ 10.1.5)
- Injektionen an schmerzhafte Periostpunkte
- intravenöse, paravenöse Injektion (▶ 10.7.1; bei Seitendominanz auf der betroffenen Seite)
- A. temporalis (▶ 10.7.3)
- N. occipitalis (▶ 10.5.3)
- TrP der Kau- und Nackenmuskulatur (z.B. temporal, okzipital; ▶ 10.2.3)

Ganglientherapie

- Ggl. stellatum (▶ 10.4.5)
- Ggl. cervivale superius (▶ 10.4.4)
- Gg. oticum (bei entsprechender Indikation, z.B. Störung im Oberkiefer; ▶ 10.4.2)

Störfeldtherapie

- narbige Veränderungen nach Meningitis und Enzephalitis
- Z.n. Hirnblutung (auch Subduralhämatom)
- Z.n. Contusion, Commotio (Verkehrsunfall, Schlägerei, Sturz, andere Kopfverletzungen)
- Z.n. komplizierten Fieberkrämpfen
- Zweitschlagphänomen bei Hippocampussklerose. Von einer embryonalen narbig strukturierten Fehlbildung können bei Instabilität des Membranpotenzials durch Zusatzbelastungen schwere Anfälle ausgehen. Die neurochirurgische Therapie besteht in einer selektiven Hippocampektomie – was aus neuraltherapeutischer Sicht einer Herd-/Störfeldelimination entspricht.
- traumatischer Geburtsverlauf (der eigenen Geburt des Patienten, z.B. Forceps, Vakuum-Extraktion, Z.n. passagerer Erb-Lähmung) – Fremdanamnese der Eltern, wenn möglich; subgaleatische Injektionen (▶ 10.1.5)
- Waldeyer-Rachenring (Tonsilla palatina): Entzündliche Prozesse im Rachenraum können eine Epilepsie sowohl primär triggern als auch unterhalten.
- Weisheitszähne (impaktiert/Extraktionsnarbe)
- Nasennebenhöhlen, Z.n. Mittelohrentzündungen
- gynäkologischer Raum, z.B. bei perimenstruellen Anfällen
- Schilddrüse
- postoperativ, auch nach Operationen in der Peripherie (Hals, Thorax)
- möglicherweise auch nach Impfungen (Impfnarbe = Störfeld?)

Behandlungsverlauf, Prognose, Begrenzung

Der Patient ist auf die (theoretische) Möglichkeit einer Erstverschlechterung nach den ersten beiden Behandlungen hinzuweisen, in dieser ersten Phase ist eine besonders engmaschige Überwachung erforderlich. Cave: Direkte Anfallsauslösung durch Injektion an Knochendefekte nach Trauma.

Behandlungsschema

Status epilepticus: Lidocaininfusion (Unter intensivmedizinischen Bedingungen werden in Japan statt Antiepileptika und Narkotika Lidocain-Infusionen mit 2 mg/kg/h zur Durchbrechung des Status verwendet.)

Intervallprophylaxe:
- Behandlungshäufigkeit entsprechend Dauer der anfallsfreien Intervalle unter der derzeitigen Behandlung. Eine bereits laufende Therapie darf nicht wegen Neuraltherapie geändert oder abgesetzt werden!
- Beispiel: Bei Anfällen alle 3 Monate wird nach dem letzten Anfall eine neuraltherapeutische Basisbehandlung (Segment-/Störfeldbehandlung) von ca. 4–5 Behandlungen alle 1–2 Wochen durchgeführt und dann abgewartet, ob dadurch der nächste Anfall hinausgeschoben werden konnte. Ist dies der Fall, wird abgewartet und erst nach dem nächsten Anfall eine neuraltherapeutische Auffrischungsbehandlung durchgeführt.

Therapieversager
- bei idiopathischen Formen
- wenn nach dem ersten Behandlungszyklus von 4–6 Behandlungen keine Verlängerung des anfallsfreien Intervalls: Indikation zur Neuraltherapie überprüfen

Bei ausbleibendem Therapieerfolg
- erneute Überprüfung der Indikation (wirklich posttraumatische Form?)
- ▶ Differenzialdiagnose und Kontraindikationen (▶ 6.4)
- ggf. in Absprache mit dem Patienten nochmalige Herd- und Störfeldsuche
- ggf. chirurgische Intervention bei bekannter Herdursache

Begleitende Therapie

Oftmals werden in der Therapie neben der medikamentösen Einstellung die einfachsten begleitenden Maßnahmen vernachlässigt.

Methode	Indikation/Ziel	Beispiele
Ordnungstherapie	• Stabilisierung • Vermeidung von auslösenden Noxen	Verhaltensmodifikationen: ausreichend Schlaf, Alkoholkarenz, regelmäßige Medikamenteneinnahme, Vermeiden von Extrembelastungen
interventionelle Neurologie		Vagusnervstimulation
Epilepsiechirurgie		Entfernung des epileptogenen Areals bei medikamentös therapierefraktären Epilepsien (vgl. Störfeldelimination im klassisch neuraltherapeutischen Sinn)

Fazialisparese

Georg Dimitriadis

Vorübergehende oder dauerhafte Lähmung des motorischen Gesichtsnervs (VII. Gehirnnerv, ▶ Abb. 12.4).

Epidemiologie

- 75 % idiopathisch
- jährliche Inzidenz: 0,25–0,5/1000
- F = M
- 5–7 % beidseitig

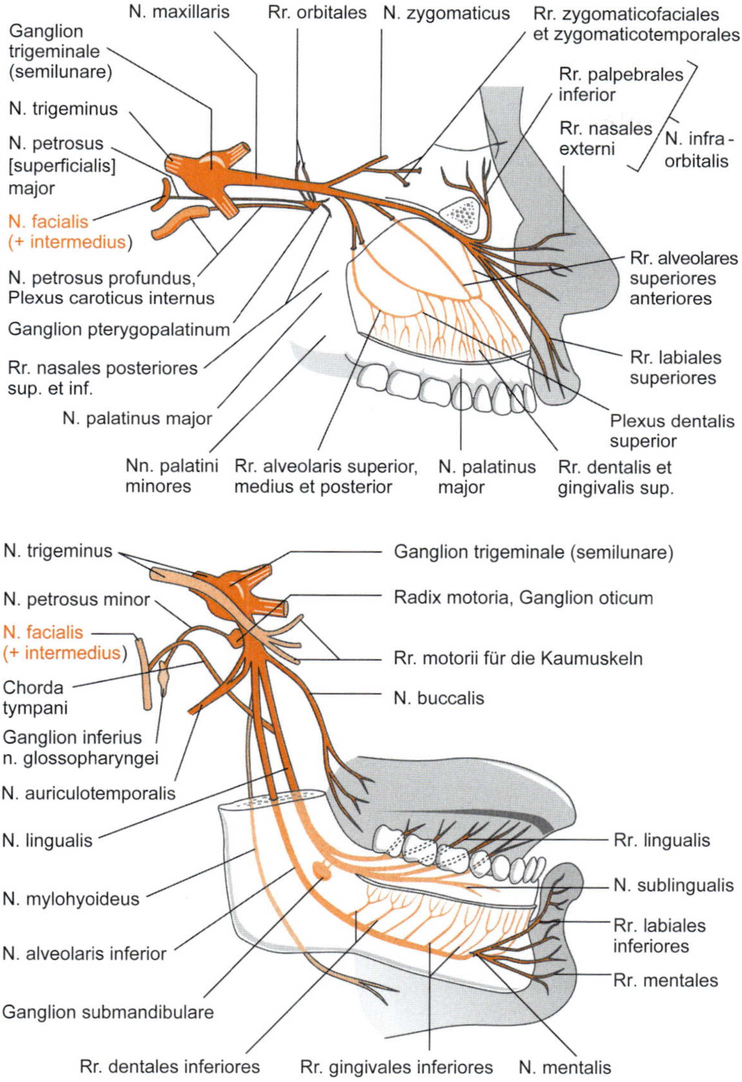

Abb. 12.4 Verlauf des Nervus facialis von zentral bis zur Endstrecke.

Symptome

Periphere Fazialisparese:

- Lidschlussschwäche
- Bell-Phänomen
- Hyperakusis
- reduzierte Tränen- und Speichelsekretion
- Geschmacksreduktion der vorderen zwei Drittel der Zunge

12

Zentrale Fazialisparese:

- Stirnanteil weniger betroffen (kraniale Anteile des Versorgungsgebiets sind ipsi- und kontralateral innerviert)

Differenzialdiagnose

Voraussetzung für jede neuraltherapeutische Behandlung ist die subtile Abklärung aller möglichen differenzialdiagnostisch in Frage kommenden Ursachen für eine Nervenkompression oder Nervenläsion:

Periphere Fazialisparese:

- Herpes, Borreliose, Zoster, Guillain-Barré-Syndrom (Polyradikulitis),
- traumatisch/Felsenbein
- Kleinhirnbrückenwinkeltumor
- Diabetes mellitus
- Gravidität (Wassereinlagerung)
- Operationen an Ohr oder Gesicht

Zentrale Fazialisparese:

- Insult
- Blutung
- Tumor
- traumatisch

Ätiologie aus neurovegetativer Sicht

Die genannten mechanischen Ursachen führen zu einer Kompression des Nervs, was an mehreren Stellen in seinem komplizierten Verlauf geschehen kann. Das nachfolgende entzündliche Ödem führt zu einem Spasmus der Vasa nervorum, der schließlich zu einer Ischiämie des Nervs im knöchernen Verlauf (Canalis facialis) und zu einer irreversiblen Nervenschädigung führen kann.

Ebenso kann es jedoch zu einer Minderperfusion der Vasa nervorum durch weiter entfernt liegende, aber vegetativ wirksame chronische, vor allem entzündliche Erkrankungen kommen. Beispiele sind die entzündete Zahnwurzel oder chronische Sinusitis der gleichen Seite (= Störfelder).

Weitere mögliche Ursache: toxische Schädigung, z.B. durch Schwermetallbelastung.

Sonderfall Herpes-induzierte Fazialisparese: Herpesviren bleiben nach einer Erstinfektion (Varizellen) in Strukturen des zentralen Nervensystems lebenslang latent erhalten. Im Fall einer Resistenzminderung kommt es zu einem Rezidiv, die dann dem aktuellen (bisweilen gravierenderen) Krankheitsbild entspricht und sich neben Schmerzen auch in einer Fazialisparese äußern kann.

Zu bedenken ist auch eine mögliche psychosomatische Konstellation (Anamnese!).

Erfahrungen mit der Neuraltherapie

Bei der häufigsten idiopathischen Form (= nach Ausschluss aller mechanischen Ursachen) lassen sich mit der Neuraltherapie gute Erfolge erzielen. Die theoretische Grundlage für diese Effekte stellt die antiinflammatorische und antiödematöse Wirkung der Lokalanästhetika dar. Zusätzlich empfiehlt sich eine Störfeldsuche im Kiefer- und Nebenhöhlenbereich, wobei eine eventuelle zeitliche Latenz neuraltherapeutischer Phänomene zu berücksichtigen ist.

Bei sehr lange bestehender Lähmung ist eine neuraltherapeutische Behandlung selten erfolgreich (Verdacht auf irreversible Nervenschädigung).

Neuraltherapeutische Vorgehensweise

Periphere Fazialisparese: Die extrakranial gelegenen Nervenfasern des N. facialis sind einer Behandlung durch perineurale Infiltration in ihrem Verlauf zwischen Processus mastoideus und Foramen stylomastoideum sowie im Bereich des Plexus parotideus gut zugänglich.

Lokale und segmentale Therapie

- ipsilaterale Behandlung
- Foramen stylomastoideum
- fächerförmiges Infiltrieren der Fazialisloge vor dem Ohr, das „Tor des Ohrs" (Akupunktur; ▶ Abb. 10.1.11)
- Mastoid (▶ 10.1.5)
- Parotis
- i. v. Behandlung über ipsilaterale V. cubitalis (▶ 10.7.1)

Ganglientherapie

- Ggl. oticum (▶ 10.4.2)
- Ggl. stellatum (▶ 10.4.5)
- Ggl. cervicale superius (▶ 10.4.4)
- Ggl. pterygopalatinum (▶ 10.4.3)

Zentrale Fazialisparese:

> Hier ipsi- **und** kontralaterale Injektionen einsetzen (zentrale Überkreuzung der intrazerebralen Fazialisbahnen)!

- Mastoid (▶ 10.1.5)

Ganglientherapie

Vor allem wirksam ist hier die Therapie der zentralwirksamen vegetativen Ganglien:

- Ggl. oticum (▶ 10.4.2)
- Ggl. stellatum (ipsi- und kontralateral; ▶ 10.4.5)
- Ggl. cervicale superius (▶ 10.4.4)
- Ggl. pterygopalatinum (▶ 10.4.3)

Störfeldtherapie

- evtl. Unterkühlung oder operativer Eingriff als Zweitschlag? Narbenstörung?
- Zähne (gekippt zur Wange hin; Weisheitszahn ohne Gegenbiss; im Kieferwinkel querstehend)
- Nasennebenhöhlen, Waldeyer-Rachenring (Tonsilla pharyngea und palatina)
- Schilddrüse
- inapparente chronische Appendizitis als Störfeld

Behandlungsverlauf, Prognose, Begrenzung

Behandlungsschema

- für 2–3 Wochen alle 2–3 Tage
- Störfelder im Segment einbeziehen

Therapieversager

- bei nicht genau erurierter Ursache
- mögliche Reizzustände nach Therapie können sich äußern in:
  - leichter Kontraktion der Gesichtsmuskel in Ruhe
  - Hypakusis
  - Geschmacksreduktion

Bei ausbleibendem Therapieerfolg

- erneute Anamnese: Störfeld übersehen?
- extrasegmentale Ursache?

Begleitende Therapie

Methode	Indikation/Ziel	Beispiele
Keratitisprophylaxe	bei peripherer Störung	• Uhrglasverband • Augenklappe
Physiotherapie, Ergotherapie	Training zur Gesichtssymetrie	mimische Muskulatur: Logopädie
physikalische Therapie	Muskelaufbau	Elektrostimulation
neurologische Diagnostik zur prognostischen Bewertung	Neurografie	Schwellenbestimmung für Mm. orbicularis oculi und oris
orthomolekulare Therapie	Substitution	Vitamin-B-Komplex
Ausleitungstherapie	Toxinausleitung	z.B. Schwermetall-Ausleitung (vgl. ▶ 6.10.1 Therapiehindernis: Schwermetalle)

Fersensporn

Torsten Kupke, Stefan Weinschenk

Aseptische chronische Entzündung der Plantarfaszie am Ansatz des Tuber calcanei.

Synonyme: Kalkaneussporn, Fußbeschwerden

Epidemiologie

- tritt auf bei Fehl- und Überlastung des Fußgewölbes, z.B. durch intensives Lauftraining, Übergewicht, falsches Schuhwerk.
- Häufigkeit M:W = 1:1

Differenzialdiagnose

- Achillodynie
- S1-Syndrom

Ätiologie aus neurovegetativer Sicht

- Mikrotraumen und/oder Durchblutungsstörungen der Lauffläche des Calcaneus durch Überlastung und durch Verspannung der Achillessehne
- bei lange anhaltender Störung auch mit Ausbildung eines knöchernen Fersensporns (Röntgenbild)

Erfahrungen mit der Neuraltherapie

Die Neuraltherapie ist sehr gut geeignet als Primärtherapie und bei bislang therapieresistenten Verläufen. Eine Begleittherapie ist zur Beseitigung der Ursache notwendig (▶ Begleitende Therapie).

Neuraltherapeutische Vorgehensweise

Lokale Therapie

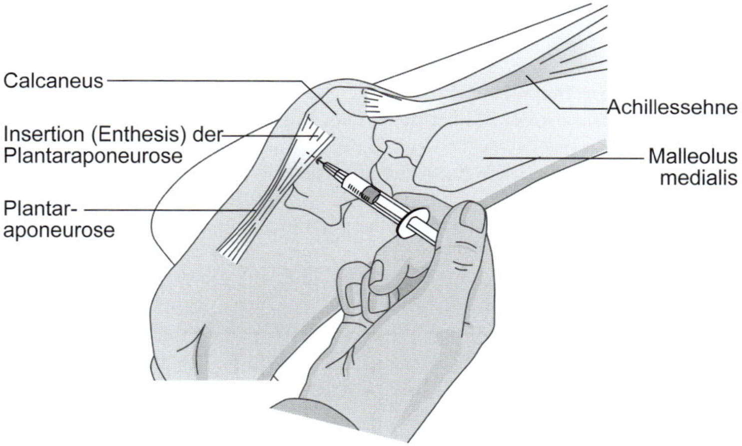

Abb. 12.5 Spezielle Injektionstechnik an die Plantarfaszie

Spezielle Injektionstechnik an die Plantarfaszie: (▶ Abb. 12.5)

- Bauch oder Rückenlage, Knie leicht beugen, Unterschenkel abstützen
- Tiefenpalpation der schmerzhaftesten Stelle am Übergang zwischen Fersenbeinhöcker und Plantarfaszie
- Injektion an die Plantaraponeurose von lateral oder medial (nicht von plantar, da zu schmerzhaft!), möglichst Karpulenbesteck mit dünner Nadel verwenden (▶ 7.1.1)
- sehr wichtig für anhaltenden Erfolg: Triggerpunktbehandlung M. soleus, M. gastrocnemius und ischiokrurale Muskulatur (▶ 10.2)

Segmentale Therapie

- Injektion an unteres und oberes Sprunggelenk (▶ 10.6.10)
- tibio-fibulare Bandverbindung
- Sehenansatz der Achillessehne (▶ 12 Achillodynie)
- Facetteninfiltration lumbosakraler Übergang (L5/S1; ▶ 10.6.5)
- Iliosakralgelenk (▶ 10.6.6)
- A. femoralis, A. tibialis posterior (▶ 10.7.3)

Ganglientherapie

- sakrale epidurale Injektion (▶ 10.5.11)

Störfeldtherapie

- Narben im Segment (LWS, Os sacrum, Bein, Fuß)

Behandlungsverlauf, Prognose, Begrenzung

Behandlungsschema

Bei akuten Beschwerden 1–2× wöchentlich, nach erster Besserung alle 1–2 Wochen. Wenn spätestens bei 3.–4. Behandlung keine Besserung eintritt, erneute Ursachenabklärung und Ergänzung durch Ganglien- und Störfeldbehandlung.

Prognose

- bei lange zuvor aufgetretenen Beschwerden protrahierter Behandlungsverlauf, aber prognostisch durchaus komplette Ausheilung möglich

Therapieversager

- bei Noncompliance (Überlastung, falsches Schuhwerk, fehlende Dehnübungen)

Bei ausbleibendem Therapieerfolg

- erneute Überprüfung der Indikation und des zugrunde liegenden Krankheitsbildes
- neuraltherapeutische Behandlung der gesamten Wirbelsäule bis hoch zu den Kopfgelenken
- Behandlung von Muskeldysbalancen der gesamten Bein- und Rückenmuskulatur

Begleitende Therapie

Methode	Indikation/Ziel	Beispiele
Physiotherapie	Behandlung der beteiligten Muskulatur	• Dehntechniken (PIR = postisometrische Relaxation) der beteiligten Muskulatur • Technik „kurzer Fuß“ nach Janda • Friktionsmassage
Chirotherapie	Mobilisation	• oberes und unteres Sprunggelenk • ISG • LWS
physikalische Therapie	Durchblutungsverbesserung	Ultraschall
Ordnungstherapie	Behebung fehlerhafter Bewegungsabläufe	• Laufbandanalyse • Trainingsberatung • gelenkschonende Bewegungen
Schuhorthopädie	Beseitigung mechanischer Ursachen	• Schuhe mit Randabstützung oder Ringeinlage (Fersen-Gelkissen) • Vermeidung des Tragens von hochhackigen Schuhen • ggf. Versorgung mit Einlagen, besonders bei Langstreckenläufern
medikamentöse Therapie		• z.B. Zeel®, Traumeel® • **Beachte:** keine Kortisoninjektion (verschlechtert die Durchblutung, Gefahr der Fettatrophie)
Homöopathie	spezifisches Mittel!	Hekla lava D12

Fluor vaginalis

Barbara Doll, Stefan Weinschenk

Vermehrter, subjektiv störender, weißlicher Ausfluss aus der Scheide, nicht juckend, nicht brennend, geruchlos (sonst: vgl. ▶ Differenzialdiagnose!).

Synonyme: Ausfluss, Weißfluss, Fluor albus, „Hypersekretion der Cervix" [Goecke 1953], Leukorrhoe

Epidemiologie

- eines der häufigsten Symptome in der frauenärztlichen Praxis
- 30–40% der Patientinnen

Differenzialdiagnose

Sehr wichtig, weil viele verschiedene Ursachen möglich.

- sexuell übertragbare Krankheiten wie Gonorrhoe, Syphilis, Genitaltuberkulose, Gardnerella vag., Chlamydien, außerdem B-Streptokokken (diese sind alle klassisch antibiotisch zu behandeln; Neuraltherapie zur Nachbehandlung sinnvoll)
- Candida albicans
- HPV-Infektion
- intrazervikales Zervixkarzinom, Portiokarzinom
- Portioektopie (ohne Krankheitswert, wenn Zytologie in Ordnung)
- periovulatorisch: physiologisches Zeichen der Fruchtbarkeit (Zervixschleim, spinnbar)

Ätiologie aus neurovegetativer Sicht

Wenn alle anderen der vielen möglichen Ursachen ausgeschlossen sind → funktionelles Krankheitsbild mit starker vegetativer Komponente: Auch am Ostium und am inneren Muttermund finden sich vermehrt vegetative parasympathische Fasern (V.I.P.-Fasern), die zyklusgerecht eine Erweiterung des Muttermunds und die periovulatorisch verstärkte Sekretion steuern.

Bei einem Ungleichgewicht zwischen Sympathikus und Parasympathikus kommt es zu einer anhaltenden vegetativen Hypersekretion. Es gibt auch Hinweise auf eine Ausscheidungsfunktion des Uterus bei verstärkter Toxinbelastung.

Psychosomatisch spricht man auch vom „Weinen nach innen".

Erfahrungen mit der Neuraltherapie

Wenn mikrobiologisch und laborchemisch unauffällige Befunde, aber typische Symptomatik: primär neuraltherapeutische Vorgehensweise, auch zur Differenzialdiagnostik, mit gutem Erfolg. Bereits 1953 publizierte Goecke und später sein Schüler Mink die erfolgreiche Behandlung der Hypersekretion allein mittels wiederholter parazervikaler Injektion an den Frankenhäuser-Plexus [Goecke 1953]. In vielen Fällen reicht jedoch heute die rein segmentale Behandlung nicht mehr aus, es sind zusätzliche Maßnahmen (▶ Begleitende Therapie) zur Schaffung eines vegetativ ausgeglichenen Zustands erforderlich.

Neuraltherapeutische Vorgehensweise

Lokale und segmentale Therapie

- Quaddeln im Segment, „gynäkologisches W" (▶ 10.3.10)
- Quaddeln über dem Sakrum (▶ 10.3.11)
- i.v. (▶ 10.7.1)

Ganglientherapie

- Plexus uterovaginalis (abdominal; ▶ 10.4.9)
- Plexus uterovaginalis (vaginal; ▶ 10.4.10)
- lumbaler Grenzstrang (▶ 10.4.7)

Störfeldtherapie

- wichtig: Schilddrüse („hormonelle Achse“)
- Narbe im Segment: Laparoskopie-Narben, Pfannenstiel, Längslaparatomie, Appendektomie, Episiotomie, Dammrisse, Laserbehandlung, Emmet-Riss, Zervixnarbe nach Konisation, Piercing
- Uterus und Adnexe, v.a. nach entzündlichen Genitalerkrankungen: Plexus uterovaginalis
- Zähne, hierbei besonders die Schneidezähne 12-22, 32-42 („Ovarzähne“) beachten

Behandlungsverlauf, Prognose, Begrenzung

Behandlungsschema

- bei akuten Beschwerden: 2× pro Woche über 3 Wochen
- bei chronischen Beschwerden: regelmäßig alle 1–2 Wochen über 3 Monate, Abstände bei zunehmender Besserung vergrößern, Auffrischungsbehandlung nach einem halben Jahr

Therapieversager

- bei Überwiegen einer psychosozialen Komponente (z.B. latente Beziehungskrise)
- rein psychosomatisches Krankheitsgeschehen
- bei bestimmten ethnischen Gruppen (andere Bedeutung der Symptomatik)
- Rentenbegehren

Bei ausbleibendem Therapieerfolg

- erneute Überprüfung der Indikation (vgl. ▶ 6.4 Kontraindikationen)
- erneute Anamnese: Störfeld übersehen?

Begleitende Therapie

Methode	Indikation/Ziel	Beispiele
Phytotherapie	• stärkend • Selbstheilungskräfte anregend • antiödematös	• Schachtelhalm • Pfeffer • Traubensilberkerze, • Nachtkerzenöl
Homöopathie	konstitutionell	nach homöopathischer Repertorisation
Ordnungstherapie	vegetativer Ausgleich	• Ernährungsumstellung, • Nikotinkarenz
Akupunktur	gestörter Qi-/Energiefluss	Ggf. mit Kräutern (TCM)
Balneotherapie	Erschöpfungs- und Reizzustand	• Moorbäder • Sitzbäder
medikamentöse Therapie	Verschorfung einer Portioektopie	• Silbernitrat-Stift, Albothyl
Chirotherapie	Behebung biomechanischer Störungen	• ISG-Blockierung, • Behandlung des lumbosakralen Übergangs

Fußbeschwerden

Hüseyin Nazlikul

Schmerzen im Bereich des Fußes, die von einem der Sprunggelenke, Fußgelenke oder von bindegewebigen Strukturen des Fußes herrühren können.

Epidemiologie

- häufiges orthopädisches Krankheitsbild bei Läufern, Menschen mit falschen Einlagen oder schlechten Ganggewohnheiten, sitzender Tätigkeit und/oder Bindegewebsschwäche etc. (▶ Differenzialdiagnose)

Differenzialdiagnose

Schwierige Differenzialdiagnose, da Fußschmerzen von vielen Strukturen und Faktoren beeinflusst werden können. Bei intraartikulären Ursachen ist eine frühe Differenzialdiagnose besonders wichtig, um keinen traumatischen Gelenksschaden (z.B. durch freie Gelenkkörper) zu übersehen und eine Operation hinauszuzögern.

Gründe aus dem Gelenkbereich	Weitere orthopädische Ursachen	Dermatologische Ursachen	Angiologische Ursachen	Internistische Ursachen
• Sprunggelenksarthrose • Fußschmerzen durch chronische Fehlbelastung (falsche Einlagen, Hallux valgus) • „pseudoradikuläres Syndrom" der Füße • Morbus Köhler I und II • Infektionen des Fußes • Verletzung des Fußes • Fußdeformitäten Klump-, Hohl-, Spreiz- und Plattfuß • Hallux valgus trigidus • Z.n. Operationen des Fußes und Narben • Fersensporn (▶ 12 Fersensporn) • Frakturen: Mittelfuß oder Zehenfraktur, Pseudarthrosen, Ermüdungsbrüche (Marschfraktur)	• Lumboischialgie • aseptische Knochennekrose • Osteoporose • juvenile oder aneurysmatische Knochenzyste • Knocheninfarkt • entzündliche Prozesse • Osteomyelitis • Tuberkulose • Lepra • benigne und maligne Tumoren des Knochens, Knorpels und Bindegewebes	• benigne Hautläsionen: Clavi, Verrucae, Mykosen • Unguis incarnatus • Abszess, Phlegmone	• Durchblutungsstörungen • Arteriosklerose • diabetische Mikroangiopathie • Varikosis • Thrombose, postthrombotisches Syndrom	• rheumatische Erkrankungen • Gicht • Sarkoidose • neurologische Erkrankungen • Alkoholneuropathie • Fibrose der Plantarfaszie • aggressive Fibromatose • Ganglien (z.B. „Surfers knob") • Neurinome (Morbus Morton) • heterotope Ossifikation • pigmentierte Synovitis

Eine Reihe dieser Ursachen kann nach exakter Diagnosestellung neuraltherapeutisch behandelt werden.

Ätiologie aus neurovegetativer Sicht

Die sensible Versorgung des Sprungsgelenks erfolgt aus den Nn. tibialis, saphenus, peronaeus profondus sowie aus dem N. suralis, die sensible Versorgung der Gelenk der Fußwurzeln, des Mittelfußes sowie der Zehen aus den Nn. tibialis, fibularis superficialis und fibularis profundus. Mit diesem somatischen sensiblen Nerven laufen sympathische Fasern für die protopathische Sensibilität. Jede Form einer Störung des Fußes begünstigt die Entstehung einer Schmerzerkrankung.

Jede Störung der Sympathikusfunktion bewirkt eine Störung der Gewebetrophik und die Versorgung aller Gewebeanteile des Fußes mit nachfolgender Störung der Funktion und Verstärkung der Schmerzen.

Prädisposition durch aufrechte Körperhaltung des Homo sapiens, falsches Sitzen, Bewegungsmangel.

Neuraltherapeutische Vorgehensweise

Die neuraltherapeutische Vorgehensweise unterscheidet sich wesentlich je nach Grunderkrankung, nachfolgend einige Beispiele.

Lokale und segmentale Therapie

- „Davos"-Maximalpunkte (▶ 10.1.3)
- Quaddeln im Segment
- Quaddeln über dem Fußgelenk (▶ 10.6.10)
- Triggerpunkte der Muskulatur des Fußes (▶ 10.2.13)
- Injektionen an die Gelenkkapsel und Bandstrukturen
- Injektion an die benachbarten Gelenke (Knie [▶ 10.6.9], Zehengelenke [▶ 10.6.10])
- Injektion an Bursa von Fuß und Fußgelenk (▶ 10.6.10)
- Injektionen an die Lig. collaterale mediale und laterale

Ganglientherapie

- lumbaler Grenzstrang in Höhe L2–4 (▶ 10.4.7)
- lumbaler Grenzstrang in Höhe L3 bei postischialgiformen Durchblutungsstörungen (Reischer)
- sakrale epidurale Injektion (▶ 10.5.11)

Störfeldtherapie

- Narbe im Segment: Hautverletzungen im Fußbereich, auch aus der Kindheit (Stürze), OP-Narben von Operationen (Fehlstellungskorrekturen, Traumen)
- dorsaler Rumpf: gelegentlich Störfeldgeschehen aus dem Abdomen oder der unteren Wirbelsäule und aus dem Kopfbereich (Zähne!), das sich als absteigende Funktionskette (▶ 8.2.6 Diagnostik über Muskelfunktionsketten) am Fuß manifestiert

Behandlungsverlauf, Prognose, Begrenzung

Behandlungsschema

- bei unklaren Fußbeschwerden (keiner der o.g. Gründe gefunden): 1–2× Behandlung

- daraufhin kein Ansprechen Neuraltherapie: Einleitung einer umfangreichen Störfeld-Diagnostik inkl. Bewertung von Zahnstatus und Darmflora gehören zu Standard bei unklaren Fußbeschwerden. Es erfolgt eine
- kombinierte Lokal-, Segment- und Störfeldbehandlung für 3–5×
- nach Besserung zunehmend größere Abstände

Therapieversager
- bei genetischen Erkrankungen
- unter hochdosierter Gabe von Steroiden, z.B. bei rheumatischen Erkrankungen
- Rentenbegehren
- übersehene Narben und Störfelder

Bei ausbleibendem Therapieerfolg
- erneute Überprüfung der Indikation
- erneute Anamnese: Störfeld übersehen
- bei trotz Ausnutzung aller neuraltherapeutischer und sonstiger Maßnahmen erfolglosem Verlauf: OP

Begleitende Therapie

Methode	Indikation/Ziel	Beispiel
Phytotherapie	antientzündlich	• Salicylat (Assalix®) • Enzymtherapie
manuelle Therapie	• Luxationen des Fußgelenk und • Bänderdehnung	• Mobilisation • laterale Friktion • Ergometer
physikalische Therapie		• Laser • Magnetfeld • TENS
Akupunktur	gestörter Qi-/Energiefluss	• wichtigster Punkt: Di 11; • lokale Punkte: z.B. Injektionsakupunktur
Mesotherapie	Mikropharmakologika	Zeel
Balneotherapie	Relaxation Beckenring	„Frauenbäder"
Lifestyle-Änderung	Beseitigung von mechanischen Irritationsfaktoren	• Schuh-Einlagen, ggf. ändern • Bewegungsmuster prüfen • ggf. Gewichtsreduktion
operativer Eingriff	nur als ultima ratio [Moseley et al. 2002]: OP liefert keine besseren Ergebnisse als Plazebo!	beachte: kein „Knorpelshaving"! (obsolet)

Gastritis

Petja Piehler

Entzündliche Reaktion der Magenschleimhaut auf unterschiedliche Noxen (Medikamente, alimentärer oder Alkoholexzess, Lebensmittelvergiftung durch toxinbildende Bakterien, Stress, Traumata).

Synonym: Oberbauchbeschwerden

Epidemiologie

- chronische Form: häufiges Vorkommen ohne genaue statistische Angaben
- akute Gastritis (meist exogene Noxen): in der Gastroskopie eher selten histologisch verifiziert

Differenzialdiagnose

- andere Erkrankungen von Magen, Duodenum, Gallenblase, Pankreas, insbesondere Malignome

Ätiologie aus neurovegetativer Sicht

Ungleichgewicht zwischen den aggressiven Faktoren (Magensäure, Pepsin, Helicobacter pylori, exogene Noxen) und den defensiven Faktoren (Magenschleim, Bikarbonat, Mikrozirkulation, Prostaglandine, Schleimhautbarriere): Blockierung der vegetativen Regulation durch die aggressiven Faktoren mit der Folge der pathologischen gastralen Hypomotilität und eines pathologischen gastroduodenalen Galle-Refluxes.

Eine gestörte Vagusfunktion (neurogene Entzündung) dürfte nach neueren Erkenntnissen einen erheblichen Einfluss auf alle gastrointestinalen Erkrankungen haben [Tracey 2007].

Erfahrungen mit der Neuraltherapie

Sowohl die akute wie die chronische Gastritis im Frühstadium kann durch Neuraltherapie als Monotherapie ausgezeichnet behandelt werden.

Neuraltherapeutische Vorgehensweise

Lokale und segmentale Therapie

- Eine Quaddel im epigastrischen Winkel oder die epigastrische Injektion (▶ 10.3.6) ist für die Akuttherapie meist ausreichend; evtl. Wiederholung am gleichen Tag
- 1 ml Procain 1 % i.v. links (▶ 10.7.1)
- ggf. Injektion in weitere druckdolente Punkte der Bauchwand
- Triggerpunkte der Bauch- und Rückenmuskulatur (▶ 10.2)
- Trinken von 2 Amp. Procain 1% bringt meistens sofortige Linderung der Beschwerden (▶ 10.10.1)
- segmentale Injektionsserie (▶ 10.3.6 Segment Magen)

Störfeldtherapie

- Nabel, Oberbauchnarben
- Blockierung Wirbelgelenke (▶ 10.6.5)

Begleitende Therapie

Methode	Indikation/Ziel	Beispiele
Phytotherapie	• stärkend • Selbstheilungskräfte anregend	Gastrovegetalin®, Iberogast®
manuelle Medizin		Massage Rücken/Bauch
Akupunktur/TCM	gestörter Qi-/Energiefluss	lokale Punkte

12

Ordnungstherapie	Neuausrichtung der Lebensweise	• Nikotinkarenz, • Kaffeereduktion • vegetativer Ausgleich: Wechsel zwischen Anspannung und Entspannung; • Bewegungsmangel ausgleichen
Diätetik	Ernährungsempfehlungen: Beginn einer Ernährungs- und Lebensumstellung	• reichlich warmer Tee, • warme Suppen, • kalte Softgetränke, Cola vermeiden
Psychotherapie	stärkend	• Verhaltenstherapie, • Stressmanagement, sofern indiziert
medikamentöse Therapie		beachte: Antazida und H_2-Blocker nicht zum Dauergebrauch gedacht

Gelenkverletzungen

Bernd Belles, Gerd Belles

Durch ein Trauma verursachte Schädigung der Gelenkkapsel und/oder des Bandapparates und/oder von Faserknorpelscheiben (Meniskus, Diskus) und/oder des hyalinen Knorpels.

Ursachen:
- Kontusion (Prellung) durch direkte Gewalt mit Erhaltung der Gelenkstabilität
- Distorsion (Zerrung) durch indirekte Gewalteinwirkung mit reversibler Verformung des Gelenks und ggf. resultierender Gelenkinstabilität

Symptome
- Kontusion: Schwellung, Hämatom, Reizergüsse, Hämarthros, Knorpelschaden/-fraktur („flake fracture“), Meniskusruptur, Vernarbung, Bewegungsdefizit
- Distorsion: Schwellung, Hämatom, Kapselverletzung, Bandzerrung, Bandruptur, Gelenkinstabilität, Reizergüsse, Hämarthros, Knorpelschaden/-fraktur („flake fracture“), Meniskusruptur, Vernarbung, Bewegungsdefizit

Differenzialdiagnose
Frakturen müssen ggf. radiologisch ausgeschlossen werden.

Ätiologie aus neurovegetativer Sicht
Bei chronisch-rezidivierenden Gelenkverletzungen bestehen häufig übergeordneten Störungen im Segment u./o. Störfelder mit konsekutiver insuffizienter Kapsel-Band-Führung des Gelenkes oder Muskeldysfunktionen.

Neuraltherapeutische Vorgehensweise

Lokale Therapie
Sofortiges Anlegen eines kühlenden Druckverbandes („hot ice“):
- Auflegen eines in Eiswasser getränkten Schwammes oder Schaumgummiteiles
- Anwickeln einer in Eiswasser getränkten Kompressionsbinde
- immer wieder Befeuchten des Druckverbandes von außen mit Eiswasser

- Lagerung: Betroffenes Gelenk wird entlastet und liegt über Körperzentrum.
- Dauer: 30 min

Nach Abwickeln des Kompressionsverbandes und ausführlicher Untersuchung des Gelenks neuraltherapeutische Behandlung in Abhängigkeit von der gestellten Diagnose:

- **Schwellung/Hämatom:**
  - sofort: lokale Infiltration in die Schwellung/das Hämatom und die Umgebung mit Procain 1 %
  - Injektion jeden 2. Tag wiederholen (5×)
- **Kapsel-Band-Verletzung:**
  - sofort: lokale Infiltration der Gelenkkapsel/Bandansätze/Rupturbereich mit Procain 1 %
  - Injektion jeden 2. Tag wiederholen (5×)
- **Knorpelschaden-/ruptur:**
  - sofort: Quaddelung über dem Gelenkspalt
  - am Folgetag unter streng sterilen Bedingungen intraartikuläre Injektion von Procain 1 %
  - intraartikuläre Injektionen 1×/Woche wiederholen (10×)
- **Meniskusreizung/-ruptur:**
  - sofort: Quaddelung über dem Gelenkspalt
  - Am Folgetag unter streng sterilen Bedingungen intraartikuläre Injektion von Procain 1 %
  - intraartikuläre Injektionen 1 ×/Woche wiederholen (10×)
  - in Abhängigkeit von Rupturlokalisation/-ausmaß OP-Indikation!
- **Reizerguss/Hämarthros:** bei unter konservativer Therapie persistierendem Gelenkerguss je nach Ausmaß:
  - nach 3–5 Tagen streng sterile Gelenkpunktion mit Abziehen des Ergusses; in gleicher Sitzung: intraartikuläre Injektion von Procain 1 %
  - anschließend: Anlegen eines Kompressionsverbandes
  - bei Nachlaufen des Ergusses gesamtes Procedere nach jeweils 1 Woche wiederholen

Nach der Soforttherapie erfolgt das erneute Anwickeln eines kühlenden Druckverbandes für 30 min; danach Anlegen eines entlastenden Salben-Druckverbandes über Nacht.

Die Folgetherapie beinhaltet neuraltherapeutische Injektionen wie oben beschrieben und eine intensive physiotherapeutische/balneophysikalische Mitbehandlung.

Als Folgeerkrankungen nach Kontusion/Distorsion können u.a. auftreten:

- **Vernarbungen:** lokale Infiltration in die Vernarbung mit Procain 1% 2×/Woche (10×)
- **Bewegungsdefizit:** lokale Infiltration in vorhandene Kontrakturen und intraartikuläre Injektionen von Procain 1% 1×/Woche (10×)

Segmentale Therapie

Eine begleitende segmentale Therapie bewirkt ein schnelleres Abheilen der Verletzungsfolgen und sollte somit immer ins Therapieregime miteinbezogen werden. Die segmentale Therapie beinhaltet je nach Gelenklokalisation:

- Quaddelung mit Procain 1% paravertebral des entsprechenden Wirbelsäulenabschnitts
- Infiltration der Facettengelenke der entsprechenden Wirbelsäulenabschnitte (▶ 10.6.5)

- periradikuläre Infiltrationen
- Blockaden des sympathischen Grenzstrangs im HWS-/LWS-Bereich (▶ 10.4)
- ggf. intraarterielle Injektionen (z.B. bei sich entwickelnder Algodystrophie)

Störfeldtherapie

Ein vorhandenes Störfeld behindert den Heilungsprozess enorm. Ferner kann ein Störfeld selbst über Beeinflussung der Muskelfunktion und der Kapsel-Band-Strukturen zur funktionellen Gelenkinstabilität beitragen und somit Gelenkverletzungen begünstigen. Eine Störfeldabklärung und -therapie sollte also immer erfolgen.

Besonders zu beachten und immer zu therapieren bei Gelenkverletzungen sind Narben im Segment.

Häufige Störfelder sind:
- Zahn-Kiefer-Bereich, Nasennebenhöhlen, Tonsillen
- gynäkologischer/urologischer Bereich

Behandlungsverlauf, Prognose, Begrenzung

Langwierige Behandlungsverläufe können vermieden werden, wenn schnellstmöglich mit einer neuraltherapeutischen Therapie begonnen wird. Nach anfänglicher lokaler Therapie sollte dabei auch immer eine segmentale Therapie und Störfeldtherapie erfolgen.

Voraussetzung für den Erfolg ist die gründliche Untersuchung des Patienten mit richtiger Diagnosestellung. Dabei müssen Indikationen zur Gips-/Orthesenversorgung und zur operativen Versorgung rechtzeitig gestellt werden. Dies betrifft insbesondere Gelenkinstabilitäten, Gelenkluxationen, Meniskusrupturen und Frakturen.

Begleitende Therapie

Maßnahme	Indikation/Ziele	Beispiele
medikamentöse Therapie	antientzündliche Wirkung	• sofortiger Beginn mit Arnica C 200 Glb. stdl. 1 Glb. für 24 Std., dann 3 × 1 Glb. für 5 Tage • Wobenzym Drg.: 3 × 5 bis 3 × 10 Drg. (1 Stunde vor dem Essen)
Physiotherapie		• Krankengymnastik zur Therapie der Bewegungsstörung, und zur muskulären Stabilisierung des betroffenen Gelenks • Propriozeptionstraining zur Rezidivprophylaxe
physikalische Therapie		• Kryotherapie • Ultraschallbehandlung • Reizstrom • Iontophorese in stadienadaptierter Anwendung
Massage		• manuelle Lymphdrainage • Querfriktionsmassagen zur Verbesserung der Gewebstrophik

Gipsbehandlung/ Orthesenversorgung	bei insuffizienter Bandführung mit resultierender Gelenkinstabilität oder bei Z.n. Gelenkluxation mit ausgeprägter Zerreißung von Kapselbandstrukturen	• intermittierende Ruhigstellung des Gelenks im Gips oder mittels Orthesen bis zur Bildung von belastungsfähigem Narbengewebe oder bis zur ausreichenden muskulären Stabilisierung getragen werden. • zur neuraltherapeutischen Behandlung jeweils abgelegen

Hepatitis

Petja Piehler

Entzündlicher Prozess der Leber, der durch diffuse oder unregelmäßige Leberzellnekrosen gekennzeichnet wird und durch spezifische Viren, Alkohol, Medikamente oder Autoimmunreaktionen ausgelöst wird.

Die klinische und laborchemische Differenzialdiagnostik ist obligat.

Epidemiologie

- Ätiologie bedingt unterschiedliches Vorkommen

Differenzialdiagnose

- andere Hepatopathien (z.B. Zirrhose, NASH-Syndrom, nicht-alkoholische Steato-Hepatitis)

Ätiologie aus neurovegetativer Sicht

- obligate Mitbeteiligung von gestörten neurovegetativen Funktionsabläufen bei den chronischen Abläufen

Erfahrungen mit der Neuraltherapie

Die Neuraltherapie zeigt sowohl bei akuter wie bei chronischer Form ausgezeichnete Resultate [Fischer 2007]. Sie sollte jedoch nur als Begleitmaßnahme im Rahmen eines leitlinienkonformen Gesamtkonzepts eingesetzt werden.

Neuraltherapeutische Vorgehensweise

Lokale und segmentale Therapie

- druckdolente Punkte unter dem rechten Rippenbogen nach dem „Davos-Prinzip“
- Vogler-Punkt rechts (vgl. ▶ 10.3.6 Segment Magen)
- segmentale Therapie in Segmenten Th6–10

Ganglientherapie

- Ggl. coeliacum rechts (▶ 10.4.6)

Störfeldtherapie

- Narben im Segment (Cholezystektomie-Narben!)
- Nabel (Verbindung zur Leber über die obliterierte V. umbilicalis/Lig. falciforme hepatis)

Behandlungsverlauf, Prognose, Begrenzung

Behandlungsschema

- bei akuter Hepatitis tägliche Injektionen
- bei chronischen Formen 1× pro Woche, später 1× im Monat

Therapieversager
- fortgeschrittene Fibrose; äthyltoxische Genese

Bei ausbleibendem Therapieerfolg
- Indikation zur Neuraltherapie neu überprüfen
- spezifische antivirale und antifibrotische Therapie

Begleitende Therapie

Therapie	Indikation/Ziel	Beispiel
Phytotherapie	antifibrotisch	Mariendistel oral
physikalische Therapie	Durchblutungsverbesserung	Leberwickel

Herpes genitalis der Frau

Barbara Doll, Stefan Weinschenk

Primärinfektion: durch Herpesvirus Typ 2 meist durch Schleimhautkontakt übertragene ansteckende Erkrankung

Rezidiv: endogene Reaktivierung der Herpesviren aus dem nervalen Reservoir (Ganglien) mit Wiederauftreten der typischen Beschwerden, meist an der immer gleichen Stelle; Bläschen hoch kontagiös

Synonyme und verwandte Symptome: genitaler Herpes, Herpesbläschen

Epidemiologie
- häufige Vulvaerkrankung, v.a. im reproduktiven Alter
- korreliert mit sexueller Aktivität

Differenzialdiagnose
- Condylomata accuminata
- Vulvadysplasien
- Vulvadystrophie (Lichen)
- Vulvakarzinom
- Soorvulvitis
- Pruritus vulvae et ani anderer Genese

Die Diagnose wird vom erfahrenen Arzt klinisch gestellt, virologischer Nachweis nur in Ausnahmefällen erforderlich.

Ätiologie aus neurovegetativer Sicht
Die Erstinfektion erfolgt afferent über den Eintrittsort der Haut, meist übertragen durch Geschlechtsverkehr. Das Rezidiv erfolgt endogen über efferente Nerven.

Herpesinfektion ist primär ein Befall der Neuronen. An der Endstrecke der Nerven, im Dermatom, kommt es zu primären und sekundären Krankheitserscheinungen in Form von Bläschen. Begleitend starke Schmerzen, auch mit Ausbreitung im Segment, bei einseitigem Befall nur streng einseitige begleitende Schmerzsymptomatik.

Ein **Rezidiv** kann auftreten bei vorübergehender oder dauerhafter Immunschwäche, psychischer Belastung (Beziehungskonflikt), beruflichem Stress und anderen Belastungssituationen (Fehlernährung!).

Erfahrungen mit der Neuraltherapie

Neuraltherapie kann in allen Phasen der Herpeserkrankung zum Einsatz kommen:

- zum Zeitpunkt der Primär- oder Rezidivinfektion zur Besserung der lokalen Beschwerden
- beim Rezidiv zur Schmerztherapie
- im Intervall zur Verminderung der Rezidivquote
- zur Behandlung des postherpetischen Schmerzes

Die Behandlung der Primär- und Rezidivinfektion der Haut gelingt in der überwiegenden Mehrzahl der Fälle schnell und sicher bereits durch einfaches Umspritzen der Bläschen. Insbesondere die begleitenden Schmerzen lassen sich zuverlässig dämpfen bzw. verhindern. Die neuraltherapeutische Behandlung wird in komplizierten Fällen ggf. ergänzt durch Behandlung der Spinalnerven und/oder des Segments (eine direkte Injektion in frische Bläschen sollte vermieden werden, Kontaminationsgefahr). Auch eine frühzeitige Sympathikusinjektion führt zu sehr guten Resultaten [Colding 1973].

Die Häufigkeit des postherpetischen Schmerzes kann durch eine frühzeitige neuraltherapeutische Behandlung deutlich vermindert werden [Raj 1987].

Neuraltherapeutische Vorgehensweise

Lokale und segmentale Therapie

> **Beachte**
> Injektion nicht direkt in die floriden Bläschen, sondern in das umgebende gesunde Gewebe und subkutan **unter** die Affektionen!

- Quaddeln am Locus dolendi (▶ 10.1.1)
- topische Neuraltherapie mit Procain- und EMLA-Salbe (▶ 10.10.7)
- Quaddelserie im Verlauf des Segments, z.B. im Sakrum (▶ 10.3.11)
- Quaddelserie Wirbelsäule (▶ 10.1.2)
- Facetteninfiltration im betroffenen Segment (▶ 10.6.5)
- Injektion an die betroffenen Sakrallöcher (▶ 10.5.8)

12

Ganglientherapie

- Injektion an den betroffenen Nerven, z.B. NAP der Trigeminus-Äste (▶ 10.5.1, ▶ 10.5.2), N. intercostalis (▶ 10.5.9)
- übergeordnetes Ganglion; Beispiele:
  - Ggl. oticum bei Befall von Trigeminus V2 (▶ 10.4.2)
  - Ggf. stellatum bei Thoraxbefall (▶ 10.4.5)

Störfeldtherapie bei Infektion und Herpesschmerz

- abgelaufene Organerkrankung im Segment
- alle Narben im betroffenen Segment (Episiotomie)
- insbesondere bei Beschwerden im Trigeminusbereich: Zahn- Kiefer-Beherdung

Behandlungsverlauf, Prognose, Begrenzung

Behandlungsschema

Akute Infektion:

- im akuten Stadium tägliche Behandlung; bereits nach 1–2 Behandlungen deutliche Besserung bis zu einem Verschwinden der Beschwerden, insbesondere der Schmerzen

- bei Therapieresistenz Mitbehandlung segmentaler Strukturen und der zugehörigen Ganglien

Rezidivprophylaxe und Post-Herpes-Schmerz:
- im Intervall zur Rezidivprophylaxe 1–2× monatlich neuraltherapeutische Behandlung des betroffenen Hautareals, das die Patienten meist sehr genau angeben können
- Vergrößerung der Behandlungsabstände mit zunehmender Dauer der Rezidivfreiheit

Therapieversager
- vorausgegangener hoher Analgetikaverbrauch
- immunschwächende Faktoren (Rauchen)

Bei ausbleibendem Therapieerfolg
- weiteres Störfeld im Segment übersehen? (Beispiele: Genital-Narben [Pfannenstiel-OP], OP-Narbe nach neurochirurgischem Eingriff)
- bei massivem, großflächigem Befall oder überstarken Schmerzen zusätzlich systemische antivirale Therapie

Begleitende Therapie

Methode	Indikation/Ziel	Beispiele
Primär- und Rezidivinfektion		
lokale Behandlung	• Hautberuhigung • antiinflammatorisch	• ASS-Salbe • Zinkoxid
medikamentöse Behandlung	Analgesie	• NSAR
antivirale Behandlung	virostatisch	Aciclovir, auch systemisch (jedoch nur geringe oder keine Wirkung gegen Herpes-Schmerz)
Post-Herpes-Schmerz (**Zosterneuralgie**)		
medikamentöse Therapie	• Antiepileptika: Phasenprophylaxe, Erhöhung der Schmerzschwelle • Antidepressiva: Beruhigung, Stimmungsaufhellung, Dämpfung des Schmerzempfindens	• Gabapentin 100 mg • Valproinsäure 300 mg • Amitryptilin
Akupunktur	• Muskelrelaxation • Schmerzlinderung	• Punkte im betroffenen Segment • Fernpunkte z.B. Di 4
Elektrotherapie	Analgesie (Gate-Control-Prinzip)	TENS
Ordnungstherapie	„Coping" bei chronischen Schmerzen	• Sport, • Bewegungstherapie • Ergotherapie

Herzrhythmusstörungen

Petja Piehler

Pathologische Veränderungen des Erregungsbildungs- und Erregungsleitungssystems.

Synonyme: Arrhythmien

Epidemiologie

- keine genauen Daten über die Häufigkeit, hohe Dunkelziffer
- Auftreten mit und ohne Vorliegen einer strukturellen Herzmuskelerkrankung

Differenzialdiagnose

Unterscheidung erforderlich zwischen

- tachykarden und bradykarden Herzrhythmusstörungen
- supraventrikulären und ventrikulären Arrhythmien
- Differenzialdiagnose sowohl zu anderen organischen Herzerkrankungen als auch zum hyperkinetischen Herzsyndrom

Ätiologie aus neurovegetativer Sicht

- Triggerung durch pathologische Alteration der sympathischen und parasympathischen nervalen Versorgung

Erfahrungen mit der Neuraltherapie

- sehr gute Behandlungsergebnisse bei allen funktionellen Formeln

Neuraltherapeutische Vorgehensweise

Lokale und segmentale Therapie

- 1 ml Procain 1 % intra- und perivenös (▶ 10.7.1)
- Quaddeln paravertebral in den Segmenten Th1–5 sowie parasternal in den gleichen Segmenten
- Infiltrieren von druckdolenten Punkten und Triggerpunkten im Thoraxbereich (▶ 10.2.6)
- druckdolente Dornfortsätze im HWS- und BWS-Bereich
- Facetteninjektion Th4–6 (▶ 10.6.5)

Ganglientherapie

- Ggl. stellatum (▶ 10.4.5; manchmal bessere Erfolge mit rechtsseitiger Injektion!)

Störfeldtherapie

- alle Narben mit Störfeldcharakter, überwiegend im Herzsegment
- Zähne, insbesondere Weisheitszähne
- Nasennebenhöhlen, Schilddrüse

Behandlungsverlauf, Prognose, Begrenzung

Behandlungsschema

- bei akuten Beschwerden: 1–2 pro Woche
- im Intervall als Prophylaxe

Therapieversager

- bei nicht erkannten organischen Störungen

Bei ausbleibendem Therapieerfolg

- immer die Injektion an die Schilddrüse in das Therapiekonzept integrieren
- akribische Störfeldsuche, neuraltherapeutische Blockade vom Ggl. stellatum

Begleitende Therapie

Therapie	Indikation/Ziel	Beispiele
Ordnungstherapie	alle rhythmischen Vorgänge des Lebens harmonisieren	• Stressbewältigung • Schlaf-Wach-Rhythmus • Anspannung – Entspannung
orthomolekulare Medizin	Normalisieren der Elektrolyt-Homoöstase	• Magnesium • Tromcardin • Omega-3-Fettsäuren

Hordeolum

Hans Langer

Entzündung einer Meibom-Drüse am Lidrand, meist am Unterlid.

Synonyme und verwandte Syndrome: Gerstenkorn; chronisch-rezidivierende Form mit Kapselbildung: Chalazion

Erfahrungen mit der Neuraltherapie

Das Lokalanästhetikum greift am Wesen der Entzündung an. Injektionen mit feinster Nadel durch den augenärztlich erfahrenen Kollegen um und auch in das Hordeolum neben der üblichen Lokalbehandlung führen zu einer schnellen Perforation und Resorption. Ein Chalazion als chronifizierte Form des Hordeolums mit Kapselbildung und eine Spaltungs-Operation wird dadurch meist verhindert.

Neuraltherapeutische Vorgehensweise

- meist ist eine 1–2-malige Behandlung ausreichend.

Lokale und segmentale Therapie

- Injektion an und in die entzündete Drüse mit Zahnkarpule, von seitlich kommend; Patient in die Gegenrichtung blicken lassen (Cave: Hornhautverletzung!)
- Quaddeln am Augenrand (▶ 10.1.1)

Ganglientherapie

- zugehörige Nn. supra- oder infraobitalis (▶ 10.5.1)
- in seltenen Fällen Ggl. pterygopalatinum (▶ 10.4.3)

Behandlungsverlauf, Prognose, Begrenzung

Behandlungsschema

- initial alle 1–2 Tage, dann Sonografie-Kontrolle
- bei erfolgreicher Anwendung (Verschwinden des Hordeolums) keine Nachbehandlung erforderlich

Begleitende Therapie

Methode	Indikation/Ziel	Beispiele
Phytotherapie	• stärkend • Selbstheilungskräfte anregend	Euphrasia oligoplex
Homöopathie	Heilungsphase	Arnica

medikamentöse Therapie		• Panthenol-Salbe • Cave: Keine Kortikosteroide! Chronifizierung!

Hüftbeschwerden

Udo Franke

Schmerzsyndrom im Bereich des Hüftgelenkes, kann durch eine Vielzahl von Ursachen bedingt sein (funktionelle, degenerative, [post-]traumatische, statische oder entzündliche Genese).

Synonyme und verwandte Symptomkomplexe: Hüftschmerz, Coxarthrose, Arthrosis deformans, „pseudoradikuläres Syndrom", „Coxitis", Hüftgelenksblockierung, Chondropathie, Hüftdysplasie, Hüftgelenkluxation, Coxa vara /valga, Osteochondrosis dissecans der Hüfte, Epiphysiolysis capitis femoris, juvenile Hüftkopfnekrose, Morbus Perthes, Periarthritis coxae, traumatische oder posttraumatische Coxalgie

Epidemiologie

- Prävalenz von Hüftschmerzen zwischen 15 und 40% der erwachsenen Bevölkerung
- Besonders jenseits des 6. Lebensjahrzehnts nehmen Häufigkeit und Schwere der degenerativ bedingten Coxarthrose zu.
- Hüftgelenk- nach Kniegelenkerkrankungen die zweithäufigste Gelenkerkrankung
- Die posttraumatische Coxalgie spielt besonders im höheren Alter nach Schenkelhalsfrakturen eine Rolle.
- Die Hüftdysplasie gehört zu den häufigsten angeborenen Fehlbildungen des Skelettsystems (2–4% aller Geburten in Deutschland) und stellt eine Prädisposition für spätere Hüftschmerzen dar.
- Inzidenz der Epiphysiolysen ist mit 0,1% niedrig, hat aber ebenfalls große Bedeutung in Hinblick auf eine sekundäre Arthrose (Erkrankungsalter 12–16 Jahre)

Symptome

- Eine Hüfterkrankung äußert sich sehr früh durch Schmerzen bei Bewegung, später in Ruhe, kann sich aber auch durch ausstrahlende Schmerzen in ISG, Knie und LWS bemerkbar machen.
- wichtig gerade für die Abschätzung der neuraltherapeutischen Wirksamkeit: Differenzialdiagnose zwischen **entzündlichen** und **degenerativen** Veränderungen (Tab. 12.1)
- typisch für Coxalgie: pathologisches Gangbild
- lokaler Druckschmerz im Bereich der Leiste, am Trochanter major (mit Ausstrahlung längs der Fascia lata) und Trochanter minor
- Tonussteigerung der Muskulatur mit Schmerz am Tuberculum pubicum (Periostitis pubica), Spina iliaca anterior superior, ISG-Blockierung und Lumbalgie
- häufig: Beckenschiefstand

Epiphysiolyse, Hüftkopfnekrose und Osteochondrosis dissecans:

- häufig Schmerzen im gesamten Bein, zuvor oft rezidivierende Blockierungen im Kniegelenk (Cave: Hüfterkrankung wird dabei oft übersehen!)
- typische Gelenk- und Beinfehlstellung bei angeborenen Erkrankungen oder Traumen

Störung des Pfannendachs: diffuse Leistenschmerzen v.a. zwischen Spina und Symphyse

Störung des Femurkopfs:
- tiefer bohrender Schmerz im Gesäß
- Innenrotation bei 90° gebeugter Hüfte: > 20° möglich = degenerativ; Schmerz schon bei < 5°: eher entzündlich
- häufig begleitende (oder ursächliche?) Störungen im Verlauf der Muskelfunktionsketten mit folgenden Triggerpunkten:
  - M. piriformis
  - M. tensor faciae latae (häufig)
  - M. glutaeus medius; in der „Ischiasloge" (Mulde des Hinterrandes des Muskels), pseudoradikuläre Ausstrahlung ins Bein
- Fortleitung des Schmerzes in das Knie, subjektiv tief im Gewebe („im Knochen")
- begleitende ISG-Blockierung (▶ 8.2.3 Palpationstechniken, ▶ 10.6.6 Iliosakralgelenk) – **wichtigste DD!**
- Einschränkung zunächst der Rotation, später Abduktion
- im Sitzen: Kranke Hüfte steht höher.
- in Rückenlage: Dystrophie der Oberschenkelmuskulatur

Bildgebende Diagnostik:
- typische radiologische Veränderungen einer Coxarthrose erst nach länger bestehenden funktionellen Störungen der Hüfte
- im Rahmen der Spätdiagnostik: MRT
- Hüftdysplasie: Sonographie der Säuglingshüfte

Zur Unterscheidung der möglichen Formen einer Coxalgie dient die folgende Tabelle, aus der von den Krankheitssymptomen auf die entsprechende Form geschlossen werden kann. Dies hat wesentliche Bedeutung für das primäre und das weitere neuraltherapeutische Vorgehen.

Tab. 12.1 Zuordnung von Hüftbeschwerden zu verschiedenen Ursachen (vgl. ▶ 10.6.8 Injektion an das Hüftgelenk).

Symptom	Differenzialdiagnose
ausstrahlende (pseudoradikuläre Schmerzen)	ISG-Blockierung
Rückenschmerzen	LWS-Syndrom, besonders L4/5
Knieschmerzen	lokales Geschehen im Knie mit proximal der Ausstrahlung
Schmerz am Tuberculum pubicum	Periostitis pubica; Adduktorenzerrung
diffuser ventraler und dorsaler Becken- und LWS-Schmerz	Beckenverwringung
Schmerz und Parästhesie am ventralen Oberschenkel	Meralgia parästhetica
Schmerz am Trochanter major nach dorsal ziehend	M.-piriformis-Syndrom
Leistenschmerz	Hernia inguinalis oder femoralis, N. ilioinguinalis Syndrom, Adduktorenspasmus, M.-gracilis-Syndrom
Unterbauch- und Leistenschmerz	urogenitale Erkrankungen, Kolitis

Differenzialdiagnose

- unerkannte Hüftkopffraktur
- Knochentumor oder Metastase
- entzündliche Genese: Rheuma, Gicht, Kollagenosen und andere systemische Erkrankungen mit Gelenkbeteiligung
- Infektionserkrankung: Yersinien, Chlamydien, Virus- und Pilzerkrankungen mit Gelenkbeteiligung

Ätiologie aus neurovegetativer Sicht

- chronischer sympathischer Reizzustand der Muskulatur sowie der ligamentären Strukturen → Dysbalance der Wirbelsäulenmuskulatur → Beckenverwringung und Hüftfehlstellung → Schmerz
- lang anhaltende Belastungen mit sekundärer Druckerhöhung auf den Gelenkknorpel und reduzierter Pufferfunktion → Störung des chondralen Stoffwechsels und Ausbildung einer reaktiven Synovialitis
- anhaltende Mikrotraumata → aseptische Nekrosen
- reaktive Minderperfusion durch übergeordnete Störfelder
- zusätzliche Belastungsfaktoren:
  - mangelnde Bewegung
  - lang anhaltende Positionen ohne Wechsel (z.B. falsches Sitzen, Stehen)
- weitere Kofaktoren:
  - Adipositas
  - Fehlbelastungen in Sport und Beruf
  - pathologische Muskelfunktionsketten (Fehlhaltungen, wiederholte Mikrotraumen)
  - Klimakterium
- bei muskulärer Dysbalance (Handwerksberufe, sitzende Tätigkeiten) oft Reizungen periartikulärer Strukturen: Tendinosen, Bursitis trochanterica

Neuraltherapeutische Vorgehensweise

Lokale und segmentale Therapie

- Quaddeln im Segment
- Quaddeln über der Hüfte mit tiefen Injektionen an die Faszien- und Periostpunkte
- Sehnenansatzpunkte
- präperiostale Infiltration am Trochanter major (Ansatz Tractus iliotibialis, M. piriformis ▶ 10.6.8) und Tuberculum pubicum (Adduktorenmuskulatur)
- Bursa trochanterica
- sakraler Ansatz des M. piriformis (lateraler Sakrumrand) und M. iliopsoas
- Pes anserinus
- Trochanter minor (M. iliopsoas)
- ISG-Bänder: Ligg. iliolumbale, iliosacrale, scarotuberale
- ISG (obere und untere ISG, ▶ 10.6.6)
- Symphysenstrecke (Symphyse ▶ 10.6.7, Übergang Symphyse – Os pubis, Tub. pubicum)
- Triggerpunkte der Hüftmuskulatur (▶ 10.2.10, ▶ 10.2.11)
- Hüftgelenk von lateral oder ventral (vgl. ▶ 10.6.8)

Erweiterte Segmenttherapie

- A. femoralis (merke: IVAN – Innen – Vene – Arterie – Nerv) (▶ 10.7.3)
- N. femoralis
- N. cutaneus femoris lateralis (▶ 10.5.13)
- N. obturatorius (▶ 10.5.14)
- Facettengelenke L2–5 (▶ 10.6.5; auch Th10–L2 für M. iliopsoas und Unterleib)
- Spinalwurzel L4 und 5 (▶ 10.5.8)
- i.v.-Injektion (▶ 10.7.1)
- lumbaler Grenzstrang L2 (▶ 10.4.7)
- Plexus sacralis
- Foramina sacralia (▶ 10.3.11)
- epidurale sakrale Injektion (Hiatus sacralis)

Störfeldtherapie

- Narbe im Segment: Hautverletzungen im Hüftbereich, OP-Narben von vorausgegangenen Hüftoperationen (TEP)
- ventraler Rumpf: Störfeldgeschehen aus dem Abdomen (Darm, Unterleib, Bauchdeckennarben, Hernie, Appendix)
- Kopfbereich: Zähne, chronische Sinusitis (Nasennebenhöhlen)
- Tonsilla pharyngea
- Unterleib (urogynäkologisch)
- Darm als Störfeld (Ggl. coeliacum!)

Behandlungsverlauf, Prognose, Begrenzung

Behandlungsschema

- Behandlung 1–2×/Woche über einen Zeitraum von 6–8 Wochen

Therapieversager

- übersehene Infektionen (z.B. Yersinien, Chlamydien, Borrelien)
- fortgeschrittene Arthrose (kann neuraltherapeutisch nur gelindert, aber nicht dauerhaft beseitigt werden)
- bei angeborenen Hüftfehlstellungen oder traumatischen Erkrankungen oft primäre OP indiziert
- nicht erkannte Funktionskette (insbesondere Zähne, Kiefergelenk, Kopfgelenke)
- Rentenbegehren
- Akute Traumen wie z.B. Frakturen oder Luxationen müssen chirurgisch versorgt werden, um dauerhafte Fehlbelastungen und Arthrose zu verhüten.

Bei ausbleibendem Therapieerfolg

- erneute Überprüfung der Indikation
- erneute Anamnese: Störfeld übersehen? übersehene Narben?
- OP-Indikation regelmäßig prüfen, besonders bei längerer Therapieresistenz
- Treten typische Entzündungszeichen am Gelenk auf, sollte eine stationäre Behandlung erfolgen.

Begleitende Therapie

Methode	Indikation/Ziel	Beispiele
Phytotherapie	antientzündlich	• Enzymtherapie (Wobenzym®) • Teufelskralle • Ackerschachtelhalm • Löwenzahn • Weidenrinde • Aconit-Schmerzöl • Grünlippmuschel (Glukosamin) • Haifischknorpel (Chondroitin) • Methyl-Sulfonyl-Methan • Vitamin C
manuelle Therapie	Lösung pathologischer Funktionsketten	Mobilisation
physikalische Therapie	schmerzlindernd	• Laser • Magnetfeld • TENS • Ultraschall • Kryotherapie
Akupunktur	Aufheben des gestörten Qi-Flusses	• oft Schleim- oder Kälte-Bi-Syndrome • häufig Therapie über die Funktionskreise Gb/Le, Ma/Mi • wichtige Punkte: Gb 29, 39, 31; Ma 30, Mi 12
Homotoxikologie	reizmindernd	• Zeel® • Traumeel® • Discus comp.®
Balneotherapie	Relaxation Beckenring	• „Frauenbäder" • Unterwassermassage
Ordnungstherapie	Beseitigung der Stoffwechselstörung und Belastungsfaktoren	• Diät, basische Kost • Gewichtsreduktion • Sport
Homöopathie	entzündungshemmend	• Argentum nitricum • Arsenicum album • Rhododendron • Sulfur • Thuja • Rhus toxicodendron • Symphytum
Eigenbluttherapie	• schmerzlindernd • entzündungshemmend	sinnvoll in Kombinatiion mit Komplexhomöopathika
Operation	• bei ausgeprägter Arthrose und traumatischen Verletzungen • als ultima ratio	• Arthroskopie • TEP

12

Hypertonie

Hans Barop

Die Hypertonie wird in verschiedene Formen unterteilt:
- „essenzielle" Hypertonie
- sekundäre Hypertonie (aufgrund einer Organerkrankung)

Die nachfolgenden Ausführungen beziehen sich ausschließlich auf die weitaus häufigere essenzielle Hypertonie. Über lange Zeit handelt es sich hierbei um ein funktionelles Geschehen, erst später kommen histomorphologische Veränderungen am Gefäßsystem hinzu.

Synonyme: Bluthochdruck, primäre Hypertonie, idiopathische Hypertonie

Epidemiologie

- Häufigkeit in den Industriestaaten:
  - bei Männern: sehr häufig
  - bei Frauen: bis zum 50. Lebensjahr geringe Prävalenz; postmenopausal deutlich ansteigend; ab dem 60. Lebensjahr gleich häufig wie bei Männern
- Häufigkeit korreliert mit der Industrialisierung des jeweils untersuchten Landes

Differenzialdiagnose

- sekundäre Hypertonie, z.B. nach Nierenerkrankungen, endokrinologischen Erkrankungen (Morbus Cushing)

Ätiologie aus neurovegetativer Sicht

Die erstaunlichen Erfolge mit einem ausschließlich neuraltherapeutischen Behandlungskonzept in der Praxis des Autors lassen den Schluss zu, dass es sich bei der essenziellen Hypertonie in vielen Fällen um eine **schematisch ablaufende Reaktion des vegetativen Nervensystems auf chronische Störungen des Bauchraums** (Dysbiose) **mit einer pathologischen Veränderung der Gefäßsteuerung** handelt.

Der Bauchraum wird vom Sympathikus (spinale Kerngebiete Th6–L2, Ggl. coeliacum), Parasympathikus (ebenfalls Ggl. coeliacum, daneben Kerngebiete S2–4 und N. vagus) sowie dem N. phrenicus (Kerngebiete C–C6, Ggl. stellatum) innerviert. Die vegetative Innervation steuert sowohl die Organfunktion wie die Organperfusion.

Nur wenige andere Erkrankungen können mit einem so stark standardisierten neuraltherapeutischen Behandlungsschema (umfangreiche Segmenttherapie) behandelt werden wie die Hypertonie. Bei der essenziellen Hypertonie scheint es sich folglich um eine Störfelderkrankung (Irritationssyndrom) mit dem Hauptstörfeld „Abdominalregion" zu handeln, z.B. aufgrund einer Darmdysbiose oder Nahrungsmittelunverträglichkeit. Eine Dysbiose findet sich nach neueren epidemiologischen Schätzungen bei bis zu 40% der erwachsenen Bevölkerung in Deutschland.

Erfahrungen mit der Neuraltherapie

In einer ersten Anwendungsbeobachtung wurden 2006 bis 2008 30 Patienten mit antihypertensiver Therapie seit 2–20 Jahren (Median 8 Jahre) initial ausschließlich neuraltherapeutisch behandelt. Die Behandlung beschränkt sich im Wesentlichen auf die Segmenttherapie des Bauchraums. Die Medikation wurde unter Aufsicht des betreuenden Internisten schrittweise reduziert, sobald der RR-Wochenmittelwert (aus zwei Messungen täglich) 130/80 mmHg unterschritt.

Im Verlauf der Behandlung waren nach durchschnittlich zehn Therapiesitzungen 60 % der Patienten ohne Medikation, die übrigen 40 % hatten allesamt ihre Medikation um die Hälfte oder mehr reduziert. Bestand zusätzlich ein Diabetes mellitus II, so konnte auch hierfür die medikamentöse Therapie reduziert werden. Eine Auffrischungsbehandlung sollte nach derzeitiger Kenntnis sicherheitshalber regelmäßig alle 4–8 Wochen durchgeführt werden.

Als Nebeneffekt der Therapie berichten die meisten Patienten über eine deutliche Besserung des Allgemeinbefindens, teilweise auch durch die Reduktion der medikamentösen Therapie.

Neuraltherapeutische Vorgehensweise

Lokale Therapie

- Quaddeln im Kolonverlauf („Bauchkranz“ ▶ 10.3.8)
- Quaddeln und Triggerpunkte am Rücken Th6–8, Th10–L2 (▶ 10.2.6)
- segmentale Therapie (▶ 10.3)
- Behandlung der S2–4-Region (▶ 10.3.11)

Ganglientherapie

- Ggl. coeliacum, anfangs einseitig, nach den ersten Sitzungen ggf. auch beidseits (▶ 10.4.6)

Systemische Therapie

- i.v./paravenöse Infiltration einseitig (▶ 10.7.1)

Störfeldtherapie

- alle Narben in den genannten Segmenten: Nabel, Appendektomie, Nephrektomie, andere Bauch-OPs
- Wesentliche Störfelder, die das Geschehen im Bauchraum offensichtlich beeinflussen, sind die vier Weisheitszähne (oder deren Narben), deren Umflutung bei jeder Behandlung mit erfolgt.
- weniger häufig: Tonsillen, Nasennebenhöhlen (sofern abdominale Injektionen keinen Erfolg haben)

Behandlungsverlauf, Prognose, Begrenzung

Behandlungsschema

- vor Therapiebeginn Absprache mit dem betreuenden Internisten, möglichst mit 24-Stunden-Blutdruckaufzeichnung
- Behandlung insgesamt 5×: initial wöchentlich, dann alle 1–2 Wochen und dann je nach Besserung des Blutdrucks mit zunehmenden Abständen
- mit RR-Senkung ist bereits wenige Stunden nach der Behandlung zu rechnen, sofern das vollständige „Neuraltherapie-Programm“ appliziert wurde
- nach jeder Behandlung RR- und klinische Kontrolle beim betreuenden Internisten, dort auch nach Therapieende 24-Stunden-Blutdruckmonitoring
- Cave: Kombination mit Beta-Blockern (Herzfrequenzkontrolle)
- langsame RR-Senkung anstreben, ebenso langsame Reduktion der antihypertensiven Therapie

Prognose

- bisher: 18 von 30 Patienten normale Blutdruckwerte (Beobachtungszeit bis zu 2 Jahre)

Therapieversager

- Definition: nach 5–6 Behandlungen keinerlei RR-Veränderung
- andere Störfelder übersehen? Behandlungsversuch von zusätzlichen Störfeldern neben den Weisheitszähne (bzw. deren Narben): weitere beherdete Zähne, Tonsillen, Nasennebenhöhlen
- Therapieabbruch nur in 1 von 30 Fällen (aufgrund Ungeduld des Patienten)

Bei ausbleibendem Therapieerfolg

- erneute umfassende und gründliche Störfeldsuche und -Behandlung
- erneute Überprüfung der Indikation und des zugrunde liegenden Krankheitsbildes

Begleitende Therapie

- konventionelle Hypertonie-Therapie (nahezu alle Patienten, die eine neuraltherapeutische Behandlung aufsuchen, sind zu Beginn der Neuraltherapie, bereits z. T. über Jahre, medikamentös eingestellt)
- Laufende antihypertensive medikamentöse Behandlung wird von dem betreuenden Hausarzt oder Internisten weiter überwacht und schrittweise reduziert, sobald stabile Werte unter 130/80 mmHg erreicht werden. Hierbei sollten als erstes die β-Blocker abgesetzt werden.
- Homöopathisch über lange Zeit behandelte Patienten sprechen generell auf dieses Therapiekonzept besser an.

Methode	Indikation/Ziel	Beispiele
Phytotherapie	• kardioprotektiv • durchblutungsfördernd	Weißdorn
Homöopathie	konstitutionell	nach homöopathischer Repertorisation
Ordnungstherapie	• Reduktion äußerer Stressfaktoren • Normalisierung der Lebensweise	• Nikotinkarenz • Ernährungsberatung/-umstellung • Gewichtsreduktion • sportliche Betätigung
medikamentöse Therapie	cave: bei β-Blocker-Therapie: bei zunehmender RR-Senkung unter Neuraltherapie Gefahr der Bradykardie	▶ internistische Lehrbücher

Impotenz, männliche Infertilität

Helmut Haala

Synonyme: Impotentia coeundi (erektile Dysfunktion) bzw. Impotentia generandi (Zeugungsunfähigkeit)

Epidemiologie

- Infertilität bei Männern nimmt in den Industrieländern deutlich zu.
- einhergehend mit einer rückläufigen Spermienqualität

Differenzialdiagnose

Systemische Erkrankungen:

- Diabetes mellitus
- chronisch-entzündliche Systemerkrankungen
- Schilddrüsenerkrankung
- bereits bei subfebrilen Temperaturen reduzierte Spermienqualität!

Organische Erkrankungen:
- chronische Orchitis
- andere Hodenerkrankungen, wie Hodentumoren oder -Atrophie/-Agenesie
- Varikozele

Ätiologie aus neurovegetativer Sicht
- chronische Entzündungen
- Überwärmung
- chronische Durchblutungsstörungen des Genitale
- lokale vegetative Störung, möglicherweise auch z.B. durch Störfelder

Erfahrungen mit der Neuraltherapie
Die männliche Infertilität lässt sich sehr erfolgreich neuraltherapeutisch behandeln, erkennbar u.a. an einer signifikanten Verbesserung der Spermiogramme. Bei der erektilen Dysfunktion kann die Neuraltherapie in ein ganzheitliches Therapiekonzept mit eingebunden werden.

Neuraltherapeutische Vorgehensweise

Lokale und segmentale Therapie
Nach Entleerung der Blase und Urinanalyse:
- Quaddeln über Kreuzbein und Symphyse (▶ 10.3.9 Segment Niere/Blase)
- suprapubische Injektion (▶ 10.4.9)
- Quaddeln, paravertebrale Infiltration im Lumbalbereich bei L 1, L 2
- Prostata-Injektion, insbesondere bei pathologischen Befunden der Prostata (Prostatitis; ▶ 10.8.6)

Ganglientherapie
- sakrale epidurale Injektion (▶ 10.5.10)
- Injektion an S2-4 (▶ 10.3.11)

Störfeldtherapie
- Weisheitszähne
- Schilddrüse
- Nabel, Unterbauchnarben

Behandlungsverlauf, Prognose, Begrenzung

Behandlungsschema
- 1× wöchentlich für 5 Wochen, beginnend mit Segmenttherapie und suprapubische Injektion der Prostata und Schilddrüse
- dann 14-tägige Behandlungsabstände, auch unter Einbeziehung der Störfeldtherapie
- nach ca. 8 Wochen Kontroll-Spermiogramm
- weiteres Vorgehen je nach Spermiogramm-Ergebnis

Therapieversager
- bei richtiger Indikationsstellung selten

Bei ausbleibendem Therapieerfolg
- erneute Störfeldexploration
- Diagnostik und Therapie der Partnerin erfolgt?

Begleitende Therapie

Methode	Indikation/Ziel	Beispiele
Physiotherapie		• manuelle Therapie LWS/ISG • viszerale Osteopathie Unterbauch
Ordnungstherapie		Alkohol- und Nikotinabusus beenden
Ernährungstherapie	antiinflammatorisch	Vermeidung von Fast Food
Psychotherapie	• Entspannung • Stressreduktion	„Work-Life-Balance"
medikamentöse Therapie		Kallikrein (Wabosan®, Österreich)

Insektenstich, Schlangenbiss

Stefan Weinschenk

Insektenstich: Unterschiedlich starke lokale entzündliche Reaktion an der Eintrittspforte des Insektentoxins. Neuraltherapie hier vor allem zur Eindämmung der lokalen Entzündungsreaktion angewandt: Unterspritzung der Stichstelle mit Procain.

Bei entsprechender allergischer Disposition (Wespenstichallergie) auch systemische, u.U. anaphylaktische Reaktion auf das Mikrotrauma. Neuraltherapie hier vor allem als Prophylaxe der systemischen Wirkung (▶ Erfahrungen mit der Neuraltherapie) von guter Wirksamkeit (▶ Fallbericht nach 7.1.2).

Skorpionstich und Schlangenbiss: Wenn lokale Gewebsreaktion, dann durch superinfizierte Schlangenzähne oder Skorpionstachel (Begleitinfektion). Wichtiger sind die systemischen Fernwirkungen unterschiedlichen Ausmaßes je nach Giftigkeit des Toxins. Frühzeitige Neuraltherapie hier ebenfalls zur Begrenzung oder Verhütung einer systemischen Wirkung.

Zeckenbiss: Sonderfall, da meist keine unmittelbare gewebstoxische Wirkung, keine inflammatorische Reaktion, aber als Eintrittspforte von zwei pathogenen Erregern: Borrelia burgdorferi und der FSME-Virus. Die Eintrittspforte kann als potenzielles Störfeld bei Spätfolgen beider Erkrankungen neuraltherapeutisch behandelt werden.

Karpaltunnelsyndrom

Hans C. Peyer

Die Brachialgia paraesthetica nocturna als Symptom oder die damit assoziierte Diagnose eines Karpaltunnelsyndroms beinhaltet eine meist chronische Kompressionsneuropathie des N. medianus im Bereich des Handgelenks.

Der Medianusnerv ist ein Ast aus dem Plexus brachialis (C5–8, T1). Er innerviert die Muskeln, die für die Beugung der Finger und für die Daumenballenmuskulatur verantwortlich sind. Außerdem wird die Sensibilität der Daumen-, Zeige- und Mittelfingerkuppen auf der Rückhand und fast der gesamten Hohlhand (außer dem

Kleinfinger, der Hälfte vom Ringfinger und der Außenseite des Daumens) durch diesen Nerv gesichert.

Der Karpaltunnel ist der Raum, der zwischen den Handwurzelknochen und einem querliegenden Bindegewebestrang (Retinaculum flexorum) liegt. Er enthält die Sehnen der langen Fingerbeuger und den Medianusnerv. In dieser Region liegt der Medianusnerv sehr oberflächlich.

Synonyme: Brachialgia paraesthetica nocturna, CTS

Epidemiologie

- häufigstes Kompressionssyndrom peripherer Nerven

Symptome

- nächtliche Schmerzen, die meist 4–5 Stunden nach dem Schlafengehen auftreten
- Schonhaltung der Hand
- Überstreckung im Handgelenk ist schmerzhaft = „Phalen-Zeichen".
- Pelzigkeitsgefühl im Versorgungsgebiet des Medianusnervs und Morgensteifigkeit der Finger
- in fortgeschrittenem Stadium: Atrophie der Daumenballenmuskeln

Differenzialdiagnose

Zur Feststellung einer exakten Diagnose kann die Durchführung einiger neurophysiologischen Untersuchungen erforderlich sein (Elektromyographie, Elektroneurographie).

Häufige Differenzialdiagnosen:

- Medianus-Kompressions-Syndrom in Höhe des Unterarms (Pronator-teres-Syndrom)
- Irritation des Plexus brachialis
- Zerviko-Brachial-Syndrom
- N.-ulnaris-Kompressionssyndrome
- pseudoradikuläres Syndrom
- Thoracic-outlet-Syndrom
- Polyarthrose, rheumatische Gelenkerkrankungen

Ätiologie aus neurovegetativer Sicht

Beim Karpaltunnelsyndrom führt eine Schwellung oder Verdickung der sehnenbegleitenden Bindegewebehüllen (chronische Synovitis) zu einer Kompression des Medianusnervs. Diese Kompression kann auch als Folge eines früher stattgefundenen Traumas auftreten. Ähnlich können Luxationen der Handwurzelknochen durch Narbenbildungen, Entzündungen sowie Tumoren die selbe Symptomatik hervorrufen. Weitere auslösende Faktoren sind rheumatische Veränderungen, Schwangerschaft und die Menopause. Es besteht ein enger Zusammenhang zu Erkrankungen der Rachenschleimhaut [Uehleke 2006].

Idiopathische Form (häufigste Form), Ursache nicht eruierbar, mögliche Ursachen:

- abnorme Muskelverläufe
- bislang nicht erkannte Stoffwechsel-Erkrankungen

Sekundäre Formen:

- in Fehlstellung verheilte distale Radiusfraktur
- Sub- oder Luxation eines Handwurzelknochens (z.B. perilunäre Luxation)
- Osteophytenbildung bei Handgelenksarthrose

- rheumatische Erkrankungen der Gelenke und Sehnenscheiden
- posttraumatisch (akut traumatisch: Hämatom, Thrombose, Ödem. Vernarbungen, Infektion, Knochensplitter)
- Tumore (z.B. Handgelenksganglion, Neurinome)
- endokrine und hormonelle Veränderungen: Gravidität, Diabetes mellitus, Akromegalie, Hypothyreose
- vorbestehende Stoffwechselerkrankungen: Gicht, Amyloidose, Mukolipidose, Mukopolysaccharidose

Erfahrungen mit der Neuraltherapie

Die Behandlung eignet sich vorzüglich gerade für den Anfänger in der Neuraltherapie: Die anatomischen Strukturen sind klar gegeben, die geforderten technischen Handfertigkeiten einfach und überschaubar, die Erfolgsraten hoch.

Mit der Neuraltherapie lassen sich eine Reihe von Fällen nicht-invasiv und damit ohne Gewebszerstörung behandeln, eine postoperative Rehabilitationsphase wird vermieden, außerdem entstehen deutlich geringere Kosten als bei einem frühzeitigen operativen Vorgehen.

Um bleibende Nervenschäden zu vermeiden, ist jedoch rechtzeitig genug die Indikation zur operativen Intervention zu stellen, z.B. bei einer schnell voranschreitenden Verschlechterung der Nervenleitgeschwindigkeit unter Therapie.

Neuraltherapeutische Vorgehensweise

Lokale und segmentale Therapie

- N. medianus
- bei ausbleibender Besserung: Injektion an Irritationszonen im Segment der entsprechenden Wirbelsäulenabschnitte C7–Th1
- entsprechende Spinalnerven (▶ 10.5.8) und Facettengelenke (▶ 10.6.5)

Ganglientherapie

- bei ungenügendem Ansprechen der Lokal- und Segmenttherapie: Ggl. stellatum (▶ 10.4.5)

Störfeldtherapie

Bleibt bei diesem Vorgehen der Erfolg aus, ist an ein Störfeldgeschehen zu denken und entsprechend den anamnestischen Angaben zu handeln. Durch Hinzunahme der Störfeldtherapie lässt sich in ca. 50% der zuvor therapieresistenten Fälle noch ein Therapieerfolg erzielen.

Häufige Störfelder:

- Waldeyer-Rachenring (Tonsilla pharyngea) [Uehlecke 2006]
- Nasennebenhöhlen
- Zähne (meist der betroffenen Seite)

Behandlungsverlauf, Prognose, Begrenzung

Behandlungsschema

- initial 2× wöchentlich, dann in wöchentliche Abstände

Therapieversager

- bei fortgeschrittener, lange zuvor bestehender Medianuskompression
- bei Stoffwechselerkrankungen

Bei ausbleibendem Therapieerfolg

- bei gleich bleibender oder zunehmender Beschwerdesymptomatik unter Therapie: chirurgische Dekompression

Begleitende Therapie

Methode	Indikation/Ziel	Beispiele
physikalische Therapie	abschwellend	Meersalzbäder
Homöopathie	abschwellend, v.a. bei traumatischer Schädigung	z.B. Arnica comp. Heel®, Traumeel® Salbe und Tropfen
biophysikalische Informationstherapie	Ausgleich Zellstoffwechsel und Säure-Basen-Haushalt	ZMR (Zelle-Milieu-Revitalisierung nach Köhler)

Keloide

Gerd Droß

Keloide entstehen durch überschießendes Wachstum von Fibroblasten nach Verletzungen und operativen Eingriffen. Dies führt zu wulstarigen Narbenbildungen, die über die Grenzen der ehemaligen Destruktion auf die umliegende intakte Haut übergreifen kann. Das Gewebe liegt deutlich über dem Hautniveau, ist fest bis hart, unelastisch und hat die Tendenz, sich zu verkürzen. Manchmal besteht Juckreiz. Die Farbe variiert von rosa über rot bis violett und verblasst, wenn überhaupt, nur sehr langsam. Oft besteht eine Überempfindlichkeit gegenüber UV-Strahlung. Funktionell ist besonders die Elastizität deutlich eingeschränkt. Die umliegende Haut kann durch Dauerzug in Mitleidenschaft gezogen werden. Kosmetisch sind Keloide störend bis unästhetisch.

Pathogenetisch beeinflussen Wachstumsfaktoren aus Leukozyten und epidermalen Keratinozyten die Aktivität der Fibroblasten und führen zu einer Dysbalance von Synthese und Abbau dermalen Kollagens.

Synonyme: Cicatrix hypertrophica, Hautkeloid, hypertrophische Narbe, Kelis, Narbenwulst, Wulstnarbe, überschießende Narbe, Zikatrix

Epidemiologie

- können bei jedem Menschen nach Verletzungen und Operationen auftreten
- Ursachen unklar, Hinweise auf eine genetische Disposition vorhanden: Dunkelhäutige sind häufiger und heftiger betroffen
- bevorzugte Regionen: Thorax ventral und dorsal sowie die Schultern

Differenzialdiagnose

- hypertrophe Narben, besonders nach Verbrennungen
- karzinoide Veränderungen, Basaliome
- Fremdkörpergranulationen nach Inklusionen
- Keloid-Blastomykose (Glenosporella-Infektion)

Ätiologie aus neurovegetativer Sicht

Eine sichere Pathogenese von hyperaktiven Narben und von Keloiden ist nicht beschrieben. Manche Patienten neigen bereits nach kleinen Eingriffen insbesondere im Bereich des Stamms zur Keloidbildung. Oftmals entwickelt sich diese Reaktionsweise erst im Laufe von Jahren. Der Autor hat wiederholt beobachtet, dass sich diese Eigenschaft nach naturheilkundlicher Entgiftungs- und Entsäuerungstherapie wieder zurückbilden kann. Deshalb besteht die Vermutung, dass Störungen im Grundsystem nach Pischinger ursächlich für die Hypertrophieneigung in Frage kommen.

Mögliche begünstigende Faktoren sind toxische Belastung, Übersäuerung, Pilzinfektion [Okada et al.] sowie eine genetische Disposition.

Erfahrungen mit der Neuraltherapie

Die Instillation von Procain 1% bzw. 2% in und unter Keloide und hypertrophe Narben stellt eine beachtenswerte und nebenwirkungsarme Therapieoption dar. In der Praxis des Autors findet sich darunter eine hohe Erfolgsrate: Die infiltrierten Keloide werden deutlich flacher, weicher, elastischer und gleichen sich in der Farbe der übrigen Haut an. Dies funktioniert unterschiedlich schnell, oftmals nach 4–5 Infiltrationen. Wenn die Keloidenarben schon mehrere Jahre alt sind, können auch zehn und mehr Behandlungen erforderlich sein. Eine vorgeschaltete oder gleichzeitige Entgiftung und Entsäuerung verbessert die Ergebnisse (▶ 10.1.7).

Bei chronischen oder nach Revisions-OP rezidivierenden Keloiden kann die prophylaktische Infiltration der frischen Narbe aufgrund der analgetischen und antiinflammatorischen Wirkung die Wulstbildung verhindern.

Die klassische Domäne der Neuraltherapie ist die Narbeninfiltration mit dem Ziel der **Störfeldbehandlung.** Dies gilt insbesondere für juckende und sich bei Wetterwechsel meldende hypertrophe Narben und Keloide, aber auch für Narben, die mittels anderer Methoden (vgl. ▶ 8.4 Störfeldnachweis) als Störfelder identifiziert wurden.

Vorausgegangene Karzinomoperationen stellen (aufgrund des möglicherweise antikanzerogenen Effektes der Lokalanästhetika [vgl. ▶ 4.3 Alternative Wirkmechanismen]) keine Kontraindikation gegen eine neuraltherapeutische Behandlung dar.

Neuraltherapeutische Vorgehensweise

Lokale Therapie

Die Injektion in Narben folgt im Wesentlichen der beschriebenen Technik (▶ 10.1.7).

- Die Injektion in Keloide kann schmerzhaft sein. Deshalb empfiehlt sich, zunächst das Narbengebiet im Sinne einer Regionalanästhesie zu unterspritzen.
- Die Stichrichtung ist leicht tangential bis zu 45°. Das Keloid blasst unter der Injektion ab. Das Procain diffundiert auch vom Kelloid in die benachbarten Hautareale.
- Der eigentliche Wulst ist hart und kaum dehnbar. Der notwendige, hohe Stempeldruck ist am besten mit einer Dentalspritze aufzubringen. Mit der aufgeschraubten Kanüle wird auch das mögliche Abspringen der Nadel und Verspritzen von Procain im Raum vermieden. Nach den ersten Behandlungen wird das Gewebe weicher und die Injektion leichter.

Segmentale Therapie

- 1 ml Procain 1 % i.v. (▶ 10.7.1)

Ganglientherapie

- bei Erfolglosigkeit: übergeordnete Ganglien im Segment

Störfeldtherapie

- alle benachbarten Störfelder, auch andere Narben

Behandlungsverlauf, Prognose, Begrenzung

- Die Patienten sollten darauf hingewiesen werden, dass nach der Behandlung ein tagelanges Brennen in der Narbe auftreten kann. Bei Folgebehandlungen wird dieses von Mal zu Mal schwächer werden.
- Die Wulstnarbe wird durch die Therapie im Idealfall dem Hautniveau angeglichen, blasser, kosmetisch ansprechender und funktionell besser. Trotzdem wird sie immer als Narbe erkennbar bleiben. Der Patient sollte keine überzogenen Erwartungen hegen.
- Bei ausbleibendem Therapieerfolg sollten Ausleitungstherapie, Entsäuerung, Darmsymbiose, Unterstützung der Leberleistung und Aktivierung des Lymphsystems für bessere Voraussetzungen sorgen.

Keratitis

Hans Langer

Entzündung der Hornhaut (Cornea), meist bakterieller oder viraler Genese; häufig verbunden mit einer Konjunktivitis (Keratokonjunktivitis). Jede Keratitis ist mit einer begleitenden Hyperämie der Iris, in einigen Fällen auch einer Iritis verbunden.

Die Behandlung einer Keratitis gehört wegen der Gefahr einer bleibenden Vernarbung der Hornhaut in die Hand des Facharztes, was eine Mitbehandlung durch einen neuraltherapeutischen Kollegen unter dessen Kontrolle nicht ausschließt.

Eine Keratitis kann in vielfältiger Form auftreten, so gibt es die Sonderformen:

- Herpes simplex mit Befall der Hornhaut
- Keratitis bei Herpes ophthalmicus (Ganglienbefall)
- Keratitis superficialis punctata (allergische oder primär trophische Störung durch Dysfunktion der Meibom-Drüsen mit oberflächlichen Hornhautinfiltraten, im Extremfall mit Ulzerationen)

Die Beteiligung der vegetativen Ganglien spielt für die Therapie eine wichtige Rolle.

Synonyme: Hornhautentzündung

Epidemiologie

- häufig als unspezifische Keratitis
- bakterielle Infektionen häufiger als virale

Differenzialdiagnose

- begleitende Keratitis bei Allgemeinerkrankungen (z.B. Autoimmunerkrankungen [Keratitis disciformis], Rosacea)
- Keratokonjunktivitis epidemica (hochkontagiöse Infektion durch Adenoviren)
- Hornhautschädigung durch schlecht sitzende Kontaktlinsen und fehlerhafte Hygiene
- Keratitis scrophulosa (bei Mangelernährung)
- Fremdkörper, Tumoren
- degenerative Hornhautschädigung
- Medikamentennebenwirkung: Cornea verticillata bei Einnahme von Akiodaron (Cordarex®)
- Sicca-Syndrom des Auges
- Trichiasis

- rezidivierende Kalkinfarkte der Conjunctiva tarsi
- tiefergehende Entzündung: Kerato-Iritis

Ätiologie aus neuraltherapeutischer Sicht

Die Keratitis gilt wie alle anderen entzündlichen Erkrankungen des vorderen Augenabschnitts als mögliche Herd-Störfeld-Erkrankung. Chronisch-rezidivierende Keratitiden sind häufig störfeldbedingt.

Als Störfeld kann jede Stelle des Körpers fungieren, wie die Remissionen nach Injektionen bei eigenen Patienten des Autors selbst an den gynäkologischen Raum und an ein Erysipel am Bein zeigten. Die Trias „Auge – Leber – Knie" ist häufig beteiligt.

Erfahrungen mit der Neuraltherapie

Die Neuraltherapie ist von Bedeutung als Begleittherapie zum schnelleren Abheilen bei intensiver Lokaltherapie unter Verlaufskontrolle durch den Augenarzt. In Fällen einer akuten Keratitis, bei der Kortikosteroide streng kontraindiziert sind, kann die Neuraltherapie den Heilungsverlauf erheblich beschleunigen.

Schwere und rezidiverende entzündliche Erkrankungen des Auges sind eine Domäne der Neuraltherapie. Über Erfolge mit der „biganglionären Injektion" (= Ggl. ciliare und Ggl. pterygopalatinum) in 78% von 48 schweren, zuvor therapieresistenten Fällen einer Keratitis berichtete Fuchs in den 1950-er Jahren [Fuchs 1955, 1956]. Laut diesen Beobachtungen sprechen besonders Fälle einer Infektion mit Herpesviren oder deren Folgeerkrankungen gut an, eine Beobachtung, die mit den Erfolgen bei Herpesinfektionen an anderen Körperstellen gut übereinstimmt.

Neuraltherapeutische Vorgehensweise

Lokale und segmentale Therapie

- N. supraorbitalis (▶ 10.5.1)
- N. infraorbitalis (▶ 10.5.1)
- lokale Akupunkturpunkte, z.B. Gb 2 und Point de Merville (PdM, Nasenwurzel)
- Ausspülen des Bindehautsacks mit Procain (▶ 10.10.2) oder Oxybuprocain

Ganglientherapie

- Ggl. ciliare (▶ 10.4.1)
- Ggl. pterygopalatinum (▶ 10.4.3)
- in schweren Fällen auch Ggl. stellatum (▶ 10.4.5)

Störfeldtherapie

- bei Störfeldverdacht im Trigeminusbereich die Trias „Nasennebenhöhlen – verdächtige Zähne – Tonsillen" beachten
- dann auch Mitbehandlung Ggl. pterygopalatinum
- Bei der Suche nach möglichen Störfeldern auch an die Akupunkturmeridiane in der unmittelbaren Nähe des Auges und gekoppelte Meridiane denken und Narben in deren gesamten Verlauf mitbehandeln.

Behandlungsverlauf, Prognose, Begrenzung

Behandlungsschema

- je nach Schwere ein- oder mehrmals wöchentlich

Eine erfolgreiche Störfeldtestung kann an den Nacken-Reflexpunkten (Adler-Langer-Druckpunkten, ▶ 8.4.2) sofort und durch den weiteren Verlauf der Augenkrankheit (Heilungstendenz in Form eines „Spätphänomens") abgelesen und beurteilt werden.

Therapieversager
- andere Ursache (▶ Differenzialdiagnose)
- Störfeld übersehen?
- chronische Leberstörung (Hepatitis, Alkohol)
- trophische Störungen der Hornhaut, z.B. ernährungsbedingt
- Erkrankung des Darms? (MALT-System, Dysbiose) mit Beteiligung des Auges (Meibom-Drüsen)
- mangelnde Hygiene und schlechter Sitz der Linse bei Kontaktlinsenträgern
- Lagophthalmus (unvollständiger Lidschluss, z.B. bei Fazialisparese)

Bei ausbleibendem Therapieerfolg
- nochmalige Störfeldsuche
- sorgfältige Beachtung der Regeln der Allgemeintherapie
- HNO-ärztliche Abklärung
- zahnärztliche Abklärung einschließlich OPG/DVT, ggf. daraufhin nochmalige gezielte Testung störfeldverdächtiger Zähne

Begleitende Therapie
Die medikamentöse Basistherapie der Keratitis wird zur Vermeidung einer weitergehenden Ausbreitung der Erkrankung bei jeder Neuraltherapie vorausgesetzt.

Maßnahme	Indikation/Ziel	Beispiele
Phytotherapie	trophikverbessernd	• Conjunctisan B Augentropfen (AT) • Echinacea AT
Homöopathie	entzündungshemmend	• Cornea levisticum comp AT Wala • Cornea D10 Wala • Euphrasia comp.
physikalische Therapie	entzündungshemmend	• kühlen, feucht halten • Schutz vor bakterieller Superinfektion
Akupunktur	Fernwirkung	Nadelung z.B. Punkte PdM, Gb 1, Gb 2
Ohrakupunktur	Reflextherapie	Augenpunkt (Ohrläppchen) auf der betroffenen Seite
medikamentöse Therapie	in allen Fällen als Basistherapie	Salben, z.B. Panthenol, antibiotische Salbe

Kieferklemme

Hans-Günther Köbel

Als Kieferklemme bezeichnet man die eingeschränkte Mundöffnung (Normalwerte 40–56 mm). Im Gegensatz dazu bedeutet Kiefersperre die Unmöglichkeit, den Mund zu schließen.

Synonyme: Trismus, Muskelkrampf der Kaumuskulatur

Symptome

- starke Schmerzen bei Öffnungsversuch des Mundes, aber auch in Ruhe
- häufig Schwellung über dem Gelenk

Epidemiologie

- häufig im Zusammenhang mit entzündlichen Prozessen im Kieferbereich (z.B. Dentitio difficilis), durch Narbenkontrakturen der Haut oder Schleimhaut oder Kiefergelenkveränderungen
- auch iatrogen nach schwierigen Zahnbehandlungen

Differenzialdiagnose

- entzündliche Erkrankungen des Kiefergelenks
- infektiöse Arthritis
- systemische Erkrankungen mit Muskel- oder Gelenkbeteiligung
- direkte traumatische Läsion von Strukturen des Kiefergelenks

Ätiologie aus neurovegetativer Sicht

Als Ursache kommen in Frage:

- ein Masseterkrampf (neurovegetativ bedingt)
- starke mechanische Belastungen (Kompressionstrauma, Überdehnung der Gelenkkapsel)

Tritt zusätzlich ein ödematöser Erguss im Gelenk auf, so bewirkt das eine Verschiebung des Kondylus nach anterior und daraus resultierend einen posterior offenen Biss (d.h. fehlender Kontakt der hinteren Seitenzähne bei Zusammenbiss) auf derselben Seite.

Erfahrungen mit der Neuraltherapie

Die Kieferklemme ist neuraltherapeutisch besonders gut zu beeinflussen, wenn sie als Folge eines postoperativen Ödems der angrenzenden Kaumuskeln nach Zahnbehandlungen auftritt.

Neuraltherapeutische Vorgehensweise

Lokale und segmentale Therapie

- subkutane Quaddeln über dem betroffenen Gelenk vor dem Tragus („Tor des Ohrs“, ▶ Abb. 10.1.11)
- Quaddeln der lokalen Akupunkturpunkte (auch kontralateral): Ma 5, Ma 6, Ma 7
- Infiltration der temporalen und mandibulären Muskelansätze des M. masseter
- Injektion an das betroffene, ggf. auch kontralaterale Kiefergelenk (▶ 10.6.1)

Ganglientherapie

- Ggl. oticum (▶ 10.4.2); falls nicht möglich, auch Ggl. pterygopalatinum (▶ 10.4.3)
- NAP des N. mandibularis (retrograde Wirkung auf den Nerv) (▶ 10.5.1)

Störfeldtherapie

- Narbe im Segment: Hautverletzungen im Bereich des Kiefergelenks, OP-Narben von Naevi, Jugulariskatheter, Tortikollis-OP
- Nasennebenhöhlen: Sinusitis
- Zähne, v.a. Molaren
- Rachenbereich: Waldeyersch-Rachenring, v.a. Tonsilla palatina

12

Behandlungsverlauf, Prognose, Begrenzung

Behandlungsschema

- bei akuten Formen täglich bis zum Abklingen der Beschwerden (3–4 Tage)
- danach abhängig vom weiteren Verlauf 1× wöchentlich

Prognose

- mitunter bereits einmalige Behandlung ausreichend

Bei ausbleibendem Therapieerfolg

- Ausschluss allgemeiner Erkrankungen (▶ Differenzialdiagnose)
- erneute Überprüfung der Indikation
- erneute Anamnese: Störfeld übersehen

Begleitende Therapie

Maßnahme	Indikation/Ziel	Beispiele
Physiotherapie	• Gelenkmobilisierung • Muskeldehnung	postisometrische Relaxationsübungen
physikalische Therapie	Muskellockerung	• in akuter Phase: Kälteapplikation • später: Wärmeapplikation
Akupunktur	Fernwirkung	Nadelung Ma 45
Ohrakupunktur	Reflextherapie	motorischer Kiefergelenkpunkt (Rückseite des Lobulus auriculae) auf der betroffenen Seite

Klimakterische Beschwerden

Barbara Doll

Beschwerden beim allmählichen Ende der fruchtbaren Reproduktionsphase der Frau. Beschwerden im Zusammenhang mit der Menopause sind zwar durch Hormonmangel ausgelöst, es handelt sich aber nahezu ausschließlich um vegetative Beschwerden.

12

Synonyme und verwandte Symptome: Wechseljahre, Prä-, Peri- und Postmenopause, Hormonmangelzustände, Ovarialinsuffizienz

Epidemiologie

- ca. 30 % aller Frauen um die Menopause haben: erhebliche Wechseljahresbeschwerden
- 30 %: geringe Beschwerden
- 30–40 %: keine Beschwerden

Differenzialdiagnose

- Schilddrüsenerkrankungen
- konsumierende Erkrankungen
- andere Mangelzustände: Vitamine, Spurenelemente, Eisen, Magnesium
- Intoxikationen (Schwermetalle)
- psychische Erkrankungen

Ätiologie aus neurovegetativer Sicht

Die physiologische Ovarschwäche in der Zeit der Menopause führt zunächst zu einer hypothalamisch-hypophysären Überregulation. Diese äußerst sich durch eine massive Ausschüttung der HVL-Hormone, die wiederum für die typischen vegetativen Symptome verantwortlich sind.

Erfahrungen mit der Neuraltherapie

Die Neuraltherapie ist als primäres Verfahren unter Berücksichtigung der angeführten Indikationen und Begrenzungen in überraschend vielen Fällen erfolgreich. Eine Dauerbehandlung sollte zur Stabilisierung des Erfolges die ▶ begleitenden Maßnahmen später mit einschließen.

Die Injektion an den Plexus uterovaginalis führt zu einer kurzzeitigen Unterbrechung („Reset") mit nachfolgender Normalisierung des hormonellen Achse zwischen Ovar und zentraler Steuerung.

Bei Therapieresistenz kann eine direkte Beeinflussung der zentralen Steuerung (z.B. durch Injektion an das Ggl. cervicale superius, Rachendachhypophyse) versucht werden.

Indikationen zur Neuraltherapie:

- Ablehnung von Hormonbehandlung
- Kontraindikation von Hormongabe (Z.n. Mammakarzinom)
- Wunsch nach natürlicher Behandlung
- insbesondere alle vegetativen Beschwerden des Klimakteriums:
  - Hitzewallungen, Schweißausbrüche
  - Schlafstörungen
  - innere Unruhe, Anspannung, Ängstlichkeit, Nervosität
  - Herzrasen

Die Neuraltherapie beeinflusst nur die vegetativen Beschwerden, nicht die hormonmangelbedingten Schleimhautveränderungen (Kolpitis sicca, Urethritis, Conjunctivitis sicca, trockene Haut). Der Libidoverlust kann über die Perfusionssteigerung (Injektion an den Plexus uterovaginalis) durchaus in einigen Fällen gebessert werden.

Neuraltherapeutische Vorgehensweise

Folgende Vorgehensweise gilt für alle Formen von vegetativen Beschwerden im Klimakterium.

Lokale und segmentale Therapie

- Quaddeln im Segment, „gynäkologisches W" (▶ Abb. 10.3.16)
- Quaddeln über dem Sakrum (▶ 10.1.2)

Ganglientherapie

- suprapubische Injektion (▶ 10.4.9)
- Plexus-uterovaginalis-Injektion vaginal (▶ 10.4.10)
- sakrale parasympathische Zentren S-4 (▶ 10.3.11)
- ggf. übergeordnete sympathische Zentren (▶ 10.4.4 Ggl. cervicale superius)

Störfeldtherapie

- Narben im Segment: Pfannenstiel, Appendektomie, Laparoskopie, Redondrainagen, Leistenhernien, Emmetriss, Konisation, Dammnarben
- Nasennebenhöhlen (wichtig für alle gynäkologischen Indikationen)
- Schilddrüse
- enterisches Nervensystem, Darm
- ISG
- Zahn-Kiefer-Bereich (unabhängig von festgegebenen Zuordnungs-Schemata)
- Leber, Nebennierenrinde

Behandlungsverlauf, Prognose, Begrenzung

Behandlungsschema

- 1–2× pro Woche, zunächst lokal/ im Segment mit Behandlung der Schilddrüse und i.v.-Injektion (gute Methode für Anfänger in der Neuraltherapie)
- **Dauerbehandlung:** individuell nach Bedarf, z.B. nach 4–8 Wochen, sobald die Beschwerden wieder auftreten
- begleitende Therapie anderer Beschwerden (Pollinosis, Sinusitis etc.) sinnvoll

Prognose

- ausgezeichnete Erfolge, nebenwirkungsarme Therapie
- Besserung häufig schon nach den ersten 2–3 Behandlungen subjektiv und sonografisch nachweisbar

Die Schleimhautveränderungen sollten durch lokale Hormongabe (Estriol) behandelt werden.

Therapieversager

- bei gleichzeitig bestehenden Stoffwechselerkrankungen (z.B. Autoimmun-Thyreoiditis) Erfolgsrate deutlich gemindert (Regulationsstörung)

Bei ausbleibendem Therapieerfolg

- erneute Überprüfung der Indikation
- erneute Anamnese: Störfeld übersehen
- ggf. Phytotherapie (▶ Begleitende Therapie)
- ggf. Niedrig-Dosis HRT, möglichst transdermal und/oder bioidentische Hormone
- Lebensstil-Veränderungen

Begleitende Therapie

Methode	Indikation/Ziel	Beispiele
Phytotherapie	Anregung der Ovarfunktion	• Nachtkerzenöl • Omega3-Fettsäuren
Phytohormone	hormoneller Ausgleich	• Cimicifuga • bei nachweisbarer Wirkung auch Soja und andere Phytoöstrogene
Balneotherapie	Relaxation Beckenring	„Frauenbäder“
Lifestyle-Änderung	Beseitigung der Stoffwechselstörung	• Reduktion von sympathikotonen Drogen: Kaffee • basische Ernährung • Sport • ausreichend Schlaf • Gewichtsreduktion!
medikamentöse Therapie	angepasste Substitution	Low-dose-Substitution mit bioidentischen Hormonen

Kniebeschwerden

Udo Franke

Schmerzsyndrom im Bereich des Kniegelenks funktioneller, degenerativer, traumatischer bzw. posttraumatischer, statischer oder entzündlicher Ursache

Es kommt eine Vielzahl von Ursachen in Betracht:

- sekundärer Kniegelenksschmerz bei chronischer Fehlbelastung und pathologischer Muskelfunktionskette, evtl. bereits beginnend in der oberen HWS (Störfeld Kopfbereich)
- chronische Fehlbelastungen, besonders in handwerklichen Berufen (z.B. schweres Heben und Tragen, Arbeiten in der Hocke und im Knien, Arbeiten in Fehlhaltungen) und im Sport
- traumatische Reizung durch Druck der Bursa präpatellaris oder infrapatellaris
- Traumen in Kniegelenksnähe führen oft zu sekundären Arthrosen im Kniegelenk.
- degenerative Veränderungen des Kniegelenks durch Überlastung, mit erhöhter intraartikulärer Druckbildung und konsekutiver Knorpeldestruktion
- posttraumatische Gonalgie nach Kniegelenks-Binnenläsionen: häufig Meniskus-, Kreuzband- oder Knorpelverletzungen
- Störung des Stoffwechsels von Knorpel und Synovia bei entzündlicher Genese: ist als Begleitursache nicht zu unterschätzen (z.B. Rheuma, Gicht, Yersinien, Chlamydien, Borrelien, Viren).

Synonyme und verwandte Syndrome: Gonarthrose, Knieschmerzen, „pseudoradikuläres Syndrom L3, L4, L5", „Meniskusbeschwerden", Gonalgie, Gonarthritis/, Kniegelenkssynovialitis, Retropatellararthrose, Meniskopathie, Kniegelenkinstabilität, Kniegelenksblockierung, traumatische/posttraumatische Gonalgie, Chondropathie, Chondropathia patellae, Osteochondrosis dissecans, avaskuläre Osteonekrose (Morbus Osgood-Schlatter), Bursitis prä- und infrapatellaris

Epidemiologie

- aufgrund massiver Belastungen in handwerklichen Berufen oder Mangelbewegung (langes Sitzen, Autofahren) eines der häufigsten orthopädischen Krankheitsbilder
- Männer durch berufliche Überlastungen und Lebensweise häufiger betroffen
- bei adipösen Patienten früher chondropathische und arthrotische Veränderungen
- gehäuftes Auftreten bei Achsenfehlstellung des Kniegelenks (Genum valgum oder varum)

Symptome

Eine Knieerkrankung äußert sich sehr früh durch Schmerzen bei Bewegung, später auch in Ruhe, kann sich aber auch durch ausstrahlende Schmerzen in die Hüfte, das ISG, das obere Sprunggelenk und die LWS bemerkbar machen. Angesichts der sehr verschiedenen Ursachen ist besonderer Wert auf eine sorgfältige Differenzialdiagnose zu legen.

Die klinische Diagnostik ist wegweisend für die Therapie. Erfahrungsgemäß bringt die NMR häufig falsch-negative oder falsch-positive Befunde.

Differenzialdiagnose

- traumatischer Knieschaden, z.B. Meniskusläsion, Kreuz- und Seitenbandverletzungen, Frakturen, freie Gelenkkörper – OP-Indikation!
- posttraumatischer Gelenkerguss: Indikation zur Punktion zum Ausschluss eines Hämarthros. Hier kann nach Ablassen des Ergusses Procain intraartikulär gegeben werden (antiinflammatorisch!).

- treten typische Entzündungszeichen auf (Fieber), kann ein Pyarthros vorliegen: Sofortige Krankenhauseinweisung! Keine Neuraltherapie!
- bei Jugendlichen muss auch an eine aseptische Knochennekrose gedacht werden (Osteochondrosis dissecans, Morbus Schlatter).

Eine exakte chirurgisch-orthopädische Diagnostik ist notwendig. Tabelle 12.2 erleichtert die Differenzierung in die verschiedenen möglichen Ursachen (▶ Tab. 12.2).

Tab. 12.2 Differenzialdiagnose ausstrahlender Kniebeschwerden.

	Symptom	Differenzialdiagnose
Absteigende Funktionskette	• ausstrahlende (pseudoradikuläre) Schmerzen • Schmerzen in Hüfte, ISG, Trochanter major mit Schmerzen in der Oberschenkelmuskulatur	• L3- bzw. L4-Syndrom • Coxalgie • ISG-Blockierung • Beckenverwringung
Aufsteigende Funktionskette	• Gonalgie mit Gelenkblockierung • sekundärer Fehlbelastung der tibiofibularen Syndesmose und Blockierung im oberen Sprunggelenk	• Arthralgie im OSG • Sprunggelenkblockierung

Ätiologie aus neurovegetativer Sicht

Kennzeichnend für die Entwicklung einer Kniegelenkserkrankung ist die lokale, oft durch vorhergehendes Trauma mitverursachte Durchblutungsstörung des Knorpels, später auch des Knochens mit sekundärer Bildung von kleinen aseptischen Nekrosen. Hierbei spielen die Ausschüttung von Entzündungsmediatoren aus der verletzten Knorpeloberfläche in den Gelenkspalt eine ausschlaggebende Rolle. Der antiinflammatorische Effekt der Lokalanästhetika dürfte bei der Wirkung der Neuraltherapie eine wesentliche Bedeutung haben.

Erfahrungen mit der Neuraltherapie

- bei gezielter Diagnostik und Indikation sehr gute Ergebnisse. Bewährt hat sich die Kombination von Neuraltherapie mit basischer Ernährung, Gewichtsreduktion, Gelenkmobilisation, allgemeiner Toxinausleitung und biologischer antiinflammatorischer/antibakterieller Therapie.
- bei Chondropathie und Gonarthrose kann eine wesentliche Linderung der Beschwerden erreicht werden.

Neuraltherapeutische Vorgehensweise

Lokale und segmentale Therapie

- Infiltration am medialen und lateralen Gelenkspalt
- längs der Bandstrukturen inklusive der Ansätze (Lig. collat. med. et lat., Lig. patellae, Pes anserinus, Ansatz des M. quadriceps)
- Patellarandumflutung, Infiltration der Poplitea
- Quaddeln in weiteren Strukturen des Segments L4
- Kniegelenksinjektion intraartikulär oder an die Gelenkkapsel (vgl. ▶ 10.6.9)
- Punktion einer häufig begleitend auftretenden Poplitealzyste (Baker-Zyste) von dorsal nach, sorgfältiger Palpation unter Ultraschallkontrolle
- Injektion an die Articulatio tibiofibularis von ventrolateral
- Punktion der Bursa prä- und infrapatellaris bei Bursitis mit Instillation
- präperiostale Infiltration der Tuberositas tibiae (bei Morbus Osgood-Schlatter)

Erweiterte Segmenttherapie

- Injektion in die A. femoralis (▶ 10.7.3, Besserung der Durchblutung mit Reduktion des sympathischer Reizzustandes)
- Injektion an die A. und V. poplitea
- Facetteninfiltration L1-4 (▶ 10.6.5)
- Spinalnerven L3/4 (▶ 10.5.8)
- Injektion in und an benachbarte Gelenke nur bei sekundärer Störung durch diese

Ganglientherapie

- lumbaler Grenzstrang L1/2

Störfeldtherapie

- Narbe im Segment: Hautverletzungen im Kniebereich, auch aus der Kindheit (Stürze), OP-Narben von Knieoperationen (Arthroskopien)
- ventraler Rumpf: gelegentlich Störfeldgeschehen aus Abdomen (Darm, Unterleib, Bauchdeckennarben) und Kopfbereich (Zähne!) (vgl. ▶ 8 Diagnostik)
- chronische Infektionen der Nasennebenhöhlen
- Zähne
- Tonsillen
- Unterleibsorgane

Behandlungsverlauf, Prognose, Begrenzung

Behandlungsschema

- in der Regel 1× wöchentlich für 6–8 Wochen
- bei funktioneller Genese Segmenttherapie favorisieren
- bei nachweislicher Mitbeteiligung des Gelenkknorpels zusätzlich die intraartikuläre Injektion (▶ 10.6.9)
- Injektionsserien nach von ½ bis 1 Jahr je nach Beschwerden wiederholen

Therapieversager

- bei chronischen Infektionen (werden oft übersehen), z.B. Yersinien, Chlamydien, Borreliose
- Rentenbegehren
- übersehene Störfelder (z.B. Narben)
- beachte: bei traumatischer Genese zeitnahe OP indiziert

Bei ausbleibendem Therapieerfolg

- erneute Überprüfung der Indikation
- erneute Anamnese: Störfeld übersehen?
- falls keine Besserung, OP-Indikation erwägen

Begleitende Therapie

Methode	Indikation/Ziel	Beispiele
manuelle Therapie	Lösung von Funktionsketten und Blockierungen	• Mobilisation • laterale Friktion
physikalische Therapie	Schmerzlinderung	• Laser • Magnetfeld • TENS • Kryotherapie

Physiotherapie	Mobilisierung, Stabilisierung	Bewegungstraining (Ergometer)
Phytotherapie	antientzündlich	• Salicylat (Assalix®), Enzymtherapie • Teufelskralle, Ackerschachtelhalm, Löwenzahn, Aconit-Schmerzöl
Akupunktur	• Aufheben des gestörten Qi-Flusses • oft Bi-Syndrom (Schleim, Kälte)	• wichtiger Punkt: Di 11 • lokale Punkte: inneres und äußeres Knieauge • oft lokale Punkte auf Ma- und Mi-Meridian • z.B. auch Injektionsakupunktur
Mesotherapie, Homöosiniatrie	Reizminderung	• Zeel® • Traumeel® • Discus comp.®
Ordnungstherapie	Beseitigung von mechanischen Irritationsfaktoren	• Schuh-Einlagen, ggf. ändern • Bewegungsmuster prüfen • ggf. Gewichtsreduktion
Homöopathie	entzündungshemmend	• Argentum nitricum • Arsenicum album • Rhododendron • Sulfur • Thuja • Rhus toxicodendron • Symphytum
Eigenbluttherapie	• schmerzlindernd • entzündungshemmend	sinnvoll in Kombination mit Komplexhomöopathika
operative Therapie	• nur bei gezielter Indikation sinnvoll, bei degenerativer und entzündlicher Genese sehr zurückhaltend • Ausnahme: traumatische Verletzungen müssen operativ rekonstruiert werden. • Pyarthros: Notfallsituation mit sofortiger OP-Indikation • bei chronischen Beschwerden nur als ultima ratio (OP liefert keine besseren Ergebnisse als Placebo [Moseley et al 2002]!)	• Arthroskopie (zahlreiche Techniken) • bei fortgeschrittener Gonarthrose kann durchaus auch eine TEP indiziert sein.

Kontrakturen

Gerd Droß

Kontrakturen wie Dupuytren oder Ledderhose stellen fibromatöse Retraktionen der Palmar- oder Plantarfaszie dar.

Die **Aponeurosis palmaris** besteht aus einer oberflächlichen Schicht mit längs gerichteteten Fasern, die sich als Fortsetzung der Sehne des M. palmaris longus etwa von der Handwurzel bis zu den Fingern erstreckt. Hier bedeckt sie die Beugesehnen. Ein Teil der Fasern setzen in der Haut der Fingerbeugefalte an. Die tiefere Lamina profunda setzt sich aus quer verlaufenden Fasern zusammen, die sich zwischen den ebenfalls quer verlaufenden metakarpalen und karpalen Bändern ausbreiten. Beide Schichten sind mit einander verflochten.

Die Hohlhandfaszie macht die Innenhand z.B. bei handwerklicher Tätigkeit, Gartenarbeit, Gebrauch eines Gehstocks oder Schlagen mit der Handfläche auf einen harten Gegenstand belastbarer. Der M. palmaris longus, dessen Sehne über dem Ligamentum carpi palmare zieht, spannt die Faszie dabei an.

Synonyme:

- An der Hand: Dupuytren-Kontraktur, Morbus Dupuytren, Palmaraponeurosen-Kontraktur, Fibromatose der Palmarfaszie
- Am Fuß: Ledderhose-Kontraktur, Morbus Ledderhose, Plantarfasciitis, Fibromatose der Plantarfaszie

Symptome

Die ersten Symptome bemerken die Patienten, wenn sie z.B. Druck auf einen Schraubendreher oder ein Bügeleisen ausüben wollen. Auch kräftiger Händedruck oder das Auswringen eines Wäschestücks lassen oberflächliche, nadelstichartige prickelnde Schmerzen aufkommen.

Zunächst können knötchenförmige Verdickungen auf der ulnaren Handfläche in Höhe der distalen Beugefalte getastet werden, die sich mit recht unterschiedlicher Progredienz proximal ausdehnen. Sie liegen zunächst noch im fibrösen Fettgewebe auf der Aponeurose.

Später bildet die Faszie derbe, unempfindliche, sich weiter verkürzende Faserstränge. Die Finger werden letztendlich in Beugestellung fixiert und behindern den Gebrauch der Hand zunehmend

Epidemiologie

- in über der Hälfte der Fälle von Kontrakturen der Hand Auftreten beidseits, in 29% nur auf der rechten und in 16 % nur auf der linken Seite (nach eigenen Erfahrungen finden sich auf der betroffenen Seite regelmäßig Zeichen eines erhöhten Sympathikotonus
- Männer gegenüber Frauen bis zu 8× häufiger betroffen
- ab dem 4. Lebensjahrzehnt deutliche Steigerung der Häufigkeit

Ätiologie aus neurovegetativer Sicht

Über die Pathogenese dieser Erkrankung existieren keine sicheren Erkenntnisse. Wiederholt berichten Autoren, dass Vererbung eine wesentliche Ursache des Auftretens darstellt. Alkoholismus, Diabetes mellitus und Epilepsie sollen begünstigende Faktoren sein.

Denkbar ist auch, dass eine chronische Verkürzung des M. palmaris longus durch aktive Muskeltriggerpunkte einen ständigen Reiz auf die Palmaraponeurose auslöst und damit die Fibrosierung begünstigt.

Erfahrungen mit der Neuraltherapie

- Kontrakturen der Hände und Füße können durch Neuraltherapie besonders im Frühstadium ausgezeichnet behandelt werden. Späte Stadien mit deutlicher Beugekontraktur der Finger sollten zunächst handchirurgisch versorgt und postoperativ neuraltherapeutisch behandelt werden.
- In der Praxis des Autors findet sich eine deutliche Erfolgsrate bei lokal-segmentaler Therapie.
- Bei chronischen oder nach OP rezidivierenden Verläufen bildet die Neuraltherapie aufgrund der analgetischen und antiinflammatorischen Wirkung einen wichtigen Baustein in einem ganzheitlichen Therapiekonzept.
- Auf die allgemein gebräuchliche Injektion mit Kortikoid-Kristall-Suspensionen verzichtet der Autor gänzlich.

Neuraltherapeutische Vorgehensweise

Lokale Therapie

- Die Injektion in die Kontraktur kann schmerzhaft sein. Deshalb empfiehlt sich, zunächst die Palmar- oder Plantaraponeurose im Sinne einer Regionalanästhsie zu unterspritzen. Dazu lässt man die Nadel von der Seite unter die Aponeurose gleiten und verteilt hier bis zu 3 ml Procain 1 %ig fächerförmig.
- Die eigentliche Kontraktur ist hart und auch mit einer dünnen Nadel schwer anzustechen. Die Bereiche mit der stärksten Verkürzungstendenz, die in der Regel auch die härtetesten sind, werden am intensivsten behandelt. Der Einstichwinkel beträgt ca. 45 ° zur Hautoberfläche. Die Nadelspitze soll nun im harten fibrösen Strang liegen bleiben.
  Der notwendige, hohe Stempeldruck ist am besten mit einer Dentalspritze aufzubringen. Mit der aufgeschraubten Kanüle wird auch das mögliche Abspringen der Nadel und Verspritzen von Procain im Raum vermieden. Direkt nach den Injektionen können die betroffenen Bereiche ausgiebig massiert und gedehnt werden
- Bereits nach 2–3 Sitzungen wird das fibromatöse Gewebe weicher und die folgenden Injektionen lassen sich leichter durchführen

Muskeltriggerpunkte

Immer lassen sich bei **Dupuytren-Kontrakturen** aktive MTrPs im M. palmaris longus mit dem Übertragungsschmerz in die Hohlhand diagnostizieren. Schon die alleinige Behandlung dieser Triggerpunkte mit der üblichen Injektion und Dehnung führen zu einer deutlichen Reduzierung der Beschwerden.

Segmentale Therapie

- 1 ml Procain 1 % i.v.

Ganglientherapie

- Übergeordnete Ganglien im Segment, wie das Ggl. stellatum bei der Hand und der lumbale Grenzstrang beim Fuß sollten wegen der o.a. Sympathikotonie mit therapiert werden.

Störfeldtherapie

- alle möglichen Störfelder, wie Narben, besonders im Segment, Tonsillen, Nasennebenhöhlen und Zähne müssen berücksichtigt werden. Die Leber stellt als potenzielles Störfeld bei dieser Erkrankung eine besondere Herausforderung dar.
- Zusätzlich kann auch die Kontraktur wie eine Narbe als Störfeld wirken. Schon deswegen sollte ihre neuraltherapeutische Behandlung in die Behandlungspläne einbezogen werden.

Behandlungsverlauf, Prognose, Begrenzung

Prognose

- Bei frühem Therapiebeginn kann es zur Rückbildung der knotigen Veränderungen kommen.
- Eine Operation kann meist vermieden werden.
- In jedem Stadium lässt sich die Progredienz aufhalten.

Therapieversager

- Je weiter die Kontraktur fortgeschritten ist, umso schwieriger und langwieriger wird die Behandlung.

Bei ausbleibendem Therapieerfolg

- Störfeldsuche und Darmsanierung

Kopfschmerz

Georg Dimitriadis, Stefan Weinschenk

Gemäß WHO werden verschiedene Arten des Kopfschmerzes unterschieden.

Jede dieser Formen kann eine vollständig andere neuraltherapeutische Vorgehensweise nach sich ziehen. Eine sorgfältige Differenzialdiagnose steht deshalb am Anfang jeder neuraltherapeutischen Kopfschmerztherapie.

Kopfschmerzen stellen neben Rückenschmerzen die häufigsten Anlässe für einen Arztbesuch dar. Nicht zuletzt deshalb gehören sie zu den wichtigsten Anwendungsgebieten der Neuraltherapie in Allgemeinpraxen und – meist unter dem Begriff „therapeutische Lokalanästhesie" – in vielen modern ausgerichteten Schmerzambulanzen.

Der wichtigste Effekt der Neuraltherapeutie ist eine deutliche Reduktion des Schmerzmittelverbrauchs und dadurch Verringerung unerwünschter Medikamentenwirkungen sowie eine Prophylaxe Analgetika-induzierter Kopfschmerzen. In größeren Studien haben sich z.B. Lidocain-Infusionen [Williams/Stark 2003] oder Injektionen an die N. occipitales als sehr wirksam erwiesen [Tobin/Flitman 2009].

Differenzialdiagnose

Vereinfacht können Kopfschmerzen in drei Gruppen eingeteilt werden. Für jede dieser drei Gruppen hält die Neuraltherapie jeweils spezifische Therapiekonzepte bereit, die an folgenden Beispielen beschrieben werden:

Vasomotorischer Kopfschmerz	Migräne, Cluster-Kopfschmerz
Neuromuskulärer Kopfschmerz	Spannungskopfschmerz
Sekundärer Kopfschmerz	posttraumatischer Kopfschmerz

Für eine optimale Behandlung jedes Typs ist eine konsequente und umfassende Diagnostik zum **Ausschluss anderer Schmerzursachen** unbedingt erforderlich, wie z.B.

- medikamenteninduzierte oder hormonell bedingte Schmerzen
- hirnorganische Kephalgien aufgrund akuter Traumen (z.B. Subduralhämatom) bei Meningitis, Hirnödem oder nach Apoplex
- Neuralgien
- Myoarthropathien
- projizierter Schmerz von aktiven Triggerpunkten
- Begleiterscheinung von z.B. internistischen oder infektiösen Erkrankungen
- tumorbedingte Schmerzen

Die für die jeweilige Kopfschmerzform speziellen Differenzialdiagnosen werden bei den vier Beispielen gesondert aufgeführt.

Der klinische Wirksamkeitsnachweis der Neuraltherapie bei Kopfschmerz ist in zukünftigen Studien nur nach genauer Zuordnung zu erbringen. Die hier vorgenommene Unterscheidung ermöglicht die Planung von Anwendungsbeobachtungen und Studien in diesem wichtigen Anwendungsbereich der Neuraltherapie. Der Mangel an kontrollierten Studien, der im Gegensatz zu den ausgezeichneten Resultaten in der täglichen Praxis steht, zeigt deutlich, welch erheblicher Bedarf an klinischer Forschung hier noch besteht.

◆Kopfschmerz: Spannungskopfschmerz

Definition

Neuromuskulärer Kopfschmerz, der vor allem durch muskuläre Verspannungen in der Kopf-Hals-Nacken-Region ausgelöst und unterhalten wird.

Synonyme: Hinterkopfschmerz, Okzipitalkopfschmerz, „Zervikalmigräne"

Epidemiologie

- Prävalenz: 30–60 % der Erwachsenen hatten bereits einmal eine Periode von Spannungskopfschmerzen.
- 3–4 % der Fälle chronifizieren (v.a. bei Analgetika-Abusus).
- Häufung im 3.–6. Lebensjahrzehnt
- Risikofaktoren und Auslöser: Stress, Infektion, chronische psychosoziale Überlastung („die Last, die mir im Nacken liegt"), Ängstlichkeit, Depressionen

Symptome

- schleichender, meist chronischer Beginn
- Schmerz vorwiegend okzipital lokalisiert, meist beidseits, helmförmig oder fronto-temporo-orbital
- Schmerz wird auf dem, nicht im Kopf, v.a. Hinterkopf angegeben.
- drückend, beengend, ziehend
- visuelle Analogskala: 1–5
- Dauer ½ Stunde bis 7 Tage
- meist keine neurologischen Begleiterscheinungen wie Geruchs- oder Lichtempfindlichkeit, meist keine Nausea
- häufige Kombination mit Zervikalsyndrom (▶ 12 Zervikalsyndrom)

Differenzialdiagnose

- Raumforderung (Ausschluss durch NMR)
- Medikamentenabusus (schmerzmittelinduzierter Kopfschmerz)

- mechanischer Druck von Zähnen auf nervale Strukturen, z.B. von verlagerten Weisheitszähnen auf den N. mandibularis

Die Untersuchung der Nacken-Reflexpunkte (NRP = Adler-Langer-Druckpunkte, ▶ 8.4.2) ist eine gute Möglichkeit zur Suche nach somatischen Ursachen (z.B. kranker Zahn) und ist eine wichtige Voraussetzung für eine Erfolg versprechende Durchführung und Therapiekontrolle bei dieser Kopfschmerzform.

Ätiologie aus neurovegetativer Sicht

Chronische körperlich-seelische Verspannungen spielen als Auslöser eine entscheidende Rolle. Sie manifestieren sich überwiegend in der Kau- und Rückenmuskulatur („verbissen", „Nackenschläge") und können durch somatische Faktoren aggravieren und persistieren. Labilisierende Faktoren sind außerdem Wetterfühligkeit, Klimakterium, Angstzustände, depressive Verstimmung.

Erfahrungen mit der Neuraltherapie

Diese Form des Kopfschmerzes ist mit Neuraltherapie gut behandelbar. Procain wirkt pharmakologisch hier auch wie ein Betablocker oder Histaminantagonist. Nach Besserung des akuten Beschwerdebildes oder Verringerung der Rezidivquote sollte eine psychosomatisch orientierte Beratung zu den auslösenden Faktoren erfolgen.

Neuraltherapeutische Vorgehensweise

Lokale und segmentale Therapie

- Injektion am Locus dolendi („Davos-Prinzip"), u.a. in die Kopfschwarte
- Triggerpunkte der Hals- und Schultermuskulatur (▶ 10.2.4)
- Quaddelungen HWS (Kopfgelenksblockierungen!)
- Kiefergelenk (▶ 10.6.1)

Ganglientherapie

- Ggl. stellatum (wiederholte Applikation, beide Seiten im Wechsel; ▶ 10.4.5)
- evtl. Ggl. oticum (▶ 10.4.2)

Störfeldtherapie

- Zähne, v.a. 8-er Region und endodontisch behandelte Zähne
- Nasennebenhöhlen
- Oberbauchregion („Leberkopfschmerz")

Behandlungsverlauf, Prognose, Begrenzung

Behandlungsschema

- im akuten Anfall vorwiegend lokal-segmentale Behandlung
- Wiederholung nach 1–2 Tagen
- danach 1× wöchentlich bis 14-tägig zur Rezidivprophylaxe

Therapieversager

- larvierte Depression
- Verhaltensstörungen (wechselseitige Beeinflussung des Kopfschmerzes)
- sekundärer Krankheitsgewinn (Rentenbegehren)

Bei ausbleibendem Therapieerfolg

- nicht alleine die spezifische Kopfschmerzdiagnose, sondern Begleitumstände und soziales Umfeld beachten und ggf. Therapie einleiten
- erneute Anamnese: Störfeld übersehen?

Begleitende Therapie

Methode	Indikation/Ziel	Beispiele
medikamentöse Therapie	Analgesie	• Acetylsalicylsäure • Paracetamol • Metamizol • Muskelrelaxanzien
Physiotherapie	Entspannungstechniken	Entspannungsmassage
Ernährung	Elimination von Auslösern	• Überprüfung der Essensgewohnheiten • Vermeidung von proinflammatorischen Nahrungsbestandteilen (Fast food)
Ordnungstherapie	kognitive Stressbewältigung	• Verhaltensänderung • Ausgleichssport • Vermeidung von Flüssigkeitsmangel (viel trinken)
Akupunktur	• Relaxation • Analgesie	Di 4
Elektrotherapie	• Muskelrelaxation • Reflextherapie	TENS

◆Kopfschmerz: Migräne

Neurologisch-vaskuläres Schmerzgeschehen

Epidemiologie

- 5-Jahres-Prävalenz 12% (d.h. mehr als jeder Zehnte hat Erfahrungen mit einem Migräneanfall)
- F:M = 3:1 (bei Kindern 1:1)
- Altersgipfel ab dem 2. Lebensjahrzehnt

Symptome

- Schmerzen anfallsartig, hemikraniell, selten bifrontal, gelegentlich Seitenwechsel; pulsierend-pochend
- visuelle Analogskala: 5–10
- Konzentrationsstörungen
- Dysphorie
- Prodromi: Hunger, Tachykardie, Schwitzen
- 10–20% mit Aura: Sehstörungen (Flimmerskotome, Hemianopsie; seltener Sprach- und Hörstörungen [ca. 60 min])
- Dauer des Anfalls 6–72 Stunden
- nach dem Anfall starke Erschöpfung
- Formen: ophthalmische Migräne, ophthalmoplegische Migräne, Basilarismigräne, Status migraenosus
- Migräne im Kindesalter (klinisch als „rezidivierende periodische Bauchschmerzen", „Schul-Erbrechen", „Meningismus", „benigner paroxysmaler Schwindel", Dauer: meist 1 Stunde, gehäuftes Auftreten in der Schulzeit)

Differenzialdiagnose

- TIA
- Insult
- fokaler Anfall

Ätiologie aus neurovegetativer Sicht

Die Erklärungsmodelle für die Migräne sind zahlreich. Heute wird vor allem eine Störung der intrakraniellen Gefäßweite (zu eng – zu weit gestellt) favorisiert. Hierbei spielt das vegetative Nervensystem eine wichtige Rolle. Für den Ansatz der Neuraltherapie sind die nachfolgenden Modelle hilfreich:

- So ist der trigeminovaskuläre Reflex relativ gut erforscht: Eine Depolarisation des N. trigeminus (afferenter Schenkel) führt durch axo-axonale Reflexe auf Hirnstammebene zu einer konsekutiven Innervation des Parasympathikus (efferenter Schenkel) mit einem parasympathisch vermittelten Dilatatormechanismus der Kopfgefäße. Dieser Mechanismus erklärt vermutlich die Bedeutung von Kopfstörfeldern mit chronischer trigeminaler Reizung.
- Ein weiterer wichtiger Mechanismus ist die peptiderg (neurogen) induzierte Entzündung der Duragefäße, die über eine Freisetzung von Neuropeptiden und anderen Mediatoren eine Reizung der intrakraniellen (perivaskulären) Nozizeptoren verursachen. Häufige Auslöser: Käse, Rotwein, starke Temperaturschwankungen, Hyperventilation, Nikotin, Glutamat; im Kindesalter: Schlaf/Wach-Störungen, unregelmäßige Mahlzeiten, Angstzustände.
- Ein genetischer oder durch Tradition vermittelter Erbgang ist offensichtlich (familiäre Häufung).

Erfahrungen mit der Neuraltherapie

Es war die Migräne seiner Schwester, durch deren erfolgreiche neuraltherapeutische Behandlung Ferdinand Huneke in den 1920er Jahren seine ersten Erkenntnisse über die therapeutischen Effekte der Lokalanästhetika gewann [Huneke/Huneke 1928]. Ein **akuter Migräneanfall** kann in einzelnen Fällen mit i.v.-Injektionen oder einer Procain-Basen-Infusion (▶ 10.7.2) sofort kupiert werden.

Mit Neuraltherapie behandelte Migräneanfälle treten anschließend in der Regel seltener auf und sind leichter; sie bedürfen weniger Co-Medikation. Man vermutet als Wirkungsmechanismus eine Desensibilisierung der vegetativen Perfusionssteuerung der Hirngefäße.

In einer retrospektiven Fallsammlung mit 135 Patientinnen [Becke 1990] und einer weiteren Auswertung von Fallsammlungen [Gerlich 1991] sowie einer Praxisumfrage bei neuraltherapeutisch tätigen Praxen [Huneke 1998] wurde über teilweise eindrucksvolle Ergebnisse in der **Rezidivprophylaxe** berichtet. Hierbei zeigte sich eine überdurchschnittlich häufige Mitbeteiligung von Störfeldern der Nasennebenhöhlen und im kleinen Becken [Becke, Huneke]. Bislang liegen jedoch keine prospektiven Untersuchungen über die Wirksamkeit der Neuraltherapie bei der Migräne vor.

Der Beitrag der Neuraltherapie zur Rezidivprophylaxe ist bei der Migräne im Rahmen eines therapeutischen Gesamtkonzepts v.a. in der konsequenten Ursachensuche zu sehen. Der Störfeldtestung kommt hierbei eine wesentliche Rolle zu. Eine alleinige segmentale Behandlung der Migräne wird dagegen nur in außergewöhnlichen, monokausalen Fällen erfolgreich sein (z.B. posttraumatische Migräne bei Kopfnarbe als Störfeld).

Neuraltherapeutische Vorgehensweise

Akuttherapie

- i.v.-Injektion (▶ 10.7.1)
- Procain-Basen-Therapie (▶ 10.7.2)

Lokale und segmentale Therapie zur Intervalltherapie

- i.v.-Injektion auf der betroffenen Seite (▶ 10.7.1)
- Injektionsserie in die Kopfschwarte
- individuelle, vom Patienten angegebene schmerzauslösende Punkte nach dem „Davos-Prinzip“
- HWS-Trigger, okzipitale Sehnenansätze
- paravertebrale Quaddeln
- i.a. Injektion (▶ 10.7.3): gleichseitige Aa. temporalis, maxillaris und facialis

Ganglientherapie zur Intervalltherapie

- Ggl. stellatum auf der betroffenen Seite, wiederholte Applikation (▶ 10.4.5)
- Ggl. cervicale superius (▶ 10.4.4)
- Ggl. ciliare (bei in die Orbita projizierte „Augenmigräne“; ▶ 10.4.1)
- Ggl. pterygopalatinum (bei Lokalisation ventral und lateral, ▶ 10.4.3)
- Ggl. oticum (▶ 10.4.2), N. mandibularis
- Nn. occipitalis major und minor (bei überwiegend dorsaler Lokalisation; ▶ 10.5.3)

Störfeldtherapie

- segmentale Narben: Zahn, Tonsille, Nasennebenhöhlen, Z.n. Nasenseptum-OP
- „gynäkologischer Raum“, v.a. bei Z.n. Sectio oder operativer vaginaler Geburt, Dysmenorrhoe-Anamnese, Z.n. Curettage, Hysterektomie (vgl. aber Differenzialdiagnose „hormonell induzierte Migräne“!)
- Schilddrüse
- „Störfeld Bauchraum: Z.n. Cholezystektomie, Z.n. Appendektomie
- „Störfeld Leber“ (▶ 10.3.5)
- bei Migräne im Kindesalter: Nabel (!), Rachen-, Gaumentonsille, ggf. auch bei entsprechender Anamnese Nasennebenhöhlen und Zähne, HWS; ab Pubertät: gynäkologischer Raum

Behandlungsverlauf, Prognose, Begrenzung

Behandlungsschema

- bei **akutem Migräneanfall** sofortige Therapie (▶ Akuttherapie)
- im Intervall zur **Migräneprophylaxe** 1× wöchentlich, nach Verlängerung der beschwerdefreien Intervalle entsprechend seltener

Therapieversager

- larvierte Depression
- Verhaltensstörungen (bewirken wechselseitige Beeinflussung des Beschwerdebildes)
- chronifiziertes Schmerzgeschehen mit psychosozialer Komponente (✚ Beschwerdefragebogen zum Download) mit ausgeprägter Mutlosigkeit und Angstüberlagerung
- sekundärer Krankheitsgewinn, Rentenbegehren
- hormonell induzierte Migräne
- hoher Analgetikaverbrauch [Becke 1991]

Bei ausbleibendem Therapieerfolg

- nicht alleine die spezifische Kopfschmerzdiagnose, sondern Begleitumstände in der Therapie abklären
- nochmalige Differenzialdiagnostik, Tumorausschluss
- erneute Anamnese: Störfeld übersehen

Begleitende Therapie

Methode	Indikation/Ziel	Beispiele
medikamentöse Therapie (gemäß Leitlinien der Schmerzgesellschaften)	Analgesie	• Acetylsalicylsäure • Paracetamol • NSAIA • Metamizol • Betablocker • Ca-Blocker Cave: Dauergebrauch!
	Serotonin-Hemmung	Triptane
	Antiemese	Metoclopramid
Physiotherapie	Entspannung der HWS, sofern Hinweise auf Beteiligung	z.B. CST
Ernährung	Elimination von Auslösern	• Überprüfung der Essensgewohnheiten • Identifikation und Vermeidung von typischen Auslösern • Reduzierung von kurzkettigen Kohlehydraten
Ordnungstherapie	kognitive Stressbewältigung	• Ausdauersport; • Vermeidung von Flüssigkeitsmangel (viel und regelmäßig trinken)
Akupunktur	• Relaxation • Analgesie	Di 4, Mi 6
Elektrotherapie	• Muskelrelaxation • Reflextherapie	TENS
Endokrinologie	Abklärung hormonelle Ursache	ggf. Pille wechseln, kontinuierliche Einnahme, oder absetzen

◆Kopfschmerz: Clusterkopfschmerz

Neurovaskulärer Kopfschmerz im Augen- und Schläfenbereich. Clusterkopfschmerz ist erkennbar an seiner typischen Lokalisation, seinem einseitigen, nur anfallsartig auftretenden Verlauf bei völligem Wohlbefinden im beschwerdefreien Intervall.

Epidemiologie

- Prävalenz: 0,1–0,3 %
- F:M = 1:3
- Altersgipfel 3.–4. Lebensjahrzehnt

Synonyme und verwandte Syndrome: Horton-„Neuralgie“, Bing-Horton-Syndrom, Erythropros(op)algie, Histaminkopfschmerz, Horton's Disease II

Symptome

- episodisch, stets die gleiche Seite betreffend
- Schmerz wird als brennend, bohrend, stechend empfunden.
- visuelle Analogskala: 9–10
- Dauer 5 min bis 2 Stunden
- Koppelung an Schlaf/Ruhe, Häufung im Frühjahr/Herbst
- meist verbunden mit vegetativen Begleiterscheinungen: Konjunktivitis, Tränenfluss, verstopfte Nase auf der betroffenen Seite
- Auslöser: Alkohol, Histamin, Nitroglyzerin, Hormonentzug (Periode)

Differenzialdiagnose

- Migräne, v.a. „Augen-Migräne“
- Schläfenkopfschmerz bei Arteriitis temporalis (▶ 12 Arteriitis temporalis; beachte: Die Benennung der Arteriitis erfolgte nach dem gleichen Autor Bayard T. Horton [Mayo], es handelt sich aber um zwei verschiedene Krankheitsbilder)

Ätiologie aus neurovegetativer Sicht

Bei Clusterkopfschmerz findet sich fast immer eine Störung des Ggl. pterygopalatinum.

Erfahrungen mit der Neuraltherapie

Die für den Therapieerfolg wichtigste, mitunter entscheidende neuraltherapeutische Maßnahme ist die Injektion an das Ggl. pterygopalatinum. Wenn die mehrfache Injektion keine Besserung bringt, kann mit einer konsequenten Störfeldsuche im Einflussbereich des N. trigeminus (insbesondere des Astes V3) meist das auslösende Störfeld gefunden und behandelt werden.

Neuraltherapeutische Vorgehensweise

Lokale und segmentale Therapie

- Maximal-Dolenzpunkte mit dem Lokalanästhetikum umfluten
- druckschmerzhafte Punkte in der Umgebung infiltrieren

Ganglientherapie

Auf der betroffenen Seite:

- Ggl. pterygopalatinum (wichtigste Maßnahme; ▶ 10.4.3)
- Ggl. cervicale superius (▶ 10.4.4)
- i.v. Gabe von kleinen Mengen Lokalanästhetika

Störfeldtherapie

- Tonsillen
- Zahn-Kiefer-Bereich
- Narben im Segment

Behandlungsverlauf, Prognose, Begrenzung

Behandlungsschema

- initial 1-2× wöchentlich
- im weiteren Verlauf nach Besserung 1× im Monat

Therapieversager

- andere zugrunde liegende Ursache (▶ Differenzialdiagnose)

Bei ausbleibendem Therapieerfolg

- nochmalige Überprüfung der Diagnose und der Indikation zur Neuraltherapie

Begleitende Therapie

Methode	Indikation/Ziel	Beispiele
medikamentöse Therapie (gemäß einschlägiger Leitlinien der Schmerzgesellschaften)	Analgesie	• Acetylsalicylsäure • Paracetamol • NSAIA • Metamizol • Betablocker • Ca-Blocker
	Serotonin-Hemmung	Triptane
	Antiemese	Gabe von 100 % O_2 im Anfall
Physiotherapie	Entspannung der HWS, sofern Hinweise auf Beteiligung	z.B. CST
Ernährung	Elimination von Auslösern	• Überprüfung der Essensgewohnheiten • Identifikation und Vermeidung von typischen Auslösern
Ordnungstherapie	kognitive Stressbewältigung	• Ausdauersport • Vermeidung von Flüssigkeitsmangel (viel trinken)
Akupunktur	• Relaxation • Analgesie	Di 4, Mi 6
Elektrotherapie	• Muskelrelaxation • Reflextherapie	TENS

◆Kopfschmerz nach Commotio oder Contusio cerebri

Nach Schädel-Hirn-Trauma kommt es in seltenen Fällen zur Persistenz von Kopfschmerzen.

Synonyme: postkommotioneller Kopfschmerz, Z.n. „Schleudertrauma"

Epidemiologie

- Prävalenz: 0,1–0,3 % der Patienten nach Commotio und 5% der Patienten nach Contusio cerebri entwickeln lang dauernde, chronische Beschwerden.
- F:M = 1:1
- visuelle Analogskala: 2–4
- kein Altersgipfel

Symptome

- meist dumpf und drückend, andauernd oder rezidivierend

Differenzialdiagnose

- Hirntumor, z.B. Kleinhirnbrückenwinkeltumor
- Z.n. Hirnblutung
- Subduralhämatom

Ätiologie aus neurovegetativer Sicht

Der postkommotionelle Kopfschmerz stellt aus neuraltherapeutischer Sicht eine klassische Störfelderkrankung dar. Ex juvantibus (d.h. aus den guten Erfolgen mit der Neuraltherapie) lässt sich folgern, dass der Ort des Traumas bzw. die gegenüberliegende Seite der Großhirnrinde („contre-coup") selbst zum Auslöser eines Irritationssyndrom werden kann. Weitere wichtige Kofaktoren sind die Überdehnung der kleinen Wirbelgelenke im HWS-Bereich, insbesondere C0/C1 mit posttraumatischen Störungen der HWS. Es findet sich ein fließender Übergang zum Peitschenschlagsyndrom.

Erfahrungen mit der Neuraltherapie

Die Behandlung der Kopfschwarte am Ort des Traumas bzw. über dem „contre-coup" genügt in einigen Fällen bereits als kausale Therapie, um den geklagten Kopfschmerz erheblich zu vermindern. Zusätzliche Erfolge lassen sich durch die neuraltherapeutische oder kombinierte Behandlung von Störungen der Wirbelsäule, insbesondere HWS erzielen, so dass insgesamt ca. 70–80% der Patienten von einer Neuraltherapie erheblich profitieren.

Ein schwerwiegendes Therapiehindernis gegenüber einer dauerhaften Besserung stellen die gerade in diesem Bereich häufig angestrengten Schadensersatz- und Rentenverfahren dar, ein Umstand, der in der Therapieplanung berücksichtigt werden muss. Jegliche Therapie sollte nur außerhalb eines laufenden Rentenbegehrens erfolgen.

Neuraltherapeutische Vorgehensweise

Lokale und segmentale Therapie

- subkutane Injektion an die Schädelkalotte an der gedachten Projektionsfläche des „coup" und „contre-coup" in die Kopfschwarte (▶ 10.1.3)
- Kopfkranz (▶ 10.1.4)
- i.v. Injektion auf der betroffenen Seite (▶ 10.7.1)
- i.a. Injektion an die zuführende Arterie der Schädelkalotte (z.B. A. temporalis; ▶ 10.7.3)
- aktive Triggerpunkte der HWS- und Schultermuskulatur (▶ 10.2.4)
- Nn. occipitales (▶ 10.5.3)

Ganglientherapie

- Ggl. stellatum auf der Seite des Traumas (▶ 10.4.5)
- Ggl. cervicale superius (auf der gleichen Seite; ▶ 10.4.4)

Störfeldtherapie

- Narben im Bereich der Kopfschwarte, insbesondere wenn sie beim gleichen Ereignis entstanden sind (Kopfplatzwunde)
- Schwierig zu behandeln sind Schädelbasisfrakturen: indirekt über die Injektionstechniken der Nasennebenhöhlen, die Rachendachhypophyse und des Ggl. cervicale superius.
- Nasennebenhöhlen und kranke Zähne (Diagnostik jeweils über Nacken-Reflexpunkte [NRP, Adler-Langer-Druckpunkte] ▶ 8.4.2)

Behandlungsverlauf, Prognose, Begrenzung

Behandlungsschema

- bei chronischen Fällen 1× pro Woche über 4–5 Behandlungen, dann kritische Überprüfung des Ergebnisses (vgl. ▶ 7.2.4 Taktik und Strategie)
- bei Besserung Verlängerung der Behandlungsintervalle

Eine Besserung um 80% auf der visuellen Analogskala sollte als Behandlungsziel angestrebt werden.

Therapieversager

- sekundärer Krankheitsgewinn, v.a. laufendes Rentenbegehren
- larvierte Depression

Bei ausbleibendem Therapieerfolg

- erneute Anamnese: weiteres Störfeld, z.B. kleine Narbe übersehen?
- Abbruch der neuraltherapeutischen Behandlung, wenn nach 4–5 Behandlungen keinerlei Besserung

Begleitende Therapie

Methode	Indikation/Ziel	Beispiele
medikamentöse Therapie	Analgesie	• Acetylsalicylsäure • Paracetamol • NSAIA • Metamizol (cave: Dauergebrauch!)
Akupunktur	• Relaxation • Analgesie	Di 4, Mi 6
Physiotherapie	Entspannung der HWS, häufige Hinweise auf Beteiligung	z.B. Stärkung der HWS-Muskulatur, Reduktion und Beseitigung von Dysbalancen
Psychotherapie	Traumabewältigung	ggf. Traumatherapie
Elektrotherapie	• Muskelrelaxation • Reflextherapie	TENS

Kraniomandibuläre Dysfunktion (CMD)

Stefan Weinschenk, Hans-J. Schindler

Kiefermuskelschmerzen können als regionale Manifestation muskuloskelettaler Beschwerden betrachtet werden, wie sie in ähnlicher Form auch in anderen Körperregionen zu beobachten sind. Zusammen mit den Kiefergelenkschmerzen und nicht schmerzhaften Störungen der Unterkieferbeweglichkeit werden sie unter dem Begriff „kraniomandibuläre Dysfunktion" (CMD) zusammengefasst.

Eine Reihe von biophysikalischen Risikofaktoren ist mit diesem Beschwerdebild assoziiert. Gut validierte Diagnoseinstrumente ermöglichen eine therapeutisch relevante Differenzierung der verschiedenen CMD-Subgruppen. Der weitaus überwiegende Teil der CMD ist gut behandelbar. Bei einem nicht unerheblichen Anteil der Patienten persistieren die Beschwerden jedoch trotz therapeutischer Maßnahmen. Die Kenntnis der zugrunde liegenden neurobiologischen Hintergründe akuter und chronischer Schmerzen hilft bei der Wahl angemessener Therapie und bei der Abschätzung des Therapieerfolgs.

Synonyme und verwandte Begriffe:

- Myoarthopathie (MAP) des Kiefergelenks: Der im deutschen Sprachraum weitgehend synonym gebrauchte, aber außerhalb der Fachkreise weniger bekannte Begriff. Die Bezeichnung „MAP“ zeigt deutlicher als der (etwas unschärfere) Begriff „CMD“, welche beiden Untergruppen die Diagnose umfasst: myofaszialer Schmerz und Arthalgien der Kiefergelenke
- temporomandibular disorders (TMD), vor allem im englischsprachigen Raum, synonym zu MAP
- Kiefergelenkdysfunktionssyndrom, myofascial pain dysfunction syndrome (▶ 10.2.3 Triggerpunkte der Kaumuskulatur), weitgehend synonym mit CMD: Hier sind die Symptome „Schmerz“ und „Funktionsstörung“ als Kriterien für die Diagnosestellung gleichberechtigt nebeneinander gestellt. Der Begriff ist heute durch die exakteren Bezeichnungen „MAP“ und „CMD“ weitgehend verdrängt.

Symptome

Leitsymptom ist die Angabe „Schmerzen im Kiefer-Gesicht-Bereich“. Die Diagnostik der CMD erfolgt mittels einfacher diagnostischer Kriterien, mit denen zunächst zwischen den beiden Gruppen „myofaszialer Schmerz“ und „Arthralgie“ unterschieden wird.

Mit weiteren Untersuchungen unter Zuhilfenahme von bildgebenden Verfahren wird dann in der Gruppe der Arthralgien die aktivierte Arthrose differenziert. Die nicht schmerzhaften Kiefergelenkstörungen (z.B. Bewegungsstörung, Knacken) gelten in der Regel als nicht behandlungsbedürftig (✚ Untersuchungsschema Myoarthropathien zum Download und ▶ 8.2.8).

Epidemiologie

- Der überwiegende Teil der CMD-Patienten leidet unter myofaszialen Schmerzen oder einer Kombination aus Kiefermuskel- und Kiefergelenkschmerzen.
- insbesondere Frauen in der 4. Lebensdekade ca. 4× häufiger von myofaszialen Schmerzen betroffen als Männer
- Prävalenz bei Kindern geringfügig niedriger, die Symptome in der Regel milder als bei Erwachsenen (Beschwerdehäufigkeit nimmt jedoch mit dem Einsetzen der Pubertät zu)
- CMD-Prävalenz bei Erwachsenen: ca. 8 %, Behandlungsbedürftigkeit: 3–4 %
- Prävalenz von Patienten mit Schmerzchronifizierung in der zahnärztlichen Praxis: vermutlich 5–10 % der behandlungsbedürftigen CMD-Patienten

Differenzialdiagnosen

- episodischer Kopfschmerz vom Spannungstyp: temporaler, frontaler, okzipitaler oder holokranieller dumpf-drückender Schmerz. Die Muskulatur ist bei einem Teil der Patienten druckschmerzhaft. Insbesondere der temporale Spannungskopfschmerz ist bei palpationsempfindlicher Muskulatur nicht vom myofaszialen Schmerz zu unterscheiden (vgl. ▶ 12 Kopfschmerz, Spannungskopfschmerz).
- Fibromyalgie-Syndrom (FS): nur durch Erfassen aller übrigen Schmerzen im gesamten Körper sowie durch die eventuell vorhandenen typischen Begleitsymptome von MAP zu unterscheiden

- rheumatoide Arthritis und seltene Arthritiden: nur durch Anamnese und Laborbefunde von Kiefergelenkschmerzen bei CMD zu differenzieren

Weitere Erkrankungen, die mit Muskelschmerzen im Kieferbereich verbunden sein können:
- Schilddrüsenunterfunktion (vgl. ▶ 12 Schilddrüsenstörungen)
- Sklerodermie
- Arteriitis temporalis (Horton; vgl. ▶ 12 Arteriitis temporalis)
- Morbus Parkinson
- Malignome
- anhaltender idiopathischer Gesichtsschmerz (vgl. ▶ 12 Zahnschmerz, unklarer)
- Gesichtsneuralgien (vgl. ▶ 12 Trigeminusneuralgie)

Ätiologie aus neurovegetativer Sicht

Die kraniomandibuläre Dysfunktion stellt ein multifaktoriell bedingtes Krankheitsgeschehen dar. Moderne Konzepte unterscheiden dabei folgende Risikofaktoren (▶ Tab. 12.3):
- prädisponierende (z.B. strukturelle, systemische, psychische)
- initiierende (z.B. Mikro-, Makrotraumen und Überlastungen)
- perpetuierende (z.B. psychosoziale)

Die Zuordnungen zu den einzelnen Kategorien sind nicht statisch. Vielmehr können bei einem Patienten die psychosozialen Rahmenbedingungen der prädisponierende Faktor und eine chronische Überlastung der unterhaltende Faktor sein, während in einem anderen Fall das umgekehrte Muster zutrifft. Wichtig ist, diesen konzeptionellen Rahmen richtig zu interpretieren in dem Sinne, dass ein einzelner Einflussfaktor in der Regel nicht in der Lage ist, myofasziale Schmerzen zu verursachen. Die Parallelen zum anhaltenden Rückenschmerz sind nicht zu verkennen.

Tab. 12.3 Risikofaktoren für das Auftreten einer CMD.

Diskutierte Risikofaktor für CMD	Evidenzlage	Anmerkungen
biomechanische Belastungen	belegt	• Bruxismus (Kieferpressen, Zähneknirschen) • am Tag eingenommene unphysiologische Zahnkontakte • anhaltende stereotype Belastungen bei Musikern
genetische Disposition: 1. Weibliches Geschlecht 2. Neurotransmitterstoffwechselstörung	belegt	1. Mögliche Interaktion von Östrogen und Nervenwachstumsfaktor (NGF) 2. Polymorphismus im zentralen Dopamin- und Opioidstoffwechsel
Malokklusionen	belegt	• unilateraler Kreuzbiss • tiefer Biss • große (> 20 mm) sagittale Stufe • frontal offener Biss Jedoch als Risikofaktoren wesentlich weniger bedeutsam als früher angenommen (große Variationsbreite des „Normalen“)
Mikrotraumen	unklar	Sowohl für Muskeln als auch und Gelenke werden Mikrotraumen für regionale Schmerzen (aktivierte Arthrose, Triggerpunkte) angenommen.

Tab. 12.3 Risikofaktoren für das Auftreten einer CMD. *(Forts.)*

Diskutierte Risikofaktor für CMD	Evidenzlage	Anmerkungen
Traumata im Kopf-Hals-Bereich	unklar	Heterogene kraniofaziale Symptome von Patienten mit Schleudertrauma werden oft CMD zugeordnet.
Distress	belegt	verstärkt motorische Aktivitäten bei vorhandenem Bruxismus
orthopädische Befunde der Körperhaltung	nicht belegt	• Beinlängendifferenz • von der Norm abweichende Kopfhaltung (biomechanische Belastungsfaktoren)

Es bestehen enge funktionelle Zusammenhänge zwischen dem kraniomandibulären und dem kraniozervikalen System. So ist es denkbar, dass Störungen im kraniomandibulären System über absteigende Muskelfunktionsketten Störungen im kraniozervikalen System auslösen können. Ob sich über das Funktionsorgan Wirbelsäule diese Störungen auch auf weiter kaudal gelegene (ISG, Sakrum) und auf periphere Gelenke auswirken können (Nacken-Reflexpunkte = Adler-Langer-Druckpunkte ▶ 8.4.2) ist ebenso denkbar wie die Annahme einer Weiterleitung in umgekehrter Richtung (aufsteigende Funktionskette, vgl. ▶ 8.2.6 Diagnostik über Muskelfunktionsketten).

Erfahrungen mit der Neuraltherapie

Neben bewährten Therapieoptionen [Übersichten bei Schindler at al. 2007; Hugger et al. 2007] spielt die Neuraltherapie in den meisten bislang veröffentlichten Behandlungskonzepten noch keine Rolle. Die Vorteile der Neuraltherapie bestehen in der subtilen Beeinflussung pathophysiologischer afferenter Signale mit Hilfe von diagnostischer Lokalanästhesie, die in manchen Fällen über die Ätiologie Aufschluss geben und in anderen Fällen bereits die Therapie (z.B. Triggerpunktbehandlung, Störfeldelimination) darstellen können.

Erfahrene Neuraltherapeuten berichten über gute Erfolge in der Schmerzbehandlung der CMD, sofern das gesamte Spektrum einschließlich der Ganglien- und Störfeldtherapie zum Einsatz kommt. Die Neuraltherapie kann auf diese Weise in einem interdisziplinären Therapieansatz ihren Teil dazu beitragen, ein nachhaltiges, funktionell befriedigendes Ergebnis zu erzielen. Die Einflussnahme auf periphere und/oder zentrale neurobiologische Mechanismen der Schmerzchronifizierung wird dabei diskutiert.

Neuraltherapeutische Vorgehensweise

Lokale und segmentale Therapie

- Triggerpunkte der Kaumuskulatur (▶ 10.2.3)
- Kiefergelenk (▶ 10.6.1)
- retromolare Injektion, besonders im Gebiet des so genannten „9-er Zahns"
- i.v. Injektion auf der stärker betroffenen Seite (▶ 10.7.1)

Ganglientherapie

- Ggl. pterygopalatinum (▶ 10.4.3)
- Ggl. oticum (▶ 10.4.2)
- Ggl. stellatum (▶ 10.4.5)
- Ggl. cervicale superius (▶ 10.4.4)

Störfeldbeseitigung als diffenzialdiagnostisches Instrument

- odontogene Befunde, wichtigste Differenzialdiagnosen bei CMD: apikale Ostitis, Pulpitis, Parodontitis, Dentitio difficilis verlagerter Weisheitszähne; entsprechende diagnostische Injektionen unter Einsatz der verschiedenen Techniken (▶ 10.9)
- Tonsilla palatina (▶ 10.8.3)
- Narbe im Segment: Hautverletzungen, OP-Narben von Naevi, Jugulariskatheter, Tortikollis-OP, HWS-Operationen
- Sinusitis: sehr häufig Störfeldeinfluss aus dem Nasenebenhöhlen- oder oberen Rachenbereich, diagnostische Zuordnung mittels Nacken-Reflexpunkte der HWS (NRP = Adler-Langer-Druckpunkte ▶ 8.4.2)
- Eingrenzung von Schmerzübertragungsphänomenen („referred pain“)

Behandlungsverlauf, Prognose, Begrenzung

Behandlungsschema

- Im Rahmen des Behandlerteams unternimmt der Neuraltherapeut in einer Therapiephase, in der keine anderen Interventionen beendet oder begonnen wurden, einen zeitlich vorher festgelegten, begrenzten Behandlungsversuch mit Therapiesitzungen 1× wöchentlich.
- Das Behandlungsergebnis nach 5–10 Behandlungen entscheidet über die Fortsetzung der Therapie und über die nachfolgende Therapiefrequenz.

Prognose

- in ca. 80% bei multimodaler Behandlung gute Prognose

Therapieversager

- Durchblutungsstörungen der HWS
- systemische Erkrankung
- psychische Erkrankung
- Rentenbegehren

Bei ausbleibendem Therapieerfolg

- Erneute Überprüfung der Diagnose: andere Erkrankung
- Ausschluss allgemeiner Erkrankungen (▶ Differenzialdiagnose)
- Überprüfung der Indikation zur Neuraltherapie
- erneute Anamnese: Störfeld übersehen?

Begleitende Therapie

Die Neuraltherapie ist nicht die alleinige Therapieoption bei der Behandlung der schmerzhaften CMD. Nachfolgende Tabelle fasst weitere in ihrer Wirkung belegte schmerztherapeutische Interventionen zusammen, die sich als alleinige Maßnahmen oder in Kombination bewährt haben.

Methode	Indikation/Ziel	Beispiele
manuelle Medizin	• Mobilisation von Blockaden der HWS • Erlernen neuer Bewegungsmuster	• Behandlung der HWS • kraniosakrale Therapie (CST)
physikalische Therapie	Muskelrelaxation	Wärme-, Kälteapplikation

Zahnheilkunde	Symptomlinderung oder Symptombeseitigung, resp. Eingrenzung von Risikofaktoren	• Patientenaufklärung und -führung • Schienentherapie
medikamentöse Therapie	• Antidepressiva • NSAR	• Tolperison • Flupirtin • nicht-steroidale Antiphlogistika • trizyklische Antidepressiva
Ordnungstherapie	„work-life-balance“	Überprüfung, ggf. Korrektur nachteiliger Lebensgewohnheiten
Psychotherapie	„Coping“	• psychologische Schmerztherapie: • Entspannungsverfahren • Techniken zur Schmerzverarbeitung

Kreuzschmerz

Udo Franke

Zusammenfassung von Schmerzsyndromen im Bereich der LWS, Sakralregion und der angrenzenden anatomischen Strukturen.

Beinhaltet so verschiedene Krankheitsentitäten wie Irritationen der Wirbelgelenke, der Iliosakralgelenke, Verspannung des M. iliopsoas, Schmerzzustände der paravertebralen Muskulatur, Spannungszustände des vorderen bzw. hinteren Längsbandes, des Lig. flavum sowie Irritation der Spinalnerven der Segmente L1–S3.

Eine exakte Anamnese und Diagnostik ist daher für den Therapieerfolg gerade bei funktionellen Beschwerden entscheidend.

Man spricht von akutem Kreuzschmerz bei einer Beschwerdedauer von bis zu 6 Wochen, von chronischem Kreuzschmerz bei 6 Monaten oder länger.

12

Synonyme und verwandte Symptomkomplexe: Lumbago, Lumboischialgie, Ischialgien, allgemein auch (tiefer) „Rückenschmerz“, „Bandscheibenprolaps“, lumbales Wurzelsyndrom, LWS-Syndrom, „Hexenschuss“, „low back pain“

Epidemiologie

Schillerndes Krankheitsbild, daher statistisch schwer zu erfassen. Dennoch:

- „Rückenschmerzen“ sind in Mitteleuropa der häufigste Grund für das Aufsuchen eines Arztes.
- Arbeitsunfähigkeit wegen Diagnose „Kreuzschmerzen“ 20% aller Bescheinigungen, laut Krankenkassenstatistik in Deutschland insgesamt ca. 12 Mio. Krankheitstage im Jahr [Weinschenk 2005]
- Alleine in Deutschland werden jährlich 50.000 Bandscheiben-Operationen durchgeführt, Tendenz steigend [Weinschenk 2005].

Differenzialdiagnose

- degenerative Veränderungen der Wirbelsäule (Osteochondrose, Spondylarthrose)
- Tumoren knöcherner oder neuraler Strukturen
- Morbus Scheuermann

- Morbus Bechterew
- Hüfterkrankungen
- Frakturen im lumbosakralen Übergangsbereich
- Spondylitis

Ätiologie aus neurovegetativer Sicht

Bei Kreuzschmerz und Lumboischialgie kommt eine Vielzahl von Ursachen in Betracht.

Der Bandscheibenvorfall, die echte Protrusion einer Bandscheibe ist bei akuten Beschwerden entgegen landläufiger Meinung selten. Eine sofortige NMR-Diagnostik bei tiefen Rückenschmerzen wird von den orthopädischen Fachgesellschaften heute zunehmend abgelehnt [AWMF 2005], da gerade in Folge der häufigen bildgebenden Diagnostik eine Übertherapie erfolgt. Eine sorgfältige klinische Untersuchung mit evtl. folgender Röntgendiagnostik ist oft für das therapeutische Vorgehen ausreichend.

Circulus vitiosus „Angst – Verspannung – Schmerz": Entstehung durch eine Summation sympathischer Reize im Rahmen des segmental-reflektorischen Komplexes (muskuläre und ligamentäre Verspannungen, Fehlstellung der Facettengelenke mit periostaler Reaktion, Dysfunktion nervaler Wurzelstrukturen, Protrusion der Bandscheibe mit konsekutiver mechanischer Reizung der Dura mater, der umgebenden Strukturen sowie des Rückenmarks).

Die Schmerzsymptomatik ist regelmäßig mit erheblichen Ängsten des Patienten vor einem „Vorfall" mit Nervenschädigung und Lähmung verbunden und führt zu einer Schonhaltung, die eine Verspannung und Schwächung der Muskulatur und eine weitere Zunahme der Schmerzen zur Folge hat: Gefahr der Chronifizierung.

Auslöser und Ursachen:
- Wurzelreizsyndrome
- pseudoradikuläre Beschwerden
- Fehlbelastungen der Wirbelsäule oder der Iliosakralgekenke mit muskulärer Dybalance rechts/links sowie ventral/dorsal; Beckenverwringung
- Häufig spielen Verhebetraumen im Beruf (Handwerksberufe) oder zu Hause eine primär auslösende Rolle („Hexenschuss").
- auch direkte traumatische Ursachen oder Fehlbelastungen bei Unfällen und im Sport
- Adipositas
- Muskelfunktionskette, ausgehend von Störfeldern im Kopfbereich (Nasennebenhöhlen, Zähne, Tonsillen, Ohren, Kiefergelenk) über C1, C4, Th4, Th10 bis zu lumbosakralen Übergang (▶ 8.2.6 Diagnostik über Muskelfunktionsketten)
- Erkrankungen der Unterbauchorgane

Erfahrungen mit der Neuraltherapie

Schließt eine unauffällige MRT-Aufnahme der LWS eine Nervenschädigung mit großer Sicherheit aus, besteht eine sehr gute neuraltherapeutische Behandlungsmöglichkeit. Die antiinflammatorische und antiödematöse Wirkung der Lokalanästhetika verstärkt zusammen mit der analgetischen Wirkung den positiven Effekt auf Bindegewebe, Muskulatur und Gelenke.

In der Regel spielen Fernstörungen besonders bei bislang „therapieresistenten" Patienten eine erhebliche Rolle.

Die Therapieerfolge sind so deutlich, dass man heute fordern muss:

Keine Einleitung einer langdauernden Physiotherapie oder gar Operation bei chronischen Kreuzschmerzen und Lumboischialgie ohne vorherige neuraltherapeutische Differenzialdiagnostik.
Allerdings: Bei einer Radikulärsymptomatik besteht OP-Indikation!

Neuraltherapeutische Vorgehensweise

Lokale und segmentale Therapie

- Quaddeln im Segment, auch ventral („gynäkologisches W“, ▶ Abb. 10.3.16)
- Quaddeln über dem Sakrum (▶ 10.1.2)
- Triggerpunkte im Bereich der dorsalen und ventralen Muskulatur, M. piriformis, M.lilopsoas (▶ 10.2.10, ▶ 10.2.11)
- schmerzhaften Dornfortsätze
- schmerzhafte Perioststrukturen
- schmerzhafte Lig. interspinale und supraspinale
- Lig. iliolumbale, iliosacrale und sacrotuberale
- ISG (▶ 10.6.6)
- Foramina sacralia (▶ 10.3.11)

Erweiterte Segmenttherapie

- Facettengelenke L1-5 (▶ 10.6.5)
- i.v. Injektion (▶ 10.7.1)
- sakrale epidurale Injektion (▶ 10.5.11)
- Plexus sacralis (▶ 10.5.11)

Ganglientherapie

- lumbaler Grenzstrang (▶ 10.4.7)
- Ggl. impar (▶ 10.4.8)
- Spinalnerven L1-5 (▶ 10.5.8)
- Ggl. coeliacum (▶ 10.4.6)

Störfeldtherapie

- häufigste Fernstörung bei Kreuzschmerzen im Bereich des kleinen Beckens: Uterus und Adnexe, v.a. nach entzündlichen Genitalerkrankungen, sowie die Prostata (Prostatitis). Diese sind häufige Störfelder, die vermutlich aufgrund der engen anatomischen Zusammenhänge (Bandaufhängung, Lig. sacrouterinum) wirksam werden. Daher wichtig: Behandlung des Plexus uterovaginalis /Prostata
- Narbe im Segment: Laparoskopie-Narben, Pfannenstiel, Längslaparotomie, Appendektomie, Episiotomie, Emmet-Riss, Zervixnarbe nach Konisation
- Bei absteigenden Funktionsketten häufig mitbeteiligt („kranio-sakral“):
  - Schneidezähne („Rückenzähne“)
  - chronische Infektionen der Nasennebenhöhlen
  - Kiefergelenkstörungen
  - Zähne
  - chronische Tonsillitis
  - Schilddrüse

Behandlungsverlauf, Prognose, Begrenzung

Behandlungsschema

- Therapie entsprechend dem erkrankten Segment:
- bei akuter Symptomatik in 2-tägigen Abständen bis zur Besserung, dann wöchentlich

- bei chronischen Beschwerden alle 1–2 Wochen über mehrere Wochen, später Injektionen in größeren Abständen

Therapieversager

- Bandscheibenvorfall mit radikulärer Symptomatik
- bei Überwiegen einer psychosozialen Komponente (z.B. latente Beziehungskrise)
- Rentenbegehren

Bei ausbleibendem Therapieerfolg

- erneute Überprüfung der Indikation
- erneute Anamnese: Störfeld übersehen?
- Non-Compliance

Begleitende Therapie

„PPP-AN“: Physiotherapie, Physikalische Therapie und Phytotherapie; Akupunktur und Neuraltherapie.

Methode	Indikation/Ziel	Beispiele
Physiotherapie	Vermeidung einer chronischen Schmerzerkrankung	• bei akuten Beschwerden: Frühmobilisation! • chronisch: Stärkung der Rückenmuskulatur, Stabilisierung der WS
Chirotherapie	Lösung von WS-Blockierungen	Mobilisation der gesamten WS und ISG
Phytotherapie	• Verbesserung der Durchblutung • Toxinausscheidung	• Esche • Pappel (Phytodolor) • Löwenzahn • Brennessel • Arnikaöl • Johanniskrautöl • Eukalyptusöl
Akupunktur	• Analgesie • Entspannung	Blasenmeridian
Balneotherapie	Entspannung der Muskulatur	• warme Bäder • Unterwassermassagen
ausleitende Verfahren	Schröpfen (trocken o. blutig entsprechend der Indikation)	
Homöopathie	Konstitutionstherapie	• Gnaphalium • Rhus toxicodendron • Bryonia
Apitherapie	• antiinflamatorisch • durchblutungsfördernd • neuroprotektiv durch Nerv-growth-factor	Bienengiftinjektionen

Leistenschmerz („Sportlerleiste")

Bernd Belles, Gerd Belles

Belastungsabhängiges komplexes Schmerzsyndrom in der Leistenregion unterschiedlicher Ätiopathogenese

Epidemiologie

- bei Leistungssportlern, insbesondere im Fussball, relativ häufiges und langwieriges Beschwerdebild, meist mit chronischem Verlauf.

Differenzialdiagnose

Die folgenden weiteren Ursachen für Leistenbeschwerden sind abzuklären und ggf. anderweitig zu behandeln:

- Symphysenlockerung
- Myositis ossificans
- Coxarthrose
- Appendizitis
- Tumoren
- Bandscheibenprolaps

Ätiologie aus neurovegetativer Sicht

Sehr häufig bestehen Störungen im Segment, meist in Form einer muskuläre Dysbalance oder Insuffizienz. Mögliche Ursachen sind:

- Überbelastung der Bauchmuskulatur und/oder der Adduktoren
- „weiche Leiste" (erweiterter äußerer und innerer Leistenring)
- Verkürzung der Hüftbeuger (M. iliopsoas, M. rectus femoris)
- Verkürzung der Mm. adductor longus et brevis, M. gracilis, M. sartorius
- Beckenschiefstand
- Funktionsstörungen der LWS
- krankhaft veränderte Hüftgelenke
- Leistenhernie
- Insuffizienz der Abdominalmuskulatur mit Hyperlordose und Ventralabkippung des Beckens
- Neuralgie des N. obturatorius („Obturatoriusneuropathie")
- Neuralgie des N. iliohypogastrius (Ursprung Th12/L1)
- Neuralgie N. genitofemoralis und N. genitalis (Ursprung L1/L2)
- Neuralgie des N. femoralis (Ursprung L2–L4)

Häufig findet man eine Störung im Segment Th12/L1 mit Irritationen der zugehörigen Nervenwurzeln bzw. eine Blockierung im SIG-Bereich der betroffenen Seite.

Erfahrungen mit der Neuraltherapie

Die Neuraltherapie gehört als wichtiger Baustein in ein ganzheitliches Therapiekonzept zusammen mit Physiotherapie, physikalischer Therapie und manueller Medizin. Bei chronischen therapieresistenten Fällen kann es durch Injektionen in den gynäkologischen/urologischen Raum zu deutlichen Besserungen von chronischen Leistenschmerzen bei Sportlern kommen.

Neuraltherapeutische Vorgehensweise

Lokale Therapie

- lokale Infiltrationen in die schmerzhaften Gewebsstrukturen („Davos"-Prinzip)

- lokale Infiltration der Sehnenansätze der Bauchmuskulatur und der Adduktoren mit Procain 1 %
- lokale Infiltration an das Periost des Os pubis mit Procain 1 %
- Infiltration der Triggerpunkte des M. iliopsoas, M. rectus femoris, Mm. adductor longus et brevis, M. gracilis, M. sartorius mit anschließender Dehnung der infiltrierten Muskelgruppen (postisometrische Relaxation, ▶ 13.3 Manuelle Medizin)

Segmentale Therapie

Bei einer Störung im Segment Th12/L1 mit Irritationen der zugehörigen Nervenwurzeln bzw. eine Blockierung im SIG-Bereich der betroffenen Seite:

- paravertebrale Quaddelung des BWS-/LWS-Übergangs
- Facettengelenke Th12/L1 (▶ 10.6.5)
- ISG der betroffenen Seite (▶ 10.6.6)
- Nervenwurzel von Th12 und L1
- ggf. N. obturatorius (▶ 10.5.14), N. iliohypogastrius, N. genitofemoralis, N. femoralis

Ganglientherapie

- lumbaler Grenzstrang (▶ 10.4.7)

Störfeldtherapie

- häufigste Störfelder
  - Narben im Segment
  - Narben im gynäkologischen und urologischen Bereich (bei Frauen können rezidivierende Adnex-Reizungen, eine Pelvipathie oder eine Myotendinosis genitalis verantwortlich sein, bei Männern muss an eine Prostatitis gedacht werden)
- weitere Störfelder
  - Zahn-Kiefer-Region
  - Waldeyer-Rachenring (Tonsillen)
  - chronische Nebenhöhlenaffektionen

Behandlungsverlauf, Prognose, Begrenzung

Behandlungsschema

- 2×/Woche bis zu 10×
- Behandlungsdauer abhängig von gefundener Ursache und vorbestehender Dauer der Erkrankung

Prognose

- bei chronischen Leistenschmerzen des Sportlers multimodaler Therapieansatz mittels Neuraltherapie und intensiver Physiotherapie nach ausführlicher Muskelfunktionsdiagnostik mit gezielter Beseitigung muskulärer Dysbalancen erfolgreich

Therapieversager

- Leistenhernie oder therapieresistente schmerzhafte „weiche Leiste": operative Versorgung erforderlich

Begleitende Therapie

Maßnahme	Indikation/Ziel	Beispiel
Physiotherapie	Beseitigung der muskulären Imbalance	Dehnung der verkürzten und Kräftigung der abgeschwächten Muskelgruppen

12

medikamentöse Therapie	Schmerzhemmung	• nur direkt vor dem Wettkampf, wenn erforderlich • nicht als Dauertherapie!
physikalische Therapie	Schmerzhemmung	Elektrotherapie, v.a. bei muskulärer Dysbalance

Mastodynie, Mastitis

Barbara Doll, Stefan Weinschenk

- bei jüngeren Frauen: häufig zyklisch Beschwerden in der zweiten Zyklushälfte, gegen Ende des Zyklus meist zunehmend (vgl. ▶ 12 PMS)
- postmenopausal: schwere Beine, Gewichtszunahme, Mastodynie, Brustvergrößerung, Kopfdruck
- im Wochenbett: akute Brustentzündung mit Fieber (**Mastitis puerperalis**)
- unabhängig von Stillzeit: akute Entzündung (**Mastitis nonpuerperalis**) meist ohne erkennbaren Auslöser, häufig nach früherer Mastitis puerperalis

Synonyme: Brustschmerzen, Mastodynie, Mastopathie (wenn mit morphologischen Veränderungen einhergehend)

Epidemiologie

- bei 10–20% der Frauen im fertilen Alter in der 2. Zyklushälfte
- bei Frauen im Senium ca. 5–10% druckempfindliche Mammae
- fast immer seitengleich beidseits

Differenzialdiagnose

Eine sekundäre Mastodynie kann durch verschiedene Krankheitsentitäten hervorgerufen werden:

- Schwangerschaft
- Hormoneinnahme („falsche Pille“)
- Einnahmen eines individuell nicht verträglichen hormonellen Antikonzeptivums
- Mastopathia fibrosa cystica
- vertebragen: HWS- und BWS- Erkrankungen mit pseudoradikulärer Symptomatik (dieses stellt wiederum die häufigste Ursache für Mastodynie im Senium dar)
- neurologische und psychiatrische Erkrankungen
- nonpuerperale Mastitis (mit und ohne Galaktorrhoe)
- inflammatorisches Mammakarzinom

Ätiologie aus neurovegetativer Sicht

- auf dem Boden einer dauerhaft bestehenden hormonellen Dysregulation (Gestagenmangel, Östrogendominanz) typische Beschwerden: Diese Symptomatik kann auch iatrogen ausgelöst sein („falsche Pille“).
- Mastopathie: starke genetische Komponente; langdauernde hormonelle Dysbalance führt zu morphologischem Umbau des Drüsengewebes, z.T. auch mit Zystenbildung.
- erhöhte Zufuhr von östrogenartigen Substanzen einschließlich Xenobiotika
- dauerhaft erhöhter Sympathikotonus (Stress)
- toxikologische Komponente in Diskussion (Schwermetalle, Pestizide)

Neuraltherapeutische Vorgehensweise

Vor jeder regulationsmedizinischen Maßnahme sollte (ggf. mit dem behandelnden Gynäkologen) ein malignes Geschehen der Brust und iatrogene Ursachen ausgeschlossen werden.

Lokale und segmentale Therapie

- bei Brustbeschwerden: Quaddeln um die Brust („Brustkranz")
- Quaddeln im Segment (▶ 10.3)
- Facetteninfiltrationen T3–5 (▶ 10.6.5)
- retromammäre Injektion mit gutem Erfolg (▶ 10.8.5)

Umstimmungstherapie

- „Hormonelle Achse": Schilddrüse (▶ 10.8.4), Tonsilla pharyngea (▶ 10.8.2)
- Plexus uterovaginalis vaginal (▶ 10.4.10)
- Rachendachhypophyse (▶ 10.8.1)
- Ggl. cervicale superius (▶ 10.4.4)
- i.v. (▶ 10.7.1)

Störfeldtherapie

- Uterus und Adnexe, v.a. nach entzündlichen Genitalerkrankungen
- Narbe im Unterbauch: Laparoskopie-Narben, Pfannenstiel, Längslaparotomie, Appendektomie, Episiotomie, Emmet-Riss, Zervixnarbe nach Konisation
- Nasennebenhöhlen
- Schilddrüse

Behandlungsverlauf, Prognose, Begrenzung

Behandlungsschema

- 4× eine Behandlung, 1× wöchentlich
- dann nur noch in der 2. Zyklushälfte für weitere 2–3 Zyklen
- dann Auffrischungsbehandlung nach 1 Jahr

Therapieversager

- bei stark ausgeprägter psychosomatischer Konfliktkonstellation
- zugrundeliegende Stoffwechselerkrankungen
- Schwermetallbelastung
- Störungen des Darms (Magenmeridian!)

Bei ausbleibendem Therapieerfolg

- Überprüfung der Indikation
- erneute Anamnese: Störfeld übersehen?
- Gestagengabe
- begleitende psychische Unterstützung

Begleitende Therapie

Methode	Indikation/Ziel	Beispiele
Phytotherapie	antiöstrogen	• Agnus castus • Nachtkerzenöl • Asparagus • Petersilie • Zinnkrauttee • Solidago

Ordnungstherapie	Neuausrichtung der Lebensweise	• Nikotinkarenz • Kaffee reduzieren • vegetativer Ausgleich: Wechsel zwischen Anspannung und Entspannung
Hormontherapie	Gestagen unterstützend	wenn möglich: nicht-synthetische Gestagene versuchen (Yams)
Psychotherapie	stärkend	sofern indiziert: • Verhaltenstherapie • Familien-/Systemtherapie

Meralgia paraesthetica

Georg Dimitriadis

Brennende, ziehende Schmerzen (Parästhesie, Hypästhesie, Sensibilitätsstörungen) am Oberschenkel außen im Versorgungsgebiet des N. cutaneus femoris lateralis, der als rein sensibler Nerv aus L3–5 stammt und durch das Leistenband zieht.

Synonyme: Meralgie

Epidemiologie

- 10% beidseitig
- M:F = 3:1

Differenzialdiagnose

- Coxarthrose
- Beckenverwringung (Beckenschiefstand) mit Beinlängendifferenz
- Alkoholabusus (toxische Neuropathie)
- Diabetes mellitus (Polyneuropathie)
- radikuläres Schmerzsyndrom bei Diskopathie
- pseudoradikulär

Ätiologie aus neurovegetativer Sicht

- Kompression oder Dehnung des Nervs führt zu mechanischer Schädigung und Minderperfusion
- Auslöser: z.B. Gewichtszu- oder abnahme, Hüftgelenksoperation, enge Kleidung, idiopathisch

Erfahrungen mit der Neuraltherapie

„Therapeutische Blockaden“ werden auch von Schmerztherapeuten empfohlen [Baar 1987]. In der Neuraltherapie erweist sich die wiederholte lokale Behandlung des Nervs meist als ausreichend, selten sind zusätzliche segmentale oder Ganglieninfiltrationen erforderlich.

Eine erkennbar zugrunde liegende Ursache sollte natürlich beseitigt werden (Kleidung).

Neuraltherapeutische Vorgehensweise

Lokale und segmentale Therapie

- Infiltration lokal im Verlauf des Nerven (▶ 10.5.13)
- Infiltration des ipsilateralen ISG (▶ 10.6.6)
- Infiltration der zugehörigen Spinalwurzel L3–5 (▶ 10.5.8)

Ganglientherapie

- evtl. bei Therapieresistenz lumbaler Grenzstrang L4 (▶ 10.4.7)

Störfeldtherapie

Abklärung folgender möglicher Störfelder im Segment:

- gynäkologischer und andrologischer Raum (Narben im Segment)
- ISG
- Darm (Ggl. coeliacum)

Behandlungsverlauf, Prognose, Begrenzung

Behandlungsschema

- Probeinjektion, dann zunächst abwarten
- bei Tendenz zu guter Remission, nochmalige Infiltration.

Prognose

- bei konsequenter neuraltherapeutischer Behandlung und Ursachenbeseitigung sehr gut

Therapieversager

- bei Non-Compliance bezüglich Änderung der Ernährung und Kleidung möglich sowie bei Gewichtszunahme und Gravidität

Bei ausbleibendem Therapieerfolg

- Resektion
- Neurolyse als ultima ratio (jedoch Gefahr der Anaesthesia dolorosa)

Begleitende Therapie

Methode	Indikation/Ziel	Beispiele
Ordnungstherapie	mechanische Nervendekompression	• Gewichtsreduktion • Änderung von beengender Kleidung
physikalische Therapie	nicht-medikamentöse Schmerzbehandlung	• Wärmeapplikation • Elektrotherapie
medikamentöse Therapie	Analgesie	• peripher wirkende Analgetika • Antiepileptika
Physiotherapie	Mobilisierung umgebender Strukturen	Mobilisation gleichseitiges ISG

Meteorismus

Petja Piehler

Vermehrte Gasbildung im Darmlumen. Meteorismus stellt auch ein Leitsymptom der Nahrungsmittelunverträglichkeit und der Darmdysbiose dar.

Synonyme: Flatulenz, Blähungen

Epidemiologie

- gehört zu den häufigsten gastrointestinalen Beschwerdebildern
- starke individuelle Unterschiede, was Menge und Frequenz des Gasabgangs betrifft

Differenzialdiagnose

- Aerophagie (Luftschlucken)
- Abklärung einer vorbestehenden Nahrungsmittelunverträglichkeit und Dysbiose erforderlich

Ätiologie aus neurovegetativer Sicht

Dysbiose und Motilitätsstörungen als Folge von funktionellen Störungen des enteralen Nervensystems.

Erfahrungen mit der Neuraltherapie

- sehr gut wirksame symptomatische Behandlung mit Neuraltherapie, jedoch selten als Monotherapie ausreichend
- Wiederholungsbehandlungen erforderlich, wenn die Grundursache (Ernährungsstörung, Bewegungsmangel) nicht beseitigt wird

Neuraltherapeutische Vorgehensweise

Lokale und segmentale Therapie

- Quaddeln paravertebral im Segment Th10–L3 (▶ 10.1.2) sowie Infiltrationen der muskulären Verspannungen im selben Segment
- Quaddeln (Bauchkranz, ▶ 10.3.8)
- Infiltrationen von Verhärtungen im Bereich der Bauchdecke
- Nabel (▶ 10.1.8)

Ganglientherapie

- Ggl. coeliacum rechts (▶ 10.4.6)

Störfeldtherapie

- Narben im Segment

Behandlungsverlauf, Prognose, Begrenzung

Behandlungsschema

- initial 1× pro Woche
- später 1× im Monat

Therapieversager

- bei bestehender Laktose- oder Fruktoseintoleranz und Glutenunverträglichkeit

Bei ausbleibendem Therapieerfolg

- Meiden von Nahrungsmittelprodukten, die schwerverdauliche Kohlenhydrate enthalten
- Meiden von Milchprodukten bei Laktoseintoleranz oder Substitution mit Laktase

Begleitende Therapie

Methode	Indikation/Ziel	Beispiele
Phytotherapie	gasbindend	• Pfefferminztee aus frischen Blättern • Ingwertee aus frischer Wurzel • Schwarzkümmelöl vor den Mahlzeiten
medikamentöse Therapie	entblähend	• Lefax®, Sab simplex® • Einnahme von Heilerde vor den Mahlzeiten

Akupunktur/ TCM	gestörter Qi-/ Energiefluss Darm	• Ma 36, KG 12, Mi 6, Le 3 („Magen-Programm“) • konstitutionsabhängige Behandlungsschemata
Ordnungstherapie	Neuausrichtung der Lebensweise	• Kaffee reduzieren • vegetativer Ausgleich: Wechsel zwischen Anspannung und Entspannung
Psychotherapie	stärkend	sofern indiziert: • Verhaltenstherapie • Familien-/Systemtherapie

Multiple Sklerose (MS)

Georg Dimitriadis

Chronisch entzündliche Erkrankung des ZNS unterschiedlicher Ausprägung mit Untergang von perineuralem Bindegewebe und sekundärer Nervenschädigung

Synonyme: Encephalomyelitis disseminata, Sclerose en plaques disseminée, Charcot-Krankheit

Symptome

- multilokuläre Symptomatik
- schubweiser Verlauf, im Einzelfall nicht vorhersehbar
- Symptome ▶ Tab. 12.4 und ▶ einschlägige Lehrbücher

Tab. 12.4 Symptome der Multiplen Sklerose.

Symptom	Beschreibung	Neuraltherapeutisch behandelbar
Charcot-Trias	• Nystagmus • Intentionstremor • skandierende Sprache	nein
Sensibilitätsstörungen	• epikritisch • propriozeptiv	nein
Ermüdbarkeit (fatigue)	praktisch obligates Symptom: „Neurologische Müdigkeit“, d.h. normalerweise automatisch und mühelos ablaufende Funktionen sind nur noch mit erhöhter Anstrengung und Konzentration möglich	ja
Retrobulbärneuritis	• häufiges Erstsymptom • auch zusammen mit innerer und äußerer Augenmuskellähmung	möglich (▶ Erfahrungen mit der Neuraltherapie)
Bewegungsstörungen	typisch (fortgeschrittene Fälle): Dysarthrie, Ataxie, spastische Hemi-, Tetra-, Paraparese	nein
primäre Schmerzen	in jeder Phase auch schwer fassbare neuropathische Schmerzen durch Grunderkrankung	gut

Tab. 12.4 Symptome der Multiplen Sklerose. *(Forts.)*

Symptom	Beschreibung	Neuraltherapeutisch behandelbar
sekundäre Schmerzen	bei ausgeprägten neurologischen Defiziten entsprechende Schmerzsymptomatik: Spastik, Myotendinosen, Myogelosen, schmerzhafte Tender- und Triggerpunkte	sehr gut [Gibson et al. 1999]
viszerale Symptome	Störung von Blasen- (Urge, Pollakisurie, unvollständige Entleerung bis Überlaufblase) und Darmfunktion	Blase: ja

Epidemiologie

- häufigste neurologische Erkrankung im jungen Erwachsenenalter, die zu Behinderung und Berentung führt
- höchste Prävalenz in den gemäßigten Breitengraden, in Asien deutlich seltener (Ernährungsfaktoren? Sonnenexposition? Vitamin-D-Mangel? virale Kinderkrankheiten?)
- Prävalenz 0,6–1/1000, M:R = 1:1,7
- ⅓ der Patienten ohne, ⅓ mit mittlerer, ⅓ mit schwerer körperlicher Behinderung
- 80 % Beginn mit schubförmigem Verlauf, 40 % sekundär progredient, 20 % primär progredient

Differenzialdiagnose

- Hemiparese anderer Genese
- zervikale Myelopathie
- spinale Angiome
- Borreliose
- Myelitis, Meningitis, Enzephalitis
- andere neuromuskuläre Erkrankung

Je nach individuellem Beschwerdebild auch andere Erkrankungen:

- posttraumatischen Veränderungen
- Diskusprolaps, CTS
- Kopfschmerz anderer Genese
- spinale AV-Malformation

Ätiologie aus neurovegetativer Sicht

Die MS gehört trotz intensiver Forschung zu den Krankheiten mit der größten Unsicherheit über Ätiologie und Prognose. Es existieren nur wenige kontrollierte Studien, die Aussagen über unbehandelte Spontanverläufe erlauben. Angesichts völlig unterschiedlicher Verläufe und langer Phasen der Remission ist die Wirkung vieler therapeutischer Interventionen nicht wirklich abschätzbar. Dementsprechend umfangreich ist das Therapieangebot, auch an sehr teuren und sehr nebenwirkungsreichen Therapien.

Die **Pathogenese** der Erkrankung ist dagegen relativ gut erforscht:

- Einwanderung von CD4-T-Zellen durch die (undichte) Blut-Hirn-Schranke
- (Auto-)Immunreaktion: körpereigene Strukturen im ZNS werden als Antigen erkannt

- Zytokinproduktion, Entzündungsreaktion, Zelluntergang, v.a. der Schwann-Zellen und der Glia

Ätiologische Faktoren: Zu Beginn oder vor der Erkrankung lassen sich überzufällig häufig Erkrankungen mit Störfeldcharakter eruieren (Impfbooster, Operationen, v.a. im Zahn-Kiefer-Bereich, aber auch psychosoziale Stress- und Traumatisierungserlebnisse; diese finden sich häufig auch vor weiteren Schüben).

Eine Gravidität wirkt auf das Entzündungsgeschehen hemmend (Schub-reduzierend), in den ersten drei bis sechs Monaten post partum dagegen eher Zunahme des schubartigen Verlaufs.

Erfahrungen mit der Neuraltherapie

Ob mit der Neuraltherapie eine Wiederherstellung der Leistungsfähigkeit demyelinisierter Axone durch ihre antiinflammatorische Wirkung, durch Membranstabilisierung und perineurale Perfusionssteigerung möglich ist, ist zwar theoretisch aufgrund des Wirkungsmechanismus der Lokalanästhetika vorstellbar, aber bislang nicht nachgewiesen. Im günstigsten Fall kann man nebst Verbesserung einzelner Symptome eine Verlangsamung der Krankheitsprogression erreichen.

Um ätiologische Faktoren (Störfelder) auszuschalten und weitere Schübe zu verhindern, muss die Neuraltherapie vermutlich sofort nach dem ersten Schub eingesetzt werden. Nach dem zweiten und jedem weiteren Schub ist sie nur noch als symptomatische Therapie anwendbar und kann nach derzeitigem Kenntnisstand den Verlauf der weiteren Erkrankung nicht mehr rückgängig machen. Allerdings sind in jeder Phase durch Neuraltherapie lange Phasen einer Remission bzw. eines Stillstands erreichbar. In Einzelfallbeobachtungen und durch eine Studie konnte ein deutlicher klinischer Effekt in Hinblick auf Mobilität und Wohlbefinden der mit Neuraltherapie behandelten Patienten zweifelsfrei nachgewiesen werden [Gibson/Gibson 1999].

Ähnliche Erfahrungen wurden mit der Injektionsakupunktur an den Punkten Ni 6, Bl 32 gemacht. Eine Langzeitbeobachtung konnte in mehr als 50% über zwei bis drei Jahre Verbesserungen nachweisen (EDSS-Skala) mit großen individuellen Schwankungen, bei mobilen (46%) mehr als bei Rollstuhl-Patienten (25%).

Die Neuraltherapie stellt daher eine gute begleitende (adjuvante) Maßnahme zur Verbesserung der Mobilität, zur Schmerztherapie und zur Elimination von ätiologischen Kofaktoren (Zähne!) dar.

In entsprechenden Situationen (Unverträglichkeit einer medikamentösen Therapie, Wunsch des Patienten) ist sie als individueller Behandlungsversuch durchaus auch als Basistherapie, ggf. ergänzt durch physikalische oder physiotherapeutische Maßnahmen durchführbar.

Neuraltherapeutische Vorgehensweise

Die Vorgehensweise richtet sich nach dem individuellen Beschwerdebild. Es ist wichtig, beim Patienten keine unrealistischen Erwartungen an einen Erfolg der Neuraltherapie zu wecken.

Lokale und segmentale Therapie

- „Davos-Prinzip“: Injektion in schmerzhafte Gewebsstrukturen
- Injektion Schädelkalotte (Kopfkranz, ▶ 10.1.4)
- i.v. und i.a. Injektion (▶ 10.7.1, ▶ 10.7.3)
- Procain-Basen-Infusion (▶ 10.7.2)

- ISG (▶ 10.6.6)
- Akupunkturpunkte Ni 6, Bl 32 – rascher Wirkungseintritt (▶ Erfahrungen mit der Neuraltherapie)

Ganglientherapie

- Ggl. cervicale superius (Versuch der Beeinflussung der entzündlichen Komponente im ZNS, nur für erfahrene Anwender; ▶ 10.4.4)
- Ggl. stellatum (Wirkungsverstärkung in Kombination mit lokaler und Segmenttherapie bei Beschwerden der oberen Körperhälfte; ▶ 10.4.5)
- Facettengelenke der Etage, in der das zu behandelnde Schmerz- oder Muskelsymptom auftritt (▶ 10.6.5)
- bei Blasensymptomatik: sakrale epidurale Injektion (dadurch gelegentlich langdauernde Besserung möglich; ▶ 10.5.11)
- v.a. bei weiblichen Patienten: Plexus uterovaginalis (▶ 10.4.9, ▶ 10.4.10)

Störfeldtherapie

- nach anamnestischen Angaben oder nach Befund verdächtige Zahnbeherdungen
- Tonsillen, Nasennebenhöhlen, Ohr
- „Störfeld Darm" (Ggl. coeliacum ▶ 10.4.6, kombiniert mit Bauchkranz [▶ 10.3.8] und S2–4-Injektion [▶ 10.3.11])
- Schwermetallbelastung

Behandlungsverlauf, Prognose, Begrenzung

Die Behandlung richtet sich ausschließlich nach dem individuellen Beschwerdebild. Hierbei ist zu unterscheiden, ob es sich um eine ätiologisch ausgerichtete Therapie (Beseitigung möglicher auslösender oder aggravierender Faktoren) oder um eine palliativ-symptomatische Therapie handelt.

Insbesondere bei der Störfeldsuche und -elimination ist eine mögliche Erstverschlechterung durch entsprechend vorsichtige Vorgehensweise zu vermeiden.

Allgemein gilt: Nicht zu viele Injektionen pro Sitzung (fatigue!).

Behandlungsschema

- Neuraltherapie adjuvant, d.h. als Teil eines umfassenden Therapiekonzepts
- Schmerztherapie:
  - bei direkten Folgen der MS: Trigeminusneuralgie, Spastik, Dyskinesien der oberen und unteren Extremitäten, Dysästhesien, Neuropathien, Blasenstörungen
  - bei indirekten Folgen der MS: Überlastungen der Muskulatur (Schwäche), Bänder, Sehnen, Gelenksstrukturen
  - wenn möglich, Behandlung des Fatigue-Syndroms durch Elimination zusätzlicher Belastungsfaktoren (Schwermetalle?)

Prognose und Therapieversager

- Bei Beginn der Neuraltherapie darf eine bereits laufende Grundbehandlung nicht abgesetzt werden. Allerdings schränkt eine regulationsblockierende Grundtherapie mit Kortikosteroiden, Immunsuppressiva die Möglichkeiten der Neuraltherapie auch erheblich ein.
- Bei Überbehandlung mit Lokalanästhetika kann eine vermehrte Muskelspastizität auftreten.

- Auf ZNS-Ebene kann eine Überdosierung zu einer ungünstigen Verschiebung des Gleichgewichtes zwischen exzitatorischen und inhibitorischen Mechanismen führen und so eine paradoxe Reaktion der Symptomatik hervorrufen.

Deshalb: Behandlung nur in kleinen Schritten mit engmaschiger Kontrolle des jeweiligen Therapieerfolgs!

Bei ausbleibendem Therapieerfolg

- **cave:** Koinzidenz mit posttraumatischen Veränderungen, Diskusprolaps, Kopfschmerz anderer Genese, spinale AV-Malformation (= Differenzialdiagnose)

Begleitende Therapie

Methode	Indikation/Ziel	Beispiele
medikamentöse Therapie	antientzündlich	• Antirheumatika • Antidepressiva • Interferon
	Schmerztherapie	• Antiepileptika • Analgetika
Physiotherapie	von Erkrankungsbeginn an, um muskuloskelettale Schmerzen und Koordinationsprobleme zu verhindern (sehr wichtig)!	• Massagen • Krankengymnastik • Bäderanwendungen
manuelle Medizin	Erlernen neuer und hilfreicher Bewegungsmuster	Feldenkrais
physikalische Therapie	Lockerung der Muskulatur	Ultraschallanwendungen
• Ergotherapie • Logopädie	praktische Hilfen im Alltag	• Erlernen des Hilfsmittelgebrauchs • Sprachschulung • Schlucktraining
Eigenblutbehandlung	• Roborierung • Durchblutungsverbesserung • Immunmodulation	große Ozon-Eigenblutbehandlung (mit geringstmöglicher O_3-Dosis beginnen)
TCM	Ausgleich	Qi Gong
Ernährungsumstellung		Betonung von pflanzlicher Kost, Omega-3-Fettsäuren und Antioxydantien

Muskelfaserriss

Bernd Belles, Gerd Belles

Im Gegensatz zur Muskelzerrung kommt es hier zu einer Kontinuitätsunterbrechung von mehreren Muskelfasern in Längs- oder Querrichtung

Symptome

Es besteht ein akut auftretender, umschriebener, stichartiger Schmerz, der zum sofortigen Abbrechen der Bewegung führt. Bei der Palpation tastet man eine Kontinuitätsunterbrechung der Muskelfasern mit einer tastbaren Delle. In der Weichteilsonografie sieht man neben der Kontinuitätsunterbrechung ein deutliches intramuskuläres Hämatom.

Einblutung: Bei Muskelfaserriss seltener Ausbildung eines intramuskulären Hämatoms als bei Muskelkontusion (▶ 12 Muskelzerrung). Bei großen Einblutungen besteht aber auch hier die Gefahr eines Kompartment-Syndroms.

Epidemiologie

- häufige Verletzung im Freizeit- und Profisportbereich

Differenzialdiagnose

- Muskelzerrung

Ätiologie aus neurovegetativer Sicht

Muskelfaserrisse und Muskelzerrungen haben häufig die gleiche Grundursache (▶ Muskelzerrung, Ursachen). Die auf die Muskulatur einwirkenden Belastungen sind beim Muskelfaserriss jedoch extremer und/oder die Grundursache bestand schon länger oder ausgeprägter.

Die Ursache **chronisch-rezidivierender Muskelfaserrisse** liegt in Regulationsblockaden im zugeordneten Segment oder in Störfeldern. Segmentale Blockierungen finden sich hier häufig im Iliosakralgelenk, im Wirbelsäulensegment C 0/C 1, C 3/C 4 und Kiefergelenk.

Erfahrungen mit der Neuraltherapie

Bei Muskelfaserrissen ist die Neuraltherapie ein wichtiger Bestandteil des Gesamttherapiekonzepts. Dagegen spielt sie bei Muskelkontusionen oder -prellungen nur eine untergeordnete Rolle, z.B. vor notwendigen Spieleinsätzen zur Schmerzstillung. Hier stehen physikalische und physiotherapeutische Maßnahmen im Vordergrund.

Die Neuraltherapie ist eine kaum bekannte, aber sehr wirkungsvolle begleitende Therapie der Muskelfaserrisse. Sie sollte in die etablierten Therapieschemata baldmöglichst integriert werden. Schon in den ersten Publikationen der Neuraltherapie um 1906 ist die wundheilungsfördernde Wirkung der Lokalanästhetika beschrieben.

Neuraltherapeutische Vorgehensweise

Der nachfolgende Zehn-Tage-Therapieplan hat sich in der sportmedizinischen Praxis im Profi- und Breitensportbereich als erfolgreich erwiesen und führt zu einer erheblich schnelleren Abheilung und Wiederherstellung der vollen Belastbarkeit.

Zehn-Tage-Therapieplan (lokale Therapie)

> Die richtige Erstversorgung entscheidet über den gesamten weiteren Verlauf der Heilung!

Sofortiges Anlegen eines kühlenden Druckverbandes:

- Auflegen eines in Eiswasser getränkten Schwamms oder Schaumgummiteils
- Anwickeln mit einer in Eiswasser getränkten Idealbinde (Größe mind. 10 cm)
- immer wieder Befeuchten des Druckverbandes von außen mit Eiswasser

- Lagerung: Betroffene Muskulatur wird entlastet und liegt über dem Körperzentrum.
- Dauer: 30 min

Nach Abwickeln des Verbandes und ausführlicher Untersuchung des Muskels erfolgt jetzt die Neuraltherapie mit lokaler Infiltration in den Muskelfaserriss und die Umgebung mit Procain 1 %. Anschließend erneutes Anwickeln eines kühlenden Druckverbandes für 30 min. Danach Anlegen eines entlastenden Salben-Druckverbandes über Nacht.

Begleittherapie ▶ Begleitende Therapie

1. Tag:
- Lymphdrainage, Iontophorese, propriozeptive neuromuskuläre Fazilitation, klassische Massage, Muskeldehntechniken, Bewegungstherapie, Elektrotherapie, Lasertherapie, Eiswasser, nächtlicher entlastender Salbenverband
- Procain-Basen-Infusion (▶ 10.7.2); keine Neuraltherapie

2. Tag:
- Physiotherapie identisch mit Tag 1
- abends nach Ende aller Therapien: Neuraltherapie mit Infiltration des Muskels mit Procain 1 %
- Procain-Basen-Infusion

3. Tag:
- Steigerung der Bewegungstherapie
- Physiotherapie siehe Tag 1
- Procain-Basen-Infusion; keine Neuraltherapie!

4. Tag:
- Ultraschall
- klassische Massage
- Procain-Basen-Infusion
- Neuraltherapie mit Infiltration des Muskels mit Procain 1 %

5. Tag:
- Trainingstherapie mit Ausdauerlauf, Querfriktion, Stretching
- Procain-Basen-Infusion; keine Neuraltherapie

6.–9. Tag:
- Elektrotherapie
- Trainingstherapie

8. Tag:
- letzte Neuraltherapie mit lokaler Infiltration des Muskels mit Procain 1 %

ab 10. Tag:
- Beginn Sprint-/Koordinationstraining
- Beginn sportspezifischer Trainingseinheiten

Segmentale Therapie

Neben der lokalen Therapie ist es wichtig, dass von Beginn an eine Therapie im Segment über die ersten 3 Wochen nach Muskelfaserriss erfolgt, jeweils 2× pro Woche.
- Quaddelung mit Procain 1 % paravertebral
- Infiltration der Facettengelenke des entsprechenden Wirbelsäulensegments (▶ 10.6.5)
- periradikuläre Infiltrationen (▶ 10.5.8)

Die zusätzliche segmentale Therapie führt zu einer wesentlichen Beschleunigung des Heilungsverlaufs.

Ganglientherapie

Ähnlich wie die Segmenttherapie ist auch die frühzeitige Ganglientherapie für den Erfolg entscheidend.

- Blockaden des sympathischen Grenzstrangs im HWS-/LWS-Bereich, je nach Lage des betroffenen Muskels (▶ 10.4.5, 10.4.7)

Störfeldtherapie

Bei Leistungssportlern sind Störfelder weitaus häufiger als bei Nichtsportlern. Bei chronisch-rezidivierenden Muskelfaserrissen muss immer an ein Störfeld gedacht werden.Eine sorgfältige Störfelddiagnostik und -therapie ist hier lohnend.

Häufige Störfelder bei Leistungssportlern:

- Zähne
- Tonsillen
- Nasennebenhöhlen
- Kiefergelenke
- OP-Narben
- eine chronische, oftmals unerkannte EBV-Infektion

Daneben spielen strukturelle Störungen wie Blockierungen der Wirbelsäule oder des ISG eine wichtige auslösende Rolle.

Behandlungsverlauf, Prognose, Begrenzung

Behandlungsschema

- ▶ Zehn-Tage-Therapieplan

Therapieversager

- beruhen auf einer Nicht-Behandlung im zugeordneten Segment oder im Störfeld: Bei chronisch-rezidivierenden Muskelfaserrissen wird man **nur** mit einer lokalen Therapie sicher keinen Erfolg haben. Muskuläre Dysbalancen, muskuläre Verkürzungen, Störungen in der Muskelkette und Gelenkblockierungen müssen beseitigt werden.

Begleitende Therapie

Maßnahme	Indikation/Ziel	Beispiele
Physiotherapie	• Muskelentspannung • Beseitigung muskulärer Dysbalancen	• Massage • manuelle Therapie
medikamentöse Therapie	Entzündungshemmung	• sofortiger Beginn mit Arnica C 200 glob.: stündlich 1 Glob. für 24 h, dann 3×1 Glob. für 5 Tage • Wobenzym Drg.: 3×5 bis 3×10 Drg. (1 Stunde vor dem Essen)
orthomolekulare Therapie	• Verbesserung der Muskeltrophik und des Muskeltonus • Immunstimulation	• Inzelloval Drg. 3×2 tgl. • Unizink oder Zinkorotat POS Tbl.: 2×1 tgl. • Vitamin-C-Depot 1 g/d
physikalische Therapie	Reduktion Muskeltonus	Elektrotherapie

Muskelverhärtungen, Myogelosen

Bernd Belles, Gerd Belles

Aufgrund chronischer muskulärer Überlastung kommt es zu intramuskulären Durchblutungs- und Stoffwechselstörungen. Ein intramuskulärer Sauerstoffmangel führt zu Proteinausfällungen. Diese reagieren mit Fibringewebe und bilden so genannte Myogelosen.

Im Unterschied zu muskulären Triggerpunkten (mTrP) fehlt bei reinen Muskelverhärtungen und Myogelosen der „referred pain" = Übertragungsschmerz (▶ 10.2 Triggerpunkte).

Synonyme: Muskelhartspann, Gelosen

Epidemiologie

- häufige Verletzungsform durch Überanspruchung im Freizeit- und Profisportbereich

Symptome und Befunde

- Palpation: verhärtete, sehr druckempfindliche Knoten in der Muskulatur

Differenzialdiagnose

- andere traumatische Muskelerkrankungen: Muskelzerrungen und Muskelfaserrisse
- chronische Muskelerkrankungen wie z.B. genetisch bedingte Myopathien
- Magnesiummangel
- Elektrolytstörungen, Eisenmangel, Schilddrüsenfunktionsstörungen und sonstige Stoffwechselstörungen (Ausschluss laborchemisch)

Ätiologie aus neurovegetativer Sicht

Die intramuskuläre Durchblutungsstörung ist der Auslöser, aber nicht die Grundursache der Myogelose. Die Grundursache stellt aus komplementärmedizinischer Sicht eine Regulationsstörung in der Grundsubstanz nach Pischinger dar, ausgelöst durch verschiedene vorbestehende Störungen, wie z.B. chronische Übersäuerung oder Störfelder.

Beim Auftreten von Muskelhärten und Myogelosen muss nach der Grundursache geforscht werden, insbesondere Gelenkfehlstellungen, Gelenkblockierungen, Blockierungen und Fehlstellungen im Bereich der Wirbelsäule (häufig Blockierungen im Iliosakralgelenk oder C 0/C 1), Blockierungen im Kieferbereich, muskuläre Dysbalancen, muskuläre Insuffizienzen, Fußfehlstellungen und mangelhafte Sportschuhe. Ferner muss auch an eine falsche Trainingsplanung und Belastungsfehler im Training gedacht werden.

Störfelder sind eine der wesentlichen Ursachen für chronisch-rezidivierende Muskelverhärtungen! Hierbei sind nach Erfahrung der Autoren Störfelder im Zahn-Mund-Kiefer-Bereich und alte sporttraumatologische Operationsnarben besonders häufig.

Erfahrungen mit der Neuraltherapie

Neuraltherapie ist die Therapie der Wahl bei Myogelosen und Muskelverhärtungen.

Neuraltherapeutische Vorgehensweise

Lokale Therapie

- lokale Infiltration der Myogelose mit max. 1–2 ml Procain 1 % mit einer 0,2 mm × 4 cm Nadel. Dabei fixieren der 2. und der 3. Finger der freien Hand die Myogelose.
- Wichtig ist das unmittelbar anschließende, behutsame Dehnen des betroffenen Muskels. Hierbei können verschiedene Muskeldehnungsverfahren zur Anwendung kommen: postisometrische Relaxation (vgl. ▶ 10.2), reziproke Inhibition, Muskelenergietechniken der Kontraktion und Relaxation, koordinierte Ausatmung und gerichtete Augenbewegungen

Segmentale Therapie

- klinische Untersuchung des Segments, zu dem der betroffene Muskel gehört, insbesondere auf Blockierungen der an der Muskelinnervation beteiligten Wirbelsäulensegmente
- Hier erfolgen eine Quaddeltherapie und eine Infiltration der Facettengelenke (▶ 10.6.5).
- Ferner kann eine periradikuläre Infiltration der entsprechenden Nervenwurzel durchgeführt werden.
- Bei Blockierung des Iliosakralgelenks wird dieses mitinfiltriert.

Ganglientherapie

- jeweils dazugehöriges Ganglion HWS/LWS

Störfeldtherapie

- Zahn-Mund-Kiefer-Bereich
- alte sporttraumatologische Operations- und andere Narben im betreffenden Segment (sorgfältige Exploration und Untersuchung!)

Behandlungsverlauf, Prognose, Begrenzung

Behandlungsschema

- im Akutfall alle 2 Tage bis zu 5×
- dann 1× pro Woche bis zum Abklingen der Beschwerden

Therapieversager

- Zur Vermeidung von Rezidiven ist die Beseitigung der Grundursache erforderlich.

12

Begleitende Therapie

Maßnahme	Indikation/Ziel	Beispiel
Physiotherapie	zur Aufhebung bestehender Muskeldysbalancen	manuelle Therapie
orthomolekulare Therapie	Muskelrelaxation	• Inzelloval® 3×2 oder Mg-, Ca.-Präparate • Vitamin-C-Depot 1×1 • Zinkorotat® 2×1

Muskelzerrung

Bernd Belles, Gerd Belles

Im Gegensatz zum Muskelfaserriss zeigt sich bei der Muskelzerrung keine histomorphologische Schädigung im Muskelgewebe. Die Funktions- und Regulationsfähigkeit des Muskels ist gestört.

Epidemiologie

- häufige Muskelverletzung im Freizeit- und Profisportbereich

Symptome und Befunde

Bei der Palpation findet man im Gegensatz zum Muskelfaserriss keine Konturunterbrechung des Muskels. Es findet sich auch kein punktförmiges Schmerzzentrum, sondern ein Druck- und Dehnungsschmerz über einer größeren, aber umschriebenen Muskelfläche. Der Muskeltonus ist über dieser Fläche deutlich erhöht. Es besteht ein krampfähnlicher Spontanschmerz mit Schonhaltung.

Differenzialdiagnose

- Muskelfaserriss
- Muskeleinblutung

Hier ist eine Ultraschall-Diagnostik der betroffenen Muskulatur sinnvoll.

Ätiologie aus neurovegetativer Sicht

Ein zu schneller Anstieg des Muskeltonus führt zur Überdehnung der Muskelfaserstrukturen. Ursachen: Ermüdung der Muskulatur, plötzliche dynamisch-konzentrische oder dynamisch-exzentrische Überbelastungen, muskuläre Dysbalancen, muskuläre Insuffizienzen, Gelenkfehlstellungen, Gelenkblockierungen, Wirbelsäulenblockierungen, Blockierungen im Iliosakralgelenk, Blockierungen im Kiefergelenk, Fußfehlstellungen, falsche Schuheinlagen, mangelhafte Sportschuhe, falsche Schuss-/Schlagtechnik, Kälte und Nässe, harte Trainingsböden, Elektrolytstörungen, Eisenmangel, Schilddrüsenfunktionsstörungen, Schwermetallbelastungen.

Im Leistungssport häufig: bestehende chronische EBV-Infektion.

Bei chronisch-rezidivierenden Muskelzerrungen muss immer an bestehende Störfelder gedacht werden: Zahnstörfelder, Tonsillen, Nasennebenhöhlen, aber auch strukturelle Störungen wie Blockierungen der Wirbelsäule, des ISG, der Kiefergelenke. Schließlich spielen OP-Narben im Bereich des betroffenen Muskels eine wichtige Rolle (Störfeld im Segment).

Erfahrungen mit der Neuraltherapie

Neuraltherapie ist die Therapie der Wahl für eine schnelle und effektive Behandlung der Beschwerden.

Neuraltherapeutische Vorgehensweise

Lokale Therapie

- sofortige Detonisierung und Kühlung der betroffenen Region mit einem in Eiswasser getränktem Schwamm über ca. 15 min
- anschließend postisometrische Dehnungen
- dann lokale Infiltration mit Procain 1 % mit einer 0,2 mm × 4,0 cm Nadel
- pro Einstich 1–2 ml Procain in den Muskel injizieren
- dann Anlegen eines elastischen Druckverbandes

Segmentale Therapie

Bei chronisch-rezidivierenden Muskelzerrungen reicht eine lokale Therapie nicht aus. Es erfolgt dann eine Neuraltherapie über das Segment:

- Quaddelung über dem entsprechenden Wirbelsäulensegment (▶ 10.1.2)
- Infiltrationen an die betreffenden Facettengelenke (▶ 10.6.5)
- periradikuläre Infiltrationen der Nervenwurzeln (▶ 10.5.8)

Ganglientherapie

- Infiltrationen im Bereich des zugehörigen sympathischen Grenzstrangs im Hals- oder LWS-Bereich (▶ 10.4.5, ▶ 10.4.7)

Störfeldtherapie

Eine sorgfältige Störfelddiagnostik und -therapie ist für den Therapieerfolg unverzichtbar.

- Zähne, Tonsillen, NNH und OP-Narben
- bei Frauen zusätzlich Störungen im gynäkologischen Raum

Behandlungsverlauf, Prognose, Begrenzung

Behandlungsschema

1. Tag nach der Muskelzerrung:

- Eiswasser, postisometrische Dehnung, Elektrotherapie, klassische Massage, Ultraschall, Propriozeptorentraining, Ergometertraining im schmerzfreien Bereich
- erneute Infiltrationen mit Procain 1 % nach Ende der Physiotherapie am Abend

2. Tag:

- dieselbe Therapie wie am 1. Tag, zusätzliches Lauftraining im schmerzfreien Bereich über 20 min
- lokale Infiltrationen mit Procain 1 % am Abend nach Ende der Physiotherapie

3. Tag:

- Muskeldehnungen, Gymnastik, 2× tgl. Lauftraining über 20 min im schmerzfreien Bereich, Massage
- lokale Infiltrationen mit Procain 1 % am Abend nach Trainingsende

4. Tag:

- Teilnahme am normalen Trainingsprogramm im schmerzfreien Bereich
- Fortführen der Physiotherapie für 1 Woche

12

Prognose

- sehr gute Langzeitprognose bei primärer neuraltherapeutischer Behandlung

Therapieversager

- beruhen auf Nichterkennung der Grundursache der chronisch-rezidivierenden Muskelzerrung
- Primär handelt es sich hierbei oft um nicht erkannte Störfelder oder nicht gelöste Blockierungen im Bereich des Wirbelsäulensegmentes (▶ Muskelzerrung, Ursachen).

Begleitende Therapie

Maßnahme	Indikation/Ziel	Beispiele
Physiotherapie	• Muskelentspannung • Beseitigung muskulärer Dysbalancen	• Massage • manuelle Therapie

medikamentöse Therapie	Entzündungshemmung	• sofortiger Beginn mit Arnica C 200 glob.: stündlich 1 Glob. für 24 h, dann 3×1 Glob. für 5 Tage • Wobenzym Drg.: 3×5 bis 3×10 Drg. (1 Stunde vor dem Essen)
orthomolekulare Therapie	• Verbesserung der Muskeltrophik und des Muskeltonus • Immunstimulation	• Inzelloval Drg. 3×2 tgl. • Unizink oder Zinkorotat POS Tbl.: 2×1 tgl. • Vitamin-C-Depot 1 g/d
physikalische Therapie	Reduktion Muskeltonus	Elektrotherapie

Myome

Barbara Doll, Stefan Weinschenk

Benigne Wucherung des Myometriums an verschiedenen Stellen des Uterus. Je nach Lokalisation: subserös, intramural, submukös, mit oder ohne Beschwerden.

Synonyme: Fibromyome, Leiomyome, Uterus myomatosus

Ätiologie aus neurovegetativer Sicht

Ätiologie unbekannt, hormonell (vgl. ▶ 12 Blutungsstörungen)? In der klassischen Medizin meist nur hormonelle oder chirurgische Therapie (Gestagengabe, GnRH-Agonisten, Myomentfernung).

Es gibt Hinweise, dass gutartige Knotenbildungen ein insuffizienter Versuch des Körpers sind, Giftstoffe zu entsorgen („Mülldeponie") [Schlebusch et al. 1989], möglicherweise auch initiiert oder mitbedingt durch sympathikotone Übersteuerung.

In Folge des Myomwachstums kommt es zu einem positiven Feedback-Mechanismus: Die Drosselung der Perfusion führt zu einer reflektorischen Mehrdurchblutung mit venöser Stase, später zu einer Minderdurchblutung, verstärkt durch Kälteeinfluss (kalte Füße, Sitzen auf kalter Unterlage) mit weiterer Verschlechterung der Gesamtsymptomatik.

Erfahrungen mit der Neuraltherapie

Die Neuraltherapie ist keine primäre oder kausale Therapie von Myomen. In den nachfolgend genannten Fällen kann sie bei einer gut aufgeklärten Patientin als Begleittherapie angewandt werden. Ziel ist ein Stillstand des Myomwachstums, messbar durch regelmäßige sonografische und Doppler-Kontrollen und Vermeidung einer gleichzeitigen Östrogengabe, wenn möglich.

- Versagen anderer Methoden
- Kontraindikation zur Operation
- sicherer Ausschluss maligner Tumoren (NMR)

Kontraindikationen sind:

- starke Blutungen, Anämie
- schnelles Wachstum
- Verdrängungserscheinungen benachbarter Organe (Ureter)
- Schwangerschaft

Neuraltherapeutische Vorgehensweise

Lokale und segmentale Therapie

- Quaddeln im Segment, „gynäkologisches W" (▶ Abb. 10.3.16)
- Quaddeln über dem Sakrum (▶ 10.1.2)
- Narben im Segment (▶ 10.1.7)

Ganglientherapie

Plexus uterovaginalis, abdominale Technik vermeiden (Gefahr der Via falsa)!

- Plexus uterovaginalis, vaginale Technik (▶ 10.4.10)

Störfeldtherapie

- ISG (▶ 10.6.6)
- ggf. Schilddrüse (▶ 10.8.4)

Behandlungsverlauf, Prognose, Begrenzung

Behandlungsschema

- initial 1× pro Woche über 1 Monat, dann Sonografie-Kontrolle
- bei erfolgreicher Anwendung (Stillstand des Wachstums) 1× monatlich mit vierteljährlicher Sonografie-Kontrolle

Bei ausbleibendem Therapieerfolg

- Überprüfung der Indikation (vgl. ▶ Kontraindikationen!)
- dann operative Therapie (z.B. minimal invasive Verfahren, suprazervikale Hysterektomie usw.)

Begleitende Therapie

Methode	Indikation/Ziel	Beispiele
Phytotherapie		• Beinwell • Agnus castus
Homöopathie		evtl. Lapis D4 (aber insgesamt spärliche Erfolge)
hormonelle Therapie	antiöstrogene Wirkung	• Gestagene • GnRH

Obstipation

Petja Piehler

Als Obstipation bezeichnet man einen Symptomenkomplex, der gekennzeichnet ist durch [Drossmann et al. 1982]:

- Stuhlentleerung weniger als dreimal pro Woche
- unregelmäßige Stuhlentleerung in Verbindung mit kleinem Stuhlvolumen
- vermehrter Stuhlkonsistenz
- Gefühl der unvollständigen Entleerung

Eine Sonderform der Obstipation stellt der Anismus dar (Syndrom des spastischen Beckenbodens), eine Defäkationsstörung, bei der der Beckenboden einschließlich der äußere Sphinktermuskel bei Defäkation nicht relaxiert, sondern kontrahiert wird [Vorderholzer 2000].

Epidemiologie

- häufigste gastroenterologische Erkrankung: betrifft 20–30 % aller Menschen über 60 Jahre

Differenzialdiagnose

- sekundäre Obstipation bei organischen Darmerkrankungen, neurogenen Störungen, Reizdarmsyndrom oder medikamentös induziert

Ätiologie aus neurovegetative Sicht

Die histologischen Veränderungen des enterischen Nervensystems in Kolonresektaten von entsprechendem Patientengut lassen eine viszerale Neuropathie vermuten [Krishnamurthy 1985].

Erfahrungen mit der Neuraltherapie

Ausgeprägte Rezidivneigung; die Neuraltherapie ist häufig bei passageren Störungen der Darmmotilität als Monotherapie ausreichend.

Neuraltherapeutische Vorgehensweise

Lokale und segmentale Therapie

- Quaddeln paravertebral im Segment Th10–L3 (▶ 10.1.2)
- Quaddeln ventral (▶ 10.3.8)
- Infiltrationen in Gewebeverhärtungen im Segment
- Foramina sacralia (▶ 10.5.8)
- S2–4-Injektion (▶ 10.3.11)
- epidurale sakrale Injektion (▶ 10.5.11)
- bei Anismus direkte Infiltration des äußeren Schließmuskels
- Ggl. coeliacum (▶ 10.4.6)

Ganglientherapie

- Ggl. impar (▶ 10.4.8)

Störfeldtherapie

- Narben im Segment
- Plexus uterovaginalis (▶ 10.4.9, 10.4.10)
- Schilddrüse

Behandlungsverlauf, Prognose, Begrenzung

Behandlungsschema

- Behandlungsintervalle individuell nach Ausprägung der Beschwerdesymptomatik festlegen
- in der Regel Wiederholungsbehandlungen erforderlich

Therapieversager

- insbesondere bei langjährigen chronischen Verläufen

Bei ausbleibendem Therapieerfolg

- Abführmittel (z.B. Movicol)
- Klysmen

Begleitende Therapie

Therapie	Indikation, Ziel	Beispiel
Ernährungsumstellung	Beschleunigung der Darmpassage	• ballaststoffreiche Kost • ausreichend Trinken
• Symbioselenkung • Flohsamen	Normalisieren einer nachhaltig gestörten Darmflora	

Ösophagusmotilitätsstörungen

Petja Piehler

Unter den Ösophagusmotilitätsstörungen wird eine Gruppe von Erkrankungen der Speiseröhre zusammengefasst, die durch eine muskuläre oder neuromuskuläre Schädigung oder neurovegetative Fehlkoordination zu einer Störung im normalen Funktionsablauf des Schluckakts führen. Dabei werden primäre von sekundären Motilitätsstörungen unterschieden [Benz/Riemann 2000]. Die primären Störungen sind neuraltherapeutisch besser behandelbar. Dazu gehören Ösophagusspasmus, hyperkontraktiler Ösophagus, Achalasie und unspezifische Motilitätsstörungen.

Synonyme: Störungen der Ösophagusmotorik, neuromuskuläre Erkrankungen des Ösophagus

Epidemiologie

- unspezifische Motilitätsstörungen des Ösophagus relativ häufig, wobei genaue epidemiologische Daten nicht vorliegen
- Ösophagusspasmus, hyperkontraktiler Ösophagus, Achalasie: eher selten

Differenzialdiagnose

- Abgrenzung zu den sekundären Formen erforderlich (durch organische Erkrankungen des Ösophagus, durch Kollagenosen, neuromuskuläre Erkrankungen und diverse Stoffwechselerkrankungen verursacht)

Ätiologie aus neurovegetative Sicht

12

Die Ätiologie ist nicht eindeutig geklärt. Die bisherigen Untersuchungen zeigen eine vorrangige Rolle des enterischen Nervensystems (ENS) bezüglich der Regulation gastrointestinaler Funktionen. Vermutlich sind neurogene Dysfunktionen im Gastrointestinaltrakt mit einer Dysfunktion im ENS verbunden [Frieling 1993].

Erfahrungen mit der Neuraltherapie

- bei akuten Beschwerden sofortige Linderung möglich
- bei sekundären Formen häufig Therapieversager

Neuraltherapeutische Vorgehensweise

Lokale und segmentale Therapie

- Quaddeln paravertebral im Segment Th7–9 links
- Quaddeln über dem unteren Sternum
- präperitoneale Spritze 3 QF unterhalb des Xiphoids

Ganglientherapie

- Ggl. stellatum bei Motilitätsstörungen (▶ 10.4.5)
- Ggl. coeliacum, ggf. im Wechsel beidseitig (▶ 10.4.6)

Störfeldtherapie

- Narben im Segment (z.B. nach aortokoronarem Bypass)
- Zähne, Nasennebenhöhlen
- Reizzustände der Brustwirbelsäule

Behandlungsverlauf, Prognose, Begrenzung

Behandlungsschema

- bei Ösophagusspasmus und unspezifischen Formen beim Auftreten der Beschwerden
- bei sekundären Formen auch regelmäßig (initial in wöchentlichen, später in monatlichen Intervallen)

Prognose

- diskontinuierlicher Krankheitsverlauf
- die neuraltherapeutische Behandlung wird der Beschwerdesymtomatik angepasst

Therapieversager

- sekundäre Formen der Erkrankung (z.B. Kollagenosen)

Bei ausbleibendem Therapieerfolg

- konsequente Störfeldsuche

Begleitende Therapie

Methode	Indikation/Ziel	Beispiele
Phytotherapie		Pfefferminzöl als pflanzliches Prokinetikum
Diätetik		keine scharf gewürzten Mahlzeiten
Ordnungstherapie		körperliche Bewegung

Otitis media

Herbert Brand †, Gregor Fischer

Man unterscheidet die akute (AOM) von der chronischen Otitis media (COM). Bei der chronische Otitis media unterscheidet man wiederum die chronische Schleimhauteiterung (COM mesotympanalis) und die chronische Knocheneiterung oder Cholesteatom (auch COM epitympanalis). In beiden Fällen kann es zu ständigen Superinfektionen und Otorrhoe kommen. Diese benötigt immer eine Lokaltherapie, teilweise auch Antibiose und chirurgische Sanierungen, da vor allem das Cholesteatom destruierend fortschreiten kann.

Die chronische Otitis media (COM) kommt als mögliches Störfeld durchaus in Betracht. Die Reflektorik betrifft dabei meist die naheliegenden Kopfgelenke – die Symptomatik spiegelt sich in den vielfältigen Beschwerdebildern bei Kopfgelenksirritation wieder. Häufig sind aber auch Operationsnarben nach prä- oder retroaurikulärem Zugangsweg als Störfeld in Betracht zu ziehen.

Mastoidektomienarben, also retroaurikuläre Narben dürfen nur oberflächlich mit größter Vorsicht unterspritzt werden, da vor allem bei alten, tief eingezogenen Narben sehr häufig bereits subkutan die Dura mater liegt und eine Unterspritzung somit zu einer subduralen Infiltration mit all ihren Folgen führen würde.

Epidemiologie

- AOM: häufiges Krankheitsbild, mit Gipfel im Kleinkindalter, bedingt durch die verringerte Tubenventilation bei adenoiden Vegetationen
- COM mesotympanalis: kommt in jedem Lebensalter vor
- COM epitympanalis (Cholesteatom) primäre Formen selten, sekundäre häufiger

Symptome

- häufige Ursache von Ohrschmerzen
- in der Regel febril, einseitig und mit Störung der Luftleitung

Differenzialdiagnose

- Grippeotitis
- Tumoren
- spezifische Infektionen

Erfahrungen mit der Neuraltherapie

AOM:

- bei einer putriden AOM immer Antibiose und abschwellende Nasentropfen, begleitende Neuraltherapie möglich.
- bei seröser AOM oder Seromucotympanon Aufschub des Einsatzes von Antibiotika eventuell möglich, Therapieversuch mit Neuraltherapie und homöopathischen Mitteln für kurze Zeit (etwa 48 h); aber auch neben laufender Antibiotikatherapie adjuvanter Einsatz der Neuraltherapie möglich
- bei rezidierender AOM: auf jeden Fall Störfelder mitbehandeln

COM:

- Die neuraltherapeutische Mitbehandlung von Otitiden insbesondere unter Beachtung von Belastungsfaktoren aus dem Kopf-Hals-Bereich ist geeignet, Rezidive zu verringern bzw. zu verhindern.

Neuraltherapeutische Vorgehensweise

Lokale und segmentale Therapie

- „Tor des Ohres" (Akupunkturpunkt 3E 23, ▶ Abb. 10.1.11)
- Processus mastoideus (▶ 10.1.5)
- Antrumbereich
- nuchale Muskelsehnenansätze
- subkutanes Depot dorsokranial des Gehörgangs oberhalb der Crista suprameatica

Am Tor des Ohres und über dem Processus mastoideus können alternativ auch Quaddeln gesetzt werden, sonst sollten subkutane oder präperiostale Depots gelegt werden.

Störfeldtherapie

Bei Erkrankungen des Ohrs muss auch an begleitende Störfelder gedacht und diese behandelt werden. Wichtig sind hier HNO- und ZMK-Störfelder sowie deren dorsalen Projektionssymptome. Hier ist v.a. an Störfelder der Tonsilla palatina, Zahnherde sowie an chronische Sinusitis zu denken.

Differenzialdiagnostisch muss eine Blockierung der Kopfgelenke erwogen werden. Weiters finden sich häufig hyperplastische Narben oder Keloide retroaurikulär nach Ohroperationen (Tympanoplastik, Ohranlageplastik, selten Mastoidektomie), auffällige Narben präaurikulär (nach Ohrfistel-Operationen, Operationen der Parotis, Stapes-Operationen) oder Narben der Ohrmuschel nach Piercing.

Behandlungsverlauf, Prognose, Begrenzung

Behandlungsschema

- Behandlung über mehrere Sitzungen:
  - bei akuten Beschwerden täglich bis alle 2 Tage
  - bei chronischen Erkrankungen wöchentlich

Immer ist die Therapie je nach Palpationsbefund zu modifizieren und mögliche Störfelder sind einzubeziehen.

Begleitende Therapie

Therapie	Indikation/Ziel	Beispiele
Physiotherapie	bei AOM: Wärmebehandlung, Inhalationen	• Mikrowellenbestrahlung der Ohren • Inhalationen mit Kamille, Emser Salz
Akupunktur	bei AOM	3E 5, 3E 17, Di 4, Gb 41, LG 14, Gb 12
Phytotherapie	Immunstärkung bei rezidivierenden Infekten	• Ecchinacea • Propolis
medikamentöse Therapie	bei AOM	• abschwellende Nasengtt 3× tgl. über 1 Woche • Abschirmung mit Breitbandantibiotikum
Homöopathie	bei AOM	• Beginn Aconitum napellus D30 3×5 Globuli • dann bei starken Ohrenschmerzen Pulsatilla D2 alle 2 Std. 5 Globuli

Ovarialzysten

Barbara Doll, Stefan Weinschenk

- benigne, funktionelle Flüssigkeitsansammlungen im Ovar
- meist hormonabhängig: Corpus-Luteum-Zysten, Follikelzysten
- echte Ovarialzysten meist mehrkammerig und nicht (mehr) hormonabhängig

Synonyme: Kystom, Einstockzysten, Zystovar

Symptome und Befunde

- meist klinisch asymptomatisch
- bei sehr große Zysten: diffuse Unterbauchschmerzen, Rückenschmerzen, Dyspareunie; Defäkationsbeschwerden

Differenzialdiagnose

- Kystom (mehrkammerig, Dignität fraglich)
- Borderline-Karzinom
- Ovarialkarzinom
- PCO-Syndrom

Ätiologie aus neurovegetative Sicht

Funktionelle Zysten:

- hormonelle Dysbalance der Eireifung und Umwandlung in das Corpus luteum
- häufige Spontanremission

12

Echte, benigne Ovarialzysten:

- meist eine Kombination aus hormoneller Störung (Corpus-luteum-Insuffizienz) und mangelnder Entgiftungsleistung des Organismus. Es gibt deutliche Hinweise, dass Zysten einen (insuffizienten) Versuch des Organismus zur „inneren" Entgiftung darstellen [Schlebusch 1993].
- Zusätzlich spielt eine reflektorische Minderdurchblutung eine erhebliche Rolle bei der Ausbildung von Zysten, insbesondere bei chronisch-rezidivierenden Zysten.
- Prädisposition: Kälte, Stress, Fehlernährung (Vitamin- und Spurenelementmangel), Leberentgiftungsschwäche (Enzym-Allelie)

PCO:

- genetische Prädisposition mit Hyperandrogenämie, durch ungünstige Lebensweise verstärkt auftretend
- vermutlich auch Minderdurchblutung der Ovarien, da die sekundäre Amenorrhoe bei PCO mit Neuraltherapie erfolgreich behandelt werden kann

Erfahrungen mit der Neuraltherapie

Echte benigne Ovarialzysten: Bei folgenden Indikationen hat sich die Neuraltherapie bewährt:

- Zysten bis 5 cm Durchmesser mit benignen Kriterien
- Versagen anderer Methoden
- Kontraindikation zur OP
- rezidivierende Zysten, insbesondere nach mehrfachen Operationen
- Kinderwunsch

Neuraltherapie ist auch und besonders als primäre Therapie geeignet, da nebenwirkungsarm und effektiv bei guter Prognose.

> Wichtig: Tumormarker Ca125, bildgebende Diagnostik (Ultraschall, Doppler, NMR), Verlaufsbeobachtung und ggf. Histologie (Laparoskopie) zum sicheren Ausschluss eines malignen Geschehens!

Gegen eine Neuraltherapie spricht:

- akute stielgedrehte Ovarialzyste (chirurgische Indikation)
- jeglicher Verdacht auf Malignität

Funktionelle Zysten:

- Neuraltherapie als primäres Verfahren bei 80% der Zysten erfolgreich
- Sehr große Ovarialzysten (> 6 cm) lassen sich meist zwar verkleinern, jedoch nicht vollständig beseitigen.

PCO:

- Mit Neuraltherapie lässt sich die begleitende Oligo-Amenorrhoe gut behandeln, z.B. nach Absetzen von Ovulationshemmern wegen Kinderwunsch, nicht dagegen die hormonelle Disposition (Hyperandrogenämie).
- Die genetische Disposition ist neuraltherapeutisch nicht behandelbar.

Neuraltherapeutische Vorgehensweise

Die nachfolgend angegebene Vorgehensweise gilt für alle Formen von gutartiger Zystenbildung des Ovars. In der Schwangerschaft insgesamt zurückhaltende Zystenbehandlung (Spontanregression abwarten).

Lokale und segmentale Therapie
- Quaddeln im Segment, „gynäkologisches W“ (▶ Abb. 10 .3.16)
- Quaddeln über dem Sakrum (▶ 10.1.2)
- Narben im Segment: Pfannenstiel, Appendektomie, Laparoskopie, Redondrains, Leistenhernien, Emmetriss, Konisation, Dammnarben

Ganglientherapie
- Plexus uterovaginalis, abdominal (▶ 10.4.9)
- Plexus uterovaginalis in vaginaler Technik (▶ 10.4.10)
- parasympathische Zentren S2-4 (▶ 10.3.11)
- ggf. übergeordnete sympathische Ganglien (Ggl. coeliacum ▶ 10.4.6)

Störfeldtherapie
- Nasennebenhöhlen (▶ 10.5.1)
- Schilddrüse
- ISG (▶ 10.6.6)

Behandlungsverlauf, Prognose, Begrenzung

Behandlungsschema
- initial 1–2× pro Woche, zunächst lokal/ im Segment ausreichend (gute Methode für Anfänger in der Neuraltherapie)
- Dauer: ca. 2–4 Wochen

Prognose
- ausgezeichnete Erfolge, nebenwirkungsarme Therapie
- Besserung häufig schon nach den ersten 2–3 Behandlungen subjektiv und sonografisch nachweisbar

Bei ausbleibendem Therapieerfolg
- erneute Überprüfung der Indikation (vgl. ▶ Kontraindikationen)
- erneute Anamnese: Störfeld übersehen?
- ggf. Ovulationshemmer, antiandrogen, z.B. Cyproteronacetat
- ggf. minimal-invasive operative Therapie (selten erforderlich)

Begleitende Therapie

Methode	Indikation/Ziel	Beispiele
Phytotherapie	antiphlogistisch	• Bromelain • Papain (cave Unverträglichkeit!)
Phytohormone	hormoneller Ausgleich	• Agnus castus • Yamswurzel
Akupunktur	gestörter Qi-/Energiefluss	Akupunktur + chinesische Kräuter
Balneotherapie	Relaxation Beckenring	feuchte Wärme, Moor, Fango
Chirotherapie		• Beckenring • ISG-Blockierung
physikalische Therapie	Wärme	• Kurzwelle • Rotlicht

Änderung Lebensstil	Beseitigung der Stoffwechselstörung	• Karenz von Nikotin, Alkohol, Kaffee • basische Ernährung • Sport, ausreichend Schlaf

Pankreatitis

Petja Piehler

Zerstörung des exokrinen und später des endokrinen Pankreasgewebes durch fokale Nekrosen mit segmentaler oder diffuser Fibrose, mit oder ohne Steinbildung in den Pankreasgängen, Gangerweiterung, entzündlichen Zellinfiltrationen und Pseudozysten [Sarles 1986].

Chronische Pankreasinsuffizienz: meist als Folge einer chronischen Pankreatitis. Manifestation durch Gewichtsverlust, Steatorrhoe, auch Entwicklung einer diabetischen Stoffwechselstörung als Spätsymptom möglich.

Epidemiologie

- Häufigkeit steht in direktem Zusammenhang mit dem Alkoholkonsum einer Bevölkerung: 70–80 % der Fälle alkoholinduziert
- andere sekundäre Formen durch Hyperkalziämie, Ernährungsfaktoren, Hyperlipidämie, Traumata und idiopathisch

Differenzialdiagnose

- Cholelithiasis (Ausschluss mittels ERCP)
- andere Oberbaucherkrankungen, z.B.
- Ulkuskrankheit
- Tumoren: Magenkarzinom, Pankreaskarzinom

Ätiologie aus neurovegetative Sicht

Eine neurovegetative Disposition ist nicht bekannt. Die äthyltoxische Schädigung stellt den Hauptfaktor in der Pathogenese dar. Jedoch scheint die vegetative Innervation der Oberbauchorgane über das Ganglion coeliacum bei Reizung von Nozizeptoren durch eine akute Pankreatitis selbst proinflammatorische Substanzen freizusetzen, so dass es zu einer neurogen induzierten Entzündungsverstärkung und einem Circulus vitiosus kommt [Tracey 2007]. Insofern könnte die Neuraltherapie des Ganglion coeliacum und des Segments Th8 (Facetten) sogar eine kausale, antiinflammatorische Therapie darstellen.

Erfahrungen mit der Neuraltherapie

- Bei akuter Pankreatitis Neuraltherapie (Ggl. coeliacum links) nur als Begleitmaßnahme zusätzlich zur leitlinienkonformen Therapie, hierdurch aber erhebliche Beschleunigung des Heilungsverlaufes und Rückgang der Schmerzen möglich
- bei der chronischen Form und der exkretorischen Pankeasinsuffizienz gute Erfahrungen mit wiederholten Infiltrationen an das Ganglion coeliacum und Störfeldsuche (Abdomen, Zähne)

Neuraltherapeutische Vorgehensweise

Lokale und segmentale Therapie

- Quaddeln und präperitoneale Infiltrationen an druckdolenten Punkten im Pankreassegment (Th8) (▶ 10.3.7) und im Oberbauch

- Quaddeln im mittleren und linken Oberbauch
- Vogler-Druckpunkt am linken Rippenbogen (▶ 10.3.10)

Ganglientherapie
- Spinalnerven Th8 (▶ 10.5.8)
- Ggl. coeliacum links (▶ 10.4.6)

Störfeldtherapie
- Zähne (Parodontitis abklären!)
- Nasennebenhöhlen
- Leber!
- gelegentlich auch Glandula parotis bei Z.n. Parotitis (synchrone Reaktion des Drüsengewebes von Parotis und Pankreas?)

Behandlungsverlauf, Prognose, Begrenzung

Behandlungsschema
- Behandlung in akuten Fällen täglich, später nach Abklingen wöchentlich
- Wiederholungsbehandlungen in individuell zu bestimmenden Intervallen, meist monatlich und bei wieder auftretenden Schmerzen oder Durchfällen

Therapieversager und Prognose
- Bei der chronischen Pankreatitis gibt es keine vollständige Heilung. Insbesondere bei fortgeschrittenem Parenchymverlust sind die Möglichkeiten der Therapie, auch der Neuraltherapie stark beschränkt.
- Wichtig ist die Behandlung auch des zugeordneten Segments und von Störfeldern.

Bei ausbleibendem Therapieerfolg
- bei Pankreasgangstenosen oder Pankreasgangsteinen endoskopische oder chirurgische Behandlungsoption

Begleitende Therapie

Therapie	Indikation/Ziel	Beispiel
Akupunktur	Einwirkung auf die zugehörigen Organe Milz, Pankreas	Mi 6
medikamentöse Therapie	Pankreasenzymsubstitution bei exkretorischer Pankreasinsuffizienz	Kreon®
Ordnungstherapie		Alkoholkarenz
Psychotherapie	als begleitende Maßnahme	im Rahmen einer Entwöhnung

Parodontitis

Hans-Günther Köbel

Entzündung des Zahnhalteapparates. Man unterscheidet:
- **aggressive Parodontitis:** Sie stellt eine überwiegend auf die Mundhöhle begrenzte Krankheitsform mit klar erkennbaren klinischen Merkmalen und speziellen Befunden hinsichtlich der Wirt-Bakterien-Interaktion dar. Die aggressive Parodontitis ist gekennzeichnet durch rasch fortschreitende Gewebedestruktion und Zahnverlust bei klinisch gesundem Allgemeinzustand. Auffällige familiäre Häufung (Disposition? Keimübertragung?).

- **chronische Parodontitis:** Infektionserkrankung, die zu Entzündung und fortschreitender Schwächung des Zahnhalteapparates sowie Knochenverlust führt. Gekennzeichnet durch Bildung von Zahnfleischtaschen und progredientem parodontalen Attachmentverlust sowie durch Fernwirkung auf andere Organe und Organsysteme.

Risikofaktoren für die Entwicklung einer Parodontitis sind:
- Rauchen
- schwerer Alkoholabusus mit Mangelernährung
- systemische Erkrankungen wie HIV, schwere Unterernährung
- genetische Störungen wie familiäre oder zyklische Neutropenie, Down-Syndrom, Leucocyte-Adhesion-Deficiency-Syndrome, Papillon-Lefevre-Syndrom, Chediak-Higashi-Syndrom
- hämatologische Erkrankungen wie Leukämie, Agranulozytose

Es gilt heute als gesichert, dass von Parodontopathien eine bakterielle und toxische Streuung ausgeht. Ein Einfluss auf das glykolisierte Hämoglobin bei Diabetikern wird diskutiert. Ebenso stellt eine Parodontitis einen bedeutsamen Risikofaktor für Frühgeburtlichkeit dar und kann sogar als Frühmarker für das Frühgeburtrisiko verwendet werden.

Weiterhin lassen experimentelle Studien den Schluss zu, dass Parodontitis und kardiovaskuläre Erkrankungen nicht nur gemeinsame Ursachen haben, sondern dass die Parodontitis selbst einen unabhängigen Risikofaktor für Arteriosklerose darstellt (▶ 9.1.1 Parodontitisbehandlung als Zahnstörfeld).

Die Parodontitis stellt eine der bedeutsamsten Krankheitsherde und vermutlich auch eine der wichtigsten Störfelderkrankungen des Menschen dar. Bei jeder Störfeldsanierung ist eine Abklärung einer Parodontitis obligat. Ggf. ist eine umfassende Parodontalbehandlung durchzuführen. Diese erfolgt heute durch entsprechend ausgebildete Zahnärzte. Über die optimale Art der Parodontalbehandlung bestehen noch Meinungsverschiedenheiten und erheblicher Forschungsbedarf.

Synonyme: Paradontitis (veraltet), Parodontose; Zahnfleischschwund, Parodontopathie, Zahnfleischentzündung, Rigg-Krankheit, Alveolarpyorrhoe

Epidemiologie
- ca. 70% der Erwachsenen
- hohe Dunkelziffer, da vor allem im Frühstadium keine klinischen Beschwerden

Differenzialdiagnose
- Tumore, insbesondere Plattenepithelkarzinom der Mundschleimhaut

Ätiologie aus neurovegetative Sicht
Entzündliche Parodontalerkrankungen entstehen durch exogene und endogene Faktoren bei eingeschränkter immunologischer Antwort des Organismus. Eine bedeutsame Rolle spielen anaerobe fakultativ pathogene Erreger der Mundhöhle wie Actinobacillus spp., Prevotella spp. u.a., die bei entsprechender Disposition, ungenügender Mundhygiene und toxischer Schädigung (Schwermetalle, Nikotinabusus) zu einer Entzündung in der Tiefe der Zahnfleischtasche und zu einem Zurückweichen des Halteapparates führen.

Vermutlich begünstigen lokale Störfelder (apikale Ostitis, Fremdkörper, chronische Tonsillitis) die Entstehung einer Parodontitis (weitere Ausführungen ▶ 9.1.1 Parodontitisbehandlung als Zahnstörfeld).

Erfahrungen mit der Neuraltherapie

Die Therapie der Parodontitis besteht in erster Linie in der Beseitigung bzw. Reduktion des mikrobiellen Biofilms. Sie stellt keine primäre Indikation für die Neuraltherapie dar. Während der Sanierung der Parodontitis kann die Neuraltherapie jedoch sehr gut adjuvant eingesetzt werden. Die durchblutungsfördernde und antiinflammatorische Wirkung der Neuraltherapie und insbesondere die Einbeziehung der Ganglien- und Störfeldtherapie trägt dazu bei, die Immunlage und die Regulationsfähigkeit des Trägers erheblich zu verbessern und so ein nachhaltiges und vor allem rezidivfreies Ergebnis zu erzielen.

Neuraltherapeutische Vorgehensweise

Lokale und segmentale Therapie

- Injektionen zur Vor- und Nachbehandlung bei parodontalchirurgischen Eingriffen submukös in die Umschlagfalte im Operationsgebiet (▶ 10.9.1)
- retromolar, besonders im Gebiet des Nierenmeridians (vgl. ▶ 13.2.2 Mundakupunktur)

> Intraligamentäre Injektionen sollten wegen der Gefahr einer hämatologische Streuung der Bakterien bei aggressiver Parodontitis möglichst nicht durchgeführt werden.

Ganglientherapie

- Ggl. oticum, vor allem nach Therapie im Oberkiefer (▶ 10.4.2)
- Ggl. pterygopalatinum, vor allem postoperativ im Unterkiefer (▶ 10.4.3)

Störfeldtherapie

Vor allem Störfelder im Segment:

- Waldeyer-Rachenring, Tonsilla pharyngea (Lymphabfluss!)
- Kieferhöhle
- beherdete Zähne

Behandlungsverlauf, Prognose, Begrenzung

Behandlungsschema

- initial 1× pro Woche über einen Monat, dann klinische und mikrobiologische Kontrolle
- bei erfolgreicher Anwendung (Stillstand des Knochenschwunds) dann 1× monatlich, vierteljährliche klinische und ggf. mikrobiologische Kontrolle

Therapieversager

- Raucher
- mangelnde Compliance (Mundhygiene, Ernährungsfehler)
- Diabetes mellitus
- genetische Faktoren (z.B. IL-1 Polymorphismus, ▶ Risikofaktoren)
- psychosozialer Stress

Bei ausbleibendem Therapieerfolg

- mikrobiologische, immunologische oder genetische Tests (PCR)
- kurzfristige Antibiotikagabe (nur bei schweren Formen der Gingivitis ulcerosa, zur Progressionsunterbrechung bei rasch fortschreitender, therapierefraktärer aggressiver Parodontitis nach entsprechendem Erregernachweis und/oder bei defekter Immunabwehr indiziert)
- erneute Störfeldsuche

- nochmalige Überprüfung der Compliance
- Überprüfung der Indikation
- operative Therapie (z.B. minimal invasive Verfahren)

Begleitende Therapie

Methode	Indikation/Ziel	Beispiele
Phytotherapie	• stärkend • Selbstheilungskräfte anregend • antibakteriell	• Salviathymol® • „Ölziehen“
Akupunktur/TCM	gestörter Qi-/Energiefluss	ggf. ergänzt durch chinesische Kräuter
Mundhygiene lernen	mangelhafte Mundhygiene	Schulung
Ordnungstherapie	Neuausrichtung der Lebensweise und Ernährung	• Nikotinkarenz • Alkohol reduzieren • Ernährung überprüfen und umstellen (keine raffinierten Zucker, Softdrinks)
orthomolekulare Therapie		Omega-3-Fettsäuren (Fischöl)
Immuntherapie	Immunstimulation	Eigenblutbehandlung
medikamentöse Therapie	antibakteriell	systemische Antibiotika in besonderen Fällen (▶ Bei ausbleibendem Therapieerfolg)
operative Verfahren	Reduktion des Bakterienfilmes in der Zahntasche	• Mikrochirurgie • minimal-invasives Vorgehen • regenerative Verfahren

Weitere Maßnahmen ▶ 9.1.1 Parodontitis als Zahnstörfeld

Periphere arterielle Verschlusskrankheit (pAVK)

Petja Piehler

Stenosierende und okkludierende Veränderungen der Aorta und der Extremitätenarterien. Häufigste Ursache (> 95%) ist die Arteriosklerose.

Synonyme: Claudicatio intermittens

Epidemiologie

- Prävalenz der symptomatischen pAVK bei 3% der Bevölkerung > 60 Jahre
- überwiegend Männer betroffen

Differenzialdiagnose

- orthopädische Erkrankungen (z.B. Wurzelreizsyndrome)
- neurologische Erkrankungen (z.B. Spinalkanalstenosen)
- ausgeprägte venöse Abflussstörungen

Ätiologie aus neurovegetativer Sicht

Progredienz der Erkrankung unter anderem durch dauerhaft erhöhten Sympathotonus, Kaliberschwankungen der arteriellen Gefäße durch neurovegetative Einflüsse.

Erfahrungen mit der Neuraltherapie

Sehr gute Therapieergebnisse durch Wiederholungsbehandlungen, zusätzlicher Nutzen bezüglich Prognose und Schwere der Erkrankung bei Anwendung der Neuraltherapie in Kombination mit konventionellen Therapiemaßnahmen (Gehtraining, konsequente Elimination von Risikofaktoren, Thrombozytenaggregationshemmung, revaskularisierende Eingriffe).

Neuraltherapeutische Vorgehensweise

Lokale und segmentale Therapie

- bei beginnender Gangrän tägliche Injektionen der Gefäßnervenbündel und der Übergangszone zwischen vitalem und gestörtem Gewebe
- Injektionen an und in die A. femoralis (▶ 10.7.3)

Ganglientherapie

- lumbaler Grenzstrang in Höhe L3 (▶ 10.4.7)

Störfeldtherapie

- Narben im Bereich der betroffenen Extremität, LWS- und ISG-Blockaden

Behandlungsverlauf, Prognose, Begrenzung

Behandlungsschema

- initial in wöchentlichen Abständen
- später bei positivem Ansprechen auf die Therapie 1× im Monat

Therapieversager

- bei fortgeschrittenen Erkrankungsstadien
- bei langstreckigen Gefäßverschlüssen

Bei ausbleibendem Therapieerfolg

- sorgfältige Störfeldexploration

Begleitende Therapie

Methode	Indikation/Ziel	Beispiele
Phytotherapie	durchblutungsfördernd	Ginkgo biloba
Akupunktur/TCM	gestörter Qi-/Energiefluss	ggf. ergänzt durch chinesische Kräuter
Ordnungstherapie	Neuausrichtung der Lebensweise	• Nikotinkarenz, • bei Diabetes gute Stoffwechselkontrolle • Bewegung
Bewegungstherapie	Förderung der Kollateralbildung	isometrische Spannungsübungen

Elektrotherapie		• Zwei- oder Vierzellenbäder, galvanische Längsdurchflutung • Reizstromtherapie nach Träbert
• Ozontherapie • CO_2-Gasbäder • Sauerstoffmehrschritttherapie	Verbesserung der Gewebeperfusion	

Phantomschmerz

Georg Dimitriadis

Schmerzen, die an einem nicht mehr vorhandenen Körperteil empfunden werden.

Es bestehen lebhafte Empfindungen, als wäre die Gliedmaße noch vorhanden, sie ist „frei beweglich", der Patient „erlebt" Berührungen.

Gelegentlich verschwindet und verkürzt sich die Gliedmaße scheinbar im Stumpf, oder die Schmerzintensität ist abhängig von einer bestimmten Stellung des fehlenden Körperteils.

Phantomschmerz kann sich zu äußerst quälenden, hartnäckigen Schmerzen von unterschiedlicher Qualität entwickeln, manche neuralgiform, andere kausalgieähnlich, meist empfindlich gegenüber Wetterwechsel und Berührung.

Das Krankheitsbild kann generalisieren mit Nebenerkrankungen:
- Neigung zu punktuellen Beschwerden an einer anderen Körperstelle
- Ulcus ventriculi, Herzrhythmus- und Verdauungsstörungen, Hypertonie
- generalisierte vegetative Störungen (vgl. ▶ 12 Dystonie, vegetative), z.B. mit Schweißausbrüchen und Störungen der Temperaturregulation
- hormonellen Störungen

Epidemiologie

- in Mitteleuropa mit Aussterben der Kriegsgeneration seltener geworden, jedoch von Bedeutung nach iatrogenem Gliedmaßenverlust bei Diabetes mellitus oder Nikotinabusus (Raucherbein)
- zunehmende Bedeutung in Ländern mit Bürgerkriegs- oder Kriegssituation bei Menschen, die als Kinder und Jugendliche durch Minen verstümmelt wurden

Differenzialdiagnose

- wichtigste DD: vorgetäuschter Schmerz bei Rentenbegehren. Die Anamnese (vor kurzem gestellter Antrag?) weist den richtigen Weg. Patienten sehr vorsichtig auf diese Problematik hinführen, da meist unbewusst.
- psychogen, wobei die Grenzen fließend sind (▶ 3.1.1 Schmerzgedächtnis), da Schmerz immer ein subjektives Geschehen darstellt

Ätiologie aus neurovegetativer Sicht

Phantomschmerz gehört zu den bislang am wenigsten verstandenen Phänomenen in der Schmerzforschung. Die Nichterklärbarkeit des Phantomschmerzes durch gängige Modelle, z.B. die Gate-Control-Theorie, haben Forscher zu neuen Modellen Anlass gegeben. Melzack selbst entwickelte deshalb sein Neuromatrix-Modell [Melzack 1995] (▶ 3.1.2 Zentrale Modulation von Schmerz).

Derzeit wird außerdem eine afferent-efferente Synapsenbildung (abnorme Nebenschlüsse) in der Peripherie postuliert, die zu einer Übererregbarkeit der sensomotorischen Repräsentation der Körperglieder im ZNS führt.

In manchen Fällen beobachtet man auch postoperative multiple Narbenbildungen am Periost, Knochen, Muskel, Gefäßen und Nerv („Amputations-Neurinom", trophische und vasomotorische Reize) oder eine nervale Reizung durch unspezifische Entzündungen (mechanischer Prothesendruck).

Erfahrungen mit der Neuraltherapie

Die umfangreichsten Erfahrungen finden bei Gross [Gross 1978 und 1984]. Er konnte gute bis sehr gute Erfolge erzielen, vor allem bei Einbeziehung der von ihm erstmals beschriebenen kontralateralen Neuraltherapie (▶ 10.3.2). Insgesamt sind mit der multimodalen Neuraltherapie gute Erfolge auch in aussichtslosen Fällen zu erzielen. Eine ausschließlich lokale Behandlung am Stumpf genügt jedoch in den seltensten Fällen.

Neuraltherapeutische Vorgehensweise

Lokale und Segmenttherapie

Am besten wirkt die kontralaterale Therapie der gesunden Gliedmaße an derjenigen Stelle, die der schmerzhaft empfundenen Stelle am fehlenden Glied entspricht. Meist können die Patienten diese Stelle exakt lokalisieren und auch durch bestimmte fiktive Bewegungen den Schmerz lindern oder verstärken. Die Injektion erfolgt dann in derjenigen Position der gesunden Gliedmaße, die auf der Gegenseite den stärksten Schmerz verursachen würde (maximale zentrale Löschung).

- lokale Triggerpunkte am verbleibenden Stumpf
- Narbenbehandlung, besonders auch Drainage-Narben – erst nach Unterspritzung des gesunden Gewebes in der Nachbarschaft, da die Injektion direkt in Narbe meist zu schmerzhaft ist
- am Auge nach Bulbusexstirpation ggf. Glasauge herausnehmen (Ggl. ciliare, ▶ 10.4.1)
- spiegelbildliche Triggerpunkte behandeln (▶ 10.2)
- Periost des Knochens am Nervenstumpf infiltrieren
- Arm: Plexus brachialis (▶ 10.5.6), A. brachialis (▶ 10.7.3)
- Bein: N. und A. femoralis

Ganglientherapie

- zugehöriges Grenzstrangganglion (z.B. lumbaler Grenzstrang bei Beinschmerzen) (▶ 10.4.7)
- auch besonders kontralaterale sympathische Strukturen
- Ggl. cervicale superius (Löschung der zentralen Abbildung des Schmerzes im ZNS, ▶ 10.4.4)
- Ggl. stellatum (▶ 10.4.5)

Störfeldtherapie

- Amputationsnarbe selbst (Störfeld im Segment)
- kranke Zähne
- Fremdkörper (Granatsplitter oder Fremdkörpergranulom nach OP, insbesondere in der Umgebung des Amputationsstumpfes)

Behandlungsverlauf, Prognose, Begrenzung

Behandlungsschema

- Behandlungsbeginn möglichst im symptomfreien Intervall, dann alle 1–2 Wochen
- bei Beschwerdebesserung Intervalle vergrößern

Therapieversager

- bei zentral fixierter Chronifizierung
- Rentenbegehren

Bei ausbleibendem Therapieerfolg

- erneute Überprüfung der Indikation und der Kontraindikationen
- nochmals ausgiebig und gründlich die kontralaterale Extremität behandeln am „Ort des Phantomschmerzes“: Triggerpunkte übersehen?
- erneute Anamnese: Störfeld übersehen?
- cave: Sympathikus-Chirurgie: äußerst zurückhaltende Indikationsstellung (entweder keine, oder wenn, dann meist nur vorübergehende Besserung, erhebliche Verschlechterung der Situation (Generalisierung) nach dem schmerzarmen Intervall)

Begleitende Therapie

Methode	Indikation/Ziel	Beispiele
Akupunktur und verwandte Verfahren	Analgesie	TENS
Physiotherapie	Suche nach der schmerzärmsten Stellung	Bewegungstherapie
Psychotherapie	Aufmerksamkeit vom Schmerz entfernen	• Antidepressiva • visionsorientierte Verhaltenstherapie
medikamentöse Therapie	zentrale Dämpfung	• AED (anti-epileptic-drugs) • Haldol, Tizanidin, Calcitonin
physikalische Therapie	Gate control	• Elektrostimulation mit oberflächlichen Nadelelektroden • ggf. Wärme oder Kälte (beste Modalität ausprobieren)

Prämenstruelles Syndrom

Stefan Weinschenk, Barbara Doll

Beschwerden in der zweiten Zyklushälfte der Frau (Gestagenphase), gegen Ende des Zyklus meist zunehmend. Unspezifische, meist vegetative Symptome:

- Ödemneigung, schwere Beine, Gewichtszunahme, Mastodynie, Brustvergrößerung, Kopfdruck
- psychische Veränderungen: Stimmungsschwankungen, depressive Verstimmung, „Weltuntergangsstimmung“, Gereiztheit, Nervosität, innere Unruhe, Angespanntsein

Synonyme: „blues“, für die Einzelsymptome entsprechende synonyme Bezeichnungen

Epidemiologie

- typische Erkrankung in den Industrieländern, vorwiegend bei jüngeren Frauen
- Korrelation mit westlicher Lebens- und Ernährungsweise

Differenzialdiagnose

Zu jedem der Symptome kann es verschiedene andere Krankheitsentitäten geben, die dieses Symptom imitieren können. Beispiele:

- Schwangerschaft
- Einnahmen eines individuell nicht verträglichen hormonellen Antikonzeptivums
- Mastopathie
- Stoffwechselerkrankungen (Schilddrüse)
- neurologische und psychiatrische Erkrankungen

Ätiologie aus neurovegetative Sicht

Auf dem Boden einer hormonellen Dysregulation (Gestagenmangel, Östrogendominanz) kommt es zu den typischen Beschwerden. Diese Symptomatik kann auch iatrogen ausgelöst sein („falsche Pille").

Die hormonelle Dysbalance hat ihre Ursache möglicherweise in einer zu hohen dauerhaften Zufuhr von östrogenartigen Substanzen, z.B. über das Grundwasser und über industriell gefertigte Nahrung, verstärkt durch dauerhaft erhöhten Sympathikotonus (Stress).

Neuraltherapeutische Vorgehensweise

Vor jeder regulationsmedizinischen Maßnahme sollte (ggf. mit dem behandelnden Gynäkologen) die hormonelle Situation geklärt werden, ggf. Pille wechseln. Ebenso sollte durch eine orientierende psychosomatische Exploration eventuell behandlungsbedüftige Konfliktkonstellationen aufgedeckt und einer Behandlung zugeführt werden.

Beim PMS ist aufgrund der generalisierten Symptomatik keine Lokaltherapie sinnvoll (Ausnahme: akute Mastodynie). Ziel der Behandlung ist eine neuraltherapeutische Umstimmung der hormonellen und Stoffwechselsituation.

Lokale und segmentale Therapie

- bei Brustbeschwerden: Quaddeln im Segment
- Facetteninfiltrationen T3–5 (▶ 10.6.5)

Umstimmungstherapie

- „Hormonelle Achse":
  - Plexus uterovaginalis in vaginaler Technik (▶ 10.4.10)
  - Rachendachhypophyse (▶ 10.8.1)
  - Ggl. cervicale superius (▶ 10.4.4)
  - wichtig: Schilddrüse (▶ 10.8.4)
- i.v. (▶ 10.7.1)

Störfeldtherapie

- Uterus und Adnexe, v.a. nach entzündlichen Genitalerkrankungen
- Narbe im Unterbauch: Laparoskopie-Narben, Pfannenstiel, Längslaparotomie, Appendektomie, Episiotomie, Emmet-Riss, Zervixnarbe nach Konisation
- Nasennebenhöhlen
- Schilddrüse
- Stoffwechsel- und Schwermetallbelastung (▶ 6.10.1)

Behandlungsverlauf, Prognose, Begrenzung

Behandlungsschema

- 4× Behandlung 1× pro Woche
- dann nur noch in der 2. Zyklushälfte für weitere 2–3 Zyklen
- dann Auffrischungsbehandlung nach ½–1 Jahr

Therapieversager

- stark ausgeprägte psychosomatische Konfliktkonstellation
- zugrunde liegende Stoffwechselerkrankungen
- Schwermetallbelastung

Bei ausbleibendem Therapieerfolg

- erneute Überprüfung der Indikation
- erneute Anamnese: Störfeld übersehen?
- Gestagengabe
- begleitende psychische Unterstützung

Begleitende Therapie

Methode	Indikation/Ziel	Beispiele
Phytotherapie	• stärkend • Selbstheilungskräfte anregend	• Agnus castus • Nachtkerzenöl • Asparagus • Petersilie • Zinnkrauttee • Solidago
Akupunktur/TCM	gestörter Qi-/Energiefluss	ggf. ergänzt durch chinesische Kräuter
Ordnungstherapie	Neuausrichtung der Lebensweise	• Nikotinkarenz • Kaffee reduzieren • vegetativer Ausgleich: Wechsel zwischen Anspannung und Entspannung
Hormontherapie	Gestagen unterstützend	wenn möglich, nicht-synthetische Gestagene versuchen (Progesteron)
Psychotherapie	stärkend	• Verhaltenstherapie • Familien-/Systemtherapie, sofern indiziert

Postoperativer Schmerz

Stefan Weinschenk

Schmerzen in der postoperativen Phase sind normal. Die postoperative Analgesie dient dazu, dass der Patient von diesen „normalen Schmerzen" so weit wie möglich verschont bleibt.

Nach operativen Eingriffen dennoch auftretende, unklare Schmerzen, die nicht durch Operationsschäden, Hämatome oder andere Operationsfolgen erklärbar sind, sind jedoch schwieriger zu behandeln. Hier ist die Neuraltherapie eine wirksame und nebenwirkungsarme Therapieoption. Persistierende Schmerzen können dumpf oder hell sein oder sich durch Parästhesien im OP-Gebiet oder den davon abhängigen Körperregionen äußern.

Hierbei ist zu unterscheiden:

- Schmerzen als Warnzeichen für eine postoperative Komplikation: Nachblutung, Anastomosen-Insuffizienz usw. (▶ Differenzialdiagnose)
- verstärkter Schmerz in der postoperativen Phase (bis zu 10 Tagen) ohne erkennbare chirurgische Wundkomplikation
- postoperativ lange persistierender Schmerz, der vor der Operation nicht bestand
- Weiterbestehen der vor der Operation geklagten Beschwerden

Synonyme: je nach OP-Gebiet verschiedenste Bezeichnungen, z.B. Postcholezystektomie-Syndrom

Epidemiologie

Die Intensität postoperativer Beschwerden ist abhängig von der Art, dem Umfang und der Region der Operation. Bei einer Reihe von Operationen wie z.B. Mammareduktionsplastiken oder Abdominoplastiken haben die Patienten postoperativ wesentlich weniger Schmerzen als erwartet, obwohl hier große Wundflächen vorliegen.

Eine Reihe von speziellen Operationen ist dagegen häufig durch lange anhaltende postoperative Schmerzen belastet, z.B, die Arthroplastik bei Rhizarthrose: Hier klagen ca. 50% der Patienten über Schmerzen, die bis zu sechs Monate anhalten können.

Differenzialdiagnose

Unmittelbare postoperative Phase: Stärkere postoperative Schmerzen, die trotz einer angepassten Analgesie auftreten, müssen hellhörig machen, um nach einer möglichen Ursache zu suchen:

- Nachblutung, iatrogene Verbrennung
- direkte Operationsfolgen, z.B. Nervenläsion nach schlechter Lagerung (neuropathischer Schmerz)
- Druck durch Hämatom, Serom

Spätere postoperative Phase:

- Beschwerden durch mangelnde Bewegung und Mobilisation (muskuläre Verspannung, Insertionstendinose)
- Frühformen des CRPS (▶ 12 Algodystrophie)
- Wundheilungsstörung (▶ 12 Wundheilungsstörung)

Ätiologie aus neurovegetativer Sicht

Vermutlich spielt bei postoperativen Schmerzen ohne morphologischem Korrelat eine lokal anhaltende Irritation des Gewebes, z.B. durch eine vegetativ-trophische Störung und/oder lokale Minderperfusion eine wesentliche Rolle.

Weitere Gründe können in einer falschen Indikationsstellung liegen – der Schmerz vor Operation resultierte nicht aus dem lokalen Befund, sondern war durch eine andere Störung verursacht. Beispiele:

- projizierter Schmerz („referred pain") bei aktiven Triggerpunkten der zugehörigen Muskulatur (▶ 10.2)
- Fernstörungen (Irritationssyndrom) bei aktiven Störfeldern, z.B. im Zahn-Kiefer-Bereich

Wenn Schmerzen, wegen der die Operation durchgeführt wurde, nach der Operation weiter bestehen und nicht durch den normalen postoperativen Schmerz zu erklären sind, ist davon auszugehen, dass die Indikation für die Operation zu hinterfragen ist und die eigentliche Ursache noch gesucht und gefunden werden muss.

Der Umstand, dass lokale Beschwerden durch andere, auch weit entfernt liegende Störungen ausgelöst sein können, ist ein guter Grund dafür, jede Indikationsstellung zu einer schmerzlindernden Operation durch eine vorherige neuraltherapeutische Probebehandlung zu prüfen.

Erfahrungen mit der Neuraltherapie

Die Behandlung postoperativer Beschwerden mit Neuraltherapie stellt eine einfache und ausgesprochen dankbare Anwendung von Lokalanästhetika dar. Erleichternd für einen schnellen neuraltherapeutischen Erfolg in der postoperativen Schmerztherapie ist ein technisch korrekter und atraumatischer Ablauf der vorausgegangenen Operation. Aber auch gerade nach komplizierten OP-Verläufen trägt die Neuraltherapie wesentlich dazu bei, unangenehme oder aus unklaren Gründen anhaltende Beschwerden zu verringern oder ganz zum Verschwinden zu bringen.

Eine prophylaktische Behandlung des Wundbetts mit Lokalanästhetika beim Abschluss der Hautnaht reduziert bereits erheblich den postoperativen Schmerz und den Analgetikaverbrauch. Diese Praxis setzt sich in der Chirurgie zunehmend durch. Auch eine neuraltherapeutische Behandlung der Wunde ab dem 1. postoperativen Tag ist nicht nur zulässig, sondern indiziert zur Verbesserung des Heilungsverlaufs. Meist genügen ein bis drei Behandlungen.

Die unmittelbar postoperativ einsetzende neuraltherapeutische Begleitbehandlung dient nicht zuletzt der Prophylaxe eines CRPS (▶ 12 Algodystrophie) und eines chronischen Schmerzsyndroms.

Auch bei länger anhaltenden postoperativen Schmerzen können schon wenige lokale Behandlungen zu anhaltender Schmerzfreiheit führen. Sie tragen dazu bei, dass der Patient ein eventuell getrübtes Vertrauen in die zurückliegende Operation und den Operateur wieder gewinnen kann.

Neuraltherapeutische Vorgehensweise

Eine schonende Injektionstechnik ist besonders wichtig, um den bestehenden Schmerz nicht noch zu verstärken. Bei oberflächlichen Injektionen (z.B. OP-Narbe) ggf. Verwendung von sehr dünnen Zahnkanülen (Karpulen, vgl. ▶ 7.1.1 Materialien).

Lokale und segmentale Therapie

- subkutane Umflutung der Schmerzregion (▶ 10.1.3)
- Quaddeln am Locus dolendi (▶ 10.1.1)
- Quaddeln im zugehörigen Dermatom (▶ 10.3)
- alle Narben im OP-Gebiet, insbesondere auch subkutan infiltrieren; Redonnarben nicht vergessen (▶ 10.1.7)
- i.v. auf der betroffenen Seite (▶ 10.7.1). i.v.-Therapie
- ggf. intraarterielle Injektion der betroffenen Extremität (z.B. bei begleitenden Durchblutungsstörungen)

Ganglientherapie

Bei therapieresistenten Beschwerden Behandlung des zugehörigen Ganglions, z.B.

- Ggl. stellatum bei Schmerzen nach Thorax-, Arm- oder Hand-OP (▶ 10.4.5)
- lumbaler Grenzstrang bei Z.n. Knie-OP (▶ 10.4.7)
- sakrale epidurale Injektion bei Z.n. Bein-OP (Varizenstripping; ▶ 10.5.11)

Störfeldtherapie

- bei besonders hartnäckigen postoperativen Beschwerden auch an Störfeld denken, z.B. im Zahn-Kiefer-Bereich.

Behandlungsverlauf, Prognose, Begrenzung

Behandlungsschema

- kurz nach OP auftretender inadäquater Schmerz (außer OP-Komplikation): bis zu 1× täglich
- persistierender Schmerz: je nach Ausmaß der Beschwerden 1–2× pro Woche über 1 Monat hinweg
- bei erfolgreicher Anwendung (zunehmend längere Beschwerdefreiheit) dann 1× monatlich
- nach Beschwerdefreiheit viertel- bis halbjährliche Kontrolle, ggf. Nachbehandlung

Therapieversager

- Häufig klagt der Patient nach der ersten Neuraltherapie über weiter anhaltende Beschwerden. Hier ist es besonders wichtig zu fragen, wie lange nach der Injektion die Schmerzfreiheit angehalten hat. Eine Beschwerdefreiheit von „nur" 20 Stunden ist kein Therapieversagen, sondern bereits die erste erfolgreiche Therapie. Daraus ergibt sich die Indikation für eine Fortsetzung genau der gleichen (lokalen, segmentalen) Maßnahme (vgl. ▶ 5.6 Phänomene).
- bei Stillstand des Therapiefortschritts: Hinzunahme von Ganglien- und Störfeldtherapie
- Treten zunehmend längere beschwerdefreie Intervalle ein, wird die Therapie so lange fortgesetzt, bis der Patient mit dem Ergebnis zufrieden ist.

Folgende Fälle neigen zu Therapieversagen:

- systemische Erkrankungen (Vaskulitis, Diabetes)
- lokale Durchblutungsstörung (Raucher)
- sekundärer Krankheitsgewinn, laufendes Rentenbegehren

Bei ausbleibendem Therapieerfolg

- Überprüfung der Indikation zur Neuraltherapie
- nur bei ausgesprochen hohem Leidensdruck erneute operative Intervention (ggf. andere als die primär durchgeführte chirurgische Maßnahme, minimal invasive Verfahren usw.)

Begleitende Therapie

Methode	Indikation/Ziel	Beispiele
Phytotherapie	Förderung der Wundheilung	• Hamamelis • Traumeel® • Enzymtherapie, z.B. Bromelain, Wobenzym®
Homöopathie	Wundheilung	Arnica D4
Physiotherapie	Frühmobilisation	

Ordnungstherapie	• Coping • Ablenkung vom Schmerzgeschehen • Verhütung eines chronischen Schmerzsyndroms	• Nikotinkarenz • vegetativer Ausgleich • Ausdauersport • Ergotherapie
Psychotherapie	stärkend	psychologische Mitbetreuung bei chronischen Verläufen

Danksagung
Der Autor dankt Dr. med. Hans-Joachim Stocker, Plastische und Hand-Chirurgie, Diakonissen-Krankenhaus Karlsruhe, für die kritische Durchsicht des Manuskripts.

Proktitis

Petja Piehler

Entzündung der rektalen Schleimhaut.

Synonyme: Enddarmentzündung

Epidemiologie

- häufiges Krankheitsbild mit hoher Dunkelziffer
- spezifische oder unspezifische Ätiologie (häufige Begleiterscheinung bei vorausgegangener antibiotischer Behandlung, bei chronisch entzündlichen Darmerkrankungen, bei sexuell übertragbaren Krankheiten, bei Zustand nach Strahlentherapie)

Differenzialdiagnose

- Hämorrhoiden
- Rektumkarzinom
- Analfissur

Ätiologie aus neurovegetativer Sicht

- neurovegetative Dysregulation im Segment mit der Folge einer gestörten autonomen Regulationsfähigkeit unter Belastungsbedingungen

Erfahrungen mit der Neuraltherapie

Neuraltherapie ist die Therapie der Wahl in Form von Lokalanästhetika-Zäpfchen. Auch neuraltherapeutische Injektionen haben eine sehr gute Wirksamkeit bei Proktitis unspezifischer Ätiologie. Die perianalen Injektionen sind nicht so unangenehm wie der Patient vielleicht zunächst fürchtet, aber ausgesprochen wirksam. Bei sexuell übertragbaren Krankheiten kann Neuraltherapie allerdings bestenfalls als Begleitmaßnahme angewandt werden.

Neuraltherapeutische Vorgehensweise

Lokale und segmentale Therapie

- perianale Applikation von Lokalanästhetika (1 ml pro Seite, 3 cm tief), Nadel 0,4×40 (grau)

Störfeldtherapie

- Narben nach Hämorrhoidenoperationen
- Darm

Behandlungsverlauf, Prognose, Begrenzung

Behandlungsschema

- gute Prognose bei unspezifischer Ätiologie
- bei sexuell übertragbaren Krankheiten als Begleitmaßnahme

Therapieversager

- bei spezifischen Erregern

Bei ausbleibendem Therapieerfolg

- erregerorientierte Therapie
- topische Kortikosteroide bei Proktitis ulcerosa

Begleitende Therapie

Therapie	Indikation, Ziel	Beispiele
Stuhlregulierung	Vermeiden von mechanischer Irritation wegen Obstipation	Flohsamen, Movicol

Prostata-Adenom

Helmut Haala

Die Prostata ist ein drüsiges Organ, das im Bereich des Blasenauslasses die Harnröhre ringförmig umgibt. Sie besteht aus drei drüsigen Lappen, von denen einer nach kranial-blasenwärts und zwei nach kaudal-darmwärts gerichtet sind. Letztere sind für den Finger rektal tastbar. Die Prostata neigt mit zunehmenden Alter zu kontinuierlicher Vergrößerung (Prostataadenom).

Synonyme: Prostata-Hyperplasie

Symptome

- teilweise dumpfe Unterbauchbeschwerden durch die entzündliche Komponente (▶ Ätiologie)
- Mit zunehmender Größe des Adenoms steht die Abflussbehinderung im Vordergrund.

Differenzialdiagnose

- Prostatakarzinom (rektaler Ultraschall, Serum-PSA)
- neurogene Abflussbehinderung
- mechanische Abflussstörung (Fremdkörper, Urethralklappe und -anomalien)
- Prostatitis ohne Hyperplasie

Ätiologie aus neurovegetativer Sicht

Die fibröse Hyperplasie verdrängt das eigentliche Drüsengewebe nach außen und führt dadurch zu einer chronischen Entzündung im äußeren Drüsenbereich (abakterielle Prostatitis). Unterbauchbeschwerden bei Prostataadenom werden im Wesentlichen durch diese entzündliche Komponente verursacht, auch dann, wenn sich noch keine Abflussbehinderung nachweisen lässt.

Cave: In diesem nach außen verdrängten, entzündlichen Drüsengewebe entwickeln sich statistisch gesehen ca. 80% aller Prostatakarzinome.

Erfahrungen mit der Neuraltherapie

Neuraltherapie ist sehr gut geeignet als Primärtherapie und bei medikamentös therapieresistenten Verläufen. Die genannte entzündliche Komponente beim Prostataadenom lässt sich neuraltherapeutisch ausgezeichnet behandeln.

Auch die Abflussbehinderung beim Adenom wird indirekt durch Beeinflussung der Entzündung (Abschwellung) und die Besserung der Sphinkterdetrusor-Dyssynergie gemildert.

Neuraltherapeutische Vorgehensweise

Lokale Therapie

- suprapubische Quaddelserie
- Injektion an die Prostata (▶ 10.8.6): Der kranial-blasenwärts gerichteten Teil der Prostata wird am besten suprapubisch (▶ 10.4.9), der kaudal-darmwärts gerichteten Anteil am besten von perineal erreicht.

Segmentale Therapie

- Quaddeln im Segment S2–4 (▶ 10.1.2)
- Facetteninjektion Th12–L1 (▶ 10.6.5)
- ISG (▶ 10.6.6)

Ganglientherapie

- sakrale epidurale Anästhesie (▶ 10.5.11)
- lumbaler Grenzstrang (▶ 10.4.7)

Störfeldtherapie

- Nasennebenhöhlen
- Tonsillen
- Schilddrüse
- Narben im Segment (Varikozele, Z.n. Leisten-OP, Nabel)
- Z.n. Epidydimitis, Z.n. Orchitis
- Darm

Behandlungsverlauf, Prognose, Begrenzung

Behandlungsverlauf

Patienten, die sich einer neuraltherapeutischen Behandlung unterziehen wollen, sind in der Regel bereits länger in Behandlung gewesen und ausführlich durchdiagnostiziert. Dennoch zunächst Diagnostik (Ultraschall, Restharnmessung, Urinsediment) zur Erfassung des Ausgangsstatus und zum Ausschluss einer Stauungsniere.

- 1. Behandlungsphase: 1× wöchentlich bis zum Eintritt einer subjektiven Besserung und messbarem Rückgang des Restharns
- 2. Phase: Erhaltungstherapie 1× monatlich, bei weiterer Besserung auch größere Abstände (3-6 Monate)
- bei Wiederauftreten von Beschwerden (z.B. akuter Harnwegsinfekt oder nach Alkoholexzess) wieder dichtere Abstände bis zum Erreichen des Therapieziels

Prognose

- Ein Behandlungsversuch lohnt sich bei jedem Adenom! Es sind teilweise erhebliche Verbesserungen sowohl der Urodynamik als auch des Prostatavolumens zu beobachten, auch in Fällen, die zunächst problematisch erscheinen.
- In einzelnen Fällen kann nach vorübergehender Besserung dennoch ein Rückstau in die Ureteren auftreten, v.a. bei nicht ausreichendem Rückgang des Restharns unter Therapie.

Therapieversager
- fortgeschrittene Fälle, die auch nach neuraltherapeutischer Behandlung weiter progredient sind
- Endzustände wie Blasenmuskelatrophie und Hydronephrose sollten nicht mehr neuraltherapeutisch behandelt werden.

Bei ausbleibendem Therapieerfolg
- Therapieresistente Fälle sollten einer operativen Therapie zugeführt werden.

Begleitende Therapie

Methode	Indikation/Ziel	Beispiele
Phytotherapie		• Kürbiskern • Sabal • Solidago
manuelle Medizin		• Krankengymnastik • Chirotherapie bei blockiertem ISG • Beckenbodengymnastik
Ordnungstherapie	mechanische Reizung vermeiden	Fahrradfahren vermeiden
Antihomotoxikologie		Traumeel® S
Pharmakotherapie		• Alpha-1-Rezeptoren-Blocker • Antibiotikagabe bei Prostataadenom vermeiden.

Prostatitis

Helmut Haala

Prostatitis im engeren Sinne ist eine Entzündung der Vorsteherdrüse (Prostata). Unter Prostatitis im weiteren Sinne mit ähnlichen Symptomen wird ein Syndrom verstanden, das verschiedene Beschwerden im Bereich des Urogenitalsystems, des Beckenbodens und der Aftergegend beeinhaltet. Diese Beschwerden sind jedoch häufig nicht alleine durch die entzündlichen Veränderungen der Prostata zu erklären.

Gesichert ist, dass eine Hyperplasie der bindegewebigen Anteile der Prostata das Parenchym an den Rand drängt und dadurch den Boden für eine chronische Entzündung (Prostatitis hypertrophicans) bereitet. Es wird diskutiert, dass diese Form der chronischen Entzündung in dem Gewebe am Rand des Organs einen Kofaktor für die Karzinomentstehung darstellen könnte.

Man unterscheidet nach dem National Institute of Health (NIH), Bethesda vier Verlaufsformen:
- akute bakterielle Prostatitis
- chronisch-bakterielle Prostatitis
- chronisch-abakterielle Prostatitis (chronisches Schmerzsyndrom des kleinen Beckens)
- asymptomatische entzündliche Prostatitis

Die Übergänge zwischen den vier Formen sind zumTeil fließend.

Synonyme: chronisches Schmerzsyndrom des kleinen Beckens beim Mann

Symptome

Akute Prostatitis:

- hoch schmerzhaftes Krankheitsbild mit Fieber, Schüttelfrost, Dysurie, Harnverhalt und unterschiedlich starken Schmerzen tief im kleinen Becken
- Erreger meist E. coli (Vier-Gläser-Probe)

Chronisch-bakterielle Prostatitis:

- Symptome ähnlich der akuten Form mit unterschiedlich starken Schmerzen im kleinen Becken, jedoch schwächer ausgeprägt
- häufig zusätzlich Samenstrangbeschwerden und chronische Analbeschwerden
- Erreger: E. coli

Chronisch-abakterielle Prostatitis (chronisches Schmerzsyndrom des kleinen Beckens):

- häufigste Form der Prostatitis
- keine Erreger nachweisbar

Eine langfristige hochwirksame Therapie ist in Studien bislang nicht nachgewiesen worden.

Asymptomatische entzündliche Prostatitis:

- fehlender Erregernachweis und fehlende Beschwerden
- Nachweis nur durch erhöhte Leukozytenkonzentration im Sperma und Prostatasekret als Indiz für chronisch-entzündliche Veränderungen

Epidemiologie

- Prävalenz bei 5–10 % (gemäß einer US-amerikanischen Studie), bei ca. 20 % der Männer ab 50. Lebensjahr
- seit einigen Jahrzehnten zunehmende Häufigkeit und immer früherer Krankheitsbeginn
- Nach einer amerikanischen Studie führt die Prostatitis mehr Patienten zum Arzt als die benigne Prostata-Hyperplasie und das Prostatakarzinom zusammen.

Differenzialdiagnose

- Prostata-Hyperplasie
- Prostatakarzinom
- Samenstrang-Neuralgie
- DD zu den einzeln o.g. Symptomkomplexen

Ätiologie aus neurovegetativer Sicht

Die akute Prostatitis entsteht meist hämatogen, seltener aszendierend, eine immunologische Komponente scheint eine Rolle zu spielen. Häufig entwickelt sich ein chronisches Krankheitsgeschehen mit sehr unterschiedlichen Verläufen.

Die Erklärungen für die abakterielle Prostatitis (chronisches Schmerzsyndrom) reichen von einer Autoimmunstörung über eine neurogene Entzündung bis hin zu einem myofaszialen Schmerzsyndrom. Diskutiert werden Fehlsteuerungen des lokalen Nervensystems aufgrund zurückliegender traumatischer Ereignisse und eine psychogene chronische Verspannung der Beckenbodenmuskulatur.

In der komplementärmedizinischen Diagnostik lässt sich häufig eine Darm-Dysbiose nachweisen.

Erfahrungen mit der Neuraltherapie

Üblicherweise gelten alle Formen der Prostatitis als besonders schwierig zu behandeln mit häufig langwierigem und therapieresistenten Verlauf, mit Neuraltherapie sind sie allerdings sehr gut behandelbar. Die bakterielle Form ist antibiotisch zu behandeln und kann gegebenenfalls begleitend mit Neuraltherapie behandelt werden.

Die Behandlung der chronisch-bakteriellen und der chronisch-abakteriellen Form ist nicht evidenzbasiert. Eine Antibiotika-Therapie konnte bei diesen beiden Formen keine bessere Wirksamkeit zeigen als eine Plazebo-Behandlung. Eine neuraltherapeutische Behandlung hat sich bei diesen beiden Formen empirisch als sehr erfolgversprechend gezeigt. Die Neuraltherapie stellt möglicherweise die effizienteste Therapie vor Heilfasten, Akupunktur und anderen naturheilkundlichen Therapieansätzen dar. Hier sind weitere Studien angezeigt.

Neuraltherapeutische Vorgehensweise

Lokale Therapie

- suprapubische Quaddelserie
- suprapubische Injektion an die Prostata (▶ 10.4.9)
- perineale Injektion an die Prostata (▶ 10.8.6): Neuraltherapeutisch ist der kranial-blasenwärts gerichtete Teil der Prostata am besten suprapubisch (Methode nach Hopfer oder Barop), der kaudal-darmwärts gerichteten Anteil von perineal zu erreichen.

Segmentale Therapie

- Quaddeln im Segment S2–4 (▶ 10.3.10)
- Facetten Th12–L1 (▶ 10.6.5)

Ganglientherapie

Bei Versagen der Lokal- und Segmenttherapie:

- sakrale epidurale Injektion (▶ 10.5.11)
- lumbaler Grenzstrang (▶ 10.4.7)

Störfeldtherapie

- Nasennebenhöhlen
- Tonsillen
- Schilddrüse
- Narben im Segment
- Epidydimitis, Orchitis als Störfeld für die Prostata
- Darm als Störfeld
- ISG

Behandlungsverlauf

Behandlungsverlauf

- Diagnosesicherung (welche der drei Formen) durch Sediment und, Ejakulat, Entzündungslabor; Vier-Gläser-Probe (Urologe)
- Neuraltherapie bei akuter bakterieller Prostatitis begleitend (neben der Antibiotikatherapie)
  - zur Linderung der Schmerzen sofort bei Diagnosesicherung suprapubische Injektion
  - erste Behandlung mit perinealer Injektion erst nach begonnener Antibiotikatherapie

- akute Prostatitis nach 3–4 Injektionen meist abgeklungen
- dann 14 Tage lang je 3× pro Woche, dann je nach Besserung 1–2× pro Woche, ggf. Nachbehandlung in größeren Abständen, falls noch Restbeschwerden.

Prognose

- akute Prostatitis: sehr gute Prognose bei sofortiger Behandlung beim erstem Auftreten von Symptomen mit sofortiger Kombinationstherapie mit Antibiotika und Neuraltherapie
- chronisch-bakterielle Form: bei konsequenter neuraltherapeutischer und begleitender Therapie (Darm) Heilungschancen ebenfalls gut
- chronisch-abakterielle Form: Linderungen und z.T. auch vollständige Remissionen möglich

Therapieversager

- mangelnde Compliance bezüglich Diät (Alkohol, proinflammatorische Ernährung, Nikotin) und Lebensweise

Bei ausbleibendem Therapieerfolg:

- sorgfältige Anamnese wiederholen: Umfeld? Stressoren?
- erneute Überprüfung der Indikation und des zugrunde liegenden Krankheitsbildes
- nochmalige Störfeldexploration
- Compliance überprüfen

Begleitende Therapie

Methode	Indikation/Ziel	Beispiele
Ursachensuche		• Sanierung benachbarter Organe • Nahrungsmittelunverträglichkeit • Schwermetallbelastung
physikalische Therapie		• Krankengymnastik • Chirotherapie bei blockierten ISG?
Physiotherapie		Beckenbodengymnastik
Wärmeapplikation	bei allen chronischen Formen	
Ordnungstherapie		Fahrradfahren vermeiden
Antihomotoxikologie		• Traumeel® S • Sanum-Präparate
Homöopathie		Sabal Serr., Pulsatilla, Cantharis u.a. nach entsprechender gesamtkonstitutioneller Abstimmung

Phytotherapie		• nur sinnvoll im Zusammenhang einer Darmsanierung • Kürbiskern, Sabal, Solidago
medikamentöse Therapie		• Alpha-1-Rezeptoren-Blocker • NSAIA (in Studien nicht besser als Placebo)

Pulpitis und Reizzustände der Zahnpulpa

Hans-Günther Köbel

Synonyme: akute Zahnschmerzen, Entzündung der Pulpa dentis

Epidemiologie

- sehr häufig in der täglichen Praxis

Differenzialdiagnose

- Neuralgien
- Projektionsschmerz aus regionaler Muskulatur

Ätiologie aus neurovegetativer Sicht

Präparationstrauma: Nicht selten kommt es zur Nekrotisierung der Pulpa nach forcierter Kronenpräparation. Diese bleibt oft unerkannt, da eine Sensibilitätstestung erschwert ist. Erst fortgeschrittene Stadien (siehe unten) sind röntgenologisch sichtbar.

Karies: Durch Karies in die Pulpa eingetretene Bakterien können zu einer Beeinflussung der Grundsubstanz führen und so eine Fernwirkung auslösen. Im Vordergrund stehen allerdings akute Schmerzen, die durch Projektion auf andere Gebiete zu Fehldiagnosen führen können (▸ Abb. 12.6).

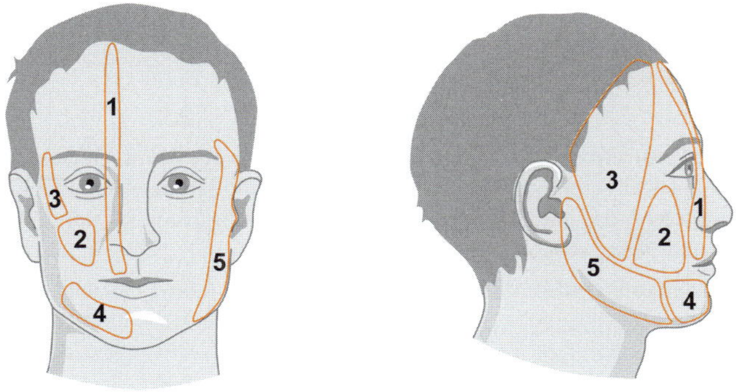

Abb. 12.6 Schmerzprojektionen der Zähne:
1 Oberkiefer – Frontzähne
2 Oberkiefer – Prämolaren
3 Oberkiefer – Molaren
4 Unterkiefer – Frontzähne und Prämolaren
5 Unterkiefer – Molaren

Ausgedehnte Füllungen: Ständige thermische Reize können zur Nekrobiose der Pulpa führen. Bei unklaren Befunden sind solche Füllungen zu entfernen, um so die Sensibilität zweifelsfrei festzustellen.

Starke Abrasionen: Über Dentinkanäle eingedrungene Bakterien führen zur Infektion der Pulpa mit eitriger Einschmelzung. Diese Veränderungen bleiben oft stumm und werden erst bei akuter Exazerbation auffällig.

Schmelz-Dentinsprünge: Der Pathomechanismus der Pulpainfektion erfolgt analog dem Ablauf bei starken Abrasionen. Die Diagnostik gestaltet sich meist sehr schwierig.

Dentikel: Dentikel sind Hartsubstanzbildungen von dentinogenem Gewebe, die in der Pulpa frei oder mit der Wand der Pulpakammer verbunden vorkommen können. Durch Druck auf die Nervenstämme in der Zahnpulpa können sie heftige neuralgiforme Schmerzen bis hin zu migräneartigen Attacken auslösen.

Neuraltherapeutische Vorgehensweise

Neben dem Röntgenbefund führen neuraltherapeutische Injektionen an den betroffenen Zahn zur diagnostischen Klärung. Die Exstirpation der Pulpa ist meist die einzige dauerhafte Lösung.

Die Erhaltung **endodontisch behandelter Zähne** bei Vorliegen einer störfeldbedingten Erkrankung wird kontrovers diskutiert. Bei exakter Durchführung der Wurzelbehandlung mit Aufbereitung und Abfüllung aller Kanäle bis zum Apex verbleiben trotzdem Bakterien in den Seitenkanälen der Apikalregion. Liegt eine intakte Körperabwehr vor, so wird das toleriert. Bei geschwächter Abwehrlage könnte hiervon eine Belastung der umgebenden Strukturen ausgehen. Der Zahn bleibt unter Herdverdacht (ausführliche Darstellung der Problematik ▶ 9.1.3 Endondontie)

In dem Bestreben zur Zahnerhaltung müssen die Schwere des Grundleidens, die Bedeutung des erkrankten Zahns für die Beißfunktion und die möglichen Folgen einer Zahnextraktion oder -wurzelfüllung auf den übrigen Organismus gegeneinander abgewogen werden. Wiederholte neuraltherapeutische Injektionen können zu einer langfristigen Reizunterbrechung führen und erlauben Kompromisse in Situationen, die ansonsten unweigerlich zum Verlust des Zahns geführt hätten.

Raynaud-Syndrom

Gerd Droß

Anfallsartig auftretende Vasospasmen der Finger-Arterien unter Ausschluss des Daumens mit Kälteempfindung, Durchblutungsverminderung, Verfärbung (Blässe > Zyanose > Rötung) und Schmerz. Auslöser der Anfälle können Kontakt mit Wasser, Kälte und Nässe sein.

Primäres Raynaud-Syndrom: „idiopathisch“, ohne erkennbare Ursache

Sekundäres Raynaud-Syndrom: Begleiterkrankung, z.B. bei

- progressiver systemischer Sklerodermie
- Lupus erythematodes
- Arteriosklerose
- Multipler Sklerose
- Kälteagglutininkrankheit
- Kryoglobulinämie
- Traumata
- chronische Intoxikationen: Schwermetalle, Vinylchlorid, Ergotaminpräparate, Zytostatika

Synonyme: Morbus Raynaud, Raynaud-Krankheit, Weißfingerkrankheit, Leichenfinger, Digitus mortuus (Totenfinger), Reill-Finger

Epidemiologie

- primäres Raynaud-Syndrom: 80% Frauen, meist in jungen Jahren betroffen

Differenzialdiagnosen

- iatrogen: Nebenwirkungen z.B. Ergotamin-haltiger Medikamente und β-Blocker
- nikotinbedingte Gefäßschäden

Ätiologie aus neurovegetative Sicht

Die Steuerung der Gefäßweite obliegt dem vegetativen Nervensystem. Fehler in der Regulation machen sich in peripheren Gefäßspasmen bemerkbar. Häufig sind gleichzeitig allgemeine Blutdruck- und Kreislaufstörungen vorhanden.

Die Voraussetzungen sind durch eine Labilisierung und Regulationsstörung des vegetativen Nervensytems gegeben, z.B. durch chronische Fehlernährung, Stress, Überforderung und Konfliktsituationen.

Mangelndes „Gefäßtraining" durch Immobilität verschlechtert das Krankheitsbild.

Erfahrungen mit der Neuraltherapie

Das Beschwerdebild kann besonders im Frühstadium mit Neuraltherapie als Monotherapie erfolgreich behandelt werden. Bei sekundärem Raynaud kann begleitend zur Therapie der Grunderkrankung eine Behandlung der Raynaud-Symptome sehr wirksam sein.

Neuraltherapeutische Vorgehensweise

Lokale und segmentale Therapie

- intraarterielle Injektion (▶ 10.7.3)
- Procain para- und intravenös (▶ 10.7.1)
- Schilddrüse (▶ 10.8.4)
- Facettengelenke C5–7 (▶ 10.6.5)

Ganglientherapie

- Ggl. stellatum wechselweise links und rechts (▶ 10.4.5)
- Rachendachhypophyse (▶ 10.8.1)

Störfeldtherapie

- Kopf: Waldeyer-Rachenring: Tonsillen/Rachen (gleiches Segment C4!)
- 8-er Zähne, Zahn-Kiefer-Bereich allgemein, Nasennebenhöhlen
- Bauch: Genitale/Prostata
- Narben: Kopf- und Halsnarben, Strumektomienarbe, Impfnarben der betroffenen Extremität (Pocken); Adenotomie-Narben (Tonsilla pharyngea)

Behandlungsverlauf, Prognose, Begrenzung

Behandlungsschema

- ca. 1× pro Woche (nicht häufiger, eher etwas längere Zeitabstände bis zu 2 Wochen)
- Sollte nach 2–3 Therapiesitzungen eine Besserung ausbleiben, muss das Regime überdacht werden: übersehene Störfelder, auch kleinste Narben?

- ergänzende Eigenblutinjektionen: Hierbei kann man nach i.v. Gabe von 1 ml Procain 3 ml Blut durch dieselbe Kanüle abnehmen und sofort anschließend wieder i.m. verabreichen. Häufigkeit 1–2× pro Woche

Therapieversager
- in behandlungsresistenten und schweren Fällen psychologische Exploration und ggf. Hypno-Therapie

Begleitende Therapie

Methode	Indikation/Ziel	Beispiel
Ausgleich einer Anämie		ggf. Eiseninfusion in schweren Fällen
Ernährungstherapie	Ernährungsumstellung, ausreichend komplexe Kohlenhydrate	• Gemüse, Kartoffeln, Obst • kein Fast Food • „warme" Nahrung
Ordnungstherapie	Vermeidung der Auslöser	• Genussmittelkarenz (übermäßiger Kaffeegenuss, auch Schwarztee, Alkohol); • warme Handschuhe und Kleidung
	Beseitigung von Gefäßnoxen	Raucherentwöhnung conditio sine qua non!
Eigenblutinjektion	„Umstimmung"	2–3 ml Eigenblut i.m.
physikalische Therapie	Reizänderung	Ausdauersport
Homöopathie	psychotropes Mittel	z.B. Zincum vulerianicum, Bach-Blütentherapie
Psychotherapie	neue Verhaltensmuster lernen	• Entspannungstraining • Stress-Coping

Refluxkrankheit, gastroösophageal

Petja Piehler

Rückfluss von Mageninhalt in die Speiseröhre durch Inkompetenz des Verschlussmechanismus des unteren Ösophagussphinkters.

Epidemiologie
- zählt zu den häufigsten Erkrankungen in der westlichen Hemisphäre
- Prävalenz nimmt zu: Alters- und geschlechtsabhängig klagen 10–20 % der Bevölkerung über mindestens mehrmals wöchentlich auftretende Refluxsymptomatik.

Differenzialdiagnose
- Motilitätsstörungen der Speiseröhre
- infektiöse Ösophagitiden
- Magenentleerungsstörungen
- andere Ösophagus- oder Oberbaucherkrankungen
- koronare Herzkrankheit

Ätiologie aus neurovegetativer Sicht

Entstehung einer inkompetenten Antirefluxbarriere durch permanent erniedrigten Druck im unteren Ösophagus, vermehrte transiente Relaxationen des unteren Ösophagussphinkters als Ausdruck einer vegetativen Dysregulation segmentaler oder übergeordneter nervaler Strukturen.

Erfahrungen mit der Neuraltherapie

Als Monotherapie selten ausreichend, Patienten mit Refluxösophagitis und Barrett-Ösophagus ist die Gabe von Protonenpumpenhemmern obligat.

Dagegen ist bei funktionellen Refluxbeschwerden die Kombination der Neuraltherapie mit den anderen Maßnahmen (▶ Begleitende Therapie) zur Symptomlinderung und Einsparung von Medikamenten sinnvoll.

Neuraltherapeutische Vorgehensweise

Lokale und Segmenttherapie

- Quaddeln paravertebral im Segment Th7–9 und im Bereich des unteren Sternums
- präperitoneale Spritze in die Magengrube

Ganglientherapie

- Ggl. coeliacum beidseitig wechselseitig (▶ 10.4.6)

Störfeldtherapie

- Leber
- Schilddrüse

Behandlungsverlauf, Prognose, Begrenzung

Behandlungsschema

- bei akuter Beschwerdesymptomatik tägliche Behandlung
- später wöchentlich
- dann 1× im Monat und bei Wiederauftreten der Symptome

Therapieversager

- stark veränderte anatomische Verhältnisse (z.B. große Hiatushernie)
- besonders aggressive Refluxflüssigkeit
- galliger Duodenalreflux als Auslöser

Bei ausbleibendem Therapieerfolg

- erneute Überprüfung der Indikation zur Neuraltherapie

Begleitende Therapie

Methode	Indikation, Ziel	Beispiele
Ernährungsumstellung	Vermeidung von Magensäure stimulierenden Nahrungsmittelprodukten	Reduzierung von Käse, Kaffee, Weißwein
Mahlzeitenhygiene	Refluxminderung	• kleinere Mahlzeiten • letzte Mahlzeit so früh wie möglich am Abend • kein Liegen nach dem Essen Gewichtskontrolle

Protonenpumpenhemmer (lindern Beschwerden am schnellsten)	bei morphologischen Schleimhautveränderungen des Ösophagus	Omeprazol®, Pantoprazol® u.a.
Phytotherapie	Symptomlinderung	frisch gepresster Kohlsaft vor den Mahlzeiten

Reizdarmsyndrom

Petja Piehler

Das Reizdarmsyndrom gehört zu den funktionellen gastrointestinalen Krankheitsbildern. Es ist gekennzeichnet durch chronische oder immer wieder auftretende intestinale Beschwerden in wechselnder Kombination, die nicht durch morphologische oder biochemische Besonderheiten erklärt werden können [Thompson et al. 1989]. Man unterscheidet zwischen einer spastischen Form mit den Leitsymptomen Schmerz und Obstipation und einem Krankheitsbild mit Diarrhö.

Synonyme: Colon irritabile, irritables Darmsyndrom, „irritable bowel syndrome“

Epidemiologie

- sehr häufiges Vorkommen: 50% aller Patienten mit Magen-Darm-Beschwerden haben ein Reizdarmsyndrom.
- hohe Dunkelziffer
- F:M = 2:1

Differenzialdiagnose

Reizdarmsyndrom ist eine Ausschlussdiagnose, deshalb:

- alle organischen gastrointestinalen Krankheitsbilder
- vertebragen: Wurzelirritation der mittleren und unteren BWS (Hyperalgesie des betreffenden Dermatoms, muskulärer Hypertonus)

Ätiologie aus neurovegetativer Sicht

Bei nicht endgültig geklärter Ätiologie des Reizdarmsyndroms geht man derzeit von einer abnormen viszeralen Perzeption sowie einer intestinalen Motilitätsveränderung aus. Die efferente Kontrolle der Motilität und die afferente Verarbeitung von Reizen sind Aufgaben des Enterischen Nervensystems (ENS) (vgl. ▶ 2.1 Neuroanatomie). Chemische, osmotische, mechanische und thermische Reize führen zu einer Aktivierung viszeraler Afferenzen. Chemische und taktile Reize aus dem Darmlumen stimulieren überwiegend die Schleimhautrezeptoren, während Kontraktion und Dehnung die Rezeptoren in den Muskelschichten des Verdauungstrakts aktivieren.

Die Informationsübertragung zum ZNS erfolgt über cholinerge (vagale) und über spinale (sympathische) Afferenzen. Eine Modifizierung der viszeralen Sensorik sowie eine erniedrigte Wahrnehmungsschwelle für Dehnungsreize finden sich im Magen bei Patienten mit funktioneller Dyspepsie und im Kolon bei Patienten mit Reizdarmsyndrom [Gschossmann et al. 2001].

Als Auslöser der Modifikation der viszeralen Nozizeption werden u.a. psychischer Stress und postinflammatorische Schleimhautveränderungen diskutiert. Die aus der neurovegetativen Dysregulation resultierende Veränderung der Motilität führt zusätzlich zu Störungen der gastrointestinalen Homöostase mit der Folge einer weiteren Störung der viszeralen Sensorik.

Typischerweise ist das Auftreten der Beschwerdesymptomatik situativ bedingt bei Personen mit allgemeiner neurovegetativer Labilität oder nach vorausgegangenem Magen-Darm-Infekt.

Erfahrungen mit der Neuraltherapie

Das Reizdarmsyndrom stellt als neurovegetative Störung des Enterischen Nervensystems („Das Hirn im Bauch") eine klassische Indikation für die Neuraltherapie dar. Sie ist auch als Monotherapie sehr effizient. Situativ bedingte Rezidive erfordern jeweils akute Behandlungen.

Die Frequenz der Rezidive kann durch konsequente neuraltherapeutische Behandlung deutlich verringert werden. Die Grunddisposition zur Reizdarmerkrankung bleibt jedoch ein Leben lang bestehen.

Neuraltherapeutische Vorgehensweise

Lokale und Segmenttherapie

- Quaddeln paravertebral im Segment Th10–L3 (▶ 10.1.2) sowie Infiltrationen der muskulären Verspannungen im selben Segment
- Quaddeln Bauchkranz (▶ 10.3.8)
- Infiltrationen von Verhärtungen im Bereich der Bauchdecke
- Nabel (▶ 10.1.8)

Ganglientherapie

- Ggl. coeliacum rechts (▶ 10.4.6)

Störfeldtherapie

- Narben im Segment (OP-Narben Abdomen)
- besonders wichtig: Piercingentfernung mit Narbenunterspritzung
- gynäkologischer Raum
- Schilddrüse
- Zähne, Tonsillen, Nasennebenhöhlen

Behandlungsverlauf, Prognose, Begrenzung

Behandlungsschema

- in den meisten Fällen Wiederholungsbehandlungen erforderlich
- Therapieabstände individuell bestimmen

Therapieversager

- bei Nicht-Berücksichtigung psychosozialer Störfaktoren oder Konfliktsituationen

Bei ausbleibendem Therapieerfolg

- akribische Störfeldsuche

Begleitende Therapie

Methode	Indikation, Ziel	Beispiel
Symbioselenkung	Harmonisierung der Darmflora	Symbioflor®, Mutaflor® u.a.
pflanzliche Prokinetika	positiver Einfluss auf die gastrointestinale Motilität	Iberogast® (gut bewährt)

Muskelrelaxation nach Jacobson	Entspannungstechnik, kann von den Patienten auch situativ verwendet werden	
schulmedizinische Therapieansätze	Verminderung von Anspannung und innerer Unruhe	Antidepressiva

Restostitis

Hans-Günther Köbel

Als Restostitis bezeichnet man lokal begrenzte entzündliche Vorgänge im zahnlosen Alveolarfortsatz, die durch eine höhere Strahlendurchlässigkeit im Röntgenbild erkennbar sind. (▶ 8.3.3)

Eine chirurgische Intervention sollte nur dann erfolgen, wenn trotz Therapie von diesem Gewebeabschnitt eine persistierende Störfeldwirkung nachweisbar weiter ausgeht.

Epidemiologie

- keine gesicherten Angaben in der Literatur
- hohe Dunkelziffer, da schwierig zu diagnostizieren

Differenzialdiagnose

- großwabige Spongiosa
- bindegewebiger Knochenersatz bei Tunneldefekten nach Wurzelspitzenresektionen
- langsam heilende Extraktionswunden

Ätiologie aus neurovegetativer Sicht

Restostitiden entstehen aus entzündlichen Prozessen bei schlecht heilenden Extraktionswunden oder auf der Basis nicht-revidierter apikaler Parodontitiden.

Erfahrungen mit der Neuraltherapie

Häufig Besserung der Störfelderkrankung allein durch lokale neuraltherapeutische Injektionen, Sekundenphänomen möglich.

Behandlungsverlauf, Prognose, Begrenzung

Behandlungsschema

- initial 1× pro Woche bis zu 6 Wochen
- bei erfolgreicher Anwendung Sekundärerkrankung therapierbar (Löschung der Blockade)

Therapieversager

- erkennbar an nur kurzzeitigem Therapieerfolg

Bei ausbleibendem Therapieerfolg

- bei gesicherter Diagnose: operative Therapie

Retinitis centralis serosa (RCS)

Hans Langer

Im Gegensatz zur allgemeinen Retinitis, die den gesamten Fundus einbezieht (Chorioretinitis) handelt es sich bei der Retinitis centralis serosa (RCS) um ein streng lokal begrenzte seröse Entzündung im zentralen Bereich der Netzhaut. Sie stellt zu fast 100 % eine störfeldbedingte Erkrankung dar.

Die Behandlung jeder Form einer Retinitis gehört in die Hand des Facharztes, was eine Mitbehandlung durch einen neuraltherapeutisch tätigen Kollegen unter dessen Kontrolle nicht ausschließt.

Synonyme: seröse Entzündung der Netzhautmitte

Epidemiologie

- schon bei Kindern möglich, oft unbemerkt (unspezifische Sehstörungen)
- abnehmende Häufigkeit bis zum 30. Lebensjahr (im Gegensatz zur Chorioretinitis, die auch bei älteren Menschen auftritt)
- gehäuftes Auftreten nach Infekten (Tonsillitis, Otitis media)
- bei Kindern vorwiegend nach Entzündungen von Tonsille, Ohr und Nase („Störfeld im Segment", ggf. auch auf toxisch-bakteriellem Wege?)
- Abgelaufene RCS ist bei Kindern ophthalmologisch erkennbar an einer Pigmentverschiebung der Netzhautmitte und einem fehlenden Netzhautreflex der Makula.

Symptome

- Skotome im zentralen Gesichtsfeld
- Visusminderung
- ophthalmologische Untersuchung: in Dioptrien messbares Ödem der Netzhautmitte mit Refraktionsänderung

Differenzialdiagnosen

- begleitende Retinitis bei Allgemeinerkrankungen, wie Autoimmunerkrankungen und chronischen Infekten
- Medikamenten-Nebenwirkung: Dauereinnahme von Chloroquin
- angeborener Krankheiten (beginnende Retinitis pigmentosa, Erbkrankheit)

Ätiologie aus neuraltherapeutischer Sicht

Die Retinitis centralis serosa muss zu den klassischen Herd-Störfelderkrankung gerechnet werden. Da sie einer medikamentösen Therapie häufig trotzt, wird sie mitunter als psychogen angesehen. Erfolgt dagegen eine gründliche Herd- oder Störfeldsuche, lässt sich in fast allen Fällen ein ursächliches Herd-Störfeld-Geschehen finden und die Erkrankung erfolgreich behandeln (▶ 11.13 Ophthalmologie).

Als Störfelder kann jede Stelle des Körpers fungieren, sie liegen aber nach Erfahrungen des Autors häufig im Versorgungsbereich des N. trigeminus, daneben im Verlauf der Akupunkturmeridiane (Narbensuche!) und am Lymphmeridian (Daumen der betroffenen Seite!).

Erfahrungen mit der Neuraltherapie

In Fällen einer akuten RCS kann die begleitende Neuraltherapie neben der klassischen Therapie den Heilungsverlauf erheblich beschleunigen. Daneben ist eine Störfeldsuche mittels Neuraltherapie bereits zu Beginn der Lokal- und Allgemeintherapie obligat.

Eine lokale (Kortikoide) und allgemeine Therapie (NSAR) ist Standard, ggf. unter Weitstellung der Pupille. Eine Therapiekontrolle ist durch den Augenarzt mit einfachen Mitteln möglich.

Neuraltherapeutische Vorgehensweise

Eine sorgfältige Anamnese und die Untersuchung der Nacken-Reflexpunkte (NRP = Adler-Langer-Druckpunkte ▶ 8.4.2) sind wichtig für die Diagnosestellung und Störfeldfindung.

Lokale und segmentale Therapie

- N. infraorbitalis (versorgt die tiefen Augenabschnitte, ▶ 10.5.1)
- N. supraorbitalis (begleitende Affektion der Stirnhöhle! ▶ 10.5.1)
- lokale Akupunkturpunkte, z.B. Gb 2 und Point de Merville (PdM) an der Nasenwurzel
- bei Kindern, die sich die Tonsillen nicht spritzen lassen wollen: Kopf nach hinten neigen lassen, Nasenraum mit Procain aussprühen (erreicht die Tonsilla pharyngea und palatina)

Ganglientherapie

In schweren Fällen:

- Ggl. pterygopalatinum (▶ 10.4.3)
- Die Injektion an das Ggl. ciliare hat hier in der Regel **keinen** lokalen Effekt, wäre aber als Störfeldprovokation zu verwenden (vgl. ▶ 5.6 Phänomene).

Störfeldtherapie

- Versorgungsbereich des N. trigeminus, besonders 1. und 2. Ast
- Nasennebenhöhlen
- verdächtige Zähne
- Tonsilla pharyngea, Tonsilla palatina
- Narben im gleichseitigen oberen Quadranten (Quadrantentest nach Mudra)
- weitere mögliche Störfelder im Verlauf der Akupunkturmeridiane, die eine besondere Beziehung zum Auge haben, auch der Meridiane der EAV (vgl. ▶ 8.4.9), speziell des Lymphmeridians: hier die Narben in deren gesamten Verlauf mitbehandeln

12

Behandlungsverlauf, Prognose, Begrenzung

Behandlungsschema

- je nach Schwere 1× oder mehrmals wöchentlich

Bei einer Störfeldtestung kann eine Überprüfung des Erfolgs an den Nacken-Reflexpunkten unmittelbar nach Therapie erfolgen. Eine Besserung am Auge kann mit entsprechenden Untersuchungen erst mittelfristig erkannt und beurteilt werden

Therapieversager

- weiteres Störfeld übersehen?

Bei ausbleibendem Therapieerfolg

- nochmalige sorgfältige zahnärztliche (OPG, DVT; Weisheitszähne?) und HNO-ärztliche Abklärung zur Störfeldsuche
- Testinjektion am Ggl. ciliare zur Störfeldprovokation (▶ 10.4.1)
- Überprüfung der lokalen und ggf. allgemeinen antientzündlichen Therapie, ggf. Therapieanpassung

Begleitende Therapie

Labor: Blutbild- und CRP-Kontrollen

Methode	Indikation/Ziel	Beispiele
Phytotherapie	trophikverbessernd	• Conjunctisan B Augentropfen (AT) • Echinacea AT
Homöopathie	Entzündungshemmung	Euphrasia comp.
physikalische Therapie	Entzündungshemmung	• kühlen • zu helles Licht vermeiden
Akupunktur	Fernwirkung	Nadelung des PdM, Gb1
Ohrakupunktur	Reflextherapie	Augenpunkt (Ohrläppchen) auf der betroffenen Seite
medikamentöse Therapie	antientzündlich	• lokal Kortikoide • systemisch NSAR

Rheumatoide Gelenkerkrankungen

Bernd Belles, Gerd Belles

Sammelbegriff für Gelenkerkrankungen von höchst unterschiedlicher Ätiologie und Pathogenese (entzündlich, infektiös, reaktiv, degenerativ, metabolisch) und Lokalisation (Gelenke, Sehnen, Bursae, Muskulatur).

Symptome dagegen ähneln sich mit den Kernsymptomen Entzündung, Verschleiß und Funktionsstörung des Gelenks.

Synonyme und Klassifikation: Nach der Klassifikation der American Rheumatism Association (ARA) und des American College of Rheumatology (ACR) 1987 gibt es zehn Hauptdiagnosegruppen mit insgesamt 178 Diagnosen bei entzündlichen Gelenkerkrankungen. Nachfolgend beschränkt sich die Beschreibung auf die vier wichtigsten Formen: rheumatoide Arthritis (RA), Spondylitis ankylosans (SPA), reaktive Arthritis (REA), Spondylarthritis psoriatica (PSA).

Epidemiologie

	Rheumatoide Arthritis	Spondylitis ankylosans	Reaktive Arthritis	Spondylarthritis psoriatica
Punkt-Prävalenz	1%	0,2-1,4% (bei HLA-B27-pos. 5%)	0,05%	Prävalenz der Psoriasis 1–2%, davon haben etwa 10–15% eine Arthritis
Jährliche Inzidenz	0,3/1000			
M:F	3:1	2:1	1:1	
Hauptmanifestationsalter (Lebensjahr)	35.–45.	15.–40.	> 40.	

Anmerkungen		Risiko, an SPA zu erkranken, liegt bei HLA-B27-positivem Befund bei 5 %		

Differenzialdiagnose

- traumatische Gelenkerkrankungen nach lokalem Trauma wie Kontusion, Distorsion oder Subluxation
- aktivierte Osteoarthrosen
- (pseudo-)radikuläre Symptomatik: chronisch rezidivierendes Facettensyndrom, Facettengelenksreizungen
- aseptische Knochennekrose

Ätiologie aus neurovegetativer Sicht [Belles 2009]

Die Ätiopathogenese der meisten rheumatischen Erkrankungen ist nicht vollständig geklärt.

Rheumatoide Arthritis: Bei der rheumatoiden Arthritis (RA) nimmt man folgende molekulare Mechanismen an: nach Kontakt mit einem unbekannten Antigen (EBV?, Mykoplasmen?, Mykobakterien?, „heat-shock"-Proteine von E. coli?, Autoantigen Kollagen II?) kommt es zur Proliferation von aktivierten CD4+-T-Zellen (klonale Expansion). Diesen wiederum aktivieren via Zytokinfreisetzung (IFN-α, GM-CSF) Makrophagen. Diese aktivierten Makrophagen induzieren ebenfalls mittels Zytokinen (IL-1,TNF-α) eine Mesenchymaktivierung (Synovialfibroblasten, Chondrozyten, Osteoklasten, Endothelzellen). Die Endothelaktivierung und eine lokale Blutströmungsverlangsamung bewirken eine lokale Leukozyten-Endothel-Interaktion mit fester Adhäsion von neutrophilen Granulozyten ans Endothel. Deren Diapedese und Migration ins Gewebe setzen dann die weitere Entzündungskaskade in Gang [Belles 2009]. Dies führt zur Pannusformation, Knorpelzerstörung, Knochenresorption, Leukozytenmigration und Zellaktivierung mit proliferativer Synovialitis und erosiver Arthritis.

12

Beim Entzündungsgeschehen spielt dabei die Aktivierung von Endothelzellen der Blutgefäße durch IL-1 und TNF-α zusammen mit einer Perfusionsstörung eine entscheidende Rolle.

Hier liegt ein wichtiger **ätiopathogenetischer Angriffspunkt der Neuraltherapie**. Die Endothelaktivierung bewirkt im Zusammenspiel mit einer lokalen Blutströmungsverlangsamung eine Leukozyten-Endothel-Interaktion mit fester Adhäsion und anschließender Diapedese und Migration von neutrophilen Granulozyten.

Die Neuraltherapie führt zu einer Perfusionsnormalisierung, und damit zur Aufhebung der Blutströmungsverlangsamung. Diese Unterbrechung der nachgeschalteten Entzündungskaskade durch Beseitung der Perfusionsstörung ist der antiphlogistische Wirkmechanismus der Neuraltherapie nicht nur bei rheumatischen Erkrankungen, sondern bei einer Vielzahl anderer Krankheitsbilder.

Spondylitis ankylosans: Bei der Spondylitis ankylosans diskutiert man Salmonellen-, Shigellen-, Yersinien-, Chlamydien-Antigene als Auslöser.

Reaktive Arthritis: Bei der reaktiven Arthritis sind die auslösenden Erreger Bakterien aus dem Urogenitaltrakt (Chlamydia trachomatis, Ureaplasma urealytikum, Mykoplasmen), dem Gastrointestinaltrakt (Salmonellen, Shigellen, Yersinien,

Campylobacter, Brucella, Clostridien) und dem Respirationstrakt (Chlamydia pneumoniae, Streptokokken). Derzeit ist noch offen, ob ganze Bakterien oder lediglich Erregerantigene die Immunantwort in der Synovialmembran triggern.

Arthritis psoriatica: Ätiologisch werden bei der Arthritis psoriatica u.a. Streptokokken und Retroviren als triggernde Faktoren diskutiert. Hier spielen aber auch genetische Dispositionsfaktoren (HLA-Klassen-Merkmale) eine wichtige Rolle.

Lyme-Arthritis: Drittes Stadium einer Borrelien-Infektion mit Gelenkbefall, ausgehend von einem Zeckenbiss. Eine bislang zu wenig beachtete Therapieoption stellt die Störfeldtherapie an der Eintrittspforte (Zeckenbissstelle), auch noch Jahre nach der Erstinfektion dar. Diese einfache Maßnahme führt häufig zu einer deutlichen Besserung der Arthritis-Symptome.

Erfahrungen mit der Neuraltherapie

Neuraltherapie in Kombination mit anderen Verfahren (▶ medikamentöse Therapie s. Lehrbücher) sehr wichtiger, mitunter entscheidender Baustein der Therapie

- besonders im „therapeutischen Fenster" (Zeitraum, innerhalb dessen eine komplette restitutio ad integrum möglich ist; beträgt nur 1–2 Jahre ab Diagnosestellung)
- bei ansonsten therapieresistenten Verläufen
- im fortgeschrittenen Stadium nur noch Linderung, meist keine vollständige Remission mehr möglich

Therapieprinzipien sind:

- Beseitigung von Störfeldern: d.h.Unterbrechung der chronischen regionalen Reizung des afferenten Sympathikus (= Löschen der pathologischen Sympathikusengrammierung)
- Beseitigung von bakteriellen/viralen Antigenen (▶ Ätiologie)
- Perfusionsverbesserung (▶ Ätiologie)

Neuraltherapeutische Vorgehensweise [Belles 2009]

Die Vorgehensweise unterscheidet sich etwas von der Therapie anderer Krankheitsbilder, da auf Grund des therapeutischen Fensters ein schnelles Handeln und rascher Therapieerfolg notwendig sind. Um dies zu erreichen, ist kein stufenweises Vorgehen, sondern die **unverzügliche Integration der Störfeldtherapie** erforderlich. Hier spielen insbesondere Zahnstörfelder eine entscheidende Rolle. Eine lokale oder Segmenttherapie alleine, die bei einigen anderen Krankheitsbildern schon ausreicht, bringt hier nicht die gewünschte Verhinderung der raschen Krankheitsprogression.

Lokale und Segmenttherapie

- Injektion an die Gelenkkapsel oder in das betroffene Gelenk (▶ 10.6)
- Quaddeln über den betroffenen Gelenken (▶ 10.1.1)
- Triggerpunkttherapie (▶ 10.2)
- Facettengelenksinfiltrationen (▶ 10.6.5)
- Blockade von Spinalnerven (▶ 10.5.8)
- intraarterielle/periarterielle Injektionen (▶ 10.7.)
- insbesondere bei der Spondylitis ankylosans: ISG beidseitig intraartikulär (▶ 10.6.6)
- Procain-Basen-Infusionen (▶ 10.7.2)

Ganglientherapie

- Gelenke der oberen Extremität: → Ggl. stellatum der betroffenen Seite (▶ 10.4.5)
- Gelenke der unteren Extremität: → lumbaler Grenzstrang (▶ 10.4.7), sakrale epidurale Injektionen (▶ 10.5.11)
- bei der Psoriasis-Arthritis: → Ggl. coeliacum (▶ 10.4.6)

Störfeldtherapie

- Kopf: am wichtigsten: Zahnstörfelder (Therapieerfolg nur bei radikaler Beseitigung sämtlicher Zahnstörfelder)
- ferner wichtig: Tonsillen, Tonsillektomie-Narben; Nasennebenhöhlen
- Narben: Narben, Nabel
- gynäkologischer Bereich, Prostata
- ISG

Wichtig bei postinfektiösen Arthritiden

Die Eintrittspforte, in der der potenzielle Erreger die Erstinfektion verursacht hat, stellt ein Störfeld dar und sollte auf jeden Fall gesucht und infiltriert werden (Anamnese!). Beispiele:

- Plexus uterovaginalis nach Chlamydia trachomatis
- Tonsille nach Streptokokken
- Magen-Darm-Trakt nach gastrointestinalen (auch viralen) Infekten
- Bissstelle der Zecke bei Borrelien-Infektion (Lyme-Arthritis!), auch Jahre nach dem Biss

Behandlungsverlauf, Prognose, Begrenzung

Behandlungsschema

Kurativ-primär:

- wichtig: Therapie im therapeutischen Fenster:
  - zu Beginn der Manifestation der Erkrankung schnelles Handeln
  - kurze Therapieabstände, 2–3× pro Woche (zusammen mit der Standardtherapie)

Palliativ (Schmerzlinderung):

- je nach Ausprägung der Schmerzsymptomatik Neuraltherapie 1–2× pro Woche bis zur Linderung der Beschwerden
- dann größere Abstände nach Bedarf

Prognose

- Prognose in der primär-kurativen Anwendung abhängig vom raschen Therapieerfolg („therapeutisches Fenster")
- Bei länger dauernden Verläufen drohen Behinderung und ggf. Operation, die schließlich auch durch Neuraltherapie nicht mehr verhindert werden können.

Therapieversager

- inkomplette Störfeldtherapie (Zahnsanierung nicht radikal durchgeführt)
- Belastung durch Schwermetalle oder andere Schadstoffe (unzureichende Entgiftung?)
- zu spät einsetzende Therapie

Bei ausbleibendem Therapieerfolg

- erneute Anamnese: Störfeld übersehen
- Entgiftung
- Intensivierung der Standardtherapie

Begleitende Therapie

Methode	Indikation, Ziel	Beispiele
Physiotherapie	• Schmerzreduktion • Erhalt der Gelenkbeweglichkeit und -funktion	• Mobilisation der betroffenen und benachbarten Gelenke bzw. Ruhigstellung • Bandagen nur solange akute Beschwerden • Chirotherapie
orthomolekulare Therapie	„Entsäuerung“	• basische Ernährung • Basenmittel
	Antioxidanzien	• hochdosierte Enzymtherapie • Hoch-Dosis-Vitamin-C-Infusionen
Phytotherapie	Entzündungshemmung	• Teufelskralle, Zeel® comp. N • Traumeel® S • lokale antiphlogistische Therapie (Retterspitz äußerlich®, Kytta-Paste®)
physikalische Therapie	• Erhalt der Gelenkfunktion • Schmerzreduktion	Elektrotherapie

Rhizarthrose

Udo Franke

Lokale Schmerzhaftigkeit des Daumensattelgelenks, mit Entwicklung einer späteren degenerativen Erkrankung des Daumensattelgelenks und damit Bewegungseinschränkung und Schmerz. Die Rhizarthrose ist oft kombiniert mit einer Trapezioscaphoidarthrose.

Synonyme: Daumensattelgelenksarthrose, Osteoarthrosis deformans des Daumensattelgelenks

Epidemiologie

- häufiges Auftreten bei chronischer Überlastung des Handgelenks (in Handwerksberufen, im Sport) und bei chronischen Störungen der HWS und Schulter

Differenzialdiagnose

- lokale Traumatisierungen, wie Kontusion, Distorsion oder Subluxation im Handgelenk

Ätiologie aus neurovegetativer Sicht

- Schmerzbild aufgrund einer Synthesestörung und konsekutiver Zerstörung der Grundsubstanz des Gelenkknorpels
- sekundär zusätzlich Dystrophie des Knochens, der Synovia (mit Ergussbildung), der Gelenkkapsel sowie angrenzenden Bandstrukturen möglich
- degenerative Veränderungen im höheren Lebensalter
- posttraumatisch besonders nach Frakturen und Luxationen im Handgelenksbereich

Erfahrungen mit der Neuraltherapie

In vielen Fällen zeigen sich bei Schmerzhaftigkeit ohne Subluxationsstellung des Gelenks gute Erfolge.

Neuraltherapeutische Vorgehensweise

Lokale und segmentale Therapie

Im Vordergrund der Behandlung steht die Injektion an/in das Daumensattelgelenk (▶ 10.6.4) und die Behandlung umgebender Strukturen:

- Quaddeln über dem Handgelenk, besonders über den schmerzhaften Strukturen
- radialseitige Quaddelserie Unterarm und benachbarte Gelenke
- Narben im Segment
- Trapezioskaphoidgelenk
- Os scaphoideum in der Fossa tabatière (▶ 10.6.4)

Erweiterte segmentale Therapie

- Ggl. stellatum (▶ 10.4.5)
- A. axillaris, A. brachialis, A. radialis (▶ 10.7.3)
- Plexus axillaris
- Triggerpunkte der Schultermuskulatur, insbesondere Trapezius (▶ 10.2.5)

Störfeldtherapie

- v.a. Waldeyer-Rachenring (chronische Tonsillitis), gleiches Segment C7!
- daneben chronische Sinusitis (Nasennebenhöhlen)
- Zahnstörfelder auf der betroffenen Seite

Behandlungsverlauf, Prognose, Begrenzung

Behandlungsschema

- wenn Beschwerden kürzer als 6 Monate zuvor bestanden und noch keine Röntgenveränderungen erkennbar sind: 1×/Woche
- bei lange zuvor schon bestehenden Beschwerden: Initial alle 2–4 Wochen

Prognose

- bei fortgeschrittener Arthrose komplette Ausheilung nicht mehr möglich

Therapieversager

- Non-Compliance
- nicht erkannte Funktionskette und bestehendes Störfeld
- fortgeschrittene Gelenkdestruktion mit Subluxationsstellung

Bei ausbleibendem Therapieerfolg

- erneute Überprüfung der Indikation
- erneute Anamnese: Störfeld (Rachen? Accessoriusbereich?) übersehen?

Begleitende Therapie

Methode	Indikation/Ziel	Beispiele
Antihomotoxikologie	Toxinausleitung	• Zeel® comp. N • Traumeel® S
Akupunktur		Lu/Di-Meridian, Moxa

Chirotherapie	Lösen der Blockierung im Daumensattelgelenk	Mobilisation des Gelenks
Physiotherapie	• Gelenkbewegung • Durchblutungsförderung	• Massagen • Fango, Moor • Kryotherapie • Bäder • Bandagen • Ruhigstellung nur während akuter Schübe
Elektrotherapie	Schmerzlinderung	• TENS • Ultraschall • Stoßwellentherapie • Kurzwelle • Laser
Ausleitungsverfahren	Toxinausleitung, Immunmodulation	• Schröpfen • Eigenbluttherapie
Homöopathie	Konstitutionsbehandlung	häufige Konstitutionsmittel sind: Argentum nitricum, Arsenicum album, Calcium fluoratum, Rhododendron, Sulfur, Thuja
Phytotherapie	Toxinausleitung	• Ackerschachtelhalm • Teufelskralle • Brennnessel
Ordnungstherapie	gelenkschonende Bewegungen	Ernährungstherapie (basische Kost)
Apitherapie	• Durchblutungsverbesserung • Immunstimulation	Bienengifttherapie
Infektologie	antiinflammatorische Therapie bei V.a. infektiöse Genese	• antimikrobielle Therapie (chemisch, biologisch) • Mikroimmuntherapie
Chirurgie	Operation als letztes Mittel der Wahl	• Sehneninterpositionsplastik • Arthrodese • TEP

Schilddrüsenerkrankungen

Gerd Droß

Eine Vielzahl von Symptomen der Schilddrüsenüber- oder -unterfunktion betreffen vegetative Beschwerden. Dieser Umstand erhellt den außerordentlich engen Zusammenhang zwischen Schildrüse und vegetativem Nervensystem (zu den Zusammenhängen zwischen hormoneller Achse und neurovegetativer Regulation ▶ 10.8.4 Schilddrüse).

Schilddrüsenfunktionsstörungen äußern sich durch ihre typischen klinischen Symptome oftmals schon lange vor der Veränderung der bekannten Laborparameter

(TSH nur grenzwertig erhöht bzw. erniedrigt oder sogar völlig normal, evtl. nur TRH-Test pathologisch). Eine Funktionsstörung mit typischen Symptomen kann trotz guter Einstellung einer Substitution, auch nach Strumektomie auftreten.

Symptome

Tabelle 12.5 führt die entsprechenden Symptome auf (▶ Tab. 12.5).

Tab. 12.5 Symptome einer Hyper- und Hypothyreose.

Funktionskreis	Überfunktion, Hyperthyreose	Unterfunktion, Hypothyreose
Lokale Symptomatik	Globusgefühl, Struma	Globusgefühl
Schlaf	Ein- und Durchschlafstörungen	
Herz-Kreislauf	funktionelle Herzbeschwerden, Herzrasen, Engegefühl	Orthostase, Hypotonie
Atmung	Dyspnoe	
Verdauung	Diarrhöeneigung	Obstipation
Psyche	innere Unruhe, Erregung, Angst, Panikattacken, Zittern	Adynamie, Depression
Wärmehaushalt	Hyperhidrosis, Schwitzen bei geringer körperlicher Belastung, Wärmeintoleranz	Kälteintoleranz
Blutdruck	erhöhter systolischer Blutdruck	Orthostase
Muskeleigenreflexe	gesteigert	
Haare, Haut	Haarausfall	Haarausfall, teigige Haut
Augen	Orbitopathie	
Gewicht	Gewichtsverlust trotz gesteigertem Appetit	Gewichtszunahme trotz Diät
Fettstoffwechsel		Hypercholesterinämie
Leistungsfähigkeit	Leistungs- und Konzentrationsschwäche	Adynamie, chronische Müdigkeit, Erschöpfungszustand, Leistungs- und Konzentrationsschwäche
Laborwerte: freies T_3/T_4	normal bis erhöht	normal bis erniedrigt
TSH	erniedrigt	erhöht

Epidemiologie

Hyperthyreose:

- häufige Erkrankung des höheren Alters, bevorzugt des weiblichen Geschlechts
- wird häufig übersehen, weil einzelne Symptome (Herz, Darm, Haare) isoliert auftreten können und dann oft nur diesem Organ zugeschrieben bzw. als „Wechseljahre“ oder „vegetative Dystonie“ behandelt werden. Besonders die Symptome des Wärmehaushalts lassen in der Perimenopause schneller an ein Klimakterium als an Störungen des Schilddrüsenhormonhaushalts denken.

Hypothyreose:
- isolierte Hypothyreose in jedem Lebensalter möglich
- Einfluss einer chronisch zu geringen Jodzufuhr bzw. Jodaufnahme wird diskutiert
- häufig in der Vorgeschichte kurz vorausgegangene Thyreoiditis

Differenzialdiagnose

Hyperthyreose:
- benigner Tumor (autonomes Adenom)
- maligner Tumor (Schilddrüsenkarzinom)
- iatrogen: Übersubstitution, Medikamente, jodhaltige Kontrastmittel
- Hypophysenerkrankung

Hypothyreose:
- maligner Tumor (Schilddrüsenkarzinom)
- iatrogen: Untersubstitution nach Thyreoidektomie
- Hypophysenerkrankung

Ätiologie aus neurovegetativer Sicht

Aus neurovegetativer Sicht ist sowohl die leichte Über- wie Unterfunktion der Schilddrüse zunächst eine funktionelle Störung unterschiedlicher Richtung, aber gemeinsamer Ursache. Sie ist im Wesentlichen bedingt durch eine chronische vegetative Fehlsteuerung. Der enge Zusammenhang zwischen VNS und Schilddrüse wurde bereits im Kapitel 10.8.4 (▶ 10.8.4 Schilddrüse) dargestellt. Die vegetative Versorgung der Schilddrüse erfolgt über sympathische Fasern aus den Zervikalganglien (▶ Ganglientherapie) und parasympathisch aus dem IX. und X. Hirnnerv. Der Nachweis einer direkten proinflammatorischen Wirkung von cholinergen Fasern des N. vagus legt außerdem eine erhebliche Beteiligung des VNS bei entzündlichen Schilddrüsenerkrankungen nahe [Tracey 2007].

Risikofaktoren für eine dauerhafte vegetative Dysbalance mit nachfolgender manifester Schilddrüsenstörung finden sich oft in der Lebensführung oder in vorausgegangenen Schädigungen (Störfelder).

Die enge Verflechtung und dichte Vernetzung der Schilddrüse mit Ausläufern des sympathischen und parasympathischen Nervensystems korrelieren mit den klinischen Beobachtungen, dass über Jahre hinweg bestehender Dauerstress ohne Entspannungsphasen, Disstress und Hektik, aber auch chronischer Jodmangel („Stress für die Schilddrüse") zu einer zunehmenden Fehlregulation mit entsprechenden Symptomen und Fernwirkungen führen können. Symptome einer Über- oder Unterfunktion können bereits lange vor Nachweis entsprechender Laborveränderungen bestehen und sollten Anlass zu einer Indikationsstellung einer entsprechenden funktionellen Therapie der Schilddrüse (hier der Neuraltherapie) geben.

Erfahrungen mit der Neuraltherapie

Eine leichte Schilddrüsenüber- oder unterfunktion kann im Frühstadium durch Neuraltherapie als Monotherapie in die Schilddrüse sehr gut behandelt werden. Die neuraltherapeutische Behandlung der zu Grunde liegenden vegetativen Fehlsteuerung, z.B. lokal oder über die zugehörigen vegetativen Ganglien, stellt einen **kausalen** Ansatz zur Korrektur aller Frühformen von Schilddrüsenerkrankungen dar (vgl. ▶ 10.8.4).

Bei entzündlichen Schilddrüsenerkrankungen liegen Einzelbeobachtungen mit der Neuraltherapie vor, die jedoch besonderen Situationen (z.B. Medikamenten-Unverträglichkeit) und in der Durchführung dem Spezialisten vorbehalten bleiben sollten. Die antiinflammatorische Wirkung der Lokalanästhetika schafft die mögliche Rationale für einen „individuellen Behandlungsversuch" in diesen Fällen. Eine enge Abstimmung mit dem betreuenden Endokrinologen und eine ausführliche Aufklärung des Patienten sind hier für den Behandlungserfolg besonders notwendig.

Neuraltherapeutische Vorgehensweise

Lokale und segmentale Therapie

- Schilddrüse (▶ 10.8.4)
- Quaddeln über dem Segment C7/C8, auch dorsal (▶ 10.1.2)
- Rachendachhypophyse (▶ 10.8.1)
- Triggerpunkte der HWS und Nackenregion (▶ 10.2.4)
- Facettengelenke C7/C8 (▶ 10.6.5)

Ganglientherapie

- Ggl. stellatum (▶ 10.4.5)
- Ggl. cervicale superius (▶ 10.4.4)
- N. laryngeus superior (▶ 10.5.5)

Störfeldtherapie

- Narben im Segment: Halsnarben, Strumektomie
- Waldeyer-Rachenring, insbesondere Tonsilla palatina (▶ 10.8.3)
- 8-er Zähne, Zahn-Kiefer-Bereich allgemein, Nasennebenhöhlen
- Bauch: das zur „hormonellen Achse" gehörige Genitale

Behandlungsverlauf, Prognose, Begrenzung

Behandlungsschema

- alle 8-10 Tage; oft reichen 4–5 Sitzungen
- Eine Struma bildet sich jedoch nur langsam zurück. Hierbei sind erfahrungsgemäß bis zu 10 Sitzungen im Abstand von ca. 2 Wochen erforderlich. Eine begleitende Jodsubstitution, sofern indiziert, ist für den Erfolg wesentlich.
- Über den Erfolg der Behandlung und die Abnahme der klinischen Beschwerden wird der Patient zu Beginn jeder nächsten Behandlung befragt.
- Eine Kontrolle der Hormonparameter sollte 4–8 Wochen nach Beginn der Neuraltherapie erfolgen.

Therapieversager

- in behandlungsresistenten und schweren Fällen weitergehende medikamentöse Therapie (z.B. Thyreostatika), Radiojodtherapie oder Operation notwendig

Bei ausbleibendem Therapieerfolg

Bleibt jeglicher Erfolg nach 2–3 Sitzungen aus, sollte geklärt werden, ob der Patient überhaupt regulationsfähig ist. Allgemeine Maßnahmen wie z.B. Eigenblutinjektionen, Ausleitungstherapien und Fastenkuren können die Ansprechbarkeit auf Regulationsreize wieder verbessern. Auch ist manchmal eine nochmalige Störfeldsuche und Abklärung eventueller weiterer kausaler Zusammenhänge (z.B. Sexualhormone) erforderlich.

Begleitende Therapie

Methode	Indikation/Ziel	Beispiele
Substitution	Mineralmangel	Beginn einer langfristigen Jodsubstitution
Ordnungstherapie	Stressreduktion	• ärztliches Gespräch • ggf. Verhaltenstherapie • Elimination von Risikofaktoren (Disstress)
Physiotherapie	Behebung von Muskelverspannungen und Blockierungen	• dynamisches Dehnen • Korrektur von Fehlhaltungen
Massage	• Muskelverspannung • Verquellungen	• Lockerungen • Streichungen • manuelle Lymphdrainage
Kneipp-Anwendungen	• vegetative Fehlregulation • Schlafstörungen	• kalte Güsse • Wechselbäder
Verhaltenstherapie	• Stressbelastung • innere Anspannung • Konzentrationsmangel	• tägliche Übungen • Affirmationen • autogenes Training • progressive Muskelrelaxation

Schulterblatt-Hand-Syndrom

Eugen Judin

Bei der Beschreibung der nachfolgenden Symptomatik und deren Therapie handelt es sich um die erste Publikation dieses Syndroms in einem Lehrbuch.

SHS Typ I (Fossa infraspinata scapulae-Syndrom, Syndrom der unteren Schulterblattgrube): klinisch nur durch gezieltes Abtasten feststellbare Weichteildystrophie mit Triggerpunkten in der unteren Schulterblattgrube nahe am Angulus scapulae

SHS Typ II (Margo medialis scapulae-Syndrom, Syndrom des inneren Schulterblattrandes): klinisch nicht manifeste („stumme", nicht schmerzhafte) und nur durch gezieltes Abtasten feststellbare Weichteildystrophie mit Triggerpointausbildung am inneren Schulterblattrand

Es erfolgt ein promptes und völliges Zurückbilden der pathologischen Handmanifestationen nach Infiltration von Triggerpunkten im Bereich der unteren Schulterblattgrube (SHS Typ I) oder des inneren Schulterblattrandes (SHS Typ II) mit einem Lokalanästhetikum.

Eine erste Beschreibung des voll ausgebildeten Syndroms mit Atrophie und Schwellung der Hand findet sich bei Steinbrockner 1947. Er beschreibt das SHS als Sonderform des reflexdystrophischen Syndroms vom Typ Sudeck (Algodystrophie), bei dem der Schmerz über asympathische Fasern vermittelt wird. Travell und Simons beschrieben erstmals eine Beobachtung, dass Triggerpunkte am Schulterblatt zu Handmissempfindungen führen können [1963]. Diesem Phänomen wurde keine weitere Beachtung geschenkt.

Epidemiologie

Fundierte epidemiologische Daten fehlen derzeit noch. Möglicherweise leidet ein nicht unwesentlicher Prozentsatz der Patienten mit der Diagnose des Karpaltunnelsyndroms in Wirklichkeit an einem SHS.

Symptome

Das Schulterblatt-Hand-Syndrom (SHS) ist gekennzeichnet durch

- überwiegend einseitige, manchmal beidseitige intermittierende oder konstante Handschwäche, Handparese, Handschmerzen
- mehr oder weniger schmerzhafte Hand- und Fingerparästhesien (Kribbeln, Brennen, Ziehen usw.)
- sehr häufig "eingeschlafene Arme" in der Nacht

Durch eine manuelle Stimulation (kräftiger Daumendruck) beider oder nur eines der beiden o.g. Schulterblattbereiche lassen sich Handschmerzen und Handparästhesien direkt hervorrufen bzw. verstärken. Außerdem registriert man auf der betroffenen Seite eine größere lokale Druckschmerzhaftigkeit als auf der nicht betroffenen Seite.

Bei **allen** Patienten mit Schmerzen, Schwäche und Missempfindungen der Hand sollten die untere Schulterblattgrube und der innere Schulterblattrand gezielt im Seitenvergleich auf Druckschmerzhaftigkeit überprüft werden.

Differenzialdiagnose

- Karpaltunnelsyndrom (wichtigste DD)
- pseudoradikuläres Zervikalsyndrom
- zervikales Wurzelkompressionssyndrom
- Sulcus-ulnaris-Syndrom, M.-scalenus-anterior-Syndrom, M.-pectoralis-minor-Syndrom, Kostoklavikularsyndrom

Das SHS kann auch mit einem oder mehreren von diesen klinischen Syndromen assoziiert sein. Eine Beseitigung des SHS führt in diesen Fällen zu einem besseren Ansprechen der übrigen Syndrome auf eine spezifische Therapie: Eine chirurgische Dekompression einer zervikalen Spinalnervwurzel führt zu einem besseren Endergebnis, wenn auch das parallel vorliegende SHS beseitigt ist. Das Gleiche gilt für die Therapie eines pseudoradikulären Zervikalsyndroms.

12

Ätiologie aus neurovegetativer Sicht

Bei SHS Typ 1 findet man eine Hypertension und später eine Dystrophie der M. infraspinatus, M. teres major oder M. teres minor (SHS-Typ-I) bzw. der Mm. rhomboideus major und minor (SHS-Typ-II) und der darüber liegenden Weichteile. Die Triggerpunkte dieser Muskeln sind dabei in der Regel nur nach **gezieltem** Suchen feststellbar.

Es ist zu vermuten, dass dabei das reichlich mit Schmerzrezeptoren versorgte Periost des Schulterblatts durch die Muskulaturanspannung und Stoffwechselstörung der darüber liegenden Weichteile irritiert wird und seinerseits zu einer Verstärkung der klinischen Symptome führt. Diese Beobachtung ist vereinbar mit der bereits von Steinbrockner geäußerten Vermutung, dass es sich um ein sympathisch vermitteltes Algodystrophie-Syndrom handeln müsse. Erst bei den Spätmanifestationen wird dieser Zusammenhang aufgrund der Algodystrophie der Hand deutlicher erkennbar.

Ob die klinische Symptomatik nur segmentvermittelt ist und die schmerzhafte und vegetative Reizausbreitung entlang dem entsprechenden Myotom und Sklerotom erfolgt oder durch die Kompression von konkreten neuralen Strukturen (z.B. N.

axillaris oder N. suprascapularis) nah an den verspannten Schulterblattmuskeln, müssen weitere Beobachtungen und Untersuchungen zeigen.

Erfahrungen mit der Neuraltherapie

Nach wenigen Infiltrationen der Triggerpunkte einer oder beider druckschmerzhaften Schulterblattregionen mit einem Lokalanästhetikum verschwinden die Handmanifestationen – Handschmerzen, Handschwäche und Handparästhesien – prompt und vollständig.

Sehr oft wird der positive Effekt auf die Beschwerden bereits nach erster Therapiesitzung registriert. Das Verschwinden der o.g. Handbeschwerden unter Neuraltherapie kann als pathognomonisch für das SHS bezeichnet werden, d.h. dass die SHS-typische Symptomatik nach Neuraltherapie verschwindet. Die Neuraltherapie kann folglich in unklaren Fällen (z.B. zur Abgrenzung zum CTS) als differenzialdiagnostische Methode ex juvantibus hilfreich eingesetzt werden.

Neuraltherapeutische Vorgehensweise

Therapie der Wahl sind wiederholte Infiltrationen (3–10×) der schmerzhaften Weichteilstrukturen am Punkt der maximalen Druckdolenz am medialen Schulterblattrand und/oder an der unteren Schulterblattgrube.

Man tastet am sitzenden Patienten die Konturen die Schulterblattes ab und identifiziert den Angulus scapulae. Davon ausgehend tastet man die untere Schulterblattgrube und den medialen Skapularand ab. Man palpiert mit dem Daumen einer Hand und fixiert die ventrale Anteile des Schultergelenks des Patienten mit der anderen Hand, d.h. übt Druck von hinten aus und fixiert den Patienten von vorne.

Nach üblicher Hautdesinfektion werden die Weichteilstrukturen (Haut, Muskulatur) der o.g. Schulterblattregionen mit Nadel 0,4×20 (grau) oder 0,3×15 (braun) infiltriert. Bei der Infiltration der Weichteile der unteren Schulterblattgrube ist ab und zu ein Kontakt der Nadelspitze zum Periost des Schulterblatts unvermeidbar. In diesen Fällen zieht man die Nadel einen Millimeter zurück.

Behandlungsverlauf, Prognose, Begrenzung

Behandlungsschema

- anfänglich 2–3× pro Woche
- nach Besserung in größeren Abständen bis zur Beschwerdefreiheit
- evtl. Wiedervorstellungstermine zur Kontrolle
- bei Rezidiv (selten) Wiederholung der Therapie

Prognose

Die Heilungschancen des SHS sind sehr gut, vermutlich weil das LA am eigentlichen pathophysiologischen Wirkungsmechanismus, dem Sympathikus, ansetzt.

Bei ausbleibendem Therapieerfolg

Therapieresistenz schließt ex juvantibus die Diagnose eines isolierten SHS aus, da das Ansprechen der Handmanifestationen zur Definition dieses Syndroms gehört. In diesem Fall sollen die anderen Ursachen gesucht und entsprechend therapiert werden.

Begleitende Therapie

Methode	Indikation/Ziel	Beispiele
Antiepileptika	• Schlafnormalisierung • Beruhigung • Dämpfung des Schmerzempfindens	Gabapentin 100 mg. (Dosis von 2×1 bis 3×2/Tag) Valproinsäure 300 mg (Dosis von 1×1 abends bis 2×1/Tag)
Akupunktur	• Myorelaxation • direkte Schmerzlinderung	• Fernpunkte: Ma 36, SJ 5, Di 11, Dü 3, Bl 11, Bl 62, Bl 60, Gbl 34, Gbl 39, Gbl 41 • lokale Punkte: Di 15, Di 16, Dü 9, Dü 10

Schwangerschaft: Nausea und Erbrechen

Stefan Weinschenk, Barbara Doll

Verstärkte Übelkeit vor allem in den ersten zwölf Schwangerschaftswochen.

Auftreten tageszeitabhängig, meist morgens. Kann sich in schweren Fällen steigern zu ständigem Erbrechen, fließender Übergang Emesis – Hyperemesis (unstillbares Erbrechen mit Stoffwechselentgleisung).

Synonyme und verwandte Krankheitsbilder: Vomitus matutinus (morgendliches Erbrechen), Nausea, Emesis, Hyperemesis gravidarum (unstillbares Erbrechen)

Epidemiologie

- 10% der Schwangeren leiden mehr oder minder lange (meist ab 6.–7. SSW bis zur 12. SSW) unter diesen in der Regel harmlosen Befindlichkeitsstörungen, die jedoch subjektiv zu einer erheblichen Beeinträchtigung führen können.
- Hyperemesis: weitaus seltener, kann bis in das III. Trimenon anhalten und ist oft stationär behandlungsbedürftig

Differenzialdiagnose

- akute Gastritis
- Refluxösophagitis
- iatrogen (Medikamentenanamnese?)

Ätiologie aus neurovegetativer Sicht

Immunologische Auseinandersetzung mit dem fremden Eiweiß des Feten mit neurovegetativer Begleitsymptomatik. Vermutlich korreliert die Stärke der Beschwerden auch mit der genetischen Differenz zwischen dem jeweiligen Erbgut der Eltern.

Erfahrungen mit der Neuraltherapie

- sehr gute neuraltherapeutische Behandlungsmöglichkeit bei frühen Stadien; oftmals genügen 1-2 Behandlungen.
- Behandlung nur bei gut aufgeklärten Patientinnen: Hinweis auf die (rein statistische) Wahrscheinlichkeit eines Frühaborts bei allgemeinem Abortrisiko von 10%, auch wenn kein kausaler Zusammenhang zur Therapie besteht (gilt grundsätzlich für alle therapeutischen Maßnahmen in der Frühschwangerschaft!).
- bei Hyperemesis gravidarum: Neuraltherapie nur als Akutmaßnahme zur Beschwerdelinderung vor stationärer Einweisung

Neuraltherapeutische Vorgehensweise

Im Mittelpunkt steht die lokale und segmentale Therapie der Beschwerden.

Lokale und segmentale Therapie

- Quaddeln Oberbauch (▶ 10.1.1)
- Quaddel und subkutan unterhalb des Xiphoids nach dem „Davos-Prinzip“ (früher: „Injektion in die Magengrube“ ▶ Abb. 10.3.9)
- Narben im Segment (▶ 10.1.7), auch Nabel (▶ 10.1.8)
- Segment Th7–10 (▶ 10.3.5 Segment Magen)
- Vogler-Punkte, insbesondere wenn druckschmerzhaft (▶ Abb. ▶ 10.3.10)
- Injektion in Akupunkturpunkte: Pe 6 (Unterarm), Lateralitätssteuerpunkt am Tragus
- Procain-Trinkampullen (▶ 10.10.1)

Ganglientherapie

- in der Frühschwangerschaft nicht indiziert

Störfeldtherapie

Wegen des prinzipiellen Abortrisikos im I. Trimenon (▶ Erfahrungen mit der Neuraltherapie) sollte eine Störfeldbehandlung nur unter großer Vorsicht oder bei eindeutigen Hinweisen auf Herderkrankungen durchgeführt werden (Risikoabwägung). In Frage kommen:

- Zahnstörfelder
- Schilddrüse

Behandlungsverlauf, Prognose, Begrenzung

Behandlungsschema

- initial 2× pro Woche über 2–4 Wochen
- später ggf. bei Wiederauftreten der Beschwerden

Therapieversager

- bei Hyperemesis gravidarum

Bei ausbleibendem Therapieerfolg

- Infusionstherapie

Begleitende Therapie

Methode	Indikation/Ziel	Beispiele
Phytotherapie	Verbesserung der Magenmotilität	Iberogast®
Akupunktur/ TCM	gestörter Qi-/ Energiefluss	Fernpunkte, Shu-Punkte
Homöopathie		Nux vomica D4 u.a. nach individuellem Krankheitsbild
Ordnungstherapie	Ernährungsumstellung	• Nikotinkarenz • Kaffee reduzieren • kleine Mahlzeiten („Magendiät“), keine scharfen und rohen Speisen • Stressreduktion, ggf. Krankschreibung

orthomolekulare Therapie		• reichlich Flüssigkeitszufuhr • Vitamin- und Mineralstoffpräparate • Magnesiumsubstitution!
Psychotherapie	• stärkend • Annehmen der Schwangerschaft	• bei schweren Verläufen • visionsorientierte Verfahren • Verhaltenstherapie

Schwangerschaft: Symphysenschmerz

Stefan Weinschenk, Barbara Doll

Schmerz in und um die Symphyse, vor allem im II. und III. Trimenon der Schwangerschaft.

Ätiologie aus neurovegetative Sicht

Physiologische Lockerung des Bindegewebes durch hormonelle und Stoffwechselveränderungen in der Schwangerschaft zur Vorbereitung auf die Geburt. Kann in extremen Fällen zu starken Schmerzen im II. und III. Trimenon führen bis hin zur Symphysenruptur.

Erfahrungen mit der Neuraltherapie

Vorwiegend lokale neuraltherapeutische Behandlung im Bereich der Symphyse und des übrigen Beckenrings mit guten Erfolgsraten.

Neuraltherapeutische Vorgehensweise

Lokale und segmentale Therapie

- lokale Instillation vor die Symphyse („Davos-Prinzip") (▶ 10.6.7)
- Quaddeln über dem Sakrum (▶ 10.1.2)
- Narben im Segment (▶ 10.1.7)

Ganglientherapie

- In der Regel keine Ganglienbehandlung im II. und III. Trimenon bei dieser Indikation

Störfeldtherapie

- in der Schwangerschaft insgesamt zurückhaltende Störfeldbehandlung

Behandlungsverlauf, Prognose, Begrenzung

Behandlungsschema

- bei akuten Beschwerden 2–3× alle 2 Tage
- wenn dann keine Besserung, Änderung der Vorgehensweise

Bei ausbleibendem Therapieerfolg

- Erneute Überprüfung der Indikation
- Beckengurt, Schonung
- im Extremfall Bettruhe mit Physiotherapie zur Erhaltung der Muskelfunktion

Begleitende Therapie

Methode	Indikation/Ziel	Beispiel
physikalische Therapie	mechanische Stabilisierung	Beckengurt

Sinusitis

Gerd Droß, Herbert Brand †, Gregor Fischer

Akute Sinusitis: Als akute Sinusitis bezeichnet man die Entzündung der Nebenhöhlen des Schädels, die höchstens insgesamt acht Wochen im Jahr besteht.

Chronische und rezidivierende Sinusitis: Entzündungen und Infektionen der Nasennebenhöhlen, die entweder ständig, d.h. länger als acht Wochen im Jahr (**chronische Sinusitis**), bestehen oder gehäuft wiederkehren (mehr als vier Episoden im Jahr) und anschließend wieder symptomfrei werden (**rezidivierende Sinusitis**). Es gelingt oft kein Erregernachweis aus den Schleimhäuten mehr (abakterielle Entzündung).

Die Folgen sind Irritationen des Rachenraums, Überlastungen der Lymphabflusswege im Halsbereich und eine Mitreaktion des Bronchialgebiets (▶ Sinubronchiales Syndrom).

Dentogene (odontogene) Sinusitis: Nach Angaben in älteren Lehrbüchern sollen 50–75% der Sinusitis maxillaris dentogenen Ursprungs sein, also von schadhaften bzw. beherdeten Zähnen her unterhalten werden. Die Knochenmembran zwischen Kiefernhöhlenboden und Wurzelspitze ist maximal 0,4 mm dick. Gegen die Durchwanderung einer Ostitis ist damit kaum ein Widerstand vorhanden.

Als Folge entstehen dann ausgesprochen hartnäckige Verläufe, wenn der Prozess an der Zahnwurzel (auch Restostitis) nicht saniert wurde. Operative Eingriffe am Kieferhöhlenboden enden in solchen Fällen frustran oder führen zu neuen Exazerbationen.

Sinubronchiales Syndrom: Die Schleimhäute der Atemorgane (von der Nase bis in die Alveolen hinein) stellen eine Einheit dar. In Fällen von Allergie oder Atopie können die verschiedenen Regionen dieses Systems gemeinsam reagieren, in ausgeprägten Fällen auch sämtliche Strukturen der Atemorgane (pulmonologisch: „post nasal drip", also symptomarmer Sekretfluss aus der Nase über den Rachen in die Lunge). Kommt es dann zu pulmonalen Erkrankungen wie rezidivierende Bronchitis und Hustenreiz, spricht man von sinubronchialem Syndrom.

Häufig beobachtet man auch das gemeinsame Auftreten einer chronischen Sinusitis mit einem Asthma bronchiale, verbunden mit einer Unverträglichkeit von Acetylsalicylsäure.

Sinusitis als Störfeld: Große Bedeutung haben chronisch entzündlich veränderte Nasennebenhöhlen als Störfeld, insbesondere bei inapparenten Verlaufsformen. Sie gehören zu den wichtigsten und häufigsten Störfeldern überhaupt. Möglicherweise spielt hier der Zusammenhang mit dem Verdauungstrakt eine Rolle. Es besteht ein enger Zusammenhang der Nebenhöhlen- mit der Darmschleimhaut. Zum einen entwickeln sie sich aus demselben Keimblatt, dem Entoderm, wie übrigens auch der gesamte Atemtrakt. Zum anderen stehen das GALT („gut associated lymphoid tissue") als darmassoziiertes lymphatisches Gewebe und das NALT („naso-pharyngeal assoziiertes lymphatisches Gewebe") in einem ständigen Informationsaustausch untereinander.

Synonyme: chronische NNH-Affektion, Nasennebenhöhlenentzündung, Rhinosinusitis

Epidemiologie

Gerade in Feinstaub- und Gas-belasteten Industriegebieten und Ballungsräumen ist die chronische Sinusitis eine sehr häufig anzutreffende Erkrankung:

- Sinusitis ethmoidalis ist die häufigste Sinusitis des Erwachsenen und die einzige Sinuistis des Kindes.
- Sinusitis maxillaris ist die am häufigsten diagnostizierte Form der Sinusitis.
- Sinusitis frontalis ist selten, kann jedoch ebenfalls Störfeldcharakter annehmen.
- Sinusitis sphenoidalis ist ebenfalls selten.

Symptome

Lokale Beschwerden:
- verstopfte Nase, chronischer Schnupfen (Rhinorrhoe), Sekretfluss in den Rachen („post nasal drip"), Anosmie
- Schmerzen im Oberkiefer mit Ausstrahlen in die Zähne, Druckschmerz der Nasenebenhöhlen, Klopfschmerz über den Nervenaustrittspunkten
- Schwellung im Stirn- und Gesichtsbereich, besonders Unterlider

Beschwerden im Segment:
- Kopfdruck, Gesichtsschmerzen, Kopfschmerzzunahme beim Bücken
- vermindertes Hörvermögen durch mangelhaften Druckausgleich, Schwindel, Schnarchen
- Räuspern, Husten

Allgemeine Beschwerden:
- anhaltende, meist subfebrile Temperaturerhöhung
- schlechter Allgemeinzustand, Müdigkeit, Leistungsknick, Erschöpfung

Dentogene Sinusitis: Patienten klagen eher über einseitige als beidseitige Kopfschmerzen, Foetor ex ore und eine stärkere Vereiterung einer Seite. Hochverdächtig für eine dentogene Sinusitis sind solitäre basale Kieferhöhlenpolypen (z.B. im DVT), ohne dass andere Strukturen der Nasennebenhöhlen der selben oder der Gegenseite mitbetroffen sind. Der Polyp sitzt meist über dem erkrankten Zahn.

Differenzialdiagnose

- bakterielle Sinusitis (Nachweis einer bakteriellen Besiedlung; antibiotische Behandlung; bei chronischen Verläufen selten)
- Pilzinfektion (Kultur)
- Pseudosinusitis frontalis (gekennzeichnet durch Spannungskopfschmerz, Fehlhaltungen des Kopfes und die so genannte Okzipitalneuralgie; projizierter Schmerz auf die Sinus frontales;), charakteristische Kennzeichen:
  - Fehlen einer Rhinitis
  - mehr oder minder ausgeprägten Schmerz über den Sinus
  - deutliche Druckschmerzhaftigkeit im Bereich des Nervus supraorbitalis
  - kaum bis nicht vorhandene Klopfschmerzhaftigkeit des Sinus frontalis
  - aktive Triggerpunkte im Bereich des Kopfes und Halses
  - Fehlen eines allgemeinen Krankheitsgefühls
  - keine Irritationen im Kopfgelenksbereich (Nacken-Reflexpunkte = Adler-Langer-Druckpunkte ▶ 8.4.2)

Dabei kann eine früher durchgemachte Sinusitis der ursprüngliche Auslöser gewesen sein und damit wiederum selbst das Störfeld dieses Beschwerdebildes darstellen (Circulus vitiosus).

Weitere Differenzialdiagnosen zu den jeweiligen Nebenhöhlen:

Sinus maxillaris	Sinus ethmoidalis
• dentogene Sinusitis • Trigeminusneuralgie • Mykose • Tumor der Nebenhöhle • Allergien und Unverträglichkeiten (z.B. Acetylsalicylsäure)	• Orbitatumor • Mucocele • Tumor • Clusterkopfschmerz • Charlin-Syndrom • Sluder-Neuralgie

Ätiologie aus neurovegetativer Sicht

Ein Hauptrisikofaktor für alle Formen der Sinusitis besteht in der mangelhaften Drainage aus den Nasennebenhöhlen in die Nasenhaupthöhle.

Chronische Sinusitis: Große Nasenmuscheln oder rezidivierende Infekte im Bereich der Belüftungsstraßen können zu einer chronischen Schleimhautschwellung führen, die wiederum eine Belüftungsstörung der Nebenhöhlen und eine Persistenz der chronischen Sinusitis nach sich zieht.

Wichtige Risikofaktoren: Allergien mit rezidivierenden Schwellungen der Schleimhäute und chronische Schleimhautschädigung durch Umweltnoxen (Aktiv- und Passivrauchen). Bei sehr langen Verläufen bilden sich Polypen (Adenoide) der Rachenschleimhaut, vor allem bei Kindern und Jugendlichen.

Dentogene Sinusitis: Ebenso wird das Übergreifen einer Infektion des Zahnapparates auf die Kieferhöhlen (dentogene Sinusitis) beobachtet. Odontogene Infektionen der Kieferhöhle können nach jeder Zahn-, insbesondere Wurzelbehandlung auftreten. Zahnärzte sollten daher auch nach erfolgreicher Therapie (Extraktion, Wurzelspitzenrresektion, Wurzelfüllung) eine Spätkontrolle nach ca. ½ Jahr durchführen, ob tatsächlich alle Symptome rückläufig sind.

Auch nach Kiefernhöhlenfensterung oder plastischer Deckung des Kiefernhöhlenbodens nach (iatrogener) Perforation der Schneider-Membran kann eine chronische Sinusitis maxillaris entstehen (Störfeld im Segment).

HWS-Beschwerden: Durch eine akute Sinusitis kann der Tonus der nuchalen Muskeln deutlich erhöht werden, besonders dann, wenn bereits davor eine symptomarme Vorspannung bestanden hat. In diesem Fall kann sich das Beschwerdebild aufschaukeln, dass nun auch die nuchale Tonuserhöhung zu einem Projektionsschmerz über dem betroffenen Sinus führt (Pseudosinusitis). In der Anamnese dieser Fälle findet man häufig erfolglos durchgeführte operative Eingriffe, wie Punktionen der Nasennebenhöhlen. Nuchale Triggerpunkte sollen also stets mitbehandelt werden.

Erfahrungen mit der Neuraltherapie

Eine **akute Sinusitis** kann im Frühstadium durch Neuraltherapie als Monotherapie gut behandelt werden. Auch besonders hartnäckige, chronische Krankheitsbilder sprechen ebenfalls gut auf Neuraltherapie als Monotherapie oder begleitend zu den (oft schon lange zuvor eingesetzten) anderen Maßnahmen an.

Oftmals bringt die Neuraltherapie den entscheidenden Durchbruch in der Therapie. Es existiert eine Fülle an Literatur aus der Erfahrungsmedizin zu erfolgreichen Behandlungsverläufen **chronischer Sinusitiden** mit Neuraltherapie, häufig sogar als Monotherapie.

Ziel der neuraltherapeutischen Intervention ist es, Symptom- und Beschwerdefreiheit zu erzielen und eine operative Intervention mit Entfernung der wichtigen Schleimhäute der Nebenhöhlen möglichst zu verhindern.

Neuraltherapeutische Vorgehensweise

Lokale Therapie

- Nervenaustrittspunkte des N. trigeminus und Glabella (▶ 10.5.2)
- Procain- oder Lidocain-Nasenspray (▶ 10.10.3)
- Einführen von Lokalanästhetikum-getränkten Wattestäbchen in das Cavum nasi (schleimhautgängige Lokalanästhetika wie z.B. Tetracain)
- bei Polypen: Tonsilla pharyngea (▶ 10.8.2)

Segmentale Therapie

- Tonsilla palatina beidseits (▶ 10.8.3)
- Quaddeln und Infiltration des „Lymphgürtels" über C7
- Quaddeln im Kieferwinkel und entlang des M. sternocleidomastoideus (▶ 10.1.6 Lymphabfluss Hals)
- Schilddrüse (▶ 10.8.4)
- Rücken: Facette C4–7 (▶ 10.6.5)
- Trigger- und Dolenzpunkte der Nackenmuskulatur (▶ 10.2)
- Procain 1 ml i.v. V. cubitalis abwechselnd li./re. (▶ 10.7.1)

Ganglientherapie

- Ggl. oticum beidseitig (▶ 10.4.2)
- Ggl. pterygopalatinum beidseitig (▶ 10.4.3)
- N. occipitalis minor et major (▶ 10.5.3)

Störfeldtherapie

- Narben: Z.n. „Fensterung" der Kieferhöhle; Schleimhautnarben von Zahneingriffen im Oberkieferbereich (Endodontie, Wurzelspitzenresektion)
- Tonsilla pharyngea
- Zähne: vor allem Weisheitszähne und beherdete Zähne
- Bauch: „hormonelle Achse" Genitale, Darm

Die wegweisende Diagnostik einer **dentogenen Sinusitis** erfolgt durch Testung des oder der verdächtigen Zähne und anschließender Kontrolle der Nacken-Reflexpunkte (NRP = Adler-Langer-Druckpunkte ▶ 8.4.2) und Nachweis einer Besserung des klinischen Beschwerdebilds der Sinusitis; bildgebend: DVT (▶ 8.3.4)

Behandlungsverlauf, Prognose, Begrenzung

Behandlungsschema

- initial 1× pro Woche über 1 Monat, dann klinische Kontrolle
- bei erfolgreicher Anwendung dann 1× monatlich
- Verlaufskontrolle durch Nacken-Reflexpunkte (▶ 8.4.2) nach jeder Behandlung und 4–8 Wochen nach Abschluss der Neuraltherapie; ggf. DVT-Kontrolle nach einem halben Jahr

Therapieversager

In behandlungsresistenten und schweren Fällen ist eine weitergehende Diagnostik notwendig. Häufige Gründe für Therapieversagen:

- Pilzbefall der Schleimhäute
- übersehener Zahnherd
- psychosomatische Konstellation („hat die Nase voll")
- Rentenbegehren

Bei ausbleibendem Therapieerfolg

- bei eitrigem Verlauf (Empyem) ggf. chirurgische Intervention.
- Überprüfung möglicher Auslöser und Störfelder („referred pain“)

Eine Dauertherapie mit gefäßkonstriktorischen Nasentropfen ist unbedingt zu vermeiden, ggf. ist eher ein nochmaliger Versuch mit Neuraltherapie indiziert, evtl. auch unter Hinzuziehung eines erfahrenen Kollegen.

Begleitende Therapie

Maßnahme	Indikation/Ziel	Beispiele
Phytotherapie	lokale Wirkung	z.B. Sinupret® u.v.a.
Homöopathie	lokale Wirkung	Sinfrontal®
physikalische Therapie	Durchblutungsverbesserung	Infrarot-Wärmetherapie
medikamentöse Therapie	• Mukolytika • Abschwellung der Schleimhaut	• Otriven® u.Ä. • **Cave:** keine Verwendung von abschwellenden Nasentropfen länger als 2 Wochen!
mikrobiologische Therapie	Darmsanierung	Probiotika, auch nasal
Zahnmedizin	Zahnsanierung	• Herdsuche, ggf. -sanierung. • Suche nach Fremdkörpern, wie z.B. überpresstem Wurzelkanal-Füllungsmaterial
klassische Naturheilverfahren		• Sole-Inhalationen • Meeresaufenthalt
Immuntherapie	„Umstimmung“	Eigenblutinjektionen
Physiotherapie	Mobilisierung	Nackenmuskulatur
chirurgische Therapie Abklärung	bei neuraltherapeutisch frustranen Verläufen; röntgenologisch persistierender Spiegelbildung	Kieferhöhlenpunktion, evtl. -spülung

Stillprobleme

Barbara Doll, Stefan Weinschenk

Im Wochenbett auftretende Beschwerden bei der Laktation unterschiedlichen Ausmaßes:

Milchstau: Stase des Milchflusses, zunächst afebril, erste Anzeichen einer Entzündung, in aller Regel einseitig

Mastitis puerperalis durch retrogrades Aufsteigen von Keimen aus der kindlichen Mundhöhle (meist Staph. aureus) auftretende fieberhafte Entzündung der Brustdrüse verbunden mit systemischen Krankheitssymptomen (Fieber, Abgeschlagenheit, starkes Krankheitsgefühl)

Milchdrüsenabszess: weiter fortgeschrittenes Stadium mit lokaler Abszedierung

Epidemiologie

- in Mitteleuropa bei guten hygienischen Bedingungen fortgeschrittene Stadien eher selten
- beginnender Milchstau jedoch häufig, vor allem bei Erstgebärenden

Differenzialdiagnose

- systemische fieberhafte Erkrankungen
- febriler Lochialstau
- Mammakarzinom (M. Paget)

Ätiologie aus neurovegetativer Sicht

Klassische Form der Entzündung in ihren verschiedenen Stadien, z.T. perakut verlaufend.

Erfahrungen mit der Neuraltherapie

Neuraltherapie ist als Primärtherapie in den Frühstadien mit gutem Erfolg einsetzbar; stets mit anderen Maßnahmen (▶ Begleitende Therapie) kombinieren.

In fortgeschrittenen Fällen als begleitende Maßnahme zur schnelleren Abheilung und zur Beschwerdelinderung.

Neuraltherapeutische Vorgehensweise

Milchstau: lokale Behandlung im Vordergrund

Mastitis puerperalis: lokale Therapie und systemische antiinflammatorische Behandlung (i.v.-Injektion und begleitende Maßnahmen)

Milchdrüsenabszess: Analgesie und schnellere Abheilung durch Instillation von Procain in die Abszesshöhle bei sonografisch gesteuerter Entlastungspunktion (Antibiogramm des Sekrets!)

Lokale und segmentale Therapie

- Quaddeln im Lymphabflussgebiet: Axilla, subklavikulär, parasternal (▶ 10.1.1)
- Narben im Segment (▶ 10.1.7)
- Injektion in Akupunkturpunkte, z.B. Ma 15, Ma 18
- sehr wichtig: **kontralaterale Neuraltherapie** an der gesunden Brust in den zum Hauptschmerz korrespondierenden Punkten (Quaddeln, subkutan; ▶ 10.1.1, ▶ 10.1.3)

Ganglientherapie

- nicht indiziert

Störfeldtherapie

In besonders hartnäckigen Fällen zusätzlich:

- Zahnstörfelder abklären
- Schilddrüse

Behandlungsverlauf, Prognose, Begrenzung

Behandlungsschema

- initial 1× täglich über ca. 1 Woche bis zur (meist schnellen) Besserung
- begleitende Diagnostik: Sonografie-Kontrolle zum Ausschluss einer Abszessbildung und Mamillen-Abstrich (Antibiogramm)
- flankierend weitere Maßnahmen (▶ Begleitende Therapie)

- bei erfolgreicher Anwendung (Rückgang der lokalen und systemischen Entzündungszeichen) 1× wöchentlich bis zur Beschwerdefreiheit

Therapieversager
- bei zu weit fortgeschrittener Entzündung

Bei ausbleibendem Therapieerfolg
- Überprüfung der Indikation
- bei beginnender Abszessbildung: invasives Vorgehen (Punktion, ggf. Spaltung) erforderlich

Begleitende Therapie

Methode	Indikation/Ziel	Beispiele
Phytotherapie	• antientzündlich • Selbstheilungskräfte anregend	Retterspitz-Umschläge
Physikalische Therapie	Entzündungshemmung	• Kühlen • Ausstreichen • Quarkwickel
Akupunktur/TCM	gestörter Qi-/Energiefluss	lokale Punkte, u.a. Ma 15, Ma 18
Ordnungstherapie		• viel (nicht wenig!) trinken • häufiges Anlegen des Säuglings • ggf. Stillhütchen oder Abpumpen
Homöopathie	Reduktion der Milchbildung	Phytolacca D6 3×5 Glob.
Hormontherapie	Reduktion der Milchbildung	Bromocriptin (in fortgeschrittenen Fällen zum Abstillen)

Thrombophlebitis

Petja Piehler

Entzündung oberflächlicher Venen mit schmerzhaft tastbarem und thrombosiertem Venenstrang, meist auf dem Boden einer Varicosis.

Synonyme: Venenentzündung

Epidemiologie

- mit zunehmendem Alter häufig, nur Schätzungen bekannt
- gelegentlich durch hormonelle Auslöser, z.B. bei Hormoneinnahme, sofern dadurch Ödemneigung aufgetreten ist
- Risikofaktor Rauchen

Differenzialdiagnose

- wichtigste DD: tiefe Beinvenenthrombose

Erfahrungen mit der Neuraltherapie

Es kommt häufig zur raschen Abheilung, es sind meist nur wenige Behandlungen erforderlich.

Neuraltherapeutische Vorgehensweise

Lokale und segmentale Therapie

- Quaddelung des gesunden Gewebes um den entzündlichen Herd
- dann Injektion in die Tiefe des Herdes mit dünner Nadel
- als begleitende Therapie möglich: abführenden venösen Gefäße umfluten, Gefäßverlauf subkutan quaddeln
- ebenfalls möglich: intravasale Injektion von 1–2 ml 1%iger Procainlösung (▶ 10.7.1), bewirkt häufig rasche Befundbesserung

Störfeldtherapie

- Narben im betroffenen Segment

Behandlungsverlauf, Prognose, Begrenzung

Prognose

- gut, meist nur wenige Behandlungen erforderlich

Bei ausbleibendem Therapieerfolg

- Injektionen an die Ganglien des lumbalen Grenzstrangs (Bein ▶ 10.4.7) bzw. an das Ggl. stellatum (Arm ▶ 10.4.5)

Tinnitus aurium

Herbert Brand †, Gregor Fischer

Tinnitus ist ein häufiges Ohrsymptom, das ein- oder beidseitig auftreten kann. Man unterscheidet der Ursache nach objektive (z.B. gefäß- oder muskelbedingte Schallgeräusche) und subjektive (ohne nachweisbare Schallquelle) Ohrgeräusche. Zeitlich unterscheidet man akuten (< 3 Monate), subakuten (zwischen 3 Monaten und 1 Jahr) sowie chronischen Tinnitus (> 1 Jahr). Nach der Toleranz des Patienten spricht man von kompensiertem oder dekompensiertem Tinnitus.

Cave: Hier wird ausschließlich vom „chronischen" Tinnitus gesprochen – der akute Tinnitus wird wie ein Hörsturz behandelt!

Ätiologisch findet sich ein breites Feld von Ursachen, von Innenohrläsion über Glomustumor des Mittelohres, Tubenventilationsstörung, Morbus Ménière bis zur Raumforderung des Kleinhirnbrückenwinkels oder zum Neurinom des N. statoacusticus. Jedes Ohrgeräusch muss HNO-fachärztlich abgeklärt werden.

Synonym: Ohrgeräusch, Ohrensausen

Epidemiologie

- häufiges akutes und kurzdauerndes Symptom, chronisch bei ca. 4% aller Mitteleuropäer
- Assoziation mit Zervikalsyndrom häufig (annähernd ein Drittel der Betroffenen haben auch Ohrgeräusche, häufig im hohen Frequenzbereich, in der Regel tauf der Seite der Muskelverspannung und der Kopfgelenksblockierung)

Erfahrungen mit der Neuraltherapie

In einer Anwendungsbeobachtung mit 96 Tinnituspatienten wurde der Effekt der Neuraltherapie überprüft [Brand 1983]. Nach herkömmlicher Therapie und nach Ausschluss anderer Tinnitusgenesen wurde eine neuraltherapeutische Segmenttherapie in folgender Weise durchgeführt:

- Injektion an das „Tor des Ohres"
- Injektion an das Mastoid
- Injektion oberhalb der Crista supramastoidea

Danach konnten folgende Ergebnisse festgestellt werden:

- in 8% der Fälle Beschwerdefreiheit
- in 33% der Fälle deutliche Besserung
- in 34% der Fälle mäßige Besserung
- in 25% der Fälle keine Besserung

In dieser Anwendungsbeobachtung wurde auf die i.v.-Applikation und Störfelder verzichtet. Deren Einsatz steigert nochmals den Erfolg.

Die positiven Ergebnisse weiterer Studien sind in (▶ 14.3.7) aufgeführt.

Neuraltherapeutische Vorgehensweise

Lokale und segmentale Therapie

- Quaddeln am Locus dolendis (▶ 10.1.1)
- Narben im Segment (Narben nach Mastoidektomie, Tympanoplastik; ▶ 10.1.7)
- Segment L5–S4 (▶ 10.1.2 Quaddelserie Wirbelsäule)
- parasympathische Zentren S2–4 (▶ 10.3.11)

Ganglientherapie

- Ggl. stellatum (▶ 10.4.5)
- Spinalwurzeln S1–4 (▶ 10.5.8)

Störfeldtherapie

- Tonsillen
- Nasennebenhöhlen
- Zähne

Behandlungsverlauf, Prognose, Begrenzung

Behandlungsschema

- initial 1× pro Woche über 1 Monat, dann Audiometrie-Kontrolle
- bei erfolgreicher Anwendung dann 1× monatlich

Prognose, Therapieversager

Die Diagnose Tinnitus bleibt ein therapeutisches Problem, da sie leider durchwegs das Substrat einer kochleären bzw. retrokochleären Läsion darstellt, die sich im Audiogramm als Hochtonabfall zeigt.

Bei ausbleibendem Therapieerfolg

- Überprüfung der Indikation
- bei Therapieresistenz evtl. Psychotherapie, Noiser etc., MRT Gehirn und Ausschluss einer Raumforderung im Kleinhirnbrückenwinkel
- evtl. hypobare Therapie

Begleitende Therapie

Methode	Indikation/Ziel	Beispiele
Phytotherapie	durchblutungsfördernd	Ginkgo biloba
Akupunktur/TCM	gestörter Qi-/Energiefluss	KS 6, MP 6, 3E 17, Ni 3, Bl 23, Dü 3

Ordnungstherapie	Neuausrichtung der Lebensweise	
Homöopathie		Arnica D3 3× 5 Globuli
manuelle Therapie		Lösen von HWS Blockaden

Tonsillitis

Herbert Brand †, Gregor Fischer

Akute (Dauer bis 2 Wochen) oder chronische (Dauer länger als 2 Wochen) Entzündung der pharyngealen Anteile des Waldeyer-Rachenrings (Rachenmandel).

Angina tonsillaris bezeichnet das subjektive Symptom der Halsenge bei Tonsillitis.

Pathohistologisch findet man zwei Varianten:
- Krypten- oder Pfropftonsillitis
- die diffuse Entzündung des Tonsillenparenchyms mit Fortschreiten der Entzündung in das peritonsilläre Gewebe (kann häufiger Störfeldcharakter annehmen)

Die **Angina Plaut-Vincenti** (Tonsillitis ulcerosa) stellt eine Sonderform der Tonsillitis bei Infektion mit Treponema vincentii und Fusobacterium nucleatum dar. Sie äußert sich durch Schluckbeschwerden bei nur gering gestörtem Allgemeinbefinden und Fieberfreiheit.

Unter **Seitenstrang-Angina** werden Beschwerden an der lateralen Halswand nach Tonsillektomie zusammengefasst.

Die Tonsilla pharyngea wird in der Neuraltherapie als eines der potentesten Störfelder angesehen. Die neuraltherapeutische Behandlung der Tonsille ist eine häufige diagnostische Maßnahme bei der Störfeldsuche (▶ 10.8.2).

Synonyme: Mandelentzündung, Angina tonsillaris

Symptome

Akute Angina tonsillaris:
- Schmerzen im Hals, vor allem beim Schlucken (Dysphagie)
- Kloßgefühl im Hals
- allgemeines Krankheitsgefühl
- unangenehme Schleimproduktion im Rachenbereich

Bei der Racheninspektion findet man eine Rötung und Stippchenbeläge beider Tonsillen. Die Mononukleose ist gekennzeichnet durch flächenhafte Beläge.

Chronische Tonsillitis:
- unterschiedliche Erscheinungsbilder
- entspricht bei Exazerbation einer akuten Angina
- im beschwerdefreien Intervall: nur wenige unspezifische Symptome wie Dysphagie, Mundgeruch, schlechter Geschmack durch Detritus

Eine chronisch entzündete Tonsille verursacht meist keine ausgeprägten subjektiven Symptome mehr, zeigt aber eine narbig zerklüftete Oberfläche, ist oft klein, meist sind die vorderen Tonsillenbögen gerötet. Durch Palpation mit dem Spatel lässt sich Detritus exprimieren. Das Luxieren der Tonsille ist teilweise aufgrund peritonsillärer Infiltrate nicht möglich (hochgradiger Störfeldverdacht!).

Weitere Hinweise auf ein Störfeld Tonsille:

- auffällige Reflexzonen hinter dem Kieferwinkel
- positive Nacken-Reflexpunkte (▶ 8.4.2) C4–7
- aktive Triggerpunkte in den Mm. sternocleidomastoideus und trapezius

Bei Z.n. Tonsillektomie finden sich unterschiedlich starke Vernarbungen am Gaumenbogen, gelegentlich mit Verziehung des Zäpfchens zu einer Seite. Subjektive Beschwerden äußern sich hier als so genannte **Seitenstrang-Angina**.

Epidemiologie

- akute Tonsillitis: kann vom Kleinkindesalter bis ins Senium auftreten, mit einem Altersgipfel vom 8.–18. Lebensjahr.
- chronische Tonsillitis: tritt in jedem Alter auf
- Seitenstrangangina: haben über 50% der Patienten nach Tonsillektomie schon mindestens einmal durchgemacht.

Differenzialdiagnose

- Malignom, Tonsillenkarzinom, Nasopharynxkarzinom
- Rachen-Beschwerden bei trockenen Schleimhäuten oder behinderter Nasenatmung (Schnarchen, Septumdeviation)
- Polyposis nasi

Ätiologie aus neuraltherapeutischer Sicht

Der Waldeyer-Rachenring stellt die erste Abwehrlinie in der Auseinandersetzung zwischen Umwelt und Innenwelt (Lunge, Magen) dar. Darüber hinaus ist diese Ansammlung immunaktiven Gewebes die erste Zwischenstation für die Lymphdrainage aller entzündlichen Erkrankungen im Kopf-Hals-Bereich, allen voran der Nasennebenhöhlen und der Zähne. Eine Entzündung stellt zunächst ein Zeichen einer sinnvollen Abwehrleistung dar. Die große hyperplastische Tonsille mit glatter Oberfläche ohne subjektive Beschwerden im Kindesalter ist daher kein Krankheitsprozess und auch keineswegs herdverdächtig. Erst die Dauerreizung oder chronische Entzündung des lymphatischen Rachenrings kann selbst zum Krankheitsfaktor werden.

Tonsille als Störfeld: Die akute, weniger die chronische Tonsillitis ist als Krankheitsherd allgemein bekannt. Bekannte Fernstörungen sind

- Folgeerkrankungen wie Endo-, Myo- oder Perikarditis
- rheumatisches Fieber oder Nephritis

Diese werden gemeinhin als bakterielle Streuung eines Fokus verstanden, stellen aber z.T. keine (bakteriellen oder toxischen) Herd-, sondern Störfelderkrankungen dar. Der wesentliche Teil des Störfeldgeschehens spielt sich dabei peri- und retrotonsillär ab, da wichtige neurologische Strukturen wie einige Hirnstammzentren und der N. accessorius (Schultermuskulatur!) unmittelbar hinter der Pharynxschleimhaut (retrotonsillär) gelegen sind.

Erfahrungen mit der Neuraltherapie

Hauptindikation für eine lokale Behandlung ist die **verschleppte akute Tonsillitis.** Hier kommt es nach Neuraltherapie zu einem raschen Verschwinden der lokalen und der allgemeinen Krankheitserscheinungen. Scharlach und Diphtherie sind primär antibiotisch zu behandeln.

Persistierende Beschwerden nach antibiotischer Therapie einer Tonsillitis kann man mit 1–3 Injektionen an die Tonsilla pharyngea meist zum Verschwinden bringen. Nicht selten kommt es nach der ersten Behandlung zu einer Reaktivierung der Halsbeschwerden (Erstverschlimmerung). Hierauf ist der Patient hinzuweisen. Danach tritt eine schnelle Besserung ein.

Bei der **chronisch-rezidivierenden Tonsillitis** ist die lokale neuraltherapeutische Behandlung ebenfalls sehr gut wirksam. Dadurch kann eine schnelle Beschwerdefreiheit und ein Übergang in ein Ruhestadium ermöglicht werden, das die Tonsillektomie in vielen Fällen unnötig werden lässt. Bei weiter bestehenden Beschwerden wird durch die neuraltherapeutische Vorbehandlung eine optimale „Vorbehandlung" für eine Operation erzielt. Diese ist vor allem dann nicht zu umgehen, wenn sich trotz aller konservativen Maßnahmen eine chronische Entzündung im Tonsillenbett mit persistierenden Beschwerden eingestellt hat.

Auch bei der chronischen **Laryngitis/Pharyngitis** beschleunigt eine begleitende Tonsilleninjektion den Heilungsverlauf.

Die neuraltherapeutische Injektion an die Tonsilla pharyngea gehört zu den ältesten Verfahren der Neuraltherapie zur Austestung und Behandlung von **Störfeldern**. Hierzu findet sich eine Vielzahl von beeindruckenden Fallberichten, jedoch bislang keine prospektive Untersuchung. Wichtig ist, bei therapieresistenten Beschwerden jeder Art an dieses potenzielle Störfeld zu denken und im Zweifelsfall auch dann, wenn sich keine entsprechende Tonsillitis-Anamnese findet, eine Probebehandlung durchzuführen. Nicht selten ist bei Tonsilleninjektionen ein Sekundenphänomen auslösbar. Kann eine länger dauernde Besserung ausgelöst werden, sollte die Behandlung bis zur Beschwerdefreiheit wiederholt werden (▶ 10.8.2).

Neuraltherapeutische Vorgehensweise

Lokale und segmentale Therapie

- Tonsilla pharyngea (▶ 10.8.2)
- indirekte Technik am Kieferwinkel: Nadel 0,4×20; Setzen einer oder mehrerer Quaddeln nach Palpation des verdickten Hautareals unter bzw. hinter dem Kieferwinkel. Alternativ kann das Areal auch mit 1 ml Lokalanästhetikum subkutan infiltriert werden.
- Lymphabfluss Hals (▶ 10.1.6)
- 9-er Region (▶ 13.2)

Ganglientherapie

- Ggl. stellatum (▶ 10.4.5)

Störfeldtherapie

Hiermit ist nicht die Behandlung der Tonsille als Störfeld, sondern die Therapie von Störfeldern gemeint, die selbst den Krankheitsprozess der Tonsillitis unterhalten:

- Tonsilla palatina
- Narbeninfiltration am Gaumenbogen bei Zustand nach Tonsillektomie
- benachbarte kranke Zähne
- Schilddrüse

Behandlungsverlauf, Prognose, Begrenzung

Behandlungsschema

- bei Tonsillenbeschwerden wiederholte lokale segmentale Behandlung (▶ Lokale und segmentale Therapie) 1–2× pro Woche, nach Besserung Nachbehandlung nach 4 und 8 Wochen
- zur Störfeldbehandlung ▶ 10.8.2

Therapieversager

- Vorliegen chronischer Noxen: Nikotin-, Alkoholabusus
- hochvirulenter Erreger, ggf. spezifischer Erreger (Tbc?)
- benachbartes Herd-Störfeld-Geschehen (Nasennebenhöhlen?)

Bei ausbleibendem Therapieerfolg

- übergeordnetes Störfeld übersehen
- kranke Zähne als Herd für die Tonsillitis
- nochmals Differenzialdiagnosen abklären
- OP-Indikation erwägen

Begleitende Therapie

Methode	Indikation/Ziel	Beispiele
Phytotherapie	• antiinflammatorisch • konstringierend	Salviathymol®
Akupunktur	Beschwerdelinderung	• akute Beschwerden Di 4, Lu 11 • Lymphbelt nach Gleditsch
Ohrakupunktur	Stimulation von Fernpunkten	Tonsillenpunkte in der Helixrinne
Homöopathie	symptombezogene Therapie	• Erstmittel: Aconit D30. • Tonsillen hoch rot und kaum eitrig: Belladonna D30 • Tonsillen eitrig: Merc. sol. D12

Trigeminusneuralgie

Georg Dimitriadis

Paroxysmaler, heftiger, streng einseitiger Gesichtsschmerz im Versorgungsgebiet eines oder mehrerer Trigeminusäste, in Attacken auftretend, dazwischen völlige Schmerzfreiheit. Keinerlei neurologische Defizite nachweisbar.

- über Wochen und Monate verlaufende Ruhephasen
- Attacken einschießend, heftig, scharf, stechend, brennend
- häufig stereotypes Muster; Auslösung durch bestimmte Trigger: Essen, Sprechen, Waschen, Zähneputzen, Luftzug, Berührung (Triggerzone sehr klein, oft nur 1–2 mm)

Synonyme: Tic douloureux

Epidemiologie

- Prävalenz: 4/100.000
- 80 % über dem 50. Lebensjahr
- M:F = 2:3

Differenzialdiagnose

Die Diagnose ist aufgrund ihrer typischen Symptomatik leicht zu stellen und ist dennoch die häufigste Fehldiagnose bei Schmerzen im Gesichtsbereich. Ein primärer Dauerschmerz schließt die Diagnose Trigeminusneuralgie praktisch aus. Gesichtsschmerzen anderer Ursache sind häufiger als die eigentliche Trigeminusneuralgie. Eine sorgfältige Ursachensuche ist vor allem deshalb sehr wichtig, weil eine

12

Reihe von Ursachen (Zähne) gut neuraltherapeutisch zu lösen sind. Differenzialdiagnostisch in Frage kommen:

- Sinusitis
- akuter Glaukomanfall
- Zoster-ophthalmicus-Neuropathie (quälender Dauerschmerz nach Zoster-Affektion) – hier operative Therapie streng kontraindiziert
- Raumforderung: Akustikusneurinom, Gliom (zusätzlich Dysästhesien)
- Fraktur
- dentogener Gesichtsschmerz: Pulpitis, apikale Ostitis (vgl. ▶ 12 Zahnschmerz)
- osteogener Gesichtsschmerz: chronische Kieferostitis, Kiefernekrose; Osteomyelitis (Anamnese: Einnahme von Aromatase-Hemmern bei Z.n. Mammakarzinom!)
- Myoarthopathien des Kausystems (▶ 12 CMD, ▶ 8.2.8)
- Clusterkopfschmerz (▶ 12 Kopfschmerz)
- Neuralgie bei chronischer Borreliose

Andere Neuralgien:

- **Glossopharyngeusneuralgie:** heftige Schmerzen in Tonsillenbogen, Rachenring, Zungengrund, Mittelohr; ausgelöst durch kalte Speisen, Sprechen, Gähnen, Zungenbewegungen
- **seltene weitere Gesichtsneuralgien:** Nasociliaris-Neuralgie (Charlin-Syndrom), Pterygopalatinum-Neuralgie (Sluder-Neuralgie), Supraorbitalis-Neuralgie (Raeder-Syndrom), Laryngeus-superior-Neuralgie, Auriculotemporalis-Neuralgie

Wichtig ist die Abklärung einer Multiplen Sklerose: 4% aller MS-Fälle leiden unter Trigeminusneuralgie, bei 2% aller Trigeminusneuralgien findet sich eine MS.

Ätiologie aus neurovegetative Sicht

Eine Demyelinisierung von Fasern des N. trigeminus scheint ein allgemeines histopathologisches Merkmal der Erkrankung zu sein, da auch bei Multipler Sklerose (Verlust der Myelinscheide) eine Trigeminusneuralgie auftreten kann.

Nach einer verbreiteten Theorie von Gardner (1962) und Jannetta (1981), die sich auf intraoperativ erhobene Befunde stützt, steht bei allen anderen Fällen ein mikrovaskuläres Kompressionssyndrom durch kleine Arterien am Beginn der Pathogenese. Pulsationen benachbarter Arterien oder Arteriolen sollen hier zu der beschriebenen segmentalen Demyelinisierung führen. Zwischen benachbarten „blank liegenden" Nerven kommt es dann zu einer pathologischen Ephapsenbildung (Kurzschlüssen). Afferente Reize aus dem Versorgungsbereich des Nerven (Zahn: Hitze, Kälte, Druck; Kaumuskulatur: Triggerpunkte; Kiefergelenksstörung usw.) lösen schließlich spontane Entladungen im efferenten Schenkel aus.

Es ist allerdings unklar, ob die Gefäßpathologie ursächlich für die Nervenveränderungen verantwortlich ist oder nur einen auslösenden Kofaktor darstellt. Die beobachteten Besserungen nach mikrochirurgischer Therapie der Gefäße erlauben jedenfalls nicht, zwischen diesen beiden Möglichkeiten zu entscheiden.

Aus neuraltherapeutischer Sicht dürfte es sich eher um ein primär neuropathologisches Geschehen durch eine Perfusionsstörung des perinervalen Gefäßsystems handeln. Demnach ist die nervale Störung (Autonomie des Trigeminus) nur die gemeinsame Endstrecke einer Vielzahl von ätiologisch unterschiedlichen Krankheiten. Sinngemäß gilt dies für alle anderen Gesichtsneuralgien. Die Demyelinisierung wäre dann als Folge- oder Begleitsymptom in Folge der trophischen Störung des Nervs aufzufassen.

Die hohe Erfolgsrate der Neuraltherapie bei gründlicher Ursachensuche und begleitender direkter Therapie des Trigeminus (Ganglieninfiltration), die den Erfolgen des operativen Vorgehens keineswegs nachsteht, untermauert diese Vermutung.

Erfahrungen mit der Neuraltherapie

Der neuraltherapeutische Therapieansatz beruht einerseits auf der Löschung der pathologischen afferenten Impulse (Störfeldbehandlung), aber auch der Behandlung der zentralen mikrovaskulären Störung (Ganglieninfiltration: Verbesserung der perineuralen Perfusion).

Neuraltherapie ist die erfolgreichste nicht-operative Maßnahme bei Trigeminusneuralgie: Die Erfolge liegen bei konsequenter und umfassender neuraltherapeutischer Therapie bei über 80%! Auch bei langjährigen Verläufen ist bei einem guten Anteil noch eine Verbesserung möglich.

Daher ist vor jeder invasiven Therapie (Rezidivrate nach Jannetta ca. 10%, Mortalität 0,2%) eine zunächst zeitlich begrenzte, diagnostische Neuraltherapie indiziert. Bei anhaltendem Therapieerfolg erübrigt sich die Operation.

Neuraltherapeutische Vorgehensweise

Die wichtigsten und wirksamsten Injektionen stellen die Ganglieninfiltrationen und die Injektion in vermutete oder nachgewiesene Störfelder dar. Beide gehören von Anfang an in das Behandlungskonzept.

Lokale und segmentale Therapie

- Triggerpunktsuche und -infiltration (▶ 10.2)
- Infiltrationen an die Nn. supraorbitalis, supratrochlearis, infraorbitalis, nasociliaris, mentalis, alveolaris inferior (▶ 10.5.1, 10.5.2)
- A. maxillaris, A. temporalis superficialis (▶ 10.7.3)

Systemische Therapie

- i.v. (betroffene Seite) (▶ 10.7.1)
- Procain-Basen-Infusion (zur Erhöhung der Schmerzschwelle, antiinflammatorisch) (▶ 10.7.2)

Ganglientherapie

- 2. Trigeminusast: Ggl. oticum (▶ 10.4.2)
- 3. Trigeminusast: Ggl. pterygopalatinum (▶ 10.4.3)
- daneben und bei Therapieversagern: Ggl. ciliare (insbesondere bei Befall des 1. Trigeminusastes; ▶ 10.4.1)
- Ggl. stellatum (▶ 10.4.5)
- Ggl. cervicale superius (▶ 10.4.4)

Störfeldtherapie

- Narben im Versorgungsgebiet des befallenen Nervenastes (z.B. Gesichtsverletzungen, Kopfschwarte, intraorale Operationen)
- Zähne: apikale Ostitis, gangränöse Pulpa, Parodontitis
- Restostitis (Narben und osteolytische Areale in Leerstrecken), Wurzelreste, Ossifikationen (im herkömmlichen OPG unauffällige Stellen, Spongiosa aber devital, nur im DVT erkennbar)
- verlagerte Weisheitszähne (auch bei Glossopharyngeusneuralgie, ▶ Therapie)
- Waldeyer-Rachenring: Tonsilla pharyngea, Tonsillennarben
- Mittelohr, Mastoid
- Schilddrüse
- gynäkologischer Raum
- Störfeld Darm: Ggl. coeliacum

Therapie der Glossopharyngeus-Neuralgie

Für die Neuraltherapie dieser Neuralgie gilt sinngemäß das oben Gesagte. Von besonderer Wichtigkeit für den Therapieerfolg sind hier die Injektionen:

- Tonsilla pharyngea (▶ 10.8.2)
- Ggl. cervicale superius (N. glossopharyngeus wird miterfasst; ▶ 10.4.4)
- verlagerte Weisheitszähne (▶ 10.9)

Therapie der übrigen Gesichts- und Kopfneuralgien

- wiederholte Injektionen an den betroffenen Nervenast; sowie Störfelder im betreffenden Segment und – für nahezu alle Gesichtsneuralgien – an das Ggl. cervicale superius (▶ 10.4.4) und Ganglion pterygopalatinum (▶ 10.4.3)

Behandlungsverlauf, Prognose, Begrenzung

Behandlungsschema

- besonders bei lange bestehenden Krankheitsbildern eher vorsichtiger Beginn der Neuraltherapie, z.B. alle 1–2 Wochen im beschwerdefreien Intervall. Ziel ist eine Verlängerung der beschwerdefreien Zeiten und eine zunächst mittlere Reduktion der Schmerzstärke.
- Sobald eine Reduktion der Medikation erreicht wird, können die Therapieintervalle verlängert werden.
- Auffrischungsbehandlung auch bei beschwerdefreien Patienten alle 6 Monate

Therapieversager

- Herpes-zoster-Befall des Ggl. Gasseri
- nach Trigeminus-OP, insbesondere nach Elektrokoagulation (irreversible Schädigungen)

Bei ausbleibendem Therapieerfolg

- erneute Anamnese: Störfeld übersehen?
- nochmalige sorgfältige Herdabklärung im Zahnkieferbereich, insbesondere durch 3D-OPG/DVT (vgl. ▶ 8.3 Zahnärztliche Herddiagnostik)
- ggf. operative Ausräumung intraossaler Herde bei entsprechendem Störfeldverdacht
- **cave:** Extraktion von Weisheitszähnen neben putriden Tonsillen! Abheilung abwarten
- in therapieresistenten Fällen neurochirurgische Dekompression (Mikrochirurgie) in einem entsprechend erfahrenen Zentrum

Begleitende Therapie

Beachte: Übliche Analgetika sind (aufgrund des beschriebenen Pathomechanismus) nicht wirksam!

Methode	Indikation/Ziel	Beispiele
medikamentöse Therapie	zentrale Schmerzdämpfung	• Antiepileptika (Carbamazepin; Gabapentin, Lamotrigin, Topiramat) • Antidepressiva
Akupunktur, MAPS	energetischer Ausgleich	• Mundakupunktur nach Gleditsch • Ohrakupunktur • Fernpunkte

manuelle Medizin	Beseitigung von Blockierungen	Segment C0–3
Elektrotherapie	"gate control"	TENS
orthomolekulare Medizin	Substitution	• Ernährungsumstellung • Magnesium • Spurenelemente • Vitamin B
Ordnungstherapie	Beseitigung von Noxen	Schwermetalleliminierung
invasive Medikamentenapplikation	GLOA-Therapie am Ggl. cervicale superius mit Buprenorphin	GLOA (ganglionäre lokale Opioidapplikation)
Mikrochirurgie	Dekompression des Nervs am Austritt aus dem Hirnstamm	• Mikrodekompression • OP nach Jannetta: Interponate aus Muskel, Faszie oder Teflon; dadurch Schutz des Nerven vor Pulsationen der Arterie (meist A. cerbelli superior).
Thermokoagulation	destruktives Verfahren (Rezidivrate 18%, Anaesthesia dolorosa 2%)	perkutane Radiofrequenz-Thermokoagulation
ältere operative Verfahren (obsolet)	cave: hohe Gefahr der Anaesthesia dolorosa, 90% Rezidivquote	• Glycerol-Rhizotomie • Nervenexstipation • Alkohol- oder Phenolinjektion

Tumorschmerzen

Uwe Reuter

Tumorschmerz ist ein häufiges Begleitsymptom von Tumorkrankheiten und ist oftmals mit konventionellen Maßnahmen nicht vollständig beherrschbar [Zenz/Jurna 1993, Hankemeier et al. 2001].

Epidemiologie

- Auftreten bei ca. ⅔ aller Tumorpatienten besonders bei Progression oder Kachexie

Ätiologie aus neurovegetative Sicht

- enge Kopplung des Immunsystems an vegetatives Nervensystem: vegetativ unterhaltender Schmerz (▶ 3.2.1 Schmerzarten)
- vermutlich assoziiert mit anhaltend erhöhtem Sympathikotonus
- Lokale Isolation des Tumors mit fehlendem Abtransport von Entzündungs- und Schmerzmediatoren mit lokaler Übersäuerung führt zu Schmerzreiz.

Erfahrungen mit der Neuraltherapie

Neuraltherapie stellt eine gute Ergänzung in einem ganzheitsmedizinischen Konzept dar und vermag oftmals eine lang dauernde Schmerzlinderung zu induzieren. Entzündliche Prozesse werden damit gemindert und Schmerzen verringert.

Ergänzung mit Infusionsneuraltherapie, um die Wirkung im Gewebe zu verbessern.

12

Neuraltherapeutische Vorgehensweise

Wirkung und Nebenwirkung einer Injektion **in** den Tumor bisher nicht untersucht. Procain kann aber nach Erfahrungen des Autors gefahrlos in die Region **um** den Tumor infiltriert werden.

Lokale und segmentale Therapie

- Injektion peritumoral, Natriumbikarbonat beimischen: 50 mg Procain zu 1 ml Natriumbicarbonat 8,4%
- bei fehlendem direktem Zugang zum Tumorbereich: segmentale Behandlung

Ganglientherapie

- Ganglion der zugeordneten Region unter Tumorkontrolle (▶ 10.4)
- Plexus der zugeordneten Region des Tumors

Störfeldtherapie

- chronische Zahnstörfelder
- chronische Tonsillitis
- Narben im Segment des Tumors

Behandlungsverlauf, Prognose, Begrenzung

Behandlungsschema

- je nach Schmerzintensität bei 1–3× täglich in der Anfangsphase, kann je nach Wirkung reduziert werden
- Infusionsneuraltherapie mit gleicher Frequenz, möglichst in gleicher Sitzung

Prognose

- In der Regel führt die Kombination mit Neuraltherapie im „WHO-Stufenschema medikamentöse Schmerztherapie" zu einer schnelleren Schmerzlinderung.
- prognostisch weitgehende Beschwerdefreiheit und deren Erhalt möglich
- komplette Ausheilung mit Neuraltherapie als Monotherapie sehr wenig wahrscheinlich

Therapieversager

- bei Non-Compliance oder Spritzenangst
- bereits zu stark ausgeprägter Parasympathikotonus („nachlassende Lebens- und Regulationskraft")

Bei ausbleibendem Therapieerfolg

- bei Nichtansprechen Dosis erhöhen oder Zeitintervall verkürzen
- erneute Überprüfung der Indikation?
- erneute Anamnese: Störfeld übersehen
- mit anderen Regulationsverfahren kombinieren (z.B. Hyperthermie)
- Wechsel auf andere Methode

Unterbauchbeschwerden der Frau

Barbara Doll, Stefan Weinschenk

Es handelt sich um eine Ausschlussdiagnose: unklare Unterbauchbeschwerden ohne organischen Befund. Eine Vielzahl von Erkrankungen kann ähnliche Beschwerden verursachen (▶ Differenzialdiagnose).

Synonyme: Parametropathie und Pelvipathie (heute seltener gebrauchte, aber plastische Beschreibungen der Tatsache, dass die Ursache häufig unbekannt [„idiopathisch"] ist), „Adnexreizung", funktionelle Unterbauchbeschwerden, CPPWOD – „chronic pelvic pain without organic disease" (USA)

Epidemiologie

- In Schwellenländern häufig sexuell übertragbare Krankheiten wie Gonorrhoe, Chlamydien, Syphilis, Genitaltuberkulose. Diese sind klassisch antibiotisch bzw. chirurgisch zu behandeln. Neuraltherapie zur Begleit- und Nachbehandlung sinnvoll.
- In den Industrieländern bakterielle oder virale Adnexitis selten geworden, Unterbauchschmerzen hier meist funktionell/vegetativ bedingt, sofern andere Ursachen ausgeschlossen.
- Wenn hier Infektionen, dann häufig Chlamydien (Ausschluss mittels PCR), B-Streptokokken und Darmbakterien, selten auch anaerobe Keime

Differenzialdiagnose

Sehr wichtig, weil viele verschiedene Ursachen möglich:

- akute Pelveoperitonitis, Adnexitis, Parametritis, Salpingitis (Anstieg der Entzündungsparameter, Keimnachweis im Labor; neuraltherapeutische Begleit- und Nachbehandlung)
- Infektionen:
  - Chlamydien (antibiotische Behandlung, auch Partnerbehandlung)
  - B-Streptokokken (nur präpartal antibiotische Behandlung erforderlich)
- akute und chronische Zystitis oft als Begleitsymptom (▶ 12 Zystitis)
- fortgeschrittene Endometriose
- Extrauteringravidität
- Reizdarmsyndrom (vgl. ▶ 12 Reizdarm)
- ISG-Blockierung, andere vertebrale Ursachen

Wenn mikrobiologisch und laborchemisch unauffällige Befunde, aber typische Schmerzsymptomatik, primär neuraltherapeutische Vorgehensweise, auch zur Differenzialdiagnostik.

Ätiologie aus neurovegetativer Sicht

Summierung von Traumata bei der Frau im Lauf der reproduktiven Phase des Lebens kann zu einer zunehmenden Belastung (Vorspannung) des vegetativen Nervensystems im kleinen Becken führen: traumatische Kohabitarche, Menstruation, insbesondere Dysmenorrhoe, Geburten, Geburtsverletzungen, vaginale und abdominale Operationen.

Dies bedingt eine Anfälligkeit für Schmerz- und Entzündungserkrankungen im kleinen Becken. Zusätzlich spielt eine reflektorische Minderdurchblutung bei Kälteeinfluss (kalte Füße, Sitzen auf kalter Unterlage) eine Rolle.

Nach einer Studie sind operative Maßnahmen (Laparoskopie, Hysterektomie) nur mäßig therapeutisch wirksam [Hinney 2000]: Nach einem Jahr kommt es in 30%, nach zwei Jahren in 50% zu einem Wiederauftreten der alten Beschwerden. Es ist zu vermuten, dass die meisten dieser Syndrome vegetativer bzw. funktioneller Natur sind.

Erfahrungen mit der Neuraltherapie

Bei Unterbauchbeschwerden kommt eine Vielzahl von Ursachen in Betracht. Von Pelvipathie (Parametropathie, CPPWOD) darf erst nach vollständiger Ausschlussdiagnostik gesprochen werden. Für diese Frauen, die nicht selten eine lange Leidensgeschichte (mehrfache Operationen, langdauernde Psychotherapie) hinter sich haben, ist die Neuraltherapie jedoch eine äußerst segensreiche Therapie, greift sie doch an der eigentlichen Ursache – der chronischen vegetativen Störung – an.

Die Therapieerfolge sind so deutlich, dass man heute fordern muss: Keine Einleitung einer langdauernden Psychotherapie oder gar Psychoanalyse bei Pelvipathie ohne vorherige neuraltherapeutische Differenzialdiagnostik [Huneke/Weinschenk 2000]!

Neuraltherapeutische Vorgehensweise

Lokale und segmentale Therapie

In USA bei Unterbauchbeschwerden häufig als so genannte trigger point injection [Slocumb 1994] angewandt.

- Quaddeln im Segment, „gynäkologisches W" (▶ Abb. 10.3.16)
- Quaddeln über dem Sakrum (▶ 10.1.2)
- Narben im Segment (▶ 10.1.7)

Ganglientherapie

- Plexus uterovaginalis, abdominale Technik (▶ 10.4.9)
- Plexus uterovaginalis, vaginale Technik (▶ 10.4.10)
- lumbaler Grenzstrang (▶ 10.4.7)
- i.v. (▶ 10.7.1)

Störfeldtherapie

- wichtig: Schilddrüse („hormonelle Achse")
- Narbe im Segment: Laparoskopie-Narben, Pfannenstiel, Längslaparotomie, Appendektomie, Episiotomie, Dammrisse, Laserbehandlung, Emmet-Riss, Zervixnarbe nach Konisation, Piercing
- Uterus und Adnexe, v.a. nach entzündlichen Genitalerkrankungen
- ISG-Blockierung
- Zähne, hierbei besonders die Schneidezähne 1 2-2 2, 3 2-4 2 („Ovarzähne") beachten

Behandlungsverlauf, Prognose, Begrenzung

Behandlungsschema

- bei akuten Beschwerden: 2× pro Woche über 3 Wochen.
- bei chronischen Beschwerden: regelmäßig alle 1–2 Wochen über 3 Monate, Abstände bei zunehmender Besserung vergrößern

Therapieversager

- Überwiegen einer psychosozialen Komponente (z.B. latente Beziehungskrise)
- Rentenbegehren
- bestimmte ethnische Gruppen (andere Bedeutung der Symptomatik)

Bei ausbleibendem Therapieerfolg

- erneute Überprüfung der Indikation
- erneute Anamnese: Störfeld übersehen

Begleitende Therapie

Methode	Indikation/Ziel	Beispiele
Phytotherapie	• stärkend • Selbstheilungskräfte anregend • antiödematös	• Schachtelhalm • Pfeffer • Traubensilberkerze • Nachtkerzenöl

Homöopathie	konstitutionell	nach homöopathischer Repertorisation
Akupunktur	gestörter Qi-/Energiefluss	ggf. auch Kräuter (TCM)
Balneotherapie	Erschöpfungs- und Reizzustand	Moorbäder
Chirotherapie	Behebung biomechanischer Störungen	• ISG-Blockierung • Behandlung des lumbosakralen Übergangs

Vulvaerkrankungen, -dystrophie, Kraurosis vulvae

Barbara Doll, Stefan Weinschenk

Entzündliche Vulvaerkrankungen: Bei jüngeren Frauen bakteriell oder viral (low-risk HPV, Condylomata acuminata), Soormykose (vgl. ▶ 12 Herpes genitalis der Frau).

Dystrophe Vulvaerkrankungen: Veränderungen der Haut mit Hyperkeratose, Sklerosierung, Akanthose und im Extremfall Dysplasie; bei älteren Frauen vorwiegend hormonmangelbedingte Dystrophie. **Synonyme:** Vulvadystrophie, Lichen ruber vulvae, Lichen sklerosus et atrophicus

Vulvodynie: Schmerzen der Vulva ohne erkennbare Ursache; vegetativ gesteuerte Übererregbarkeit der Haut und Schleimhäute auf kleinste Reize (Teilsymptom der Myotendinosis genitalis)

Chronischer Pruritus vulvae: Juckreiz der Vulva (oft auch umgebender Strukturen), vorwiegend nachts (Vielzahl von Ursachen)

Epidemiologie

- **entzündliche Vulvaerkrankungen:** Häufig bei jungen sexuell aktiven Frauen.
- **dystrophe Vulvaerkrankungen:** zunehmende Häufigkeit nach der Menopause; bei Auftreten in jungen Jahren dringender Störfeldverdacht
- **Pruritus vulvae:** Häufigkeit der idiopathischen Form mit dem Alter zunehmend

Ätiologie aus neurovegetativer Sicht

Typische Prädisposition wie bei allen Erkrankungen an den Haut-Schleimhaut-Grenzen. Keine spezielle neurovegetative Ätiologie erkennbar.

- zur Vulvodynie ▶ 12 Vulvaschmerzen
- oft vergesellschaftet mit chronisch-rezidivierender Zystitis (vgl. ▶ 12 Zystitis)

Kraurosis: häufig störfeldbedingt, insbesondere bei jüngeren Frauen (Narben im Segment), mitverursacht durch Östrogenmangel

Pruritus: neurovegetative, teilweise auch generalisierte Übererregbarkeit; Dysbalance des vegetativen Nervensystems mit Betonung des sympathikotonen Anteils

Differenzialdiagnose

- alle infektiösen Erkrankungen der Vulva, einschließlich Herpes genitalis und Chlamydien, Mykosen
- Lues-Primäraffekt
- Bartholini-Abszess
- Furunkulosis und andere typische Hauterkrankungen
- Morbus Bowen (Präkanzerose!)

- HPV (low risk)
- Psoriasis der Vulva
- anale Erkrankungen (Würmer!): mit analen Beschwerden vergesellschaftet
- Hautparasiten (Skabies)
- bei Pruritus außerdem: Diabetes, Hepatopathie

Erfahrungen mit der Neuraltherapie

- bei allen **infektiös** bedingten Erkrankungen: keine Indikation
- chronische **Vulvodynie** vgl. ▶ 12 Vulvaschmerzen
- **Kraurosis:** begleitende Neuraltherapie neben lokaler hormoneller Behandlung mit guten Erfolgen (Störfeldbehandlung)
- **chronischer Pruritus:** primäre Therapie bei therapieresistenten Beschwerden nach Ausschluss aller anderen Ursachen; gute Erfolge, wenn Störfelderkrankung dahinter steckt, sonst mäßiger Therapieerfolg

Neuraltherapeutische Vorgehensweise

Lokale und segmentale Therapie

- Unterspritzen der betroffenen Stellen
- Narben im Segment (▶ 10.1.7)

Ganglientherapie

- N. pudendus (▶ 10.5.12)
- Plexus uterovaginalis, vaginale Technik (▶ 10.4.10)

Störfeldtherapie

- Narbe im Segment: Laparoskopie-Narben, Pfannenstiel, Längslaparotomie, Appendektomie, Episiotomie, Emmet-Riss, Zervixnarbe nach Konisation
- Uterus und Adnexe, v.a. nach entzündlichen Genitalerkrankungen
- ISG-Blockierung, Beckenschiefstand
- Zähne, Tonsillen, Nasennebenhöhlen (Beziehung des Oropharyx zum Genitale!)

Behandlungsverlauf, Prognose, Begrenzung

Behandlungsschema

- probatorische Therapie 1× pro Woche über 4 Wochen
- Abbruch der Neuraltherapie bei persistierenden Beschwerden

Bei ausbleibendem Therapieerfolg

- Wechsel der Therapiemethode
- ggf. dermatologische Mitbehandlung

Begleitende Therapie

Methode	Indikation/Ziel	Maßnahme
Lokaltherapeutika	desinfizierende, hautberuhigende, abschwellende Wirkung	Ichtholan® Molke Lactisan® Heilerde Sitzbäder mit Eichenrinde

Vulvapflege	Rückfettung	Hirschtalg Zinkoxid Panthenol Hamamelis Kamille Arnika Tannolact®-Salbe
mikrobiologische Therapie	• Symbioselenkung • Ausschluss Darmerkrankung (Soor, Würmer)	Symbiose-Therapeutika
Homöopathie		Ac. nitric. D4–D6

Vulvaschmerzen, Vulvodynie

Barbara Doll, Stefan Weinschenk

Schmerzen der Vulva ohne erkennbare oder nachweisbare Ursache.

Vegetativ gesteuerte Übererregbarkeit der Haut und Schleimhäute auf kleinste Reize (Teilsymptom der Myotendinosis genitalis).

Synonyme: Pudendus-Neuralgie [Benson et al. 2005], Myotendinosis genitalis, Tendinopathie der uterinen Bänder (vgl. ▶ 12 Enthesiopathie), idiopathische Vulvodynie

Epidemiologie

- bei jüngeren Frauen relativ häufige, ausgesprochen quälende Beschwerdesymptomatik
- mit den herkömmlichen Mitteln therapeutisch kaum zu beherrschen, daher oft Einordnung „psychosomatisch“
- idiopathische Form mit dem Alter abnehmend

Ätiologie aus neurovegetativer Sicht

Ätiologie nur in Ausnahmefällen mikrobiell. Meist erstes Auftreten mit einer infektiösen Vulvitis durch harmlose Erreger (Bakterien, Soor). Bei Rezidiven zunehmende Schmerzsymptomatik, häufig dann ohne Erregernachweis. Überempfindlichkeit auf lokale Salbenapplikation.

Es handelt sich um eine „erlernte“ vegetative **Übererregbarkeit** der Vulva und Vagina, bei der es bereits nach kleinen, physiologischen Reizen (Berührung, benachbarte Reizung, Geschlechtsverkehr) zu einer stark schmerzhaften Rötung und Schwellung der Vulva und des unteren Drittels der Vagina kommt.

Manchmal auch nur Schmerzsymptomatik mit **Hyperästhesie** und Hyperalgesie (vegetatives Schmerzsyndrom, (▶ 3.2.1 Schmerzarten, vegetativer Schmerz) ohne klinisch erkennbare Veränderungen.

Häufig auch im beschwerdefreien Intervall **Hypersensibilität** des hinteren Introitusbereichs.

Oft vergesellschaftet mit chronisch-rezidivierenden Blasenschmerzen („Zystitis“, vgl. ▶ 12 Zystitis) und gelegentlich mit Enddarmbeschwerden (Sphinkterschmerz, Analsphinkterkrampf).

12

Differenzialdiagnose

- chronischer Pruritus vulvae
- andere entzündlichen und dystrophen Vulvaerkrankungen
- alle infektiösen Erkrankungen der Vulva, einschließlich Herpes genitalis und Chlamydien, HPV
- Lues-Primäraffekt
- rezidivierender Bartholini-Abszess
- Furunkulosis und andere typische Hauterkrankungen
- Morbus Bowen (Präkanzerose!)
- Psoriasis der Vulva
- anale Infektion: Würmer
- Hautparasiten (Skabies)

Erfahrungen mit der Neuraltherapie

Bei chronischer Vulvodynie ohne mikrobiologischen Befund ist die Neuraltherapie eine ausgezeichnete primäre Therapieoption (Lokal- und Segmentbehandlung), insbesondere bei Patientinnen, bei denen „schon alles versucht wurde".

Neuraltherapeutische Vorgehensweise

Zunächst keine Injektionen in die betroffenen schmerzhaften Stellen (Hyperästhesie!). Beginn mit Segmentbehandlung und/oder Injektion an den N. pudendus, sofern möglich. Bei Ablehnung zunächst Behandlung entfernter Punkte.

Lokale und segmentale Therapie

- Fernpunkte im Segment, z.B. Nabelinjektion, Quaddeln im LWS-Bereich
- später: Unterspritzen der betroffenen Stellen
- Narben im Segment (▶ 10.1.7)

Ganglientherapie

- N. pudendus (▶ 10.5.12)
- Plexus uterovaginalis, vaginale Technik (▶ 10.4.10)
- Trigonum vesicae (bei Blasenbeteiligung, ▶ 10.8.10)

Häufige Störfelder

- Narbe im Segment: Laparoskopie-Narben, Pfannenstiel, Längslaparotomie, Appendektomie, Episiotomie, Emmet-Riss, Zervixnarbe nach Konisation
- Uterus und Adnexe, v.a. nach entzündlichen Genitalerkrankungen
- ISG-Blockierung, Beckenschiefstand
- Tonsillen, Nasennebenhöhlen (Beziehung des Oropharyx zum Genitale!), ggf. auch Zähne (selten bei jüngeren Patientinnen)

Behandlungsverlauf, Prognose, Begrenzung

Behandlungsschema

- probatorische Therapie 1× pro Woche über 4 Wochen
- sehr geduldige Vorgehensweise
- Abbruch der Neuraltherapie, sofern persistierende Beschwerden länger als 8 Wochen

Bei ausbleibendem Therapieerfolg

- Wechsel der Therapiemethode (z.B. zuerst Akupunktur)
- ggf. dermatologische Mitbehandlung
- psychsomatische Konfliktkonstellation? Z.n. Stupor?

Begleitende Therapie

Methode	Indikation/Ziel	Beispiele
Lokaltherapeutika	hautberuhigende, abschwellende Wirkung	• Molke • Lactisan® • Heilerde • Sitzbäder mit Eichenrinde • Vagiflor®
Vulvapflege	Rückfettung	• Hirschtalg • Zinkoxid • Panthenol • Hamamelis • Kamille • Arnika • Tannolact®-Salbe
physikalische Therapie	Entlastung des Damms	• Sitzpolster • ggf. Austausch des Fahrradsattels
Homöopathie		Ac. nitric. D4–D6

Wundheilungsstörung

Stefan Weinschenk

Nach größeren operativen Eingriffen kommt es gelegentlich zu anhaltender traumatischer Schädigung des Weichteilgewebes, des benachbarten Periosts und der umgebenden Muskulatur.

Ätiologie aus neurovegetative Sicht

Eine vorbestehende latente oder eine aus dem Trauma resultierende trophische Störung führt zu einer verlangsamten Wundheilung auf der Basis einer Durchblutungsstörung, die wiederum vegetativ gesteuert ist.

Erfahrungen mit der Neuraltherapie

Die erfolgreiche Behandlung von schlecht heilenden Wunden mit Novocain gehört zu den ersten therapeutischen Beobachtungen der Neuraltherapie [Spieß 1906]. Inzwischen wurde auch über gute Ergebnisse in der Chirurgie mit einer Wundheilungsprophylaxe durch Umspritzen der frischen Nahtwunde mit Lokalanästhetika am Ende des Eingriffs berichtet.

Neuraltherapeutische Vorgehensweise

Lokale und segmentale Therapie

- Unterspritzen der Wunde bzw. Narbe (▶ 10.1.7)
- Quaddeln am Locus dolendis (▶ 10.1.1)
- Narben im Segment (▶ 10.1.7)
- Segment L5–S4 (▶ 10.1.2 Quaddelserie Wirbelsäule)
- parasympathische Zentren S2-4 (▶ 10.3.11)

Ganglientherapie

- Spinalnerven S1–S4 (▶ 10.5.8)

Störfeldtherapie

- weitere (auch ältere) Narben im Segment der Wundheilungsstörung
- chronische Irritationen (Störfelder) im Verlauf der versorgenden Nerven (z.B. Arm – Plexus brachialis – Tonsilla pharyngea)

Behandlungsverlauf, Prognose, Begrenzung

Behandlungsschema

- initial 1× pro Woche über 1 Monat die Wunde mit Lokalanästhetikum im gesunden Gewebe umspritzen
- Bei erfolgreicher Anwendung (Rückgang der Wundfläche) folgt die Nadel dem gesunden Gewebe zur Narbe hin.
- nach Besserung 14-tägig, dann 1× monatlich
- vierteljährliche Nachkontrolle der Wunde bis zum völligen Abheilen

Zahnschmerzen unbekannter Ursache

Hans-Günther Köbel

Patienten geben oft Schmerzen an, bei denen sich keinerlei pathologisches Geschehen finden lässt. Klinische und röntgenologische Untersuchungen führen zu keiner Klärung, und die Patienten werden oft mit dem Etikette „Simulant" oder „psychisch" versehen.

Epidemiologie

- in einem durchschnittlichen zahnärztlichen Patientengut weniger als 1% Patienten
- Zahnschmerzen unbekannter Genese treten oft nach Zahnbehandlungen oder Operationen auf, sie halten dann ohne erkennbare Ursache an. Es finden sich jedoch auch Patienten, die spontan solche Zahnschmerzen entwickeln.

Differenzialdiagnose

Auch für den Neuraltherapeuten, den der Patient mit diesem Leiden aufsucht, gilt: Nochmalige gründliche Ursachensuche vor Beginn einer Neuraltherapie.

- Wurzelrest (Röntgen)
- Pulpitis (v.a. nach Zahnversorgung – Schleiftrauma)
- Neuralgie eines Gesichtsnervs (Lokalisation, Symptomatik, vgl. ▶ 12 Trigeminusneuralgie)
- kraniomandibuläre Dysfunktion (Myoarthopathien, vgl. ▶ 12 kraniomandibuläre Dysfunktion, ▶ 8.2.8)
- Okklusionsstörung (unzureichend beschliffene Kaufläche)
- Dentitio difficilis (Inspektion)
- Alveolitis (Anamnese: kurz zuvor erfolgte Extraktion?)
- Projektionsschmerz aus der regionalen Muskulatur
- Dentikel (Dentinbildung in der Pulpahöhle)
- Projektionsschmerz von anderen Zähnen (auch kontralateral!)
- idiopathischer Gesichtsschmerz

Ätiologie aus neurovegetativer Sicht

Zähne als Schmerzursache: Zähne können auch lange nach einem vorausgegangenen scheinbar banalen Trauma (z.B. Bohren, Schleifen) noch erhebliche Beschwerden verursachen, aber auch ohne anamnestische Hinweise aus ungeklärten Gründen schmerzhaft sein.

Dieses Phänomen scheint wesentlich mit dem Schmerzgedächtnis zusammenzuhängen, so dass bei unklaren Zahnschmerzen ohne Substrat eine zentrale Speicherung der Schmerzerinnerung angenommen werden muss. Auch die Projektion von Zahnstörungen auf den kontralateralen Zahn scheint über derartige zentrale Mechanismen stattzufinden (▶ 10.3.2 Kontralaterale Neuraltherapie).

Der Zahn-Kiefer-Apparat scheint für „Schmerz-Lernen" („wind-up", ▶ 3.1.1 Schmerzgedächtnis), möglicherweise aufgrund seiner außerordentlich dichten neurovegetativen Versorgung, besonders anfällig zu sein. Ein besonders wichtiges Substrat dieses Schmerzgedächtnisses stellt der N. trigeminus dar, dessen neuraltherapeutische Behandlung bei der Therapie unklarer Zahnschmerzen besondere Bedeutung zukommt.

Immer vorausgesetzt wird hierbei, dass morphologisch definierte Erkrankungen (z.B. Pulpitis) ausgeschlossen wurden, was sich im Einzelfall schwierig gestalten kann (▶ Differenzialdiagnose 8.3.1 Zahnärztliche Herdsamierung).

Zähne als Störfeld: Der orofaziale Bereich besitzt selbst wiederum eine herausragende Bedeutung in der Herd-Störfeld-Problematik. Die meisten pathologischen Zustände mit Störfeldcharakter werden von Therapeut und Patient ignoriert, da sie schmerzlos sind. Nur wenige Herderkrankungen im Zahnbereich gehen mit lokalen Schmerzen einher.

Erfahrungen mit der Neuraltherapie

Gerade bei den für Arzt und Patient ausgesprochen unangenehmen „idiopathischen" Schmerzen im Zahnbereich sind die Erfolge mit der Neuraltherapie bemerkenswert. Immerhin ca. 50% der Patienten kann nach eigenen Erfahrungen des Autors mit neuraltherapeutischen Injektionen geholfen werden. Einige wenige neuraltherapeutische Injektionen in die schmerzende Region führen in vielen Fällen bereits zu anhaltender Schmerzfreiheit oder zu langen schmerzfreien Intervallen.

Auszuschließen ist jedoch ein psychosomatisches oder neurotisches Krankheitsgeschehen, z.B. durch entsprechende Fragebögen oder Exploration, um Arzt und Patient Frustrationen zu ersparen.

Neuraltherapeutische Vorgehensweise

Lokale und segmentale Therapie

- Injektion am Locus-dolendi; bei Beschwerdefreiheit keine weitere Therapie
- Behandlung von aktiven Triggerpunkten im Schmerzgebiet (▶ 10.2)
- Behandlung des kontralateralen Zahnes
- tritt keine oder nur sehr geringe Besserung ein → Ganglientherapie

Ganglientherapie

- Schmerzen im Oberkiefer: Ggl. oticum (▶ 10.4.2)
- Schmerzen im Unterkiefer: Ggl. pterygopalatinum (▶ 10.4.3)
- allgemein (zentrale Löschung): Ggl. stellatum (▶ 10.4.5), Ggl. cervicale superius (▶ 10.4.4)

Störfeldtherapie

- bei Therapieversagen oder rezidivierenden Beschwerden keine Zahnextraktion ohne gesicherten Herdnachweis, auch nicht bei intensiven Patientenbegehren
- besser: nochmalige umfassende Störfelddiagnostik

Behandlungsverlauf, Prognose, Begrenzung

Behandlungsschema

- lokale Injektionen 4–5× in 3–4tägigem Abstand
- Injektionen an Ganglien 1× wöchentlich, 3–4×

Prognose, Therapieversager

- eindeutige Vorhersage für voraussichtliches Therapieversagen nicht möglich; tritt unabhängig vom Alter auf, jedoch Überwiegen weiblicher Patienten

Bei ausbleibendem Therapieerfolg

- Überprüfung der Differenzialdiagnosen
- nochmalige Herd- und Störfeldsuche
- psychosoziale Diagnostik
- bei Verdachtsdiagnose „idiopathischer Gesichtsschmerz" neurologisch fachärztliche Mitbehandlung

Begleitende Therapie

Maßnahme	Indikation/Ziel	Beispiele
Akupunktur	Harmonisierung des Energieflusses	je nach Lage des Schmerzpunkts individuelle Punktekombination nach den Regeln der klassischen Akupunktur
Physiotherapie	unspezifische Muskelentspannung	• Triggerpunktmassagen • manuelle Medizin
Psychotherapie	Umgang mit dem Schmerz	• Stressbewältigungstraining • Coping (Schmerztherapie)

Zervikalsyndrom, HWS-Syndrom

Helmut Liertzer

Beschwerden im Nackenbereich (Bewegungseinschränkung mit oder ohne Schmerzen) mit Ausstrahlung:

- in den Hinterkopf (oberes Zervikalsyndrom; Kopfgelenke bis C3)
- in Schultern und obere Extremität (unteres Zervikalsyndrom: C4–8)

Synonyme: HWS-Blockierung, zerviko-brachiales Syndrom, „HWS-Syndrom", (etwas unscharf) „Nackenschmerzen"

Epidemiologie

- chronische Fehlhaltung (Arbeit am Schreibtisch/am Computer – insbesondere bei schlecht eingerichtetem Arbeitsplatz; nicht korrigierte Fehlsichtigkeit!)
- Fehlstellungen im Schlaf (Bauchschläfer)
- akut: Traumata (z.B. Peitschenschlagsyndrom), rasche Rotationsfehlbewegung (z.B. Tennisaufschlag ohne vorherigem Aufwärmen)
- psychosomatische Komponente (Trapezius als „Erfolgsorgan der Psyche")
- vertebrobasiläre Insuffizienz (▶ 12 Schwindel, ▶ 12 Tinnitus)

Differenzialdiagnose

Bei Zervikalsyndrom kommt eine Vielzahl von Ursachen in Betracht, u.a.:

- pseudoradikulär (keine neurologischen Ausfälle, Hypertonus der Muskelketten, vegetative Symptome)

- radikulär: Nervenwurzelschädigung v.a. mechanisch (Wirbelgelenksarthrose – Facettensyndrom ist häufiger als Läsionen durch Bandscheibenprotrusionen bzw. Prolapsbildungen), selten entzündlich; neurologische Ausfälle sowohl motorisch als auch sensibel; Schmerz hält sich an die Dermatomgrenzen.
- C5-Dysästhesie: Oberarmaußenseite, Deltoideusschwäche (Abspreizen des Oberarms gegen Widerstand im Seitenvergleich), Bizepssehnenreflex abgeschwächt.
- C6 (häufigste Läsion): Dysästhesien von Daumen und Zeigefinger, Extensionsschwäche im Handgelenk, Bizepsschwäche (Seitenvergleich), Bizepssehnenreflex abgeschwächt
- C7: Dysästhesie des Mittelfingers, Flexionsschwäche im Handgelenk, Trizepsschwäche, Trizepssehnenreflex abgeschwächt.
- C8: Dysästhesie des 5. Fingers, Abspreizen des 5. Fingers abgeschwächt
- entzündlich (rheumatoide Arthritis, Arosion des Atlantodentalgelenks)
- medulläre Symptomatik (u.a.: Tumor, basilläre Impression)
- Schilddrüsenstörung

Je nach klinischer Symptomatik:
- Röntgen (anterior-posterior, seitlich, Schrägaufnahmen, Funktionsaufnahmen)
- MRT bei neurologischem Defizit
- Labor

Beachte

Auch ausgeprägte Beschwerden korrelieren oft nicht mit dem radiologischen Befund! Andererseits können Patienten mit starken morphologischen Veränderungen der HWS völlig beschwerdefrei sein.

Ätiologie aus neurovegetative Sicht

- Prädisposition
- Summierung von Traumata
- Beherdung im Zahn- und/oder HNO-Bereich
- Diagnostik eines Störfeldeinflusses von Zähnen oder Nebenhöhlen (Nacken-Reflexpunkte = Adler-Langer-Druckpunkte ▶ 8.4.2)

Neuraltherapeutische Vorgehensweise

Lokale und segmentale Therapie

- Quaddeln im Segment, auch ventral (Schluckbeschwerden, Schilddrüse, M. sternocleidomastoideus)
- Quaddeln über dem Nacken (▶ 10.1.2)
- Hackett-Punkte A, B, C (allgemein)
- Quaddeln über dem Querfortsatz C1 (vor dem Mastoid **cave**: niemals tiefer Stich!) beim oberen Zervikalsyndrom, wenn palpatorisch auffällig! (▶ 10.1.2)
- Quaddel über dem Dornfortsatz C7 bzw. an diesen heran
- an die Facetten C4–D1 (je nach manuellem Untersuchungsbefund und schmerzhafter Palpation) 2 cm lateral der Medianen (▶ 10.6.5). Wurzelblockaden sollten nur mit Notfallausrüstung im „Standby" und keinesfalls mit Kortikoidzumischung durchgeführt werden. Ausbildungsnachweis und Patientenaufklärung bei dieser Technik forensisch besonders wichtig! **Cave:** C8 bereits in unmittelbarer Pleuranähe.

- beim unteren Zervikalsyndrom von besonderer Bedeutung: interskapulärer Maximalpunkt unter dem medialen Skapularand – Schnittpunkt 4. bzw. (seltener) 5. Rippe (beim Verschränken der Arme gleitet die Skapula zur Seite, Punkt wird zugänglich)
- bei akuter Symptomatik zusätzlich Infusionen mit NSAR, Vit B+C, Muskelrelaxanzien und Lidocain 1 %

Ganglientherapie

- Ggl. stellatum (▶ 10.4.5)
- Ggl. pterygopalatinum (▶ 10.4.3)

Störfeldtherapie

- **Narbe im Segment:** Hautverletzungen, OP-Narben von Naevi, Jugulariskatheter, Tortikollis-OP, HWS-Operationen
- **ventraler Kopf:** sehr häufig Störfeldgeschehen aus dem Sinus-, Zahn- oder Rachenbereich, spezifische Projektion auf die einzelnen HWS-Etagen; Diagnostik (Nacken-Reflexpunkte = Adler-Langer-Druckpunkte ▶ 8.4.2)
- Beachten der **WS und Beckenstellung** (Skoliose fixiert bzw. funktionell – Schonhaltung Beckenstellung), echte Beinverkürzung oder virtuell („Beckenverwringung" bei Funktionsstörungen der ISG, viszerale Komponente?)

Behandlungsverlauf, Prognose, Begrenzung

Behandlungsschema

- bei akuten Beschwerden 2–3× wöchentlich, ggf. zusätzlich Infusionen mit NSAR und Myotonolytika
- nach Abklingen der Symptomatik Reduktion der Therapiefrequenz und Beginn mit Physiotherapie und Einzelheilgymnastik
- bei chronischen Beschwerden Behandlung bei Bedarf

Therapieversager

- Überwiegen psychosozialer Komponente (z.B. latente Beziehungskrise)
- Rentenbegehren
- ständige Fehlhaltung am Arbeitsplatz und/oder Schlafplatz

Bei ausbleibendem Therapieerfolg

- Überprüfung der Indikation
- erneute Anamnese: Störfeld übersehen?
- Arbeitsplatz
- echte radikuläre Läsion, die einer operativen Entlastung bedarf.

Begleitende Therapie

Methode	Indikation/Ziel	Beispiele
Akupunktur/TCM	gestörter Qi-/Energiefluss	wichtigster Punkt: Dü 3
Ordnungstherapie	Neuausrichtung der Lebensweise?	• Nikotinkarenz • Kaffee reduzieren, • vegetativer Ausgleich: Wechsel zwischen Anspannung und Entspannung

Methode	Indikation/Ziel	Beispiele
medikamentöse Therapie		NSAR Myotonolytika?
Physiotherapie	• Dehnen der verkürzten und Stärken der abgeschwächten Muskelgruppen • Stabilisieren • Koordinationstraining • Haltungskorrekur • Detonisierung von Einzelmuskeln und Muskelgruppen/-ketten	• Einzelheilgymnastik • Manuelle Traktion • Massage • Shiatsu
Arbeitsplatzbegutachtung (evtl. Fotos)		
Schlafgewohnheiten prüfen		

Zervizitis, Zervixdysplasie

Stefan Weinschenk, Barbara Doll

Entzündung der Zervix (Muttermund), meist durch bakterielle oder virale Erreger oder Chlamydien. Die Diagnose wird aufgrund ihrer Symptomatik (Fluor vaginalis, Hypersekretion der Zervix) und/oder zytologisch aufgrund der morphologischen Zellveränderungen (Leukorrhoe, Zervicitis, Metaplasien, Dysplasie) gestellt.

Klinik und Zytologie sind oft nicht kongruent: starke zytologische Veränderungen ohne Beschwerden und umgekehrt.

Synonyme: Je nach Ursache der Zervizitis unterscheidet man Leukorrhoe (vgl. ▶ 12 Fluor vaginalis), unspezifische Zervizitis (häufig; ohne Nachweis von Erregern), spezifische Infektion, z.B. Gonorrhoe (gelblicher Fluor), HPV-Infektion mit Entzündung der Zervix, Dysplasie der Zervix, Zervixdysplasie (bei Vorliegen der entsprechenden zytologischen Veränderungen)

Epidemiologie

- Im zytologischen Zervix-Screening findet sich bei ca. 10% der Frauen im gebärfähigen Alter eine Leukorrhoe der Zervix.
- Nur ca. 1% der Frauen haben Symptome wie diffuse Unterbauchschmerzen oder starken chronischen (weißlichen oder gelblichen) Fluor.
- Bei 25–30-jährigen Frauen findet sich bei ca. 16% ein positiver high risk-HPV-Befund, der nur in einem sehr kleinen Teil der Fälle mit klinischen Symptomen einer Zervizitis einhergeht, und zu 70% innerhalb eines Jahres spontan ausheilt
- Eine persistierende HPV-Infektion (> 1 Jahr) führt in 1% der Fälle zu einer Zervixdysplasie (zervikale intraepitheliale Neoplasie [CIN]; zytologisch Pap IIID, Pap IVa) und kann in 0,01%, nur bei weiterer Viruspersistenz, unbehandelt nach 5–20 Jahren zum Zervixkarzinom führen.

Differenzialdiagnose

Wichtigste Differenzialdiagnose zur unspezifischen Zervizitis ist die HPV-induzierte Zervixdysplasie, beide werden hier aufgrund sehr ähnlicher neuraltherapeutischer Behandlungsstrategie gemeinsam besprochen.

- besonders wichtig: Ausschluss Zervixkarzinom
- spezifische Erreger
- hormonelle Störung (Östrogendominanz)
- Hypersekretion der Zervix (als Symptom, vgl. ▶ 12 Fluor vaginalis)

Die Zusammenarbeit mit einem Gynäkologen, der mit der neuraltherapeutischen Vorgehensweise vertraut ist, ist bei diesem Krankheitsbild unabdingbar.

Ätiologie aus neurovegetativer Sicht

Die Zervizitis entsteht auf dem Boden einer zunächst harmlosen Infektion, meist mit Viren. Die häufigste Virusinfektion erfolgt durch Humane Papilloma-Viren (HPV). Wie bei jeder anderen infektiösen Erkrankung entscheidet das Gleichgewicht zwischen Erreger und Wirt („Milieu"), ob der Erreger abgewehrt werden kann. Andernfalls kommt es zur Viruspersistenz, die in der Regel nur bei reduzierter (lokaler) Abwehr im weitesten Sinne beobachtet wird. Auch eine Veränderung des Wirtsgenoms tritt nur bei Vorliegen zusätzlicher Risikofaktoren ein.

Die Neuraltherapie verbessert die Durchblutung der Zervix. Vermutlich kommt es dadurch auch zu einer Toxinausscheidung. Lokalanästhetika wirken antiinflammatorisch und antiviral [Casssuto et al. 2006].

Erfahrungen mit der Neuraltherapie

Bereits Goecke und sein Schüler Mink berichten über gute Erfahrungen mit Neuraltherapie bei der Zervizitis, damals fast ausschließlich mit der parazervikalen Injektion an den Plexus uterovaginalis [Goecke 1953, Mink 1975]. Goecke jr. behandelte die Zervixdysplasie mit lokaler Mooranwendung (Vagimuran®) mit guten Erfolgsraten [Goecke 1983].

Auch heute gilt die Zervizitis und die Zervixdysplasie als ein mit konventionellen Mitteln schwierig zu behandelndes Krankheitsbild, das dagegen aber gut mit Neuraltherapie zu therapieren ist. In Einzelfallbeobachtungen, u.a. durch die Autoren selbst, konnten bei viraler Zervizitis mit positivem HPV-Status auffallend schnelle Ausheilungen beobachtet werden.

Unter neuraltherapeutischer Behandlung wird eine zügige Verbesserung des zytologischen Befundes (Pap) beobachtet. Kontrollen in 3–6-monatigen Abständen gemäß der Empfehlung des zytologischen Labors.

Neuraltherapeutische Vorgehensweise

Lokale und segmentale Therapie

- Quaddeln im Segment (▶ 10.3), „gynäkologisches W" (▶ Abb. 10.3.16)
- Quaddeln über dem Sakrum (▶ 10.1.2)
- i.v. (▶ 10.7.1)

Ganglientherapie

- Plexus uterovaginalis, abdominale Technik (▶ 10.4.9)
- Plexus uterovaginalis, vaginale Technik (▶ 10.4.10)
- sakrale epidurale Injektion (▶ 10.5.11)
- Ggl. impar (▶ 10.4.8)

Störfeldtherapie

- wichtig: Schilddrüse („hormonelle Achse“)
- Narbe im Segment: Laparoskopie-Narben, Pfannenstiel, Längslaparotomie, Appendektomie, Episiotomie, Dammrisse, Laserbehandlung, Emmet-Riss, Zervixnarbe nach Konisation, Piercing.
- Uterus und Adnexe, v.a. nach entzündlichen Genitalerkrankungen
- Zähne, besonders Schneidezähne 1 2-2 2, 3 2-4 2 („Ovarzähne“)

Behandlungsverlauf, Prognose, Begrenzung

Behandlungsschema

- bei akuten Beschwerden: 2× pro Woche über 3 Wochen.
- bei chronischen Beschwerden: regelmäßig alle 1–2 Wochen über 3 Monate, Abstände bei zunehmender Besserung vergrößern

Therapieversager

- bei Immundefizienz, z.B. durch Nikotinabusus oder Fehlernährung („fast food“, proinflammatorische Kost)

Bei ausbleibendem Therapieerfolg

- erneute Überprüfung der Indikation
- nochmalige Infektionsdiagnostik: Chlamydien? andere Erreger? → spezifische Therapie.
- erneute Anamnese: Störfeld übersehen? Darm?
- cave: Dysplasie mit Progressionsneigung (regelmäßige zytologische Kontrollen!), rechtzeitige operative Intervention

Begleitende Therapie

Methode	Indikation/Ziel	Beispiele
Homöopathie	konstitutionell	nach homöopathischer Repertorisation
Medikamentöse Therapie	Verbesserung des Scheidenmilieus	• Estriol • lokale Ansäuerung (Vagi-C®, Vagisan®) • Vagiflor®
Aromatherapie	lokale Immunstimulation	„HPV-Zäpfchen“
mikrobiologische Therapie	Darmsanierung	diverse Produkte im Handel
Ordnungstherapie	„Milieusanierung“	• Ernährungsumstellung • Sport • Nikotinkarenz • ggf. Erörterung über Sexualleben (Anzahl der Sexualpartner, riskante Sexualpraktiken?)
Akupunktur	gestörter Qi-/Energiefluss	ggf. auch Kräuter (TCM)
Balneotherapie	Erschöpfungs- und Reizzustand	Moorbäder

Zystitis

Helmut Haala

Entzündliche Reaktion der Blasenschleimhaut. Die Entzündung erstreckt sich meist auf Harnblase und Harnröhre. Auftreten auf sehr unterschiedliche Noxen (Erreger, Kälte, Alkohol, alimentärer oder Alkoholexzess, Stress, Traumata).

Formen: akute bakterielle Zystitis, hämorrhagische Zystitis, chronische Zystitis, chemisch oder physikalisch induzierte Zystitis, chronisch-interstitielle Zystitis

Epidemiologie

- häufiges Vorkommen, bei Frauen häufiger (80% der Frauen haben in ihrer Lebensphase mindestens eine akute Zystitis durchgemacht.)
- bei älteren Männern meist im Zusammenhang mit einer Prostatahyperplasie

Symptome

Akute Zystitis:

- Dysurie, Pollakisurie
- Blasenkrämpfe
- Temperaturanstieg bis zu hohem Fieber
- Hämaturie bis hin zu hämorrhagischer Form der Blasenentzündung (sichtbare Blutbeimengung)
- Erreger: meist E. coli; hämorrhagische Form: Enterobakterien, Viren

Chronische Zystitis:

- rezidivierende Blasen- und Urethrabeschwerden
- Übergänge zum chronischen Schmerzsyndrom des kleinen Beckens fließend
- Erregernachweis

Chronisch-interstitielle Zystitis (Ausschlussdiagnose):

- häufiges Wasserlassen und Dranginkontinenz
- typischerweise kein Erregernachweis
- durch klassische Therapie kaum beeinflussbar
- Endphase: Schrumpfblase mit Operationsindikation möglich

Differenzialdiagnose

- akuter Harnverhalt anderer Ursache
- Adnexitis, Prostatitis
- Blasentumor, Blasenkarzinom

Ätiologie aus neurovegetative Sicht

Die häufigste Ursache bei akuter Form ist eine aszendierende Infektion von Erregern des Magen-Darm-Trakts (E. coli). Häufig besteht ein Zusammenhang mit dem weiblichen Zyklus (häufigeres Auftreten prämenstruell) bzw. mit einer Atrophie der Genitalschleimhaut im Senium.

Die von Patienten häufig angegebenen Gründe, unter denen es nach ihrer Meinung zu einer Blasenentzündung gekommen ist, wie: „Ich habe kalte Füße bekommen." zeigen, dass Infekte der Blase nicht ein schicksalhafter, plötzlicher Anflug von Bakterien sind, sondern dass die Auslösung eines Infekts offenbar wesentlich ein temperatur- und milieu-bedingtes Phänomen ist. Kofaktoren sind:

- bei akuten Infekten: Kälte, Stress, Strahlung, Angst
- bei chronischen Infekten: Störfelder, Vergiftungen, Systemerkrankungen, Fremdkörper, rezidivierende Antibiotikabehandlung (!) und nach Radiatio

Die Durchblutungsstörung des Gewebes und die Schwächung der zellulären und nichtzellulären Abwehr schaffen die Voraussetzungen, dass eindringende oder bereits in der Blase vorhandene Bakterien, (wie z.B. E.-coli-Stämme, die sich mit Hilfe bestimmter Adhäsionstechniken an der Blasenschleimhaut halten können) sich bei einer Milieuänderung plötzlich vermehren können.

Therapieziel muss also sein, sowohl die geschwächte Abwehr als auch die gestörte Funktion des urogenitalen Systems wiederherzustellen.

Erfahrungen mit der Neuraltherapie

Die übliche Therapie der akuten Zystitis besteht in der Verabreichung von Antibiotika und nach Art der Beschwerden von Analgetika und/oder Spasmolytika. Ziel ist die Beseitigung des Keims sowie die Betäubung der sensiblen und Ruhigstellung der motorischen Störungen durch die Entzündung.

Sowohl die akute („bakterielle") Zystitis im Frühstadium wie die chronische Zystitis können durch Neuraltherapie sowohl begleitend wie auch ausschließlich als Monotherapie ausgezeichnet behandelt werden. Sinnvoll ist eine begleitende physikalische und ordnende Therapie (Trinken, Wärme, Ruhe).

Neuraltherapeutische Vorgehensweise

Lokale und segmentale Therapie

Nach Entleerung der Blase und Urinanalyse:

- Quaddeln über Kreuzbein und Symphyse S1-4(vgl. ▶ 10.3.9 Segment Blase)
- Facettengelenke Th11-L2 (▶ 10.6.5)
- Plexus uterovaginalis abdominal (▶ 10.4.9)

Ganglientherapie

Die Innervation von Blase und Prostata beinhaltet einen entscheidenden Versorgungsanteil aus den Segmenten bei L1 und L2. Das könnte einige Erfolge in schwierigen Fällen von chronischer Zystitis durch Injektion an den abdominellen Grenzstrang erklären:

- Ggl. coeliacum (▶ 10.4.6)
- sakrale epidurale Injektion (▶ 10.5.11)

Störfeldtherapie

- Schilddrüse
- Nabel, Unterbauchnarben (gynäkologische Operationen)
- „gynäkologischer/andrologischer Raum" (▶ 10.4.9, 10.8.6)

Behandlungsverlauf, Prognose, Begrenzung:

Behandlungsschema

- akute Form: täglich bis zum Abklingen der Beschwerden, dann 2× wöchentlich
- chronische Form: 1–2× pro Woche über 3 Wochen, dann alle 1–2 Wochen je nach Besserung

Therapieversager

- Störfeld übersehen?
- anatomische Anomalien ausschließen
- hormonelle Störungen behandeln

Bei ausbleibendem Therapieerfolg:

- sorgfältig Anamnese wiederholen
- fachärztliches Konsil, ggf. Zystoskopie

- erneute Überprüfung der Indikation und des zu Grunde liegenden Krankheitsbildes

Begleitende Therapie

Methode	Indikation/ Ziel	Beispiele
manuelle Therapie		LWS/ISG
viszerale Osteopathie		Unterbauch
Ernährungsempfehlungen		• reichlich warmer Tee • Bewegungsmangel ausgleichen
Ordnungstherapie		• Raucherentwöhnung • Beginn einer Ernährungs- und Lebensumstellung

Beachte: Antibiotika sind nicht zum Dauergebrauch gedacht!

13 Neuraltherapie und andere komplementäre Verfahren

13.1 Akupunktur

Jochen Gleditsch

Es mag fast unmöglich erscheinen, zwei Methoden nebeneinanderzustellen, die eine so unterschiedliche Herkunft und Entwicklung haben: die Akupunktur mit ihrer mehr als 2000-jährigen chinesischen Tradition und die Neuraltherapie mit ihrer nur 70- bis 80-jährigen westlichen Erfahrungszeit. Und doch wird sich gerade bei der Erörterung der Gemeinsamkeiten – mehr noch der gegenseitigen Ergänzungen – erweisen, dass eine durchaus enge Verwandtschaft zwischen beiden besteht. Diese liegt, um es vorwegzunehmen, vor allem im Therapieprinzip des peripher gesetzten Reizes: sei es mit einer Akupunkturnadel, sei es mittels Lokalanästhetika-Injektion.

13.1.1 Gemeinsamkeiten und Unterschiede

Die **Gemeinsamkeiten** liegen unter anderem in der neurophysiologischen Wirkung sowie in der Wirkung über das Grundsystem nach Pischinger.

Für beide Methoden, Neuraltherapie wie Akupunktur, lassen sich eine Wirkung auf die Schmerzperzeption, eine Modulation des Immunsystems, eine Relaxation der Muskulatur und eine regulative Wirkung auf das vegetative Nervensystem und das Gefäßsystem nachweisen.

Beide Methoden bedienen sich der Grundlagen des kybernetischen Denkens.

Natürlich gibt es auch grundsätzliche **Unterschiede**: auf Seiten der Akupunktur das Systemische – Meridiane, Funktions- und Regelkreise als unabdingbare Grundlage für Diagnostik und Therapie –, auf Seiten der Neuraltherapie einerseits die spezifische pharmakologische Wirkung der Lokalanästhetika (Lokal-, Ganglientherapie), andererseits die Erkenntnis des Störfelds als Krankheitsursache, einem in der westlichen wie östlichen Medizin bislang weitgehend übersehenen ätiologischen Faktor.

13.1.2 Wechselwirkungen

Der mit der Neuraltherapie vertraute Akupunkteur kennt die Situation, dass nicht selten ein Störfeld, z.B. eine Narbe, Hindernis für die Wirksamkeit der Therapie sein kann, so als würde der Qi-Fluss durch ein derartiges Störfeld blockiert. Der mit Akupunktur vertraute Neuraltherapeut wiederum kennt die Erfahrung, dass neuraltherapeutische Injektionen im Segment wirksamer sind, wenn sie an bekannten Akupunkturpunkten gesetzt werden, und dass es systemische Heilhindernisse gibt (Qi-Mangel), die durch die Neuraltherapie nicht aufgehoben oder sogar noch verstärkt werden können.

Allen drei Methoden, der Neuraltherapie, der TCM wie auch der MAPS-Therapie (vgl. ▶ 13.2 MikroAkuPunktSystem) ist gemeinsam, dass **Fernpunkte** mit reproduzierbarer Wirkung – oft weitab vom eigentlichen Schmerzort gelegen – therapeutisch genutzt werden. So ergibt sich die Möglichkeit einer Fernpunkttherapie, z.B. beim Phantomschmerz, bei liegenden Verbänden etc.

Die Effizienz spezieller Fernpunkte ist in den letzten Jahren durch klinische Studien belegt worden, speziell für die Therapie von HWS-Störungen und der Craniomandibulären Dysfunktion (Irnich, Schwab, Gleditsch). Signifikant war die sofortige Schmerzlinderung, freiere Beweglichkeit, verbesserte Mundöffnung als **Immediateffekt**. Diese Immediateffekte weisen eine gewisse Parallele zum Sekundenphänomen der Neuraltherapie auf. Während ein solcher **„Optimaleffekt"** in der Neuraltherapie im Allgemeinen nicht vorhersehbar ist, liegen im Fall der Akupunktur geradezu Gesetzmäßigkeiten vor, die – soweit kein Therapiehindernis besteht – therapeutische Effekte voraussagen lassen.

Studien mittels fMRT haben spezifische, reproduzierbare zerebrale Signale bei Reizung bestimmter Akupunkturpunkte nachweisen können [Hammes/Tölle 2006], wobei keine anatomisch-strukturelle Beziehungen im westlichen Sinne zwischen den gereizten Punkten und den Hirnarealen herzustellen waren.

Eine Fernpunktwirkung hat sich auch in Form der Therapie über die Gegenseite bewährt, wie sie in der Akupunktur standardmäßig praktiziert wird. Auch in der Neuraltherapie hat hat in den 1970er Jahren D. Gross in Frankfurt die **kontralaterale Neuraltherapie** entwickelt und etabliert [Gross 1974] (vgl. ▶ 10.3.2 Kontralaterale Neuraltherapie). Die bilaterale Therapie bei einseitigen Beschwerden ist demnach eine weitere Gemeinsamkeit von Akupunktur und Neuraltherapie.

13.1.3 Beitrag der Akupunktur: Punkteermittlung

Eine weitere sinnvolle Praxis der Akupunktur liegt in der palpatorischen Vororientierung für die Punktbestimmung, die vor allem in Japan üblich ist. Eine solche Fingerpalpation zur topografischen Festlegung des Therapieortes hat zudem den Vorteil, dass dem Patienten nicht als erstes Nadel oder Spritze begegnet. Vielmehr erlebt der Patient den Schmerzort zunächst nur als sanften Druck und versteht die nachfolgenden invasiven Maßnahmen besser. Diese Erfahrung ließe sich vorteilhaft auch in die Neuraltherapie einbringen.

Bei neuraltherapeutischen Punktkombinationen, wie sie z.B. von F. Hopfer praktiziert und gelehrt wurden, werden in einem bestimmten Areal multiple Quaddeln gesetzt, so beim „temporalen Block“ oder beim „thorakalen Störfeld“ (vgl. ▶ 10.3.4 Segment Lunge). Aufgrund einer vorausgehenden Palpation drucksensibler Punkte ließe sich hier die Anzahl der vorzunehmenden Einstiche reduzieren, ohne dass eine Minderung der therapeutischen Wirkung zu befürchten wäre.

Ähnliches gilt für den so genannten Kopfkranz nach Hopfer (vgl. ▶ 10.1.4 Kopfkranz), zu dem eine Parallele in der Akupunktur exisistiert. So empfahl J. Bischko bei Kopfschmerzen sehr spezifische Punkte zur Verbesserung der „Querdurchblutung“ des Schädels, okzipital, temporal und frontal, nach Art eines Stirnbandes, u.a. die Punkte Gb 20, Gb 8, Gb 4 und Bl 3 (▶ Abb. 13.1).

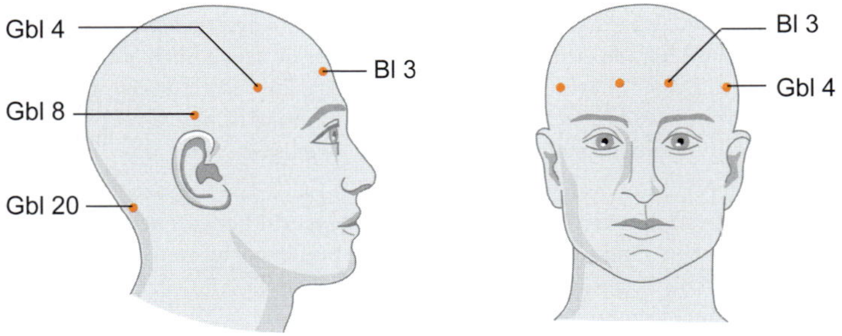

Abb. 13.1 Akupunkturpunkte, die dem Kopfkranz entsprechen.

Das System der Akupunktur führt vom Lokalen und vom Segmentbezug unabhängig hin zu einer Vertikalorientierung; sie ist vorgegeben durch die Meridianverläufe und Meridiankopplungen. Es gibt drei Vertikalachsen (Meridianverbindungen), die vom Kopf zum Fuß ziehen. In der Therapie von Kopfschmerzen führt dies zu Fernpunkten an Händen und Füßen mit der Möglichkeit einer „Ableitung" des häufig überwiegenden Sympathikotonus im Kopf-Hals-Gebiet.

13.1.4 Spezifische Punkte in der Akupunktur

Besonders in der Kopfschmerztherapie haben sich neben lokalen Punkten spezifische Fernpunkte bewährt: der Punkt Di 4, oder sogar Fußpunkte wie Le 3 und/oder Punkte des Gallenblasen-Meridians wie Gb 41. Auch Punkte der Ohrakupunktur, speziell im Bereich des Antitragus, erweisen sich als sehr effektiv bei kranio-zervikalen Beschwerdebildern. Sie sind vor allem zur Initialtherapie zu empfehlen, zumal sie vom Patienten meist gut toleriert werden. Manche Therapeuten setzen an den Akupunkturpunkten oberflächliche Quaddeln statt Akupunkturnadeln („Injektionsakupunktur"). Dies scheint insbesondere bei Punkten mit einer Füllesymptomatik wirksam zu sein.

Wenn Akupunktur und Neuraltherapie in der gleichen Behandlungssitzung vorgenommen werden, empfiehlt es sich, mit der Akupunktur zu beginnen, um die über die Meridiane bzw. MAPS bestehenden Korrelationen und die entsprechenden diagnostischen Hinweise nicht ungünstig zu beeinflussen bzw. nicht zu unterbrechen.

13.1.5 Gemeinsame Punkte in Akupunktur und Neuraltherapie

Bei Rückenschmerzen, Lumbalgien, Ischialgien, Zervikalgien etc. sind die therapeutischen Konzepte von Akupunktur und Neuraltherapie einander ähnlich bzw. können sich gut ergänzen.

Die Akupunktur kennt spezielle **„Zustimmungspunkte"** (**Shu-Punkte**) am Rücken auf dem Blasen-Meridian. Sie sind jeweils in einer eigenen Wirbeletage gelegen, und zwar im Abstand von zwei Fingerbreiten *(cun)* vom Dornfortsatz. Jeder Shu-Punkt hat eine regulative Wirkung auf einen bestimmten Meridian. Bei Funktionsstörungen bzw. Erkrankungen innerer Organe erweisen sich die korrelierenden Shu-Punkte als aktiviert. Die Shu-Punkte stimmen übrigens in Bezug auf ihre Wirbeletage weitgehend mit den segmentalen Zuordnungen der Viszera (Head, Hansen, Schliack) überein.

So ist es auch im Rahmen der Neuraltherapie sinnvoll, bei einer Viszeralerkrankung die jeweilige Etage aufzusuchen und die dort aufzufindenden Shu-Punkte einzubeziehen. Die Therapieerfahrung hat gezeigt, dass in streng horizontaler Fortführung solcher sensibler Shu-Punkte oft weitere aktive Punkte gefunden werden können, und zwar in jeweils gleichbleibendem Abstand. Injektionen von Lokalanästhetika in diese Segmentpunkte sind ebenso wirksam wie das Setzen von Akupunkturnadeln.

Eine weitere Parallele zwischen Akupunktur und Neuraltherapie liegt in der Therapie an spezifischen Punkten jeweils eine Fingerbreite neben den Dornfortsätzen: Diese als Hua-Tuo-Punkte bekannten paravertebralen Therapieorte der TCM entsprechen den Injektionsstellen an die Facettengelenke der Neuraltherapie.

Die Injektion in die Dornfortsätze („Dornfortsatzreihe") entspricht dem Meridianverlauf des Lenker-Gefäßes, das die gesamte dorsale Medianlinie erfasst, weiter über die Scheitelhöhe zieht und am oberen Lippenbändchen endet. Ein besonders wichtiger Punkt, speziell für die Halswirbelsaule, aber auch für die Lymphregulation von Kopf und Hals, findet sich am 7. Halswirbelkörper: Punkt LG 14 der TCM. Er wird auch häufig in der Neuraltherapie als subkutane Injektion in den zervikothorakalen Übergang (vgl. ▶ 10.1.3) angewandt.

Am Becken hat der Blasen-Meridian, der die beschriebenen Shu-Punkte trägt, weitere spezifische Punkte über den Sakrallöchern. Sie sind besonders wirksam bei **klimakterischen Beschwerden**; dies gilt speziell für den Punkt über dem obersten Sakralloch (Bl 31). Parallel dazu werden auch in der Neuraltherapie bei gynäkologischen Erkrankungen die speziellen Rückenpunkte der TCM in Höhe der Segmente L2-S1 als Quaddeln einbezogen (vgl ▶ 10.3.10 Segment Genitale).

Auch bei **Gelenkbeschwerden** verwendet die Akupunktur neben den lokalen Punkten spezifische Fernpunkte, die weitgehend mit denen der Neuraltherapie übereinstimmen. Diese werden in der Akupunktur gedanklich jedoch von den das Gelenk überziehenden Meridianen abgeleitet. So ist z.B. bei Beschwerden im vorderen Schulterbereich ein anderer Meridianbezug gegeben als im dorsalen (ventral: Dickdarm-Meridian, dorsal: Dünndarm-Meridian).

13.1.6 Berücksichtigung der Konstitution in der Akupunktur

Der psychische Bezug eines Meridians bzw. Funktionskreises kann für die Diagnostik und Therapie bedeutsam sein. Auf diese Weise werden konstitutionelle und typologische Merkmale des Patienten, wie sie sich aus Inspektion und Anamnese ergeben, berücksichtigt. Bei der Therapie des Bewegungssystems ist nicht selten der Funktionskreis Leber-Gallenblase involviert, ist dieses Regelsystem doch zuständig für die Flexibilität, die Fähigkeit zur Adaptation und die situative Reagibilität. Dank solcher über das Somatische hinausgehenden bekannten Zuordnungen vermag die Akupunktur in vielen Fällen den Patienten in seiner Gesamtpersönlichkeit zu erfassen. Das aber ist nicht nur für die Nadeltherapie, sondern auch für die allgemeine Lebensberatung – Vorschläge zur Änderung bestimmter Verhaltens- oder Ernährungsweisen – von Wichtigkeit. Die Kenntnis solcher Zusammenhänge mag sich auch für den Neuraltherapeuten als hilfreich erweisen.

13.1.7 Diagnostik über den Lymphgürtel (Lymphbelt)

Horizontale Punktbahnen sind in der TCM nicht überliefert. Doch wurden im Westen ergänzende über die teils engen Regeln der TCM hinausgehende Beobachtungen gemacht, die nicht klassischer Lehre entsprechen, sich aber sowohl der Neuraltherapie als auch der Akupunktur einfügen lassen (Perschke, Gleditsch, Langer u.a.). Ein Beispiel für eine solche empirische Erkenntnis aus der westlichen Medizin stellt der Lymphgürtel dar (vgl. ▶ 8.2.5 Lymphgürtel).

13.1.8 Zusammenfassung

Es existiert eine Vielzahl von Bezügen und Wechselwirkungen zwischen Akupunktur und Neuraltherapie, sowohl in Bezug auf Wirkungsmechanismen, Vorgehensweise als auch auf gemeinsame Punkte. Beide Therapieformen sind geeignet, die Eigenregulation des Körpers anzufachen auf dem Wege der nervalen wie auch der energetisch-kybernetischen Bahnung – und letztlich Heilreize zu setzen durch eine Be-**hand**-lung: „hands-on“.

13.2 Mikro-Aku-Punkt-Systeme (MAPS)

Jochen M. Gleditsch

13.2.1 Was sind MAPS?

Unter dem Oberbegriff Mikro-Aku-Punkt-Systeme werden alle Therapiesysteme zusammengefasst, die eine Repräsentation des ganzen Organismus auf einem umgrenzten Areal des Körpers nutzen. Sie werden auch als **Somatotopien** oder als **Mikrosystem** der Akupunktur bzw. als MAPS (= Mikro-Aku-Punkt-System) bezeichnet.

In den 1950er Jahren entdeckte Dr. Paul Nogier aus Lyon eine Kartographie von Punkten auf der Ohrmuschel, die eine Reflexwirkung zu speziellen Körperbereichen und -funktionen aufweisen. Diese Methode ist als **Aurikulotherapie bzw. Ohrakupunktur** inzwischen weltweit verbreitet.

Neben den organotropen gibt es auch psychotrope Punkte. Ein spezielles Punktprogramm der Ohrakupunktur hat sich seit drei Jahrzehnten als hilfreich und wirksam als additive Therapie beim Drogenentzug erwiesen; auch die Raucherentwöhnung ist mit Ohrpunkten erfolgreich durchführbar. Der rasche Wirkungseintritt gilt als Besonderheit dieser Akupunkturform.

Der japanische Arzt Toshi Yamamoto entdeckte vor 30 Jahren ein weiteres Mikrosystem am Kopf: die nach ihm benannte **YNSA** (**Yamamoto New Skull Acupuncture**). Die auf der Stirn, am Schädel und auf der Schläfe gefundenen Punkte eignen sich zur Therapie von Störungen des Bewegungsapparates, der Viszera und speziell auch von Lähmungen.

Aus Korea kommt die Erfahrung von **Punktsystemen auf den Händen**: Wie bei der Punktgruppe im Schläfenbereich der YNSA haben die Handpunkte eine Beziehung zu den Akupunktur-Meridianen, aber auch zu den verschiedenen Bereichen des Bewegungsapparates.

Ein besonderes Mikrosystem, das in den letzten Jahrzehnten in China entdeckt wurde, befindet sich auf dem II. Metacarpale, nämlich ein Strich-Homunkulus: Kopforgane sind am Grundgelenk repräsentiert, Beckenorgane nahe zum Handgelenk. (ECIWO n. Zhang Y.)

NPSO (**Neue punktuelle Schmerz- und Organtherapie nach Siener**): An der unteren Extremität fand der Neuraltherapeut Rudolf Siener vor 20 Jahren Punkte, die eine spezielle Wirkung bei Lumbalgien, Ischialgien und Funktionsstörungen am Hüft- und/oder Kniegelenk haben. Siener, der seine Ausbildung in der Neuraltherapie noch bei Ferdinand Huneke erhielt, injizierte das Lokalanästhetikum an besonders schmerzhaften Punkten in der Umgebung der Malleoli bei den genannten Indikationen. Schließlich konnten die vielen von Siener entdeckten neuen Punkte an der unteren Extremität als ein eigenes Mikrosystem erkannt werden: Die Projektion des Kopfes findet sich im Kniebereich, die der Wirbelsäule auf den dorsalen Medianen des Unterschenkels und im Gebiet der Wade die Organrepräsentationen.

Die NPSO gilt als ein weiteres Mikrosystem der Akupunktur, zumal sich neben der somatotopischen Repräsentation auch die Therapie mit der Akupunkturnadel an den Sienerschen Arealen durchgesetzt hat. Die Punkte können – wie ürsprünglich von Siener selbst – mittels Injektion von Lokalanästhetika behandelt werden.

Die Fernwirkungen der Punkte erklärte Siener über eine Vertikalübertragung der Funktionsstörungen am Bewegungssystem. Hier spielen Probleme der Statik und die Fortleitung über die kinetischen Muskelfunktionsketten (vgl. ▶ 8.2.6 Muskelfunktionsketten) eine Rolle. Siener erwähnte den Vorteil einer stärkeren Blutung aus den Stichstellen: eine Erfahrung, die in der Akupunktur als Zeichen der „Fülle" gilt. So bietet das Siener-System in mehrfacher Hinsicht eine weitere Brücke zwischen Neuraltherapie und Akupunktur.

13.2.2 „Mundakupunktur" und Neuraltherapie

Definition und Geschichte

Erstmals 1978 publizierte der Autor die Beobachtungen besonders wirksamer Punkte in der Schleimhaut der Mundhöhle Fernwirkungen auf spezifische Organe erzielbar waren.

Die später als Mundakupunktur bekannt gewordenen Injektionen von Lokalanästhetika in die Schleimhaut der Mundhöhle sind eine Gemeinsamkeit von Neuraltherapie und Akupunktur. Die Besonderheit der Mundakupunktur liegt in der punktgenauen Repräsentation von Akupunktur-Meridianen an spezifischen Schleimhautstellen. Auf diese Weise erfüllt die Mundakupunktur die Kriterien eines Mikrosystems: die Repräsentation körpereigener Regulationsysteme, also der Funktions(Regel)-Kreise, in einem kleinen Körperareal (Holografie-Prinzip).

Die Punkte finden sich den Zähnen benachbart, im Vestibulum: Im Bereich der Frontzähne liegen sie den Zahnkronen gegenüber, im Bereich der Molaren in der Gingiva dicht am Alveolarrand. Durch gezielte Injektionen mit Lokalanästhetika können die mit diesen Punkten und den benachbarten Zähnen korrespondierenden Meridiane – bzw. die von diesen regulierten Viszeralorgane und deren Funktionen – angesprochen werden.

Von besonderer therapeutischer Wirksamkeit sind die Schleimhautpunkte im Gebiet hinter den Weisheitszähnen des Ober- und Unterkiefers (**Retromolarraum**). Hier sind die Meridiane erneut repräsentiert, und es besteht hier eine hervorragende Einflussmöglichkeit auf spezielle Bereiche des Bewegungssystems:

- im Oberkiefer auf Schulter/Ellbogen und HWS/BWS-Übergang
- im Unterkiefer auf die obere und mittlere HWS, speziell die Kopfgelenke, aber auch auf die LWS und das ISG

Ferner sind von den Retromolarpunkten aus die Ansätze der Kaumuskeln erreichbar:

- M. pterygoideus internus
- M. pterygoideus lateralis vom Retromolargebiet des Oberkiefers
- M. pterygoideus medialis vom lingualen Unterkiefer-Retromolargebiet aus

Gemeinsamkeiten und Unterschiede zwischen Mundakupunktur und Neuraltherapie

Bei der Störfelddiagnostik und -therapie hat es sich als vorteilhaft erwiesen, Injektionen nicht nur an die Umschlagfalte der benachbarten Zähne bzw. intraligamentär zu setzen, sondern jeweils auch an die spezifischen Mundakupunkturpunkte, insbesondere wenn diese sich bei der Palpation bzw. Detektion als irritiert erweisen.

Da eine Anwendung von Akupunkturnadeln in der Mundhöhle wegen der Aspirationsgefahr nicht zu verantworten ist, wird eine Injektion durchgeführt, die als submuköse oder intramuköse Quaddel erfolgt. Der Erfolg der Therapie setzt das exakte Aufspüren der zu behandelnden Punkte voraus, z.B. mittels einer feinen Knopfsonde oder eines zahnärztlichen Amalgamstopfers. Das präzise Aufsuchen der Punkte mittels einer Nadel (Very-Point-Technik) ist in Kapitel ▶ 8.4.4 beschrieben.

Bei den MAPS sind die in der Akupunktur üblichen Differenzierungen bei der Nadelungstechnik, nämlich je nach Diagnose sedierend oder tonisierend-stimulierend, kaum von Bedeutung, sondern es kommt weit mehr auf das exakte Treffen der Punkte an – zwei weitere Parallelen zur Neuraltherapie.

Die Mundakupunktur hat sich in der HNO- und in der Zahn-Kiefer-Heilkunde besonders bewährt, speziell in der Therapie der Zervikalgie, der Sinusitis, der craniomandibulären Dysfunktion (CMD) etc. Hierfür eignen sich spezielle Punkte im Retromolargebiet des Ober- und/oder Unterkiefers. Aber auch in das Areal verteilte Quaddeln können zum Erfolg führen. Bei exakter Punktdetektion kommt der Arzt mit sehr wenigen Injektionen im Mundraum aus. Diese Feindetektion verlangt jedoch Zeit, deshalb bevorzugen gerade HNO-Ärzte die schnellere Therapiemöglichkeit, die dem Vorgehen der Neuraltherapie entspricht, nämlich mehrere Quaddeln in das Areal zu setzen.

13.2.3 Zusammenfassung

Neben der seit Jahrtausenden erprobten chinesischen Akupunktur haben die Punkte der **Mikrosysteme** diagnostisch und therapeutisch große Bedeutung gewonnen. Diese westliche somatotope Form der Akupunktur hat die Vorteile, dass sie sich leichter erlernen lässt als die TCM und dass die Wirkungen meist rascher eintreten – speziell im Falle von Störungen des Bewegungssystems.

Allen drei Systemen, Neuraltherapie, TCM wie auch MAPS-Therapie, ist gemeinsam, dass Fernpunkte mit reproduzierbarer Wirkung – oft weitab vom eigentlichen Schmerzort gelegen – therapeutisch genutzt werden. So ergibt sich die Möglichkeit einer Therapie auch beim Phantomschmerz, bei liegenden Verbänden und Situationen, bei denen das Schmerzgebiet nicht direkt erreicht werden kann.

Beide Therapieformen, die über MAPS wie die Neuraltherapie, sind geeignet, die Eigenregulation des Körpers über nervale wie energetisch-kybernetische Bahnung anzufachen und gezielt Heilreize zu setzen.

Es existiert eine Vielzahl von Wechselwirkungen zwischen den MAPS und der Neuraltherapie, sowohl in Bezug auf Wirkungsmechanismen als auch auf gemeinsame Punkte. Die MAPS stellen eine Brücke zwischen der Akupunktur und der Neuraltherapie dar.

13.3 Manuelle Medizin

Andreas Budig

In der Neuraltherapie ist eine exakte Anamnese und Diagnostik entscheidend für den Therapieerfolg. Die Manuelle Medizin, vor allem aber die Osteopathie, ist eine sehr dankbare Methode zur Erlernung solcher diagnostischer Techniken. Wer gründlich untersuchen kann, ist mit seinen Behandlungen effektiver und erfolgreicher.

Durch die Osteopathie und Manuelle Medizin erlangt der Neuraltherapeut ein gutes Handwerkszeug zur exakten Diagnostik vor allem bei

- Funktionsstörungen des Skelettsystems

- kranio-sakralen Störungen
- viszeralen Veränderungen

13.3.1 Definitionen in der Manuellen Medizin

Zwischen den verschiedenen Formen der Manuellen Medizin gibt es sehr viele Überschneidungen. Mittlerweile verwischen sich die Grenzen im internationalen Sprachgebrauch. Historisch unterscheiden wir folgende Formen:

Chiropraktik

Chiropraktik ist die älteste der manuellen Techniken. Das Wort Chiropraktik stammt aus dem Griechischen und bedeutet „mit der Hand bearbeiten". In Schriften aus dem 5. Jh. v.Chr. notierte Hippokrates: *„Erlanget Wissen über das Rückgrat, denn von diesem gehen viele Krankheiten aus."* Im Mittelalter gab es die so genannten Knochenbrecher. Am englischen Hof waren „bone setters" (Knochensetzer) Teil des höfischen Gefolges. 1897 wurde von D.D. Palmer in den USA aus den Methoden umherreisender Therapeuten („bone setters") eine Art Schule entwickelt und der Begriff Chiropraktik geprägt.

Die Chiropraktik beschäftigt sich mit der mechanischen Beseitigung von so genannten Subluxationen von Gelenken durch kurze, harte Hebelwirkungen (harte Techniken, **„Manipulation"**), heute auch unter Einbeziehung von Physiotherapie und Ernährungstherapie.

Chirotherapie und Chiropraktik sind nicht dasselbe:

- Chirotherapie (▶ s.u.) wird von Ärzten auf dem Hintergrund der ärztlichen Heilkunst ausgeübt.
- Chiropraktik wird in Deutschland von Heilpraktikern ausgeübt, in den USA erlernen die „chiropractors" ihren Beruf an speziellen Fachschulen.

Manuelle Medizin

Die Manuelle Medizin wurde überwiegend in Europa entwickelt. Sie erstellt unter Nutzung aller medizinischen Gebiete einen Befund am Bewegungssystem – dazu gehören alle Strukturen, die in neuroreflektorisch-humoraler Wechselwirkung zum Bewegungsorgan stehen, sowie die Behandlung ihrer Funktionsstörungen mit der Hand (manuell) mit präventiver, kurativer und rehabilitativer Zielsetzung. Diagnostik und Therapie beruhen auf biomechanischen und neurophysiologischen Prinzipien (nach der Definition aus dem Kursbuch der BÄK).

In Deutschland wurde 2003 mit der Novellierung der Weiterbildungsordnung für Ärzte die Zusatzweiterbildung „Manuelle Medizin/Chirotherapie" fixiert. Der Begriff „Chirotherapie" ist seitdem Synonym für die international übliche Bezeichnung „Manuelle Medizin".

Der Begriff Manuelle Medizin wird zunehmend als **Überbegriff** für alle Formen harter und weicher manualtherapeutischer Techniken verstanden. In dem hier vorliegenden Artikel wird „Manuelle Medizin" aus Gründen der Praktikabilität für alle Techniken einschließlich der Osteopathie benutzt – strenge Osteopathen mögen es dem Autor nachsehen.

Manuelle Medizin setzt (im Gegensatz zur klassischen Chiropraktik) eine sehr subtile Diagnostik der Funktionsstörungen des jeweiligen Bewegungssystems voraus.

Das gilt nicht nur für die Blockierungen im Segment, sondern auch für die Störungen der Statik und die Muskelfehlsteuerungen [Lewit 2008].

Manuelle Therapie ist *„der von Physiotherapeuten durchgeführte Teil der Manuellen Medizin“* (nach dem Vertrag gemäß §125 SGB V über die Versorgung mit physiotherapeutischen Leistungen). Manuelle Therapie wird auf Anordnung bzw. Verordnung des Arztes von Physiotherapeuten mit einer speziellen Weiterbildung in Manueller Therapie durchgeführt, sie beinhaltet Befunderhebung und Behandlungstechniken, kann aber auch von Ärzten selbst vorgenommen werden.

Chirotherapie

Dieser Begriff ist die heute gültige offizielle Zusatzbezeichnung der Landesärztekammern in Deutschland für die Durchführung der Manuellen Medizin. Der Begriff wurde in den 1950er Jahren von Ärzten anstelle von „Chiropraktik“ eingeführt, um sich gegenüber Chiropraktoren abzugrenzen (besonders wegen des Begriffs „Subluxation“, der von der Schulmedizin als Synonym für „Blockade“ nicht akzeptiert wird).

Osteopathie

Die Osteopathie wurde 1892 in den USA von Dr. Andrew T. Still auf Basis der Chiropraktik entwickelt und bezog neben den weichen von Anfang an auch viszerale Techniken mit ein (s.u.). Osteopathie ist ein eigener diagnostischer und manualtherapeutischer Ansatz, um Fehlfunktionen der Beweglichkeit von Gelenken, aber auch von Organen zueinander zu behandeln.

Die Osteopathie ist eine ganzheitliche Sichtweise der Medizin, die der Diagnose und Behandlung von Funktionsstörungen dient. Die Osteopathie bringt den Organismus wieder in Ökonomie, Komfort und Gleichgewicht, damit er in der Lage ist, sich selbst zu heilen.

Das Prinzip der Osteopathie ist „Leben ist Bewegung“. Dies wird deutlich in Gelenkbewegungen, Atmung, Darmperistaltik etc. Ist die Funktion einer Struktur gestört, so ist auch deren Bewegung eingeschränkt. Der Osteopath erkennt und behandelt diese Funktionsstörung, indem er die normale Beweglichkeit wieder herstellt:

- Mit seinen Händen nimmt der Osteopath Veränderungen in den verschiedenen Geweben (Haut, Muskeln, Knochen, Gelenken, inneren Organen) wahr, bewertet und korrigiert sie mit sanften oder mit den aus der Chiropraktik bekannten Techniken.
- Durch diese osteopathischen Untersuchungs- und Behandlungstechniken werden auch Veränderungen im Körper ausfindig gemacht, die an ganz anderer Stelle Beschwerden machen können. Der Osteopath denkt dabei in so genannten **Funktionsketten** oder „Ursache-Folge-Ketten“ (vgl. ▶ 8.2.6 Muskelfunktionsketten), vergleichbar mit dem Störfeldgedanken der Neuraltherapie.

Teilgebiete der Osteopathie sind die **kraniosakrale, viszerale** und **parietale Osteopathie.** Die Unterteilung in diese drei Teilbereiche erfolgt aus rein didaktischen Gründen. Sie beeinflussen sich gegenseitig und dürfen nicht getrennt voneinander betrachtet werden.

- Die kraniosakrale Therapie (CST) beschäftigt sich mit der Beziehung des Schädels zum Os sacrum bzw. zum Becken. Es werden Veränderungen der Schädelknochen, der Wirbelkörper und Fehlstellungen des Sakrums mit den dazugehörigen Muskeln, Faszien zur Behebung der und damit verbundenen Symptome und Beschwerdebilder behandelt.

- Die viszerale Osteopathie beschäftigt sich mit der Diagnostik und Therapie von Mobilitäts- und Motilitätsstörungen innerer Organe.
- Die parietale Osteopathie ähnelt der klassischen Manuellen Medizin/Chirotherapie und beschäftigt sich mit dem muskulo-skelettalen System.

Osteopathie ist in einigen westeuropäischen Ländern als eigenständige **Berufsbezeichnung** (Diplom-Osteopath) anerkannt. In den USA existiert ein Universitäts-Studiengang, der mit dem Doctor of Osteopathy (D.O.) abgeschlossen wird. In Europa bieten drei Universitäten (Belgien, England) ebenfalls diesen Studiengang an. Die amerikanischen DO sind Ärzte. Der Abschluss an einer amerikanischen „Osteopathic School" ist dem an einer klassischen „Medical School" gleichgestellt. Der Hauptunterschied besteht darin, dass an einer „Osteopathic School" ca. 400 Stunden osteopathische Techniken unterrichtet werden.

Viele amerikanische Osteopathen arbeiten in anderen medizinischen Fachgebieten, z.B.: Neurologie oder Gynäkologie. Nur ca. 10% arbeiten tatsächlich manualmedizinisch.

In England gibt es ebenfalls ein Berufsbild des (nicht-ärztlichen) Osteopathen: „DO" steht hier nicht für „Doctor of Osteopathy", sondern für „Diploma in Osteopathy".

13.3.2 Wirkungsweise

Die Manuelle Medizin hat vergleichbar mit der Lokal- und Segmenttherapie in der Neuraltherapie eine vorwiegend **reflektorische Wirkung**. Sie übt einen Reiz auf sensible Rezeptoren im Behandlungsgebiet aus und führt zu einer Reflexantwort im Bereich der Beschwerden.

Es gibt gerade in der Osteopathie die unterschiedlichsten Konzepte und Denkmodelle, wie ein Patient untersucht und behandelt werden soll. Generell geht es darum, die Hypomobilität zu finden, d.h. einen Bereich des Körpers, dessen Beweglichkeit oder Elastizität vermindert ist und dadurch die Funktion des übrigen Körpers beeinträchtigt. Diese Hypomobilität kann sich auch weit entfernt vom Schmerz befinden und symptomfrei sein. Im Idealfall findet man die Störung, die alle Probleme des Patienten verursacht. Man spricht dann von der **„primären Läsion"**.

Eines dieser Denkmodelle empfiehlt die Suche nach der primären Läsion in den quer verlaufenden Gewebsschichten (Tentorium Cerebelli, Mundboden, Thoracic Outlet, Zwerchfell, Beckenboden und Plantarfaszie). Die Nähe zur neuraltherapeutischen Denkweise der Funktionsketten (vgl. ▶ 8.2.6 Muskelfunktionsketten) drängt sich hier auf.

13.3.3 Besondere Stärken der Manuellen Medizin

Durch das gezielte Ertasten der Veränderungen (Blockierungen, Verspannungen) in den Gelenken, Muskeln und Faszien kann eine genaue Diagnostik und damit eine gezielte Therapie durchgeführt werden.

Bei der komplexen Betrachtung eines Beschwerdebildes spielen in der Manuellen Medizin bestimmte **Schlüsselregionen** eine herausragende Rolle:

- Becken und Beckenboden
- thorako-lumbaler Übergang mit Zwerchfell

- Schulter-Nacken-Region
- Schädelbasis mit Kopfgelenken

Veränderungen in diesen Regionen können aus Sicht der Manuellen Medizin durch Zug an Muskeln und Faszien für eine Vielzahl von Folgebeschwerden an anderer Stelle verantwortlich sein.

Von großer Bedeutung ist außerdem der Einfluss von **Fehlstellungen** von Knochen (z.B. Wirbelkörper oder Sakrum) und von muskulären Verspannungen (z.B. subokzipital) auf die Körperachse, das vegetative Nervensystem und auf innere Organe und umgekehrt.

Bei der Behandlung durch Manuelle Medizin wird - wie bei der Akupunktur und der TCM - auf den **„Fluss der (Körper-)Flüssigkeiten“** (arteriell, venös, lymphatisch und energetisch) geachtet. Blockierungen, Vernarbungen, Verspannungen in den Schlüsselregionen können diesen Fluss stören. So kann es z.B. bei Verspannungen der Schulter-Nacken-Region zu einer arteriellen Minderdurchblutung und damit zum Kältegefühl in dem Arm kommen. Gleichzeitig kann es zu Störungen des venösen Rückflusses kommen, der zu einer Stauung und Schwellung im Bereich des Arms führt. Durch gezielte manualmedizinische Diagnostik und Therapie, ebenso wie durch Neuraltherapie, können diese Verspannungen im Schulter-Nacken-Bereich beseitigt und damit die Beschwerden und Symptome erfolgreich behandelt werden.

13.3.4 Beispiele für typische Erkrankungen und deren manualmedizinische Behandlung

Therapie von HWS-Störungen

Bei der Behandlung von akuten und chronischen HWS-Störungen, wie z.B. Blockierungen der Wirbelgelenke, muskuläre Verspannungen, Triggerpunkte, degenerativen Veränderungen oder konservativ zu behandelnden Bandscheibenproblemen ist die Manuelle Medizin eine ausgezeichnete konservative Behandlungsoption.

Durch die Manuelle Medizin lassen sich derartige Blockaden beseitigen; Muskelverspannungen können durch **PIR-Techniken (postisometrische Relaxation)** behandelt werden. Oftmals ist es gerade der Muskel und sein Bindegewebe, der die Blockade unterhält.

Zur Stabilisierung des Behandlungseffekts anschließend eignet sich die Neuraltherapie gut. So wird z.B. eine neuraltherapeutische Injektion an die Facettengelenke und Infiltrationen an die Dornfortsätze, an die Querfortsätze sowie eine Triggerpunktbehandlung durchgeführt. Besondere Aufmerksamkeit wird dabei der Kopfgelenksregion und dem C3/4-Segment gewidmet.

Craniomandibuläre Dysfunktion (CMD)

Craniomandibuläre Dysfunktionen haben großen Einfluss auf Beschwerden im gesamten Wirbelsäulensystem. Durch manualmedizinische Untersuchungstechniken können Störungen auch im Bereich des Kiefergelenks ausfindig gemacht und behandelt werden.

Die Dysfunktionen des Kiefergelenks können arthrotisch oder entzündlich bedingt sein und in Form von Okklusionsstörungen oder Problemen in der Öffnungsphase des Kiefergelenks auftreten (zur Einteilung der vier bekannten Formen ▶ 8.2.8).

Bei **Okklusionsstörungen** findet sich aus manualmedizinischer Sicht die Ursache primär im Zahn- oder Kiefergelenksbereich. Sie führt zu einer absteigenden Beschwerdesymptomatik auf der gleichen Körperseite (Os temporale, Kopfgelenke, gleiche Schulterseite bis ins Becken).

Bei einem Okklusionsproblem müssen neben dem Kiefergelenk auch die Zähne direkt behandeln werden, um eine nachhaltige Besserung der davon abhängigen Folgebeschwerden zu erreichen. Aus manualmedizinischer und neuraltherapeutischer Sicht stellt die dauerhafte Entspannung der Kaumuskulatur das gemeinsame Behandlungsziel dar.

Öffnungsprobleme des Kiefergelenks sind Folgereaktionen anderer Beschwerden, meist als aufsteigende Funktionskette der anderen Körperseite. Hier muss primär die aufsteigende Kette behandelt werden. Dies erfolgt manualmedizinisch durch Dehnung der Muskelketten und Beseitigung von Triggerpunkten, Lösung von Blockaden der Wirbelgelenke (Mobilisation, Manipulation) oder neuraltherapeutisch durch Facettengelenksinfiltration, Triggerpunktbehandlungen etc.

Bei allen kraniomandibulären Dysfunktionen ist eine Zusammenarbeit mit einem entsprechend ausgebildeten Zahnarzt zweckdienlich (vgl. ▶ 12 CMD).

13.3.5 Neuraltherapie und Manuelle Medizin: Gemeinsamkeiten und Unterschiede

Gemeinsamkeiten

Auch in der Manuellen Medizin ist der Gedanke des **Störfeldes** geläufig, indem die Ursache der Beschwerden nicht im Bereich des Schmerzes, sondern an ganz anderen Stellen gefunden wird: Ein Schulterschmerz kann durch lokale Veränderungen im Bereich der Schulter, aber auch durch Veränderungen im Bereich der HWS, BWS, Rippen und durch viszerale Erkrankungen bedingt sein. Bei therapieresistenten Beschwerden des Kiefergelenks, aber auch der Schulter, des Knies und der Hüfte wird auch von Manualmedizinern an ein Störfeld beispielsweise im Zahnbereich gedacht.

Gemeinsamkeiten zwischen Neuraltherapie und Manueller Medizin bestehen bei **der lokalen, direkten Behandlung von Dysfunktionen** eines Gelenks, von Muskeln und Bändern durch die lokale Therapie: Infiltration eines Lokalanästhetikums in die gestörte Struktur einerseits, manuelle Reposition mittels Mobilisation, Manipulation oder PIR-Technik andererseits.

Die **Kombination** der Manuellen Medizin und der Neuraltherapie ist aus der Behandlung komplexer funktioneller Störungen nicht mehr wegzudenken. Manualmedizin ist ohne Neuraltherapie nicht denkbar und umgekehrt: Manche Patienten bevorzugen eine Injektion, manche dagegen eine kurze Mobilisation oder Manipulation. Wieder andere profitieren dauerhaft nur von einer Kombination aus beidem.

Eine Gelenkblockierung kann manualmedizinisch durch eine Manipulation beseitigt und anschließend die durch die die Blockierung bedingte muskulären Veränderungen (Verspannungen und Triggerpunkte) durch Neuraltherapie positiv beeinflusst werden. Ebenso kann man durch gezielte Facettengelenksinfiltrationen einen Einfluss auf das blockierte Wirbelgelenk (Sklerotom) und auf das segmental verschaltete Dermatom und Myotom nehmen und an den darauf folgenden Tagen viel leichter die gelockerten Strukturen manualtherapeutisch behandeln.

Unterschiede

Unterschiede bestehen vorwiegend im Therapieansatz: Bei der Manuellen Medizin wird vor allem das betroffene Gelenk selbst untersucht und eine eventuelle Fehlstellung mechanisch durch Manipulation, Mobilisation oder indirekt durch Beeinflussung zugehöriger Muskelgruppen (PIR-Technik) behandelt, und so das Gelenk wieder in seine ursprüngliche Position gebracht.

Die lokale und segmentale Form der Neuraltherapie unterscheidet sich von der Manuellen Medizin zunächst in der **Art des gesetzten Reizes**: hier mechanische Einwirkung, da Injektion. Auch der Neuraltherapeut versucht durch die Injektion des Lokalanästhetikums an benachbarte zugehörige Strukturen oder an übergeordnete Ganglien oder Blockaden (Störfelder) Einfluss auf die Selbstregulation zu nehmen. Wie bei der Manuellen Medizin soll die gestörte Funktion vom Organismus über Autoregulationsmechanismen selbst wieder behoben werden. Mittels der verschiedenen Injektionstechniken lassen sich jedoch mehr Strukturen und Regionen erreichen, als dies üblicherweise mit der mechanischen Einwirkung gelingt. Sie ist in manchen Fällen besser oder schneller in der Lage, eine Veränderung herbeizuführen, möglicherweise auch, weil die Neuraltherapie zusätzlich über die antiinflammatorische Wirkung der Lokalanästhetika einen direkten entzündungshemmenden Effekt ausübt.

13.3.6 Wechselwirkungen

Jeder Neuraltherapeut sollte ebenso wie in der Osteopathie und Manuellen Medizin genaueste anatomische, embryologische, biomechanische und pathophysiologische Kenntnisse des menschlichen Organismus erwerben. Dies ist eine Grundvoraussetzung für gezielte Diagnostik und Therapie. Bei der neuraltherapeutischen Ausbildung wird bereits viel Wert auf diese Kenntnisse gelegt, für den Manualmediziner sind sie unverzichtbarer Teil seiner Tätigkeit.

Der **Neuraltherapeut kann von der Manuellen Medizin lernen**, keine Hemmungen zu haben, einen Patienten gezielt anzufassen, zu untersuchen und zu behandeln. Er kann in der Osteopathie das Feingefühl in seinen Händen schärfen für Veränderungen des Gewebes und der Funktion von Gelenken, Muskeln, Faszien und sogar von viszeralen Organen.

Neuraltherapie entwickelt sich dadurch weiter von der DAVOS-Methode (▶ 6.1.1) weg zu einer ausgefeilten, auf subtiler manueller Diagnostik beruhenden Injektionstechnik. Der Neuraltherapeut lernt, seine Injektionen effektiv zu setzen und mit geringst möglichem Aufwand den gewünschten regulativen Einfluss auf das gestörte System zu nehmen.

Auch die Manuelle Medizin kennt die Existenz von Fernwirkungen gestörter Strukturen. Die **Neuraltherapie trägt zur Manuellen Medizin bei** die Kenntnis um die Existenz von Fernwirkungen (Störfeldern) auch von gänzlich anderen Arten von Funktionsstörungen eines bestimmten Organsystems oder Organs (z.B. Schilddrüse, Tonsillen). Die Unterscheidung von Herd und Störfeld sowie die verschiedenen Wirkungsmechanismen des Störfeldes (vgl. ▶ 5.5 Herd und Störfeldgeschehen) sind weitere Konzepte, die der Manuellen Medizin zur Bereicherung dienen können.

Der Manualtherapeut findet in der Neuraltherapie darüber hinaus auch einen sehr effizienten Ausweg für alle seinen therapieresistenten Fälle. Hierbei kommt ihm gerade bei chronischen und entzündlichen Veränderungen der Vorteil der gleichzeitigen antiinflammatorischen Wirkung der Lokalanästhetika zu Hilfe, die ihm der Neuraltherapeut mit seiner Methode zur Verfügung stellen kann.

13.3.7 Synergieeffekte

Mit jeder Methode einzeln für sich betrachtet kommt man bei der Behandlung bestimmter Patienten an therapeutische Grenzen. In der Synergie beider Methoden, eventuell ergänzt durch weitere Verfahren wie Akupunktur und Physiotherapie kann man jeden Patienten individuell optimal, rasch und dauerhaft behandeln.

Dabei dient die Manuelle Medizin insbesondere der gezielten und subtilen Diagnostik. Die damit gefundenen Störungen können sowohl manualmedizinisch als auch neuraltherapeutisch behandelt werden. Somit sind beide Therapieformen ein wichtiger Bestandteil der Reflex- und Regulationstherapie.

Die Neuraltherapie und die Manuelle Medizin stellen bei der Behandlung von Patienten mit komplexen Funktionsstörungen von Gelenken, Mobilitäts- und Motitlitätsstörungen von viszeralen Organen, von kraniosakralen Störungen und von Störfeldern eine hervorragende Kombination dar.

Danksagung

Autor und Herausgeber danken Herrn Alexander Neumann, Physiotherapeut und Osteopath in Karlsruhe, für seine vielfältigen Anregungen.

13.4 Mesotherapie

Florian Kubitzek

13.4.1 Definition

Mesotherapie ist eine komplementärmedizinische Behandlungsmethode, die ab 1952 von dem französischen Arzt Dr. Michel Pistor entwickelt wurde. Sie enthält Elemente aus der Akupunktur, aus der Neuraltherapie und kennt Reflexzonen. *„Die Mesotherapie ist eine neue und einfache Methode, die beabsichtigt, die Therapie möglichst nah an den Ort des krankhaften Geschehens zu bringen. Eingesetzt werden intra- bzw. knapp subkutane Injektionen von Medikamentenmischungen in sehr geringer Dosierung. Das Grundprinzip ist ähnlich wie in der Neuraltherapie: „wenig, selten, am richtigen Ort".*" (Dr. Pistor)

Mikroinjektionen mit homöopathischen sowie allopathischen Medikamenten werden in die Haut bzw. oberflächlich unter die Haut eingebracht. Die jeweiligen Mischungen sind von Arzt zu Arzt verschieden, sie enthalten meist als Basis Procain oder Lidocain, häufig auch Calcitonin und Buflomedil.

13.4.2 Geschichte

Bereits 1793 berichtet Antoine Francois über therapeutische Effekte von subkutanen Injektionen. Durch den Belgier Lemaire und René Lériche, Neurochirurg in Straßburg, werden in Frankreich ab 1910 therapeutische Procaininjektionen durchgeführt (vgl. ▶ 1.2 Geschichte). Leriche lehrte und forschte in die 1940er Jahre in Straßburg.

1948 bis 1959 arbeitet Dr. Pistor, der spätere Begründer der Mesotherapie, gemeinsam mit dem Chirurgen Dr. M. Lebel (erster Präsident der französischen Mesotherapie-Gesellschaft) über lokale Infiltrationstechniken mit Procain. Dabei kommt es 1952 zu Pistors Schlüsselerlebnis, bei dem ein „tauber" Schuster plötzlich wieder hören kann, was ihn zur weiteren Erforschung dieser Technik motiviert.

Es folgt die Gründung der französischen Mesotherapie-Gesellschaft 1964, regionale Ausbildungszentren „CERM“ ab 1981 und die Anerkennung der Methode durch die französische Akademie der Medizin. Ab 1996 internationale Ausbildungskurse an der Universität Bordeaux und 2003 Anerkennung als Zusatzbezeichnung in Frankreich.

Die Mesotherapie ist außer in Frankreich auch in Kanada und den USA verbreitet, dort insbesondere zur Fettreduktion. Breite Anwendung findet die Mesotherapie in den französischsprachigen Ländern Nordafrikas, speziell in Marokko und Algerien. Während in Deutschland nur wenige Ärzte diese schulmedizinisch hier nicht anerkannte Methode einsetzen, gibt es in Bordeaux einen offiziellen Universitätskurs für Mesotherapeuten.

Frankreich als Mutterland der Mesotherapie verfügt über mehr als 15.000 Ärzte, die in Mesotherapie ausgebildet sind. In jedem Departement sind Unterrichtsgruppen gebildet sowie ein entsprechender Grundlagenkatalog „Bases Generales de l'Enseignement“. Dieser Grundlagenkatalog ist auch die Basis für Ausbildung in Deutschland und Österreich.

13.4.3 Wirkungsweise

Zur Erklärung wird neben der Gate-Control-Theorie eine Endorphin-/Enkephalinausschüttung ebenso diskutiert wie eine Veränderung des Membranpotenzials und eine Immunstimulation durch die Nadel.

Durch die Mikroinjektion wird eine mechanische Dehnung des Gewebes verursacht, die zu lokalen chemo-physikalischen Veränderungen führt, wie z.B. des osmotischen Drucks, des pH-Werts, des elektrischen Widerstands und des Elektrolytgleichgewichts. Die injizierten Mikromengen bleiben am Injektionspunkt bis zu 48 Stunden liegen, was nuklearmedizinisch nachgewiesen werden konnte von Kaplan, Rincourt und Mitarbeitern.

Neben den neuroreflektorischen Mechanismen (▶ s.u.) wird vermutet, dass intradermal eingebrachte Medikamente pharmakologisch besonders aktiv sind. Es entfällt die erste Leberpassage, die sonst einen Produktabbau verursacht. Andererseits scheint ein Diffusionsmechanismus von Bedeutung zu sein, da z.B. intradermal verabreichte NSAR in der Nachbarschaft intraartikulär nachgewiesen wurden [Le Coz 1993].

13.4.4 Häufige Indikationen

Die Mesotherapie wird von Pistor als „sanfteste Anwendung der Allopathie“ bezeichnet; folglich sind fast sämtliche Indikationen der Medizin beschrieben. Der französische Autor Le Coz [Le Coz 1989, 1993] führt weit über 70 Indikationen aus fast allen Bereichen der Medizin an, z.B. in der Sportmedizin von Arthropathien über Muskelfaszitiden bis hin zu Stressfrakturen.

Aus dem Bereich der Dermatologie berichtet er über die Behandlung von Akne über Alopezie, Narbenhypertrophien bis hin zu Cellulite und Faltenbehandlungen. In der Schmerzmedizin werden Zervikobrachalgien, Fibromyalgien, myofasziale Schmerzen, Trigeminusneuralgien, Migräne etc. aufgezählt. Die allgemeinmedizinischen Indikationen reichen von Allergien über chronische Sinusitiden bis zu rheumatoiden Arthritiden, gastrointestinalen Diagnosen und Vertigo.

Weltweit bewährt haben sich Indikationen aus der ästhetischen Medizin wie Cellulitis, kollagenverlustbedingte Falten und nicht-invasives Bodyshaping durch Injektionslipolyse, die im weiteren Sinne von Le Coz zur Mesotherapie gezählt werden.

In Frankreich ist die Mesotherapie in der Sportmedizin auch im Profibereich weit verbreitet. Als erfolgreich bewährt sind besonders die schmerztherapeutischen Anwendungen sowie die Mesovakzinationen zur spezifischen und unspezifischen Immunstärkung.

Anwendung findet die Mesotherapie auch in der Suchtbehandlung z.B. Raucherentwöhnung. Neue Indikationen finden sich in der so genannten Männermedizin (Dr. J. Rätzel) sowie auf dem Gebiet der Zahn-Mund-Kieferheilkunde (Mesodent/Kubitzek).

13.4.5 Nadeltechniken

Ähnlich wie die Neuraltherapie kennt die Mesotherapie unterschiedliche Nadelungstechniken. Die Unterschiede beziehen sich hierbei jedoch auf Stichtiefe und Stichsequenz. Anatomisch definiert sind:

- IED, intraepidermisch: Epidermis, von der Oberfläche bis 1 mm Tiefe
- IDS, intradermisch: oberflächlich, 1–2 mm Tiefe
- IDP, intradermisch: tief, 2–4 mm Tiefe
- IHD, intrahypodermisch: 4–10 mm Tiefe
- Aponeurosen, Muskeln, Faszien, Sehnen: tiefer als 10 mm

Nachfolgend werden von entsprechenden Autoren beschriebene und in der CERM gelehrte Modifikationen der Stichtechnik und -frequenz erklärt:

epidermale Technik	nicht blutendes oberflächliches Kratzen (Perrin)
trockene/nasse Mesotherapie	oberflächliche Multipunkturen mit/ohne Medikament, wobei das Medikament vorher auf die Haut aufgetragen wird (Pistor)
Nappage	2–4 Injektionen pro Sekunde oberflächlich (Dalloz-Bourgignon et al.)
PPP/Punkt nach Punkt	gezielte Einzelinjektionen
Meso-Infusion	2–13 mm tief langsame sequenzielle Injektionen (Martini)
Kombinationen	systematisierte punktuelle Mesotherapie (Mrejen)

Die meisten dieser Techniken können auch mit speziellen elektromechanischen Geräten, z.B. mit Injektionspistolen durchgeführt werden.

13.4.6 Gemeinsamkeiten

Gemeinsam sind der Neuraltherapie und der Mesotherapie der therapeutische Effekt des Stichs. Dabei werden neuronale Reflexe ausgelöst, eine klinisch und funktionell (z.B. mit Thermografie) nachweisbare Vasodilatation erreicht und die Nozizeption im Sinne des Gate-Control aktiviert (Kaplan). Die physiologische Wirkung der Mikroinjektion in der Mesotherapie wird mittels derzeit noch eher unklaren Modellen beschrieben, klare Definitionen fehlen. Es wird in der Regel auf existierende Theorien aus der Akupunktur verwiesen.

13.4.7 Der besondere Beitrag der Mesotherapie zur Neuraltherapie

Die Grundprinzipien de Neuraltherapie und der Mesotherapie sind aufgrund gemeinsamer historischer Wurzeln ähnlich, die Therapien sind gut miteinander kombinierbar. Das Zielorgan der Mesotherapie ist die Haut und die bindegewebige Matrix. Die angenommenen Wirkungsmechanismen ähneln teilweise denen der Neuraltherapie.

Erweiternd bringt die Mesotherapie differenzierte Nadeltechniken sowie die pharmakologische Wirkung unterschiedlichster allopathischer Medikamente, auch in Kombinationen in das therapeutische Konzept der therapeutischen Injektionen ein.

Die Punktlokalisation ist in der Mesotherapie durch das jeweilige Krankheitsbild definiert, das heißt die Injektion erfolgt am Ort des Schmerzes. Allerdings wird auch die Verwendung von Fernpunkten der Akupunktur beschrieben.

13.4.8 Zusammenfassung

Als „französische Cousine“ der Neuraltherapie ist die Mesotherapie berechtigterweise in einem Kompendium der Neuraltherapie aufgeführt. Auch der erfahrene Neuraltherapeut sollte sich mit der höchst subtilen Technik der oberflächlichen Nadelung zur Erweiterung seines therapeutischen Spektrums vertraut machen. Je nach Erfahrung im Umgang mit allopathischen bzw naturheilkundlich homöopathischen Medikamenten kann diese differenzierte Technik der Medikamenteninjektion das Therapiespektrum des Neuraltherapeuten deutlich erweitern.

Danksagung

Wesentliche Informationen zur Geschichte verdankt der Autor Zeitzeugen von Dr. Pistor, u.a. Frau Dr. med. Iliescu-Steiner sowie der Generalsekretärin der SIM, Dr. med. Sabine Wied-Baumgartner – ihnen sei an dieser Stelle gedankt.

13.5 Prolotherapie

Bryan L. Frank

13.5.1 Definition

13

Prolotherapie, auch bekannt als Sklerotherapie, Proliferationstherapie oder Stimulated Ligament Repair (SLR), ähnelt der Neuraltherapie in ihrem Wesen als ganzheitliche therapeutische Injektionstherapie, die zum Ziel hat, natürliche physiologische Reaktionen hervorzurufen.

Prolotherapie führt zu einer größeren Stabilität von Sehnen und Bändern über eine medikamentös induzierte Stimulation von Fibroblasten, verschiedenen Wachstumsfaktoren und eine Knorpelproliferation. Die pathologische Belastung myofaszialer Strukturen wird vermindert, sobald die Körperlast wieder korrekt auf das Skelett verteilt wird.

13.5.2 Geschichte

Ähnliche Therapieformen können in der Medizingeschichte bis ca. 400 v.Chr. zurückverfolgt werden, auch bestehen Ähnlichkeiten mit der venösen Sklerotherapie, die seit 1623 bezeugt ist. Bereits in den 1940er Jahren hatte Dr. Earl Gedney Injektionen ähnlicher Substanzen in Gelenke durchgeführt.

Dr. med. George S. Hackett gilt in den USA jedoch als der Pionier der Prolotherapie. Er erkannte als erster die pathophysiologischen Implikationen einer „Bänderschwäche“, die unbehandelt zu einer chronischen Überlastung der myofaszialen Anteile führt. Er veröffentlichte seine Erkenntnisse erstmals in den 1950er Jahren. Dr. Gustav A. Hemwall, einer seiner Schüler, führte die Ausbildung vieler Ärzte in Prolotherapie für nahezu 40 Jahre weiter. Sie ist vor allem in den USA verbreitet.

Ongley und Mitarbeiter sowie Klein et al. konnten in der ersten Doppelblindstudie zur Prolotherapie gute Ergebnisse dieser Therapie belegen [Ongley et al. 1987, Klein et al. 1993]. Weitere Studien untermauerten diese Ergebnisse in den nachfolgenden Jahren.

13.5.3 Wirkmechanismen

Bänder und Sehnen können aufgrund chronischer und repetitiver Traumen sowie NSAID- oder antientzündlicher Medikation (auch iatrogen nach mehrfacher Mobilisation) geschwächt sein.

Die Injektion von Dextrose, Glycerin oder Phenol an die Sehnen- und Bänder-Ansatzstellen bei der Prolotherapie bewirkt einen proliferativen Effekt durch Stimulation pluripotenter Entzündungszellen. Diese Zellen verwandeln sich in Fibroblasten, die die wesentlichen Stützzellen der Bänder und Sehnen darstellen.

Zusätzlich werden verschiedene andere Wachstumsfaktoren stimuliert, die ebenfalls die Stabilität der Sehnen, Bänder und Knorpel fördern. Darüber hinaus wurde nachgewiesen, dass intraartikuläre Injektionen den Wiederaufbau degenerativ veränderter Gelenkstrukturen unterstützen soll, auch bei Chrondromalazie der Patella.

Durch die Proliferation von Zellen des Stütz- und Bewegungsapparats wird die Belastung wieder auf das Skelettsystem zurückverteilt und die pathophysiologische Fehlbelastung der myofaszialen Strukturen überwunden.

13.5.4 Symptome einer Bänderschwäche

Eine vorausgehende sorgfältige Untersuchung und Anamnese sind unabdingbar. Der Schmerz kann

- intraartikulär lokalisiert sein, wie z.B. bei degenerativen Gelenkerkrankungen der Knie, der Hüfte oder der Kiefergelenke
- als Kopfschmerz myofaszialer Herkunft auftreten
- als Verstärkung eines Wirbelsäulenschmerzes (zervikal bis sakral)
- als übertragener Schmerz in Schulter, Arm, Bein oder Fuß

In jedem Fall ist der Schmerz typischerweise konzentriert auf einen versteckten Punkt, an dem die Sehne oder das Band am Knochen ansetzt, er kann dort auch regional übertragene Schmerzzeichen („referred pain“) zeigen.

13.5.5 Anwendung

Die Injektion von Dextrose, Glycerin und/oder Phenol wird direkt an den schmerzhaften Sehnen-Bänder-Ansatz gesetzt oder in das betroffene Gelenk. Eine Injektion in die fibro-ossäre Verbindung umgebende Weichgewebe ist zu vermeiden. Wenn intraartikuläre Injektionen durchgeführt werden, sind in Europa die üblichen aseptischen Kautelen zu beachten (vgl. ▶ 10.6 Einführung).

Da die iatrogene Entzündungsreaktion das oberste Ziel der Therapie ist, muss der Einsatz von antiinflammatorischen Medikamenten oder NSAID (einschließlich Acetylsalicylsäure, Ibuprofen und Kortikosteroiden) ein bis vier Wochen vor der Proliferationsbehandlung unterlassen werden, da diese Medikation mit der natürlichen entzündlichen Reaktion interferiert und die proliferative Reaktion zunichte macht.

13.5.6 Indikationen und Kontraindikationen, Nebenwirkungen

Indikationen

Die vorrangige Indikation für Proliferationstherapie sind muskuloskelettale Schmerzen. Hier gibt es eine Vielzahl von Indikationen:

- Wirbelsäulenschmerzen und übertragene Schmerzen (referred pain), zervikal bis sakral
- Kopfschmerzen myofaszialer Ätiologie oder Aggravierung
- traumatische oder degenerative Gelenke und periartikuläre Erkrankungen (Kiefergelenk), Knie, Hüfte, Knöchel, Schultern, Schambeinsymphyse
- Schulter-Impingement, Dislokation, Schmerzsyndrome
- Karpaltunnelsyndrom, Plantarfasziitis, Epikondylitis
- myofasziale Triggerpunkte und Zerrungen

Kontraindikationen

Kontraindiziert ist die Prolotherapie bei bestehender Einnahme antiinflammatorischer Medikamente (einschließlich Acetylsalicylsäure, NSAID, Ibuprofen, Kortikosteroiden).

Es ist weiterhin wichtig, nicht in das die fibro-ossäre Verbindung umgebende Weichgewebe zu injizieren.

Nebenwirkungen

Aufgrund der Entzündungsreaktion kommt es häufig vor, dass der Patient an der Injektionsstelle für etwa drei Tage ein Schmerz- oder Wundheitsgefühl hat. Dieser vorübergehende Schmerz sollte nur mit Paracetamol oder einem Narkoanalgetikum (Opiat) behandelt werden, damit der Induktions- und Heilungsprozess nicht durch antiinflammatorisch wirksame Medikamente gestört wird.

Die weiteren pharmakologischen Nebenwirkungen der verwendeten Substanzen und deren Toxizität ist den einschlägigen Lehrbüchern der Pharmakologie zu entnehmen.

13.5.7 Prolotherapie und Neuraltherapie

Die Prolotherapie kann in die Neuraltherapie-Praxis integriert werden. Die Therapie stimuliert medikamentös natürliche Proliferations- und Heilungsprozesse und wird v.a. bei Hypermobilität im Gelenkbereich der kleinen Wirbelgelenke und am ISG angewandt. Die induzierten Prozesse unterstützen auch den Wiederaufbau der normalen chondralen Gelenkoberfläche.

Gemeinsamkeiten mit der Neuraltherapie bestehen im Denkansatz einer Stimulation körpereigener Vorgänge mit dem Ziel einer Stabilisierung. Unterschiede finden sich bei der Wahl und Toxizität der verwendeten Substanzen und in der Art der erwünschten Gewebsreaktion: Die Prolotherapie zielt auf eine inflammatorische, die Neuraltherapie auf eine antiinflammatorische und neurovegetative Gewebsantwort.

Die Prolotherapie sollte nach Ansicht des Autors von der ICMART und anderen Organisationen als wichtige „der Akupunktur verwandte Technik" anerkannt werden.

Anmerkungen des Herausgebers

- In Deutschland handelt es sich bei der Anwendung der Substanzen Glycerin und Phenol, aber auch anderer Pharmaka im Kontext einer prolotherapeutischen Behandlung um einen „off-label-use". Hierüber sollte der Patient aufgeklärt werden.
- Intraartikuläre Injektionen von anderen Substanzen als Lokalanästhetika sollten im Rahmen einer neuraltherapeutischen Behandlung **nicht** durchgeführt werden.
- Es ist nicht bekannt, ob sich der antiinflammatorische Effekt der Lokalanästhetika und der proinflammatorische Effekt der Prolotherapie widersprechen oder gegenseitig aufheben. Bis diese Frage geklärt ist, sollte mit einer gleichzeitigen oder zeitnahen Anwendung der beiden Therapieformen Zurückhaltung geübt werden.
- In Deutschland stellen maligne Tumoren, Kachexie, Marcumartherapie und Allergien gegen die verwendeten Substanzen Kontraindikationen dar.

14 Klinische Studien zur Neuraltherapie

Bei der **Planung und Durchführung neuraltherapeutischer Studien** sind folgende Besonderheiten zu beachten:

- Finanzierung (aus verschiedenen Gründen schwierig: keine große Gewinnspanne der Industrie, wenig Interesse seitens der etablierten Ärzteschaft)
- Verfahren stark in die Routine eingeführt: Obwohl die Wirkung sehr plausibel ist, erschwert dies die Durchführung von randomisierten Studien (Problem der Kontroll-Gruppe).
- Plausibilität: hoch, jedoch Studienlage wesentlich ungünstiger als bei „unplausibleren" Verfahren wie Homöopathie und anthroposophische Medizin
- mühsame Rekrutierung von mitarbeitenden Kollegen aus der Praxis
- Variabilität beim individuellen Vorgehen in der Praxis – Standardisierbarkeit der Vorgehensweise? Pragmatische Kompromisse erforderlich
- Erkenntnisgewinn aus Studien ist ein langwieriger, kumulativer Prozess. Viele Fragestellungen ergeben sich erst aus den Resultaten der ersten Studie: mühsamer Erkenntnisgewinn

14.1 Methodologische Grundprinzipien der Neuraltherapie

Harald Walach

In der Diskussion zur so genannten Evidence Based Medicine (einer Medizin, die sich an wissenschaftlichen Befunden und Belegen orientieren soll) wird häufig und unreflektiert die Meinung vertreten, es gäbe eine Hierarchie von Methoden, an deren unteren Basis Anwendungsbeobachtungen, systematische Dokumentationen und Fallserien stünden, an deren Spitze dagegen die randomisierte verblindete plazebokontrollierte Studie. Diese vermeintliche Hierarchie vermittelt den Eindruck, es gäbe „bessere" und „schlechtere" methodische Ansätze und Versuchspläne.

14.1.1 Die hierarchische, konventionelle Auffassung der Forschungsmethodik

Dieses Modell der Forschungsmethodik ist eng mit der (positivistischen) Vorstellung verknüpft, es gäbe so etwas wie „den" wahren Wert, der aus jeder Perspektive und in jeder Hinsicht feststellbar sei [Kienle et al. 2003]. Diese Auffassung führt zu der Vorstellung, dass nur die randomisierte, verblindete und plazebokontrollierte Studie zu sicheren Erkenntnissen führe, und deswegen nach Möglichkeit solche Studien durchzuführen und anzustreben seien.

Wenn es aber überhaupt einen wissenschaftstheoretischen Konsens der Postmoderne gibt, dann lautet dieser: *„Kein Erkenntniswert, der über diese Welt gewonnen werden kann, ist unabhängig von der Methode, mit der er gewonnen wird und außerhalb des gewonnenen Kontexts gültig."* [Kuhn 1967]

Werden durch verblindete, randomisierte Studien bei einer Intervention Effekte gefunden, dann gelten diese Werte streng genommen nicht für die gesamte therapeutische Wirklichkeit, sondern nur und ausschließlich für den Sektor der von der jeweiligen Studie untersuchten Rahmenbedingungen.

Voraussetzungen und Schwächen des hierarchischen Modells

Es ist wahrscheinlich, dass in anderen Wirklichkeitszusammenhängen, z.B. eben in Zusammenhängen der „unkontrollierten" täglichen Praxis, vollkommen andere Effekte, möglicherweise sogar paradoxer Art, feststellbar sind. Immer dann nämlich, wenn Kontextfaktoren in Studien massiv verändert werden, sind die durch solche Studien isolierten Effektgrößen für die Praxis de facto unbrauchbar.

Die Vernachlässigung der externen Validität wird vor allem dann fatal, wenn aus solchen Studien mit höchst künstlichen Studienaufbau auf ein ganzes Therapiesystem geschlossen wird, ist doch der fehlende Hinweis auf Wirksamkeit eines Effekts oder einer Methode noch lange kein Beleg für ihre Unwirksamkeit.

Grenzen der Randomisierung: Präferenz

Präferenzen aufgrund persönlicher Vorlieben und Erfahrungen von Ärzten und Patienten schränken viele Studien erheblich ein. Nur dann, wenn beide Beteiligten keine Präferenz haben, ist die Durchführung einer Randomisierung überhaupt erst organisatorisch möglich und ethisch statthaft.

Präferenzen kommen bei Patienten und Behandlern in aller Regel nicht einfach durch Dummheit oder Vorurteile zustande, sondern durch eine (unsystematische) Vorerfahrung. Die meisten Verfahren der Komplementärmedizin werden bereits seit geraumer Zeit in der Praxis angewandt und haben wie auch immer geartete Vorerfahrungen bei Behandlern und Patienten produziert, so dass eine unvoreingenommene Zufallszuweisung oftmals weder möglich noch vernünftig ist.

Es wäre sogar möglich, dass die Präferenz und die Auswahl einer Methodik in direktem Zusammenhang mit ihrer Wirksamkeit und praktischen Effizienz steht. Diese Interaktion von Effekt einer Methode und Erwartung ihr gegenüber, die von der experimentellen Methode auseinanderdividiert werden soll, ist möglicherweise aber untrennbar mit ihr verbunden und für die Größe der Effekte mit verantwortlich.

14.1.2 Das Vorurteil gegen unspezifische Effekte oder die Prädominanz des pharmakologischen Modells

Mit **spezifischen Effekten** bezeichnen wir in Anlehnung an Grünbaum (1989) jene therapeutische Effekte, die kausal mit der Behandlung und ihrer therapeutischen Theorie in Zusammenhang stehen und nicht vom Kontext, der allgemeinen Zuwendung oder der Erwartung abhängen.

Unspezifische Effekte hingegen sind all jene Effekte, die durch indirekte, psychologische Effekte der Behandlung hervorgerufen werden, etwa durch Hoffnung, Reduktion von Angst, Erwartung und innere Beruhigung. In der pharmakologischen Literatur werden sie häufig gleich gesetzt mit dem Plazeboeffekt (▶ 5.8).

Viele Untersuchungen zum so genannten Plazeboeffekt haben ergeben, dass solche unspezifischen Effekte aber von allergrößter Bedeutung sind. Unspezifische Effekte sind sowohl quantitativ als auch qualitativ oft weit mächtiger als die spezifischen pharmakologischen Effekte.

Für den Patienten, der Heilung und Linderung sucht, für die Gesellschaft, die günstige Behandlungsmöglichkeiten wünscht, für die Versicherer, die kostengünstige Lösungen anbieten wollen, ist es vollkommen gleichgültig, ob ein Patient von seiner Migräne durch Zauber, durch phamakologische Intervention oder durch die Aktivierung der Selbstheilungskräfte geheilt wird. Einzig entscheidend ist das Ergebnis.

14.1.3 Das Wirksamkeitsparadox

Während die konventionelle Pharmakologie einzig und allein spezifische pharmakologische Effekte isolieren will, versuchen viele Verfahren der Naturheilkunde und der Komplementärmedizin unspezifische Effekte zu maximieren. Sie tun dies mit einem Minimum an spezifischem Aufwand und sehr gekonnt. Dies führt zum so genannten **Wirksamkeitsparadox**. Es tritt dann auf, wenn eine Behandlung im Bruttoeffekt sehr effektiv ist, spezifisch aber nur geringe Wirksamkeit aufweist.

14.1.4 Mögliche Auswege aus der hierarchischen Methodologie

Wenn der absolute Effekt einer Behandlung interessiert, können große Kohortenstudien in der „unkontrollierten" Praxis mehr Aufschluss geben als hochartifizielle randomisierte Studien, die eine Vielzahl von Einschränkungen vornehmen müssen: experimentelle Kontrollen, eine enge Populationsauswahl und starke Standardisierungen der Anwendung [Linde et al. 2002].

Je komplexer die Intervention, desto geringer die Chance, ein spezifisches Agens nachweisen zu können. Die Fixierung auf spezifische Therapieeffekte ist eine Selbstsuggestion des medizinischen Systems, das sich dem Diktat der pharmakologischen Rationalität beugt [Kaptchuk 1998a, 1998b].

Aus diesen Gründen werden von Methodologen zunehmend große, pragmatische, durchaus auch randomisierte Studien gefordert, in denen ganze Systeme miteinander verglichen werden, ohne Patienten oder Ärzte zu verblinden oder einzuschränken. Eine weitere Quelle des Erkenntnisgewinns sind gut ausgearbeitete und eindrucksvolle Kasuistiken (vgl. ▶ 14.2). Es wäre nützlich und zielführender, wenn komplementärmedizinische Ansätze wie die Neuraltherapie in solchen pragmatischen Studien untersucht werden.

14.2 Fallberichte – Methodik und Bedeutung

Gunver S. Kienle, Helmut Kiene

Teil-Erstveröffentlichung in: Der Merkurstab 2009, 3: 239–254. Mit freundlicher Genehmigung des Verlags.

Höchste wissenschaftliche Evidenz wird heute, im Kontext der Evidenz-basierten Medizin (EBM), der randomisierten, doppelblinden klinischen Studien (**RCT**) zugeschrieben. Aus vielen Gründen können solche Studien jedoch oft nicht durchgeführt werden, oder sie geben ein verzerrtes Bild der medizinisch-therapeutischen Wirklichkeit wieder, weshalb auch andere Erkenntnismethoden benötigt werden [Kienle 2005] (vgl. ▶ 14.1 Methodologie). In manchen medizinischen Disziplinen, z.B. der Kinderchirurgie, beruht die Evidenz sogar weit überwiegend auf Fallberichten und Fallserien, während RCTs eine Rarität darstellen [Hardin et al. 1999].

Fallberichte und Fallserien sind die Methode der Wahl, mit der praktizierende Ärzte ihre Erfahrung wissenschaftlich aufbereiten und damit zum medizinischen **Erkenntnisfortschritt** beitragen können. Sie haben einen zentralen Stellenwert für die Entdeckung neuer Erkrankungen, Therapien, unerwarteter Wirkungen, Nebenwirkungen und für die Lehre. Sie sind Marksteine medizinischen Fortschritts. Praktisch alle therapeutischen Innovationen beginnen mit dem Bericht über einzelne wenige Patientenverläufe [Horrobin 2003, Vandenbroucke 1999, 2001].

Insbesondere in nicht-kommerziellen Therapien, die maßgeblich von der ärztlichen Kunst getragen sind und keine großen Profite aus einer breiten Vermarktung erwarten lassen, können Fallberichte und Fallserien die **maßgebliche wissenschaftliche Evidenz** darstellen. Notwendig hierfür ist, wie in klinischen Studien, eine hohe Qualität der Aufbereitung und Darstellung.

14.2.1 Cognition-based Medicine

Die konventionelle Methodologie der **EBM** (**evidence based medicine**) beruht auf der Annahme, dass das Erkennen einer therapeutischen Wirksamkeit durch den individuellen Arzt ebenso auf einer (wenngleich impliziten) statistischen Korrelation beruhe wie eine klinische Studie, und dass deshalb das ärztliche Urteil nie über ein simples *post hoc propter hoc* hinausreichen könne. Diese Annahme führt zu dem Schluss, die Sicherheit des individuellen ärztlichen Urteils sei einer klinischen Studie, insbesondere einer RCT, prinzipiell unterlegen.

Bei genauer Analyse ärztlicher Urteile zeigt sich jedoch, dass das sichere individuelle Urteil ganz anderen Erkenntnisprinzipien gehorcht, und zwar dem **Gestalterkennen.** Komplexe Gestaltelemente der Therapie finden sich wieder in entsprechenden Gestaltelementen des Krankheitsverlaufs, z.B. von Heilung oder Nebenwirkung. Diese Gestaltelemente können unterschiedliche Formen annehmen (siehe [Kiene 2001, 2005]). Je komplexer die Gestaltentsprechungen sind, desto sicherer ist das Urteil. Können solche Gestaltelemente in die Falldarstellung einfließen, bekommt die Darstellung eine hohe Überzeugungsqualität.

Diese professionelle, kritisch reflektierte Aufarbeitung des ärztlichen Urteils ist Teil der **Cognition-based Medicine** (CBM) [Kiene 2001, 2005]. Krankheitsverläufe lassen in unterschiedlichem Ausmaß ein sicheres Urteil zu; geeignet sind manifeste Erkrankungen mit deutlichen Beschwerden und mit detaillierten und schlüssigen Krankheits- und Verlaufsbeschreibungen; nicht geeignet sind das alleinige „Ausbleiben" oder Verschieben eines ohnehin gelegentlich oder variabel eintretenden Ereignisses (z.B. Tod, Krankheitsprogredienz, Verschlechterung des Allgemeinbefindens), vor allem wenn die Evidenz vorrangig auf Vergleichen mit Daten der Literatur beruht.

14.2.2 Aufbau eines Fallberichts

Der Aufbau eines Fallberichts kann konventionellen wissenschaftlichen Artikeln gleichen (Umfang etwa 1500–2500 Wörter); generell sollten auch die Autorenrichtlinien der avisierten Zeitschrift berücksichtigt werden:

Titel: beschreibend, exakt und prägnant

Zusammenfassung: 100–250 Wörter; strukturiert; Schlüsselwörter (key words)

Einleitung: Beschreibung von Hauptinhalt und Kontext, Hintergrundsinformation mit Literaturübersicht; Zweck und Besonderheit des Fallberichts: Warum ist der Fallbericht wert, gelesen zu werden? Knappe und konzise Darstellung, bereits die Einleitung muss die Aufmerksamkeit und das Interesse des Lesers erregen.

Falldarstellung: chronologische Darstellung, genügend Details, damit sich der Leser ein eigenes Urteil bilden kann, alle wichtigen, relevanten, aber keine überflüssigen Informationen, abhängig vom jeweiligen Fall und der jeweiligen Diagnose (z.B. [Kienle et al. 2004]). Bei neuraltherapeutischen Fallberichten sollten die Informationen sowohl die Neuraltherapie und ihre spezifische Diagnostik als auch konventionelle Befunde betreffen.

Kontext und Ziel: kurze Hintergrundinformation zum beschriebenen Hauptthema (Erkrankung, Therapie)

Anamnese der aktuellen Beschwerde oder Erkrankung: allgemeine Informationen zum Patienten (wichtige Vorerkrankungen, Begleiterkrankungen, wichtige Therapien etc.); Beschreibung der Vorgeschichte der gegenwärtigen Beschwerde/Erkrankung: Dauer, erstes Auftreten, weiterer Verlauf, Eigendynamik, Auswirkung auf Arbeitsfähigkeit, Funktionalität etc., bereits durchgeführte Diagnostik, Risikofaktoren, Behandlungen, ihre Dauer, Zeitpunkt, ggf. Verträglichkeit und Ansprechen der Beschwerde/Erkrankung; besondere Erwähnung der vorangegangenen Wochen/Monate; ggf. besondere biographische Ereignisse
Aufnahmestatus des Patienten, diagnostische und therapeutische Maßnahmen – schulmedizinisch und neuraltherapeutisch: Gegenwärtige Beschwerden, Schweregrad und Einschränkung durch die Erkrankung (wenn möglich objektivieren, „harte Daten", z.B. durch Klinimetrie), Auffälligkeiten der körperlichen Untersuchung, der Laborparameter und Diagnostik; Diagnose und Diagnosesicherung und Person bzw. Einrichtung, die die Diagnose gestellt hat; prognostische Charakteristika; Begleiterkrankungen und Begleitmedikation; klinische und paraklinische Maßnahmen, die ergriffen wurden.

Die hauptsächliche Therapie muss genau beschrieben werden (Dosierung, Wechsel in der Dosierung, Häufigkeit der Applikation, Dauer, Zeitpunkt von Beginn, Ende, Änderung, Pause); Überlegungen, die der Therapie und anderen relevanten Maßnahmen zugrunde liegen; erwartetes Ergebnis, Verträglichkeit und Nebenwirkungen. Auch Begleittherapien müssen erwähnt werden.
Verlauf/Ergebnis: Krankheitsverlauf und ihre genaue, transparente zeitliche Korrelation mit der durchgeführten Behandlung (wenn möglich mit Bilddokumentation, Flowchart); wichtige Verlaufsparameter, „harte", krankheitsspezifische Endpunkte, Verobjektivieren des Verlaufs.

Verlauf relevanter Beschwerden und der Funktionseinschränkungen, klinische und paraklinische Ergebnisse und Beobachtungen, die relevant für die Beschwerde/Erkrankung sind; Bestätigung des Verlaufs durch eine zweite, unabhängige Person; Bildmaterial zur Dokumentation des Verlaufs; Schlüsselbeobachtungen, die den Arzt davon überzeugen, dass die Therapie selber die Veränderung (z.B. Verbesserung/Heilung der Erkrankung, aber auch die Nebenwirkung) hervorgerufen hat (CBM-Kriterien [Kiene 2001, 2005]).

Rahmenbedingungen: Anonymisierung der Darstellung; Einverständnis des Patienten

Diskussion: *„Dieser Fall ist bemerkenswert, da …"*; wichtigster Abschnitt. Diskussion der Beobachtungen und Ergebnisse; Einschätzung des Fallberichts hinsichtlich Genauigkeit der Daten und Interpretationen, Zuverlässigkeit, **Einzigartigkeit**, alternative Erklärungsmöglichkeiten. Fallstricke müssen glaubwürdig vermieden, potenzielle Confounder (zusätzliche Wirkfaktoren, so genannte Störgrößen) diskutiert werden.

Ein Vergleich mit Ergebnissen der Literatur sollte durchgeführt werden, die Resultate der Literatur kurz zusammengefasst werden, eventuell mit einer Tabelle mit den wesentlichen Informationen; daraus sollte auch die Bedeutung der Erkrankung, eine Einschätzung des natürlichen Verlaufs und des Verlaufs unter konventioneller Therapie hervorgehen.

Handelt es sich nicht um einen Novität, sollte die Häufigkeit der beschriebenen Behandlung bei der beschriebenen Krankheitsentität geschätzt werden; wenn mehrere

Fälle beschrieben werden, sollte ihre Selektion deutlich werden (s.a. [Kienle et al. 2004]). Empfehlungen und Schlussfolgerungen sollten klar erkennbar werden.

Schlussfolgerung, „take home message": Basierend auf den angeführten Beobachtungen und Literaturdaten sollten vernünftige Schlussfolgerungen gezogen werden.

Ggf. **Danksagung**

Literatur: 3–30 Referenzen

Tabellen, Abbildungen, Flowcharts

14.2.3 Allgemeine Gesichtspunkte

Die randomisierte Studie hat ihren Einsatzschwerpunkt in der Wirksamkeitsabschätzung bekannter Therapien; hier steht sie an oberster Stelle der EBM-Hierarchie. Sie ist aber am schlechtesten geeignet, um Neuland zu betreten, um Entdeckungen zu machen. Hinsichtlich wissenschaftlicher Neuerungen ist die Hierarchie eine umgekehrte: Fallberichte und Fallserien sind Mittel der Wahl um Neues zu entdecken, neue Ideen aufzufinden, intellektuellen Fortschritt zu ermöglichen, neue Probleme oder Lösungen aufzuzeigen und damit zum Fortschritt der Medizin beitragen [Vandenbroucke 1999].

Die Beharrungstendenz in alten Vorstellungen ist bekanntlich groß [Fleck 1993, Kuhn 1976]. Deshalb benötigt ein Fallbericht besonders gute Qualität und viel Geschick in der Darstellung. Dies betrifft besonders die Darstellung der von vielen mit Skepsis begegneten Komplementärmedizin. Hier kommt noch die Herausforderung der doppelten Darstellung dazu, da sowohl die komplementärmedizinischen (neuraltherapiespezifischen) als auch die konventionellen Informationen dargestellt werden müssen.

Notwendig ist deshalb für die Darstellung von Fallberichten ihre hohe Qualität und Vertrauenswürdigkeit sowie ausreichende Information und ihre transparente und prägnante Darstellung. Der Leser muss in die Lage versetzt werden, sich anhand der Informationen ein eigenes Urteil zu bilden und der Bericht muss interessant und packend zu lesen sein (*„bring a smile to your face and the face of the audience"*). Es gibt eine Reihe von Anleitungen, um den Autoren hierbei zu helfen (z.B. [Chelvarajah/Bycroft 2004, Cohen 2006, Jenicek 2001, Kienle et al. 2004, Pierson 2004]).

Als wesentliche Elemente müssen bei der Erstellung von Fallberichten berücksichtigt werden: Die **zentrale Botschaft** des Fallberichts muss deutlich sein, ebenso der primäre Adressat. Gute Lesbarkeit, der Stil, die Transparenz und die Struktur sind essentiell, der Fallbericht wird für den Leser, nicht für den Autor geschrieben. Ein guter Fallbericht ist ein wissenschaftlicher Artikel, es sollte deshalb ausreichend Zeit und Aufwand eingebracht werden. Eine profunde Kenntnis der Fachliteratur erhöht die Chance einer überzeugenden Darstellung. Wichtig ist auch die Berücksichtigung möglicher Confounder, d.h. Faktoren, die zusätzlich den Krankheitsverlauf beeinflussen können oder Therapieerfolge vortäuschen können (z.B. weitere Therapien, besondere weitere Umstände, Irrtumsmöglichkeiten, s. z.B. [Kienle/Keine 1997]). Ihre kritische Diskussion sollte nicht erst dem Leser überlassen werden.

Insgesamt sind Fallberichte aber kein genereller Ersatz für klinische Studien. Eine geeignete Komposition verschiedener Erkenntnisquellen ist in Bezug auf die Generierung relevanter Informationen auch über die Wirkung, Wirksamkeit und Sicherheit der Neuraltherapie erstrebenswert [Kienle 2005].

14.3 Studien zur klinischen Wirkung von Lokalanästhetika

Markus Hollmann, Susanne Herroeder

Die in Kapitel ▶ 4.3 beschriebene selektive Inhibition des Gαq-Proteins und die daraus resultierenden anti-entzündlichen Effekte können zumindest einen Teil der nachfolgend aufgeführten klinischen Wirkungen von Lokalanästhetika erklären.

14.3.1 Inflammatorische Prozesse

So wurde z.B. die Reduktion eines **entzündlich induzierten Lungenschadens** durch Lokalanästhetika beschrieben. Für diesen Effekt scheint auch die Verminderung der gesteigerten mikrovaskulären Permeabilität durch Lokalanästhetika verantwortlich zu sein [Takao et al. 1996]. Positive Wirkungen von Lokalanästhetika bei Krankheitsbildern mit gesteigerter mikrovaskulärer Permeabilität konnten auch für Patienten mit Sepsis, Verbrennung und Peritonitis gezeigt werden [Nellgard et al. 1996].

Inflammatorische Prozesse spielen eine wichtige Rolle bei der Entstehung diverser intestinaler Erkrankungen, wie der **Colitis ulcerosa** und der **Proktitis**. Der Stellenwert und die vorteilhaften Effekte einer Lokalanästhetika-Behandlung bei chronisch entzündlichen Darmerkrankungen wurde kürzlich in einem Übersichtsartikel zusammengefasst und wurden bereits vor Jahrzehnten in der älteren, empirischen Literatur beschrieben [Bjorck et al. 2002].

Der **postoperative Ileus** gilt als einer der wesentlichen Ursachen für postoperative Morbidität und verlängerte Rekonvaleszenz nach großen operativen Eingriffen, wobei die zugrunde liegenden Mechanismen bisher nicht im Detail geklärt sind. Eine inflammatorische Komponente scheint hier von zentraler pathophysiologischer Bedeutung zu sein. Eine systemische Gabe von Lidocain konnte in aktuellen Untersuchungen bei Patienten nach großen abdominellen Eingriffen nicht nur die Dauer des postoperativen Ileus verkürzen, sondern auch die postoperative Schmerzintensität reduzieren und – besonders bemerkenswert – die Krankenhausentlassung beschleunigen [Herroeder et al. 2007, Groudine et al. 1998]. Die erwähnte frühere Wiederaufnahme der normalen Darmtätigkeit könnte man teilweise durch eine direkte exzitatorische Wirkung auf die glatte Muskulatur des Intestinaltrakts erklären oder als Folge einer Blockierung der inhibitorischen Reflexe des Plexus mesentericus.

Die Auswirkung der Lokalanästhetika-Gabe auf die Darmfunktion blieb allerdings auch noch Tage nach der Anwendung erhalten. Eine mögliche Erklärung dieser klinischen Wirkung könnte sein, dass antiinflammatorische Effekte von Lokalanästhetika längerfristig persistieren und auch nach Abfall des Serumspiegels noch messbar sind.

14.3.2 Infektionsrisiko

Wenn – wie in Kapitel ▶ 4.3 beschrieben – Lokalanästhetika die Leukozytenfunktion modulieren, wäre es denkbar, dass sie die Infektionsanfälligkeit erhöhen. Die Mehrzahl der Untersuchungen weist aber darauf hin, dass die verbleibende Leukozytenfunktion ausreicht, um eine erhöhte Infektanfälligkeit auszuschließen.

Lokalanästhetika weisen in millimolaren Konzentrationen, wie sie nach lokaler Infiltration gemessen werden, sogar eigene **antimikrobielle und antivirale Eigenschaften** auf [Cassuto 2006]. Die Mechanismen, die dieser antibakteriellen Wirkung zugrunde liegen, sind bisher nicht hinreichend geklärt. Erste Untersuchungen lassen vermuten, dass die antimikrobielle Aktivität eher auf einer bakteriziden als auf einer bakteriostatischen Eigenschaft basiert. Die Rangfolge der **bakteriziden Wirkung der Lokalanästhetika** vom Potentesten zum Schwächsten wurde wie folgt klassifiziert: Dibucain – Tetracain – Bupivacain – Prilocain – Lidocain – Procain. Dabei wies z.B. Bupivacain zu Dibucain eine etwa vierfach geringere hemmende Wirkung auf [Nitescu et al. 1992].

Allerdings ist es eher unwahrscheinlich, dass Lokalanästhetika bei der Behandlung von Infektionen alleine ausreichend antibakteriell wirksam sind. Erste Untersuchungen weisen jedoch daraufhin, dass Lidocain in Kombination mit Antibiotika synergistische Effekte ausüben kann.

Die Anwendung der Neuraltherapie erscheint somit bei steriler Entzündung vorteilhaft. Sie sollte aber bei schweren bakteriellen Kontaminationen mit Zurückhaltung eingesetzt werden [Hollmann/Durieux 2000].

14.3.3 Wundheilung

Es ist bekannt, dass die Infiltration einer Wunde mit Lokalanästhetika den postoperativen Schmerz reduzieren kann. Wie beeinflusst nun die Lokalanästhetika-Infiltration des Wundareales den Heilungsprozess?

- Die meisten In-vitro-Studien lassen eher negative Effekte auf die Wundheilung erwarten: Reduktion der Mukopolysaccharid- und Kollagensynthese [Chvapil et al. 1979].
- Inhibition der LPA-Signalübertragung, einer Substanz, die sehr wahrscheinlich in die Wundheilung involviert ist
- konzentrations- und zeitabhängige Reduktion der Lebensfähigkeit kultivierter humaner Keratozyten [Moreira et al. 1999]

In klinischen und experimentellen In-vivo-Studien dagegen konnten jedoch höchstens histopathologische Veränderungen oder eine passagere Verzögerung der Wundheilung gezeigt werden, ohne dass das Gesamtergebnis der Wundheilung negativ beeinflusst wurde. Auch bezüglich der Zugfestigkeit der Wunden wurden keine Unterschiede beobachtet [Drucker et al. 1998].

Zusammengefasst lässt sich sagen, dass von experimentellen Arbeiten theoretisch zwar negative Auswirkungen von Lokalanästhetika auf die Wundheilung zu erwarten wären, praktisch ist diese Komplikation jedoch zu vernachlässigen, in der älteren Literatur wird sogar immer wieder von positiven Efffekten auf die Wundheilung bei Anwendung von Procain berichtet [Spiess 1906].

14.3.4 Antithrombotische Aktivität

Lokalanästhetika können die Inzidenz thrombotischer Komplikationen vermindern und die Plättchenaggregation signifikant inhibieren mit günstigen Auswirkungen auf die postoperative Rekonvaleszenz [Cooke et al. 1977]. Diese Effekte sind nicht mit einem gesteigerten intraoperativen Blutverlust vergesellschaftet. Lidocain scheint dabei das Lokalanästhetika mit der höchsten bisher nachgewiesenen antiaggregatorischen Potenz zu sein.

Die der beobachteten antithrombotischen Wirkung von Lokalanästhetika zugrundeliegenden Mechanismen sind noch nicht im Detail geklärt, jedoch Gegenstand zahlreicher Studien (▶ 4.3).

- Lokalanästhetika haben allenfalls einen geringen Effekt auf den Plasmaspiegel von Gerinnungsfaktoren, die Menge an zirkulierendem Antithrombin III oder auf die Fibrinolyse [Cooke et al. 1977].
- Lokalanästhetika scheinen vielmehr die Thrombozytenaggregation unter anderem über die Blockade des Ca^{++}-Einstroms oder durch Mobilisation intrazellulärer Ca^{++}-Speicher zu inhibieren [Feinstein et al. 1976].
- Einige Autoren vermuten eine direkte Interaktion mit Thrombozyten selbst [Cooke et al. 1977].
- Auch die Modulation der Thrombozyten-Leukozyten-Interaktion wird diskutiert (vgl. ▶ 14.3.1) [Cooke et al. 1977].

14.3.5 Nervensystem

Allgemeinanästhetische Effekte

Lokalanästhetika weisen einen allgemeinanästhetischen Effekt auf. In einigen klinischen Studien konnten die erforderlichen Mengen an Narkotika um 10–30% durch die vorherige Applikation von Lokalanästhetika reduziert werden. Eine Lokalanästhetika-induzierte Inhibition muskarinerger Signalübertragung im ZNS wurde als ein zugrundeliegender Mechanismus diskutiert [Hollmann et al. 2000].

Neuroprotektive Effekte

Insbesondere **herzchirurgische Operationen** sind mit einer hohen Inzidenz an perioperativ auftretenden Hirnschäden assoziiert. Die systemische Gabe von Lidocain konnte in mehreren klinischen Studien das Auftreten kognitiver Dysfunktionen von 40% auf 19% reduzieren. Neuropsychologische Tests zehn Tage, zehn Wochen und sechs Monate postoperativ ergaben eine signifikant bessere kognitive Funktion für die mit Lidocain behandelten Patienten. Ein ähnlicher protektiver Effekt konnte in einer randomisierten Studie an 118 Herzpatienten gezeigt werden [Wang et al. 2002]. Eine Bolusgabe von 1,5 mg/kg Lidocain gefolgt von einer Infusion 4 mg/min Lidocain reduzierte signifikant das Auftreten kognitiver Dysfunktionen [Wang et al. 2002].

Patienten mit **erhöhtem intrakraniellem Druck** können möglicherweise ebenfalls von einer Lokalanästhetika-Infusion profitieren. Bedford und Mitarbeiter konnten zeigen, dass bei neurochirurgischen Patienten der bestehende intrakranielle Druckanstieg, verursacht durch Einspannen des Kopfes in Mayfield-Klammern oder durch Hautinzision, mittels Lidocain-Boli (1,5 mg/kg) genauso schnell und effektiv gesenkt werden konnte, wie mit Thiopental (3 mg/kg) [Bedford et al. 1980]. Zudem zeigte Lidocain keine negativen Auswirkungen auf den mittleren arteriellen Druck, so dass speziell Patienten mit marginalen Kreislaufverhältnissen von einer Lidocaingabe profitieren könnten [Bedford et al. 1980].

Der Einsatz von Lidocain i.v. (2 mg/kg) zur Kontrolle der hämodynamischen Antwort auf eine Intubation bei Patienten mit Schädel-Hirn-Trauma wird auch von anderen Autoren empfohlen. Die Effekte von Lidocain auf den intrakraniellen Druck wurden in einem Übersichtsartikel zusammenfassend beschrieben [Brucia et al. 1992].

14.3.6 Bronchiale Hyperreagibilität

Lokalanästhetika sind wirksame Inhibitoren bronchialer Hyperreagibilität. Dieser Effekt ist auch in der täglichen Praxis von Interesse. Patienten mit schwerem Asthma benötigen im Rahmen ihrer Therapie oft hohe Dosen an Glukokortikoiden. Die Nebeneffekte durch exogenen Hyperkortisolismus sind unvermeidbar. Die inhalative Gabe von Lidocain stellt eine sichere und effektive Behandlungsoption bei Patienten mit mildem bis moderatem Asthma dar und kann aufgrund ihrer antiinflammatorischen und immunmodulatorische Effekte auf T-Zellen zu einer signifikanten Einsparung bis hin zu einer möglichen Unterbrechung einer oralen Glukokortikoidtherapie führen.

Obwohl der Nutzen von Lokalanästhetika im Bezug auf die Vermeidung von Bronchokonstriktion etabliert ist, sind die zugrundeliegenden Mechanismen nicht gänzlich verstanden und die genauen Wirkorte nicht bekannt. Eine allgemein akzeptierte Erklärung ist derzeit nicht verfügbar. Eine Inhibition muskarinerger Signalübertragung [Hollmann et al. 2000], eine Modulation inflammatorischer Prozesse [Hollmann/Durieux 2000], wie Kapitel ▶ 4.3 näher erläutert, sowie eine Abschwächung der in die bronchiale Hyperreagibilität involvierten Reflexe durch Lokalanästhetika werden diskutiert [Nishino et al. 1990].

14.3.7 Andere therapeutische Effekte

Zum Schluss sollen noch einige andere interessante Effekte von Lokalanästhetika erwähnt werden, die zumindest zum Teil in Zusammenhang mit deren antiinflammatorischer Eigenschaft stehen könnten.

Lokalanästhetika und Tinnitus

Lidocain, intravenös oder intranasal appliziert, wird auch zur Behandlung von hartnäckigem Tinnitus herangezogen. Die Idee, Tinnitus mit Lokalanästhetika zu behandeln, ist nicht neu. Bereits 1935 berichtete Barany, dass sich nach nasaler Applikation von Procain die Tinnitus-Symptomatik deutlich besserte. Aufgrund der raschen Resorption ist diese Applikationsform mit einer intravenösen Administration vergleichbar. Der protektive Effekt einer Lokalanästhetika-induzierten Verbesserung des Tinnitus wird mit einer Stabilisierung der Haarzellmembran und der cochlearen Nervenfasern erklärt [Haginomori et al. 1995].

Leider sind die positiven Effekte von intravenösem Lidocain häufig nur temporär, für eine Zeitspanne von Minuten bis Tagen. Aus diesem Grunde wurde eine einfach geblindete klinische Studie mit Tocainid Hydrochlorid, dem oralen Analog zu Lidocain, durchgeführt. Eine Dosis von 600 mg wurde zwölf Patienten vier Mal täglich verabreicht. Von diesen zwölf Patienten zeigten zehn eine 80–98% Besserung des Tinnitus [Shea et al. 1981]. Allerdings musste eine doppelblinde Dosis-Findungs-Studie mit 56 Patienten abgebrochen werden, weil 32% der Patienten nach viermaliger Einnahme von 600 mg Übelkeit angaben. Nichtsdestoweniger ergab ein Follow up der Patienten, die von dieser Therapie profitierten eine 60–80%ige persistierende Besserung des Tinnitus [Shea et al. 1981].

Lokalanästhetika und Kopfschmerz

Perikranial injziertes , intravenös oder intranasal appliziertes Lidocain scheint eine sichere und effektive Behandlungsoption bei Patienten mit schweren anderweitig therapierefraktären Kopfschmerzen und bei Patienten mit Cluster oder Migränekopfschmerz zu sein. Neben einer signifikanten und anhaltenden Schmerzfreiheit bei der Mehrzahl der behandelten Patienten waren auch die mit dem Kopfschmerz verbundenen Begleitsymptome wie Übelkeit, Photophobie, visuelle oder akustische Veränderungen signifikant reduziert [Maizels et al. 1996, Williams/Stark 2003] (vgl. hierzu auch ▶ 10.7.2 Procain-Infusion).

Lokalanästhetika und Husten

Intravenös verarbreichtes Lidocain unterdrückt medikamentös induzierten Husten [Pandey et al. 2004]. Zudem kann intravenös verabreichtes Lidocain den postoperativen Husten und den Halsschmerz nach einer Intubationsnarkose signifikant reduzieren.

Lokalanästhetika und Juckreiz

Lokalanästhetika stellen eine Therapieoption bei persistierendem Juckreiz, insbesondere nach Gabe von Opiaten dar. Der diesem Effekt zugrundeliegende Mechanismus könnte zum einen auf einer Prävention der veränderten neuronalen Aktivität auf Hirnstammebene durch Inhibition der neuronalen Transmission im ventrolateralen Trakt des Rückenmarks beruhen, oder aber mit einer direkten Modulation der Opioidrezeptoren zu erklären sein. Bupivacain inhibiert möglicherweise die Aktivierung von μ-Rezeptoren und erhöht die Bindung von Opioiden an κ-Rezeptoren. Da Stimulation von κ-Rezeptoren den durch μ-Agonisten-induzierten Pruritus vermindert, könnte dies zumindest teilweise den klinischen Effekt auf den Juckreiz erklären [Ackermann et al. 1989].

Lokalanästhetika und Schluckauf

Lidocain, inhalativ oder intravenös appliziert kann auch zur Behandlung von therapierefraktären Schluckauf eingesetzt werden [Dunst et al. 1993].

Lokalanästhetika und vorzeitige Ejakulation

Zur Behandlung vorzeitiger Ejakulation wird die topische Applikation von Lokalanästhetika empfohlen [Busato/Galindo 2004].

14.3.8 Zusammenfassende Wertung

In diesem Kapitel wurden einige weniger bekannte klinisch nachgewiesene Wirkungen von Lokalanästhetika dargestellt. Besonders die antiinflammatorischen Effekte von Lokalanästhetika sind seit über 100 Jahren bekannt und inzwischen auch durch zahlreiche Studien belegt. Verschiedene Untersuchungen konnten weiterhin den Einfluss von Lokalanästhetika auf die Gerinnung im Sinne einer Hemmung hyperkoagulatorischer Zustände zeigen. Auch zur neuroprotektiven Wirkung der Lokalanästhetika und zur Hemmung bronchialer Hyperreaktivität gibt es interessante und erfolgversprechende Ansätze.

Dieser Einsatzbereich von Lokalanästhetika stellt in der ambulanten Versorgung eine seit Jahrzehnten empirisch bewährte Therapieoption dar. Um ihren Einsatz auch im Klinikbereich empfehlen zu können, sind jedoch noch größere klinische Evaluationen nötig. Auch die Wirkmechanismen sind noch nicht endgültig geklärt. Sicher ist, dass die Blockade spannungsgesteuerter Natiumkanäle allein diese Wirkungen nicht erklären kann (vgl. ▶ 4.3.2 Gαq-Protein). Offensichtlich existieren eine Reihe weiterer Mechanismen, die derzeit Gegenstand intensiver Forschungstätigkeit sind.

14.4 Die Literatur-Datenbank Neuraltherapie

Johann Diederich Hahn-Godeffroy, Andrea Koglin, Stefan Weinschenk

14.4.1 Problemstellung

Seit Beginn des 20. Jahrhunderts wurden schätzungsweise 5000 Arbeiten über Neuraltherapie und therapeutische Lokalanästhesie und deren Grenzgebiete veröffentlicht. Diese Literatur war bislang nirgendwo zentral gespeichert oder verfügbar.

Viele dieser Arbeiten sind in internationalen Bibliografien (MEDLINE, EMBASE) nicht erfasst – überwiegend deshalb, weil sie nicht in international gelisteten bzw. zitierfähigen Organen publiziert wurden, zum Teil aus historischen Gründen (zu alt), zum Teil aber aus Gründen der Qualität (nicht evaluiert). In MEDLINE findet man unter dem Stichwort „Neuraltherapie" nur zwei, unter „neuraltherapy" drei, unter „neural therapy" immerhin schon 107 Einträge (Stand August 2006). Seitdem kamen sechs dazu (Stand April 2008). Unter dem Begriff „therap* localanaeste*" (* steht für abgekürzten, so genannten trunkierten Suchbegriff) lassen sich eine seit ca. 2000 rapide anwachsende Flut von Veröffentlichungen finden.

14.4.2 Entstehungsgeschichte

Um die Nichtberücksichtigung der Neuraltherapie in internationalen Datenbanken zu beenden und dem Argument zu begegnen, sie sei wissenschaftlich nicht belegt, schlug Dr. J. Hahn-Godeffroy im Jahr 2002 seinen Vorstandskollegen in der Ärztegesellschaft für Erfahrungsheilkunde (EHK) und in der Internationalen Gesellschaft für Neuraltherapie nach Huneke (IGNH) die Gründung eines Projekts „Literatur-Datenbank Neuraltherapie" vor. Die Anschubfinanzierung erfolgte durch die EHK, weitere Förderung durch die IGNH, die SANTH, den ZÄN und durch private Spenden.

Mit Unterstützung einer Fachkraft trugen J. Hahn-Godeffroy und H. Barop in Hamburg bis 2005 eine Literatursammlung von zunächst 2200 Titeln mit Schlagworten (keywords) zusammen, die dann in eine gemeinnützige „Stiftung Neuraltherapie-Datenbank zur Förderung der Forschung auf dem Gebiet der Regulationsmedizin" eingebracht wurde (Stiftungsbeauftragter Dr. H. Barop). Die Sammlung besteht aus Fachbüchern, Buchbeiträgen, Publikationen in Fachzeitschriften, Kongressberichten und Dissertationen sowie Kasuistiken zur Neuraltherapie.

Die Mitautorin Andrea Koglin machte im Auftrag der IGNH die Sammlung im Internet zum uneingeschränkten Gebrauch im Internet verfügbar (www.literatur.ignh.de) und ergänzt sie seither laufend durch weitere Beiträge. Im August 2008 war die Sammlung auf ca. 2500 Titel angewachsen.

14.4.3 Ziele

Aufgabe der Sammlung ist es, die verfügbare Literatur möglichst vollständig zu erfassen und auf ihre Qualität hin zu sichten und zu bewerten. Die Sammlung dient dazu, Interessenten jeglicher Fachrichtungen, auch Patienten, den Zugriff auf die Veröffentlichungen zur Neuraltherapie und benachbarter Gebiete zu ermöglichen.

Mögliche Ergebnisse dieser Tätigkeiten können sein:
- die umfassende Darstellung des wissenschaftlichen Grundlagen der Neuraltherapie
- das Auffinden von noch bestehenden Mängeln und Lücken im Wirksamkeitsnachweis der Neuraltherapie
- die Anregung zu neuen Forschungsprojekten und die Zurverfügungstellung der dazu erforderlichen Literatur
- die Unterstützung von Gutachtern und anderen Meinungsbildnern für ihre Tätigkeit

So konnte die Sammlung bereits 2006 bei der Erstellung eines Gutachtens der SANTH zum Verbleib der Neuraltherapie in der Grundversorgung der Schweizerischen Krankenversicherung mit immerhin 309 zitierten Publikationen genutzt werden.

14.4.4 Weiterentwicklung

Viele Fragen zur Weiterentwicklung der Literatursammlung zu einer vollständigen Wissensdatenbank sind zum Zeitpunkt der Drucklegung noch offen, z.B. die Details einer Bereitstellung der Artikel im Volltext für Interessierte oder Fragen bezüglich des Anschlusses an die großen internationalen Wissensdatenbanken (z.B. www.kvk.uni-karlsruhe.de). Der Förderverein Neuraltherapie e.V. (www.foerderverein-neuraltherapie.de) bemüht sich um Spenden für die dazu erforderlichen Mittel.

14.4.5 Nachtrag

Inzwischen liegen der Gesellschaft (IGNH) 1573 Fachzeitschriften-Publikationen für den Zeitraum 1902–2002 eingescannt vor, darunter neben den frühen Veröffentlichungen von Ferdinand und Walter Huneke vor allem die 321 Beiträge der „Freudenstädter Vorträge“ (16 Tagungsbände, 1971–2002) Ihre Online-Nutzung wird vorbereitet.

In der Homepage der IGNH sind bis Ende 2008 insgesamt 2512 Titel von Publikationen erfasst.

Literatur

Abel B: Schmerztherapie, Neuraltherapie. Zeitgemäße Anwendungen bewährter Therapieformen. Pflaum, München 2001

Ackerman WE, Juneja MM, Kaczorowski DM, Colclough GW: A comparison of the incidence of pruritus following epidural opioid administration in the parturient. Can J Anaesth 1989; 36: 388–391

Adams M, Bogduk N, Burton K, Dolan P: The Biomechanics of Back Pain. 2. ed. Elsevier Churchill Livingstone, Edinburgh 2006

Adler E: Fokal-Neuralpathologie – Wirbelsäule – Organpathologie. Physikal Med Rehab 1968a; 2(4): 115–118

Adler E: Neurale Geschehen der Stomatologie für die Allgemeinmedizin. Physikal Med Rehab 1968b; 2(12): 331–333

Adler E: Erkrankungen durch Störfelder im Trigeminusbereich. Fischer, Heidelberg 1973

Adler E: Erkrankungen durch Störfelder im Trigeminus. 2.Aufl. Fischer, Heidelberg 1977

Adler E: Störfeld und Herd im Trigeminusbereich. 4. Aufl. Fischer, Heidelberg 1990

Adler E: Störfeld und Herd im Trigeminusbereich. 5. Aufl Fischer, Heidelberg 2004

Adriani J: Labats Regional Anesthesia. Saunders, Philadelphia 1967

Ahn JC, Stanley JA. Subarachnoid injection as a complication of retrobulbar anaesthesia. Am J Ophthalmol. 1987; 103: 225–230

Akagawa Y, Hosokawa R, Sato Y, Kamayama K: Comparison between freestanding and tooth-connected partially stabilized zirconia implants after two years' function in monkeys: a clinical and histologic study. J Prosthet Dent 1998; 80: 551–558

Akil SJ et al.: Endogenous opioids: Biology and function. Annu. Rev. Neurosci. 1984; 7: 223– 255

Albrecht H: Pudendusblockade. In: Regionalanästhesie. Fischer, Stuttgart 1985

Albrektsson T, Hansson HA, Ivarsson B: Interface analysis of Titanium and zirconium bone implants. Biomaterials 1985; 6: 97–101

Aldrete JA, Johnson DA: Evaluation of intracutaneous testing for investigation of allergy to local anesthetic agents. Anesth. Analg. 1970; 49: 173–183

Alkahdi KA et al.: Plasticity of synaptic transmission in autonomic ganglia. Prog Neurobiol 2005; 75(2): 83–108

Altmann L: Das Herdgeschehen, Begriffsbestimmung und Terminologie. Österr Zschr. Stomatol 1967; 8/9

Amanzio M, Benedetti F: Neuropharmacological dissection of placebo analgesia: Expectation-activated opioid systems versus conditioning-activated specific subsystems. Journal of Neuroscience, 1999; 19: 484–494

Anonymus: Novocain. Schriftenreihe der Hoechst Farbenwerke Band, Frankfurt-Hoechst 1923

Anonymus: Die Therapie mit Novocain, Farbwerke Hoechst, Frankfurt-Hoechst 2. Aufl. 1952

Anonymus: Die Therapie mit Novocain. Hoechst 1955

Anonymus: Die Therapie mit Novocain, Schriftenreihe Arzneimittel Hoechst II, Frankfurt o.J.

Apkarian AV et.al.: Human brain mechanisms of pain perception and regulation in health and disease. Eur J Pain 2005; 9: 463–484

Araque A et al: Tripartite synapses: Glia the unacknowledged partner. Trends in Neurosciences 1999; 22(5): 208–215

Arbeiter K: Harnblaseninkontinenz nach Ovariohysterektomie bei der Hündin. Kleint.-Praxis 1986; 31: 215–221

Arner S, Lindblom U et.al.: Prolonged relief of neuralgia after regional anesthetic blocks. A call for further experimental and systematic clinical studies. Pain 1990; 43: 287–297

Arnold W, Ganzer U: Checkliste Hals-Nasen-Ohren-Heilkunde. 4. Aufl. Thieme, Stuttgart 2005

Aschauer HN, Kaschka WP: Psychoimmunologie. Thieme, Stuttgart 1990

Aspect A et al.: Experimental realization of Einstein-Podolsky-Rosen-Bohm Gedankenexperiment: A new violation of Bell's inequalities. Phys. Rev. Let. 1982; 49: 91–94

Athenstedt H: Pyroelectric and piezoelectric properties of vertebrates. Ann NY Acad Sci 1974; 238: 68–110

Auberger HG, Niesel HC: Praktische Lokalanästhesie - regionale Schmerztherapie. 5. Aufl. Thieme, Stuttgart 1990

Auberger HG: Regionale Schmerztherapie , Thieme, Stuttgart 1971.

Auch E: Die Grundlage der Segmenttherapie (mit Lokalanästhetika). Physikalische Medizin und Rehabilitation 1977; 18(8): 373–379

Augthun M, Lichtensteiner M et al.: Untersuchungen zur allergenen Potenz von Palladium-Legierungen. Dtsch Zahnärztl Z 1990; 45: 480ff

AWMF: Leitlinien der Deutschen Gesellschaft für Physikalische Medizin „Akuter Rückenschmerz“, http://www.uni-duesseldorf.de/AWMF/ll/036-002.htm (Stand: 2005)

Baar HA: Schmerzbehandlung in Praxis und Klinik. Springer, Berlin Heidelberg 1987

Badtke G: Funktionsstörungen des Iliosakralgelenks - Ausgangspunkt für Veränderung des motorisch-dynamischen Stereotyps und für die Entstehung von Sportverletzungen. Thieme, Stuttgart 1993.

Badtke G, Mudra I (Hrsg.): Neuraltherapie - Lehrbuch und Atlas. 2. Aufl, Ullstein Mosby, Frankfurt 1998

Badtke G, Mudra I, Wander R: Neuraltherapeutische Grundtechniken In: Badtke G, Mudra I (Hrsg.): Neuraltherapie - Lehrbuch und Atlas. pp. 62-65. Ullstein Mosby, Frankfurt 1994

Badtke, G., Wander, R. Erkrankungen und Störungen am Halte- und Bewegungsapparat In: Badtke G, Mudra I (Hrsg.): Neuraltherapie - Lehrbuch und Atlas. pp. 189-200. Ullstein Mosby, Frankfurt 1994

Bähr M, Frotscher M (Hrsg): Duus' Neurologisch-topische Diagnostik. Anatomie – Funktion – Klinik. 8. Aufl. Thieme, Stuttgart 2003

Baehr v V:Welche Möglichkeiten bietet die moderne Labordiagnostik für die Umwelt – Zahnmedizin. GZM-Praxis und Wissenschaft 2006; 11(1).

Banis R: Erfahrungsheilkunde 2002; 5: 348

Banks AR: A rationale for prolotherapy. J Orthopaedic Medicine 1991; 13: 54–59

Barbagli P, Bollettin R, Ceccherelli F: Acupunctrue vs. Neural Therapy. In: A retrospective study in 300 Patients. Minerva Med 2003; 94: 17–25

Baron R, Jänig W: Schmerzsyndrome mit kausaler Beteiligung des Sympathikus. Anästhesist 1998; 47: 4–23

Baron R, Jänig W: Mechanisms underlying complex regional pain syndrome. Role of the sympathetic nervous system. In: Matthias CJ, Bannister R (eds): Autonomic Failure. 5th ed. Oxford University Press, Oxford 2009

Baron R, Schattschneider J, Binder A, Siebrecht D, Wasner G: Relation between sympathetic vasoconstrictor activity and pain and hyperalgesia in complex regional pain syndromes: a case-control study. Lancet 2002; 359: 1655–1660

Barop H: Lehrbuch und Atlas der Neuraltherapie nach Huneke. Hippokrates, Stuttgart 1996

Barop H: Klinische Studie über den Wirksamkeitsnachweis der Neuraltherapie nach Huneke. Erfahrungsheilkunde 1991; 40/3 158–161

Barop H: Neuraltherapie nach Huneke als adjuvante und alternative Behandlung in der Knochen und- Gelenk-

chirurgie der Endoklinik Hamburg In: Dosch JP (Hrsg.): Neuraltherapie nach Huneke: Freudenstädter Vorträge. Vol.13, pp. 163–172. Haug, Heidelberg 1988
Barop H: Neuraltherapie nach Huneke als adjuvante und alternative Behandlung in der Knochen- und Gelenkchirurgie der Endo-Klinik Hamburg. Ärztezschr Naturheilverfahren 1989; 30/8: 600–608
Bartram E: Bedeutung von Epicutantest und Lymphozytentransformationstest für die Diagnostik von Typ IV-Sensibilisierungen. Stellungnahme des Deutschen Berufsverbandes der Umweltmediziner. J Lab Med 2006; 30(2): 101–106
Becke H: Die Neuraltherapie und ihre Einsatzmöglichkeiten in der medizinischen Grundbetreuung, dargestellt an der Behandlung des lumbosakralen Schmerzes und der Migräne. Habil.schrift Akademie für Ärztliche Fortbildung, Berlin 1990.
Becke, H.: Neuraltherapie bei Kreuzschmerz und Migräne. Hippokrates, Stuttgart 1991
Becke H: Grenzstranginjektion nach Wischnewski – eine gefährliche neuraltherapeutische Methode? Erfahrungsheilkunde 1985; 34, 580–585
Becke H: Beziehungen zwischen Neuraltherapie und Akupunktur. Erfahrungsheilkunde 2003; 49: 567–572
Becker A.: Interdisziplinäre Neuraltherapie (nach Huneke). Medizinisch Literarische Verlagsgesellschaft, Uelzen 1996
Becker N: Seltene Störfelder und ihre Beseitigung. Phys. Med. u. Reh. 1978; 19/2: 78
Becker-Hartmann S: Hautsensibilitätsmessungen bei Funktionsstörungen von Wirbel- und Costotransversalgelenken. Man. Medizin 1990; 28: 101–104
Bedford RF, Persing JA, Pobereskin L, Butler A: Lidocaine or thiopental for rapid control of intracranial hypertension? Anesth Analg 1980; 59: 435–437
Beecher HK: The powerful placebo. J Amer Med Ass 1955; 159: 1602–1606
Bella J et al.: Crystal and molecular structure of collagen-like peptide at 1,9A0 resolution. Science 1994; 266: 75–81; J Molc Bio 1981; 152: 427
Belles B., Belles G., Luxenburger B.: Neuraltherapie bei Bandscheibenvorfällen. Komplement. Integr. Med. 2008; 8: 11–16
Belles B.: Therapiestrategien bei chronischer Polyarthritis. ZKM 2009; 5: 50–51
Benedetti F et al.: The specific effects of prior opioid exposure on placebo analgesia and placebo respiratory depression. Pain 1999; 75: 313–319
Benson BE, Carson RE, Kiesewetter DO, Herscovitch P, Eckelman WC, Post RM, Ketter TA: A potential cholinergic mechanism of procaine's limbic activation. Neuropsychopharmacology. 2004; 29(7): 1239–1250
Benson JT et al: Pudendal neuralgia, a severe pain syndrome. Am J Obstet Gynecol 2005; 192: 1663–1668
Benson JT, Griffis K.: Pudendal neuralgia, a severe pain syndrome. Am J Obstet Gynecol. 2005; 192(5): 1663–1668
Berg PA: Neuroimmunologische Aspekte funktioneller somatischer Syndrome. Dtsch Med Wochenschr 2005; 130: 107–113
Bergsmann, O.: Herd und Störfeld in der Sicht des Klinikers. Phys. Med. u. Reh. 1978; 4/19: 78
Bergsmann O: Bioelektronische Funktionsdiagnostik. Haug, Heidelberg 1979
Bergsmann O: Bioelektrische Phänomene und Regulation in der Komplementärmedizin. Facultas, Wien 1994
Bergsmann O, Bergsmann R: Einfache Neuraltherapie für die tägliche Praxis. Ein Kompendium, WUV Facultas, Wien 1987
Bergsmann O, Bergsmann R: Projektionssyndrome. Facultas, Wien 1988
Bergsmann O, Bergsmann R: Projektionssymptome – Reflektorische Krankheitszeichen als Grundlage für holistische Diagnose und Therapie. 2. Aufl. Facultas, Wien 1997
Bergsmann O, Bergsmann R: Chronische Belastungen. Facultas, Wien 1998
Bergsmann O, Perger F: Risikofaktor Herdgeschehen. Schriftenreihe der Wiener Internationalen Akademie f. Ganzheitsmedizin, Band 9. Facultas, Wien 1993
Berry MM, Standring SM, Bannister LH: Nervous system. In: Williams PL (ed.): Gray's Anatomy. 38. ed. Churchill Livingstone, Edinburgh1995
Beubler H: Kompendium der Pharmakologie. 2. Aufl. Springer, Heidelberg Berlin 2007
Bieger W: LTT-CITA. Laborinformation, Medizinisch-Immunologische-Laboratorien, München 1999
Bier A: Versuche über Cocainisierung des Rückenmarks. Dtsch Z Chir 1899; 51: 361
Bierbach E: Naturheilpraxis heute. Urban& Fischer, München 2000
Biller-Adorno N: The use of the placebo effect in clinical medicine-ethical blunder or ethical imperative? Science and Enginieering Ethics 2004; 10: 43–50
Birbaumer N, Schmidt RF: Lernen und Gedachtnis. In: Schmidt RF, Lang F, Thew G: Physiologie des Menschen. 29. Aufl. Springer, Heidelberg 2005
Bischko J: Akupunktur für Fortgeschrittene. Haug, Heidelberg 1974
Bjorck S, Dahlstrom A, Ahlman H: Treatment of distal colitis with local anaesthetic agents. Pharmacol Toxicol. 2002; 90: 173-180
Bleys RL, Janssen LM, Groen GJ: The lateral sellar nerve plexus and its connections in humans. J. Neurosurg 2001; 95: 102–110
Bliss TV, Lomo T: Long-lasting potentiation of synaptic transmission in the dentate area of the anesthetized rabbit following stimulation of the perforant path. J. Physiol. 1973; 232: 331–356
Bogduk N: Clinical anatomy oft the lumbar spine and sacrum. 4. ed. Elsevier Churchill Livingstone, Edinburgh 2005
Böhm P:Lidocain-Infusionen bei chronischen Schmerzzuständen. Allgemeinarzt 1997; 1–7
Bonica JJ: 1952 (Herpes) Management of Pain, Lippincott Williams & Wilkins, 2000, Philadelphia
Bonica, J J: Clinical Application of Diagnostic and Therapeutic Nerv Blocks. Blackwell, Oxford 1958
Bonica JJ: Clinical Applications of Diagnostic and Therapeutic Nerve Blocks. Thomas, Springfield, Ill. 1959
Bonica JJ: The Management of Pain, Section E: Regional Analgesia. Vol. 2, 2. ed. Lea & Febiger, Malvern Pennsylvania 1878 ff (1990)
Bouquot JE: Neuralgia-inducing cavitational osteonecrosis (NICO). Oral Surg Oral Med Oral Pathol 1992; 73: 307–319
Bouquot JE: More about neuralgia-inducing cavitational osteonecrosis (NICO). Oral Surg Oral Med Oral Pathol 1992; 74(3): 348–350
Bouquot, JE: Neuralgia-inducing cavitational osteonecrosis (NICO). Oral Surg Oral Med Oral Pathol 1992; 73: 307–319
Bouquot JE, Christian J: Long-term effects of jawbone curttage on the pain of facial neuralgia; treatment results in NICO (neuralgia-inducing cavitational osteonecrosis). Oral Surg Oral Med Oral Pathol 1991; 72: 582 (abstr.)
Bouquot JE, McMahon RE: Neuropathic pain in maxillofacial osteonecrosis. J Oral Maxillofac Surg 2000; 58 (9) 1003–1020
Bouquot JE, Roberts AM, Person P, Christian J: Neuralgia-inducing cavitational osteonecrosis (NICO). Osteomyelitis in 224 jawbone samples from patients with facial neuralgia. Oral Surg Oral Med Oral Pathol 1992; 73 (3): 307–319; discussion 319–320
Bracey M, Hanson M, Masuda KR et al. Structural adptations in a membrane enzyme that terminates endocannabinoid signaling. Science 2002; 298: 1793–1796

Braemer C: Erfahrungen mit der Neuraltherapie nach Huneke bei Hund und Katze. Kleint. Prax. 1969; 14: 78–83

Braemer C: Neuraltherapeutische Erfahrungen bei Mensch und Tier. Erfahrhk. 1971; 20: 73–76

Brand H: Regulationsmedizin Neuraltherapie: Der österreichische Weg. FORUM Mattsee, Kongressband 2003, S. 66–67

Braun H: Lokalanästhesie. 3. Aufl. Barth, Leipzig 1913

Brent DB, Singh H: The effect of retrobulbar anaesthesia on visual acuity in planned ECCE. Ophthalmic Surg 1991;22: 392–395

Briseno B, Kremers L: Der Einfluss verschiedener Wurzelkanal-Aufbereitungsmethoden und -systeme auf die so genannte Schmierschicht. Zahnärztliche Welt 1992; 101: 78–83

Brucia JJ, Owen DC, Rudy EB: The effects of lidocaine on intracranial hypertension. J Neurosci Nurs 1992; 24: 205–214

Brügger A: Die Erkrankungen des Bewegungsapparates und seines Nervensystems. Fischer, Stuttgart 1980

Brunn F, Mandl F: Die paravertebrale Injektion zur Bekämpfung viszeraler Schmerzen. Wien Klin. Wschr 1924; 37:511

Bucek R: Herderkrankungen als Therapiehindernisse in der Akupunktur. Dtsch Z Akupunktur 1990; 3/90: 68–73

Buddecke E: Grundriss der Biochemie. De Gruyter, Berlin 1974

Büki B, Jünger H: Gleichgewichtsstörungen - Moderne Diagnostik, neue Krankheitsbilder, Medicina, Budapest 2006

Bumann A, Lotzmann U: Funktionsdiagnostik und Therapieprinzipien. Hrsg. Rateitschak KH, Wolf HF, Farbatlanten der Zahnmedizin. Thieme, Stuttgart, New York 2000

Busato W, Galindo CC: Topical anaesthetic use for treating premature ejaculation: a double-blind, randomized, placebo-controlled study. BJU Int. 2004; 93: 1018–1021

Buttgereit H:. Die Behandlung des tiefen Kreuzschmerzes der Frau durch Neuraltherapie. Med. Dissertation, Akademie für ärztliche Fortbildung der DDR, Berlin 1990

Byers MR, Bonica JJ: Peripheral pain mechanisms and nociceptor plasticity. In: Bonica, JJ: Management of of Pain. 3. ed. Lippincot Williams & Wilkins, Philadelphia 2001

Caliginano A et al.: Control of pain initiation by endogenous cannabinoids. Nature 1998; 394: 277–281

Campbell JN, Meyer RA : Mechanisms of Neuropathic Pain. Neuron 2006; 52(1): 77–92

Cassuto J, Sinclair R, Bonderovic M: Anti-inflammatory properties of local anesthetics and their present and potential clinical implications. Acta anaesthesiol Scand 2006; 50: 265–282

Cathelin F: Les injektions epidurales par ponction du canal sacré e leurs applications dans les maladies des voies urinaires. Baillière, Paris 1903

Chao MV: Growth factor signalling: where is the specificity? Cell 1992; 68(6): 995-997

Chapman CR, Turner JA: Psychological Aspects of Pain. In: Bonica JJ: Management of Pain. 3. ed. Lippincot Williams & Wilkins, Philadelphia 2001

Chelvarajah R, Bycroft J: Writing and publishing case reports: the rode to success. Acta Neurochir 2004; 146: 313-316

Chernick WS: Local anesthetics. In: DiPalma JR: Drill's Pharmacology in Medicine. pp. 190-193, 196-199. McGraw-Hill, New York 1971

Cho ZH, Wong EK, Fallon J: Neuroacupuncture. Q-Puncture, Los Angeles 2001

Cho HM, Yun Lee D, Sung SW. Anatomical variations of rami communicantes in the upper thoracic sympathetic trunc. Eur J Cardiothorac Surg 2005; 27: 320-324

Christeller E: Die Rachendachhypophyse des Menschen unter normalen und pathologischen Verhältnissen. Virchows Archiv 1914; 218 (2): 185-223

Chvapil M, Hameroff SP, O'Dea K, Peacock EE: Local anesthetics and wound healing. J Surg Res 1979; 27: 367-371

Cionni RJ, Osher RH. Retrobulbar haemorrhage. Ophthalmology 1991; 98: 1017-1024

Clara M: Das Nervensystem des Menschen. Barth, Leipzig 1942

Clara M: Das Nervensystem des Menschen. 3. Aufl. Barth, Leipzig 1959

Clark CB et al.: Strain and strain rate activation of G proteins in human endothelial cells. Biochem Biophys Res Commun 2002; 299(2): 258-262

Clark WE, Clark SB: Pain responses in Nepalese porters. Science 1980; 209: 410-412

Cobb MH et al.: ERKs, extracellular signal regulated MAP-2 kinases. Curr Opin Cell Biol 1991; 3(6): 1025-1032

Cohen H: How to write a patient case report. Am J Health-Syst Pharm 2006; 63: 1888-1892

Cohen J, Stewart I: Chaos und Anti-Chaos. Ein Ausblick auf die Wissenschaft des 21. Jahrhunderts. dtv, München 1994

Cohen S, Popp FA: Biophoton emission of human body. Indian J Exp Biol 2003; 41: 440–445

Compana WM: Schwann cells:activated peripheral cells and their role in neuropathic pain. Brain Behav Immun 2007; 21: 522–527

Condliffe AM, Kitchen E, Chilvers ER: Neutrophil priming: pathophysiological consequences and underlying mechanisms. Clin Sci 1998; 94: 461–471

Cooke ED, Bowcock SA, Lloyd MJ, Pilcher MF: Intravenous lignocaine in prevention of deep venous thrombosis after elective hip surgery. Lancet 1977; 2: 797–799

Cooper B et al.: Structural selectivity and molecular nature of L-glutamate transport in cultured human fibroblasts. Arch Biochem Biophys 1998; 353: 356–364

Corning JL Spinal anesthesia and local medication of the cord. NY State J Med 1885; 42: 294

Corning JL Local anesthesia in general medicine and surgery. Appleton, New York 1886

Corning JL: Headache and neuralgias. Lippincott, Philadelphia 1888

Corning JL: Anaesthesia of the spinal cord with cases. NY State J Med 1888; 3

Corning JL: Pain and its neuropathologic diagnostic and neurotherapeutic relations. Lippincott, Philadelphia 1894

Covino BG: Local anesthesia. New Engl J Med 1972; 286: 975–983, 1035–1042

Croon R: Elektroneural-Diagnostik und -Therapie. Ein neuer Weg der Medizin unserer Zeit. Konkordia, Bühl-Baden 1959

Curasan Gebrauchsinformation Procain 1%, Kleinostheim 2001

Daniel, Mavrodin: Paris. Med. 1938; 51: 479

Daunderer M: Handbuch der Amalgamvergiftung. Landsberg, Ecomed 1993

David E: Die Physiologie der Thermoregulation. Thermodiagnostik 1987; 2: 6–10

Davis S et al.: The MAPK/ERK cascade targets both Elk-1 and cAMP Response Element Binding Protein to control Long-Term-Potentiation-Dependent Gene Expression in the Dentate Gyrus in vivo. J Neuroscience 2000; 20(12): 4563–4572

De Leo, JA et al: The tetrapartite synapse: Path to CNS sensitization and chronic pain. Pain, 2006; 122: 17–21

De Weck AL: Zellulärer Allergen-Stimulations-Test (CAST). Allergologie 1997; 20(10): 487–502

DEGUM 2005: http://www.degum.de/534.html

DeLeo JA, Yezierski RP: The role of neuroinflammation and neuroimmune activation in persistent pain. Pain 2001; 90: 1–6

Deutsche Gesellschaft für Parodontologie. (Hrsg.) Risikokompendium Parodontitis. Quintesseny, 2002

Diener HC, Kronfeld K, Boewing G et al.: Efficacy of acupuncture for the prophylaxis of migraine: a multicentre randomised controlled clinical trial. Lancet Neurol. 2006; 5(4): 310–316

Dietz C in Neuraltherapie: Lehrbuch und Atlas/ Badtke/ Mudra (Hrsg.), 2. Aufl. 1998, Ullstein medical, Wiesbaden

Dietz O: Die Anästhesie des Ganglion stellatum beim Hund. Zbl. Vet. Med. 1955; 2: 569–575

Dietz O: Zur Grenzstrangblockade beim Tier. Arch. Exp. Vet.-Med. 1957; 11: 310–330; 349–385

Dietz O: Blockade des Ganglion stellatum beim Hund, Pferd und Rind. In: Berg R (Hrsg): Angewandte und topographische Anatomie der Haustiere. Enke, Stuttgart 1974

Dishur I.: Darstellungsmethoden des Unterkiefers und des Kiefergelenks in der Radiologie. Diplomarbeit an der medizinisch-technischen Schule für Radiologie Zürich, Zürich 2005 (www.mtra.ch/download/pdf/Diplomarbeit_UKieferKiefergelenk.pdf; Datum der Recherche: 09.06.2007)

Doden W: Sensorische Funktionsminderung – eine erwünschte Nebenwirkung der retrobulbären Anästhesie. Klin Mbl Augenheilk 1972; 161: 641–645

Does the inhalation of a 1% L-menthol solution in the premedication of fiberoptic bronchoscopy affect coughing and the sensation of dyspnea? Pneumologie 2001; 55(3): 115–119

Döge E: Die Reizblase. Zschr. Urol. 9, 645–648 (1965)

Dolganiuc A, Radu D: Procain and diethylaminoethanol influence on the release of free oxygen radicales by polymorphonuclear leukocytes, in rabbits and humans. Rom Arch Microbiol Immunol T 1998; 57/1: 23–32

Doms T: Transparenz als beste Vorsorge. Dtsch Ärztebl 2005; A117

Donaldson LF: Local anaestesia prevent acute inflammatory changes in neuropeptide messenger RNA expression in rat dorsal root gan glia neurons. Neuroscience Lett 1994; 111–113

Dorman TA: Prolotherapy: a survey. J Ortho Med 1993; 15

Dorman TA, Ravin TH: Diagnosis and injection techniques in orthopedic medicine. Williams & Wilkins, Baltimore 1991

Dosch M: Illustrated Atlas of the Techniques of Neural Therapy with Local Anesthetics. Haug, Heidelberg 1985

Dosch M: Bildatlas Neuraltherapie mit Lokalanästhetika. Praxis und Technik, Haug 2005

Dosch M, Dosch P: Leitfaden zur Neuraltherapie. Haug, Heidelberg 1994

Dosch P: Lehrbuch der Neuraltherapie nach Huneke. Haug, Stuttgart 1956

Dosch P: Lehrbuch der Neuraltherapie nach Huneke. Haug, Heidelberg 1963

Dosch P (Hrsg.): Neuraltherapie nach Huneke: Freudenstädter Vorträge, Band 1 ff.

Dosch P (Hrsg.): Tagungsband Freudenstädter Vorträge Band 6, Herzsegmente. Haug, Heidelberg 1979

Dosch P: Einführung in die Neuraltherapie mit Lokalanästhetika. Haug, Heidelberg 1980

Dosch P: Ist die Injektion an den abdominalen Grenzstrang (oberer Nierenpol) wirklich zu gefährlich? Erfahrungsheilk. 1982: 1; 34

Dosch P: Lehrbuch der Neuraltherapie nach Huneke. 13. Aufl. Haug, Heidelberg 1989

Dosch P: Lehrbuch der Neuraltherapie nach Huneke. 14. Aufl., Haug, Heidelberg 1995

Dosch P: Manual of Neural Therapy According to Huneke, 11. ed. Haug, Heidelberg 1984

Dosch P: Heilerfolge durch Neuraltherapie. Der authentische Patienten-Ratgeber. Graefe & Unzer, München 1986

Dosch P: Lehrbuch der Neuraltherapie nach Huneke. 14. Aufl. Haug, Heidelberg 1995

Dosch P: Neuraltherapie: Grundlagen, Untersuchungen und Therapeutischer Ansatz. WUV Facultas, Wien 1998

Dosch P: Wissenswertes zur Neuraltherapie nach Huneke. Haug, Stuttgart 1997

Dosch P, Barop H, Hahn-Godeffroy JD: Neuraltherapie nach Huneke. Haug, Heidelberg 2002

Doubell TP et al.: The dorsal horn: state dependent sensory processing, plasticity and the generation of pain. In: Wall PD, Melzack R: Textbook of Pain. 4. ed. Churchill Livingstone, Philadelphia 1999

Drasch G, Schupp I, Riedl G, Günter G: Einfluss der Amalgamfüllung auf die Quecksilberkonzentration in menschlichen Organen. Dtsch Zahnärztl Z 1992; 47: 490–496

Droß G: Bedeutung der Schilddrüsen-Injektion in der Neuraltherapie nach Huneke. Ärztez Naturheilverf 1999: 40; 150–155

Drucker M, Cardenas E, Arizti P, Valenzuela A, Gamboa A: Experimental studies on the effect of lidocaine on wound healing. World J Surg 1998; 22: 394–397

Druschky E: Die Bedeutung des Ganglion cervicale superius in der Neuraltherapie. In: Dosch P (Hrsg): Neuraltherapie nach Huneke. Freudenstädter Vorträge Band 1. Haug, Heidelberg 1974

Dubner R, Ruda MA: Activity-dependent neuronal plasticity following tissue injury and inflammation. Trends in Neurosciences 1992; 15 (3): 96–103

Duker JS, Belmont JB, Benson WE, Brooks HL, Brown GC, Federman Jl, Fischer DH, Tasman WS: Inadvertent globe perforation during retrobulbar and peribulbar anaesthesia. Patient characteristics, surgical management, and visual outcome. Ophthalmology 1991; 98: 519–526

Dumitrescu IF: Electrographing imaging in medicine and biology: electrographic methods. In: Kenyon (ed.): Medicine and biology. Sudbury, Ontario 1983

Dunst MN, Margolin K, Horak D: Lidocaine for severe hiccups. N Engl J Med 1993; 329: 890–891

Dürr HP, Popp F-A, Schommers W (Hrsg.): Elemente des Lebens. Die Graue Edition, Kusterdingen 2000

Dworkin S, Leresche L. Research diagnostic criteria for temporomandibular disorders: review, criteria, examinations and specifications, critique. J Craniomandib Disord Facial Oral Pain 1992; 6: 301–355

Ebner R, Ley H: Überprüfung des „Sekunden-Phänomens“ nach Huneke im doppelten Blindversuch. MMW 1956; 98: 298–303

Eder M: Herdgeschehen – Komplexgeschehen. Haug, Heidelberg 1977

Eder M: Neuraltherapeutische Aspekte des lumbalen Wurzelsyndroms. In: Ortner W, Harsieber R (Hrsg.): FORUM Neuraltherapie 2005. RH-Verlag, Wien 2005

Eder M, Tilscher H, Eder M: Das Herdgeschehen. E. Fischer 1975

Eichholz F: Die Anwendung von Novokain in der Inneren Medizin. I. Teil: Zur Pharmakologie. Klin Wschr 1950; 28: 761–764

Einhorn A: Synthese von Procain 1904 (www.wikipedia 209)

Eke T, Thompson JR: The National Survey of Local Anaesthesia for Ocular Surgery. II. Safety profiles of local anaesthesia techniques. Eye 1999; 13: 196–204

Elan M, Macefield VG. Does sympathetic nerve discharge affect the firing of myelinated cutaneous afferents in humans? Autonom Neurosc Basic Clin 2004; 111: 116–126

Elsen HG: Infrarot-Diagnostik und antihomotoxische Therapie in der Praxis. Homotoxin-Journal 1967; 3: 213–218

English JD, Sweatt JD : A requierement for the mitogen-activated protein kinase cascade in hippocampal long term potentiation. J Biol Chem 1997; 272: 19103–19116

Erdheim J: Über Hypophysenganggeschwulste und Hirncholesteatome. Kaiser Akad. Wiss. Math. Naturwiss. 1904; 113: 537–726

Ernst E, Fialka V: Die Neuraltherapie im Lichte neuerer Daten. Fortschr. Med. 1994; 112: 433–434

Esteller M: DNA methylation and cancer therapy: new developments and expectations. Curr Opin Oncol. 2005; 17(1): 55–60

Fagan BM et al.: Evidence for glutamate receptor mediated transmission at mechanoreceptors in the skin. NeuroReport 2001; 12: 1–7

Fakler B: Grundlagen zellulärer Erregbarkeit. In: Schmidt RF, Lang F (Hrsg.): Physiologie des Menschen mit Pathophysiologie. 30. Aufl. Springer, Berlin 2007

Fanghänel J, Pera F, Anderhuber F, Nitsch R (Hrsg). Waldeyer Anatomie des Menschen, 17. Aufl. de Gruyter, Berlin 2003

Fanning PJ et al. : Mechanical regulation of mitogen-activated protein kinase signaling in articular cartilage. J Biol Chem 2003; 278(51): 50940–50948

Fauvel, H: De le anesthesie produite par le chlorhydrate de cocaine sur la muquese pharyngienne et laryngienne. Gas Hop 1984; 134: 1067

Feigl-Reitinger A, Bergsmann O, Tilscher H: Myogelose und Triggerpunkte. Facultas, Wien 1998

Feinstein MG, Fiekers J, Fraser C: An analysis of the mechanism of local anesthetic inhibition of platelet aggregation and secretion. J Pharmacol Exp Ther 1976; 197: 215–228

Fink M, Tschernitschek H, Wähling K, Stiesch-Scholz M: Einfluss okklusaler Veränderungen auf die Funktion der Wirbelsäule. ZWR 113. Jahrgang 2004, Nr. 7 + 8 (314 – 321)

Fischer G: Neuraltherapie des Hals-Kopfbereiches in Arbeitsbuch Neuraltherapie 1. Facultas, Wien 2009

Fischer HF: Photons as transmitter for intra- and intercellular biological and biochemical communication – The construction of a hypothesis. In: Popp FA, Becker G, König HL, Peschka W (eds.): Electromagnetic Bio-Information. pp.150–180, Urban & Schwarzenberg, München – Wien – Baltimore 1979

Fischer L: Neuraltherapie in der Notfallmedizin. Ärztez Naturheilverfahren 1995; 9: 676–685

Fischer L: Myofasciale Trigger-Punkte und Neuraltherapie nach Huneke. Erfahrungsheilkunde 1998; 3: 117–126

Fischer L: Die Untersuchung der Schulter in der Praxis. Praxis 1999; 88: 1815–1824

Fischer L: Einfache Untersuchungs- und Injektionstechnik am Iliosakralgelenk. Erfahrungsheilkunde 1999; 3: 159–166

Fischer L: Zu den Grundlagen der Neuraltherapie: Selbstorganisation in der Biologie. In: Reimers A (Hrsg.): Kongressband Jubiläumskongress Int. Gesellschaft für Neuraltherapie nach Huneke. Mexiko City 2000

Fischer L: Pathophysiologie des Schmerzes und Neuraltherapie. Praxis 2003; 92: 2051–2059

Fischer L: Neuraltherapie nach Huneke. Neurophysiologie, Injektionstechniken und Therapievorschläge. 3. Aufl. Hippokrates, Stuttgart 2007

Fischer L, Pfister M: Wirksamkeit der Neuraltherapie bei überwiesenen Patienten mit therapieresistenten chronischen Schmerzen. Schweiz Z. GanzheitsMed 2007; 19(1): 30–35

Flechtner H-J: Grundbegriffe der Kybernetik. dtv, München1984

Fleck L: Entstehung und Entwicklung einer wissenschaftlichen Tatsache [Erste Ausgabe 1935]. Suhrkamp, Frankfurt am Main 1993

Fleckenstein A: Die periphere Schmerzauslösung und Schmerzausschaltung. Wiss. Forschungsberichte 58. Steinkopff, Frankfurt 1950

Fleckenstein A: Der Mechanismus der Erregung und Erregungshemmung mit spezieller Berücksichtigung des Novocains. Anästhesist 1954; 3(1): 15–19

Fleckenstein A: Mechanismus der Lokalanästhesie. Klin Wschr. 1950; 28(25–26): 452–453

Fliers E, Kreier F, Vosho PJ, Havekes LM, Sauerwein HP, Kalsbeek A, Buijs RM, Romijn JA: White adipose tissue: getting nervous. J Neuroendocrinol 2003; 15: 1005–1010

Fontaine R: Neurochirurgie des vegetativen Nervensystems. In: Monnier M (ed): Physiologie und Pathophysiologie des vegetativen Nervensystems. Hippokrates, Stuttgart 1963

Forth W, Henschler D, Rummel W: Allgemeine und spezielle Pharmakologie und Toxikologie. Elsevier Urban & Fischer, München 2004

Frank BL: Neural Therapy. Phys Med Rehab Clin North America. 1999; 10(3): 573–582

Frank BL: Neural Therapy. In: Schulman AR, Cotter AC, Harmon RL (eds.): Physical Medicine and Rehabilitation Clinics of North America. Saunders, Philadelphia 1999

Frank I, Bieger WP: Immuntoxikologie chronischer Quecksilberbelastung. Z Umweltmedizin 2002; 94–100

Frank M: Qualitätsmanagement in der Arztpraxis. 2. Aufl. Schattauer, Stuttgart 2005

Frati C et al.: Expression of functional mGlu5 metabotropic glutamate receptors in human melanocytes. J Cell Physiol 2000 ; 183: 364–372

Fresenius H: Neuraltherapeutische Erfahrungen aus der täglichen Praxis. Haug, Heidelberg 1958

Frick H, Leonhardt H, Starck D (Hrsg) Allgemeine Anatomie – Spezielle Anatomie I Extremitäten – Rumpfwand – Kopf – Hals. Thieme, Stuttgart New York 1987

Friese KH: Memorix Naturheilkundliche HNO-Praxis. Hippokrates, Stuttgart 2000

Fuchs J: Neuraltherapie am Auge. Therapiewoche 1955; 1–2

Fuchs J: Therapie mit Lokalanästhetika in der Ophthalmologie. Hippokrates, Heidelberg 1965

Fukuoka H et al. : Cutaneous hyperalgesia induced by peripheral injection of interleukin- 1β in the rat. Brain Res 1994; 657: 133–140

Gaber K: Hämoglobin- und DNA-Addukte des Humankanzerogens o-Toluidin nach Behandlung mit dem Lokalanästhetikum Prilocain. Dissertation, LMU München 2006

Gahleitner A, Solar P, Nasel C, Homolka P, Youssefzadeh S, Ertl L, Schick S: Die Magnetresonanztomographie in der Dentalradiologie (Dental-MRT). Radiologe 1999; 39: 1044–1050

Garcia-Segura LM, Chowen JA, Naftolin F: Endocrine glia: roles of glial cells in the brain actions of steroid and thyroid hormones and in the regulation of hormone secretion. Front Neuroendocrinol 1996; 17:180–211

Garten H: Applied Kinesiology: Muskelfunktion, Dysfunktion, Therapie. Elsevier Urban & Fischer, München 2004.

Garten H, Weiss G: Systemische Störungen – Problemfälle lösen mit Applied Kinesology. Elsevier Urban & Fischer, München 2007

Gebromed: Arzneimittelinformation zu Xyloneural®. Fieberbrunn o.J.

Gendolla A, Diener HC: Anhaltender Idiopathischer Gesichtsschmerz – neuer Name für ein altbekanntes Syndrom. ZWR 113. Jahrgang 2004, Nr. 7 + 8 (338–343)

Genever PG et al.: Evidence for a novel glutamate mediated signalling pathway in keratinocytes. J Invest Dermatol 1999; 112: 337–342

George A et al.: Tumor necrosis factor receptor 1 and 2 proteins are differentially regulated during Wallerian degeneration of mouse sciatic nerve. Exp Neurol 2005; 192: 163–166

Gerbershagen HU: Der schwierige Schmerzpatient in der Zahnmedizin: diagnostischer und therapeutischer Prozess. Thieme, Stutgart 1995

Gerlich B: Die Behandlung der Migräne der Frau durch Neuraltherapie. Med. Dissertation, Akademie für ärztliche Fortbildung der DDR, Berlin 1991
Gerz W: Lehrbuch der Applied Kinesiologie. AKSE, München 1996
Gibbs SJ, Pujol A, McDavid WD, Welander U, Tronje G: Patientenrisiko durch Panoramaschichtaufnahmen. Zahnärztl. Welt 1988; 97: 782
Gibson RG, Gibson SLM: Neural therapy in the treatment of Multiple Sclerosis. A randomized study. J Altern Compl Medicine 1999; 5 (6): 543–552
Giebel J, Barop H: Anatomische Untersuchungen der Injektion an dem Frankenhäuserschen Plexus. 1.: Abdominaler Zugang. 3. Greifswalder Symposium, Greifswald 2004
Giebel J., Barop H: Anatomische Untersuchungen der Injektion an dem Frankenhäuserschen Plexus. 2.: Vaginaler Zugang. 3. Greifswalder Symposium, Greifswald 2005
Gigerenzer G: Bauchgefühle – die Intelligenz des Unbewussten. Goldmann, Gütersloh 2008
Gisel A: Funktionelle Anatomie der Wirbelsäule. In: Neuraltherapie nach Huneke: Freudenstädter Vorträge.
Gjerstad A et al.: Induction of long term potentiation of single wide dynamic range neurons in the dorsal horn is inhibited by descending pathways. Pain 2001; 91: 263–268
Glaser M, Türk R: Herdgeschehen. Fischer, Heidelberg 1982
Gleditsch JM: Mundakupunktur. WBV Biolog. Med. Verlag, Schorndorf 1979
Gleditsch JM: Punktsuche und Ermittlung von Reaktionsebenen mit Hilfe der Very–Point-Technik. Akupunktur – Theorie und Praxis 1980; 8: 58–61
Gleditsch JM: Therapie entzündlicher Hals-, Nasen-, Ohren-, Mund. und Kieferkrankheiten durch punktuelle Lymphtherapie. In: HNO Praxis Heute 3. Springer, Berlin 1983
Gleditsch JM: Lymphbelt. Therapie entzündlicher HNO-Krankheiten. Springer, Heidelberg 1983
Gleditsch J: Die orale Akupunktur – ein Schlüssel zum Akupunkturverständnis. In Akupunktur – Theorie und Praxis 1978; 4: 190 – 196
Gleditsch J: Das Stomatognathe System in seiner Beziehung zur Halswirbelsäule. In Stomatologie 2001
Gleditsch JM: Die therapeutische Nutzung spezifischer Mundpunkte aus der Sicht der Huneke-Therapie. In: Dosch JP (Hrsg): Neuraltherapie nach Huneke, Freudenstädter Tagungen 1981/1982, Band 8, Haug, Heidelberg 1983
Gleditsch JM: Trigger-Punkt-Therapie bei funktionellen und entzündlichen Erkrankungen im Zahn-Mund-Kiefer-Bereich. Der Zahnarzt – Collloquium med. dent. 1984; 28: 863–869
Gleditsch JM: Akupunktur in der HNO-Heilkunde. Hippokrates, Stuttgart 1999
Gleditsch JM: MAPS – MikroAkuPunktSysteme. Grundlagen und Praxis der somatotopischen Therapie. Hippokrates, Stuttgart 2003
Gleditsch JM: Mundakupunktur. Elsevier Urban&Fischer, München 2004
Gleditsch JM: Reflexzonen und Somatotopien – Vom Mikrosystem zu einer Gesamtschau des Menschen. Elsevier Urban & Fischer, München 2005
Glusa E: Spasmolytische Wirkung von Procain an der Rattenaorta. ID-Pharma (Forschungsmaterialien), Jena 1999
Goecke G: Therapie der Zervixdysplasie mit lokaler Moortherapie (Vagimuran®). Zbl. Gynäkol.
Goecke H: Hypersekretion der Zervix. Zbl. Gynäkol. 1953
Goecke H, Schäfers E: Med. Klin 1953; 165ff
Gold-Szklarski K: pers. Mitteilung, 2006
Gold-Szklarski K: Neuraltherapie – niederschwelliger Zugang zu einer Primärversorgung. Ganzheitsmedizin 2008; 21(1): 6–8
Goodheart GJ: Applied Kinesology. Privatly published, 20567 Mack Ave., Grosspoint, MI, USA 1964
Gorth T: Blockade des N. suprascapularis. In: Eriksson E (Hrsg.): Atlas der Lokalanästhesie. Springer, Heidelberg 1980
Gosau HD: Mastopathien – Pathogenese, Diagnostik und Behandlungsstrategien. Erfahrungsheilkunde 1999, 550–558
Graf BM, Niesel HC: Pharmakologie der Lokalanästhetika. In: Niesel HC, van Aken H: Lokalanästhesie, Regionalanästhesie, Regionale Schmerztherapie. S. 33–119. Thieme, Stuttgart – New York 2003
Graf K: Ganzheitliche Zahmedizin. Sonntag, Stuttgart. 2000
Greene CS: Ätiologie temporomandibulärer Störungen. Quintesseny 53, 7, 757–769 (2002)
Greenstein B, Greenstein A : Color Atlas of Neuroscience. Thieme, Stuttgart 2000
Greiner W et al. : Theoretische Physik. Band 4: Quantenmechanik. Deutsch, Thun – Frankfurt/Main 2005
Greiner W et al.: Theoretische Physik. Band 9: Thermodynamik und statische Mechanik. Deutsch, Thun – Frankfurt/Main 1993
Griem P, Gleichmann E: Metal ion induced autoimmunity. Curr Opin Immunology 1995; 7: 831–838
Gross D: Zur Anästhesietherapie der Tonsillen. Med. Klinik 1951; 51: 10
Gross D: Therapeutische Lokalanästhesie. Band I. Hippokrates, Stuttgart 1972
Gross D: Neuraltherapie. Münch. Med. Wschr. 1972; 94: 2257–2264
Gross D: Therapeutische Lokalanästhesie. Band II. Hippokrates, Stuttgart 1974
Gross D: Kontralaterale Neuraltherapie. In: Gross D (Hrsg.): Therapeutische Lokalanästhesie. Bd. 2. Hippokrates, Stuttgart 1978
Gross D: Therapeutische Lokalanästhesie, Band I. Hippokrates Stuttgart 1978
Gross D. Diagnostische und therapeutische Lokalanästhesie beim Kreuzschmerz. Therapiewoche 1978; 28: 5742–5749
Gross D: Therapeutische Lokalanästhesie, Band II. Hippokrates Stuttgart 1984
Gross D. Therapeutische Lokalanästhesie. 3. Aufl. Hippokrates, Stuttgart 1985
Gross D: Therapeutische Lokalanästhesie, 2. Auflage, Hippokrates 1989
Gross D, Nonnenbruch W: Die vasale Ordnung im vegetativen Nervensystem als Grundlage für die Neuraltherapie. Med. Klinik 1971; 47: 517–523
Gross MJ, Blunck W, Jänig W: Lehrbuch der Therapeutischen Lokalanästhesie. Neuraltherapeutisches Praktikum. Hippokrates, Stuttgart 1994
Groudine SB, Fisher HAG, Kaufman RP, Patel MJ, Wilkins LJ, Mehta SA, Lumb PD: Intravenous lidocaine speeds the return of bowel function, decreases postoperative pain, and shortens hospital stay in patients undergoing radical retropubic prostatectomy. Anesth Analg 1998; 86: 235–239
Gunkelmann M: Zur Geschichte des Kokains. In: Scheerer S; Vogt I (Hrsg.): Drogen und Drogenpolitik. Ein Handbuch. S. 359. Campus, Frankfurt am Main – New York 1989
Gysin C: Placebo-kontrollierte Doppelblind-Studie zur Neuraltherapie des temporo-mandibulären Myoarthropathie-Syndroms. Diss. Med., Fakultät Basel 1997
Hagen NA: Sharp, shooting neuropathic pain in the rectum or genitals: pudendal neuralgia. J Pain Symptom Manage. 1993; 8(7): 496–501
Haginomori S, Makimoto K, Araki M, Kawakami M, Takahashi H: Effect of lidocaine injection of EOAE in patients with tinnitus. Acta Otolaryngol 1995; 115: 488–492
Hahn M: Anestesia Loco Regionale. Mosby Doyma Italia

Hahn M, McQuillan P, Sheplock G: Regionale Anästhesie. Ullstein medical, Wiesbaden 1996
Hahn-Godeffroy JD: Procain in der Neuraltherapie nach Huneke. Allgemeinarzt 1993; 15: 876–883
Hahn-Godeffroy JD: Neuraltherapie nach Huneke – Störfeldtherapie – ein regulationsmedizinisches Verfahren unter Verwendung von Procain. 2. Aufl. Medizinisch Literarische Verlagsgesellschaft, Uelzen 2004
Hahn-Godeffroy JD: Wirkungen und Nebenwirkungen von Procain: Was ist gesichert? Komplement. integr. Med. 2007; 2: 32–34
Hahn-Godeffroy JD: Paravertebrale Neuraltherapie. (Leserbrief) Münch. Med. Wschr. 131: 47
Hahn-Godeffroy JD: Die Injektion an das Ganglion stellatum. In: Neuraltherapie nach Huneke: Grundlagen, Techniken. Freudenstädter Vorträge (Dosch, P. ed.) Vol 12, Haug: Heidelberg 1988, 73–92
Hahn-Godeffroy JD: Störfelder beim Malignompatienten und ihre neuraltherapeutische Behandlung. In: Naturheilkunde und Umweltmedizin in der Frauenheilkunde (Tietz B, Weinschenk S, eds) Hippokrates. Stuttgart 2000. 95–97
Hahn-Godeffroy JD: Procain in der Neuraltherapie nach Huneke – Zusammenfassende Bewertung – In: Neuraltherapie nach Huneke: Grundlagen, Techniken. Freudenstädter Vorträge (eds. Dosch P, Barop H, Hahn-Godefroy JD) Vol 16, Karl F. Haug: Stuttgart 2002. 36–49. – Ders.: Zur Unverzichtbarkeit vn Procain in der Neuraltherapie – neue Aspekte der Benefitrisk. Abwägung. In: Ärztezeitschrift f. Naturheilverfahren, Medizinisch Literarische Verlagsgesellschaft:, Vol 32, Uelzen 1991, 722–730
Hahn-Godeffroy JD: Das Nasen-Nebenhöhlen-Organ und seine neuraltherapeutischen Behandlungsmöglichkeiten. In: Neuraltherapie nach Huneke: Grundlagen, Techniken. Freudenstädter Vorträge (Dosch P, Barop H, Hahn-Godeffroy JD, eds.) Vol. 16, Karl F. Haug: Stuttgart (2002), 108–114
Hahn-Godeffroy JD: Zum Zwischenfallrisiko von neuraltherapeutischen Injektionen im Kopf- und Halsbereich, In: Neuraltherapie nach Huneke: Grundlagen, Techniken. Freudenstädter Vorträge (Dosch P ed.) Vol. 12, Karl F. Haug,, Heidelberg 1988, 73–92
Hahn-Godeffroy JD, Doll B, Barop H: Neuraltherapie – Kasuistikbogen. Komplement. Integr. Med. 2008, 2, 35–38
Haidl P, Kemper P, Butnarasu SJ, Klauke M, Wehde H, Kohler D: Does the inhalation of a 1% L-menthol solution in the premedication of fiberoptic bronchoscopy affect coughing and the sensation of dyspnea? Pneumologie 2001; 55(3): 115–119
Halstead WS: Practical comments on the use and abuse of cocaine, suggested by its invariably successful employment in more than a thousand minor surgical operations. N.Y. State J. Med 1885; 42: 294
Hamill OP, Martinac B : Molecular basis of mechanotransduction in living cells. Physiol Rev 2001; 81(2): 685–740
Hammes MG, Tölle M: Analyse der Schmerzmatrix bei Akupunktur mittels f-MRT. 2006
Hammes MG, Bäcker M: Akupunktur in der Schmerztherapie. Elsevier Urban & Fischer, München 2004
Hammond DL: Control systems for nociceptive afferent processing: the descending inhibitory pathways. In: Yaksh TL (ed.): Spinal Afferent Processing. pp. 363–390. Plenum Press, New York 1986
Handwerker HO: Einführung in die Pathophysiologie des Schmerzes. Springer, Berlin-Heidelberg-New York 1999
Hankemeier U et al.: Tumorschmerztherapie. Springer 2001
Hansen CA et al.: Localization of a heterotrimeric G Protein gamma subunit to focal adhesions and associated stress fibers. J Cell Biol 1994; 126(3): 811–819
Hanzl GS: Das Modell der praemorbiden Kompensationsfähigkeit von Regelkreisstörungen im Organismus. Panta – Z Biometr Systemdiagn 1990; 1 (1): 4–7
Hanzl GS: Das neue medizinische Paradigma. Haug, Heidelberg 1995
Hanzl GS: Ist unsere Medizin noch zu retten? Plädoyer für eine Horizonterweiterung. LinguaMed, Neu-Isenburg 2006
Hardin WD, Stylianos S, Lally KP: Evidence-based practice in pediatric surgery. J Pediatr Surg 1999; 34: 908–912
Harrer G: Zur Diagnose und Therapie des Zervikalsyndroms. In: Dosch JP (Hrsg): Freudenstädter Vorträge. Bd. 3, S: 113–124. Haug, Heidelberg 1976
Harris ED, Budd RC, Firestein GS, Genovese MC, Sergent JS, Ruddy S, Sledge CB: Kelleys Textbook of Rheumatology. Elsevier Health Sciences, 2004
Haugen FP: The autonomic nervous system and pain. Anaesthesiology 1968; 29: 785–792
Hausammann R: Das Ganglion cervicale superius – neue Erkenntnisse in der Neuraltherapie. Referat 48. Ärztlicher Fortbildungskongress der Internationalen Medizinischen Gesellschaft für Neuraltherapie nach Huneke, Freudenstadt 2006
Hausammann R: Die Bedeutung des Ganglion cervicale superius für die Neuraltherapie psychiatrischer Erkrankungen. Forum Neuraltherapie 2007
Hayes RL et al.: Analgesic effects of certain noxious and stressful manipulations in the rat. Soc Neurosci 1976; Abstr. 2: 1350
Head H: On disturbances of sensation with a special reference to the pain of visceral disease. Brain 1893; 16: 1
Head H: Pain in the disease of heart and lung. Brain 1896; 19: 153–156
Head H: Die Sensibilitätsstörungen der Haut bei Visceralerkrankungen. Hirschwald, Berlin 1898
Hebb DO: The organization of behavior: a neuropsychological theory. Willey, New York 1949
Heim G, Schimmel HW: Handbuch für die computerisierte Segmentelektrographie. VEGA Grieshaber KG, 1989
Heine H: Die Grundregulation aus neuer Sicht, Ärztez Naturheilverf 1987; 28: 909
Heine H: Grundsätzliches zur Theorie der Neuraltherapie. Ärztez Naturheilverf 1988; 29: 851–855
Heine H: Akupunkturtherapie – Perforationen der oberflächlichen Körperfaszie durch kutane Gefäß-Nervenbündel. therapeutikon 4 (1988a) 238–244
Heine H: Lehrbuch der biologischen Medizin. Hippokrates, Stuttgart 1991
Heine H: Lehrbuch der biologischen Medizin. 2. Aufl. Hippokrates, Stuttgart 1997
Heine H: Wirkt Neuraltherapie nach Huneke über das periphere Endocannabinoidsystem? Ärztez Naturheilverf 2003; 44: 212–220
Heine H: Biologische Medizin. Hippokrates, Stuttgart 2003
Heine H: Wirkt Neuraltherapie nach Huneke über das periphere Endocannabinoidsystem? Ärztez Naturheilverf 2003; 44: 212–220
Heine H: Grundregulation – Eine Synthese medizinischen Denkens. Dtsch. Z Akupunktur 2004; 47: 6–19
Heine H: Neuraltherapie nach Huneke. Zur Molekularbiologie von Procain. Ärztez Naturheilverf 2006; 47: 601–605
Heine H : Lehrbuch der biologischen Medizin. 3. Aufl. Hippokrates, Stuttgart 2007
Heintze T: Elektroneuraldiagnostik und -therapie. In: Schmiedel, Augustin: Leitfaden Naturheilkunde. 5. Aufl. Elsevier Urban & Fischer, München 2008
Heinze G: Die Reaktionsstellen des ENS nach Dr. Croon und die chinesische Akupunktur. Erfahrungsheilkunde 1956; 7
Heizmann R, Gabka J: Intraligamentäre Injektion. In: Hoffmann-Axthelm W (Hrsg.): Aktuelle Aspekte der zahnärztlichen Lokalanästhesie. ZÄ-Mitteilungen 1985; 84: 46–50

Hellinger B: Die Mitte fühlt sich leicht an. Kösel, Kempten 2001
Henke, K.: Das Sekunden-Phänomen. 6. Aufl. Haug, Stuttgart 1989
Herget HF: Neuro- und Phytotherapie schmerzhafter funktioneller Erkrankungen. Band 1 und 2, 4. Aufl. PASCOE GmbH, Gießen 1985
Herget R: Einfache Technik zur zeitweiligen Ausschaltung des Ganglion stellatum. Chirurg 1943; 15: 680
Herroeder S, Pecher S, Schonherr ME, Kaulitz G, Hahnenkamp K, Friess H, Bottiger BW, Bauer H, Dijkgraaf OG, Durieux ME, Hollmann MW: Systemic lidocaine shortens length of hospital stay after colorectal surgery: a double-blinded, randomized, placebo-controlled trial. Ann Surg 2007; 246: 192–200
Hettenkofer HJ (Hrsg.): Rheumatologie. Thieme, Stuttgart 2003
Heuermann T, Anders N, Pham D-T, Wollensak J: Sensorische Blockade des Nervus opticus nach Retrobulbäranästhesie – Eine prospektive, klinische Studie an 57 Patienten. Klin Mbl Augenheilk 2002; 219: 101–108
Heuermann T, Anders N, Rieck P, Hartmann C: Peribulbäranästhesie versus topische Anästhesie bei der Kataraktoperation – Vergleich des postoperativen Verlaufes. Ophthalmologe 2000; 97: 189–193
Heuser H: Klinik der Zahn-, Mund- und Kieferkrankheiten. 3. Auflage, Barth, Leipzig 1971
Hipler UC: Der zelluläre Antigenstimulationstest. Z Dermatologie 1995; 181: 17–26
Hirsch E, Keil W, Muschaweck R, Rademacher E: Experimentelle Schockbehandlung mit Lokalanaestheticis. Arzneimittelforschung 1954; 4(3): 194–198
Ho MV, Knight DP: The acupuncture system and the liquid crystalline collagen fibers of the connective tissues. Am J Chin Med 1998; XXVI (3–4): 251–263
Hochmuth: Das Störfeldproblem aus stomatologischer Sicht. Vortrag Arbeitsgruppe Neuraltherapie, Riesa 1977
Hoechst: Die Therapie mit Novocain. Hoechst, Frankfurt a.M. 1923
Hofer O, Reichenbach E, Spreter von Kreudenstein T; Wannenmacher E: Lehrbuch der klinischen Zahn-, Mund- und Kieferheilkunde. 4. Auflage 1968. JA Barth, Leipzig
Hoffmann-Axthelm W (Hrsg.): Aktuelle Aspekte der zahnärztlichen Lokalanästhesie. Hoechst AG, Frankfurt a.M. 1985
Höllischer E, Mehlhardt W, Popp FA, Schmidt HG: Statistische Analyse von Hautwiderstandsmessungen an besonderen Hautstellen. Physikalische Medizin und Rehabilitation, 20. Jahrgang, September 1979. Heft 9, S. 472 – 475
Hollmann MW, DiFazio CA, Durieux ME: Ca-signaling G-protein-coupled receptors. A new site of local anesthetic action? Reg Anesth Pain Med 2001; 26: 565 – 571
Hollmann MW, Durieux ME: Local anesthetics and the inflammatory response: a new therapeutic indication? Anesthesiology 2000; 93: 858–875
Hollmann MW, Fischer LG, Byford AM, Durieux ME: Local anesthetic inhibition of m1 muscarinic acetylcholine signaling. Anesthesiology 2000; 93: 497–509
Hollmann MW, Gross A, Jelacin N, Durieux ME: Local anesthetic effects on priming and activation of human neutrophils. Anesthesiology 2001; 95: 113–122
Hollmann MW, Herroeder S, Kurz KS, Hoenemann CW, Struemper D, Hahnenkamp K, Durieux ME: Time-dependent inhibition of G protein-coupled receptor signaling by local anesthetics. Anesthesiology 2004; 100: 852–860
Hollmann MW, McIntire WE, Garrison JC, Durieux ME: Inhibition of mammalian Gq protein function by local anesthetics. Anesthesiology 2002; 97: 1451–1457
Hollmann MW, Ritter CH, Henle P, de Klaver M, Kamatchi GL, Durieux ME: Inhibition of m3 muscarinic acetylcholine receptors by local anesthetics. Br J Pharmacol 2001; 133: 207–216
Hollmann MW, Strumper D, Herroeder S, Durieux ME: Receptors, G Proteins, and their Interactions. Anesthesiology 2005; 103: 1066–1078
Hollmann MW, Wieczorek KS, Berger A, Durieux ME: Local anesthetic inhibition of G protein-coupled receptor signaling by interference with Gαq protein function. Mol Pharmacol 2001; 59: 294–301
Hooshang H, Hashmi M, Phillips EM: Infrared thermal imaging as a tool in pain. Thermology international 2001; 11(2)
Hopfer F: Neuraltherapie und Allergie. In: Dosch P (Hrsg.): Neuraltherapie nach Huneke: Freudenstädter Vorträge. Vol. 9, S. 91–97. Haug, Stuttgart 1985
Hopfer F: Phänomene bei neuraltherapeutischer Tätigkeit. Ärztez Naturheilverfahren 1991; 32: 684–692
Hopfer F, Hopfer G: Neuraltherapie nach Huneke. In: Schimmel K-C (Hrsg): Lehrbuch der Naturheilverfahren. Band 2, S. 116–128. Hippokrates, Stuttgart 1987
Hopfer F, Stacher A: Zur Diagnose und Nachbehandlung von Herderkrankungen. Ärztl. Praxis 1963; 38
Horrobin DF: Are large clinical trials in rapidly lethal diseases usually unethical? Lancet 2003; 361: 695–697
Howe NR, Williams JM: Pain of injection and duration of anesthesia for intradermal infiltration of lidocaine, bupivacaine, and etidocaine. J Dermatol Surg Oncol. 1994; 20(7): 459–464
Huang H et al. : Cell mechanics and mechanotransduction : pathways, probes and physiology. Am J Physiol Cell Ohysiol 2004; 287: c1-c11
Huang Y, Lau CW, Chan FL, Yao XQ:Contribution of nitric oxide and K+ channel activation to vasorelaxation of isolated rat aorta induced by procaine. Eur J Pharmacol 1999; 367: 231–237
Huber M: Wege der Traumabehandlung. Band 1 und 2. Junfermann, Paderborn 2003
Hufeland-Verzeichnis, 3. Aufl. Haug, Stuttgart
Hugger A, Schindler HJ, Bohner W, Nilges P, Sommer C, Turp JC, Hugger S: Therapie bei Arthralgie der Kiefergelenke: Empfehlungen zum klinischen Management. Schmerz 2007; 21: 116–130
Hülse M, Losert-Bruggner B: Der Einfluss der Kopfgelenke und/ oder der Kiefergelenke auf die Hüftabduktion. Manuelle Medizin 2002, 40: 97–100
Humbertson AO, Hall JL: The autonomic nervous system. Prog Neurol Psych 1996; 24: 255–271
Huneke F: Unbekannte Fernwirkungen in der Lokalanästhesie. Fortschritte der Medizin. Z des praktischen Arztes 1934; 52, 213–223
Huneke F: Unbekannte Fernwirkungen der Lokalanästhesie. Hippokrates – Z praktische Heilkunde 1944; 31: 380–385
Huneke F: Krankheit und Heilung anders gesehen. 7. Aufl. Staufen, Köln 1947
Huneke F: Heilanästhesie und Sekundenphänomen. Oesterr Z Stomat 1951; 4: 176–179
Huneke F: Das Focus-Problem in neuraltherapeutischer Schau. Hippokrates – Z praktische Heilkunde 1952; 23 (22) 625–633
Huneke F: Das Sekundenphänomen. Neuralmedizin 1953; 1: 72–75
Huneke F: Krankheit und Heilung anders gesehen. Staufen, Köln 1953
Huneke F: Das Sekunden-Phänomen in der Neuraltherapie. Haug, Ulm/Donau 1961
Huneke F: Das Sekundenphänomen in der Neuraltherapie. 6. Aufl. Haug, Heidelberg 1989
Huneke F, Huneke W: Unbekannte Fernwirkungen der Lokalanästhesie. Med Welt 1928; 27: 1013–1014
Huneke F, Huneke W: Zu Heilanaesthesie und Fokusproblem. Hippokrates – Z praktische Heilkunde 1950; 2: 43–48

Huneke H: Wörterbuch der Neuraltherapie. Haug, Stuttgart 1980

Huneke H: Neuraltherapie nach Huneke und Migräne. ÄZschr. Naturheilverf. 1998; 39: 470–475

Huneke H: Neuraltherapie nach Huneke in der Praxis. Hippokrates, Stuttgart 1998

Huneke H, Weinschenk S: Der Einsatz der Neuraltherapie bei Pelvipathia spastica. In: Tietze B, Weinschenk S (Hrsg): Naturheilkunde und Umweltmedizin in der Frauenheilkunde. NATUM Band 2. Hippokrates, Stuttgart 2000

Huneke J: Neuraltherapie. In: Beller FK (Hrsg.): Der chronische Schmerz im kleinen Becken. Pro sevice, Hofstetten 1996

Huneke W: Neuraltherapie mit und ohne Impletol. Hippokrates – Z praktische Heilkunde 1951; 22/23: 627–632

Huneke W: Impletoltherapie und andere neuraltherapeutische Verfahren. Hippokrates, Stuttgart 1952

Huneke W: Impletoltherapie und andere neuraltherapeutische Verfahren. Hippokrates, Stuttgart 1952

Hyeong Gon Yu, Hum Chung, Tae-Gyoon Yoon, Kwang-Won Yum, Hyun Jeong Kim. Stellate ganglion block increases blood flow into the optic nerve head and the peripapillary retina in human. Autonomic Neuroscience: Basic and Clinical 2003; 109: 53–57

IASP Subcommittee on Taxonomy: Pain Terms: A List with definitions and notes on usage. Pain 1979; 6: 249–252

Ibusuki S, Kasuki H, Takasaki M: The effects of extracellular pH with and without bicarbonate on intracellular procaine concentrations an anesthetic effects in crayfish giant cells. Anesthesiology 1998; 88 (6): 1549–1557

Iliescu-Steiner R, Knoll B, Wied-Baumgartner S: Kursskripten der Deutschen Gesellschaft für Mesotherapie und der Österreichischen Gesellschaft für Mesotherapie

Imbeau J: Introduction to through-transmission alveolar ultrasonography (TAU) in dental medicine. Cranio 2005; 2: 100–112

Immenkamp A: Die Leitungsanästhesie an der Schädelbasis und andere extraorale Betäubungsverfahren. Berlinische Verlagsanstalt, Berlin 1940

Impey S et al.: Cross talk between ERK and PKA is required for Ca^{2+} stimulation of CREB dependent transcription and ERK nuclear translocation. Neuron 1998; 21: 869–883

Inoue A et al.: Interleukin-1β induces substance P release from primary afferent neurons through the cyclooxygenase-2-system. J Neurochem 1999; 73: 2206–2213

Iqbal J, Zaidi M: Molecular regulation of mechanotransduction. Biochem Biophys Res Commun 2005; 328(3): 751–755

Irnich D, Behrens N, Gleditsch J, Stör W: Immediate effects of dry needling and acupuncture at distant points in chronic neck pain. In Pain 2002

Irnich D et al.: Randomised trial of acupuncture compared with conventional massage for treatment of chronic neck pain. In BMJ 2001

Iskraut H: Neuraltherapie in der Zahnheilkunde. Staufen, Köln 1952

Iskraut H: Neuraltherapie in der täglichen Praxis. Haug, Heidelberg 1958

Jäger M, Wirth CJ: Praxis der Orthopädie. Thieme, Stuttgart 2006

Jänig W: Functions of the sympathetic innervation of the skin. In: Loewy AD, Speyer KM, (eds): Central regulation of Autonomic functions. pp. 334–348. Oxford University Press, Oxford 1990

Jänig W, Koltzenburg M: Plasticity of sympathetic reflex organisation following cross-union of inappropriate nerves in the adult cat. I Physiol Lond 1991; 436: 309–323

Jänig W, Koltzenburg M: Possible ways of sympathetic afferent interaction. In: Jänig W, Schmidt RF (eds.): Reflex sympathetic dystrophia. Pathophysiological mechanisms and clinical implications. VCH Verlagsgemeinschaft, Weinheim-New York 1992

Jänig W, Mc Lachlan EM: The role of modifications in noradrenergic peripheral pathways after nerve lesions in the generation of pain. In: Fields HL, Liebeskind JC (eds.): Pharmacological approaches to the treatment of pain: new concepts and critical issues. Progress in Pain Research and Management, Vol 1. IASP Press, Seattle 1994

Janda V: Manuelle Muskelfunktionsdiagnostik. 4. Aufl. Elsevier Urban & Fischer, München 2009

Jankovic D: Regionalblockaden und Infiltrationstherapie. ABW Verlag, Berlin 2003

Jankovic D: Regionalblockaden und Infiltrationstherapie. 3. Aufl. ABW Verlag, Berlin 2005

Jantsch E: Die Selbstorganisation des Universums. dtv Wissenschaft, München1988

Jenicek M: Clinical Case Reporting in Evidence-based Medicine. Arnold, London 2001

Ji RR et al.: Central Sensitization and LTP: do pain and memory share similar mechanisms? Trends in Neurosciences 2003; 26 (12): 696–705

Joelle, Fischer L, Staub L, Busato A: Patient satisfaction of primary care for musculoskeletal diseases: A comparison between Neural Therapy and conventional medicine. BMC Complementary and Alternative Medicine 2008.

Johnson GM. Sensory and sympathetic nerve supply within the cervical spine: review of recent observations. Manual Therapy 2004; 9: 71-76

Johnston JA, Parkinson D: Intracranial sympathetic pathways associated with the sixth cranial nerve. J Neurosurg 1974; 40: 236-243

Judin E: Praktische Vertebrologie in der Allgemeinmedizin. UNI-MED-Verlag, Bremen 2007

Junqueira LC, Carneiro J: Basic Histology. 11. ed. Lange, 2005

Jurius AR, Jarrush-Saadeh D, Nassar C: Modulation of some human mononuclear activities by Procaine. M.E.J. Anest. 1988; 9: 417-428

Kahle W, Frotscher M (Hrsg.):Taschenatlas der Anatomie. Nervensystem und Sinnesorgane. 7. Aufl. Thieme, Stuttgart 2001

Kakuyama M, Toda H, Osawa M, Fukuda K: Teh bilateral effect of stellate ganglion block on the facial skin blood flow. Reg Anaesth Pain Med 2000; 25(4) 389-392

Kalden: Veramed-Klinik Meschede. Vortrag Onkologie (China) c/o Hr. Eidam

Kalso E et al.: Systemic local-anaesthetic-type drugs in chronic pain: a systematic review. Eur J Pain 1998; 2: 3-14

Kandel ER, Schwartz JH, Jessel TM: Principles of Neural Science. McGraw-Hill, New York 2000

Kansha M et al.: Dibucaine and tetracaine inhibit the activation of mitogen activated protein kinase mediated by L-type clacium channels in PC12 cells. Anesthesiology 1999; 91(6): 1798-1806

Kaptchuk TJ: Powerful placebo: the dark side of the randomised controlled trial. Lancet 1998; 351: 1725

Kasch H: Die Basenkomponente für die Wirkung von Procain im Gemisch. Forschungsunterlagen. Fa. Jencluster, Jena 2007

Keitel W: Differentialdiagnostik der Gelenkerkrankungen. Gustav Fischer, Stuttgart 1993

Kelleher RJ et al.: Translational regulatory mechanisms in persistent form of synaptic plasticity. Neuron 2004; 44(1): 59–73

Kellner G: Nachweismethoden und ihre Grundlagen. Therapiewoche 1965; 15, 1267–1274

Kellner G, Maresch O: Die Haut als Objekt elektrischer Messung. Zahnärztl Welt 1971; 80: 57–60

Kellner G: Kontaktlose Prüfung der Reaktion durch Messung der Infrarotstrahlung vom menschlichen Körper. Physiotherapie 1972; 24: 161–173

Kellner G: Theoretische Grundlagen des Herdgeschehens. Freier ZA 1977; 4
Kessler W et al.: Excitation of cutaneous afferent nerve endings in vitro by a combination of inflammatory mediators and conditioning effect of substance P. Exp Brain Res 1992; 91: 467–476
Kidd RF: Neural Therapy: Applied Neurophysiology and Other Topics. Custom Printers, Ontario 2005
Kiebler M.: Segmenttherapie. Hippokrates, Heidelberg 1950
Kiene H: Komplementäre Methodenlehre der klinischen Forschung. Cognition-based Medicine. Springer, Berlin – Heidelberg – New York 2001
Kiene H: Was ist Cognition-based Medicine? Z ärztl Fortbild Qual Gesundh wes 2005; 99: 301–306
Kienle GS: Gibt es Gründe für Pluralistische Evaluationsmodelle? Limitationen der Randomisierten Klinischen Studie. Z ärztl Fortbild Qual Gesundh wes 2005; 99: 289–294
Kienle GS, Hamre HJ, Portalupi E, Kiene H: Improving the quality of therapeutic reports of single cases and case series in oncology – criteria and checklist. Altern Ther Health Med 2004; 10: 68–72
Kienle GS, Kiene H: The powerful placebo effect. Fact or fiction? J Clin Epidemiol 1997; 50: 1311–1318
Kieper V: Das Huneke-Phänomen: Eine Patienteninformation über Neuraltherapie nach Dr. Huneke. PRZewieslik, 2004
Killian H (Hrsg.): Lokalanästhesie und Lokalanästhetika. Thieme, Stuttgart 1973
Killian H: Perineale Anästhesie. In: Killian H (Hrsg.): Lokalanästhesie. Thieme, Stuttgart 1973
Killian H, Nolte H: Kaudalanästhesie. In: Kilian H (Hrsg.): Lokalanästhesie. S. 410–430. Thieme, Stuttgart 1973
Kirsch I, Scoboria A, Moore TJ: Antidepressants and placebos: secrets, revelations, and unanswered questions. Prevention & Treatment [On-line] 2002. Available: http://www.journals.apa.org/prevention/volume5/pre0050033r.html
Klein RG, Eek BJ, Delong B, Mooney V: A randomized double-blind trial of dextrose-glycerine-phenol injections for chronic low back pain. J Spinal Disorders 1993; 6: 22–33
Klinghardt D: Neural Therapy Course A: The Intensive Course. Syllabus, Seattle 1993
Klinghardt D: Neural Therapy. J Neurol Orthop Med Surg 1993; 14: 109–114
Klinghardt D: Neural Therapy Course B: The Neurology of the Autonomic Nervous System Course. Syllabus, Seattle 1993
Klinghardt D: Lehrbuch der Psycho-Kinesiologie. Bauer, Freiburg 2004
Kluge G, Neugebauer G: Grundlagen der Thermodynamik. Spektrum, Heidelberg 1994
Knoche H, Addicks K: Morphologische Grundlagen des peripheren vegetativen Nervensystems. In: Strum A, Birkmayer W (eds.): Klinische Pathologie des vegetativen Nervensystems. Band I. Gustav Fischer, Stuttgart 1976
Köbel HG: Die Anwendung reflextherapeutischer Maßnahmen im orofacialen System. Vortrag auf der 6. Tagung der Arbeitsgemeinschaft Neuraltherapie, Gera 1983
Köbel HG: Erfassung störfeldbedingter Erkrankungen. Vortrag auf der 8. Tagung der Arbeitsgemeinschaft Neuraltherapie, Gera 1987
Koek B (Hrsg.): Funktionsstörungen des Kauorgans. 3. Auflage. Urban & Schwarzenberg 1995
Kohal RJ, Klaus G: A zirconia implant/zirconia crown system. A case report. Int J Periodont Rest Dent (accepted for publication2003)
Kohal RJ, Papavasiliou G, Kamposiora P, Tripodakis A, Strub JR: Three-dimensional computerized stress analysis of commercially pure Titanium and Yttrium-partially stabilized zirconia implants. Int J Prosthodont 2002; 15: 189–194
Kohal RJ, Wenig D, Bächle M, Klaus G: Zirkonoxid-Implantate unter Belastung. Eine vergleichende histologische, tierexperimentelle Untersuchung. Z Zahnärztl Implantol 2003; 19: 88–91
Kohen S, Weinschenk S: Häufigkeit von Nacken-Reflexpunkten der HWS in zwei verschiedenen Populationen. Vortrag auf der 105. Tagung des ZÄN, Freudenstadt März 2009
Kohlmann T: Die Epidemiologie des Gesichtsschmerzes. Zm 90, Nr. 10, 16.5.2000 (1190–1193)
Kokemohr H: Praxis der therapeutischen Lokalanästhesie und Neuraltherapie. Springer, Heidelberg 2000
Koller C: On the use of cocaine for producing anaesthesia on the eye. Lancet 1884; 2: 990
Koltzenburg M: Stability and plasticity of nociceptor function and their relationship to provoked and ongoing pain. Neurosciences 1995; 7: 199–210
Konrad CJ, Schuepfer GK, Neuburger M, Schley M, Schmelz M, Schmeck J: Reduction of pulmonary edema by short-acting local anesthetics. Reg Anesth Pain Med. 2006; 31(3): 254–259
Koppert W et al.: Low-dose lidocaine reduces secondary hyperalgesia by a central mode of action. Pain 2000; 85: 217–224
Kothbauer O: Über die Druckpunktdiagnose und Neuraltherapie bei Tieren. Wien. Tierärztl. Mschr. 1961; 48: 282–294
Kothbauer O: Zur Behandlung von Gelenksschwellungen im Bereich des Sprunggelenkes beim Rind durch Neuraltherapie. Wien. Tierärztl. Mschr. 1973; 60, 379–381
Kothbauer O: Akupunktur und Neuraltherapie zur Sterilitätsbehandlung des Rindes. Haug, Heidelberg 1978
Krämer KL, Stock W, Winter M: Klinikleitfaden Orthopädie. 3. Aufl. Gustav Fischer, Ulm 1997
Krombholz W: Qualitätsmanagement in der Hausarztpraxis. Huttenscher, Würzburg 2004
Kuhn TS: Die Struktur wissenschaftlicher Revolutionen [Erste deutsche Ausgabe 1967]. Suhrkamp, Frankfurt a.M. 1976
Kumazawa T: Primitivism and plasticity of pain-implication of polymodal receptors. Neuroscience Research 1998; 32: 9–31
Kumazawa T: The polymodal receptor: bio-warning and defense system. Progr Brain Res 1996; 113: 3–18
Kupke T: Trigonum vesicae Mitteilung über eine neue Injektionstechnik zur Behandlung von Reizblase, Dranginkontinenz und Sexualstörungen. Dtsch Z Akupunktur 2006; 49: 36–37
Labat JJ, Riant T, Robert R, Amarenco G, Lefaucheur JP, Rigaud J.: Diagnostic criteria for pudendal neuralgia by pudendal nerve entrapment (Nantes criteria). Neurourol Urodyn. 2008; 27 (4): 306–310
Lahav M et al. : Lidocaine inhibits secretion of IL-8 and IL-1beta and stimulates secretion of IL-1 receptor antagonist by epithelial cells. Clin Exp Immunol 2002; 127: 226–233
Lambrecht BN: Immunologists getting nervous : neuropeptides, dendritic cells and
T-cell activation. Respir Res 2001; 2: 133–138
Lamers H: Die Heilwirkung des Lokalänästhetikums Procain in der Neuraltherapie nach Huneke liegt in der Repolarisierung und Stabilisierung der Cytochromoxydase. In: Dosch P (Hrsg): Freudenstädter Vorträge 1986. Bd. 11, S. 343–352. Haug, Heidelberg 1986
Langer H: Die Adlerschen Druckpunkte, Ursachen und Problematik. Vortag auf der 1. Arbeitstagung der AG Neuraltherapie, Holzhau 1977
Langer H: Störfeldsuche mittels Adler-Langerscher Druckpunkte. Dtsch Z Akupunktur 1989; 32: 31–33
Langer H, Langer U: Enorale/buccale Störfeldtestung im Zahnbereich in: Neuraltherapeutische Injektionen… aus der Betrachtung anatomischer Bezüge. Vortrag 9. Tagung der AG Neuraltherapie 1989

Langer H: Die Retinitis centralis serosa, Ein Kreuz für den Augenarzt – nicht für den Neuraltherapeuten. Vortrag und Kongressband, Tagung der DgfAN 1999 Jena
Langer H: Das Auge in der Neuraltherapie. Ärztezeitschrift für Naturheilverfahren 1994; 35, 7, 491–98
Langer H: Die Langer-Adler'schen Druckpunkte als Mittel zur Störfeldsuche. In: Dosch P (Hrsg.): Aktuelle Beiträge zur Neuraltherapie nach Huneke, Bd. 15. Haug, Heidelberg 1994
Langevin HM: Connective tissue: A body wide signaling network? Medical Hypotheses 2006; 66: 104–107
Langevin HM et al.: Mechanical signaling through connective tissue: a mechanism for the therapeutic effect of acupuncture. FASEB J 2001; 25: 2275–2282
Langevin HM et al.: Fibroblasts form a body- wide cellular network. Histochem. Cell Biol. 2004; 122: 7–15
Langevin HM et al.: Dynamic fibroblast cytoskeletal response to subcutaneous tissue stretch ex vivo and in vivo. Am J Physiol Cell Physiol 2005; 288 (3): C747–C756
Larsen RD, Posch JL: Dupuytren's contracture with special reference to pathology. J Bone Joint Surg 1958; 40-A: 773–793
Laskin: Myofacial pain dysfunction syndrome. J Amer Dent Ass 1969; 79: 147
Lawen A: Über segmentare Schmerzaufhebung durch paravertebrale novocaininjektion zur Differentialdiagnose intrabdominaler erkrankungen. Münchn med. Wschr 1922; 69: 1432
Le Coz JL: Mesotherapie en médicine génerale. 1993
Le Coz JL, Chos D: Mesotherapie et Traumatologie sportive. 1989
LeBars D:The whole body receptive field of dorsal horn multireceptive neurones. Brain Res Rev 2002; 40: 29–44
Lecanu L, Wenguo Y, Xu J, Greeson J, Papadopoulos V: Local anesthetic procaine protects rat pheochromocytoma PC12 cells against beta-amyloid-induced neurotoxicity. Pharmacology 2005; 74 (2): 65–78
Lechner, J: Spektralanalytische Untersuchung von chronisch entzündlich verändertem Kieferknochen und seine Wirkung auf das Mineraliengleichgewicht des Vollblutes. Acta medica empirica 1980, 5
Lechner J: Chronisch entzündliche Veränderungen im Kieferknochen und ihre Darstellung im Röntgenbild und Spektralanalyse. Quintessenz 1981; 3
Lechner J: Chronische Kieferostitis und Systemerkrankungen. Biologische Zahnmedizin. Haug, Heidelberg 1990
Lechner J: Herd, Regulation und Information. Hüthig, Heidelberg 1993
Lechner J: Störfelder im Trigeminusbereich und Systemerkrankungen: Ein systemisches Sanierungskonzept für Zahn-Störfelder. Wühr, Kötzting 1999
Lechner J: Ist Zahnersatz aus Zirkonoxid radioaktiv und krebserregend? GZM Praxis und Wissenschaft 2003; 8 (2): 10 ff.
Lechner J: Die Korrelation von Cavitat mit intraoperativen Befunden. www.kieferostitis.de und www.dr-lechner.de, Stand: 2005
Lechner J: www.kieferostitis.de. Stand: 2007
Léger V: Neuraltherapie, en particulier celle d'apres Huneke (Le phenomen instantane)", Eigenverlag, Metz 1951
Lehninger AL: Biochemie. Verlag Chemie, Weinheim 1975
Lemkamp M et al.: Diagnostische Möglichkeiten der digitalen Volumentomografie. Schweiz Monatsschr Zahnmed. 2006; 116(6): 645–650
Leonhardt H: Grundlagen der Elektroakupunktur nach Voll. Medizinisch Literarische Verlagsanstalt, Uelzen 1977
Leriche R: Effekt „dans un clin d'oeil". In: Historie der Procaintherapiy. In: Hahn-Godeffroy JD: Neuraltherapie.
Leriche R: Die peri- und intraarteriellen Novocain-Injektionen in der Neuralmedizin. Neuralmedizin, Z Theorie u. Praxis neuraltherapeut. Verfahren 1955; 3 (1): 2–6
Leriche R: Die Chirurgie des Schmerzes. Barth, Leipzig 1958
Leriche R, Fontaine R: L' anesthesie isole du ganglion etoile. Presse med. 1934; 41: 386
Levatte MA, Mabon PJ, Weaver LC, Dekaban GA: Simultaneous identification of two populations of sympathetic preganglionic neurons using recombinant herpes simplex virus type 1 expressing different reporter genes. Neuroscience 1998; 82: 1253–1267
Levin ML, O´Connor PS: Visual acuity after retrobulbar anaesthesia. Ann Ophthalmol 1989; 11: 337–339
Levine P: Trauma-Heilung. Synthesis, Essen 1997
Levine R: The contribution of neurogenic inflammation in experimental arthritis. J Immunol 1985; 135 (2): 343–347
Lewit K: Manuelle Medizin. Barth Leipzig 1992
Lewit K: Manuelle Medizin. 8. Aufl. Elsevier Urban & Fischer, München 2008
Liertzer H: Anatomie Structure Analysis of Trigger and Acupuncture Points. www.medicalacupuncture.org/documents/ICMART
Linde K et al.: Acupuncture for patients with migraine: A randomized controlled trial. Journal of the American Medical Association 2005; 293: 2118–2125
Loos U, Rothenbuchner G: Schilddrüse und vegetatives Nervensystem. In: Sturm A, Birkmeyer W (Hrsg.): Klinische Pathologie des Vegetativen Nervensystems. Band II. Gustav Fischer, Stuttgart 1975
Lotzmann U: Okklusion, Kiefergelenk und Wirbelsäule. Zm 92, Nr. 9, 1.5.2002 (1004–1010)
Lynch MA: Long Term Potentiation and Memory. Physiol Rev 2004; 84(1): 87–136
Maccarone M, De Petrocellis L, Bari M et al.: Lipopolysaccharide downregulates fatty acid amid hydrolase expression and increases anandamide levels in human peripheral lymphocytes. Arch Biochem Biophys 2001; 393: 321–328
Machelska H, Stein C: Pain control by immune-derived opioids. Clin Exp Pharmacol Physiol 2000; 27: 533–536
Mackenzie J: Krankheitszeichen und ihre Auslegung. 3. Aufl. Kabitzsch, Würzburg 1917
Maier SF et al.: Endogenous pain facilitatory systems: antianalgesia and hyperalgesia. Am Pain Soc 1992; 1: 191–198
Maizels M, Scott B, Cohen W, Chen W: Intranasal lidocaine for treatment of migraine: a randomized, double-blind, controlled trial. J Amer Med Ass 1996; 276: 319–321
Mandel P: Energetische Terminalpunkt-Diagnose; Kosmo-Medizin Bd.1. Synthesis, Essen 1987
Mandel P: Über die horizontalen Meridiane. Energetik 1980; 4
Marcoviceau MP, Türp JC: Können pulpale Kalzifikationen Auslöser für neuralgiforme Schmerzen sein? Eine systematische Literaturübersicht. Posterdemonstration, 127. Jahrestagung der Deutschen Gesellschaft für Zahn-, Mund- und Kieferheilkunde e.V., Aachen 2003
Marx J: Drugs inspired by a drug. Science 2006; 311: 322–325
Mastalier, O.: Das Herd-/Störfeldproblem als Diagnostik- und Therapiehindernis der Akupunktur. AKU o.J.; 3: 145–150
Mastalier O: Übersicht über das Herd-Störfeldgeschehen. Der Akupunkturarzt/Aurikulotherapeut 1981; 3: 82–91 und 4: 122–124
Mastalier O: Immunologische Aspekte in der Zahn-, Mund- und Kieferheilkunde. Quintessenz, Berlin 1989
Mastalier O: Die Ohrdetektion – eine Möglichkeit zur Ganzheitserfassung und Herd-Störfeld-Testung. Dtsch Z Akupunktur 1991; 34 (6): 129–133
Mastalier O: Reflextherapien in der Zahn-Mund-Kieferheilkunde. 2. Aufl. Quintessenz, Berlin 1992

Mastalier O: Das Störfeld. 21. Österreichisches Neuraltherapie-Sympoisum. Universität Salzburg 1993 (Referat)
Mastalier O: Das Störfeld. Besondere Bedeutung des Zahn-Kiefer-Bereiches. Ausweitung auf Kopfherde, Beziehung zu anderen Organen, Retromolarraum. SZA 1997; 40 (2): 1–8
Mastalier O: Neuere Untersuchungen zur Registrierung des VAS/RAC. Ärztez Naturheilverfahren 1998; 39: 12
Mastalier O: Ganzheitliche Zahn-, Mund- und Kieferheilkunde. Urban & Schwarzenberg, München 1995
Mastalier O: Simple, current and practice-relevant methods for testing fields of disturbance. Dtsch Z Akupunktur 2001; 2a (Abstracts)
Matharu MS, Cohen AS, Goadsby PJ.: SUNCT syndrome responsive to intravenous lidocaine. Cephalalgia. 2004; 24(11): 985–992
Maturana HR, Varela FJ: Der Baum der Erkenntnis. Scherz, Bern - München - Wien 1987
Mayer RL: Group Sensitization to Compounds of Quinone Structure and its Biochemical Basis. In: Kallos P (ed.): Progress of Allergy IV. Karger, Basel 1954
Mayer W, Baehr vV et al.: Titan – Garant für Biokompatibilität oder potentielles Allergen? Z Umweltmedizin 1999; 4 (7): 224–229
Mayer-Becker I: Erfahrungen mit der Neuraltherapie nach Huneke in der gynäkologischen Sprechstunde. In: Voss HF (Hrsg.): Deshalb Neuraltherapie. ML-Verlag, Uelzen 1968
Mc Allen RM, Allen AM, Bratton BO: A neglected „accessory" vasomotor pathway: implications for blood pressure control. Clin Exp Pharmacol Physiol 2005; 32: 473–477
McGrath P: The transsphenoidal vascular route in relation to the human pharyngeal hypophysis. J. Anat. 1972; 113: 383–390
McKenna JE, Melzack R: Analgesia produced by lidocaine microinjection into the dentate gyrus. Pain 1992; 49: 105–112
McKenna JE, Melzack R: Dissociable effects of lidocaine injection into medial versus lateral thalamus in tail-flick and formalin pain tests. Pathophysiology 1994; 1: 205–214
McQuay HJ, Moore RA: Local anesthetics and epidurals. In: Wall PD, Melzack R (eds.): Textbook of Pain. 4. ed. Churchill Livingstone 1999
Meinrenken H, Rüter K, Stockhausen H: Transvaginale Leitungsanästhesie in ihrer praktischen Anwendung. Gynäkologe 1976; 9: 193–198
Melzack R: Gate control theory: on the evolution of pain concepts. In: Gifford L (ed.): Topical Issues in Pain 3. CNS Press 2002
Melzack R : From the gate to the neuromatrix. Pain Suppl. 1999; 6: S121–S126
Melzack R, Casey KL: Sensory, motivational, and central control determinants of pain. In: Kenshalo DR (ed.): The Skin Senses. pp. 423–439. Thomas, Springfield, IL 1968
Melzack R, Loeser JD: Phantom limb pain in paraplegics: evidence for a 'central pattern generating mechanism' for pain. Pain 1978; 4: 195–210
Melzack R, Wall PD: Pain Mechanisms: a new theory. Science 1965; 150: 971
Melzack R, Wall PD: The challenge of pain. 2. ed. Penguin Books, London 1996
Mermod J, Fischer L, Staub L, Busato A: Patient satisfaction of primary care for musculoskeletal diseases: a comparison between Neural Therapy and conventional medicine. BMC Complement Altern Med. 2008; 24(8): 33
Mertens F: Supremum-Infiltration als Hilfe bei chronischen Erkrankungen. Würzburg 1997
Mertens F: Französische Schule Orsoni. Mündliche Mitteilung 2005
Mink E: Procaintherapie in der Gynäkologie. Haug, Heidelberg 1975
Molitor, SJ, Leonhardt L: Zahnärztliche Werkstoffe: Klinische Einordnung und Diagnostik aus allergologischer Sicht. Nieders. Zahnärztbl. 1993; 7
Moreira LB, Kasetsuwan N, Sanchez D, Shah SS, LaBree L, McDonnell PJ: Toxicity of topical anesthetic agents to human keratocytes in vivo. J Cataract Refract Surg 1999; 25: 975–980
Morgenthaler K, Bauer C, Ziegeler S, Mencke T, Werth M, Seil R, Dienst M, Soltész S, Silomon M: Intra-articular bupivacaine following hip joint arthroscopy. Effect on postoperative pain. Anaesthesist. 2007; 56(11): 1128–1132
Morris R, McKay W, Mushlin P: Comparison of pain associated with intradermal and subcutaneous infiltration with various local anesthetic solutions. Anesth Analg. 1987; 66(11): 1180–1182
Moseley JB, O'Malley K, Petersen NJ, Menke TJ, Brody BA, Kuykendall DH, Hollingsworth JC, Ashton CM, Wray NP.: A controlled trial of arthroscopic surgery for osteoarthritis of the knee. N Engl J Med. 2002; 347(2): 81–88
Muschaweck R: Novokain zur Behandlung paravenöser Infiltrationen. Med. Klinik 1964; 59: 1806–1808
Muss C: Können metallhaltige Dentallegierungen gesundheitsschädlich sein? Neue Aspekte einer Praxisstudie. GZM Praxis und Wissenschaft 2003: 8 (1): 8 ff.
Muss C et al. (2000): Untersuchungen zur immunsuppressiven Wirkung von Dentallegierungen unter Verwendung von Recall-Antigenen – eine Praxisstudie. Z Umweltmedizin 2000; 8 (2): 15ff.
Muss C, Mellinghoff J: Therapie und Prophylaxe von Metallbelastungen aus Dentallegierungen. GZM Praxis und Wissenschaft 2003; 8 (3): 10ff.
Mutschelknauss, RE (Hrsg.) Lehrbuch der klinischen Parodontologie. Quintessenz, 2000
Mrose HE, Ritchi JM: Local anestetics: Do Benzocaine and Procaine act on the same single site? J. Gen. Physiol. 70, 1978, 223–225
Nazlikul H: Akupunktur – Tamamlayici Tip. In: Neuraltherapie. Nobel, Istanbul 2002
Nazlikul H: Hayati Kesfet. In: Tamamlayici Tip. Alfa, Istanbul 2004
Neer CS: Impingement leasons, Clin. Orthop. 1983; 173: 70
Nellgard P, Jonsson A, Bojo L, Tarnow P, Cassuto J: Small-bowel obstruction and the effects of lidocaine, atropine and hexamethonium on inflammation and fluid losses. Acta Anaesthesiol Scand. 1996; 40(3): 287–292
Neuhuber W: Anatomie und Neuroanatomie der oberen Halswirbelsäule. Manuelle Medizin 2007; 45: 227–231
Neumann HD: Manuelle Medizin. Springer, New York - Berlin 1989
Newman EA: New roles for astrocytes: Regulation of synaptic transmission. Trends in Neurosciences 2003; 26(10): 536–542
Nicoll JM, Acharya PA, Ahlen K et al.: Central nervous system complication after 6000 retrobulbar blocks. Anesth Analg 1987; 66: 1298–1302
Niemann A. Über eine organische base in der Coca, Anal. Chemie 1860; 114: 213
Niesel HC: Regionalanästhesie Lokalanästhesie Regionale Schmerztherapie. Thieme, Stuttgart 1994
Niesel HC, van Aken H (Hrsg): Lokalanästhesie, Regionalanästhesie, regionale Schmerztherapie. 2. Aufl. Thieme, Stuttgart 2003
Nishino T, Hiraga K, Sugimori K: Effects of i.v. lignocaine on airway reflexes elicited by irritation of the tracheal mucosa in humans anaesthetized with enflurane. Br J Anaesth 1990; 64: 682–627
Nitescu P, Hultman E, Appelgren L, Linder LE, Curelaru I: Bacteriology, drug stability and exchange of percutaneous delivery systems and antibacterial filters in long-term intrathecal infusion of opioid drugs and bupivacaine in "refractory" pain. Clin J Pain 1992; 8: 324-8-37

Nyström B: Über regionale Anästhesie bei Hauttransplantationen. Zbl. Chir. 1909; 137

Oepen I: Neuraltherapie. In: Oepen I, Prokop H (Hrsg.): Außenseitermethoden in der Medizin. Ursprünge, Gefahren, Konsequenzen. Wissenschaftliche Buchgesellschaft, Darmstadt 1986

Oikawa S, Kawagishi K, Yokouchi K, Fukushima N, Moriizumi T. Immunohistochemical determination of the sympathetic pathway in the orbit via the cranial nerves in humans. J Neurosurg 2004; 101: 1037–1044

Okada E, Maruyama Y: Viewpoints: Are keloids and hypertrophic scars caused by fungal infections? Plastic Reconstructive Surgery 2007; 120 (3): 814–815

Ongley MJ, Klein RG, Dorman TA, Eek BC: A new approach to the treatment of chronic low back pain. Lancet 1987; 143–146

Orsoni P: Au sujet de la technique de infiltration du ganglion cervical superieur du sympathique. Presse med (Frankr.) 1937; 85: 1485–1487

Oschman JL: Energiemedizin. Konzepte und ihre wissenschaftliche Basis. S. 19. Elsevier Urban & Fischer, München 2006

Pässler: Beziehungen einiger septischer Krankheitszustände zu chronischen Infekten der Mundhöhle. 1909

Pagel H: Ausgerissene Schamhaare und Stahlhelme – Das bewegte Leben des August Bier. FOCUS MUL 2005; 22 (2): 101

Pagès H, de la Gastine B, Quedru-Aboane J, Guillemin MG, Lelong-Boulouard V, Guillois B: Lidocaine intoxication in newborn following maternal pudendal anesthesia: Report of three cases. J Gynecol Obstet Biol Reprod (Paris) 2008; 37(4): 415–418

Pandey CK, Raza M, Ranjan R, Lakra A, Agarwal A, Singh U, Singh RB, Singh PK: Intravenous lidocaine suppresses fentanyl-induced coughing: a double-blind, prospective, randomized placebo-controlled study. Anesth Analg 2004; 99: 1696–1698

Pantell RH et al: Management and Outcomes of Care of Fever in Early Infancy. J Amer Med Ass 2004; 291: 1203–1212. http://www.hausarzt-handbuch.de/khk/1.1.php

Papathanasiou G: Neuraltherapie: Von der Gate Control Theorie zur Neuromatrix. Ganzheitsmedizin 2006; 3: 5–10

Papathanasiou G: Schmerzgedächtnis und Neuraltherapie. Ganzheitsmedizin 2007; 5

Papathanasiou G : Neuroimmunologische Grundlagen der Neuraltherapie. Ganzheitsmedizin 2008; 5: 2–16

Parienti IJ: Mesotherapie. ÖGM 1, 1995

Pascoe GmbH: Gebrauchsinformation Procain 1%. Pascoe Kompendium, Gießen 2008

Patton, AJ et al: Expression of an NMDA type receptor by human and rat osteoblasts and osteoclasts suggests a novel glutamate signalling pathway in bone. Bone 1998; 22: 645–649

Pecher S, Böttiger BW, Graf BM, Hollmann MW: „Alternative" Effekte von Lokalanästhetika. Anaesthesist 2004; 53: 316–325

Pendl F: Ischias und präsakrale Infiltration– eine Epikrise. Wien klin Wschr 1949; 61: 616–619

Perger F: Die Elpimed-Reaktion zur Erfassung der vegetativen Grundsituation mittels der Blutkriterienbestimmung als Ganzheitstest. Österr. Zschr. Stomatol 1963; 60: 440–456

Perger F: Kompendium der Regulations-Pathologie und -therapie. Sonntag, München 1990

Perschke O: Der tiefe Nabeldruckschmerz als Hinweis auf gynäkologische Störungen. Z Manuelle Med 1998; 36(6)

Pertwee RG: Cannabinoid receptors and pain. Prog Neurobiol 2001; 63: 569–611

Peto S, Gillis P: Fiber to field angle dependence of proton nuclear magnetic relaxation in collagen. Magn Res Imag 1990; 8: 703–712

Peyer H: Vortrag zum 44. Ärztlichen Fortbildungskongress Freudenstadt vom 4. März 2002

Pfister M, Fischer L.: Die Behandlung des komplexen regionalen Schmerzsyndroms mit wiederholter Lokalanästhesie des Ganglion stellatum. Praxis (Bern) 2009; 98(5): 247–257

Pierson DJ: Case reports in respiratory care. Respiratory Care 2004; 49: 1186–1194

Pinto Floril F: Diálogos con Ferdinand Huneke, www.amaruka.com

Piotrowski H: Ganzheitstherapie bei Augenerkrankungen unter besonderer Berücksichtigung der Neuraltherapie, 2. Aufl. Haug, Heidelberg 1982

Piovesan EJ, Kowacs PA, Oshinsky ML: Convergence of cervical and trigeminal sensory afferents. Curr Pain Headache Rep. 2003; 7(5): 377–83

Piovesan EJ, Kowacs PA, Tatsui CE, Lange MC, Ribas LC, Werneck LC. Referred pain after painful stimulation of the greater occipital nerve in humans: evidence of convergence of cervical afferences on trigeminal nuclei. Cephalalgia 2001; 21 (2): 107–109

Pischinger A: Über das vegetative Grundsystem. Med. u. Reh. 1969; 37

Pischinger A: Das System der Grundregulation. 7. Aufl. Haug, Heidelberg 1989

Pischinger A: Das System der Grundregulation. 8. Aufl. Haug, Heidelberg 1990

Pischinger A: Matrix and Matrix Regulation, Basis for a Holistic Theory in Medicine. Haug International, Brussels 1991

Pischinger A, Draczynski G, Kellner G: Serumjodometrie. Krebsarzt 1966; 21: 297–311

Pistor M: Mésotherapie pratique.

Pohle S: Odontogene Störfelder als Ursache für periphere Erkrankungen – eine neuraltherapeutische Studie. Med. Dissertation, Universität Jena 1991

Pohle S: Odontogene Störfelder als Ursache für periphere Erkrankungen – eine neuraltherapeutische Studie. In: Dosch P (Hrsg.): Aktuelle Beiträge zur Neuraltherapie nach Huneke. Freudenstädter Vorträge Band 15. Haug, Heidelberg 1994

Poimann H, Schuster G: Fünf kostenfreie Schritte zum einrichtungsinternen Qualitätsmanagement. Huttenscher, Würzburg 2003

Popp FA: Biophotonen. E. Fischer, Heidelberg 1976

Popp FA: Neue Horizonte in der Medizin. Haug, Heidelberg 1983

Popp FA: Biophotonics – A powerful tool for investigating and understanding life. In: Dürr HP, Popp FA, Schommers W. (eds.): What is Life? pp. 279–306. World Scientific, New Jersey – London – Singapore – Hongkong 2002

Popp FA et al.: Evidence of non-classical (squeezed) light in biological systems. Physics Letters A 2002; 293: 98–102

Popp FA, Beloussov L, Klimek W, Swain J: Coupling of Fröhlich-Modes as a Basis of Biological Regulation. In: Hyland GJ, Rowlands P (ed.): Herbert Fröhlich FR. pp.139–175. The University of Liverpool Press, Liverpool 2006

Popp FA, Klimek W, Maric-Oehler W, Schlebusch K-P: Visualisierung der Leitbahnen („Meridiane") im infraroten Spektralbereich. Erfahrungsheilkunde 2005; 54: 576–579

Porges S: Orienting in a Defensive World: Mammalian Modification of our Evolutionary Heritage. A Polyvagal Theory. Psychophysiology 1995; 32

Porstmann AU, Müller B, Velhagen KH: Bulbusperforation nach schmerztherapeutischer Ganglion ciliare-Injektion. Klin Mbl Augenheilk. 2005; 222 (Suppl. 7): S6, KV 22

Poser P: Zur Neuraltherapie beim Tier. Eigenverlag, Rietschen/OL 1974

Pravaz CG: Sur un nouveau moyen dòpererla coagulation de sang dans le arteres, applicable a la guerison des aneyrismes C.R. Acad Sci. (Paris) 1853; 36: 88

Prigogine I, Stengers I: Dialog mit der Natur – neue Wege wissenschaftlichen Denkens. Piper, München 1981

Putz R, Pabst R (Hrsg.): Sobotta, Atlas der Anatomie. 22. Aufl. Elsevier Urban & Fischer, München 2005

Rademacher P-G, Mölleney P: Das Lehrbuch zur VEGACHECK-Methode VEGA Grieshaber KG, Schiltach 2003

Raja SN, Meyer RA, Ringkamp M, Campbell JN: Peripheral neural mechanisms of nociception. In: Wall PD, Melzack R (eds.): Textbook of pain. 4. ed. Churchill Livingstone, Edinburgh 1999

Ratner EJ, Langer B, Evins ML: Alveolar cavitational osteopathosis – manifestations of an infectious process and its implication in the causation of chronic pain. J Periodontol 1986; 57: 593–603

Ratschow M: Kritisches zur Wirkungsbreite der Neuraltherapie. Dtsch. Med. Wschr. 1951; 77: 308–311

Ravin TH: Getting a Grip on Low Back Pain. Course Syllabus, 1997

Ravin TH: Getting a Grip on Low Back Pain. Seminar syllabus; June 13–15, 2002

Reclus P: La cocaïne en chirurgie. Versailles 1895

Reddemann L, Dehner-Rau C:Trauma. Folgen erkennen, überwinden und an ihnen wachsen. Medizinverlage, Stuttgart 2004

Reichl FX et Al.: Genotoxity and cytotoxity of dental materials in human lymphocytes as assessed by the single cell microgel elektrophoreses (comet) assay. J Dentistry 2004; 32 (3): 229–234

Reid G: Zisternale Therapie zentralbedingter Störungen des Nervensystems bei encephalen und pericephalen Erkrankungen, zugleich eine Studie zur experimentellen Psychiatrie. Hippokrates 1958; 29: 726–727

Reimann AF, Daseler EH, Anson BJ, Beaton LE: The palmaris longus muscle and tendon. A study of 1600 extremeties. Anat Rec 1944; 89: 495–505

Reimers A.: Klassische Neuraltherapie oder warum nur 1%iges Procain ohne Zusätze. Komplement. integr. Med. 2007; 2: 35f

Reimers A: Neuraltherapie in Lateinamerika. Komplem Integr. Med. 2007; 11: 40

Reinarman C: Moral Entrepreneurs and Political Economy: Historical and Ethnographic Notes on the Constructions of the Cocain Menace. Contemporary Crises 1979; 3: 226f.

Reuter U, Oettmeier R: Regulations- und Schmerzbehandlung mit Infusionsneuraltherapie, NaturaMed 1997; 12 (7); 20–25

Reuter U, Oettmeier R: Die Procain-Basen-Therapie: Ein innovativer Klassiker. pro:CAINE 2002; 1: 12–16

Reuter U, Oettmeier R: Biologische Krebstherapie heute – Sag´JA zum Leben. ProLeben Fachverlag, Greiz 2005, 2. Auflage

Reuter U, et al: aktive Fiebertherapie, In: Onkologie integrativ: Konventionelle und komplementäre Therapie, Pfeifer B et al., Urban und Fischer 2006

Reymann KG, Frey JU: The late maintenance of hippocampal LTP: requirements,phases,synaptic tagging,late associativity and implications. Neuropharmacology 2007; 52(1): 24–40

Richardson DE: Deep brain stimulation for the relief of chronic pain. Neurosurg Clin N Am 1995; 6: 135–144

Richter K, Becke H: Akupunktur Tradition-Theorie-Praxis. VEB Verlag Volk und Gesundheit, Berlin 1989

Ricker G: Pathologie als Naturwissenschaft – Relationspathologie. Springer, Berlin 1924

Ridder PH: Kieferfunktionsstörungen und Zahnfehlstellungen mit ihren Auswirkungen auf die Körperperipherie. Manuelle Medizin 1998; 4: 194–212

Rinesch P: Die Entwicklung des Einsatzes von Lokalanästhetika in der Veterinärmedizin unter besonderer Berücksichtigung ihrer therapeutischen Wirkung als Neuraltherapie, tiermed. Dissertation, Universität München 1995

Ring EFJ, Ammer K: The Technique of infrared imaging in medicine. Thermology international 2000; 10: 1

Rittner HL et al.: Involvement of cytokines, chemokines, and adhesion molecules in opioid analgesia. Eur J Pain 2005; 9: 109–112

Roissant AL: Ganzheitliche Zahnheilkunde. 3. Aufl. 1991, Haug, Heidelberg

Rommelfanger P, Herzog KH: Neuraltherapie. Band 1: Grundlagen der Neuraltherapie, Ardea, Nürnberg 1989

Rommelfanger P, Herzog, KH: Neuraltherapie. Band 2: Segmenttherapie. Ardea, Nürnberg 2000

Roques KR von: Die Stellung der Heilanästhesie in der Pathologie und Therapie. Münchn Med Wschr 1940; 87: 34–37

Rosenak : Herpes. Lancet II 1938

Rosenow D, Tronnier VM, Höbel H: Neurogener Schmerz. Springer, Heidelberg 2005

Rossaint A, Lechner F, Assche RV von: Das kranio-sakrale System. Hüthig, Heidelberg 1991

Rost A: Thermoregulations-Diagnostik. Leitfaden und Atlas für die tägliche Praxis. Hippokrates, Stuttgart 1983

Rost A: Das Hautwärmeverhalten als diagnostischer Hinweis in der Regulationsthermographie. Kassenarzt 1992; 32: 43–44

Rost A: Lehrbuch der Regulationsthermographie. Hippokrates, Stuttgart 1994

Rothschild B: Der Körper erinnert sich. Synthesis, Essen 2002

Rotter H, Ortner W, Kluger W: Dentales Geschehen und sein Einfluss auf den Gesamtorganismus. Ganzheitsmedizin 2005; 4: 15–16

Rusa C, Borsa C: Antioxidant and lipidlowering effects of the original procaine-based products. Rom. J. Geront. Geriatr. 3–4, 1996, 47–61

Ruth H: Diagnostic, prognostic and therapeutic nerve blocks J Amer Med Ass 1934; 117: 419

Ryg LJ et al.: Long term potentiation in spinal nociceptive systems-how acute pain may become chronic. Psychoendocrinology 2005; 30 (10): 959–964

Rynd F: Treatment of neuralgia – introduction of fluid to the nerve. Dublin med Press 1845; 13: 167

Sachse J, Schildt-Rudloff K: Wirbelsäule. 4. Auflage. Urban & Fischer, München-Jena, 2000

Sakauye K: Cultural influences on pain management in the elderly. Compr.Ther. 2005; 31 (1): 78–82

Sandkühler J: The organization and function of endogenous antinociceptive systems. Prog Neurobiol 1996; 50: 49–81

Sandkühler J, Liu X: Induction of long term potentiation at spinal synapses by noxious stimulation or nerve injury. Eur J Neuroscience 1998; 10 (7): 2476–2480

Sandkühler J: Learning and memory in pain pathways. Pain, 2000, 88:113–118

Saur R: Neuraltherapie in der ärztlichen Praxis. Med. Dissertation, Universität Düsseldorf 1988

Sauro MD, Greenberg RP: Endogenous opiates and the placebo effect. A meta-analytic review. J Psychosomatic Res 2005; 58: 115–120

Scannapieco FA, Bush RB, Paju S: Associations between periodontal disease and risk for atherosclerosis, cardiovascular disease, and stroke. A systematic review. Ann Periodontol 2003a; 8 (1): 38–53

Scannapieco FA, Bush RB, Paju S: Associations between periodontal disease and risk for nosocomial bacterial pneumonia and chronic obstructive pulmonary disease. A systematic review. Ann Periodontol 2003b; 8 (1): 54–69

Schäfer M: Physiologie und Pathophysiologie des Schmerzes. Therapeut. Umschau 1999; 56: 426–430

Schäfer T: Was die Seele krank macht und was sie heilt. Knaur, München 1997

Schafers M. et al.: Tumor necrosis factor – α induces mechanical allodynia after spinal nerve ligation by activation of p38 MAPK in primary sensory neurons. J Neurosci 2003; 23: 2517—2521

Scheid W: Das vegetative System. Hermes, Hamburg 1947
Schiebler TH (Hrsg.): Anatomie. 9. Aufl. Springer, Heidelberg 2005
Schimek F, Steuhl KP, Fahle M: Retrobulbar blockade of somatic, motor and visual nerves by local anaesthetics. Ophthalmic Surg 1991; 24: 171–180
Schindler HJ, Türp JC, Sommer C, Kares H, Nilges P, Huggera A: Therapie bei Schmerzen der Kaumuskulatur: Empfehlungen zum klinischen Management. Schmerz 2007; 21: 102–115
Schlebusch, KP, Maric-Oehler W, Popp FA: Biophotonics in the infrared spectral range reveal acupuncture meridians structure of the body. J Alternative Complementary Med 2005; 11: 171–173
Schmeißner H: Herd-Störfeldgeschehen und Zahn-, Mund- und Kieferheilkunde. Neuraltherapie 3, Grundlagen-Klinik-Praxis. Hippokrates, Stuttgart 1985
Schmelzer H: Die Neuraltherapie in der Augenheilkunde. Marhold, 1953
Schmerler R: Ergebnisse bei Zahnstörfeldern in der Allgemeinpraxis. Aktuelle Beiträge zur Neuraltherapie. Bd. 14, Haug, Heidelberg 1991
Schmid J: Neuraltherapie. Springer, Heidelberg 1961
Schmid J.: Neuraltherapie. Springer, Heidelberg 1988
Schmidt H: Experimentelle Befunde zur Fernwirkung lokaler Abwehrprozesse. Stomatol. DDR 32 (1982), 347-351
Schmidt K: Chirurgie und Grenzgebiete, Kopf-Hals-Wirbelsäule. In: Killian H (Hrsg.): Lokalanästhesie und Lokalanästhetika. 2. Aufl. Thieme, Stuttgart 1973
Schmidt RF, Thews G (Hrsg.): Physiologie des Menschen. 26. Aufl. Springer, Berlin – Heidelberg - New York 1995
Schmidt RM, Rosenkranz HS: Antimicrobial activity of local anesthetics: lidocaine and procaine. J Infect Dis 1970; 121 (6): 597–607
Schmitz-Harbauer W: Therapieblockaden durch In- und Umweltbelastungen. KIM - Komplementäre und Integrative Medizin 2008; 5: 75–78
Schneider R: Placeboeffekt und Bedeutung – Eine funktionalpsychologische Betrachtung. Psychologische Rundschau 2005; 56: 201–209
Schoeler H: Die Weih'schen Druckpunkte, ihre Beziehung zu Akupunktur, Neuraltherapie und Homöopathie. Haug, Heidelberg 1954
Schoeler H: Die Weiheschen Druckpunkte, ihre Beziehung zur Akupunktur, Neuraltherapie und Homöopatie. Haug, Stuttgart 2001
Schönfeld C-L, Brinkschmidt T: Hirnstammanästhesie mit Atemstillstand nach Retrobulbäranästhesie – Kasuistik mit Literaturüberblick. Klin Mbl Augenheilk. 2000; 217: 130–132
Schulte-Uebbing C: Umweltbedingte Frauenkrankheiten. Sonntag, Stuttgart 1995
Schulz JA, Rauch H: Über die Novocaintherapie beim Pferd unter besonderer Berücksichtigung der lumbalen (perirenalen) und intravenösen Applikation. Mhefte Vet.med 1960; 15: 821–828
Schulze-Osthoff K et al.: Cytotoxic activity of tumor necrosis factor is mediated by early damage of mitochondrial functions: evidence for the involvement of mitochondrial radical generation. J Biol Chem 1992; 267: 517–523
Schumacher G-H: Anatomie für Zahnmediziner. Hüthig, Heidelberg 1997
Schupp W, Marx G: Manuelle Medizin 2002. 40: 177–183
Schuster G: Einführung ins Qualitätsmanagement. Eigenverlag, www.dao-net.de
Schmid-Schwap M et al: Oral acupuncture in the therapy of craniomandibular dysfunction. In Wiener Klinische Wochenschrift – The Middle European Journal of Medicine; 2006; 118: 43–48
Schwabl H : Wasser als Informationsträger im Organismus. In: Bergsmann O (Hrsg): Struktur und Funktion des Wassers im Organismus. Facultas, Wien 1994
Schwamm E: Thermographie und Mamma-Carcinom. Phys. Med. Rehab. 1975; 16: 208–215
Schwenzer N, Ehrenfeld M, (Hrsg.) Zahn-Mund-Kiefer-Heilkunde: Lehrbuch zur Aus- und Weiterbildung. Bd. 1–3, 3. Auflage Thieme 2002
Sconyers JR et al.: Relationship of bacteremia to toothbrushing in patients with periodontitis. J Am Dent Assoc. 1973; 87: 616
Scott DB: Techniken der Regionalanaesthesie. Thieme, Stuttgart 1998
Sedletzky U: Die Procain-Behandlung bei Diarrhoen der Kälber – Ein Beitrag zur pathogenetischen Therapie in der Veterinärmedizin. Tiermed. Dissertation, Humboldt-Universität Berlin 1967
Seidler GH, Hofmann A, Rost C: Der psychisch traumatisierte Patient in der ärztlichen Praxis. Dtsch Ärztebl 2002; 99: 221–225
Seiler H: Die Weiheschen Druckpunkte. Haug, Stuttgart 2002
Seithel R.: Rachendachhypophyse und Nasen-Rachen-Raum, Freudenstädter Vorträge. Band 2, pp. 181–205. Haug, Heidelberg 1974
Seithel M: Diagnostisch-therapeutische Lokalanästhesie – Neuraltherapie bei Schmerzzuständen, Funktionsstörungen und Erkrankungen in der Hals-Nasen-Ohrenheilkunde. Med. Dissertation, Universität Mainz 1989
Seithel R.: Rachendachhypophyse und Nasen-Rachen-Raum. In: Dosch P (Hrsg.): Freudenstädter Vorträge. Band 2, pp. 181–205. Haug, Heidelberg 1974.
Seithel R: Das Sinu-bronchiale Syndrom. Neuraltherapie 1985; 3: 39–41
Selbsthilfegruppe Rückenschmerz: www.rueckenschmerz.de
Sellheim, H. zit in Matas: Local and regional anesthesia. A retrospect and prospect. Am J. Surg. 1934; 25: 189
Shankland WE: Osteocavitational lesions (Ratner bone cavities): frequently misdiagnosed as trigeminal neuralgia – a case report. J Craniomand Pract 1993; 11: 232–234
Shea JJ, Emmett JR, Orchik DJ, Mays K, Webb W: Medical treatment of tinnitus. Ann Otol Rhinol Laryngol 1981; 90: 601–619
Sherrington CS: Experiments in Examination of the Peripheral Distribution of the Fibres of the Posterior Roots of Some Spinal Nerves. Phil. Transact. R. Soc. London 1897; 190: 45–48
Siegen H: Theorie und Praxis der Neuraltherapie mit Impletol. Staufen, Köln 1951
Siegen H: Theorie und Praxis der Neuraltherapie mit Impletol. Staufen, Köln 1958
Siegler JW: Dupuytren's contracture, Chapter 81. In: Hollander JE, McCarty DJ Jr (eds.): Arthritis and Allied Conditions. 8. ed., pp. 1503–1510. Lea & Febiger, Philadelphia 1972
Siener R: NPS-O – Neue Punkte-, Schmerz- und Organtherapie. Henrich, Wiesbaden 1996
Sinclair R et al.: Inhibitory effects of amide local anaesthetics on stimulus-induced human leukocyte metabolic activation, LTB4 release and IL-1 secretion in vivo. Acta Anaesthesiol Scand 1993; 37: 159–165
Siwkow PA: Nowokainowy blok nerwnoi sistemy w terapii fistul kopytnowo chrjaschtscha. Veterinaria 1936; 13(2): 34ff
Siwkow PA: Nowokainowy blok nerwnoi sistemy w terapii raka kopyta I werrukosnowo dermatita. Veterinaria 1936; 13(12): 53 ff.
Skerry TM, Genever PG: Glutamate signalling in non-neuronal tissues. Trends in Pharmacol Sciences 2001; 22 (4): 174–181
Slauck A: Herdgeschehen in internistischer Schau. Kritische Betrachtungen des Herdgeschehens. Hanser, München 1955
Smith LJ et al: Continual systemic infusion of lidocaine provides analgesia in an animal model of neuropathic pain. Pain 2002: 97: 267–273

Sobotta. Atlas der Anatomie des Menschen. Bd. 3. 22. Auflage. Hrsg von R. Putz und R.
Pabst. Urban und Fischer. München. Jena 2006.
Späte CM, Hirsch E, Wilke W, Graf H-L: Vergleichende Bewertung der Bildqualität der Cone Beam Computed Tomography und der spiral-Computertomographie unter Berücksichtigung verschiedener Aufnahmeparameter. Leipzig
Speransky AD: Grundlage einer Theorie der Medizin. Sänger, Berlin 1950
Spernol R, Riss P, Bartl W: Die paraurtherale Infiltration bei der Reizblase der Frau. Schriftenreihe „Ganzheitsmedizin", Hrsg. ÖNR. Facultas, Wien 1991
Spiess G: Die Heilwirkung der Anaestheticis. Med. Welt Zbl. Inn. Med. 1902; 23: 222–223
Spiess G: Die Bedeutung der Anästhesie in der Entzündungstherapie. Münchn Med. Wschr 1906; 53: 345
Sprenger T, Henriksen G, Valet M, Platzer S, Berthele A, Tölle TR: Positronen-Emissions-Tomographie in der Schmerzforschung: Von der Streuktur zur Aktivität des Opiatrezeptorsystems. Der Schmerz 2007; 21: 503–513
Sprotte G: Neuropathische Gesichtsschmerzen. Zm 90, Nr. 10, 16.5.2000 (1200–1209)
Squire LR, Bloom FE, McConnell SK, Roberts JL, Spitzer NC, Zigmond MJ (eds.): Fundamental neuroscience. Academic press, 2003
Staudel K: Demonstration des EHT – Gerätes. Zu: Thielemann K, Thielemann E (Hrsg.): Herderkrankungen – Grundlagenforschung und Praxis. DAH – Kongress 1955. Hauser, München 1956
Steigerwald GmbH: Gebrauchinformation Procain 1%. Darmstadt 2006
Steinbrocker O: The shoulder-hand-syndrome: Associated painful homolateral diability of the shoulder and hand with swelling an atrophy of the hand. Amer J Med 1947: 3; 402–407
Stelzenmüller W, Wiesenr J: Therapie von Keifergelenkschmerzen. Thieme, Stuttgart 2004
Stender I: Neuraltherapie in der Gynäkologie. Med. Dissertation, Universität Rostock 1956
Sternbach RA, Tursky B: Ethnic differences among housewives in psychophysical and skin potential responses to electric schock. Psychophysiology 1965; 1: 241–246
Steude U, Schierle HP: Diagnostik und Therapie chronischer Gesichtsschmerzen. In: Rosenow D (Hrsg.): Neurogener Schmerz. Springer, Heidelberg Berlin New York 2005
Stiefvater EW: Akupunktur als Neuraltherapie. Haug, Heidelberg 1956
Stoeckel W: Über sakrale Anästhesie. Zbl. Gynäk. 1909; 33: 1–8
Stout CE et al.: Intercellular Calcium Signaling in Astrocytes via ATP Release through Connexin Hemichannels. J Biol Chem 2002; 277 (12): 1042–1048
Strichartz G: Protracted relief of experimental neuropathic pain by systemic local anestetics. Anaesthesiology 1995; 83 (4): 654–655
Strittmatter B: Der Störherd und seine Entstörung. 2. Aufl. Hippokrates, Stuttgart 2005
Stryer L: Biochemistry. 3. ed. Freeman, New York1988
Stupp T: Diagnose: Doppelperforation am hinteren Pol bei hoher Myopie durch eine retrobulbäre Injektion. Ophthalmologe 2005; 102: 904
Stutzer P.: Außenseitermethoden in der Allgemeinarztpraxis: Arten, Ausmaß, Anwendungsbereiche, Erfolge und Kostenerstattung. Med. Dissertation, Universität Freiburg 1978
Stux G, Stiller N, Pomeranz B: Akupunktur Lehrbuch und Atlas. 5. Aufl. Springer, 1999
Sugimoto M et al.: Local anaesthetics have different mechanisms and sites of actions at the recombinant NMDA receptors. Brit J Pharmacol 2003; 138: 876–882
Svendsen F et al.: Long term potentiation of single WDR neurons in spinalized rats. Brain Res 1999; 816 (2): 487–492
Tagliavini: Profilassi, Milano, 1934; 7, 84
Tai C-F, Baraniuk JN: Upper airway neurogenic mechanisms. Curr Op Aller Clin Immunol 2002; 2: 11–19
Takao Y, Mikawa K, Nishina K, Maekawa N, Obara H: Lidocaine attenuates hyperoxic lung injury in rabbits. Acta Anaesthesiol Scand 1996; 40: 318–325
Takao Y. et al. : Lidocaine attenuates hyperoxic lung injury in rabbits. Acta Anaesthesiol Scand 1996; 40: 318–325
Takeuchi Y, Chen XH, Miki T, Itoh M, Miyoshi S, Satoda T: Superior cervical ganglionic origin of sympathetic fibers in the facial nerve, and their preganglionic spinal inputs: a WGA-HRP study in Macaca fuscata. Brain Res Bull 1993; 32: 661–665
Tan Z et al.: Local Anesthetics inhibit Muscarinic Receptor-mediated Activation of Extracellular Signal Regulated Kinases in Rat Pheochromocytoma PC12 Cells. Anesthesiology 1999; 91(4): 1014–1024
Tasker RAR et al.: Analgesia produced by injection of lidocaine into the lateral hypothalamus. Pain 1987; 31: 237–248
Terman GW, Bonica JJ: Spinal mechanisms and their modulation. In: Bonica's Management of Pain. 3. ed. Lippincot Williams and Wilkins, Baltimore 2001
Terman GW et al.: Two opioid forms of stress analgesia: studies of tolerance and cross tolerance. Brain Res 1986; 368 (1): 101–106
Thase ME: Randomized clinical trials of treatments for depression? J Clin Psychiatry 1999; 60: 23–31
Theodoridis T, Krämer J: Injektionstherapie an der Wirbelsäule. Thieme, Stuttgart 1999
Thomsen J: Odontogene Herde und Störfaktoren. Medizinisch Literarische Verlagsanstalt, Uelzen 1985
Tiller WA: Towards a quantitative model of both local and non-local energetic/information Healing. Int Journal Healing & Caring, Online, 3 (2) May 2003; http://www.tiller.org/
Tilscher H, Eder M: Klinik der Wirbelsäule, Befunderhebung – Therapieplanung. Hippokrates, Stuttgart 1993
Tilscher H, Eder M: Infiltrationstherapie, Therapeutische Lokalanästhesie. Hippokrates, Stuttgart 1996
Tilscher H, Eder M: Infiltrationstherapie: Therapeutische Lokalanästhesie. Grundlagen, Indikationen, Techniken. 4. Aufl. Maudrich, Wien 2007
Tölle TR, Berthele A, Schadrack J, Zieglgänsberger W: Involvement of glutamatergic neurotransmission and protein kinase C in spinal plasticy and the development of chronic pain. In: Carli G, Zimmermann M (eds.): Towards the neurobiology of chronic pain. Elsevier, Amsterdam 1996
Tracey K: The cholinergic pathway. Nature 2007
Travell JG, Simons DG: Myofascial pain and dysfunction, Vol. I + II. Williams & Wilkins, Baltimore 1982
Travell JG, Simons DG: Handbuch der Muskel-Triggerpunkte – Obere Extremität, Kopf und Thorax. Gustav Fischer, Stuttgart 1998
Travell JG, Simons DG, Simons LS: Handbuch der Muskel-Triggerpunkte. Urban & Fischer, München – Jena 2002
Trepel M: Neuroanatomie, Struktur und Funktion. 3. Aufl. Elsevier Urban & Fischer, München 2004
Troltsch GW: Persönliche Erfahrungen aus 25jähriger neuraltherapeutischer Praxis. In: Dosch JP (Hrsg.): Neuraltherapie nach Huneke, Freudenstädter Vorträge 1971/1972. Haug, Heidelberg 1974
Tsukamoto I, Ogli K: Effects of anesthetics on the interfacial polarity of membranes – evaluated by Taft's polarity parameters. Prog Anesth Mech 1995; 3: 368–373
Tulus G, Schulz-Bongert U: Von der „Wurzelbehandlung" zur modernen Endodontie – Zahnerhaltung im Wandel der Zeiten. GZM Praxis & Wissenschaft 2002; 7 (2): 12ff.
Turner CH et al.: Do bone cells behave like a neuronal network? Calc Tiss Internat 2002; 70: 435–442

Türp JC, John M, Nilges P, Jürgens J, Ahlers MO, Böhner W, Busche E, Huggera A, Jakstat HA, Koch WH, Niederfeilner J, Paak S, Palatka P, Peschen-Rosin R, Sommer C, Sprotte G, Weißmann K, Wernze H: Schmerzen im Bereich der Kaumuskulatur und Kiefergelenke. Empfehlungen zur standardisierten Diagnostik und Klassifikation von Patienten. Schmerz 2000; 14: 416–428

Türp JC, Schindler HJ: Zusammenhang zwischen Okklusion und Myoarthropathien. Zm 94, Nr. 4, 16.2.2004 (378–380)

Türp JC, Strub JR: Der Freiburger Funktionsbogen für Patienten mit Funktionsstörungen des Kausystems. Quintessenz 1994; 45: 1443–1454, 1583–1596

Uehleke B, Ludtke R, Albrecht U, Stange R: Associations between chronic irritation of tonsils, indurations of connective tissue areas and brachialgia paresthetica nocturna. Forsch Komplementarmed. 2006; 13 (4): 220–226

Vaccarino AL, Melzack R: Temporal processes of formalin pain: differential role of the cingulum bundle, fornix pathway and medial bulboreticular formation. Pain 1992: 49: 257–271

van den Berg F: Angewandte Physiologie, 2. Organsysteme verstehen und beeinflussen. Thieme, Stuttgart 2000

Vandenbroucke JP: Case reports in an evidence-based world. J R Soc Med 1999; 92: 159–163

Vandenbroucke JP: In defense of case reports and case series. Ann Intern Med 2001; 134: 330–334

Van der Zypen E: Elektronenmikroskopische Befunde an der Endausbreitung des vegetativen Nervensystems und ihre Deutung. Acta anatom 1967; 76: 431–515

Van der Zypen E: Anatomie des sympathischen Nervensystems. VASA 1977; 6(2): 115–123

Vase L, Riley JL, Price DD: A comparison of placebo effects in clinical analgesic trials versus studies of placebo analgesia. Pain 2002; 99: 443–452

Vase L, Robinson ME, Verne GN, Price DD: The contributions of suggestion, desire, and expectation to placebo effects in irritable bowel syndrome patients. An empirical investigation. Pain 2003; 105: 17–25

Vester F: Leitmotiv vernetztes Denken. Heyne, München 1993

Vester F. Neuland des Denkens. dtv, München 1984

Viehabn R: The use of ozone in medicine. Haug, Heidelberg 1994

Villanueva L, Le Bars D. : The activation of bulbo-spinal controls by peripheral nociceptive inputs : diffuse noxious inhibitory controls. Biol. Res. 1995; 28: 113–125

Villar-Garea A, Fraga MF, Espada J, Esteller M: Procaine is a DNA-demethylating agent with growth-inhibitory effects in human cancer cells. Cancer Res. 2003; 63(16): 4984–4989

Voll R: Messbare Akupunktur-Diagnostik und Therapie für den Praktiker. Erfahrungsheilkunde 1955; 4

Voll R: Warum und wann Nosoden? Die Grundlagen der gezielten Mesenchymentschlackung. In: Kollmer EP (Hrsg.): Elektroakupunktur nach Voll. Haug, Ulm 1962

Voll R: Kopfherde. S. 46–63. ML Verlag, Uelzen 1974

Voll R: Wechselbeziehungen von Odontonen und Tonsillen zu Organen, Störfeldern und Gewebssystemen. 4. Aufl., S. 119. und153ff. ML Verlag, Uelzen 1977

Volz U: Zirkonoxid-Implantate mit Zirkonoxid-Kronen. Metallfreie Rekonstruktion? Eine Fallbeschreibung. Z Zahnärztl Implantol 2003; 19 (3): 176–180

Voss HF: Deshalb Neuraltherapie. Medizinisch Literarische Verlagsgesellschaft, Uelzen 1968

Walach H et al.: Classical homoeopathic treatment of chronic headaches. A double- blind, randomized, placebo-controlled study. Cephalagia 1997; 17: 119–126

Walach H, Jonas WB: Placebo research. The evidence base for harnessing self-healing. J Alternative Complementary Med 2004; 10:101–112

Wall ME, Banes AJ: Early responses to mechanical load in tendon: role for calcium signalling, gap junctions and intercellular communication. J Musculoskelet Neuronal Interact 2005; 5 (1): 70–84

Wallace MS et al.: Computer-controlled lidocaine infusion for the evaluation of neuropathic pain after peripheral nerve injury. Pain 1996; 66: 69–77

Walther D: Applied Kinesiology. Systems DC, Pueblo, CO 1988

Wander R: Blockierungsmuster bei Störfeldern im Nasen-Rachen-Raum. Ärzte Z. Naturheilverfahren 32 (1991), 145–147

Wander R: Schwindel-Diagnostik und Therapie aus reflextherapeutischer Sicht. Ärzte Z. Naturheilverfahren 32 (1991); 610–615

Wander R: Neuraltherapie der Wirbelsäule und Gelenke. Ärzte Z. Naturheilverfahren 33 (1992), 972–975

Wander R: Der Schulterschmerz, Ärzte Z. Naturheilverfahren 33 (1992), 420–422

Wander R: Anatomie und Physiologie des Vegetativen Nervensystems. Dt.Ztschr. f. Akup. 45, 3/2003

Wander R: Störfeld Kiefergelenk und Wirkung auf den Gesamtorganismus. Dt. Ztschr. F. Akup. 47, 4/2004

Wander R, Demmrich-Wander C: 100 Jahre Procain. EHK 54 (2005) 658–661

Wander R: Prostatitis. Naturarzt (2005)

Wander R: Praxisrelevante Diagnostik und Therapie bei Kopfschmerz. EHK 56 (2007), 282–287

Wander R: Neuraltherapie. Das deutsche Zahnärzteblatt 2007. 116 (3)

Wander R: Neuraltherapie bei Kniegelenkserkrankungen. DZA-Sonderheft (2004)

Wander R.: Neuraltherapie bei Schwindel. Dt. Ztschr. f. Akup. 49, 3/2007

Wang D, Wu X, Li J, Xiao F, Liu X, Meng M: The effect of lidocaine on early postoperative cognitive dysfunction after coronary artery bypass surgery. Anesth Analg. 2002; 95: 1134–1141

Ward RC: Foundations for Ostheopathic Medicine. Lippincott Williams & Wilkins, Philadelphia 2003

Warnke U: Diesseits und Jenseits der Raum-Zeit-Netze; Ein neuer Weg in der Medizin. S. 311–322. Popular Academic Verlags-Gesellschaft, Saarbrücken 2001

Watkins LR et al.: Neurocircuitry of conditioned inhibition of analgesia: effects of amygdale, dorsal raphe, ventral medullary, and spinal cord lesions on antianalgesia. Behav Neurosci 1998; 112: 360–378

Watkins LR, Maier SF: The pain of being sick: implications of immune-to-brain communication for understanding pain. Annu Rev Psychol 2000; 51: 29–57

Weber SE: Cultural aspects of pain in childbearing women. J Obstet Gynecol Neonatal Nurs. 1996; 25 (1): 67–72

Wedell: Spontane Erregungssalven aus verletzten Nerven. Brit. Med. Bull 1945; 3: 167; zitiert nach Dosch S. 61

Weidinger P: Aus der Praxis eines Heilwesenversicherers: Aktuelle Entwicklungen in der Arzt- und Krankenhaushaftpflicht. MedR 2004; 289

Weigt HU, Spraul CW, Weiss M: Was gibt es Neues in der Ophthalmoanästhesie? Klin Mbl Augenheilk. 2003; 220: 809–821

Weine FS: Endodontic Therapy. 6. ed., Mosby, St. Luis – Baltimore – Boston 2003

Weinschenk S: Die Injektion an den N. pudendus. In: Dosch P, Barop H (Hrsg): Freudenstädter Vorträge 2004

Weinschenk S: Interindividuelle Unterschiede in der Schmerzhaftigkeit von Quaddeln mit Procain. 2010

Weinschenk S: Neuraltherapie bei HPV-bedingter Zervixdysplasie. Erfahrungsheilkunde 2006; 55; 487–491

Weinschenk S: Neuraltherapie in der Zahnheilkunde. GZM 2005; 10: 6–12

Weinschenk S: Parabulbäre Injektion an das Ganglion ciliare. KiM 2008; 2 (8): 39–43

Weinschenk S: Rückenschmerz in der Gynäkologie. In: Ortner W, Harsieber R (Hrsg): FORUM Neuraltherapie 2005. RH-Verlag, Wien 2005

Weinschenk S: Störfeldtherapie durch Nabelinjektion. Eine prospektive Studie. In: Dosch P et al. (Hrsg.), Neuraltherapie nach Huneke. Freudenstädter Vorträge Band 16. S. 162–174. Haug, Heidelberg 2002
Weinschenk S: Vereinfachte Therapiedokumentation in der Neuraltherapie. Vortrag 100. ZÄN-Kongress, Freudenstadt 3/99
Weinschenk S: Wirkung der Neuraltherapie an der Zellmembran – die molekularbiologische Erklärung des Störfelds? Komplement. Integr. Med. 2007; 1: 37–41
Weinschenk S: Endometriose, Dysmenorrhö, Sterilität und vegetatives Nervensystem. Erfahrungsheilk 2004; 53: 523–532
Weinschenk S: Episiotomie-Narbe
Weinschenk S: Inj. N. Pudendus
Weinschenk S: Ovarialzysten. Naturarzt
Weinschenk S: Pelvipathie
Weinschenk S: Beseitigung von Heilhindernissen durch Neuraltherapie – Das Nabelstörfeld. Erfahrungsheilkunde 1999; 48: 149–158
Weinschenk S : Das Dreistufenkonzept der Neuraltherapie. Vortrag ZÄN-Kongress Freudenstadt 2000
Weinschenk S: Störfeldtherapie durch Nabelinjektion – eine prospektive Studie. In: Dosch P, Barop H, Hahn-Godeffroy JD (Hrsg.): Neuraltherapie nach Huneke. Freudenstädter Vorträge, Band 16, S. 162–174. Haug, Stuttgart 2002
Weinschenk S et al.: Häufigkeit von Nacken-Reflexpunkten in der HWS in einer klinisch gesunden Population von Medizinstudenten. Dtsch Z Akupunktur 2009 (in Vorbereitung).
Weinstein MP, Maderazo E, Tilton R, Maggini G, Quintiliani R. Further observations on the antimicrobial effects of local anesthetic agents. Curr Ther Res Clin Exp. 1975; 17 (4): 369–374
Wertheim, Rovinstine: Anestesiol 1941; 2
Westhues M: Über die Heilanästhesie in der Tiermedizin. Berl. Münch. Tierärztl. Wschr. 1955; 24: 422–425
White SC: Assessment of radiation risk from dental radiography. Dentomaxillofac Radiol 1992; 21: 118
Wiener N: Cybernetics: On Control and Communication in the Animal and the Machine. Wiley, New York 1948
Wiertelak EP et al.: Conditioned inhibition of analgesia. Anim Learn Behav 1992a; 20: 339–349
Wiertelak EP et al.: Cholecystokinin antianalgesia: safety cues abolish morphine analgesia. Science 1992b; 256: 830–833
Wiertelak, EP et al.: The nature of conditioned antianalgesia: spinal cord opiate and antiopiate neurochemistry. Brain Res 1994; 634: 214–226
Wildner M: Neue Technik zur Sakralinjektion. Vortrag auf dem 104. ZÄN-Kongress Freudenstadt 2006.
Williams DR, Stark RJ: Intravenous lignocaine (lidocaine) infusion for the treatment of chronic daily headache with substantial medication overuse. Cephalalgia 2003; 23: 963–971
Winder DG et al.: ERK plays a regulatory role in induction of LTP by theta frequency stimulation and its modulation by beta-adrenergic receptors. Neuron 1999; 24 (3): 715–726
Wirth CJ, Mutschler W: Praxis der Orthopädie und Unfallchirurgie. Thieme, Stuttgart 2007
Wischnewki AA: Militärische Feldmedizin. 2. Aufl. Moskau 1968
Wischnewki AW: Die Technik der Novokainblockade des Sympathikus im Lendenbereich. Arch Biol Wissensch 1933; 4: 519–520
Wischnewski AW: Der Novokainblock als eine Methode der Einwirkung auf die Gewebetrophik. Zbl. Chir 1935; 62: 435–746
Woolf, CJ: Evidence for a central component of post-injury pain hypersensitivity. Nature, 1983, 306: 686–688
Wörz R: Schmerztherapie bei Herpes zoster und postetherpetischem Schmerzsyndrom. Ärtzefortbildung Karlsruhe 2009
Xin WJ et al.: Role of phosphorylation of ERK in induction and maintenance of LTP of the C-fiber evoked field potentials in spinal dorsal horn. J Neurosc Res 2006; 84 (5): 934–943
Xu J, Lecanu L, Han Z, Yao Z, Greeson J, Papadopoulos V: Inhibition of adrenal cortical steroid formation by procaine is mediated by reduction of the cAMP-induced 3-hydroxy-3-methylglutaryl-coenzyme A reductase messenger ribonucleic acid levels. J Pharmacol Exp Ther. 2003; 307 (3): 1148–1157
Yaksh TL: Pharmacology and mechanisms of opioid analgesic activity. Acta Anaesthesiol Scand 1997; 41: 94–111
Yan Y et al.: Further Analysis of delayed luminescence of plants. J Photochemistry Photobiology B: Biology 2005; 78: 235–244
Zeidler H, Zacher J, Hiepe F: Interdisziplinäre klinische Rheumatologie. Springer, Berlin – Heidelberg – New York 2001
Zenz M, Jurna I: Lehrbuch der Schmerztherapie. WVG, Stuttgart 1993
Zerfowski M, Reinert S, Mikle S, Venderink D-J: Dental-MRT. Phantomstudie und klinische Ergebnisse. Mund -, Kiefer- und Gesichtschirurgie 1999; 3: S158–S161
Zhang JH, Huang YG: The immune system: a new look at pain. Chin Med J 2006; 119 (11): 930–938
Zhang Y: ECIWO Biology and its applications. Higher Education Press Beijing 1990
Zieglgänsberger W: Central control of nociception. In: Mountcastle VB, Bloom FE, Geiger SR (eds.): Handbook of physiology – the nervous system IV. Williams & Wilkins, Baltimore 1986
Zieglgänsberger W: Chronischer Schmerz: Physiologie, Pathophysiologie und Pharmakologie. Ganzheitsmed 2002; 1(15): 21–25
Zieglgänsberger W, Berthele A, Tölle TR: Understanding neuropathic pain. CNS spectrums 2005; 10: 298–308
Zimmermann M: Die Neuraltherapie im Licht neuerer Erkenntnisse der neurobiologischen Forschung. In: Seithel R (Hrsg.): Neuraltherapie, Bd. 2. Hippokrates, Stuttgart 1984
Zimmermann M: Physiologische Grundlagen des Schmerzes und der Schmerztherapie. In: Zenz M, Jurna I (Hrsg.): Lehrbuch der Schmerztherapie. S. 3–13. Vwg, Stuttgart 1993
Zipf HF: Die Endoanästhesie, ein pharmakologischer Weg zur Ausschaltung innerer sensibler Rezeptoren. Dtsch Med Wschr 1953; 78: 1587–1589
Zipf HF: Endoanästhesie durch Lokalanästhetika. Dtsch Med Wschr 1953; 78: 1587
Zohmann A: Neuraltherapie in der Gynäkologie und Andrologie beim Hund. Prakt. Tierarzt 1933; 11: 973–976
Zohmann A, Kasper M: Neuraltherapie in der Veterinärmedizin. Grundlagen – Diagnose – Therapie. Schlütersche, Hannover 1994
Zöller B, Zöller JE (Hrsg.): Komplementäre Schmerztherapie in der Zahnheilkunde. Hippokrates, Stuttgart 1995.

Register

Die kursiv gesetzten Seitenzahlen verweisen auf das online verfügbare Kapitel 15.

M

Q

R

S

T